Handbuch der Gynäkologie

Dritte, völlig neubearbeitete und erweiterte Auflage
des Handbuches der Gynäkologie von J. Veit

Bearbeitet von

W. Berblinger=Jena, R. Brun=Zürich, K. Bucura=Wien, P. Diepgen=Berlin,
F. Engelmann=Dortmund, P. Esch=Münster, O. v. Franqué=Bonn, R. Freund=Berlin,
Th. Heynemann=Hamburg, H. Hinselmann=Altona, R. Th. von Jaschke=Gießen,
E. Kehrer=Marburg a. L., F. Kermauner†=Wien, A. Laqueur=Berlin, G. Linzen=
meier=Karlsruhe, H. Martius=Göttingen, A. Mayer=Tübingen, J. Meisenheimer=
Leipzig, C. Menge=Heidelberg, R. Meyer=Berlin, F. von Mikulicz=Radecki=Königs=
berg, J. W. Miller=Barmen, L. Nürnberger=Halle, Kj. von Oettingen=Heidelberg,
O. Pankow=Freiburg i. Br., H. von Peham†=Wien, W. Rump=Erlangen, R. Schröder=
Kiel, H. Sellheim=Leipzig, A. Spuler=Erlangen, W. Stoeckel=Berlin, J. Tandler=Wien,
G. A. Wagner=Berlin, M. Walthard=Zürich, H. Wintz=Erlangen

Herausgegeben von

Dr. W. Stoeckel

Geh. Medizinalrat, o. ö. Professor an der Universität Berlin
Direktor der Universitätsfrauenklinik

Siebenter Band

Die Erkrankungen der Eierstöcke und Nebeneierstöcke und die Geschwülste der Eileiter

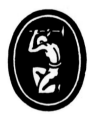

Springer-Verlag Berlin Heidelberg GmbH 1932

Die Erkrankungen der Eierstöcke und Nebeneierstöcke

und

die Geschwülste der Eileiter

Bearbeitet von

F. Kermauner †
Wien

L. Nürnberger
Halle ⟨Saale⟩

Mit 472 zum Teil farbigen Abbildungen im Text

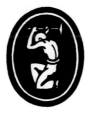

Springer-Verlag Berlin Heidelberg GmbH 1932

ISBN 978-3-8070-0209-5   ISBN 978-3-642-96021-5 (eBook)
DOI 10.1007/ 978-3-642-96021-5

Inhaltsverzeichnis.

Die Erkrankungen des Eierstockes

von Professor Dr. Fritz Kermauner †, Wien.

Mit 383 Abbildungen im Text.

Die Erkrankungen des Nebeneierstockes

von Professor Dr. Fritz Kermauner †, Wien.

Mit 2 Abbildungen im Text.

Die gutartigen und bösartigen Neubildungen der Tuben

von Professor Dr. L. Nürnberger, Halle (Saale).

Mit 87 Abbildungen im Text.

Die Erkrankungen des Eierstockes.

Von

Fritz Kermauner †, Wien.

Mit 383 Abbildungen im Text.

Fehlbildungen der Eierstöcke.

Die Lehre von den Fehlbildungen der Eierstöcke läßt bis heute noch die ordnende Hand vermissen. Sie verfügt auch über wenig brauchbares Material, insbesondere über spärliche mikroskopische Befunde. Ich habe 1924 eine Übersicht gebracht auf makroskopisch-morphologischer Grundlage. Die damals schon bekannte, seither durchaus gefestigte Lehre von der Keimbahn, welche die ganzen Keimzellen des Menschen ausschließlich aus der Urgeschlechtszelle bzw. aus dem ersten Chromosomensatz der befruchteten Eizelle selbst ableitet, sowie die neueren Erörterungen des Hermaphroditismus lassen es allerdings erwünscht erscheinen, andere Grundlagen zu suchen.

Von gesichertem Wissen kann dabei nicht gesprochen werden. Es sind allerorts offene Fragen; wenn man sich auch bemüht die Antworten zu begründen, so können die „Gründe" selbst verschiedener Deutung unterliegen, sofern sie nicht überhaupt ganz in der Luft hängen.

In der Beschränkung meiner Darstellung auf den Eierstock und der Ausschaltung des Hodens liegt vielleicht bereits eine Quelle von Irrtümern, die wir nicht ausschalten können, weil wir über die erste Entwicklung der Keimdrüse zum „Eierstock" und über die hier wirksamen Kräfte noch kaum etwas wissen; auch die Chromosomenlehre läßt uns im Stich. A. Tschermaks Auffassung von der hybridogenen Genasthenie und der Chromosomenaddition, von der Genophthise, den Kernchimären bedeutet für uns Ärzte vorläufig nicht viel mehr als einen Ausblick in schönere Zukunft. Die ersten Stadien der in der Nähe des caudalen Körperendes in Mesoderm und Entoderm verteilten, dort sich vermehrenden und offenbar wandernden Urgeschlechtszellen sind in ihrem Geschlecht noch nicht erkennbar; wir müssen vorläufig noch annehmen, daß sie bei beiden Geschlechtern ziemlich gleich sind (Politzer, A. Fischel u. a.) [1]. Und doch ist es denkbar, daß schon in diesen Stadien regelwidrige Vorgänge ablaufen, etwa Zellteilungen beeinflussen, verhindern, Einzelzellen vernichten, um so zu schweren Entwicklungsstörungen zu führen.

---

[1] W. Rauh hat recht früh bereits Unterschiede im Aussehen der Plastochondrien aufweisenden Chondriome angegeben. Er glaubt ein lochkappenförmiges, von der Seite gesehen sichelförmiges Chondriom als Kennzeichen ansehen zu dürfen für männliches Geschlecht, während weibliche Zellen ein solches nicht besitzen.

Insbesondere die von mir schon seinerzeit hervorgehobene Tatsache, daß es eireiche und eiarme Eierstöcke gibt, könnte ihre Ursachen ganz wohl schon in dieser Zeit haben; ebensogut freilich auch im postfetalen Leben.

Ich möchte nun im folgenden insoweit eine gewisse Ordnung machen, als ich die Frage nach dem Fehlen einer oder beider Keimdrüsen und die Kümmerform derselben gesondert betrachte und sie den Fehlbildungen in der Anordnung und Ausbildung der Keimleiste gegenüberstelle.

A. Ausfall, Kümmerform der Keimdrüsen.
Das Fehlen beider Keimdrüsen.

Vorerst noch einmal die Bemerkung, daß alles nur klinisch beobachtete Material einstweilen vollkommen ausgeschaltet werden muß. Ich habe solche Fälle schon wieder holt abgelehnt. Hier möchte ich nur eines neueren Falles von F. Heimann Erwähnung tun.

Das 31jährige Mädchen, verlobt, soll mit 18 und 19 Jahren regelmäßig ihre Periode gehabt haben. Vom 25. Jahre an Bartwuchs. Kein Geschlechtsempfinden; aber die Klitoris erektil. Bei der Operation keine Spur von Gebärmutter, Eileitern, Eierstock. Nach Einpflanzung eines Eierstockes Schwinden des Bartes (was wir in ähnlichem Fall nicht beobachtet haben) und Steigerung der Geschlechtsempfindung. — Schon die Verlobung ist merkwürdig; aber sie mag als gesellschaftliches Ereignis hingenommen werden. Die übrige Vorgeschichte war jedoch wohl erfunden, oder es ist eine Totalexstirpation verschwiegen worden [1]. Als „Fehlbildung" wäre der Fall ganz unverständlich. Zum mindesten beweist die erektile Klitoris, daß irgend etwas von den Keimdrüsen dagewesen ist.

Nur eingehendste anatomische Befunde können der kritischen Betrachtung zugeführt werden. Und auch diese müssen, wie ich bereits betont habe, auf die Möglichkeit einer operativen Entfernung der Keimdrüsen gebührend Rücksicht nehmen. Wie schwierig diese Feststellung sein kann, wie unkenntlich Operationsnarben werden können, habe ich betont; auch R. Meyer hat es bestätigt.

Vom Standpunkt des Anatomen ist selbstverständlich menschliches und tierisches Material in dieser Frage gleichwertig. Mit der Brauchbarkeit tierischen Materials ist es nun, wie ich bereits betont habe, bisher recht schlecht bestellt.

Das menschliche Material wäre in drei Gruppen zu sondern.

1. Schwere Mißbildungen des ganzen Körpers oder doch des caudalen Körperendes.

Von den Akardiern mögen Einzelfälle von Akormus in Betracht kommen. Die Frage ist mangels eingehender Untersuchungen nicht spruchreif. Die Amorphi anderer Art scheinen Keimdrüsen zu besitzen; die Akardii mit Becken [2], die Holoakardii sind auszuschalten (der Fall von Strakosch und Anders ist von mir a. a. O. abgelehnt worden); die Sirenen ebenso. Eine von Patti beschriebene Sirene ohne Keimdrüsen ist mir im Original nicht zugänglich, im Referat zu kurz berichtet, als daß eine Besprechung möglich wäre.

---

[1] Mancher zweifelt daran, daß derlei heute vorkomme. Ich kann berichten, daß uns an der Klinik noch im Jahre 1930 eine Schwangerschaft als undenkbar bestritten wurde, obwohl das Röntgenbild vorlag; in 2 Fällen war tagelang wiederholtes Ausfragen nötig, um eine Geburt bzw. einen Abortus mit Cervixspaltung zu erfragen. Einmal ist eine 8 Jahre zurückliegende Sterilitätsoperation mit Bauchschnitt (kaum sichtbare Narbe), die erfolglos geblieben war, von der Frau, die sicher keinen Grund hatte zu verheimlichen, vergessen worden, trotz wiederholten Befragens. Erst nach Tagen hat die Frau sich daran erinnert (ebenfalls 1930).

[2] In der Monatsschrift für Geburtskunde, 1865, Bd. 25, Suppl. S. 317 ist ein Fall von Fonssagrives und Gaillerand angeführt: Akardius, verkümmerte Nieren, unvollständige Scheide, Uterus bifidus. Eileiter, Eierstöcke fehlen. Beschreibung sehr knapp.

Poeck beschreibt eine schwere Mißbildung. Einem Hemicephalus fehlt rechts Arm samt Schulter und das rechte Bein. Rechte Beckenhälfte verkümmert. Rechts fehlt der Eileiter, links ist ein 2 mm langer Stumpf desselben an der Gebärmutter vorhanden. Beide Eierstöcke fehlen. Nur eine Nabelarterie. Hydramnion mit angeblich 15 l Flüssigkeit. Bezüglich der Keimdrüsen sagt Poeck selbst, daß kleine Reste übersehen worden sein können. Bei dem Hydramnion und der großen Beweglichkeit der acht-monatigen Frucht wäre Stieldrehung und Abdrehung des linken Eierstockes (Eileiterstumpf!) sehr wohl denkbar.

Die Gruppe weist noch kein entscheidend verwertbares Material auf.

2. Wohlgeformter Körper, jedoch schwere Mißbildung der ganzen Geschlechtsorgane, mindestens der inneren, aber auch der äußeren.

Es gehören hierher Fälle, in welcher außer den Keimdrüsen auch die Abkömmlinge der Müllerschen Gänge gefehlt haben oder nur sehr kümmerlich entwickelt waren. Solche sind besonders beim Tier gelegentlich angegeben worden. Zuletzt hat K. F. Beller neben drei ganz alten Beobachtungen von Scarpa, Rueff und Weber drei eigene Fälle angeführt und beruft sich auf „häufige" Befunde ähnlicher Art im Schlachthof. Wenn man weiß, daß die Keimdrüsen bei den Zwicken (Keller, Lillie) manchmal sehr klein sind und leicht übersehen werden, wird man dieser auf die Erinnerung anderer Personen zurück-greifenden Behauptung nicht allzuviel Wert beimessen.

Die Beobachtungen beim Menschen sind außerordentlich spärlich; einige sind mit Recht in der Kasuistik des Hermaphroditismus verschwunden, sofern die Geschlechts-bestimmung überhaupt nicht möglich war; andere sind aber immer wieder hier angeführt worden, bald als Anorchie, bald als Fehlen der Eierstöcke, je nachdem, was vom übrigen Genitale, wenn auch nur andeutungsweise, vorhanden war.

Neuere Fälle solcher Art sind mir außer den beiden, gleich zu nennenden, nicht bekannt geworden.

3. Fehlen beider Eierstöcke allein in wohlgeformtem Körper, ohne Ausfall anderer Organe.

Zu dem alten Fall von Morgagni (♀) und dem Fall von Salomon (♂, blind endigende Vasa deferentia) sind in den letzten Jahren Fälle von J. Olivet, Randerath, R. Meyer, Schürmann, W. Baer, Kuliga und der sehr genau untersuchte Fall von R. Rössle und J. Wallart dazugekommen.

J. Olivet: 148 cm groß, 38 Jahre alt, dürftig, schwache, weibliche Behaarung, nie Periode; Tod an Aortenruptur. Gebärmutter sehr klein, Eileiter 11 und 13 cm, Nebeneierstock vorhanden, Eierstöcke fehlen (Stufenserie).

Randerath: 145 cm groß, 61 Jahre; nie Periode; weibliche Fettverteilung und Behaarung. Gebärmutter und Eileiter wie oben; an Stelle der Eierstöcke nur leichte weißliche Fältelung des Bauchfells. Kein Brustdrüsengewebe. Nebenniere gut entwickelt, in der Hypophyse herdförmige Hypertrophie der Eosinophilen. — Angesichts des Alters wäre weitgehende Atrophie eines sehr stark entwickelten Eier-stockes denkbar.

R. Meyer: Fall 1: 26 Jahre alt, nie Periode. Brust männlich, ebenso Behaarung. Becken unaus-gesprochen, Stimme rauh. Fingerlanger Kanal, in welchem die Harnröhre mündet. Bauchschnitt wegen Ascites. Kleine Gebärmutter, feine Eileiter. Lig. ovarii vorhanden, aber keine Eierstöcke; mikroskopisch dort nur eigenartiges Gewebe, etwa wie Pseudoxanthomzellen und Infiltrate. Meyer denkt an Vernichtung der Keimdrüsen durch Entzündung, läßt auch die Frage nach der Natur der Keimdrüsen in Anbetracht der sonstigen Zwittrigkeit offen.

Fall 2: 27 cm lange Frucht. Sehr kleiner Hodensack. Weder Hoden noch Vasa deferentia und Nebenhoden. In der Prostata eine Cyste (Müllerscher Gang?). Blase klein, keine Harnleiter und Nieren. Mit Rücksicht auf die immerhin männliche Entwicklung der ektodermalen und mesodermalen Abschnitte der Geschlechtswege denkt R. Meyer an eine allerdings frühzeitige, aber wohl sekundäre Vernichtung des ganzen Nierenkomplexes.

Schürmann: 25jähriges Mädchen, 143 cm groß, in diabetischem Koma gestorben. Zeitlebens in ärztlicher Beobachtung. Infantil, ohne sekundäre Geschlechtsmerkmale. Schilddrüse, Zirbel, Bauch-speicheldrüse sehr klein, Hypophyse groß; offene Epiphysenfugen. Gebärmutter klein, Eierstöcke fehlen. Schürmann denkt an sekundären Schwund der Eierstöcke bei sexogenem Infantilismus.

1*

Baer: 23jährige Virgo mit Gonorrhöe (hat mit ihrer gonorrhoischen Schwester in einem Bett geschlafen). Größe nicht bekannt. Brüste männlich, sonstiges Aussehen nach den Abbildungen (wie ich gegenüber Baer betonen möchte) trotz etwas eckiger Formen eher weiblich. Totalexstirpation, weil die Gonorrhöe nicht zu beeinflussen ist, da Scheide zu eng. Gebärmutter wie bei Neugeborenen, Eileiter lang, dünn. Im Lig. latum beiderseits kaum erbsengroße Knötchen, mikroskopisch nebennierenähnliches Gewebe.

Wenn wir den Fall von Salomon und Fall 2 von R. Meyer in die vorhergehende Gruppe verweisen, bleiben uns hier also 6 recht gleichartige Fälle. In allen Fällen ist die kleine Gebärmutter und sind die langen, dünnen, offenen Eileiter betont, in allen Fällen fehlen Eierstöcke. Zweimal ist an Stelle derselben ein eigenartiges Gewebe gefunden worden; R. Meyer spricht von pseudoxanthomartigen Zellen und von Infiltraten, Baer deutet es als nebennierenähnlich. Es dürfte sich wohl in beiden Fällen um dasselbe gehandelt haben. Angesichts der lang dauernden unbeeinflußbaren Gonorrhöe und der Schmerzen wäre der Gedanke R. Meyers, daß ein ganz verkümmerter Eierstock durch Entzündung vernichtet worden sei, gewiß nicht von der Hand zu weisen.

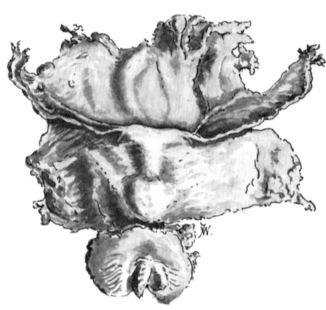

Abb. 1. Zeichnung der Beckenorgane nach der Photographie.
Verkleinerung gegenüber Originalgröße fast genau ¹/₂.
(Aus Zieglers Beiträge zur pathol. Anatomie, 84, 1930).

Kuligas 25jährige Kranke war 176 cm groß, nie menstruiert. Beim Bauchschnitt (Appendixoperation) fand sich eine sehr kleine Gebärmutter, sehr lange Eileiter, der linke blind endigend. Weder Eierstöcke noch Eierstocksbänder zu sehen. Sonstige Geschlechtsmerkmale mangelhaft, aber nicht ganz fehlend.

Sehr eingehend ist ein weiterer Fall von Rössle und J. Wallart untersucht worden.

Ein 39jähriges Mädchen aus gesunder Familie ist mit 8—9 Jahren im Wachstum stehen geblieben. Größe 133,5 cm, Gewicht 30 kg. Intelligenz gut, Gedächtnis ausgezeichnet. Keine Periode. Langes Kopfhaar, keine Brüste, keine Achsel- und Genitalbehaarung. Nymphen fast fehlend, Hymen eng. Gebärmutter entspricht einer 13jährigen, Lig. rot. sehr dünn, Douglas seicht. Struma. Knorpelfugen teilweise offen, Os pisiforme fehlt[1]. Todesursache Gliom im Oberwurm und der rechten Hälfte des Kleinhirns mit Hydrocephalus internus.

Von der kleinen dreieckigen Gebärmutter (leicht bicornis-arcuatus), die 3,4 cm lang ist (Corpus und Cervix je 17 mm) und 4,2 cm breit, mit 1¹/₂—4 mm dicker Wand, gehen hinter den sehr dünnen Lig. rot. äußerst dünne, mit gut ausgebildeten Fimbrien versehene lange Eileiter ab; rechts 9,5 cm, links 13 cm lang. Gleich hinter den Eileitern jederseits deutlich geformte Lig. ovarii propria s. uterina. Auf 3—3,5 cm Länge sind sie deutlich als Falten zu verfolgen; dann verschmelzen sie, dünner und faserärmer werdend, mit dem breiten Mutterband. Das rechte zieht fast parallel zur Tube, das linke (wohl wegen stärkerer Ausbildung der Mesosalpinx) in einiger Entfernung von derselben. Die Fortsetzung bildet jederseits ein schmaler Streifen dichteren Gewebes bis an die Ansatzstelle der Fimbrie, um weiter ins Lig. infundibulo-pelvicum überzugehen. Die Streifen, die nach vorne und hinten unscharf begrenzt sind (rechts besser als links), entsprechen durchaus dem Sitz der Eierstöcke. Der rechte enthält 8 mm von der Fimbrie entfernt ein 2 mm großes rundes Nebennierenknötchen. — Nieren in Ordnung. — (Abb. 1, 2).

---

[1] Röntgenbild. Normales Auftreten des Knochenkernes mit 14 Jahren.

Die in Stufenserien durchgeführte mikroskopische Untersuchung der „Stränge" hat nirgends Eizellen ergeben. Es fanden sich im Bindegewebe deutliche Urnierenschläuche, sehr schöne Haufen von Retesträngen, einzelne Gefäße in hyaliner Degeneration und in größerer Masse paraganglionäres Gewebe. Insbesondere war das Nebennierenrindenknötchen fast von einem Kranz von Paraganglienzellen umgeben (also das ganze Material der Nebenniere, aber in verkehrter Anordnung, das Bindegewebe innen, das Mark außen). Auch die Urnierenschläuche erscheinen stellenweise von diesen Zellen umhüllt. Eingebettet ist das Ganze in ein eigenartiges zellreiches Fettgewebe, das sich von der Nachbarschaft deutlich absetzt.

Dieses Fettgewebe wird von den Verff. nicht weiter besprochen. Ich halte es für wahrscheinlich, daß es dem eigentlichen, sonst kurzspindelzelligen, hier aber in Fettzellen umgewandelten Eierstockstroma entspricht. Beim Meerschwein kennen wir ähnliche Umwandlung des Gewebes an Stelle der Lig. rotunda in einen länglichen Fettkörper.

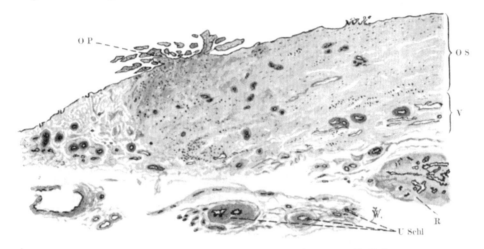

Abb. 2. Schnitt durch die rechtsseitige Keimplatte (gegen die Tube zu).
U Schl Urnierenschläuche, Epoophoronkanälchen, R Rete ovarii, O P kleines Oberflächenpapillom,
O S Oberschicht der Platte, V Vasculosa. Vergrößerung: Himmlers Obj. 0, Ok. 2, Tub. 150 mm.
(Aus Zieglers Beiträge zur pathol. Anatomie, 84, 1930).

Bemerkenswert ist trotz Fehlens von Eizellen und anscheinend sonstigen Eierstockstromas eine kleine Cyste, sowie zwei kleine Oberflächenpapillome. Die Befunde sind für die Lehre von der Genese der Blastome des Eierstockes zu beachten.

Das Becken ist nicht in weiblichem Sinne ausgebildet; es ist deutlich asymmetrisch, etwas querverengt, mit leichtem Symphysenschnabel. Die Verfasser möchten die rechte Seite eher als weiblich ansprechen, die linke eher als männlich.

Die Befunde an den endokrinen Organen sind in diesem und in den anderen Fällen uneinheitlich und unbedeutend. Eine leichte Vergrößerung der Hypophyse mit Eosinophilie wird von Rössle und Wallart den Befunden nach Kastration gleichgesetzt. Schilddrüse, Epithelkörper, Pankreas zeigen nichts einheitlich Verwertbares, auch die Nebenniere entspricht der Körpergröße. Die Hoffnung, hier irgendwo eine Aufklärung für das ganze Geschehen zu finden, darf also aufgegeben werden.

Nur klinisch, ohne — mindestens — Autopsie in viva beobachtetes Material ist unbedingt abzulehnen. In dem Fall, den Menge und v. Oettingen bringen, ist die Angabe, daß das äußere Genitale normal, Pubes gut entwickelt, Brüste weiblich geformt sind, jedenfalls im Sinne des Fehlens von Keimdrüsen nicht verwertbar. Ebenso gut ist an Hermaphroditen mit Kümmerhoden zu denken.

Wohl aber dürfte ein von Sellheim als Neutrum beschriebener Fall hierher gehören, obwohl er nur durch Probebauchschnitt untersucht worden ist.

Die 18jährige, hochwüchsige (1,75 cm) Stenotypistin mit tiefer Altstimme und Kinn-Wangenbart hat äußerlich eher männliche Formen, keine Brüste, kaum angedeutete Brustwarzen, starke männliche Genitalbehaarung, fast penisartige Klitoris, Hypospadia peniscrotalis mit kaum angedeuteten großen und fehlenden kleinen Labien. Keine Scheide. Bei der Laparotomie das Becken bis auf eine feine Querfalte des Bauchfells hinter der Blase vollkommen leer, wie beim Mann. Weder in der Leiste, noch gegen die Niere hinauf von Keimdrüsen etwas zu sehen, obwohl die Übersicht sehr gut ist. Der Anatom Stieve hat den Fall bei der Operation mitbeobachtet.

Sellheim bezeichnet den Fall als Neutrum. Wegen der Beschaffenheit des äußeren Genitales, des Bartes und der Körperform könnte man ebenso wie R. Meyer in seinem Falle von Hermaphroditismus sprechen, dessen Keimdrüsen — wahrscheinlich Hoden — zugrunde gegangen sind.

Durch diese Fälle, die alle erst seit 8 Jahren bekannt gegeben wurden, ist das Fehlen beider Keimdrüsen bei Erwachsenen tatsächlich erwiesen, und es erscheint der alte Fall von Morgagni, der solange isoliert war, bestätigt. Auch mancher andere von den anatomisch untersuchten Fällen bei menschlichen und tierischen Mißbildungen, die ich wiederholt angezweifelt habe, darf damit als bestätigt gelten, wie etwa der oben angeführte von Poeck. Doch ist weiteres, anatomisch genau untersuchtes Material noch sehr notwendig.

Als Übergänge zur häufigeren Kümmerform der Eierstöcke möchte ich einstweilen drei Beobachtungen einreihen.

Die eine habe ich bereits 1924 mitgeteilt (Halban-Seitz, Bd. 3, S. 292). Das 24jährige kleine Mädchen wollte bzw. sollte heiraten (Libido?), hatte beim Geschlechtsverkehr Schwierigkeiten. Weder Menses noch Molimina. Kleine Brüste. Epiphysenfugen deutlich. Spärliche Genitalbehaarung. Nymphen fast fehlend, Praeputium wie narbig (frühere Operation?), ebenso Introitus, der nur knapp einen Finger durchläßt. Auch der After sehr eng. Bauchschnitt: Gebärmutter etwa 2 cm breit, kaum ³/₄ cm dick. Korpus nur 2 cm lang. Lig. rotunda sehr zart und lang. Eileiter ganz dünn, gestreckt, mit offenen Fimbrien. Beiderseits langes, fadendünnes Lig. ovarii uterinum. An Stelle der Keimdrüse jederseits ein 1 mm breiter, nur spurweise die Serosa überragender, 3 bzw. 5 cm langer weißlicher Streifen, rechts etwas deutlicher vorspringend und beiderseits deutlich in ein Lig. infundibulo-pelvicum übergehend. Ganz vereinzelt pericöcale Stränge. — Wir haben damals eine Eierstocksimplantation nebst Plastik am äußeren Genitale vorgenommen (Anfang 1922). Im Jahre 1924 keine Änderung im Zustand. Gelegentlich der Wiederholung der Implantation war festzustellen, daß die seinerzeit eingepflanzten Stücke nicht mehr auffindbar waren. Die „Eierstöcke" waren etwas gewachsen; beide waren jetzt gut 5 cm lange, etwa 3 mm breite, flache Bänder, von der umgebenden Serosa deutlich abgehoben. Aber Follikel oder Narben nach solchen waren nirgends zu sehen. Das Bild hat noch immer einem frühembryonalen Keimdrüsenfeld, ins Große verzerrt, entsprochen.

Zu einer Excision konnte ich mich damals nicht entschließen; ich hatte auch kein Recht dazu vom Standpunkt des Juristen. Das Bild von Rössle und Wallart entspricht aber recht gut dem Befund bei der ersten Laparotomie, so daß ich selbst meine, es könnten die Fälle recht ähnlich sein. Die Vergrößerung nach der Implantation wäre dann nicht, wie ich gehofft hatte, auf Vermehrung von Eizellen, sondern auf andere Weise, etwa durch Vermehrung von paraganglionärem Gewebe oder des Fettkörpers bei Rössle und Wallart zu erklären (vgl. jedoch Fall Sellheim unten).

Ein von Sellheim (1924) beschriebener, als Kastratoid bezeichneter Fall gehört wohl in diese Gruppe.

Die 21jährige nie menstruierte Person, übermittelgroß, ohne Geschlechtstrieb, mager, mit erhaltenen Epiphysenfugen, zeigte beim Bauchschnitt (zwecks Eierstockseinpflanzung) fast dasselbe Bild wie mein Fall bei der zweiten Operation. Die mikroskopische Untersuchung der einen herausgenommenen Keimdrüse hat nach Sellheims Beschreibung zahlreiche Eizellen ergeben in einer Anordnung, wie sie bei neugeborenen Mädchen gefunden werden; daneben sogar halbreife kleinste Follikel und Bilder, die als Follikelobliteration gedeutet werden. Sellheim spricht von Unterfunktion der Eierstöcke, lehnt Unterentwicklung aus mir nicht recht ersichtlichen Gründen ab. Wenn ich für meinen Fall damals aus dem ganzen makroskopischen Befund, der Ähnlichkeit mit einem Keimdrüsenfeld der etwa 11—15 mm langen Frucht von frühembryonalem Ovar gesprochen habe, so läßt der histologische Befund bei Sellheim erst recht diese Auffassung zu, ja er fordert sie sogar heraus.

Als dritter wäre ein von Beutler beschriebener Fall hier einzureihen.

Die 192 cm große (Unterlänge 120 cm) im 18. Jahre stark gewachsene 39jährige Frau, fettleibig, eher viril, ist an einer Blutkrankheit gestorben, die als Chlorose gedeutet wird. Genitalbehaarung schwach, Scheide, Gebärmutter sehr klein, ihre Wand nur 1 mm dick. Eileiter 10 cm lang. Lig. ovar. propr. vorhanden. An Stelle der Eierstöcke Fettablagerung; jedoch in den Schnitten „unverkennbares Eierstocksgewebe" und kleine Hohlräume, mit einschichtiger Zellreihe ausgekleidet, an obliterierende Follikel erinnernd. Das „Gewebe" erinnert an interstitielle Zellen[1]. L. Fraenkel spricht von Aplasie der Eierstöcke. Im Lig. latum braune Knötchen von Linsengröße, die nicht sicher als Nebenniere anzusprechen waren. Ich nehme an, daß es sich um Paraganglien handelt, deren Vorkommen damals noch wenig bekannt war. Eizellen nicht zu finden. Sonst noch Struma und Adenom des Hypophysenvorderlappens.

Der Fall gehört vielleicht noch in die erste Gruppe, denn das Lig. ovar. propr. setzt sich ohne Verbreiterung oder Verdickung über die Gegend, wo der Eierstock liegen soll, fort. Mit Rücksicht auf den mikroskopischen Befund im Stroma ist aber die Einreihung hier wohl auch möglich.

Die Klinik hat damit zu rechnen, daß ein Teil der Fälle ausgesprochenen Kleinwuchs, fast Zwergwuchs aufweist, gewöhnlich verbunden mit Ausfall in psychischer Beziehung, bei auffallend lange Zeit offenen Epiphysenfugen und Zurückbleiben in der Verknöcherung, ein anderer Teil dagegen Hochwuchs. Stets sind die Geschlechtscharaktere mangelhaft, einigemal aber auch deutlich in männlicher Richtung entwickelt; einige Fälle müssen klinisch geradezu als Hermaphroditen erscheinen. Die Widerstandsfähigkeit gegen Infektionen, gegen sonstige Umweltschäden scheint vermindert zu sein. Die Organe des inneren Genitales sind in den meisten Fällen wohl angelegt, aber in der Entwicklung sehr beeinträchtigt. Während das äußere Genitale als „entsprechend" oder als hypoplastisch bezeichnet wird, ist die Scheide sehr eng, kurz, die Portio ganz flach, die Gebärmutter sehr klein, auffallend dünnwandig. Auch die histologischen Befunde an der Gebärmutter ergeben Bilder, wie man sie im embryonalen Leben findet. Immerhin ist die Verschmelzung der Müllerschen Gänge zu einem einheitlichen Organ meist vollkommen oder doch ziemlich weitgehend durchgeführt. Als auffallendstes Merkmal ist neben der Beschaffenheit des Keimdrüsenfeldes die Länge und Dünne der Eileiter herauszustellen. Es sind die gegenseitigen Größen- und Formverhältnisse des frühembryonalen Lebens trotz zweifelloser Massenzunahme beibehalten; Massenzunahme ohne richtige Sondergestaltung.

Eunuchoider Hochwuchs ist auch in einem von Wildbolz operativ festgestellten, vielleicht nicht ganz gesicherten Fall beobachtet, der als beidseitige Anorchie gedeutet wird.

Die Geschlechtsmerkmale sind mangelhaft entwickelt. Meist schwache Behaarung, wenig kennzeichnende Körperformen; teilweise das, was man „Knabenfigur" nennt bei Mädchen; auch ganz viriles Aussehen mit kurzem, struppigem Kopfhaar. Unbestimmte seelische Richtung, Gleichgültigkeit in Fragen des Geschlechtslebens, wie man sie jedoch auch bei anderen Kümmerformen der Eierstöcke, bei Hermaphroditen, beim Ovotestis findet oder bei beidseitigem Kryptorchismus.

Schon diese Aufstellung zeigt, daß eine sichere Diagnose des beidseitigen Keimdrüsendefektes, bzw. der Grenzfälle nur auf Grund anatomischer Befunde möglich ist. Immerhin darf man angesichts der gewiß nicht kleinen Reihe von Beobachtungen aus den

---

[1] Vgl. L. Fraenkel, in Halban-Seitz, Bd. 1, S. 587.

letzten Jahren sagen, daß eine Vermutungsdiagnose heute mit mehr Anspruch auf Recht gestellt werden darf. Die sichere Diagnose ist allerdings auch in Zukunft eine anatomische Angelegenheit, keine klinische. Praktisch ist jedoch das Auseinanderhalten der in Betracht kommenden Gruppen — soferne nicht eine sichere Feststellung der Geschlechtszugehörigkeit (etwa vom Juristen) gefordert wird, recht wenig belangreich; es wäre denn, daß wir künftig einmal zu einer erfolgreichen Behandlung von Kümmerformen der Eierstöcke kämen, die bei völligem Fehlen der Keimdrüsen erfolglos sein müßte.

An einem Punkt möchte ich aber einstweilen, bis zum anatomischen Beweis des Gegenteiles festhalten. In allen anatomisch untersuchten Fällen, auch dort, wo gewisse Geschlechtsmerkmale ausgeprägt vorhanden waren (Behaarung, Fettverteilung) fehlen alle Anzeichen einer Leistung der Eierstöcke. Sobald also Molimina angegeben werden oder Libido, Voluptas, hat der Fall auszuscheiden. Heiratsfragen können nicht so streng genommen werden, weil hier gelegentlich wirtschaftliche Verhältnisse die Oberhand gewinnen. Aber schon ein von der Person selbst lebhaft verfolgter Wunsch nach Schaffung von Kohabitationsmöglichkeiten würde mir den Fall verdächtig machen.

Wirksame Behandlung dieser Zustände kennen wir nicht. Übrigens wird der Wunsch nach einer solchen aus der ganzen seelischen Einstellung dieser Menschen heraus kaum rege werden. Nur auffälliger Haarwuchs, besonders im Gesicht, führt sie am häufigsten zum Arzt. Hier ist ein Betätigungsfeld für Dermatologen und Kosmetiker, sowie Röntgenärzte. Leider sind die bisher geübten Verfahren nicht ganz gleichgültig, weder die Röntgenepilation noch die Elektrolyse. Da wir auch mit Organpräparaten diesem Übel kaum abhelfen können, bleibt nichts übrig als Rasiermesser und Haare beseitigende Salben, bzw. Seifen.

Die früheren Organpräparate haben versagt. Ob von den neueren, hochdosierten Eierstockspräparaten oder vom Prolan etwas zu erwarten ist, muß die Zukunft lehren. Nachdem die operative Einpflanzung von Eierstöcken versagt hat — es hat gar keinen Zweck, damit weitere Versuche zu machen — wird man die Hoffnung recht niedrig halten dürfen.

Künstliche Scheidenbildung auf operativem Weg scheint bisher bei solchen Fällen nicht in Betracht gekommen zu sein. Aber es ist denkbar, daß gelegentlich einmal wirtschaftliche Gründe so sehr überwiegen, daß auch die Gefahren dieser Operation in Kauf genommen werden.

Genese des beidseitigen Keimdrüsendefektes, bzw. der frühembryonalen Eierstöcke. Man bemüht sich, wie schon zu Zeiten von Puech und A. Hegar gegenwärtig wieder sehr um eine Erklärung dieser Zustände. In der Hauptsache schwankt man zwischen primärer Aplasie und späterem Zugrundegehen der Keimzellen. Ich habe schon wiederholt eine Aplasie in dem Sinne, daß überhaupt Geschlechtschromosomen gefehlt haben, abgelehnt, und bin auch heute der Meinung, daß in solchem Falle eine Befruchtung und Weiterentwicklung zu einem Organismus nicht möglich ist. Praktisch spricht jedenfalls — richtige Deutung der Befunde vorausgesetzt — der Fall von Sellheim dafür, daß Aplasie nicht Bedingung ist, da in dem frühembryonalen Ovar Eizellen vorhanden waren. Chromosomen sind, soviel wir heute wissen, bei der Entscheidung über das Geschlecht, die im Augenblick der Befruchtung fällt, beteiligt. Wenn von vielen Forschern immer wieder betont wird, daß trotz (späteren) Fehlens von Keimzellen doch der Körper, das Soma im Sinne eines bestimmten Geschlechtes beeinflußt ist, so kann ich mir das nur so vorstellen, daß ursprünglich die Chromosomengarnitur dieses Geschlechtes vorhanden war, daß sie richtunggebend gewirkt hat auf alle Somazellen, und daß die Geschlechtszellen erst zugrunde gegangen sind zu einer Zeit, in der sie für die weitere Entwicklung des Körpers, bzw. gewisser Geschlechtsmerkmale nicht mehr so unbedingt notwendig waren.

Zum ersten Male habe ich meinem Zweifel 1912 Ausdruck gegeben. Das Studium aller mir zugänglichen Fälle — die ich später noch vermehrt habe — und der Umstand, daß trotz vermehrter Obduktionen jahrzehntelang keine neuen Fälle beschrieben worden sind, hat mich dazu gebracht, auch an dem bisher getreu überlieferten Material (Puech, Hegar, Halban u. a.) Mängel zu finden. Mein Ruf nach neuen Beobachtungen hat erst 1923 das erste Echo gefunden. Die Mitteilungen von Olivet und Beutler sind gerade noch zur Revision meiner Arbeit im Handbuch von Halban-Seitz zu recht gekommen, konnten aber die dortigen Ausführungen nicht mehr beeinflussen.

Die weitere Entwicklung des Keimdrüsenfeldes selbst, ohne Keimzellen, sowie die weitere Ausbildung der Geschlechtsstränge, insbesondere die regelrechte Verschmelzung der Müllerschen Gänge und das Zurückbleiben im Wachstum der Wolffschen Gänge bei primär weiblichem Körper erklärt man heute ziemlich allgemein so, daß alle Somazellen geschlechtlich mitbestimmt sind. Insbesondere nimmt A. Fischel für das Stroma des Eierstockes an, daß die subepithelial unter dem Cölomepithel liegenden Mesenchymzellen, von welchen er das Stroma ableitet, ganz selbständig, ohne Beeinflussung durch Eizellen zu den endgültigen Formationen kommen. Es würde demnach bei unseren Fällen nur der (hormonale?) Mehrreiz fehlen, der zur vollen Ausbildung der Genitalorgane und der Geschlechtsmerkmale notwendig ist; bis zu einem gewissen Grade sind auch letztere unabhängig von den Keimzellen.

Wenn man sich auf diesen Standpunkt stellt, mag im Einzelfall die Bezeichnung: Fehlen der Hoden (Anorchie) oder Fehlen der Eierstöcke, die ich bisher als unrichtig abgelehnt habe, eine gewisse Berechtigung haben. Sind gleichzeitig Zeichen von Zwitterhaftigkeit vorhanden, dann muß die Bezeichnung ziemlich willkürlich ausfallen, sofern man es nicht vorzieht, mit Sellheim (wie auch seinerzeit Orth) von einem Neutrum, nach meinem früheren Vorschlag von Sexus anceps, nach R. Meyer von Hermaphroditen unbestimmbaren Geschlechtes zu sprechen.

1924 habe ich vergleichsweise die beim Rind häufig, gelegentlich bei Ziege, Schaf, vielleicht auch beim Reh (also bei Wiederkäuern) vorkommenden zweieiigen und anscheinend verschieden geschlechtigen Zwillinge, die Zwicken herangezogen, um darauf hinzuweisen, daß hier die Möglichkeit besteht, an eine nicht im Chromosomenbestand gelegene, sondern durch spätere (hormonale?) Schädigung bedingte Umwandlung von Eierstock in Hoden zu denken, wie dies Keller und Lillie getan haben. Mehr kann man vorerst daraus noch nicht schließen; streng bewiesen ist die Annahme ebenfalls noch nicht. Für unsere Frage kommt die übergroße Mehrzahl der Zwicken (entgegen den Ausführungen von Rössle und Wallart) überhaupt nicht in Betracht, weil bei ihnen mehr oder weniger verkümmerte Hoden gefunden werden, nie Eierstöcke. Die Hoden können außerordentlich klein und schwer aufzufinden sein; sie waren in einem Falle von Keller, den ich selbst gesehen habe, sogar zu einem einheitlichen etwas unregelmäßig dreieckigen Körper verschmolzen, von welchem zwei Vasa deferentia abgeführt haben; aber sie waren stets vorhanden. Mir ist nur eine bereits oben erwähnte Mitteilung von K. F. Beller bekannt, in welcher auf drei recht alte Beobachtungen von Scarpa, Rueff und Weber verwiesen wird und drei eigene Fälle von Fehlen der Keimdrüsen bei Zwillingskälbern beschrieben werden. Beller beruft sich nebenbei auf „häufige Beobachtungen am Schlachthof in Stuttgart"; aber eben dieser Satz macht die ganzen Beschreibungen verdächtig, wenn man weiß, daß die Keimdrüsen in solchen Fällen oft sehr klein und leicht zu übersehen sind.

Die Verhältnisse beim Huhn und bei der Taube (O. Riddle) heranzuziehen (Rössle und Wallart) und daraus Schlüsse für den Menschen zu ziehen, ist schwer; es darf nur mit großer Vorsicht geschehen.

Ich will nur das eine anführen: nach Zawodowsky u. a. wird der linke Eierstock des Huhns, der abgetragen und an anderer Stelle wieder eingepflanzt wird, zum Hoden auswachsen. Entfernt man ihn überhaupt,
so entwickelt sich die normalerweise stets hochgradig verkümmerte rechte Keimdrüse, was schon lange
bekannt ist (auch Benoit), ebenfalls zu einem Hoden[1]. Abgesehen von diesen wenig durchsichtigen Verhältnissen muß uns auch noch der Umstand von Analogieschlüssen abhalten, daß beim Huhn im Gegensatz zu den Säugetieren (ebenso wie bei den Schmetterlingen von R. Goldschmidt) die Weibchen hetero-
zygot sind.

Recht klein sind ferner die Keimdrüsen beim mißbildeten Partner von eineiigen Zwillingen und
von Doppelmißbildungen; gefehlt haben sie jedoch meines Wissens nie.

Sofern man an Ursachen denken kann, die im Keim selbst gelegen sind, möchte ich,
wie schon seinerzeit, auch jetzt wieder darauf hinweisen, daß manchmal Familien aus-
gestorben sind, weil sie keine männlichen Nachkommen hatten. Correns hat gezeigt,
daß ähnliches bei Melandrium beobachtet werden kann. Mit altem Pollen erzeugte Männchen erzeugen zu $^1/_4$ überhaupt nur weibliche Pflanzen, sind thelygen. Ebenso gibt es
gelegentlich Androgenie, deren Ursachen noch nicht genauer bekannt sind. Unsere
Fälle dürften eine Variante solcher Möglichkeiten sein. Theoretisch erscheint mir recht
wichtig, was Kronacher beim Schwein festgestellt hat: daß Inzestzüchtung schon eine
F 3 = Generation nicht mehr zustande kommen ließ wegen mangelnder Fruchtbarkeit.
Rückkreuzung mit den Eltern hatte etwas bessere Ergebnisse. Die Inzucht [2] selbst wird
nicht direkt als Ursache angenommen, da auch andere Beobachtungen bekannt sind;
aber Abspaltungen, Neukombinationen im Chromosomenbestand sind denkbar.

Wenn wir uns klar machen, daß es sich bei der Geschlechtsbestimmung überhaupt
nicht darum handelt, daß die im Erbgut vorhandene Anlage zu dem anderen Geschlecht
ganz entfernt wird, sondern nur um die Realisierung der deutlich zutage tretenden
Anlage zu einem bestimmten Geschlecht, so können wir uns auch vorstellen, daß es
Umstände geben kann, welche diesen Realisationsfaktoren übergeordnet sind. Heute
wissen wir freilich noch nicht, wie und wo wir sie zu suchen haben. Andererseits müssen
wir immer wieder an die Möglichkeit denken, daß trotz vorhandener Realisationsfaktoren
durch von außen einwirkende Schädigung die tatsächliche Realisierung unmöglich gemacht
oder nur sehr kümmerlich durchgeführt werden kann.

Goldschmidt bringt in seinem Schema zum Ausdruck, daß das Geschlecht durch
Enzyme bewirkt wird, die jedem befruchteten Ei von väterlicher und mütterlicher
Seite mitgegeben werden. Sind diese Enzyme in ihrer Menge, bzw. in ihrem Wirkungswert
richtig aufeinander abgestimmt, dann wird das Geschlecht klar zum Ausdruck kommen,
da die ganze Entwicklung des Körpers einschließlich aller akzidentellen Geschlechtsmerkmale gleichmäßig beherrscht wird. Sind sie nicht richtig aufeinander abgestimmt, so
kann es sein, daß ein Teil in der Richtung des entgegengesetzten Geschlechtes abweicht.
Goldschmidt stellt sich nun vor, daß die beiden Geschlechter Endpunkte einer Reihe

---

[1] In einer Beobachtung von Crew ist das spontan zustande gekommen durch Tuberkulose des
Eierstockes. Die frühere Henne hat später eine andere befruchtet; von den 9 Eiern sind 2 ausgebrütet
worden und haben ein Männchen und ein Weibchen ergeben, was natürlich für die Wertung der homozygoten
Spermatozoen des Huhns weiter nichts besagt. Die Sektion des Tieres ergab im kranken Eierstock dorsal
eine Hodeninsel, und auf der anderen Seite einen Hoden, der in geringer Zahl reife Samenfäden beherbergte.

[2] Hinsichtlich des Einflusses von Rassenkreuzung wissen wir noch wenig, in bezug auf die 2. Gene-
ration beim Menschen gar nichts. Ich verzeichne hier die Angabe von Th. Fürst, daß Ehen zwischen
Nordländern und Eingeborenen Siziliens auffallend oft steril seien, was in Oberitalien nicht der
Fall sei.

sind, und daß dazwischen die verschiedenen Intersexe liegen. Er spricht von einem Drehpunkt, von welchem ab die noch ausständige Entwicklung in der Richtung des anderen Geschlechts erfolgen soll. Anfangs war Goldschmidts Theorie nur auf Insekten (Schwamm-
spinner, Dasselfliegen) bezogen; zur Frage, ob sie auch für den Menschen gelte, hat er sich
vorsichtig geäußert, später hat er sie aber doch auf ihn ausgedehnt.

Sicherlich gibt es bei den Hermaphroditen Einzelheiten, die in Goldschmidts
Theorie nicht leicht unterzubringen sind, so daß ich mich der Auffassung immer noch nicht
ganz anschließen kann. Hier seien nur einige kritische Bemerkungen angefügt, die F. Lenz
1922 ausgesprochen hat. Nach Lenz kann man nicht von einem Drehpunkt sprechen;
sondern nur davon, daß das eine Enzym sich früher erschöpft, daß es früher aufgebraucht
wird. Dadurch wird Goldschmidts „Reihung" überflüssig. Andernfalls müßte von den
beiden Seiten her in der Mitte ein ganz gleicher Punkt erreicht werden können. Tatsächlich ist aber ein solcher Fall noch nicht beobachtet. Die von heterogameten Eiern stammenden Intersexe mit weiblichem Einschlag sehen anders aus wie die von homogameten Eiern
stammenden mit männlichem Einschlag. Auch die hier besprochenen Fälle ohne Keimdrüsen lassen sich nicht gut an dieser Stelle unterbringen.

Eine logische Schwierigkeit liegt ferner darin, daß die Entwicklung in jenem Geschlecht
beginnt, dessen Faktoren wirkungsschwächer sind. Auch ist es nicht von vornherein
einleuchtend, anzunehmen, daß das weibliche Enzym sich erst später stark vermehrt und
dann das männliche zurückdrängt.

Im allgemeinen kann man sagen, daß die Geschlechtsabweichungen Entartungen
darstellen; zur Frage der Entstehung, der Ursachen können wir noch nicht Stellung nehmen.

Hervorgehoben sei nochmals, daß die Gebärmutter bei unseren Fällen zwar klein,
aber einheitlich geformt ist. Es mag offen bleiben, ob das in dem Sinne zu verwerten ist,
daß die Keimdrüse im fetalen Leben jene Entwicklung durchgemacht hat, die zur Er-
reichung dieses Zustandes notwendig war (etwa 3. Monat) und dann atrophiert ist.

Das trifft ungefähr die Vorstellungen, welche Menge und v. Oettingen entwickelt
haben. Die beiden Autoren trennen eine Hemmung in der Fortentwicklung des Ausgangsmaterials als Agenesie von einem degenerativen Zugrundegehen der Urgeschlechts-,
bzw. Keimzellen. Sie führen aus, daß beide Formen in der Anlage begründet sein können.
daß aber die zweite Form auch bei guter Anlage durch irgendwelche chemischen, hormonalen u. a. Kräfte verursacht werden kann, die an den bekanntlich (Röntgen, Cholin;
Nicotin?, Alkohol? Wärme) sehr empfindlichen Genitalzellen angreifen und sie vernichten.

Soviel über die konstruktiven Versuche, den Mechanismus dieser Vorgänge anschau-
lich zu machen. Ich will es nur ergänzen durch den kurzen Hinweis darauf, daß die Fälle
in dem umfassenden Schema der Zwitterbildungen von Goldschmidt ihren Platz finden
können und auch von ihm, sowie von Moskowicz tatsächlich dort untergebracht
worden sind.

Schrifttum.

Baer, W., Aplasie beider Ovarien. Zbl. Gynäk. **1927**, 3242. — *Beller, K. F.*, Angeborenes Zwittertum und experimentelle Geschlechtstransformation. Z. Tierzüchtg 7, 365 (1926). — *Benoit, J.*, Experimentelle Umkehr des Geschlechts beim Huhn. C. r. Soc. Biol. Paris 89, 1326 (1923). Ref. Ber. Gynäk.
4, 449 (1924). — *Beutler, A.*, Innersekretorische Zusammenhänge bei Chlorose. Fol. haemat. (Lpz.)
29, 121 (1923). — *Correns, W.*, Z. Abstammgslehre **41**, 24 (1926). — *Crew*, Proc. roy. Soc. Lond. **95**,

256 (1923). — *Fonssagrives* u. *Gailbrand*, Gaz. méd. Paris **1864**, No 18. — *Fürst, Th.,* Umsch. **1924**, H. 32, 603. — *Goldschmidt,* Sexuelle Zwischenstufen. Erg. Biol. 2 (1927). — *Heimann, F.,* Ovarientransplantation. Dtsch. med. Wschr. **1925**, 859; Aussprache zu *Halban,* Zbl. Gynäk. **1927**, 1529. — *Keller, K.,* Sterile Zwillingskälber. Wien. tierärztl. Mschr. 7, 146 (1920). — *Kermauner, Fr.,* Fehlen beider Keimdrüsen. Beitr. path. Anat. 54, 478 (1912). — Sexus anceps. Frankf. Z. Path. 11, 445 (1912). — Fehlbildungen der weiblichen Geschlechtsorgane usw. Halban-Seitz, Handbuch der Biologie und Pathologie des Weibes, Bd. 3. 1924. — *Kronacher,* Vererbungsversuche an Schweinen. Z. Abstammgslehre 34, 48 u. 55 (1924). — *Kuliga,* Fehlen beider Ovarien. Mschr. Geburtsh. 86, 139 (1930). — *Lenz, F.,* Arch. Rassenbiol. 14, 292 (1922). — *Lillie, J.* exper. Zool. 23 (1917). — *Menge, K.* u. *v. Oettingen,* Bildungsfehler der weiblichen Genitalien. Handbuch der Gynäkologie, Bd. 1, 1. Hälfte. 1930. — *Meyer, R.,* Mangel der Geschlechtsdrüsen usw. Virchows Arch. 255, 33 (1925). — *Moskowicz, L.,* Intersexualitätslehre und Hermaphroditismus. Klin. Wschr. **1929**, Nr 7/8. — *Olivet, J.,* Fehlen beider Eierstöcke. Frankf. Z. Path. 29, 477 (1923). — *Patti,* Sympus. Rass. Ostetr. 34, 345. Ref. Ber. Gynäk. 10, 189 (1926); Zbl. Gynäk. **1927**, 571. — *Poeck,* Multiple Defektbildung bei einem Fetus. Mschr. Geburtsh. 74, 363 (1926). — *Randerath, Ed.,* Angeborener Mangel beider Eierstöcke. Virchows Arch. 254, 809 (1925). — *Rauh, W.,* Z. Anat. 89, 271 (1929). — *Riddle, O.,* Birds without gonads. Brit. J. exper. Biol. 2, 211 (1925). — *Rössle R.* u. *J. Wallart,* Angeborener Mangel der Eierstöcke. Beitr. path. Anat. 84, 402 (1930). — *Salomon, E.,* Kongenitale Anorchie. Inaug.-Diss. Bonn 1913. — *Schürmann, P.,* Allgemeiner Infantilismus, bedingt durch beiderseitigen Eierstocksmangel. Virchows Arch. 263, 649 (1927). — *Sellheim, H.,* Weiblicher Kastratoid. Arch. Frauenkde u. Konstit.-Forschg 10, 215 (1923). — Ein Neutrum. Arch. Gynäk. 132, 338 (1927). — *Strakosch* u. *Anders,* Holoacardius eumorphus. Arch. Gynäk. 115, 408 (1921). — *Tschermak, A.,* Neue Anregungen für die Vererbungslehre durch die Theorie der hybridogenen Genasthenie und der Chromosomenaddition. Med. Klin. **1930**, 1851. — *Wildbolz,* Fall von kongenitaler Anorchie. Schweiz. Korresp.bl. **1917**, 1307. — *Zawodowsky,* Trans. Labor. exper. Biol. Moscow 2 (1926). Ref. Arch. Rassenbiol. 19, 366 (1927).

Einseitiges Fehlen des Eierstockes.

Diese Fälle sind entschieden häufiger und auch mannigfaltiger als das Fehlen beider Keimdrüsen. Schon Rokitansky hat mehrere Gruppen auseinandergehalten. Grundsätzlich wichtig ist es, die Fälle, in welchen zugleich der Müllersche Gang dieser Seite, sowie der Wolffsche Gang und die Urniere bzw. die Niere fehlt, jenen gegenüberzustellen, in welchen diese Gebilde vorhanden sind.

A. Fehlen von Eierstock, Müllerschem und Wolffschem Gang (damit auch Harnleiter und Niere, Ligamentum rotundum und Leistenkanal).

Solche Fälle sind jedenfalls ganz besonders selten. Wie gut für die Erhaltung der Keimdrüse gesorgt ist, zeigt ein Fall von Brakenburg, wo (bei 25jähriger Frau) Niere, Harnleiter und Eileiter links gefehlt haben und doch ein kleiner Eierstock vorhanden war. Ob das Vorkommen denkbar ist bei annähernd normaler Entwicklung der anderen Seite, bleibe dahingestellt. In mehreren Fällen war die zweite Seite sicher ebenfalls verkümmert (Roeder, Gambarow); die meisten Fälle scheinen mir jedoch hinsichtlich der Feststellung dieses Befundes nicht ganz einwandfrei zu sein. Ich verweise darauf, daß in einem Fall von Newton bei der Appendektomie angegeben worden war, daß die linken Anhänge fehlen; 4 Jahre später hat man bei einem Bauchschnitt einen Uterus bicornis mit stark verkümmertem linken Eierstock festgestellt.

B. Fehlen des Eierstockes bei normal geformter Gebärmutter. Hier seien 3 Gruppen aufgestellt.

1. Vom Eileiter ist ein kurzer Stumpf vorhanden, von der Dicke eines normalen Eileiters, $1/2$—$1^1/_2$ cm lang, mit abgerundetem, verschlossenem Ende; alle anderen Organe gut ausgebildet, nur das breite Mutterband am freien Rande etwas derber. Mitunter finden sich Adhäsionen.

In einem unserer Fälle (152 ex 1928, 45jährige Frau) fanden wir, bei kleinem Myom und einer Tubo-ovarialcyste rechts, auf der linken Seite den Eileiterstumpf, und von da einen narbigen Streifen an die Außenseite des Mesenterium der Flexur ziehend, zum Teil von dieser und von Appendices epiploici gedeckt.

Diese Fälle sind die häufigsten. Ich führe nur, außer den von mir selbst (1924) ange-gebenen, Fälle von Baumgarten, Westermark, M. Grac, Kakuschkin, Holmer an. Sie sind durch vorausgegangene Stieldrehung und Nekrose der Adnexe zu erklären. Gelegentlich finden sich noch Reste des abgedrehten Eierstockes (Lipschütz; in unserem Fall 326 ex 1927 bei 23jähriger, erst seit 14 Tagen Beschwerden angebender, früher nie kranker Frau ein vollständig abgedrehtes, hühnereigroßes Teratom); in anderen Fällen ist der Eierstock spurlos verschwunden. Das Lig. ovar. prop. kann teilweise erhalten bleiben (Grac, Holmer u. a.). Kakuschkin hat den erbsengroßen Eileiterstumpf untersucht und darin Adenofibrosis gefunden.

Daß solche Abdrehung auch im fetalen Leben möglich ist, haben die Beobachtungen an Neugeborenen und kleinsten Kindern von Rokitansky, Heschl, v. Franqué, Mar-chand erwiesen. Ein neuer Fall von Froewis 1930 (pathologisches Institut Wien, Prof. Maresch, noch nicht veröffentlicht).

Holmer meint, daß die Keimdrüse infolge Vergrößerung des Wolffschen Körpers nach vorne über den Rand des breiten Mutterbandes abgeknickt werde, und nicht eine echte Abdrehung zustande komme. Sein eigener Fall spricht jedoch nicht dafür, da dann das Lig. ovarii proprium über den Eileiter zu liegen kommen müßte. Ich glaube nicht, daß die Annahme einer Stieldrehung dem Verständnis Schwierigkeiten macht.

2. Es fehlt der eine Eierstock. Der Eileiter ist als ein nach außer dünner werdender, medial noch kanalisierter Strang vorhanden, der sich am Rande des breiten Mutterbandes langsam verliert (Sachs, Herzl, Brownikowa). Diese Fälle scheinen selten zu sein. Es ist aber vorläufig noch sehr schwer, die Befunde richtig zu werten.

3. Der Eierstock fehlt. Der Eileiter ist in gehöriger Länge vorhanden; aber er ist schon am Gebärmutterhorn sehr dünn, seine Windungen sind schwach. Er besitzt zwar eine deut-liche Mesosalpinx, die jedoch nach außen immer niedriger wird; er selbst wird zusehends dünner und verliert sich mit einem kleinen Knopf. Ein solches Präparat habe ich a. a. O. abgebildet. Auch Thaler hat einen Fall (bei Myom) beschrieben.

Das scheint ebenfalls sehr selten vorzukommen. Man ist versucht, an einseitige, isolierte Abdrehung des Eierstockes zu denken und das Zurückbleiben des Eileiters als Folge davon aufzufassen. Doch macht diese Deutung Schwierigkeiten, da Kleinhans in einem Falle, dessen beide Keimdrüsen (nicht histologisch untersucht) vorhanden waren, beide Eileiter in dieser Art verändert gefunden hat, und ähnliche Unterentwicklung des Eileiters gelegentlich auch sonst beim Hermaphroditismus gefunden worden ist.

In dem von mir untersuchten Fall war auf der anderen Seite (17jähriges Mädchen) ein glatter, narbenloser Eierstock mit dicker, schlecht abgrenzbarer Rinde und spärlichen Primordialfollikeln vorhanden.

Die Stellung dieser Fälle im System und die Deutung der Genese ist noch ganz dunkel. Bis zu einem gewissen Grade erinnern sie an die Bilder bei Fehlen beider Keim-drüsen. Doch ist hier der Eileiter nie so lang und hat auch nie ein schön ausgebildetes Fransenende, sondern nur einen kleinen Knopf. Es handelt sich also sicherlich um etwas andere Vorgänge wie dort; die Mitbeteiligung des Müllerschen Ganges an der Wachs-tumsstörung ist nicht in die Augen springend.

Die Vorkommnisse sind auch beim Mann beschrieben. Ich führe nur R. Meyers 7monatliche Frucht an: Hodensack fehlt. Penis normal bis auf ein Divertikel der vorderen Harnröhrenwand in der Gegend der Fossa navicularis. Links Hoden und Nebenhoden normal; rechts Nebenhoden vorhanden, Hoden fehlt. Prostata, Blase, Ureteren, Nieren in Ordnung.

An dieser Stelle erscheinen Fälle am wichtigsten, in welchen der Ausfall der Keimdrüse ohne sonstige Fehlbildungen beobachtet worden ist. Eine gleitende Reihe von Fällen führt nun auf der einen Seite zum normalen Befund, auf der anderen zu schwersten Mißbildungen.

Als Übergang zum normalen Befund sei ein von Haselhorst kurz beschriebener Fall genannt. Bei der 25jährigen Frau, die 1 Geburt und 4 Fehlgeburten hinter sich hatte und jetzt wieder seit kurzem schwanger war, fand sich rechts ein wurstförmiger langer Eierstock mit einer Cyste; links schienen die Anhänge zu fehlen. Genaue Untersuchung der Hinterfläche des breiten Mutterbandes ergab dort ein weißes, narbenähnliches Fleckchen, das herausgeschnitten wurde. Histologisch Eierstocksgewebe. — Von diesem Fall läßt sich eine Reihe zusammenstellen über einseitig ganz kleine Eierstöcke bis zur Norm. Schon Scanzoni war es bekannt, daß mitunter der eine Eierstock normal, funktionstüchtig sein kann (einschließlich Befruchtung, Geburt), während der andere hochgradig unterentwickelt bleibt. Auch beim Mann ist ja einseitiger Kryptorchismus sehr bekannt.

Von schwereren Mißbildungen, die in Gruppe 1 gehören, will ich ebenfalls nur beispielsweise eine Beobachtung von Walter und Krausnoselsky wiedergeben: Bei der 24jährigen Kranken war rechts weder Niere noch Harnleiter nachweisbar. Eierstock vorhanden, vom Eileiter nur das Fransenende ohne weitere Fortsetzung. Links weder ein Eierstock noch irgend etwas vom Müllerschen Gang; die vorhandene Niere sehr tief gelagert. Oder als noch schwerere Fälle die beiden von Kleiner beschriebenen Eventrationen. Der einen fehlt links Bein und Beckengürtel, es fehlen beide Nieren und Harnleiter, die Harnblase. Die zweite mit Verschmelzungsniere, einem Harnleiter, der rechts mündet; rechts fehlen Eierstock und Eileiter.

Daß hier der weitgehende Ausfall schon im Keim bedingt sein wird, ist naheliegend anzunehmen. Daß die Fälle von einseitig mangelhafter Entwicklung des Eierstockes allein auch im Keim bedingt sein können, ist mindestens nicht von der Hand zu weisen. Ich wiederhole hier den Hinweis auf die Angabe von Scanzoni, daß in einem Fall bei normaler Gebärmutter und Fehlen des Eierstockes die gleichseitige Brustdrüse gefehlt hat; und auf einen von mir (l. c. S. 406) mitgeteilten Fall einer aus 3 Teilen verschmolzenen rechten Langniere (3 Harnleiter, von welchen der caudalste nach der linken Seite zur Blase zieht); links keine Niere, Eierstock, Eileiter und Leistenband vorhanden. Uterus unicornis dexter. Offene Wirbelspalte von 7 cm Länge. Fehlen der linken Kleinhirnhälfte. Ich habe dort an Halbseitendefekte gedacht, wie sie aus der experimentellen Teratologie, aber auch aus der Teratologie überhaupt bekannt sind, und glaube sehr wohl, daß man die oben genannten Formen von Fehlen des einen Eierstockes zur Not ebenfalls hier unterbringen kann. Das soll jedoch nicht bedeuten, daß weiteres Suchen nach etwaigen örtlichen Ursachen abgelehnt werden soll. Bisher ist die Ausbeute an Halbseitendefekten im klinischen Schrifttum überhaupt noch bescheiden (J. Bauer 1924). Es wird wichtig sein, in Zukunft in der Klinik, besonders aber bei Leichenuntersuchungen genau danach zu suchen und selbst Kleinigkeiten zu verzeichnen.

Isolierte Abdrehung des Eierstockes ohne Teilnahme des Eileiters wäre übrigens auch vorstellbar. Wenn Menge und v. Oettingen dagegen geltend machen, daß das bei einem normalen Eierstock nicht denkbar sei, so kann ich dagegen einwenden, daß nach vollendeter Nekrose und Aufsaugung niemand mehr sagen kann, ob dieser Eierstock normal oder etwa durch Cysten vergrößert war.

Für die Klinik hat der Zustand wenig Bedeutung. Eine Diagnose halte ich für ausgeschlossen. Beschwerden bestehen nicht. Therapie gibt es demnach auch nicht. Selbst bei typischem, etwa noch dazu mittels Hysterographie nachgewiesenem Uterus unicornis (scil. bicornis c. rudimentario c.) wird man mit der Annahme des Fehlens des entsprechenden Eierstockes besser zurückhalten.

Erkennt man während der Operation die alte Abdrehung der Adnexe, dann wird wohl Absuchen des Netzes, bzw. der übrigen Bauchhöhle nach dem etwa verlagerten, eingekapselten Überrest der Adnexe vorzunehmen sein. Manchmal hat man das Glück, ihn zu finden; aber durchaus nicht immer.

Schrifttum.

Bauer, J., Konstitutionelle Disposition bei inneren Krankheiten, 2. Aufl. Berlin 1921. — *Baumgarten,* 2 Fälle von Abschnürung der Ovarien. Virchows Arch. **97**, 18. — *Brakenburg,* Zit. bei *Ballowitz.* Virchows Arch. **141** (1895). — *Brownikowa,* Zit. nach *Kakuschkin;* russisch 1915. — *Franqué, O. v.,* Eierstockspräparate. Z. Geburtsh. **39.** — *Gambarow, G.,* Scheidenbildung nach *Baldwin.* Mschr. Geburtsh. **78,** 106 (1928). — *Grac, M.,* Mißbildungen der inneren weiblichen Geschlechtsorgane usw. Inaug.-Diss. Basel. Straßburg 1926. — *Haselhorst,* Fast völlige Aplasie der linken Adnexe. Zbl. Gynäk. **1924,** 1092. — *Herzl,* Mangel des rechten Ovariums. Wien. klin. Wschr. **1911,** Nr 22. — *Heschl,* Freiliegende Cyste· Defekt des rechten Ovariums und der Tube. Österr. Z. prakt. Heilk. **1862,** 377. — *Holmer, A. J. M.,* Ontbreken van het adnexum aan een zijde. Nederl. Tijdschr. Verloskde **3,** 106 (1928). — *Kakuschkin, N.,* Cysten und Drüsen des Tubenwinkels bei einseitigem Mangel der Tube und des Ovariums. Arch. Gynäk. **133,** 533 (1928). — *Kermauner, F.,* Fehlbildungen der weiblichen Geschlechtsorgane. Halban-Seitz, Handbuch der Biologie und Pathologie des Weibes, Bd. 3. 1924. — *Kleiner, B.,* Bauchspaltung bei Neugeborenen. Mschr. Geburtsh. **84,** 281 (1930). — *Kleinhans, F.,* Krankheiten der Eileiter. Veits Handbuch der Gynäkologie, 1. Aufl. — *Lipschütz, B.,* Abschnürung des Ovariums und der Tube. Wien. klin. Wschr. **1904,** 304. — *Menge, K.* u. *v. Oettingen,* Bildungsfehler. Handbuch der Gynäkologie, Bd. 1, 1. Hälfte. — *Meyer, R.,* Mangel der Geschlechtsdrüsen mit und ohne zwittrige Erscheinungen. Virchows Arch. **255,** 33 (1925). — *Newton, F. C.,* Uterus didelphys. Ann. Surg. **79,** 102 (1924). Ber. Gynäk. **4,** 133. — *Rokitansky, C.,* Pathologische Anatomie, 3. Aufl. Bd. 3, S. 411. — *Roeder, C. A.,* Fehlen von linker Niere, Tube, Ovar, Uterus bei ektopischer rechter Niere. J. amer. med. Assoc. **84,** 748 (1925); Zbl. Gynäk. **1926,** 3294. — *Thaler, H.,* Defekt des rechten Ovariums. Zbl. Gynäk. **1915,** 464. — *Walter, A. W.* und *M. W. Krausnoselsky,* Anomalien des weiblichen Geschlechtsapparates bei einseitigem angeborenem Nierenmangel. Z. urol. Chir. **25,** 424 (1928). Ref. Ber. Gynäk. **15,** 531 (1929). — *Westermark,* Multiple heteroplastische Tumoren. Hygiea (Stockh.) **1910,** Nr 4. Ref. Gynäk. Rdsch. **1911,** 743.

Kümmer- und Fehlwuchs der Eierstöcke.

Bis in den Anfang dieses Jahrhunderts war der Begriff der Unterentwicklung der Eierstöcke wenig geklärt. Meist hat man sich bei der Diagnose auf den klinischen Tastbefund und die Anamnese verlassen und von Hypoplasie gesprochen, wenn die Keimdrüsen gar nicht oder nur etwa als knopfförmige kleine bewegliche Körper zu tasten waren. Noch die Angaben von A. Martin entsprechen dieser Auffassung. Es waren zwar durch Anatomen, wie Klob, Versuche gemacht worden, Ordnung zu finden, aber sie sind mißglückt. Daneben war es klinisch schon lange aufgefallen, daß man bei demselben Symptomenbild mitunter recht große Eierstöcke finden kann. Solche sind von Klebs als

Hyperplasie, von Pfannenstiel als chronische Oophoritis, von A. Hegar u. a. als klein-cystische Degeneration bezeichnet worden. Wiederholt hat man sie in besonderer Lagerung an der hinteren Bauchwand bei Fehlbildungen der Gebärmutter angetroffen; bei einer Adnexhernie hat Birnbaum erstmalig den histologischen Befund beschrieben. Durch größere Untersuchungsreihen an Leichenmaterial, welche allgemein Konstitutionsfragen gewidmet waren, darauf aufmerksam geworden, haben Bartel und Herrmann die Sache verfolgt und haben diese großen Eierstöcke als Teilbild einer Konstitutionsanomalie auf-gefaßt, die oft mit den mannigfachsten sonstigen Fehlbildungen und Embryonalismen verbunden vorkommt. Schließlich habe ich 1924 diese Form selbst als eine Fehlbildung, eine Art von Embryonalismus bezeichnet.

In der damaligen Darstellung habe ich diese Fälle mit den anderen unter dem haupt-sächlich die Leistung bewertenden Sammelnamen der Kümmerformen vereinigt, wobei ich zum Ausdruck bringen wollte, daß ein Bestandteil (die Eizellen) in der Entwicklung zurückbleibt. Menge und v. Oettingen ziehen die Bezeichnung Hypoplasie vor. Ich finde nun, daß beide Namen eigentlich nicht gerade das Verständnis fördern. So wenig ich es vom Laienstandpunkt aus begreiflich finden kann, wenn man bei Hochwuchsmenschen den Namen Infantilismus gebraucht, so wenig scheint mir hier der Name Hypoplasie am Platze. Ich schlage dafür den unverbindlichen Namen „Fehlwuchs" vor. Das ergibt den weiteren Vorteil, Fälle von augenscheinlichem Riesenwuchs der Eierstöcke, die bisher überhaupt nicht recht unterzubringen waren, und die doch zweifellos klinisch nicht weit von jenen abstehen, ebenfalls hier einzureihen.

Unter die Fehlwuchs- und Kümmerformen des Eierstockes wären also — geschlechts-reifes Alter der Trägerin vorausgesetzt; im kindlichen Alter wären die entsprechenden Formen erst noch zu suchen — nicht nur die anatomisch zu kleinen Eierstöcke einzubeziehen, sondern große, selbst übergroße Eierstöcke, bei welchen Vorkommen von Eizellen und Leistung der Eizellen (Wachstum, Eireifung, Befruchtungsfähigkeit) vermindert werden. Es ergeben sich mehrere Gruppen:

1. Keimdrüsen, die aus klar erkennbarem, unzweifelhaftem Eierstocksstroma bestehen, aber keine Eizellen aufweisen. Wir kennen solche Formen bisher nur vereinzelt bei sog. Zwittern. Es mag offen bleiben, ob das Stroma allein (außer in höherem Alter) zur Diagnose Eierstock überhaupt ausreicht.

2. Keimdrüsen, die ein kleines, überhaupt nicht tastbares, mitunter auch bei offener Bauchhöhle nur schwer auffindbares Gebilde darstellen, welches nur in geringer Zahl Eizellen beherbergt, die nicht weiter entwicklungsfähig zu sein scheinen. Die Eizellen liegen, worauf ich erstmalig bereits 1924 hingewiesen habe, vielfach ganz nackt im Stroma; sie haben die Umgebung nicht einmal zur Ausbildung der primitivsten Form eines Primordial-follikels bringen können. Ob sich unter den mehrfach beschriebenen Haufen von großen Zellen, die bald als nebennierenähnlich, bald als „dunkle" Zellen beschrieben werden (de Jong, R. Meyer u. a.) nicht noch Eizellen verbergen, müßte erst genauer untersucht werden. Heute denkt man bei diesen Zellen vorwiegend an Paraganglien, zum Teil auch an Zwischenzellen. Aber selbst wenn man solche Fälle hier nicht gelten läßt, dürften die oben bereits angeführten Beobachtungen von Haselhorst (einseitig) und von Sellheim (beiderseitig) entsprechen.

Ganz ähnlich diesem Fall Sellheims, nur ohne histologischen Befund, ist folgender eigene Fall (1928, Pr. 126a). 19jähriges, 1,62 m großes, schlankes, 47 kg wiegendes Mädchen mit ziemlich tiefer Stimme. 2 Tanten mütterlicherseits waren ledig, beide sehr spät menstruiert, hatten auch tiefe Stimme. Sie selbst ist wegen der Amenorrhöe gekommen. Behaarung spärlich; Nymphen sehr klein, Vulva tief, Hymen ganz schmal, Scheide für den Finger zu eng. Brüste sehr flach. Gelegentlich einer Eierstocksseinpflanzung fanden wir: Gebärmutter etwa 4 cm breit, 0,4 cm dick. Lig. ovarii uterinum rechts 6, links 5 cm lang. Eierstock rechts 4, links 3 cm lang, als nur wenig erhöhtes Band zur seitlichen Beckenwand ziehend. Nirgends auch nur kleinste Follikel, nirgends narbige Einziehung zu sehen. Eileiter zart, von entsprechender Länge (nicht überlang). Coecum mobile. Flexur sehr kurz. Das Mädchen hatte in der Wartezeit vor der Implantation wochenlang Ovarialhormone erhalten. Vielleicht ist die Größe der Gebärmutter dadurch beeinflußt worden, augenscheinlich die Sekretion derselben (Cervix), da ein ziemlich starker, zeitweise recht lästiger eitriger Ausfluß als einziger unangenehmer Erfolg der Implantation zu verzeichnen war. Auf den Eierstock scheinen die Ovarialhormone nicht gewirkt zu haben; ebensowenig auch die damals verfügbaren Hypophysenpräparate.

Der Ausfluß hat das Mädchen bei der Umgebung in Verdacht gebracht, sich eine Gonorrhöe eingewirtschaftet zu haben. Man hat schon an einen, wenn auch unerwünschten Erfolg der Operation geglaubt. Es war aber bestimmt keine Gonorrhöe, wie wiederholte Untersuchungen ergeben haben. Auch wurde in durchaus glaubhafter Weise nach wie vor jede Art von Libido von ihr bestritten.

Die Sella turcica zeigte röntgenographisch keinen abweichenden Befund.

So spärlich die bisherigen Beobachtungen auch sind, so wenig gesichert die anatomische Grundlage erscheinen mag, die Fälle erscheinen mir doch von grundsätzlicher Bedeutung, auch deshalb, weil das klinische Bild sich annähernd umreißen läßt. Wenn wir zunächst einseitiges Vorkommen dieses, frühembryonale Formen (bei wenig entsprechenden, aber immerhin deutlich erkennbarem Massenwachstum) aufweisenden Eierstockes nur verzeichnen und auf die Möglichkeit, sie als Halbseitendefekte zu erklären, hinweisen, und uns hier auf die beiderseitigen Formen beschränken, so muß auffallen, daß die Gebärmutter trotz der sehr früh anzusetzenden Störung ihre Gestalt in ganz normaler Weise erreicht hat. Nur die Massenausbildung des Organs (Größe, Wanddicke) ist beeinträchtigt. Gelegentlich sind allerdings auch bei Fehlbildung der Müllerschen Gänge, bei Fehlern in der Verschmelzung einseitig ähnliche Bilder gesehen worden, und zwar auf der Seite des stärkeren Ausfalles am Müllerschen Gang. Doch kann man aus solchen, sicher besonders seltenen Befunden nicht auf Abhängigkeit der beiden Vorgänge schließen. Es kommen eben beide zu oft getrennt vor.

Das klinische Bild ist neben der bisher durchaus unbeeinflußbaren Amenorrhöe, der fehlenden Libido, der Kleinheit der an sich normal geformten, einheitlichen Gebärmutter und Enge der Scheide, der begreiflichen Sterilität, gegebenenfalls anderen Mißbildungen am Körper vor allem zu ergänzen durch den Gesamteindruck der Person. Es sind übermittelgroße oder gar hochwüchsige Mädchen mit sog. Knabenfigur, sehr kleinen Brüsten, fast eckigen Körperformen, dabei aber doch ein wenig an das Weibliche erinnernd. In mittlerem Alter ist vielleicht eine gewisse Neigung zu Fettleibigkeit vorhanden. Ich komme darauf noch zurück. Hier nur diese Bemerkungen, um gleich zu sagen, daß ich mich der Auffassung von Sellheim anschließe und diese Fälle als weibliche Kastratoide herausgreifen möchte; als eine recht typische Form.

Was die Genese solcher Fälle betrifft, müssen wir heute noch sagen, daß dieses stets reizvolle Rätsel für uns einstweilen noch nicht zu ergründen ist. Beutler hat in seinem Fall von Fehlen der Eierstöcke an eine angeborene Anlage zur Chlorose gedacht und gemeint, daß der Vorrat an Eizellen vor der Menarche bereits aufgebraucht, erschöpft worden ist.

Ich glaube, daß wir mindestens im Falle Sellheims davon absehen müssen, halte die Deutung aber auch für die übrigen Fälle für sehr unwahrscheinlich.

Romeis ist es gelungen, Ratten durch Thymusfütterung klein zu erhalten: Keimdrüsen und Gebärmutter sind ebenfalls sehr klein geblieben, während Kontrollen bei Leberfütterung normal ausgewachsen sind. Die Versuche sprechen dafür, daß in anderen Organen, Blutdrüsen, oder im Stoffwechsel gelegene besondere Umstände ein Zurückbleiben der Keimdrüsen im Wachstum zur Folge haben können; sie sagen uns aber gar nichts für den Einzelfall beim Menschen. Wichtiger erscheint mir der Hinweis auf Vererbung, den unser Fall ermöglicht. Nach und nach konnte mit Hilfe der Mutter unserer Kranken herausgebracht werden, daß zwar die einzige Schwester, das zweite Kind der Mutter, derzeit 16 Jahre alt, seit 3 Jahren menstruiert war, daß aber zwei Schwestern der Mutter auffallend spät ihre stets nur schwache Periode bekommen hatten; beide waren ledig, beide hatten sehr tiefe Stimme so wie unsere Kranke. Es scheint sich also um eine Veränderung im Chromosomenbestand — vielleicht gerade im Geschlechtschromosom — wohl schon von der Großmutter des Mädchens mütterlicherseits her gehandelt zu haben. Neben normalen Eiern — einem solchen entsprach die Mutter — waren Eier vorhanden, die zu deutlichen Intersexen im Sinne von Goldschmidt geführt haben. Die männlichen Nachkommen scheinen — viel ist allerdings nicht zu erfahren gewesen — normal und zeugungsfähig zu sein. Der Fall ist nur sehr unvollständig klarzustellen gewesen. Wenn wirklich die Fehlbildungen ausschließlich auf die (homozygoten) Eizellen beschränkt weiter vererbt würde, so müßte man annehmen, daß die Anlage dazu auch in den heterozygoten Samenzellen recessiv vorhanden ist und gelegentlich doch an den Tag kommen muß. Ob es sich im Sinne der Reihung von Goldschmidt um Umwandlungsweibchen (fast vom Anfang der Reihe) oder um weitgediehene Umwandlungsmännchen handelt, läßt sich heute auf Grund des vorliegenden Materiales nicht feststellen.

Das klinische Bild dieser Fälle von frühembryonalem Ovar läßt Geschlechtsleistungen fast ganz vermissen. Weder Periode noch Molimina kommen vor. In unserem Fall soll angeblich einmal eine ganz kurze, schwache Genitalblutung bemerkt worden sein. Bemerkenswerter erscheint in diesem Fall der Ausfluß, der nach der Eierstockseinpflanzung aufgetreten ist — als Zeichen einer gewissen Reaktionsfähigkeit der Gebärmutter, nicht des Eierstockes — und monatelang angehalten hat.

Auch mangelhafte Ausbildung der übrigen Geschlechtsmerkmale ist zu erwarten. Mangelhafte Behaarung (nicht gerade als männlich zu bezeichnen), kleine flache Brustdrüsen, sehr kleine Brustwarzen. Gestalt, Allgemeineindruck erinnert zwar an ein Weib. Auch die subcutane Fettverteilung erscheint eher dem weiblichen Typ angepaßt; aber sie tritt erst spät in Erscheinung. Auffallend war in unserem Fall die tiefe Stimme.

Die mangelhafte Ausbildung erstreckt sich auch auf die Psyche. Die Menschen sind zwar durch ihr teilweise doch weibliches Äußere und ihr Gehaben so weit geschützt, daß sie ohne allzu große Auffälligkeit gesellschaftlich in bescheidenem Wirkungskreis aushalten und nicht zu hoch gespannten Anforderungen genügen. Bei höheren Ansprüchen versagen sie jedoch in jeder Richtung. Auch die Krankheitsanfälligkeit scheint größer, die Abwehr gegen Infektionen vermindert zu sein. Mit einem Wort: der ganze Mensch ist minderwertig. Ethische und Intelligenzdefekte brauchen nicht vorhanden zu sein; sie könnten aber ebensogut erwartet werden und würden das Bild nur besser abrunden.

Der Genitalbefund ist nicht leicht zu erheben. Am äußeren Genitale wird außer der Kleinheit der Formen und der mangelnden oder mangelhaften Behaarung nicht viel auffallen. Die vaginale Untersuchung ist schwierig, mitunter sogar unmöglich wegen der Enge der Scheide. Vom Mastdarm aus läßt sich — falls nicht auch dieser für den Finger zu eng ist — ein ganz kleiner, einheitlicher Gebärmutterkörper heraustasten; manchmal auch das nicht. Eine Andeutung von den Sakrouterinligamenten, eine bogenförmige Falte ist manchmal alles. Die Keimdrüsen sind überhaupt nicht tastbar. Zu Täuschung gibt mitunter eine Falte der Harnblase, eine örtlich geblähte oder auch eine leere, kontrahierte Flexurschlinge Anlaß. Nur wiederholte Untersuchung an verschiedenen Tagen kann da vor falschen Annahmen schützen.

Die Diagnose des Klinikers wird sich übrigens weniger um die feinsten Einzelheiten des Befundes kümmern können. In erster Linie steht die Forderung, die Geschlechtszugehörigkeit zu sichern, also gegenüber den verschiedenen Formen von sog. Zwittertum zu entscheiden. Nachdem bei diesen Scheide und Gebärmutter in ganz ähnlicher Weise ausgebildet sein können, ist solcher Einzelnachweis nicht ausreichend. Aber auch die übrigen Geschlechtsmerkmale, selbst die ganze Körperform versagen. Sicherstellung ist streng genommen nur auf Grund des anatomischen Befundes möglich.

Wenn nicht medikamentöse oder sonstige Beeinflussung stattgefunden hat, die künstliche Tonusherabsetzung erzeugt, läßt sich unter Umständen eine weitere Untersuchungsmethode in Anwendung bringen: die Hysterographie. Wiederholt haben uns unsere Versuche gezeigt, daß kleine Gebärmütter hypertonisch eingestellt sind, daß sie sich vor dem Röntgenschirm sehr rasch entleeren. Manchmal läßt sich überhaupt keine Aufnahme von der gefüllten Gebärmutter erzielen, weil aller Inhalt so rasch wieder hinausgeworfen wird. Im Verein mit den experimentellen Feststellungen von Knaus kann daraus geschlossen werden, daß die tonusherabsetzende Wirkung des Corpus luteum fehlt.

Die systematischen, hysterographischen Versuche von G. K. F. Schultze[1] weisen ebenfalls auf die diagnostische Brauchbarkeit dieser Erscheinung hin. Ich möchte das Verfahren geradezu als Beginn einer neuen Richtung, einer experimentellen Funktionsprüfung der Gebärmutter bezeichnen, die sich durch gleichzeitige Anwendung von Medikamenten vielleicht noch verfeinern ließe. Doch sind gegen das Verfahren einige Bedenken geltend gemacht worden; es wird also Vorsicht am Platze sein. Wir selbst haben es nur in sehr beschränktem Maße geübt.

In Sellheims Falle ist das Ergebnis der Abderhaldenschen Organabbauprüfung für Vorhandensein von Eierstöcken verwertet worden. Die Allgemeinheit der Ärzte kann hier leider nicht mit, weil die Ergebnisse an den verschiedenen Anstalten noch zu unsichere sind.

Mitunter ermöglicht bei Frauen, die nie die Periode gehabt haben, das Klimakterium mit seinen Wallungen die späte Geschlechtsdiagnose. Ich habe über einen solchen Fall schon 1924 (S. 299) berichtet. Seither habe ich noch zwei Fälle gesehen. Eine 60jährige Frau, die nie die Periode gehabt hat, hat mit 44 und 45 Jahren sehr viel an Wallungen und Kopfschmerzen gelitten. Mitunter melden sich die Zeichen auch jetzt noch. Hofrat E. Freund hat derzeit einen schwachen, aber doch deutlichen Ovarialabbau nachgewiesen,

---

[1] G. K. F. Schultze, Z. Geburtsh. 97, 351 (1930).

keinen Hodenabbau. Die zweite Frau, derzeit 52 Jahre, hatte nur im 17. Lebensjahr eine einzige, ganz schwache Blutung. Seit 3 Jahren starke Wallungen. Bei dieser Frau habe ich außerdem reichliche büschelförmige, subcutane Venen an den Oberschenkeln (Außenseite) im Sinne von J. Novak für die Geschlechtsdiagnose mit verwertet. Deutliche Kolpitis granularis mit eitrigem Fluor, Intertrigo sprachen zudem für eine Störung im inkretorischen Zusammenspiel, also für Ausfall von Eierstockshormon. Ich habe allerdings keine Beweise dafür, daß es sich gerade um die hier besprochene Form von Eierstocksmißbildung gehandelt hat, halte es aber für recht wahrscheinlich.

Solange uns jedoch alle Anhaltspunkte solcher Art fehlen, werden wir gut tun, die Fälle vorsichtig als „Sexus anceps" zu führen. Der Kranken gegenüber wird man natürlich mit dieser Diagnose zurückhaltend sein müssen.

Eine klinische Prognose ist demnach auch nur mit großer Vorsicht zu stellen. Wir wissen alle, daß die Periode noch lang nach dem 20. Jahre erstmalig auftreten kann, und ich selbst habe bereits mehrere solche spätmenstruierte (eine mit 24 Jahren) Frauen gesehen, die nachher noch eine Reihe von normalen Geburten durchgemacht haben. Ebenso kenne ich Frauen, die schwanger, sogar wiederholt schwanger geworden sind, ohne je die Periode gekannt zu haben; und die ältere Literatur hat öfter derlei besprochen.

Die Behandlung ist jedoch eine vorläufig noch sehr undankbare Aufgabe. Als Arzt wird man das allerdings nicht gleich aussprechen, nicht einmal die eigenen Hoffnungen ganz auf den Nullpunkt einstellen. Wenn wir annehmen, daß die im Keimplasma gegebenen Bedingungen zur Entwicklung der Organe nicht irgendwie abgegrenzt sein müssen, daß die endgültigen Formen der Organe erst das Ergebnis von Reaktionen sind, die nur aus noch unbekannten Gründen nicht bis zu Ende ablaufen, so erscheint es schließlich auch theoretisch nicht ganz unvorstellbar, daß durch irgendeine Änderung der Einstellung, vielleicht sogar durch künstliches Eingreifen der Ablauf der Reaktion wieder in Gang kommt und das Organ noch spät eine bessere Entwicklung erreicht.

Auch die Hypertrophie (Eosinophilie) der Hypophyse, von der gelegentlich die Rede war, wird uns nicht als allzu bedeutungsvoll erscheinen; von den meisten Ärzten dürfte sie nur als Folgezustand des Eierstocksausfalles, ähnlich der Kastration, gewertet werden.

Eierstockspräparate scheinen vorwiegend (oder nur?) auf die Gebärmutter zu wirken. Versuche mit Prolan oder anderen neueren Hypophysenpräparaten sind mir noch nicht bekannt geworden. Einstweilen darf man die Aussichten nicht als zu günstig hinstellen; wenigstens haben Versuche an Nagetieren (A. Mahnert) gezeigt, daß durch Prolan zwar Brunsterscheinungen ausgelöst werden können, daß jedoch die Entwicklungsstufe der Keimdrüsen selbst nicht gefördert wird; und gerade das wäre anzustreben.

L. Seitz berichtet neuerdings über einen Fall, in welchem durch Präphyson innerhalb von 4 Wochen eine bedeutende Vergrößerung der Gebärmutter, sowie der Eierstöcke erzielt worden ist. Wegen Stieldrehungserscheinungen Resektion der kleincystischen Eierstöcke. Ein halbes Jahr später Schwangerschaft. Normale Geburt. Auch der Bartwuchs soll damit nachgelassen haben. Ob der Fall gerade hier einzureihen ist, mag offen bleiben trotz Amenorrhöe, Sterilität und Virilismus.

2. Als weitere Gruppe der Kümmerformen von Eierstöcken seien die auffallend kleinen Organe angeführt, von welchen die früheren Ärzte auf Grund der Tastbefunde

gesprochen haben (A. Martin). Das vorliegende anatomische Material ist so spärlich daß eine einigermaßen sichere Reihung und Beurteilung solcher Fälle überhaupt noch nicht möglich erscheint. Dennoch haben wir nicht das Recht, die Gruppe ganz zu streichen. Bis neues, genauer anatomisch untersuchtes Material vorliegt, muß noch verzeichnet werden, daß A. Martin in einem solchen kirschkerngroßen Ovar eines 18jährigen nie menstruierten Mädchens „Follikel und Follikelnarben" gefunden hat (l. c. S. 134). Weitere mikroskopische Befunde stehen leider noch aus.

Anzuführen wäre das durch ein winziges Cystchen dargestellte Ovar einer 21jährigen Nullipara mit Hämatometra im atretischen Nebenhorn bei Opitz, der linsengroße „Eierstock" eines 16jährigen Mädchens, das allerdings sehr an Hermaphroditismus erinnert, neben doppelmannsfaustgroßer Geschwulst (Ca) der zweiten Keimdrüse bei R. Meyer. Auch diese Fälle sind nicht mikroskopisch untersucht. Sie sind sehr auf Hoden verdächtig. Wenn wirklich einmal ein sicherer Eierstock dieser Form und Größe nachgewiesen würde, müßte man außer dem Zurückbleiben im Massenwachstum auch eine relative Einengung des Keimdrüsenfeldes selbst im Vergleich zu seiner Umgebung annehmen.

3. Die große Mehrzahl der funktionell als hypoplastisch zu bezeichnenden Eierstöcke zeigt dagegen gar keine Einengung, im Gegenteil eher sogar eine im Verhältnis zur Umgebung deutliche Vergrößerung, vor allem Verlängerung des Keimdrüsenfeldes; und gleichsinnig damit recht oft eine Lage desselben hoch oben an der Beckenwand, etwa an der Linea terminalis des Beckens. Es sind das die schon lange unter verschiedenen Namen bekannten, aber erst von Bartel und Herrmann in größeren Reihen genauer untersuchten und als Zeichen einer Konstitutionsanomalie aufgefaßten großen, weißen Eierstöcke. Sie sind sehr oft auf beiden Seiten in ganz gleicher, symmetrischer Form ausgebildet, aber durchaus nicht immer. Wiederholt konnte ich mich bei der Operation davon versichern, daß neben einem typischen großen, weißen Eierstock auf der anderen Seite ein wesentlich kleineres Organ, sonst mit denselben Eigenschaften, zu finden war, ein Eierstock, der die Größenreduktion des Keimdrüsenfeldes also in gehöriger Weise mitgemacht hat, ohne allerdings sonst hinsichtlich Aussehen und Leistung besser zu sein, eher vielleicht noch schlechter. Ebenso scheint es vorzukommen, daß ein vollständig leistungsfähiger und ein großer weißer Eierstock in demselben Körper gekoppelt sind; mindestens bei Fehlern in der Verschmelzung der Müllerschen Gänge ist dies öfter gesehen worden; aber auch bei einheitlicher Gebärmutter kommt es vor. Unterschiede in der Sonderausbildung dieser paarigen Organe sind also gar nicht selten.

Diese Eierstöcke sind länger als man sie bei gesunden Frauen findet, nach den Angaben von Bartel und Herrmann bis zu 8,5 cm lang. Oft sind sie abgeplattet wie Katzenzungen, in anderen Fällen aber auch deutlich verdickt, in allen Richtungen vergrößert. Ich glaube nicht, daß man auf diesen Unterschied hin berechtigt ist, verschiedene Untergruppen auseinanderzu halten. Ihre Oberfläche ist vollkommen glatt, gleichgültig, in welchem Alter der „Geschlechtsblüte" der Befund erhoben wird. Follikel sieht man oft gar nicht; in anderen Fällen kann man solche vereinzelt oder auch in größerer Anzahl durchschimmern sehen, doch erreichen sie kaum mehr als Hanfkorngröße, ausnahmsweise ganz vereinzelt Erbsengröße. Es ist aber schon aus älteren, offenbar hiehergehörigen Beobachtungen (A. Martin) bekannt, daß größere, bis faustgroße Cysten die Form des Eierstockes der einen Seite geradezu unkenntlich machen können.

Die Farbe wird obenhin als weiß, weißlich bezeichnet. Sie wechselt aber in den einzelnen Fällen; neben weißen, rötlichweißen Eierstöcken finden sich andere, die grau-weiß, graurosa, fast lilafarben erscheinen. Sogar fleckweise kann die Farbe am selben Organ verschieden sein. Auch die Farbe möchte ich nicht als Gruppenmerkmal ansehen. Eher halte ich die graurote Farbe für ein Zeichen einer kümmerlichen Funktion des Organs, einer zeitweiligen Hyperämie, die sich bei nicht allzu dicker und gefäßarmer Albuginea zeitweise geltend macht.

Die Rinde ist stets mehr oder weniger verdickt, die Bindegewebszüge der Albuginea breit; manchmal erscheinen sie sogar schwielig, kernarm, mit breiten kollagenen Fasern. Verhältnisse, die in etwas fast an die Albuginea des Hodens erinnern. Das eigentliche Ovarialstroma der Rinde mit den kleinen spindelförmigen Zellen erscheint angesichts der Größe des ganzen Organs ebenfalls vermehrt. In Wirklichkeit dürfte aber nicht richtige Vermehrung anzunehmen sein; denn das Ovarialparenchym, die eigentliche Rinde ist sogar eher schmal. Auch habe ich Stellen gesehen, an welchen das Stroma dieser „Rinde" auffallend locker gebaut war, obwohl die Zellen ihren kurzspindeligen Charakter beibehalten haben.

In dieses Stroma sind die Eizellen bzw. die Follikel gebettet. Auf den ersten Blick ist vielleicht nichts besonders Auffallendes zu finden. Bei Vergleichen mit etwa gleichalterigen, normalen Eierstöcken fällt aber doch auf, daß die Primordialfollikel der äußeren Rindenschichte weitaus spärlicher sind. In recht ausgedehnten Strecken findet man überhaupt keine. Etwaige größere Follikel liegen, wie im normalen Eierstock, in den tieferen Schichten der Rinde, gegen das Mark hin. Weiter fällt oft genug auf, daß auch im geschlechtsreifen Alter in der Rinde noch eine größere oder kleinere Zahl von Eizellen ganz nackt, ohne Heranziehung von Granulosazellen zur Ausbildung eines Primärfollikels, angetroffen werden. Ich fasse diese nackten Eizellen als histologisches Kennzeichen der Hypoplasie der Eizellen selbst auf.

Größere Follikel oder Corpora lutea finden sich ebenso selten wie Menstruation bei diesen Frauen; ja man kann sagen, noch seltener, sofern man Fälle mit gelegentlichen, anders zu erklärenden Genitalblutungen ausschaltet. Corpora alba oder reticulata als Überreste von obliterierten Follikeln, Slavjanskysche Membranen kann man dagegen eher antreffen. Auch sie sind ja Beweise einer früher vorhandenen, wenn auch nicht normale Werte erreichenden Tätigkeit der Eierstöcke.

Im Material von Bartel und Herrmann (zum großen Teil 20—36 Jahre alte Mädchen) war unter 119 Fällen 13mal Amenorrhöe, 29mal sonstige Menstruationsstörung verzeichnet.

Neben dem großen Keimdrüsenfeld der in die Fläche sehr ausgedehnten, aber meist dünnen Rinde fällt die ausgesprochene Vermehrung von Mark-Bindegewebe auf. Die Blutgefäße sind nicht einmal besonders auffällig vermehrt. Besonders bei den dicken Eierstöcken ist diese Vermehrung des (wenn man so sagen darf) unspezifischen Bindegewebslagers recht bemerkenswert.

Die platten, zungenförmigen Eierstöcke erinnern sehr an die Form, wie sie in den Entwicklungsjahren gefunden wird; die walzenförmigen, dicken, abgesehen von ihrer Größe, etwa an den Eierstock von 8—10jähriger Mädchen. Man kann aber die „hypoplastischen"

Formen aus der Zeit der Geschlechtsreife nicht als einfach stehen gebliebene Formen früherer Jahre ansehen. Wenn das vielleicht bei der ersten Form noch möglich wäre, ist bei der zweiten die besondere Größe, bei beiden die Länge des Keimdrüsenfeldes und die von der Norm abweichende Lagerung ein Beweis für tiefergreifende Störung. Die Einreihung unter Fehlbildungen ist also wohl berechtigt, die Genese aber nicht als einfache Entwicklungshemmung zu verstehen. Schon die Lage an der seitlichen Bauchbeckenwand, über die Linea terminalis hinauf, deutet auf Verhältnisse, wie sie normalerweise etwa gegen die Mitte des fetalen Alters oder noch etwas früher bereits überwunden sind.

Über die Gefäßversorgung solcher Eierstöcke ist noch nichts bekannt. Da sie mitunter bei Beckennieren gefunden werden, ist die Möglichkeit zu erwägen, daß abnorme Zahl oder abnormer Ursprung der Gefäße hier ebenso vorkommen wie dort. Nach mündlicher Mitteilung hat Joachimovits eine Art. spermatica von der Hypogastrica abgehend gefunden.

Die Klinik dieser Fälle von Kümmerform der Eierstöcke ist entschieden bunter als die bisher besprochenen. Ein Teil der Fälle ist zwar amenorrhoisch; aber die Fälle scheinen eher in der Minderzahl zu sein. Bei den anderen findet man alle Arten und Grade von Menstruationsstörung, von der Oligo-, Dysoligomenorrhöe, der Opsomenorrhöe mit größten Unregelmäßigkeiten angefangen über alle Poly- und Hypermenorrhöen, kurz die Formen, die von mir vor Jahren als Pubertätsblutungen zusammengefaßt worden sind. Ich brauche es kaum besonders auszuführen, daß mit der klinisch festgelegten Störung der Menstruation allein die Diagnose des anatomischen Befundes an den Eierstöcken noch nicht gegeben ist, denn die „Störung" ist als „Betriebsstörung" anzusehen, nicht als direkte Folge der Fehlbildung, wie ich das S. 95 noch ausführe. Die Diagnose der Fehlbildung kann nur selten (bei sicherem Nachweis großer, nicht etwa als entzündlich oder ähnlich anzusprechender Eierstöcke) mit Wahrscheinlichkeit gestellt, sicher überhaupt nur anatomisch erbracht werden.

Ebenso gehört primäre Sterilität als leicht verständliche Folge der mangelhaften Leistung der Eizellen, der fehlenden oder kümmerlichen Follikelbildung zum Gesamtbild.

Während die Amenorrhöen und auch die Oligo-, bzw. Opsomenorrhöe aus der mangelhaften Follikelbildung leicht zu erklären ist, hat die Deutung der Blutungen große Schwierigkeiten gemacht. Der eine Punkt ist allerdings auch durch operative Eingriffe klar genug: daß in diesen Eierstöcken mitunter zahlreiche bis erbsengroße und auch größere Follikel nachweisbar sind. Das Hormon dieser Follikel hat eine prämenstruelle Schwellung der Gebärmutterschleimhaut bewirkt. Die Follikel scheinen aber selten in ein Corpus luteum überzugehen; sie obliterieren einfach nach dem Absterben der Eizelle. Neue Follikel wachsen nach und verursachen neues Wachstum der Schleimhaut, ehe die alte gelockert und ganz abgestoßen werden konnte. So schiebt sich nach und nach die Phase der Tätigkeit einer ganzen Reihe von stets wieder früh absterbenden Eizellen bzw. Follikeln ineinander, ohne daß ein richtiger Abschluß entstehen könnte.

Diese Auffassung mag vielleicht für manche Fälle richtig sein. In einigen Fällen hat man Thrombopenie festgestellt und diese als Ursache der Blutung aufgefaßt. Milzexstirpation mit augenblicklichem Erfolg. Neuerdings wird jedoch die Milzexstirpation (ebenso wie die gelegentlich versuchte Milzbestrahlung) nur mehr als palliativer Eingriff bezeichnet. Es sind trotzdem Todesfälle, es sind Rückfälle verzeichnet (Abrahamsen und Meulengracht). Für die Mehrzahl stelle ich mir mindestens die Fortdauer der Genitalblutung, die sich mitunter über Wochen und Monate erstrecken kann, anders vor.

Die genauere Untersuchung einer Reihe von Fällen mit Pubertätsblutungen, die sich zum Teil schon viele Jahre hingezogen hatten und schon an verschiedenen Stellen behandelt worden waren, hat nämlich gezeigt, daß sie ausnahmslos in ihrer gesamten Körpermuskulatur abnorme Beanspruchung, vielfach ausgesprochen spastische Kontraktionen, Starrzustände, Rigiditäten aufweisen, und daß sie alle ausschließlich thorakale Atmung haben bei tief in Grenzstellung fixiertem Zwerchfell. Das Zustandsbild gehört in die von Jungmann so bezeichnete „statisch-dynamische Dekompensation". Wir stellen uns nun vor, daß dadurch bei einmal eröffneten Gefäßen der Gebärmutterschleimhaut das Blut gewissermaßen ständig mechanisch, durch den andauernden Druck in der Bauchhöhle hinausgepreßt wird, ohne jede weitere hormonale Beihilfe. Dadurch wird zugleich der Gefäßverschluß und damit die Wundheilung verzögert, die sonst in normalen Fällen das Ende der Blutung herbeiführt. Die Richtigkeit dieser Beobachtungen und Schlußfolgerungen ist seither durch die Erfolge Jungmanns bei der Behandlung in einer Reihe von Fällen sichergestellt worden.

Ich möchte keine Mißverständnisse aufkommen lassen. Nicht alle Oligo- und Spaniomenorrhöen, auch nicht alle Poly- und Hypermenorrhöen der Entwicklungsjahre gehören hierher. Diese rein symptomatischen Diagnosen sind klinisch; sie decken sich nicht mit der anatomischen Diagnose der Kümmerform der Eierstöcke. Es gibt zahlreiche Allgemeinerkrankungen — ich verweise nur auf die Tuberkulose — welche zu Betriebsstörungen der Eierstöcke und der Gebärmutter führen, und ebenso zahlreiche Erkrankungen der Beckenorgane selbst, die dasselbe tun können. Endlich gibt es Fälle, deren Wesen wir überhaupt noch nicht durchschauen, die wir aber bei der Differentialdiagnose im Auge behalten müssen.

Ich führe hier nur ein Beispiel von Amenorrhöe an, dessen Einreihung große Schwierigkeiten macht. Eine 24jährige Frau (Pr. 858/1924) hatte bisher nie die Periode gehabt; aber als Ersatz dafür und Beweis für Eierstockstätigkeit seit dem 14. Lebensjahr in ziemlich regelmäßigen 4wöchentlichen Pausen je 2 Tage Kopfschmerzen. Die Frau ist bei uns bereits mit dem 3. Kind niedergekommen; alle Geburten glatt, die letzte in 6½ Stunden erledigt. Während der Schwangerschaft jeweils sofort Aussetzen der Kopfschmerzen. Die Mutter unserer Kranken hatte einmal eine Fehlgeburt und drei weitere Geburten; alle drei Kinder sind sehr früh gestorben. Nur das letzte Kind war am Leben geblieben. Zur Zeit dieser Geburt war die Mutter 26 Jahre alt gewesen; von der Zeit ab hat sie selbst die Periode ganz und dauernd verloren. — Die Kinder unserer Patientin waren sehr groß, 4½ und 5 kg schwer.

Amenorrhöe bis zur ersten Schwangerschaft ist ja schon öfter beobachtet worden, mit und ohne Molimina. Nach den Geburten (die Daten sind: 25. 2. 20, 17. 12. 21, 18. 3. 24) sofort wiederkehrende Amenorrhöe ist sehr selten. Für irgendeine anlagemäßige Störung sprechen die Lebensschwäche der Geschwister und das frühe Klimakterium der Mutter. Wie der Fall jedoch im einzelnen zu deuten ist, ob es sich um eine Störung der Gebärmutter, des Vasomotorensystems, um eine zentrale Störung handelt, muß ich offen lassen.

Das Studium der endokrinen Organe hat bisher außer einer in einigen Fällen nachgewiesenen Vergrößerung der Hypophyse noch wenig ergeben. Ich verzeichne die Angabe von Aschheim, daß bei einer 22jährigen Kranken, die nie menstruiert war und eine ganz kleine Gebärmutter hatte, im Harn zeitweise Hypophysenvorderlappenhormon gefunden worden ist (Reaktion I). Er nimmt an, daß es zur Ausscheidung kommt, weil eben das Erfolgsorgan, der Eierstock auf das Hormon nicht anspricht.

Die Klinik hat aber noch anderweitig Ursache, sich in diesen Fällen die Frage vor-

zulegen, ob die Hypophyse an dem ganzen Geschehen beteiligt ist. Es spielen die klinisch
bedeutsamen und durchaus nicht geklärten Fragen des Hochwuchses (Kastratoide) und des
Infantilismus hinein. Ich habe 1924 (S. 314) einen Fall abgebildet, der neben ausgesprochenem Hochwuchs (bei sehr schlechter Körperhaltung, hochgradiger Verbiegung
der Wirbelsäule 164 cm groß, mit sehr langen Extremitäten; 23 Jahre alt, amenorrhoisch,
seit 1 Jahr Wallungen) auch gleichzeitig Zeichen von Akromegalie aufwies. Anatomischer
Befund am Genitale fehlt allerdings. Noch ausgesprochener ist ein von H. Steinitz
beschriebener Fall.

In der Familie kommt auch sonst Hochwuchs vor, aber die Betreffenden haben Kinder. Die Pat.
selbst war zwischen dem 17. bis 24. Jahr stark gewachsen, amenorrhoisch; nur im 19. Lebensjahr einigemal
ganz schwache Genitalblutungen. Größe 181 cm, Spannweite der Arme 205 cm. Mit 40 Jahren Gewicht
von 100 kg, derzeit 76 kg. Mit 50 Jahren Heirat; früher nie Geschlechtsverkehr; jetzt angeblich Libido
und Orgasmus (?). Am Genitale winzige Portio; Gebärmutter nicht zu tasten. Beckenmaße sehr groß.
Sella turcica verbreitert. 35% Lymphocyten. — Steinitz sieht das Primäre in der Keimdrüse. Vom
Infantilismus trennt den Fall die Dysproportion.

Vom Standpunkt der Diagnose aus wird uns neben der Amenorrhöe (oder anderen,
von Anfang an bestehenden Menstruationsstörungen) mit und ohne Molimina, der fehlenden
oder sehr schwachen Libido und der Sterilität der Infantilismus, soweit er am Genitale
oder in der Gesamtperson erkennbar ist, ebenso wichtig sein wie der Eunuchoidismus,
weil beide auf eine umfassende, den ganzen Körper treffende und heute wohl meist als
anlagemäßig bedingt angesehene Wachstumsstörung hinweisen. Ob und wo etwa ein
primäres Moment zu finden ist, das kann gelegentlich eine genaue Untersuchung ergeben.
Solche Untersuchung wird man stets bis an die Grenze des Möglichen durchzuführen
trachten. Ich habe schon 1924 auf Fälle von „Infantilismus" hinweisen können, die
durch hämolytischen Ikterus (familiär) bedingt waren und durch entsprechende Maßnahmen
(Milzexstirpation) ihre Entwicklung sehr rasch nachgeholt haben (Freymann), auf hereditäre Lues (Finkelstein). Ebenso scheint manchmal Tuberkulose schädigend auf den
Gesamtorganismus, und im besonderen auf die Entwicklung der Eierstöcke hemmend
zu wirken und Betriebsstörungen zu bedingen, die ein ganz ähnliches Erscheinungsbild
zur Folge haben. Selbst gewisse Ähnlichkeiten in der anatomischen Form der Eierstöcke
sind angegeben worden (Granzows Zusammenstellung). In das Gestrüpp der Blutdrüsen-
erkrankungen, vor allem der hypophysären, bzw. hypothalamischen Dystrophia adiposogenitalis, der Zwergwuchsformen, Myxödem, Mongolismus brauche ich dabei gar nicht
erst hineinzuführen.

Kurz verwiesen sei auf die Mitteilung von H. Küstner, wonach Unterentwicklung
des Genitales bei Frauen, die in den Jahren 1898—1905 geboren worden sind, häufiger
seien als bei früheren Jahrgängen; ferner auf die Ausführungen von L. Vögel über Einwirkung von Alkohol in jugendlichem Alter (Oligo- und Hypomenorrhöe; aber trotzdem
bis zu 5 Geburten in einem Fall) und über Morphinismus (Atrophie; bis zu 24% Sterilität).

Alle derartigen Formen, bei welchen man ausschließlich oder doch vorwiegend
sekundäre Beteiligung der Keimdrüsen annehmen darf, wird man schon mit Rücksicht
auf die Wahl der Behandlung herausfinden müssen. Und noch von einem weiteren Gesichtspunkt aus ist die Beachtung der Gesamtform des Körpers wichtig. Es erhebt sich in jedem
Falle die Frage der Geschlechtszugehörigkeit. Jede Einzelheit an sog. sekundären
Geschlechtsmerkmalen wird man verzeichnen, muß sich aber zugleich darüber klar sein,

daß das einzelne Zeichen für sich niemals entscheidend sein kann. So ist es bekannt, daß die Behaarung bei all den halbweiblichen Formen oft genug irre führt; neben recht mangelhafter Behaarung, die die Grenzen weiblicher Form einhält, gibt es über die sog. virile Form hinaus alle denkbaren Möglichkeiten hochgradiger Hypertrichosis, bald nur auf die untere Körperhälfte oder Vorder- bzw. Rückseite des Rumpfes beschränkt, bald auch im Gesicht auftretend. Das kommt auch bei anscheinend voll leistungsfähigen Eierstöcken vor. Eher ist noch die Fettverteilung zu nennen, die im allgemeinen bessere, aber auch nicht verläßliche Merkmale ergibt. Die Stimme kann trotz Vorhandenseins von Eierstöcken sehr tief sein, der „Adamsapfel" stark vorspringen. Doch wird uns jede Einzelheit stutzig machen, weil das alles nebst gleicher Beeinflussung der Psyche und ganz gleichem Genitalbefund bei den Zwitterformen vorkommt, was uns zwingt, immer an solche Möglichkeiten zu denken. Die sichere Feststellung des Geschlechts wird man mittels der Abderhaldenschen Abbaureaktion prüfen; in letzter Linie bleibt die Sicherung aber doch eine anatomische Angelegenheit.

So wenig uns also der Befund an den Genitalorganen gegenüber den Zwitterformen weiter helfen kann — abgesehen von Ausnahmen — so werden wir ihn doch so genau als möglich zu erheben trachten. Der Nachweis einer einheitlichen Gebärmutter mit deutlichem, wenn auch kleinem Scheidenteil ist schon ein wichtiger Befund, weil er die vorherige Gruppe der Keimdrüsendefekte ausschaltet und auch viele Hermaphroditen ausschalten läßt. Der Nachweis großer Eierstöcke ist ebenfalls wichtig. Mitunter wird die Unterscheidung gegenüber anderen Gebilden sehr schwer sein. Etwa in früher Kindheit abgelaufene Genitaltuberkulose kann ganz dasselbe Bild (Amenorrhöe, Zurückbleiben in der Entwicklung, kleine, unempfindliche Adnextumoren usw.) machen. Bei größerem Tumor ist die Beckenniere (Pyelogramm) nicht zu vergessen. Orientierung durch die Palpation versagt oft, weil auch die Sakrouterinligamente in diesen Fällen so wenig entwickelt sind, daß man sie kaum oder gar nicht tastet.

Ist aber die Gebärmutter sehr klein, schlaff, hypotonisch (Wandstärke z. B. nur 1 mm), dann müßte der Arzt ein besonderer Künstler im Tasten sein, weit über einem Feinmechaniker, um sie zu tasten. Die Eierstöcke verbergen sich, entziehen sich der Tastung durch ihre Lage an der seitlichen hinteren Bauchwand — auch dann, wenn sie groß und lang sind. Ich habe in Erinnerung an den Kryptorchis für solche Fälle den vom Standpunkt des Untersuchers gewählten Namen Kryptovarium vorgeschlagen. Zu diesen Schwierigkeiten kommt schließlich, als Krönung gewissermaßen, eine fast ständige Hypertonie der Bauchdecken, die selbst in Narkose nur schwer zu überwinden ist und eine genaue Erkennung von Einzelheiten unmöglich macht. Zweifellos ist diese Hypertonie mit eine Folge mangelhafter Bildung femininer Hormone; sie wird aber noch erhöht durch häufig vorhandene Überanstrengung der Bauchmuskeln als Teilabschnitt beginnenden statischen Versagens.

Was die Behandlung solcher Zustände betrifft, möchte ich an erster Stelle die Ausschaltung aller Fälle fordern, bei welchen die beklagten genitalen Beschwerden als sekundär bedingt aufzufassen sind. Wenn Anhaltspunkte für Tuberkulose vorhanden sind, sei es allgemeine oder Genitaltuberkulose, so wird man in erster Linie, oder besser nur hier mit der Behandlung einsetzen und das Genitale ganz unberücksichtigt lassen. Dasselbe gilt für hereditäre Lues, für hämolytischen Ikterus. Etwaiges Myxödem — auch als verschleierte Form — ist stets ein vorzügliches und außerordentlich dankbares Anwendungsgebiet der Schilddrüsenpräparate. Ich finde, daß solche Fälle durchaus nicht selten sind.

Hat man keine bestimmten Anhaltspunkte dafür, denkt man an ein anlagemäßiges Zurückbleiben der allgemeinen Körperentwicklung, so sind die alten Versuche, tonisierend zu behandeln mit diätetischen und physikalischen Maßnahmen, zu raten. Man versucht den Stoffumsatz zu beeinflussen, zu heben oder auch „umzustimmen", und damit auf den Stoffwechsel der Keimdrüsen einzuwirken. Die Ernährung trachten wir heute so einzurichten, daß die Eiweißzufuhr gebessert wird. Auch auf Zufuhr von Vitaminen legt man Gewicht; doch möchte ich darauf Gewicht legen, daß sie möglichst in natürlicher Form gegeben werden, als Obst, Gemüse; nicht in Form von Medikamenten. Gemüse sind auch deshalb zu betonen, weil sie mindestens nicht auf Fettansatz hinarbeiten. Ebenso wichtig kann es gelegentlich sein, Schäden abzustellen; vor allem Alkohol, Nicotin; vielleicht auch Narkotica.

Diese allgemeinen Leitsätze entsprechen alter Erfahrung der Tierzüchter; sie sind wohl auch seit jeher von dort übernommen worden. In leichteren Fällen kann man sich damit begnügen; man hat damit zweifellos Erfolge erzielt. Als wertvolle Beihilfe sehe ich auch Klimawechsel an; selbst ein ganz vorübergehender Urlaubs- oder Ferienaufenthalt mit viel Sonne, sei es Gebirge, Landsee oder Meer, wirkt manchmal ausgezeichnet.

Es kann in diesem Rahmen nicht die ganze Behandlung der Amenorrhöe und der übrigen Menstruationsstörungen besprochen werden. Ich verweise auf die Darstellung von R. Schroeder im ersten Band dieses Handbuches. Es liegt mir nur daran, einige Gesichtspunkte herauszugreifen. Zunächst ein Hinweis auf die alte und oft bewährte Wirkung gewisser Mineralmoorbäder, von welchen Franzensbad und Bad Elster an der Spitze stehen. Ist gleichzeitig Fettleibigkeit zu bekämpfen, dann wird sich eine angemessene Kombination mit Karlsbader oder in schwereren Fällen Marienbader Kuren empfehlen. Diese Maßnahmen müssen auch in Zukunft stets, wenn möglich, in Erwägung gezogen werden. Voraussetzung erscheint mir allerdings wirkliche Notwendigkeit einer Behandlung; bei vollständiger Beschwerdefreiheit ist es sicherlich richtiger, gar nichts zu unternehmen und ruhig den Lauf der Dinge abzuwarten.

In den letzten Jahren sind Behandlungsvorschläge sehr verschiedener und zum Teil nicht ganz gleichgültiger Art aufgetaucht, bzw. wieder herangezogen worden. Ich nenne zuerst die auch heute meist nur sehr unbestimmt tastenden Versuche, in den Chemismus der Inkrete einzugreifen. Versuche Ovarialsubstanz per os oder in Form von Injektionen zuzuführen, sind heute noch modern. Sie werden mit den neuen, hochwertigen Präparaten (Ovowop, Menformon, Hogival, Follikulin, Hormovar usw.) gegenwärtig weiter geführt, nachdem die alten, schwächeren Präparate recht unzuverlässig erschienen waren. Man hat die Ovarialpräparate vielfach noch mit Präparaten der Schilddrüse, der Hypophyse verbunden, und manchmal anscheinende Erfolge darauf zurückgeführt. Heute nehmen wir aber an, daß diese Präparate in erster Linie, vielleicht sogar überhaupt nur auf die Gebärmutter wirken; diese ist als ihr Erfolgsorgan zu betrachten. Die Eierstöcke liegen, wenigstens für die Ovarialpräparate, außerhalb des Geleises. Wenn also Wirkungen vorgekommen sind — und daran hat es ja tatsächlich nicht ganz gefehlt, auch an anhaltenden Wirkungen — so müßten eher unspezifische Stoffwechselsteigerungen (etwa durch Schilddrüse bei Hypothyreoidismus), oder Wirkungen von Hypophysenpräparaten auf den Eierstock angenommen werden, oder man müßte daran denken, daß das ganze inkretorische System von irgendeiner Stelle aus beeinflußt, etwa von Eierstockshormonen aus umgestimmt werden kann, wie dies ja im physiologischen Geschehen auch der Fall sein dürfte. Die zugeführten Hormone oder hormonliefernden Präparate wird man auch in Zukunft nicht mehr, wie früher, wochenlang fortnehmen lassen, sondern sich auf 2—3maligen Versuch mit einem nur einige Tage dauernden Hormonstoß beschränken.

Bei einer hypothalamischen genitalen Dystrophie, als Eunuchoid aufgefaßt, hatten Falta und Högler mit Hypophysenvorderlappen keinen Erfolg. Man muß allerdings dazu setzen, daß die im Handel erhältlichen Präparate bisher noch oft ganz unzuverlässig sind, wovon wir uns im Tierversuch gelegentlich selbst überzeugt haben (1930).

Ins Bereich der Hormonbehandlung gehört auch die von Flatau, Thaler, Seitz versuchte Röntgenbehandlung der Eierstöcke. In einigen Fällen sind damit tatsächlich Erfolge — Menstruationen, selbst Schwangerschaften — gesehen worden. Man kann sich vorstellen, daß durch diese, früher „Reizbestrahlung" genannte Behandlung eine Reihe von unfertigen Follikeln gleichzeitig vernichtet und damit auf einmal eine größere Hormonmenge — Hormonstoß — an das Blut abgegeben wird und in der Gebärmutter wirksam werden kann. Derselbe Mechanismus wird auch bei jeder Kastrationsbestrahlung wirksam, sobald überhaupt zur Zeit der Bestrahlung wachsende Follikel vorhanden waren. Die Dauerwirkung kann man sich aber bei diesen „Reizbestrahlungen" wohl nur so vorstellen, daß diese einmalige Tätigkeit des Organs auf das Organ selbst leistungssteigernd wirkt, oder daß eine Rückwirkung auf die Hypophyse stattfindet, wodurch dieser „Motor" der Eierstöcke seinerseits in Gang gebracht werden kann. Da es sich also nur um den Hormonstoß handelt, den wir auf anderen Wegen in weniger gefährlicher Form anbringen können; da weiter die Dosierung eine sehr heikle Angelegenheit ist, und schon öfter statt der angestrebten Wirkung dauernde Amenorrhöe erzielt worden ist; da endlich die Möglichkeit einer Keimschädigung, selbst für spätere Generationen, trotz Nürnbergers Einwänden nicht ganz von der Hand zu weisen ist, möchte ich raten, auf dieses Verfahren überhaupt zu verzichten.

Noch über ein weiteres Verfahren dürften die Akten heute als abgeschlossen gelten: über die Einpflanzung von Eierstocksanteilen anderer Frauen (Homoiotransplantation). Das Verfahren war schon vor längerer Zeit vereinzelt versucht worden, in größerer Reihe besonders von Sippel. Manchmal hat es sich (bei nicht sehr langer Beobachtung) anscheinend bewährt, meist nicht. Ich selbst habe wohl bei sekundärer Amenorrhöe mit Adipositas und Gesichtsbehaarung für etwa $1^{1}/_{2}$ Jahre unregelmäßige Menstruationen erzielt, aber kaum eine Beeinflussung der Adipositas und nur geringe des Bartwuchses — bei primärer Adipositas auf Grundlage hochgradiger Hypoplasie dagegen überhaupt nichts. Die Wirkung stellt man sich heute allgemein nur so vor, daß ein Hormondepot in den Körper gebracht und dort langsam verbraucht wird. Die Transplantate verschwinden. Überdies zeigen die letzten Ausführungen von Lipschütz über ausgedehnte Tierversuche mit der Transplantation, daß auch bei Meerschweinchen, der günstigsten Tierart, die Ergebnisse nicht das leisten, was man sich von ihnen versprochen hat. Dazu kommt die Schwierigkeit der Materialbeschaffung angesichts der jetzt mit guten Gründen in bezug auf die Eierstöcke möglichst zurückhaltenden Operateure. Jede Art von Konservierung schädigt zudem das Material bis zur Unbrauchbarkeit (Lipschütz). Ich meine, wir können auf solches Verfahren leicht verzichten. Wenn wir im Auge behalten, daß das Erfolgsorgan des Ovarialhormons in erster Linie die Gebärmutter ist, werden wir eine besonders auffallende Beeinflussung der Eierstöcke gar nicht erwarten dürfen.

Besser fahren wir im allgemeinen, wenn wir uns an die roborierende Allgemeinbehandlung halten. Mittel, welche die Periode gewissermaßen herauslocken sollen, sind zwar schon in alten Zeiten empfohlen worden, aber ihr Wert scheint nie sehr hoch geschätzt worden zu sein. Die Emmenagoga haben immer wieder an Kredit verloren, um dann doch wieder versucht zu werden. Eisen in nicht zu kleinen Dosen (Ferr. reduct. 0,5 g pro dosi) scheint noch am ehesten in Betracht zu kommen.

Sind derartige Kuren (bei nicht ganz aussichtslosen Fällen) in Pausen, abwechselnd, längere Zeit durchgeführt worden, ohne Erfolg, dann wird man mit größter Vorsicht auch Lokalbehandlung vorschlagen dürfen. Allzuviel darf man sich davon auch nicht versprechen; sie ist eher als Verzweiflungsschritt zu werten. Stets hängt ihr die Infektionsgefahr als Schreckgespenst an. Unter der Lokalbehandlung verstehe ich eine vorsichtige Sondierung der Gebärmutter, wobei man zugleich ein Maß in die Hand bekommt. Als weiterer Schritt, einige Wochen später eine mehrtägige Ölgazetamponade der Gebärmutter nach Menge. Menge hat in diesem Handbuch einen schönen Erfolg dieser Behandlung beschrieben. Trotz dieses Beispiels würde ich sehr raten, zu diesem Mittel nur zu allerletzt zu greifen. Gar keinen Sinn hat Diszission des Muttermundes; auch gegen eine Abrasio mucosae uteri, die schon wiederholt im Sinne einer „Reizwirkung" empfohlen worden ist, möchte ich mich aussprechen. Nicht so sehr deshalb, weil ich an den „Reiz" nicht glaube; die Vorstellung an sich wäre harmlos; nebenbei gesagt, halte ich die schon einmal von mir besprochene Vorstellung, der jetzt auch Menge Ausdruck gibt, fest, daß die Wegbahnung, etwa durch Entfernung eines allzu zähen Schleimpfropfes in der Cervix als Abhilfe gegen Sterilität wesentlich wichtiger ist; sondern deshalb bin ich gegen Abrasio, weil eine Infektion alle Hoffnungen vollständig vernichten kann.

Viel harmloser, und gelegentlich auch wirksam, sind Heißluftbäder, heiße Sitz-, Soolsitzbäder abwechselnd — in entsprechenden Pausen — mit Diathermiebehandlung des Beckens, oder auch Allgemeinbestrahlungen mit künstlicher oder natürlicher Höhensonne. Man muß solche Behandlungen freilich mit Unterbrechungen durch mehrere Jahre fortsetzen. Mag auch für den Zweifler der schließlich sichtbare Erfolg kein Beweis sein für die Wirksamkeit der Behandlung, da verspätete Nachreifung der Eizellen und späte, manchmal recht überraschende Schwangerschaft auch ohne Behandlung vorkommt[1], so wird man Behandlungsversuche doch stets für richtig halten.

Als Ärzte müssen wir jedenfalls den einen Gesichtspunkt, daß eine große Zahl von hypoplastischen Menschen nicht als Minusvarianten des Keimplasmas anzusehen und von vorneherein als schlecht zu beurteilen ist, sondern daß die Hypoplasie exogen bedingt und somit beeinflußbar ist, immer wieder im Auge behalten. Die Sache ist experimentell genügend gestützt. Ich erwähne nur Versuche von Abderhalden, wonach Ratten bei ausschließlicher Maisfütterung nach 4—10 Wochen unfruchtbar werden; mit geschältem

---

[1] Ich kenne eine solche nach 15jähriger Ehe im 45. Lebensjahr. Noch im 8. Monat hat der Arzt an Klimax und Myom gedacht. Die Geburt war glatt und rasch.

Reis gefütterte haben zwar nach 4 Wochen geworfen, aber von 4 Früchten sind 2 weibliche trotz besserer Ernährung unfruchtbar geblieben. Ähnliches zeigen Vitaminversuche von Guggisberg.

Recht bemerkenswert ist eine Beobachtung von N. Róna: Bei einem Mann setzte kurz nach Beginn einer anfangs gutartig aussehenden Tuberkulose Atrophie der Hoden ein; es entwickeln sich die Brustdrüsen, und die Behaarung nahm weiblichen Typus an. So blieb das ein halbes Jahr; dann akute Wendung ad peius. Es kann also auch die Tuberkulose durch ihre Toxine den Körper so eigenartig beeinflussen. Ebenso wichtig ist die Mitteilung Arons, die ich bei Rosenstern finde, der bei einem zurückgebliebenen 18jährigen Mädchen mit Perikarditis eine Kardiolyse, rasches Wachstum und damit raschen Eintritt der Geschlechtsreife erzielt hat.

Schrifttum.

Abderhalden, E., Studien über Einfluß der Ernährung auf Fortpflanzungsfähigkeit usw. Pflügers Arch. **175**, 187 (1919). — *Abrahamsen, H. u. E. Meulengracht*, Splenektomie bei essentieller Thrombopenie. Med. Klin. **1930**, 1083. — *Aschheim, S.*, Schwangerschaftsdiagnose im Harn. Beihefte Mschr. Geburtsh. **1930**, H. 3, 31. — *Bartel, J. u. E. Herrmann*, Weibliche Keimdrüse bei Anomalie der Konstitution. Mschr. Geburtsh. **33**, 125 (1911). — *Beutler, A.*, Innersekretorische Zusammenhänge bei Chlorose. Fol. haemat. (Lpz.) **29**, 121 (1923). — *Birnbaum*, Hernia uteri inguin. Berl. klin. Wschr. **1905**, 632. — *Falta* u. *Högler*, Hypophysenvorderlappenhormon. Klin. Wschr. **1930**, 1331. — *Finkelstein*, 3 Fälle von Entwicklungsstörung. Klin. Wschr. **1924**, 89. — *Flatau*, Röntgenreizbehandlung der Oligo- und Amenorrhöe. Zbl. Gynäk. **1922**, 1220. — *Freymann, Grete*, Pathologische Beziehungen beim hämolytischen Ikterus. Klin. Wschr. **1922**, 2229. — *Goldschmidt, R.*, Mechanismus und Physiologie der Geschlechtsbestimmung. Berlin 1920. — *Granzow, J.*, Wechselbeziehungen zwischen Tuberkulose und Generationsvorgängen. Beihefte Mschr. Geburtsh. **1930**, H. 4. — *Guggisberg*, Ernährung und Geschlechtsorgane. Gynäk. Kongr. Bonn **1927**. Zbl. Gynäk. **1927**, 1946. — *Haselhorst*, l. c. — *Jong de, Josselin*, Rudimentärer Uterus. Nederl. Tijdschr. Verloskde **1906**. Ref. Zbl. Gynäk. **1906**, 1103. — *Kermauner, Fr.*, Pubertätsblutungen. Med. Klin. **1920**, 943. — Fehlbildungen usw. Halban-Seitz, Handbuch der Biologie und Pathologie des Weibes, Bd. 3. 1924. — Blutungen in der Menarche. Wien. med. Wschr. **1928** Nr 48. — *Küstner, H.*, Hypoplasie durch Unterernährung. Mschr. Geburtsh. **75**, 257 (1926). — *Lipschütz, A.*, Experimentelle Grundlagen der Eierstocksüberpflanzung. Abhandlung aus dem Grenzgebiet der inneren Sekretion, H. 6. Budapest-Leipzig: R. Novak 1930. — *Mahnert, A.*, Wirkung von Prolan auf Ovarien infantiler Nager. Zbl. Gynäk. **1930**, 1730. — *Martin, A.*, Handbuch der Erkrankung der Adnexorgane, Bd. 2. Leipzig: Georgi 1899. — *Menge, K. u. v. Oettingen*, Handbuch der Gynäkologie, Bd. 1. 1930. — *Meyer, R.*, Keimdrüsentumoren bei Scheinzwittern und Zwittern. Zbl. Gynäk. **1925**, 1248. — *Novak, J.*, Intracutane Venenbüschel am Oberschenkel. Z. Konstitut.lehre **11**, 439 (1925). — *Pfannenstiel*, Erkrankungen der Eierstöcke. Veits Handbuch für Gynäkologie, 2. Aufl. — *Romeis, B.*, Einfluß von Thymusfütterung auf Amphibien und Säugetiere. Klin. Wschr. **1926**, 975. — *Róna, N.*, Lungentuberkulose und endokrines System. Med. Klin. **1925**, 316. — *Rosenstein, J.*, Wachstumshemmungen im Kindesalter. Klin. Wschr. **1926**, 1877. — *Schultze, G. K. F.*, Bewegungen der nichtschwangeren menschlichen Gebärmutter im Röntgenbild. Z. Geburtsh. **97**, 351 (1930). — *Sellheim*, l. c. — *Seitz, L.*, Einfluß innerer Sekretion auf Entwicklung und Erkrankung der weiblichen Sexualsphäre. Münch. med. Wschr. **1930**, Nr 4. — *Sippel, P.*, Ovarientransplantat bei herabgesetzter und fehlender Genitalfunktion. Arch. Gynäk. **118**, 445 (1923). — *Steinitz, Hermann*, Weiblicher Eunuchoidismus. Klin. Wschr. **1928**, 359. — *Thaler, G.*, Röntgenreizbestrahlung usw. Arch. Gynäk. **117**, 279 (1922). — *Vögel, L.*, Einfluß chronischen Nicotingebrauchs auf das weibliche Genitale. Arch. Frauenkde u. Konstit.forschg **15**, 157 (1929).

Rieseneierstöcke.

In einigen wenigen Fällen des Schrifttums sind ganz auffallend große Eierstöcke beschrieben worden. Manche von ihnen gehören offenbar in die Gruppe von Kümmerformen, die von Bartel und Herrmann genauer untersucht worden sind (s. S. 21).

Einige unterscheiden sich jedoch grundsätzlich von ihnen durch ihren geradezu verblüffend großen Reichtum an Eizellen und Primordialfollikeln, und durch auffallend breite Rinde. Franqué hat einen solchen Eierstock beschrieben bei 24jähriger Nullipara, die auf der anderen Seite ein großes Kystom hatte. Die Follikel waren nicht in 1—2 Reihen, sondern in 10—20 Reihen übereinander angeordnet; mehrfach waren 100—120 in einem Gesichtsfeld zu finden bei schwacher Vergrößerung. Zum Teil reichten die Eizellen bis in die Markschichte. Auch 2—3eiige Follikel waren reichlich vorhanden. Schottlaender hat bei einem 24jährigen Mädchen einen 11 : 2,5 : 3 cm großen Eierstock beschrieben. Zurücklassen eines ganz kleinen Stückes (Gesamtlänge also noch mehr als 11 cm) hat genügt, die Periode zu erhalten. Die Anhänge der anderen Seite waren schon früher abgetragen worden; der damalige Befund ist nicht bekannt. Ich nenne noch als wahrscheinlich hieher gehörig Fälle von Bovée (12,6 cm lang), Altuchow (29 Jahre; links 8 cm). Ich selbst habe ein 16jähriges, etwas idiotisches Mädchen mit starken Genitalblutungen operiert in der Annahme, daß beiderseitige Ovarialblastome vorliegen. Beide gut apfelgroßen Eierstöcke wurden abgetragen. Es waren Rieseneierstöcke mit fast 1 cm breiter Rinde; darin zahllose Eizellen und Primordialfollikel in vielen Reihen, viele mit 2 und 3 Kernen.

Die Stellung dieser Fälle im System ist noch fraglich. Wir wissen über die erste Entwicklung der Keimdrüsen und der Urgeschlechtszellen noch zu wenig. Mir ist nur eine zahlenbringende Angabe von Politzer bekannt. Bei einem 4 mm langen Embryo hat er bereits 586 Urgeschlechtszellen gezählt, davon 330 im Mesoderm, 256 im Entoderm; beide Seiten ziemlich gleichmäßig beteiligt (rechts 295, links 291). Wir nehmen heute als gesichert an, daß diese Urgeschlechtszellen sich alsbald bis etwa zu einer Embryonenlänge von 10 mm im Bereich des Keimdrüsenfeldes vereinigen, und nehmen an, daß sie sich dort vermehren (A. Fischel). Ihre Vermehrung soll aber nach unverbürgten Nachrichten nur bis zur Geburt des Kindes möglich sein, nachher still stehen. Wenn das wahr ist und ausnahmslos gilt, dann müßte eine solche Riesenzahl von Eizellen eben stets aus dem fetalen Leben stammen, und vorausgesetzt, daß nicht Krankheiten oder ähnliches solche Vermehrung anregen können, nur auf Anlage zurückzuführen, also als Fehlbildung, als Exzeß aufzufassen sein. Es ist aber gar nicht von der Hand zu weisen, daß irgend krankhafte (toxische?) Einflüsse auch im postnatalen Leben eine solche überschießende Neubildung von Eizellen auszulösen imstande sind.

Eine funktionelle Mehrleistung scheint diesen Keimdrüsen nicht zu eigen zu sein. Wenn unregelmäßige Blutungen vorkommen, so können wir uns diese aus besonders reichlicher Follikelobliteration erklären. Die geschlechtliche Frühreife, die man früher als Zeichen einer Hyperovarie aufgefaßt hat (Literatur bei Kußmaul, v. Haller, Neurath, Lenz u. a.) wird jetzt mit Zirbeldrüsen-, Nebennieren-, Hypophysenveränderungen u. a. m. in Beziehung gebracht. P. Hirsch hat bei einem 6³/₄ Jahre alten Kinde mit dem Interferometer keine Besonderheiten im quantitativen Organabbau gefunden, weder im Eierstock, noch in der Nebenniere. Ein zweiter Fall, über den Einzelheiten fehlen, hat nur vermehrten Hypophysenabbau ergeben; er wird als hypophysäre Fettsucht aufgefaßt. Die genannten Rieseneierstöcke sind aber gerade hier nicht zu finden.

Schrifttum.

Altuchow, N. W., Unregelmäßigkeit des Eierstockes. Ref. Zbl. Gynäk. 1902, 272. — *Bovée,* Abnormaly long ovary. Amer. J. Obstetr., Febr. 1902, 276. — *Fischel, A.,* Entwicklung der Keimdrüse des Menschen. Z. Anat. 92, 34 (1930). — *Franqué, O. v.,* Seltene Eierstockspräparate. Z. Geburtsh. 39. — *Hirsch, P.,* Organotherapie. Fortschr. Ther. 1925, Nr 10. — *Lenz, J.,* Vorzeitige Menstruation. Arch. Gynäk. 99 (1914). — *Neurath, Rud.,* Physiologie und Pathologie der Pubertät des weiblichen Geschlechtes. Halban-Seitz, Handbuch der Biologie und Pathologie des Weibes. 1928, Lief. 41 (Bd. 5, 4. Teil), S. 1529. — *Politzer, G.,* Zahl, Lage und Beschaffenheit der Urkeimzellen. Z. Anat. 87 (1928). — *Schottlaender, J.,* Übergroßer Eierstock. Mschr. Geburtsh. 25, H. 4.

B. Fehlbildungen der Keimleiste.

Ich will hier jene Fälle zusammenfassen, bei welchen Abweichungen in Gestalt und Bau des Eierstockes dadurch entstehen, daß einzelne Teile der Leiste gewissermaßen versagen, oder daß Unregelmäßigkeiten (am Rande der Leiste) zu besonderen Gestaltungen führen. Auch jene Fälle sind hier einzubeziehen, in welchen anscheinend eine richtige, zusammenhängende Keimleiste gar nicht ausgebildet wird, und eine Überzahl von Keimdrüsen angenommen wird.

a) Überzahl der Eierstöcke.

Beim weiblichen Geschlecht gilt ein von v. Winckel 1881 beschriebener Fall als echter überzähliger, dritter Eierstock. Neuerdings ist noch von Leo Brady ein Präparat beschrieben worden mit dem Anspruch, ebenfalls als echter dritter Eierstock gelten zu müssen.

Ich habe den Fall von v. Winckel (Abb. 3) bereits 1924 kritisch besprochen und kann darauf verweisen. Menge und v. Oettingen erkennen diese Kritik allerdings nicht an und halten an der Deutung v. Winckels fest. Dazu genügt Menge die Autorität seines Lehrers v. Winckel. Die Angaben sind jedoch so ungenau, der mikroskopische Befund so eigenartig (Follikel und Follikelnarben bei 77jähriger Frau; an anderer Stelle, die ich leider nicht mehr finden kann, von Birch-Hirschfeld als „drüsenartige Bildungen" bezeichnet), daß damit nicht viel anzufangen ist. Besonders auffallend ist die gesperrt gedruckte Schilderung eines Blasendivertikels, das zu dem einen Pol des „Eierstockes" hin entwickelt ist und fast den Verdacht erweckt, daß das ganze Gebilde ein nur von umschriebener Stelle der Blase ausgehender, ganz endophytisch bis in das Bauchfell hineinentwickelter Blasenkrebs ist. Ich füge das zu der seinerzeitigen Kritik noch dazu, nur um zu zeigen, wie vieldeutig der Fall ist. Wir tun besser, zu warten, bis ein neuer Fall das Vorkommen von drei vollkommen getrennten, mit eigenen Bändern versehenen Eierstöcken erweist.

Der Fall von L. Brady ist jedoch als Beweis noch nicht anzusehen. Bei einer 43jährigen Frau fand sich bei Adenomyosis uteri mit starken Darmverwachsungen und beiderseits offenen Eileitern rechts ein akzessorisches Ostium tubae. Im rechten Eierstock ein „Endotheliom". Vor dem Eileiter, mit einer Dünndarmschlinge fest verwachsen, eine orangegroße „Corpusluteumcyste", in deren Wand noch Corpora candicantia zu finden waren. Die Cyste hatte eine Art Stielverbindung zum Mesenterium der Tube, keine Verbindung mit der Gebärmutter. Brady denkt selbst an die Möglichkeit, daß hier ein Teil des Eierstockes (etwa gestielte Cyste?) durch Stieldrehung abgeschnürt worden sein kann.

Andere ältere Fälle des Schrifttums habe ich 1924 vollkommen abgelehnt.

Beim männlichen Geschlecht liegen zwei eigenartige Befunde vor, die hier erwähnt werden müssen.

Oudendal hat bei der Operation eines Inders einen dritten Hoden als ziemlich lang und dünn gestielten Anhang am untersten Ileum gefunden. Keine Spermiogenese, reichlich Zwischenzellen.

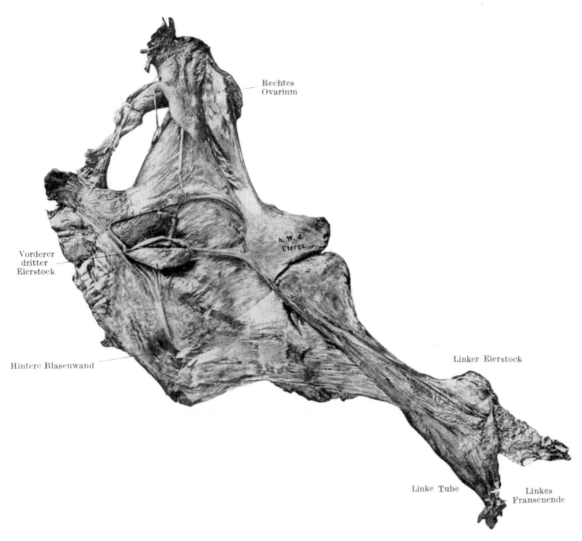

Abb. 3. Ein Uterus mit 3 Eierstöcken und 3 Eierstocksbändern.
(Aus Winckel, F.: Die Pathologie der weiblichen Sexualorgane. Leipzig 1881.)

Noch merkwürdiger ist eine Angabe von Niederle. Bei einem 9 Monate alten „kastrierten“ Schwein waren auf das parietale und viscerale Bauchfell große Mengen von Knoten und Knötchen verstreut, die meisten linsen- bis erbsengroß, manche aber auch walnuß- und hühnereigroß. Besonders bevorzugt war das Mesenterium des Dickdarmes und Mastdarmes. Bis zu 100 Knoten saßen auf dem parietalen Bauchfell, ebenso viele im Netz, auf der Serosa der Milz (!), des Dünn- und Dickdarmes. Nirgends Stielung, überall breites Aufsitzen. Glatte Oberfläche. Auf Schnitten erinnert das Gewebe sehr an Hoden. Es finden sich Kanälchen mit einschichtigem Epithel, in dem stellenweise sogar zweierlei

Zellen unterschieden werden, als Sertolizellen und Geschlechtszellen gedeutet. Das Zwischengewebe bilden „dichtstehende" Leydigsche Zellen.

Niederle erklärt den Befund durch die Annahme, daß die Urgeschlechtszellen aus
irgendeinem Grunde ihre Wanderung zur Keimleiste aufgegeben und sich überall an Ort
und Stelle zu Hoden entwickelt haben.

Das Tier war kastriert worden; wann und wie, darüber ist nichts bekannt. Der ganze
Befund ist jedoch so eigenartig, Beschreibung und Abbildungen so unzureichend, daß er
fraglich bleiben muß (bösartige Tumoren?). Allein wenn er auch in Zukunft Bestätigung
findet, so wird die Annahme von multiplen Hoden möglich erscheinen; vielleicht auch
die Erklärung, die Niederle gibt. Für das Vorkommen ähnlicher Entwicklungsfehler
beim Weibe läßt sich daraus kein Schluß ziehen. Wir wissen aus vielen Einzelerfahrungen,
unter anderem beim Zwitter, daß das heterozygote männliche Geschlecht in bezug auf zahlreiche Mißbildungen (vielleicht mit Ausnahme gewisser Formen am Zentralnervensystem)
schlechter daran ist als das homozygote weibliche.

Einstweilen muß das Vorkommen von echten überzähligen Keimdrüsen, insbesondere
das von Eierstöcken, die eigene Bandverbindung zur Gebärmutter aufweisen, noch als
vollkommen fraglich hingestellt werden.

b) Zerschnürung des Eierstockes.

Mitunter finden sich auf einer Seite — beiderseits ist das Vorkommen meines Wissens
noch nicht beschrieben — zwei Eierstöcke nebeneinander, gewissermaßen auf dieselbe
Schnur aufgereiht, jeder einzelne für sich entschieden kleiner als der einfache Eierstock
der anderen Seite, beide zusammen jedoch, einschließlich des eingeschalteten Bandes
zwischen ihnen, beträchtlich länger. Diese Ovaria partita (v. Rosthorn) oder disjuncta
(Schottlaender mit Betonung einer Vorstellung über die Entstehung) sind bald gleich
groß, bald sehr ungleich. Vom medial liegenden geht ein einfaches (einmal sehr kurzes,
dann wieder auffallend langes) Ligamentum ovarii uterinum zur gewöhnlichen Ansatzstelle an der Gebärmutter. Das Verbindungsstück zwischen den beiden Eierstöcken ist
ebenfalls sehr verschieden lang (bei Grohe 6,5 cm lang). Es scheint meist aus follikel-
losem Eierstocksstroma zu bestehen, doch sind auch Follikel darin gefunden worden
(Engström). Durch seine Oberfläche, seine Farbe ist es mit freiem Auge als zum Eierstock
gehörig zu erkennen. Der außen liegende Eierstock geht seinerseits in das Ligamentum
infundibulo-pelvicum über.

Alles spricht dafür, daß es sich in der ganzen, langgezogenen Anlage, der auch ein
sehr langer Eileiter zugehört, um ein einheitliches Gebilde handelt, daß also von echter
Überzahl keine Rede sein kann.

Ganz gleichwertige Bildungen als sog. dritte Hoden scheinen beim Manne sogar etwas
häufiger beschrieben zu sein als die „zerschnürten" Eierstöcke. Stets finden sich zwei
Hoden, die meist deutlich unterentwickelt sind (vielleicht immer?), hintereinander geschaltet,
an ein und demselben Vas deferens hängend. Ihre Verbindung mit dem Vas deferens ist
gewöhnlich als mangelhaft angegeben.

Nach R. Meyer finden sich „doppelte" Hoden und „doppelte Eierstöcke" stets
rechtsseitig. Er betont diesen Umstand für die Genese besonders und hebt einen Fall
hervor, in welchem auch Nebenlebern vorhanden waren. Doch sind einzelne Fälle, wie

z. B. der Fall Chiari als linksseitig beschrieben[1]. In Zukunft müßte darauf genauer geachtet werden. Zahlenmäßige Angaben über die Häufigkeit dieses Vorkommnisses überhaupt sind mir nicht bekannt; es ist selten.

Die Entstehung dieser Gebilde hat man sich teils fetal, teils postnatal vorgestellt; letzteres durch Narben, Adhäsionen, Abdrehung von Geschwülsten, was alles nicht als zwingend gelten kann. Es liegen wohl stets Entwicklungsstörungen vor; dafür spricht schon die auffallende Länge der ganzen Keimleiste, die wir in derselben Art eben nur bei Entwicklungsstörungen der Eierstöcke kennen. Schon Kossmann und Chiari hatten sich vorgestellt, daß von dem tiefen Bindegewebslager her abnorm starke Septen gegen die proliferierenden und Eizellen-bildenden Oberflächenepithellager auswachsen und so das Organ in zwei Teile zerlegen. Mit der heute gültigen Lehre von der Keimbahn wird man diese Vorstellung etwas ändern müssen.

Die Entwicklung eines Eierstockes erfordert Eizellen. Das Stroma stammt vom Mesenchym unter dem Cölomepithel (A. Fischel); dabei kann es gleichgültig bleiben, ob man annimmt, daß der Reiz zur Ausdifferenzierung von spezifischem Stroma von den Eizellen ausgeht, wie ich dies geglaubt habe (1924, S. 589), oder mit Fischel annimmt, daß das Mesenchym von vornherein geschlechtlich differenziert ist. Die Eizellen müssen sich nun entweder von vornherein hauptsächlich an den Polen der Keimleiste sammeln, oder nur dort ordentlich zur Vermehrung kommen. Leider gibt es von dem Verbindungsstrang zwischen den zwei Eierstocksanteilen nur wenig mikroskopische Befunde und keine vollständigen Reihenuntersuchungen; auch keine Angabe, ob die darin gefundenen Eizellen nackt waren oder schon im Primordialfollikel steckten. Doch würde uns auch diese Kenntnis noch nicht über alle Schwierigkeiten einer Deutung hinaushelfen. Sicher ist nur die Annahme zu begründen, daß mangelhafte Entwicklung des ganzen Parenchyms verbunden ist mit mangelhafter Verkürzung der Keimleiste. Was kausal den besonders auffallenden Ausfall in der Mitte der Keimleiste bedingt, ist unbekannt. Auch über das Verhalten von Marksträngen und Rete, sowie der Urnierenkanälchen und des Wolffschen Ganges in solchen Fällen wissen wir nichts. Ebensowenig über die Arterien; eine Vermehrung ihrer Zahl wäre recht gut vorstellbar, da solche auch bei normalem Eierstock gelegentlich gefunden worden ist (Gérard, 1913). Sie würde auf mangelhafte Rück- und Umbildung der Urnierengefäße, also auf sehr frühe embryonale Verhältnisse hinweisen, ebenso wie das auch die relative Größe des Keimdrüsenfeldes tut, welches gewissermaßen sein Eigenwachstum dem Wachstum der Bauchwand unterordnet.

Die klinische Bedeutung dieser Fehlbildung des Eierstockes liegt darin, daß von beiden Teilen Geschwülste ausgehen können. Alle drei Keimdrüsen waren wohl nie gleichzeitig verändert; doch hat man immer schon, seit dieser Zustand bekannt ist, mit der Möglichkeit einer Ovariotomia triplex gerechnet.

van de Loo berichtet solches Vorkommnis in zwei Fällen. Das Original ist mir nicht erreichbar gewesen.

Stolz hat 39 Fälle zusammengestellt (14 Dermoide, 10mal Kystome). Ich führe noch Fälle von Franz, Frey, Sippel, Frankl an. Nach älteren Angaben soll Geschwulstbildung verhältnismäßig oft (69%) vorkommen, so daß schon der Vorschlag aufgetaucht ist, solche Eierstöcke stets prophylaktisch zu entfernen. Ich halte das für verfrüht.

_____

[1] Vgl. Abbildung bei Menge-v. Oettingen, dieses Handbuches, Bd. 1, S. 546.

Denkbar ist es ferner, daß Menstruation fortdauert nach Abtragung von 2 Eierstöcken und Zurücklassen des einen abgeschnürten Abschnittes, daß sogar Befruchtung noch möglich ist, bzw. eine therapeutische Kastration (Osteomalacie, Blutungen?) unwirksam wird. Angesichts der sicheren Unterentwicklung solcher Eierstöcke ist diese Annahme jedoch mit großer Vorsicht zu behandeln. Beweis ist bisher jedenfalls noch keiner erbracht worden.

Im Schlusse dieses Abschnittes betone ich nochmals, daß derlei Unregelmäßigkeiten nach unserem bisherigen Wissen (vgl. den folgenden Abschnitt) nur im Bereich der Keimleiste vorkommen und gesonderte Verbindungen mit der Umgebung der Keimdrüse (etwa als eigenes Lig. ovarii proprium aufgefaßte Stränge) nur als pathologische Produkte, nie auf entwicklungsgeschichtlicher Grundlage entstanden angesehen werden können. Bei Geschwülsten kommt es sehr oft zur Ausbildung sehr straffer, ligamentartiger Verwachsungen, wie etwa in einem älteren Falle von Olshausen, oder in einem Falle von B. Liegner. Bei einfachem Eierstock hat auch schon Beigel ein solches Adhäsionsband als akzessorisches Lig. ovarii prop. gedeutet, ohne damit Beifall zu finden. Operationspräparate sind diesbezüglich mit großer Vorsicht zu betrachten; Verwachsungen, Stieldrehung (Fall Mönch), ja sogar zufälliger Sitz eines Myomknotens in dieser Gegend können die Verhältnisse außerordentlich unübersichtlich machen, und erfordern bei der Deutung schärfste Kritik. Ich vermute, daß auch der Fall von G. Thaler, der in seinen Einzelheiten überhaupt nicht genauer bekannt ist, hieher gehört. Es dürfte nur das eigentliche Lig. ov. prop. so kurz angelegt (oder durch die Geschwulst aufgebraucht) gewesen sein, daß die Keimdrüse förmlich in die Seitenkante der Gebärmutter eingelagert erschien.

c) Eierstocksanhänge. Sog. akzessorische Ovarien.

In der Farré-Waldeyerschen Linie grenzt Peritonealepithel an das Oberflächenepithel des Eierstockes. Der Unterschied ist stets sehr deutlich zu sehen, die Linie im allgemeinen recht glatt. Mitunter gibt es aber Unregelmäßigkeiten. Auch scheint der Anreiz zur Wucherung des Mesenchyms hier manchmal zu kleinen, umschriebenen Ausschreitungen zu führen, die als mehr weniger gestielte, hanfkorn- bis linsengroße Knötchen dauernd bestehen bleiben. Sie sehen fast wie kleine Fibrome aus, doch entspricht der Gewebsaufbau vollständig der Rinde des Eierstockes. Gelegentlich sind auch Eizellen, bzw. Primordialfollikel darin gesehen worden (de Sinety beim Neugeborenen). Beigel hat solche Bildungen unter 500 Fällen 23mal gesehen, darunter einen fast 1 cm großen Knoten. Einen ebenso großen Knoten hat Saenger erwähnt. Gewöhnlich ist nur ein Knötchen vorhanden, doch sollen sie auch mehrfach, bis 6 an Zahl vorkommen. Gegen die Pole des Eierstockes hin scheinen sie häufiger zu sein.

Klinische Bedeutung haben sie kaum. Daß Ovulation in ihnen abläuft, ist denkbar; auch Geschwülste könnten sich dort bilden. Aber Stielung eines Corpus luteum, einer kleinen Geschwulst des Eierstockes kommt auch sonst vor. Nur der Sitz an der Farré-Waldeyerschen Linie könnte zur Annahme berechtigen, daß ein solcher Anhang des Eierstockes die Grundlage dazu abgegeben hat.

Ein apfelgroßes Fibrom eines solchen Eierstocksanhanges mit bleistiftdickem Stiel hat Latzko bei einer 29jährigen Frau operiert; es fand sich außerdem noch ein hanfkorngroßes, dünngestieltes, Follikel enthaltendes Knötchen.

Ob Absprengung von Eierstocksgewebe, bzw. selbständige Weiterentwicklung desselben auch kranial vom wohlabgegrenzten und in normaler Weise verlagerten Keimdrüsenfeld, also im Bereich des Ligamentum infundibulo-pelvicum vorkommt, ist durch entwicklungsgeschichtliche, bzw. anatomische Befunde nicht gesichert. Bisher hat man es angenommen; insbesondere war es Funke, der Geschwülste (mehrfach Teratome) der hinteren Bauchwand darauf zurückgeführt hat.

Als Belege aus teratologischem Gebiet vermag ich nur zwei Fälle anzuführen, einen Acardius amorphus (Pok) und eine Sirene (F. Taglicht), also sehr schwere Mißbildungen. Bei ersterem fanden sich beiderseits noch große Urnieren und beiderseits Hoden, in der Entwicklung ungleich zurückgeblieben (der zugehörige Zwilling war übertragen), und kranial davon auf der einen Seite ein ganz abgetrennter kleiner Hoden, auf der anderen Seite zwei; alle vollkommen retroperitoneal eingebettet, und alle in der Entwicklung sehr stark zurückgeblieben, noch mit isolierten Keimzellen. Die Entwicklungskraft hatte nicht ausgereicht ein in den Peritonealraum gestielt vorragendes Organ zu bilden. Bei der Sirene waren keine Nieren vorhanden. Unter der rechten Nebenniere ein dreilappiger Hoden, darunter ein kleiner, kugeliger, und nach links hin ein unregelmäßiger dritter. Kaudal von der linken Nebenniere der normal geformte linke Hoden. Entstehung aus mangelhafter Vereinigung der Urgeschlechtszellen ist naheliegend anzunehmen. Es spielt sich aber alles im Bereich der Vorderfläche der Urniere ab.

Doch sind das Hoden. Wir wissen aus zahlreichen Beobachtungen, daß Unregelmäßigkeiten in der Geschlechtsentwicklung beim männlichen Geschlecht viel öfter vorkommen als beim weiblichen. Hier hat man zwar auch schon abgeschnürte Eierstocksanteile retroperitoneal gesehen; doch sind die Beobachtungen (Kocks, Aschoff, R. Meyer) zu spärlich und zu wenig genau beschrieben, als daß sie einer Kritik unterzogen werden könnten. Operativ gewonnenes oder von entzündlichen Erkrankungen bzw. von Blastomen stammendes Material ist sicher wenig geeignet, in dieser Frage zu entscheiden.

Einen Fall, den ich 1924 (S. 303—304) selbst auf solchen Eierstocksrest zurückgeführt habe, muß ich nach der weiteren Untersuchung ausschalten. Die nach dem Befund bei der Operation so verführerisch langgestielt am Ligamentum infundibulo-pelvicum sitzende, ausgesprochen vielhöckerige, als multilokuläres Kystom angesprochene Geschwulst erwies sich trotz der vielen Buckel und Höcker als einkammerig.

Er ist demnach wohl, da sonst Genitale und Bauchfell ganz in Ordnung waren, auf andere embryonale Überbleibsel, wahrscheinlich auf den Wolffschen Gang (der allerdings schwer gestört, hoch oben liegen geblieben sein muß), vielleicht auf einen blinden Uretersproß desselben zurückzuführen. Etwas Ähnliches nehme ich auch für die beiden, ausgesprochen retroperitoneal liegenden Fälle von Schweitzer an. Insbesondere zwingt uns, aller histologischen Ähnlichkeit mit Eierstocksgeschwülsten zum Trotz, der Umstand dazu, daß solche Geschwülste auch bei Männern gefunden worden sind (Helbing, Heyrowsky, Obalinski). Schweitzer führt übrigens eine große Reihe von Autoren an, welche solche retroperitoneale Cysten und selbst Krebsgeschwülste auf den Wolffschen Körper zurückgeführt haben.

d) Abweichungen in der Anheftung des Eierstockes.

Die äußere Gestalt des Eierstockes wechselt von Fall zu Fall. Mag auch die annähernde Mandelform überwiegen, so sehen wir doch oft genug kugelige, auf dem Querschnitt auch dreieckige Formen (wie in der späten Zeit des embryonalen Lebens), oder die oben genannte Walzenform. Beigel hat nun eine Art der Anheftung der Keimdrüse besonders hervorgehoben mit abnorm kurzer Anheftungsfläche bei annähernd kugeliger Gestalt. Die Entwicklungsstörung geht schon daraus hervor, daß der Eileiter daneben übermäßig lang erscheint, so daß die Fimbrie weit oberhalb des Eierstockes liegt. Es ist in der Gestalt des Eierstockes, bzw. des Keimdrüsenfeldes etwas, das fast als eine Art von Angleichung an die Verhältnisse beim Hoden erscheint. Eine lange, glatte, manchmal ligamentartig starre Bauchfellfalte verbindet Fimbrie und Eierstock. Beigel hat darin eine mechanische Ursache für Sterilität gesehen. Ich denke aber vielmehr an Zusammenhang mit einer Unterentwicklung (des kranialen Abschnittes) der Keimdrüse.

Andererseits kann das Keimdrüsenfeld so nahe an die Gebärmutter heranreichen, daß das Eierstocksgewebe bis dicht an, ja bis in die Muskelwand derselben gefunden wird, sogar die Muskulatur förmlich aufblättert.

e) Verschmelzung beider Keimdrüsen.

Eine Fehlbildung von ausschließlich teratologischer Bedeutung. Beim weiblichen Geschlecht ist mir nur ein Fall bekannt, während für das männliche Geschlecht beim Tier bereits mehrere Beobachtungen vorliegen.

Der Fall mit verschmolzenen Eierstöcken (Mensch) ist von K. Martius beschrieben worden. Bei einer schwer mißbildeten Frucht (Spina bifida, Ascites, Fehlen des Anus, Verbildung des äußeren Genitales, schwerste Kloakenmißbildung mit besonderer Beteiligung der linken Seite) fand man rechts eine Langniere, von welcher der obere Harnleiter blind an der linken Seite der Kloake endete. Linker Müllerscher Gang hochgradig verkümmert; der rechte besser ausgebildet, endet auch blind (verschlossener Hymen) an einer verdünnten Stelle der Kloakenwand. Von Unregelmäßigkeiten im Verlauf der großen Gefäße sehe ich ganz ab. Die beiden Eierstöcke (histologisch erwiesen) bilden ein einheitliches, 6 cm langes, 2 mm breites Band, das vom unteren Rand der Langniere quer nach links hinüberzieht. An der Verschmelzungsstelle ist eine Abgrenzung der beiderseitigen Anteile nicht zu erkennen,

Für das männliche Geschlecht habe ich schon 1924 zwei Fälle vom Frosch (Pedaschenko, Wassjutotschkin), einen vom Schaf (Rathke) und drei vom Schwein (Lungwitz, Assmann, Tempel) angeführt. Alle diese vier hatten gleichzeitig schwere Nierenmißbildungen. Herrn Prof. K. Keller (Wien, tierärztl. Hochschule) verdanke ich noch die Kenntnis eines weiteren Falles bei einer sog. Zwicke vom Rind. Die Hoden sind aber hier nicht, wie bei Lungwitz und bei Assmann zu einem hantel- oder wurstförmigen Gebilde geformt, sondern bilden ähnlich der Kuchenniere einen etwa dreieckigen Knoten mit auseinanderstrebenden oberen Polen. Jede Hälfte hat ihr eigenes Vas deferens.

Der Schlüssel zum Verständnis der Keimdrüsenverschmelzung liegt offenbar in der gleichzeitigen Nierenmißbildung, die entweder nachweisbare Nierenverschmelzung ist oder doch auf ähnliche Vorgänge hinweist.

Die Nierenverschmelzung (einschließlich der Langniere) entsteht in der Weise, daß der von vornherein in falscher Richtung wachsende Uretersproß kein geeignetes metanephrogenes Gewebe antrifft und gelegentlich sogar primär über die Mittellinie in das Gebiet des anderen Uretersprosses gelangt. Mit diesem Fehlwachsen des Harnleiters ist stets auch eine Wachstumshemmung an der hinteren Bauchwand verbunden; oft genug auch eine solche an der Genitalplatte. Von der hinteren Bauchwand sind am meisten die Segmente betroffen, welche das Nierenlager bilden, also caudal von der Urniere. Gewöhnlich bleibt das kranial davon liegende Gebiet der Urniere selbst frei. Ausnahmsweise kann aber die Wachstumshemmung kranial höher reichen; dann kommt es zur Verschmelzung der Urniere und schließlich sogar der Keimdrüsen selbst, deren beiderseitige Abschnitte so innig ineinander geraten, daß eine Grenzziehung später gar nicht mehr möglich ist.

f) Abweichungen in den Bandverbindungen der Eierstöcke. Hernien.

Diese anscheinend rein morphologische Gruppierung erlaubt eine kurze Übersicht über manche schon besprochene Einzelheit; sie ist aber im Grunde genommen ebenso entwicklungsgeschichtlich gedacht wie die früheren, nur handelt es sich um ziemlich auseinanderliegende und vielfach noch ganz ungeklärte Dinge, so daß ein etwas abgekürztes Verfahren in der Darstellung notwendig wird.

Neben abnormer Kürze und auffallender Länge (auch Dicke) des Lig. ovarii proprium gibt es keine allgemein anerkannten Entwicklungsfehler dieses Bandes, sobald überhaupt ein Müllerscher Gang, wenn auch nur ganz kümmerlich, zur Ausbildung gekommen ist. Beide Formen sind schon bei den „Fehlern der Keimleiste" besprochen. Hier genügt mir der nochmalige Hinweis darauf, daß ein doppeltes Lig. ovarii propr. nicht anerkannt werden kann.

Von Fehlen des Lig. ovarii propr. kann man sprechen, wenn der medio-caudale Pol des Eierstockes ganz in die Muskulatur der Gebärmutter eingebettet erscheint. Bei regelrecht entwickelter Gebärmutter kommt das höchst selten einmal deutlich kennbar vor; aber bei rudimentären, nicht vereinigten, soliden Hörnern sieht man gelegentlich die Keimdrüse ohne deutliche Absetzung in das Horn übergehen.

In einem Falle (1794 ex 1930), bei 19jährigem Mädchen mit $1^{1}/_{2}$ fingergliedlanger Scheide sahen wir bei der Probelaparotomie diese Form beiderseits. Es sind sogar aufgesplitterte Muskelbündel auf die Keimdrüse hinübergezogen. Die Grenze war an der Farbe (unscharf) und daran zu erkennen, daß außen das kurze, dünne runde Mutterband zu dem auffallend weit außen und tiefgelegenen Leistenring (Zurückbleiben im Wachstum der Bauchwand), sowie die sehr dünne, anscheinend keine Muskulatur besitzende Tube nach oben abging. Die „Eierstöcke" waren 4 cm lang, vollkommen walzenförmig, glatt; mikroskopisch erwies sich die rechte Keimdrüse jedoch als unterentwickelter Hoden. Es handelte sich demnach um einen Hermaphroditen. Bei nachgewiesenen Eierstöcken ist mir ein ähnlicher Befund nicht bekannt.

Am Lig. infundibulo-pelvicum kommen bei besonderer Kürze oder Länge besondere Zustände vor: Hochstand, bzw. tiefe Lagerung (sog. Descensus) der Eierstöcke. Der Hochstand, die Lagerung des Eierstockes auf oder gar oberhalb der Linea terminalis ist als häufige Teilerscheinung des großen, walzenförmigen Eierstockes ebenfalls bereits besprochen worden. Die Kürze des Bandes ist durchaus als sekundär aufzufassen, auch dort, wo die Fehlbildung sich auf die Müllerschen Gänge miterstreckt.

Für das Gegenstück, die abnorme Länge des Bandes, wie sie bei Herabsinken des Eierstockes bis in den Douglas zu finden ist, werden wir höchstens eine Anlage zu Gewebserschlaffung und sekundärer Verlängerung anzunehmen brauchen, wie bei Ptosen überhaupt, nicht aber eine umschriebene Fehlbildung. Der Descensus oder fälschlich sogenannte Prolapsus ovarii gehört in das Krankheitsbild der Enteroptose.

Von wesentlich größerer Bedeutung für das Entstehen von Lageanomalien der Eierstöcke ist das Ligamentum rotundum uteri, obwohl es keine direkten Beziehungen zum Eierstock aufweist und anscheinend nur durch Vermittlung der Gebärmutter, in Wirklichkeit wohl auch durch umfassende Wachstumsstörungen der Bauchwand auf die Lage des Eierstockes Einfluß nimmt. Als wichtigste Folge eines zu kurzen runden Mutterbandes (nebst Wachstumsstörung der Bauchwand) ist die Verlagerung der Keimdrüse an die Gegend des inneren Leistenringes als Vorstufe, sowie die Verlagerung derselben in einen Bruchsack des Leistenkanals als vollausgebildete **Hernia ovarii inguinalis** anzusehen.

Es könnte vielleicht fraglich erscheinen, ob solche Hernie als angeborene Fehlbildung zu gelten hat. Zwei Umstände sprechen dafür: einmal die so gut wie immer nachweisbare gleichzeitige Unterentwicklung der Eierstöcke; ich habe bereits darauf hingewiesen, daß der Befund Birnbaums an einem solchen Eierstock vollkommen gleicht den Befunden von Bartel und Herrmann. Weiter der Umstand, daß die übergroße Mehrzahl der Hernien des Eierstockes bei Kindern gefunden worden ist (Owen unter 174 Fällen 115 im ersten Lebensjahr, Macready von 174 Fällen 135 vor dem 5. Lebensjahr), und daß bei Hernien weiblicher Säuglinge nach Carmichael in 60% Adnexe als Bruchinhalt gefunden werden. Gewöhnlich ist freilich nicht der Eierstock allein verlagert; der Eileiter kommt meist mit (nach Daniel 10mal unter 21 Fällen) und liegt dann tiefer und medial; selbst das Gebärmutterhorn kommt mit oder bleibt nicht weit vom inneren Leistenring liegen. Seltener findet sich ein Eileiter allein (Pfannenstiel, Langemak, Schoeller, Vogel u. a.) mitunter sogar nur das Mittelstück desselben im Bruchsack (Lucksch bei Hermaphroditen, Birmann). Endlich möchte ich noch den von Noetzel besonders betonten Umstand hervorheben, daß weibliche Leistenhernien das runde Mutterband manchmal zwar unversehrt zeigen, in anderen Fällen aber in ganz inniger Verbindung mit dem Bruchsack, ja sogar derart in seiner Wand aufgefasert, daß eine Schonung des Bandes bei der Operation gar nicht möglich ist. Ohne in Einzelheiten eingehen zu können, möchte ich nur sagen, daß hier Wachstumsunterschiede zum Ausdruck kommen, die aus sehr früher Zeit des embryonalen Lebens stammen.

Die Entstehung angeborener Leistenbrüche ist noch wenig geklärt. Um das Verständnis des normalen Descensus testiculorum, das Vorbedingung ist für das Verstehen der Ovarialhernien, hat sich neuerdings Hj. Forssner bemüht. Er zeigt, daß das Ligamentum inguinale beim Manne schon in sehr früher Zeit viel breiter und lockerer gebaut ist als beim Weib und betont, daß diese Auflockerung und Verbreiterung gewissermaßen für den Hoden den Weg bahnt. Wir müssen dafür natürlich Ursachen, Abhängigkeiten suchen. Das Ganze fügt sich sinnvoll in den Gesamtplan bei der Entwicklung des Geschlechts. Ein ähnlicher Umbau im Lig. rot. uteri würde also gewissermaßen einen Mißgriff der Natur bedeuten, einen Übergriff in das Geschehen beim männlichen Geschlecht. Noetzels Befunde von Auffaserung des Bandes sind nur ein später morphologischer Ausdruck dafür. Die Fälle gehören, obwohl ihnen sonst gar nichts Zwitterhaftes anzusehen ist, doch im weiteren Sinne in die Gruppe der Zwitterbildungen.

Welche weiten Kreise an der Bauchwand diese Wachstumsstörungen treffen können, zeigt der Umstand, daß gelegentlich Teile der Harnblase, ja selbst ein Abschnitt des Harnleiters (in Form einer Schleife; Morono, Galassi) in der Wand des Bruchsackes gefunden werden, außerdem auch Teile des Coecum.

Der im Bruchsack liegende Eierstock hat meist überdurchschnittliche Größe, gewöhnlich sehr dicke Albuginea und Eizellen, die zwar Follikel bilden, aber anscheinend selten voll ausreifen können. Das letztere läßt sich freilich nur an Erwachsenen gut feststellen, wenn Überreste einer Follikeltätigkeit nachweisbar sind. Beidseitige Eierstocksbrüche bedingen oft Sterilität, was bereits Olshausen bekannt war, allerdings nicht ausnahmslos, wie die Schwangerschaften bei Beigel und Mackeig beweisen.

In einigen Fällen ist innerhalb des Bruchsackes Eileiterschwangerschaft beobachtet worden. Es ist anzunehmen, daß das Ei von dem Eierstock derselben Seite stammt (Daniel, Widerstein). Der Eierstock kann also voll leistungsfähig sein.

In seltenen Fällen waren beide Eierstöcke und beide Eileiter in denselben Leistenbruch verlagert (Rowley). Ob es sich hier um dasselbe handelt wie bei der Ectopia testis transversa, also um eine tiefgreifende Entwicklungsstörung der ganzen Genitalplatte und Fehlen der Gebärmutter, vermag ich nicht festzustellen.

A. Marconi hat seinen Fall, in welchem die Basis der Keimdrüse im Bruchsack selbst festgesessen war, in Analogie mit den Gleitbrüchen des Dickdarmes geradezu als Gleitbruch des Eierstockes bezeichnet, und tritt dafür ein, diese Fälle grundsätzlich abzutrennen von jenen, in welchen die Haftfläche der Keimdrüse noch in der Bauchhöhle bleibt. Diese Trennung ist zweifellos berechtigt, schon wegen der praktischen Auswirkung auf die Operation. Eine Erklärung der Genese ist allerdings mit dem Namen Gleitbruch noch nicht gegeben; genetisch dürften beide sehr nahe verwandt sein.

Die Klinik der Eierstocksbrüche ist vorwiegend dadurch belastet, daß ein solcher Bruch schon in recht früher Kindheit auftritt. Mindestens sind es meist junge Menschen, die zur Operation kommen. Noetzel ist es in seinem Arbeitskreis aufgefallen, daß in letzter Zeit weibliche Leistenhernien bei Schulkindern sich überhaupt häufen. Er führt das wohl mit Recht auf die schulärztlichen Untersuchungen zurück. Vielleicht macht sich nebenbei schlechtere Ernährung als unterstützender Umstand geltend.

Gerade Eierstocksbrüche werden sehr bald nach dem Auftreten dem Arzt bekannt, weil der oft nur schwer oder nicht mehr zurückzubringende Bruch Schmerzen macht. In der ersten Zeit vorwiegend Druckschmerzen, später, wenn die Menstruation einsetzt, mit dieser verbundene Zu- und Abnahme der spontanen Schmerzen und der Größe des Bruches. Es wird das Gehen, es wird die Arbeitsfähigkeit beeinträchtigt. Die beim Gehen, beim Laufen zustande kommenden Lageveränderungen erleichtern Stieldrehungen, die bis zu völliger Nekrose des Organs gedeihen können. Das Krankheitsbild gleicht durchaus dem einer irreponiblen, incarcerierten Hernie, mit dem gelegentlich bedeutsamen Unterschied, daß Darmschall nie nachweisbar ist. Netz scheint zwar in der Hälfte der Fälle im Bruchsack gefunden worden zu sein, Darmschlingen kaum je.

Auch Hämatome des Eierstockes machen ähnliche, wenn auch weniger stürmische Erscheinungen.

Von sonstigen Veränderungen sei erwähnt, daß Geschwulstbildung im Eierstock als nicht gerade selten angegeben worden ist (Daniel); meist dürften es Cysten kleineren Umfanges sein. Eiterung in einer Pyosalpinx ist aber auch beobachtet worden. Blot und Schultze-Vellinghausen haben (bei Hermaphroditen) ziemlich große Parovarialcysten neben dem sonstigen Inhalt im Bruchsack gefunden.

Die Behandlung kann nur operativ sein. Bei Einklemmung ist die Operation sogar sehr dringlich. Begreiflicherweise kommen solche Fälle fast ausschließlich in die Hand des Chirurgen, weshalb das Interesse und auch die Kenntnis des Zustandes bei Frauenärzten gering ist.

Bei der Operation wird man trachten müssen, soviel als möglich von den Organen zu erhalten; ein Grundsatz, der noch viel zu sehr mißachtet wird. Nekrose oder Eiterung erfordert natürlich radikales Vorgehen; aber bloße Stauung nach Stieldrehung kann vollkommen verschwinden. Cysten, etwaige Teratome soll man ausschälen und das Bett im Eierstock in sich vernähen. Eine Frage für sich ist es, ob eine Reposition dann möglich ist, wenn die Haftfläche (Keimleiste) des Eierstockes dem Bruchsack selbst angehört. Bei mäßiger Ausdehnung derselben ist vielleicht Umschneidung, vorsichtige Ablösung mit tiefem Bindegewebslager (wegen der Gefäße) und Zurückschieben in die Bauchhöhle, wo die Basis durch Naht befestigt werden muß, möglich, vorausgesetzt, daß die Zugänglichkeit der Bauchhöhle, wenn nötig durch Spaltung, so gestaltet werden kann. In allzuviel technische Künstelei wird man sich jedoch besser nicht einlassen.

Nach Versorgung des Inhaltes kommt die Versorgung der Bruchpforte selbst nach geltenden chirurgischen Grundsätzen.

Schrifttum.

Aschoff, L., Cystisches Adenofibrom der Leistengegend. Mschr. Geburtsh. **9**, 25 (1899). — *Assmann*, Z. Fleisch- u. Milchhyg. **10**, 268 (1900). — *Beigel, Hermann*, Pathologie der Unfruchtbarkeit. Braunschweig 1878. — *Birmann, A.*, Kasuistik der Adnexhernien. Wien. klin. Wschr. **1922**, 583. — *Blot*, Gaz. méd. Paris **1856**, 808. — *Brady, Leo*, Adenomyoma of the ves.-vag. septum and a supernumerary ovary. Bull. Hopkins Hosp. **36**, 266 (1925). — *Carmichael*, Hernia of the uter. adnexa. J. Obstetr., Juli **1906**, 10. — *Chiari*, Seltener Ovarialbefund (Ov. bipart.). Prag. med. Wschr. **1889**, Nr 50. Ovarialverdoppelung. Verh. dtsch. path. Ges. **1904**. — *Daniel, C.*, Leistenhernien. Beitr. Geburtsh. **18**, 312 (1913). — *Engström, O.*, Überzählige Ovarien. Mschr. Geburtsh. **3**, 13 (1896). — *Fischel, A.*, Lehrbuch der Entwicklungsgeschichte des Menschen. Berlin-Wien: Julius Springer 1929. — Entwicklung der Keimdrüse. Z. Anat. **1930**. — *Forssner, Hjalmar*, Descensus der Geschlechtsdrüsen des Menschen. Acta gynaek. scand. **7**, 379 (1928). — *Frank, R. T.*, Papill. cystad. in a supernum. ov. Surg. etc. Jan. **1909**, 1. — *Frankl, O.*, Cystis parovarii papillaris. Zbl. Gynäk. **1918**, 307. — *Frey, Hugo*, Gibt es papilläre Ovarialcysten? Inaug.-Diss. Heidelberg 1910. — *Funke*, Dermoide der Bauch- und Beckenhöhle. Beitr. Geburtsh. **3**, 101 (1900). — *Galassi, L.*, Ureterhernie. Ref. Zbl. Chir. **1908**, 721. — *Gérard, G.*, Variations d'orig. des artèr. etc. C. r. Soc. Biol. Paris **74**, 778 (1913). — *Grohe*, 3 Ovarien. Mschr. Geburtskde u. Frauenkrkh. **23**, 67 (1863). — *Helbing*, Extraperitoneale cystische Bauchtumoren. Dtsch. med. Wschr. **1901**, Nr 15. — *Heyrowsky, H.*, Zur Klinik der retroperitonealen Tumoren. Wien. klin. Wschr. **1908**, 185. — *Kermauner, Fr.*, Halban-Seitz, Handbuch der Biologie und Pathologie des Weibes, Bd. 3. 1924. *Kocks*, Drei Ovarien. Arch. Gynäk. **14** (1879). — *Kossmann*, in Martius Handbuch der Adnexorgane, Bd. 2. 1899. — *Langemak*, Brucheinklemmung von Adnexen im Säuglingsalter. Dtsch. Z. Chir. **109**, 195 (1911). — *Latzko*, Fibrom eines akzessorischen Ovariums. Zbl. Gynäk. **1916**, Nr 30. — *Liegner, B.*, Überzählige und akzessorische Ovarien und ihre Geschwülste. Zbl. Gynäk. **1921**, 1000. — *Loo, C. van de*, Bedeutung überzähliger Ovarien. Inaug.-Diss. Würzburg 1922. Ref. Zbl. Gynäk. **1923**, 1438. — *Lucksch*, Hermaphr. spur. masc. Z. Heilk. **21**, 215 (1903). — *Lungwitz, M.*, Sächsischer Veterinärbericht. 1895, S. 102. — *Marconi, A.*, Incarcerierter Gleitbruch des Ovariums. Wien. klin. Wschr. **1927**, 389. — *Martius, K.*, Persist. wahre Kloake usw. Frankf. Z. Path. **12**, 47 (1913). — *Menge, K.* u. *v. Oettingen*, Handbuch der Gynäkologie. Bd. 1. — *Meyer, R.*, Keimdrüsentumoren. Zbl. Gynäk. **1925**, 1248. — Studien zur Pathologie der Entwicklung, Bd. 2. 1914. — Embryonale Gewebseinschlüsse. Z. Geburtsh. **71**, 252 (1912). — *Mönch, G.*, Drittes Ovarium. Berl. klin. Wschr. **1918**, 857. — *Morono*, Ernia dell' uretere. Morgagni **1910**, 1. Ref. Zbl. Chir. **1910**, 589. — *Niederle*, Multiple heterotope Hodenentwicklung beim Schwein. Virchows Arch. **247**, H. 3 (1924). — *Noetzel, W.*, Weibliche Leistenhernien. Arch. klin. Chir. **157**, 623 (1929). — *Obalinski, A.*, Seröse, retroperitoneale Cysten. Wien. klin. Wschr. **1891**, Nr 39. Frommels Jber. **1891**, 542. — *Olshausen*, Krankheiten der Eierstöcke. Billroth-Lückes Handbuch, Bd. 1. 1886. — *Oudendal, A.*, Ein dritter Testikel als Darmanhang. Virchows Arch. **238**, 82 (1922). — *Pok, J.*, Acardius amorphus. Arch. Gynäk. **110** (1919). — *Rathke, H.*, Seltene Mißgeburten. Arch. f. Anat. **4** (1830). — *Rosthorn, A. v.*, Nothnagels Handbuch der speziellen Pathologie und Therapie (Chrobak-Rosthorn). — *Rowley, W. N.*, Leistenbruch mit beiden Eierstöcken und Eileitern als Inhalt. Amer. J.

Obstetr. **10**, 709 (1925). Ref. Ber. Gynäk. **9**, 821 (1926). — *Saenger*, Ovarium succenturiatum. Zbl. Gynäk. **1883**, 804. — *Schottlaender, J.*, Ovarium disjunct. Mschr. Geburtsh. **25**. — *Schultze-Vellinghausen*, Pseudoherm. masc. Zbl. Gynäk. **1898**, Nr 51. — *Schweitzer, B.*, Hochsitzende retroperitoneale Kystome. Mschr. Geburtsh. **52**, 171 (1920). — *Sippel*, Cystadenome vom 3. Ovarium. Mschr. Geburtsh. **31**, 379 (1910). — *Stolz, Max*, Geschwülste des überzähligen Eierstockes. Beitr. Geburtsh. **3**. — *Taglicht, F.*, Sirene. Virchows Arch. **230**, 525 (1921). — *Thaler, G.*, Ovarium tertium. Inaug.-Diss. Erlangen 1921 (Auszug). — *Vogel, M.*, Tuba Fallop. als einziger Inhalt einer Hernia inguinalis. Zbl. Gynäk. **1886**, 166. *Wassjutotschkin, A.*, Anomalie des Testikels des Frosches. Anat. Anz. **44**, Nr 8/9 (1913). — *Winckel, F. v.*, Pathologie der Sexualorgane in Lichtdruck, 1881.

Anhang.

Gewebsfehlbildungen im Eierstock.

Die mannigfachen histologischen Befunde, die im Eierstock schon erhoben worden sind, haben in diesem Handbuch durch J. W. Miller Besprechung gefunden. Sie werden uns heute aus der Anlage der Keimdrüse und ihrer Nachbarschaft teilweise verständlich, wenn wir auch über die tatsächliche Weiterentwicklung etwa von Marksträngen und Rete und über den Zweck derselben noch recht wenig wissen, und es auch sonst überall offene Fragen gibt.

Ergänzen möchte ich diese Darstellung, die sich auf epitheliale Bildungen erstreckt, durch einen ganz kurzen Hinweis auf Angaben über Befunde von mesodermalem Gewebe im Eierstock.

Schon Virchow und Vignard haben von quergestreifter Muskulatur im Eierstock berichtet. Eine Knorpelinsel hat Halban beschrieben; in Blastomen des Eierstockes ist Knorpel wiederholt gefunden worden; aber auch intraperitoneal sind eigenartige knorpelige Gebilde in der nächsten Umgebung der Eierstöcke nachgewiesen worden. Die Deutung dieser Vorkommnisse — die letzteren hatten klinisches Interesse, sie sind operativ entfernt worden — (R. Meyer) ist nicht leicht. Ich verweise auf R. Meyer und möchte nur für Knorpelbefunde im Gewebe des Eierstockes die Möglichkeit erwägen, daß im Sinne der Auffassung von A. Fischel das Mesoderm selbst Restpotenzen lebendig werden läßt, daß also Versprengung oder Metaplasie nicht angenommen werden muß.

Knochenbildung im Corpus luteum haben Pozzi und Bender beschrieben. Hier handelt es sich um pathologische Produkte, die mit Organfehlbildungen nichts zu tun haben.

Schrifttum.

Fischel, A., Lehrbuch der Entwicklungsgeschichte des Menschen. Berlin: Julius Springer 1929. — *Meyer, R.*, Knorpel und Knochen im Bereiche der weiblichen Geschlechtsorgane. Virchows Arch. **275**, 738 (1930). — *Miller, J. W.*, Handbuch der Gynäkologie, Bd. 1. S. 54. — *Pozzi* u. *Bender*, Ossification des Ovariums und der Tube. Rev. gynéc. **1912**, 18. Ref. Zbl. Gynäk. **1912**, 1487. — *Vignard*, Tum. sol. de l'ovaire à fibres striées. Bull. Soc. Anat. Paris **64**, 33. — *Virchow, R.*, Pathologische Neubildung von quergestreiften Muskelfasern. Würzburg. physik.-med. Ges. **1**, 189 (1850).

Die erworbenen Erkrankungen der Eierstöcke.

Alle oben besprochenen schweren Fehlbildungen der Eierstöcke mußte ich als Seltenheiten hinstellen, während leichte Kümmerformen und Übergänge zum Normalen wohl überall häufig, mindestens in einem merklichen Prozentsatz vorkommen. Dies ist anzuerkennen, obwohl die Natur im einzelnen Körper durch die geschützte Lage des Organs, durch die örtlichen Beziehungen zu der außerordentlich gefäßreichen Urniere für möglichst gesicherte Entwicklung gesorgt hat. Was das befruchtete Ei an Keimmaterial mitbekommt, das kann annähernd gesichert weitergegeben werden. Die Gefahren, die im intrauterinen Leben drohen, scheinen nicht allzu bedeutsam zu sein.

Mit dem Austritt aus dem Bannkreis des embryonalen Lebens steigen die Gefahren. Insbesondere drohen die Blastome, die in der Keimdrüse und besonders im Eierstock eine große Rolle spielen, oft genug auch das Leben der Trägerin zu vernichten. Eine große

Reihe von Gefahren für die ungehinderte Tätigkeit der Keimdrüse, die Eiabgabe, droht von Erkrankungen der Umgebung, auch dann, wenn die Erkrankung den Eierstock selbst nicht oder nur wenig ergreift (Verwachsungen). Im großen und ganzen bleibt jedoch der Eierstock selbst von späteren Erkrankungen, abgesehen eben von Blastomen, ziemlich verschont. Wir können fast von einer Armut an Krankheitsformen sprechen, und müssen auch hier wieder betonen, daß manche von den zu besprechenden Formen nur als Seltenheiten zur Beobachtung kommen.

In der Erörterung der Fragen soll etwa dieselbe Reihenfolge beibehalten werden, wie sie bereits Olshausen, A. Martin, Pfannenstiel festgelegt haben. Einige Vereinfachungen, einige Zusätze mögen davon Zeugnis ablegen, daß seither im Einzelwissen wie in Auffassungen Fortschritte zu verzeichnen sind.

Die sog. Neuralgien des Eierstockes.

Pfannenstiel stellt an die Spitze den Satz: „Schmerzen in der Eierstocksgegend sind eine häufige Erkrankung der Frauen und Mädchen." Die spärlichen Hinweise auf Schrifttum und seine eigene, höchst kritische Einstellung lassen jedoch sehr wohl erkennen, wie umstritten das Gebiet schon damals gewesen ist. Ein Grenzgebiet, auf dem Neurologen und Internisten dem neurologisch meist recht ungeschulten Frauenarzt ins Gehege kamen. Die anatomischen Arbeiten (Roith), die im Eierstock keine sensiblen Nervenfasern nachweisen konnten, machten die Annahme von Neuralgien sicher nicht leicht; aber Charcots Ruhm war überragend, und seine Ovarie ist lange Zeit übernommen und geglaubt worden, obwohl dieselbe „Ovarie", nach denselben Verfahren geprüft, bemerkenswerterweise auch bei Soldaten mit oft angestrengter körperlicher (Muskel-)Arbeit nachgewiesen worden ist (Steinhausen 88%).

Heute dürfte es kaum mehr einen Frauenarzt geben, der die „bohrenden, stechenden, nagenden, brennenden" oder „heimlichen" Schmerzen in der Leiste und in Hypogastrium als Neuralgie, Ovarialgie, Ovariodynie anspricht. Es sind das „olle Kamellen" für uns. Und wenn er es tut, so ist ihm soviel klar, daß die Diagnose unklar ist. Mag auch der Druckschmerz bei jeder Untersuchung gleich bleiben und der Befund am Organ stets negativ — das sind etwa die Forderungen, die an die Diagnose gestellt worden sind — so wird sich auf die Dauer niemand mit dieser Diagnose abfinden. Viel größer ist derzeit die Neigung der Ärzte, aus der Empfindlichkeit auf organische Veränderungen, insbesondere auf chronisch-entzündliche zu schließen. Solange sich diese Diagnose nicht anders auswirkt, als daß das Rüstzeug der Entzündungsbehandlung aufgefahren wird, mag die Sache hingehen; übler wird sie, wenn operiert wird. Es haben zwar selbst so kritische Ärzte wie Pfannenstiel, die über die Kastration bei solchen „Neuralgien" abgeurteilt haben, gelegentlich zu derselben gegriffen; manchmal mit dem Erfolg einer Besserung, manchmal ohne Erfolg; in anderen Fällen sogar mit baldiger ausgesprochener Verschlechterung; aber bei dem damaligen Stand der Frage war das begreiflich. Man glaubte trotz mancher Zweifel an die Neuralgie und an einen Zwang, das Organ abtragen zu müssen. Heute glaubt man nicht daran; um so mehr glaubt man an organische Veränderungen, und wenn die erwartete Entzündung nicht gefunden wird, so findet man Follikel; und wegen dieser ganz normalen Tätigkeit werden die Adnexe ausgerottet.

Ich übergehe die weiteren Staffeln in der Entwicklung der ganzen Frage und verweise auf die Darstellung von J. Novak. Aus den Headschen Zonen hat sich über die Druckpunktlehre von Cornelius und von Kyri, über die Prüfung des Gleichstromwiderstandes der Haut durch H. Albrecht schließlich die Lehre Mackenzies von den viscerosensorischen Reflexen entwickelt, welcher zuletzt Novak noch die viscerovasomotorischen Reflexe zugefügt hat. Obwohl manche von diesen Auffassungen über den Kreis des Erfinders kaum hinausgekommen sind, und nur die Headschen Zonen und die Lehre von Mackenzie etwas mehr Aufmerksamkeit erregt haben, sind sie doch als Staffeln der Entwicklung bemerkenswert, da sie uns von der organlokalistischen Auffassung befreien wollten.

Die neuere Zeit hat noch andere Wege gesucht, Zusammenhänge zu finden oder überhaupt andere Ursachen für die Schmerzen verantwortlich zu machen. Es war damit grundsätzlich in die alte Festung der Organbetrachtung Bresche gelegt worden. Das größte Verdienst daran können die Röntgenärzte in Anspruch nehmen. Bis zu einem gewissen Grade ist auch die Chirurgie daran beteiligt.

Von Seite der Chirurgie ist der Hinweis auf die Appendicitis zu buchen, für welche Druckpunkte (Mac Burney, Lanz) dem Ovariepunkt recht nahe stehen und oft schon zu Fehldiagnosen Anlaß gegeben haben — nach beiden Richtungen.

Clairmont hat einiges Aufsehen erregt durch die Mitteilung, daß sich in chirurgischem Material unter den als „Appendicitis" Eingewiesenen 26% Fehldiagnosen finden. F. Engelmann konnte die Zahl der Fehldiagnosen bei ausschließlich weiblichem Krankenmaterial auf 37,2% erhöhen. Er hat sehr recht mit seiner Meinung, daß die Ärzte solche Kranke nicht mit der Angabe: sicher oder „wahrscheinlich" Appendicitis, sondern „möglicherweise" Appendicitis einweisen sollten.

Von Seite der Röntgenärzte ist das Streben zu nennen, mittels der Röntgenaufnahme am Knochengerüst, an den Gelenken oder an anderen Orten Veränderungen aufzudecken, welche die Schmerzen erklären könnten. Mit der Zahl der Ärzte und mit der Zahl der Aufnahmen haben sich tatsächlich Befunde gehäuft. Es sind „Beckenflecke" gefunden worden, die als Phlebolithen, als verkalkte Lymphknoten, wohl auch als Kalkherde in Schleimbeuteln der Muskulatur anzusprechen waren. Mehr Beachtung hat man 3 Gruppen von Knochenveränderungen geschenkt.

Eine große Rolle spielt zum Teil heute noch der gelegentliche röntgenologische Nachweis einer Spina bifida occulta am Bogen des 5. Lendenwirbels. Die Sitzungsberichte haben oft diesbezügliche Mitteilungen gebracht — eingehendere Nachweise erübrigen sich, da ich diese Sache für erledigt halte — man konnte sich recht gut vorstellen, daß mit dieser angeborenen Knochenanomalie eine Minderwertigkeit der entsprechenden Nerven, eine größere Krankheitsanfälligkeit derselben verbunden war; aus der Annahme einer Neuralgie drohte die Annahme einer Neuritis.

Noch größere Beachtung haben die Assimilationsbecken gefunden, die man bei Gelegenheit der Röntgenaufnahme entdeckt hat; vor allem die asymmetrischen Assimilationen. Ein solches Bild hat, wie ich das an mir selbst erlebt habe, gewissen suggestiven Einfluß auf den Beobachter; um so mehr, wenn man an den Gelenkverbindungen Zeichen einer Arthritis (Arthrose) findet. Ich nenne hier vor allem Martius. Es ist verständlich, wenn man nach endgültigem Versagen jeder Wärme- und Reizbehandlung sich dazu entschlossen hat, umständliche operative Eingriffe zu wählen, um diese Knochen und Gelenke abzutragen. Die Erfolge waren aber trügerisch, haben auf die Dauer nicht standgehalten;

so wenig wie die der seinerzeitigen Entfernung des Eierstockes. Meine Ansicht geht jetzt dahin, daß der Körper der Frau auch bei Fehlern in der Assimilation einer durchschnittlichen Belastung gewachsen ist. Für die Beschwerden müssen andere Ursachen gesucht werden. Da sich so oft die schon bei Pfannenstiel verzeichnete Beobachtung wiederholt, daß körperliche Anstrengung zu Verschlimmerung der Beschwerden führt, haben wir unsere Aufmerksamkeit den angeborenen und erworbenen Ptosen zugewendet. Insbesondere waren es Fälle, die nach einem Sturz, einem Trauma oder nach einer Geburt hochgradige Beschwerden hatten, oft jahrelange Beschwerden, deren Untersuchung uns einen Weg gezeigt hat. Die Röntgenbilder des Beckens und der Wirbelsäule zeigten, wie hier nur andeutungsweise ausgeführt werden kann, Zeichen von Arthritis an den verschiedensten Wirbelgelenken bis zur Verklammerung der Gelenkenden durch neugebildete Knochenspangen; sie zeigten Aufrauhungen und Unregelmäßigkeiten an den Rändern der Beckenknochen, wo nur Muskelansätze in Betracht zu ziehen waren; sie zeigten endlich Lockerungen von Beckengelenken, insbesondere der Articulatio sacro-iliaca, und als Folgezustand eine Drehung des ganzen Beckens in der aufrecht stehenden Frau, mit der alltäglich zu sehenden Folge, daß solche Frauen nur mit hohlem Kreuz und stark gekrümmter Wirbelsäule aufrecht zu stehen imstande sind. Diese Erscheinung des hohlen Kreuzes ist so verbreitet, und bei dem langen Rumpf und der Länge der Lendenwirbelsäule der Frau so auffallend, daß man sie fast als ein Geschlechtsmerkmal auffassen könnte. Sie ist aber ausgesprochen pathologisch. Genaues Studium solcher Fälle hat gezeigt (Seitenaufnahme des Beckens), daß diese Drehung am Kreuzbein selbst außerordentlich deutlich festzustellen ist. Jungmann konnte den Winkel zwischen einer durch die Mitte des Kreuzbeins gezogenen Linie und der Horizontalebene messen. Seine Versuche, diese Winkelstellung durch einen besonders gebauten festen Beckengürtel wieder zur Norm zurückzuführen, hatten nun nicht nur rein mechanisch vollen Erfolg. Die fortlaufende klinische und röntgenologische Beobachtung dieser Frauen — ihre Zahl ist jetzt schon sehr groß — berechtigt uns dazu, heute nicht nur zu bestätigen, was bereits Pfannenstiel gesagt hat: daß der Schmerz sehr oft in den Bauchdecken sitzt, sondern diese Angabe nach zwei Richtungen zu erweitern.

In einer Reihe von Fällen sind die Bauchdecken sehr stark hypertonisch eingestellt. Die Frauen können selbst im Liegen mit aufgestellten Beinen ihre Bauchmuskeln nicht gehörig entspannen. Steigert sich das, so wird aus dem hypertonischen Muskel ein dauernd spastisch kontrahierter, und dieser schmerzt und ist druckempfindlich.

In einer noch größeren Reihe von Fällen ist aber kein Spasmus der Bauchmuskeln vorhanden; oder er mag vorhanden gewesen sein, ist aber seither geschwunden; vielfach sind das Frauen, die Bauchmieder getragen haben. Die Bauchwandmuskulatur ist jetzt zur Hypertonie nicht mehr fähig, sie ist schlaff, wenn nicht geradezu atrophisch geworden. In solchen Fällen tritt — und das ist ein neuer Punkt, der hier Bedeutung gewinnt — der Musc. psoas, weiter auch der Erektor trunci (mit seinem so sehr bezeichnenden Namen) schließlich die ganze Rückenmuskulatur ein, um die Aufrechterhaltung des Körpers zu gewährleisten. Es folgt auch hier auf die anfangs nur hypertonische Einstellung eine Art von Dauerspasmus des Psoas. Ein sehr großer Teil der Fälle von Schmerzhaftigkeit bei tiefem Eindrücken beiderseits neben der Wirbelsäule, manchmal auch dazu auf der Darmbeinschaufel (Innenfläche, das ist Musc. iliacus) ist dadurch bedingt.

Es ist das ein Teilbild aus dem großen, umfassenden, grundlegenden Krankheitsbild der statisch-dynamischen Dekompensation nach Jungmann.

Der Name Ovarie oder Ovarialneuralgie ist somit gar nicht am Platze. Wir können ihn als geschichtlich gewordenen Begriff vollkommen entbehren.

Auf das Krankheitsbild der statisch-dynamischen Dekompensation, die in Zukunft in der Gynäkologie mehr Beachtung verdient, einzugehen, ist hier nicht der Ort. Ich will nur in ganz kurzen Zügen einige Hauptpunkte herausgreifen.

Die Vielgestaltigkeit gibt sich schon darin kund, daß viele unserer Kranken wiederholt, 4—7mal, ja bis 17mal laparotomiert worden sind in den verschiedensten Anstalten. daß manche schon dauernd invalid geschrieben waren und dennoch immer wieder die Krankenhäuser aufsuchten. In schwersten Fällen ist wiederholt schon multiple Sklerose, bei Knochenverkrümmungen nach vorausgegangener Halisterese auch Osteomalacie angenommen worden, wenn sich die spastischen Zustände auf die ganze Körpermuskulatur erstreckt haben. In leichteren Fällen ist die Therapie zwar mitunter recht langwierig, aber durchaus erfolgreich. Schonung, Ruhe, Sorge für Muskelentspannung, Zwerchfellatmung, Massage der spastischen Muskulatur (mitunter war Massage der ganzen Körpermuskulatur in Narkose notwendig gewesen) und sorgfältiges, dauernd kontrolliertes Anlegen eines festen Beckengürtels nach Jungmann hat unsere Fälle, die wir zum Teil nach alter Art hätten als Ovarie bezeichnen müssen, dauernd beschwerdefrei gemacht, ohne jede etwa am Eierstock angreifende Behandlung.

Diese Erfolge beweisen nebenbei auch, daß man in solchen Fällen weder von chronischer Eierstocksentzündung, noch von neuropathischer Veranlagung sprechen kann; letzteres betone ich besonders, da eine solche Veranlagung für die Diagnose „Ovarie" gewissermaßen Voraussetzung war. Daß die Frauen durch die ständigen Schmerzen und die schließliche Arbeitsunfähigkeit nervös werden, ist durchaus begreiflich; die Nervosität schwindet aber ganz von selbst in kürzester Zeit, wenn man die Schmerzen beseitigt. Weder Nervina, noch Vesicantia, weder Einreibungen noch Derivantia sind notwendig; Bäderbehandlung in milder Form unterstützt die Behandlung; man kann aber sehr gut ohne sie zum Ziel kommen, sofern es nicht gerade schwerste Fälle sind. Tonisierungen der Muskulatur durch Klopfmassage mit elektrischen Apparaten wenden wir nebenbei gelegentlich an, den Allgemeinzustand suchen wir bei sehr abgemagerten anämischen Frauen für sich zu behandeln, durch Recresal, Phytin, Arsenpräparate; für das Leiden selbst erwarten wir jedoch nicht davon, sondern von der Schonung, Entspannung der Muskulatur und nachheriger Sorge für richtige Einstellung des Skelets und möglichste Erleichterung der Muskelarbeit eine Heilung.

Pfannenstiel macht am Schlusse dieses Abschnittes die Bemerkung, daß das Schrifttum des Auslandes eine Fülle von Einzelmitteilungen bringt, die unter anderem über Heilung von hartnäckiger Verstopfung oder von Abführen, von schwerer nervöser Colitis durch Entfernung des „erkrankten" Eierstockes usw. berichten. Er denkt an suggestive Beeinflussung bei hysterischen Frauen.

Der Name „Hysterie" hat seither viel an Ansehen eingebüßt. Man spricht gerade noch von hysterischem Symtomenkomplex. Ich kann dieser Deutung Pfannenstiels entgegenhalten, daß uns solche Angaben seit Durchführung der Schonungs-, Massage- und Gürtelbehandlung etwas ganz Gewohntes sind, ja daß wir noch mehr wissen: Fluor, der jahrelang unbeeinflußbar war, schwindet, Menorrhagien werden zur Norm zurückgeführt. Es sind das alles offenbar Betriebsstörungen der Gebärmutter, die durch die Umstellung des Körpers behoben werden; Betriebsstörungen des Darmes, bzw. solche der Harnblase (häufiger Drang zum Urinieren u. a.) werden damit ebenso behoben. Ich glaube, daß auch die genannten postoperativen „Erfolge" in ähnlicher Weise zu deuten sind; es war nicht die Entfernung des Eierstockes, sondern die 10—14tägige oder noch längere Ruhelage und Muskelentspannung nebst der postoperativen Schonung, welche diese Betriebsstörungen gebessert hat.

Als diagnostischer Kunstgriff, den Muskelschmerz nachzuweisen, empfiehlt sich in Zweifelsfällen das Verfahren von Halban: während der Untersuchung den Oberkörper rasch, mit einem Ruck heben zu lassen; ein gleichzeitiger Druck auf den Muskel löst den der Frau lange bekannten Schmerz aus. Allerdings muß man sich hüten, eine akute Appendixerkrankung zu übersehen, bzw. muß bei Verdacht auf solche von dieser Art von Prüfung besser ganz abgesehen werden.

Schrifttum.

Albrecht, H., Bedeutung des Ileosakralgelenkes für die statischen Kreuzschmerzen. Arch. Gynäk. **134**, 439 (1928). — *Engelmann, F.*, Kann die Differentialdiagnose Appendicitis und weibliche Unterleibserkrankung gebessert werden? Münch. med. Wschr. **1930**, 1441. — *Halban, J.*, Beitrag zur abdominalen Diagnostik. Zbl. Gynäk. **1920**, 969. — *Jungmann, M.*, Kreuzschmerzen bei statisch-dynamischer Dekompensation. Wien. klin. Wschr. **1928**, Nr 15. — Senkrumpf und Plattrumpf. Wien. klin. Wschr. **1928**, Nr 31. Theorie der statisch-dynamischen Dekompensation. Wien. klin. Wschr. **1929**, Nr 21/24. — *Kermauner, Fr.*, Kreuzschmerzen. Wien. klin. Wschr. **1927**, Nr 1. — Gynäkologische Orthopädie? Wien. klin. Wschr. **1930**, Nr 1. — *Kyri*, Beziehungen des Sympathicus zum Nervensystem. Gynäk. Kongr. Breslau **1893**. — *Mackenzie*, Krankheitszeichen und ihre Auslegung. Würzburg 1911. — *Martius, H.*, Gynäkologische Orthopädie. Zbl. Gynäk. **1929**, 1938. — Umbauformen der unteren Wirbelsäule. Arch. Gynäk. **139**, 581 (1930). — *Novak, J.*, Beziehungen zwischen Nervensystem und Genitale. Halban-Seitz, Handbuch der Biologie und Pathologie des Weibes, Lief. 41, Bd. 5, 4. Teil, S. 1369. 1928. — *Pfannenstiel*, Veits Handbuch für Gynäkologie, 2. Aufl. Bd. 4, 1. Teil. — *Roith, O.*, Anatomie und Physiologie des Nervensystems des Uterus. Mschr. Geburtsh. **25**, 119. — Anatomische und klinische Bedeutung der Nervengeflechte im Becken. Arch. Gynäk. **87**, H. 3 (1907). — *Steinhausen*, Physiologische Grundlagen der hysterischen Ovarie. Dtsch. Z. Nervenheilk. **19**, 369.

Lageveränderungen der Eierstöcke.

Die Lage des Eierstockes ist trotz der eigenartig schmalen Basis des Organs eine so beständige (vgl. Miller im 1. Band), daß man für Zwecke der Strahlenbehandlung sich nur an ein bestimmtes Schema zu halten braucht, um die Strahlen an die richtige Stelle in die Tiefe des Beckens zu bringen. Bekannt sind jedoch auch Verlagerungen des Eierstockes. Teilweise habe ich solche schon bei den Fehlbildungen besprochen (S. 32). Andere Formen müssen noch erwähnt werden.

Zunächst kurz die Verlagerungen durch besondere Veränderungen der Umgebung.

Praktisch kommen wohl nur Myome der Gebärmutter und in selteneren Fällen intraligamentäre Blastome, die vom Becken ausgehen, in Betracht. Und auch ihre Bedeutung beschränkt sich auf ein recht bescheidenes Interesse für den Operateur, und auf etwas mehr Interesse für den Röntgenarzt.

Die Röntgenbestrahlung wird bei großen Myomen oder Beckengeschwülsten — sofern hier überhaupt eine genauere klinische Diagnose gestellt werden konnte — erschwert, bzw. sie wird praktisch ausgeschaltet, weil die Lage des Eierstockes nicht bestimmbar ist. In der Anfangszeit der Strahlenbehandlung sind Versuche in dieser Richtung gemacht worden; sie sind oft mißlungen. Heute verzichtet man fast allgemein auf Bestrahlung, sobald die Geschwulst Nabelhöhe erreicht hat.

Die operative Technik wird nur insoferne beeinträchtigt, als es bei hochgradiger Ausziehung der Ligamente recht oft nicht möglich ist, den Eierstock bei der Operation zu erhalten. Seine Gefäße könnten zwar geschont werden; aber wenn die Unterlage bis weit über den äußeren Pol der Keimdrüse abgelöst werden mußte, besteht in dem darunterbleibenden Hohlraum die Gefahr von Sekretstauung; die geringste, sonst bei glatter Wunde vielleicht ganz bedeutungslose Infektion kann großes Unheil zur Folge haben. Man wird solche Eierstöcke unbedingt abtragen.

Der Ausweg, den Eierstock in Teilstücken unter die Bauchdecke einzupflanzen, bleibt natürlich immer; doch müssen wir die Hoffnung, damit für den Ausfall einen Dauerersatz zu schaffen, heute ziemlich aufgeben. Es wird nur ein Hormondepot gesetzt, das nach einiger Zeit meist restlos verbraucht ist und jede weitere Leistung einstellt.

Verlagerungen der Eierstöcke durch schrumpfende Exsudate der Beckenhöhle sind nie so hochgradig, daß man davon besonders sprechen müßte. Sie sind auch für die Röntgenbehandlung unbeachtlich.

Mehr Bedeutung haben die Hernien, die Ptosen und die Verlagerungen durch Stieldrehung.

1. Hernia ovarii.

Über die angeborenen Eierstocksbrüche, die wohl ausnahmslos Leistenbrüche sind, vgl. S. 40. Ich habe dort auch einige Zahlen über ihre Häufigkeit gebracht. Diese Zahlen mögen leicht irreführen. Tatsächlich ist ihr Vorkommen recht selten. Noch entschieden seltener sind jedoch die erworbenen Eierstocksbrüche, die erst in vorgeschrittenem Alter auftreten. Die Zahl der Mitteilungen im Schrifttum scheint damit in Widerspruch zu stehen. Aber wenn wir erwägen, daß der Befund jedesmal etwas Auffälliges an sich hat, daß auch die klinischen Erscheinungen oft genug sehr einprägsam sind, und uns weiter vorstellen, daß nur jeder zehnte, meinetwegen jeder hundertste Jünger der Chirurgie seinen ersten mitbeobachteten oder gar selbstoperierten Fall mitteilt, so können wir verstehen, daß schon in einem Jahr die Zahl der mitgeteilten Fälle eine beträchtliche sein mag. So hat J. H. Nicoll in 6 Jahren 39 Fälle bei Kindern operiert; Wakeley berichtet über 25 Operationen aus einem Zeitraum von 11 Jahren, davon 22 Leistenhernien, 3 Schenkelhernien; die Mehrzahl bei Kindern unter einem Jahre.

Die meisten Fälle werden begreiflicherweise von Chirurgen gefunden. Der Frauenarzt hat nur zufällig einmal Gelegenheit, einen Eierstocksbruch zu operieren.

Die überwiegende Mehrzahl der mitgeteilten Beobachtungen betrifft angeborene Hernien des Eierstockes. Zum Teil ergibt sich das aus dem jugendlichen Alter der Kranken, zum Teil aus dem Befund. Wenn die Adnexe mit ihrer ganzen Basis in der Wand des Bruchsackes verankert erscheinen, wenn noch dazu ein Horn der Gebärmutter daneben liegt, oder der Eileiter unterbrochen erscheint (de Snoo), dann kann an der Fehlbildung kein Zweifel bestehen. Aber auch einfachere Formen lassen sich als solche erkennen. W. Noetzel hat darauf hingewiesen, daß bei den erworbenen Leistenhernien der Frau das runde Mutterband stets vom Bruchsack glatt abgelöst werden kann, daß es dagegen bei den angeborenen Hernien mit in die Wand aufgenommen, unlösbar verschmolzen, oft sogar in der Wand aufgefasert erscheint, und daß in solchen Fällen die extraperitoneale Fortsetzung des Bandes überhaupt nicht mehr darstellbar wird. Daß sie ganz fehlt, wie Noetzel meint, ist wohl nicht anzunehmen; aber daß man sie nicht mehr als festeres Band auslösen kann, das habe ich selbst gelegentlich gesehen.

Mittels dieses Kennzeichens lassen sich demnach angeborene und erworbene Leistenbrüche trennen.

Der in den Bruchsack verlagerte Eierstock ist stets groß, enthält Follikel, und wenn er mechanisch beschädigt worden ist, auch Blutherde und Ödem. Blastome der verschiedensten Art sind gelegentlich gefunden worden, doch soweit ich das überblicken kann, meist nur bei angeborenem Bruch (so ein angeblicher Zylinderzellenkrebs bei Horand und Fayol; beidseits Krebs bei Guersant).

In einem von Carstens mitgeteilten Fall war der schon seit Jahren bei der 39jährigen Frau bestehende Bruch gleichzeitig mit dem Wachsen einer Geschwulst im Bauch verschwunden. Bei der Operation erwies sich die Geschwulst als eine fast 3 l fassende Cyste. Der Eileiter, das Mutterband, ein Rest des Eierstockes selbst lagen noch im offenen Leistenkanal und wurden von innen her in die Bauchhöhle zurückgeholt, der Bruchsack von innen vernäht.

Bei erworbenen Brüchen wird nach Olshausen der Eierstock oft allein im Bruchsack gefunden, ohne Eileiter. Beweis ist das allerdings nicht für Erworbensein des Bruches; so wenig wie das Vorkommen des Eileiters allein oder etwa einer eingeklemmten gestielten Hydatide allein (Penkert) als Beweis für angeborenen Bruch verwertet werden kann. Moores Fall, cystisch veränderter Eierstock allein im Bruchsack, auf der anderen Seite offener Leistenring, würde z. B. als erworben gelten können, da die Beschwerden mit 13 Jahren eingesetzt haben; aber die Angabe, daß die Familie zahlreiche Hernien aufweist, spricht deutlich im Sinne der Anlage.

Beschwerden können bei Eierstocksbrüchen ganz fehlen; sie sind jedoch meist nicht unbedeutend. Jede stärkere Bewegung kann Schmerzen auslösen. Besonders die prämenstruelle Schwellung, der Follikelsprung, die Anschoppung zur Zeit der Ausbildung des gelben Körpers verursacht oft sehr starke Schmerzen, die nach einer Angabe von Englisch bei Lagerung auf die gesunde Seite noch verstärkt werden. Vor allem droht jedoch die Gefahr einer Stieldrehung und einer Einklemmung.

Auch diese Ereignisse sind sehr selten. An Stieldrehungen hat Damianos 1905 15 Fälle zusammengestellt. Einen Fall bei einem 10 Wochen alten Mädchen hat O. Fischer beschrieben. Wie diese Drehung zustande kommt, ist nicht leicht zu erklären. Die Annahme von J. Schnitzler, daß der Eierstock in einer schraubenartigen Bewegung durch den Leistenkanal tritt und mit dem vollendeten Austritt die Drehung bereits gegeben ist, mag für manche Fälle gelten; für andere wird Sellheims physikalische Theorie, vielleicht sogar Payrs hämodynamische Theorie vorzuziehen sein. Einzelheiten der genau aufgenommenen Vorgeschichte werden sich für die eine oder andere Auffassung verwerten lassen; etwa allmähliches Wachsen ohne viel stürmische Erscheinungen wie bei Fischer für die Annahme Schnitzlers, plötzliches Einsetzen nach Gehen, Laufen, Tanzen, nach Arbeit für die Sellheims.

Damit ist bereits zum Ausdruck gebracht, daß das Krankheitsbild nicht immer ganz gleich sein muß. Bei Stieldrehung wie bei Incarceration gibt es manchmal ein recht schweres Bild, mit peritonealen Erscheinungen, Übelkeit, Erbrechen, Meteorismus. Zum

Unterschied von einem richtigen Ileus bleibt die Darmtätigkeit zunächst nur leicht gestört und kann trotz Fortdauer des Zustandes wieder in Gang gebracht werden.

Die Angabe, daß bei beidseitigem Eierstocksbruch Sterilität die Regel ist, gilt wohl nur für angeborenen Bruch mit Fehlbildungen im ganzen Genitale (rudimentärer Uterus bicornis u. ä.). Erworbene Eierstocksbrüche sind auch bei Frauen gesehen worden, die mehrfach geboren hatten; und S. 41 habe ich bereits Schwangerschaft, selbst Eileiterschwangerschaft dabei erwähnt.

Neben den Leistenbrüchen des Eierstockes kommen andere Formen von Verlagerung des Eierstockes in einen Bruchsack sehr selten vor. Ich erwähne, daß nach einer Zusammenstellung von Andrews auf 88 Leistenbrüche 5mal Schenkelbrüche, 4mal Hernia obturatoria und 2mal Hernia ischiadica beobachtet worden sind. Sie werden alle als erworben angesehen. Der Schenkelbruch ist sogar beidseitig angetroffen worden (Otte). Die tiefen Verlagerungen werden uns aus vereinzelten besonderen Taschenbildungen im Beckenbauchfell verständlich, wie sie von Wertheim oder von Herrmann beschrieben worden sind.

Die Neigung zur Ausbildung dieser verschiedenen Brüche steigt mit dem Alter und mit dem Aufbrauch der Gewebe, und damit der Minderung ihrer Widerstandskraft gegen den gleichmäßigen abdominalen Druck. Belege dafür geben uns besonders solche Fälle, in welchen nach Verschluß der einen Bruchpforte sich gewissermaßen zwangsläufig eine andere öffnet. Wiederholt habe ich das schon gesehen. Nach Operation eines Nabelbruches entsteht z. B. ein Prolaps. Kaum ist dieser durch Plastik beseitigt, tritt der Leistenbruch aus. In besonders hochgradigen Fällen bilden sich schließlich an den verschiedensten Stellen der Bauchfascie Lücken aus, die wieder zur Bildung ganz unregelmäßiger Bauchbrüche führen können. Ein sehr lehrreiches Präparat solcher Bauchwand hat Hantsch abgebildet.

Eine solche Lücke, eine Hernia supravesicalis dürfte es gewesen sein, durch welche der ein multiloculäres Blastom entwickelnde Eierstock, unter die Bauchhaut ausgetreten, gefunden worden ist (Cullen). Ein italienischer Autor (Name und Zitat habe ich verloren) hat ein am Eierstock gestielt aufsitzendes, großes, fast ganz verflüssigtes Fibrom ebenso in die Bauchdecke verlagert gefunden.

Die Erkennung des Eierstocksbruches hat ihre großen Schwierigkeiten. Es ist ein uralter Erfahrungssatz der Chirurgen, daß man bei der Bruchoperation stets auf Überraschungen gefaßt sein muß, was gleichbedeutend ist damit, daß die Diagnose eben unzulänglich ist. Abgesehen vom Sitz, der Größe, der Form der Schwellung wird der leere Perkussionsschall (Darm ist selten dabei) und vor Allem die Angabe über Anschwellen vor der Periode zu beachten sein. Die Tatsache, daß die Gebärmutter selbst nach der kranken Seite verzogen ist, kann die Annahme stützen. Neben den verschiedenen Darm- und Netzbrüchen kommt die ebenfalls nicht häufige Hydrocele, kommen ferner Myome des runden Mutterbandes und vor allem die Adenomyosis oder Adenofibrosis desselben in Betracht; letztere deshalb wichtig, weil sie ebenfalls menstruelle Schwankungen und Schmerzen aufweist. Verhältnismäßig häufig ist der Eileiter allein angetroffen worden; selbst alte Pyosalpinx; in einem Fall eine langgestielte Hydatide (Penkert). Lipome, große thrombosierte Varixknoten, Senkungsabscesse, Lymphknotenerkrankungen (insbesondere metastatische Krebse derselben) seien nur kurz genannt; endlich die Hermaphroditen.

In der Frage der Behandlung, bzw. der Operationsbedürftigkeit der Brüche überhaupt und der Eierstocksbrüche im besonderen ist die Auffassung heute anders als im Beginn des Jahrhunderts. Heute ist die Zweckmäßigkeit der Operation schon in Laienkreisen durchgedrungen, als Folge der größeren Lebenssicherheit derselben und der gegenwärtig zweifellos geringeren Gefahr von Rückfällen. Das Tragen einer Pelotte zum Schutz des Bruches hat keinen rechten Sinn. Bei Kindern kann man den Versuch machen, den Bruchinhalt zurückzuschieben und durch ein Bruchband zurückzuhalten. Es wird behauptet, daß bis zum Ende des 2. Jahres auf diese Art Heilungen von Dauer vorkommen. Meist wird man aber die Operation vorziehen, auch bei ganz kleinen Kindern.

Die Operation ist eine typische Herniotomie. Nach Eröffnung des Bruchsackes hängt das weitere Vorgehen vom Befund an den Organen ab. Was zu erhalten ist, soll erhalten werden. Unter Umständen ist Erweiterung des Bruchsackhalses nötig zur Reposition. Auf chirurgische Einzelheiten einzugehen, ist hier nicht der Ort. Den Abschluß bildet der Verschluß des Bruchsackes und die Versorgung der Bruchpforte mit Muskel und Fascie.

Bei den Hernien innerhalb des kleinen Beckens wird der Bauchschnitt am besten den Sachverhalt aufklären und auch einen Verschluß der Bruchpforten gestatten.

Schrifttum.

Andrews, Hernie der Tube und des Ovariums. J. amer. med. Assoc. **1907**, Nr 21. — *Carstens, J. H.*, Ovary a. tube in hern. ing. J. amer. med. Assoc. **49**, 1512 (1907). — *Corner, E. M.*, Leistenbrüche. Brit. med. J. **1**, 91 (1909). — *Cullen, Th. S.*, Extraabdom. multiloc. ov. cyst. J. amer. med. Assoc.. Okt. **1911**, 1251. — *Damianos*, Stieldrehung der Adnexe in Leistenbrüchen. Dtsch. Z. Chir. **80** (1905). — *Fischer, Otto*, Weibliche Adnexe als Inhalt von Inguinalhernien. Arch. klin. Chir. **93**, 385 (1910). — *Guersant*, nach *Pfannenstiel*. — *Hagaard, Hjalmar*, Ovarialhernien. Arch. klin. Chir. **75**, 424 (1905). — *Hantsch, Viktor*, Hernia supravesical. transrectal. ext. Arch. klin. Chir. **114**, H. 1. — *Herrmann, E.*, Recessus parauterinus. Zbl. Gynäk. **1925**, Nr 1. — *Heineck*, Hernias of the ovary. Surg. etc. **18**, Nr 1 (1912) Literatur. — *Horand* et *Fayol*, Epitheliom d. ektop. ovar. Lyon. méd. **1912**, No 17. — *Langemak*, Brucheinklemmung von Adnexen im Säuglingsalter. Dtsch. Z. Chir. **109** (1911). — *Moore, W. J.*, Hernia of the ovary. Surg. etc. **43**, 483 (1926). Ref. Zbl. Gynäk. **1929**, 2883 (137 Fälle). — *Nicoll, J. H.*, Hern. of the ov. in inf. Edinburgh med. J. **1908** I, 203. Ref. Frommels Jber. **1908**, 409. — *Noetzel, W.*, Weibliche Leistenhernien. Arch. klin. Chir. **157**, 623 (1929). — *Otte*, nach *Pfannenstiel*. — *Penkert*, Leistenbruch mit eingeklemmter Nebentube. Zbl. Gynäk. **1919**, 67. — *Pfannenstiel*, Veits Handbuch der Gynäkologie, 2. Aufl. — *Schnitzler*, Torquierte Ovarialhernie. Wien. klin. Wschr. **1903**. — *Snoo, de*, Ovarialbruch mit partiellem Defekt der Tube. Nederl. Tijdschr. Verloskde **1907**. Ref. Zbl. Gynäk. **1907**, 1446. — *Wakeley, C. P. G.*, Hernia of the ovary and fallop. tube. Surg. etc. **51**, 256 (1930); Ber. Gynäk. **18**, 824 (1930). — *Wertheim, E.*, Aussprache zu *Schnitzler*: eingeklemmtes Ovarium. Zbl. Gynäk. **1903**, 1538.

2. Descensus ovarii, Ptosis.

Pfannenstiel hat im Jahre 1908 diesem, von Saenger aufgestellten Krankheitsbild, noch 2$\frac{1}{2}$ Druckseiten gewidmet. Die Ptose, der Descensus wurde als partieller und totaler unterschieden, als erworbenes Leiden aufgefaßt und als sehr häufige Erscheinung bezeichnet. Ursachen suchte man im Organ selbst (Vergrößerungen durch die verschiedensten Dinge) und in der Nachbarschaft; Erschlaffung der Gewebe durch Geburten, schlechten Ernährungszustand, sexuelle Überreizung usw. sind angeführt worden. Als Beschwerden sind angegeben ausstrahlende Schmerzen, Dysmenorrhoe, hysterische Neurosen, Nervosität, Mittelschmerz. Beziehungen zu sonstigen Allgemeinerscheinungen, wie Kopfschmerz,

Wallungen, Erbrechen hat Pfannenstiel selbst als fraglich verzeichnet. Die Lokalbehandlung erwies sich manchmal als erfolgreich. Saenger hat deshalb die Ovariopexie empfohlen (1895) und Pfannenstiel selbst hat sie wiederholt gemacht. Mauclaire ist so vorgegangen, daß er den Eierstock durch das Lig. latum hindurch gezogen und an der Vorderwand angenäht hat.

Etwa seit 1914 scheint das Interesse an diesem Krankheitsbild erloschen zu sein. Die Anschauung, daß die Ptose des Eierstockes nur ein ganz winziger Abschnitt aus dem Rahmen der Enteroptose ist, hat sich voll durchgesetzt. Während bei der Retroflexio uteri diese Auffassung noch immer um ihre Berechtigung kämpfen muß und die Annähung der Gebärmutter an die Bauchwand o. ä. noch als Überbleibsel früherer Auffassung reichlich oft ausgeführt wird, ist die Ovariopexie vollständig fallen gelassen. Stoeckel bezeichnet sie geradewegs als Unsinn. Nach heutiger Auffassung hat sie sicherlich ebensowenig Sinn wie andere Pexien und Fixationen durch operative Eingriffe.

Schrifttum.

Mauclaire, Prolapsus ovariens douloureux tractés par l' hysteropexie. La Gynéc. **1903**, 479; Semaine gynéc. **1903**, No 35. — *Pfannenstiel*, Veits Handbuch der Gynäkologie, 2. Aufl., S. 49. — *Stratz, C.*, Lageveränderungen der Ovarien. Z. Geburtsh. **65**, 283 (1910). — *Stoeckel*, Lehrbuch der Gynäkologie. Leipzig: S. Hirzel 1928.

3. Stieldrehung, Abdrehung des normalen Eierstockes, Abschnürung.

Oben habe ich bereits erwähnt (S. 13), daß Abdrehung von Eierstöcken schon bei Neugeborenen gefunden worden ist; ob diese Organe normal waren, oder nicht, entzieht sich der Beurteilung, sobald der abgedrehte Teil nicht mehr gefunden wird. In einigen Fällen hat man bis kleinnußgroße Cysten im abgedrehten Eierstock noch nachweisen können.

Bei Erwachsenen sind wiederholt Befunde erhoben worden (bei Operation oder Leichenschau), aus welchen die Abdrehung abzulesen war. Wann dieselbe stattgefunden hat, war vielfach nicht zu erfahren. Ich nehme an, daß wenigstens ein Teil in das fetale Leben fällt. Die anderen mögen etwa unter dem Bilde einer vorübergehenden Bauch- oder Nabelkolik der Kinder unerkannt geblieben sein.

Wenn jedoch Reste des abgedrehten Organs noch aufzufinden waren, dann ist es uns stets nachträglich noch möglich gewesen, die Vorgeschichte zu ergänzen; die Frauen erinnerten sich immer daran, daß vor vielen Jahren eine schwerere, meist wochenlange Krankheit (Kolik, Bauchfellreizung oder Entzündung) überstanden worden ist. Eine ganz ohne klinische Erscheinungen entstandene Abdrehung mit Nekrose des Eierstockes hat Michalikowa gelegentlich der zweiten Schnittentbindung festgestellt. Andere Fälle (Roll bei zwei Schwestern mit auffallend langem Ligamentum ovario-pelvicum, Wachtel bei 4 Jahre altem Mädchen) haben recht stürmische Erscheinungen verursacht. Bei A. W. Bauer (mit Blutung in die Bauchhöhle) war an akute Appendicitis gedacht worden.

Der abgedrehte Rest ist dann irgendwo in der Bauchhöhle festgewachsen, sehr oft in das Netz eingehüllt, oder an der Harnblase, im Douglas. Er ist geschrumpft, das Gewebe nekrotisch, verkalkt oder wenigstens mit einer harten Kalkschale umgeben (Kamniker), oder in einen mit altem, braunem Blut gefüllten Sack umgewandelt.

Das Vorkommen ist nicht gerade häufig. Ogórek hat 97 Fälle zusammengestellt, davon 73 völlige Abdrehungen. Ich nenne weiter Namen wie Ahlström, Barrington, Wagner, Schweitzer.

Das frische Krankheitsbild ist das einer mehr weniger schweren Adnexerkrankung mit Beckenbauchfellentzündung bis zu Ileuserscheinungen. Nach Abklingen des akuten Verlaufes pflegen die Beschwerden bald zu verschwinden, sehr oft auch jede Erinnerung daran.

Schrifttum.

Ahlström, E., Torquiertes normalgroßes Ovarium. Hygiea (Stockh.) **1911**, Nr 3. — *Aulhorn,* Stieldrehung normaler Adnexe. Zbl. Gynäk. **1910**, 538. — *Barrington, F. J.,* Torsion of norm. ovary. J. Obstetr. **27**, 105 (1915). — *Bauer, A. W.,* Isolierte Stieldrehung des Eierstockes. Zbl. Gynäk. **1928**, 2590. — *Kamniker, H.,* Versteinertes Ovarium mit Knochenbildung. Zbl. Gynäk. **1928**, 1260. — *Michalikowa, E.,* Stieldrehung des normalen Eierstockes. Ref. Zbl. Gynäk. **1929**, 2883. — *Ogórek, M.,* Spontanabtrennung weiblicher Adnexe. Arch. Gynäk. **102**, 300 (1914). — *Roll, J.,* Achsendrehung im linken Ovarium bei 2 Schwestern. Norsk Mag. Laegevidensk. **13** (1909). Ref. Frommels Jber. **1909**, 253. — *Schweitzer, B.,* Einseitige Selbstamputation der Adnexe. Zbl. Gynäk. **1920**, 487. — *Steinmann,* Trennung der Ovarialcyste. Z. Geburtsh. **75**, 344 (1914). — *Wachtel, Max,* Stieldrehung normaler Adnexe. Zbl. Gynäk. **1928**, 1453. — *Wagner, Viktor,* Ovarialtumoren ohne Stielverbindung zum Uterus. Mschr. Geburtsh. **43**, 508 (1916).

Ernährungsstörungen des Eierstockes.
1. Hyperämie, Blutungen.

Alter Gepflogenheit gemäß werden die Veränderungen im Blutgehalt der Keimdrüsen unter den Ernährungsstörungen behandelt. Vorweg genommen sei es, daß die physiologischen Hyperämien (Umbildung des Follikels, Corpus luteum; sexuelle Erregung, Coitus; Schwangerschaft) hier nicht besprochen werden; ebensowenig die vorübergehenden Hyperämien durch Stauung (Bauchpresse) oder die durch Kreislaufstörung bedingten. Allerdings, wenn sie hohe Grade erreichen, werden die letzteren beiden leicht Ursache von schweren pathologischen Zuständen. Aber auch kleine Blutungen im Eierstock kann man als Kliniker, als Arzt noch nicht als pathologisch ansehen.

Nur nebenbei sei erwähnt, daß M. Porocz von einer Ovarialgia erotica spricht, die er mit der Epididymitis sympathica vergleicht.

Daß längere Blutstauung Ödem des Eierstockes verursachen kann, wird ziemlich allgemein angenommen. Erklären kann ich mir es nur so, daß die Stauung des Blutes mit einer Umwandlung desselben verbunden ist, und daß dieses veränderte Blut nun toxisch auf die Gefäßwand wirkt, oder daß infolge des gestörten Stoffwechsels die Gewebskolloide selbst Salze und Wasser zurückhalten, bzw. anziehen.

Einwirkung auf die Gefäßwand ist aber sicherlich dort anzunehmen, wo es zur Erweiterung der Gefäße, zur Ausbildung von Hämangiektasien kommt. Im Eierstock sind solche selten (Gottschalk, Marchands Angioma cavernosum), in der Umgebung außerordentlich häufig. Die tuboovarielle oder die spermatikale Varicocele ist ein oft beschriebenes und auch von uns oft gesehenes, sehr bekanntes Krankheitsbild, eine Veränderung, die wiederholt schon, mangels eines anderen Befundes, als Ursache von langdauernden Schmerzen, von Fluor -und Genitalblutung aufgefaßt worden und durch Abtragung der Adnexe „geheilt" worden ist. B. Raymond hat sogar bei 34jähriger Frau, die beim Bücken einen plötzlichen Schmerz spürte und nachher mit Zeichen schwerer intraperitonealer Blutung zur Operation kam, einen Riß in einer solchen utero-ovariellen

Vene gesehen und ihn durch Naht versorgt. Auch das ältere Schrifttum kennt derlei Vorkommnisse.

Fornero deutet ein solches Hämatom im breiten Mutterband (nach dem Referat) als Blutung aus einem geplatzten Follikel zwischen die Blätter des Bandes. Die Topographie der Eierstocksrinde muß diese Deutung als unrichtig erkennen lassen.

Ob diese Varizen als Ursache von sog. „chronischer Eierstocksentzündung" angesehen werden dürfen, will ich dahingestellt sein lassen. In den meisten Fällen, die ich gesehen habe, waren keinerlei allgemeine Kreislaufstörungen vorhanden; gelegentlich hat es sich um Myome oder um Blastome des Eierstockes gehandelt; stets um Frauen, die auch sonst Varizen hatten und bei welchen Zeichen schwerer Enteroptose, meist auch ausgesprochene Stigmata und Beschwerden einer schweren statisch-dynamischen Dekompensation (Jungmann) nachweisbar waren.

Blutungen. Blutherde sind im Gewebe des Eierstockes außerordentlich häufig, im geschlechtsreifen Alter so gut wie regelmäßig zu finden. Bei normaler Periode hat H. Runge in 30% vor und in 70% der Fälle nach der Menstruation einen Blutkern im Corpus luteum gefunden. Größere Blutungen allerdings unter 1000 Fällen nur 22mal; davon 12 bei nachweisbarer Entzündung.

In der überwiegenden Mehrzahl der beschriebenen Fälle handelt es sich um einzelne oder auch mehrfache, bis kirschgroße, manchmal bis nußgroße Blutherde. Seit A. Martin werden sie vielfach als 1. Follikelhämatome, 2. Corpus-luteum-Hämatome, daneben noch als 3. interstitielle oder Stromahämatome unterschieden. Die Unterscheidung von 1 und 2 ist jedoch nicht immer recht durchführbar und ist zweifellos manchmal dem Schema zu Liebe mit Gewalt vorgenommen worden. Pfannenstiel beschränkt sich darauf, von umschriebenen (para- und intrafollikulären) und diffusen Blutungen zu sprechen. Ich halte das für vorsichtiger und besser. Bei den umschriebenen oder, wie er sie auch nennt, parenchymatösen Blutungen sind die Gefäße der Theka interna Blutungsquelle. Er meint allerdings, daß das Bild verschieden sei, ob die Blutung den wachsenden, reifen, den obliterierten Follikel oder das Corpus luteum treffe. Die Blutung beginnt stets in der Theka; die Granulosa wird abgelöst, oft genug vernichtet oder nach dem Platzen hinausgeschwemmt. In anderen Fällen bricht jedoch das Blut auch in den Follikelraum ein (intrafollikuläre Blutung). Doch sind die Formen nicht wesentlich voneinander unterschieden. Aber Pfannenstiel erkennt es ebenfalls an, daß das Corpus luteum mit besonderer Vorliebe von Blutungen ergriffen werde.

Diese Auffassung muß heute nach einer Richtung eingeschränkt werden. Pfannenstiel spricht noch mit Orthmann von epithellosen und epithelführenden Corpus-luteum-Cysten. Er kennt Blutungen in beiden Formen. Heute werden wir jedoch die epithelführenden Cysten nicht mehr vom Corpus luteum ableiten, sondern zur Endometriosis zählen. Es ist wahrscheinlich, daß manche von den Hämatomen des älteren Schrifttums überhaupt nicht hergehören, sondern zur Endometriose. Insbesondere die größeren, walnuß-, hühnerei-, selbst kindskopfgroßen Blutcysten dürften ausnahmslos dahin gehören.

In sehr seltenen Fällen sind Eierstockshämatome bei Neugeborenen beschrieben worden (Riedel, B. Schultze, v. Herff, Fehling). Da Follikel regelmäßig zu wachsen beginnen und solche sogar recht groß werden können, möchte ich annehmen, daß sofern nicht das Geburtstrauma eine Rolle spielt, etwa bei Beckenendlagen — das Hypophysen-

vorderlappenhormon der Mutter sich an dem kindlichen Eierstock in dieser Weise gefäß-
schädigend ausgewirkt hat. Eine Abhängigkeit der kindlichen Geschlechtsorgane von
mütterlichem Hormon nehmen wir ja schon lange an. Durch den Nachweis, daß Hormone
die Placenta in wirksamer Form passieren (Rupp), wird sie vollends aufgeklärt. Teilweise
hat man in solchen Fällen annähernd normale Eierstöcke gefunden, teilweise spricht man
von kleincystischer Degeneration. In beiden Gruppen stammt das Blut aus dem frisch
geplatzten Follikel oder einem in Vascularisation oder in Blüte befindlichen Corpus luteum
(Abb. 4—6). Anderen Fällen waren Cysten des Eierstockes zugrunde gelegen, teilweise
sogar epitheltragende Cysten. Das sind vom anatomischen Standpunkt aus Sonderfälle,

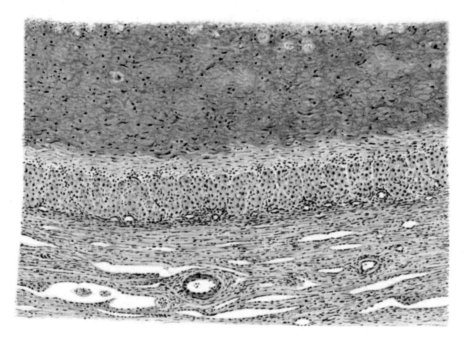

Abb. 4. Hämatom im luteinisierten Follikel.

die nur wegen des gleichen klinischen Bildes hier mitbesprochen werden (siehe Abb. 27
dieses Handbuches, Bd. IV/1, Tafel II).

O. O. Fellner hat spontan entstandene Hämatome auch in Eierstöcken von Kaninchen, Meerschweinchen und Mäusen gefunden (unter 3000 Eierstöcken 74mal), 61mal waren in der Wand noch Luteinzellen nachweisbar.

Ätiologisch finden wir fast immer Angaben, die eine besondere Hyperämie des Beckens
annehmen lassen; zeitlich Nähe zur Menstruation (oft kurz postmenstruell, aber auch
20 Tage nach Beendigung der Periode, also antemenstruell) oder zur Ovulationszeit; in
einem eigenen Fall war Tanz, ein heißes Bad und Coitus vorausgegangen. Bemerkenswert
ist der erste Fall von Zielke: die 25jährige Virgo ist während ihrer Ruderübungen im Rahmen
der Ausbildung als Sportlehrerin (Zeit: Menstruationsbeginn; Periode setzt aus, nach
14 Tagen Blutung; aber erst 3 Wochen später schwere Erkrankung) erkrankt. Die moderne
Sportbegeisterung mag vielleicht mit Schuld sein an der gegenwärtigen Häufung derartiger
Blutungen. In England hat R. K. Wilson 5 Fälle in einem Jahre beobachtet.

Die klinische Bedeutung der umschriebenen (und abgeschlossen bleibenden) kleinen
Hämatome des Eierstockes ist gering. Hohes Interesse gewinnen sie nur dann, wenn es

nicht bei der ersten Blutung bleibt, wenn auf neue Schädigung hin die Blutung sich wiederholt und das Blut die Hülle sprengt, um sich in die Bauchhöhle zu ergießen. Es kann das

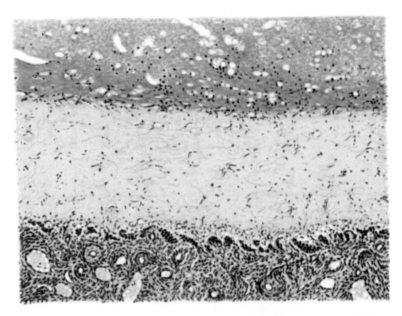

Abb. 5. Hämatom in einer Cyste, deren Wand außen noch die Entstehung aus einem Follikel erkennen läßt.

so langsam und in Schüben geschehen, daß ähnlich wie beim Tubarabortus das gerinnende Blut im Douglas in Gestalt einer Hämatocele retrouterina zur Abkapselung kommt

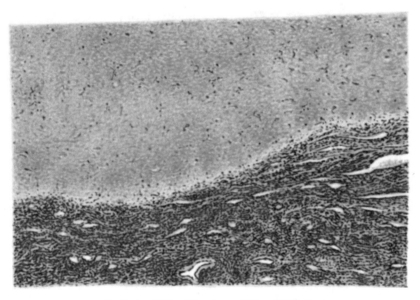

Abb. 6. Ovarielles Hämatom. Keine Follikelreste.

(v. Winiwarter, Toldy); es kann die Blutung aber auch frei intraperitoneal sich ergießen, mit dem Bilde der akuten Verblutung (ich nenne nur Jayle, Bürger, Lockyer, Weinbrenner, Linzer, Sorbi, Cohn, Roll, Barolin; E. Burg; eine eigene Beobachtung bei bestehender junger Schwangerschaft; Kranzfeld, P. Klein, Mühl, Simon), ja mit Verblutungstod. Solchen Verblutungstod hat nach Hyrtl bereits Kiwisch v. Rotterau zweimal gesehen, ebenso Scanzoni, Fordyce u. a. Von neueren Fällen nenne ich Simmonds und Bochkor.

Gelegentlich sind solche Fälle als Ovarialschwangerschaft gedeutet worden. Das klinische Bild ist tatsächlich ganz gleich. Forssner, dem es gelungen war, in einem solchen Fall nach langem Suchen mit dem Mikroskop eine einzige Chorionzotte nachzuweisen, hat auch tatsächlich die Meinung ausgesprochen, daß alle Fälle Eierstocksschwangerschaften seien. Diese Behauptung hat offenbar die Zahl von kasuistischen Mitteilungen außerordentlich anschwellen lassen. Es scheint jedoch mit dem Erfolg, daß die Möglichkeit von Blutungen ohne Schwangerschaft als erwiesen zu gelten hat; ja daß solche Fälle entschieden weitaus häufiger vorkommen als die Eierstocksschwangerschaft.

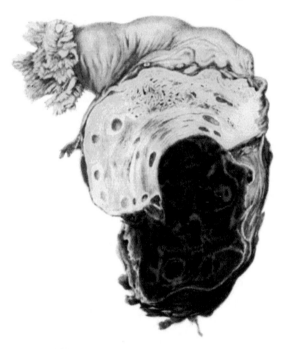

Abb. 7. Ovarialhämatom bei intrauteriner Schwangerschaft.

Bis zu gewissem Grade sprechen Fälle dagegen, in welchen die Blutung bei gleichzeitiger intrauteriner Schwangerschaft aufgetreten ist; so die genannte Beobachtung von E. Burg, oder die von M. Dolynskyj und F. Benzion. Im ersteren Fall ist die Schwangerschaft ungestört geblieben, im zweiten war nach 24 Stunden eine 14 cm lange Frucht ausgestoßen worden. Die Frau hatte während der Schwangerschaft noch Blutungen nach Art der Periode.

Eine eigene Beobachtung (21.265) betrifft eine 23jährige Frau, die im Jahr zuvor geboren und Ende Dezember ihre letzte Periode gehabt hat. Am 24. März, nach dem Ausreiben der Küche plötzlich Schmerz, Ohnmacht, Brechreiz. Am 27. 3. zweiter Anfall. Operation am 31. ergibt freies Blut, Gerinnsel, die am Eierstock sehr fest haften. Deciduale Reaktion am Bauchfell. Am linken Eierstock eine doppelgroße Cyste, die reseziert wird. Der rechte Eierstock mit dem Blutherd wird abgetragen. Zwei Monate nachher wird der Fortbestand der intrauterinen Schwangerschaft festgestellt. Im Eierstock und im Hämatom (Abb. 7) keine Eiteile.

Die jüngsten Fälle sind bei 10jährigem Mädchen von Dove, Wendell und bei $14^1/_2$-jährigem Mädchen von F. Beck beschrieben. Interessant sind Beobachtungen von Korach, Giles und von Geinitz, wo in Abstand von einigen Monaten die intraperitoneale Blutung sich am zweiten, bzw. bei Geinitz an dem seinerzeit nur resezierten Eierstock wiederholt hat.

Die Erkennung des Zustandes ist nicht leicht. Anfangsstadien der Blutung werden Verdacht auf Blinddarmentzündung erregen. Schon Forssner hat darauf hingewiesen, daß die meisten Fälle von Chirurgen operiert werden, Clairmont bespricht die Schwierigkeit der Unterscheidung; Odermatt behauptet rundweg, daß 1% aller als Appendicitis operierten Frauen Blutungen aus dem Eierstock seien. Einzelne Fälle sind sogar bei der Operation des Wurmes noch verkannt worden und mußten ein zweitesmal operiert werden

(Lurje, Blumreich). Die rasch fortschreitende Anämie wird ja wohl auf eine innere Blutung hindeuten; aber da wird die Eileiterschwangerschaft eher angenommen werden als eine Blutung aus dem Eierstock.

Die Behandlung besteht schon bei bloßem, begründeten Verdacht in der Vornahme des Bauchschnittes, dem man evtl. eine Probepunktion vom Douglas aus oder von den Bauchdecken aus (P. Klein) vorausschicken kann. Am Eierstock selbst sollte man so erhaltend als möglich vorgehen, wenn durchführbar, nur Nähte (Catgut) anlegen, sonst resezieren. Eine gewisse Gefahr, daß die Blutung sich wiederholt, ist allerdings nicht zu verkennen (Geinitz); aber die Gefahr besteht auch für den zweiten Eierstock; groß scheint sie überdies nicht zu sein. Einige körperliche Schonung und Ruhe ist immerhin nach solchem Ereignis am Platze. Handelt es sich um ältere Frauen, jenseits 40, dann läßt sich auch die Abtragung des Eierstockes verantworten.

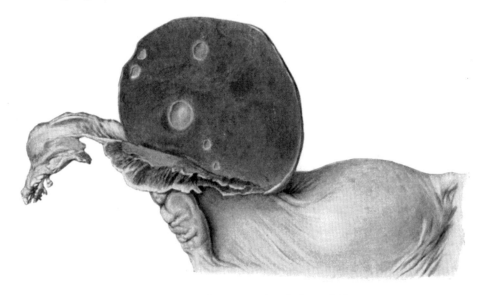

Abb. 8. Diffuse Durchblutung des Eierstockes. (Fall Heidler.)

Seltener sind die diffusen Durchblutungen der Eierstöcke. Der Mechanismus der Blutung ist hier ein ganz anderer. War bei den umschriebenen Blutungen im wesentlichen zur physiologischen Hyperämie nebst anlagemäßiger und vielleicht noch dazu hormonal bedingter herabgesetzter Widerstandsfähigkeit der Gefäßwand in der Umgebung des Follikels noch ein eigener Verstärker gekommen (wiederholt ist Coitus angegeben, in einer eigenen Beobachtung erst Tanz, dann heißes Bad, nachher Coitus), so liegen bei den sehr seltenen diffusen Blutungen die Angaben in ganz anderen Richtungen. Dort hat zwar Lüttge von einer hämorrhagischen Diathese gesprochen, meiner Ansicht nach zu Unrecht (es ist nur Verzögerung der Blutgerinnung festgestellt, keine Thrombocyten bestimmt; die Linksverschiebung ist postoperativ); hier käme schon eine Art von hämorrhagischer Diathese in Betracht. Die ätiologischen Angaben der Lehrbücher — für die jedoch Belege in Gestalt einer passenden Kasuistik nicht zu finden sind, wie das schon Heidler betont hat — gehen sämtlich in der Richtung: Vergiftungen und Infektionen. Phosphor und Antimonvergiftungen sind genannt worden, Toxine nach Hautverbrennungen durch Petroleum (v. Winckel); Skorbut (Olshausen, Virchow, Stein, Boivin und

Dugés). Auch die Fissurblutungen aus der Oberfläche des Eierstockes bei vorzeitiger Placentalösung (Fraipont) dürften hier anzuführen sein, da wir dieselbe als toxisch bedingt auffassen. Dazu kommt ein aus meiner Klinik von H. Heidler mitgeteilter Fall nach Sepsis mit rekurrierender Endokarditis (Grippe?) (Abb. 8).

In diesen Fällen ist der Eierstock im ganzen vergrößert (hühnereigroß; bei Stein 15 cm messende Kugel) und besteht aus einem weitmaschigen Gewebe, das wie ein Schwamm mit Blut gefüllt ist. Im Falle Heidlers (Abb. 8) war nebstbei eine schwere Blutung aus der Gebärmutter, reichliche Blutungen im Nierenbecken, im Magen, vereinzelt im Darm, Epi- und Myocard, subpleural. Aus dem Eierstock war Blut in die Bauchhöhle ausgetreten, etwa $1/2$ Liter. — Man kann sich vorstellen, daß auch in diesen Fällen eine Blutung in der Follikelwand den Anfang macht; ein solches Anfangsstadium könnte der Blutherd bei Mumps sein (O. Frankl, nach Heidler), auch die vereinzelten Befunde bei Typhus. Die allgemeine Gefäßschädigung führt aber bald zu Ausbreitung auf das ganze Organ.

Es darf übrigens betont werden, daß wir zur Erklärung von Genitalblutungen bei septischen und bei Infektionskrankheiten nicht unbedingt Veränderungen im Eierstock annehmen müssen. Es genügen dazu toxische Gefäßschädigungen im Endometrium, wie sie unter anderem R. Franz für Blutungen bei Grippe, selbst bei vorher amenorrhoischen Frauen, angenommen hat.

Die Prognose ist schlecht; weniger wegen der örtlichen Blutung, obwohl auch diese ungünstig dasteht, weil sie einerseits nicht recht zu bekämpfen ist, andererseits die Symptome der Blutung in dem ganzen Bild untergehen, als wegen der Allgemeinerkrankung.

Zahlreiche kleine Blutherde in der obersten Schicht der Eierstöcke erwähnt Kaufmann bei ganz schweren Fällen akuter Bauchfellentzündung; ebenso P. Fraenkel.

Schwerste hämorrhagische Veränderung im Eierstock, zahlreiche Blutungen, Ödem und Nekrosen beschreibt — neben diffuser Bauchfellentzündung und vielfachen Nekrosen im Eileiter und in der Gebärmutter — Tosetti nach einer Salmiakeinspritzung, die zum Zweck der Beseitigung einer Schwangerschaft vorgenommen worden ist, und ebenso W. Bickenbach nach Einspritzung einer Seifenpulverlösung (in derselben Absicht).

Als örtliche Ursachen wären noch anzuführen Quetschung der Eierstöcke nach zu kräftiger Untersuchung, und Stauungsblutungen nach Abtragung der Gebärmutter mit Zurücklassen der Adnexe. Einige Male sind aus solchen Eierstöcken Nachblutungen beobachtet worden, welche die Wiederöffnung der Bauchwunde nötig gemacht haben (Schauta, Littauer). — Nur der Vollständigkeit halber sei noch die Stieldrehung als Ursache von diffuser Durchblutung des Eierstockes erwähnt; auch hier dürfte zuerst Stauung, und dann toxische Wirkung des gestauten Blutes auf die Gefäßwände die Folge sein.

Schrifttum.

Barolin, M., Blutungen an den Ovarien. Med. Klin. **1920,** 9. — *Beck, Fritz,* Intraabdominale Blutung aus den Ovarien. Zbl. Gynäk. **1926,** 2009. — *Bickenbach, Werner,* Alkalinekrose des Uterus und der Adnexe nach Einspritzung von Seifenpulverlösung. Med. Klin. **1930,** 1655. — *Blumreich,* vgl. *Straßmann,* Berl. klin. Wschr. **1917,** Nr 23. — *Bochkor, A.,* Verblutung an der Ruptur einer Corpus luteum-Cyste. Ref. Zbl. Gynäk. **1926,** 3113. — *Bürger,* Zur Kenntnis der Ovarialblutungen. Z. Geburtsh. **51,** 289 (1904). — *Burg, E.,* Bauchhöhlenblutung aus einem Eierstock. Ref. Zbl. Gynäk. **1926,** 3112. — *Clairmont, P.,* Kann der Standpunkt des einweisenden Arztes bei Operation der akuten Appendix berücksichtigt werden? Arch. klin. Chir. **148,** 620; Zbl. Gynäk. **1927,** 1872. — *Cohn, Franz,* Corpus luteum. Arch. Gynäk. **87,** 407 (1909). — *Charria, A.,* Cyst. hématiques de ovaire. Gaz. Hôp. **1913,** 245. —

---

[1] Kaufmann, Pathol. Anat. II, S. 1210.

Dolynskyj, M. u. J. Benzion, Lebensbedrohliche Corpus luteum-Blutung bei intrauteriner Schwangerschaft. Zbl. Gynäk. **1926**, 117. — *Dove, Wendell S.*, Ovarialhämatom bei 10jährigem Mädchen. Ber. Gynäk. **19**, 758 (1929). — *Fellner, O. O.*, Genese der Ovarialhämatome. Arch. Gynäk. **129**, H. 2. (1927).— *Fornero, O.*, Cisti ematica del leg. largo. Monit. ostetr. ginec. **1**, 56 (1929). Ref. Ber. Gynäk. **17**, 543 (1930). *Forssner, Hj.*, Können intraperitoneale Blutungen aus Follikeln ohne Schwangerschaft entstehen? Arch. Gynäk. **105**, 74 (1916). — *Fraipont*, Peritoneale Fissuren des Corpus luteum bei vorzeitiger Lösung der Plazenta. Ann. Gynéc. et Obstétr. **4**, 200 (1914) — *Fraenkel, P.*, Sektionsergebnisse beim Abortus. Naturforsch.verslg **1930**. Ber. Zbl. Gynäk. **1930**, 2750. — *Franz, R.*, Einfluß der Grippe auf weibliche Geschlechtsorgane. Wien. med. Wschr. **1919**, Nr 8. — *Geinitz, R.*, Zbl. Chir. **1928**, 2444. — *Giles, A. E.*, Aussprache zu Lockyer. Corp. lut. Blutung. Lancet **1910** I, 370. — *Heidler, H.*, Haematoma ovarii interstitiale. Mschr. Geburtsh. **63**, 25 (1923). — *Hyrtl*, Topographie Anatomie, Bd. 2, S. 192. — *Jayle, F.*, Hématocele par rupt. du kyste hémat. de l'ovaire. Rev. de Gynec. **13**, 185 (1909); Rev. de Gynec. chir. abd. **15**, 542 (1910). — *Kaufmann*, Pathologische Anatomie, Bd. 2, S. 1210. — *Klein, P.*, Intraperitoneale Blutung aus dem Eierstock. Zbl. Gynäk. **1926**, 111.—*Kranzfeld, M.*, Blutung am Corpus luteum. Schweiz. med. Wschr. **1923**, 707. — *Korach*, Appendicitis und Ovarialblutungen. Münch. med. Wschr. **1925**, 1190. — *Lüttge, W.*, Lebensbedrohliche Ovarialblutung. Zbl. Gynäk. **1924**, 1297. — *Lurizer, W. E.*, Vorgetäuschte Extrauterinschwangerschaft. Z. Heilk. **28**, Abt. Chir., 239 (1907).— *Lurje, A.*, Ovarialblutungen. Zbl. Chir. **1928**, 23. — *Mühl, Arnold*, Corpus luteum-Blutungen. Zbl. Gynäk. **1929**, 2350. — *Oehmann, K. H.*, Ovarialhämatom und Ovarialblutung. Mschr. Geburtsh. **38**, 283 (1911). — *Odermatt, W.*, Intraabdominale Blutungen aus geplatztem Corpus luteum unter dem Bilde der Appendicitis. Bruns' Beitr. **129**, 663 (1923).— *Pfannenstiel*, Veits Handbuch der Gynäkologie, 2. Aufl. Bd. 4. — *Pfeilsticker, W.*, Lebensbedrohliche Blutung aus Graafschem Follikel. Ref. Dtsch. med. Wschr. **1913**, 1806. — *Porocz, M.*, Ovarialgia erotica. Zbl. Gynäk. **1924**, 1024. — *Raymond, B.*, Ruptur einer utero-ovariellen Vene. Rev. mens. Gynéc. et Obstétr. **1913**, No 4. Ref. Frommels Jber. **1913**, 73. — *Roll, J.*, Livsfarlig blödning fra et ovarium. Norsk Mag. Laegevidensk. **72**, 27 (1911). — *Runge, H.*, Ovarialhämatom. Arch. Gynäk. **116** (1912). — *Rupp, Hans*, Durchlässigkeit der Plazenta und Eihäute. Arch. Gynäk. **143**, 80 (1930). — Ber. Gynäk. **17**, 538 (1930). — *Simmonds*, Peritoneale Blutung aus geplatzten Follikeln. Münch. med. Wschr. **1917**, Nr 48. — *Simon, Ludwig*, Spontan ovarielle Hämorrhagie. Acta gynaek. scand. **7**, H. 1 (1928).(Lit.) — *Straßmann, P.*, Eierstocksblutungen. Z. Gynäk. **1918**, 600. — *Toldy, L. v.*, Ovarialblutung. Zbl. Gynäk. **1924**, 138. — *Urban, C.*, Fast tödliche Blutung am Corpus luteum. Wien. med. Wschr. **1917**, Nr 21. — *Weinbrenner*, Vorgetäuschte Extrauterinschwangerschaft. Mschr. Geburtsh. **24**, 332 (1906). — *Winiwarter, A. v.*, Haematocele retrouter. Z. Geburtsh. **68**, 401 (1911). — *Zielke, H.*, Lebensbedrohliche Blutung aus dem Ovarium. Klin. Wschr. **1930**, 891 (Lit.). — *Zimmermann, K. v.*, Intraabdominale Blutung. Inaug.-Diss. Freiburg 1912; Frommels Jber. **1913**, 75.

2. Ödem des Eierstockes.

Auf das Vorkommen von ödematöser Durchtränkung des Eierstockes als Ausdruck einer Ernährungsstörung hat Saenger hingewiesen. Er hat so wie Geyl besonders hohe Grade von Ödem bei Stieldrehung beschrieben; selbst Ascites war zustande gekommen. Sonst findet man Ödem, das freilich nur mit gewisser Berechtigung hier unterzubringen ist, bei entzündlichen Veränderungen, bei Verätzung durch Alkalien oder Säuren, die bei künstlichem Abortus eingespritzt werden; vielleicht auch beim Descensus ovarii. Auch bei isolierter Stieldrehung einer Parovarialcyste kann der nicht in die Drehung mit einbezogene Eierstock ödematös sein.

Auffällig erscheinen mitunter die Eierstöcke bei Myom der Gebärmutter. Bald sind sie klein, wie geschrumpft, arm an Follikeln, bald sehr groß und weich. Kraul spricht von Hyperämie, in manchen Abschnitten (Theka) geradezu auch von Ödem. Diese wechselnden Befunde lassen es begreifen, daß über ihre Bedeutung, bzw. Wertschätzung die Ansichten sehr auseinander gehen. Eine Reihe von Ärzten nimmt an, daß die Veränderung des Eierstockes das Primäre ist, gewissermaßen die Myombildung auslöst, andere bestreiten dies (Seitz, Kraul). Ich bin geneigt, die Unterschiede aus dem Zeitpunkt der Gewinnung des Präparates zu deuten. So lange der Eierstock diese Verände-

rungen zeigt, wächst das Myom. Schrumpft er wieder zur Norm, dann hört das Myom
zu wachsen auf, bzw. es schrumpft ebenfalls, ohne daß man dies am Präparat anatomisch
klar entnehmen könnte. Nur genaue klinische Beobachtung könnte gelegentlich Aufschluß geben. Mir erscheint der direkte Zusammenhang zwischen großem, weichem
Eierstock und Myomwachstum sehr wahrscheinlich. Wenn es so ist, dann ist es jedoch
sehr fraglich, ob man das Ödem als Ernährungsstörung ansehen darf. Es spricht eher
für gesteigerte, wenn auch wohl regelwidrige Leistung des Organs.

Entzündliches Ödem wird durch den Nachweis von entzündlicher, kleinzelliger
Infiltration auszuscheiden sein.

Schrifttum.

Ikazaki, Secki, Veränderungen des Ovar. bei Uterusmyom. Trans. jap. path. Soc. 18, 296
(1929); Ber. Gynäk. 17, 538 (1930). — *Kraul, Ludw.*, Myomovarien. Arch. Gynäk. **129**, 526 (1930).

3. Atrophie der Eierstöcke.

Die Atrophie ist trotz der in dem Wort betonten Ernährungsstörung ($\tau\varrho\varepsilon\varphi\omega$), also
eines biologischen Geschehens, nur anatomisch zu erfassen, durch den Nachweis von Schwund
des Organs oder wichtiger Bestandteile desselben. Klinisch gibt uns nur der Ausfall der
Leistung Anhaltspunkte; dieser kann aber auch durch andere Dinge verursacht sein,
besonders an den Eierstöcken, die aller Unabhängigkeit vom übrigen Körper zum Trotz
erfahrungsgemäß ein sehr feines Reagens sind auf den Gesundheitszustand des Körpers.
Es ist mindestens nicht sicher, daß alle Schwankungen in der Ovulation und in den endokrinen Leistungen jeweils auf Atrophie und nicht auf bloßen Entwicklungsstillstand zu
beziehen sind. Da wir nun keine Möglichkeit haben, diese feinen Unterschiede aufzudecken,
müssen auch solche Zustände hier einbezogen werden.

Als physiologisches Beispiel einer Atrophie gilt die des Klimakteriums und die vorübergehende der Stillzeit.

Im Wechsel wird das ganze Organ langsam kleiner; oft findet man es in den früheren
Jahren stark gefurcht, in hohem Alter noch wesentlich kleiner und meist ziemlich glatt.
Die Albuginea erscheint dicker, die eigentliche Rinde dagegen schmäler, und nicht so scharf
abgegrenzt wie früher. Im Hilus kernarmes, dichtes Bindegewebe und reichlich Gefäß-
wandsklerose.

Die ganzen Veränderungen, wozu sich noch die gelegentliche Ausbildung von kleinen
Cystchen oder Fibromherden gesellt, geht sehr langsam vor sich. Schon Chrobak-Rosthorn, Weber u. a. haben gezeigt, daß gelegentlich auch Eizellen gefunden werden können
(Weber 4mal unter 15 Fällen; dagegen Schuster keine in 10 Fällen), und neuerdings
ist das durch Benthin bestätigt worden am Eierstock einer 81jährigen Frau.

Sichergestellt werden Follikel durch späte Schwangerschaft, die ja noch jenseits
des 60. Jahres beobachtet worden ist. Wahrscheinlich gemacht sind sie ferner durch einen
Fall von S. Levy, in welchem die Menopause vom 57.—72. Jahr abgelöst wurde durch
4wöchentliche, 6 Tage dauernde Blutungen, die erst bei der 75jährigen Frau wieder der
Amenorrhöe Platz machten. Oder einen Fall von R. Meyer; die 61jährige, seit 9 Jahren
in der Menopause befindliche Frau, ist wegen gehäufter Blutungen dreimal ausgeschabt
(stets hypertrophische Schleimhaut), schließlich durch Röntgenstrahlen geheilt worden.
Fälle von A. Seitz, H. Boldt wären ebenfalls zu nennen; vor allem noch der Umstand,

daß im Verhältnis zur Gesamtzahl der in diesem Alter beobachteten Schwangerschaften Blasenmolen, also mißbildete Eier recht häufig vorkommen (Essen-Möller).

Für den Durchschnitt der Frauen dürfen wir jedoch etwa mit dem 47. Jahr das Einsetzen völligen Parenchymschwundes annehmen; es scheint ziemlich gleichgültig zu sein, ob es von Anfang an eireiche oder eiarme Eierstöcke waren. Vielleicht tritt der Aufbrauch bei letzteren etwas früher ein.

Die physiologische Laktationsamenorrhöe scheint mit Atrophie nichts zu tun zu haben. Man kann sich zwar vorstellen, daß Eireifung und Follikelbildung in dieser Zeit fortbestehen und nur die volle Ausreifung verhindert wird; also doch etwas, was an „Schwund" erinnert. Man kann aber auch annehmen, daß unter dem Einfluß der großen Stoffumsätze im Körper einfach jedes Eiwachstum stillsteht, die Eizellen gewissermaßen über diese Monate hinaus konserviert werden.

Dafür scheint mir die Beobachtung zu sprechen, daß, gleichgültig zu welchem Zeitpunkt das Abstillen erfolgt, stets 4—6 Wochen darnach die erste Periode einsetzt. Gegen Schwund wieder spricht der Umstand, daß fast die Hälfte der stillenden Frauen während der Stillzeit menstruiert ist, wenn auch nicht ganz regelmäßig.

Von den vielen Formen krankhafter Amenorrhöe kann man in derselben Weise Unterschiede machen: Da der Eierstock seinen Besitz an Eizellen nicht beliebig vermehren und ersetzen kann, sondern auf das angewiesen ist, was ihm bei der Befruchtung mitgegeben worden ist, wird jeder Vorgang, der alle vorhandenen Eizellen vernichtet, einen irreversiblen Zustand von Atrophie bedingen, ein dauerndes Klimakterium. Reversibel ist die Amenorrhöe nur dann, wenn entweder eine Entwicklungshemmung aller vorhandenen Eizellen einsetzt, oder ein Teil, wahrscheinlich ein im Wachstum etwas vorgeschrittener Teil vernichtet wird, während ein anderer Teil noch entwicklungsfähig bleibt.

Pfannenstiel bespricht, von damaligen Vorstellungen ausgehend, an erster Stelle die Druckatrophie. Durch wachsende Geschwülste (Myom, Parovarialcyste; aber auch Cysten, die im Eierstock selbst gewachsen sind) soll das Keimdrüsengewebe druckatrophisch zugrunde gehen. Das soll so weit kommen, daß von den Eierstöcken selbst überhaupt nichts mehr gefunden wird und sogar die Deutung der ursprünglichen Geschwulst auf Schwierigkeiten stößt. Verschiedene ausländische Ärzte haben auch schon oft die Meinung ausgesprochen, daß Varicen im Plexus pampiniformis, im Mesovarium zur Atrophie der ganzen Keimdrüse führen können.

Diese Annahme halte ich heute für unmöglich. Im Bauchraum herrscht unter normalen Bedingungen infolge der physiologischen Weiterstellbarkeit der Bauchdecken und des Zwerchfells stets ein gleichmäßiger Druck. Wenn auch ein plastisches Organ, wie dies der Eierstock ist, in seiner äußeren Form durch Nachbarorgane beeinflußt werden kann, so wird doch seine Funktion darunter nicht leiden. Als Ausnahmen von dem normalen Druck kommen nur aktive Verstärkung der Bauchpresse als vorübergehende, und vielleicht Ileus bzw. Peritonitis als kurzdauernde Zustände vor.

Die wichtigste und interessanteste Form pathologischer Atrophie ist derzeit wohl die durch Röntgenstrahlen bedingte. Ihre allgemeine Bedeutung erscheint deshalb so groß, weil mit diesem Verfahren der Beweis erbracht ist für die Empfindlichkeit des Parenchyms, der Eizellen gegenüber von außen einwirkenden Schäden. Durch die Kastrationsdosis werden sämtliche Eizellen, sämtliche Primordialfollikel in allen Stadien der Entwicklung innerhalb weniger Wochen vernichtet. Die Keimdrüsen bleiben von jetzt ab dauernd ohne Eizellen. Die rasch vernichteten Eizellen scheinen den Körper noch mit einem Hormonstoß zu überschwemmen. Dieser kann spurlos verpuffen, wenn die Bestrahlung im Beginn des Zyklus durchgeführt worden ist; er kann wirksam werden und zu einer neuen Blutung führen, wenn zur Zeit der Bestrahlung eben schon Vorbereitungen für den neuen Zyklus weit genug gediehen waren. Von da ab schwinden die Keimdrüsen; man findet später nur mehr Slavjanskysche Membranen als Überreste von untergegangenen Follikeln.

Das Beispiel der Röntgenatrophie zeigt uns aber auch die zweite Form, die teilweise Atrophie. Es ist nach manchen Angaben beim Menschen bis zu gewissem Grade (nicht immer mit Sicherheit) möglich, Eizellen mit Auswahl zu treffen; wahrscheinlich nur solche, die ihre weitere Entwicklung schon begonnen haben und dadurch strahlenempfindlicher geworden sind (temporäre Amenorrhöe).

Ähnlich den Röntgenstrahlen wirken offenbar noch manche anderen Einflüsse auf die Keimdrüsen, bald mit Auswahl auf bestimmte Gruppen von Eizellen, bald auf alle.

So ist es alte klinische Erfahrung, heute kaum mehr einer Mitteilung für wert gehalten, daß nach schweren akuten Infektionskrankheiten, wie Typhus, Cholera, schwerem Wochenbettfieber, Malaria, Gelenkrheumatismus, Endocarditis, Fleckfieber, Pneumonie, Scharlach, oder nach gewissen Vergiftungen (Phosphor, Arsen; Alkohol, Morphin) für verschieden lange Zeit und selbst zeitlebens die Eierstockstätigkeit aufhört oder doch sehr eingeschränkt wird.

Dasselbe gilt für chronische Infektionen; es ist für alte Lues behauptet, insbesondere bei Tabes und Paralyse, sowie für schwerere Tuberkulose (Lungen-, Knochentuberkulose). Ich selbst konnte in den Eierstöcken einer 32jährigen, seit 8 Monaten amenorrhoischen Frau, die ihrer Lungentuberkulose erlegen war, nicht einen einzigen Primordialfollikel auffinden. A. Martins Fälle waren alle bei Phthise oder Wochenbettfieber, bzw. Laktation beobachtet.

Nach der Darstellung von E. Brack findet man bei akut verlaufender Tuberkulose oft gar keine Veränderung, dementsprechend ganz normale Periode. Bei chronischen Formen dagegen sehr oft typische Bilder. Sogar bei zwei Kindern waren sie zu erkennen. Die Eierstöcke sind nicht selten auffallend klein, derb, höckerig, mitunter ganz glatt wie im Greisenalter. Die Rinde ist schmal, derbfaserig, kernreich, nach Gieson auffallend rot färbbar. Gefäße vorzeitig sklerosiert, hyalin. Im Hilus das Stroma aufgelockert. Die Zahl der Primordialfollikel ist sehr verringert (bis auf Null), die Eizellen vielfach tot. Höchstens ganz mangelhafte Follikelreifung kommt vor. Mitunter finden sich Cystchen mit und ohne Epithelbelag. Rückbildungsstadien von Gelbkörpern sind sehr selten. In den Corp. fibrosa, die auffallend klein sind, oft Verkalkung. Der Lipoidgehalt ist sehr herabgesetzt. Andere Autoren erklären jedoch dies alles nicht als typisch; in Ausnahmsfällen finden sie sogar hochgradige kleincystische Veränderung der Keimdrüsen (vgl. Granzow). Mathias hat bei der Sektion einer tuberkulösen Frau, die ein Jahr nach supravaginaler Amputation des Uterus an ihrer Tuberkulose gestorben war, ein frisches Corpus luteum und mehrere Follikel gefunden.

Recht deutlich wird die Abhängigkeit — mindestens der Entwicklungsfähigkeit — der Eizellen vom Stoffwechsel bei Störungen der Blutdrüsen. Beim Diabetes (Pankreas) ist die Amenorrhöe auch in leichteren Fällen beobachtet; allerdings nicht als Gesetz, wie das Vorkommen von Schwangerschaft bei Diabetes beweist. Beim Basedow sowie bei Myxödem, bei Akromegalie und bei Diabetes insipidus, sowie bei der Adipositas hypophysaria sehen wie Amenorrhöe und Sterilität. Sie erscheinen hier teilweise reversibel, weil eben noch entwicklungsfähige Eizellen übrig bleiben. Es ist denkbar, daß sowohl die physiologische wie besonders die schwere, manchmal Jahre anhaltende Laktationsamenorrhöe nicht eine einfache Ernährungsstörung ist, sondern durch Zusammenwirken der verschiedenen endokrinen Organe ihr Entstehen verdankt.

Es deutet vielleicht einen Weg der Erklärung an, wenn Kraul angibt, daß nach Vernichtung der Hypophyse im Tierversuch die Eierstockstätigkeit so lahm gelegt wird, daß Gelbkörper monatelang unverändert fortbestehen (Gyn. Ges. Wien, Nov. 1930).

Als toxisch bedingt möchte ich auch die Amenorrhöen auffassen, die bei langdauernder Dekompensation des Herzens vorkommen (toxische Wirkung des gestauten Blutes) und die selteneren Formen bei chronischer Nephritis. Auch bei den verschiedenen Formen schwerer Anämie und bei den Hungerzuständen (Kriegsamenorrhöe, Hungerödem) möchte ich in erster Linie toxische Schäden vermuten.

Unübersichtlich sind noch die näheren Zusammenhänge bei Dementia praecox. bzw. Schizophrenie, bei schweren Psychosen verschiedener Art.

Schließlich sei kurz auf die Versuche von H. Stieve hingewiesen, aus welchen der große Einfluß von Umweltbedingungen auf die Keimdrüsen hervorgeht. Rattenweibchen, bei höherer Temperatur gehalten, waren nur mehr zur Hälfte bis zu einem Drittel fruchtbar. Die höhere Temperatur hatte ausgesprochene Schädigung der Keimdrüsen zur Folge.

Die anatomische Untersuchung der Eierstöcke zeigt uns in den verschiedenen Lebensaltern bei sonst gesunden Frauen, also Fehlen einer der genannten Krankheiten, regelmäßig in der Jugend verhältnismäßig verschwenderischen Reichtum an Eizellen, und mit fortschreitendem Alter Verminderung dieses Reichtums; also eine gewisse Atrophie. Insbesondere jenseits des 30. Jahres wird dieser Schwund deutlich und auffällig. In diese Zeit fällt oft genug eine ebenso auffällige Änderung des Körperbaues, eine zunehmende Leibesfülle. Darauf sei an dieser Stelle nur hingewiesen als einer physiologischen Erscheinung, die bei der Auswertung von anatomischen Befunden nicht übersehen werden darf.

Ein Sonderfall von Atrophie des Eierstockes ergibt sich durch gewisse Operationen. Schon durch A. Hegar und C. Schroeder sind die Erörterungen darüber in Gang gekommen. ob es zweckmäßig sei, bei Entfernung der Gebärmutter die Eierstöcke zu belassen. Bei der Aussprache auf dem Berliner Kongreß 1899 hat Zweifel als Referent die Nachteile betont, die sich für den ganzen Organismus aus der Entfernung der Keimdrüsen ergeben. während v. Rosthorn besonders darauf hingewiesen hat, daß in der Folgezeit in den Eierstöcken Cysten entstehen. Entsprechende Befunde sind später von W. Baer und von Cosasesco mitgeteilt worden. Ich selbst habe solche Fälle mehrfach gesehen; und in besonderer Erinnerung sind mir drei Fälle, in welchen an beiden zurückgelassenen Eierstöcken ein Jahr nach Myomoperation bösartige Papillome entstanden waren.

Die Ansichten sind heute noch ungeklärt. Die meisten Ärzte halten mit großer Zähigkeit daran fest, mindestens einen Eierstock zu belassen. Wenn dies technisch nicht durchführbar ist, so pflanzen sie ein Stück des Eierstockes nachträglich in die Bauchdecken ein. Da wir jedoch heute so weit klar sehen, daß die eingepflanzten Eierstöcke fast regelmäßig zugrunde gehen, nur als Hormondepot einige Zeit wirken können, werden wir in dieser Maßnahme nicht viel mehr erblicken können als eine Selbstberuhigung des Arztes und dürfen darauf verzichten, seit uns die Hormonzufuhr in anderer Weise möglich geworden ist.

Andere verwerfen jedes erhaltende Vorgehen und sind überzeugt davon, daß der Körper deswegen nicht zu Schaden kommt. Wieder andere wollen die Radikaloperation weitgehendst einschränken, auch die Entfernung der Gebärmutter möglichst einschränken, wollen der Frau wenn irgendmöglich, selbst unter Anwendung von technischen Künsteleien, die Periode erhalten, weil nach Entfernung der Gebärmutter und Aufhören der Periode die Eierstöcke in kurzer Zeit schrumpfen. Um die Reihe voll zu machen, führe ich noch an, daß Villard, Michon und Labry sogar herausfinden, daß Frauen, denen die Eierstöcke entfernt und die Gebärmutter belassen worden ist, trotz Fehlens der Periode erheblich weniger Ausfallserscheinungen aufweisen wie anders operierte.

Es ist ganz aussichtslos, hier jetzt schon Einigung anzustreben; es ist auch unmöglich, die Frage allgemein und für alle Frauen gültig entscheiden zu wollen, weil die Fälle viel zu ungleich sind. Neben Fällen mit schweren Ausfallserscheinungen sieht man in allen Gruppen Frauen, die sich nach der Operation ganz wohl fühlen. Und was besonders eigenartig anmutet: junge Frauen, denen „alles" herausgenommen worden ist, die also sicher keinen Eierstock mehr besitzen, bleiben gesund und beschwerdefrei bis in die Wechseljahre; jetzt erst treten bei ihnen die typischen Wechselbeschwerden auf.

Neuerdings hat man den Versuch gemacht, durch Untersuchung des Scheidensekretes an Mäusen, die nach allen diesen Verfahren operiert worden sind, eine Entscheidung herbeizuführen. Auch diese Versuche am Tier hatten kein eindeutiges Ergebnis. Der Eingriff selbst, die Wundheilungsvorgänge haben schon eine Störung des Scheidenzyklus zur Folge; aber mit der Zeit kann sich trotz Abtragung der Gebärmutter wieder ein regelmäßiger Scheidenzyklus einstellen (Durant, Wijsenbeck und de Jongh, Fr. Kok).

Auf alle diese Fragen kann hier nicht eingegangen werden; uns beschäftigt nur der Umstand, daß an den zurückgelassenen Eierstöcken tatsächlich nach einiger Zeit anatomisch Zeichen von Atrophie gefunden werden (Grammatikati, Abel, Fehling, Werth, Sarwey, Holzbach, Keitler, Mandl und Bürger, Pronai). Allerdings ist diese Atrophie nicht durchgreifend, aber nach einigen Jahren immerhin recht deutlich erkennbar an der Zahl und Beschaffenheit der noch vorhandenen Follikel und Eizellen, wenn auch sogar Gelbkörper (Mathias) nachgewiesen worden sind. Auch die cystischen Bildungen (Calmann, Holzbach, Pinard) darf man hier anführen.

Endlich sei auf einen später anzuführenden Fall von Baumm verwiesen, in welchem wegen schwerer Endometriosis die Gebärmutter entfernt, die Adnexe belassen wurden. Die Frau hatte in der Endometriosis recto-vaginalis eine Art von Gebärmutterersatz, ein Erfolgsorgan; sie hatte ihre Periode auch weiter ganz regelmäßig.

Es ist nur ganz persönliche Stellungnahme, wenn ich heute nach zahlreichen Versuchen glaube, im Gegensatz zu früheren Auffassungen sagen zu sollen, daß Belassung der Eierstöcke nur dann Wert hat und auch möglichst angestrebt werden soll, wenn es möglich ist, von der Gebärmutter so viel zu erhalten — bei einfachen Wundverhältnissen — daß die Periode ablaufen kann. Muß der Gebärmutterkörper entfernt werden, dann hat die Belassung der Eierstöcke auch bei jüngeren Frauen nicht viel Sinn; bei etwas älteren Frauen ist sie wegen der Gefahr einer baldigen Geschwulstbildung eher zu widerraten.

Die Klinik der Atrophie der Keimdrüsen ist beherrscht durch: Amenorrhöe, Kinderlosigkeit, und durch Ausfallserscheinungen. Dazu kommen als Folgeerscheinungen am Genitale selbst Schrumpfungen. Soweit Teilschädigungen der Keimdrüsen hierher gehören, wird auch Oligo-, Dysoligo-, Opsomenorrhöe mit in Betracht gezogen werden dürfen.

An Schrumpfungserscheinungen sind von Wichtigkeit für die Diagnose: Kleinheit der Gebärmutter, schlaffe Konsistenz derselben; Verminderung der baktericiden Kräfte ihrer Schleimhaut, wodurch es zu hartnäckigen Katarrhen der Cervix und Korpushöhle (bis zur Hydro- und Pyometra) kommen kann; entzündliche Veränderungen können vollständige Veredung der Cervix, bzw. des Isthmus zur Folge haben (Eva Glück). In der Scheide wird Schrumpfung sich zunächst geltend machen als Verengerung des Rohres, die besonders an der Vulva und an der Grenze zwischen mittlerem und oberem Drittel der Scheide als ringförmige Stenose bemerkbar wird (Novak). An der Schleimhaut entsteht — ebenfalls infolge herabgesetzter Abwehrtätigkeit gegen Bakterien — die Colpitis senilis in ihren mannigfachen Formen, bis einschließlich zur Colpitis emphysematosa, mit oberflächlichen Vernarbungen und Verklebungen. Schließlich nimmt das solche Formen an wie in einer Beobachtung von R. Maresch, in welcher Gebärmutter und Scheide bis zum Hymen einen ganz soliden Körper bildeten, in dem nur durch ein vergessenes Ringpessar noch ein mit Granulationen ausgekleideter Hohlraum ausgespart war.

Die einzelnen Bilder, die das Ganze zusammensetzen, sind also einfach genug. Umso schwieriger ist jedoch im Einzelfalle für den Arzt die genauere Diagnose: liegt vollständige (irreversible) oder teilweise (also besserungsfähige) Atrophie vor. Hier kann uns nur die Vorgeschichte teilweise aushelfen. Eine Diagnose: vorzeitiges Klimakterium kann man genau genommen nur im Nachhinein stellen; alle subjektiven und objektiven Anhaltspunkte können trügen.

Selbstverständlich sind Entwicklungsfehler der Keimdrüsen grundsätzlich auszuschalten. Ebenso möchte ich die psychogene Amenorrhöe ausschalten, weil sie wohl kaum je zu wirklicher Atrophie führt.

Der Arzt wird gut tun, wirkliche vollständige Atrophie nur dort anzunehmen, wo sie sich aus der Vorgeschichte, dem Alter, dem Befund als sicher ergibt; und in allen anderen Fällen möglichst optimistisch zu bleiben, was gleichbedeutend ist mit dem fortgesetzten und immer wiederholten Versuch, aktiv vorzugehen. Damit meine ich jedoch nicht, örtlich am Genitale zu behandeln. Die Übersicht über die Ursachen hat gezeigt, daß Allgemeinstörungen dahinter stecken. Diese wird man also beseitigen oder bekämpfen.

Wieweit überhaupt Aussicht auf Wiederherstellung des Zyklus besteht, wird durchaus von den Ursachen, von Grundleiden abhängen, davon, ob dasselbe zu beeinflussen ist. Es hängt in zweiter Linie vom Alter der Frau ab. Hofstätter hat zeigen können, daß nach dem 36. Jahr auch bei anscheinend funktioneller Amenorrhöe die Aussichten auf Heilung nicht mehr sehr große sind. Schließlich hat die Dauer der Amenorrhöe ebenfalls Bedeutung. Fälle wie der von Kurtz, wo nach 47monatiger Einstellung der Periode alles wieder in Ordnung kommt, sind sehr selten. Schon nach 6monatiger Dauer, mehr nach 1 oder $1\frac{1}{2}$ Jahren verschlechtern sich die Aussichten. Man kann etwa so sagen: die große Mehrzahl der reversiblen Formen von Atrophie wird bei zweckmäßiger Behandlung schon im Laufe von Wochen oder Monaten zur Wiederaufnahme der Zyklusarbeit gebracht. Je mehr sich ein Erfolg verzögert, um so größer ist die Wahrscheinlichkeit, daß der Eierstock wirklich endgültig, irreversibel atrophisch ist.

Die Behandlung der Eierstocksatrophie kann unter Hinweis auf die ausführlichen Auseinandersetzungen von R. Schroeder im 1. Bd. dieses Handbuches kurz gefaßt werden.

Grundsätzlich hat der Frauenarzt die Diagnose der Ursachen klar zu legen, festzustellen, ob örtliche Ursachen im Bereich der Geschlechtsorgane überhaupt oder ausschließlich in Betracht kommen. Vor allem sind Entwicklungsstörungen, Hermaphroditismus und etwa Folgezustände von Genitalerkrankungen (etwa Obliteration der Gebärmutter nach Tuberkulose derselben) auszuschließen. Läßt sich, was ja für die Mehrzahl der Fälle gilt, eine Allgemeinerkrankung als Ursache ausfindig machen, dann hat der Nur-Frauenarzt zurückzutreten gegenüber dem allgemein eingestellten Arzt oder dem Internisten. Es hat gar keinen Sinn, sofort auf das Genitale einwirken zu wollen. Nur der Allgemeinzustand ist zu berücksichtigen. Einzelheiten lassen sich angesichts der außerordentlich großen Mannigfaltigkeit nicht vorschreiben. Neben spezifischer Behandlung gewisser Krankheitsgruppen (Tuberkulose, Lepra, Lues, Herz- und Nierenleiden, Leberkrankheiten, Blutkrankheiten usw.) wird man durch Arsenkuren, Recresal, Phytin, Kalkpräparate aller Art (Calcium Sandoz z. B.), Kieselsäurepräparate, Eisen in größeren Gaben (zu 0,5—1 g pro dosi), Tonicum „Roche" den Allgemeinzustand zu heben, durch Klimawechsel, Sonne, Diät zu beeinflussen trachten. Insbesondere bei Fettleibigen wird man neben Beachtung endokriner Ursachen, die manchmal große Bedeutung haben (Schilddrüse, Hypophyse) der Diät besonderes Augenmerk zuwenden.

Erst wenn der Organismus sich erholt hat, kommt in zweiter Linie ein Versuch, auf das Genitale anregend einzuwirken, in Frage. Die Wege, die man einschlagen kann, sind sehr mannigfach. Ich kann mich nur auf skizzenhafte Darstellung beschränken. Manche von den Methoden der alten Ärzte sollte man heute mehr pflegen, als das in den letzten Jahren geschehen ist. Daß bei fettleibigen Frauen neben dem genannten eine Glaubersalzkur (Karlsbader Salz, Marienbad) oft ausgezeichnet wirkt, allein oder in Verbindung mit Moorbädern, darf wieder betont werden, weil diese alte Erfahrung immer wieder vergessen wird. Daß überhaupt Regelung der Darmtätigkeit, des Stoffwechsels, der Bewegung (Turnen, Sport), Besonnung wichtig ist, muß man immer wieder betonen.

Im übrigen sind alle therapeutischen Versuche der letzten Zeit, am Genitale selbst anzugreifen, von einer Voraussetzung ausgegangen, die nicht immer gegeben ist: daß die Keimdrüsen sowie die Gebärmutter reaktionsfähig sind; ja, daß eine etwa erzielte Reaktion der Gebärmutter auf die Eierstöcke selbst anregend zurückwirkt.

In leichteren Fällen ist dies allerdings möglich. Hier haben z. B. Versuche mit den sog. emmenagogen Mitteln der alten Apotheke eine gewisse, beschränkte Berechtigung. Es sind vorzugsweise ätherische Öle, wie Ol. galbani, Petersiliencampher (Apiol in Gelatinekapseln á 0,0025), Tangkiriwurzel (Eumenol entbehrlich), dann Salicylsäurepräparate, Methylhydrastinin. Wahrscheinlich haben diese Mittel eine Narkosewirkung, eine Erschlaffung der Gebärmutter und ihrer Gefäße zur Folge und damit eine Hyperämie. Auch von der (übrigens nicht unbedenklichen!) Aloe nimmt man neben der Beckenhyperämie, die sie erzeugt, noch eine besondere Wirkung auf die Gebärmuttermuskulatur im Sinne von Tonusverminderung an.

Ähnlich darf man sich die Auswirkung der seit 50—60 Jahren oft empfohlenen, wegen der Gefahren immer wieder verlassenen und am besten ganz zu meidenden intrauterinen, bzw. vaginalen Eingriffe als tonusherabsetzend und hyperämisierend vorstellen: der intrauterinen Sondierung, der gefährlichen Intrauterinstifte, der elektrischen Sonde und der sehr gefährlichen „Reiz"abrasio. Ich rate sehr, von allen diesen Versuchen Abstand zu nehmen.

Wichtig erscheint mir überhaupt, grundsätzlich festzulegen, daß man den einzelnen Versuch, den man gewählt hat, nicht allzu lange Zeit fortsetzt. Jeder Versuch, gleichgültig welcher Art, soll in Form eines zeitlich begrenzten „Stoßes" zur Anwendung kommen, von etwa 2, höchstens 3 wöchiger Dauer, mit anschließender Ruhepause. Erschlaffende, narkotisch wirkende „Emmenagoga" überhaupt nur einige Tage. Dauernarkose hat keinen Wert. Dasselbe gilt von der Wärmebehandlung, einschließlich der gewiß recht wirksamen Diathermie.

In den letzten Jahrzehnten hat die Behandlung mit Eierstockspräparaten viel von sich reden gemacht. Bisher mußten wir damit ziemlich blind herumtappen; es war kaum möglich, aus den Berichten und aus eigenen Versuchen Klarheit zu gewinnen. Ich kann auch hinsichtlich aller Einzelkeiten auf S c h r o e d e r verweisen, ergänze seine Darstellung durch den kurzen Hinweis auf die neuen hochdosierten Präparate, Menformon, Follikulin, Ovowop, Homorvar, Hogival, und die Bemerkung, daß auch mit diesen Präparaten nicht viel bessere Erfolge zu erzielen sind. Heute verstehen wir auch die Ursache. Wir hatten gehofft, damit auf den Eierstock selbst einwirken zu können. Diese Hoffnung muß heute fallen gelassen werden. Die Tierversuche von Z o n d e k , A s c h h e i m , L a q u e u r u. a. lassen keinen Zweifel darüber, daß das Hormon des Eierstockes nur an dem Erfolgsorgan wirken kann, nicht am Eierstock selbst. Ob in leichten Fällen vom Erfolgsorgan eine Rückwirkung auf die Keimdrüse — etwa über andere endokrine Organe — möglich ist, sei dahingestellt.

Die allein zu erzielende Wirkung auf die Gebärmutter läßt es als notwendig erscheinen, auch diese Versuche nur in Form von kurzen, auf etwa drei Tage beschränkten Hormonstößen zu verwenden und von einer Daueranwendung abzusehen (P r e i s s e c k e r und S t u r).

Die Versuche, durch Röntgenstrahlen auf den Eierstock einzuwirken („Reiz"-bestrahlung), deuten wir heute auch nur als Versuche, durch Vernichtung von Follikeln die Hormonmenge des Blutes zu steigern, also einen Hormonstoß herbeizuführen. Mit Rücksicht auf die denkbare Nachkommenschädigung wird jedoch das Verfahren, das sicher entbehrlich ist, gegenwärtig von sehr vielen Seiten, auch von uns grundsätzlich abgelehnt.

Von der Einpflanzung von fremden Eierstöcken hat man sich zur Anregung des Eierstockes sehr viel versprochen. Nach dem oben gesagten ist es klar, daß ein noch so reiches Depot von Eierstockshormon den eigenen Eierstock unbeeinflußt lassen muß. Wenn man sich also nicht darauf festlegen will, durch immer neue operative Einpflanzungen für einen gewissen Dauerbestand an Hormon zu sorgen, also nicht mehr zu machen, als man durch regelmäßige Hormonstöße per os oder mit Einspritzungen auch erzielen kann, wird man besser von solchen Versuchen ganz Abstand nehmen. Die letzten Versuche am Meerschweinchen von A. L i p s c h ü t z bringen übrigens noch ein Bedenken. Während man die Hormonstöße per os nach Bedarf regeln kann, ist dies hier nicht möglich; es sind auch tatsächlich am Tier nur unregelmäßige Brunstformen zu erzielen gewesen. Das Verfahren ist demnach trotz mancher Scheinerfolge als überholt zu bezeichnen.

Am meisten dürfen wir uns vorläufig noch von Versuchen versprechen, auf dem Umweg über andere Blutdrüsen auf den Eierstock einzuwirken. Ich war mit der Verbindung von Eierstockspräparaten (älterer und neuer Formen) mit S c h i l d d r ü s e n p r ä p a r a t e n in recht vielen Fällen zufrieden. Noch wichtiger erscheint jedoch die Hypophyse, der „Motor" der Keimdrüsen (Zondek).

Zwei Wege sind uns bislang zu diesem Zwecke zugänglich. Versuche mit den alten Hypophysenpräparaten vor allem mit dem Präphyson, hatten manchmal kein schlechtes Ergebnis, doch war die Wirkung etwas unsicher. Immerhin hatten Einzelfälle gezeigt, daß der Weg richtig ist. (J. Th. Peters hat bei einer 19jährigen Kranken mit Dystrophia adiposo-gen. durch Vorderlappentabletten Periode erzielt.) Vielleicht war an der Dosierung und an der zeitlichen Verteilung (Hormonstoß) auch hier noch Änderung erwünscht.

Der zweite Weg benützt die Schwachbestrahlung der Hypophyse. Lange bevor das Schlagwort von der Hypophyse als Motor der Keimdrüse in die Welt gesetzt worden war, hat man in dieser Richtung Versuche gemacht (Werner). Ich will nur die aus meiner Klinik von Sahler berichteten Erfolge hier ausführen. Von den ersten 67 Fällen, an denen die Erfahrungen erst gesammelt wurden, hatten wir bei Amenorrhöe in 32% Dauererfolg, in 28% vorübergehenden, und in 40% keinen Erfolg. Bei 28 Oligomenorrhöen sind die Zahlen 40%, 33%, 27%. Eine Reihe von Fällen dabei mit mindestens 2jähriger Amenorrhöe. Die Erfolge erklären sich wohl so: die minderwertige Hypophyse hat durch adenomartige Vergrößerung die Minderleistung nicht einzuholen vermocht. Durch die einmalige Schwachbestrahlung wird ein Teil dieses gewucherten Zellmaterials vernichtet; es kommt zu einem Hormonstoß; es wird aber auch gleichzeitig Anregung gegeben zu einem Neuaufbau der Hypophyse, die bessere Arbeit zu leisten imstande ist; wenigstens sprechen die Dauererfolge dafür.

In letzter Zeit erwartet man von den neuen Hypophysenvorderlappenpräparaten (Prolan u. a.) alles Heil. Doch ist die Frage der Dosierung noch ganz offen, und es wird allenthalben zur Vorsicht geraten. Bislang ist nur ein von J. Th. Peters mit sehr gutem Erfolg behandelter Fall bekannt geworden. Nach Tierversuchen (Borst) ist vor der Geschlechtsreife Anregung der Ovulation, bei geschlechtsreifen Tieren dagegen Störung derselben zu beobachten. Durch kurzdauernde Anwendung von Präphyson ist es mir bei sekundärer Amenorrhöe einigemal (selbst nach 3 Jahren) gelungen, die Menstruation auszulösen.

Die gleichzeitig vorhandene Adipositas läßt sich durch Schwachbestrahlung der Hypophyse nicht bessern.

Schrifttum.

Abel, H., Dauererfolge der Myomektomie. Arch. Gynäk. **57** (1898). — *Baer, W.,* Behandlung entzündlicher Adnexerkrankungen. Med. Klin. **1927**, 752. — *Benthin,* Korporale Blutungen in der Menopause. Mschr. Geburtsh. **80**, 123 (1928). — *Boldt, H.,* Carcin. of the ovary. Amer. J. Obstetr. **69**, 344 (1913). — *Borst, Max,* Beziehungen zwischen HVL-Hormon und der männlichen Keimdrüse. Dtsch. med. Wschr. **1930**, 1117. — *Brack, E.,* Spezifische Keimdrüsenveränderung bei verstorbenen Tuberkulosen. Beitr. Klin. Tbk. **60**, 579 (1925). — *Calmann, A.,* Cystische Entartung eines zurückgelassenen Ovariums. Zbl. Gynäk. **1905**, 1440. — *Chrobak-v. Rosthorn,* Erkrankung der weiblichen Geschlechtsorgane. Wien: Alfred Hölder 1900. — *Cosacesco, A.,* Ovarialcysten, entstanden nach Uterusexstirpation. Rev. franç. Gynéc. **23**, 428 (1928). Ber. Gynäk. **15**, 784. — *Durrant, E. P.,* Einfluß der Hysterektomie auf die Ratte. Amer. J. Physiol. **76**, 234 (1926). Ber. Gynäk. **13**, 347. — *Essen-Moeller,* Studien über Blasenmole. Wiesbaden: J. F. Bergmann 1912. — *Fehling, H.,* Maligne Degeneration und operative Behandlung der Uterusmyome. Beitr. Geburtsh. **1**, 485 (1898). — *Glück, Eva,* Veröedungsvorgänge am inneren Muttermund der Greisin. Beitr. path. Anat. **81**, 121 (1928). — *Grammatikati, J.,* Schicksal des Ovariums nach Totalexstirpation des Uterus beim Kaninchen. Zbl. Gynäk. **1889**, 105. — *Granzow, J.,* Wechselbeziehung zwischen tuberkulöser Erkrankung und den Generationsvorgängen im weiblichen Organismus. Beihefte

Mschr. Geburtsh. **1930**, H. 4. Berlin: S. Karger. — *Hofstätter, R.*, Konstitutionelle Gesichtspunkte bei Prognose der Menstruationsstörungen. Z. Konstitut.lehre **11** (1925). — *Holzbach, E.*, Funktion der nach Totalexstirpation des Uterus zurückgelassenen Ovarien. Arch. Gynäk. **80**, H. 2 (1907). — *Keitler, H.*, Anatomisches und funktionelles Verhalten der belassenen Ovarien. Mschr. Geburtsh. **20**, 686 (1904). — *Kok, Fr.*, Funktionelles Verhalten der zurückgelassenen Ovarien. Arch. Gynäk. **141**, 255 (1930). — *Kurtz*, Alimentäre Amenorrhöe. Mschr. Geburtsh. **52**. — *Levy, S.*, Menstruation im Klimakterium. Dtsch. med. Wschr. **1913**, Nr 52. — *Lipschütz, A.*, Grundlagen der Eierstocksüberpflanzung. Grenzgebiet der inneren Sekretion, H. 6. Budapest-Leipzig: R. Novak 1930. — *Louros, N. C.*, Corp. luteum-Blutungen. Arch. Gynäk. **118**, 194 (1923). — *Mandl, L.* u. *O. Bürger*, Biologische Bedeutung der Eierstöcke nach Entfernung der Gebärmutter. Wien: Franz Deuticke 1904. — *Maresch, R.*, Hochgradige senile Involution der weiblichen Genitalien mit vollständiger Obliteration des Uterus und der Vagina. Wien. med. Wschr. **1914**, 1953. — *Mathias*, Aussprache zu *Fraenkel*. Mschr. Geburtsh. **86**, 365 (1930). — *Meyer, R.*, Pathologische Hypertrophie der Uterusschleimhaut usw. Zbl. Gynäk. **1925**, Nr 30, 1662. — *Michon, L.* u. *R. Labry*, Erhaltung des Uterus bei Behandlung beidseitiger Adnexerkrankung. Gynéc. et Obstétr. **15**, 266 (1927); Ber. Gynäk. **13**, 428. — *Novak, J.*, Typische, auf ovarieller Unterfunktion beruhende Scheidenstenose. Wien. med. Wschr. **1925**. Festschrift für den gynäkologischen Kongreß. — *Peters, J. Th.*, Spezifisch-dynamische Wirkung und Dystrophia adiposogenitalis vor und nach Behandlung mit Hypophysenpräparaten. Klin. Wschr. **1930**, Nr 26, 1219. — *Pfannenstiel, E.*, Veits Handbuch der Gynäkologie, 2. Aufl. — *Preissecker, E.* u. *J. Stur*, Zbl. Gynäk. **34**, 2564 (1931). — *Pronai, K.*, Ovarien 4¹/₂ Jahre nach Uterusexstirpation. Zbl. Gynäk. **1910**, 182. — *Rosthorn, A. v.*, Behandlung der Myome. Ref. Berl. Kongr. **1899** VIII. — *Sahler, Josef*, Über die Ergebnisse der Hypophysenbestrahlung bei gynäkologischen Erkrankungen. Z. Geburtsh. **92**, 25 (1927). — *Sarwey, O.*, Dauererfolge der Myomoperation. Arch. Gynäk. **79**, 277 (1906). — *Schuster, Hermann*, Beitrag zur Histologie des senilen Ovariums. Inaug.-Diss. Heidelberg 1906. — *Seitz, A.*, Anatomische Befunde im Endometrium bei Menorrhagien. Z. Geburtsh. **83**, 684 (1921). — *Stieve, H.*, Keimdrüsenzwischenzellen. Erg. Anat. **23** (1921). — *Weber*, Histologie des Eierstockes im Klimakterium. Mschr. Geburtsh. **20** (1904). — *Werner, P.*, Über die Beeinflußbarkeit einiger gynäkologischer Krankheitsbilder durch Röntgenbestrahlung der Hypophysengegend. Zbl. Gynäk. **31**, 1260 (1923). — *Werth, R.*, Einfluß der Erhaltung des Ovariums. Klin. Jber. **9**, 529 (1902). — *Wijsenbeck, L. A.* u. *S. E. de Jongh*, Nederl. Tijdschr. Geneesk. **21**, 847 (1927). *Zweifel, P.*, Referat über Behandlung der Myome. Verh. dtsch. Ges. Gynäk. **1899** VIII, 117.

4. Nekrose, Verkalkung, Knochenbildung im Eierstock.

Am Eierstock sehen wir in seltenen Fällen Nekrose; sie kann aseptisch sein als reine Folge einer örtlichen Kreislaufstörung, wie sie sich durch Stieldrehungen ergibt, besonders bei völliger Abdrehung des Stieles. Das Schrifttum über Stieldrehungen (s.o.) zeigt uns, daß solche nekrotischen Eierstöcke vollständig aufgesaugt werden und verschwinden können, daß sie aber auch in anderen Fällen im Netz, auf der Darmbeinschaufel, auf dem Blasenperitoneum oder im Douglas wieder anwachsen können. Von solchen wieder angewachsenen Organen bleibt schließlich ein verschieden großer Teil, der eben widerstandsfähig war und sich nach Einwachsen neuer Gefäße wieder erholen konnte, erhalten. Ein Weiterwachsen seiner Gewebe wird freilich selten vorkommen. Ist alles abgestorben und sind die Resorptionsverhältnisse ungünstig, so verkalkt der Rest.

Ob solcher Vorgang auch ohne Stieldrehung durch andere Art von Gefäßverschluß (Abknickung? — Thrombose) zustande kommt, muß ich offen lassen, da die Beschreibungen der Fälle nicht genügend Auskunft geben.

Ebenso ist es nicht zu entscheiden, ob die von O. Israel (nach Pfannenstiel) bei diabetischem Koma gefundene Nekrose beider Eierstöcke als diabetische Gangrän aufzufassen ist. Beide waren hühnereigroß, glatt, graurot, die Innenfläche des Hohlraumes fetzig, lehmfarben, der Inhalt teils grau, zähflüssig, teils bröcklig-schmierig.

Nekrosen können weiter als septische beobachtet werden: bei eitriger Bauchfellentzündung, bei Wochenbettfieber. Diese Nekrosen sind oberflächlich, greifen verschieden weit in die Tiefe. Sie sind — wenigstens in allen meinen Beobachtungen — durch

Einwirkung des Eiters auf die Oberfläche des Organs zu erklären. Manchmal ist der halbe Eierstock in eine graugrüne, fast zerfließende, übelriechende Masse verwandelt.

Sehr schwer waren die hämorrhagischen Nekrosen, die durch direkte Einwirkung von Salmiak oder Alkali (Seifenlösung) (Einspritzung in die Gebärmutter, krimineller Abortus) zustande gekommen sind, als Begleiterkrankung (Tosetti, Polano, Runge, Bickenbach). Die zwei Fälle von Runge konnten durch Totalexstirpation geheilt werden.

In allen diesen Fällen scheint direkte Ätzwirkung von der Oberfläche des Eierstockes vorzuliegen. In einem von E. Fritz mitgeteilten Falle, mit gleichzeitiger Luftembolie, waren jedoch in der Vena spermatica krümelige Ausfällungen nachweisbar. Es dürfte die Alaunlösung, die eingespritzt worden ist, ins Blut gekommen sein und würde vielleicht haematogen zur Nekrose geführt haben, wenn die Frau noch länger gelebt hätte.

Umschriebene herdförmige Nekrosen kleinster Ausdehnung kommen im Eierstock anscheinend oft zustande. Sie scheinen symptomlos zu verlaufen und werden nur dann kenntlich, wenn sie verkalken. Ob ihnen stets alte Weißkörper zugrunde liegen, oder kleinste Cystchen, oder ob Allgemeinerkrankungen zu beschuldigen sind, bleibe dahingestellt. In Blastomen sind Nekrosen der Wand etwas recht gewöhnliches; Folge: Verwachsung oder Durchbruch.

Verkalkungen sind in Eierstöcken älterer Frauen recht gewöhnliche Befunde. Wer im Laboratorium solche Eierstöcke histologisch untersucht, kennt sie zur Genüge. Sie sitzen vielfach nahe der Oberfläche als ganz winzige, das Messer beschädigende Konkremente; meist sind das kleine Oberflächenepithelcysten, deren eingedickter Inhalt Kalksalze aufnimmt. Oder sie sitzen tief im Hilus, und sind dann Kalkplatten in der Wand von sklerotischen Gefäßen, oder verkalkte Reteschläuche. Kurt Koch hat Psammomkörperchen reichlich in der aufgelockerten Kapsel eines ganz hyalin gewordenen „Luteinkörpers" (Corp. albicans?) gefunden. Die Corpora albicantia und fibrosa des Eierstockes scheinen überhaupt große Neigung zu Kalkablagerung zu besitzen, wie die Mitteilungen von Pozzi und Bender, Aschheim, Eli Moschkovits (5 Fälle), Outerbridge (zu 14 Fällen des Schrifttums 7 eigene), Milaender (mehrfach), Nürnberger zeigen. Es entspricht dies durchaus den heutigen Annahmen der Pathologie, daß gerade hyaline und nekrotische Gewebe die besondere Fähigkeit besitzen, ohne vorausgehende Änderung im Gehalt des Blutserums an Calciumsalzen die Kalkphosphate und später auch Carbonate an die Intercellularsubstanz und an den Zelleib nekrotischer Zellen zu binden. Ohne hyaline Umwandlung (Corpora candicantia) oder Nekrose gibt es keine Verkalkung. Welche physikalisch-chemischen Kräfte hier am Werk sind, ist allerdings noch nicht aufgeklärt; daß Kohlensäuremangel oder Ammoniakgehalt eine Rolle spielen, wie man früher angenommen hat, wird heute abgelehnt (vgl. M. B. Schmidt), ebenso der Weg der Kalkseifenbildung über eine Verfettung. Soviel ist klar, daß es sich um dystrophische Verkalkung handelt.

Schon Virchow war es bekannt, daß auch in den Adhäsionen um die Eierstöcke kleine kugelige, geschichtete Kalkkörner vorkommen. Alte Adhäsionen sind stets mit Peritonealepithel überzogen. Es ist naheliegend, anzunehmen, daß der stets fortschreitende Umbau, der ja bis zu völligem Schwund von Adhäsionen führen kann, mit mikroskopischen Gewebsnekrosen verbunden ist, die zur Verkalkung (später wieder zu Resorption) Anlaß geben.

Die mikroskopisch kleinen hyalinen Kugeln und Kalkkörner, die im Corpus luteum gefunden (Miller) und geradezu als diagnostisches Merkmal für Schwangerschaft angesprochen werden, haben wohl mit der Verkalkung der Corpora candicantia nichts zu tun. Wir fassen das Hyalin hier als Sekretionsprodukt der Granulosaluteinzellen auf.

In seltenen Fällen (Pozzi und Bender, Kamniker, Mc Ilroy) war der ganze Eierstock in einem steinharten, kalkigen Körper verwandelt, der nur mit der Säge durchschnitten werden konnte. Alle waren verwachsen; bei allen scheint die ursprüngliche Gefäßverbindung aufgehoben gewesen und eine sekundäre etwas unvollkommen geworden zu sein.

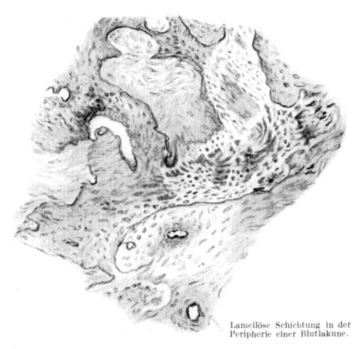

Lamellöse Schichtung in der
Peripherie einer Blutlakune.

Abb. 9. Partie aus einem Fibroma osteoides sive osseum bei mittlerer Vergrößerung. Die fibröse Grundsubstanz schließt osteoide Bälkchen ein, welche in ihrer Form und Zusammensetzung an wahren Knochen erinnern. Es fehlen Osteoblasten und Markräume. Die Knochenkörperchen sind kürbiskernartig, weil sie aus den eingeschlossenen Fibromzellen hervorgegangen sind. Die Gefäße erinnern durch lamellöse Schichtung der Wand und ihrer Umgebung an die Haversschen Knochenkanäle.
(Aus Handbuch der Gynäkologie, 2. Aufl., Bd. 4, 1. Teil, Pfannenstiel).

Bei Kamniker war bereits Knochenbildung zu erkennen; der Fall von Pozzi und Bender war vollkommen verknöchert, mit deutlichen Knochenbälkchen und Osteoblasten. Auch der nußgroße Knoten, den Binet bei einer 23jährigen Frau wegen zunehmenden Schmerzen ausgeschält hat aus dem Eierstock, ist hier anzuführen, obwohl er als Osteom bezeichnet wird (Abb. 9). Umwandlung von Kalkherden in Knochen ist heute als ein recht verbreiteter Vorgang bekannt (Herzklappen, Schilddrüse, Lymphknoten, Gefäßwand, Absceßwand); Osteoblasten und Osteoklasten sind durchaus nicht an das Skelet gebunden. Der Vorgang leitet sich dadurch ein, daß Sprossen von lockerem Bindegewebe mit Lymphocyten und reichlich Gefäßen in die Kalkmasse sich eingraben und an der neu entstandenen Oberfläche durch Osteoblasten eine Knochenschale ablagern, welche nun ihrerseits genau denselben An- und Abbau mitmacht wie der normale Knochen, auch Fettmark (Nürnberger) aufweisen kann.

Vom klinischen Standpunkt ist es von Wert, zu wissen, daß alle Kalkablagerungen reversibel sind; kleinere Herde können bei besserer Durchblutung wieder vollkommen verschwinden (Auflösung des Kalkes durch Kohlensäure?), und zwar in ebenso kurzer Zeit von wenigen Wochen, in der sie entstanden sind. Auch Knochen kann verschwinden. Es wird nur von der Möglichkeit ausreichender Durchblutung abhängen, ob das geschehen kann. Diese Durchblutung scheint von den in Adhäsionen neu entstandenen Capillaren aus in genügender Weise möglich zu sein.

Anhangsweise sei erwähnt, daß ausgedehnte Verkalkung schon öfter in Ovarialfibromen (Waldeyer, Kleinwächter, Pfannenstiel, Löbl, Orthmann, Aschheim, Markoe, Handfield-Jones mit 3 kg Gewicht bei 19jährigem Mädchen, Jentter, Karivirta 2 Fälle, bei Myom und bei Schwangerschaft gefunden, hühnereigroß; Polano), vielfach mit Knochenbildung, gefunden worden ist, bis zu Hühnereigröße und mehr, und einige Male auch angeblich in Corpus-luteumcysten (Markoe), bzw. in epithelialen Blastomen (Fürst, Schroeder). Bei Tschirdewahn (26jährig, nie Menses; bohnengroße Eierstöcke; vom rechten geht gestielt eine steinharte hühnereigroße Geschwulst ab) scheint es sich um eine epitheliale Neubildung (gutartige Granulosazellgeschwulst? Fast vollkommen verkalkt) gehandelt zu haben. Ich selbst habe nur einmal in der Wand eines Pseudomuzinblastoms besonders ausgedehnte, etwa 5—7 cm breite Kalkplatten gefunden.

Klinisch sind die kleinen Kalkherde bedeutungslos, um so mehr, als sie als reversibel angesehen werden dürfen. Totalverkalkung des Eierstockes soll bei Mc Ilroy, ein nußgroßer Kalkknoten bei Binet Ursache von Dysmenorrhöe gewesen sein. Die anderen Fälle waren Zufallsbefunde. Größere verkalkte Blastome wird man natürlich entfernen. Richtige Diagnose dürfte kaum möglich sein; selbst der Schatten auf der Röntgenplatte dürfte nicht immer richtig zu deuten sein (verkalktes Myom? Teratom? Tuberkulose?).

Schrifttum.

Aschheim, S., Verkalkte Ovarialtumoren. Zbl. Gynäk. **1916,** 214. — *Auvray,* Ossificat. d. trompes et de l'ovaire. Bull. Soc. Obstétr. Paris **1912,** No 4. — *Bickenbach, W.,* Alkalinekrose des Uterus und der Adnexe nach Einspritzung von Seifenpulverlösung. Med. Klin. **1930,** 1655. — *Binet,* Osteom des Eierstockes. Bull. Soc. Obstétr. **1930,** No 3. Ref. Zbl. Gynäk. **1930,** 2358. — *Ernst, P.,* Tod und Nekrose. Krehl-Marchands Handbuch der allgemeinen Pathologie, Bd. 3, 2. Abt. Leipzig: S. Hirzel 1921. — *Fritz, E.,* Zur Wirkung in die Gebärmutter eingespritzter Flüssigkeiten im Kreislauf. Dtsch. Z. gerichtl. Med. 15 (1930). — *Handfield-Jones,* Calcified ovarian fibroma. Trans. obstetr. Soc. Lond. **1906** IV, 332. Ref. Frommels Jber. **1907,** 406. — *Mc Ilroy, L.,* Dysmenorrhöe infolge Verkalkung des Ovariums. Lancet **214,** 1282 (1928). — *Jentter, Hermann,* Ovarialstein. Zbl. Gynäk. **1926,** 678. — *Kamniker, H.,* Versteinertes Ovarium mit Knochenbildung. Zbl. Gynäk. **1928,** 1260. — *Karivirta, Y. A.,* Petrifizierte Ovarien und Ovarialtumoren. Duodecim Helsingfors 46, 283 (1930). — *Kauffmann, O.,* Knochenbildung im Ovarium. Zbl. Path. 34, 433 (1924) (ältere Literatur). — *Kleinwächter,* Kaiserschnitt; Fibroid des Ovariums. Arch. Gynäk. 4, 171 (1872). — *Koch, Kurt,* Psammomkörper im Ovarium. Arch. Gynäk. **94,** 833 (1911). — *Markoe, J. W.,* Kalkdegeneration des Corpus luteum. Bull. Lying-in-Hosp. 3 (Nov. 1912). — *Milaender,* Verkalkung des Ovariums. Zbl. Gynäk. **1903,** 238. — *Miller, J. W.,* Rückbildung des Corpus luteum. Arch. Gynäk. **91,** 263 (1910). — *Moschkovits Eli,* Verkalkung und Knochenbildung im Ovar. Proc. N. Y. path. Soc., Jan. **1913.** Ref. Zbl. Gynäk. **1913,** 1463. — *Nürnberger,* Knochenbildung im Ovarium. Zbl. Gynäk. **1926,** 1930. — *Orthmann, E. G.,* Pathologisches des Corpus luteum. Leipzig. Kongr. **1897** VII, 351. — *Outerbridge,* Nichtteratomatöse Knochenbildung im menschlichen Ovarium. Amer. J. Med. Juni **1916.** — *Pfannenstiel,* Veits Handbuch der Gynäkologie, 2. Aufl., S. 89 u. 320. — *Pfaundler, M. v.,* Gewebsverkalkung. Klin. Wschr. **1922,** 136. — *Polano, O.,* Verkalktes Fibrom. Berl. klin. Wschr. **1904,** 1209. — Kriminelle Schwangerschaftsunterbrechung mit Seifenlösungen. Münch. med. Wschr. **1926**, 1317. — *Pozzi, S.* u. *X. Bender*, Ossificat. de l'ovaire et de la trompe. Rev. de Gynec. 18, 129 (1912). — *Ries, E.*, Steinbildung im Ovarium. Z. Geburtsh. **40**, 73. — *Runge, H.*, Alkalinekrose des Uterus und der Adnexe. Zbl. Gynäk. **1927**, 1562. — *Schmidt, M. B.*, Verkalkung. Krehl-Marchands Handbuch der allgemeinen Pathologie, Bd. 3, 2. Abt., S. 247. 1921. — *Schroeder, E.*, Ossifizierte Cyste des Ovariums. Z. Geburtsh. 57, H. 3. — *Straßmann*, Z. Geburtsh. **59** (1906). — *Tschirdewahn*, Hypoplasie und Tumor. Mschr. Geburtsh. **52**, 186 (1920). — *Virchow, R.*, Verh. physik.-med. Ges. Würzburg 1, 144 (1850). — *Waldeyer*, Diffuses Eierstocksfibrom mit eigentümlichem Bau. Arch. Gynäk. **2**, 440 (1871).

Verletzungen des Eierstockes; Fremdkörper.

Die geschützte Lage des Organs bringt es mit sich, daß Verletzungen desselben außerordentlich selten beobachtet werden. Wenn man davon absieht, daß Geschwülste des Eierstockes der Gefahr von Verletzungen mehr ausgesetzt sind, daß sie bei Bauchschuß oder Stich getroffen werden, nach Sturz, Fußtritt usw. bersten können, weiter auch davon, daß kleinere Geschwülste durch brüske ärztliche Untersuchung beschädigt, durchblutet, zum Platzen gebracht werden, so bleibt nur wenig anzuführen. Ein normaler Eierstock könnte bei Pfählungsverletzungen oder bei schwerer Zertrümmerung des Beckens (Verschüttung, Überfahren) zerquetscht oder von Knochenstücken aufgespießt werden. In seltenen Fällen ist ferner gelegentlich einer versuchten Abortusausräumung — ein Eingriff, bei dem ja schon jedes Organ des Beckens in Mitleidenschaft gezogen worden ist — auch der Eierstock zerrissen oder angestochen worden. Einen tötlich ausgegangenen Fall solcher Art (Verblutung, aber freilich nicht aus dem Eierstock selbst) kenne ich aus einem Wiener Fakultätsgutachten der Nachkriegszeit. Einen durch Operation (Übernähung) geheilten Fall von Stichverletzung mit starker intraperitonealer Blutung hat A t a j a n z (Baku) berichtet.

Eine gewissermaßen isolierte Stichverletzung des Eierstockes schildert T i e t z e.

Die Frau fällt in das bereitgehaltene scharfe Messer des Mannes derart, daß die Klinge über der Symphyse eindringt. Innere Blutung, Bauchschnitt. Außer der Wunde in den Bauchdecken ist nur der linke Eierstock durchschnitten, sonst kein Organ verletzt. Heilung.

Schußverletzung des Eierstockes ist mir nicht bekannt. Erwähnt sei jedoch eine Beobachtung von O e h l e c k e r : ein kleines Mädchen mit Bauchschuß, 6 Stunden nach der Verletzung operiert. Vier Dickdarmlöcher werden übernäht, der durchschossene Dünndarm reseciert. Die Art. ovarica und Art. iliaca ext. waren durchschossen und bluteten, mußten unterbunden werden. Heilung.

Von Fremdkörpern im Eierstock ist nur der Fall von H a v e l a n d anzuführen: 2 cm langes Stück einer Nähnadel in einem Ovarialabsceß; Netz und Flexur fest darüber verwachsen. Ich vermute, daß der Absceß mit der Nadel n e b e n dem Eierstock gelegen war. Den von Pfannenstiel außerdem angeführten Fall von Liebmann kann ich nicht anerkennen. Hier war eine Stopfnadel von der Scheide aus eingeführt und auch von der Scheide aus leicht wieder entfernt worden. Es wird nicht einmal versucht, wahrscheinlich zu machen, daß die Nadel im Eierstock gelegen ist. Die Möglichkeit ist freilich zuzugeben. Ebensowenig verläßlich ist P a t e r s o n s Beobachtung. Ein 10jähriges Mädchen ist wegen vermuteter Wurmfortsatzeiterung operiert worden. Als das Fieber anhielt, Untersuchung. Man fand eine Haarnadel, die in der Wand der Scheide steckte. Neuerlicher Bauchschnitt ergab jetzt einen Ovarialabsceß. Möglich ist es, daß die Nadel bis

in den Eierstock gereicht hat; aber wahrscheinlicher ist ein Fortschreiten der Bindegewebs-
infektion auf dem Lymphwege. Von einer Nähnadel, die zur Hälfte im Gewebe des Eierstockes eingespießt war und seit einem Sturz Schmerzen machte, berichtet Fritz Bierende. Die Frau hat die Nadel vor 8 Jahren verschluckt, war jedoch bis zu dem Sturz
beschwerdefrei, hat sogar einen Abortus durchgemacht. Bei der Operation fanden sich
nur zarte Verwachsungsschleier. Der im Eierstock steckende Teil der Nadel zeigte leichten
Rostansatz.

Schrifttum.

Atajanz, J. A., Traumatische Blutung aus dem Ovarium. Zbl. Gynäk. **1929,** 615. — *Bierende,*
Fritz, Nähnadel im Eierstock. Zbl. Gynäk. **1924,** 2802. — *Haveland, Fr. W.,* A needle in the ovary.
Med. Rec. **17,** 398 (New-York 1892). — *Liebmann, C.,* Fall von Fremdkörper im Ovarium. Zbl. Gynäk.
1897, 421. — *Oehlecker,* Schußverletzung. Münch. med. Wschr. **1912,** 54. — *Paterson, H. J.,* Suppurating
ovarian cyst. J. Obstetr. **19,** 549 (1911). — *Tietze,* Med. Woche **1905,** Nr 34. Ref. Mschr. Unfallheilk.
1905, 361.

Schwangerschaft im Eierstock.

An der Tatsache, daß ein befruchtetes Ei sich im oder am Eierstock festsetzen und
weiterwachsen kann, zweifelt heute kein Arzt mehr. Wenn ein Beweis dafür zu suchen
wäre, könnte man die oben schon angeführte Arbeit von Forssner anführen, in welcher
sogar mehr oder weniger alle intraperitonealen Blutungen, deren Quelle im Eierstock
liegt, als Schwangerschaften angesehen werden. Diese Auffassung, der in allerdings ganz
bescheidenem Ausmaße schon Hollemann und Werth Ausdruck gegeben haben, ist von
Traugott u. a. angenommen worden; heute muß sie als widerlegt gelten. Es muß aber
wieder daran erinnert werden, daß Sicherheit ohne mikroskopische Untersuchung nicht
möglich ist, und daß auch manche der in den letzten Jahren beschriebenen Fälle durchaus
nicht nach allen Richtungen Sicherheit gewähren.

Für die anatomische Feststellung einer Eierstocksschwangerschaft gelten die schon
von Spiegelberg aufgestellten, von Leopold, Werth u. a. bestätigten Kennzeichen:
freier Eileiter, Verbindung des Fruchtsackes durch das Lig. ovarii proprium mit der Gebärmutter, durch den Ansatz am breiten Mutterband und das Lig. infundibulo-pelvicum mit
der Beckenwand. Diese Kennzeichen sind in Frühfällen nicht schwer zu erbringen. Es
wird zwar auch in diesen Fällen eine mikroskopische Untersuchung des Eileiters (Nachweis, daß hier kein Eibett ist) erwünscht sein; aber man kann darauf verzichten. Nicht
verzichten kann man jedoch auf den Nachweis des Eies. Ist eine Frucht da, innerhalb
des Eierstockes, dann erübrigt sich das weitere. Ist aber die Frucht nicht zu finden, oder
liegt sie frei in der Bauchhöhle, dann müssen Eiteile mikroskopisch nachgewiesen werden,
und zwar in Verbindung mit dem Eierstock.

Manche sehen in dem von Tussenbroeck 1899 beschriebenen Fall die erste sichere
Eierstocksschwangerschaft (Abb. 10). Das ist nicht richtig. Es war wohl einer der ersten
Frühfälle und der erste gut untersuchte Frühfall. Seit dieser Zeit hat sich erst die Zahl der
veröffentlichten Frühfälle sehr vermehrt. Früher sind vorwiegend weit vorgeschrittene
Fälle beschrieben bzw. erkannt worden. Auf solche waren auch die Kennzeichen von
Spiegelberg und Werth hauptsächlich gemünzt. Die vorgeschrittenen Eierstocks-
schwangerschaften sind heute noch große Seltenheiten, heute noch mit einem gewissen
Schimmer von Unglauben versehen. Die Sicherstellung des Eibettes im Eierstock ist

bei vorgeschrittener Schwangerschaft recht schwer. Werth hat 1904 erklärt, daß eine für jeden Fall passende Anleitung nicht zu geben ist; er begnügt sich damit, neben der Art der Verbindung mit Gebärmutter und breitem Mutterband den Nachweis zu verlangen, daß Nebentubenschwangerschaft ausgeschlossen wird und der Eileiter selbst einschließlich der Fimbrien unbeteiligt ist. Die Art, wie der Eierstock an der Wand beteiligt ist, bleibt weniger wichtig. Genaue Angabe über das Verhalten des Eileiters darf demnach nie unterlassen werden.

Scharfe Kritik war im vorigen Jahrhundert notwendig, so lange es galt, das Vorkommen von Eierstocksschwangerschaft überhaupt gegen jeden Zweifel sicherzustellen.

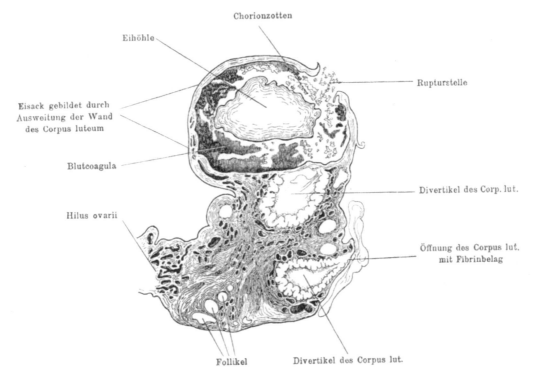

Abb. 10. Ovarialgravidität. Ruptur in der 5. Woche. Das Ei hat sich im Graafschen Follikel entwickelt, ein Teil des Follikels ist zum Corpus luteum umgebildet.
(Nach C. van Tussenbrock, Ann. de Gynecol. 1899.)

Nachdem die Beweise als erbracht gelten können, mag man mit der Kritik etwas lässiger sein. Viele Fälle sind bei der Operation so schwer klarzulegen, daß man auf einwandfreie anatomische Einteilung verzichten muß.

Böwing hat 1923 bereits 100 Fälle in allen Stadien der Entwicklung sammeln können; heute sind mindestens 40 noch dazu zu zählen.

Die Anatomie ist vorwiegend an den Frühfällen studiert worden. Man unterscheidet herkömmlicherweise grundsätzlich intrafollikuläre und epovarielle Einnistung des Eies. Die erstere gilt als die bei weitem häufigere; epovarielle Einnistung wird nur für wenige Fälle angenommen als Übergangsform zur Eileiterschwangerschaft (Franz, Schickele; neuerdings Simon, Zimmermanns Fall 2). Bewiesen scheint sie mir in keinem Fall zu sein. Wahrscheinlich handelt es sich wie in den schon von Höhne besprochenen Fällen von Seedorff, Keil und Bennecke und Büttner um Eier, die

„intrafollikulär" eingebettet waren und durch die Blutung aus ihrem Bett hinausgeschleudert worden sind. Theoretisch kann man gewiß die Möglichkeit der Einnistung auf der Oberfläche des Eierstockes nicht abstreiten; aber Beweise wären noch zu erbringen.

Bei der intrafollikulären Schwangerschaft nehmen wir an, daß mit dem Follikelsprung ein Herausschleudern der Eizelle nicht erfolgt, sondern umgekehrt die Samenzelle in den Follikelraum eindringen muß. Die Ursache läßt sich nur hypothetisch erfassen. Hoehne macht die Sache dadurch anschaulicher, daß er auf E. Strassmanns Vorstellungen über die Anatomie der Follikelreifung zurückgreift. Strassmann hat gezeigt, daß am reifen Follikel der Eihügel stets nach der Oberfläche hin verschoben ist. Der Vorgang selbst und seine Ursachen sind vielleicht anders zu deuten, wie Strassmann dies tut; das richtige Verständnis des Vorganges würde uns bei der Erklärung der Eierstocksschwangerschaft weiter helfen; aber die Tatsache ist schon wichtig. Hoehne nimmt an, daß unrichtige Lage des Eihügels an der Basis des Follikels eine Ablösung erschwert, und er weist darauf hin, daß schon Klob 1864 diesen Gedanken ausgesprochen hat. Hoehne rechnet daneben mit einer zweiten Möglichkeit: daß die abgelöste Eizelle durch eine zu enge oder verlegte Sprungstelle den Weg verlegt findet. Im ersten Falle wird je nach dem Grade des Zurückbleibens in der Verschiebung des Discus proligerus der Nidationsort verschieden sein, und damit auch das Endbild. Er stellt sich vor, daß unter Umständen durch das wachsende Ei das ganze Corpus luteum erdrückt wird, so daß die intrafollikuläre Entwicklung später nicht mehr nachgewiesen werden kann.

Ich kann hier Hoehne nicht in allem folgen, und möchte auf Lücken hinweisen, die auszufüllen sind.

Zunächst dürfte für eine Befruchtung Voraussetzung sein eine Lockerung im Gefüge der Granulosazellen im Eihügel, da anders die Samenzelle kaum durchkommen wird. Schon das macht die Befruchtung des an Ort und Stelle liegen bleibenden Eies wenig wahrscheinlich. Weiter nehmen wir eine gewisse Zeitspanne als notwendig an zwischen Befruchtung und Nistfähigkeit des Eies. Diese Spanne, etwa Stunden, vielleicht Tage, kann die Eizelle im Follikelraum verweilen, ohne feste Bindung an die Unterlage. Drittens, und das ist vielleicht das wichtigste: die Granulosa ist funktionell als Epithel anzusehen. Die menschliche Eizelle siedelt sich aber, so viel wir wissen, nicht im Epithel an, sondern gräbt sich subepithelial ein, wahrscheinlich nach proteolytischer Vernichtung des Epithels.

Es dürften also auch innerhalb des Follikels proteolytische Kräfte die Granulosa in einem gewissen Umkreis vernichten — sofern das überhaupt notwendig ist, d. h. sofern nicht bereits eine epithellose Wandstelle (Ablösung von Teilen der Granulosa, die uns ja aus anderen Fällen bekannt ist) zur Nestbildung zur Verfügung steht. Das befruchtete Ei muß sich sein Bett in die Theka folliculi graben. Tatsächlich sind an der Placentarinsertionsstelle selbst nie sichere Granulosazellen gefunden worden. Wenn wir das berücksichtigen, verstehen wir erst, wie es kommt, daß der Gelbkörper immer neben dem Ei, aber außerhalb des Eiraumes, durch eine Art von ganz dünner Capsularis von ihm getrennt, zu finden ist; das Ei entwickelt sich nicht im Follikel, sondern daneben; auch das verstehen wir, daß der Gelbkörper manchmal, bei günstiger Schnittrichtung, wie ausgewalzt, langgestreckt neben dem Ei liegt.

Das anscheinende Fehlen eines Gelbkörpers erkläre ich mir nicht so wie Hoehne durch Erdrücken desselben — in solch frühen Zeiten kann von mechanischer Druckwirkung keine Rede sein — sondern durch eine zufällig ungünstige Schnittrichtung. Der Gelbkörper liegt nur in umschriebener Ausdehnung dem Ei an. Seiner Schutzwirkung auf das wachsende Ei kann er überall nachkommen. Aber wenn er gerade unter einem Winkel von 90^0 zur Schnittrichtung seitab liegt, sieht man nichts von ihm. Und da die Präparate zu Unterrichtszwecken stets soviel als möglich geschont werden, erfährt man davon nichts. Meiner Überzeugung nach muß der Gelbkörper neben dem Ei, bzw. dem Hämatom zu finden sein. Ich gehe sogar soweit zu sagen, daß der Nachweis eines irgendwo an der Grenze des Hämatoms nachgewiesenen Gelbkörpers ein vollkommen ausreichender, makroskopischer Beweis ist für Eierstocksschwangerschaft und gegen eine Follikelblutung. Sein Fehlen (auf dem Schnitt) beweist natürlich nichts.

Nebenbei bemerkt, wird der Begriff der extrafollikulären Einbettung nicht immer gleich gebraucht. Haeuber spricht in seinen 2 Fällen von extrafollikulärer Nidation, obwohl der Gelbkörper zusammengedrückt neben bzw. unter dem Boden des Eies liegt. Ich würde die Fälle als im obigen Sinne „intrafollikulär" eingebettet ansehen mit Verschiebung des ganzen restlichen Gelbkörpers.

In ganz anderen Richtungen bewegen sich die Versuche, die Nidation im Eierstock zu erklären, bei einigen amerikanischen Ärzten. Schon 1895 hat Webster die Idee ausgesprochen, daß zur Einnistung ein der Schleimhaut der Gebärmutter ähnliches Gewebe im Eierstock vorhanden sein müsse („Müllersches Gewebe"). 1904 hat er tatsächlich bluthaltige Cysten in der Umgebung des Eisitzes gefunden. In der Folge hat Sutton 1924 geradezu an Sampsons Endometriosis angeknüpft, und Befunde von Mc Cann oder von Graham, von Chenut waren geeignet, diese Lehre zu stützen. Aber Caturani, Norris und Haeuber selbst, dem ich die Einzelangaben entnehme, haben die Umgebung des Eisitzes vergebens nach Drüsen abgesucht. Allzu große Bedeutung kann man also der Endometriosis für die Nidation nicht zuschreiben.

Manche Abbildungen machen den Eindruck, als wäre die Einnistung im Bereich des Wundrandes der Follikelsprungstelle selbst zustande gekommen. An sich erscheint solche Annahme vielleicht abwegig, weil die Wunde innerhalb der Zeitspanne von etwa 8 Tagen, die wir bis zur Erlangung der Nidationsfähigkeit voraussetzen, bereits verklebt und in Granulation befindlich ist; aber wenn wir an die Versuche von Loeb denken (unter dem Einfluß des Corpus luteum Deziduabildung in der Umgebung von Schnittverletzungen der Gebärmutter), wird diese bisher noch nicht erörterte Möglichkeit doch näher gerückt. Wirkliche Dezidua braucht ja nicht ausgebildet zu sein; nur eine im Wesen ähnliche Vorbereitung des Mesenchyms.

Diese Auffassung drängt sich mir aus mehreren Abbildungen als die wahrscheinlichste auf. Die weitere Entwicklung kann zur Verdrängung des ganzen Gelbkörpers führen, dessen cystischer Innenraum unberührt bleibt, oder zur Entwicklung des Eies in diesen Raum hinein mit einer Art von Aufrollung des ganzen Granulosasaumes, oder auch zu einer Auswalzung, Abplattung desselben (F. Bass). Alle diese Veränderungen sind jedoch sekundär: die Einnistung war ursprünglich genau genommen nicht intrafollikulär, sondern an dem Wundrand der Sprungstelle erfolgt.

Alle bekannten Frühfälle waren durch Blutungen beschädigt. Die Anatomie einer noch ungestörten Eierstocksschwangerschaft ist uns noch unerreichbar. An den untersuchten Fällen ist die eine Feststellung von K. v. Tussenbroeck, daß keine vollkommen

deziduaartigen Zellen zu finden sind, immer wieder bestätigt worden; nur spärlich sind
deziduaähnliche Formen zu finden. Außerdem werden versprengte große Zellen gefunden,
die als versprengte herausgerissene Luteinzellen gedeutet werden. Die ganze Umgebung
des Eisitzes ist regelmäßig durch Blutung zerstört, ebenso das Chorion selbst. Soviel kann
man noch erkennen, daß die Entwicklung von Capillaren in der Umgebung sehr reich ist.
Auch Einwuchern von Trophoblastzellen in den mütterlichen Anteil des Eibodens ist reichlich vorhanden; in manchen Fällen (Zimmermann Fall 2) waren diese Zellhaufen der ganze
noch nachweisbare Überrest des Eies.

Die gelegentlich erwogene Möglichkeit, daß das im Eierstock entwickelte Ei dem
anderen Eierstock entstammt, also äußere Überwanderung des Eies (Bass), halte ich für
außerordentlich unwahrscheinlich. Äußere Samenüberwanderung ist durch den vorhandenen
Defekt des Eileiters erwiesen (Fuchs, Kupfer).

Bei weiterem Wachstum des Eies wächst sein Mutterboden mit. Neubildung von
Bindegewebe und von Gefäßen ermöglicht allseitige Verbreiterung der Nistfläche. Dieses
Wachstum erstreckt sich auch in die Tiefe, schließlich so ziemlich auf den ganzen Eierstock.
Mitunter bleibt ein Stück der Keimdrüse unbeteiligt; dieser Rest hängt dann gleichsam
an dem Fruchtsack (Ludwig, Muratow) und kann bei der Operation leicht geschont
werden. Manchmal entwickelt sich das Ei vom Rande des Eierstockes ganz gegen die Bauchhöhle, hängt nur mit dickem Stiel an der Keimdrüse (Füth).

Das Ei selbst kann noch verhältnismäßig wohl erhalten gefunden werden stets bisher
mit durchbluteter Wand; in seltenen Fällen zeigt es das Bild einer Breußschen Hämatom-
mole (Fuchs); meist ist es zu einem festen Blutklumpen umgewandelt, in welchem nur
das Mikroskop, oft erst nach langem Suchen, sichere Eireste nachweist (Forssner, Traugott, Heijl u. a.). So werden wohl die meisten Eier bald zerstört. Immerhin ist auch
heute noch zu sagen, daß die Frucht verhältnismäßig nicht gar so selten weiter und selbst
bis zur vollen Reife sich entwickeln kann. In der Zusammenstellung von Böwing (1923)
kommen auf 100 Fälle 19 ausgetragene Eierstocksschwangerschadften. In der letzten Zeit
finde ich auf 27 Fälle 6 mit weiter vorgeschrittener (van Amber Brown, G. Schubert,
Acomb, Dorsch, Sittler verkalkt, Micholitsch), letztere vier mit ausgetragener
Schwangerschaft. In einigen Fällen (Kirchner, Ludwig, Micholitsch) hatten besondere
Umstände zusammengewirkt, so daß bei der Operation sogar lebende Kinder erzielt worden
sind. Meist kommt es freilich zum Absterben der Frucht, bei längerem Bestand zur Mumi-
fikation und zur Umwandlung in ein Lithokelyphopädion (Verkalkung der Hüllen), bis
endlich nach Resorption der Weichteile nur mehr die Knochen in der Kalkschale übrig
bleiben.

Der Eierstock selbst geht bei dem Weiterwachsen des Fruchtsackes nicht mehr mit.
Die Sackwand ist in diesen Fällen ausschließlich durch neugebildetes Bindegewebe, bzw.
durch Adhäsionen mit der Nachbarschaft gebildet.

Im älteren Schrifttum ist gelegentlich von teilweise intraligamentärem Eisitz die
Rede (Willingk, Ludwig, Saenger, Engelking 1913). Meine oben entwickelte Vorstellung von der Entwicklung des Eies macht es mir unmöglich, daran zu glauben. Ich kann
mir höchstens das eine denken, daß ein umschriebenes Hämatom der Eiwand sich bis ins
Ligament hinein ausdehnt und so scheinbare intraligamentäre Entwicklung des Eies vortäuscht. Die Fälle von Saenger und Ludwig dürften wohl so zu erklären sein.

Besonders hervorzuheben ist eine Beobachtung von G. Schubert. Bei der 26jährigen Nullipara (vielleicht Abortus von 6 Wochen 1 Jahr vorher) war es zu spontaner Frühgeburt einer macerierten, 37 cm langen Frucht gekommen; 8 Wochen später Bauchschnitt; es wird eine dem 4. Monat entsprechende mummifizierte Frucht frei in der Bauchhöhle gefunden; die zugehörige Placenta in dem durchbluteten, kugeligen, 8 cm großen Eierstock. Solche gleichzeitige intrauterine und intraovarielle Schwangerschaft ist außerdem aus Berichten von Chroback und Herzfeld bekannt. Dagegen kenne ich keinen Fall von Zwillingen in einer Eierstocksschwangerschaft.

Die Klinik der Eileiterschwangerschaft erscheint überragend beherrscht durch die mit der Durchblutung einsetzenden peritonealen Symptome. Ein großer Teil der Fälle wird von Chirurgen in der Fehlannahme einer Erkrankung des Wurmfortsatzes operiert; ein anderer Teil, wo die Blutung, der Kollaps im Vordergrund stehen, wird entweder als Stieldrehung oder als Eileiterschwangerschaft operiert. An die Eierstocksschwangerschaft denkt man bei der Seltenheit ihres Vorkommens gar nicht. Übrigens würde das Drandenken nichts nützen, da wir ja doch keine Möglichkeit haben, die Diagnose zu sichern.

Solche peritoneale Symptome können vorübergehen; die Frauen werden wieder gesund. Werth führt ältere Fälle an, in welchen nach vielen Jahren im Eierstock die Reste der seinerzeitigen Schwangerschaft gefunden worden sind. Selbst ein Bersten des Fruchtsackes in späterer Zeit mit Austreten der Frucht in die Bauchhöhle kann anscheinend unter geringen Beschwerden überwunden werden.

Die Diagnose solcher Zustände wird uns heute durch Röntgenaufnahmen wesentlich vereinfacht.

Die späteren Stadien gleichen in allem dem Verlauf bei tubarer oder sekundärer Bauchhöhlenschwangerschaft. Nur hinsichtlich der Operation kann man insofern einen gewissen Unterschied feststellen, als die ärgsten Komplikationen, die in allseitiger Anheftung der Placenta begründet sind, hier fehlen; die Operation der vorgeschrittenen Fälle erfordert zwar auch gute Technik und Übung; sie gestaltet sich aber doch meist einfacher.

Schrifttum.

Acomb, L. E., Ausgetragene Schwangerschaft im Ovarium. Brit. med. J. **1926**, 3399. — *Amber, Brown G. van*, Eierstocksschwangerschaft im 5. Monat. Amer. J. Obstetr. 16, 274 (1928). Ref. Zbl. Gynäk. **1929**, 3438. — *Barna, A.*, Junge Eierstocksschwangerschaft. Zbl. Gynäk. **1925**, 718. — *Baß, F.*, Ovarialgravidität. Zbl. Gynäk. **1928**, 1640. — *Böwing, K.*, Ausgetragene Ovarialgravidität. Mschr. Geburtsh. 62, 127 (1923). — *Büttner, G.*, Perioophorale Einbettung des Eies. Anat. H. 57, 637. — *Chemit, A.*, Hämatocele, Tubargravidität und große Teercyste des rechten Eierstockes. Bull. Soc. Obstétr. Paris 17, 520 (1928). — *Dorsch*, Ausgetragene Ovarialgravidität. Inaug.-Diss. Würzburg 1921. Ref. Zbl. Gynäk. **1924**, 558. — *Engelking, E.*, Intraligamentär entwickelte Eierstocksschwangerschaft. Mschr. Geburtsh. 37, 740 (1913). — *Federlin, F.*, ektopische Gravidität. Zbl. Gyn. **1928**, 2834. — *Fletcher, H. H.*, u. *M. M. Galt*, Eierstocksschwangerschaft. J. Obstetr. 33, Nr 3 (1926). Ref. Zbl. Gynäk. **1929**, 3438. — *Forssner, Hj.*, Können intraperitoneale Blutungen aus Follikeln ohne Schwangerschaft entstehen? Arch. Gynäk. 105, 74 (1916). — *Franz, K.*, Einbettung und Wachstum des Eies im Eierstock. Beitr. Geburtsh. 6, 70 (1902). — *Fraser, A. D.* u. *R. S. S. Statham*, Ovarialschwangerschaft mit beginnender Blasenmole. J. Obstetr. 34, Nr 4. Ref. Zbl. Gynäk. **1928**, 2195. — *Fuchs, H.*, Eierstocksschwangerschaft bei gleichzeitigem Eileiterdefekt. Mschr. Geburtsh. 63, 61 (1923). — *Füth, H.*, Ovarialschwangerschaft. Beitr. Geburtsh. 6, 314 (1902). — *Hain*, Ovarialgravidität. Zbl. Gynäk. **1929**, 1721. — *Haeuber, A.*, Ovarialgravidität und ihre Entstehung. Zbl. Gynäk. **1928**, 2376. — *Heijl, C. F.*, Graviditas ovarica. Acta obstetr. scand. (Stockh.) 4, 407 (1927). — *Hellendall, H.*, Ovarialgravidität. Zbl. Gynäk. **1927**, 2865. — *Herzfeld, K.*, Extrauterinschwangerschaft. Wien. klin. Wschr. 1892, Nr 28—31. — *Hoehne, O.*, Ektopische Schwangerschaft. Halban-Seitz, Handbuch der Biologie und Pathologie des Weibes, Bd. 7,

2. Teil, S. 666. 1928. — Gravid. ovarica. Zbl. Gynäk. **1923**, 2. — *Jacub, J.*, Ausgetragene Ovarialschwangerschaft. Zbl. Gynäk. **1923**, 193. — *Jaschke, R. Th. v.*, Ovarialgravidität. Z. Geburtsh. **73**, 181 (1916). — *Keil* u. *Beneke*, Ovarialschwangerschaft. Zbl. Gynäk. **1913**, 465. — *King, W. W.*, Eierstocksschwangerschaft. J. Obstetr. **33**, 291 (1926). Ref. Zbl. Gynäk. **1928**, 271. — *Klaus, K.*, Eierstocksgravidität. Ref. Zbl. Gynäk. **1929**, 3438. — *Kleemann*, Ovarialgravidität. Zbl. Gynäk. **1928**, 2005. — *Kupfer, M.*, Ovarialgravidität. Zbl. Gynäk. **1925**, 2241. — *Lichtenstein, F.*, Basiotrope Plazentation. Zbl. Gynäk. **1920**, 657. — *Manley, J. R.*, Echte Ovarialgravidität. Amer. J. Obstetr. **11**, 512 (1926). — *Mertens, H.*, Ovarialgravidität. Zbl. Gynäk. **1923**, 1737. — *Micholitsch, Th.*, Ausgetragene Ovarialgravidität mit lebendem Kind. Zbl. Gynäk. **1927**, 2616. — *Otto*, Ovarialgravidität. Zbl. Gynäk. **1928**, 2541. — *Remmelts*, Ovarialschwangerschaft. Zbl. Gynäk. **1924**, 670. — *Sänti, Aarne J.*, Ausgetragene Eierstocksschwangerschaft. Acta obstetr. scand. (Stockh.) **7**, 207 (1928). (Lit., 42 Fälle). — *Schubert, G.*, Ovarialgravidität bei gleichzeitiger intrauteriner Schwangerschaft. Zbl. Gynäk. **1929**, 2268. — *Seedorff, M.*, Geborstene Ovarialgravidität. Mschr. Geburtsh. **42**, 30 (1915). — *Simon, L.*, Early ovar. pregnancy. Acta obstetr. scand. (Stockh.) **8**, 77 (1929). — *Sittler*, 44jährige Schwangerschaft. Lithokelyphopädion. Bull. Soc. Obstétr. Paris **1926**, Nr 8. Ref. Zbl. Gynäk. **1928**, 2112. — *Straßmann, E.*, Warum platzt der Follikel? Arch. Gynäk. **119**, 168 (1923). — *Sutton*, Amer. J. Obstetr. **7**. — *Werth, R.*, Die Extrauterinschwangerschaft. v. Winckels Handbuch der Geburtshilfe, Bd. 2, 2. Teil. 1904. (Ältere Lit.) — *Zimmermann, R.*, Ovarialgravidität. Zbl. Gynäk. **1927**, 1569.

Anhang:

Blasenmole und Chorionepitheliom im Eierstock.

Während über Blasenmole im Eileiter ziemlich viel Mitteilungen bekannt sind, wissen wir recht wenig über ähnliche Bildungen bei Eierstocksschwangerschaft. Ich finde nur bei Fraser und Galt die Angabe, daß an den Zotten blasige Auftreibungen vorgekommen sind. Vermutlich hat es sich um dieselben Bilder gehandelt, die auch bei der Eileiterschwangerschaft öfter gefunden werden, die aber kaum einer richtigen Blasenmole gleichzustellen sind.

Die wenigen Angaben über primäre Chorionepitheliome hat bereits R. Meyer im 6. Bd. 1. Hälfte dieses Handbuches, S. 1060 zusammengestellt. Ich kann darauf und auf seine Ausführungen über das ektopische Chorionepitheliom verweisen. Die malignen Blastome mit chorioepithelialen Zellformen haben damit nichts zu tun; sie sollen später besprochen werden.

Die Entzündung des Eierstockes.

A. Martin und E. G. Orthmann haben 1899 gesagt, daß unsere Kenntnisse von den Entzündungen des Eierstockes sich recht spät entwickelt haben und die Darstellungen in den Lehrbüchern stets die Oophoritis gegenüber den Neubildungen sehr zurücktreten lassen, was mit den Erfahrungen der Praxis nicht in Einklang stehe. Auch die Angaben über die Häufigkeit der Entzündung gingen weitgehend auseinander. Sie selbst haben in ihrem Material zwischen Oophoritis und Neoplasma ein Verhältnis von 6 : 1 festgestellt.

Gegenüber dieser Angabe waren schon vorher und sind seit Pfannenstiel alle Darsteller weit zurückhaltender mit der Diagnose Oophoritis. Insbesondere zweifelt man an der chronischen Oophoritis immer mehr; ja es wird schon gefragt, ob diese Diagnose überhaupt Berechtigung hat. Die akute Form kann allerdings nicht gut bestritten werden; sie gilt jedoch allgemein als selten und ist mit dem Seltenerwerden schwerer Wochenbettfieber entschieden, auch als Obduktionsbefund, seltener geworden. Schon Martin und Orthmann sprechen nur von beschränkter Zahl von Beobachtungen, unter den 5594 Oophoritiden bei 45 213 kranken Frauen.

Die Unterschiede in der Einschätzung der Häufigkeit der Eierstockentzündung sind sehr einfach zu erklären: unsere ganzen Vorstellungen über all das, was hereingehört, sind heute noch so nebelhaft wie je. Nicht nur, daß wir den Begriff anatomisch nicht festgelegt haben, also auch aus Operationsbefunden nicht viel entnehmen können, vor allem ist die klinische Diagnose so gut wie unmöglich, bzw. dort, wo sie gestellt worden ist, willkürlich gewesen, und ist es noch. Ich erkläre gleich hier, daß ich mir eine Diagnose: Oophoritis schon seit langem vollkommen abgewöhnt habe. Der Kliniker kann ganz zufrieden sein, wenn er mit der Annahme eines entzündlichen Adnextumors Recht behält; der Operateur kann post oper. manchmal einen Ovarialabsceß erkennen, kann die Perioophoritis festlegen (womit jedoch eine richtige Entzündung des Eierstockes selbst gar nicht erwiesen ist); alles andere, was er noch unter dem Begriff der Oophoritis einbeziehen will (etwa die kleincystische Veränderung, die Hämatome), ist willkürlich und ohne Begründung einbezogen. Ein großer Teil der früheren Entzündung wird heute in der Gruppe der Endometriosis als noch unklarer Ätiologie abzutrennen sein. Nehmen wir noch die kleincystischen Eierstöcke heraus, so bleibt für die chronischen „Entzündungen" recht wenig übrig.

Viele Beobachter haben sich seit Winternitz auf den Grundsatz festgelegt, daß Entzündung eine Infektion voraussetze. Dieser Grundsatz konnte bisher nicht Fuß fassen; er war mit den klinischen Diagnosen nicht in Übereinstimmung zu bringen.

Eine zweite Gruppe ist seit Myschkin, bzw. Slavjansky (1871) immer wieder anerkannt worden: die toxische Entzündung; Arsen und Phosphor sollen Eierstocksentzündung bewirken, vielleicht auch Quecksilber. Ich habe in toxikologischen Werken vergebens nach neueren Angaben in dieser Richtung gesucht und meine, daß vielleicht Hyperämie, Blutung, aber nicht Entzündung dadurch bewirkt werden kann. Die Gruppe ist zu streichen. Ebenso wohl auch die angeblichen Oophoritiden nach akuten Exanthemen, bei Cholera, Rückfallfieber, die auch „toxisch" gedacht waren. Jedenfalls fehlen Beobachtungen und histologische Befunde. Wozu diese 60 Jahre alte Behauptung weiterschleppen?

Wollen wir eine gesicherte Grundlage schaffen für die Aufstellung des Krankheitsbildes, so müssen wir darüber klar werden, daß wir histologische Nachweise erbringen müssen. Der Anatom verlangt für die Diagnose Entzündung den Nachweis einer Reihe von progressiven und regressiven Vorgängen: Hyperämie, Exsudation, entzündliche Infiltration; Granulationsgewebe (Plasmazellen); Gewebsnekrose. Der Arzt, der aus eigenen Zeichen nicht imstande ist, einwandfrei die Entzündung im Eierstock scharf abzugrenzen, kann nichts anderes tun, als sein Material vom Standpunkt des Anatomen zu prüfen und daraus erst das Krankheitsbild zu formen.

Für den Eierstock ergeben sich allerdings gewisse Schwierigkeiten; einmal, weil hier aus dem älteren Schrifttum immer noch der Begriff der parenchymatösen Entzündung nicht ganz verschwunden ist; und dann deshalb, weil im Eierstock ständig Gewebsaufbau und -umbau, Abbau stattfindet, ständiger Wechsel im Blutgehalt und in der Gefäßentwicklung und -rückbildung vor sich geht, lauter Veränderungen, welche oft hart an Entzündung grenzen. Diese hormonal bedingten Veränderungen durchschauen wir erst jetzt richtig; wir wissen erst — bzw. sind jetzt erst im Anfang der Erkenntnis —, daß die reichliche Ausbildung von gleichzeitig gewachsenen Follikeln, die früher sogenannte kleincystische Degeneration mit Entzündung nichts zu tun hat, also der Name: chronische Oophoritis dafür ganz unberechtigt ist.

6*

1895 haben Doléris und Bourges behauptet, in diesen Cystchen Keime (Staphylokokken) gefunden zu haben. Die Untersuchungen von Kroenig und Menge waren jedoch negativ und auch A. Martin und Orthmann haben 20 Fälle vergebens daraufhin geprüft. 1916 hat wieder Davis in 50% seiner Fälle den Streptococcus viridans zu finden geglaubt.

Es ist ganz bezeichnend, daß schon Olshausen 1886 erklären mußte, daß man die chronische Oophoritis besser klinisch kennt als anatomisch. Das erklärt sich nur daraus, daß die Klinik eben an einem Sammelbegriff festgehalten hat, der den verschiedensten Dingen gerecht werden sollte. Er ist aber dieser Aufgabe nur sehr unvollkommen gewachsen gewesen. Das geht unter anderem aus der Kritik von A. Martin und Orthmann hervor, welche die von anderen herangezogene Erkältung, Descensus und Prolaps des Eierstockes, Retroflexio uteri, Myome, ferner Alkoholgenuß als Ursachen ablehnen, andererseits aber noch Reizungen des Geschlechtslebens, körperliche Anstrengung, Stoßfall, Tragen schwerer Lasten, Tanzen, Fahren, Reiten, Obstipation anerkennen. Alle diese Angaben dürfen wir heute ruhig streichen. Da Gifte, die örtlich entzündungserregend wirken könnten, nur vom Bauchfell aus an den Eierstock herankönnen — z. B. gelegentlich von Abtreibungsversuchen, wenn die eingespritzte Flüssigkeit in die Bauchhöhle kommt (die Fälle sind wohl immer tödlich; am Eierstock wird Verätzung, Nekrose nachweisbar sein, zur Ausbildung der Entzündung dürfte die Zeit nicht mehr ausreichen) — und Gifte auf dem Blutwege höchstens degenerative Veränderungen auslösen, bleiben uns nur die Infektionen als Ursache von Entzündungen.

Die Erreger können auf dem Blutweg, auf dem Lymphweg, und geradewegs von der Nachbarschaft auf den Eierstock übergreifen.

Für den Blutweg scheint der Eierstock ein recht ungeeigneter Boden zu sein; hämatogene Metastasen sind hier selten, wenn man von Cysten des Eierstockes absieht. Zur Zeit der großen Grippeepidemie sind zwar einzelne Fälle klinisch als metastatische Oophoritis angesprochen worden — ich selbst habe einen Fall bei einem 16jährigen Mädchen mit über pflaumengroßer, empfindlicher Anschwellung der Adnexe, die in wenigen Tagen wieder verschwunden war, gesehen und so gedeutet — aber als beweisend kann ich nur einen Fall von Wilder anführen: ein 6jähriges Mädchen ist nach Angina an akuter Bauchfellentzündung gestorben; die Leichenschau ergab einen durchbrochenen Ovarialabsceß mit Diplo- und Streptokokken. Wegen der Jugend ist der Fall besonders merkwürdig. Er erinnert an frühere Angaben über Zusammenhänge zwischen Mumps und Keimdrüsen, die meines Wissens nie objektiv erwiesen worden sind, und auch sehr selten vorkommen (Gneit, Brooks 1913 mit 28 Fällen des Schrifttums und 2 eigenen, Gentili, Cheynel). Was O. Frankl bei Masern, Scharlach, Diphtherie, Typhus zu untersuchen Gelegenheit hatte, ist über degenerative Veränderungen nicht hinausgegangen.

Der große durch Paratyphus-β erzeugte Absceß im Falle von R. Cordua und E. A. Keck scheint parovarial, intraperitoneal entstanden zu sein. In der Absceßwand ist nur Granulationsgewebe gefunden worden; im Netz waren noch weitere Abscesse. Ein haselnußgroßer Absceß mit Paratyphusbacillen, von J. Feldmann beschrieben, war mit der Flexur sehr fest verwachsen. Feldmann selbst nimmt an, daß ein alter bereits steril gewordener Absceß des Eierstockes vom Darm aus mit Paratyphus besiedelt worden ist.

Erwähnt sei die Angabe von Rosenow und Davis, daß die aus erkrankten Eierstöcken gezüchteten Keime im Tierversuch am Hund Neigung zeigen, gerade am Genitale sich anzusiedeln. Rosenow hat solche Versuche später in großem Maßstab fortgeführt und 1930 geradezu von einer Organspezifität der Keime gesprochen. Die Vorstellung hat jedoch kaum Anklang gefunden.

Der Lymphweg dürfte für einen großen Teil der Eierstocksentzündungen im Auge zu behalten sein. Insbesondere gilt dies für die septischen Erkrankungen im Anschluß an Geburt, Fehlgeburt und im Gefolge von intrauterinen Eingriffen. Statt weiterer Einzelfälle führe ich nur an, daß unter 163 Leichenbefunden der Zusammenstellung von Halban und Köhler die Frauen mit hämatogenen Metastasen nie Abscesse im Eierstock aufgewiesen haben, jene dagegen, bei welchen außerdem oder ausschließlich der Lymphweg für die Ausbreitung der Keime in Betracht kam, 24mal (davon 5mal beiderseits, 10mal links, 9mal rechts). Dabei kommt es offenbar zu entzündlicher Schwellung des ganzen Organs, in Verbindung mit dem entzündlichen Ödem im Beckenbindegewebe, zu Ödem und straßen- oder haufenweiser kleinzelliger Infiltration. So wie im Parametrium kann auch hier der Prozeß wieder zurückgehen; R. Meyer hat 1914 eine Oophoritis folliculorum acuta nach septischem Abortus gezeigt; ich halte das Bild für ein Teilbild aus der Zeit der Rückbildung; ein Zustand, in welchem nur mehr die nächste Umgebung der Follikel noch entzündliche Veränderungen aufweist. Einer oder mehrere Follikel, vielleicht auch ein Corpus luteum kann bei solcher Gelegenheit schwerer erkranken, vereitern; dort bleibt dann ein Absceß für längere Zeit bestehen.

Ebenso große Bedeutung müssen wir derzeit noch der nächsten Nachbarschaft des Eierstockes als Infektionsquelle zusprechen. Insbesondere gilt dies für die gonorrhoischen Abscesse, deren Vorkommen durch Wertheim und Menge erwiesen worden ist, seither allerdings selten wieder Bestätigung gefunden hat. Schon Menge war der Meinung, daß das Zustandekommen dieser Abscesse nur erklärt werden könne durch Austreten von Eiter aus dem offenen Eileiter und vermittelnde Bauchfellentzündung in der nächsten Umgebung des Eierstockes; Eindringen in den Eierstock an der Follikelsprungstelle. Andere Autoren haben allerdings auch für den gonorrhoischen Absceß den Blutweg, ähnlich wie bei sonstigen Metastasen der Gonorrhöe, ja sogar den Lymphweg von der Cervix durch das Parametrium als wahrscheinlicher hingestellt.

Auch die Beziehungen von Darm und Wurmfortsatz erscheinen nicht viel klarer. Das eine ist ja wohl selbstverständlich, daß ein von diesen Teilen ausgehender Absceß so im Becken liegen kann, daß der Eierstock einen Teil seiner Wand bildet; und es ist ebenso klar, daß die Oberfläche, bzw. ein Teilabschnitt des Gewebes des Eierstockes entzündlich und eitrig infiltriert und sogar zerstört werden kann. Aber daß innerhalb des Organs abgeschlossene Abscesse sich ausbilden, deren Erreger durch die Darmwand durchgewandert sind, das halte ich trotz gegenteiliger Schilderungen in Operationsbefunden (Wanner), und obwohl ich früher selbst geneigt war, einen Fall so zu deuten, nicht für erwiesen. Überhaupt sind die Beziehungen des Wurmfortsatzes zum Eierstock trotz vielfacher Auseinandersetzungen nichts weniger als klar. Verwachsungen findet man sehr oft; bei entzündlicher Adnexerkrankung ist der Wurm angewachsen und offenbar sekundär erkrankt, und umgekehrt. Aber in beiden Fällen scheint der Eierstock nur ganz passiv miteingeschlossen zu werden, ohne selbst zu erkranken.

Leynardi hat in einem Absceß des rechten Eierstockes, mit dem der Wurm verwachsen war, einen Ascaris lumbricoides gefunden. Ich kenne nur ein kurzes Referat von dem Fall und kann nicht sagen, ob es sich um einen ovariellen oder parovariellen Absceß gehandelt hat.

Im eigenen Material konnte ich einen Absceß, der nach septischem Abortus entstanden war (Prot. 1045, 1930) und durch Aufbruch zur tödlichen Bauchfellentzündung geführt hat, bei der Leichenschau als parovarial, zwischen Eierstock und Eileiter entstanden, erweisen.

Ausdrücklich muß ich bei dieser Besprechung die großen vereiterten Cysten und Blastome ausnehmen (z. B. krebsige Cyste mit Paratyphus-β von Seiffert); hier handelt es sich um ganz andere Bedingungen zur Keimbesiedlung wie in dem ursprünglich normalen Eierstock.

In einem großen Teil der akuten, eitrigen Erkrankungen des Eierstockes finden sich Eitersäcke der Eileiter, meist auch in Verbindung mit noch vorhandener Eiterung des Beckenbauchfells oder mindestens mit derben Schwarten in der Umgebung als den Überresten solcher Eiterung. Anerkannt selten sind Abscesse des Eierstockes ohne gegenwärtig nachweisbare Erkrankung der Nachbarschaft. Mit Menge faßt man dieselben meist als isolierte hämatogene Metastasen auf; doch scheint mir gerade der oben erwähnte Fall von R. Meyer dafür zu sprechen, daß sie Überbleibsel einer Erkrankung des ganzen Organs sein können. Wir haben in den letzten Jahren 2 Fälle solcher Art beobachten können.

Die 30jährige Frau (855 ex 1927) hat 1914 und 1921 Geburten durchgemacht, 1917 2 Abortus und November 1926 abermals einen Abortus; nach diesem ist sie 4 Wochen mit hohem Fieber und Gebärmutterentzündung gelegen. Später keine besonderen Beschwerden. 6. Februar 1927 letzte Periode. Als sie gegen Ende März sich untersuchen ließ, war nur die Frage zu beantworten, ob Schwangerschaft bestehe. Es fand sich neben der schwangeren Gebärmutter eine überhühnereigroße Geschwulst des Eierstockes. Wir dachten an ein Teratom. Bei der Operation war der große Eierstock vollkommen frei beweglich; keine Verwachsungen. Wir konnten jetzt zwei nebeneinander liegende cystische Gebilde unterscheiden, das eine etwas dickwandiger. Sie wurden in Zusammenhang und uneröffnet ausgeschält, der Eierstock wieder vernäht. Im Wundverlauf nur am 2. Tag Temperatur 38,7, am 3. Tag 38,2, dann keine Störung. Die Frau hat ihre Schwangerschaft ausgetragen und hat glatt geboren. Erst die Untersuchung des gehärteten Präparates zeigte zu unserer Überraschung neben einer epithellosen Cyste einen pflaumengroßen Ovarialabsceß.

Ähnlich, nur ohne neuerliche Schwangerschaft war Operation (diesmal Abtragung der Adnexe) und Verlauf in einem zweiten Fall (1930).

Die Vorgeschichte läßt am ehesten annehmen, daß der Absceß einen Überrest der Wochenbettserkrankung darstellt und daß er auf dem Lymphwege entstanden und zwar in einem Follikel entstanden ist.

Auch für den Wurmfortsatz ist der Lymphweg (Ligamentum Clado) angenommen worden. Doch scheint heute die Neigung zu solcher Deutung beträchtlich nachgelassen zu haben. Der von Kroenig eingeleitete, von Pankow u. a., besonders aber von Arthur Müller geführte Krieg gegen den Wurmfortsatz der Frau hatte wohl zur Folge, daß die chirurgisch eingestellten Operateure bei jeder Operation den Wurm herausgenommen haben — trotz manchen Einspruches von chirurgischer Seite (Foerster), welche eine Wurmfortsatzentfernung nicht als ganz gleichgültiges Ereignis betrachten — aber in den letzten Jahren scheint diese „Sitte" doch wieder langsam zu verschwinden. An vielen Beschwerden ist sicherlich der arme Wurm so wenig schuld wie die „chronische" Eierstocksentzündung.

Die Ergebnisse der bakteriologischen Untersuchung von Eierstocksabscessen — wieder mit Ausnahme der in großen Cysten entstandenen — sind verhältnismäßig dürftig.

In rund der Hälfte aller Fälle waren Keime weder bakterioskopisch noch durch Kultur aufzufinden, wobei noch zu betonen ist, daß die Durchmusterung unter dem Mikroskop mehr Ergebnisse gezeitigt hat wie die Kultur. In den anderen Fällen überwiegen wohl, entsprechend der Ätiologie (krimineller Abortus) die Streptokokken. Daneben sind seinerzeit verhältnismäßig oft Gonokokken gefunden worden (Wertheim, Menge; Martin fand sie zweimal wohl im Tubeneiter, aber nicht im Ovarialabsceß; Bröse, Kiefer). Gleich große Bedeutung scheint das Bact. coli zu besitzen (Sekundärinfektion?), geringe die Staphylokokken, Kapselkokken (v. Rosthorn), Pneumokokken: Allaines, bei 16jährigem Mädchen 8 Tage nach Angina, Paratyphusbacillen (s. o.), Pyocyaneus (Tottenhan, Pillai und Lam) und anaerobe Bacillen.

Anatomisch findet man bei der akuten, diffusen Form der Oophoritis das ganze Organ vergrößert, weich elastisch, von vielen Gefäßen durchzogen, an der Oberfläche sehr oft mit punktförmigen oder streifigen Blutherden besetzt; später gesellen sich Fibrinniederschläge dazu, die allmählich in dünne Schleier und Bänder umgewandelt werden. Auch auf Durchschnitten fällt der Gefäßreichtum auf und die entzündliche Durchtränkung des Gewebes. Unter dem Mikroskop ist nebst dem Ödem und den prallen Gefäßen, sowie den oberflächlichen Blutherden die herd- und streifenförmige Durchsetzung mit Leukocyteninfiltraten bezeichnend. Die größeren Follikel sind stets in einer Art von Auflösung begriffen, die Granulosa erscheint unregelmäßig abgestoßen. In vorgeschrittenen Fällen dringt auch die leukocytäre Infiltration in den Follikel ein; ebenso bilden sich Blutaustritt in der Wand der Follikel. Schließlich vereitert der ganze Raum. Etwas später kommen reparative Vorgänge dazu. Plasmazelleninfiltrate finden sich manchmal in großer Ausdehnung. Da und dort bildet sich Granulationsgewebe. Man findet dann neben Stellen, die bereits ganz normal aussehen, wo auch die Plasmazellen bereits verschwunden sind, noch herdförmige Infiltrate, selbst kleine Abscesse, und in ihrer Umgebung Granulationsgewebe. Auffallend widerstandsfähig sind die Corpora candicantia. Mitten im entzündeten Gewebe kann man sie zum Teil ganz unverändert erkennen, oder nur spärlich von Plasmazellen durchsetzt; andere Zellformen fehlen. Selten ist stärkere Durchsetzung mit Plasmazellzügen nachweisbar. Mit der Zeit schwinden auch die Infiltrate, die eingedickten, steril gewordenen kleinen Abscesse (sofern sie nicht verkalken und damit etwas längeren Bestand haben) und nur aus dem Granulationsgewebe hervorgegangene Schwielen und Narben können als Überreste der Krankheit bleiben. Große Abscesse werden allerdings nicht leicht zum Verschwinden gebracht werden.

Nur wo solche anatomische Bilder nachzuweisen sind, darf man von Oophoritis sprechen; ob von akuter oder chronischer, darüber entscheidet der Verlauf, die Dauer der Erkrankung. Viele Monate, selbst jahrelang kann der Vorgang sich hinziehen.

Die Follikelabscesse hat Menge als Pseudoabscesse angesprochen, weil sie in einem vorgebildeten Hohlraum entstehen. Martin und Orthmann haben die Bezeichnung Empyem erwogen. Ich glaube, daß beide Namen sich erübrigen, weil der Follikel zwar früher da war, aber seine Wand so gründlich einschmilzt, daß der Absceß nachher mitten im Stroma liegt und nur die Form noch an den Follikel erinnert.

Daß auch ein Gelbkörper, der frisch entsteht, vereitern und zum Absceß werden kann, wird allgemein angenommen (siehe dieses Handbuch, Bd. IV, 1. Teil, S. 66, Abb. 30). Für größere, ältere Abscesse die Bezeichnung „Corpusluteum-Absceß" zu wählen, wie das vielfach geschehen ist, erscheint jedoch nicht berechtigt. R. Meyer

hat wiederholt betont, daß mit der Vereiterung die Luteinzellen alsbald vernichtet
werden. Die Wand ist jetzt von infiltriertem Granulationsgewebe gebildet, genau so
wie in Follikelabscessen. Große, vielfach pigmenthaltige Zellen, Makrophagen, Pseudoxanthomzellen u. a. täuschen Luteinzellen vor und sind vielfach dafür gehalten worden.
Auch das eigenartig körnige Aussehen im frisch aufgeschnittenen Präparat, die wellige
Linie auf der Schnittfläche entspricht nicht der Granulosa des Gelbkörpers, sondern ist
Granulationsgewebe. Der Name: Corpus-luteum-Absceß sollte also ganz verschwinden.

Die Größe der Abscesse ist sehr verschieden. Von kleinsten, nur mikroskopisch
erweisbaren Formen angefangen gibt es alle Übergänge bis zu apfel-, orangen-, faust- und

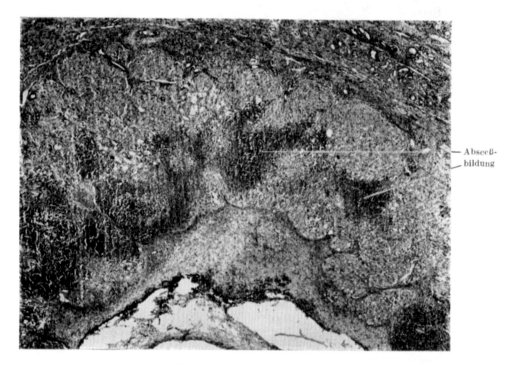

Abb. 11. Akute Entzündung des Corpus luteum.

kindskopfgroßen. Diese großen und noch größere Formen dürften wohl aus schon bestehenden Cysten, die infiziert worden sind, hervorgegangen sein. Freilich ist die Ansicht kaum
recht sicher zu belegen, weil das Epithel in dem Eiter zugrunde geht und auch in den mannskopfgroßen Riesenabscessen nur Granulationsgewebe als Auskleidung nachweisbar ist.

Die Endausgänge sind ebenfalls verschieden. Bei den schwersten, meist lymphangi-
tischen oder thrombophlebitischen Formen gewöhnlich baldiger Tod. Bei längerer Dauer
der Krankheit kann es zur Putrescentia ovarii kommen mit folgender Peritonitis.
Ist der ganze Eierstock von Abscessen durchsetzt, so droht auch ohne völlige Nekrose der
Hülle der Durchbruch in die Bauchhöhle, selbst mehrfacher Durchbruch (Olshausen,
24 Tage nach der Geburt). Ich habe einen offenbar traumatischen Durchbruch eines
verhältnismäßig kleinen, unerkannten Ovarialabscesses erlebt gelegentlich der extraperitoneal durchgeführten Venenunterbindung, und habe seither zur Venenunterbindung im
Wochenbett den extraperitonealen Weg stets vermieden. Häufiger sind, nach vorausgegangener Verlötung, Durchbrüche in den Mastdarm, seltener wieder solche in die

Flexur, in Dünn- oder Dickdarm, noch seltener in die Scheide, die Harnblase oder durch die Bauchdecke.

In anderen Fällen bleibt der Absceß monate- und jahrelang unverändert, mit sehr verschiedenem klinischem Bild.

Isolierte Entzündung des Gelbkörpers hat O. Frankl zweimal gesehen; einmal bei geborstener Eileiterschwangerschaft; hier war die Infiltrationszone gegen den Innenraum hin angeordnet; und einmal, in den basalen Abschnitten der Granulosa ausgebreitet, bei einer tödlich verlaufenen Hyperemesis gravidarum. Die Entstehungsursache ist unerkannt geblieben. Den zweiten Fall beschreibt Frankl ausführlich und bespricht die denkbaren Beziehungen zwischen krankem Gelbkörper und dem Erbrechen, ohne jedoch dazu Stellung zu nehmen.

Ich selbst habe zwar öfter schwerere Entzündung im Gelbkörper gefunden; aber stets waren noch sonstige entzündliche Herde im Eierstock selbst und in seiner nächsten Umgebung vorhanden, so daß man nur eine akute Verschlimmerung der Entzündung im frisch entstandenen Gelbkörper annehmen mußte, um das Bild zu verstehen (Abb. 11).

Heilt die Entzündung ab, so werden die weiteren Folgen sich danach richten, ob noch leistungsfähige Primordialfollikel vorhanden sind. Gibt es überhaupt keine mehr — das kommt auch ohne Absceßbildung vor —, so ist dauernde Atrophie der Eierstöcke die Folge. Die alten Ärzte haben von Cirrhosis ovarii gesprochen.

Als eine eigene, seltene Ausgangsform sei endlich der **Tuboovarialabsceß** angeführt. Meist nimmt man an, daß eine Pyosalpinx mit dem Eierstock verlötet war und nun ein Follikel in die Tube hinein sich geöffnet hat; doch ist freilich auch der umgekehrte Weg denkbar. Das Richtige läßt sich aus dem fertigen Präparat nicht mehr mit Sicherheit ablesen. Am wahrscheinlichsten ist wohl die Annahme, daß aus dem Eileiter Eiter ausgetreten war und eine mit dem Eileiter in Verbindung bleibende Pyocele gebildet hat, in deren schwielige, eitrig infiltrierte Wand der Eierstock einbezogen worden ist. Er kann dabei ebenso vom Eiter angefressen werden, wie das gelegentlich für die Gebärmutterwand gefunden worden ist (Wagner 1916).

Das klinische Bild der akuten, septischen Eierstocksentzündung geht in schweren Fällen unter im Bild der Sepsis oder der Septikopyämie, bzw. der Peritonitis. Auch bei weniger stürmischem Verlauf gibt es keine eigenen Symptome. Weder die seinerzeit (vgl. Martin) betonte Doppelseitigkeit, noch die von anderen in den Vordergrund gestellte Einseitigkeit der Erkrankung ist gegenüber der wesentlich häufigeren Eileitererkrankung zu verwerten. Ebensowenig haben wir bei der gonorrhoischen Oophoritis oder bei irgendeiner anderen Form die Möglichkeit, ein irgend abgeschlossenes Krankheitsbild aufzustellen: es geht alles unter in dem Bilde der Adnexerkrankung, an welcher bekanntlich die Eileiter viel mehr beteiligt sind als die Eierstöcke. Auch das noch von Martin und Orthmann unterstrichene Zusammenfallen der akuten Erscheinungen mit der Periode beweist gar nichts. Schmerz ist sicherlich in keiner Form kennzeichnend für die Erkrankung des Eierstockes; ob der von Martin in 2 Fällen beobachtete Schmerz in der gleichseitigen Brustdrüse mehr besagt, sei dahingestellt. Stuhlzwang, Blasendrang, Krämpfe in der Gebärmutter sind ebensowenig zu verwerten. Selbst die Genitalblutungen kommen bei reiner Eileitererkrankung so oft vor, daß man mit ihnen diagnostisch nichts anfangen kann, so wenig wie mit der im späteren Verlauf sich entwickelnden Dysmenorrhöe oder dem Mittelschmerz.

In einem Teil der Fälle, auch bei Gonorrhöe, ist der Beginn sehr stürmisch, um nach einiger Zeit abzuflauen. In anderen Fällen setzt jedoch die Erkrankung ganz schleichend ein. Zunächst leichte und kurzdauernde Anfälle von Schmerz und Fieber kehren in unregelmäßigen Pausen wieder. Manche flauen dann ziemlich endgültig ab, obwohl später der Absceß gefunden wird; bei anderen werden die Rückfälle häufiger und schwerer, und es entwickelt sich ein sehr schweres, chronisch-septisches Krankheitsbild mit kachektischem Aussehen der Kranken, das schließlich, mit oder ohne Amyloidose, zu Tode führt, sofern nicht noch rechtzeitig operative Abhilfe eingreifen kann.

Wagner hat bei einem kleinen, einige Wochen nach Laminariadilatation entstandenen Ovarial(?)absceß auf Allgemeinerscheinungen hingewiesen, die — ähnlich wie dies gegenwärtig von Abscessen an Zahnwurzeln oder in Nebenhöhlen beschrieben wird — von diesem Absceß ausgelöst waren. Insbesondere sind Erscheinungen einer zweimal innerhalb von 4 Monaten rezidivierenden Nierenentzündung mit Hämaturie und hohem Fieber aufgefallen. Nach Incision von der Scheide aus und Entleerung des Eiters ist die Frau gesund geblieben. Der Zusammenhang war schon vor der Operation vermutet worden, weil sonst kein Eiterherd im Körper zu finden war; ohne diese Erwartung hätte man nach dem Tastbefund allerdings nur eine kleine Ovarialcyste vermutet. — Auf solche, von einem langbestehenden Ovarialabsceß abhängige Allgemeinerkrankung scheint sonst noch nicht geachtet worden zu sein.

Aus den bisherigen Ausführungen ergibt es sich schon, daß die Diagnose einer Eierstocksentzündung selten mit Sicherheit gestellt werden kann. Es kommt für die Besprechung der Diagnose überhaupt nur der Absceß im Eierstock in Betracht. Vorbedingung ist, daß der vergrößerte Eierstock für sich herausgetastet werden kann. Wie selten ist das bei Adnexentzündungen möglich! Und wie oft wird man auch dann enttäuscht, wenn dies möglich zu sein scheint! Winter hat die Geschwulst für ein Teratom gehalten, ich selbst auch, Rübsamen nach Probepunktion für eine Hämatocele, Kehrer (und mancher Arzt vor und nach ihm) für einen Krebs des Eierstockes, Gemmell einen straußeneigroßen Absceß für ein Fibrom usw. Weder die Palpation, noch die Anamnese gibt genügend Anhaltspunkte; die Symptomatologie allein kann manchmal (wechselnde Fieberzustände) aushelfen; aber auch sie versagt oft genug. Man wird sich vielfach mit der Vermutung oder mit der allgemeinen Diagnose: eiterige Adnexerkrankung begnügen müssen. Selbst gegenüber parametranen Exsudaten, gegenüber Erkrankungen der Flexur (Krebs, Diverticulitis), des Coecum, ja des Wurmfortsatzes kann die Diagnose große Schwierigkeiten machen. Mag in diesen Fällen eine Kontrastfüllung des Darmes und Röntgenkontrolle auch entscheidenden Aufschluß geben können — selbst da bleiben uns Irrtümer nicht immer erspart, z. B. bei Kompression eines Darmabschnittes durch die Geschwulst — so ist die Vornahme einer Hystero- und Salpingographie wegen der anzunehmenden entzündlichen Erkrankung der Eileiter meist von vornherein abzulehnen.

Die Untersuchung des Blutes (Leukocytose, Differentialzählung nach Arneth, Senkungsgeschwindigkeit) deutet nur allgemein auf entzündliche Erkrankung, ohne die Ortsbestimmung zu ermöglichen.

Wir sind also mit den Treffern in der Diagnostik in hohem Maße dem Zufall ausgesetzt.

Die Behandlung der akuten Eierstocksentzündung muß im Rahmen der Gesamterkrankung durchgeführt werden, bzw. im Rahmen der erkennbaren Adnexerkrankung. Wenn irgend möglich, wird man trachten, der Ätiologie nachzugehen. Das erscheint heute besonders wichtig im Hinblick auf die Gonorrhöe. Es ist also, sofern nicht ein ganz stürmisches Krankheitsbild noch vorsichtigste Allgemeinbehandlung erfordert, hauptsächlich in der Richtung zu untersuchen, ob eine Gonorrhöe vorliegt, und die Möglichkeit besteht, eine gonorrhoische Oophoritis anzunehmen.

Genaue, auch wiederholte Untersuchung der Sekrete, vor allem aus der Cervix wird man, wenn durchführbar, mit der Müller-Oppenheimschen Komplementablenkungsprüfung vereint anwenden. Letztere ist allein nicht immer entscheidend, da sie nach Abheilung einer Gonorrhöe oft noch lange Zeit positive Befunde gibt.

Ebenso wird man eine Genitaltuberkulose auszuschließen haben (vgl. später). Beide diese Bedingungen sind wichtig, weil bei Gonorrhöe wie bei Tuberkulose heute die spezifische Behandlung, bzw. die Allgemeinbehandlung im Vordergrund stehen soll.

Hinsichtlich septischer Erkrankung läßt die Vorgeschichte nicht selten ganz im Stich. Wir haben in unserem Material einige Fälle, in welchen fieberfreie Wochenbetten angegeben waren; auch eine hypoplastische Nullipara von 20 Jahren, die nach ihrer Angabe überhaupt nie krank gewesen ist (1109 ex 1925). Auf Appendixerkrankung ist stets geachtet worden, aber mit geringem Erfolg. Die Anamnese versagt also recht oft, was die Diagnose und die Aufstellung eines Behandlungsplanes sicher nicht erleichtert.

Im akuten Stadium bei hohem Fieber und Schmerzen wird man wie bei Wochenbettfieber vorgehen, in der Hauptsache symptomatisch; Eisblase und Analgetica; manchmal wird der Glühbogen oder feuchte Wärme besser vertragen. Gelegentlich empfiehlt sich das alte, noch von A. Martin warm empfohlene Ansetzen von 4—6 Blutegeln zu örtlicher Blutentziehung als gutes schmerzlinderndes Mittel.

Als Analgeticum ist heute Opium und Morphin durch Aspirin, Pyramidon, Cibalgin u. v. a. vollkommen überflüssig geworden.

Kommt die Allgemeininfektion zu einem günstigen Ausgang, dann entscheidet sich gewöhnlich der weitere Verlauf der Eierstocksentzündung damit ebenfalls. Die Beschwerden flauen ab. Es kann vollständige Heilung eintreten. Selbst thrombophlebitische Erkrankung des Eierstockes kann so zur Ausheilung kommen. Jedenfalls spielen die Eileiter bei der örtlichen Erkrankung und deren Fortdauer die weitaus größere Rolle als der Eierstock. Kleine Abscesse im Eierstock werden ebenfalls oft genug eingedickt, in Schwielen abgegrenzt und können verkreiden, verkalken, ohne Beschwerden zu verursachen. Ihre Erreger sterben ab.

Selbst etwas größere Abscesse haben wir gelegentlich bei späteren Operationen zufällig gefunden; nichts hat im täglichen Leben der Frau darauf hingedeutet.

Die Zeit, da man Adnexerkrankungen noch im akuten oder subakuten Zustand operiert hat, ist heute wohl für die Mehrzahl der Frauenärzte vorbei. Solche sinnlose Radikalität hat sich oft schwer gerächt. Dringlich wird unter Umständen die Frage nur dann, wenn aus der Steigerung des Fiebers, aus der Verstärkung oder dem Wiederauftreten örtlicher Beschwerden und etwaigen Stuhl- oder Blasenbeschwerden die Gefahr eines Durchbruches sich ergibt. Da wird aber nicht ein radikaler Eingriff, sondern — nach vorausgeschickter Probepunktion von der Scheide aus — eine Incision das bessere Verfahren sein. Übrigens wird Durchbruch eines Ovarialabscesses in den Darm (sehr selten) oder in die Harnblase (noch weit seltener) recht gut vertragen, und es kann damit sogar die Ausheilung eingeleitet sein.

Alles drängt uns dazu, mit der Operation so sparsam als möglich zu sein, erst dann dazu zu greifen, wenn jede Aussicht auf Ausheilung schwindet. Natürlich wird man das nicht immer durchführen können; man wird manchmal von den Frauen selbst aus wirtschaftlichen Gründen zur Operation gedrängt, und jeder Arzt, der sich nicht drängen läßt, hat schon die Erfahrung gemacht, daß er einfach umgangen wird; es findet sich immer ein anderer, der die Operation ausführt.

Die Operation selbst wird man heute soviel als möglich als Teiloperation durchführen, wenn nur ein Absceß des Eierstockes vorliegt, und die Verwachsungen nicht zu derb sind, keine zu ausgedehnten Wundflächen zurückbleiben. Ich bin auch bei allen gutartigen Blastomen für möglichst erhaltendes Vorgehen, und muß vom Standpunkt des Operateurs die Resektion und — wenn durchführbar — die Ausschälung aus dem Gewebe des Eierstockes als viel hübschere und feinere Präparierarbeit hinstellen wie die einfache Abtragung des Eierstockes. Bei Abscessen wird solche Präparierarbeit freilich nur ganz ausnahmsweise einmal möglich sein. Gewöhnlich endet der Eingriff mit der Abtragung der Adnexe. Sind beide Adnexe erkrankt, dann wird man sich wohl immer die Frage vorzulegen haben, ob die Gebärmutter mitentfernt werden soll. Es ist jedoch hier nicht der Ort, sich ausführlich darüber zu verbreiten.

Bei unklarer Diagnose hat schon Pfannenstiel empfohlen, sich durch einen Längsschnitt durch den Eierstock Klarheit zu verschaffen.

Die Gefahren und Schwierigkeiten des Eingriffes werden um so größer, je derber und zäher die Schwielen und Verwachsungen sind. Sie sind am größten, wenn Perforation in Nachbarorgane oder Incisionen vorausgegangen sind. Hier ist auch bei guter operativer Technik oft genug die Orientierung nicht leicht, Nebenverletzungen sind möglich, Operationen an Darm, Blase, Ureteren mitunter notwendig. Die Sterblichkeit ist nach solchen Eingriffen recht hoch.

Bei einseitigem Eierstocksabsceß ist (ebenso wie mitunter bei einseitiger Pyosalpinx) Schwangerschaft möglich. Ich habe oben bereits einen solchen Fall erwähnt. Das Schrifttum verfügt über ganze Reihen von Einzelmitteilungen (vgl. Wertheim, Küstner, Kräuter, H. H. Schmid), die alle zum Ausdruck bringen, wie gefährlich der Zustand ist. Die Zusammenstellungen können allerdings hier nicht glatt verwertet werden, weil eiterige (und vielfach auch nichteiterige entzündliche) Adnexerkrankungen aller Art miteinbegriffen sind. Soviel geht jedoch aus allen Darstellungen hervor, daß schon mit dem Fortschreiten der Schwangerschaft die Gefahren steigen. Mit einer Reihe von Fällen ist es belegt, daß in frühen Monaten Berstung des Eitersackes mit tödlicher Bauchfellentzündung erfolgen kann (Hlawatschek, Seitz, Fabricius u. a.). Im Falle Richters ist die Ruptur im 7. Monat (angeblich Kohabitationstrauma) entstanden; Tod. Bei Grosse, Beckmann, Schwarzkopf u. a., auch in einer eigenen Beobachtung bei Pyosalpinx war die Bauchfellentzündung mit Beginn der Wehen aufgetreten; und selbst im Wochenbett hat man dies beobachtet. Außerdem besteht infolge von Darmverwachsungen wegen mangelhafter Beweglichkeit der Darmschlingen erhöhte Ileusgefahr (Wertheim). Blanc hat 1892 für alle bekannten Fälle eine Sterblichkeit von 62% berechnet, Kräuter 1924 bei

40 operierten Fällen eine solche von 42%. Man wird also, wenn man den Zustand erkennt, unbedingt zur Operation greifen.

Freilich ist das Erkennen sehr schwer. Sind Temperatursteigerungen da, weist Leukocytose, Linksverschiebung, erhöhte Blutsenkungsgeschwindigkeit auf Entzündung, und ist die Geschwulst nachweisbar, dann wird man den Bauchschnitt machen, und selbst von der Totalexstirpation Gebrauch machen müssen, falls die Entwicklung des uneröffneten Sackes nicht möglich ist und der Eiter lebende Keime enthält (Szamek). Ist die Ablösung möglich und bleiben glatte Wundverhältnisse zurück, dann kann die bloße Abtragung der Adnexe genügen. Die Gefahr von Stumpfexsudaten ist allerdings sehr groß. Vaginales Vorgehen ist sicherlich viel zu gefährlich. Es würde jedoch dann den Vorzug verdienen, wenn die Verwachsungen unlösbar fest sind und der Sack von unten leicht erreicht werden kann. Glücklicherweise sind die Abscesse nach langem Bestand oft steril. Hohes Fieber bedeutet aber stets das Gegenteil. Es ist dann besser, die Sackwand in die Bauchwunde einzunähen, später zu eröffnen und zu drainieren. Fabricius hat in solchen schweren Fällen wiederholt mit Erfolg die Bauchwunde vollständig offen gelassen.

Anhang.

Die chronische Eierstocksentzündung.

Aus den obenstehenden Erörterungen ergibt sich, daß wir von chronischer Eierstocksentzündung nur dann sprechen dürfen, wenn tatsächlich entzündliche Veränderungen nachweisbar sind. Für eine Erkrankung, die Endometriosis, ist die Ätiologie heute noch zu wenig geklärt; obwohl viele Frauenärzte annehmen, daß es sich um entzündliche Veränderungen handelt, wollen wir die Gruppe gesondert besprechen. Als echte chronische Entzündung können demnach nur die lange bestehenden Abscesse des Eierstockes gelten, und solche Fälle, in welchen entzündliche Infiltrate, meist umschrieben, im Eierstock längere Zeit bestehen bleiben. Es ist klar, daß eine sichere Feststellung solcher Infiltrate nur mit dem Mikroskop möglich ist. Man wird aus der Vorgeschichte in manchem Fall die Sache vermuten, aus Verwachsungen ebenfalls vermuten, aber über die allgemeine Diagnose: Adnextumor kaum hinauskommen.

Den Handbüchern vom Ende des vergangenen und vom Anfang dieses Jahrhunderts kann man entnehmen, welch große Bedeutung der chronischen Oophoritis früher beigemessen worden ist. Trotz der seit Winternitz oft wiederholten Abwehr war der Begriff nicht umzubringen; es sind immer wieder Zugeständnisse an die Praxis, den praktischen Bedarf gemacht worden, weil man für die Zustände eine bessere Erklärung nicht gekannt hat. Insbesondere war die „kleincystische Degeneration" der Eierstöcke der stete Kampfplatz. Auch Pfannenstiel hat in diesen Fällen noch von entzündlicher Hyperplasie und Hypertrophie der Follikel sowohl wie des Stroma gesprochen, obwohl er sonst gegen die vielen Diagnosen sehr lebhaft Stellung genommen hat.

Der Ausdruck: **kleincystische Degeneration** stammt von A. Hegar. Schon Bulius und Kahlden haben gezeigt, daß die Cystchen und Cysten (etwa bis zu Kleinkirschgröße, meist nur Erbsengröße und selbst darunter) Follikel mit Eizellen sind; seither ist das oft bestätigt worden. Wir müssen daran festhalten, daß nur solche Fälle einzureihen sind, nicht auch Cystchen, die etwa aus dem Oberflächenepithel stammen. Ziegler hat mangels des Nachweises einer Degeneration von follikulärer Hypertrophie gesprochen; eine Bezeichnung, die sicherlich besser ist, aber sich nicht durchsetzen konnte.

Wir wissen heute, daß diese Form recht oft schon in den Entwicklungsjahren beobachtet wird, insbesondere bei Mädchen mit unregelmäßigen, langdauernden Genitalblutungen (Adler, Pölzl, Bollmann, Dalché u. v. a.); wir wissen, daß ähnliche Bilder auch wenige Tage nach der Geburt am Kind zu finden sind; auch bei Erwachsenen trifft man sie mitunter in Verbindung mit Genitalblutungen. Wir wissen weiter, daß der Zustand heilbar, bzw. vorübergehend ist, daß eine vollständige Ausheilung eintreten kann, solange noch gesunde Primordialfollikel vorhanden sind. Zur Erklärung des Geschehens brauchen wir heute nicht mehr Entzündungen anzunehmen. Das Wesen des Vorganges ist eine überstürzte, mehr oder weniger gleichzeitige Entwicklung zahlreicher Primordialfollikel zu halbreifen Follikeln. Dazu müssen wir den Anlaß suchen; und außerdem müssen wir feststellen, daß in der Hauptsache zwei Abweichungen von den normalen Vorgängen im Eierstock bestehen: es fehlt die sonst anzunehmende hemmende Einwirkung des einen wachsenden Follikels auf die übrigen Primordialfollikel, durch welche verhindert wird, daß mehrere Follikel gleichzeitig wachsen; und es fehlt etwas, das die volle Ausreifung des Follikels, bzw. der Eizelle ermöglicht und die Luteinisierung, die Umwandlung in einen Gelbkörper sichert.

Im gesunden Eierstock findet man neben dem wachsenden Follikel oft gar keinen mit freiem Auge erkennbaren zweiten Follikel, oder höchstens 1—2 ganz kleine. Schon wenn diese kleinen Follikel Erbsengröße erreichen, darf man eine leichte Abweichung, eine Schwäche in der Leistung der Keimdrüse annehmen. Der wachsende Follikel steht offenbar unter Schutz. Es ist sehr gut denkbar, daß er für diesen Schutz selbst sorgt durch eine Einrichtung, die es verhindert, daß andere Follikel mitwachsen; am wahrscheinlichsten durch ein Hormon. Dafür spricht der Umstand, daß die Eizellen der kleinen Follikel stets bereits Zeichen beginnenden Verfalles aufweisen (breiten hyalinen Saum u. a.). Es muß ein Hormon sein, welches die Wirkung des Prolan-A (Zondek) stört, die eigene Eizelle aber unberührt läßt.

Diese Auffassung, die ich schon seit einiger Zeit in der Klinik vorgebracht habe, ist neuerdings von Gunnar Dahlberg ausführlich besprochen und durch Versuche gestützt worden. Er nennt das hypothetische Hormon Ovein; es ist wohl identisch mit dem Follikulin. Er zeigt auch, daß 1 Einheit von Follikulin 3—5 Einheiten des Hypophysenvorderlappenhormones unwirksam machen kann. Im Harn der Schwangeren überwiegt das Prolan; im Blut muß das Follikulin überwiegen, andernfalls müßte es zur Ovulation kommen.

Bei der kleincystischen Degeneration dürfte die Produktion von Follikulin (oder von Prolan B) in der ersten Zeit so minderwertig sein, daß keiner von den vielen Follikeln Vorsprung gewinnen kann. Die Gesamtmenge reicht aber zur Anregung der Proliferation der Gebärmutterschleimhaut, oft sogar zur Anregung von Sekretion bis zum Fluor. Keine von den Eizellen reift aus; alle Follikel obliterieren vorzeitig, mit dem Tode der Eizelle. Sie umgeben sich mit einer Thecaluteinschale. Damit hört der Einfluß auf die Gebärmutterschleimhaut auf. Wenn mehrere halbreife Follikel absterben, wird ein Teil der Schleimhaut zur Abstoßung kommen; es blutet. Dauert nun die Unregelmäßigkeit im Wachstum später einsetzender Follikel und ihr allmähliches Absterben fort, so wird immer neuer Anreiz zu Schleimhautwachstum und immer wieder einsetzender Zerfall die Blutung tage- und wochenlang anhalten lassen. Ein Gelbkörper im gewöhnlichen Sinne wird dabei überhaupt nicht gebildet. — Auf die Einzelheiten der normalen Regelung von Blutungen (Muskeltonus, bzw. Hypotonie, Gefäßwandtonus usw.) kann ich in diesem kurzen Überblick nicht eingehen.

Zur Aufklärung des ganzen Geschehens haben wir noch den Anlaß, die Ursache aufzusuchen, und eine Erklärung für die mangelhafte Hormonbildung, sowie das vorzeitige Absterben der Eizelle.

Den denkbaren Ursachen nachzugehen, ist nicht ganz einfach. Wir finden klein-cystische Degeneration bei den sog. Pubertätsblutungen, mitunter, jedoch sehr selten im Klimakterium oder in den Jahren vorher; wir finden sie bei entzündlichen Erkrankungen des Eileiters. Gerade diese Fälle waren es, welche die Kliniker veranlaßt haben, an dem Krankheitsbild der chronischen Oophoritis festzuhalten. Die Veränderung läßt sich auch tatsächlich als Folgezustand einer Entzündung auffassen, aber nicht als ein wesentlicher Bestandteil, und nicht als Ausdruck einer „Entzündung" der Follikel. Sie ist eine Antwort des Follikelapparates auf die entzündliche Hyperämie, vielleicht auch auf die Einwirkung der Bakteriengifte auf die Eizellen. Mit dem Abklingen der Entzündung kommt alles wieder in geregelte Bahnen. Wieweit die entzündliche Hyperämie der ganzen Umgebung, also auch der Gebärmutter, an der Blutung beteiligt ist, soll hier unberücksichtigt bleiben.

Schwieriger sind die anderen Fälle zu deuten. Ich möchte nur auf den Deutungsversuch eingehen, der sich uns für die Pubertätsblutungen als der wahrscheinlichste ergeben hat.

Wir finden solche bei früh- und bei spätmenstruierten Mädchen. Manche sind noch in der Schule, die meisten (älteren) in einem Beruf tätig. Fast alle sind körperlich angestrengt, stehen viel. Bei allen zeigt sich die Überanstrengung, Übermüdung darin, daß sie, um ausgiebig Sauerstoff zu bekommen, thorakal atmen, also die gesamte Reservemuskulatur der Atmung ständig beanspruchen. Das Zwerchfell ist bei der Atmung fast oder ganz ausgeschaltet; es ist in tiefer Grenzstellung kontrahiert und fixiert, um den Bauchorganen noch halbwegs einen Halt zu geben, weil die übrige Rumpfwandmuskulatur auf das äußerste beansprucht ist für Erhaltung der aufrechten Körperhaltung und für andere nicht mehr verfügbar ist. Diese abnorme Muskelarbeit hat nun, ganz schematisch dargestellt, zwei Folgeerscheinungen: einmal direkt Erschwerung des venösen Kreislaufes in der unteren Körperhälfte dadurch, daß die Pumpwirkung des Zwerchfells auf die Vena cava wegfällt, ja die Vene durch den Spasmus im Zwerchfell geradezu verengt wird; also Stauung, Hyperämie an den Eierstöcken sowie an der Gebärmutter selbst. Dann aber durch die Stoffwechselprodukte, die bei der Muskelarbeit entstehen, chemische Beeinflussung der Schilddrüsentätigkeit. Es kommt immer wieder zu abnorm starker Anregung derselben, zu einem Hyperthyreoidismus. Dieser wirkt sich — an der Hand des Schemas der inkretorischen Organe von Eppinger, Falta und Rüdiger läßt sich das ablesen — auf Hypophyse sowie auf die Keimdrüse aus; um das Gleichgewicht herzustellen, müssen beide zu entsprechender Mehrleistung gebracht werden.

Es wäre also in diesem einfachen Schema, das Jungmann auf den Grundlagen seiner Lehre von der statisch-dynamischen Dekompensation aufgebaut hat, der ganze Kreis geschlossen. Ich kann in diesem Rahmen nicht weiter auf Einzelheiten eingehen; ich kann nur sagen, daß wir bereits eine Reihe von Pubertätsmetrorrhagien schwerster Form, die durch andere Verfahren nicht oder nur kurze Zeit zu beeinflussen waren, durch eine das Verhalten und die Erholung der Muskulatur berücksichtigende Behandlung dauernd geheilt haben. Rückfälle sind auch vorgekommen; es waren jedesmal Fehler im Verhalten der Kranken nachweisbar; durch kurze Liegekur und Massage der Rumpfmuskulatur konnten die Rückfälle stets in wenigen Tagen überwunden werden.

Auf die präklimakterischen Blutungen läßt sich die Auffassung ohne weiteres ebenso anwenden.

Das Eingreifen der Hypophyse ist vielleicht in diesem Kreis nicht notwendig. Man kann sich aber sehr wohl auch vorstellen, daß durch Wechselwirkung vom Eierstock aus die Hypophyse angeregt wird und ihre Hormone ebenso falsch abgegeben werden, wie die des Eierstockes, obwohl das Organ von vorneherein ganz gesund war. Jedenfalls sind meiner Erfahrung nach die klinischen Befunde an der Hypophyse (Röntgen, Grundumsatz, spezifisch-dynamische Eiweißwirkung) für die Beurteilung des Krankheitsbildes nur wenig verwertbar. — Ebenso wäre wohl auch daran zu denken, daß etwa Ermüdungsgifte direkt auf die Hypophyse einwirken.

Die kleincystische Degeneration — in diesem Sinne erscheint mir der Name sogar außerordentlich bezeichnend, und ich meine, daß wir ihn unbedingt beibehalten sollen — ist also gar kein selbständiges Krankheitsbild; sie ist abhängig von der Hyperämie der Beckenorgane, und daneben von der Hypophyse. Ein ganz besonders hochgradiges Auftreten habe ich selbst gelegentlich bei florider Osteomalacie gesehen, und auch andere Ärzte haben das erwähnt (Schottlaender u. a.). Man hat oft daran gedacht, in diesem Hyperovarismus eine von den Ursachen der Krankheit erblicken zu dürfen. Ich möchte den Zustand durchaus nur als Folge ansehen in dem oben beschriebenen Sinne: gestörter Muskelchemismus, gestörte Zwerchfellatmung: Hyperthyreoidismus; Hyperpituitarismus und Hyperovarismus in Abhängigkeit von der Schilddrüse. Nur an dieser greifen vermutlich die Stoffwechselprodukte der Muskulatur direkt an.

Die Anatomie hat bereits R. Schroeder im 1. Bd. dieses Handbuches ausführlich geschildert; ich kann darauf verweisen.

Die Klinik der kleincystischen Degeneration zeigt weitgehende Übereinstimmung in den Erscheinungen trotz anscheinend (bzw. wirklich) verschiedener Ätiologie. Stets sind Genitalblutungen nebst Fluor im Vordergrund, manchmal zwischendurch auch amenorrhoische Pausen. Bei Adnexerkrankungen kann man aus dem Auftreten von starken oder unregelmäßigen Blutungen fast mit Sicherheit auf Beteiligung der Eierstöcke, mindestens auf entzündliche Hyperämie schließen. Für die Pubertätsblutung gibt es bereits eine Reihe von „Beweisen" in jenen Fällen, in welchen die Resektion der Eierstöcke vorgenommen worden ist. Auch bei manchen Myomen, nach meiner Erfahrung nur bei den rasch wachsenden, noch nicht zum Stillstand gekommenen, ergeben sich dieselben Blutungen, wenn die Eierstöcke kleincystisch verändert sind (daß es hier auch noch aus anderen Gründen bluten kann, braucht kaum betont zu werden). Dasselbe gilt für die Zeit vor dem Klimakterium (oft schon mit dem 35. Jahr etwa einsetzend) und für gewisse schwere Formen von Osteomalacie mit Blutung.

Man kann also klinisch die Diagnose aus den Symptomen ablesen. Objektiv bestätigt wird sie gegebenenfalls durch den Nachweis großer Eierstöcke. Die Empfindlichkeit derselben ist, mit Ausnahme der entzündlichen Fälle, nicht besonders gesteigert.

Auf die zu beachtenden differentialdiagnostischen Erwägungen kann ich hier nicht eingehen.

Auch in der Frage der Behandlung muß ich mich kurz fassen und kann auf R. Schroeder im 1. Bd. verweisen. Gleichermaßen schematisch dürfen die einfachsten, weil vergänglichen entzündlichen Formen und die Osteomalacie besprochen werden. Erstere erfordern kausal die Behandlung der Entzündung der Adnexe; daneben wird man trachten, die Blutung selbst zu bekämpfen: Gefäßabdichtung durch Kalk (Calcium Sandoz); Beeinflussung des Gefäß- und Muskeltonus durch Secale- und Hypophysenhinterlappenpräparate; Substitutionsversuche mit Hormonpräparaten dort, wo Hormonmangel anzunehmen, unter Umständen durch den Tierversuch zu erweisen ist, wobei beachtet werden muß, daß in manchen Fällen Hormonüberschuß gefunden worden ist (hyperhormonale Blutung, Siebke, von L. Seitz 1930 bezweifelt). Auch die Osteomalacie hat ihre bestimmt gerichtete Behandlung. Das wären die wichtigsten Gesichtspunkte.

Beim Myom wird man sich, je nach der Lage des Falles und dem Alter der Frau unter anderem entweder zur Operation oder zur Bestrahlung entschließen. Die Ursachen der Myomentwicklung sind uns noch nicht bekannt. Streng genommen ist daher keines von diesen Verfahren kausal zu nennen; aber sie sind erfolgreich, und das ist schließlich für den Augenblick das wichtigste.

Auch bei der klimakterischen Blutung haben wir in Abrasio Bestrahlung, unter Umständen Operation mit folgender Liegekur, durchaus erfolgreiche und verhältnismäßig rasch wirkende Verfahren; wir bedürfen einer Ergänzung, die man ja trotzdem wünschen kann, wenigstens nicht unbedingt. Anders bei den Pubertätsblutungen.

Hier sind im Laufe der Zeiten schon ungezählte Versuche gemacht worden. Was in einem oder in einigen Fällen genützt hat, hat in anderen versagt. Das gilt, von der Allgemeinbehandlung (ich nenne vor allem die Behandlung mit Eisenpräparaten in großen Gaben, 6 g pro die, von welcher Weibel einen schönen Erfolg berichtet hat, der sich uns wiederholt nicht bewähren wollte) angefangen, über sämtliche Styptica in allen denkbaren Anwendungsformen und die gesamte Substitutionsbehandlung, einschließlich der Versuche, mit Schwangerenblut Sexualhormon zuzuführen, hinaus bis zu den Bestrahlungen und Operationen. Bei allen Behandlungen haben wir Rückfälle erlebt oder völlige Versager, mit Ausnahme der Fälle, in welchen die Gebärmutter oder mindestens der Gebärmutterkörper abgetragen worden war. Ebenso auch bei den Versuchen, durch diätetische Maßnahmen und Stuhlförderung die Blutung zu beeinflussen.

Es ist wohl keine Frage, daß weder Operation noch Bestrahlung der Eierstöcke eine kausale Behandlung genannt werden darf. Und es ist meiner Ansicht nach ebenso klar und muß unzweideutig betont werden, daß die Totalexstirpation, bzw. die supravaginale Amputation ebenso wie die Kastrationsbestrahlung gleichbedeutend ist mit einem vollständigen Versagen, einem Zusammenbruch der Therapie. Gerade mit Rücksicht darauf möchte ich das Augenmerk darauf lenken, daß wir in der Auffassung des Krankheitszustandes als Betriebsstörung im weitesten Sinne, als einem Teilbild, einem Exzeß in der Richtung der statisch-dynamischen Dekompensation einen zwar langwierigen und schwierigen, aber doch einen Weg sehen, das ganze Geschehen kausal zu erfassen und zu beeinflussen.

Unsere Behandlung geht allerdings, sobald dies nötig ist, in Verbindung mit allen
möglichen Versuchen, die augenblickliche Blutung zu bekämpfen einher; wir werden diese
Verfahren oder Versuche nie entbehren können, weil die systematische Behandlung Zeit
braucht und Blut wenn irgendmöglich gespart werden muß. Sie hat aber ein ganz bestimmtes Ziel im Auge: die Zurückführung der Arbeit der Körpermuskulatur in normale
Grenzen, damit die Stoffwechselprodukte der Muskelarbeit, nennen wir sie Ermüdungs-
toxine, nicht mehr auf die Schilddrüse im Übermaß einstürmen können.

Grundbedingung ist Bettruhe. Es ist meine volle Überzeugung, daß viele leichtere,
beginnende Fälle schon durch eine Bettruhe von 14 Tagen geheilt werden, bzw. geheilt
worden sind. Um aber bei der Bettruhe wirklich das zu erreichen, was nötig ist, nämlich
völlige Entspannung und Erschlaffung der Muskulatur, ist einiges weitere notwendig.
Einmal absolutes Verbot des Aufsitzens, des Sichumlegens; die Kranken müssen gefüttert
werden, sie sollen nicht einmal den Kopf heben. Sie müssen ganz flach auf dem Rücken
liegen, ohne Kopfkisssen, wohl aber mit einer Rolle oder Stütze unter den Knien, da nur
auf diese Weise der Musc. psoas wirklich entspannt werden kann.

Manchmal muß man den Kranken Luminaletten verabreichen, um sie zum Ruhig-
liegen zu bringen; auch stärkere Beruhigungs- und Schlafmittel scheuen wir nicht. Sprech-
verbot für den größten Teil des Tages ist ebenso Erfordernis. Weder zur Stuhl-, noch zur
Harnentleerung ist Aufstehen erlaubt. Stets muß die Pflegerin zur Hand sein. Gerade
das ist manchmal in Anstalten schwer zu erreichen, daß die Pflegerinnen den Zweck dieser
Anordnungen einsehen und sich wirklich fügen. Jede aktive Muskelarbeit, die zu früh
einsetzt, kann einen Rückfall bedeuten, und man muß gewissermaßen von vorne wieder
anfangen.

Großes Gewicht legen wir ferner auf aktive Zwerchfellatmung. Die Frau atmet
meist thorakal. Bedingt ist das einerseits in der Schwäche der Muskulatur, andererseits
in der Kleidung, die auch heute, nachdem das alte Korsett seligen Andenkens verschwunden
ist, auf die verschiedensten Schnürungen des Bauches (schlanke Linie) nicht verzichtet.
Jede Schnürung, und wäre es nur eine durch ein dünnes Gummiband, macht Bauchatmung
zur Anstrengung, und schaltet sie infolgedessen aus (Gesetz des kleinsten Zwanges). Das
Zwerchfell wird seiner Aktivität und vor allem der Erschlaffungsmöglichkeit (Exspiration
bei Bauchatmung) beraubt. Die Frauen müssen also die Bauchatmung erst unter Anleitung
und Aufsicht erlernen.

Welche Schwierigkeiten das macht, welche Fehler dabei vorkommen, das kann man
erst aus eigener Beobachtung sehen und erkennen. Wir haben eine Kranke gesehen, die
es erst nach fünf Monaten täglich durchgeführter Bemühungen gelernt hat.

In schwereren Fällen — und gerade besonders hartnäckige Pubertätsblutungen
waren mehrfach darunter — reichen diese Maßnahmen nicht aus, eine gehörige Entspannung der Körpermuskulatur zu erzielen. Da muß denn systematische, energische Massage
der — und zwar möglichst aller überhaupt erreichbaren — Muskeln nachhelfen. Diese
Massage ist schwierig, ist anstrengend für den Masseur und für die Kranke, und
ist schmerzhaft. Wiederholt haben wir schon zur Narkose gegriffen, um so etwa in
1 Stunde alles oder doch den größten Teil gründlich durchzumassieren; mit dem
Erfolg, daß oft schon am nächsten Tag das Bild ganz verändert, etwaige Blutung

abgeschwächt oder beendet ist. Aber auch Wiederholung der Massage in Narkose, nach 1—2 Wochen kann nötig werden.

Ist so der ganze Muskelapparat frei gemacht, der Körper gewissermaßen zerlegt, dann kann man nach einigen weiteren Tagen von strenger Bettruhe die Frauen aufstehen lassen; aber nicht mehr so frei wie früher, sondern mit dem von Jungmann gebauten Beckengürtel, welcher den Zweck hat, den ganzen Körper, das Knochengerüst in die physiologische, dem aufrecht stehenden Körper entsprechende Haltung hineinzuzwingen und zu verhüten, daß durch ein einseitiges Nachlassen anderseitige Überbeanspruchung von Muskelgruppen bedingt wird und der Körper wieder in eine falsche Haltung zurückgleitet. Hinsichtlich der physikalischen Grundlagen der Wirksamkeit und der Angriffspunkte des Gürtels kann ich nur auf die Veröffentlichungen von Jungmann verweisen.

Das will ich noch betonen, daß beim Tragen des Gürtels ständige Kontrolle notwendig ist, und daß leider recht oft Fehler vorkommen. Wir selbst haben Rückfälle, z. B. bei Blutungen gesehen, die durch falsches Tragen, Verschiebung, Lockerung des Gürtels bedingt waren und durch Korrektur dieser Fehler rasch zu beheben waren. Die Notwendigkeit ständiger Aufsicht und Beratung ist bei diesem, an sich ganz ausgezeichneten orthopädischen Behelf leider eine unangenehme Beigabe. Aber die Erfolge zeigen, daß hier wirklich der Weg kausaler Behandlung beschritten ist.

Die kleincystische Degeneration der Eierstöcke ist nicht etwas Starres, Unabänderliches. Das Bild, das wir kennen, ist ein Teilbild aus lebendigem Geschehen, aus fortwährenden Veränderungen. Sie ist nicht so aufzufassen, wie etwa eine blastomatöse Cyste, der man heute nur Vorwärts-, nicht Rückbildungsfähigkeit zuschreibt, und die man deshalb operativ ausrottet. Das Wort „Degeneration" bedeutet nur einen örtlich umschriebenen, auf den Follikel beschränkten Vorgang. Einen Vorgang, der so weit geführt werden kann wie bei jedem normalen Follikel, nämlich bis zum Verschwinden desselben durch Obliteration. Deshalb kann ich auch in dem Vorschlag, die Eierstöcke zu resezieren, und zwar weitgehend, so daß $1/4$—$1/5$ der Organe zurückbleibt, durchaus nicht eine kausale Behandlung, sondern nur eine Gewaltmaßnahme erblicken, die im Augenblick über die Not hinaushilft. Ich habe schon mehrere Fälle gesehen, die trotz von anderer Seite durchgeführter Resektion wieder geblutet haben, bei welchen sich also im Eierstocksrest wieder dieselben Veränderungen — die natürlich bei langem Bestand schließlich zur Erschöpfung des vorhandenen Keimplasmas führen müssen — ausgebildet haben. Seit ich die hier kurz geschilderte Allgemeinbehandlung zur Verfügung habe, lehne ich die Resektion der Eierstöcke, aber auch die Überpflanzung der Keimdrüsen ins Netz und die periarterielle Sympathektomie, als verfehlte Maßnahme ebenso wie die Kastrationsbestrahlung als vollständig verfehlt ab.

Die supravaginale Amputation der Gebärmutter wird in Zukunft bei akuter Verblutungsgefahr gelegentlich mal immer noch notwendg sein, wenn der Blutbefund eine sehr schwere sekundäre Anämie gibt und auch die Bluttransfusion, der manchmal geradezu umstimmende, blutstillende Wirkung zugeschrieben worden ist, versagt. Es ist jedoch für mich sehr fraglich, ob solche schweren, zum Verblutungstod führenden Fälle von anscheinender Pubertätsblutung (Kermauner, R. Schroeder, Plaut, Münzesheimer, C. Fleischmann, O. Frankl 1928, 1931 u. a.) überhaupt hieher gehören: in einigen Fällen ist akute myeloische Leukämie nachgewiesen worden. In diesen war selbstverständlich keine primäre kleincystische Degeneration vorhanden gewesen, und es hätte auch ein beliebiger operativer Eingriff, einschließlich der Resektion oder der Totalexstirpation der Krankheit keine andere Wendung geben können.

Blutkrankheiten und bösartige Geschwülste (Granulosazellblastome) gehören im Kreis differentialdiagnostischer Erwägungen an erste Stelle.

Schrifttum.

Allaines, F. d', Abcès du corps jaune etc. Bull. Soc. Chir. Paris **1929**, 1327. Ber. Gynäk. **17**, 540) 1930). — *Blanc*, Inflammations péri-utérins dans l. rapports avec la grossesse et l'accouch. Bull. Soc. Obstétr. Paris **1892**, 18. — *Bollmann*, Menstruationsanomalien bei Jugendlichen. Inaug.-Diss. Erlangen 1912. — *Bröse*, Beidseitiger Ovarialabsceß. Zbl. Gynäk. **1896**, 1168. — *Brooks, Harlow* Involvement of ovary in epidem. parotitis. J. amer. med. Assoc. **1913**, 359. — *Cheynel*, De l'ovarite ourlienne. Thèse de Bordeaux **1906**. — *Cordua, R. u. E. A. Keck*, Paratyphusbacillen in Ovarialabsceß. Zbl. Gynäk. **1926**, 2747. — *Cotte, G.*, Chirurgische Behandlung der cystischen Oophoritis. Lyon chir. **1925**, No 2. Ref. Zbl. Gynäk. **1926**, 3111. — *Dahlberg, Gunnar*, Uniovulationsmechanismus usw. Klin. Wschr. **1930**, 1298. — *Dalché, P.*, Métrorrhagies virginales. Sem. gynéc. **1913**, No 18. — *Davis*, Ätiologie der Oophoritis. Surg. etc. **23**, Nr 5 (1916). — *Doléris u. Bourges*, Microbes dans les cystes des ovarites chron. Nouv. Arch. d'Obstétr. **1895**, 429. — *Fabricius*, Ruptur einer Pyosalpinx und Peritonitis bei einer Schwangeren. Wien. klin. Wschr. **1897**, Nr 48. — *Fechner, Bruno*, Ovarialabsceß und Paratyphus. Inaug.-Diss. Breslau 1927. Ref. Zbl. Gynäk. **1929**, 2499 (Dermoid). — *Feldmann, J.*, Paratyphusbacillen in Ovarialabsceß. Ber. Frommels Jber. **1918**, 54. — *Foerster, W.*, Appendicitis und Gonorrhöe. Dtsch. med. Wschr. **1922**, Nr 28. — *Frankl, O.*, Pathologische Anatomie und Histologie der weiblichen Genitalorgane. Lippmanns Handbuch der gesamten Frauenheilkunde, Bd. 2. Leipzig 1914. — Hyperemesis und endokrine Drüsen. Endokrinologie **7**, 167 (1930). — Aussprache zu *Fleischmann*, Zbl. Gynäk. **1928**, 2610. — Hyperplasia endometrii pituitaria. Zbl. Gynäk. **1931**, 68. — *Gemmell*, Ovarienabsceß. J. Obstetr. **19**, 434 (1911). — *Gentili, A.*, Infektionskrankheiten und Eierstock. Rass. Ostetr. **21**, Nr 1 (1912). — *Gneit*, Ovarite ourlienne. Presse méd. **1913**, 667. Ref. Frommels Jber. **1913**, 89. — *Groß*, Entzündliche eitrige Adnexerkrankung. Prag. med. Wschr. **1905**, Nr 20/24. — *Halban u. Köhler*, Pathologische Anatomie des Puerperalprozesses. Wien: Wilhelm Braumüller 1919. — *Hlawatschek*, Schwangerschaft und Geburt bei eitrigen Entzündungen der Genitalien und der Nachbarschaft. Mschr. Geburtsh. **6**, H. 4 (1897). — *Jungmann, M.*, Senkrumpf und Plattrumpf. Wien. klin. Wschr. **1928**, Nr 31. — Theorie der statisch-dynamischen Dekompensation. Wien. klin. Wschr. **1929**, Nr 21/24. — *Kehrer, E.*, Demonstration. Mschr. Geburtsh. **29**, 376 (1909). — *Kermauner, F.*, Blutungen in der Menarche. Wien. med. Wschr. **1928**, Nr 48. — *Kiefer, F.*, Virulenzverhältnisse der eitrigen Adnexerkrankungen. Zbl. Gynäk. **1896**, 1335; **1897**, 47. — *Kräuter, R.*, Gravidität und eitrige Adnexerkrankung. Arch. Gynäk. **122** (1924). — *Küstner, Otto*, Komplikation von Schwangerschaft und Geburt mit entzündlichen Erkrankungen der Adnexa uteri. Döderleins Handbuch der Geburtshilfe, 2. Aufl., Bd. 2, S. 87. 1924. — *Leynardi, C. G.*, Etiologia dell' ascesso ovarico. Rass. Ostetr. **21**, No 3 (1912). Ber. Frommels Jber. **1912**, 301. — *Martin, A. u. Orthmann*, Martins Handbuch der Erkrankungen der Adnexorgane, Bd. 2. 1899. — *Martius, H.*, Komplikation von Schwangerschaft mit Adnexentzündung. Zbl. Gynäk. **1920**, 1410. — *Menge, C. u. B. Kroenig*, Bakteriologie des weiblichen Genitalkanales, 1. Teil. Leipzig 1897. — *Meyer, R.*, Oophoritis. Zbl. Gynäk. **1914**, 483. — *Müller, A.*, Appendicitis und Gonorrhöe. Dtsch. med. Wschr. **1922**, Nr 24. — *Münzesheimer, J.*, Tödlicher Ausgang profuser Pubertätsblutungen bei fehlender Corpus luteum-Bildung. Zbl. Gynäk. **1930**, 2953. — *Nürnberger*, Röntgenmutation und Spätschädigung durch Röntgenstrahlen. Klin. Wschr. **1930**, 2233. — *Plaut, M.*, Verblutung in der Menarche. Münch. med. Wschr. **1929**, 112. — *Pölzl, Anna*, Kleincystische Degeneration als Ursache unstillbarer Genitalblutungen. Wien. klin. Wschr. **1912**, Nr 17. — *Richter*, Komplikation der Schwangerschaft durch entzündliche Adnextumoren. Zbl. Gynäk. **1922**, 1465; **1923**, 393. — *Rosenow, E. C.*, Organotropie der Streptokokken. Wien. klin. Wschr. **1930**, 633. — *Rosenow, E. C. u. C. H. Davis*, Experimentelle Erzeugung der Ovariitis. J. amer. med. Assoc. **66**, Nr 16 (1916). — *Rosthorn, A. v.*, Kapselkokken im Ovarialabsceß. Prag. med. Wschr. **1894**, 22. — *Rübsamen*, Corpus luteum-Absceß. Zbl. Gynäk. **1920**, 731. — *Schmid, H. H.*, Adnexentzündung und Schwangerschaft. Arch. Gynäk. **120**, 31 (1923). — *Schottlaender, J.*, Osteomalacie. Z. Geburtsh. **37** (1897). — *Schroeder u. Siebke*, Quantitative Sexualhormonstudien. Z. Gynäk. **1929**, Nr 30, 1903. — *Seyffert*, Paratyphus-B-Bacillen in einer carcinomatösen Ovarialcyste. Med. Klin. **1912**, Nr 9. — *Slavjansky. Chr.*, Entzündung der Eierstöcke (Oophoritis). Arch.

Gynäk. **3**, 183 (1871). — *Szamek, Leo,* Gravidität und Pyovarium. Wien. med. Wschr. **1929**, Nr 50. — *Wagner, G. A.,* Zbl. Gynäk. **1916**, 490. — Appendicitischer Absceß mit Usurierung der Uteruswand. Zbl. Gynäk. **1916**, Nr 30. — *Wanner,* Ovarialabsceß appendikulitischen Ursprungs. Zbl. Gynäk. **1912**, 1016. — *Weibel, W.,* Aussprache zu *Fleischmann.* Zbl. Gynäk. **1928**, 2607. — *Wertheim, E.,* Ascendierende Gonorrhöe. Arch. Gynäk. **42**, 76 (1892). — Komplikation von Schwangerschaft und Geburt mit entzündlicher Erkrankung der Adnexa uteri. v. Winckel Handbuch der Geburtshilfe, Bd. 2, 1. Teil, S. 485. 1904. — *Wilder, R. M.,* Peritonitis als Folge akuter Oophoritis nach Tonsillitis. J. amer. med. Assoc. **66**, Nr 8 (1916). — *Winter-Ruge,* Gynäkologische Diagnostik, 2. Aufl, S. 184. 1897. — *Winternitz, E.,* Chronische Oophoritis. Tübingen 1893.

Infektiöse Granulationsgeschwülste.

Die Gruppe der sog. infektiösen Granulome kommt am Eierstock verhältnismäßig selten zur Beobachtung. Der Häufigkeit nach steht die Tuberkulose an erster Stelle; viel seltener ist die Aktinomykose. Nur ganz vereinzelte Nachrichten besitzen wir über das Lymphogranulom, die Lepra und die Syphilis.

Tuberkulose, Lymphogranulom und Lepra bilden eine Gruppe, die als Ergebnis endocellulärer Symbiose zwischen Mensch und Erreger „Nährgewebsbildungen" erzeugen (vgl. A. Greil).

1. Tuberkulose des Eierstockes.

Trotz der zuzugebenden Seltenheit einer tuberkulösen Erkrankung des Eierstockes — 1899 waren 184 Fälle bekannt (Orthmann); heute braucht man die Fälle nicht mehr zu zählen — ist doch dank der eifrig betriebenen Forschung auf dem Gesamtgebiet der Tuberkulose auch die Ovarialtuberkulose viel besser geklärt als noch vor 15—20 Jahren. Damals hat man z. B. noch darüber gestritten, ob es eine primäre Eierstockstuberkulose gibt. Heute ist es eine jedem jungen Arzt selbstverständliche Tatsache, daß der Primärherd bei Tuberkulose mit Ausnahme der ganz seltenen angeborenen und evtl. einer primären Darmtuberkulose so gut wie immer in der Lunge sitzt, daß er in jedem Einzelfall als ein meist subpleural sitzender Absceß oder Kalkherd zu finden ist. Und jede Form von Organ - tuberkulose — dazu gehört selbstverständlich die des Eierstockes — entsteht von hier aus auf demselben Weg.

Vom Primärherd geht die Ausbreitung in den Lymphbahnen zu den Lymphknoten im Hilus der Lunge. Dort entwickelt sich bereits ein Herd, der größer zu sein pflegt als der primäre. Er enthält immer, auch im verkästen, verkalkten Zustande lebende Bacillen im Zustande sekundärer Latenz. Diese ganze Gruppe bildet den Primärkomplex (Albrecht, Ghon, Reinke, Hübschmann, Anders u. v. a.).

Der weiteren Ausbreitung stehen zwei Wege zur Verfügung: in den Lymphbahnen aufsteigend im Ductus thoracicus bis zum Angulus venosus, ins Blut; oder zunächst absteigend, unter das Zwerchfell, um die kleine Kurvatur des Magens und den Kopf der Bauchspeicheldrüse herum in die Cisterna chyli, und von da aus wieder in den Ductus thoracicus und ins Blut.

Der ganze Vorgang spielt sich sehr langsam ab; Ghon spricht von einem Fortglimmen. Aber sobald der Angulus venosus erreicht wird, beginnt die Einschwemmung von Bacillen in den Kreislauf und damit nähert sich die Entscheidung über das Schicksal der Kranken.

Gewöhnlich ist die Einschwemmung eine recht langsame, in Schüben ablaufende. Bacillämien hat Liebermeister schon vor Jahren an Lebenden nachgewiesen. Bleibt es bei kleinen Bacillenmengen, so können diese irgendwo im Gewebe, in einem Organ abgefangen werden — in erster Linie sind es wieder die Lungen, dann Knochen, besonders Wirbelkörper, und gleich nach diesen, der Häufigkeit nach, das uropoetische (Niere) und das Genitalsystem, sowie die serösen Häute. Die Schübe kommen nicht selten unter dem schwächenden Einfluß schwerer Allgemeinerkrankungen zustande. — War die Einschwemmung eine massige, dann folgt Miliartuberkulose.

In dieses, heute von pathologisch-anatomischer Seite anerkannte Schema reiht sich die Tuberkulose des Eierstockes ein. Primäre Eierstockstuberkulose ist nur im Tierversuch unter besonderen Bedingungen zu erzeugen gewesen (Schottlaender, Acconci). Für die Klinik kommt sie nicht in Betracht.

Die Genitaltuberkulose steht demnach, ihrer Häufigkeit nach, hinter der Lunge, den Knochen und der Niere an vierter Stelle. Aus zahlreichen Statistiken wissen wir, daß rund $2^0/_0$ aller Leichen eine im Genitale sitzende Tuberkulose aufweisen. Die Zusammengehörigkeit der Tuberkulose der einzelnen Abschnitte des Genitales, mindestens der Eileiter, des Gebärmutterkörpers nebst dem Bauchfell ist derart aufdringlich, daß seit den ersten Darstellungen von Schauta (Lehrbuch) und v. Rosthorn (Küstners Lehrbuch) die zusammenfassende Besprechung der Tuberkulose überall durchgeführt ist. Auch in diesem Handbuch wird sie zusammenfassend besprochen. Es kann also meine Darstellung kürzer gehalten sein.

Der Frauenarzt hat alle Ursache, bei Adnexerkrankungen stets an Tuberkulose zu denken. Über die Häufigkeit schwanken die Zahlenangaben zwischen 3 und $30^0/_0$; meist werden etwa $10^0/_0$ angenommen. Doch sind diese Zahlen kein brauchbares Maß für die Klinik, weil sie nur dem operierten, bzw. obduzierten Material entstammen, und zur Operation eben doch nur schwerere Fälle kommen, und mit Auswahl auch bereits alles dabei ist, wo klinisch genügend Verdacht war auf Tuberkulose der Adnexe. So ist es zu verstehen, daß die Eierstockstuberkulose von Schroeder auf $12^0/_0$, von Williams auf $44^0/_0$, von Wolff auf $60^0/_0$ angegeben, dagegen von Aschoff, Jung, Schlimpert, Simmonds u. a. für selten erklärt wird.

Klinisch bedeutsam ist der Umstand, daß Genitaltuberkulose in jedem Lebensalter auftreten kann; auch die Kindheit ist nicht verschont. Im Vordergrund steht in dieser Zeit das Bauchfell; die Genitalorgane werden nur als Nachbarn mitgenommen. Insbesondere scheint der noch wenig tätige Eierstock, dessen Oberfläche ziemlich unangreifbar ist, auch der Infektion auf dem Blutweg angesichts des kleinen Gefäßbezirkes keine genügende Angriffsfläche zu geben.

Auch im späteren Alter ist der Eierstock weit seltener erkrankt wie der Eileiter. Man darf geradezu von einer besonderen Widerstandsfähigkeit des Organs sprechen (oder umgekehrt von negativer Organotropie der Bacillen nach Doerr). Jedenfalls ist es ganz bemerkenswert, daß auch nach jahrelangem Bestehen einer Eileitertuberkulose, reichlichen perioophoritischen Verwachsungen um den Eierstock, mit zahlreichen Tuberkeln in denselben, der Eierstock frei bleibt. Dicht ans Oberflächenepithel, an die Albuginea reichen die Knötchen heran, die Albuginea selbst wird nicht überschritten; auch dort nicht, wo Oberflächenepithel bereits fehlt. Vielleicht deshalb, weil es an der zur Ansiedlung und zur Ausbildung eines abgeschlossenen Mycetoms, einer Nährgewebsbildung (Greil) notwendigen Organruhe mangelt.

Mit den Entwicklungsjahren steigt die Gefahr allerdings bedeutend gegen frühere Jahre. Schon Hegar war es bekannt, daß das Alter vom 16. bis zum 25. Jahr am meisten gefährdet ist, daß 60% der Erkrankten noch nicht über 30 Jahre alt sind. Ebenso bekannt ist es, daß isolierte Organtuberkulosen nach dem Klimakterium, im Greisenalter auftreten können; freilich in Knochen, Gelenken, Sehnenscheiden weit öfter als im Genitale.

Ob der Eierstock überhaupt ganz allein für sich erkranken kann, halte ich nicht für erwiesen. Mir sind keine ausreichend untersuchten Fälle bekannt. Sollte ein Fall beobachtet werden, so würde ich es als wahrscheinlicher annehmen, daß der ganze Schub in der Nachbarschaft zur Ausheilung gekommen ist und nur der Herd im Eierstock sich aus irgendwelchen Gründen weiter entwickeln konnte (etwa in dem Fall von Brohl). Daß es sich nicht um allgemeine Gewebsimmunität des Eierstockes handeln kann, ist ganz klar (Schottlaender); aber daß eine höhere Widerstandskraft des Organs anzunehmen ist, die nur selten der Infektion erliegt, dafür sprechen auch die Versuche von Wittgenstein.

Die Mehrzahl (wenn nicht alle) der Erkrankungen des Eierstockes dürfte auf hämatogenem Wege entstehen. Früher hat man dem direkten Übergreifen aus dem Bauchfell die größere Rolle zugemessen. Wertheimer hält die Mehrzahl für hämatogen bedingt. Ich möchte jeden anderen Weg nur als seltenste Ausnahme gelten lassen, wüßte jedenfalls gar keinen stichfesten Beweis dafür anzugeben. Vaginal operierte Fälle (v. Franqué) sind nicht beweiskräftig.

Im Sinne der schubweisen Erkrankung ist es sehr einfach zu verstehen, daß etwa in der Hälfte der Fälle nur ein Eierstock erkrankt (Wolff, Orthmann, Pfannenstiel).

Anatomisch kann die Eierstockstuberkulose in Form von miliaren Knötchen auftreten, die getrennt bleiben. Die Angaben über die größere Häufigkeit dieser Form sind anscheinend durch das häufigere Vorkommen von Perioophoritis tuberculosa beeinflußt. Nimmt man solche Fälle aus, dann ist die miliare Eierstockstuberkulose entschieden selten. Es ist das, wenn man auf dem Standpunkt der hämatogenen Ausbreitung steht, wohl auch leicht zu begreifen. Nur bei sparsamer Aussaat werden getrennte Herde entstehen — wenn überhaupt die örtliche Organotropie diese Entstehung zuläßt. Bei etwas massigerer Aussaat liegen die Knötchen so dicht, daß es sofort zu Verschmelzung derselben zu einem anscheinend einheitlichen Herd kommt. Tatsächlich ist überhaupt die klinisch auffallende Form stets die des konglobierten Tuberkels. Hier gehen nun Bindegewebswucherung und Nekrose von der Mitte aus in ziemlich gleichem Schritte vor. Das ganze Organ kann Apfelgröße erreichen und mehr. Die Umgebung des Herdes wird durch kleinzellige Infiltration und neugebildetes Bindegewebe zerstört. Eine gewisse toxische Wirkung auf Follikel kann solche schon im Stadium des Primordialfollikels vernichten; sie kann die letzteren aber auch zur Entwicklung anregen und eine regelrechte kleinzystische Degeneration auslösen. Im weiteren Vordringen, welches dadurch augenscheinlich erleichtert wird, müssen sowohl die Follikel, wie ihre Überreste und die zugehörigen Gefäße den Knötchen wieder zum Opfer fallen. Die fortschreitende zentrale Nekrose geht so weit, daß Zerfalls-, Eiterhöhlen und -gänge sich ausbilden. Schließlich ist das ganze ursprüngliche Gewebe des Eierstockes aufgebraucht: das ganze Organ, das mit der Nachbarschaft fest verwachsen, kaum mehr von dieser freigemacht werden kann, wird in einen mit dicker, schwieliger Wand versehenen Absceß in eine Kaverne umgewandelt.

Nach Wertheimer sitzen die hämatogenen Tuberkel vorwiegend im Stroma der Rinde, selten im Mark. Das ist ebenfalls aus dem zeitweisen Reichtum an neugebildeten Capillaren, dem zeitweisen Blutreichtum der Rinde in verschiedenen Abschnitten des Zyklus sehr wohl begreiflich, besonders wenn man für diese Zeiten auch eine Neigung zu neuen Schüben, neuen Einbrüchen der Bacillen ins Blut annimmt. Ich kann die Angabe Wertheimers aus meinen Erfahrungen nur bestätigen. Ich habe überhaupt noch nie ein Knötchen im Mark gesehen, außer wenn auch die ganze Nachbarschaft in weitem Umkreis, das ganze Ligamentum latum erkrankt war.

Die Rolle des Gelbkörpers (Cohn, Jung) sowie anderer Überreste von Follikeln (R. Meyer) erscheint mir noch nicht genügend geklärt. Daß das Corpus albicans, das meiner Ansicht nach nur aus einem Follikel, nicht aus einem Gelbkörper entsteht, besonders bevorzugt sein soll, kann ich in dieser Form nicht bestätigen. Wohl aber kann ich mir vorstellen, daß die in der Wand des Follikels vordringenden Tuberkelbacillen unter nicht näher bekannten Umständen die Umwandlung des Follikels in einen solchen Weißkörper verursachen. Besondere chemische Vorgänge im Follikelinnern müssen es ja sein, die das bewirken, sonst wäre unter anderem nicht zu verstehen, warum bei der Eileiterschwangerschaft diese Weißkörper geradezu gehäuft auftreten können, eine Beobachtung, die bisher im Schrifttum kaum Erwähnung gefunden hat.

In seltenen Fällen halten Proliferation und Verkäsung nicht vollständig Schritt. Dann entsteht eine fast solide Geschwulst, die auf dem Durchschnitt nur vereinzelt kleine, etwa linsengroße Käseherde aufweist (v. Franqué, Hofmeier, Mikolaš) oder ein mehrweniger zerfressenes wurmstichiges Aussehen hat, wie ich es selbst gelegentlich einmal gefunden habe.

Der Endausgang ist also (wohl auch in den letztgenannten Fällen) der in Kavernenbildung. Mit der Zeit greift das tuberkulöse Granulationsgewebe auch die Nachbarschaft an und bringt sie zur Einschmelzung. Daraus ergeben sich Durchbrüche in Hohlorgane der mannigfachsten Art. — Doch wie bei jeder anderen Organtuberkulose gibt es auch hier Stillstand und Heilungsvorgänge. In günstigeren Fällen kommt es zur Verkreidung durch Ablagerung von Kalksalzen, endlich zur Bildung eines Ovarialsteines (Markovits).

Über Beziehungen der Herde zu den Blutgefäßen, insbesondere über die Frage, ob eher Venen erkranken oder Arterien, ist mir genaueres nicht bekannt.

Ob dieser oder jener Ausgang sich einstellt, wird nur zum geringsten Teil durch örtliche Bedingungen bestimmt. Sekundärinfektion einer Kaverne vom Darm aus hat zweifellos üble Bedeutung. Einen Fall, in welchem ein verhältnismäßig kleiner puerperaler Ovarialabsceß bei Ileo-coecal- und Genitaltuberkulose einer Wöchnerin den tödlichen Ausgang mitverschuldet haben dürfte, habe ich berichtet. Meist sind doch die allgemeinen Bedingungen, welche die Tuberkulose in dem erkrankten Körper findet, das ausschlaggebende.

Recht groß ist die Zahl der beschriebenen Cysten und Blastome des Eierstockes, in welchen Tuberkulose gefunden worden ist. Vor allem waren es Teratome (Cohn, Saenger Moench, Rosenthal u. a.), Adenokystome (Graefe, Prüsmann, Schottlaender u. a.); einmal (Prot. 25.367) haben wir Tuberkulose in einem ziemlich großen Oberflächenpapillom einer älteren Frau gesehen. Vor allem scheinen mir Granulosazelltumoren von hohem Interesse (vgl. später), weil die Frage der gegenseitigen Abhängigkeit der beiden Erkrankungen zu erwägen ist. Die Zahl der sonstigen Blastome mit tuberkulöser Erkrankung läßt wieder die Frage aufwerfen, ob durch das Auftreten des Blastoms die Organotropie der Bakterien oder die abwehrenden Kräfte der Keimdrüse geändert werden.

Die Klinik der Eierstockstuberkulose läßt sich nicht gesondert darstellen. Durchsicht der zahlreichen Einzelbeobachtungen des Schrifttums zeigt immer wieder, daß ein Befund zwar erhoben, aber falsch gedeutet war, daß man meist von der Tuberkulose bei der Operation überrascht war. Oder man hat vielleicht im besten Fall an eine Adnextuberkulose gedacht, aber kaum daran, daß der Eierstock Sitz der Erkrankung ist. Selbst Störungen der Periode können uns angesichts einer schweren Allgemeinerkrankung keine verwertbaren Anhaltspunkte geben.

Ich kann in all diesen Fragen auf die Gesamtdarstellung der Genitaltuberkulose durch Wagner verweisen.

Der folgende Fall mag die Wirkung der gegenwärtig lebhaft erörterten Röntgenbestrahlung, aber auch die Grenzen dieser Wirkung bei Tuberkulose der Adnexe ein wenig beleuchten.

Die 21jährige Kranke war 1927 (1330) in der (nicht durch Probebauchschnitt gesicherten) Annahme einer Genitaltuberkulose mit Röntgenstrahlen behandelt worden. Ihr Zustand blieb leidlich; recht arbeitsfähig war sie nicht. 1930 (1488) wegen Zunahme der Schmerzen und Temperaturen Aufnahme. Rechts wurde ein höckeriger Tumor festgestellt, der bis ans Schambein reichte. Röntgenologisch reichlich unregelmäßige Kalkschatten im Becken. Der Probebauchschnitt zeigte überall Verwachsungen, teilweise sehr harte Schwielen; ein großer, ganz schlaffer cystischer Sack wurde teilweise reseziert (abgesackter Ascites mit trübseröser Flüssigkeit). An der Darmschlinge zahlreiche bis haselnußgroße, weiße Knoten, dünn gestielt, durchaus an die Perlsucht der Rinder erinnernd, stellenweise verkalkt.

Die Frau ist nach fünf Tagen der Peritonitis erlegen. Bei der Leichenschau fand sich außerdem auf der rechten Darmbeinschaufel ein abgesackter Eiterherd, und ein zweiter, gedeckt durch das Sigma, den linken Adnexen entsprechend. Mitten darin ein pflaumengroßer, streptokokkenhaltiger Absceß (Ovarium?), durch mehrere bis 5 mm große Öffnungen mit der Lichtung der S-Schlinge in Verbindung. Histologisch konnte noch im Eileiter, im Eierstock Tuberkulose nachgewiesen werden; aber nur in Form von Riesenzellen, epitheloiden Zellen, vielfach nicht mehr sicher erkennbar. Uterus frei von Tuberkulose.

Ob es sich wirklich um eine Perlsuchterkrankung gehandelt hat, muß ich dahingestellt sein lassen, da wir die Kultur verabsäumt haben. An eine Heilwirkung der Behandlung (einschließlich Röntgen) glaube ich; aber es sind dabei — obwohl nur eine Bestrahlung stattgefunden hat — offenbar ausgedehntere Nekrosen entstanden, die hämatogen oder vom Darm aus infiziert wurden und in der Folge zum Durchbruch in den Darm geführt haben.

Schrifttum.

Acconci, L., Tuberkulöse Ovaritis. Zbl. Path. **5**, 629 (1894). — *Anders*, Pathogenese der isolierten Organtuberkulosen. Med. Klin. **1930**, 1023. — *Bondy*, Statistik und Diagnostik der Adnextuberkulose. Wien. klin. Wschr. **1911**, Nr 27. — *Brohl*, Tuberkulose der Eierstöcke. Mschr. Geburtsh. **34**, 384 (1911). — *Cohn, F.*, Ovarialtuberkulose. Arch. Gynäk. **96**, 447 (1912). — *Ehrendorfer*, Über Tuberkulose des Eierstockes. Arch. Gynäk. **52**, 235 (1896). — *Franqué, O. v.*, Tuberkulose der weiblichen Genitalien. Z. Geburtsh. **37**, 185 (1897). — Klinik der weiblichen Genitaltuberkulose. Med. Klin. **1911**, 1036. — Würzburg. Abh. **1913**. — *Ghon*, Der primäre Lungenherd bei der Tuberkulose der Kinder. Wien: Urban u. Schwarzenberg 1912. — Genitaltuberkulose. Vortrag Franzensbad 1922. — *Greil, Alfred*, Theoretische Grundlagen des akademischen Tuberkuloseunterrichtes. Wien. klin. Wschr. **1930**, 1249. — *Hegar, A.*, Entstehung der Genitaltuberkulose, 1886. — *Hofmeier, M.*, Tuberkulose des Ovariums. Münch. med. Wschr. **1910**, 1412. — *Huebschmann*, Referat über Tuberkulose. Verh. path.-anat. Kongr. Wien **1929**, 103. — *Jung, Ph.*, Tuberkulose der Genitalien. Verh. dtsch. Ges. Gynäk. München 1911, 29. — *Kermauner, F.*, Behandlung der Genitaltuberkulose. Wien. klin. Wschr. **1930**, Nr 41. — *Kundrat*, Genitaltuberkulose des Weibes. Arch. Gynäk. **114**, H. 1 (1920). — *Markovits, K.*, Ovarialstein. Z. Gynäk. **1926**, 2281. — *Meyer, R.*, Aussprache über Tuberkulose. Verh. dtsch. Ges. Gynäk. München **1911**, 481. —

Mikolaš, Vl., Tuberculosis corporis lutei. Tschechisch. Ref. Zbl. Gynäk. **1930**, 1023. — *Moench, G. L.*, Tuberkulose der Ovarialtumoren. Gynäk. Rdsch. **1916**, 73. — Dermoidcysten der Ovarien. Sammelbericht. Ber. Geburtsh. **3**, 193 (1924). — *Orthmann, E. G.*, Martins Handbuch der Adnexorgane, Bd. 2, S. 354. — *Patel* et *Murand*, Bacillose ovar. simul. une grossesse tub. Ginéc. **1912**, 104. — *Prüsmann*, Tuberkulose der Eierstocksgeschwülste. Arch. Gynäk. **68**, 769 (1903). — *Rosenthal, Th.*, Tuberkulose der Eierstocksgeschwülste. Mschr. Geburtsh. **34**, 302 (1911). — *Rosthorn, A. v.*, Tuberkulose der weiblichen Geschlechtsorgane. Küstners Lehrbuch der Gynäkologie, 4. Aufl., S. 397. 1904. — *Schauta, Fr.*, Lehrbuch der gesamten Gynäkologie, 3. Aufl., Bd. 2. 1907. — *Schlimpert, H.*, Plazentartuberkulose. Arch. Gynäk. **90**, 121 (1910). — Tuberkulose bei der Frau. Arch. Gynäk. **94**, 863 (1911). — *Schottlaender, J.*, Eierstockstuberkulose. Jena 1897. — Tuberkulose des Eierstockes und der Eierstocksgeschwülste. Mschr. Geburtsh. **5**, 321. — Frühstadien von Uterustuberkulose. Mschr. Geburtsh. **21**, 53 (1905). — *Schroeder, R.*, Lehrbuch der Gynäkologie, 2. Aufl. 1926. — *Simmonds, M.*, Tuberkulose der weiblichen Genitalappendicitis. Arch. Gynäk. **88**, 29 (1909). — *Weibel, W.*, Tuberkulose des weiblichen Genitalapparates. Halban-Seitz, Handbuch der Biologie und Pathologie des Weibes, Bd. 5, 1. Teil, S. 325. 1925. — *Wertheimer, E.*, Genese der menschlichen Eierstockstuberkulose. Arch. Gynäk. **118**, H. 1 (1923). — *Williams*, Tuberkulose. Hopkins Hosp. Rep. Baltimore **1894**. — *Wittgenstein, H.*, Einwirkung von Ovarialsubstanz auf Tuberkulosebacillen. Wien. klin. Wschr. **1909**, 1785. — *Wolff, B.*, Tuberkulose des Eierstockes. Arch. Gynäk. **52**, 235 (1896).

2. Lepra des Eierstockes.

Die Lepra ist eine hauptsächlich im südlichen Asien, aber auch in anderen Tropenländern ausgebreitete Infektionskrankheit, deren Erreger seit 1871 bekannt (A. Hansen), seit 1879 färberisch darstellbar (Neisser) und seit 1885 (Bordoni-Uffreduzzi) in der Kultur bekannt ist. Die säurefesten, der Tuberkulose weitgehend ähnlichen Stäbchen kommen in den Lepromen haufenweise in ungeheuren Mengen vor, vielfach intracellulär (G. Deycke, G. Olpp). Die Krankheit ist erwiesenermaßen übertragbar, auch in Placenta (unter 104 Fällen 57mal = 53 %) und in der Nabelschnur (24 %, Olpp) sind die Stäbchen zu finden. Sie kommt also als auf das Kind übertragbare Krankheit in Betracht. Über Erkrankungen des äußeren Genitales bei Mann und Frau wissen wir ebenfalls einiges. Aber von den Keimdrüsen ist wenig bekannt. Für den Mann finden sich Angaben über Orchitis, im späteren Verlauf über Erlöschen des Geschlechtstriebes. Für die Eierstöcke kennen wir nur die Angaben von Arning und Babes, Glück und Wodinsky. Darnach sind die Eierstöcke sklerosiert; es finden sich starke entzündliche Infiltration im Stroma, und allenthalben Leprabacillen in Haufen, intra- und extracellulär. Gefäßobliteration, Thekawucherungen. Bis auf den Bacillennachweis mit der eigenartigen Lagerung der Bacillen also nichts Kennzeichnendes.

Daß es in solchen Fällen zu toxischer Follikelschädigung kommen kann, zu Amenorrhöe sogar, ist verständlich.

Die Prognose der Lepra ist heute gegen früher deutlich gebessert (Olpp, G. Sticker). Schon 1909 sind auf dem Kongreß in Bergen, 1923 auf dem Kongreß in Straßburg beachtenswerte Heilerfolge mitgeteilt worden. Angewendet werden Präparate, die aus Chaulmoograöl hergestellt worden sind (Antileprol, Alepol u. a.).

Schrifttum.

Arning, Ed., Lepra. Arch. f. Dermat. **23** (Sept. 1891). — *Babes*, Lepra. Internat. Leprakonfer. Berlin **1897** I, 137. — *Deycke, G.*, Lepra. Kraus-Brugsch Handbuch der inneren Medizin, Bd. 2, 1. Teil, S. 469. 1919. — *Glück* u. *Wodinsky*, Arch. f. Dermat. **67** (1904). — *Olpp, G.*, Lepra. Erg.-Bd. 4 zu Kraus-Brugsch, Handbuch der inneren Medizin, S. 473. 1930. — *Sticker, G.*, Lepra. Menses Handbuch der Tropenkrankheiten.

3. Lymphogranulom im Eierstock.

Das maligne Granulom, die Hodgkinsche Krankheit ist eine Infektionskrankheit, deren Beziehungen zur Tuberkulose heute noch unbestritten sind, von den meisten Autoren allerdings abgelehnt werden. Man kennt bei ihm die einheitliche Gewebsreaktion (Nährgewebsbildung) mit den Rundzellinfiltraten und charakteristischen, gleichmäßigen Riesenzellen (R. Paltauf, Sternberg), man weiß, daß das Lymphogranulom durch die Placenta übertragbar ist (erster Fall von Priesel und Winkelbauer), kennt aber den Erreger noch nicht. Auch mißlingt Übertragung im Tierversuch.

Die Krankheit ist verhältnismäßig oft (16%) mit miliarer Tuberkulose vereint gefunden worden (Ziegler, Schmidt-Weylandt). Sie beginnt in Lymphknoten, die oft ganz bedeutend anschwellen, in manchen Fällen merkwürdig gleichmäßig entwickelt sind, in anderen in der Größe sehr wechselnd; bald isoliert, bald zu Paketen vereint, bald frei beweglich, ein andermal ohne Grenzen die Nachbarschaft durchsetzend, Muskulatur und Knochen zerstörend. Ihr Gefüge ist bald weich, bald derb, die Farbe grauweiß bis rötlich weiß, auch narbenartige Züge aufweisend; recht häufig kommen in den Endstadien Nekrosen vor.

Die typischen Fälle sind durch die allgemeine Lymphknotenschwellung ausgezeichnet. Es gibt aber nicht minder

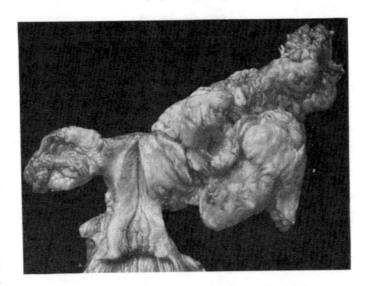

Abb. 12. Lymphogranulom des weiblichen Genitales.
(Aus Schlagenhaufer, Arch. Gynäk. 95, Taf. 1.)

bösartige Fälle, wo die Erkrankung auf gewisse Gruppen von Lymphknoten beschränkt bleibt. Ich habe einen Fall gesehen, eine Frau in den 20er Jahren, bei welcher in erster Linie die hypogastrischen und iliakalen Lymphknoten beiderseits in vollkommen gleichmäßiger Weise, weniger die an der Vena cava, erkrankt waren; der übrige Körper war lange Zeit vollkommen frei. Der Fall war wegen des lang bestehenden Fiebers und des eigenartigen Befundes von knolligen Tumoren beidseits nicht recht aufzuklären; erst der Probebauchschnitt hat gezeigt, daß das innere Genitale selbst ganz frei war und die Geschwülste alle retroperitoneal saßen. Mikroskopisch ist in einem heraus genommenen, leicht ausschälbaren Knoten damals ein Lymphosarkom diagnostiziert worden. Die Frau ist nach wochenlangem intermittierendem Fieber schließlich in ihrer Heimat gestorben.

Die Krankheit setzt Metastasen; am häufigsten in der Leber, oft in der Milz, im Knochenmark, in der Lunge.

Klinisch fällt allgemeine Schwäche, Ermüdbarkeit, rasche Gewichtsabnahme und Fieber auf. Selten sind ganz fieberfreie Fälle. Das Fieber ist höchst unregelmäßig, mitunter jedoch wochenlang intermittierend, remittierend; auch rekurrierend. Bei langer Dauer der Krankheit wechseln bessere und schlechtere Zeichen. Sehr bald fällt die Anämie auf, die hohe Grade erreichen kann. Larvierte, typhoide Formen gibt es. Wichtig ist der Blutbefund: Anämie, hochgradige Leukocytose, später Leukopenie (aber auch mit Schwankungen) ohne besondere Verschiebung der Einzelgruppen, oder mit Lymphocytose und hoher Eosinophilie.

Nach Angabe von K. Tschilow kommt häufig positive Diazoreaktion vor; als ganz besonders charakteristisch bezeichnet er es, wenn eine negative Diazoreaktion nach Röntgenbestrahlung positiv wird, oder die vorher schon positive nachher deutlich verstärkt erscheint.

Prognose ist schlecht; heute vielleicht etwas besser. Dauer $^1/_2$ Jahr bis einige Jahre.

Therapie: Operation ist aussichtslos. Nur zur Sicherung der Diagnose in klinisch unklaren Fällen hat sie Berechtigung. Viel Versuche sind mit Röntgenstrahlen gemacht worden; manchmal schien der Erfolg nicht schlecht; in anderen Fällen hat man gar nichts erreicht. Billich faßt 1930 sein Urteil dahin zusammen, daß man bisher bestenfalls Verlängerung des Lebens erzielen kann; das Leiden bleibt auch nach Röntgenbestrahlung prognostisch ungünstig. Jacobs empfiehlt neben Röntgen (30—50$^0/_0$ H.E.D., wiederholt) Dextrocid zu versuchen (Jod-Cer-Verbindung mit 30—50$^0/_0$ Dextrose, 10 ccm). Gegenwärtig empfiehlt man am meisten Arsen und Atoxyl, monatelang fortgesetzt.

An den Adnexen sind nur sehr selten Veränderungen gefunden worden. Als erste ist hier Schlagenhaufers Beobachtung von Lymphogranulom der Adnexe anzuführen (Abb. 12). (Der Fall von Luce ist nicht sicher vom Eierstock ausgegangen.) Vom Gewebe des Eierstockes sind nur die Weißkörper (Corp. albic.) erhalten geblieben. Sein zweiter Fall zeigt wohl Knoten im Parametrium, aber die Eierstöcke selbst sind frei. Bang hat bei einer

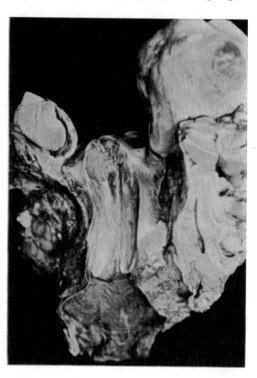

Abb. 12a. Lymphogranulom. Uterus und Adnexe von hinten. (Szenes). (Aus Z. Geburtsh. 96.)

28jährigen Frau, die unter Erscheinungen von Appendicitis erkrankt war, die Entwicklung von Lymphknotenschwellungen und schwerer Anämie bis zum Tode beobachtet. Bei der Obduktion fand sich Lymphogranulom im rechten Eierstock und in Lymphknoten an der Aorta, Lymphogranulom nebst Tuberkulose in der Milz und einigen Lymphknoten des Bauches, miliare Tuberkulose der Lunge, Leber und Niere und käsige sowie miliare Tuberkulose in bronchialen Lymphknoten. Bei dem $3^1/_2$ Monate alten Mädchen von Priesel und Winkelbauer fand sich im rechten Eierstock ein 7 und ein 10 mm großer Knoten, in deren Randabschnitten noch gut erhaltene Eizellen eingeschlossen waren. Ein weiterer Fall von Mitbeteiligung des Eierstockes, sowie der Harnblase (letztere diagnostisch wichtig!) ist von A. Szenes beschrieben worden Abb. 12a.

Bei der 35jährigen Frau, die eine Geburt und 3 Fehlgeburten durchgemacht hat und seit 4 Monaten amenorrhoisch war, seit 4 Wochen ins rechte Bein ausstrahlende Schmerzen hatte, fand sich rechts eine harte, faustgroße, unverschiebliche Geschwulst. Sie wurden auch bei dem Bauchschnitt als retroperitoneal sitzend erkannt. Histologisch ist zuerst Lymphosarkom angenommen worden. Trotz Röntgenbestrahlungen sind mit der Zeit weitere Lymphknotengebiete erkrankt. Tumorsan (Bleisalbe) ohne Erfolg. 5 Monate später Tod. Leichenbefund: Tonsillen verändert (Ausgangspunkt? Ref.). Milz und Leber nicht vergrößert. Hauptgeschwulst rechts im Becken. Der Eierstock faustgroß, ganz von der Geschwulst durchsetzt, der Eileiter verdickt; ebenso das breite Mutterband und das Parametrium durchsetzt. Links an den Adnexen ähnliche Veränderungen, weniger hochgradig. Einlagerung in die Gebärmuttermuskulatur, auch im Halsabschnitt und im Scheidengewölbe; das Lig. ovarii propr. sehr dick. Endlich Durchsetzung der Harnblasenwand, an deren Innenfläche die Geschwulst breit zutage tritt. Die Cystoskopie hätte Anhaltspunkte für die Diagnose ergeben können. — Zahlreiche retroperitoneale Lymphknoten von der Geschwulst durchsetzt.

Die mikroskopische Diagnose ist im weiteren Verlauf der Untersuchungen in Lymphogranulomatose geändert worden. Auffallend ist die kleine Leber und die Milz, die bei Lymphogranulom meist als Porphyrmilz beschrieben wird.

Die Zahl der Fälle von Lymphogranulom im Becken ist noch zu klein, als daß Krankheitsbilder für den Schulgebrauch aufgestellt werden könnten; und besonders das maligne Granulom der Eierstöcke wird man aus dem Gesamtbild höchstens aus der erkennbaren Geschwulst selbst entnehmen, wenn die Allgemeindiagnose gesichert ist. Aber auch da gibt es die größten Schwierigkeiten. So leicht die Erkrankung am Hals mitunter zu diagnostizieren ist, so schwer wird die Diagnose bei Beschränkung der Krankheit auf die Lymphknoten des Stammes. Ist das hohe, unregelmäßige Fieber vorhanden, so wird Sepsis, Endocarditis, Typhus, Miliartuberkulose (die oft damit vereint sein kann), Leukämie, subphrenischer und paranephritischer Abszeß, Cholangitis, Pyonephrose differentialdiagnostisch zu erwägen sein. Man wird schon einen Schritt weiter getan haben, wenn man bei solchen unklaren Fieberfällen an die Lymphogranulomatose denkt und auf die übrigen Lymphknoten, auch die thorakalen (Röntgen) achtet. Positive Befunde sind wertvoll, negative besagen nichts.

Edelmann hat vor kurzem auch vom Standpunkt des Urologen die Schwierigkeiten der Diagnose besprochen.

Folgender eigene Fall ist verhältnismäßig früh, allerdings auf dem Umweg über eine Fehldiagnose, erfaßt worden. Die 27jährige Frau (Pr. 227, 1930) war stets unregelmäßig menstruiert, anfangs nur 4mal im Jahre. Trotzdem 3 Geburten, zuletzt 1928. Derzeit Periode; seit 14 Tagen starke, anfallsweise Schmerzen im Kreuz, Gewichtsabnahme. Bei der Untersuchung fand sich rechts vor dem Kreuzbein ein fast unverschieblicher, über taubeneigroßer Knoten. Die Operation zeigte, daß es sich um einen retroperitonealen Knoten handelte; weitere saßen längs der großen Gefäße, 2 kleinere auch seitlich retrovesikal. Der zu tiefst liegende Knoten wird ausgeschält. Mikroskopisch erweist er sich als Lymphogranulom. Im Eierstock, der ebenfalls vergrößert war, ließ sich an einer Keilexcision kein Lymphogranulom nachweisen.

Beim Lymphogranulom der Beckenorgane sind therapeutische Erfolge nicht zu verzeichnen.

Außer den Röntgenstrahlen hat man Spirozid versucht. Mindestens bei Kindern wird es von K. Opitz als zu gefährlich verworfen. Neben einer restlosen Heilung berichtet er über zwei Todesfälle an Purpura cerebri, ganz wie bei der Salvarsanvergiftung. Es scheint die schlechte Verträglichkeit des Spirozids in irgendeiner Beziehung zu stehen zum Lymphogranulom.

Einen Fall, der schon 3 Jahre vor dem Tode als Lymphogranulom erkannt war, einen großen, zerfallenden, krebsähnlichen Knoten im Gebärmutterhals, zahlreiche Herde an der Beckenserosa, aber anscheinend keine Erkrankung der Eierstöcke (43jährige Frau, 1 Geburt) aufwies, beschreibt H. Lewinski.

Schrifttum.

Bang, F., Einige seltene Tumoren. Acta obstetr. scand. (Stockh.) **2**, 233 (1924).— *Billich, H. U.* Röntgenstrahlenbehandlung der Lymphogranulomatosis. Strahlenther. **38**, 141 (1930). — *Edelmann,* Lymphosarkom und urologische Diagnostik. Zbl. Gynäk. **1929**, 3390. — *Fabian*, Blutbefunde bei Lymphogranulomatosis. Wien. klin. Wschr. **1910**, 1515. — *Jacobs, J.*, Behandlung des Lymphosarkoms. Strahlenther. **35**, 533 (1930). — *Lewinski, H.*, Lymphogranulomatose des weiblichen Genitale. Zbl. Gynäk. **1930**, 2824. — *Luce*, Eigenartiger Fall von Hodgkinscher Krankheit. Med. Klin., Mai **1911**. — *Opitz, K.*, Zur Anwendung des Spirocids bei Lymphogranulom. Dtsch. med. Wschr. **1930**, 659. — *Paltauf, R.*, Lymphosarkom. Erg. Path. **3** (1897). — *Priesel* u. *Winkelbauer*, Virchows Arch. **262**, H. 3, 749 (1926).— *Schlagenhaufer*, Granulomatosis (*Paltauf-Sternberg*) mit Beteiligung der Adnexe. Arch. Gynäk. **95**, 7 (1912). — *Schmidt-Weylandt*, Lymphogranulomatosis. Erg.-Bd. 2 zu Kraus-Brugsch Handbuch, 1928. S. 473. — *Sternberg, C.*, Z. Heilk. **19** (1898). — Primäre Erkrankung des lymphatischen und hämatopoetischen Apparates. Wien 1905. — *Szenes, A.*, Lymphogranulom des inneren weiblichen Genitale. Zbl. Gynäk. **1929**, 2101; Z. Geburtsh. **96**, 121 (1929). — *Tschilow, K.*, Diazoreaktion nach Röntgenbestrahlung bei Lymphogranulom. Med. Klin. **1930**, 1149. — *Ziegler, K.*, Lymphogranulom. Kraus-Brugsch Handbuch, Bd. 8, S. 113. 1920.

Anhang.

Chlorom der Eierstöcke.

Eine Sonderstellung ist der folgenden Beobachtung von Schlagenhaufer zuzusprechen. Bei einer 26jährigen Frau, die an akuter Leukämie gestorben war, fanden sich in allen Organen grün gefärbte Knoten (Milz, Leber, Nieren, Herz, Sternum, Schädelknochen, Dura, Rippenknorpel usw.). Das ganze Beckenbauchfell war voll solcher Knoten, auf der Gebärmutter und beiden Eierstöcken fanden sich bald flache, bald buckelige grüne Infiltrate. Besonders die Gebärmutter war bis zum Scheidenteil davon durchsetzt. Mikroskopisch überall ein gleichmäßig dichtes Infiltrat von gleichförmigen Rundzellen. Es handelt sich um eine besondere Abart der gewöhnlichen Leukämie; die grüne Farbe ist ein zufälliges Vorkommen; jede Art von Leukämie, lymphatisch und myeloid, akut und chronisch, hyperplastisch und sarcoid, kann einmal als Chlorom auftreten. Die Leukämie selbst wird als maligne Wucherung des hämatopoetischen Systems aufgefaßt (Abb. 13).

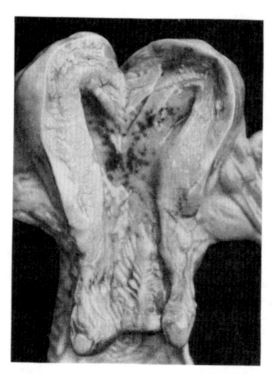

Abb. 13. Chlorom des weiblichen Genitales.
(Aus Schlagenhaufer, Arch. Gynäk. 95, Taf. 1.)

Schrifttum.

Schlagenhaufer, Friedr., Chloro-Leukämie mit grünem Uterus. Arch. Gynäk. **95**, 1 (1912).

4. „Myelom" im Eierstock.

Bei einer 52jährigen Frau (991 ex 1927); Lab. 19.844), die 4mal geboren und einmal abortiert hat, vor 27 Jahren eine Bauchfellentzündung, vor 1 Jahr eine grippeartige Erkrankung durchgemacht hat, die trotz verschiedenster Beschwerden und längerer Dauer (während welcher als Nebenbefund ein Myom und rechts ein kleiner, beweglicher Tumor festgestellt worden war), sich ziemlich gut erholt hatte und seit 14 Tagen neuerdings unter Gewichtsabnahme mit Magenbeschwerden und Erbrechen erkrankt ist, fand sich (Abb. 14) neben der großen, durch ein tiefsitzendes Myom verunstalteten, Gebärmutter eine über kindskopfgroße weiche, knollige Geschwulst des rechten Eierstockes. Radikaloperation.

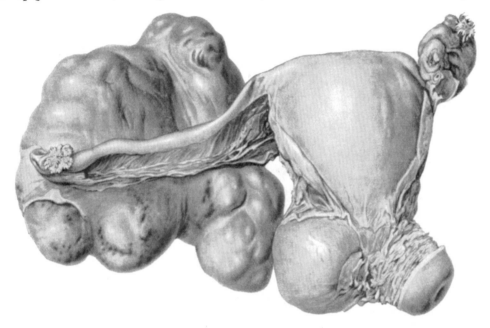

Abb. 14. Myelom des Eierstockes.

Die linken Adnexe atrophisch. Auf dem Durchschnitt konnte man eine Kapsel feststellen, die eine ganze Reihe von weißlichen, weichen Knoten umschloß.

Die mikroskopische Untersuchung zeigte einen überraschenden Befund (Abb. 15a, b). Die ganze Geschwulst erschien ausschließlich aus Plasmazellen zusammengesetzt, die meist ohne zwischenliegendes Stroma aneinander gelagert waren. Von der fibrösen Kapsel zogen feiner werdende Bindegewebsspangen zwischen Gruppen dieser Plasmazellen, wodurch eine Anordnung in Nester zustande kam. Die Zellen hatten alle einen auffallend dunkel gefärbten Zelleib, exzentrischen Kern vielfach mit Radspeichenstruktur, waren durchaus gleichmäßig und gaben typische Färbung mit Methylgrün-Pyronin. Stellenweise nicht selten 4—5 kernige Riesenzellen haben weder den Charakter von Langhansschen noch den von Sternbergschen Riesenzellen. Die Kerne sitzen recht weit auseinander. Im anderen Eierstock nur ein frisch gesprungener Follikel.

Klinisch hatten wir an eine Granulosazellgeschwulst gedacht. Auch als die feineren histologischen Befunde bekannt waren, suchten wir noch den Fall dort unterzubringen. Klarheit brachte erst der Verlauf. Zwei Monate nach der Entlassung erlitt die Frau eine Spontanfraktur des Oberschenkels. Das wurde von uns so gedeutet, daß die Geschwulst

im Femur eine Metastase gesetzt habe. Als jedoch die Frau weitere zwei Wochen später
an einer Unterlappenpneumonie starb und zur Sektion kam, wurde an der Frakturstelle
ein Myelom eigener Art, ein plasmacelluläres Myelom von demselben Bau festgestellt,
wie ihn die Eierstocksgeschwulst gezeigt hatte. Leider sind keine weiteren Befunde erhoben,
insbesondere keine anderen Knochen untersucht worden. Aber auch ohne diese Be-

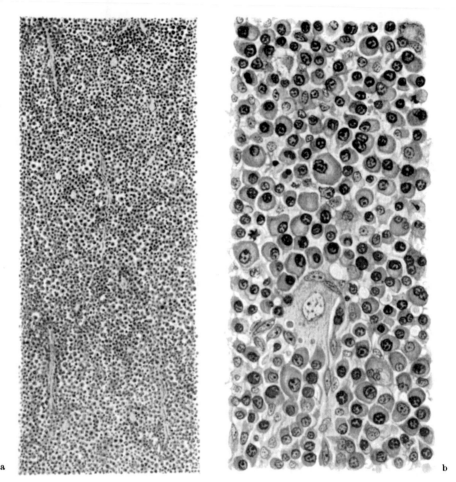

Abb. 15. Myelom des Eierstockes. Plasmacellulärer Aufbau fast ohne Stroma.

funde ist es klar, daß es sich nicht um ein Blastom, sondern um eine Systemerkrankung
handelt.

Die Fälle sind bisher höchst selten. Maresch hat vor Jahren den ersten Fall (beim
Manne) als eine eigene Untergruppe von Lymphogranulom beschrieben; Knoten in Leber,
Milz, Knochenmark, Lymphknoten.

Schrifttum.

Maresch, R., Plasmacelluläres Lymphogranulom. Verh. path. Ges. **1909,** 257.

5. Die Aktinomykose des Eierstockes.

Entzündliches Granulationsgewebe mit Neigung zu Vereiterung und zu nekrotischen
Gewebszerfall in Herdform, im allgemeinen mit ausgesprochener Neigung sich an Organ-

grenzen nicht zu halten, so daß Bauchdecken, Beckenweichteile und schließlich auch Knochen angefressen und durchsetzt werden und die Haut oder Hohlorgane der Nachbarschaft eröffnet werden (Fisteln), das ist das Bild der Aktinomykose. Der Eiter wird meist nicht im Übermaß gebildet, die Absonderung ist oft spärlich, dünnflüssig trübe, auch schleimig, oder an anderen Stellen dick, rahmig, gelb. Er enthält stets kleine Nekrosen, Fetzen; in wechselnder Menge — manchmal durch längere Zeit fehlend — die bekannten Acti-nomyceskörner. Diese sind als jüngere Bildungen graue, durchscheinende, Schleimklümpchen, in älteren Stadien talgartig, grau; durch Aufnahme von Kalksalzen werden sie hart, sand-artig, spröde, gelb oder grünlich bis schwarzgrün (Eisenreaktion) gefärbt.

Diese Drusen hat B. v. Langenbeck 1845 erstmalig gesehen; genauer untersucht hat sie erst Bollinger. Die randständigen strahlenförmig angeordneten Kolben werden heute als Degenerations-formen aufgefaßt, als Folgen der Abwehr des Organismus. In der Kultur sind sie nicht zu entwickeln.

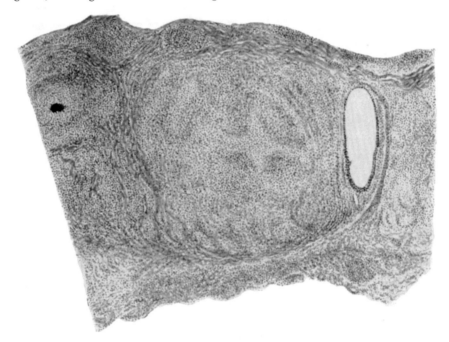

Abb. 16. Aktinomykose des Eierstockes. (Präparat Doz. Burg.)

Ob der Strahlenpilz für sich allein zur Infektion befähigt ist, oder ob er dazu Beihilfe braucht (Bakter. fusiforme nach Lieske), ist noch eine offene Frage.

Als Eintrittspforte gilt im allgemeinen eine Stelle der Verdauungsorgane, von der Mundhöhle angefangen. Nur für 4 Fälle nimmt man das Genitale als mögliche Pforte an: Girandano bei Vorfall, Barth durch ein jahrelang getragenes Sterilet, ähnlich Tietze, Haselhorst vielleicht bei kriminellem Abortus.

An der Eingangspforte braucht eine sichtbare Reaktion gar nicht aufzutreten. Die eigentliche Festsetzung kann auf hämatogenem Wege an weit entfernter Stelle stattfinden. Daneben wird auch der Lymphweg für möglich gehalten. Und endlich spricht der Umstand, daß beim Weib Genitalerkrankung an Aktinomykose viel öfter beobachtet wird als beim Mann, für eine gewisse Bedeutung der Nachbarschaft des Darmes, für die Möglichkeit direkten Übergreifens.

Gewöhnlich bezeichnet man demnach die Erkrankung der Eierstöcke als sekundär

(Kauffmann). Manchmal ist sie aber als primär angesprochen worden (Geldner, Tönnies, Taylor und Fisher, Wunschik, Wätjen), wenn kein anderes Organ nachweisbar krank war. Wir werden die Auffassung nicht ganz ablehnen dürfen, da auch von anderen Krankheiten (im Gegensatz zur Lymphogranulomatose) ähnliches angenommen wird; man denkt dort an die Tonsillen als Eingangspforte, und kann doch sehr selten eine Erkrankung derselben nachweisen.

Der Umstand, daß Perazzi unter 80 Fällen 3mal Aktinomyces im Scheidensekret gefunden hat, ohne daß Erkrankung nachweisbar war, bedeutet nicht allzuviel, da der Pilz im Stuhl schon oft nachgewiesen

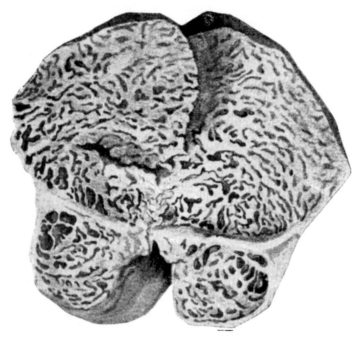

Abb. 17a. Aktinomykose des Eierstockes (nach Geldner). Das rechte Ovarium durch Sektionsschnitt eröffnet und auseinandergeklappt, in natürlicher Größe gezeichnet. Der Eiter ist aus den Hohlräumen durch die Härtungsflüssigkeit ausgespült.

worden ist. Zur tatsächlichen Erkrankung gehört eben mehr als die bloße Anwesenheit der Pilze. Vorstellbar ist es aber zweifellos, daß durch das Einlegen eines Intrauterinstiftes der Actinomyces aus dem Scheidensekret eingeimpft werden kann, wie in dem von Tietze mitgeteilten Fall, in welchem Parametrium, Ovarium und Tube schwer verändert waren, oder in dem Falle von Barth.

Die Aktinomykose gehört zu den seltenen Erkrankungen. Von Genitalaktinomykose hat Nürnberger 1925 nur 50 Fälle sammeln können, Ahlström 1930 62 Fälle. In der überwiegenden Mehrzahl der Beobachtungen scheint die Erkrankung auf den Hauptherd beschränkt geblieben zu sein. Nur gelegentlich sind Metastasen nachgewiesen worden, so bei Draper und Studdifort in mesenterialen Lymphknoten (sehr ausgedehnte Erkrankung in der Bauchhöhle), bei Haselhorst (Blutweg) im 5. Lendenwirbel und in der Symphyse (auch in dem berühmten Fall von Langenbeck 1845 hat es sich um eine Wirbelerkrankung gehandelt). Der erste Fall von Erkrankung der Eierstöcke, den Zemann 1883 beschrieben hat, war von Metastasen (Blutweg) in Leber, Lunge und Gehirn begleitet. Bei B. Kohler (während der Krankheit Abortus) waren Abscesse in der Leber und Milz vorhanden. Bei Ahlström war der Beckenerkrankung eine solche des Bauchfells vorausgegangen, die bei der Leichenschau (auch Lebermetastase) als Aktinomykose erwiesen wurde. Es dürfte also von den Tonsillen aus zuerst das Mediastinum und die Pleura erkrankt sein, erst später das Becken.

Direktes Eindringen der Pilze in die Blutbahn haben Benda und Robinson gesehen.

Die Verteilung auf die einzelnen Abschnitte des Genitales geht aus einer Übersicht von Stein hervor. Unter 43 Fällen waren die Eierstöcke 17mal allein, 7mal samt den Eileitern erkrankt; 7mal außerdem noch Gebärmutter und Beckenbindegewebe. Das ergibt ein bedeutendes Überwiegen der Eierstöcke. Isolierte Erkrankung der Eileiter in Gestalt von Eitersäcken ist dagegen selten (bei Stein 5mal, dazu Sprengell, nach Abtragung beider Eileiter vorläufig geheilt). Das bedeutet also soviel, daß die Organgrenzen manchmal, aber doch nur bis zu einem gewissen Grade gewahrt werden ähnlich wie bei der Tuberkulose, beim Lymphogranulom.

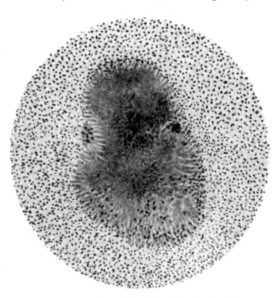

Abb. 17 b. Aktinomykose des Eierstockes, Druse.

Die Größe der Geschwulst schwankt von Walnußgröße (Bostroem) bis zu Gänseei- (Geldner) und Straußeneigröße (Ahlström). Ihr Gefüge ist im allgemeinen brüchig, weich, morsch, bei Überwiegen des Zerfalls auch fluktuierend (Bondi, Taylor und Fisher), kann aber sehr hart sein (Wätjen). Es hängt das einerseits von der Nekrose und Verflüssigung, andererseits von den Schwielen ab. Je widerstandsfähiger der Körper ist, desto besser wird der Herd durch Schwartenbildung abgegrenzt (Neigung zu Heilung, Absterben und Verkalkung der Pilzdrusen).

Das ist einstweilen eine Annahme. Beweisen könnte man sie erst durch stufenweise abgeschwächte Kulturen im Tierversuch.

Die Oberfläche ist uneben höckerig-knollig. Rasche Verwachsung mit der Umgebung hat zur Folge, daß Verschieblichkeit sehr gering ist oder ganz fehlt. Übergreifen auf das Beckenbindegewebe, auf die Muskulatur, Durchwachsung der Bauchdecke kommt vor.

Die zerstörende Durchwachsung führt zur Vernichtung des Eierstocksgewebes. Gewöhnlich ist solches überhaupt nicht mehr nachweisbar. Neuhäuser und Hüffer haben noch makroskopisch, Boström, Schlagenhaufer, Ahlström mikroskopisch Reste gefunden, Weißkörper, gewellte Membranen, angeblich auch Reste eines Gelbkörpers. In der Abb. 16, nach einem mir von Burg (Pecs, Ungarn) zur Verfügung gestellten Schnitt ist mitten im Granulationsgewebe noch ein erhaltener Follikel zu sehen.

Auf Durchschnitten finden sich ganz unregelmäßige Hohlräume und Gänge, die in einem fein- bis grobmaschigen Netz von graurötlichem oder grauschwarzem, in anderen Fällen gelblichweißem, milchweißem, sehnigem Bindegewebe liegen. Die Schnittfläche sieht manchmal schwammartig durchlöchert aus oder wurmstichig (Abb. 17a, b). Die Höhlen gewöhnlich hirsekorn- bis erbsengroß; seltener sind es große Abszeßhöhlen.

Der Eiter ist dick, oft geradezu wie weiche Butter, nur schwer auszupressen. Seine

Farbe schwankt zwischen strohgelb in allen Tönen bis grün und schwarz. Oft findet man darin mit freiem Auge die Aktinomyceskörner, die Pilzdrusen, frische sagoartig, alte sandkornartig, in allen Farbenabstufungen. Sichergestellt kann ihre Natur erst werden unter dem Mikroskop. Es muß jedoch bemerkt werden, daß man in manchen Fällen lange suchen muß; nicht in jedem Präparat sind die Pilzdrusen zu finden, auch bei weitem nicht in jedem Gewebsschnitt. Mitunter ist die Diagnose erst nach wochenlangem Suchen geklärt worden.

Im mikroskopischen Bild besteht das Balkenwerk bald aus lockerem, bald aus sehr dichtem schwieligem Bindegewebe mit spärlichen Kernen; stellenweise sind die Binde- gewebsfasern fast homogen, breit, fibrinoid. Die Grenze gegen den Erweichungsherd ist unregelmäßig aufgefasert, hier verliert das Gewebe seine Färbbarkeit. Reichlich Eiter- körperchen und sehr viel Plasmazellen, sowie Massen von Pseudoxanthomzellen beherrschen das Bild hier sowie im Zerfallsherd selbst. Riesenzellen haben manche Untersucher reich- lich gefunden (Tönnies, Mitra), andere ganz vermißt (Rosenstein, Hüffer). Ihre Form hat bald an den Langhanstypus erinnert, mit randständigem Kern, bald an die Formen bei Lymphogranulom (in der Mitte Kernhaufen).

Die Umgebung ist fast immer in gleicher Weise erkrankt: schwielig-eitrige Peritonitis und Parametritis, Einbeziehung und fistulöser Durchbruch in Dünndarm, Blinddarm, Flexur; in Mastdarm und Blase (Zemann, Bondi). Samter hat Durchbruch in Mastdarm und Scheide beschrieben, Grainger in die Scheide; Stewart und Muir konnten nach- weisen, daß die Scheidenfistel in einen Absceß des Eierstockes führt. Bei Samter hat außerdem ein Durchbruch durch das Foramen ischiadicum in die Glutaealgegend hinaus stattgefunden. Bei Berry Hart war Thrombose der Beckenvenen vermerkt.

Beidseitige Ovarialaktinomykose ist von Geldner, Havel, Mitra und Christeller erwähnt.

Klinik der Aktinomykose. Der langwierige Verlauf zeitigt ein vieldeutiges Krankheitsbild, die Seltenheit der Fälle tut das ihre, die Erkennung zu erschweren. Bisher ist noch kein Fall vor der Operation erkannt worden, die meisten auch bei der Operation noch nicht. Die Mahnung, immer wieder an die Aktinomykose zu denken, ist also sehr berechtigt.

Der Beginn kann mehr oder weniger stürmisch mit Schmerzen, Zeichen von Bauch- fellreizung (Ahlström, Micholitsch) verbunden sein und eine Appendicitis (Sprengell) oder einfache Eileiterentzündung vortäuschen, oder schleichend einsetzen, daß man etwa an Tuberkulose, ja selbst an ein Blastom (Redtenbacher, Berry-Hart) denkt. Die Schmerzen sind in der Regio hypogastrica am stärksten, strahlen von da in die Nabelgegend, ins Bein, die Hüfte aus; mitunter sind sie kolikartig. Sehr oft ist der Stuhl angehalten.

Wechsel der Beschwerden wird mit zeitweiser Entleerung oder Resorption von Eiter erklärt. Konsistenz hängt ab von der Schwielenbildung. Bezeichnend ist das Übergreifen auf die Bauchdecken, sehr verdächtig jede spontan auftretende Fistel. Die Fisteln zeigen keine Neigung zu Ausheilung, sind mit schlaffen Granulationen ausgekleidet, führen in unregelmäßigster Weise in die Tiefe.

Amenorrhöe ist recht häufig, auch bei einseitiger Erkrankung.

Erkennung war im Beginn der Erkrankung bisher noch nie gelungen. Meist hatte man auch trotz langer Beobachtung und Behandlung nicht einmal Verdacht geschöpft.

Nur bei Fisteln (Nürnbergers offene Form) wird man durch den Nachweis der Körner, die unter dem Mikroskop als Pilzdrusen sicherzustellen sind, die Sache aufklären können.

Wichtig ist es, die Untersuchung sofort nach der Entnahme des Eiters zu beginnen. Schon nach wenigen Stunden verlieren die Drusen ihre Kolbenformen. Wenn keine Körner gefunden werden, empfiehlt man Kulturen anzulegen. Auch da gibt es sehr viel Schwierigkeiten, die ein durchschnittlicher Krankenhausbetrieb nicht bewältigen kann. Nicht nur, daß man aerob und anaerob züchten muß, auf Glycerinagar, Blutserum mit Glycerin und Traubenzucker; nach Bostroem müssen 50—60 Kulturen angelegt werden, um nur 4—5 zum Wachsen zu bringen; einmal war in 85 Kulturen kein Wachstum zu erzielen. Im Eiter dürften viele, namentlich die harten Körner nur abgestorbene Pilze enthalten. Auch die freien Pilzmycelien dürften bereits abgestorben sein. Schugt ist die Kultur in Leberbrühe und Traubenzucker geglückt, nach Vorbehandlung des Ausgangsmaterials mit Schwefelsäure vom spezifischen Gewicht 1060, ähnlich wie dies für die Tuberkulose empfohlen wird.

Ist die allgemeine Diagnose gesichert, so kann die weitere Frage, welche Teile befallen sind, nur durch die Operation aufgeklärt werden.

Bei der Operation selbst wird diffuses Übergreifen auf die Umgebung nebst den vielen Abscessen und Fistelgängen an Aktinomykose denken lassen, die Härte der Geschwulst aber wohl auch an Krebs. Ähnliche Bilder liefert manchmal die Tuberkulose. Ich mußte in einem Fall, wo wir auch an Aktinomykose gedacht haben, den billardkugelgroßen, auf dem Durchschnitt ganz wurmstichigen Eierstock abtragen (die Kranke ist später bis auf eine Nierenkrankheit — Tuberkulose? — genesen), um histologisch die Tuberkulose zu sichern. Da es keine für Aktinomykose typischen Gewebsveränderungen gibt, kann die Diagnose eben nur durch den Nachweis des Erregers gesichert werden.

Von Versuchen, auf serologischem Weg die Erkennung zu ermöglichen, ist mir nichts bekannt.

Die Prognose ist schlecht. Unter den von Ahlström zusammengestellten Fällen ist keine sichere Heilung verzeichnet. Auch der wiederholt als geheilt hingestellte Fall von Brickner mit auffallend chronischem Verlauf war zwar 6 Jahre nach der Operation noch in verhältnismäßig gutem Zustand, hatte aber noch denselben Befund und dieselbe Fistel wie $3\frac{1}{2}$ Jahre nach der Operation. Sonst fehlen uns genauere Angaben über den relativen Gesundheitszustand nach der Operation. Auf diese Lücke sei ausdrücklich hingewiesen. Es gilt das auch von der Aktinomykose anderer Lokalisation.

Schwangerschaft soll auf den Verlauf ungünstig einwirken.

Behandlung der Aktinomykose. Bisher war den Ärzten die chirurgische Entfernung des Herdes das erstrebenswerte Ziel (vgl. Nürnberger). Daß dieselbe imstande sein könnte, in ganz frühen, zufällig gefundenen Fällen (etwa bei Sprengell, Micholitsch) restlose Heilung zu erzielen, sei zugegeben. Allein in dem Zustand, in welchem die Mehrzahl zur Operation kommt, erreichen wir damit nichts, wie das bisherige Schrifttum zeigt. Das Eröffnen und Auskratzen der Abscesse bedeutet weder besondere Linderung noch Lebensverlängerung. Der Eingriff hat nur den Wert einer diagnostischen Maßnahme; er soll gar nicht viel weiter geführt werden, sonst wird er einmal das tödliche Ende beschleunigen.

In der medikamentösen Behandlung ist das Jod ausgiebig und in allen Formen versucht worden, von der örtlichen Tamponade der Höhlen mit 10% Jodkaliumlösung oder Lugolscher Lösung über Preglsche Jodlösung, Jodvasogen und Jodipin (als Kontrastmittel zur röntgenographischen Verfolgung der Fisteln brauchbarer, namentlich in Form von Stereobildern), Jodex als Einreibung, bis zur innerlichen Verabreichung (Jodkali 8: 200, 2 Eßl. täglich, mitunter bis auf 12 g pro die; Jodipin $25^0/_0$ täglich einmal 10—20—30 ccm subcutan, nicht intramuskulär; nach je 10 Injektionen eine Pause von einer Woche; Jodipinklysmen und Suppositorien; Nürnberger), Jodglidine (Klopfer) in Tabletten. Die Erfolge sind keineswegs überwältigend. Bei Aktinomykose anderer Körperstellen sollen mit Yatreninjektionen (intravenös $5^0/_0$, Beginn mit 5 ccm, steigend bis auf 150 ccm) Erfolge erzielt worden sein. Auch Arsen, Neosalvarsan wird versucht. Allein Aktinomykose anderer Lokalisation scheint überhaupt nicht so schwer zu werden wie die des Beckens.

Bei bestehender Sekundärinfektion wird man Isolierung der Keime und Autovaccine neben der übrigen Behandlung anwenden, oder auch Mischvaccine.

Wird Jod nicht vertragen, so empfehlen einige Ärzte Arg. nitr. in $25^0/_0$ Lösung oder als Stift.

Die diätetische Behandlung ist bisher vernachlässigt worden. Ich möchte deshalb anführen, daß Gerson (1930) behauptet, in einem Fall (ohne genauere Angabe des Ortes der Erkrankung) von der Anwendung seiner Diät günstiges gesehen zu haben. Bei der gewissen Stammesähnlichkeit mit Tuberkulose und den Erfolgen seiner Diät bei manchen Tuberkuloseformen wäre die Sache entschieden einer Prüfung wert.

Im Vordergrund des Interesses steht heute die Röntgenbehandlung der Aktinomykose. Die von Bevan 1905 bei anderer Lokalisation versuchte Behandlung ist bereits von Jüngling, Perthes, Nürnberger, Vogt, Kupferberg (empfiehlt Radium zu versuchen) empfohlen worden. Reifferscheidts bestrahlter Fall ist an Mischinfektion gestorben, ebenso ein Fall von Haselhorst. Brickners Fall ist, wie oben erwähnt, nicht geheilt, aber noch nach 6 Jahren lebend. Die ersten Heilungen haben Horalek, Martius und Schugt erzielt. Der Fall Horalek nach vorausgegangener Totalexstirpation bestrahlt, die beiden anderen nach Probelaparotomie, bzw. Incision.

Martius: Filter 0,5 Ku und 3 mm Alum. Spannung 200 kV, Belastung 6 mA. Jedesmal Bauch- und Rückenfeld. Erstmalig bei 35 cm Fokusabstand je 150 r, später noch dreimal bei 50 cm Fokusabstand je 50 r. Tiefendosis etwa $30^0/_0$ HED beim erstenmal und $10^0/_0$ bei den späteren Bestrahlungen, dazu 3 intravenöse Yatreninjektionen (5 ccm) und Jodkali, später 5 intramuskuläre Injektionen von Radioplan. Seit 2 Jahren geheilt.

Schugt: Zuerst nur $10^0/_0$ HED (Hautdosis 150 r). 8 Wochen später erst nach Incision von der Scheide aus, wobei erst die Aktinomykose festgestellt wurde, drei Sitzungen mit Herddosis von $20^0/_0$ HED. In der Folge weitere Bestrahlungen mit 20—$25^0/_0$ HED. — 1 Jahr geheilt.

Das wäre das bisher versuchte Rüstzeug. Daneben wird Sonnenlicht empfohlen. Wollen wir hoffen, daß das Gesamtbild in Zukunft dadurch heller gestaltet wird als bis zum Jahre 1925 (Nürnbergers Darstellung).

Schrifttum.

Ahlström, Erik, Aktinomykose in den Adnexen der weiblichen Genitalien. Acta obstetr. scand. (Stockh.) **9**, 1 (1930). — Barth, H., Parametritis actinomycot. Arch. Gynäk. **134**, 310 (1928). — Bax, J., Aktinomykose und Abortus provocatus. Ber. Gynäk. **12**, 655 (1927). — Benda, C., Metastasierende Aktinomykose. Münch. med. Wschr. **1900**, 372. — Berry, Hart, Aktinomykose. J. Obstetr. **1902**, 251. — Bondy, O., Parametritis actinomycotica. Zbl. Gynäk. **1910**, 1234. — Bostroem, Aktinomykose. Beitr. path. Anat. **9**, 1 (1891). — Brickner, Pelvic actinomycotica. Ann. Surg. **81**, 343 (1925). — Christeller,

Primäre Genitalaktinomykose. Mschr. Geburtsh. **68**, 44. — *Draper* u. *Studdiford*, Aktinomykose der Tuben und Ovarien. Amer. J. Obstetr. **11**, 603 (1926); Ber. Gynäk. **10**, 881. — *Fischer*, Fall von Aktinomykose. Zbl. Gynäk. **1927**, 2556. — *Geldner, Hans*, Aktinomykose der Ovarien. Mschr. Geburtsh. **18**, 693 (1903). — *Giordano*, Clin. med. ital., Juni 30. **1905**. Zit. nach *Nürnberger*. — *Hamm* u. *Keller*, Aktinomykose der weiblichen Geschlechtsorgane. Beitr. Geburtsh. **14**, 239 (1909). — *Haselhorst, G.*, Aktinomykose der Genitalorgane als Abtreibungsfolge. Arch. Gynäk. **134**, 561 (1928). — *Helwig, F. C.*, Actin. of ovary and tube. Surg. etc. **40**, 502 (1925). Ref. Zbl. Gynäk. **1926**, 1488. — *Horalek, F.*, Aktinomykose des Genitales, speziell des Ovariums. Ref. Zbl. Gynäk. **1926**, 1487. — *Hüffer, Ernst*, Aktinomykose der weiblichen Genitalien. Mschr. Geburtsh. **58**, 197 (1922). — *Kohler, B.*, Aktinomykose des Bauchfells. Frankf. Z. Path. **15**, 146 (1914). — *Kupferberg*, Handbuch der Strahlentherapie von *H. Meyer*, gynäk. Teil von *Gauß*, Bd. 4, 1. Teil, S. 540. 1929. — *Lieske, R.*, Strahlenpilze. Leipzig 1921. — *Martius, H.*, Weibliche Genitalaktinomykose. Münch. med. Wschr. **1930**, 392. — *Micholitsch, Th.*, Fehldiagnosen. Zbl. Gynäk. **1930**, 3024. — *Mitra, S.*, Aktinomykose der weiblichen Geschlechtsorgane. Inaug.-Diss. Berlin 1924; Z. Geburtsh. **88**, 243. — *Neuhäuser, A.*, Aktinomykose des weiblichen Genitales. Dtsch. med. Wschr. **1907**, 1457. — *Nürnberger, L.*, Aktinomykose. Halban-Seitz, Handbuch der Biologie und Pathologie des Weibes, Bd. 5, 1. Teil, S. 225. 1925. — *Perazzi, P.*, Myceten in Genitalorganen. Ber. Gynäk. **15**, 780 (1928). — *Robinson, M. R.*, Actin. of both ovar. Surg. etc. **29**, 569 (1919). — *Samter, E.*, Aktinomykose. Arch. klin. Chir. **43**, 257 (1892). — *Schiller*, Aktinomykose der Ovarien. Mschr. Geburtsh. **38**, 367 (1913). — *Schlagenhaufer, Fr.*, Beitrag zur path. An. der Aktinomykose. Virchows Arch. **184**, 491. — *Schroeder, R.*, Aktinomykose des Ovariums. Zbl. Gynäk. **1922**, 195. — *Schugt, P.*, Zur Klinik der Genitalaktinomykose. Münch. med. Wschr. **1930**, 394. — *Sprengell, Herbert*, Doppelseitige Aktinomykose der Tuben. Med. Klin. **1930**, 1036. — *Stein, A.*, Aktinomykose des Ovariums und der Fallop. Tube. Mschr. Geburtsh. **78**, 200 (1927). — *Stewart* u. *Muir*, Aktinomykose des Ovariums. Edinburgh Hosp. Rep. Ref. Mschr. Geburtsh. **1**, 279 (1895). — *Taylor, F. E.* u. *W. E. Fisher*, Primary ovarian actinomycosis. J. Obstetr. **15**, 338 (1909). — *Thompson, S.*, The possibility of actinomycotic infection by the vagina. Brit. med. J. April **1907**, 984. — *Tietze*, 7 Fälle von schwerster Schädigung durch Intrauterinpessar. Dtsch. med. Wschr. **1930**, 1307. — *Tömies, W.*, Primäre Ovarialaktinomykose. Inaug.-Diss. Straßburg 1912. — *Vogt, E.*, Meyers Strahlentherapie, gynäk. Teil von *Gauß*, Bd. 4, 1. Teil, S. 730. 1929. — *Wätjen, J.*, Beiträge zur Histologie des Pyovariums. Beitr. Geburtsh. **16**, 316 (1911). — *Wagner*, Actinomyc. of the uterine appendages. Surg. etc., Febr. **1910**. — *Zemann*, Aktinomykose des Bauchfells und der Baucheingeweide. Wien. med. Jber. **1883**, 477.

6. Die Syphilis des Eierstockes.

Der durch O r t h m a n n und P f a n n e n s t i e l eingebürgerten Gepflogenheit entsprechend lasse ich auch hier den Raum zur Erörterung dieser Frage offen; und auch ich muß auf die Zukunft verweisen. Das alte Material ist genügend kritisch gewürdigt und als unstichhaltig erkannt. Was seither durch D a l c h é und F o u q u e t dazu gekommen ist, kann ebenfalls nicht höher bewertet werden. Sie sprechen von kongestiver Schwellung, von spezifischer Erkrankung der Arterien, von Blutungen, Cirrhose, serösen und serös-blutigen Cysten und Gummen, klinisch von Blutungen, Dysmenorrhöe und Amenorrhöe, und von der W a s s e r m a n nschen Reaktion, sowie der antiluetischen Behandlung.

Das Vorkommen von G u m m e n im Eierstock ist auch von anderen Franzosen gelegentlich erwähnt worden. Eine beweisende Beobachtung hat erst H o f f m a n n 1911 mitgeteilt: Bei einer septischen Wöchnerin fand sich ein zerfallender luetischer Tumor der Portio (durch Probeexcision sichergestellt) und bei der Leichenschau das ganze Endometrium bis tief in die Muskulatur hinein von einer dicken Gummischicht eingenommen; Gummen auch im rechten Eierstock, im Eileiter und in retroperitonealen Lymphknoten, sowie an der Vulva.

Genauer untersucht ist ein von K u b i n y i und J o h a n beschriebener Fall. Bei einer 29jährigen Frau, die vor 9 Jahren einen Abortus durchgemacht hatte, vor 1 Jahr wegen Blutungen ausgekratzt worden war und seitdem Unterleibsbeschwerden hatte, wurde ein über faustgroßer Adnextumor entfernt: Hydrosalpinx und großer Eierstock, der ein paar flache Erhebungen zeigte. Auf dem Durchschnitt zwei unscharf begrenzte, kirschgroße Knoten, in der Mitte je ein haselnußgroßer, gezackt begrenzter, mattgelber Herd, der die Schnittfläche etwas überragt. Letztere Stellen sind mikroskopisch Nekrosen, die nur noch Fibrillenfärbung annehmen; außen Fibroblasten, Plasmazellen und Lymphocyten. Nirgends Riesenzellen, keine epitheloiden Zellen. Im Eierstocksrest nur einige „atrophische Follikel" und Corp. candicantia.

Nach Levaditi ließen sich zahlreiche Spirochäten nachweisen. Damit war die Diagnose Lues ganz gesichert. Nachträgliche Untersuchung ließ keine sonstige luetische Erkrankung auffinden; nur die Wassermann-Reaktion war bei der Frau stark positiv; beim Manne war sie negativ.

Dies ist der erste, genau untersuchte Fall von Syphilis des Eierstockes. Sonst ist nur noch die Bemerkung von Bab anzuführen, daß Spirochäten in den Eierstöcken von Neugeborenen gefunden worden sind. Anscheinend handelt es sich um Fälle von allgemeiner Spirochätensepsis; über eine Reaktion des Eierstocksgewebes ist in diesen Fällen nichts bekannt. In den Eierstöcken Erwachsener sind (im Gegensatz zum Hoden) bisher mit Ausnahme des erwähnten Falles von Kubinyi und Johan Spirochäten noch nicht gefunden worden.

Fabian beschreibt einen Fall, in welchem eine Geschwulst des Eierstockes als Sarkom operiert worden war. Fünf Jahre später Auftreten einer Geschwulst unter dem Rippenbogen, die zunächst als Metastase des Sarkoms aufgefaßt wurde. Da Wassermann stark positiv, Atoxylbehandlung mit dem Erfolg, daß der Tumor verschwindet. Nachträglich erhob sich der Verdacht, daß auch die erste Geschwulst ein Gumma gewesen sei.

Schrifttum.

Bab, Probleme der Lues. Zbl. Gynäk. 1909, Nr 15. — Dalché, P. u. Ch. Fouquet, Syphilis de l'ovaire. Sem. gynec. 1913, 109. Ref. Frommels Jber. 1913, 88. — Fabian, R., 3 interessante Fehldiagnosen auf malignen Tumor. Berl. klin. Wschr. 1912, 984. — Hoffmann, Endometr. gummosa. Ber. Z. Geburtsh. 69 (1912); Zbl. Gynäk. 1912, 366. — Kubinyi, P. v. u. B. Johan, Gumma syphilitica ovarii. Zbl. Gynäk. 1922, 57. — Meyer, P., Syphilis der inneren Genitalien des Weibes. Dtsch. med. Wschr. 1913, 169.

Tierische Parasiten im Eierstock.
Ascaris lumbricoides.

Man nimmt an, daß ganz junge Tiere durch die Darmwand durchwandern, ohne besondere Erscheinungen zu machen, und sich intraperitoneal weiter entwickeln. Andere nehmen an, daß die aus dem Anus auswandernden Tiere durch Scheide, Gebärmutter und Eileiter zum Eierstock gelangen und sich (bei Follikelsprung?) in diesen hineinarbeiten, dort einen Abszeß bildend. Jedenfalls sind einige Beobachtungen von Eierstocksabscessen bekannt, in deren Eiter eine Ascaris gefunden worden ist. Bei Dufour waren zwei Darmperforationen vorhanden, welche das Einwandern erklären könnten. Aber im Falle von Fry (23jährige Farbige). Es ist bei der Coeliotomie im linken Eierstock ein Abszeß mit 30 ccm Eiter und einem 6—7 cm langen Spulwurm gefunden worden ohne jede Verbindung mit dem Darm (klinisch vorher hohes Fieber, Erscheinungen von Bauchfellentzündung, die jedoch abgeklungen waren). Leynardi hat in einem mit dem Wurmfortsatz verwachsenen Abszeß des rechten Eierstockes einen Spulwurm gefunden.

Ich habe oben bereits angedeutet, daß meiner Ansicht nach bei Leynardi (und wohl auch bei Fry und Dufour) der Absceß nicht im, sondern neben dem Eierstock gelegen sein dürfte.

Schrifttum.

Dufour, Kyste de l'ovaire renfermant des lombrics vivants; double perforation intestinale. Gaz. Gynec. (port.) **20**, 97. — *Fry, H. D.*, Ovarian abscess containing lumbricoid worm. J. amer. med. Assoc. **53**, 1028 (1909). — *Leynardi, C. G.*, Eziologia dell' ascesso ovarico. Rass. Ostetr. **21**, No 3 (1912). Ref. Frommels Jber. **1912**, 301.

Bilharzia ovarii.

Das Schistosomum haematobium (Schistosomiden, Loos) bevorzugt Harnblase, Mastdarm, macht aber auch an der Vulva, in der Scheide, selten am Scheidenteil der Gebärmutter Veränderungen. Nürnberger gibt an, daß Kartulis bei einer Frau den linken Eierstock vergrößert und mit Bilharziaeiern durchsetzt gefunden hat, und daß Symmers bei einem 4jährigen Mädchen solche Eier im Eierstock und im Ligamentum latum nachgewiesen habe. Weitere Beobachtungen fehlen.

Schrifttum.

Kartulis, Bilharziakrankheit. Handbuch der pathogenen Mikroorganismen von *Kolle-Wassermann*, 2. Aufl., Bd. 8, S. 22. 1913. — *Nürnberger, L.*, Bilharziosis. Halban-Seitz, Handbuch der Biologie und Pathologie des Weibes, Bd. 5, 1. Teil, S. 322. 1925. — *Symmers, C. R.*, Bilharzia. Lancet **1905** I, 22 (nach *Nürnberger*). — *Schilling, V.*, Schistosomiden. Kraus-Brugsch, Handbuch der inneren Medizin, Bd. 2, 2. Teil, S. 1002. 1919.

Echinococcus des Eierstockes.

Die Taenia echinococcus, deren Eier bereits im Körper des hermaphroditischen Wurmes befruchtet werden und ihn als Onkosphären (Embryonen eingeschlossen in eine Hülle) verlassen, lebt im Darm des Hundes. Gelangen die Onkosphären in menschlichen Darm, so werden sie unter Auflösung der Hülle frei, bohren sich mit ihren Haken in die Darmwand, und gelangen in Blutgefäße, die sie ins Gebiet der Pfortader bringen; manchmal kommen sie auch in den Lymphstrom, in den Ductus thoracicus und auf diesem Wege ins Blut. Der Unterschied ist insofern von Bedeutung, als im ersten Fall schon ein Teil in der Leber abgefangen wird und zu Echinococcuscysten auswachsen kann, während im zweiten Fall unbedingt Herz und Lunge durchwandert werden; in der Lunge bleibt etwas sitzen; nur ein Rest kann dieses Filter durchbrechen und in den Körperkreislauf kommen. Dieser Weg soll nur für $0,8\%$ aller beim Menschen gefundenen Echinokokken in Betracht kommen.

Ein großer Teil der Echinokokken sitzt in der Leber (65—71$\%$, vgl. Nürnberger), demnächst in der Lunge. In den Organen des Bauchraumes kommen 8$\%$ vor (abgesehen von der Leber). Das erklärt man durch die Annahme, daß alle oder der größte Teil davon nicht als primär dort angesiedelt zu betrachten sind, sondern als sekundär: nach Platzen einer in der Leber sitzenden Mutterblase und Ausstreuung der Tochterblasen im Bauchraum. Unter den von Schroeder gesammelten 21 Fällen von Echinococcus im Bereich der weiblichen Geschlechtsorgane gelten auf die Art nur 4 als möglicherweise primär entstanden (J. C. Lehmann). In dem großen isländischen Material von Magnussen fanden sich unter 169 operierten Fällen solitäre (also primäre) Echinokokken im Netz 1, auf der Darmbeinschaufel 1, im breiten Mutterband 1, in der Beckenhöhle 2. Dagegen war bei multiplen Herden (also sekundär) das Becken mit seinen Organen 15mal beteiligt.

An der 2. Frauenklinik in Wien sind im Laufe von 30 Jahren nur drei Fälle beobachtet worden. Alle sind multipel, also als sekundär zu betrachten. Einen Fall hat Kroph mitgeteilt. Ein zweiter Fall (Lab. 4107) ist operiert worden: 8 Säcke wurden entfernt, aber eine Anzahl (in der Leber, retroperitoneal in der Gegend der Niere) mußten belassen werden. Der rechte Eierstock enthielt eine kindskopfgroße Cyste, die jedoch kein Echinococcus war. In den Echinococcuscysten keine Skolizes. — Die Frau wurde entlassen, ist nicht wieder erschienen. — Die 3. Frau war vor Jahren anderwärts operiert worden. Jetzt hatte sie eine neue Geschwulst im Oberbauch bemerkt; die Operation hat sie sich aber schließlich wieder überlegt.

Das Vorkommen von Echinokokkenblasen im Eierstock ist immer wieder behauptet und immer wieder von strengen Kritikern abgelehnt worden. Die Ablehnung scheint nur insofern manchmal zu weit zu gehen, als man nur einen solitären Sack, der einwandfrei im Eierstock sitzt, anerkennen wollte. Von vorneherein ist das gewiß ganz berechtigt; denn nur auf dem Blutweg kann der Echinococcus wirklich in das Gewebe des Eierstockes gelangen (W. A. Freund, Schatz, u. a.). Aber aus der Kritik von B. S. Schultze sind schließlich doch 9 Fälle als zum Teil wenigstens wahrscheinlich im Eierstock sitzend angegeben. Sehr viel öfter sind die Säcke — die mehrfachen wahrscheinlich immer — in der Serosa entwickelt gewesen, und haben sich nur an den Eierstock wie an die übrige Nachbarschaft angelegt. Das außerordentlich derbe, zähe, schwielige Bindegewebe, das der Organismus um die Blasen herum entwickelt,

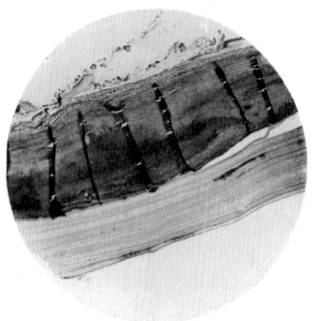

Abb. 18. Schnitt durch die Wand der Echinococcusblase.

(Abb. 18) ist so schwer zu präparieren, daß ein so kleines Organ, wie der Eierstock, dabei leicht in Fetzen zerrissen oder zerschnitten wird und ganz unerkannt bleibt. So ist es wohl zu erklären, daß viele Operateure, unter anderen auch Pfannenstiel, den Eierstock nicht gefunden haben und der Meinung waren, daß er Sitz von Blasen gewesen sei (vgl. Zusammenstellung von J. D. Miller).

Die Einzelfälle des Schrifttums haben bereits Nürnberger und seitdem J. W. Miller zusammengestellt. Da seither keine neuen Fälle von Echinococcus der Eierstöcke bekannt gegeben wurden, möchte ich, um Wiederholung zu vermeiden, auf Nürnbergers und Millers Arbeit verweisen. Ich bringe die Fälle im Schriftenverzeichnis.

Die klinischen Erscheinungen sind so unbestimmt, wie meist beim Echinococcus der Bauchhöhle. Viele Blasen sind anscheinend beschwerdelos getragen worden und nur zufällig bei der Operation entdeckt worden (Haupt) oder bei der Leichenschau (Schatz); manche wurden bei einer Geburt entdeckt. Gelegentlich kommt es ebenso wie bei vielen

Blastomen des Eierstockes oder bei Myomen vor, daß die Frau selbst die Geschwulst tastet. In anderen Fällen werden Schmerzen angegeben, Gefühl von Schwere, Drängen nach unten; manchmal nur Schmerzen beim Verkehr. Dysmenorrhöe (Knauer, Doléris), Oligomenorrhöe (Tittel bei Erkrankung beider Eierstöcke und der Gebärmutter) oder Hypermenorrhöe (Duvelius) sind Ausnahmen. Auch Sterilität scheint nur dann gegeben zu sein, wenn Verwachsungen die ganzen Beckenorgane umhüllen; denn es sind Schwangerschaften beobachtet und nicht beeinflußt worden. Die Geburt mußte allerdings oft operativ beendet werden (vgl. Nürnberger).

Gefahren drohen durch Perforation, Einbruch in Hohlorgane (sehr selten) und durch Vereiterung.

Die Diagnose ist mit den gebräuchlichen Untersuchungsmethoden nicht viel weiter zu bringen als bis zur Erkennung einer Geschwulst. Falsche Diagnosen bilden die Regel. Nur wenn der Fall aus einer Gegend stammt, von welcher das Vorkommen von Echinokokken bekannt ist, wird man daran denken; sonst hat man vor der Operation selten Anlaß dazu. Wenn man daran denkt, dann stehen uns allerdings gewisse Hilfsmittel zur Verfügung.

Das viel besprochene Hydatidenschwirren ist freilich nicht dabei. Dieses Zeichen versagt durchwegs.

Auch die Probepunktion erscheint wegen der Möglichkeit, zur weiteren Ausbreitung der Krankheit beizutragen, zu gefährlich.

Dagegen ist die hohe Zahl von Eosinophilen im Blutbefund sehr wertvoll. Meist finden sich etwa 7—9%; doch sind auch 60% gezählt worden. Manchmal kann das Zeichen fehlen.

Wertvolle Anhaltspunkte ergibt die Präcipitinreaktion mit Echinokokkenflüssigkeit.

Am meisten findet die Komplementbindungsreaktion Anwendung, die Ghedini 1906 erstmalig empfohlen hat. 90% der Echinococcusfälle zeigen positive Reaktion. Gelegentlich wird man allerdings bei Lues und bei Vorhandensein von Eingeweidewürmern durch den Ausfall der Reaktion getäuscht. Darauf hat man zu achten.

Die Behandlung kann derzeit nur operativ sein, und zwar nur mittels Bauchschnittes. Selten ist die Operation einfach; oft genug ergeben sich die allergrößten Schwierigkeiten, und wiederholt ist die Operation abgebrochen worden, um später neuerdings versucht zu werden. Pfannenstiel hat so bei zwei Operationen mit 6wöchentlicher Pause in insgesamt $3\frac{1}{2}$stündiger Arbeit gegen 100 Blasen ausgeschält. Die Kranke von Cullingworth und Clutton ist in $7\frac{1}{2}$ Jahren 10mal operiert worden.

Es wird überhaupt geraten, den Einzeleingriff möglichst einfach zu gestalten und lieber Eingriffe zu wiederholen. Gerulanos, der über 564 Fälle berichtet (allerdings verschiedenster Lokalisation), hat eine Sterblichkeit von kaum 2%. Er rät, die Säcke überhaupt nur an die Bauchwand anzuheften und nach Eröffnung auszuräumen. Kleine Schnitte zu diesem Zweck. Die vollständige Ablösung der sekundären Bindegewebshüllen ist nicht notwendig. Die Eingriffe werden durch solche überflüssig weitgehenden Bestrebungen zu groß und zu blutig, die augenblicklichen Gefahren zu groß.

Schrifttum.

Abramitschew, A. M., Echinokokken der rechten Tube und des Ovariums. Ref. Zbl. Gynäk. **1913**, 752. — *Bielowski, K.*, Neun Laparotomien. Zbl. Gynäk. **1893**, 319. — *Bogajewski, A. F.*, Ovarienechinococcus. Ref. Zbl. Gynäk. **1903**, 318. — *Chemnitz, G.*, De hydatidibus echinococci. Inaug.-Diss. Halle 1834. — *Cullingworth, J. Ch.* u. *H. H. Clutton*, Case of hydatids. Trans. obstetr. Soc. Lond. **46**, 254 (1904). — *Demons* u. *Le Nadan*, Kystes hydat. de l'ovaire. Thèse de Bordeaux **1896**. — *Duvelius*, Echinokokkus. Z. Geburtsh. **12**, 478 (1886). — *Frangenheim, Paul*, Chirurgisch wichtige Lokalisationen der Echinokokken. Slg. klin. Vortr. **1906**, N. F. Nr 419—420. — *Freund, W. A.*, Gynäk. Klin. 1885 I, 299. — *Generali*, Zit. nach Nürnberger, bzw. B. S. Schultze. — *Gerulanos*, Die chirurgische Behandlung der Echinokokkenkrankheit. Dtsch. Z. Chir. **227** (1930). — *Groß, A.* u. *St. Keszely*, Echinokokken des Ovariums und der Tube. Zbl. Gynäk. **1923**, 1292. — *Haupt*, 3 Fälle von Echinokokkengeschwulst. Inaug.-Diss. Halle 1902. — *Knauer, Friedr.*, Echinokokken im weiblichen Becken. Inaug.-Diss. Leipzig 1913. — *Kroph, Viktor*, Echinococcus. Demonstr. Zbl. Gynäk. **1912**, 1763. — *Lehmann, J. C.*, Echinococcuscysten des weiblichen Genitales. Zbl. Gynäk. **1925**, 402. — *Magnussen, G.*, 214 Echinococcusoperationen. Arch. klin. Chir. **100**, 293 (1912). — *Miller, J. W.*, Echinococcus des Ovariums. Zbl. Gynäk. **1926**, 585. — *Nadan, J. de*, Cystes hydatiques de l'ovaire. Thèse de Bordeaux **1906**. — *Nürnberger, L.*, Echinococcus. Halban-Seitz, Handbuch der Biologie und Pathologie des Weibes, Bd. 5, 1. Teil, S. 256. 1925. — *Pasker*, Tödliche traumatische Ruptur einer Hydatidencyste. Brit. med. J. **1891**. — *Péan, J.*, Diagnostic et treatment des tumeurs etc. Tome 3. Paris 1895. — *Pellot*, Bull. Soc. Anat. Paris **58**, 424 (April 1883) (nach Schultze). — *Pfannenstiel, J.*, Erkrankungen des Eierstockes. Veits Handbuch der Gynäkologie, 2. Aufl. 1908. — *Pinard, A.*, Cystes hydat. multiples. Ann. Gynec. (port.) **29**, 241 (1888). — *Potocki, J.*, Cystes hydatiques. Bull. Soc. Anat. Paris **61**, 336 (1886). — *Schatz, Friedr.*, Echinococcus der Genitalien. Stuttgart: Ferdinand Enke 1885. — *Schroeder, R.*, Echinokokkenerkrankung. Mschr. Geburtsh. **47**, 509 (1918). — *Schultze, R. S.*, Echinococcus des rechten Ovariums. Festschrift zum 50jährigen Jubiläum der Ges. f. Geb. u. Gynäk. Berlin, 1894. S. 127. — Wieder ein Echinococcus ovarii dextri. Z. Geburtsh. **38**, 465 (1898). — *Simpson, G. F.* u. *Barbour*, A hydatid cyst in the ovary. Brit. med. J. **1**, 724 (1904). — *Tittel*, Echinococcus der Gebärmutter und der Eierstöcke. Arch. Gynäk. **82**, 180 (1907). — *Trautwein*, Tod durch zerplatzte Hydatiden des Eierstockes. Wschr. ges. Heilk. **1847**, 582. — *Young, H. C.*, Echinococcal invasion in the ovary. Amer. J. Obstetr. **72**, 353 (1915).

Nicht blastomatöse Cysten des Eierstockes.

Cystische Bildungen sind im Eierstock etwas Physiologisches. Ein Ausarten dieser physiologischen Erscheinung im Sinne einer Häufung, einer zahlenmäßigen Vermehrung haben wir bereits als sog. kleincystische Degeneration (A. Hegar) besprochen. Dabei bin ich von der — aus der Schwangerschaft mit ihren Eierstocksveränderungen abgeleiteten — Annahme ausgegangen, daß diese Häufung von wachsenden Follikeln einen vorübergehenden, abheilenden Vorgang bedeutet. Im Gegensatz dazu handelt es sich bei allen hier zu besprechenden Formen um mehr oder weniger stabile Zustände; wenn dieselben einmal ausgebildet sind, können sie aus eigener Kraft des Körpers nicht mehr, oder wenigstens nicht in absehbarer Zeit, rückgängig gemacht werden.

Von den Blastomen unterscheiden wir sie auf der anderen Seite dadurch, daß ihnen nur eine beschränkte Wachtumsenergie zu eigen ist, die sich mindestens bei einer bestimmten Größe des Gebildes erschöpft, während die Blastome noch ungehemmt, theoretisch bis ins Endlose, fortwachsen können.

Solche Cysten sind so häufig, daß man schon erklärt hat, daß Cystenbildung gewissermaßen die spezifische Antwort des Eierstockes auf irgendeinen Reiz bedeute. Dieser Satz ist nur beschränkt richtig. Richtig ist es, daß die Eizellen nur antworten können durch Degeneration oder durch Wachstum; und mit beiden Vorgängen ist der Reiz für die Granulosa verbunden. Es gibt außerdem noch andere Gewebe, die auf einen „Reiz" mit Ausbildung von Cysten antworten können (Oberflächenepithel). Aber das Stroma antwortet ganz anders, wie die Entzündungen und wohl auch Blastome lehren. Hauptsächlich durch die Beherbergung der Eizellen, die ganz bestimmte, den übrigen Somazellen offenbar vielfach wesensfremde Individualitäten mit selbständiger Reaktionsfähigkeit sind, hat der Eierstock eine Sonderstellung vor anderen Organen.

Die denkbaren Möglichkeiten, die bei der Beurteilung der Cysten in Betracht kommen, sind in den letzten drei Jahrzehnten so reichlich besprochen worden, daß die Lehre von den nichtblastomatösen Cysten heute schon fast eine Geheimwissenschaft genannt werden kann. Namen wie Retentions-, nutritive Cysten, Follikel-, Corpus-luteum, Corpus albicans-Cysten machen heute die Übersicht schon schwer; dazu kommen epithelfreie und epithelführende Untergruppen; alles einzelne bald anerkannt, bald geduldet, bald überhaupt bestritten, so daß es heute dem Fernstehenden kaum möglich ist, das Gestrüpp zu durchschauen. Die morphologische Einteilung war dabei das Wesentliche; um die Aufklärung des Geschehens, der Entstehung der Cysten hat man sich wenig bemüht. Pfannenstiels Versuch, mit dem Namen „nutritive Cysten" in ätiologische Fragen einzudringen, hat so ziemlich Ablehnung erfahren.

Der einfache Follikel soll nicht einbezogen werden, solange man physiologischen Ablauf des Werdens annehmen kann; auch dann nicht, wenn er Nußgröße erreicht. Ebensowenig gehört der cystische Gelbkörper dazu, der bei Schwangerschaft ein normales Vorkommen bedeutet und wohl auch außerhalb derselben noch nicht als pathologisches Gebilde anzuerkennen ist. Es bleiben aber daneben noch genug Cysten, die als abnorme Gebilde des Follikels angesehen werden müssen, teils bloß wegen ihrer Größe, teils weil sie den ganzen Organismus, vorwiegend im Ablauf des Sexualzyklus beeinträchtigen.

Neben diesen, aus Follikeln hervorgehenden Cysten bilden eine zweite Gruppe die aus dem Oberflächenepithel gebildeten Formen.

Die früheren Versuche, cystische Blastome aus dem Follikel abzuleiten, sind heute vollständig erledigt. Die Zellen des Follikels sind zu restlos im Sinne ihrer Aufgabe differenziert und müssen mit Erfüllung derselben zugrunde gehen. Andererseits ist es durchaus anerkannt, daß das Oberflächenepithel solche Blastome bilden kann. Es wird sich also hauptsächlich darum handeln, auf diesem Gebiet blastomatöse und nichtblastomatöse Bildungen gegeneinander abzugrenzen.

Als dritte Gruppe kämen noch die aus angeborenen, aus der Entwicklungszeit der Keimdrüsen stammenden Überresten entstehenden Cysten in Betracht: Retecysten. Sie sind praktisch von geringster Bedeutung.

Cysten aus Follikeln des Eierstockes.

An erster Stelle führe ich die **pathologische Persistenz reifender Follikel** an, wie sie R. Schroeder (Bd. 1 dieses Handbuches) beschrieben hat.

Schroeder findet in den Eierstöcken einen oder mehrere haselnuß- bis kirsch- und selbst kleinnußgroße Follikel (Unterschied gegenüber der kleincystischen Degeneration) mit schöner Granulosa, zarter Glasmembran und capillarreicher Theka interna (S. 306). Mitunter kommen an der Granulosa Zerfallszeichen vor, aber durchaus nicht als Regel. Gelegentlich hat er ebenso wie Babes und E. Novak auch beginnende Ausbildung eines Gelbkörpers gesehen, sonst nur alte Reste von solchen. Schroeder deutet das so, daß durch eine Reihe von Wochen keine Eireifung zustande gekommen ist, bzw. vielleicht auch nur nicht zu Ende geführt worden ist.

Ein anatomisch brauchbares Zeichen für die abnorme Follikelpersistenz findet sich also im Eierstock selbst nur in der Form, daß mehrere Follikel vorhanden sind. Ist nur einer vorhanden, dann kann man den Zustand streng genommen aus dem Befund am Eierstock weder makroskopisch noch mikroskopisch erkennen. Die Erkennung ist also aus dem Krankheitsbild und aus dem mikroskopischen Befund am Endometrium möglich.

Das Krankheitsbild ergibt eine langdauernde Gebärmutterblutung. Einsetzen sehr oft zur erwarteten Zeit, oder auch etwas verfrüht, mitunter ein wenig verzögert, so daß man an Abortus oder an Eileiterschwangerschaft denkt. Die Blutung kann ausnahmsweise nach 2—3 Wochen beendet sein, dauert aber sehr oft ohne entsprechende Behandlung 4, 5 bis 8 Wochen. Andere Zeichen, abgesehen von sekundärer Anämie, fehlen.

Der mikroskopische Befund am Endometrium ist klar gekennzeichnet durch Uneinheitlichkeit. Stroma wie Drüsen verhalten sich so, als ob sie aus verschiedenen Stadien des Zyklus stammen würden. Fast stets finden sich neben Bildern der Ruhe und des prämenstruellen Zustandes blutig durchsetzte und absterbende Teile, so daß es unmöglich wird, eine bestimmte Zyklusphase herauszulösen. L. Adler spricht von unvollständigem Kollaps. In der Mehrzahl der Fälle kann man von Hyperplasie der Schleimhaut sprechen. R. Schroeder will den Namen: Metropathia haemorrhagica dafür in Anspruch nehmen. Da wir nun heute mit Schroeder die Ursache dieser Veränderung in der Follikelpersistenz erblicken, würde ich diesen Namen für richtiger halten.

Allerdings wissen wir nicht, was zur Follikelpersistenz führt, welche Vorgänge sich im Eierstock selbst und in anderen endokrinen Drüsen, vor allem wohl in der Hypophyse abspielen. Wir wissen nur soviel, das das Krankheitsbild, dessen Häufigkeit Schroeder auf 0,8—1% des gynäkologischen Krankenmaterials schätzt, sich auf alle Lebensalter ziemlich gleichmäßig verteilt — auch Pubertätsblutungen gehören teilweise dazu —, daß es aber im präklimakterischen Alter entschieden gehäuft vorkommt. Beide Altersgruppen sind durch Unstimmigkeiten und Entgleisungen im inkretorischen Apparat bekannt.

Kraul hat im Tierversuch nach Vernichtung der ganzen Hypophyse wochenlanges Bestehenbleiben von Gelbkörpern beobachtet.

Zur Behandlung gilt die Abrasio mucosae, die manchmal wiederholt werden muß, im Durchschnitt als ausreichend. Sie wird auch deshalb in erster Linie in Betracht kommen, weil aus Anamnese wie Befund (große Gebärmutter, Weichheit derselben) eine frühe Fehlgeburt oft nicht ausgeschlossen werden kann, und im klimakterischen Alter der Krebs des Gebärmutterkörpers auszuschließen ist (in seltenen Fällen schon in früheren Jahren ebenfalls). Ist ein deutlich und beträchtlich vergrößerter Eierstock nachweisbar, dann wird man an Eileiterschwangerschaft, ja selbst an Blastome des Eierstockes denken müssen und eine vaginale Coeliotomie oder einen Probebauchschnitt vorschlagen.

Bezüglich sonstiger therapeutischer Vorschläge kann ich auf R. Schroeder im 1. Bd. dieses Handbuches verweisen.

Follikelcysten.

Von den eben besprochenen Formen, den hypothetischen persistierenden Follikeln kennen wir alle Übergänge an einzelnen oder zu zweit (selten mehr) vorkommenden Cysten bis etwa zu Hühnereigröße, wohl auch manchmal noch mehr; Cysten, die wir wegen ihres histologischen Baues als Follikelcysten bezeichnen müssen.

In ihrer einfachsten Form besteht die Wand aus einem gewöhnlich weitgehend hyalin veränderten, sehr oft welligen Bindegewebe, dem eine schmale, aber doch deutlich als mehrschichtig zu erkennende Granulosa aufsitzt. Gefäße sind nicht überreich vorhanden. Der Inhalt ist eine ziemlich dünnflüssige, weder Schleim noch Pseudomuzin enthaltende klare Flüssigkeit. Mitunter wird die Granulosa zu einer fast durchwegs einzelligen Schichte umgewandelt, die leicht mit einem anderen Epithel verwechselt, aber an der unruhigen Kernstellung doch wieder ganz gut erkannt werden kann. Häufiger fast kann man Cysten antreffen, die bei derselben Wandbeschaffenheit keine Spur von Granulosa mehr erkennen lassen. Ob dieselben das Epithel erst vor kurzem verloren haben, ob sie in dieser epithellosen Form selbständig weiter zu wachsen imstande sind, hat sich bisher nicht aufklären lassen.

Eizellen sind in solchen großen Cysten meines Wissens nicht aufzufinden.

Wenn Granulosa vorhanden ist, kann an der Abstammung der Cyste aus einem Follikel kein Zweifel bestehen. Es wäre wichtig, den Ursachen einer solchen Veränderung nachzugehen. Aktives Wachstum der Granulosa in die Fläche scheint nicht vorzuliegen; man hat mehr den Eindruck, daß die vorhandenen Zellmassen sich dem größeren Raum anpassen. Ob die vermehrte Flüssigkeitsmenge als Sekretionsprodukt der Granulosa aufgefaßt werden darf, kommt mir sehr fraglich vor, hauptsächlich deshalb, weil es eben Cysten ohne jede Epithel- oder Granulosaauskleidung gibt. Es bleibt also nur die mehr weniger hyaline Wand mit ihren Gefäßen. Die letzteren sind oft so spärlich, daß sie nur höchst gezwungen als Quelle der Flüssigkeit betrachtet werden können. Ich meine, daß die hyaline Wand selbst in Betracht zu ziehen ist. Das „Hyalin" ist eine besondere Form von kolloidaler Umwandlung der Bindegewebsfasern; es entsteht ein Stoff, der ganz besonders gesteigertes Wasserbindungs- und Wasser- (und auch Salz-)abgabevermögen besitzt; Eigenschaften, die als Zwischenstufen zwischen Sol und Gel, bzw. durch ein Schwanken zwischen diesen Formen in der physikalischen Chemie bekannt sind. Wenn dieser Stoff endgültig die festere Gelform angenommen hat, irreversibel geworden ist, dann hört weitere Wasserabgabe auf, die Cyste bleibt weiter unverändert; solange das nicht der Fall ist, kann die Cyste wachsen; sie kann aber ebenso, bei Umkehr der Bedingungen kleiner werden, und wenn der Stoff in der Wand zu einem in Körperflüssigkeiten löslichen Sol wird, kann sie sogar vollständig resorbiert werden.

Bei dieser meiner Auffassung bleibt das Ätiologische durchaus unberührt; es ist gleichgültig, ob die Ursache zu den ganzen Veränderungen eine örtliche Entzündung oder ein anderer, etwa ein hormonaler Reiz (v. Oettingen) ist. Man könnte den Faden noch weiter spinnen und sagen, daß die Eizelle oder der ganze Follikel als Detektor arbeitet, der auf bestimmte Wellenlängen eingestellt ist und wenn er in einem bestimmten Empfindlichkeitsstadium von einer bestimmten Wellenlänge getroffen wird, darauf mit Umwandlung der Kolloide anwortet.

Vom befruchteten Ei scheinen solche Reize auszugehen. Bei jeder intra- und extrauterinen Schwangerschaft kann man den Beginn derartiger Zustände finden, bei der letzteren deutlich kräftiger ausgebildet.

Dem gesteigerten Wasserbindungs- und Wasserabgabevermögen verdankt meiner Ansicht nach auch die von J. Novak beschriebene Erscheinung, der Ovulationsascites, seine Entstehung.

Die älteren Autoren haben Follikelcysten und Corpus-luteum-Cysten auseinandergehalten (Martin und Orthmann). Pfannenstiel betrachtet die Einteilung

etwas mißvergnügt, aber er bringt sie doch. Spätere Autoren haben damit als mit wesens-
verschiedenen, in ihrer Leistung verschiedenen Dingen gearbeitet, und besonds für die
Corpus-luteum-Cysten sind abnorme Einwirkungen auf den Zyklus (Verwechslung mit
einer Eileiterschwangerschaft, Halban) angenommen worden, oder es wurde mindestens
von einer Dysfunktion des Eierstockes gesprochen (v. Oettingen).

Durch die an größerem Material genau durchgeführten Untersuchungen von R. Meyer
und dessen Schüler Iseki, sowie durch die Befunde von R. Schroeder ist es jedoch heute
als erwiesen zu betrachten, daß man auch bei hühnereigroßen Cysten dieser Art in der
Granulosa genau dieselben zyklischen Veränderungen findet, wie im normalen Gelbkörper.
Unter den Fällen von Iseki sind 3 (bis pflaumengroß) im Proliferationsstadium, 6 im
Stadium der Vascularisation des Corpus luteum, 7 (bis hühnereigroß) im Stadium der
Abdeckung des Granulosaluteinsaumes, mit noch zum Teil mangelhafter Abdeckung,
bei sehr wechselnd breitem Luteinsaum und oft unregelmäßiger Stellung der Zellen, und
10 (ebenso groß) in ausgesprochener Rückbildung der Granulosa, mit vielfach überraschender
Anhäufung von sichtbaren Lipoiden. Der ganze Zyklus ist also nachweisbar.

Demnach muß man Follikel- und Corpus-luteum-Cysten als etwas durchaus
Einheitliches, Zusammengehöriges bezeichnen. Die Doppelbezeichnung ist fast
überflüssig. Es ist auch der Beweis erbracht, daß das spezifische Gewebe unabhängig von
der Flüssigkeitsansammlung ungestört weiter arbeitet, der Zyklus ganz normal bleiben
kann. Erst durch Persistenz der Granulosa, die jedoch auch ohne cystische Umwandlung
vorkommt, kann es zu Störungen des Zyklus kommen.

Die Gebilde, die Koebner als Corpus-albicans-Cysten beschrieben hat, reihen
sich zwanglos dazu. Gar nicht selten findet man in solchen Cysten gar keine Granulosa
mehr. Hat bereits vermehrte Resorption von Flüssigkeit eingesetzt, so fallen die Wände
schlaff zusammen, legen sich in Buchten und Falten. Sind in der hyalinen Wand
noch Gruppen von Thekaluteinzellen vorhanden, so ist damit die Abstammung klar
und man wird sie als Follikelcyste führen. Sind jedoch die Thekazellen bereits verschwunden, so kann sich das Hyalin leicht in Formen anordnen, die an das Corpus
albicans erinnern.

Neben dieser Erklärung, die also in der Corpus-albicans-Cyste gewissermaßen ein
Endstadium erblickt, ist jedoch eine zweite ebenso denkbar. Bei der Untersuchung sehr
zahlreicher Corpora albicantia ist mir wiederholt aufgefallen, daß es gar nicht selten
unreine Formen gibt; ein Teil ist ausgesprochen im Sinne eines Corpus albicans gebaut,
ein Teil hat mehr zellige Struktur; und außerdem gibt es Fälle, in welchen ein Teil der
Körper vollständig homogen verflüssigt ist. Ich glaube, daß es sich hier um denselben
Vorgang von gesteigerter Wasserausscheidung aus dem kolloiden Körper handelt, von dem
ich oben gesprochen habe. Man braucht sich nur vermehrte Ausbildung des Kolloids und
gesteigerte Tätigkeit im Wasser-Salz-Stoffwechsel vorzustellen, um auf diese Weise eine
Corpus-albicans-Cyste entstehen zu sehen.

Den biologischen Beweis dafür, daß diese Cystenbildungen den Zyklus grundsätzlich nicht stören, haben (nach vereinzelten Vorläufern von A. Mayer) die Befunde von
Moulonguet erbracht. Er hat die Auslösung des Oestrus an der Ratte geprüft, und hat
unter 11 Fällen den Cysteninhalt sechsmal deutlich aktiv gefunden, fünfmal inaktiv.

Von den 6 aktiven waren 3 bei schweren Blutungen gefunden worden, 3 bei „Fibromen".

Moulonguet schlägt vor, danach die Cysten in aktive und inaktive einzuteilen, und hält die letzteren für bedeutungslos. Theoretisch mag die Einteilung einen Wert haben; für die Klinik ist sie wertlos, weil wir keine Möglichkeit haben, vor der Operation die Prüfung vorzunehmen. Irgendeine Abhängigkeit der Wirkung vom Bau der Wand, vom histologischen Befund konnte Moulonguet nicht auffinden.

Bei Schwangerschaft der 6. Woche hat Zondek in der Ovarialcyste mit 65 ccm Inhalt 80 ME HVH-A und 130 ME HVH-B geschätzt (1931). Es ist wohl anzunehmen, daß darin nur die Durchtränkung der Gewebe zum Ausdruck kommt, und nicht Neubildung solcher Hormone an Ort und Stelle.

Wichtig ist für die Klinik die Vascularisation, und zwar wegen der Verletzbarkeit der Gefäße. Genau so, wie es in einem Gelbkörper bei der Periode zu einer kleinen Blutung ins Innere kommt, so kann es auch in die Cyste hinein bluten; mit dem Unterschied, daß die Blutung massiger wird. Der Inhalt ist dann ein Gemenge von Blut und Follikelflüssigkeit; mit der Zeit gerinnt jedoch das Blut und sondert sich wieder ab. Die Rückresorption der Flüssigkeit geht dann leichter vor sich, der Blutkern bleibt längere Zeit bestehen. Besonders wichtig sind wohl für die Entstehung einer größeren Blutung Hyperämien in den Beckenorganen (vgl. den Abschnitt Hämatom des Eierstockes), etwa prämenstruell, durch körperliche Anstrengung, heißes Bad u. a. und allzu gut gemeinte und zu energische bimanuelle Untersuchungen (Marshall).

Wichtig ist weiter der Umstand, daß diese Cysten ebenso wie das einfache Corpus luteum offenbar eine Stelle herabgesetzter Widerstandskraft sind gegen Infektionen. Die Zahl der in Einzelmitteilungen bekannt gewordenen Abscesse des Eierstockes, die als vereiterte Follikelcysten anzusehen sind, ist so groß, daß sich eine Anführung von Fällen wirklich erübrigt.

Auch Tuberkulose der Wand solcher Cysten ist schon öfter beschrieben worden (Moench).

Für beide Gruppen, Abscesse wie Tuberkulose, muß ich jedoch bemerken, daß mit dem Einsetzen dieser Veränderungen alles spezifische Gewebe untergeht. Ist einmal die kleinzellige Infiltration sehr dicht geworden oder hat gar eiterige Einschmelzung der Wand bereits begonnen, dann ist eine sichere Deutung der ursprünglichen Cyste gar nicht mehr möglich. Die meisten Fälle, und namentlich die größeren (Faustgröße und mehr) halte ich ebenso wie Pfannenstiel nicht für Follikelcysten, sondern für vereiterte Adeno-fibrome, also für Blastome.

Eine eigene Form bilden die Haufen von **Luteincysten,** wie sie bei der Blasenmole und beim Chorionepitheliom manchmal gefunden werden.

Die von Marchand 1895 zuerst genauer untersuchte Form dieser Cysten wächst im Durchschnitt etwa bis zu Apfelgröße, ausnahmsweise angeblich auch bis zu Mannskopf-größe an. Stets sind beide Eierstöcke beteiligt (was auf hormonale Steuerung hinweist), allerdings nicht immer in gleichem Ausmaß. Es besteht schon seit Pfannenstiel eine Neigung zu der Annahme, daß jede Blasenmole und jedes Chorionepitheliom solche Cysten hervorbringt. Während E. Runge sie unter 63 syncytialen Geschwülsten 24mal angegeben hat, ist ihre Häufigkeit nach den Beobachtungen Pfannenstiels, der jede Vergrößerung der Eierstöcke dazu gerechnet hat, beträchtlich gestiegen; Kroemer (1907) hat sie auf 59% geschätzt. Später war man sogar sehr freigebig mit der Annahme, daß sie stets vorkommen. Heute wissen wir, daß jede Schwangerschaft im Eierstock Follikelatresie mit Luteinsaumbildung verursacht; wir kennen jedoch bei normaler Schwangerschaft derartige Ausschreitungen, wie sie bei Blasenmole vorkommen, nicht. Und nur um die Ausschreitungen kann es sich handeln, wenn man die Besonderheit der Blasenmole kennzeichnen will. Diese sind nach meinen Erfahrungen recht viel seltener. Joseph und Rabau haben unter 2000 Fehlgeburten 6 Blasenmolen beobachtet; nur eine davon hatte links einen faustgroßen Tumor. Als 6 Wochen später wegen Chorionepitheliom operiert werden mußte, fand sich links ein hühnereigroßer Tumor; der rechte Eierstock war unverändert. Ich habe überhaupt keinen Fall gesehen, in welchem zur Zeit der Geburt der Blasenmole die Veränderung in den Eierstöcken klinisch erkennbar war, und nur zwei Frauen, bei welchen die Geschwulst am Tage der Entlassung nachweisbar gewesen ist; daneben aber eine ganze Reihe von Frauen, bei welchen, trotzdem wir danach gesucht hatten, auch später nichts gefunden werden konnte.

Das Auftreten solcher Gebilde ist schon während des Bestehens der Blasenmolenschwangerschaft beobachtet worden. Penkert beschreibt es im Anfang des 2. Schwangerschaftsmonats bei partieller Blasenmole. Rechl hat am Tage nach der beidseitigen Ovariotomie die Ausstoßung der Blasenmole gesehen. Frühinsholz hat sogar durch 5 Monate das Wachsen der Blasenmole und der Luteincysten verfolgt und nach Geburt der Mole die Rückbildung der Cysten klinisch nachweisen können. Auch R. Schroeder hat bei bestehender Schwangerschaft (mannskopfgroße Gebärmutter) operiert, aus den Tumoren erst Verdacht auf Blasenmole geschöpft (Fruchtteile nicht nachweisbar) und in 24 Stunden das Abgehen der Mole erlebt. Zweimal hat Pfannenstiel die bei der Geburt der Mole hühnerei- bis faustgroßen Geschwülste zurückgehen, in 3 Fällen solche jedoch erst nach der Ausräumung rasch (einmal bis Mannskopfgröße) anwachsen sehen. In der Mehrzahl der Fälle ist zur Zeit der Geburt noch nichts aufgefallen, und erst im Wochenbett sind die Geschwülste in Erscheinung getreten. Santi beschreibt die Eierstöcke am Tag der Ausräumung als normal, am 7. Tag wallnußgroß, am 11. Tag orangengroß; am 29. Tag war der Befund wieder ganz normal. Als bald darauf eine Ausschabung Verdacht auf Chorionepitheliom ergab und die Totalexstirpation angeschlossen wurde, fand man nur noch bis erbsengroße luteinisierte Follikel in den Eierstöcken. Auch Czyborra hat bei der Ausräumung nichts gefunden, 4$\frac{1}{2}$ Wochen später eine orangegroße und eine mannskopfgroße Geschwulst; bei Lehmann waren die Geschwülste in 8 Tagen gewachsen. Andere Autoren bezweifeln dieses rasche Entstehen, sie bezweifeln aber ebenso das schnelle Verschwinden (Vineberg); und tatsächlich führt E. Runge einen Fall an, in welchem zwischen Geburt der Blasenmole und Operation der Luteincysten ein Zeitraum von 2 Jahren verstrichen war. Bei Matthes waren dagegen die apfelgroß gewordenen Eierstöcke nach 5 Monaten wieder in Ordnung; es ist eine neue Schwangerschaft eingetreten.

Das anatomische Bild ist auf den ersten Blick überraschend; es erweist sich jedoch als sehr einförmig. Meist etwa apfelgroße Geschwülste, die äußerlich durchaus wie multiloculäre Adenofibrome aussehen, mit etwas ödematöser Wand, erweisen sich auf Durchschnitten als aus zahllosen erbsen- bis hühnereigroßen Cysten bestehend, deren Inhalt bald wässerig, bald gelatinös aussieht, gelblich bis braunrot (Blut) gefärbt und stark eiweißhaltig (Schaller und Pförringer) ist. Gerinnungsvorgänge sind nach Pfannenstiel die Folge von beigemengtem Blut, finden sich jedoch auch bei Fehlen von Blut im Inhalt. Die Wand der Cysten ist meist glatt, mitunter leicht wellig oder faltig, gelb-bräunlich gefärbt. Manchmal ist sie deutlich geschichtet. Außen eine lockere gefäßreiche Bindegewebsschicht, dann eine vielreihige, von Bindegewebsfasern und Capillaren durchzogene Luteinzellschichte, und darüber wieder eine Bindegewebslage, auf welcher manchmal noch ein hyalines Band liegt. In kleinen Cysten ist nach Stoeckel mitunter ein Rest von Granulosa zu finden. Das Kennzeichen ist die Luteinzellschichte, deren Zellen besonders in kleinen Cysten sehr gut erhalten sind. Sie gibt dem Bild das Eigenartige; auf Durchschnitten ist jede einzelne Cyste von den gleichmäßig ausgebildeten, gelb bis gelbbräunlich gefärbten Saum eingekleidet. Die Zellen sind etwas kleiner wie die Granulosaluteinzellen, polygonal, von sehr verschiedener Form, mit großem, bläschenförmigem, mäßig stark gefärbtem Kern und klarem, blassem oder gelblichem Protoplasma.

Diese Luteinzellen wuchern anscheinend lebhafter als das Stroma, in dem sie liegen. Es kommt nach Pfannenstiel u. a. zur Ausbildung von zungenförmigen Ausläufern gegen das Stroma des Eierstockes (Stoeckel) als Ausdruck des örtlich nicht verwendbaren Überschusses. Durch Abschnürung solcher Ausläufer dürften neuerdings Cysten entstehen (vgl. unten).

Das Stroma ist sehr stark gelockert, deutlich ödematös, teilweise in hyaliner Umwandlung und von weiten Lymphräumen durchsetzt. Alles spricht für ganz ungewöhnlich gesteigerte Leistung des Eierstocksgewebes.

Anfangs hat man diese Gebilde als Gelbkörpercysten bezeichnet. Erst L. Seitz hat gezeigt, daß es sich um denselben Vorgang handelt, der sich in jeder Schwangerschaft abspielt, nur in übertriebener Form: um Follikelatresie. Trotz anfänglichen Widerstandes von maßgebender Seite (Schottlaender, R. Meyer) hat sich diese Auffassung, für die auch Pfannenstiel bereits eingetreten ist, heute weitgehend durchgesetzt.

Dagegen betont Lahm, daß in einem Falle zweifellos Granulosa sich an der Ausbildung von Luteingewebe beteiligt. Und R. Schroeder (1925) hat den Nachweis erbracht, daß mindestens in vielen Cysten tatsächlich Stadien der rasch fortschreitenden Follikelbildung zu erkennen sind. Er findet einen reifen (springfertigen) Follikel mit deutlicher Granulosa und Theka interna, und beschreibt an anderen Cysten geradezu die typischen Bilder und Stadien der Ausbildung von Gelbkörpern: da Proliferation, dort Vascularisation, in anderen Cysten Abdeckung, also Blütestadium. Das liegt alles nebeneinander; auch in der Form von unvollständiger Granulosaauskleidung. Nirgends jedoch ein Rückbildungsstadium, alles in fortschreitender Entwicklung. Trotz vielen Suchens ist es ihm nicht gelungen, auch nur eine einzige Eizelle in diesen Follikeln aufzufinden. Sie müssen alle vor der Reife zugrunde gegangen sein.

Es liegt also eine außerordentlich lebhafte Follikelwucherung vor. Ein Follikel nach dem anderen beginnt zu wachsen, die normale „Hemmung", die solches Nachwachsen verhindert, fehlt etwa so wie bei der kleincystischen Degeneration.

Von Bösartigkeit in klinischem Sinne kann keine Rede sein, obwohl der außerordentliche Zellreichtum und die unübersichtliche Anordnung der Zellmassen daran denken lassen kann.

Normale Follikel ohne Luteinisierung der Theka findet man in diesen Eierstöcken nicht; wohl aber Primordialfollikel, Weißkörper und atretische Follikel älterer Formen, deren Wand sich an dieser „Reaktion" nicht mehr beteiligen konnte. Der zur Molenschwangerschaft gehörende Gelbkörper scheint nur selten gefunden worden zu sein.

R. Schroeder hat ihn in ganz tadelloser Ausbildung nachgewiesen, Aschheim anscheinend einen Abschnitt desselben.

Wieviele von den oft zahllosen Cysten ihre Entstehung selbständigen Follikeln verdanken, wieviele etwa durch Abschnürung entstanden sind, war bisher nicht zu entscheiden. Man könnte für die Mehrzahl das letztere annehmen, da sonst ein solches Ereignis zu weitgehender Erschöpfung des Eimateriales führen müßte. Die neueren Untersucher (R. Schroeder) berichten allerdings über solche Abschnürungserscheinungen nichts mehr. Jedenfalls müssen wir, wie bei jeder Schwangerschaft, ein rascheres Anwachsen, und eine zahlreichere Beteiligung von Follikeln annehmen. Und auch diejenigen Vorgänge, welche die Luteinisierung auslösen, müssen hier viel mächtiger sein als bei normaler Schwangerschaft.

Daß die Quelle in dem befruchteten, pathologischen Ei gesucht werden muß, ist heute klar. Nicht geklärt ist die Frage, ob die Hormone vom Chorion direkt auf das Parenchym der Keimdrüse wirken, oder auf dem Umweg über die Hypophyse; oder ob die Hypophysenveränderung primär ist.

Die Hypophyse scheint irgendwie beteiligt zu sein.

Von einem direkten Beweis für die Bedeutung der Hypophyse kann man vielleicht noch nicht sprechen; aber wir sind ihm schon durch die Ausführungen von Aschheim und auch seither recht nahe gekommen, so daß wir praktisch damit rechnen können. Ich will gleich mit dem Fall beginnen, welcher die Beziehungen am besten beleuchtet.

G. A. Wagner sah bei einer 34jährigen Frau, die seit einem Jahr verspätete Perioden gehabt hat und jetzt 4 Monate überhaupt amenorrhoisch war, reichlich Colostrum, tief livide Verfärbung am Genitale und eine knollige Geschwulst. In der Annahme einer vorgeschrittenen Extrauterinschwangerschaft sofortige Operation: ergibt beidseitig Luteincysten, wie man sie bei Blasenmole findet; höckerige Geschwülste. Gebärmutter etwas vergrößert, weich. Jetzt Gedanke an Chorionepitheliom. Totalexstirpation. Im weiteren Verlauf viel Milch in der Brust, viel Schweiß wie bei einer Wöchnerin. Es fand sich weder ein Chorionepitheliom, noch ein Ei. Dagegen stellten sich deutliche Zeichen einer Vergrößerung der Hypophyse heraus: bitemporale Hemianopsie, Adipositas. Wagner denkt an ein gutartiges Adenom der Hypophyse.

Der Beweis dafür ist, wie gesagt, noch ausständig[1]. Es mußte auch noch erörtert werden, ob die Veränderung der Hypophyse nicht ebenso als sekundär anzusehen ist wie bei einer Schwangerschaft. Immerhin erscheint die Möglichkeit einer solchen Betrachtungsweise, wie Aschheim und Wagner sie bringen, gegeben. Ja sie erscheint bis zu einem gewissen Grade notwendig seit den neuen Studien über die Ovarial- und Hypophysenhormone. Nach Zondek ist das Prolan A das Follikelwachstumshormon; und ziemlich allgemein ist die Meinung, daß dieses Prolan A die Produktion von Follikulin regelt, wodurch auf die Gebärmutter der Wachstumsreiz übertragen wird (Proliferation der Schleimhaut) und zugleich eine Hemmung der übrigen Follikel in den Eierstöcken bewirkt wird. Dieses Follikulin muß nun irgendeinen Fehler haben; entweder es ist zu schwach, oder es wird in falsche Bahnen geleitet, oder es hat nicht die Möglichkeit, an den Erfolgsorganen anzugreifen; denn es ist zwar an der Gebärmutter Vergrößerung, Auflockerung, Blutreichtum

---

[1] Der Versuch einer operativen Behandlung ist mißglückt.

— die Operation in Wagners Fall war sehr blutig, livide Verfärbung war sehr ausgesprochen — vorhanden, aber die Schleimhautproliferation ist mäßig geblieben. Zondek nimmt aber in der Hypophyse noch ein Prolan B an, ein Luteinisierungshormon. Dieses hat die Aufgabe, die Luteinproduktion (Zondek) (bzw. die Bildung des Gelbkörpers) anzuregen, durch welches Hormon in der Gebärmutterschleimhaut das Sekretionsstadium ausgelöst wird. Bei Betrachtung des Wagnerschen Falles ergäbe sich nun das eigenartige Bild, daß das Prolan B zwar auf die Follikel außerordentlich stark einwirkt; daß aber der weitere Erfolg des dadurch entstehenden Luteins auf die Gebärmutterschleimhaut fehlt. Es ist kaum Sekretion zu finden. Es liegen also Unstimmigkeiten in der Hormonbildung oder Hormonwirkung vor, die noch nicht ganz aufzuklären sind. Es ist so, als ob der zu stürmisch gewonnene Überfluß an Hormonen aus dem gewohnten Ufer austreten und den alten Weg nicht mehr finden würde.

Beweist dieser eine Fall Wagners, der bisher ganz vereinzelt dasteht, die völlige morphologische und chemische Gleichheit mit den Luteincysten bei Blasenmole, so ist sein erster Fall noch bemerkenswerter für die Beurteilung der Corpus luteum-Cysten, die nur in Einzahl auftreten. Nach zweimonatlicher Amenorrhöe war eine hühnereigroße Geschwulst festgestellt worden. 2 Tage später Blutung. Operation wegen Verdachtes auf Eileiterschwangerschaft; Abtragung der Geschwulst. Gebärmutter groß, weich. Ausschabung ergibt nur Schleimhaut in Proliferation, kein Ei. Im rechten Eierstock kein Gelbkörper. Im entfernten, linken, eine (einzelne) unregelmäßige Cyste mit leicht abziehbarem, bis 1 mm dickem, weichem Belag: Granulosaluteincyste. Nach der Ausschabung geht auffallender Weise längere Zeit dunkles Blut ab; in der Brust reichlich Milchbildung.

Durch ein Stückchen des Belages konnte ebenso wie durch Cysteninhalt bei der Maus Oestrus ausgelöst werden. Dieser Befund beweist jedoch nichts für die Entstehung der Cysten. Im Harn der Frau haben bei Blasenmole mit Luteincysten mehrere Ärzte stark positive Reaktion auf Vorderlappenhormon der Hypophyse bereits nachgewiesen (Aschheim, K. Ehrhardt, Siebke).

Der Fall reiht sich durchaus den Beobachtungen von Halban, R. Meyer, Ruge II, Schroeder u. a. an. Immer steht im Vordergrund des klinischen Interesses die Amenorrhöe. Während Halban, der damaligen Auffassung vom Gelbkörper entsprechend, eine menstruationshemmende Wirkung der Cyste angenommen, R. Meyer an verborgen gebliebene Schwangerschaft gedacht hat, tritt jetzt die Persistenz des Gelbkörpers (auch in Gestalt von Cysten vorhandenen Gelbkörpers) in erste Reihe. Es fehlt der Verfall desselben (Fettphanerose), der die Ablösung der Gebärmutterschleimhaut zur Folge hat. Es könnte in der Wirkung etwas ähnliches vorliegen, wie es die Amerikaner durch experimentelle Vernichtung der Hypophyse in Gestalt von Persistenz der Gelbkörper freilich ohne Wucherung derselben, erzielt haben.

Vom physikalisch-chemischen Standpunkt aus läßt sich das Wesen der Cystenbildung auch bei den Luteincysten der Blasenmole so verstehen: Es werden in der Wand des Follikels Kolloide gebildet, die mit ganz besonders stürmischem Wasserbindungsvermögen ausgestattet sind und sehr nach der Seite der Sole neigen. Vielleicht sind sogar die Hormone selbst an solches Kolloid (als Träger) gebunden. Dort, wo sie zur ersten Ausscheidung kommen, reißen sie große Wassermengen aus dem Blutwasser an sich, in der Zelle, zwischen den Zellen (Ödem) und im Follikelhohlraum. Erst mit der endlichen

Umstimmung dieser Kolloide, mit der Herabsetzung ihres Wasserbindungsvermögen kann der ganze Vorgang wieder rückgängig werden.

Zwischen den beiden Grenzfällen: solitäre Follikelcyste verschiedener Stadien einerseits, und gehäufte Follikelluteincysten, sogar unter einander ungleich im Zyklusstadium, gibt es noch Übergangsformen. In einem Eierstock finden sich 2, auch 3 Cysten, eine Follikelcyste und eine Corpus-luteum-Cyste nebeneinander. Das war schon Pfannenstiel bekannt. Aus dem normalen Zyklus heraus ist das Vorkommnis nicht zu verstehen. Aber als Zwischenstufe zwischen beiden Gruppen kann man es ohne weiteres begreifen, wenn man dieselben Veranlassungen in abgeschwächter Form unterstellt. Die eine Cyste, die den Vorsprung hat, zyklusälter ist, hat die Hemmung der übrigen nicht so sicher durchgeführt; ein Follikel ist doch noch zum Wachsen gekommen, aber auch in falsche Bahn gelangt, nicht normal ausgereift, und hat denselben Weg vor sich wie der erste. In der Schwangerschaft sieht man übrigens trotz Ausbildung eines normalen Gelbkörpers gar nicht selten die Entstehung einer solchen, gewöhnlich vereinzelt bleibenden Follikelcyste.

In einer faustgroßen dünnwandigen Cyste (26.397) mit ziemlich dickflüssigem trübem Inhalt und Auflagerungen von fester haftenden, hyalin aussehenden Brocken fanden wir kein Epithel; in den hyalinen Massen Fettsäurenadeln; eine sehr schmale Schicht von Granulationsgewebe mit vereinzelten Fremdkörperriesenzellen, keine Pseudoxanthomzellen. Ich nehme ein Rückbildungsstadium einer Follikelcyste an.

Zur Ergänzung des klinischen Bildes habe ich nicht viel anzufügen. Sind die Cysten in einem frei beweglichen Eierstock aufgetreten, dann erscheinen die Beschwerden auffallend gering. Eine Luteincyste braucht sich z. B. außer durch Amenorrhöe bzw. verspätete und wohl auch verzettelte, manchmal verstärkte Periode überhaupt nicht bemerkbar zu machen; so wenig etwa wie ein Teratom. In anderen Fällen ist ein Druckgefühl, ein Druckschmerz Anläß zur Untersuchung. Zwei Ereignisse können jedoch den Verlauf jäh ändern: Stieldrehung und Infektion. Dazu kommt die Möglichkeit einer Blutung in den Cystenhohlraum (vgl. oben S. 129) und einer intraperitonealen Blutung.

Die Stieldrehung (Pfannenstiel, Andrews) folgt in Ursachen und Erscheinungen durchaus denselben Gesetzen wie bei den Blastomen. Ich kann auf diese Darstellung verweisen.

Infektion der Cysten kann von der Nachbarschaft aus zustande kommen (Wochenbett, Gonorrhöe, Appendicitis) oder auf hämatogenem Wege. Dann entsteht ein Absceß, dessen Wand so verändert ist, daß das Zyklusstadium der Cyste kaum mehr erkannt werden kann. Nur aus der Größe wird man überhaupt annähernd entnehmen können, ob eine Cyste vorher bereits vorhanden war oder nicht, und welcher Art sie sein mag. Granulationsgewebe, Plasmazellen, Pseudoxanthomzellen u. a. haben jede Struktur vernichtet. Mit diesem Vorbehalt führe ich die Fälle hier an.

Am meisten Interesse haben die hämatogenen Infektionen; vor allem die durch Typhusbacillen und durch Paratyphus erzeugten, Pneumokokken- und Kapselkokken, und die Tuberkulose der Cysten. Daneben gibt es noch Coliinfektionen und — bei Darmverwachsung oder Durchbruch in denselben — Anaërobe und Gasbildner.

Am häufigsten sind Typhusinfektionen. Seit dem ersten Bericht von Walsberg 1883 und Werth 1893 sind rund dreißig Fälle mitgeteilt worden (Richter und Amreich, v. Oettingen, letzterer in einem multiloculären pseudomucinösen Adenofibrom; Hinterstoisser, bis zum Nabel reichend, schwer verwachsen).

Die sicher seltene und auffallende Tatsache, daß Typhusbacillen Eiterung verursachen, hat Ludeck durch eine Mischinfektion mit Diplokokken erklärt; Engelmann hat den Typhusbacillen die Fähigkeit, Eiterung zu verursachen, an sich zugesprochen; ebenso Kriwsky; Werth hat schon erklärt, daß zum Zustandekommen der örtlich begrenzten Eiterung durch Typhuserreger ein immunisierter Körper gehört. Dieser Auffassung treten heute die meisten Autoren bei.

Der Verlauf ist so wie bei anderen Abscessen und Eiterungen. Die Diagnose wird, sofern die Vorgeschichte versagt, erst aus der bakteriologischen Kultur und dem Ergebnis der serologischen Kontrolle gesichert werden können.

Besonders bemerkenswert ist eine Beobachtung von Fullerton: Chronisch entzündete Adnextumoren (Tuboovarialabsceß) haben sich im Verlaufe eines Typhus wesentlich verschlechtert. Im Eiter konnten mikroskopisch und durch Kultur Typhusbacillen festgestellt werden; in der Wand fanden sich ausgesprochene Tuberkel. Die Adnextuberkulose scheint den Boden für die örtliche Ansiedlung und Eitererregung durch Typhusbacillen vorbereitet zu haben.

Auch bei der tuberkulösen Erkrankung der Cysten, die in mehr als 30 Fällen bekannt ist, wird die Wand in ihrem Bau so verändert, von tuberkulösen, zu Nekrose neigendem Granulationsgewebe durchsetzt und nach außen hin durch schwieliges Gewebe begrenzt, daß eine Aussage darüber, welche Art von Cyste vorgelegen hat, nur dann möglich wäre, wenn noch andere, nicht erkrankte Cysten daneben vorhanden sind. Liegt jedoch, wie das meist der Fall ist nur eine (oder auch mehrere) Absceßhöhlen vor, dann haben wir überhaupt keinen Anhaltspunkt zu einer bestimmten Aussage.

Die Klinik dieser hier zusammen besprochenen Cystenformen weist, abgesehen von den oben bereits erwähnten Ausnahmsfällen (wie Stieldrehung, Blutung, Infektion) keine auffallenden Züge auf. Auszunehmen ist nur die Persistenz des Corpus luteum. Für die Luteincystenhaufen bei Blasenmole ist spontanes Verschwinden im Laufe von Wochen oder Monaten ziemlich bekannt; allerdings kommen gelegentlich Stieldrehungen vor (Pfannenstiel), doch scheinen sie recht selten zu sein. Man wird sie auch, wenn die Diagnose gestellt ist, bis zu einem gewissen Grade vermeiden können, wenn man die Frau darüber aufklärt, daß sie sich möglichst schonen und ruhig verhalten soll.

Bei einer 23jährigen Frau (433 ex 1928), die ein Jahr vorher geboren und am 13. 3. die letzte „Periode" gehabt hat, ist nach Ausreiben der Küche am 24. 3. ein Ohnmachtsanfall mit folgendem Brechreiz aufgetreten, am 27. ein heftiger Schmerz. Es war Stieldrehung oder Tuberia vermutet. Operation ergab am 31. 3. Blutung aus der Perforationsöffnung einer Cyste bei gut 2monatlicher Schwangerschaft; deciduale Reaktion am Bauchfell; rötliche Verfärbung desselben im Douglas. Im anderen Eierstock eine apfelgroße Cyste. Nach 2 Monaten Fortschreiten der Schwangerschaft festgestellt.

Bei Follikelcysten gibt es ohne Zweifel ebenfalls spontanes Verschwinden. Gelegentlich habe ich es selbst schon gesehen, daß eine solche Cyste nur wenig über die Dauer eines Zyklus hinaus bestanden hat, und beim nächsten Zyklus eine Cyste im zweiten Eierstock entstanden war, um auch wieder zu verschwinden. Doch bleiben sie manchmal lange Zeit, selbst dauernd bestehen. Dann ist die Granulosa längst verschwunden, es ist nur eine derbe hyaline bindegewebige Wand vorhanden ohne Epithel. Einmal habe ich es erlebt, daß eine solche epithellose Cyste nach etwa 12jährigem Bestand ziemlich rasch von Gänseei- auf mehr als Kindskopfgröße angewachsen ist. Sie war in ganz feste Adhäsionen eingebettet.

Entzündliche Veränderungen können allerdings Beschwerden verursachen; die sind aber nicht so, daß man daraus auf eine Follikelcyste schließen könnte.

Fournier berichtet zugleich mit dem Entstehen der Luteinzelle (3 Monate nach Abortus, bei dem eine Frucht nicht gefunden worden ist), über Auftreten von Schnurr- und Kinnbart und von psychischen Störungen. Abtragung des Eierstockes hatte darauf keinen Einfluß. Fournier denkt an endokrines Äquivalent zur Nebenniere. Ich würde eher an gleichzeitige Nebennierenstörung denken (vgl. später).

Eine Diagnose ist manchmal außerordentlich leicht zu stellen, ein andermal kaum möglich. Alle denkbaren Formen entzündlicher Adnexerkrankungen, einschließlich der Tuberkulose, können differentialdiagnostisch in Betracht kommen; ich nenne vor allem große Hydro- und Pyosalpingen. Aber ebenso Erkrankungen des Wurmfortsatzes (Exsudate umschriebener Art) oder der Flexur (Krebs, Divertikelabscesse) u. a. m. Ich verweise auf die Besprechung der Diagnose von Blastomen. Hat man eine Eierstocksgeschwulst erkannt, dann bleibt immer noch die besondere Form derselben zu bestimmen. Adenofibrome, Teratome, selbst Krebse (vorwiegend Granulosazellblastome) sollten richtig eingeschätzt werden können. Besondere Schwierigkeiten macht gar nicht selten die Eileiterschwangerschaft, namentlich dann, wenn sie mit einer Follikelcyste vergesellschaftet ist. Da hilft manchmal auch die Untersuchung in Narkose nicht (H. Bumm), es muß ein Bauchschnitt gemacht werden. Denn die Probepunktion muß täuschen, wenn man in den Cystensack einsticht; und die Probecoeliotomie kann ebenfalls täuschen und versagen.

Von einer Indikationsstellung für die Behandlung läßt sich nur dann sprechen, wenn die Diagnose gesichert ist, und es sich um einfache Follikelcysten handelt. In allen anderen Fällen bleibt der Probebauchschnitt das Verfahren der Wahl. Hält man die Diagnose für gesichert, dann kann man zuwarten. Bei entzündlichen Veränderungen können die anderen Ortes zu besprechenden Maßnahmen, Wärmebehandlung usw. in Betracht kommen; man erlebt es gar nicht selten, daß solche Cysten verschwinden.

Nicht empfehlen kann ich die Punktion der Cysten von der Scheide aus, obwohl ich sie bis vor einigen Jahren selbst gelegentlich geübt habe und tatsächlich mit den Ergebnissen zufrieden war. In den letzten Jahren ist nur Zondek dafür eingetreten. Die Unsicherheit der Diagnose ist doch zu groß, so daß es mir richtiger erscheint, von diesem Verfahren ganz abzusehen.

Gewöhnlich wird man zur Operation greifen. Hier streiten nun Bauchschnitt und Scheidenschnitt um den Vorrang, schon seit etwa 40 Jahren. Der Scheidenschnitt hat in technischer Hinsicht etwas Verführerisches. Es ist sehr hübsch und einfach, in einem glatten Fall, bei beweglicher Cyste, dieselbe — sei es vom vorderen oder vom hinteren Scheidengewölbe aus — in den Schnitt einzustellen, anzustechen und den Balg herauszuziehen, um ihn an den beiden Stielen abzuklemmen und abzutragen. Man übersieht nur eines dabei, daß der „Balg" nicht wertloses oder überflüssiges Gewebe ist, sondern daß der Eierstock drin steckt. Wer einmal junge Frauen gesehen hat, die durch Wiederholung solcher Zufälle oder durch unglückliche Kombination mit späterer Tubaria, bei welcher der Eierstock nicht zu erhalten war, beide Eierstöcke verloren hat, der wird bei Follikelcysten unbedingt trachten, durch Ausschälung der Cyste den Eierstock zu erhalten. Das scheint mir auf vaginalem Wege, obwohl es natürlich technisch durchzuführen ist, wegen der Infektionsgefahr zu gewagt. Ich kann mich nur für abdominales Vorgehen aussprechen.

Das operative Verfahren der Wahl ist also der Bauchschnitt und die Ausschälung der Cyste mit Naht der Wunde im Eierstock, oder mindestens die Resektion des Eierstockes mit Erhaltung eines Teiles des Organs.

Komplikationen wie Stieldrehung, Blutung erfordern allerdings meist eine Abtragung des ganzen Organs.

Schwierig kann die Entscheidung werden bei Vereiterung der Cyste.

Sind die Verwachsungen locker und leicht zu lösen, und läßt sich die Cyste uneröffnet vor die Bauchwunde bringen, dann ist alles einfach. Unangenehm wird die Sache, wenn der Eitersack einreißt. Sorgfältiges Abdecken der übrigen Bauchhöhle ist daher Vorbedingung. Ebenso wichtig ist es, keine zu steile Hochlagerung des Beckens zu erlauben, und den Eiter möglichst sauber wegzuschaffen. Auf Einzelheiten ist hier nicht einzugehen. Besser noch, von der Auslösung solcher Eitersäcke ganz abzustehen, und Säcke, die von der Scheide aus leicht erreicht werden können, von dort durch Schnitt zu eröffnen; wo das nicht geht, ist die Sackwand durch Naht oder zweitägige Tamponade in den untersten Teil der Bauchwunde zu fixieren und nach einigen Tagen zu eröffnen. Es schließt sich zwar ein längeres Krankenlager an, aber das Vorgehen gefährdet das Leben der Kranken weniger als eine trotz aller Schwierigkeiten durchgeführte Entfernung des Sackes oder Radikaloperation.

Für Tuberkulose gelten ähnliche Erwägungen. Die Totalexstirpation hat auch in der Hand bester Techniker bei solchen Fällen eine hohe Sterblichkeit (7—10 %) und mehr). Angeschlossen wird Röntgenbehandlung.

Schrifttum.

Adler, L., Metritis, Endometritis. Halban-Seitz, Handbuch der Biologie und Pathologie des Weibes, Bd. 4. — Physiologie und Pathologie der Ovarialfunktion. Arch. Gynäk. **95** (1911). — *Andrews, H. R.*, Ovarian cysts assoc. with vesicular mole. J. Obstetr. **15**, 284 (1909). — *Aschheim, S.*, Luteincystenbildung im Ovarium bei Blasenmole. Zbl. Gynäk. **1928**, 602. — *Babes, A.*, Ovarielle Uterusschleimhauthyperplasie. Arch. Gynäk. **1924**; Zbl. Gynäk. **1926**, 2639. — *Baumm, H.*, Differential-diagnostische Schwierigkeit bei Extrauteringravidität. Med. Klin. **1930**, 1109. — *Czyborra*, Ovarialtumor nach Blasenmole. Mschr. Geburtsh. **38**, 355 (1913). — *Ehrhardt, Karl*, Blasenmole und Schwangerschaftsreaktion. Dtsch. med. Wschr. **1930**, 917. — *Engelmann, F.*, Typhusbacillen in vereiterter Ovarialcyste. Zbl. Gynäk. **1901**, Nr 23. — *Ford, W. M.*, Hydatidic mole. Amer. J. Obstetr. **72**, 333 (1915). — *Fournier*, Luteincyste des Ovariums. Bull. Soc. Obstétr. Paris **1923**, Nr 6. Ref. Zbl. Gynäk. **1924**, 1327. — *Fraenkel, L.*, Ovarialblastom und Hypophysenerkrankung. Zbl. Gynäk. **1924**, 40. — *Frühinsholz*, Zit. nach Essen-Moeller, Studien über die Blasenmole. Wiesbaden 1912. — *Fullerton, W. D.*, Typho-tuberkulöser Tuboovarialabsceß. Surg. etc. **16**, Nr 2 (1913). Ref. Frommels Jber. **1913**, 88. — *Halban, J.*, Zur Symptomatologie der Corpus luteum-Cysten. Zbl. Gynäk. **1915**, 409. — *Hinterstoisser*, Typhusbacillen in Ovarialcyste. Zbl. Gynäk. **1929**, 3496. — *Iseki*, Cystisches Corpus luteum und cystische Follikelbildung. Arch. Gynäk. **122**, 406 (1924). — *Joseph* u. *Rabau*, Zur Klinik der Blasenmole. Arch. Gynäk. **134** (1928). — *Koebner*, Die Corpus albicans-Cyste. Arch. Gynäk. **84**, 513 (1908). — *Kroemer*, Dtsch. med. Wschr. **1907**, Nr 31/33. — *Lahm*, Blasenmole. Ber. Gynäk. **4**, H. 1/2 (1924). — *Lehmann*, Blasenmole. Zbl. Gynäk. **1918**, 625. — *Marshall, B.*, Corpus luteum-Cyste. J. Obstetr. **13**, 148 (1908). — *Mathes*, Zwillingsschwangerschaft mit Blasenmole. Zbl. Gynäk. **1919**. — *Mériel, E.*, Tuberculisation d'un kyste ovaire. Bull. Soc. Obstétr. Paris **1913**, 732; Frommels Jber. **1913**, 89. — *Meyer, R.*, Beiträge zur pathologischen Anatomie des Ovariums. Verh. dtsch. Ges. Gynäk. **16**, 396 (1913). — Eizelle und Follikelapparat usw. Arch. Gynäk. **100**, 1 (1913). — Ovulation. Hormonlehre. Zbl. Gynäk. **1920**, Nr 19, 473. — *Moench, G. L.*, Tuberkulöse Ovarialcysten. Amer. J. Obstetr. **6**, 478 (1923). — *Moulonguet, P.*, Ovarialcysten. Ref. Zbl. Gynäk. **1929**, 2501. — *Neumann, P.*, Tuberkulose eines Ovarialkystoms. Hygiea (Stockh.) **1913**, Nr 1; Frommels Jber. **1913**, 89. — *Oettingen, Kj. v.*, Zur Frage der Luteincysten. Zbl. Gynäk. **1924**, 910. — Infektion von Ovarialcysten mit Typhusbacillen. Zbl. Gynäk. **1930**, 71. — *Penkert*, Zusammenhang zwischen Blasenmole und cystischen Ovarialveränderungen. Virchows Arch. **229**, 113 (1921). — *Rechl*, Blasenmole. Inaug.-Diss. München 1913. — *Richter* u. *Amreich*, Typhusperitonitis nach Ruptur eines vereiterten Dermoids. Mschr. Geburtsh. **54**, 300 (1921). — *Runge, E.*, Veränderungen der Ovarien usw. Arch. Gynäk. **69**, 33 (1903). — *Santi, E.*, Pathologie des Corpus luteum. Mschr. Geburtsh. **20**. — *Schott-*

laender, J., Besprechung von Pfannenstiel. Mschr. Geburtsh. **27**, 370 (1909). — *Schroeder, R.*, Ovarialveränderung bei Blasenmole. Arch. Gynäk. **124**, 654 (1925). — Corpus luteum-Cysten. Mschr. Geburtsh. **69**, 380 (1925). — *Seitz, L.*, Follikelatresie während der Schwangerschaft. Arch. Gynäk. **77**, 203 (1906). — *Siebke*, Ergebnisse der Mengenbestimmung von Sexualhormon. Zbl. Gynäk. **1930**, 1608. — *Stoeckel, W.*, Cystische Degeneration der Ovarien bei Blasenmole. Festschrift für Fritsch. Leipzig 1902. — *Sudeck*, Posttyphöse Eiterung in Ovarialcyste. Münch. med. Wschr. **1896**, Nr 21. — *Vineberg*, Aussprache zu Ford, l. c. — *Wagner, G. A.*, Corpus luteum und Amenorrhöe. Zbl. Gynäk. **1928**, 10. — *Walzberg*, Beitrag zur Pathologie und Diagnostik der Bauchgeschwülste. Berl. klin. Wschr. **1888**, Nr 50, 1008. — *Werth*, Posttyphöse Eiterung in Ovarialcysten. Dtsch. med. Wschr. **1893**, Nr 21. — *Zondek, B.*, Hypophysenvorderlappen und Plazenta. Zbl. Gynäk. **1931**, 1. — *Zondek, B.* u. *W. Knorr*, Wert der Douglaspunktion. Zbl. Gynäk. **1927**, 2842.

Epithelführende Cysten des Eierstockes.

Im Eierstock älterer Frauen jenseits der Wechseljahre und im Greisenalter findet man recht oft mit freiem Auge sichtbare, etwa hanfkorngroße, manchmal bis erbsen- und kleinkirschgroße Cystchen, mit klarer, heller Flüssigkeit gefüllt. Bei mikroskopischer Untersuchung häufen sich die Befunde an solchen, nur winzig kleinen Cystchen. Dieselben sind bald mit niedrig kubischem, bald mit hoch zylindrischem, einschichtigem Epithel ausgekleidet, und haben sonst nur wenige Bindegewebslagen als Hülle. Das Bindegewebe geht ohne recht deutliche Grenze in das Stroma der Umgebung über.

Das Epithel erinnert auf den ersten Blick so sehr an das Oberflächenepithel des Eierstockes, daß man an der Entstehung dieser Cystchen aus diesem kaum zweifeln kann.

Klinisch haben diese Oberflächenepithelcystchen keine Bedeutung; außer, daß sie etwa mit Follikeln verwechselt werden könnten. Denkbar ist es immerhir, daß sie in irgend einer Weise zu den Fibroadenomen des Eierstockes Beziehung haben.

Im geschlechtsreifen Alter findet man solche Cysten ebenfalls, aber nur bei Vorhandensein von Verwachsungen des Eierstockes mit der Umgebung. Sie sitzen meist nur als mikroskopisch kleine Gebilde in der Albuginea, können jedoch, unter Mitnahme von Bindegewebe der Albuginea, recht tief in einen Spalt der Rindensubstanz hineingelangen. Auch bei Eileiterschwangerschaft sieht man sie sehr oft. Sie können auf dem Schnitt kreisrund erscheinen, wenn Inhaltsdruck und Wandspannung sich die Waage halten; sie haben aber oft ganz unregelmäßige, bizarre Formen. Manchmal bildet die Wand einen breiten hyalinen Ring. Das Epithel ist ebenfalls wechselnd hoch. Bemerkenswerterweise kann es sehr schöne Flimmern ausbilden, und in anderen Fällen auch Becherzellen aufweisen. Dann ist gewöhnlich die Schleimreaktion im Inhalt, wie in den Zellen selbst ausgesprochen positiv.

Im allgemeinen haben diese Cysten klinisch ebenfalls keine Bedeutung. Man kann sie als Belege für abgelaufene Entzündung einschätzen. Ich stelle mir vor, daß unter dem Einfluß eines entzündlichen Vorganges im Bindegewebe der Albuginea Änderungen des kolloidalen Gefüges, der Dispersität vorkommen, die lebhaftere Wasserbindung, Erweichung des Gewebes zur Folge haben, und das Einwachsen von Epithel, das wohl durch die Entzündung beeinflußt ist und stärker wuchert, erlaubt.

Ich halte den Gedanken jedoch für sehr naheliegend, daß dieses gewucherte Epithel sich auf dem neuen Boden selbständig macht und weiter wuchert und dann sogar die Fähigkeit erlangt, sich aus dem umgebenden Mesenchym einen stärkeren, eigenen bindegewebigen Mantel zu bilden, kurz eine größere Cyste mit eigener, gegen das Stroma des Eierstockes deutlich abgrenzbarer Wand.

Als Stütze, Wahrscheinlichkeitsbeweis bringe ich die Abb. 19 nach einem Zufallsbefund, den Joachimovits bei einer Eileiterschwangerschaft erhoben hat; in der etwa

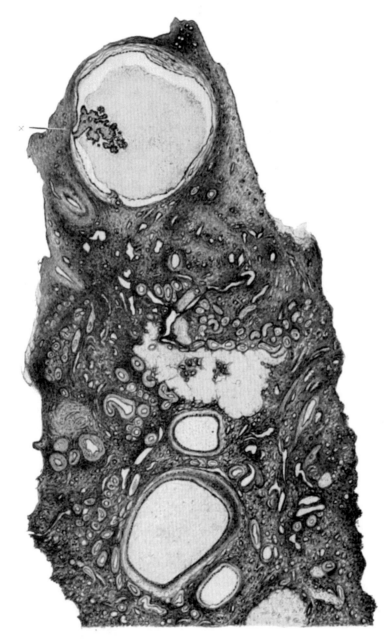

Abb. 19. Kleinstes bisher gefundenes Papillom des Eierstockes (×). (Vergr. 20 mal.)

hanfkorngroßen, mit eigener Wand versehenen Cyste ist bereits deutlich ein Papillom zu erkennen. Es dürfte das das kleinste Papillom des Eierstockes sein, das bisher gefunden worden ist. Der Fall gehört damit zweifellos bereits zu den echten Blastomen. Ich glaube aber auch Fälle gesehen zu haben, wo vollkommen glattwandige Cysten eine solche deutlich fibromatöse eigene Wand hatten.

Damit erscheint mir der Übergang gegeben zu jenen Cysten, die früher als Hydrops folliculi bezeichnet worden sind, und die Pfannenstiel versucht hat, als vom Follikel unabhängig hinzustellen. Er hat ihnen Blastomcharakter im strengen Sinn abgesprochen und sie als Kystoma serosum simplex bezeichnet.

Diese Gruppe ist später nie so recht anerkannt worden; insbesondere R. Meyer hat sich scharf dagegen ausgesprochen. Ich bin auch der Ansicht, daß Pfannenstiel die Grenzen zu weit gezogen hat, wenn er Cysten, die an der Innenfläche mit höckerigen Papillen besetzt sind, noch als Kystoma simplex anspricht. Aber ich glaube, daß an Pfannenstiels Einteilung nicht alles ganz zu verwerfen ist. Es gibt wirklich manchmal Cysten, die selten viel über Apfelgröße erreichen, deren Wachstum dann stillsteht, die zwar dauernd ihren einschichtigen Epithelbelag behalten, jedoch an der hyalin gewordenen Wand das Fehlen einer Weiterentwicklung erkennen lassen.

Der Name Kystom ist nach den von R. Meyer für unser Fach entwickelten Grundsätzen der Namengebung allerdings nicht brauchbar. Ich glaube, man kann sich darauf beschränken, von epithelführenden einfachen Cysten zu sprechen. Da sie selten vorkommen, ist der Streit um die Berechtigung, sie als Sondergruppe zu führen, von recht geringer Bedeutung. Klinisch ist eine Abgrenzung derselben nach keiner Richtung möglich.

Endometriosen. Endometroide Cysten.

Schon seit langer Zeit sind in den Eierstöcken eigenartige Gebilde beschrieben worden, deren Bedeutung unklar geblieben war. Es waren meist mehrfache, aber auch vereinzelt vorkommende Cysten mit hämorrhagischem Inhalt und eigenartig gebauter Wand. Zwei Befunde sind besonders aufgefallen: Cysten, die man nach den großen, polygonalen, gefärbten Zellen der Wand als Corpus-luteum-Cysten angesprochen hat, mit eigenem, einschichtigem Epithel ausgekleidet und Cysten, deren Auskleidung aus Zylinderepithel bestand, das auf einer Unterlage von „cytogenem" Gewebe saß, wie es etwa bei der Adenomyosis uteri, ja bei der ruhenden Gebärmutterschleimhaut selbst zu beobachten war. 1898 hat dazu Wood Russel erstmalig Drüsenbildungen beschrieben, die ausgesprochen an Gebärmutterschleimhaut erinnert haben.

Noch mehr als 10 Jahre später hat man sich bemüht, für die sog. epitheltragenden Corpus-luteum-Cysten eine passende Erklärung zu finden. Die wechselnden Epithelbefunde haben das sicherlich erschwert. In einem Falle von L. Fraenkel war z. B. das Epithel so flach, daß Pfannenstiel an eine zentral gelegene Lymphangiektasie gedacht hat. Bei E. Fraenkel war es wieder hoch und flimmernd, bei Steffeck, Diepgen, Orthmann, Pfannenstiel (in einem Fall, der als „Luteincystenhaematom" gedeutet wurde) kubisch bis zylindrisch. Vielfach wurde Umwandlung des Granulosaepithels in zylindrisches Epithel angenommen (Diepgen). E. Runge, L. Pick und Ihm hatten gemeint, daß Oberflächenepithel beim Follikelsprung in das Follikelinnere gelangt sei; eine Ansicht, der sich auch Pfannenstiel angeschlossen hat. Letzterer war der Meinung, daß überhaupt nicht alle diese Formen die gleiche Entstehung hätten; er war geneigt, nur bei ausgesprochener Kräuselung der Innenwand eine Corpus-luteum-Genese behaupten zu können. In der Folge haben E. Kehrer u. a. die Vermutung geäußert, daß eine Fimbrie des Eileiters oder eine ganze sog. Nebentube mit Fimbrienbesatz beim Follikelsprung in den Hohlraum hineingeschlüpft und dort festgewachsen sei. Damit war es auf der anderen Seite wieder kaum zusammenzureimen, wenn Schottlaender innerhalb der Cyste Dezidua mit deutlicher Teilung in Kompakta und Spongiosa gefunden hat.

All diese Befunde waren vereinzelt, selten zu erheben. Die Erkenntnis, daß sie alle zusammengehören, ist auch bis heute noch nicht in weitere Kreise gedrungen; und die von Menge geprägte Bezeichnung „Corpus-luteum-Angelegenheit" zeigt sehr auffällig die Verlegenheit der Deuter.

Es ist das Verdienst von Sampson, Einheitlichkeit der Deutung ermöglicht zu haben, und zwar mit dem betonten, durch eine viel umstrittene Theorie unterstrichenen Hinweis auf die Endometriumähnlichkeit der Gebilde. Auch der besonders von Lauche betonte Zusammenhang mit der Zeit der Geschlechtsreife ist wichtig; ebenso sein Hinweis darauf, daß diese Veränderung nur beim weiblichen Geschlecht vorkommt. (Die Ausnahmen, die bis heute beim Manne beobachtet sind, lassen sich nicht in allen Einzelheiten gleichstellen).

Endlich erscheint mir noch bedeutsam der Nachweis von Joachimovits, daß genau dieselben endometroiden Bildungen auch bei wildlebenden weiblichen Affen (Pithecus fasc. m.) zu finden sind.

Heute sind die epithelhaltigen Corpus-luteum-Cysten aus dem Schrifttum verschwunden. Alles wird als Corpus-luteum-Angelegenheit oder als Endometriom bezeichnet. Ich halte es für eine logische Forderung, die früher so bezeichneten Fälle jetzt samt und sonders in dieser Gruppe unterzubringen.

Pfannenstiel hat die beiden Gruppen weit von einander getrennt zur Darstellung gebracht (S. 99, 405). Auch Sternberg bespricht sie gesondert. Die tatsächliche Zusammengehörigkeit ergibt sich daraus, daß man früher überall von Luteinzellen gesprochen hat, wo wir heute Pseudoxanthomzellen sehen. Mit dem Gelbkörper haben die Cysten überhaupt nichts gemein.

Anatomisch kann man zwei Gruppen auseinanderhalten: die selteneren solitären, deutlich in den Eierstock selbst versenkten Cysten (früher epithelführende Corpus-luteum-Cysten genannt), welche durchschnittlich Apfel- bis Faustgröße erreichen können und gewöhnlich histologisch besonders weitgehende Wandveränderungen aufweisen; und die im letzten Jahrzehnt oft beschriebenen (Schrifttum bei R. Meyer) Teercysten, Endometriosen, Endometriome, Endometroide, die in der Hauptsache oberflächlich am Eierstock gelagert sind, unter Verwachsungen bedeckt, gelegentlich auch am Beckenbauchfell sitzen, unabhängig vom Eierstock (v. Franquè), und eine Vielzahl von Cysten erreichen können. In beiden Gruppen ist der Inhalt gleich. Der gelblich braune bis schokoladefarbene (Schokoladecysten), dickflüssige bis zähflüssige, an Mekonium erinnernde Inhalt ist ja sogar für die Namensgebung verwendet worden. Es gibt zwar auch Endometroide, die einen helleren, weniger kennzeichnenden Inhalt aufweisen; aber es gibt keine echte Corpus-luteum-Cyste und auch kein Hämatom des Corpus luteum mit solchem Inhalt. Offenbar ist er durch beigemengtes Drüsensekret chemisch in dieser Richtung (Hämatin, wohl auch andere Körper) verändert.

Neben dem Inhalt und neben der Mehr- oder Vielzahl der Cysten sind ebenso wichtig die Verwachsungen. Von den meisten Operateuren wird betont, daß die Verwachsungen außerordentlich straff sind. Fast nie gelingt es, die Cysten unversehrt abzulösen. Sie platzen bei der vorsichtigsten Präparation. Ja sie platzen anscheinend bei der bimanuellen

Untersuchung oder bei anderen Traumen, und der frei werdende Inhalt soll im Douglas neue Cystenbildungen auslösen, die sich mit den ersten zu einem Konglomerat aneinander fügen (Sampson).

Histologisch ist das einschichtige Zylinderepithel, das auf einem Bett von „cytogenem" Gewebe ruht, das wichtigste. Dieses cytogene Gewebe wird in sehr verschiedener Mächtigkeit entwickelt. Es muß nur überhaupt, wenn auch in dünner, unterbrochener, Lage nachgewiesen werden, wenn man die Cysten hier einreihen will. Meiner Überzeugung nach ist das Epithel dasselbe, das wir auch bei einfachen Cysten und bei Adenofibromen des Eierstockes sehen; ein Abkömmling vom Oberflächenepithel des Eierstockes. Aber es hat die besondere Eigenschaft, das darunterliegende Mesenchym in seinen Diensten zu einem cytogenen Gewebe zu formen. Eine weiter außen liegende Eigenwand wird nicht mehr gebildet; dazu wird einfach die Nachbarschaft verwendet, so wie sie ist.

Recht deutlich spricht im Sinne solcher Auffassung die Feststellung von Breuer — die man übrigens bei Operationen gelegentlich leicht bestätigt finden kann — daß die vielfachen Cysten nicht unabhängig nebeneinander liegen; in seinem Fall haben drei Cysten untereinander kommuniziert.

Bemerkenswert ist ferner die Angabe von Dahl-Iversen, daß bei experimenteller freier Autotransplantation von Gebärmutterschleimhaut auf das Bauchfell Ansiedelung der Stückchen nur dort stattfindet, wo das Bauchfell durch die Operation verletzt worden ist (auch durch bloßes Anfassen mit dem Finger).

Manchmal wird cytogenes Gewebe in solchen Mengen gebildet, daß es in der Umgebung des Epithelsaumes nicht mehr Platz findet und in Form von Zügen und Straßen ohne Epithel durch die Rinde des Eierstockes in die Tiefe dringt. Man findet dann unregelmäßig zackig begrenzte Nester von cytogenem Gewebe mitten im Rindenstroma.

Diese meine Deutung gibt auch zugleich den Schlüssel für die Erklärung der so festen, schwieligen Verwachsungen bei den Teercysten. Das wuchernde Epithel ersetzt in der Umgebung alles Peritonealepithel und tritt in Wechselbeziehung zum Bindegewebe. Sofort wird in diesem autochtonen Bindegewebe Ausbildung von cytogenem Gewebe ausgelöst, das seinerseits mit der Umgebung innig verbunden bleibt. Ablösung bei der Operation ist infolgedessen so schwer, wie etwa die Ablösung der obersten Gewebsschicht des unbeweglich fixierten Bauchfellüberzuges selbst.

Alle weiteren Veränderungen können als untergeordneten Ranges angesehen werden. Stellenweise überwiegt die Epithelwucherung deutlich über die Ausbildung von cytogenem Gewebe. Dann senken sich drüsenschlauchartige Bildungen in die darunterliegenden Polster, und es entwickeln sich Bilder, die durchaus an die Gebärmutterschleimhaut erinnern; aber es sind stets nur umschriebene Inseln, nie ausgedehntere Bezirke, die dieses Bild zeigen. Es muß auch sehr betont werden, daß zwar gelegentlich Bilder gezeigt worden sind, die an eine prägravide Schleimhaut erinnern (stets nur in Knoten- oder Inselform), daß sogar Decidua gefunden worden ist (R. Meyer, l. c.) und selbst solche mit Compacta und Spongiosa (Schottlaender), daß auch regressive Veränderungen bekannt sind; doch ist eine echte Teilnahme dieser Endometriosen am genitalen Zyklus nicht nachweisbar. Ich habe stark durchblutete Bilder etwa 8 Tage vor der Periode gesehen, und andererseits völliges Ruhestadium knapp vor Beginn der Periode.

Mit Rücksicht darauf halte ich es auch für zweckmäßiger, einstweilen den Namen „endometroide Cysten" zu gebrauchen, wie dies Tropea Mandalari vorgeschlagen hat.

Stets enthalten die Teercysten auch epithelfreie Abschnitte der Wand. Dort sind immer entzündliche Veränderungen nachweisbar; das Bild kann geradezu an Bilder aus chronischen Abscessen erinnern, ja es kann zu eitriger Einschmelzung kommen. Granulationsgewebe bildet sich als Abgrenzung aus, und meist entwickeln sich an diesen Stellen lipoidhaltige, große Pseudoxanthomzellen, die dort, wo sie dichter stehen, vieleckig erscheinen und sehr an Luteinzellen erinnern; sie sind früher immer dafür gehalten worden. Ihr Protoplasmaleib ist jedoch deutlich stärker pigmentiert, der Kern ist auffallend klein. Auch Blutpigment-führende Makrophagen findet man.

Diese beiden Zellformen kommen in der Gebärmutterschleimhaut nur unter krankhaften Bedingungen vor. Sie entstehen im Eierstock nicht aus dem cytogenem Gewebe sondern direkt aus dem Ovarialstroma (R. Meyer).

In einer großen dickwandigen Ovarialcyste einer 47jährigen Frau (Pr. 25696) fand sich ein Endometriom mit ruhender Schleimhaut; die übrige Wand mit Pseudoxanthomzellenlagern ausgekleidet. Schulz findet bei rektovaginaler Endometriose regressive Veränderungen in Gestalt von Anhäufung von Elasticamassen, welche beim Zugrundegehen des Gewebes postmenstruell noch länger übrig bleiben sollen.

Bei längerem Bestand wird das Stroma immer mehr fibrös, schließlich entwickelt sich deutlich schwieliges Narbengewebe, das gefäßarm ist. Gefäßarmut in der Wand nimmt zu, die Ernährung leidet, Rückbildungsvorgänge setzen ein. Schließlich kann alles unter Hinterlassung von Schwielen verschwinden, die nach und nach ebenfalls der Aufsaugung verfallen. Im Greisenalter bleiben höchstens noch zarte oder auch straffe flächenhafte Adhäsionen zur Erinnerung an den seinerzeit vielleicht sehr lebhaften Vorgang nachweisbar. Mehr hat man nie gefunden.

Ob die Endometroide Bestand haben oder vergänglich sind, und wie rasch oder langsam sie vergehen können, ist nicht klar genug zu ersehen. Es fällt mir jedoch in den letzten, darauf hin geprüften Fällen immer wieder auf, daß sich in ihrer nächsten Nähe stets ein großer Gelbkörper im Blütestadium findet, so daß ich die Erwägung für naheliegend halte, daß das ganze (nicht sehr ausgedehnte) Gebilde auch zeitlich mit dem Gelbkörper verbunden sein mag.

Ich halte es für ganz überflüssig, an dieser Stelle auf die genauere Literatur einzugehen oder die verschiedenen Theorien durchzusprechen, nachdem R. Meyer in diesem Handbuch alle Fragen in eingehendster Weise besprochen hat.

Während die Anatomie der „Teercysten" (oder wie man die Bildungen nennen will) heute weitgehend gefördert ist, auch die Pathogenese nach allen denkbaren Richtungen durchackert erscheint, ist die Klinik etwas stiefmütterlich behandelt worden. Fest steht, daß die Cysten nur im geschlechtsreifen Alter zu finden sind, und zwar fast nur in der zweiten Hälfte, vom 30. Lebensjahr angefangen. (Eine Kranke v. Franqués [1925] war 56 Jahre alt, aber noch regelmäßig menstruiert und hatte Myome. Hochgradige Adenomyosis interna uteri haben wir bei einer 62jährigen Frau mit sehr großem Granulosazelltumor gefunden; die Periode hatte aber bei dieser Frau trotz aller Unregelmäßigkeiten nie ganz ausgesetzt). Ziemlich allgemein anerkannt ist es, daß die Veränderung Schmerzen, mitunter recht heftige Schmerzen auslöst, die anfallsweise auftreten oder sich verschlimmern können, so daß das Bild durchaus an eine entzündliche Adnexerkrankung denken läßt. Fest steht ferner, daß man an Bösartigkeit nicht zu denken braucht [1]. Auch dann nicht, wenn die Veränderung bis in die Muskulatur des Mastdarmes oder durch die Scheidenwand vorgedrungen ist. Es gibt aber auch genug Fälle (bes. bei Myomen), wo die Teercysten als ganz unerwarteter Nebenbefund erst bei der Operation entdeckt werden; da ist es schwer zu entscheiden, was von den Beschwerden dem Myom, was den Teercysten zugeschrieben werden muß.

Bei einer 45jährigen Frau (1878 ex 1930), die seit 3 Jahren ihre Periode in manchmal 3—5monatigen Pausen gehabt hat, war Anfang November 1930 wegen Ascites und Magenbeschwerden eine Probelaparotomie gemacht worden. Am Magen nichts zu finden. Wegen eines Tumors im Becken wurde Radium in die Scheide eingelegt. Der Zustand verschlechterte sich sehr; Gewichtsabnahme von 8 kg. Neuerdings Anwachsen des Ascites. Wir fanden bei der Laparotomie an der Darmserosa Knötchen; fanden auch das parietale Bauchfell griesig, teilweise wie narbig, und besonders das Coecum und den Wurm in ihrer Wand diffus verdickt. Im Becken rechts eine faustgroße Schokoladecyste.

Daß entzündliche Vorgänge die Grundlage bilden, scheint mir auch durch die Funde von Joachimovits am Eierstock des wildlebenden Affen und die 13 Knoten der Nabelgegend, die Fraser bei der Sektion eines eingegangenen Macacus rhesus gefunden hat, keineswegs widerlegt. Das Tier von Joachimovits hatte bereits geboren. Für die Annahme von Entzündungen spricht sicherlich das Alter der Frauen. Auf Bakterien sind die Fälle bisher noch nicht genügend untersucht worden.

Im Sinne der entzündlichen Genese verwertbar, wenn auch nicht beweisend, ist der Umstand, daß von 159 Fällen, die G. van Smith zusammengestellt hat, 66 % nie schwanger und 25 % noch ledig waren.

Daß sich bei längerem Bestehen der Vorgänge schließlich Menstruationsstörungen und Fluor einstellen, ist verständlich, ist aber Folgeerscheinung. Insbesondere scheint die Dysmenorrhöe als periodische Verstärkung der Schmerzen quälend zu werden. Aber auch Amenorrhöe wird aus gelegentlich überstürzter und unvollständiger Entwicklung von Follikeln im Sinne kleincystischer Degeneration verständlich, ebenso wie Meno- und Metrorrhagien. Sterilität ist in diesem Alter schon an sich begreiflich; sie wird es noch mehr durch die Verwachsungen.

Die Diagnose wird über die Annahme eines verwachsenen Adnextumors nicht leicht hinauskommen. Mitunter veranlaßt der Gedanke an Eileiterschwangerschaft oder auch die Annahme von Blastomen des Eierstockes einen Bauchschnitt. Sonst werden Maßnahmen konservativer Behandlung zur Anwendung gebracht. Ob sie wirklich Erfolg haben, läßt sich kaum beweisen. Unsere Kenntnisse danken wir ja doch nur den operierten Fällen.

Strahlenbehandlung ist versucht worden. Sie scheint mir mit Rücksicht auf die Möglichkeit späterer Schwangerschaft und die Gefahr einer Keimschädigung nicht recht angebracht zu sein; außer man würde sich bei entsprechendem Alter zu vollständiger Vernichtung des Keimgewebes entschließen. Im allgemeinen ist sie angesichts der unklaren

---

[1] Ich halte dies ebenso wie R. Meyer entgegen Sampson für ganz sicher. Natürlich können bösartige Blastome daneben vorkommen.

Diagnose von vorneherein abzulehnen, nur bei voller Klärung des Falles kommt sie in Betracht. Stoeckel und Zondek haben bei Endometriose der Harnblase Erfolge verzeichnet. H. Albrecht hat 6 Fälle mit temporärer Röntgenamenorrhöe erfolgreich behandelt; zwei Rezidive nach konservativer Operation und vier primäre Fälle mit Septumerkrankung, also gesicherter Diagnose. Die Dysmenorrhöe war natürlich sofort behoben: aber auch die Infiltrate und Cysten haben sich in einem halben Jahr zurückgebildet. Heymann berichtet Erfolg bei rektovaginaler Endometriose. Mazer und Hoffmann haben eine Endometriose des Eierstockes schon vorher durch einfache Punktion von der Scheide aus und folgende Bestrahlung geheilt.

Baumm hat in einem Fall die Gebärmutter allein entfernt, die Adnexe belassen; aus einem Knoten im Septum rektovaginale hat die Frau in der Folge noch weiter menstruiert.

Die radikale Operation gestaltet sich mitunter technisch sehr schwer. Schweitzer empfiehlt in solchen Fällen mit der Entfernung der Gebärmutter zu beginnen, evtl. erst den Körper derselben abzutragen, dann das Collum auszulösen, und zum Schluß erst, von der Mitte nach außen vordringend, die Anhänge auszuschälen.

Schrifttum.

(Ich verweise auf die eingehenden Angaben von *R. Meyer*.)

Albrecht, H., Temporäre Röntgenamenorrhöe zur Behandlung der endometroiden Tumoren des Ovariums und des Peritoneums. Zbl. Gynäk. **1930**, 2854; Strahlenther. **37**, H. 3 (1930). — *Baumm*, Aussprache zu *Fraenkel*. Mschr. Geburtsh. **86**, 365 (1930). — *Breuer, Ch.*, Tubenadenomyom, Teercyste des Ovariums und Endometriose des Wurmfortsatzes. Mschr. Geburtsh. **85**, 30 (1930). — *Dahl-Iversen, E.*, Experimentelle Untersuchung über freie Autotransplantation von Uterusschleimhaut auf das Peritoneum. Lyon. chir. **26**, No 6 (1929). Ref. Zbl. Gynäk. **1930**, 2814. — *Diepgen*, 3 Corpus luteum-Cysten. Beitr. Geburtsh. 8 (1904). — *Fraenkel, E.*, Corpus luteum-Cysten. Arch. Gynäk. **57**, 511. — *Fraenkel, L.*, Bau der Corpus luteum-Cysten. Arch. Gynäk. **56**, H. 2 (1898); **68**, H. 2. — Hirsch, Handbuch der inneren Sekretion, Bd. 4, S. 573. — *Franqué, O. v.*, Vom Ovarium unabhängige retrouterine Teercysten. Mschr. Geburtsh. **71**, 263 (1925). — *Fraser, A. D.*, Ektopisches Endometrium bei Macacus rhesus. J. Obstetr. **36**, Nr 3 (1930). — *Hermstein, A.*, Durchbruch einer Ovarialendometriose in die Scheide. Zbl. Gynäk. **1929**, 135. — *Heymann, J.*, Erfolgreich röntgenbehandelter Fall von Endometriosis rectovag. Strahlenther. **37**, H. 3 (1930). — *Ihm, Ed.*, Bedeutung des Corpus luteum. Mschr. Geburtsh. **21**, 515 (1905). — *Joachimovits, R.*, Spontane endometroide Drüsenwucherung im Ovar bei Mensch und Affe. Zbl. Gynäk. **1930**, 1419. — *Kehrer, E.*, Drüsenartige Einschlüsse in einem Corpus luteum-Absceß. Verh. dtsch. Ges. Gynäk. **13**, 484 (1909). — *Lauche*, Heterotope Wucherungen vom Bau der Uterusschleimhaut. Zbl. Path. **35**, 676 (1924). — *Mandalari*, Tropea Ugo, Cisti ovar. catrameo cioccolato. Ann. Ostetr. **51**, 1412 (1929). — *Mazer, C.,* u. J. *Hoffmann*, Endometrale Cysten des Eierstockes. Amer. J. Obstetr. **18**, 829 (1929). — *Meyer, R.*, Veits Handbuch der Gynäkologie, Bd. 1, 1. Teil, S. 520. 1930. — *Oettingen, Kj. v.*, Entstehung von Schokoladencysten. Zbl. Gynäk. **1924**, 1129; **1925**, 325; **1927**, 1635. — *Oettingen* u. *Linden*, Heterotope Epithelwucherungen; Schokoladecysten. Arch. Gynäk. **122**, 718 (1924). — *Orthmann, E. G.*, Pathologie des Corpus luteum. Verh. dtsch. Ges. Gynäk. 7, 351 (1897). — *Pick, L.*, Eierstocksveränderungen bei Blasenmole. Zbl. Gynäk. **1903**, 1033. — *Pfannenstiel*, Veits Handbuch der Gynäkologie, 2. Aufl., Bd. 4, 1. Teil. 1908. — *Russel, W.*, Aberrant port. of Müllerian duct in the ovary. Bull. Hopkins Hosp. **10**, 8 (1899). — *Sampson*, siehe Literatur bei *R. Meyer*, Bd. 6, 1. Teil., S. 835. — *Schottlaender, J.*, Luteincyste. Zbl. Gynäk. **1909**, 1716. — *Schweitzer*, Mschr. Geburtsh. **86**, 365 (1930). — *Schultz, H.*, Zur Frage der endometrioiden Wucherungen. Z. Geburtsh. **96**, 296 (1929). — *Smith, G. van*, Endometriome. Amer. J. Obstetr. **17**, 806 (1929). — *Sternberg, C.*, Geschwülste des Eierstockes. Halban-Seitz, Handbuch der Biologie und Pathologie des Weibes, Bd. 5, 2. Teil. 1925.

Markschlauch- und Rete-Cysten.

In seltenen Fällen findet man Cysten geringer Größe, deren Lagerung im Hilus des Eierstockes, so daß der ganze Eierstock sie förmlich überdeckt, auf die Entstehung im Hilus selbst hinweist. Eine ernsthafte Trennung zweier Formen ist kaum möglich; nur die Anordnung näher oder ferner der Rindensubstanz läßt sie annähernd auseinander halten. Wenn sie Kirschgröße erreichen, ist das schon nicht durchführbar. R. Meyer hat eine bei einem 6jährigen Mädchen beschrieben. Eher dürften sie jedoch gegen das Klimakterium hin zu erwarten sein, weil in dieser Zeit das Rete im Hilus ovarii überhaupt etwas mehr hervorzutreten scheint.

Klinische Sonderbedeutung kommt ihnen nicht zu. Bei der Operation bieten sie durch die eigenartige Verdrängung des Eierstockes ein auffallendes Bild. Sie können sich auch zum Teil in das Ligamentum latum hinein entwickeln. Die Beteiligung des Eierstockes wird sie, wie ich im Gegensatz zu Pfannenstiel glaube, von Parovarialcysten stets unterscheiden lassen.

Papillen hat nur Schickele einmal angegeben. Pfannenstiel bezweifelt die Richtigkeit der Deutung als Mark- oder Retecyste. Adenome sind von R. Meyer beschrieben worden; auch ich habe solche von sehr kleiner Ausdehnung, eben bei klimakterischen Frauen, gesehen. Diese gehören jedoch bereits zu den Blastomen.

Tuboovarialcysten.

Diese von Blasius 1834 erstmalig beschriebenen, von Richard (1857) in einer Inauguraldissertation so benannten Bildungen von Retortenform sind im wesentlichen Erkrankungen des Eileiters (s. Nürnberger). Sie sollen uns hier nur soweit beschäftigen, als der Eierstock daran beteiligt ist. Jede Art von direkter Verbindung des Hohlraumes des Eileiters mit dem Eierstock muß im Eileiter selbst, im Verhalten des Fimbrienendes seine Erklärung finden. Die Frage nach der Entstehung braucht uns also hier nicht aufzuhalten.

Im Eierstock ist es stets nur ein einheitlicher Hohlraum, der mit dem Eileiter in offene Verbindung tritt. Der Inhalt kann (entsprechend der Bezeichnung „Cyste") wässerig klar, trüb sein, er kann aber auch aus Eiter oder aus Blut bestehen. Selten ist er so reichlich, daß die Höhle prall gefüllt erscheint. Stets sind Verwachsungen vorhanden; mitunter operativ fast unlösbar. Dann taucht immer wieder die falsche Bezeichnung: intraligamentäre Tuboovarialcyste auf. Eine solche ist jedenfalls anatomisch ganz undenkbar.

Der Eierstock ist bei kleinen Säcken nur in ganz geringem Ausmaß beteiligt. Große Säcke bestehen andererseits in der Hauptsache aus dem Eierstock, dessen Anteil man in der Mehrzahl der Fälle an der Oberflächenfarbe und an einer weißen, narbenartigen Verwachsungslinie erkennen kann. Er bildet eine große Kugelkalotte. Es handelt sich um einen cystischen Sack, in dessen Wand der plastische, wandlungsfähige Eierstock aufgegangen ist. Die Tätigkeit des Eierstockes selbst braucht darunter zunächst nicht zu leiden. Mit der Zeit wird allerdings ein Schwund seines Gewebes einsetzen.

Die Innenfläche ist im Bereich des Eierstockes recht verschieden gebaut. Neben Fällen, wo ein fetziges Innere schon die Abszeßwand kennzeichnet (Tuboovarialabsceß. z. B. Müller), und man nur Granulationsgewebe und Eiterung findet, sieht man Übergänge bis zur Endform, bei welcher einschichtiges kubisches Epithel auf einer straff bindegewebigen, parallelfaserigen Unterlage aufsitzt. Tuberkulose haben Boldt, v. Franqué in der Wand beider Abschnitte beschrieben. Nebenbei sei erwähnt, daß Krebs des Eileiters bei solchen Tuboovarialcysten gelegentlich beobachtet worden ist (Pfannenstiel, Kroemer, Rossinsky, Latzko).

Die Klinik der Tuboovarialcysten ist bei Nürnberger nachzusehen. Hier ist in der Frage der Behandlung nur der eine Punkt hervorzuheben, daß von einer Erhaltung des Eierstockes gewöhnlich keine Rede sein kann. Tuboovarialcysten sind nicht allzu häufig beidseits entwickelt. Gewöhnlich findet sich auf der anderen Seite eine Pyo- oder Hydrosalpinx, sehr oft mit Salpingitis nodosa intramuralis oder isthmica. Dann kann manchmal bei der Totalexstirpation dieser eine Eierstock belassen werden.

Schrifttum.

Boldt, Amer. J. Obstetr. **50**, 122. — *Franqué, O. v.*, Tuberkulöse Tuboovarialcyste. Dtsch. med. Wschr. **1915**, 876. — *Kroemer, P.*, Tuboovarialgeschwulst. Dtsch. med. Wschr. **1911**, 2309. — *Latzko*, Carcinomatöse Tuboovarialgeschwulst. Wien. klin. Wschr. **1916**, 1124. — *Müller, Max*, Genitaltuberkulose des Weibes. Arch. Gynäk. **112**, 318 (1920). — *Pfannenstiel, J.*, Veits Handbuch der Gynäkologie, 2. Aufl., Bd. 4, 1. Teil. — *Preiser, G.*, Tuboovarialcyste. Arch. Gynäk. **64**, 839 (1901). — *Rossinsky*, Tubencarcinom mit Tuboovarialcyste. Gynaec. helvet. **9**, 252 (1911). Ref. Frommels Jber. **1911**, 176

Die Geschwülste (Blastome) des Eierstockes.

Einleitung.

Für die alten, jetzt lebenden Frauenärzte, war in allen die Geschwülste des Eierstockes betreffenden Fragen die Bearbeitung Olshausens maßgebende Quelle gewesen. Sie war die erste große, das Anatomische und das Klinische umfassende Bearbeitung des Gebietes. Da sie aber den anatomischen Standpunkt dem klinischen untergeordnet hat, war sie in einer Hinsicht ein Hemmschuh für die weitere Entwicklung. Der Begriff der Geschwulst „Tumor" war so übernommen, wie ihn die täglichen Erfordernisse des Arztes ausgearbeitet haben. Ausgesprochene Entzündung, der sog. „Adnextumor" des täglichen Gebrauches war zwar nicht mit dabei, aber die Follikelcysten und ähnliches waren in einer unklaren Stellung, obwohl die pathologische Anatomie die wesentlichen Unterschiede schon früh betont hat und sehr bald auch Frauenärzte (Stratz 1893) auf diese Schwierigkeiten hingewiesen haben. Die von Virchow immer wieder unterstrichenen Bestrebungen, als Geschwulst nur das anzusehen, was durch autonomes Wachstum zum übrigen Körper in Gegensatz tritt, sind von der Klinik aus ihren Bedürfnissen heraus unbeachtet geblieben. Auch Pfannenstiel, dessen Werk später die Führung übernommen hat, war unter diesem Zwange gestanden; teilweise auch A. Martin in der bisher umfassendsten Darstellung des Gebietes.

Jedenfalls haben diese drei Werke den damaligen Stand der Fragen auf breitester Grundlage scharf umrissen; sie haben an sich große Fortschritte bedeutet — man vergleiche etwa Olshausens und Pfannenstiels erste und zweite Auflage untereinander — haben aber auch auf die weitere Bearbeitung der Fragen den denkbar größten Einfluß gewonnen.

In der Geschichte der älteren Heilkunde hören wir von den Geschwülsten der Eierstöcke recht wenig. Es ist das um so eigenartiger, als sicherlich in früheren Zeiten die Riesengeschwülste der Eierstöcke nicht seltener vorgekommen sind als heute. Wohl auch nicht häufiger, wie dies gewöhnlich gesagt wird. Sie verbergen sich im alten Schrifttum unter den verschiedenen Formen von „Wassersucht" oder von „Molenbildung". Erst im 16. Jahrhundert, mit dem Aufschwung der Anatomie, spricht man ausdrücklich von Eierstockscysten. Eingehender hat sich aber niemand mit ihnen befaßt. Die Geschichte der Eierstocksgeschwülste kann man also fast zusammenfassen mit der Geschichte der Operation derselben. Und auch da sehen wir, daß man trotz vielfacher Operationen und trotz reichlichen Materiales, das zur Untersuchung gebracht werden konnte, nur recht langsam weiter gekommen ist. Selbstverständlich war es für den operierenden Arzt zunächst viel wichtiger, die Eingriffe so zu gestalten, daß die Frauen sie überstehen konnten, als an genauere Untersuchung der Geschwülste zu denken. Die Präparate hat man meist nur dann, wenn sie sehr groß waren, in aufgeblähtem Zustand getrocknet in den Sammlungen aufbewahrt. Ich selbst erinnere mich noch, solche Gebilde, ganz verstaubt, von der Größe eines Bierfasses, als junger Student angestaunt zu haben. Vor der operativen Zeit, die wir trotz vereinzelter älterer Versuche in den ersten Anfängen auf etwas über 100 Jahre, in ihrem wirklich erfolgreicheren Einsetzen auf etwa 50—60 Jahre zurückverlegen dürfen, ist von einer allgemeineren Kenntnis der Eierstocksgeschwülste kaum zu sprechen. In Siebolds „Handbuch der Frauenzimmerkrankheiten" (1821, S. 795) lesen wir noch als eine Besonderheit angeführt, daß Hunter eine Frau 25 Jahre am Leben erhalten konnte durch 80 Punktionen und Entleerung von insgesamt 6631 Pinten Flüssigkeit. Zum Schlusse heißt es: Man habe zwar schon mehrere Erfahrungen darüber, daß eine Operation, Exstirpation mit Glück vorgenommen worden sei. Aber der Arzt könne gemeiniglich doch nichts anderes tun, als das Leben der Frauen durch Beschützung vor den gefährlichen Zufällen zu fristen. — Die späteren Lehr- und Handbücher enthalten immer noch mehr oder weniger ausführliche Berichte von Fällen, die bis an ihr Ende beobachtet waren, ohne daß man den Kranken hatte helfen können; so v. Winckel 1890. Gewiß gibt es heute noch Frauen, die eine Operation verweigern oder erst sehr spät Hilfe suchen, auch bei den heute so genannten gutartigen Formen, die sich durch den Verlauf der Krankheit vielfach doch nur als verhältnismäßig gutartig erwiesen haben. Aus dem Jahre 1923 stammt eine Mitteilung von Gossepath über ein seit 20 Jahren getragenes Ovarialkystom, das noch operiert werden konnte. Aber die Fälle sind, bei uns wenigstens, selten; die Zeit der Riesengeschwülste von 20—30 kg scheint langsam zu Ende zu gehen (E. Kehrer, Katz, Wieloch). So sagt man wenigstens.

Es wäre allerdings auch wieder ein großes Unrecht, wenn man in der Wechselwirkung von Klinik und pathologischer Anatomie die operative Seite des Faches unterschätzen würde. Früher hat man im Eierstock kaum mehr gesehen als die Aufbewahrungsstätte der Eizellen. Erst die Folgezustände nach Operationen haben dahin aufgeklärt, daß mehr drin steckt; und heute ist die Keimdrüse ein Organ, das im Mittelpunkt der Erörterungen steht. Ganz merkwürdige, für das Einzelwesen wie für das gesellschaftliche Leben und die Gemeinschaft der Menschen unentbehrliche, richtunggebende Beeinflussungen des ganzen Körpers sehen wir von der Keimdrüse ausgehen; und auf der anderen Seite lehren uns Klinik und pathologische Anatomie immer wieder, daß auch die Keimdrüse selbst

in ganz eigenartiger Weise vom Gesamtorganismus und von vielen seiner einzelnen Organe
abhängig ist.

Die operativen Versuche haben gezeigt, wie mangelhaft die Kenntnisse waren, wie
oft Operationen am untauglichen Objekt, bei falscher Annahme gemacht worden sind.
Sie zeigen es oft genug auch heute noch. Insbesondere die Berichte über Röntgenbestrahlung von angeblichen Myomen zeigen es immer wieder der breiten Öffentlichkeit. Im großen
ganzen darf man zwar heute sagen, daß in solchen Fällen die diagnostischen Möglichkeiten
und Hilfsmittel nicht voll ausgeschöpft worden sind; nur selten ist der Fall so verwickelt,
daß der Irrtum auch des geübten Untersuchers erst bei der Operation erkannt wird, wie
z. B. in dem von Poels mitgeteilten Falle, in welchem ein vom Rippenbogen bis zur Darmbeinschaufel reichender pericholecystischer Abszeß für eine stielgedrehte Eierstockscyste
gehalten worden ist. Wenn auch ein sicherer Beherrscher der Technik in der Bauchchirurgie solche Fälle ruhig unter der Flagge „Tumor in abdomine" operieren kann, so
liegt doch schließlich selbst für ihn kein Ruhmesblatt in solchem Vorgehen, und bei
technisch weniger gut ausgebildeten Ärzten kann es ein grobes Versehen bedeuten, das
ihnen manchmal unüberwindliche Schwierigkeiten bereitet.

Wendeler hat noch 1899 vom anatomischen Standpunkt aus erklärt, daß es berechtigt sei, jede sichergestellte erhebliche Vergrößerung des Keimorganes, über deren Wesen
man keine genaueren Angaben machen kann, als Tumor zu bezeichnen. Nur beim anatomischen Studium müßten nachträglich die entzündlichen oder durch tierische Schmarotzer
veranlaßten Geschwülste abgetrennt werden von den Geschwülsten im engeren Sinne,
den autonomen Neubildungen. Diese letzteren selbst sind, noch in Erinnerung an Rokitansky, Klob u. a. einfach in cystische und solide eingeteilt worden.

Heute zählen wir unter die Neubildungen im Sinne von Virchow und Waldeyer
nur jene echten Geschwülste, deren Wachstumsgesetze ganz autonom vom übrigen
Organwachstum unabhängig sind (Borst, Lubarsch, Ribbert u. a.). Während jedes
andere Wachstum sich der Umgebung bzw. dem für den Körper bestehenden Gesamtplan unterordnet, ist das hier nicht mehr der Fall. Die Art der Beeinflussung des Gesamtkörpers ist natürlich je nach der den Geschwulstzellen innewohnenden Auftriebskraft
verschieden, in jedem Fall aber losgelöst aus dem Rahmen des gesamten, geordneten
Körperwachstums.

Die Einteilung der Eierstocksgeschwülste, die Pfannenstiel gegeben hat, bedeutet
den ersten bewußt durchgeführten Versuch einer histogenetischen Betrachtung des ganzen
Gebietes. Heute müssen wir freilich sagen, daß der Versuch nicht zum Ziel geführt hat.
Wirklich histogenetische Betrachtungsweise ist bisher noch nicht möglich; dazu fehlen
noch zu viele Vorbedingungen. v. Franqué, O. Frankl, R. Schroeder, R. Meyer
haben andere Einteilungen vorgeschlagen. Auch die letzten Bearbeiter der Frage, Sternberg und A. Mayer haben, allerdings nicht voll übereinstimmend, die derzeit in der Geschwulstlehre allgemein übliche histogenetisch-morphologische Betrachtungsweise
gewählt.

Angesichts aller dieser Einteilungen müssen wir als praktische Ärzte uns immer
wieder vergegenwärtigen, daß wir sie der Zergliederung, dem eingehenden mikroskopischen
Studium verdanken. Der Arzt ist bisher bei der klinischen Untersuchung der Kranken
nur in einem Teil der Fälle in der Lage, diese Wissenschaft zur Anwendung zu bringen,

seine Diagnose darnach einzurichten. Sonst bleibt er ganz allgemein auf die Aussage: „Eierstocksgeschwulst" beschränkt. Ein besserer Name allgemeineren Inhaltes wäre dafür sehr erwünscht. Er würde den für den Lernenden gewiß nicht ganz gleichgültigen Streit um den Inhalt der gebräuchlichen Bezeichnungen beseitigen können. Aber es ist nicht das allein. Die wiederholte und gelegentlich immer wieder zu machende Erfahrung, daß anscheinend harmlose Gebilde, die als einfache Cysten von der Scheide aus operiert werden, sich während der Operation oder erst im Laufe der Untersuchung als bösartige Neubildungen herausstellen, selbst bei jungen Frauen, zeigen die Schwierigkeiten, die sich dem Arzt auch in praktischer Hinsicht entgegenstellen, zur Genüge. Es wäre aber gewiß verkehrt, diese rein praktisch ins Gewicht fallenden Schwierigkeiten bei der Beurteilung der Geschwülste selbst zur Geltung bringen zu wollen. Im Gegenteil ist es Aufgabe der Zukunft, soweit die bisher beachtete Symptomatologie versagt, die klinisch-diagnostischen Behelfe auszubauen.

Schrifttum.

Borst, Allgemeine Pathologie der malignen Geschwülste. Zweifel-Payr, Klinik der bösartigen Geschwülste. Bd. 1, 1924. — *Frankl, O.*, Pathologische Anatomie der weiblichen Geschlechtsorgane. Liepmanns Handb. d. Frauenkr. Leipzig 1914. — *Franqué, O. v.*, Krankheiten der Eierstöcke, in Menge-Opitz, Handb. d. Frauenkr., 1913. — *Gossepath, E.*, Komplikationen bei Dermoidcysten der Ovarien. Inaug.-Diss. München 1923. — *Kehrer, E.*, Riesenovarialkystome. Arch. Gynäk. **138**, 231 (1929). — *Martin, A.*, Handbuch der Erkrankungen der weiblichen Adnexorgane. Bd. 2. Eierstöcke, 1899. — *Mayer, A.*, Klinik der Ovarialtumoren. Halban-Seitz, Handb. d. Biologie und Pathologie des Weibes. Bd. 5, T. 2. 1926. — *Meyer, R.*, Histogenese und Einteilung der Ovarialkystome. Mschr. Geburtsh. **44**, 302 (1916). — *Olshausen, R.*, Erkrankungen der Eierstöcke in Billroth-Pithas Handb. d. Frauenkr. Bd. 2, 1885. — *Poels, M.*, Differentialdiagnostische Schwierigkeiten der Stieldrehung von Ovarialtumoren Inaug.-Diss. München 1923. — *Schroeder, R.*, Lehrbuch der Gynäkologie, 2. Aufl. 1926. — *Sternberg, C.*, Geschwülste des Eierstockes. Halban-Seitz, Handb. d. Biologie und Pathologie des Weibes. Bd. 5, T. 2, 1926. — *Stratz*, Geschwülste der Eierstöcke, 1893. — *Wendeler*, in A. Martin, Handb. d. Erkrankungen der Adnexorgane, Bd. 2. — *Wieloch, J.*, Riesenovarialkystom. Natur.-Forsch.verslg **1930**; Zbl. Gynäk. **1930**, 2732.

Allgemeines zur Klinik der Eierstocksgeschwülste.

Über die **Häufigkeit** von Geschwülsten der Eierstöcke liegen mannigfache Angaben vor. Von älteren Zusammenstellungen sei die v. Winckels angeführt, der unter 2380 kranken Frauen 4,8% Eierstocksgeschwülste gesehen hat. A. Martin gibt für poliklinisches Material 1,4%, G. A. Mayer unter 1825 Frauen nur 12 = 0,7% an, Stübler und Brandess finden unter 20 247 Frauen, die in die Anstalt aufgenommen waren, 670 = 3,3%, Lippert in Leipzig berechnet 6,74%, Ch. C. Norris und M. E. Vogt unter 13 259 Frauen 1028 = 7,7%, B. v. Varo 6,8%, Rohdenberg unter 2691 Fällen 18%. Die Zahlen gehen also auseinander. Sie sind unberechenbaren Einflüssen ausgesetzt, wobei sicherlich der Ruf des Arztes wie überall in der ärztlichen Tätigkeit eine große Rolle spielt. Stadtbevölkerung und Landbevölkerung haben recht verschiedene Beweggründe, den Arzt aufzusuchen. Für Krankenkassenmitglieder habe ich dies beim Gebärmutterkrebs bis zu einem gewissen Grade belegen können. Die Einstellung der Ärzte einer bestimmten Anstalt tut das ihre, das ihnen Genehme, etwa operatives Material, herauszusuchen. Im allgemeinen dürfte die Annahme, daß etwa 3—4% des Krankenbestandes größerer Frauenkliniken hieher zu rechnen sind, das Richtige treffen. Über die zahlenmäßigen Beziehungen dieses Materials zur weiblichen Gesamtbevölkerung und Gliederung beider Zahlen nach Altersstufen liegen meines Wissens keine Schätzungen vor.

Die Zahl ist annähernd so hoch wie die für die durchschnittliche Häufigkeit der Myome und auch wie die für den Krebs des Gebärmutterhalses angegebenen Durchschnitte. Der Eierstock scheint also — auch wenn man von der vielfach noch nicht berücksichtigten Stellung der Follikelcysten und anderem absieht — nicht jene ungünstige Ausnahmsstellung zu besitzen, die ihm manche Ärzte (z. B. Kroenig) zugeschrieben haben. Im Gegenteil ist die Gebärmutter durch die Myome und Halskrebse allein annähernd doppelt so schwer belastet wie der Eierstock.

Zur Beleuchtung der Häufigkeit von Krebsen führe ich an, daß G. B. Gruber im Material des Innsbrucker pathologisch-anatomischen Institutes unter 816 krebskranken Frauen neben 181 Gebärmutterkrebsen nur 52 Eierstockskrebse findet. Selbst wenn wir die Sarkome (8 bzw. 6) dazuzählen, ist die Gebärmutter etwa dreimal so oft beteiligt wie der Eierstock.

Gleichzeitige Geschwulstbildung in beiden Eierstöcken wird man insgesamt in etwa 10—15% annehmen dürfen, sei es, daß es sich um voneinander abhängige oder voneinander unabhängige (selten) Geschwülste handelt.

Dem **Altersbild** hat man viel Aufmerksamkeit geschenkt. Ich führe die 1764 Fälle verschiedener Verfasser enthaltende Zusammenstellung Olshausens an:

Unter 10 Jahre	61	Fälle
20—29 „	490	„
30—39 „	499	„
40—49 „	372	„
über 50 „	342	„

Wie Olshausen selbst betont, ist dabei die Abnahme in der Gesamtzahl der Frauen im höheren Lebensalter sehr in Betracht zu ziehen. Es ist nicht etwa ein wirkliches Absinken nach dem 40. Jahr zu entnehmen, sondern eher ein beträchtliches Ansteigen.

A. Martin findet die höchsten Zahlen im 4. Jahrzehnt (142 von 634 Fällen), und führt Péan an, der im 5. Jahrzehnt eine gleiche Zahl (157 gegen 159), und selbst im 6. Jahrzehnt noch 101 Fälle zählt; selbst im 7. noch 22 Fälle. Der Schluß, daß die Geschwulst erst in diesem Alter entstanden sei, ist allerdings etwas unsicher.

Auf das Altersbild wird später noch im einzelnen einzugehen sein. Die Frage nach der **Bedeutung des Geschlechtslebens** für die Entstehung der Eierstocksgeschwülste hat früher die Ärzte sehr lebhaft beschäftigt. Auch sie läßt sich nicht allgemein entscheiden. Teratome und einfache Cysten findet man viel öfter in jugendlichem Alter, größere Neubildungen eher in höherem Alter, Granulosazellgeschwülste sind anscheinend in allen Altersstufen vertreten. Die Antwort ist meist so gegeben worden, daß ledige Mädchen mehr zur Geschwulstbildung neigen. Bei Olshausen war das Verhältnis: 601 ledige zu 1025 verheirateten. Williams hat dies am Großstadtmaterial bestätigt. Wenn nach A. Martin die Zahl der Ledigen (Preußen 1883) im 3. Jahrzehnt 100 : 549, im 4. 100 : 876 beträgt, so muß eine gewisse Berechtigung dieser Schlußfolgerung zugegeben werden. Auch glaubt Olshausen, daß verheiratete Frauen im 4., ledige schon vom 3. Jahrzehnt an häufiger erkranken. Welche Umständen hier von Bedeutung sind, ist ganz unklar. Ich würde die Deutung am ehesten in der Richtung suchen, daß die Geschwulst der Ausdruck einer gewissen Minderwertigkeit in der Anlage ist, welche ganz allgemein gesprochen den ganzen Körper beeinflußt und für die Verheiratung von vorneherein ungünstigere (psychische?) Verhältnisse schafft.

Den Einfluß von Geburten haben G. v. Veit, Olshausen u. v. a. im Sinne eines gewissen Schutzes (sog. Ruhen der Eierstocksarbeit während Schwangerschaft und Stillzeit) deuten wollen. A. Martin findet in seinen und Péans 1005 Fällen 554, die nicht geboren hatten, gegen 451, die geboren hatten. Immerhin genug von diesen, um den angeblichen „Schutz" nicht als allzu bedeutsam erscheinen zu lassen.

Es scheint also der Einfluß von Geschlechtsverkehr und von Schwangerschaft nicht sehr auffällig zu sein, und es gewinnt die Vermutung, daß angeborene Verhältnisse eine Rolle spielen, an Raum. Überdies darf man heute annehmen, daß die Befruchtungsfähigkeit durch die Geschwulst selbst nicht beeinträchtigt wird. Kinderlosigkeit eben kommt sowie Amenorrhöe bei den Eierstocksgeschwülsten nur unter besonderen Verhältnissen vor.

Die bei Dermoidträgerinnen häufiger festgestellte Kinderlosigkeit erklärt sich leicht aus dem jugendlichen Alter. Auffallend ist die Beobachtung, daß von den Frauen mit primärem Eierstockskrebs $28^0/_0$, von den Frauen mit sekundärem Krebs nur $3^0/_0$ (also $^1/_2$—$^1/_3$ des allgemeinen Durchschnittes an Sterilität) steril sind. A. Mayer deutet das so, daß Sterilität gewissermaßen ein Vorläufer für den Krebs ist. Vielleicht waren manche von diesen Krebsen Granulosazellgeschwülste. Bemerkenswert ist aber daneben die große Häufigkeit des metastatischen Eierstockskrebses bei Frauen, die geboren haben.

Die Beobachtung von Pfannenstiel, daß in größeren Städten (Breslau, Kiel) papilläre Geschwülste viel häufiger seien als z. B. in Gießen, hat ihn an Beziehungen zur Gonorrhöe denken lassen. Mayer bezweifelt es. Ich auch.

Ob psychische Einflüsse, Dyspareunie, erhöhter Vagustonus Bedeutung haben, ist völlig unbekannt. Was A. Mayer in dieser Hinsicht in Erwägung zieht, bis einschließlich der Gemütsbewegungen, hängt noch in der Luft. Vorstellen könnte man sich die Zusammenhänge vielleicht, wie ich das schon für den Gebärmutterkrebs angedeutet habe, durch eine Beeinflussung des Kohlehydratstoffwechsels der Zellen auf dem Wege über das vegetative Nervensystem, oder eine Änderung der Ionenverhältnisse in den Geweben.

Heute erscheint die ganze Frage nach der Bedeutung des Geschlechtslebens etwas abseits gerückt. Man hat dafür vielfach die umgekehrte Frage nach der Bedeutung der Geschwülste für das Geschlechtsleben in Vordergrund gestellt, die Frage nach der hormonalen Beeinflussung des Körpers durch die Geschwulst. Auch darüber wird später im einzelnen mehr zu sagen sein; allgemein läßt sie sich nicht beantworten.

Von einer Abhängigkeit der Eierstocksgeschwülste von anderen Krankheiten ist nichts bekannt. Der seinerzeit von Scanzoni geäußerten Vermutung, daß Chlorose in der Vorgeschichte häufig sei, haben A. Martin und neuerdings A. Mayer entschieden widersprochen; letzterer in dem Sinne, daß etwa wirklich zahlenmäßig erweisbare Unterschiede so zu deuten seien, daß die herabgesetzte oder gestörte Eierstockstätigkeit, die als Grundlage der Chlorose angesehen wird (v. Noorden, Naegeli u. a.), bei der Entstehung der Geschwülste mit eine Rolle spiele.

Auch über **Vererbung** der Anlage zur Geschwulstbildung kann man gerade auf unserem Gebiete kaum sprechen. Die älteren Berichte von Simpson, Löhlein bzw. Köberle, Olshausen über Pseudomucingeschwülste bei Schwestern sind vereinzelt geblieben und reichen lange nicht an die Zahl der Beobachtungen bei Myom oder bei Krebs der Gebärmutter heran. Beim Krebs mag vielleicht die Sache dadurch verschleiert sein, daß zwar allgemeine Erbfaktoren familiär gehäuft vorkommen, daß aber der Krebs verschiedene Körperteile ergreift.

Dermoide haben Koltonski, Laxenburger, Sippel, Wohllaib, Mandelstamm, familiär auftreten sehen. Hier denken wir ja auch aus anderen Gründen an angeborene Veränderungen. Immerhin ist die Zahl der bekannt gewordenen Fälle bemerkenswert klein.

Erinnert sei in diesem Zusammenhange daran, daß bei Hermaphroditen und ähnlichen Fehlbildungen gutartige und bösartige Geschwülste der Keimdrüsen, auch der

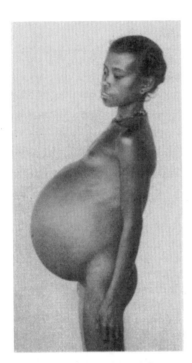
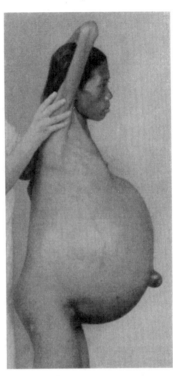

Abb. 20. Malaiin mit großer Pseudomucingeschwulst.   Abb. 21. Malaiin mit Eierstockskrebs.

Eierstöcke häufig vorkommen. Aus anderen gelegentlichen Beobachtungen wissen wir, daß Hermaphroditismus familiär gehäuft vorkommt. Weitere Schlüsse sind aber bei der Seltenheit all dieser Fälle noch kaum möglich.

Was die Rassenunterschiede betrifft, sind unsere Kenntnisse noch recht lückenhaft. Dermoide sollen bei Negerinnen und Japanerinnen häufiger sein (Omori und Ikeda, Yamasaki, Schuhmacher); Brown und Stone finden unabhängig voneinander bei Negerinnen auffallend wenig Pseudomucingeschwülste. Andere Befunde kennen wir nur aus gelegentlichen Mitteilungen. Die Abb. 20 und 21 (Malaiin mit großer Pseudomucingeschwulst und mit Eierstockskrebs) verdanke ich Herrn Dr. Neuberger. Ein von Schuhmacher beschriebener, teilweise markiger Tumor einer kachektischen, 30jährigen Negerin dürfte zu den Granulosazellgeschwülsten zu rechnen sein. Vereinzelte Mitteilungen über Riesengeschwülste, (Weischer, Adenofibrom; Glogner bei Malaiin; Sparmann Teratom mit 61 l Inhalt bei Malaiin; Guinaudeau 42 l enthaltendes Kystom aus dem Bergland Nordafrikas), Pseudomyxoma peritonei usw. sollen vermerkt werden. Sie zeigen ebenso wie etwa die Schilderung eines äußerst bösartigen, nach der Probelaparatomie durch die Bauchdecken hindurchwuchernden „Endothelioms" bei einer 17jährigen, luetischen Negerin durch E. F. Schmitz nur soviel, daß in bezug auf die Geschwülste des Eierstockes große Unterschiede bei den einzelnen Rassen kaum erwartet werden dürfen. Es ist ja auch die früher (Stratz u. a.) in Europa vertretene Anschauung, daß Eklampsien, schwierige Geburten, Wochenbettfieber außerhalb Europas fast fehlen, heute als falsch erwiesen.

Unterschiede sind um so weniger zu erwarten, als wir die beim Menschen bekannten Eierstocksgeschwülste auch bei den Tieren, wenigstens bei den Haustieren vorkommen sehen (Harms).

Von recht großer Bedeutung ist die Frage, welche Geschwülste nur einseitig vorkommen bzw. wann mit der Erkrankung des zweiten Eierstockes gerechnet werden muß. So allgemein gestellt, läßt sich die Frage nicht beantworten. Es ist zwar bekannt, daß bei bösartigen Geschwülsten Doppelseitigkeit eine große Rolle spielt (nach Frankl 36,8%, nach Pfannenstiel, der auch die metastatischen Krebse mit einbezieht, 90,9%, nach A. Mayer 53,6%), so daß vielfach der Rat gegeben wird, bei geklärter Sachlage den zweiten, noch gesund aussehenden Eierstock mitzuentfernen, auch wenn es sich um junge Menschen handelt — ein Standpunkt, der nicht unwidersprochen geblieben ist. Immerhin sei noch erwähnt, daß Spencer Wells von 1000 Geschwülsten 8,2% beidseitig gefunden hat, Olshausen von 332 Fällen 13,7% (davon 75 Papillome, 3—4% Pseudomucinblastome), A. Martin 164 von 591 Fällen.

Schrifttum.

Glogner, Arch. Schiffs- u. Tropenhyg. **1908**, H. 10. — *Guinaudeau*, Kyste de l'ovaire de 42 l. Bull. Soc. Obstétr. Paris **19**, 65 (1930); Ber. Gynäk. **17**, 816 (1930). — *Harms*, Lehrbuch der tierärztlichen Geburtshilfe. Berlin 1924. — *Kermauner, Fr.*, Klinik und operative Behandlung der Krebskrankheit der Gebärmutter. Halban-Seitz, Handbuch der Biologie und Pathologie des Weibes, Bd. 4. 1927. — *Kroenig, B.*, Krankheiten der Eierstöcke. Küstners Lehrbuch der Gynäkologie, 5. Aufl. — *Lippert*, Zur Klinik der Ovarialtumoren. Arch. Gynäk. **74**, 389 (1905) — *Mandelstamm, Alex.*, Klinik und Behandlung von Dermoidalcysten. Zbl. Gynäk. **1929**, 2356. — *Mayer, G. A.*, Cystadenoma ovarii. Amer. J. Obstetr. **11**, 383 (1926). Ref. Zbl. Gynäk. **1927**, 1750. — *Norris, Ch. C.* u. *M. E. Vogt*, Bösartige Neubildungen des Eierstockes. Amer. J. Obstetr. **10**, 689 (1925). Ref. Zbl. Gynäk. **1927**, 1745. — *Omori* u. *Ikeda*, 50 Ovariotomien. Berl. klin. Wschr. **1890**, 148. — *Rohdenberg, G. L.*, 500 tumours of the ovary. Ber. Gynäk. **12**, 32 (1927). — *Schmitz, Edg. F.*, Malignant endothelioma of the ovary. Amer. J. Obstetr. **9**, 247 (1925). Ref. Ber. Gynäk. 8, 181 (1925). — *Schuhmacher*, Ovarialtumor bei einem Negerweib. Z. Krebsforschg **11**, 129 (1912). — *Sparmann*, Als Arzt in Holländisch-Indien. Wien. klin. Wschr. **1929**, 652. — *Stübler* u. *Brandess*, Ovarialtumoren. Würzburg. Abh. 1, H. 9 (1924). — *Varo, B. v.*, Eierstockstumoren in 10jährigem klinischem Material (ung.). Ref. Zbl. Gynäk. **1927**, 1748. — *Weischer, F.*, Kystoma serosum simplex permagnum. Zbl. Gynäk. **1923**, 37. — *Winckel, F. v.*, Lehrbuch der Frauenkrankheiten, 1890. — *Yamasaki, M.*, Ätiologie der Ovarialdermoide. Mschr. Geburtsh. **33**, 63 (1911).

Gesamtbild der anatomischen Verhältnisse bei Eierstocksgeschwülsten.

Die Mannigfaltigkeit in Größe und äußerer Form, sowie in den Beziehungen zur Nachbarschaft ergibt einen für den Diagnostiker wie für den Operateur wichtigen großen Reichtum an Erscheinungsformen der Geschwülste. Gewisse anatomische Einzelheiten müssen aber immer wieder aufgesucht werden und lassen sich auch immer wieder in derselben Weise erkennen; und gewisse pathologische Veränderungen können mehr oder weniger allen gemeinsam sein.

Grundsätzlich sind stets die Stielverhältnisse klarzulegen. Ganz allgemein gesprochen, entwickelt sich die Geschwulst aus dem Eierstock stets nach der freien Bauchhöhle hin.

Der Stiel der Eierstocksgeschwülste.

Die anatomischen Verhältnisse bei der Stielbildung hat Werth 1880 genauer geschildert. Stets müssen die Bänder des normalen Eierstockes (Lig. ovar. uterinum s.

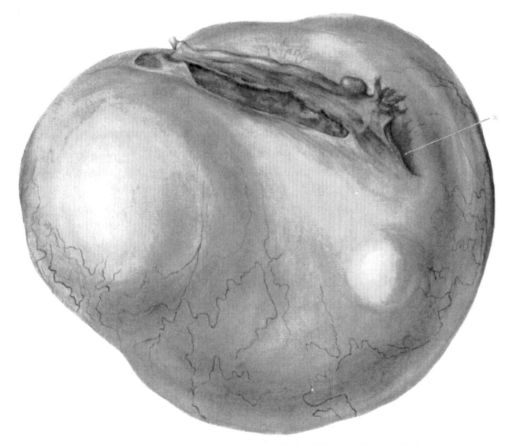

Abb. 22. Cystisches Adenofibrom des Ovars mit Teratom. Stielverhältnisse: Man sieht deutlich, daß es ein Lig. ovariopelvicum, nicht ein infundibulo-pelvicum ist. (×)

proprium, Ligam. infundibulo-pelvicum, und das zwischen beiden liegende Mesovarium, bzw. auch der Eileiter) im Stiel nachweisbar sein. Die klare dreieckige Querschnittsfigur des Stieles als Begrenzung des zugehörigen gefäßführenden Bindegewebsabschnittes ist an jeder gestielten Eierstocksgeschwulst nach Abtragung zu finden und kann am Präparat zur nachträglichen Erkennung der Geschwulst als dem Eierstock angehörig benützt werden.

Das Fimbrienende des Eileiters steht in sehr nahen Beziehungen zum Ligamentum infundibulo-pelvicum (besser gesagt ovario-pelvicum, Abb. 22). Trotzdem ist es gelegentlich bei kleineren Geschwülsten möglich, den Eierstock ohne den Eileiter abzutragen, oder, was öfter erforderlich ist, den Eileiter ohne Eierstock (bei Eileiterschwangerschaften).

Je nach der Richtung, in welcher sich die Geschwulst weiter entwickelt, kann nun, theoretisch gesprochen, das Bindegewebe des Mesovariums aufgeblättert und von der Geschwulst durchsetzt werden. Zunächst wird (Werth) die Ala vespertilionis in die Geschwulsthülle einbezogen, später weitere Teile des Mesovariums, des breiten Mutterbandes, Abschnitte des retroperitonealen Bindegewebes der hinteren Beckenwand bis unter die Flexur und selbst durch das Mesosigma hindurch, oder bis unter das Coecum. Bei dieser sogenannten intraligamentären Entwicklung, auf die ich noch zu sprechen komme, tritt auch der Eileiter in sehr innige Verbindung mit der Geschwulst.

Es ist aber nicht zu übersehen, daß ganz dieselben Bilder auch bei intraperitonealem Sitz durch Verwachsungen zustande kommen.

Eileiter, Ligamentum ovarii proprium und Ligamentum ovario-pelvicum können gleichzeitig mit dem Wachstum der Geschwulst länger und dicker werden. Insbesonders die Gefäße vergrößern sich manchmal ganz außerordentlich stark. Es hat den Anschein, als würde von der Geschwulst geradezu ein Wachstumsreiz in die Umgebung ausstrahlen und diese zum Mitwachsen zwingen. Zu ausgesprochen pathologischer Hypertrophie mancher Nachbargebilde kann es kommen. So ist der Eileiter (z. B. bei riesigen Parovarialcysten) bis zu 70 cm lang und fingerdick gefunden worden (A. Payer). Gelingt es, solche hypertrophierte Eileiter (ich meine nicht gerade die Extreme) bei der Operation zu schonen, so kann man sie später gelegentlich als normale oder sogar atrophische Organe wiederfinden.

Mitunter erscheint das Ligamentum ovarii proprium verkürzt, verschwunden, wie wenn es von der Geschwulst durchsetzt wäre; die Geschwulst reicht geradezu in die Muskelwand der Gebärmutter hinein. Abgesehen vom Krebs dürfte aber hier wohl nicht eine Durchwachsung, sondern angeborene Kürze des Bandes vorliegen. Bei besonderer Wachstumsrichtung von Krebsen nach vorne zu kann sogar das Ligamentum rotundum uteri und darüber hinaus das Bauchfell der Blase erreicht oder mindestens stark verzerrt werden (A. Martin).

Breite und Länge des Stieles wechseln außerordentlich. Vom dünnen, drehrunden Strang bis zum flächenhaft mitgewachsenen, über handbreiten Band kommen alle Übergänge vor; die Länge schwankt von wenigen Millimetern bis zu 10—15 cm und mehr. Genaue Maße sind übrigens schwer anzugeben, wohl auch unwesentlich. Die papillären Geschwülste sind zweifellos viel schlechter gestielt, bzw. stielbar wie die Pseudomucingeschwülste. Besonders gut pflegen die Fibrome gestielt zu sein, die ja überhaupt die Gestalt des Eierstockes am besten bewahren; außerdem die Dermoide.

Israel (zit. bei A. Martin) soll einen 60 cm langen Stiel beobachtet haben. Die Geschwulst war als Wanderniere angesprochen und längere Zeit durch eine Binde im Oberbauch festgehalten worden.

Die Hauptgefäße der Geschwulst ziehen im Ligamentum ovario-pelvicum zum Stiel (Arteria spermatica int.) und andererseits an der Seitenkante der Gebärmutter (nicht durch das Lig. ovarii proprium) als Endast der Ansa uterina. Die ersten sind weitaus in der Überzahl der Fälle die größeren. Andere ernährende Gefäße von Bedeutung, insbesondere aus dem Mesovarium, kommen sehr selten in Betracht. Nur wenn man sich bei der Abtragung zu knapp an die Geschwulst hält, kann man die Verbindung zur Ansa uterina oder ihre Seitenäste wiederholt treffen und erlebt dann wiederholt Blutungen. Die Entwicklung der Venen ist ganz besonders vielgestaltig. Es kommen, wie auch sonst in dieser Gegend, manchmal außerordentlich mächtige Venennetze und große Varikositäten vor, die fast für sich eine Geschwulst vortäuschen. Leider eine ausgesucht günstige Gelegenheit für Entwicklung von Thrombosen.

    Bei einer mittelgroßen Pseudomucingeschwulst (20. 12. 26, 23jähriges Mädchen, straußeneigroße Geschwulst, vorübergehend Stieldrehungserscheinungen, derzeit keine Drehung, keine Verwachsungen) haben wir die größeren Gefäße ausschließlich in der Vorderwand der Geschwulst entwickelt gefunden. Die hintere Wand war ganz frei davon. Es war also eine ganz vorwiegend einseitige Entwicklung der Geschwulst in der vorderen (äußeren) Hälfte des Eierstockes daraus zu entnehmen. Bei Teratomen habe ich solches Verhalten wiederholt feststellen können.

    Veränderungen im Bau der Arterienwand innerhalb des Stieles hat de Franceschi bei verschiedenen Geschwülsten untersucht. Er hat auf besonders eigenartige Veränderungen der Elastica hingewiesen, vor allem bei Dermoiden. Ob sie mit Stieldrehungen in Zusammenhang stehen, ist nicht geprüft.

    Außer Gefäßen und Bindegewebe enthält der Stiel noch subperitoneale glatte Muskulatur, Lymphgefäße, die mitunter mit freiem Auge sichtbar waren (A. Martin) und besonders bei Dermoiden Veränderungen erfahren, über die noch zu sprechen sein wird, sowie Nerven des Eierstockes.

    Den sog. doppelten Stiel (Werth, Pfannenstiel), der durch Spaltung zwischen Tube und Lig. ovarii proprium oder zwischen medialem und lateralem Anteil des Ligamentapparates zustande kommen soll, möchte ich nur als ein Kunstprodukt werten.

    Vollständiges Fehlen des Stieles, so daß die Geschwulst (in Verwachsungen gehüllt) gewissermaßen frei in der Bauchhöhle liegt, und ihr Ausgangspunkt im Augenblick unsicher erscheint, ist stets Folge einer völligen Abdrehung des Stieles. Solche Fälle sind bereits in so großer Zahl bekannt, daß sich Einzelnachweise erübrigen.

Schrifttum.

Payer, A., Parovarialcyste. Mschr. Geburtsh. 14 (1901). — *Werth*, Zur Anatomie des Stieles ovarieller Geschwülste. Arch. Gynäk. 15, 402 (1880).

Wanderung der Eierstocksgeschwülste und andere Wachstumserscheinungen.

    Der Stiel der Geschwulst hat natürlich größte Bedeutung für die Ernährung derselben. Er gewinnt aber weiter große Bedeutung durch die Beweglichkeit und Verschieblichkeit, die er der Geschwulst verleiht. Er ermöglicht gewissermaßen erst die gleichmäßige Ausdehnung des Wachstums dadurch, daß er einer Verschiebung der Geschwulst aus dem kleinen Becken in den großen Bauchraum hinaus keinen Widerstand entgegensetzt. Mindestens kann man sich vorstellen, daß der Widerstand durch Auszerrung des Stieles, wenn nicht durch tatsächliches Mitwachsen desselben beseitigt wird. Nur die beidseitigen Ansatzpunkte des Stieles gehen schlecht mit. Jede gestielte Geschwulst der Eierstöcke muß deshalb (H. Freund, Fritsch, Pfannenstiel usw.) beim Aufsteigen aus dem kleinen Becken eine Drehung durchmachen, wobei sie sich über die durch das Mesovarium gegebene Linie nach vorne gegen die vordere Bauchwand hin umlegt, so daß die früher obere Fläche jetzt nach vorne sieht.

    Kleine Geschwülste ändern zunächst die Lage der Eierstockes, der auch sonst gewohnt ist, Größenschwankungen durchzumachen, nicht. Werden sie größer, so treten sie in den Douglasschen Raum, zum Teil infolge ihrer Schwere und infolge des Umstandes, daß die

Darmschlingen in ihrer Lage wechseln, während er mehr festliegt; zum Teil auch deshalb, weil Druck im Bauchraum (beim Pressen) sie in die tiefste Stelle hineindrückt. Die Gebärmutter wird dabei etwas seitwärts und nach vorne verschoben; manchmal sogar ein wenig aus dem Becken gehoben.

H. Freund, der diese Verhältnisse eingehend gewürdigt hat, hat als Bedingung dafür einen besonders tiefen Douglasschen Raum vorausgesetzt. A. Martin glaubt vielfache Anstrengungen der Bauchpresse allein in Anspruch nehmen zu müssen. Ich glaube, daß beides so oft zusammen vorkommt (Asthenie der Gewebe und Obstipation), daß ein weiteres Eingehen darauf sich erübrigt.

Ausnahmsweise liegt aber schon zu dieser Zeit die Gebärmutter hinter, bzw. unter der Geschwulst. Bei Dermoiden, für welche diese Lage gerade als ein klinisches Kennzeichen angesehen worden ist, wird das geringere spezifische Gewicht des öligen Inhaltes dafür verantwortlich gemacht. In anderen Fällen nimmt man an, daß die Gebärmutter von vornherein den tiefsten Punkt des Douglas eingenommen hatte und von dort nicht verdrängt werden konnte.

Jedes Emporsteigen der Geschwulst über die Gebärmutter hinauf und aus dem kleinen Becken heraus bedingt demnach bereits eine Drehung derselben; der ursprünglich nach vorne (außen) gerichtete Hilus sieht jetzt nach unten. Diese Drehung um 90° erfolgt zwangsläufig auf beiden Seiten gleich. Sie kann noch nicht als Stieldrehung im gewöhnlichen Sinne bezeichnet werden, denn es handelt sich nicht um eine Drehung des Stieles in seiner Längsachse, sondern um eine Drehung der Geschwulst um eine quere Achse. An und für sich braucht sie nie in eine wirkliche Stieldrehung überzugehen. Deshalb ist es auch zweckmäßiger, von der typischen Wanderung der Geschwülste zu sprechen und den Namen „Drehung" gar nicht zu verwenden. Es ist aber nicht zu bezweifeln, daß durch diese Wanderung die Bedingungen für das Zustandekommen der Drehung erst so recht gegeben werden.

Der Eileiter kommt dabei mit seinem größten Abschnitt auf die Unterfläche der Geschwulst zu liegen. Auch die Gebärmutter kommt unter und hinter die Geschwulst zu liegen. Die mit dem Halsteil der Gebärmutter verbundene Harnblase wird teilweise mit verzogen. H. Freund hat diese cystoskopisch feststellbare Verziehung und zipfelförmige Ausziehung der Blase zur Diagnose von Eierstocksgeschwülsten mitverwerten wollen. Ich meine aber, daß man deutliche Veränderungen dieser Art nicht allzu oft antreffen wird, und daß Myome gelegentlich auch dasselbe leisten können.

Bei bösartigen Geschwülsten gibt es nur soweit eine Wanderung, als sie frei beweglich sind. Das ist selten der Fall, da sie meist recht bald die Umgebung durchwachsen.

Sind die Geschwülste von vornherein stark verwachsen gewesen, so wird die ganze Gebärmutter durch die nach oben wachsende Geschwulst mit in die Höhe gezogen. Auch die Harnblase kann an dieser Verlagerung mit teilnehmen.

Die Darmschlingen werden einfach verdrängt, nach oben, hinten, nach den Flanken, je nach der bevorzugten Wachstumsrichtung der Geschwulst. Nur höchst ausnahmsweise findet man bei der Operation Dünndarmschlingen vor der Geschwulst frei beweglich liegen. Anders freilich bei Verwachsungen, die schon vorher bestanden hatten. Am häufigsten findet man noch den Wurmfortsatz im kleinen Becken, seitlich in der Nähe des Stieles fixiert (alte Appendicitis). Bei sog. intraligamentärem Wachstum oder bei sog. retroperitonealen Geschwülsten darf man auf die merkwürdigsten Verlagerungen von Blinddarm oder Flexur gefaßt sein. Insbesondere kommt es da nicht allzu selten vor, daß man zum Zwecke der Unterbindung der spermatikalen Gefäße hoch unter die Flexur hinauf arbeiten muß, um sie gut zu erreichen.

Verdrängung von Querdarm, Magen, Leber, Milz sieht man nur bei Riesengeschwülsten. Die Leber kommt in steile Kantenstellung. Das Zwerchfell wird leicht bis zur 4. Rippe in einem Falle Olshausens (S. 420) bis zur 2. Rippe verdrängt, und büßt seine Bewegungsfähigkeit ein (woraus sich Schwierigkeiten ergeben gegenüber der Diagnose eines pleuritischen Exsudates). Auch das Herz ist dann verlagert, die Dämpfungs- bzw. orthodiagraphischen Bilder am Brustkorb weitgehend verändert. Rübsamen hat einen solchen Befund röntgenoskopisch festgelegt. Im allgemeinen wird aber die Durchleuchtung der Brustorgane bei den Eierstocksgeschwülsten noch sehr wenig geübt. Neuerdings hat E. Kehrer darüber berichtet.

War das Netz frei, so wird es gewöhnlich nach hinten und oben verdrängt und legt sich oft zwischen Darmschlingen und Geschwulst. Es gibt gewissermaßen in der Bauchhöhle eine Schutztruppe ab, die in steter Bereitschaft liegt. Treten irgendwo an der Oberfläche Nekrosen in der Geschwulstwand auf, so ist es sehr bald zur Stelle und verklebt mit der Geschwulst. War das Netz jedoch von vorneherein nicht frei gewesen, dann kann man die sonderbarsten Verziehungen in zipfelförmigen oder flächenhaften Formen und manchmal lockere oft aber auch außerordentlich derbe, feste Verwachsungen finden. Gelegentlich sind dann reichliche und sehr stark entwickelte Blutgefäße, vor allem Venen vorhanden, die aus dem Netz in die Geschwulstwand übergehen. Vereinzelte Fälle von Schwund des Netzes sind berichtet, in welchen fast nur diese Venen als frei durch die Bauchhöhle ziehende Stränge erhalten geblieben waren (Blau, Brückner).

Bei Kindern sollen große Geschwülste eine förmliche Ausweitung der Darmbeinschaufeln zur Folge haben können. A. Martin bezeichnet das als eine alte Erfahrung. Ich habe solche Fälle nie gesehen und kenne auch keinen Einzelfall aus dem Schrifttum, der das beweisen würde. Wenn ich mir auch eine derartige Beeinflussung des Knochenwachstums durch eine an sich gutartige Geschwulst vorstellen könnte, so zweifle ich vorläufig noch daran. Ich habe vielmehr den Eindruck, daß diese Angabe nur aus den bekannten Veränderungen des Brustkorbes bei Ascites oder bei großen Bauchgeschwülsten erschlossen worden ist, wobei man übersehen hat, daß die Veränderung des Brustkorbes nur durch eine Stellungsänderung der Rippen, nicht aber durch verändertes Wachstum der Knochen zustande kommt. Es wäre aber sicherlich der Mühe wert, diese Frage bei Obduktionen oder vielleicht auch auf röntgenographischem Wege an der Lebenden zu prüfen, weil möglicherweise seltene Beckenformen (das Schwegelsche Becken bei Breus und Kolisko) dadurch Aufklärung finden könnten.

Die Bauchdecken leisten der wachsenden Geschwulst verschieden kräftigen Widerstand. Bei Frauen mit straffen Bauchdecken werden eher die inneren Organe und das Zwerchfell verlagert; auch wächst die Geschwulst ganz tief ins kleine Becken hinein und drückt hier förmlich den Levator hinaus bzw. wölbt ihn vor. Sind die Bauchdecken schlaff und weich, so werden sie in erster Linie vorgewölbt und zugleich verdünnt. $\frac{1}{2}$ bis $\frac{1}{4}$ cm kann ihre Dicke in der Mittellinie betragen; auch noch weniger. Alle Schwangerschaftsstreifen werden gespannt und deutlich sichtbar. Niemals habe ich aber, was man in den Lehrbüchern als recht gewöhnliche Erscheinung angegeben findet, frische Striae gesehen, mag die Geschwulst auch noch so groß gewesen und noch so rasch gewachsen sein. Dazu gehören eben doch besondere endokrine bzw. Stoffwechselstörungen, die in der Schwangerschaft und gelegentlich auch sonst gegeben sind, bei den Eierstocksgeschwülsten aber nicht.

Eine Ausnahmestellung nimmt in dieser Frage das Teratom ein. In Übereinstimmung mit früheren Befunden, an verschiedenen Fällen, welche alle auf eine besondere Umstellung der inkretorischen Leistung des Körpers hinweisen (besonders hochgradige prägravide Schleimhautveränderungen, Ausbleiben der Periode, Deciduabildung im Endometrium und im Eierstock) haben wir bei einem 19jährigen Mädchen (Pr.-Nr. 1048/1928), das seit dem 12. Jahr überhaupt, seit dem 16. Jahr regelmäßig menstruiert war und seit 1 Jahr eine langsam wachsende Geschwulst bemerkt hatte bei Gewichtszunahme um 15 kg, deutliche Striae an den Oberschenkeln und längs des Hüftbeinkammes (Fettansatz), aber keine an den Bauchdecken gefunden. Es war links ein fast faustgroßes, rechts ein überfaustgroßes Teratom vorhanden. Ähnliche Bilder kenne ich aber auch aus den Entwicklungsjahren ohne Dermoid. Eine Dehnung der Bauchdecken durch die beiden Geschwülste war sicher nicht als Ursache der Striae in Betracht zu ziehen.

Einige Besonderheiten wären noch bei gleichzeitiger Schwangerschaft zu erwähnen. Wachsen Geschwulst und Gebärmutter nebeneinander, so sind sie zunächst durch eine deutliche Furche voneinander getrennt. Nach und nach können sie sich aber, wenn die Geschwulst weich und schlaff ist, so aneinander schmiegen, daß sie wie eine einheitliche Masse erscheinen (P. Müller) und daß der Arzt an Hydramnion oder an Zwillinge denkt. Eine Röntgenuntersuchung wird wenigstens letztere ausschließen lassen.

Es ist sicherlich eigenartig, daß die ganz großen und ganz schlaffen einkammerigen cystischen Geschwülste gerade nur bei weit vorgeschrittener Schwangerschaft gesehen werden. Ich suche nun die Sache so zu erklären, daß die Schwangerschaft einen besonderen hormonalen Anreiz zur flächenhaften Vergrößerung der Geschwulstelemente setzt, daß aber die Sekretbildung mit diesem raschen Oberflächenwachstum nicht Schritt hält, sondern hinter der Wandvergrößerung zurückbleibt.

Bei weiterem Wachstum können abnorme Drehungen des einen oder auch beider Teile zustande kommen; oder es wird die Geschwulst bzw. die Gebärmutter im kleinen Becken zurückgehalten, was wieder an sich klinische Erscheinungen (Incarceration) auslöst.

Ich erinnere mich an einen etwa 30 Jahre zurückliegenden Fall, in dem wir während der Geburt an Hydramnion gedacht und uns über die Schwierigkeit des Wehennachweises, die wohl Verdacht erregen muß, weiter keine Sorgen gemacht hatten. Die Geburt selbst hat überraschender Weise gar nicht lange gedauert. Erst nach der Geburt ist die Sache klar geworden, da die erwartete große Fruchtwassermenge ausgeblieben ist und man durch die schlaffen Bauchdecken und die ganz schlaffe Geschwulst hindurch die entleerte Gebärmutter direkt fassen konnte, wobei man das Gefühl hatte, recht große Flüssigkeits-mengen verdrängen zu müssen. Der Bauchschnitt hat denn auch tatsächlich ein den ganzen Bauch ausfüllendes, außerordentlich schlaffwandiges, einkammeriges cystisches Adenofibrom ergeben, das sich ohne Eröffnung des Cystensackes glatt durch einen kleinen Schnitt entwickeln ließ.

Wachsen Geschwülste gleichzeitig in beiden Eierstöcken, so könnten sie mit dem Platz ins Gedränge kommen. Doch sind wirkliche Schwierigkeiten merkwürdig selten; gewöhnlich vertragen sie sich sehr friedlich. Man ist mitunter erstaunt darüber, wie gut sie sich dem vorhandenen Raum anpassen, ähnlich etwa wie Feldsteine in felsigem Boden unter der Ackererde.

Schrifttum.

Blau, A., Eierstockstumor von eigentümlicher Form. Festschrift für Chrobak, Bd. 1, S. 586. 1903. — *Brückner, S. M.*, Freies Band bei Ovarialcyste. Amer. J. Obstetr. **60**, 490 (1909). — *Freund, H. W.*, Wanderungsmechanismus wachsender Eierstocksgeschwülste. Slg klin. Vortr. **1890**, Nr 361/362. — *Kehrer, E.*, Riesenovarialkystome. Arch. Gynäk. **138**, 231 (1929). — *Rübsamen*, Beeinflussung des Situs der Brustorgane durch große Ovarialgeschwülste. Z. Geburtsh. **69, 70**.

Sogenannter intraligamentärer Sitz von Blastomen der Eierstöcke.

Bei der Besprechung der Stielverhältnisse habe ich bereits erwähnt, daß die Geschwulst manchmal in das Bereich des Ligamentum latum hineinentwickelt gefunden worden ist. Die Ursachen für diese Verhältnisse sind noch wenig klargestellt. H. Freund und Stratz haben Entwicklungsfehler des Eierstockes angenommen, ein besonders breites Aufsitzen desselben auf der Ligamentplatte, wodurch das Eindringen in das Ligament leichter zustande komme. Diese Annahme hatten Olshausen und A. Martin abgelehnt, teilweise auch Pfannenstiel. Letzterer war der Meinung, daß eine besonders widerstandsfähige Rinde des Eierstockes ein Hindernis abgebe für die freie Entwicklung der Geschwulst in die Bauchhöhle. Es stützt sich darauf, daß die zähen, widerstandsfähigen Pseudomucingeschwülste nur in $9,6^0/_0$, die Papillome in $50^0/_0$ intraligamentär sitzen. A. Mayer bringt aber neuerdings wesentlich kleinere Zahlen für beide ($5,6^0/_0$, bzw. $12^0/_0$) und kleinere Unterschiede, so daß diese Stütze recht schwach wird.

Pfannenstiel hat bereits bemerkt, daß die Freundsche Erklärung für Geschwülste der Marksubstanz, bzw. des Hilus verwendbar wäre; Schottlaender hat auf abgeschnürte, ins Ligamentum latum hinein verlagerte Anteile des Eierstockes hingewiesen, deren Vorkommen mir jedoch außerordentlich fraglich erscheint.

Das „retroperitoneale Ovarialkystom", das u. a. Th. Naegeli bei einer 22jährigen Kranken neben ganz normalen Eierstöcken gefunden hat und auf einen dritten Eierstock bezieht, dürfte von liegengebliebenen embryonalen Resten anderer Art abzuleiten sein, nicht vom Eierstock.

Als letzten Versuch, über diese Schwierigkeiten hinauszukommen, erwähne ich die Annahme von H. O. Neumann, daß die intraligamentären Flimmerepithelgeschwülste genetisch von Marksträngen oder Retekanälchen abzuleiten seien.

All die Annahmen eines schon primär gegebenen intraligamentären Sitzes haben sicherlich viel für sich, insofern als sie die Schwierigkeiten, die sich dem Verständnis der Sache entgegenstellen, recht glatt beseitigen. Sie gehen aber doch der Sache selbst nicht ganz auf den Grund.

Die statistischen Zusammenstellungen operativer Fälle leiden schon einmal daran, daß es sich um seit Jahren gesammeltes Material handelt, an dem sich meist viele Ärzte langsam ihre Erfahrungen geholt haben. Es ist recht bezeichnend, daß zwischen den älteren Aufstellungen und jenen von Stübler und Brandess (A. Mayer) große Unterschiede bestehen.

Ich selbst bin im Laufe der Jahre nach und nach zur Überzeugung gekommen, daß sehr oft, von manchen jüngeren Ärzten sogar mit besonderer Vorliebe intraligamentärer Sitz der Geschwülste angenommen wird, wo er gar nicht besteht; und trotz meines immer wieder betonten Bestrebens nach Klarstellung dieser Fälle werde ich — jetzt allerdings wesentlich seltener als früher — immer wieder einmal mit solchen „Befunden" überrascht. Bisher hat noch kein einziger Fall genauerer Prüfung standgehalten.

Pawlik hat vor nahezu 50 Jahren auf die schon lange bekannte Tatsache besonders hingewiesen, daß Verwachsungen der Geschwulst mit dem Bauchfell im Douglas bzw. im Becken, aber auch hoch über das Becken hinaufreichende Verwachsungen intraligamentären Sitz der Geschwulst vortäuschen können. Vollends irreführend kann der Befund sein, wenn die Verwachsungen so straff sind, daß eine Trennung überhaupt nicht gelingt und größere Abschnitte des Bauchfelles mit der Geschwulst entfernt werden müssen, die Ausschälung also extraperitoneal vorgenommen werden muß.

Auf einen Umstand möchte ich eigens hinweisen. Für den Operateur gilt es meist ohne weitere Überlegung als Beweis für intraligamentäre Entwicklung, wenn der Harnleiter ohne Peritonealüberzug sichtbar wird oder gar von der Geschwulst abgeschält werden muß. Das ist nun aber falsch. Wenn der Harnleiter an der Geschwulst hängen bleibt — manchmal kann man ihn mit der Geschwulst schleifenförmig aus der Tiefe des Beckens herausheben, wie wir dies z. B. bei einem sehr plump gebauten Papillom des Eierstockes (ohne Bösartigkeit) gesehen haben (Prot.-Nr. 78, 1928) — so beweist dies geradezu, daß das über ihm befindliche peritoneale Blatt, an dem er bekanntlich recht fest hängt, mit der Geschwulst eben erst emporgehoben worden ist. Wächst die Geschwulst tatsächlich ins Ligament hinein, so wird sie den Harnleiter in sehr verschiedener Weise verlagern können — Myome machen dies meist in der Richtung nach außen und unten — je nach der Richtung, in welcher sie wächst. Der Harnleiter wird aber stets glatt zu lösen sein. Alle Fälle von unfreiwilliger Verletzung des Harnleiters gelegentlich der Ausschälung — Krebse ausgenommen — sind durch die sog. pseudointraligamentäre, durch Verwachsungen und Schwielenbildung bedingte Lage der Geschwulst zu erklären.

Diese von mir wiederholt erhobene Feststellung und der Umstand, daß eine wirkliche intraligamentäre Entwicklung, wie sie bei Myomen wohlbekannt ist, höchstens vielleicht bei bösartigen Eierstocksgeschwülsten zu beobachten ist, läßt mich alle statistischen Zusammenstellungen des Schrifttums (über gutartige Eierstocksgeschwülste jeder Art) einigermaßen mißtrauisch betrachten. Ich bin für meine Person der festen Überzeugung, daß die Annahme nicht stimmt. Alle auch nur teilweise anscheinend intraligamentär liegenden Geschwülste, die ich in den letzten 13 Jahren überhaupt gesehen habe, waren krebsig.

Es erscheint mir übrigens ganz bemerkenswert, daß Dermoide und Fibrome auch in den älteren Zusammenstellungen nur in sehr geringem Ausmaße oder überhaupt nicht genannt werden.

Eine „Ausnahme" ist der bei Miller angeführte Fall von Bolzano (1901); dort wird die ganz unvorstellbare Annahme gebracht, daß das Dermoid sich mit samt dem Eileiter neben der Niere etwa wie ein Maulwurf retroperitoneal eingegraben habe.

Die anatomische Feststellung des intraligamentären Sitzes, die beim Myom recht einfach erscheint, ist bei den Eierstocksgeschwülsten sicher nicht leicht. In Zukunft muß aber entschieden viel kritischer vorgegangen werden als bisher.

Erst recht verwirrend ist die Annahme von Kaltenbach, die gegenwärtig auch von Beuttner vertreten wurde, daß Verwachsungen und echte intraligamentäre Entwicklung vereinigt vorkommen können. Ich meine, daß wir heute damit überhaupt nichts anfangen können.

Auch teilweise intraligamentäre Entwicklung ist bei gutartigen Geschwülsten theoretisch anerkannt worden, ähnlich wie beim Myom. Als Grenze hat man die alte Linea alba ovarii hingestellt. Meist ist sie allerdings gar nicht mehr aufzufinden, nur aus der Verschieblichkeit des Überzuges wird ihre Lage erschlossen und zweifellos oft mit Narbenstreifen verwechselt. In Wirklichkeit dürften alle Fälle — selbst bei Tubo-ovarialcysten hat man in herzlich wenig überlegter Weise davon gesprochen — nur pseudointraligamentär, oder wie es A. Martin bezeichnet, retroligamentär liegen.

Bei Krebsen mit ihrem lebhaften Wachstum scheint die Entwicklung mehr in der Richtung der besseren Ernährung, also in der Richtung den Hauptgefäßen entgegen zu liegen. Ähnlich sehen wir den Krebs auch in der Richtung neu gebildeter Gefäße in Verwachsungen vordringen und so auf andere Organe übergreifen. Diese Fälle können geradezu abenteuerliche Gestalt annehmen. Aber man kann trotz der unzweifelhaft festgestellten Lage mitten im Ligament doch auch hier nicht von intraligamentärer „Entwicklung" sprechen, sondern nur von unbegrenztem Vordringen in das Beckenbindegewebe. Meist wird sich der Vorgang so abspielen, daß die intraperitoneale Geschwulst alle Verwachsungen sowie das hintere Blatt des Ligamentum latum auf geradem Wege durchsetzt und von rückwärts her in das Beckenbindegewebe eindringt.

Rein mechanisches Vordringen unter Aufblätterung des breiten Mutterbandes, wie man sich das vielfach vorgestellt hat, dürfte überhaupt nie anzunehmen sein. Stets muß es sich um verwickelte Wachstumsvorgänge handeln, um ein aktives Einwachsen der Geschwulst. Damit ist schon der Begriff des Infiltrativen, des Bösartigen nahegelegt, dem der Körper durch ebenso aktive Abwehrarbeit, durch ein Mitwachsen der beteiligten Gewebe entgegentreten muß. Auch beim Myom der Gebärmutter dürfen wir uns nicht das Myom als das Andrängende allein und den Körper als passiv beteiligt vorstellen. Vom Myom muß örtlich ein Wachstumsreiz ausgehend gedacht werden, der sich gleichsam nach allen Richtungen hin auswirkt. Es muß der Bauchfellüberzug, es müssen die benachbarten Teile der Gebärmutterwand und des Beckenbindegewebes durch aktives Wachstum größer werden; es wird der Harnleiter nicht nur verschoben, sondern durch aktives Wachstum verlängert und sogar dickwandiger. Wir haben also ein lebendiges Geschehen vor uns bei echtem intraligamentärem Wachstum, nicht nur passive Verdrängung. Wie weit dabei noch Immunitätsverhältnisse zwischen den beidseitigen Geweben des Organismus und der Geschwulst in Betracht zu ziehen sind, muß derzeit unerörtert bleiben; ebenso die Frage, ob hormonale Beeinflussung der Umgebung durch die Geschwulst in Erwägung zu ziehen ist. Ich will nur kurz daran erinnern, daß uns bei Eierstocksgeschwülsten andere Veränderungen des Körpers nicht unbekannt sind, die durchaus an Schwangerschaftswirkungen erinnern (Pigmentbildung, Brustdrüsenwachstum, Colostrum, Hypertrichosis, Varicen usw.).

Bemerkenswerterweise fehlt aber diese Wachstumsbeeinflussung der Umgebung auch bei retroligamentärer Lage der Geschwulst nicht. Ich habe (März 1928) bei einer 68jährigen Frau mit sehr fest verwachsener, vielfach Nekrosen aufweisender, über mannskopfgroßer Pseudomucingeschwulst, die recht lange bestanden hat, die Gebärmutter über 10 cm lang, sehr weich und dickwandig gefunden. Schweitzer hat gelegentlich bei einer 51jährigen

Frau mit 5 l fassender Eierstocksgeschwulst eine Verlängerung der Gebärmutter auf 20 cm festgestellt. Es beweist also solche Verlängerung an sich durchaus nichts für intraligamentäres Wachstum. Eine so hochgradige Verlagerung der Harnblase mit entsprechender Verlängerung der Harnleiter, wie sie z. B. Schauta bei einer pseudointraligamentären Geschwulst festgestellt hat, ist bei richtigem intraligamentärem Wachstum kaum vorstellbar.

Seit Jahren fahnde ich nach einer intraligamentär liegenden gutartigen Eierstocksgeschwulst. In einem Fall hatte ich selbst die Empfindung, endlich eine teilweise intraligamentäre Eierstocksgeschwulst gefunden zu haben (871 ex 1926; 43jährige Frau, 2 Geburten, mannskopfgroße Geschwulst, handtellergroßer Abschnitt intraligamentär, bis ins Mesocolon). Die histologische Untersuchung ergab ein cystisches einkammeriges Adenocarcinom.

Wenn man bei der Operation verwachsener und wenig übersichtlicher Geschwülste grundsätzlich vorne zu operieren beginnt, etwa unter Durchschneidung des Lig. rotundum sich an die Geschwulst heranarbeitet, dann kann es kaum anders kommen, als daß man zwischen den beiden Blättern des Lig. latum ins Beckenbindegewebe gelangt und das hintere Blatt des breiten Mutterbandes mitsamt der Geschwulst ablöst. Das zeigt auch die Abb. 66 der „gynäkologischen Operationen" von K. Franz. Die genauere Untersuchung der Geschwulst läßt aber unter dem Mikroskop die Verhältnisse fast immer noch erkennen. Man könnte bei der Operation wohl von intraligamentärem Vorgehen des Arztes sprechen, nicht aber von intraligamentärem Sitz der Geschwulst.

Ganz besonders auffällig war der Befund bei einer 39jährigen Frau (1070 ex 1929), die vor 25 Jahren einen hochfieberhaften Abortus durchgemacht hatte und in den folgenden 2 Jahren noch 2mal Eierstocksentzündungen. Jetzt seit 7 Monaten ähnliche Schmerzen wie seinerzeit. Bei der Operation fand sich die Gebärmutter sehr groß, weich. Links über kindskopfgroße cystische Eierstocksgeschwulst fest verwachsen. Über die kraniale Kuppe zog im Bogen das runde Mutterband. Die Geschwulst hatte sich unter ihm weit gegen die Blase hin entwickelt und auch diese verdrängt; sie saß aber nicht im Ligament, sondern hinter und unter demselben, überall sehr fest verwachsen, „pseudointraligamentär."

Schrifttum.

Beuttner, O., Intraligamentäre Ovarialcysten. Amer. Méd. et Chir. **1** (1928). Ber. Gynäk. **15**, 107 (1929). — *Kaltenbach*, Anatomische und chirurgische Behandlung von Ovarialtumoren. Z. Geburtsh. **1876**, 547. — *Naegeli, Th.*, Retroperitoneales Ovarialkystom. Beitr. klin. Chir. **110**, H. 2 (1918). — *Neumann, H. O.*, Sammelbericht. Ber. Gynäk. **10** (1927). — *Pawlik*, Über pseudointraligamentäre Eierstocksgeschwülste. Wien 1891. — *Schauta, Fr.*, Pseudointraligamentäres Kystom der Ovarien. Z. Gynäk. **1909**, 1206. — *Schottlaender, J.*, Cystisches Fibroadenom abgeschnürter Eierstöcke. Gynäk. Rdsch. **1915**, 108. — *Schweizer, B.*, Intraligamentäres Ovarialkystom. Zbl. Gynäk. **1924**, 2092.

Verwachsungen.

Die klinisch-operative Bedeutung der pseudointraligamentären Entwicklung der Eierstocksgeschwülste ist sicherlich sehr groß. Die Fälle sind aber in ausgesprochener, zu Verwechslungen Anlaß gebender Form nicht allzu häufig. Dagegen sind andere Formen von Verwachsungen etwas recht gewöhnliches. Die angegebenen Zahlen schwanken zwischen 29% und 72%. Die verschiedensten Bauchfellabschnitte bzw. Bauchorgane können daran beteiligt sein, vom Douglas bis zum Querdarm, selbst zur Leber (A. Martin) und zur Gallenblase (H. Freund).

Über die Entstehungsursachen dürfen wir uns heute andere Vorstellungen machen wie früher. Während seinerzeit vorwiegend Reibung und Druck, dadurch bedingte Nekrose oder Abschindung des Epithels aneinander liegender Flächen betont worden ist (Pfannenstiel), was A. Mayer einigermaßen bezweifelt, da auch die normalen Bauchorgane solchen Schäden ausgesetzt sind, müssen wir uns jetzt mehr um örtlich wirkende toxische Schäden umsehen: Handelt es sich um hier weiter nicht zu besprechende einfache Follikelcysten, so werden wir meist an Überreste früherer Entzündungen denken müssen. Wichtiger sind, auch in Anbetracht des klinischen Bildes, die sog. Teercysten oder Schokoladecysten. Hier scheinen die Verwachsungen ganz besonders derb und straff zu werden. Auch Überreste von appendicitischen Entzündungen kommen nicht allzu selten in Betracht.

Bei den echten Neubildungen sind Stieldrehungen, Punktionen, einfache Blutungen nach Trauma, Rupturen, Platzen einzelner Cysten mit Austritt des Inhaltes, vor allem aber, auch ohne jede Gewaltwirkung von außen, mehr oder weniger ausgedehnte, durch Ernährungsstörungen bedingte **Wandnekrosen** verantwortlich zu machen.

In manchen Fällen mag eine besondere konstitutionelle Veranlagung, besondere Neigung zu adhäsiven Veränderungen oder zu Keloidbildung, wie wir sie von anderen Gebieten (Haut) kennen, eine eigene Rolle spielen. Wenn Pfannenstiel findet, daß Verwachsungen im jugendlichen Alter öfter vorkommen, so dürfen wohl Entzündungen (Abortus, Gonorrhöe, Appendix) dabei ihre Sonderbedeutung haben.

Die Verwachsungen sind bald straff, strangförmig, bald flächenhaft. Größere Gefäße (vorwiegend, aber durchaus nicht allein Venen) können so reichlich vorhanden sein, daß sie die von ihrem ursprünglichem Sitz ganz losgelöste Geschwulst noch ernähren, vollkommen ausreichend mit Blut versorgen können. Klinisch ist der Umstand zu beachten, daß verwachsene Geschwülste manchmal größer erscheinen als sie tatsächlich sind; einerseits täuschen Serosacysten, Serokelen eine Vergrößerung vor, andererseits kann der Füllungszustand der angewachsenen, meist hypotonischen Darmschlingen sehr wechseln und das Urteil erschweren.

In physiologischer Hinsicht beachtenswert sind die Verwachsungen mit dem Netz, dessen Rolle als Schutzorgan des Bauchfellraumes immer mehr bekannt wird (Vogt). Solche Verwachsungen sind stets längere Zeit bestehen bleibende Zeichen einer überstandenen Gefahr. Aber auch die übrigen Verwachsungen im Bereiche von Nekrosen, an denen Netz nicht beteiligt ist (vordere Bauchwand, Beckeneingang) sind wohl ebenso aufzufassen. Das ganze Bauchfell besitzt Schutzkräfte.

In technischer Hinsicht können breite, flächenhafte Verwachsungen der Geschwulst mit der vorderen Bauchwand unangenehm werden. Sind sie locker, so hängt es nur von der Orientierung ab, sich durchzuarbeiten; die Lösung ist fast immer leicht. Sind sie aber sehr fest und greifen die Schwielen tief in die Unterlage, dann kann die Lösung auch bei bester Orientierung nur scharf und manchmal nur unter Opferung von Peritonealabschnitten oder unter Zurücklassung von Teilen der Geschwulstwand durchgeführt werden. Auch im Douglas, am Mastdarm, an anderen Darmabschnitten hat der Operateur manchmal nur die Wahl zwischen diesen beiden Wegen, die natürlich beide gefährlich sind.

Schrifttum.

Freund, H., Leber- und Gallenblasenadhäsionen bei Geschwülsten der weiblichen Geschlechtsorgane. Dtsch. med. Wschr. 1898, Nr 18. — *Vogt, E.*, Abschnürung von Ovarialtumoren. Z. Geburtsh. **86**, 513 (1923).

Ascites.

Das Vorkommen von freier Flüssigkeit im Bauchraum ist den Operateuren bei Eierstocksgeschwülsten schon sehr früh aufgefallen. Ebenso ist es schon lange bekannt, daß Ascites nicht nur bei bösartigen, sondern auch bei durchaus gutartigen Geschwülsten vorkommt. Die Angaben über die Häufigkeit schwanken aber sehr. Sie bewegen sich zwischen 1% und 35%. A. Martin verzeichnet auf 569 Fälle 57%, A. Mayer auf 682 Fälle $12,1\%$, Berecz auf 422 gutartige Geschwülste $14,2\%$, auf 526 einschließlich der bösartigen (120 Fälle) $22,4\%$. Auch in der Einzelbetrachtung der Geschwülste gibt es Unstimmigkeiten. Pfannenstiel findet das Fibrom verhältnismäßig am häufigsten beteiligt, A. Martin nur einmal, H. Efler unter 9 Fällen 2mal, A. Mayer überhaupt nie. An der Spitze stehen in allen Zusammenstellungen die bösartigen Geschwülste (Lippert 38%, Wedekind 73%, Mayer $27,7\%$, Berecz $52,6\%$), und zwar in erster Linie die metastatischen Krebse (Mayer 63% gegenüber 32% beim primären Krebs); bei beidseitiger Erkrankung sogar doppelt so oft als bei einseitiger. Wahrscheinlich ist es hier die gleichzeitige Erkrankung des Bauchfells selbst an Krebsmetastasen, die zum Ascites führt. Von anderen wird dem Fremdkörperreiz Bedeutung zugesprochen (sog. Fremdkörpertuberkulose), die wir z. B. von (geplatzten) Teratomen kennen, oder nach vorausgegangener Operation, aber auch von Oxyuren (Onufrieff, Kauffmann) oder bei Echinokokken; histologisch durch Granulationsgewebe mit reichlichen Plasmazellen gekennzeichnet. An einen eigenen chemischen Reiz haben Pfannenstiel und A. Mayer gedacht (Stoffwechselprodukte der lebenden Krebszellen oder Zerfallsprodukte von abgestorbenen). Schließlich sind natürlich auch Stieldrehungen mit Nekrose, gelegentliche Infektionen der Geschwulst, besonders Tuberkulose als Ursache von Ascites bei Geschwülsten im Auge zu behalten. Selten ist Ascites bei pseudointraligamentärer Geschwulst; hier scheinen sich die toxischen Stoffe im Körper in anderer Weise auszuwirken.

Das von A. Martin erwähnte Vorkommen von Hydrothorax, selbst von Hydroperikard, von Ödemen, Anasarka möchte ich nicht als Folgeerscheinung des Ascites, und auch nicht als durch das Zwerchfell fortgeleitet (Pfannenstiel) auffassen, sondern als Folge einer allgemeinen toxischen Gefäßwandschädigung bzw. Gewebsschädigung als Teilbild einer Kachexie. Der gelegentlich beobachtete Ikterus dürfte, soweit er nicht von einer primären Gallenblasenerkrankung (Krebs) stammt, wohl auf Metastasen in Leber oder Gallenblase zu beziehen sein.

A. Mayer grenzt noch einen Scheinascites ab. Platzen einer Cyste kann (v. Winkel) zu dauernder Fistelbildung zwischen der Geschwulst und der Bauchhöhle führen, aus welcher andauernd Flüssigkeit nachtropft. Solcher Erguß kann zwar rasch wieder ausgeschieden werden, wenn das Bauchfell gesund war — in einigen Fällen ist von auffällig gesteigerter Harnausscheidung (?) berichtet worden — kann aber bei längerem Bestehen der Fistel doch schließlich auch chemisch das Bauchfell reizen und zu gesteigerter Sekretion von Flüssigkeit anregen.

Schrifttum.

Berecz, J., Bedeutung des Ascites in der Frauenheilkunde. Ber. Gynäk. **12**, 39 (1927). — Efler, H., Klinisches Verhalten der Ovarialfibrome. Inaug.-Diss. Breslau 1916. — Kauffmann, Lehrbuch der speziellen pathologischen Anatomie, S. 672, 684. 1922. — Lippert, Zur Klinik der Ovarialtumoren. Arch. Gynäk. **74**, 389 (1905). — Wedekind, H., Ovariotomien der Gießener Frauenklinik. Inaug.-Diss. Kiel 1909.

Sekundäre Veränderungen an Geschwülsten.

Auf Einzelheiten soll später eingegangen werden. Hier sei nur im allgemeinen bemerkt, daß alle Arten von Ernährungsstörungen und damit auch von Wachstumsstörungen an den Geschwülsten beobachtet werden: Blutungen, Ödem, akute und chronische Entzündungen mit ihren Folgen, als Pseudoxanthomzellenwucherung; Mastzellen, Pigmentzellen werden gefunden, Nekrose, Verkalkung. Meist sind die Störungen Folge irgendeines Zufalls, einer Stieldrehung, einer Allgemeinerkrankung, besonders einer Infektion. Zum Teile können sie aber auch mit den Wachstumsvorgängen an sich in Zusammenhang stehen, mit anatomischen Besonderheiten der Geschwülste. Die neugebildeten Gefäße der Geschwülste sind oft sehr dünnwandig; es handelt sich vielfach nur um Capillaren oder etwas stärkere Präcapillaren. Das lebhafte, fast überstürzte Wachstum — solche Geschwülste werden mitunter in wenigen Wochen unglaublich groß — kann an sich bereits teilweises Absterben einzelner Abschnitte zur Folge haben, die mehr weniger zufällig aus der Ernährung ausgeschaltet werden. Thrombosen in diesen Gefäßen auf Grund toxischer Endothelschädigung (Gifte, Infektionskrankheiten, besonders Grippe) bedingen Nekrosen und Blutungen. Fibrome neigen besonders zu ödematöser Quellung, Fettdegeneration; einfache, oft sehr ausgedehnte Nekrosen sieht man fast in jeder Pseudomucingeschwulst.

Ausscheidung von Cholesterin in den Inhalt irgendwie veränderter Cystenräume findet man nicht allzu selten; mitunter in solchen Mengen, daß das Glitzern der Krystalle mit freiem Auge sichtbar ist. Eine besondere Cholesterinämie, zu der ja bei Frauen öfter Gelegenheit besteht (z. B. Schwangerschaft, vielleicht auch prämenstruelles Stadium) mag Vorbedingung dazu sein.

Die Nekrosen können auch langsam auf dem Umweg über hyaline Umwandlung des Bindegewebes zustande kommen. Die Folge ist schließlich Ablagerung von Kalksalzen. Meist findet man nur kleinere oder größere Schollen oder Platten innerhalb der hyalinen Wand. Ausnahmsweise kann aber die ganze Wand verkalkt erscheinen, so daß die Geschwülste mit der Säge eröffnet werden muß. E. Schroeder beschreibt sogar unter dem Granulationsgewebe der Innenfläche einer einfachen Cyste (Adenofibrom) Bilder von echter Knochenbildung. Pfannenstiel hat einmal einen taubeneigroßen Kalkstein im Eierstock einer 45jährigen Frau (Gebärmutterkrebs; die Frau hatte auch ein verkalktes Fibrom der Bauchdecke) lose in einer Höhle liegend gefunden. Ähnlich Bost. Hofmeier (Handbuch S. 455, Abb. 244) bildet einen orangegroßen Ovarialstein ab, den er bei einer 39jährigen Frau entfernt hat, die erst vor wenigen Monaten geboren hatte. Diese Formen werden zum Teil als verkalkte Gelbkörper des Eierstockes aufgefaßt (vgl. Koch, Ries, Aschheim), umfangreichere als verkalkte Fibrome (s. d.). Meist sind es nur Kalkschollen, die einen Hohlraum einschließen, der gefunden wird oder mit käsigbröckliger, gelb-bräunlicher Schmiere erfüllt ist (Tuberkulose?). Sie lassen sich leicht ausschälen. Ihre Innenfläche ist mit einer krystallinisch glänzenden Schicht ausgekleidet, die äußere Fläche uneben, lederartig.

Chemisch bestehen sie aus phosphorsaurem und kohlensaurem Kalk und Magnesia.

Die Befunde erinnern durchaus an Verkalkungen der Pleura, der Dura, der Wand von tuberkulösen Abscessen und Fistelkanälen, oder an Verkalkung der oberflächlichen Schichten beim Lithokelyphos. Besonders oft werden sie in der Wand von Teratomen angegeben und in Fibromen (Kroener); hier sollen sie mitunter an osteoides Gewebe gemahnen. Ich habe aber auch in der Wand einer großen Pseudomucingeschwulst recht umfangreiche Kalkplatten gesehen.

Gelegentlich sind normal große Eierstöcke, in eine Kalkschale eingehüllt, am Boden des Douglas in Adhäsionen gebettet, gefunden worden (Kamniker).

Schrifttum.

Aschheim, Demonstr. Ovarialtumoren. Gynäk. Ges. Berlin, Nr 3. 1914. Z. Geburtsh. **78**, 497 (1915). — *Bost, T. C.*, Calcificat. int. ovary. J. amer. med. Assoc. **80**, 912. Ber. Gynäk. **1**, 361 (1923). — *Kamniker*, Versteinertes Ovarium mit Knochenbildung. Zbl. Gynäk. **1928**, 1260. Gynäk. Ges. Wien. Febr. **1928**. — *Koch*, Psammomkörper im Ovarium. Arch. Gynäk. **94**, 833 (1911). — *Ries, E.*, Steinbildung im Ovarium. Z. Geburtsh. **40**, 73 (1899). — *Schroeder, H.*, Späteres Schicksal der Implantation von Tumorresten nach Ovariotomie. Z. Geburtsh. **54**, 19 (1905).

Der Eierstocksrest in der Geschwulst.

Das Verhalten des Mutterbodens zur Geschwulst wird immer noch viel zu wenig beachtet und geprüft. Gerade operationstechnische, also durchaus praktische Belange sind es, die mit Rücksicht auf die große Bedeutung dieses Mutterbodens für die Frauen dringend erfordern, daß jeder operierende Arzt sich in jedem einzelnen Falle, mindestens vor und innerhalb der Zeit der Geschlechtsreife ausnahmslos die Frage vorlegt, wie der Mutterboden beschaffen ist. Viele Operateure denken heute noch gar nicht daran, daß es Geschwülste gibt, die etwa wie Fremdkörper im Gewebe des Eierstockes liegen und leicht mit einfacher Ausschälung zu entfernen sind; auch richtige Geschwülste; von einfachen Cysten gar nicht zu sprechen.

Nicht nur die Cysten, auch die Teratome und die Mehrzahl der Fibrome, viele Adenofibrome wachsen von einem Mittelpunkt aus, sozusagen aus sich selbst heraus und zerren nur das umgebende Eierstocksgewebe in Form eines teilweisen Mantelüberzuges mit. Nach Ausschälung der uneröffneten Geschwulst liegt oft der ganze Hilus wie aufgeblättert zutage. Da alle Gefäße durch den Hilus eintreten, ist die Blutstillung gewöhnlich leicht. Gewöhnlich ist die Geschwulst im Eierstock etwas seitlich zur Entwicklung gekommen; dann ist die Erhaltung des übrigen Eierstockes das Mindeste, was man tun muß. Aber auch wenn die Hauptmasse des erkennbaren Eierstocksgewebes fern vom Hilus sitzt, läßt sie sich sehr wohl schonen (Menge, Zacharias).

In anderen Fällen, selbst bei Cysten von nur Hühnereigröße oder wenig mehr, hat man den Eindruck, als wäre um die dünne Cystenwand nichts mehr vom Eierstock erkennbar. Früher habe ich, wenn die einfache Punktion nicht befriedigt hat, solche Eierstöcke selbst vielfach geopfert. Seit einigen Jahren habe ich aber die Cyste im ganzen ausgeschält oder sie eröffnet und ihre dünne Auskleidung abgelöst, um den ganzen übrigen Balg wieder zu vernähen. Mit Rücksicht auf die grundsätzliche Wichtigkeit einer Erhaltung des Organes im Einzelfall wäre die weitgehendste Verbreitung dieser Forderung zu wünschen.

Selbstverständliche Erfordernis ist sofortige makroskopische Untersuchung der Geschwulst, um Bösartigkeit auszuschließen. Bei einem auch nicht bösartig erscheinenden Papillom wäre das Vorgehen gewagt. Auch bei sicheren Pseudomucingeschwülsten habe ich mich bisher noch nicht dazu entschließen können, obwohl die Gefahren dabei nicht sehr groß zu sein scheinen.

Gelegentlich finden sich allerdings Cysten — sogar epithellose; also durchaus keine Blastome — in deren Wand das noch erhaltene Eierstocksgewebe nur einen sehr kleinen Raum einnimmt. Es sieht aus, als wäre unter dem (toxischen?) Einfluß der Cyste alles andere zugrunde gegangen. Einmal konnte ich in der Wand der gut nußgroßen epithellosen Cyste auf vollständigen Reihenschnitten überhaupt kein Eierstocksgewebe mehr nachweisen. Da wird der Erhaltungsversuch natürlich wertlos sein.

Schrifttum.

Zacharias, Paul, Ovarialresektion. Zbl. Gynäk. **1905**, 1017.

Stieldrehung und ihre Gesetze.

Von Stieldrehung spricht man dann, wenn der ursprüngliche flach ausgebreitete Stiel um seine eigene Längsachse gedreht erscheint. Die von Rokitansky 1841 zum erstenmal erwähnte und 1855 an Hand von 13 Fällen genauer beschriebene Stieldrehung, die A. Wiltshire 1868 zum erstenmal bei einer Operation festgestellt hat (Sternberg), erscheint in den verschiedenen Aufstellungen als recht verschieden häufig angegeben. Spencer Wells verzeichnet sie in 2%, Olshausen in 5%, A. Martin in $5,3\%$, später in 6%, Thorton, Péan in $9,5\%$, Hofmeier in 9%, Kiolbassa (Küstner) in $7,3\%$, O. Frankl in $8,2\%$, Küstner selbst 1900 in 15%, Grotenfeld in $15,2\%$, A. Mayer in $19,5\%$, Schauta in 23% (bei Parovarialcysten in 54%), Pfannenstiel in 25%, Gelpke (Breslau) in 30%, Mickwitz (Dorpat) in 47%, Thorn in 35%, Czyczewicz in 50%, H. Freund in $76,5\%$. Diese großen Unterschiede dürften nicht nur in Unterschieden im Material, sondern wohl auch in verschiedener Auffassung begründet sein. Stellt man sich auf den Standpunkt, daß leichte Drehungen ohne Folgeerscheinungen nicht hierher zu rechnen sind, sondern nur Fälle mit Kreislaufstörung und klinischen Erscheinungen, dann dürften die kleineren Zahlen das richtige Bild geben. In der Art hat u. a. Malcolm Storer 1896 schätzungsweise $25-35\%$ einfache Drehungen und $8-11\%$ ausgesprochene Stieldrehungen angenommen. Es ist aber auch behauptet worden — soweit sich das eben an Hand des später erhobenen Operationsbefundes behaupten läßt — daß schon leichte Drehung (nach A. Martin genügt dazu $1/3$ Umdrehung) schwere Ernährungsstörungen der Geschwulst zur Folge haben, andererseits auch eine ganze Umdrehung ohne Spuren vorübergehen kann. Die Befunde bei der Operation sind überdies von einem anderen Gesichtspunkt aus nicht ganz zuverlässig, wie das bereits A. Martin betont hat. Einerseits kann während des Vorziehens der Geschwulst eine Drehung bzw. Rückdrehung zustande kommen, ohne daß dies bemerkt wird; andererseits hat man gelegentlich den zwingenden Eindruck, daß Stieldrehungen mit typischen klinischen Symptomen wieder vollkommen zurückgehen. Die Erscheinungen klingen ab, bei der Operation findet man eine freie, an normalem Stiel hängende Geschwulst. Olshausen hat sogar an der Geschwulst in einem solchen Falle sämtliche Zeichen der Stieldrehung gefunden: Verfärbung, Brüchigkeit der Wand, Gefäßthrombosen, blutigen Inhalt, Verwachsungen; nur die Stieldrehung selbst hat gefehlt. Er hat den Fall als spontane Rückdrehung bezeichnet. Grotenfeld verfügt (1911) über 7 ähnliche Fälle aus dem Schrifttum und 6 neue Beobachtungen. Ich selbst kenne Einzelfälle dieser Art. Die Sache läßt sich nicht bestreiten, namentlich wenn auch das ganze Krankheitsbild dazu paßt; obwohl zuzugeben ist, daß Nekrose und Gefäßthrombosen

innerhalb der Geschwulst auch andere Ursachen haben könnten. Jedenfalls können beide
Ereignisse zur Verschleierung über die Häufigkeit der Stieldrehung beitragen. Vermeiden
können wir nur den einen Irrtum dadurch, daß wir bei der Operation grundsätzlich schon
vor Eröffnung der Geschwulst feststellen, ob eine Drehung vorhanden ist. Bei vaginaler
Operation wird manche Stieldrehung ganz übersehen werden.

Die gelegentliche Angabe, daß Frauen mit zahlreichen Drehungen besonders spät
zum Arzt kommen, erst wenn sehr drängende Beschwerden sie dazu zwingen, hat bereits
A. Martin abgelehnt.

Martin hat die typische Stieldrehung als eine weitere Entwicklungsstufe der physio-
logischen Wanderung aufgefaßt. Ich glaube, daß wir heute Unterschiede festhalten müssen.
Jede wirkliche Drehung erfolgt ganz unabhängig von dieser Wanderung und hat ihre eigenen
Ursachen.

Früher hat man gelehrt, daß die Drehung ganz regellos erfolge. Erst der Chirurg
Küstner hat 1887 gezeigt, daß die linksseitigen Geschwülste sich meist in rechtsgedrehter
Spirale bewegen, die rechtsseitigen in linksgedrehter. Er selbst hat das unter 14 Fällen
11mal feststellen können; die entgegengesetzte Drehung nur einmal sicher. An diese Veröffentlichung hat sich eine kleine Auseinandersetzung angeschlossen (Ahlfeld, Mandelstamm, Latzko, Cario, Thorn u. a.). Schauta findet die Regel unter 70 Fällen
60mal bestätigt, Grotenfeldt will sie gar nicht anerkennen; Kiolbassa findet das Verhältnis der typischen zu den atypischen Fällen $17 : 7 = 70,8 \%$. Ich glaube, daß dieser
ungefähre Durchschnitt festgehalten werden kann, daß aber die bloße Erörterung des
Zahlenverhältnisses uns nicht weiter bringen wird.

Auf die Verwirrung im Gebrauch der Begriffe: Rechts- und Linksspirale brauche ich nur kurz einzugehen. Man hat die gedrehte Schnur verglichen mit einer Schraube oder mit einer Wendeltreppe. Die
gewöhnliche Schraube oder der Pfropfenzieher wird allgemein als rechtsgedreht bezeichnet; die Wendeltreppe nennen Küstner, Schauta rechtsgedreht, wenn der Pfeiler beim Aufsteigen rechts ist (was der
Schraube nicht entspricht), während Pfannenstiel sie linksgedreht genannt hat. Um weitere Irrungen
zu vermeiden, wird man sich am besten an die rechts gedrehte Schraube halten und den Vergleich mit der
Wendeltreppe ausschalten.

A. Martin spricht von Rechtsdrehung, wenn die linke Kante der Geschwulst über die Symphyse
nach rechts gerückt erscheint. Das entspricht der Schraube. Für den Operateur ist es vielleicht einfacher
sich die Sache so zu merken: Muß er zum Aufdrehen des Stieles die Geschwulst nach der linken Seite der
Frau drehen, dann war der Stiel rechtsgedreht; und umgekehrt.

Früher hat man der Sache gewisse Bedeutung beigemessen, weil man gehofft hat,
auf diesem Wege die Ursachen der Stieldrehung aufzuklären. Inzwischen ist aber die Aufklärung auf anderem Wege möglich gewesen. Die bisherigen zahlenmäßigen Feststellungen
verlieren dadurch an Wert. In Zukunft werden diese Verhältnisse nur insoweit Beachtung
verdienen, als unter Umständen die Frage zu beantworten ist, ob eine besondere Drehbewegung der Frau im gegebenen Fall mit der Richtung der Drehung der Geschwulst
in Einklang zu bringen ist oder nicht. Ein sicheres Urteil wird sich aber selbst bei eingehendster Kenntnis des ganzen Falles nicht immer aussprechen lassen. Rechter und linker
Eierstock dürften gleich oft beteiligt sein (A. Mayer).

Begünstigt wird die Stieldrehung durch einen sehr langen Stiel; doch ist ein solcher
nicht Bedingung. Gar nicht selten sind kurze und ursprünglich recht breite Stiele ganz
gehörig gedreht. Ja gelegentlich war mit der Eierstocksgeschwulst ebenso wie man das bei

gestielten Myomen sehen kann, auch der Körper der Gebärmutter und selbst der Halsabschnitt mehr oder weniger mit verdreht, akut gestaut.

Daß Ascites begünstigend wirke, haben Olshausen, Thorn u. a. angenommen. A. Martin findet aber Ascites nur 7mal unter 46 Fällen; A. Mayer gar nur in 3,8% der Fälle (sonst in 12%). Und selbst da sei es möglich, daß der Ascites erst Folge der Drehung sei.

Verwachsungen hat man seit Rokitansky als die Drehung erschwerende Umstände angesehen. Es dürfte wohl richtig sein, wenn auch in seltenen Fällen Stränge mitgedreht werden können (O. Frankl, Grotenfeldt).

Tiefe Lage der Geschwulst im kleinen Becken scheint gegen Drehung einen gewissen Schutz zu gewähren. Grotenfeldt hat errechnet, daß nur $1/4$ der gedrehten Geschwülste im kleinen Becken gelegen war, während im ganzen die Zahlen sonst fast gleichmäßig verteilt sind.

Die meisten Beobachter finden mittelgroße Geschwülste am häufigsten gedreht; dann kommen die großen, zuletzt die kleinen, auf welche sich offenbar alle eine Drehung auslösenden Bewegungen weniger gut mitteilen. Doch ist es zur Genüge oft sichergestellt, daß sogar normal große Eierstöcke, ja auch kleine Eileiteranschwellungen allein für sich gedreht und sogar abgedreht werden können (schon durch Rokitansky erwiesen).

Vom histologischen Aufbau der Geschwulst soll es bis zu einem gewissen Grade abhängen, ob es zur Stieldrehung kommt oder nicht. Es wird wenigstens übereinstimmend berichtet, daß bösartige Geschwülste recht selten gedreht sind. Einerseits mag schon der Bewegungsdrang solcher Frauen eingeschränkt sein; andererseits sind Verwachsungen und selbst Durchwachsungen der Nachbarschaft verhältnismäßig früh da. Zufälligkeiten spielen allerdings gelegentlich mit. Eine Zusammenstellung von A. Mayer ergibt in abgerundeten Zahlen:

Kystoma serosum simplex . . . 18,6—35,0%
Kystadenoma multiloculare . . . 17,5—23,5%
Dermoide . . . . 14,0—18,0%
Sarkome . . . . 0,0—13,6%
Fibrome . . . . 13,0—30,0%
Carcinome . . . . 3,8— 6,2%.

Minderzahlen ergeben nur die Sarkome und Krebse; die übrigen lassen auffallende Unterschiede nicht erkennen.

Es ist erwähnenswert, daß die Fibrome, aus drei größeren Anstalten entnommen, auf 81 Fälle 20 = 24,6% Stieldrehungen ergeben. Im übrigen sind jedoch die cystischen Geschwülste bei den Stieldrehungen weitaus überwiegend. Einkammerige Geschwülste sind öfter gezählt worden als mehrkammerige. Auf Krebse entfallen nur 3,8—6,2%.

Auch diese Zahl ist nicht unwichtig. Gelegentlich ist es schon vorgekommen, daß über der vorhandenen Stieldrehung der Krebs nicht rechtzeitig erkannt worden ist und die nicht radikal operierte Frau an Rezidiv zugrunde gegangen ist (L. L. Schwartz); was allerdings bei der bekannt schlechten Prognose der Eierstockskrebse noch nicht allzuviel zu sagen hat.

Sog. intraligamentärer bzw. pseudointraligamentärer Sitz schützt ebenfalls in hohem Maße vor Stieldrehung. Wenn eine solche überhaupt zustande kommt (Stübler und Brandess sprechen von 1,5%, während sie im ganzen 5,6%, einschließlich der Krebse sogar 6,1 % verzeichnen), so ist das nur so zu verstehen, daß nur ein kleiner Teil der Geschwulst verankert ist und dieser Abschnitt in den Stiel miteinbezogen wird. Selbst die Gebärmutter kann mit als Stiel in Anspruch genommen werden (nach A. Mayer in 3 %), besonders in der Schwangerschaft, wo die Auflockerung ihrerseits begünstigend wirkt. Fälle dieser Art sind von Löhlein, Jakobsen, Wilson, Frommel, B. S. Schultze, Wertheim u. a. berichtet worden. In allen Fällen war die Gebärmutter stark in die Länge gezogen.

Was die Verteilung der Stieldrehungen auf die verschiedenen Lebensalter anlangt, kann man sagen, daß kein Alter ganz verschont ist. Bei Neugeborenen haben v. Franqué, P. Gaifami (beidseitige Stieldrehung), H. O. Neumann Beobachtungen niedergelegt. Mehrere Fälle von völliger Abdrehung des Eierstockes sind bei Neugeborenen beschrieben; und mancher von den Fällen, in welchen im späteren Leben auf einer Seite (ausnahmsweise vielleicht sogar auf beiden Seiten) kein Eierstock und nur ein Stummel von Eileiter gefunden worden ist, dürfte auf solche sehr frühzeitige Stieldrehung mit völligem Schwund der nekrotischen Teile zurückzuführen sein (vgl. Kermauner 1924). Am häufigsten findet man Stieldrehung im mittleren Alter (Durchschnitt nach A. Mayer, 39,8 Jahre); also nicht in der besten Fortpflanzungszeit. Ob sich hinter dieser Zahl die Einwirkung des Berufes allein oder ein gewisser Bewegungsdrang der präklimakterischen Jahre (Entfettungskuren, Tanzen, Mehrarbeit der Mütter usw.) verbirgt, sei dahingestellt.

Sichergestellt ist es, daß die Neigung zu Stieldrehungen bei Frauen ansteigt, die geboren haben (Mehrarbeit der Mutter). Grotenfeldt findet sogar ein Ansteigen fast parallel mit der Zahl der Schwangerschaften.

Das Wochenbett hat man früher sehr gefürchtet. Nach den Darlegungen Grotenfeldts und A. Mayers scheint diese Befürchtung nicht berechtigt zu sein. Es ist dies auch verständlich, da Wöchnerinnen sich im allgemeinen eher ruhig verhalten und dadurch die in der Schlaffheit der Bauchdecken sowie des Stieles gegebene Begünstigung reichlich wett machen. Insbesondere rasche, betonte Bewegungen dürften meist ganz entfallen.

Auch die Gefahren der Schwangerschaft sind anscheinend überschätzt worden. Martin hat zwar unter 45 Fällen 8 während der Schwangerschaft beobachtet, A. Mayer bei 12 Fällen von Cyste und Schwangerschaft 4 Stieldrehungen; aber er glaubt selbst an zufällige Häufung, vielleicht dadurch bedingt, daß auch ältere Stieldrehungen mit unterlaufen waren. Aus der 2000 Fälle umfassenden Zusammenstellung Grotenfeldts geht jedenfalls hervor, daß Drehungen in der Schwangerschaft erheblich seltener sind als außerhalb derselben. Verkürzung des Stieles infolge fortschreitender Entfaltung der Ligamente (Engström), Raumbeschränkung, schließlich auch das ruhigere Verhalten der Frauen mag daran teilhaben. Nach Wiedmann waren 78 % der während der Schwangerschaft erfolgten Stieldrehungen in der ersten Hälfte entstanden. Bei N. Rizzacasa sind Cysten beider Eierstöcke gleichzeitig stielgedreht gefunden worden. F. Heimann hat gleiches gesehen im 3. Monat der Schwangerschaft; Geburt am erwarteten Zeitpunkt, gesundes Kind.

Als Besonderheiten seien Fälle erwähnt, in welchen eine kleine Cyste zusammen mit ampullärer Eileiterschwangerschaft stielgedreht war (A. Martin); gelegentlich ist auch über Ruptur der Eileiterschwangerschaft infolge der Stieldrehung einer Eierstocksgeschwulst berichtet worden (faustgroße Pseudomucingeschwulst, G. H. Schneider).

Vorhandensein mehrerer Geschwülste scheint eine Stieldrehung zu erschweren; so z. B. gleichzeitiges Myom der Gebärmutter; doch ist dabei sogar Achsendrehung der Gebärmutter gesehen worden. Von beidseitigen Eierstocksgeschwülsten mit Stieldrehung sind Grotenfeldt überhaupt nur 15 Beobachtungen bekannt gewesen.

Ist die Geschwulst mit dem Darm verwachsen gewesen, so war dieser unter Umständen mitgedreht worden, es ist zum Ileus gekommen; 12 Fälle der Art werden berichtet (Hochenegg, Kroemer; Pawlowsky mit Volvulus der Flexur).

Als bemerkenswerter Einzelbefund sei ein Fall von Geller erwähnt: Bei melonengroßer Dermoidcyste einer 27jährigen Frau, die vor 1 Jahr geboren und bereits 4 „Appendicitisanfälle" durchgemacht

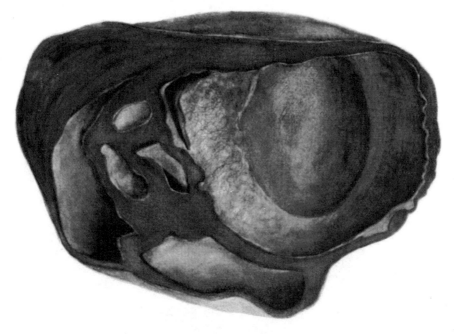

Abb. 23. Durchblutung der Wand eines Ovarialkystoms bei Stieldrehung.

hatte, war der Eileiter 25 cm lang, an der Geschwulst stielgedreht und nur noch an fadendünnem Stiel an der Geschwulst hängend. Uterinwärts von der Abdrehung eine haselnußgroße Hydrolsapinx. Epithel war an der abgedrehten Stelle nicht mehr nachweisbar.

Gelegentlich hat man Stieldrehung an einer im Bruchsack liegenden Eierstockscyste gefunden.

Der Grad der Drehung des Stieles wechselt. Von etwa 120° an bis zu 6—8maliger Drehung ist nicht allzu selten berichtet worden (B. Lohmann); aber auch 25 Drehungen hat man gesehen. Ich selbst habe mehr als $2^1/_2$ Umdrehungen nicht erlebt.

Die histologischen Bilder ergeben wenig. Höchstgradige Stauung, Durchblutung, Epithelverlust, so daß eine genauere histologische Bestimmung der Geschwulst mitunter unmöglich wird; hyaline Umwandlung des Bindegewebes und schließlich Nekrose, Kalkablagerung sind die gewöhnlichen Befunde. Sie sind von Prochoroff und von Grotenfeldt geschildert worden. Beide weisen noch darauf hin, daß man aus den Veränderungen der roten Blutkörper Anhaltspunkte gewinnen kann für ungefähre Angaben über den Zeitpunkt der Drehung.

Die anatomischen Folgen der Stieldrehung hängen davon ab, wieweit der Kreislauf tatsächlich gedrosselt wird. Die einfache Stauung, die kaum klinische Erscheinungen zu machen braucht, Durchblutung der Wand (Abb. 23, 24, 25), und die völlige Durchblutung der ganzen Geschwulst mit plötzlicher Größenzunahme und lebhaftesten Beschwerden sind etwa die Pole der ersten Stunden; weiter kommt es zu Nekrose, Brüchigkeit, Zerreißung der Wand, Blutung in die Bauchhöhle; durch hämatogene oder von der Nachbarschaft übergreifende Infektion zu Vereiterung (1,5%, A. Mayer), Verjauchung, Gangrän, Bauchfellentzündung. Auch bei fehlender Infektion findet sich freie Flüssigkeit in der Bauchhöhle (Mayer nur 4,5%); sie wird als Folge aseptischer Entzündung gedeutet.

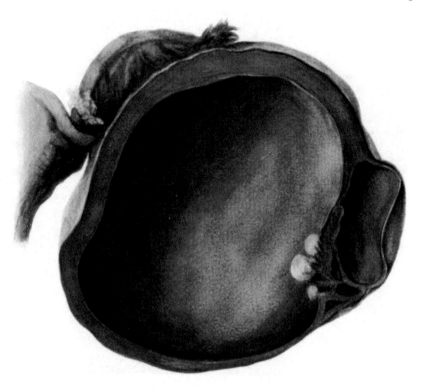

Abb. 24. Durchblutung der Wand einer Ovarialcyste bei Stieldrehung.

Wiederholt hat man durch Einspritzung von Cysteninhalt bei Kaninchen aseptische Bauchfellentzündungen erzeugen können.

Von der erwähnten völligen Abtrennung des Stieles hat G. Stalling 1905 bereits 60 Fälle zusammengestellt; weitere berichten u. a. Vogt, Ogórek, Steinmann, Graff. Die Häufigkeit solcher Fälle schätzt Grotenfeldt auf 1,2%, Vogt auf 2,8% aller Stieldrehungen. Meist waren die so aufgefundenen Geschwülste Teratome, wobei der Umstand mit in Betracht kommen mag, daß Dermoidinhalt nicht so gut resorbierbar ist, während andere Geschwülste vollkommen verschwinden können. Häufiger als das völlige Verschwinden ist jedoch ein neuerliches Anwachsen der Geschwulst an anderer Stelle, wo sie besonders vom Netz aus, aber auch vom Bauchfell aus mit Gefäßen versorgt wird und weiter wächst. Vogt erwähnt sogar nachträgliche (?) Krebsentwicklung in solcher verlagerten Geschwulst. Fehlt die ausreichende Ernährung, so kommt es unter langsamer Verkleinerung zu Nekrose und zur Verkalkung (s. oben).

In einem von Moreau und Bogaert beschriebenen Fall, in dem seit 16 Jahren drei Anfälle abgelaufen waren, fand sich der linke Eierstock abgedreht, auf dem Darmbein hängend, mit dem Netz verbunden, und dieser neue Netzstiel neuerdings gedreht. In der schokoladefarbenen Geschwulst Follikel und Gelbkörper; Ovulation hatte also noch fortbestanden.

Pop beschreibt eine bis über die Symphyse reichende, locker verwachsene, ganz durchblutete Cyste, deren vom Pol des Eierstockes abgehender Stiel nicht gedreht, aber so scharf durch die Nekrose abgesetzt war, daß er bei leichtem Anziehen glatt durchgerissen ist. Er glaubt unter Hinweis auf einige wenige ähnliche Fälle des Schrifttums (Steinmann, Guicciardi), daß einfache scharfe Abknickung im Stiel Nekrose und Spontanabtrennung bewirkt. Mir kommt jedoch die Annahme, daß eine bis zur Nekrose führende Stieldrehung vorausgegangen und wieder rückgängig geworden ist, und die Verwachsungen erst nachträglich entstanden sind, wahrscheinlicher vor.

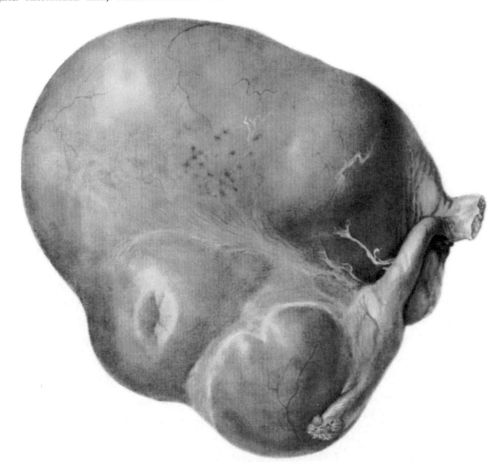

Abb. 25. Stieldrehung bei Pseudomucinblastom mit geringen Veränderungen.

Die Ursachen der Stieldrehung sind sehr viel erörtert worden. Früher hatte die Annahme, daß Wachstumsvorgänge von Bedeutung seien, recht viel Anklang. Heute ist sie verlassen; ebensowohl auch die Ansicht, daß Füllungszustände der Nachbarorgane darauf Einfluß haben (besonders die Entleerung der Gebärmutter während der Geburt). Der Hinweis auf zeitweise vermehrte Blutfülle (etwa während der Periode, Thornton) hat nicht befriedigt. Die hämodynamische Theorie von Payr findet zwar auch heute noch für die Eierstocksgeschwülste gelegentlich ihre Vertreter; doch haben bereits Grotenfeldt und Lötthauer sie mit Rücksicht auf die Größe der Geschwülste abgelehnt. O. Frankl hat allerdings dem arteriellen Druck besondere Bedeutung beigemessen. Ich glaube aber, daß alle diese Erklärungen, die auf innere Ursachen zurückgehen, allzu wenig innere Wahrscheinlichkeit besitzen.

Dagegen sind äußere Einwirkungen immer schon im Vordergrund der Besprechungen gestanden. Die einfache Beobachtung, daß beim Abtasten, bei der Untersuchung der Geschwulst, namentlich bei Untersuchungen in Narkose Stieldrehungen zustande kommen können, war ein wertvoller Hinweis. Und die so häufige Angabe, daß Springen, Heben einer Last, Strecken des Körpers, Turnübungen, Tanzen, Mähen, rasches Umdrehen im Bett, Pressen zum Stuhl das ganze stürmische Krankheitsbild ausgelöst haben — es gibt kaum einen Fall, in welchem nicht bei genauerem Fragen ähnliches zu finden wäre — muß uns wohl auf mechanische Ursachen hinweisen. Auch die Beobachtung, daß bei Handarbeiterinnen Stieldrehungen viel öfter vorkommen als bei sitzenden Berufen (Grotenfeldt), so daß man die Stieldrehung schon als Berufskrankheit hingestellt hat, ist hier ebenso wertvoll, wie die Angabe (Zikmund), daß 1913 nur 13% der beobachteten Eierstocksgeschwülste stielgedreht waren, 1916 dagegen 25%. Das ist wohl nur im Sinne äußerer Einwirkungen zu verstehen.

Die mechanischen Bedingungen dazu: Beharrungsvermögen fester und flüssiger rotierender Körper einerseits, und betonte einmalige oder wiederholte, jeweils rasch gebremste ruckartig aufhörende Drehbewegungen des Körpers andererseits, hat Sellheim in entscheidender Weise aufgeklärt. Gerade das ruckartige Aufhören ist wichtig, weil sich nur dann eine ausgesprochene Weiterbewegung der beweglichen Gebilde innerhalb des Körpers ergeben kann (Sellheim, Schaetz).

Durch einen sehr einfachen physikalischen Versuch hat Sellheim die Verhältnisse klar zur Anschauung gebracht. Zwei Hühnereier werden auf Tellern in drehende Bewegung versetzt; ein hartgesottenes und ein rohes. Berührt man sie während der Drehung einen Augenblick mit dem Finger, um sie zum Stehen zu bringen, so wird das gekochte Ei tatsächlich zur Ruhe kommen, während das rohe sich neuerdings zu drehen beginnt, weil der flüssige Inhalt die Drehung infolge des Beharrungsvermögens fortsetzt und dieselbe auf die wieder freigewordene Schale neuerdings überträgt.

Ich glaube trotz der von Pulvermacher vorgebrachten Bedenken, daß die Erklärung durchaus erschöpfend ist, und daß wir es nicht nötig haben, an andere Bedingungen zu denken. Die Klinik wird jeden einzelnen Fall daraufhin prüfen müssen, wird dazu allerdings die Einzelheiten der Vorgeschichte viel eingehender erfassen müssen, als dies bisher geschehen ist. Einige bestätigende Beobachtungen (von Sellheim selbst u. a.) sind bereits mitgeteilt worden. Einen eigenen Fall möchte ich kurz anführen.

1926/994. 50 Jahre, 5 Geburten. Periode schon etwas unregelmäßig. Vor 8 Tagen hat die Frau Getreide gemäht. Dabei Rast gemacht und sich niedergesetzt. Bald darauf sehr heftige, rasch zunehmende Schmerzen, mehrmals Erbrechen. Der Zustand beruhigt sich, nur Brechreiz tagsüber. Seither häufiger Harndrang. Am 2. Tag Fieber. Bauchschnitt ergibt eine kindskopfgroße Cyste rechts, deren Stiel um 180° nach links (entsprechend der beim Mähen stärker kraftbetonten Bewegung nach links) gedreht ist.

Der Fall könnte zugleich ein Bedenken entkräften, das A. Mayer gegen die Theorie Sellheims vorbringt: daß bei Frauen, die ruhig auf dem Stuhl sitzen, eine Stieldrehung zustande kommen kann. Die Drehung ist schon vorher zustande gekommen. Erst nach einigen Minuten macht sich die Kreislaufdrosselung geltend, also erst einige Zeit, nachdem sich die Frau gesetzt hat. Das Bedenken hat übrigens Sellheim bereits selbst entkräftet (1923).

In einem anderen Fall (Anfang Dezember 1928) haben wir von der etwas verschlossenen Frau die Auskunft erhalten, daß sie um 10 Uhr abends zu Bett gegangen sei; um 11 Uhr hätten plötzlich die Schmerzen eingesetzt, die sie nachher die ganze Nacht nicht schlafen ließen. Was in dieser einen Stunde geschehen, war nicht herauszubringen. Ich zweifle aber gar nicht daran, daß irgendeine rasche Bewegung, vielleicht auch nichts anderes als ein rasches Sichherumwerfen im Bett zur Drehung der straußeneigroßen

Geschwulst geführt hat. Die Geschwulst war vier Tage später stark durchblutet, aber noch ohne Verwachsungen.

Die sog. Küstersche Regel erscheint jetzt überflüssig; sie wird nur insofern in Betracht kommen, als man sagen kann, daß Drehungen im Sinne derselben immerhin auffallend häufig vorkommen. Ich denke dabei an die dem Menschen angeborene Neigung zu diagonalen Bewegungen (bei Laufen, Springen; beim Boxen, Stoß mit linker Faust nach rechts und mit rechter nach links), die auch bei den Gangarten der Tiere auffallen (Thun-Hohenstein). Gegenteilige Beobachtungen sind immer leicht aufzuklären.

Bei einer 38jährigen Büglerin (25. Mai 1928) war eine rechtsseitige Geschwulst nach rechts gedreht. Erkrankung mitten in der Arbeit. Die Frau ist mit der rechten Hand, die das Eisen geführt hat, langsam nach links gefahren, und dann, das Eisen hebend, also stärker belastet, rasch und im Schwunge nach rechts. Diese stärker betonte Bewegung hat sich auf die Eierstocksgeschwulst übertragen und in deren flüssigem Inhalt weitergewirkt.

Schrifttum.

Cario, R., Mechanische Ursachen der Stieldrehung von Ovarialtumoren. Zbl. Gynäk. 1891, 347. — *Frommel*, Achsendrehung des Uterus durch Geschwülste. Zbl. Gynäk. 1898, 577. — *Gaifami, P.*, 3 Fälle cystischer Ovarien bei Neugeborenen. Ref. Zbl. Gynäk. 1920, 1037. — *Geller*, Tubendrehung. Mschr. Geburtsh. 54, 328 (1922). — *Grotenfeldt, Carl*, Stieldrehung bei Ovarialtumoren. Mitteilung der Klinik Engström. Berlin: S. Karger 1911. — *Heimann, Fritz*, Wert der Strahlentherapie in der Gynäkologie. Med. Klin. 1930, 1535. — *Hochenegg*, Ileus durch torquierte Ovarialcyste. Wien. klin. Wschr. 1888, 29. *Kermauner, Fr.*, Fehlbildungen der weiblichen Geschlechtsorgane. Handbuch Biologie und Pathologie des Weibes von Halban-Seitz, Bd. 3. — *Kiolbassa*, Stielgedrehte Ovarialtumoren. Inaug.-Diss. Breslau 1918. Ref. Zbl. Gynäk. 1920, 1036. — *Kroemer*, Stieltorsion. Z. Geburtsh. 68, 161 (1911). — *Küstner, O.* Das Gesetzmäßige in der Torsionsspirale torquierter Ovarialtumorstiele. Zbl. Gynäk. 1891, Nr 11, 209. — *Latzko*, Zur Frage des sog. Küstnerschen Zeichens. Zbl. Gynäk. 1892, 937; 1985, 1089. — *Lochlein, H.*, Achsendrehung des Uterus. Dtsch. med. Wschr. 1897, 243. — *Lohmann, B.*, Sechsmalige Stieltorsion eines Ovarialkystoms. Inaug.-Diss. Greifswald 1891. — *Mandelstamm, J.*, Diagnostischer Wert des sog. Küstnerschen Zeichens. Zbl. Gynäk. 1893, 1085. — *Moreau, J. u. L. von Bogaert*, Abgedrehtes cystisches Ovarium. Ber. Gynäk. 4, 72 (1924). — *Neumann, H. O.*, Histologische und experimentelle Untersuchungen zur Frage der Schwangerschaftsreaktion der Neugeborenengonaden. Z. Geburtsh. 99, 100 (1931). — *Pawlowsky*, Présse méd. argent., Nov. 1923. Ref. Wien. med. Wschr. 1924, 1382. — *Payr, E.*, Ursachen der Stieldrehung intraperitoneal gelegener Organe. Arch. klin. Chir. 68, 501 (1902). — *Pop, Alex.*, Spontantrennung im Douglas fixierter Ovarialcysten. Zbl. Gynäk. 1923, 236. — *Prochoroff*, Pathologisch-anatom. Veränderungen der Ovarialcystenwand durch Stieltorsion. Mschr. Geburtsh. 5 (1897). Erg.-H., 122 (1897). — *Pulvermacher, D.*, Schlußbemerkung zu Sellheims Erklärung der Achsendrehung. Zbl. Gynäk. 1923, 699. — *Rizzacasa, N.*, Stieltorsion einer Ovarialcyste als Schwangerschaftskomplikation. Ref. Ber. Gynäk. 8, 666 (1925). — *Schaetz*, Erklärung der Achsendrehung innerer Organe. Münch. med. Wschr. 1922, 1512. — *Schneider, G. A.*, Ursachen des Platzens der Bauchhöhlenschwangerschaft. Mschr. Geburtsh. 77, 326 (1927). — *Schwartz, L. L.*, Stielgedrehtes Ovarialcarcinom. Amer. J. Obstetr. 9, 375 (1925). Ber. Gynäk. 8, 412. — *Sellheim, H.*, Erklärung der Achsendrehung innerer Organe. Münch. med. Wschr. 1922, 1237. — Erklärung der Achsendrehung von Eierstockscysten. Zbl. Gynäk. 1922, 1231. — Pulvermacher und meine Erklärung der Achsendrehung. Zbl. Gynäk. 1922, 1986. Arch. Gynäk. 118, 296 (1923). — Stieldrehung durch Beharren in der Drehbewegung. Mschr. Geburtsh. 61, 36 (1923). — *Stalling, G.*, Völlige Lostrennung von Ovarien und Tuben aus ihrer normalen Verbindung. Inaug.-Diss. Halle 1905. — *Steinmann*, Zur Lostrennung von Ovarialcysten. Z. Geburtsh. 75, 344 (1914). — *Tenckhoff, B.*, Stieldrehung innerer Organe. Dtsch. Z. Chir. 178, 224 (1923). — Von den Stieldrehungen. Zbl. Gynäk. 1925, 2823. — *Thorn*, Achsendrehung der Ovarialtumoren. Z. dtsch. gynäk. Ges. 1894, 193. — *Vogt, E.*, Abschnürung von Ovarialtumoren. Z. Geburtsh. 86, 513 (1923). — *Wertheim, E.*, Aussprache zu G. Braun, Dermoidcyste. Zbl. Gynäk. 1895, 633. — *Wilson, Th.*, Chronic axial rotation of an ovarian cyst. London obstetr. Soc. 39, 167 (1897). — *Zikmund*, Torsion gestielter Tumoren. Ref. Zbl. Gynäk. 1920, 312.

Einteilung der Eierstocksgeschwülste.

Die Lehre vom Aufbau der Geschwülste des Eierstockes steht heute noch vor soviel Rätseln wie die Geschwulstlehre überhaupt. Es war das der Hauptgrund, weshalb die älteren Darsteller dieses Gebietes einschließlich Olshausen auf anatomische Einteilungen verzichtet und rein praktische Gesichtspunkte in den Vordergrund gestellt, solide und cystische Geschwülste unterschieden haben. Nur Waldeyer hat eine histologische Einteilung vorgeschlagen. Später hat Pfannenstiel sich sehr um eine histogenetische Einteilung bemüht. Sein Versuch, die epithelialen und die ovulogenen Geschwülste als parenchymatös den stromatogenen gegenüberzustellen, und daneben noch Sondergruppen (Kombinationsgeschwülste: metastatische Krebse, Tubo-ovarialkystome, und Inklusionsgeschwülste: Nebennierenkeime, Adenoma testiculare) anzureihen, war recht bestechend. Er ist jedoch in den letzten Jahren unter der Gegenführung von v. Franqué wieder fallen gelassen worden. O. Frankl, R. Schroeder, C. Sternberg lehnen diese Einteilung ab; sie greifen wieder auf die Grundgedanken Waldeyers zurück. Da eine histogenetische Einteilung nicht möglich ist, wird eine histologische Einteilung durchzuführen versucht.

Die größten Schwierigkeiten haben stets die im Eierstock so häufigen und so verschiedenen Cystenbildungen verursacht. Aber auch beim Krebs und beim Sarkom lassen sich heute in der Beurteilung weitgehende Unsicherheiten erkennen; die Bestimmung ist im einzelnen Falle der großen Mannigfaltigkeit der Formen noch schwieriger als in anderen Organen. Verhältnismäßig einfacher scheint auf den ersten Blick die Betrachtung der gutartigen bindegewebigen Geschwülste, die überdies an Zahl sehr zurücktreten und uns anscheinend „nur" dieselben Schwierigkeiten machen wie in anderen Organen.

Das Wesen der Geschwulst bezeichnen wir mit Borst als einen Wachstumsexzeß einzelner körpereigener Zellen oder Zellgruppen, die weitgehende Selbständigkeit und Eigenmächtigkeit des Wachstums (Autonomie) aufweisen.

Der Umschreibung haftet immer noch Geheimnisvolles an; insbesondere erfordert der Begriff: „autonom" allgemeine Verständigung und Übereinstimmung in der Deutung. Immerhin ist die Umschreibung derzeit die beste.

Auf Grund dieser Bestimmung werden im Eierstock die verschiedenen einfachen Cysten ausgeschaltet. Sie haben zwar auch ein Wachstum, aber dasselbe ist zeitlich und räumlich begrenzt und fügt sich innerhalb gewisser Grenzen in das allgemeine Körperwachstum ein, gilt also nicht als autonom.

Die Klinik hat mit den Hilfsmitteln der heutigen Diagnostik nicht immer die Möglichkeit, eine reinliche Scheidung durchzuführen. Man darf es ihr daher nicht verübeln, wenn sie — bewußt und absichtlich — den Begriff Geschwulst, Tumor weiter faßt und auch Cysten und anderes so benennt. Oft versagt ja sogar die makroskopische Untersuchung des gewonnenen Präparates; erst das Mikroskop bringt (mehr oder weniger) Aufklärung. Die Forderung ist daher gut begründet, in allen Fällen, die operiert werden, das Gesamtbild durch den histologischen Befund zu ergänzen. Aber lange nicht immer wird dieser Forderung auch nur annähernd Genüge geleistet. Gerade die Eierstocksgeschwülste werden auch heute noch in dieser Hinsicht sehr schlecht behandelt. Der Ausweg aus dem Zwiespalt zwischen den Bedürfnissen der Klinik und den Begriffsbestimmungen der pathologischen Anatomie wäre übrigens nicht schwer zu finden; am einfachsten wäre es wohl, wenn letztere auf den „Tumor" im Sinne einer Neubildung verzichten und dafür die nicht mehr ganz ungewöhnliche Bezeichnung „Blastom" wählen würde.

Der Ausdruck „Tumor" ist auch geschichtlich für das, was wir unter einer „Neubildung" verstehen, nicht berechtigt. Die ursprüngliche Auffassung erscheint mir gegeben in der Zusammenfassung der Entzündungserscheinungen: tumor, rubor, calor, dolor. Es ist jede Anschwellung damit gemeint gewesen. Auch heute noch verstehen die Ärzte diesen Begriff so (vgl. Adnextumor).

Unter Hinweis auf Pfannenstiels Einteilung der Geschwülste in der 2. Auflage des Veitschen Handbuches möchte ich eine kurze Übersicht über die Einteilung v. Franqués geben. Das einfache Gerüst, das seltene Formen außer acht läßt, unterscheidet:

A. Epitheliale Geschwülste:
   I. Gutartiges Adenom.
     a) Cystadenoma pseudomucinosum.
     b) Cystadenoma serosum papillare.
   II. Bösartiger Krebs.
B. Bindegewebige Geschwülste:
   I. Gutartiges Fibrom, Fibromyom.
   II. Bösartiges Sarkom.
C. Geschwülste, welche Produkte mehrerer Keimblätter enthalten:
   I. Gutartiges Dermoid.
   II. Bösartiges Teratom.

A. Neumann hat neuerdings diese Einteilung durch Aufnahme der selteneren Formen ergänzt. Ich brauche hier wohl nicht näher darauf einzugehen.

Ähnlich ist die Einteilung von R. Schroeder; die Gruppenbezeichnungen wählt er etwas anders:

1. Stromatogene Gruppenbezeichnung.

2. Epitheliale Gruppenbezeichnung.

3. Teratoide Gruppenbezeichnung.

Die Grundlinien der Einteilung sind schließlich immer wieder dieselben wie bei Pfannenstiel. Diese sind überall angenommen worden. Nur seine Schlußfolgerungen in bezug auf die Histogenese sind allgemein abgelehnt worden.

Sternberg bezeichnet in seiner Einteilung die früher „stromatogen" genannten Geschwülste als „histoid". Er beschreibt in dieser Gruppe auch noch die Endotheliome, Peritheliome und Cylindrome. Außerdem sucht er die von Rindfleisch und Arnold stammenden Ausdrücke: ausgereifte und nicht ausgereifte (Zell-)formen, die in der Gynäkologie schon vorher Heimatrecht gefunden (Schottlaender und Kermauner), überall durchzuführen.

Mit diesen Bezeichnungen soll in der Histologie der Geschwülste nur so viel gesagt werden, daß man bei der Untersuchung der Zellen den Eindruck hat, daß ein großer oder doch wesentlicher Teil der Zellen einem fertigen, funktionsbereiten Gewebe des Körpers mehr (ausgereift) oder weniger (unausgereift) ähnlich ist. Er ist nur Ausdruck für das Bild, nicht für eine wirkliche Leistungsbeurteilung. Da Täuschungen über diese Grundlage möglich sind, ist die Beschreibung vielleicht nicht ganz glücklich. Insbesondere muß gesagt werden, daß sie die Bezeichnungen „gutartig" oder „bösartig" nicht ersetzen kann. Bei den ausgereiften Formen bringt Sternberg die Follikulome, die Granulosazellgeschwülste als eigene Gruppe unter. Ich halte gerade dies (neben den Krebsen, die ausgereift und unausgereift sein können), so recht für ein Beispiel dafür, daß dieser Namen zur Einteilung schlecht zu brauchen ist. Denn neben den organoiden Bau aufweisenden Granulosazellgeschwülsten gibt es auch solche, die durchaus als unausgereift zu bezeichnen sind.

Die Einteilung Sternbergs, welche in der 4. Gruppe noch die Teratoblastome nebst den sog. einseitig entwickelten Teratomen (Cholesteatom, Struma ovarii, Chorionepitheliom) umfaßt, somit alles bisher über Geschwulstbildungen des Eierstockes anatomisch Bekannte erfaßt, ist sicher sehr übersichtlich. A. Mayer hat sich ihr mit einer Einschränkung in der klinischen Darstellung angeschlossen. Strittig war die von Pfannenstiel aufgestellte Form des Kystoma serosum simplex, die nicht klar genug herausgearbeitet, viel umstritten, von Sternberg ebenso wie von R. Meyer fallen gelassen worden ist, während A. Mayer sie beibehält.

Die Haupttypen waren übrigens schon von Waldeyer scharf herausgearbeitet und sind deutlich auch bei Rokitansky und Virchow, wenn auch unter anderem Namen, zu erkennen.

Das Gemeinsame der meisten Einteilungen (bis auf die neuen Versuche von v. Franqué und R. Schroeder) ist der Umstand, daß die Autoren möglichst an den (erst seit Waldeyer, also gar nicht so lange) eingebürgerten Namen festhalten.

In scharfem Gegensatz dazu stellt sich R. Meyer, welcher mit dem in der pathologischen Anatomie schon recht gut eingewöhnten Namen Blastom die alten Bezeichnungen für die echten Geschwülste ersetzen will. Dieser Vorschlag ist bisher auf harten Widerstand gestoßen; er ist vielfach abgelehnt worden.

Selbst Sternberg macht geltend, daß die Namengebung ja nur der Verständigung zu dienen hat, und daß mit geänderter Auffassung nicht auch unbedingt alle Namen geopfert werden müßten; andernfalls stünden wir vor einem ganz fabelhaften Umbau der medizinischen Bezeichnungsweise.

Ich selbst habe bisher geschwankt. Hier möchte ich mich aber doch dafür aussprechen, die Bezeichnung Blastom zu wählen, wenn sich schon kein besserer, kein deutscher Namen findet. Sie ist schließlich ebenso leicht oder so schwer zu begreifen und zu behalten wie der Ausdruck „Kystom", welcher einer Zeit entstammt, in der das Auseinanderhalten der cystischen und der soliden Geschwülste praktisch ganz andere Wichtigkeit hatte als heute. Wenn man konservativ sein wollte, müßte man sogar zu dem seinerzeit noch viel mehr beliebten „Myxoidkystom" Rokitanskys zurückkehren, wie das übrigens P. Zweifel 1927 in seinem letzten Werk (Grundriß) tatsächlich getan hat.

Die Medizin hat in der Namengebung auch sonst nicht immer Glück gehabt. Ich nenne nur die Eklampsie. Vor mehr als 100 Jahren war der Name bei den Mutterfraisen vorgeschlagen worden von einem Manne, dem das Blitzartige, Aufleuchtende in der Krankheit als das Auffälligste vorgekommen war. Niemand hat damals den Namen ernst genommen. Mehr als 50 Jahre hat es gedauert, bis er endlich da und dort Anklang gefunden hat. Heute gilt er als selbstverständlich. Daß er uns gerade sehr viel sagt, wird niemand behaupten. Es hätte ebensoviel Sinn, den Namen bei jeder Aufklärung einer beliebigen Fehldiagnose anzuwenden.

Wenn er auch dort, wo wirklich eine Augenblicksdiagnose möglich ist, einen Sinn hat, so ist er ganz ohne Sinn dort, wo erst der Obduzent auf Grund der mikroskopischen Untersuchung der Leber zur Diagnose kommt; man müßte dann damit ausdrücken wollen, daß uns Ärzten selbst erst dann ein Licht aufleuchtet über den Fall.

Die übrige Einteilung von R. Meyer hält sich durchaus im Rahmen des bisher Angenommenen.

Verständigung ist auf dem Gebiet der pathologischen Histologie nur auf Grund gegenseitigen Übereinkommens möglich. Die Grundlagen der Zellenlehre sind noch nicht so fest gefügt, dass man auf jede Einzelheit bauen kann (vgl. B. Fischer-Wasels). Selbst die Trennung der Epithelzellen und der Bindegewebszellen ist nicht immer sicher durchzuführen, am schlechtesten im Eierstock [1]. Praktisch sehen wir es immer wieder, daß die histologische Struktur der Geschwulstzellen sowie die Art der Verbindung derselben untereinander sich oft genug nicht scharf umschreiben läßt. Die „desmoplastische" Krebszelle kann für den Diagnostiker ebenso verhängnisvoll werden wie die epitheloide Bindegewebszelle. Das macht sich als schwerer Übelstand fühlbar, insbesondere in der Abgrenzung der Krebse und der Sarkome, die meiner Überzeugung nach vielfach sehr willkürlich durchgeführt wird. Eingehende Beschäftigung mit den Eierstocksneubildungen erweckt fast das Streben, die überkommenen Fesseln der Einteilungen zu sprengen.

Schrifttum.

Fischer-Wasels, B., Handbuch der normalen und pathologischen Physiologie, Bd. 14, I/2, S. 1443. 1927. — *Neumann, A.,* Einteilung der Ovarialtumoren (Spanisch). Ref. Ber. Gynäk. 10, 393 (1926).

Die einzelnen Formen der Eierstocksblastome.
I. Bindegewebsabkömmlinge (histoide Blastome).
A. Gutartige Formen.
Das Fibrom des Eierstockes (Blastoma fibromatosum).

Die rein bindegewebigen Blastome des Eierstockes haben wenig praktische Bedeutung; vielleicht weniger, als man ihnen heute in den Lehrbüchern noch zuerkennt. Es gibt zwar

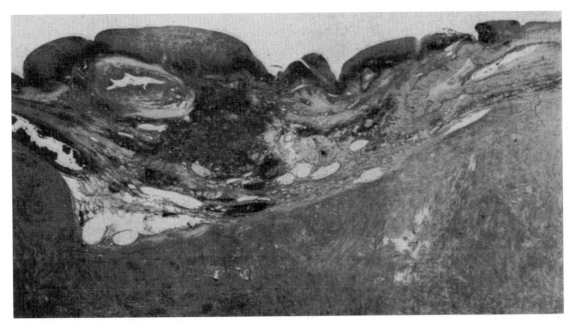

Abb. 26. Fibroma ovar. mit Eierstocksrinde. Lupe. (Präp. 20 405).

Anzeichen dafür, daß sich die Auffassungen in Zukunft ändern können; doch haben wir heute noch zu wenig Überblick über diese Frage. Die Fibrome sind darunter anscheinend die am wenigsten seltenen. Für sämtliche histoiden Blastome gibt Mauthner eine Häufigkeit von 5,3%, A. Mayer von 5,7% aller Blastome an. Die Fibrome allein schätzt Pfannen-

---

[1] Die Lehre von den glatten Muskelzellen in der Gebärmutter scheint der Auffassung zu weichen, daß es sich um symplasmatische Netze handelt, nicht um Zellen (Stieve 1929).

stiel auf 2%, Jungmann auf 1,7%, B. Varo ebenso; Ravano nennt 1,43%, Olshausen 2%, Mauthner 1,9%, A. Mayer 2% (15 Fälle, davon 3 mit Blastoma

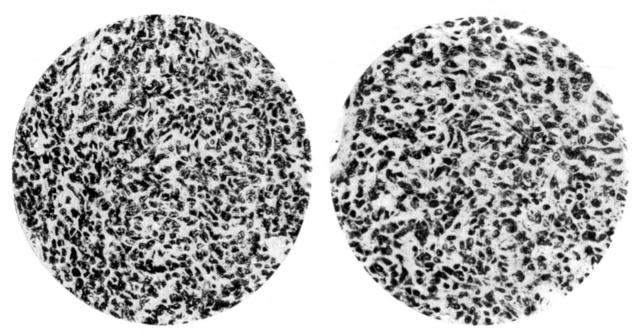

Abb. 27. Fibroma ovarii kleinzellig (apfelgroß). (Vergr. 260 mal.)   Abb. 28. Fibroma ovarii großzellig. (Vergr. 260 mal).

pseudomucinosum derselben oder der anderen Seite), M. R. Hoon 3,5%. In ¹/₄ der
Fälle (Mayer) war gleichzeitig ein Myom der Gebärmutter gefunden worden. Schott

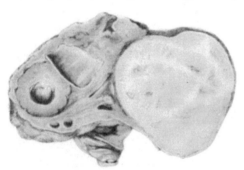

Abb. 29. Fibroma ovarii.

laender zählt (nur die Hauptbefunde genommen,
nicht die zufällig entdeckten ganz kleinen
Fibrome) 2,75%, Peterson 1902 2%.

Ihre Größe ist außerordentlich verschieden, von Hirsekorn-, Kirsch-, Nußgröße über
Hühnerei- bis Kindskopf- und Mannskopfgröße
und darüber; ebenso ihr Gewicht. Fälle von
Orthmann (5 kg), Hoon (6,023 kg), Bakofen
(11 kg), Caro (an 17 kg), Grusden (24 kg),
Spiegelberg und Jacobi (je 30 kg) sind freilich seltene Ausnahmen.

Den überall angeführten Fall von Clemens (40 kg) möchte ich streichen. Der recht kurz geschilderte
Sektionsbefund sagt nicht mehr, als daß es ein Myxosarkom war. Wir dürfen, entgegen der Annahme von
Leopold, der an ein Fibrom geglaubt hat, doch eine Pseudomucingeschwulst vermuten; bei diesen sind
ja noch größere Geschwülste gesehen worden.

Ob die kleinen, als gestielte Knötchen entlang der Linea alba ovarii sitzenden
„Fibrome" mit den großen Blastomen etwas zu tun haben, ist eine Frage, die nicht sicher
beantwortet werden kann. Für wahrscheinlich halte ich es nicht, obwohl man auch größere,
bis zu kindskopfgroße Fibrome in solcher Art gestielt gefunden hat (Penkert, Flaischlen,
Gustafson, Latzko, Geisler). Ich glaube vielmehr, daß diese Gebilde gewöhnliches
Ovarialstroma enthalten und dem Untergang geweiht sind.

Gewöhnlich findet man die Fibrome einseitig entwickelt, Beidseitigkeit hat Leopold unter 19 Fällen 3mal verzeichnet gefunden, Briggs und Walker unter 31 Fällen nur 2mal (einmal beide diffus, einmal nur das eine), Hoon bei 55 Fällen auch nur 2mal. Kroemer nimmt eine Häufigkeit von 10—25% an, A. Mayer hat Beidseitigkeit nie gesehen. van Smith unter 55 Fällen 7mal; von den 55 Fällen waren aber 34 nur Nebenbefunde. Frankl hat einen Fall von Schwangerschaft mit beidseitigen Fibromen des Eierstockes abgebildet. Wir besitzen einen Fall unter 47 Präparaten. Recht bemerkenswert ist nun der Umstand, daß in sehr vielen Fällen der zweite Eierstock ebenfalls nicht normal ist;

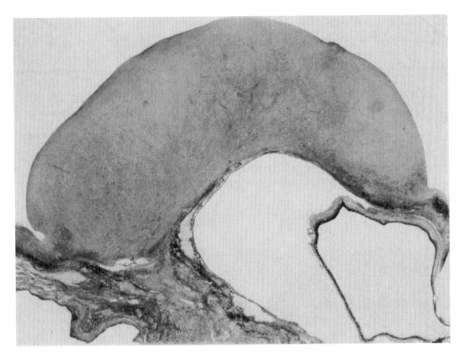

Abb. 30. Oberflächenfibrom des Eierstockes. (Vergr. 7 mal).

es finden sich Pseudomucinblastome (z. B. Lab. Nr. 21 804), oder dickwandige Cysten mit serösem Inhalt, oder es ist ein ausgesprochenes Ovarium gyratum verzeichnet, das gelegentlich an der Oberfläche kleinste, wasserhelle Cystchen trägt.

Von dem den Eierstock selbst angehörigen, mitten in seinem Gewebe sitzenden Fibromen pflegt man 2 Formen zu unterscheiden: als erste Form das diffuse Fibrom, oder wie Frankl es bezeichnet, das Fibrom ohne Ovarialrest. Dasselbe scheint auch bei beträchtlicher Größe die äußere Form des Eierstockes beizubehalten, mit dem einen Unterschied, daß der Gefäßstiel infolge Überquellens der Geschwulst eingezogen erscheint, etwa wie ein Nierenhilus, und die Oberfläche gebuckelt, höckerig, selbst grobknollig aussieht. Die großen Blastome sind meist weich, ödematös, dabei aber zäh, nicht markig. Eine Kapsel soll fehlen, ebenso jedes normale Eierstocksgewebe. Ich habe solche Fälle seit vielen Jahren nicht mehr gesehen.

Die zweite Gruppe bildet das alles Eierstocksgewebe anscheinend nur verdrängende, zur ausgesprochenen Kapsel umbildende (ausschälbare, Scanzoni) umschriebene Fibrom, das gewöhnlich viel kleiner ist, aber auch Kindskopfgröße und mehr erreichen kann. Es ist durchgehends solid, meist sehr hart, schwer schneidbar; wenn es weicher ist, mindestens kautschukartig zäh. Frankl bezeichnet es als Fibrom mit Ovarialrest (Abb. 26).

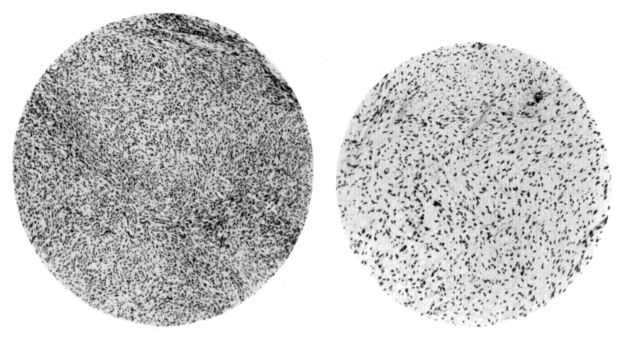

Abb. 31. Fibroma ovarii. (Vergr. 70 mal.)

Abb. 32. Fibroma ovarii. Beginnendes Ödem. (Vergr. 70 mal.)

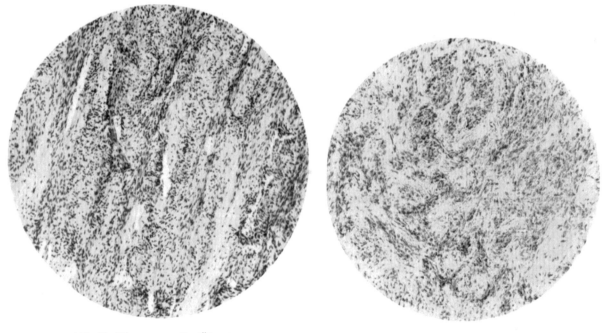

Abb. 33. Fibroma ovarii. (Ödem).
(Vergr. 70 mal.)

Abb. 34. Fibroma ovarii. (Hyaline Degeneration.)
(Vergr. 70 mal.)

Meist sitzt es im äußeren Teil des Eierstockes (Virchow). Äußerlich erscheint es ebenfalls als grobhöckerige oder knollige Geschwulst von sehr derbem Gefüge.

Das Verhältnis der umschriebenen zu den diffusen Fibromen haben Briggs und

Walker eingehender geprüft. Unter 9 kleineren waren 7 umschrieben (1 gestielt) und eines diffus; unter 22 großen 2 umschrieben, 6 gestielt (also auch umschrieben), 14 diffus.

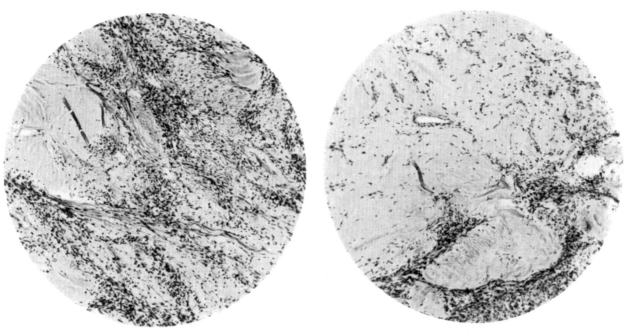

Abb. 35. Fibroma ovarii (Ödem und Hyalin). (Vergr. 70 mal.)   Abb. 36. Fibroma ovarii. (Hochgradiges Ödem.) (Vergr. 70 mal.)

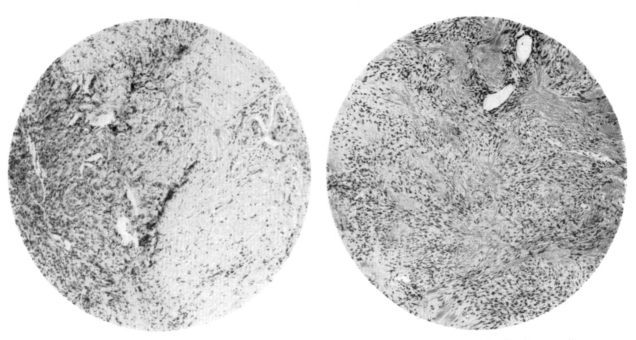

Abb. 37. Ödem und hyaline Degeneration. Fibroma ovarii (Spaltenbildung). (Vergr. 70 mal.)   Abb. 38. Fibroma ovarii, hyaline Degeneration. (Vergr. 70 mal.)

Von welcher Gruppe die ganz großen Geschwülste beigestellt werden, scheint mir noch nicht hinreichend klargestellt.

Auf der Schnittfläche sind die Fibrome weiß, sehnig glänzend, manchmal leicht rötlich (gelöstes Hämoglobin) oder gelblich gefärbt, und zeigen vielfach durchflochtene Faserzüge.

In vielen Fibromen kann man kleinere oder größere Hohlräume nachweisen.

Unter dem Mikroskop zeigen die harten Fibrome ein recht gleichmäßiges Bild: Zellzüge von spindelförmigen Zellen, die sich regellos durchkreuzen. Unterschiede sind insoferne festzustellen, als die Intercellularsubstanz in derselben Geschwulst bald spärlicher, bald reicher auftritt und als schließlich durch Wasseraufnahme und Quellung oft Ödem in den Vordergrund tritt. Manche Fibrome sind zellarm, andere (oder auch dieselben an anderen Stellen) so zellreich, daß man an Spindelzellsarkom denken möchte. Nur die Gleichmäßigkeit der Zellen entscheidet dagegen. Die Zellen sind oft sehr kurzspindelig, haben sehr

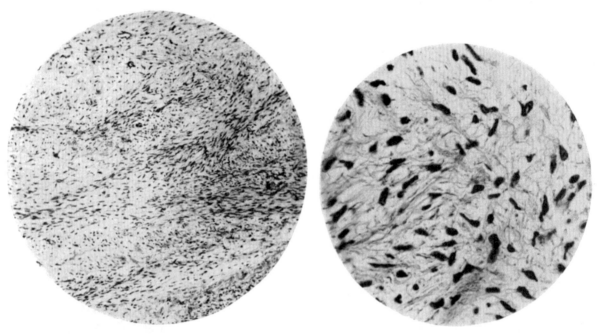

Abb. 39. Fibroma ovarii (Ödem). (Vergr. 70 mal.)　　　Abb. 40. Fibroma ovarii (Ödem). (Vergr. 360 mal.)

wenig Protoplasma; in anderen Fällen sind sie groß, saftig (Abb. 27—31). Ödematöse Erweichung (Abb. 32—40) bis zur Ausbildung cystischer Hohlräume und selbst zu weitgehender Verflüssigung großer Abschnitte der Geschwülste hat schon an Myxome denken lassen; doch war nie Schleim nachzuweisen (O. Frankl, H. O. Neumann).

Gelegentlich waren die Hohlräume so groß und so glattwandig, der Inhalt so dünnflüssig, daß man bei Betrachtung mit freiem Auge glauben konnte, sie seien mit Epithel ausgekleidet. Mitunter gibt es auch sekundäre Blutungen in solche Zerfallshöhlen (Amann).

Gefäße sind im allgemeinen eher spärlich vorhanden; die Entwicklung schwankt. Manchmal sind die Capillaren so reich und so mächtig gewesen, daß man von einem Fibroma haemangiectaticum gesprochen hat.

Hyaline Degeneration, Gefäßthrombosen, Blutungen, Nekrosen kommen bei den weicheren Fibromen häufiger vor, ebenso Verkalkungen (Abb. 41); letztere als Schalen um größere Herde, als krümelige oder plattenartige Einlagerungen, oder in Form von netzartig geordneten Strängen (Kleinwächter u. a.), in derselben Art wie bei Myomen der Gebärmutter. Einmal habe ich sehr zierliche radiär gezeichnete Kalkdrusen innerhalb der hyalinen Bänder gesehen an den Kreuzungsstellen der Bänder.

Die **Entstehung der Fibrome** ist unklar. Sie dürfte wohl auch für die beiden Gruppen nicht ganz einheitlich zu erfassen sein. Für die umschriebenen Formen, die noch normales Eierstocksgewebe erkennen lassen (wie in Abb. 29, wo neben dem Fibrom ein Corpus luteum graviditatis zu erkennen ist), scheint mir die Entstehung aus einem Hämatom (Follikel-hämatom) mit Kroemer sehr wohl denkbar: Organisation des Gerinnsels und Wucherung dieses neugebildeten Bindegewebes innerhalb des Hämatoms. Die mitunter sogar sarkomatös werdenden Bauchdecken-desmoide, auf welche auch Kroemer hinweist, geben den besten Vergleich.

Ob eine besondere (konstitutionelle) Neigung zu Bindegewebswucherung, zu Keloidbildung und ähnliches dazugehört, sei dahingestellt. Es ist naheliegend, daran zu denken; aber wir wissen ja auch vom Keloid der Haut nichts.

Brothers will solchen Werdegang aus dem Hämatom in einem Falle gewissermaßen mitbeobachtet haben. Gelegentlich einer Kolpotomie hat er im Eierstock ein Hämatom (?) gesehen und unberührt gelassen. 6 Jahre später war derselbe Eierstock Sitz eines Fibroms. Auch aus einem Corpus luteum könnte,

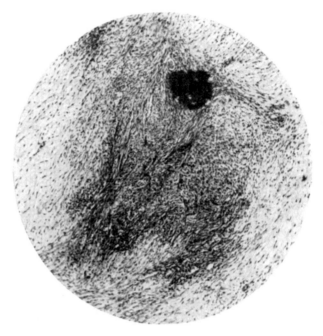

Abb. 41. Fibroma ovarii. Verkalkung. (Vergr. 60 mal.)

wie dies Rokitansky schon angenommen hatte, mit der Zeit einmal ein fibröses Gebilde werden. Wenn Sternberg dagegen Stellung nimmt und solche Gebilde nicht als Blastome gelten lassen will, so ist das vielleicht theoretisch berechtigt (obwohl angeblich auch bösartige Desmoide der Bauchdecken vorkommen); aber unter dem Mikroskop sieht das Gebilde aus wie ein Blastom. Wir haben keine Möglichkeit, die Dinge praktisch auseinanderzuhalten; nur theoretisch könnten wir es tun.

Entgegen den Kritiken von Kroemer und anderen möchte ich auch das reine **Oberflächenfibrom** Orthmanns als tatsächlich vorkommend nicht nur gelten lassen, obwohl ich es oben bei der Einteilung wegen der Seltenheit der Fälle nicht angeführt habe, sondern ich möchte es sogar als eine theoretisch höchst bemerkenswerte Form herausstreichen. Nicht die gestielten Knötchen der Linea alba ovarii meine ich, sondern eine Form, die ich einmal gesehen habe (Abb. 30) als breiten, beetartig aufliegenden flachen Knoten, der dicht unter dem Oberflächenepithel des Eierstockes entwickelt war. Im vorliegenden Falle war das etwa 4 mm dicke, an 2 cm breite Fibrom größenteils hyalin verändert. Es war kein sonstiges Blastom in der Nähe. Meiner Meinung nach handelt es sich in dieser umschriebenen von der Eierstocksrinde nicht abzugrenzenden Bindegewebswucherung geradezu um ein Erzeugnis des Oberflächenepithels.

Solche Fälle könnten uns helfen, die Genese der diffusen Eierstocksfibrome zu deuten, um so mehr als im Bereich dieses Fibroms jede Struktur des Eierstockes unkenntlich geworden, das Fibrom also augenscheinlich an die Stelle des Rindenstromas getreten war.

Die mitunter recht großen, diffusen Fibrome vollständig mikroskopisch zu durchsuchen, ist natürlich nicht möglich. Ich will aber doch unterstreichen, was schon Orthmann erwähnt hat, daß gelegentlich Cysten und drüsige (epitheliale) Bildungen darin vorkommen, und möchte betonen, daß wir bereits manche Übergänge kennen zwischen sog. reinen Fibromen und den von Orthmann, Schottlaender, Fleischmann, dann von O. Frankl genauer untersuchten Adenofibromen. Ich neige sehr der Meinung zu, daß alle diffusen Eierstocksfibrome [1] dieselbe Genese haben wie die Adenofibrome, daß sie im Grunde genommen überhaupt nichts anderes sind als (durch Verschwinden der epithelialen Bestandteile) unkenntlich oder schwer erkennbar gewordene Adenofibrome (Abb. 42 u. 42a). Ich möchte damit die Anschauung A. Fischels, daß das Epithel sich jeweils sein Bindegewebe selbst formt, aus der Embryologie, wo sie auf sehr sicheren Grundlagen ruht, auf die Geschwulstpathologie übertragen und der Meinung Ausdruck geben, daß bei der Fibrombildung des Eierstockes stets der Reiz zur Bindegewebsneubildung von einem irgendwie veränderten, nicht mehr richtig leistungsfähigen, wenn auch histologisch noch normal aussehenden Oberflächenepithel ausgeht. Gerade das umschriebene Oberflächenfibrom, das ich oben erwähnt und abgebildet habe,

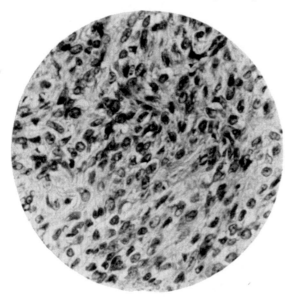

Abb. 42. Zellreiches Fibrom. (Vergr. 360mal.)

sei als Stütze dieser Auffassung angeführt. Bei genauerer Suche wird man wohl in manchem Fibrom, wenn auch nicht in allen, noch Reste von epithelialen Formen in den tieferen Abschnitten des Blastoms auffinden; Einsenkungen des Oberflächenepithels, die vielleicht der Fibrombildung vorausgegangen sind, vielleicht aber auch erst entstanden waren, nachdem der Reiz zur Wucherung (und zur Vernichtung von Eierstocksgewebe) bereits eingesetzt hatte und in vollem Gange war.

In dem kleinen Knötchen der Linea alba ovarii, die Orthmann als Oberflächenfibrome beschreibt, dürfte das Epithel gemeinhin nicht so leistungsfähig (oder unfähig?) sein, wie dies zur Blastombildung nötig erscheint. Es kommt sehr bald zu Kernarmut, zu hyaliner Umwandlung des Bindegewebes, schließlich zum Schwund. Ihre klinische Bedeutung (s. oben) dürfte recht gering sein.

---

[1] Sie müssen freilich als solche sichergestellt sein, was durchaus nicht für jeden veröffentlichten Fall gelten dürfte. Fall 1 von Glockner (1905) ist z. B. als Fibrom geführt; aber die Frau, die nach $2^3/_4$ Jahren noch geboren hat, ist 22 Monate nach der Geburt an allgemeiner Carcinose gestorben. Es kann sehr wohl eine Krebsmetastase (Marchand-Krukenberg) gewesen sein, die für ein einfaches Fibrom gehalten worden ist.

Wir hätten also auch nach dieser Deutung im Eierstock zwei Gruppen von Fibrombildung zu unterscheiden. Die Entstehung der diffusen (das normale Gewebe des Organs zerstörenden und ersetzenden) Fibrome durch Beeinflussung des krankhaften Bindegewebswachstums von einem kranken Oberflächenepithel aus; und die Entstehung der umschriebenen Fibrome, die (innerhalb eines Hämatoms?) etwa wie die Desmoide der Bauchdecken wachsen. Da nun diese umschriebenen Knoten auch immer an irgendeiner Stelle über die Oberfläche hinausragen, bzw. dort von Oberflächenepithel des Eierstockes überzogen erscheinen, ist der Gedanke recht naheliegend, daß auch hier, beschränkt auf das Gebiet des Hämatoms oder auf ein Corpus luteum, eine ähnliche, den übrigen Eierstock mehr oder weniger unversehrt lassende Bindegewebswucherung ebenso zustande kommt, geleitet von dem eben dort liegenden Stück (abnormen) Oberflächenepithels. Das würde die Möglichkeit einer einheitlichen Deutung beider Formen ergeben.

Die großen retroperitonealen Fibrolipome und reinen Lipome sind gelegentlich auch als vom Eierstock ausgehend betrachtet worden (Jung). Sie haben aber wohl mit ihm nichts zu tun. Erwähnt sei ein Fall von Balaschoff, wo einem riesigen retroperitonealen Lipom ein mannskopfgroßes Fibrom des Eierstockes aufgesessen war.

Außerdem wird noch eine andere Fährte zu verfolgen sein. Bei Erörterung der „Granulosazellblastome" komme ich ausführlich darauf zu sprechen, daß mir in manchen Fällen die Unterbringung, die Scheidung gerade gegenüber dichtzelligen Fibromen sehr große Schwierigkeiten bereitet hat. Selbst das „Chondrosarkom" als höchst bösartige Geschwulst steht nicht ferne davon. Ich habe mich schließlich dort für epitheliale Formen ausgesprochen. Man kann aber sehr wohl dem Gedanken Raum

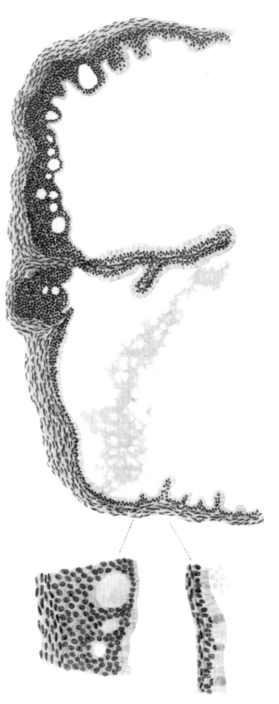

Abb. 42a. Cyste aus einem Fibroma ovarii (carcinomatös.)
(Aus Glockner, Arch. Gynäk. 75, Taf. VI, Abb. 8 (1905.)

geben, daß es überhaupt fließende Grenzen gibt zwischen dem, was ich in die große Gruppe der Granulosazellblastome einreihe, und den sog. Fibromen. Die Zellformen sind bei den ersteren streng genommen, epitheloid zu nennen. Aus dem Grundgewebe, dem

Stroma des Eierstockes, das schon physiologischerweise so merkwürdig verschiedene Endformen der Differenzierung hervorbringt wie Granulosa- und Thecaluteinzellen, können sich wohl auch so verschiedene Zustandsbilder ergeben bei geschwulstmäßigem Wachstum. Man könnte mindestens jene Fibrome, welche inkretorische Leistung, Genitalblutungen usw., Ascites verursachen, vielleicht aber auch alle überhaupt, als Sonderformen der sog. Granulosazellblastome auffassen, oder könnte sagen, daß diese Blastome etwa bei mangelhafter Ausbildung oder auf dem Wege einer Rückbildung in Fibromformen übergehen. Daß sie mitunter auch als bösartige Geschwülste (eben z. B. die sog. Chondrosarkome) auftreten, spricht nicht unbedingt gegen solche Annahme, da ja Zellform und Malignität nicht gerade parallel gehen müssen, nicht einmal Zellform und Leistung (Inkretion).

Das einzige, was durch diese Auffassung erschüttert wird, ist die Einteilung der Blastome des Eierstockes. Die ganzen Blastome, die ich im folgenden unter dem Sammelnamen der „Krebse von besonderer Bauart" und der Granulosazellblastome mit zu den epithelialen Formen gerechnet habe, müßten als histoide bezeichnet oder mindestens als Zwischenform geführt werden. Ich muß jedoch von solcher Reihung noch absehen, weil es sich vorerst nur um Mutmaßungen handelt.

Myome und Fibromyome des Eierstockes sind früher stets bestritten worden, noch von Leopold. Orthmann, Wiener, Kroemer, Schottlaender, auch O. Frankl haben solche anerkannt, besonders seit der Arbeit von Basso, in welcher 45 Fälle gesammelt sind. Die Abgrenzung der Fälle ist aber nicht scharf durchgeführt worden; insbesondere hat Kroemer Fibromyome des Ligamentum ovarii proprium miteinbezogen, sowie Blastome, die ausgesprochen im Hilus ovarii (bei Kroemer Abb. 136), bzw. wie der Fall von Deutsch intraligamentär gesessen waren und eine deutliche Kapsel aufwiesen. Wenn man hier strenger vorgeht, glaube ich aus meiner Erfahrung heraus sagen zu dürfen, daß es echte Myome des Eierstockes n i c h t gibt. Bei hyaliner Degeneration, Erweichung, Verkalkung wird die Diagnose Myom überhaupt Schwierigkeiten machen. Der Nachweis, daß es sich um Muskelzellen handelt, darf nicht allzu leicht genommen werden. Nicht alles, was sich im van Giesonschnitt nicht rot färbt, ist Muskel; so wenig, wie alles rotgefärbte bei der Färbung nach Mallory schon als Myoglia anzusehen ist. Die Frage bedarf meines Erachtens einer sehr kritischen neuerlichen Prüfung. Auch der von A. Bär beschriebene mannskopfgroße Tumor dürfte trotz ausdrücklicher Verwahrung des Verfassers eher als ein Myom des Lig. latum aufzufassen sein.

G. Motta hat neuerdings glatte Muskulatur nicht nur in Begleitung der Gefäße, sondern auch in der Albuginea angegeben. Er hält sie für eine „conditio sine qua non" für den Follikelsprung. Ich kann mich dieser Auffassung nicht anschließen.

An größeren Fibromen des Eierstockes besitzt die 2. Frauenklinik Wiens 40 eigene (= 2,8%) und 9 als Geschenk von verschiedenen Ärzten überlassene Präparate aus dem Zeitraum von 30 Jahren.

Von den Geschwülsten haben 33 mindestens Faust- bis Straußeneigröße, darunter 11 Mannskopfgröße. Die übrigen sind kleiner, sind aber bis auf 2 zufällig gefundene alle als Geschwülste des Eierstockes operiert worden; zum Teil in der Erwartung einer bösartigen Geschwulst.

Die jüngste Kranke war 14, eine zweite 17 Jahre alt. Auch Macdonald hat ein

Fibrom bei einem 14jährigen Mädchen beschrieben. Sonst sind 4 Frauen bis 30, 16 bis 40 Jahre, 9 bis 50, 13 bis 60 Jahre und 2 noch älter. Die älteste war 64 Jahre alt. Seither ist eine 70jährige Frau wegen eines über faustgroßen Fibroms operiert worden (Pr. 24 517).

Die Operation war infolge von Verwachsungen nicht immer leicht. Stieldrehung ist nur einmal verzeichnet, Ascites höheren Grades nur einmal (1916, Nr. 7819). Die derzeit 67jährige Frau war 1927 noch gesund.

Beidseitiges Fibrom ist nur einmal verzeichnet (Nr. 239, 1902); rechts mannskopfgroß, links pflaumengroß.

Die anatomische Diagnose hat im allgemeinen keine allzu großen Schwierigkeiten bereitet; doch muß ich erwähnen, daß von pathologisch-anatomischer Seite wiederholt Fibrosarkom diagnostiziert worden ist. Eingehende Nachprüfung neuer Schnitte hat mich aber davon überzeugt, daß es sich nur um reine, bald locker gewebte, bald sehr dichtzellige Fibrome handelt. Auch das, was wir über den weiteren Verlauf wissen, spricht dafür. Einige Frauen sind in der Annahme eines Sarkoms nach der Operation bestrahlt worden. Obwohl ich von der Bedeutung postoperativer Bestrahlung etwas halte, ist es mir doch aufgefallen, daß diese Fälle ausnahmslos geheilt geblieben sind. Sie leuchten aus der Gesamtübersicht über alle bestrahlten Eierstocksgeschwülste gar zu verdächtig in geschlossener Reihe heraus. Auch von den 4 Fällen, die Caylor und Masson als Fibrosarkome deuten, ausgehend von Ovarialfibromen (alle einseitig, bei älteren Frauen, 2 mit postklimakterischen Blutungen) sind 2 nach 5 Jahren ohne Rezidiv; eine ist rezidivfrei gestorben; bei einer war nach 18 Monaten an die Möglichkeit eines Rezidivs gedacht worden.

Bei einigen etwa hühnereigroßen, derben Geschwülsten hat jedoch die Diagnose außerordentlich große Schwierigkeiten gemacht, und erst Sonderfärbungen (Mallory, Passini) haben uns eine Art von Entscheidung ermöglicht. Es hat sich um sehr kernreiche, kleinzellige, spindelzellige Geschwülste gehandelt, die nicht immer deutliche Anordnung in Zügen erkennen ließen. Wir haben wiederholt an eine besondere Form von Granulosazellgeschwülsten gedacht, um so mehr, als das klinische Bild (Polyposis cervicis, corporis; Hyperplasia endometrii, Blutungen im Matronenalter oder Fluor in dieser Zeit) solche Annahme nahegelegt hat. Erst der Nachweis von feinsten Bindegewebsfasern zwischen allen Zellen hat die Entscheidung gebracht, soweit man hier von einer Entscheidung sprechen kann. Die Fälle erscheinen mir bedeutsam, weil sie zeigen, daß die zellreichen Fibrome nicht nur durch Resorption zerfallender Abschnitte, sondern durch den Stoffwechsel der lebenden Zellen auf den übrigen Körper einzuwirken vermögen.

In allen Fällen haben wir eine allerdings mitunter sehr stark verdünnte Kapsel nachweisen können. Mitunter waren im Bereich dieser Randabschnitte kleine Cystchen vorhanden.

Eine von den 40 operierten Frauen ist einer Bauchfellentzündung erlegen. Es hat sich um ein kastaniengroßes umschriebenes Fibrom in entzündlich verwachsenen Adnexen gehandelt bei einer 64jährigen Frau, die von der 2 Jahre zurückliegenden, anderwärts ausgeführten Operation einer Leistenhernie eine kleine Schloffersche Netzgeschwulst hatte. Wahrscheinlich war diese der Ausgangspunkt der Peritonitis.

Die Operationsmortalität (1 : 40) beträgt 2,5%.

Schrifttum.

Amann, Ovarialfibrom mit Ascites. Mschr. Geburtsh. **41**, 99 (1915). — *Bakofen*, Ovarialtumor. Dtsch. med. Wschr. **1913**, 1529. — *Briggs, H.* and *T. E. Walker*, Solid Ovarialtumors. J. Obstetr. **13**, 77 (1908). — *Brothers*, Amer. J. Obstetr. **49**, 794; **50**, 104. — *Caro*, Riesenfibrom des Ovariums. Inaug.-Diss. Leipzig 1914. — *Caylor, H. D.* u. *J. C. Masson*, Fibrosarkom, ausgehend von Fibroma ovarii. Amer. J. Obstetr. **19**, 45 (1930). — *Clemens*, Dtsch. Klin. **1873**, H. 3. — *Flaischlen*, Ovarialtumor in der Schwangerschaft. Z. Geburtsh. **48**, 179 (1903). — *Geisler*, Fibroma ovarii. Zbl. Gynäk. **1929**, 1978. — *Glockner*, Zur Kenntnis der soliden Ovarialtumoren. Arch. Gynäk. **75**, 49 (1905). — *Grusdew*, Zur Frage der proliferativen, aus Luteinzellen bestehenden Ovarialgeschwülsten. Arch. Gynäk. **70**, 445 (1903). — *Gustafson*, L., Akzessorisches Ovarialfibrom. Beitr. Geburtsh. **19**, 85 (1915). — *Hoon, M. R.*, Fibromata of the ovary. Ref. Surg. etc. **36**, 247 (1923). — *Jacoby*, Doppelseitige Myome der Eierstöcke mit Geschwulstbildung anderer Organe. Inaug.-Diss. Greifswald 1890. — *Jungmann*, Ovariotomien der Gießener Frauenklinik. Inaug.-Diss. Gießen 1905. — *Kleinwächter*, Kaiserschnitt, Fibroid des Ovariums. Arch. Gynäk. **4**, 171 (1872). — *Latzko*, Adenocystisches Ovarium. Zbl. Gynäk. **1916**, 599. — *Macdonald, A. W.*, Fibroid des Ovariums bei einer 14jährigen. J. amer. med. Assoc. **78**, Nr 2 (1922). *Mauthner*, Desmoide Tumoren des Ovariums. Mschr. Geburtsh. **56**, 135 (1921). — *Orthmann*, In Martins Handbuch der weiblichen Adnexorgane II. — Cystofibroma ovarii. Zbl. Gynäk. **1915**, 10. — *Penkert*, Doppelseitiges Fibrokystom am unveränderten Ovarium. Mschr. Geburtsh. **26**, 46 (1907). — *Smith, G. S. van*, Proliferative Ovarialtumoren. Amer. J. Obstetr. **18**, 666 (1928). Ref. Zbl. Gynäk. **1930**, 2350. — *Schottlaender, J.*, Zur Frage des Endothelioms der Eierstöcke. Wien. klin. Wschr. **1913**, 1874. — *Varo, B.*, Eierstocksgeschwülste in 10jährigem klinischem Material. Ungarisch. Ref. Ber. Gynäk. **11**, 447 (1927).

Das Adenofibrom (Fibroma adenocysticum).

Damit komme ich auf jene noch wenig beachteten Blastome zu sprechen, welche Orthmann mit allerdings nicht ganz scharfer Abgrenzung als Fibroadenome des Eierstockes herausgehoben hat, und die in der Folge von Schottlaender u. a., sowie zu wiederholten Malen von O. Frankl beschrieben worden sind. Die Blastome, welche H. Spencer zu den seltensten des Eierstockes rechnet, machen manchmal geradezu den Eindruck eines einfachen Fibroms. Erst der Durchschnitt läßt verschieden große und verschieden zahlreiche Hohlräume erkennen, die eine wässerige oder leicht gefärbte Flüssigkeit enthalten. In einem Fall von Giles war in der 1235 g schweren, derben Neubildung nur eine einzige, mit niederem Epithel ausgekleidete Cyste vorhanden, die klare gelbe Flüssigkeit enthalten hat (63jährige Frau). Ein Fall von Levit (65jährige Frau, kindskopfgroße Geschwulst, Stieldrehung) hatte zahlreiche kleine Cystenräume. Das Epithel der Cysten ist einschichtig, meist niedrig kubisch; gelegentlich kommen aber auch hochzylindrische Epithelien und selbst schleimproduzierende Elemente vor (Frankl). Und schon Orthmann hat von der Möglichkeit gesprochen, daß auch Krebse davon ausgehen können und hat einen Fall so gedeutet; Frankl nimmt dies ebenfalls an.

Von Frankls 17 Fällen möchte ich einen (Fall 12) streichen und als Granulosazellgeschwulst deuten, die sich auch klinisch als solche (Vergrößerung der Gebärmutter, Blutungen bei der 69jährigen Frau) bemerkbar gemacht hat.

Auch Fall 9 und Fall 15 (als carcinoid und pseudomucinös bezeichnet) weisen Unklarheiten auf. Immerhin erscheint mir der Umstand besonders bemerkenswert, daß Frankl auch diesen letzteren Fall als F. adenocysticum anspricht. Es kann also auch bei Pseudomucinblastomen (und vielleicht auch bei Granulosazellblastomen) der fibromatöse Anteil so sehr hervortreten, daß er die Zuteilung des ganzen Gewächses in eine Gruppe bestimmt; das Epithel tritt wieder etwas zurück.

Frankls Fälle zeigen makroskopisch große Mannigfaltigkeit in der äußeren Form, bzw. auf dem Durchschnitt. Fleischmann hat eine kindskopfgroße, 1 l gelbbrauner Flüssigkeit enthaltende Cyste beschrieben, in deren Wand ein recht großer, derber Fibromknoten entwickelt war. Er führt das ganze auf teratoide Anlage zurück. In einem Fall unserer Sammlung findet sich ein kopfgroßes Blastom, aus mehreren, verhältnismäßig dünnwandigen Cysten bestehend, die unregelmäßig verteilte Papillen aufweisen; zwischen den Cysten an zwei Stellen gut nußgroße, derbe Fibrome eingeschaltet (Abb. 43). Ich möchte diese Gebilde nicht als Teratome, sondern mit Frankl als adenocystische Fibrome oder als teilweise cystische Fibroadenome bezeichnen. Hieher gehört auch das Präparat, welches Goldschmied als Kystoma seros. papilliferum mit großem Fibrom in der Wand beschrieben hat. Gerade solche Formen leiten ganz gut hinüber zu den typischen papillären Geschwülsten.

Ich betone das deshalb, weil ich glaube, damit dem von Pfannenstiel abgesonderten Kystoma serosum simplex hier eine ungezwungene Heimstätte schaffen zu können. Die Geschwulst hat nach der Aufstellung Pfannenstiels durchwegs Eigenschaften - - verhältnismäßig derbe Wand, manchmal sekundäre Cysten, einschichtiges kubisches oder zylindrisches, stellenweise auch flimmerndes Epithel, manchmal in bescheidenem Ausmaße Papillen an der Innenfläche — die sie, morphologisch betrachtet, als Adenofibrom einreihen lassen. Diese Adenofibrome bilden eine in der Form sehr mannigfaltige, mitunter (Fall Blau) geradezu abenteuerliche, genetisch sehr einheitliche Reihe; die Abstammung vom Oberflächenepithel des Eierstockes ist für alle sehr wahrscheinlich.

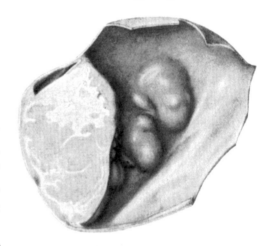

Abb. 43. Cystisches Fibroadenom mit in die Wand geschaltetem Fibrom.
(Ausschnitt aus dem Gesamttumor.)

Als cystischen Adenofibroms möchte ich an dieser Stelle noch eines von W. Lahm beschriebenen Falles Erwähnung tun. Bei der Punktion der großen Neubildung (Bauchumfang 107 cm) waren 13 l einer schokoladefarbenen, nicht fadenziehenden Flüssigkeit entleert worden, in welcher Pigmentzellen gefunden worden sind. Die Vermutung, daß ein Melanosarkom vorliege, hat sich nicht bestätigt; wohl aber waren in dem einkammerigen Sack große schwarze Pigmentflecken an der Innenwand vorhanden. Das Pigment ist als Lipofuscin (Hueck) angesprochen worden. Lahm hat den Fall zwar als pigmentiertes Pseudomucinkystom beschrieben; da er das Epithel nicht weiter schildert, schließe ich aus der Einkammerigkeit und der Beschaffenheit des Inhaltes auf ein einfaches cystisches Adenofibrom (Pfannenstiels Kystoma serosum simplex).

Bei Besprechung der Adenofibrome komme ich noch einmal auf diese Gruppe zurück.

Schrifttum.

Bär, A., Leiomyom des Ovariums. Z. Geburtsh. **94**, 702 (1929). — *Balaschoff,* Lipom des Mutterbandes und Fibromyom des Eierstockes. Ref. Frommels Jber. **1913**, 105. — *Basso, G. L.,* Gutartige bindegewebige Neubildungen des Ovariums. Arch. Gynäk. **74**, 70 (1905). — *Blau, A.,* Eierstockstumor von eigentümlicher Form. Beitr. Geburtsh. Festschrift für Chrobak, Wien, **1**, 586 (1903). — *Deutsch,* 2 Fälle von Ovarialfibrom. Zbl. Gynäk. **1915**, 248. — *Fleischmann, C.,* Adenofibroma cyst. papill. ovarii. Zbl. Gynäk. **1916**, 233. — *Frankl, O.,* Fibroma ovar. adenocysticum. Zbl. Gynäk. **1915**, 914. — Fibr. ovar. adenocysticum. Arch. Gynäk. **131**, 325 (1927). — *Giles, A. E.,* 400 Ovariotomien. Proc. roy. Soc. London. **1913**, 127. — *Goldschmied,* Kombinationstumor des Ovariums. Zbl. Gynäk. **1922**, 1783. — *Jung,* Kolossaltumor bei fast 70jähriger Frau. Dtsch. med. Wschr. **1917**, 672. — *Leopold,* Solide Eierstocksgeschwülste. Arch. Gynäk. **6**; Demonstr. Zbl. Gynäk. **1906**, 1355. — *Levit, J. A.,* Gutartige desmoide Tumoren des Ovariums. Arch. Gynäk. **139**, 300 (1930). — *Motta, Gius.*, Verbreitung und Bedeutung des glatten Muskelgewebes des Eierstockes. Atti Soc. ital. Ostetr. **27**, 500 (1929). Ref. Ber. Gynäk. **18**, 824 (1930). — *Schottlaender, J.*, Cystische Fibroadenome. Zbl. Gynäk. **1915**, 171. — *Spencer, H. R.*, Adenofibrom des Ovariums. Ref. Ber. Gynäk. **11**, 387 (1927). — *Wiener, G.*, Fibromyom des Ovariums. Beitr. Geburtsh. **2**, 288 (1899).

Klinik der Eierstocksfibrome.

Fibrome sind, abgesehen von der Kindheit, wo sie höchst selten, wahrscheinlich überhaupt fraglich sind, in jedem Lebensalter gefunden worden. Vor dem 20. Lebensjahr hat Kusuda nur 3,7%, nach dem 60. Jahr noch 17% gesehen. Sonst ist die Verteilung auf die einzelnen Jahrzehnte recht gleichmäßig; nach Stübler und Brandess ist das 3. Jahrzehnt um ein geringes bevorzugt, nach Kusuda das 6. Als mittleren Durchschnitt berechnet Kusuda das 46. Jahr.

Wieweit Beziehungen zu Myomen der Gebärmutter bestehen, die nach manchen Angaben oft gleichzeitig gefunden werden, ist noch nicht zu überblicken. Ich bin eher geneigt, die beiden Dinge als wesensverschieden auseinanderzuhalten. Immerhin wird die Frage der Geschlechtstätigkeit genauer zu verfolgen sein.

Andere Eierstocksblastome, wie Pseudomucingeschwülste kommen gelegentlich zugleich, am selben Eierstock oder am zweiten zur Beobachtung; doch ist die überwiegende Mehrzahl der Fibrome (wie der Adenofibrome) ohne solche Begleitung.

Die Angabe Kroemers, daß Frauen mit Entwicklungsfehlern der Geschlechtsorgane und sog. weibliche Hermaphroditen zur Fibrombildung neigen, wüßte ich aus dem Schrifttum nicht recht mit einwandfreien Fällen zu belegen. Über Verwandtschafts- und Erblichkeitsverhältnisse ist so gut wie nichts bekannt.

Die Menarche soll nach den Beobachtungen von A. Mayer durchschnittlich mit 16 Jahren eintreten. Die Periode bleibt aber nach Lippert nur in $1/3$ der Fälle ungestört. Auch recht starke Blutungen sind verzeichnet, z. B. in 2 Fällen von Geist, in einem von Kraul; andererseits vollkommene Amenorrhöe, die recht begreiflich wird, wenn durch ein diffuses Fibrom der ganze Eierstock zerstört worden ist (vgl. oben). Aber auch bei umschriebenem Fibrom kommt sie unter besonderen Umständen vor.

Bei einer 36jährigen Frau (17 ex 1909) war eine 11monatige Amenorrhöe mit einmaliger Blutung nach dem 3. Monat verzeichnet. Rechts ein ausnahmsweise aus mehreren, bis hühnereigroßen, derben Knoten zusammengesetztes, über faustgroßes Fibrom; am Rande stark verkalktes Eierstocksgewebe; links ein Ovarium gyratum, darin zahlreiche Corpora albicantia, keine Follikel.

In einem von Titus mitgeteilten Falle war bei der 47jährigen Frau, die schon 3 Jahre keine Periode gehabt hatte, im Anschluß an die Abtragung des Fibroms die Periode wieder regelmäßig aufgetreten.

Croom hat berichtet, daß bei dem 7jährigen Mädchen, dem er ein Fibrom (?) des Eierstockes entfernt hat, mehrfach Notzuchtsattentate vorausgegangen sind; ähnliches berichten Eden und Lockyer bei 12jährigem, McDonald bei 14jährigem Mädchen. Vorausgesetzt, daß es sich wirklich um Fibrome gehandelt hat, und nicht um kleinzellige Krebse (vgl. später), müßte man die Möglichkeit einer vorzeitigen Entwicklung oder mindestens einer Erotisierung der Mädchen durch die Geschwulst in Erwägung ziehen.

Der Gedanke an besondere Giftstoffe wird uns, abgesehen von der Ausbildung eines Ascites, auch noch dadurch nahegelegt, daß manchmal geradezu von kachektischen Zuständen, von hochgradiger Anämie (z. B. Gough, 1 935 000 rote Blutkörper, 40% Hämoglobin) berichtet wird, so daß man hämolytische Toxine annehmen möchte.

Im allgemeinen sollen die Geschwülste langsam wachsen. Es wird immer wieder ein Fall von W. Williams als Beleg genannt, in welchem das schließlich 22 Pfund schwere Blastom 37 Jahre getragen worden sein soll. Offenbar machen die Geschwülste nur wenig oder keine Beschwerden und fallen erst durch ihre Größe auf.

Doch ist Stieldrehung als recht häufig vorkommend verzeichnet. Lippert gibt mehr als 36% an, Ravano 20%, Mayer 13% (zwei Fälle), Hoon nur 3,6%. Nach Kroemer, dem auch Thorek zustimmt, sind die klinischen Erscheinungen dabei nicht so stürmisch wie bei anderen Blastomen oder bei Cysten.

Verwachsungen findet Mayer in $\frac{1}{4}$ der Fälle.

Ascites ist nach zahlreichen Angaben sehr häufig. So hat Calmann 72,7% berechnet, Hoon nur 25%, Mesacca findet ihn unter 4 Fällen dreimal, allerdings nur einmal höhergradig. Gelegentlich ist er recht hochgradig. Auch ich erinnere mich an einzelne Fälle mit mäßigem Ascites, der sich verhältnismäßig rasch angesammelt zu haben scheint. A. Mayer hat ihn in seinen Fällen nie gesehen. Die Ursache der Ascitesbildung wird man wohl in chemischen Reizstoffen zu suchen haben, die von der in Zerfall (hyaline Degeneration, Nekrose) befindlichen Geschwulst auswirken. Allein, man wird heute die Fälle ganz besonders eingehend prüfen müssen, weil der Verdacht besteht, daß Verwechslungen mit metastatischem Krebs des Eierstockes vorgelegen haben. Für meine eigenen, schon lang zurückliegenden Fälle möchte ich die Frage jedenfalls offen lassen. Die gelegentlich zu findende Erklärung, daß Druck auf irgendwelche Gefäße den Ascites verursache, hängt allzusehr an der Oberfläche der Fragestellung.

Ein von Mestitz berichteter Fall (50jährige Frau) war dadurch bemerkenswert, daß der Ascites (8 Liter) nach Punktion sich in 8 Tagen wieder in derselben Menge angesammelt hat. Mikroskopisch zeigte das Fibrom viel Ödem und Hyalin. Ich möchte diese Veränderung als Ausdruck einer Änderung des kolloidalen Gefüges in Vordergrund stellen. Kolloide haben manchmal anscheinend ein besonders lebhaftes Wasserbindungsvermögen (Ödem), gehen hochgradige Quellung ein, in anderen Fällen offenbar ein besonders gesteigertes Wasserabgabevermögen. Hier dürften beide Fähigkeiten vereint sein. Andere Stoffe, Eiweiß, Salze usw. werden dabei in unberechenbarer Weise mitgerissen durch diesen außerordentlich gesteigerten Wasserstoffwechsel, demgegenüber die Rückresorption durch andere Gefäßgebiete der Bauchhöhle vollkommen versagt. Aber auch an toxische Stoffe denkt man immer wieder. Bei einer 43jährigen seit 16 Jahren verheirateten, jedem Sexualverkehr feindlich gesinnten Virgo (P.-Nr.1596, 1929) mit multiplen subserösen Myomen fand sich Ascites und hochgradige Anämie (rote Blutkörperchen 2,1 Mill.) ohne jede Blutungsanamnese. Es dürften also hämolytische Vorgänge in Betracht kommen; perniciosaartige Anämie. Unter rascher Zunahme der Anämie einige Tage nach der ohne Blutverlust durchgeführten glatten Operation Tod.

Offen lasse ich auch die seinerzeitige Angabe Pfannenstiels, daß in 50% der Fälle Kachexie zustande komme. Sie wird heute ziemlich allgemein abgelehnt. Mauthner hat einmal etwas Ähnliches verzeichnet, außerdem aber 5mal unter 13 Fällen auffallende Adipositas. Im allgemeinen gelten die Geschwülste doch als durchaus gutartig; Rückfälle scheinen nicht beobachtet zu sein.

Die Beschwerden sind bei Eierstocksfibromen im allgemeinen mäßig. Gelegentlich wird die Geschwulst ganz zufällig entdeckt; sonst fällt die Vergrößerung des Leibes auf. Bei größeren Tumoren wird „Druck" auf die Blase verzeichnet, auch Obstipation. Ich erkläre mir die beiden Erscheinungen heute aus einer Änderung der statischen Verhältnisse des Körpers, aus geänderter Beanspruchung der ganzen Rumpfmuskulatur.

Die Behandlung besteht in der Ovariotomie. Umschriebene, ausschälbare Fibrome wird man wohl auch durch einfache Ausschälung und Naht der Wunde im Eierstock behandeln können, selbst wenn ausnahmsweise mehrere Knoten vorhanden sind. Ob Röntgenstrahlen Erfolg haben, wird sich, außer nach Fehldiagnosen bei etwa absichtlich nach Probelaparotomie darauf hin angestellten Versuchen, wohl nicht entscheiden lassen. In einem Falle O. Frankls hatten sie (Diagnose Myom) keinen Erfolg.

Schrifttum.

Vergleiche die 2 vorhergehenden Abschnitte.

Croom, Edinbourgh med. J., Febr. **1893**. — *Frankl, O.*, Zur Frage der Blutungen in der Menopause. Zbl. gynäk. **1929**, 9. — *Geist, S. H.*, Solide Ovarialtumoren. Amer. J. Obstetr **7**, 567 (1924). — *Gough, A.*, Solider, stielgedrehter Ovarialtumor. J. of Obstetr. **34**, 530 (1927). — *Hoon, M. R.*, Fibr. of the ovary. Ber. Gynäk. **1**, 42 (1923). — *Kraul*, Fibroma ovarii. Gynäk. Ges. Wien, Dez. **1928**. — *Kusuda, S.*, Seltene Indikation zur Ovariotomie. Arch. Gynäk. **124**, 268 (1925). — *Lahm, W.*, Pigmentiertes Pseudomucinkystom. Dtsch. med. Wschr. **1924**, 579. — *Macazza, M.*, Eierstocksfibrom. Ann. Obstetr. **46**, 450 (1924) *Mestitz*, Fibroma ovarii. Gynäk. Ges. Wien, Dez. **1928**. Zbl. Gynäk. **1929**. — *Patti, Fr.*, Fibrom des Ovariums. Arch. ost. e gin. **13**, 273 (1926). — *Ravana*, Zur Häufigkeit der malignen Ovarialtumoren. Gynäk. Rdsch. **2**, 249 (1908). — *Thorek*, Ovarialtumor mit dreimal gedrehtem Stiel. Illinois med. J. **46**, 432 (1924). Ref. Ber. Gynäk. **7**, 537 (1925). — *Titus, R.*, Fibrom des Ovariums. Zbl. Gynäk. **4**, 76 (1914).

Andere gutartige Geschwülste der histoiden Gruppe.

Osteome gibt es im Eierstock nicht, obwohl im Bereiche von Kalkherden gelegentlich ostoides Gewebe (Corpus albicans, Adachi; Hämatom, O. Kauffmann) beschrieben worden ist, selbst im Papillom (s. d.) (vgl. auch S. 73).

Ebensowenig werden primäre Chondrome anerkannt. Soweit knorpelhaltige Blastome nicht als Teratome aufzuklären sind, bleibt ihre Deutung strittig. Offen mag es bleiben, ob in Fibromen gelegentlich Fehldifferenzierung in Knorpel bei gleichzeitiger Umwandlung in ein Spindelzellensarkom gedacht, oder ob auch da teratoide Anlage angenommen werden kann. (vgl. später).

Das Myxom des Eierstockes hat früher eine Rolle gespielt. Es war aber nicht das gemeint, was man heute darunter versteht. Auch die früheren Myxofibrome und Myxosarkome sind bereits von Pfannenstiel, Schottlaender, Frankl, Sternberg usw. abgelehnt worden. Echtes Schleimgewebe kommt im Stützgewebe des Eierstockes und seiner soliden Blastome nicht vor.

Als außerordentlich selten und ohne klinische Bedeutung gelten Angiome des Eierstockes.

Gelegentlich sieht man bei Operationen besonders massige Gefäßentwicklung am Eierstock, vorwiegend am Hilus, Erweiterung und Vermehrung der Venen; solche Fälle gelten nicht als Angiome, die sich ja durch geschwulstartige Neubildung von Gefäßen auszeichnen sollen. Den Fall von Marckwald möchte ich z. B. nicht anerkennen. Hier war bei 22jähriger tuberkulöser Frau im rechten, wallnußgroßen Eierstock neben einem papillären Adenom eine haselnußgroße, mit Blutgerinnseln erfüllte Höhle vorhanden. Mikroskopisch zahlreiche blutgefüllte Hohlräume. Offenbar handelt es sich um variköse Venen, nicht um ein echtes Angiom. Der Fall von Kroemer (im Hilus) und die von R. Meyer bei drei Wöchnerinnen an Stelle des Corpus luteum erhobenen Befunde, die wohl als vergänglich zu deuten sein dürften, gehören kaum hieher. Einzig eine Beobachtung von Orth (mitgeteilt von Stamm) dürfte anzuführen sein: ein Kind, das zahlreiche Angiome der Haut und der inneren Organe hatte; die beiden Eierstöcke waren in die Angiome mit einbezogen.

R. Keller hat eine gestielte, faustgroße, unter Ascites und starken Beschwerden rasch gewachsene, teilweise ödematöse Geschwulst, die stellenweise weiß (nekrotisch), stellenweise tiefrot war und dort viel Gefäße enthielt, als Hämangiom des Eierstockes bezeichnet. Es dürfte sich wohl um ein gefäßreiches Fibrom handeln.

Noch mehr umstritten ist das Lymphangiom. Kroemer hat es für nicht selten gehalten. Schottlaender war von seinem häufigen Vorkommen überzeugt und hat sogar gemeint, Beziehungen zu den Pseudomucinblastomen annehmen zu sollen (er hat von Kombinationsgeschwülsten gesprochen). Heute wird das alles abgelehnt. Der von Rössle als Lymphangiom beschriebene, bzw. der von Fleischer nur an einem einzigen Schnitt makroskopisch untersuchte und als lymphocystische Degeneration des Eierstockes beschriebene Fall sind auszuschalten. Sie erinnern beide in allen Einzelheiten so sehr an die bei Teratomen bekannten Lymphgefäßveränderungen — Rössle hat sogar Haut mit Anhangsgebilden nachgewiesen — daß wir die Fälle unbedingt nur dort einreihen dürfen.

Ein Neuroblastoma sympathicum als Metastase einer Nebennierengeschwulst hat Barnewitz beschrieben. Andere Formen von Neuromen, insbesondere sicher gutartige, sind nicht bekannt.

Schrifttum.

Adachi, S., Knochenbildung im Corp. albicans. Zbl. Path. 24, Nr 19 (1913). — Barnewitz, Neuroblastoma sympathicum. Frankf. Z. Path. 26, 317 (1922). — Fleischer, Lymphocystisch degeneriertes Ovarium. Mschr. Geburtsh. 62, 45. — Kauffmann, O., Knochenbildung im Ovarium. Zbl. Path. 34. 433 (1924). — Keller, R., Hämangiom des Ovariums. Gynéc. et Obstétr. 16 (1927). Ref. Ger. Gynäk. 14, 104 (1928). — Marckwald, Angioma cavernosum ovarii. Virchows Arch. 137, 175 (1894). — Rössle, Lymphangiom des Ovariums bei 10monatigem Mädchen, Teil eines kleinen Dermoids. Mbl. Geburtsh. 35, 244 (1912). — Schottlaender, Kritische Besprechungen der Arbeit Pfannenstiels. Mbl. Geburtsh. 30, 390 (1909). — Stamm, Inaug.-Diss. Göttingen 1891.

B. Bösartige histoide Blastome.
Das Sarkom des Eierstockes.

Ein kritischer Wind durchweht fast alle neueren Darstellungen des Sarkoms der Eierstöcke. Schon bei Virchow findet sich die Angabe, daß sie höchst selten vorkommen; immerhin werden sie anerkannt. Aber auch außerhalb der Gynäkologie gelten Sarkome als sehr selten. Mathias findet unter 1300 Todesfällen an bösartigen Blastomen aller Organe nur 26 Sarkome, das sind 2%.

Gewöhnlich werden sie als Vollgeschwülste beschrieben, die bis zu einem gewissen Grade die Gestalt des Eierstockes nachahmen, grob höckerig aussehen, so wie die Fibrome, aber auch so wie viele Krebse oder Granulosazellgeschwülste. Bis über Mannskopfgröße erreichen sie. Auch als gestielt hat man sie beschrieben (Fr. Wolff, bei 17jähriger Virgo).

13b

Auf Durchschnitten sind sie weiß, rötlich weiß, grauweiß, gelblich, fleckig; ihr Gefüge
je nachdem derber oder markig, oft brüchig, zuweilen als sehr zerreißlich geschildert.

Ich hatte in früheren Jahren die Vorstellung, daß Sarkome nicht allzu selten seien;
aber schon seit Jahren habe ich keine gesehen, (oder sagen wir besser: angenommen), so
daß ich zur Überzeugung kommen muß, daß früher sehr oft falsche Diagnosen gestellt
worden sind.

Ein 1929 beobachteter Fall schien zunächst meine Annahme umzustoßen. Eine
kopfgroße solide, brüchige, sehr stark verwachsene Geschwulst bei 61jähriger Frau mußte
als groß- und spindelzelliges, auch Riesenzellen aufweisendes Sarkom gedeutet werden
(78 ex 1929). Sie war rechts über der Gebärmutter gelegen, die Stielverhältnisse zunächst
unklar. Da jedoch an der Geschwulst später nirgends die Tube zu finden war, muß ich
annehmen, daß dieses einzige Sarcoma ovarii unserer Sammlung gar keine Eierstocksgeschwulst ist; es mag ein gestieltes Sarkom der Gebärmutter oder ein Netzsarkom (die
„Verwachsungen" waren äußerst gefäßreich) gewesen sein.

Teilweise sind auch cystische Blastome, recht große Formen, als Sarkome beschrieben
worden (noch bei Kroemer; vgl. S. 345, Abb. 146). Heute werden wir wohl die meisten
Fälle dieser Art nicht als Sarkome, sondern als „Granulosazellgeschwülste" einreihen,
welche zur Zeit der Darstellung Kroemers noch kaum überhaupt bekannt gewesen,
von Pfannenstiel jedenfalls übergangen worden sind. Auch was früher mit mehr oder
weniger Begründung als Endotheliom, also nach mancher Auffassung als Sarkomabart
gegolten hat, müssen wir heute zu den Krebsen, bzw. den Granulosazellblastomen einreihen. Die Hauptmasse der Sarkome älterer Zeit ist also wohl auszuscheiden; auch die
von Sternberg noch angeführte Zahl 4,6% aller Eierstocksblastome (Derbaremdiker-
Zarchi 1910) hat deshalb nicht mehr Anspruch auf Anerkennung. B. Varo hat 1925 nur
mehr etwas über 1% angegeben; wahrscheinlich auch noch zuviel.

Auf das makroskopische Bild darf man sich überhaupt nicht stützen.

Aber auch die mikroskopischen Bilder müssen weitgehendst nachgeprüft, bei neuem
Material sehr streng erfaßt werden.

Ich habe bei einem Krebs des Gebärmutterkörpers eine kleine Geschwulst (hühnereigroß) im Eierstock gesehen, die anfangs auf Grund des histologischen Befundes als Sarkom
gedeutet worden ist. Genaueres Studium der Schnitte hat gezeigt, daß man besser von
einer desmoplastisch (also sarkomähnlich) wachsenden (Krompecher) Metastase im Eierstock spricht. Für zahlreiche Fälle von Sarkom in Kystomen, wie sie besonders Heinrichs
(bei A. Martin), aber auch A. Mayer anführen, wäre die Frage, ob es sich nicht um desmoplastische Ausbreitung von Krebs in der bindegewebigen Wand eines carcinomatösen
Blastoms handelt, gründlicher Prüfung bedürftig.

Theoretisch ist es zwar sehr einfach, zu sagen, daß das Verschwinden einer bestimmten
Gewebsstruktur, das Zurückbleiben in der Zelldifferenzierung, ungleiche Größe und unruhige
Stellung der Kerne als charakteristisch hervorzuheben ist; je dichter und ungeordneter
die Kerne, um so weniger ausgereift nennt man das Sarkom. In ausgereifteren Formen
ist auch bündelartige Anordnung zu erkennen. Die Schwierigkeit liegt nun weniger in diesen
Feststellungen, als in dem Nachweis, daß es sich um Bindegewebszellen mit Intercellularsubstanz handelt und nicht um Epithelzellen. Ich weiß aus eigener genügender Erfahrung,
wie schwer die Entscheidung sein kann; daß es manchmal nur mit Mühe gelingt, Stellen

zu finden, welche deutlich Zellgrenzen, abgeschlossenen Protoplasmaleib der Zelle auffinden und das Fehlen von Intercellularsubstanz erkennen lassen; besonders schwer, wenn die Fixierung des Blastoms nicht tadellos ist, was bei großen Geschwülsten leider recht oft vorkommt. Sehr schwierig ist auch die Entscheidung, ob ein eigenes Bindegewebsstroma zwischen den Zellen vorhanden ist. Beim Sarkom wird ein solches ausschließlich von den neugebildeten Capillaren oder sehr dünnwandigen Gefäßen beigestellt und ist sehr spärlich. Riesenzellen gehören zu manchem Sarkom; sobald jedoch etwa ein syncytialer Charakter deutlicher in den Vordergrund tritt, bin ich von vorneherein geneigt, mehr an epitheliale Formen zu denken.

Die pathologische Anatomie unterscheidet im allgemeinen:

klein- und großzellige Rundzellsarkome,

klein- und großzellige Spindelzellsarkome,

Riesenzellsarkome,

gemischtzellige (polymorphzellige) Sarkome.

Als häufigste Form werden (Sternberg) die Rundzellsarkome angegeben. Am Durchschnitt erscheinen sie markig, weich, von lichten Farben, wobei Nekrosen durch bräunlichen oder gelblichen Ton auffallen. Unter dem Mikroskop zeigen sie recht gleichmäßige Zusammensetzung. Bei noch erkennbaren alveolärem Bau werden größere Nester von Rundzellen mit verhältnismäßig großem Zelleib abgegrenzt. In den Spangen zwischen den Nestern verlaufen sehr zartwandige Gefäße, und von ihrer Wand gehen ganz zarte Bindegewebsfasern zwischen die Zellen hinein. Die Zellen haben runden, dunkel färbbaren Kern und helles Plasma, das oft Vakuolen aufweist. Mitunter erscheinen die Gefäße von den Geschwulstzellen mantelartig eingehüllt; solche Blastome sind oft — ohne weitere Begründung — als Angiosarkome bezeichnet worden. Fast in jedem Fall sind einzelne Abschnitte des Blastoms nekrotisch. Kalkschollen, Corpora arenacea (kugelig geschichtet) kommen nicht selten vor.

Diese Schilderung zeigt, daß etwas ganz Bestimmtes, Eindeutiges an dem Bilde kaum zu finden ist. Die Sarkomdiagnose muß eigentlich mehr gefühlsmäßig herausgelesen werden. In manchen Fällen hat mich langes Suchen schließlich doch Stellen finden lassen, an welchen epitheliale Formen deutlich hervorgetreten sind. Borst (S. 69) betont ebenfalls diese großen Schwierigkeiten einer sicheren Diagnose. Hat man ein Blastom aus einer Körpergegend zu beurteilen, in welcher Krebse nicht vorkommen können, dann kann man sich die Sache einfacher machen. Ist aber an einem Organ beides möglich, Sarkom und Krebs, und ist noch dazu eines davon umstritten, dann kann man nicht genau genug vorgehen. Krebse, vor allem aber Granulosazellblastome zeigen oft genug ganz außerordentlich ähnliche Bilder.

Dieser letztere Begriff steht, abgesehen von der Namengebung, erst mitten im Kampf um seine Anerkennung. Vielfach werden die Granulosazellgeschwülste noch als Seltenheiten betrachtet, etwa so wie der Hermaphrodit, bei dem sie ja auch tatsächlich eine gewisse Rolle spielen. In den Lehrbüchern werden sie kaum erwähnt, da ihre Kenntnis kaum vielmehr als 20 Jahre alt ist. Meiner Überzeugung nach wird sich jedoch das Bild in Zukunft sehr zugunsten dieser Blastome verschieben. Dagegen ist ein anderer Kampf auf dem Gebiet heute schon so ziemlich als beendet anzusehen: die Endotheliomfrage. Gerade das, was man heute wieder mehr in Bausch und Bogen als alveoläre Sarkome zusammenfaßt [1], ist vor kurzem mit Vorliebe als Endotheliom bezeichnet worden. Heute ist diese Diagnose im Bereich der Eierstocksgeschwülste (und auch sonst an vielen Stellen) recht sehr um ihren Kredit gekommen.

Es ist kaum notwendig und in Kürze auch nicht durchführbar, jeden einzelnen dieser Sätze mit Zitaten zu belegen. Um den Wechsel in den Anschauungen zu kennzeichnen, möge ein Fall ausreichen. Zimmermann hat eine Geschwulst, die er zuerst als Sarkom gedeutet hatte, nachträglich als eines von diesen Blastomen erkannt, die R. Meyer vorläufig als eigenartige Carcinome bezeichnet, ohne noch zu ihnen näher Stellung zu nehmen. So wie Zimmermann ist es manchem anderen auch ergangen.

Mir genügen diese Unstimmigkeiten, um zu sagen, daß in vielen Fällen, zumindest bei deutlich alveolärem Aufbau, eine sichere Entscheidung nicht leicht ist, und daß wir uns oft werden damit zufrieden geben müssen, einfach von einem bösartigen Blastom, mit B. Fischer-Wasels von einem Blastoma (Cytoblastoma) malignum zu sprechen, und eine bessere Entscheidung über Herkunft der Zellart der Zukunft zu überlassen. Auf keinen Fall sollte man gegenwärtig das begrifflich in der pathologischen Anatomie doch ziemlich scharf umrissene Sarkom zum Sammeltopf für Unbekanntes machen, wie das in früheren Jahrzehnten üblich und zum Teil wohl auch kaum vermeidbar war.

Um nochmals auf die Rundzellsarcome zurückzugreifen: P. Klemperer, bzw. Sternberg sind geneigt, die Thekazellen als Ausgangspunkt anzusehen. Besonders veranlaßt ihn dazu die Übereinstimmung im Aufbau mit ähnlichen Blastomen des Hodens, welche v. Hansemann von den Zwischenzellen des Hodens abgeleitet hat. Die Thekazellen zeigen uns nach heutiger Auffassung nur das Bild einer besonders gesteigerten Leistung der Stromazellen aus der Rinde des Eierstockes. Sie sind eine Gruppe von eigens ausdifferenzierten Stromazellen, die nach Beendigung dieser Beanspruchung wieder zu Stromazellen werden. Heute suchen wir aber die Quelle von Geschwülsten, von autonom wachsenden Neubildungen nicht in voll ausdifferenzierten Zellen, die sozusagen etwas von ihrer Differenzierung abgeben müßten, um zu wuchern, sondern in nicht ausgereiften, mangelhaft differenzierten Zellformen. Wir werden von der früheren Betrachtungsweise ganz Abstand nehmen müssen.

Vom Standpunkt der Diagnose aus, rein praktisch gesehen, sind wir gezwungen, das Morphologische in den Vordergrund zu stellen. Von diesem Gesichtspunkt aus hat das, was ich oben über histologische Verhältnisse bei den Sarkomen gesagt habe, seine Berechtigung. Nur muß ich gleich hinzufügen, daß es mit den neueren Faserfärbungen überraschend oft gelingt, intercelluläre Fasern nachzuweisen in Blastomen, an deren Krebs- (also epithelialer) Natur bisher niemand gezweifelt hat, daß also auch die histologische Feinprüfung versagt.

Nun hat aber die Diagnose „Sarkom" seit der Begriffsabgrenzung durch Thiersch und Waldeyer eine histogenetische Grundlage. In Hinblick auf die Histogenese war gerade bei den Sarkomen des Eierstockes mit eigenartigen Schwierigkeiten zu rechnen. Nach bisher allgemein angenommener Auffassung (noch A. Kohn 1926) hat man das ganze Mesenchym der Eierstocksrinde vom Oberflächenepithel des Eierstockes abgeleitet. Die Lehrbücher bringen, soweit sie nicht in noch älteren Auffassungen hängen geblieben sind,

---

[1] Ungefähr nach dem Satz: Was man nicht deklinieren kann usw.

alle diese Darstellung, die neuerdings auch H. O. Neumann gebracht hat. Damit war gewissermaßen das Sarkom des Eierstockes in die zweite Linie gerückt. Es konnte evtl. von dem aus der Marksubstanz stammenden Gefäßbindegewebe abgeleitet werden.

Nach den neuesten Angaben von A. Fischel, die aus ganz einwandfreiem Embryonenmaterial und aus viel dünneren Schnitten als bisher gewonnene Auffassungen mit großer Sicherheit vertreten, müssen wir in Zukunft ganz umlernen. Das Oberflächenepithel der Keimdrüsen hat zur Eierstocksrinde gar keine direkten Beziehungen, hat mit ihr zu keiner Zeit des embryonalen Lebens etwas zu tun. Alles Stroma der Rinde entsteht aus dem dort liegenden Bindegewebe. Diese Auffassung Fischels rührt an manche Fragen aus der normalen und pathologischen Anatomie des Eierstockes. Ich kann nur andeuten, daß damit auch die Granulosazellen als Bindegewebsabkömmlinge erscheinen. Für die Entstehung von Sarkomen ist ein viel größerer Spielraum gegeben als bisher. Man müßte die Frage erörtern, ob das alles, was wir bisher — und auch in meiner folgenden Darstellung — als Krebse von besonderer Bauart (R. Meyer) geneigt sind auf epitheliale Grundformen zurückzuführen, nicht zur Gänze in die Sarkomgruppe einzureihen ist.

Diese grundsätzlich wichtige Frage würde viel breitere Auseinandersetzung erfordern, als sie hier gegeben werden kann. Namengebung und endgültige Reihung mag einstweilen offen bleiben für alle Blastome, deren Quelle im Stroma der Eierstocksrinde zu suchen ist. Und die Reihe ist vielleicht sehr umfassend. Sternberg hält, wie erwähnt, schon vom morphologischen Standpunkt aus an den Rundzellsarkomen fest. Alle Blastome, die in ihrem Bau an Granulosazellen, an Thekazellen erinnern, die Blastome, bei welchen die Deutung zwischen Fibrom und Krebsform schwankt, wären hier zu verzeichnen. Das große Geheimnis der Vielzahl, der Mannigfaltigkeit aller soliden, nicht ausgesprochen anerkannt epithelialen Blastome des Eierstockes könnte damit formal darin liegen, daß die Stromazellen, welche A. Kohn bereits im normalen Eierstock als mangelhaft differenziert, als etwas zurückgeblieben bezeichnet kat, imstande sind, bei geschwulstmäßigem Wachstum die allerverschiedensten Differenzierungsrichtungen einzuschlagen und beizubehalten, die überhaupt grundsätzlich dem Stroma bei seiner Entwicklung und seiner Beanspruchung zur Verfügung stehen.

Ich halte es für verfrüht, aus diesen Überlegungen und Vermutungen die letzten Folgerungen zu ziehen und an einen Umbau der ganzen bisherigen Einteilungen zu gehen. So wahrscheinlich mir die Richtigkeit derselben vorkommt, kann ich doch etwaige Einwände übersehen, und muß die Entscheidung Berufeneren überlassen.

Nur andeutungsweise sei hier der Gedanke ausgesprochen, daß es auf dieser Grundlage durchaus möglich ist, noch einen Schritt weiterzugehen, und der Mannigfaltigkeit der Differenzierungsrichtung einen noch größeren Spielraum zuzugestehen. Dann könnte man auch die seltenen, als Chondrosarkome beschriebenen Blastome (Preissecker) (vgl. S. 417), und die ebenso seltenen Rhabdomyosarkome des Eierstockes hier einreihen. Auch für die hypernephroiden Blastome könnte in diesem großen Rahmen ungezwungen Platz geschaffen werden.

Selbst für die eigenartigen sympathikotropen Zellen, die H. O. Neumann bei bösartigen Ovarialblastomen vermehrt gefunden hat, wäre eine Einreihung an dieser Stelle möglich.

Die hypernephroiden Blastome habe ich S. 211 besprochen. Hier nur kurz über die

Rhabdomyosarkome.

Barris und Shaw kennen drei Fälle aus dem Schrifttum. Der eigene Fall betrifft eine 33jährige Frau mit 2 Geburten. Beschwerden im Becken. Eine cystische Geschwulst im rechten Eierstock, aus blutigen, brüchigen Massen bestehend, mit dünner blutiger Flüssigkeit. Histologisch nirgends normales Eierstocksgewebe; auch kein Epithel, kein Knorpel zu finden. Die Geschwulstzellen sind teils rund, teils spindelig; in besonders langgestreckten Zellen findet sich stellenweise deutliche Querstreifung.

Aus solchen Fällen muß der Rückschluß erlaubt sein, daß auch glatte Muskulatur im Rahmen falscher Differenzierungsrichtung beim Geschwulstwachstum im Eierstock vorkommen kann, vielleicht sogar in Sarkomen, was allerdings Sternberg bezweifelt hat. Der Schluß auf Myome im Eierstock ist sicher auch möglich, so schwierig auch im Einzelfalle der einwandfreie Beweis zu erbringen ist (vgl. oben S. 190).

Unter diesen Umständen will ich Angaben über die Häufigkeit der Sarkome gar nicht berücksichtigen; verweise auf Sternberg und A. Mayer.

Beidseitigkeit ist oft angegeben worden: von Krätzenstein 7mal unter 26 Fällen, von Martin 6mal unter 21 Fällen, von Leopold 7mal unter 12 Fällen, von A. Mayer 9mal unter 22 Fällen. Unentschieden bleibt es, ob beide Blastome als primär oder das eine als Metastase des anderen aufzufassen ist.

Verhältnismäßig oft sind diese „Sarkome" bei Jugendlichen, ja bereits im Kindesalter gefunden worden. Besondere Beachtung für die Gesamtbeurteilung der ganzen Gruppe erfordern jene Fälle, die bei vorzeitiger Geschlechtsreife (Pubertas praecox) gesehen worden sind, bzw. vielleicht eine solche veranlaßt haben (L. Pick, Wolff, Unterberger, Klemperer, Zacharias, Keller u. a.). Gerade dieser Umstand ist mitverwertet worden zur Stütze der Annahme, daß es sich um Zellformen handelt mit einer eigenen, bestimmt gerichteten Leistung (Zwischenzellen, Theka), was wieder mit den von Borst aufgestellten Grundzügen für die Beurteilung der Sarkome nicht übereinstimmt.

Als erschwerend kommt dazu, daß die typischen Rundzellsarkome in ihrer Gesamtheit gewisse Beziehungen zur Leukämie aufweisen. E. Fraenkel hält z. B. die Leukosarkomatose Sternbergs für eine großzellige Leukämie, welche mitunter Geschwülste bilden kann. Wir erinnern uns dabei an die nahe Verwandtschaft zwischen sonstigen Blutkrankheiten (Chlorose) und Keimdrüsen. Auch das seltene Lymphosarkom Kundrats muß als verwandt angesprochen werden. Übergangsfälle von Leukämie über geschwulstartige Bildungen zum Chlorom werden erörtert. Das ganze große Gebiet ist heute noch durchaus nicht genügend geklärt.

Eine Besprechung der bisher nur recht gezwungen abzugrenzenden klinischen Erscheinungen möchte ich bei dieser Sachlage unterlassen.

In einem Falle, den Atzerodt vor einiger Zeit als Sarkom und Tuberkulose des Eierstockes beschrieben hat, konnte ich an einigen Stellen des alveolär gebauten kleinzelligen Blastoms sehr deutlich den epithelialen Charakter der Zellen ersehen. Auch Sternberg und Maresch haben dieser Deutung zugestimmt. Der Fall ist bisher für mich nur ein Cytoblastoma malignum, wahrscheinlich eine kleinzellige Granulosageschwulst. Ebenso fraglich scheinen mir die 4 Fälle von Goldschmidt und von Koerner zu sein.

Schrifttum.

Atzerodt, Ovarialsarkom und Peritonealtuberkulose. Mbl. Geburtsh. **76**, 282 (1917). — *Barris, J.* u. *W. Shaw*, Rhabdomyosarkom im Eierstock. Proc. roy. Sc. Med. **22**, 320 (1929). — *Borst*, In Payr-Zweifel, Klinik der bösartigen Geschwülste I. Leipzig: S. Hirzel 1924. — *Derbaremdiker-Zarchi*, Prognose der Ovarialtumoren. Inaug.-Diss. Freiburg 1910. — *Fischel, A.*, Entwicklung der Keimdrüsen. Z. Anat. **1930**. — *Goldschmidt*, Ovarialsarkom. Zbl. Gynäk. **1922**, 1783. — *Goldschmidt* u. *Werner*, Prognose der Genitalsarkome. Mbl. Geburtsh. **76**, 443 (1927). — *Klemperer, P.*, Zwischenzellensarkom des Ovariums. Beitr. path. Anat. **58**, 143 (1914). — *Kohn, Alfred*, Pferdeeierstock. Z. Anat. **79**, 366 (1926). *Mathias*, Sarkome. Zbl. Gynäk. **1925**, 1981. — *Meyer, R.*, Ca. ovarii folliculoides et cylindromatosum. Z. Geburtsh. **77**, 505. — *Neumann, H. O.*, Sympathikotrope Zellen des Ovariums. Arch. Gynäk. **136**, 556 (1929). — Großzelliges solides Ca. der weiblichen Keimdrüse. Z. Geburtsh. **98**, 78 (1930). — *Preiss-ecker, E.*, Beitrag zur Bösartigkeit solider Embryome. Wien. Klin. Wschr. **1924**, H. 1. — *Varo, B.*, Eierstocksgeschwülste. Ber. Gynäk. **11**, 447 (1926). — *Wolff, Fr.*, Ovarialsarkom. Mschr. Geburtsh. **57**, 220 (1922). — *Zimmermann*, Seltene Carcinomform des Ovariums. Z. Geburtsh. **86**, 19 (1923).

Das Spindelzellsarkom, Fibrosarkom des Eierstockes.

Fast noch größere Schwierigkeiten als die Rundzellsarkome bereiten uns die Spindelzellensarkome. Vor Jahren hat uns der pathologische Anatom H. Eppinger sen. eine doppeltmannskopfgroße retroperitoneale Geschwulst histologisch als Fibrom diagnostiziert und in dem nach Jahresfrist operierten, wieder über mannskopfgroßen Rezidiv auch nur ein Fibrom erkennen können. Im allgemeinen wird zwar das Gefüge gegenüber dem Rundzellsarkom mehr weniger derb, fibromatöser sein, sonst aber kaum viel bieten, was zur makroskopischen Diagnose ausreichen könnte. Der von Borst ein wenig hervorgehobene Umstand, daß häufiger mehrfache umschriebene Knoten vorkommen als diffuse Infiltrationen, kann nicht gerade maßgebend genannt werden, da wir auch bei Fibromen umschriebene Knoten finden.

Die pathologischen Anatomen sind recht geteilter Meinung. Während z. B. Orth, Kauffmann Fibrosarkome überhaupt als nicht allzu selten bezeichnen, Seydel sogar als die häufigste Sarkomform, mindestens in vorgerücktem Alter, ist Sternberg sehr streng. Er erinnert daran, daß früher, wie Virchow berichtet, überhaupt fast alles, was nicht cystischen Bau hatte, nicht ungewöhnlich hart war und keine besondere Neigung zu Zerfall und Schmerzhaftigkeit zeigte, als Sarkom angesehen worden ist. Heute werden an die Diagnose strenge histologische Anforderungen gestellt; Anforderungen, die jedoch an Deutlichkeit und Schärfe immer noch so viel zu wünschen übrig lassen, daß eine gewisse Willkür in der Handhabung schwer zu vermeiden ist. Zu den bisherigen Schwierigkeiten kommt noch hinzu, die von R. Meyer gelegentlich einmal ins Auge gefaßte Möglichkeit, daß ein Follikulom sich in ein Fibrom oder ein Sarkom umwandeln kann (zit. nach Kleefisch).

Im Eierstock findet schon Kroemer das Spindelzellsarkom sehr spärlich, ebenso Frankl; Sternberg kennt überhaupt keinen Fall.

Als Unterscheidungsmerkmal gegenüber dem Fibrom gilt im histologischen Bild der größere Zell-, bzw. Kernreichtum; außerdem sind die Zellen protoplasmareicher, der Kern ist groß, sein Chromatingehalt recht verschieden. Mitosen sind reichlich, manchmal sehr reichlich vorhanden, beim Fibrom kaum zu sehen. Die faserige Grundsubstanz zwischen den Zellen ist spärlicher als beim Fibrom; besonders in den als jünger angesehenen äußeren Abschnitten der Geschwulst. Stützgerüst ist sehr wenig vorhanden. Wohl aber kommt bündelartiger Aufbau und Durchflechtung von Bündeln ebenso vor wie beim Fibrom.

Das Wichtigste sind Zellatypien, Kernatypien, Auftreten polymorpher Zellformen unter Verlust der Spindelform. Mit der Vermehrung dieser Zellarten und dem Zurücktreten von Spindelzellen haben wir schließlich Übergangsreihen zu den sog. gemischtzelligen Sarkomen.

Solche Formen bieten der histologischen Diagnose schließlich die wenigsten Schwierigkeiten. Ob sie aber im Eierstock vorkommen, müßte erst eingehende Kritik in Zukunft dartun. Noch weiter vorgeschrittene Formen, Riesenzellsarkome scheinen im Eierstock nicht beobachtet zu sein.

Wehse hat eine Geschwulst bei einer älteren Frau, bei welcher neuerliche Menstruation aufgetreten war, als Spindelzellensarkom beschrieben. Ohne Untersuchung der Präparate ist eine Ablehnung sicher eine mißliche Sache, um so mehr als L. Fraenkel gegenüber bereits laut gewordenen Zweifel neuerdings die Diagnose aufrecht erhält. Ich verweise jedoch auf die fibromartigen, bzw. fibrosarkomartigen (und die fraglichen) „Granulosazellgeschwülste" unserer Reihe, und auf meine obigen Ausführungen über Sarkome, und möchte den Fall Wehse eher den Fibromen zuweisen.

Auch J. Kleefisch hat neuerdings nebst einem Rundzellsarkom zwei Fibrosarkome beschrieben, davon eines mit „hyaliner Umwandlung der Fibrillen".

Stellt man sich auf den von mir vertretenen Standpunkt, daß all die mannigfaltigen histologischen Blastomformen auf verschiedene Differenzierung des Ursprungsmateriales zurückzuführen sind, und nicht auf eigene Ursprungszellformen, wie sie die bisherige Histogenese verlangt hat — das eigenartige Zellmaterial des Eierstocksstromas erleichtert es jedenfalls sehr, diesen Standpunkt einzunehmen — so fallen die Unterschiede zwischen den soliden epithelialen und histoiden Geschwülsten überhaupt so ziemlich weg.

Die höchst spärlichen Mitteilungen über metastatisches Sarkom sollen hier ausdrücklich ausgeschaltet bleiben (vgl. später).

Schrifttum.

Fraenkel, In Hirschs Handbuch der inneren Sekretion, Bd. 3, S. 567. — *Kleefisch, Joh.*, Menstruationsänderungen bei Ovarialsarkom. Zbl. Gynäk. **1930**, 26. — *Seydel, O.*, Über die stromatogenen Neubildungen der Ovarien. Fibrome, Sarkome. Erg. Path. **9** I, 1173, 1175 (1902). — *Wehse*, Verhalten der Uterusschleimhaut bei malignen Ovarialtumoren. Inaug.-Diss. Breslau 1924.

Sarkome von besonderer Bauart.

Die Histogenese der Sarkome ist noch unbekannt (Borst). Ihr Vorkommen im Eierstock ist unsicher. Meinen im großen und ganzen recht ablehnenden Standpunkt möchte ich durch den Hinweis darauf stützen, daß das Stroma der Eierstocksrinde überhaupt ein Gewebe darstellt, das sonst nirgends im Körper vorkommt, und dessen Genese ebenfalls noch umstritten ist. Dennoch besteht die Notwendigkeit eigenartige Geschwulstformen irgendwie einzuordnen, wenn man auch die endgültige Reihung der Zukunft überlassen muß. Hieher gehören alle die sog. Sarkome von höherer Gewebsreife von Borst und von Sternberg und die melanotischen Blastome. Der Arzt hat gar keine Möglichkeit, diese Fälle (abgesehen von den letzteren) irgendwie auseinander zu halten. Es wäre daher auch vergebliches Bemühen, klinische Sonderbilder zeichnen zu wollen, die in ziemlich allen Zügen mit dem der Krebse und der Granulosazellgeschwülste zusammenfallen. Und für den Histologen sieht die Sache oft nicht viel besser aus.

Ich erinnere mich aus längst vergangenen Tagen an die Erzählung eines Kollegen, der im Laboratorium einer chirurgischen Klinik histologisch gearbeitet hat. Eines Tages hat er dem Vorsteher der Klinik, der sich selbst gerne mit pathologischer Histologie befaßt hat, einen Schnitt als Carcinom vorgelegt. Die Antwort war nach langem Durchmustern: das ist kein Carcinom, das ist ein Sarkom. Ein halbes Jahr später, knapp vor dem Wechsel der Station legt er ihm gelegentlich irgendeiner Besprechung zufällig wieder genau denselben Schnitt vor, diesmal als Sarkom. Wieder langes Studium, schließlich die Antwort: das ist kein Sarkom, das ist ein Carcinom. Das Beispiel soll nur die Unsicherheit zeigen, in der wir immer noch sehr tief stecken, ohne es selbst recht wahr zu haben.

Borst führt als Einzelvertreter in dieser Gruppe an: fibroplastische, lipoplastische, myo-, myxo-, chondro- und osteoplastische Sarkome. Im Eierstock kommen sie abgesehen von den fibroplastischen und vielleicht (?) den chondroplastischen Sarkomen nicht vor. Myoplastische, und zwar leiomyoplastische hat zwar Borst für den Eierstock angegeben. Aber ich meine, es liegt darin nur eine Höflichkeit gegenüber früheren Auffassungen. Kroemer hat in einem Falle von einem Durcheinander von Sarkom und Myomgewebe gesprochen, und hat einen Fall von Basso als muskelzellhaltiges Myxosarkom bezeichnet. Ein weiteres Fibro-Myxo-Sarkom Kroemers wird von Sternberg noch als möglich hingestellt. Zu einem Fall von Myxosarkon, das Polano bei einem 1½ Jahre alten Kind mit Menstruatio praecox beschreibt, nimmt Sternberg nicht weiter Stellung. Der Fall dürfte wohl am besten zu den Granulosa- oder Thekazellabkömmlingen zu rechnen sein.

Das Grundgewebe des Eierstockes ist in diesen Blastomen meist vernichtet. Gelegentlich sind aber noch Reste gefunden worden; so bei Kroemer Corpora albicantia oder andere Überreste von Follikeln, an verschiedenen Stellen zerstreut, bei Polano sogar zahlreiche Follikel; in einem Fall von Stauders (Fall 2) bei dem Rundzellsarkom eines 17jährigen Mädchens noch eine Rinde von Eierstocksgewebe im Zusammenhang in größerer Ausdehnung.

Weiter gehören noch folgende Formen in diese Gruppe:

a) Das perivaskuläre Sarkom. Durch eigenartige Anordnung der Zellen entlang den Gefäßen in Gestalt von breiten Mänteln um die Gefäßrohre mit mehr minder radiärer Stellung der Zellen zur Achse des Gefäßes gekennzeichnet. Es ergibt sich schließlich ein Gewirr von dickwandigen Zellröhren, die in mannigfaltiger Weise durcheinander gerankt erscheinen. Übergänge zu alveolärer Anordnung werden dadurch verständlich. Die Erklärung dieser ganzen Wachstumsform in ihren Einzelheiten ist aber noch so unbefriedigend, ihre Abgrenzung von den Granulosazellgeschwülsten noch so unsicher, daß ich auf weitere Besprechung nicht eingehen möchte.

b) Noch geheimnisvoller ist das Endotheliom, das ich schon wiederholt genannt habe. Nach den ersten Schilderungen von Marchand 1879 und später von H. Volkmann (Speicheldrüsen) hat es auch in der Deutung der Eierstocksblastome einen breiten Raum eingenommen, ist allerdings später, dank den Bemühungen R. Meyers wieder fast verschwunden. In Leber, Brustfell, Dura sind sie anerkannt; für ihr Vorkommen im Eierstock gibt es jedoch so wenig einen zwingenden Beweis wie in der Gebärmutter. Gewiß gibt es bösartige Blastome in beiden Organen, deren Ausgangspunkt nicht festzustellen ist. Aber die Endothelien dort als Lückenbüßer anzustellen, dazu haben wir gar keinen Anlaß. Die nicht wenigen Fälle, die als Endotheliome des Eierstockes beschrieben sind (Apelt hat 1901 schon 45 zusammengestellt, darunter 25 als Lymphangiendotheliome) dürften zum Teil Krebse, zum Teil Granulosazellblastome sein.

Es waren — die Schilderung kehrt bei allen bösartigen Blastomen stets wieder — teils solide, teils von cystischen Hohlräumen durchsetzte weiche Massen, bis mannskopfgroß und darüber, die Gestalt des Eierstockes ungefähr einhaltend; histologisch meist deutlich alveolär gebaut, aus epithelartigen Zellen zusammengesetzt mit mehr minder reichlichem bindegewebigen Stroma. Als ganz besonders bezeichnend haben ein- oder zweireihige Zellzüge gegolten, die in den Randabschnitten des Blastoms etwa den Eindruck machen konnten, als würde das Lymphgefäß in die blastomatöse Wucherung mit einbezogen werden.

Gerade die Eierstocksendotheliome hat Polano eingehend besprochen, und hat gezeigt, daß diese Stränge nur Krebssprossen sind, die innerhalb der Lymphbahn fortkriechen.

c) Noch fragwürdiger ist das Peritheliom. Ein Perithel im Sinne von Zellen, welche das Gefäß nach außen hin umscheiden, gibt es nicht. Auch Sternberg, der früher eine Geschwulst so gedeutet hat, widerruft diese Annahme. Sie gehen gegenwärtig auf in dem perivasculären Sarkom.

Babes und Rapile haben neuerdings das Peritheliom des Eierstockes verteidigt. Allein obwohl sie die Fälle ziemlich streng beurteilen und von 16 im Schrifttum bekannt gewordenen Fällen nur 6 anerkennen, denen sie einen 7. anfügen, ist ihre eigene Begründung nicht ausreichend (gürtelförmige Anordnung der großen Zellen um Gefäße).

Die Rouget-Zimmermannschen Korbzellen an der Wand der Capillaren haben mit Perithel nichts zu tun. Blastome sind meines Wissens auf sie noch nicht zurückgeführt worden. Vielleicht steht uns das noch bevor.

d) Sternberg hält einen seinerzeit als Endotheliom beschriebenen Fall jetzt für ein atypisches Chorionepitheliom mit langer Latenz (56jährige Frau, seit 4 Jahren Menopause). Die Schwierigkeiten, mit welchen die Geschwulstlehre zu kämpfen hat, werden vielleicht durch nichts so klar gekennzeichnet wie durch die beiden Umdeutungen Sternbergs neben dem Umstande, daß ein pathologischer Anatom vom Range Bostroems das sog. Chorionepitheliom mit langer Latenz als vom Ei ausgehendes Blastom grundsätzlich abgelehnt und weitere Arbeiten angekündigt, in welchen er Beweise für die Endotheliomnatur dieser Blastome sowie des Chorionepithels überhaupt erbringen will. Wenn wir auch mit dem Tode Bostroems die Beweise vielleicht nicht mehr erleben werden, so müssen wir doch zugeben, daß unsere bisherigen Vorstellungen vom atypischen Chorionepitheliom nicht auf Beweisen, nur auf Hypothesen aufgebaut waren.

e) Recht schwierig ist die endgültige Reihung der im Eierstock vorkommenden Nebennierenrindenblastome (Hypernephrom). Pfannenstiel hat sie in seine später von niemandem anerkannte Gruppe der Inklusionstumoren eingefügt, Frankl bespricht sie im Anschluß an das Teratom, Sternberg reiht sie wegen des Baues, der an die theoretisch aufgestellten Eigenschaften eines Perithelioms erinnert (pallisadenartige Anordnung der Zellen um die Gefäße) bei diesen ein, die er sonst selbst als höchst fraglich hinstellt, Borst bei den besonderen Sarkomformen. Ich möchte sie ebenso wie

f) das Melanosarkom als eigene Formen besonders hochdifferenzierter, einseitiger, weitgehend ausgereifter (?) Blastome in einer besonderen Gruppe unterbringen.

g) Das von Borst als eigene Form des Endothelioms hingestellte Cylindrom (Billroth) möchte ich trotz der Darstellung von Büchler mit Lubarsch und Sternberg nicht als eigene Blastomform, sondern nur als eine recht auffällige Erscheinungsform, die beim Sarkom so gut wie beim Krebs und den Follikulomen zu finden ist, hier ausschalten.

Vollends Seltenheitswert ersten Ranges kommt den sehr spärlichen Angaben über von der Nachbarschaft übergreifende und über metastatische Sarkome in den Eierstöcken zu. Borrmann beschreibt das Übergreifen eines Gebärmuttersarkoms; trotz langer Beschreibung ist der Fall sehr fraglich. Metastasen von der Schilddrüse aus hat Chiari, Orthmann von einem Pankreassarkom, Huguenin von einem Lymphosarkom des Mediastinum beschrieben; auch Dünndarm-, Nierensarkome werden genannt. Die Gesamtzahl verschwindet jedoch neben den wesentlich häufigeren metastatischen Krebsen der Eierstöcke.

Wohl nicht mehr aufzuklären dürfte eine Beobachtung sein, die Brunsgaard als Ovarialsarkom deutet. Das 18jährige Mädchen ist mit zahllosen Hautgeschwülsten aufgenommen worden. Die Sektion des Kopfes fehlt. Pleura, Lungen, Bauch voll von Metastasen. Der rechte Eierstock gänseeigroß, von Knoten bis Wallnußgröße durchsetzt, der linke taubeneigroß, ebenfalls Knoten bergend. Es scheint überhaupt kein Sarkom vorzuliegen; sicher ist es keine primäre Geschwulst des Eierstockes. Vielleicht handelt es sich um eine bösartige Naevusgeschwulst oder eine primäre Geschwulst der Retina.

Schrifttum.

Apelt, Endotheliome des Ovariums. Beitr. Geburtsh. 5, 367 (1901). — Babes, A. u. D. Rapile, Peritheliome des Ovariums. Ref. Zbl. Gynäk. 1929, 2492. — Borrmann, Riesenzellensarkom der Cervix. Metastasen in beiden Ovarien. Z. Geburtsh. 43, 264 (1900). — Bostroem, E., Das Chorioepitheliom. Beitr. path. Anat. 76, 293 (1927). — Der Krebs des Menschen. Leipzig: Georg Thieme 1928. — Brunsgaard, E.. Sarcoma cutis. Dermat. Z. 53, 80 (1928). — Büchler, Erich, Sarkome der Gebärmutteranhänge. Z. Geburtsh. 81, 723 (1921). — Chiari, Hämatogene Geschwulstmetastasen im weiblichen Genitalapparat. Prag. med. Wschr. 1905, Nr 17—18. — Huguenin, Lymphosarkome. Schweiz. Rdsch. 1909. Ref. Zbl. Gynäk. 1910, Nr 7. — Meyer, R., Endotheliom des Uterus. Veits Handbuch der Gynäkologie, 2. Aufl. — Malignes Endotheliom oder Angiosarkom. Arch Gynäk. 116, 638 (1923). — Orthmann, Pankreas- und Ovarialsarkom. Z. Gynäk. 65, 726 (1909). — Polano, Pseudoendotheliome des Eierstockes. Z. Gynäk. 51, 1 (1904). — Ovarialsarkom beim Kinde. Arch. Gynäk. 120, 308 (1923). — Stauder, Sarkome des Ovariums. Inaug.-Diss. Würzburg 1902; Z. Geburtsh. 47, 357.

Klinisches über Sarkome.

Die Angaben schwanken alle noch mehr als bei den übrigen Blastomen der Eierstöcke. Die Häufigkeitszahlen bewegen sich zwischen 1,6% (Schroeder Mauthner) und 7,5% (v. Velits).

Jedes Lebensalter kann betroffen erscheinen. Nach manchen Berichten ist die Jugend, nach anderen das Alter bevorzugt.

Die unter anderem auch von A. Mayer übernommene Angabe Kroemers, daß Hubert 200 Sarkome bei Kindern zusammengestellt habe, darunter oft bei Feten, kann ich dahin richtig stellen, daß es sich um 200 „Ovarialgeschwülste", auch Cysten, gehandelt hat. 5 von den angeführten Neugeborenen hatten überhaupt nur ganz kleine, bis zu 1 mm messende Follikel; Befunde, die gar nicht hieher gehören, da sie ja physiologisch sind. Als Sarkom des fetalen Alters ist nur ein Fall bei einem unreifen Kinde angeführt von Alban Doran (1889). Die Angaben der Originalarbeit lassen mich sehr daran denken, daß es sich um einen Krebs handelt, eine Granulosazellgeschwulst; doch wird sich Klarheit kaum gewinnen lassen; weder die Beschreibung noch die Abbildungen sind verwertbar. Es kann auch ein Follikel abgeschilferter Granulosa sein. Ein sicheres Sarkom des Eierstockes bei einem Neugeborenen ist meiner Ansicht nach nie beschrieben worden. Die Gesamtzahl der „Sarkome" des Kindesalters beträgt in der Zusammenstellung Huberts, wenn man diesen einen Fall streicht, 23, nicht 200, mit Einschluß aller als Endotheliom beschriebenen; unter 11 Jahren gar nur 15. Genauere Prüfung würde vielleicht auch diese Zahl noch wesentlich verkleinern.

Das Durchschnittsalter wird auf 32 (Temesvary) oder 42,7 Jahre (A. Mayer) angegeben. Mayer berechnet für Rundzellsarkome den Durchschnitt auf 27,5, für Spindelzellsarkome auf 45,7, für gemischtzellige auf 52,2 Jahre. 55,5 % entfallen auf die Zeit der Geschlechtsreife, 39% auf die Zeit nach dem Wechsel; zusammen also 94,5%.

Zangemeister hat seinerzeit Entwicklungszeit und Wechseljahre als am meisten gefährdet angesehen. Bei Pfannenstiel waren 40 % der Frauen unter 25 Jahre alt.

Auch die Angaben über Menstruationsverhältnisse gehen sehr auseinander. A. Mayer findet keine Abweichung, Lippert nur in 18,7 % normale Periode; nach Latzko sind stets unregelmäßige Blutungen vorhanden. Eine 37jährige Kranke Mauthners hatte seit 8 Monaten ganz schwache Perioden; Operation war wegen der Metastasen abgelehnt worden. Amenorrhöe wird sehr selten angegeben (Kleefisch), nur bei völliger Zerstörung des Eierstocksgewebes. Die Bemerkungen von Ridl, Mayer, daß in vorgerücktem Alter neuerdings Blutungen auftreten können, erinnern uns abermals an die Granulosazellgeschwülste.

Borst, Mauthner, Mayer verzeichnen auffallend spätes Einsetzen der Periode. Infantilismus soll Neigung zur Sarkombildung aufweisen. Es liegt darin ein gewisser Widerspruch zu den Beobachtungen von vorzeitiger Geschlechtsreife beim Eierstockssarkom. Wirkliche Entwicklungsfehler der Geschlechtsteile finde ich nur bei Rendenbach vermerkt (Fibrosarkom; Uterus bicornis, Ovarium bipartitum?). Doch ist der Fall wohl kaum zu verwerten, weil bei der sehr schwierigen und sehr langdauernden Operation eine sichere Beziehung des Blastoms zum Genitale überhaupt nicht festzustellen war.

Daß sterile Frauen häufiger an Sarkom erkranken sollen (Mauthner), bezweifelt Mayer. In seinen Fällen sind Schwangerschaften vorgekommen. Über den Einfluß der Schwangerschaft auf das Blastom sind die Anschauungen noch weniger geklärt wie beim Gebärmutterkrebs.

Das Wachstum wird als ein sehr rasches hingestellt. Berühmt geworden ist Chrobaks Fall, in welchem das Blastom binnen 23 Tagen vom Nabel bis zum Rippenbogen aufgestiegen war. Ich erinnere mich an ein 16jähriges Mädchen, das wegen noch nicht erfolgten Eintrittes der Periode zur Untersuchung gekommen war. Das Mädchen war für sein Alter sehr kräftig und äußerlich voll entwickelt, nur etwas blaß (Chlorose); Befund ergab auffallend kleine Gebärmutter, das Becken sonst frei. Die Periode ist einige Wochen später eingetreten. Später starke Blutungen. Ein halbes Jahr nach dieser ersten Untersuchung fand sich ein bis zum Rippenbogen reichendes, bei der Probelaparotomie geradezu zerfließend weiches, hämorrhagisches Blastom, das wir damals als Rundzellsarkom aufgefaßt haben (wohl eine Granulosazellgeschwulst). Die Operation war nicht zu Ende zu führen, weil bei dem Arbeiten längs der Vena cava jedesmal beim Anziehen der Geschwulst sofort Atemstillstand eingetreten war. Einige Tage später ist die Kranke gestorben.

Diese Riesengeschwulst hatte also sicher nur eine Entwicklungszeit von wenigen Monaten beansprucht.

An Begleiterscheinungen verzeichnet A. Mayer: Verwachsungen in 36 %, Ascites in 9 % (Kroemer dagegen 60—70 %); in einem Fall Krukenbergs Ascites chylosus; Stieldrehung in 13,6 %; gleichzeitiges Myom der Gebärmutter in 13,6 %.

Metastasen sind vorwiegend in der nächsten Umgebung des Blastom, am Bauchfell gesehen worden; aber auch in Lymphknoten und an anderen Organen. Mayer verzeichnet 32 %. Schottlaender findet unter 11 Fällen des pathologischen Instituts in Wien 3mal Metastasen (davon 2mal bei fraglichem Endotheliom); aber nur ein Endotheliom hatte Organmetastasen gesetzt. Sie scheinen also viel seltener zu sein als bei anderen Krebsen der Eierstöcke.

Die Voraussage über den Verlauf läßt sich nicht über einen Leisten festlegen. Man wird natürlich die Operation vorschlagen, schon um die Diagnose klarzustellen. Angesichts der Gefahr eines raschen Wachstums ist selbst kurzes Zuwarten zu widerraten. Wieweit man beim Bauchschnitt gehen soll und kann, ist eine Frage für sich. Die weichen Formen scheinen keine sehr gute Prognose zu geben. Ob die Strahlenbehandlung Besseres leistet, wie manchmal gesagt worden ist, bleibt abzuwarten. Die letzten Berichte sind weniger stimmungsvoll wie die früheren. Zum mindesten wird man nach der möglichst sorgfältigen Operation eine Nachbestrahlung, am besten mit der Carcinomdosis, empfehlen. Vielleicht braucht unter dieser Voraussetzung die Operation nicht so ausgedehnt zu sein wie ohne Bestrahlung. Zangemeister und Mauthner haben gefunden, daß bei einseitiger Erkrankung auch die bloße Ovariotomie genügen kann. Auch A. Mayer bestätigt das; er findet bei Radikaloperation 66,7 %, bei einseitiger Ovariotomie 62,5 % Dauerheilungen (bei recht bescheidenen Gesamtzahlen). Es wird das aber wohl von der Beschaffenheit der Fälle abhängen; mit der einfachen Ovariotomie hat man sich bisher meist bei einfachen Fällen geholfen; vielleicht sind auch Fälle darunter, die erst nachträglich als Sarkome erkannt worden sind. Immerhin ergibt sich daraus die beruhigende Tatsache, daß wir in Zukunft bei einfachen Fällen uns mit der Ovariotomie allein begnügen können und nicht etwa wegen der später festgestellten Sarkomnatur des Blastoms einen zweiten Eingriff grundsätzlich anschließen müssen. Die Fälle der bisherigen Zusammenstellungen dürften kaum nachbestrahlt worden sein.

Je eine der einseitig operierten Frauen Mauthners und Mayers hat noch später zwei Geburten durchgemacht.

Bei beidseitigem Sarkom verzeichnet Mayer eine Dauerheilung von 11,2 % (übersichtlicher gesagt: von 8 dauernd geheilten Frauen hatte nur eine beidseitiges Sarkom).

Die absolute Leistung beträgt bei dreijähriger Beobachtung (Mayer) 36,4 %.

Schrifttum.

Alban, Doran, Trans. path. Soc. Lond. **1889**. — *Hofmeier, Max*, Handbuch der Frauenkrankheiten. 1921. — *Hubert, Rudolf*, Ovarialgeschwülste bei Kindern. Inaug.-Diss. Gießen 1901. — *Lippert*, Beitrag zur Klinik der Ovarialtumoren. Arch. Gynäk. **74**, 389 (1905). — *Mauthner*, Desmoide Tumoren des Ovariums. Mbl. Geburtsh. **56**, 135 (1921). — *Rendenbach, K.*, Fibrosarkom des Ovariums. Inaug.-Diss. Straßburg 1903. Ref. Frommels Jber. **1903**, 562. — *Schottlaender, J.*, Metastasen, in Frankl-Hochwart-Noorden-Strümpell: Nothnagels Handbuch der Medizin. Suppl.-Bd. 6, 2, 561 S. — *Schroeder, R.*, Lehrbuch der Gynäkologie, 2. Aufl. 1926. — *Zangemeister*, Wann sollen bei der Ovariotomie beide Ovarien entfernt werden? Prakt. Erg. Geburtsh. 1, 279.

Das Melanosarkom.

Ein sehr seltenes, manchmal auf den Operateur außerordentlich eindrucksvoll wirkendes Blastom.

Primäre Melanosarkome des Eierstockes gibt es nicht, da im normalen Eierstock kein pigmentbildendes Gewebe (im Sinne der Melaninbildung) vorkommt. Ein Melanosarkom im Eierstock (Ignaz Nowak) wäre als primäres Blastom denkbar, ausgehend von melaninbildender Haut eines Teratoms, woran neuerdings A. Liepelt in seinem Falle denkt. Die nicht sehr zahlreichen, bekannt gewordenen Fälle sind nun bisher schon reichlich gesiebt und durchbesprochen worden. Es sind nur wenige, die mit Wahrscheinlichkeit, keiner darunter, der mit voller Sicherheit als primäres Melanosarkom im Eierstock gelten könnte. Die letzten Mitteilungen von Labhardt, Cottam, Herzog, Ignaz Nowak, Schwab sind durchwegs auf diesen Ton gestimmt. Nowaks Fall, der zuerst als angioplastisches Sarkom, dann als primäres Melanosarkom aufgefaßt worden war (Lahm), ist erst bei der Sektion dahin aufgeklärt worden, daß es sich um eine Metastase eines primären Melanosarkoms des Auges handelt. Auch im Falle von Rank (beidseits apfelgroße M.) war vor 9 Jahren das linke Auge wegen einer kleinen Geschwulst entfernt worden. Seither keine Metastasen. Bei Wieners Fall war 2 Jahre vor der Operation des faustgroßen Melanocytoblastoms des Eierstockes eine schwarze Geschwulst der Kopfhaut entfernt worden. Die ungeklärten Fälle des Schrifttums dürften größtenteils als Metastasen irgendeines Hautnaevus aufzufassen sein. Den Chirurgen und den pathologischen Anatomen sind Fälle bekannt, in welchen Organmetastasen erst viele Jahre, bis zu 20 Jahren nach der Operation eines Naevus aufgetreten sind. Betrachtet man sich einen solchen Naevus unter dem Mikroskop auf dem Durchschnitt, mit seinem oft sehr tief reichenden, in kleineren und größeren Gruppen und Haufen abtropfenden Pigmentzellen, so kann es kaum wundern, daß eine Exstirpation, die nicht sehr tief ins subcutane Gewebe hineinreicht, leicht unvollständig bleibt.

Die Melanoblastome des Eierstockes waren zum Teil recht groß, faust- bis kindskopfgroß, Vollgeschwülste oder auch von cystischen Räumen durchsetzt, knollig-höckerig: die Farbe war manchmal (z. B. bei Amann) ganz auffallend tief blauschwarz; in anderen Fällen (z. B. Nowak) sind dagegen nur einzelne Abschnitte der anscheinend sarkomatös gebauten Geschwulst mäßig pigmenthaltig gewesen. Bemerkenswert ist ein Zufallsbefund von E. Vogt (Fall 2): 2 Jahre nach Entfernung einer melanotischen Hautgeschwulst des Oberschenkels war ein hirsekorngroßes, pigmenthaltiges Knötchen im Eierstock zur Entwicklung gekommen.

Die Melanine sind eigenartige, schwefelhaltige, eisenfreie Pigmente, die vom Blutfarbstoff unabhängig entstehen (Hueck, Unna), aber nur in bestimmten Zellen entstehen, in Naevuszellen, in Zellen normal pigmentierter Epidermis und in der Chorioidea. In der Tierheilkunde sind bei Pferden die Naevi und Melanosarkome der Schimmel sehr bekannt.

Ob Depigmentierung im Alter, wie sie bei den Naevis (auch bei Schimmeln) zu sehen ist, auf das Auftreten und das Verhalten von Metastasen von Einfluß ist, kann noch nicht entschieden werden. Wenn die Naevi dadurch nicht gutartiger werden, müßte man die Möglichkeit von pigmentarmen (wie etwa bei Nowak) oder sogar pigmentlosen Metastasen dieser Art (auch im Eierstock) im Auge behalten. Es wäre gar nicht undenkbar, daß manches maligne Blastom des Eierstockes, das anscheinend rasch zu Metastasen geführt hat, an sich bereits als solche pigmentarme Metastase eines Naevus sich entpuppt.

Die klinische Prognose ist, da es sich doch fast immer um Metastasen handelt, äußerst ungünstig. Als wahrscheinlich primär von einem Teratom des Eierstockes ausgegangen gelten bisher nur die Fälle von Amann und von Lorrain. In einem von Markus beschriebenen Falle ist das Melanosarkom bei bestehender Schwangerschaft gewachsen und hat auch an der Basis der Placenta Metastasen gesetzt.

Vielleicht wird in Zukunft durch Röntgenstrahlen therapeutisch mehr zu erreichen sein. H. Hohlfelder lobt im allgemeinen die gute Beeinflußbarkeit des Melanosarkoms.

Schrifttum.

Amann, J. A., Melanosarkom des Ovariums. Verh. dtsch. Ges. Gynäk. **10**, 279 (1904). — *Cottam*, Melanosarcoma of ovary. Ref. Frommels Jber. **1915**, 53. — *Herzog*, Melanosarkome der Ovarien. Z. Geburtsh. **80**, 576 (1918). — *Hohlfelder, H.*, Röntgentherapie maligner inoperabler Tumoren. Strahlenther. **33**, 131 (1929) — *Hueck*, Pathologische Pigmentierung. Krehl-Marchand, Handbuch der pathologischen Physiologie, Bd. 3, 2. Teil, S. 298. 1921. — *Jäger*, Melanosarkome beim Schimmel. Virchows Arch. **198, 204.** — *Labhardt*, Metastatisches Melanosarkom des Ovariums. Zbl. Gynäk. **1914**, 1400. — *Liepelt, A.*, Melanotische Pigmentbildung in einem Ovarialkystom. Arch. Gynäk. **134**, H. 3 (1928). — *Lorrain*, Cyste de l'ovaire. Dégénerescence sarcomat. Presse méd. 24. Mai 1905. — *Markus*, Melanosarkom des Ovariums in der Schwangerschaft. Arch. Gynäk. **92**, 659 (1911). — *Nowak, Ignaz*, Primäres Melanosarkom des Ovariums. Arch. Gynäk. **112**, 183 (1920). — *Rank*, Doppelseitiges Melanosarkom der Ovarien. Dtsch. med. Wschr. **1930**, 770. — *Schwab*, Melanosarkom nach Pigmentnaevus. Zbl. Gynäk. **1925**, 1095. — *Vogt, E.*, Melanosarkom des Ovariums. Z. Geburtsh. **73**, 223 (1913). — *Wiener*, Melanom des Ovariums. Klin. Wschr. **1928**, 1577.

Das Nebennierenrindenblastom; Hypernephroide im Eierstock.

An der Rinde der Nebenniere bilden sich recht oft Abgrenzungen in Form von kleinen Knötchen, die nur aus lipoidspeichernden Zellen bestehen mit den zugehörigen Gefäßen. Gelegentlich bilden sie auch größere adenomartige Knoten. Bösartige Blastome scheinen in der Nebenniere auf diesem Wege nicht zu entstehen. Wohl aber scheinen die weiter in die Umgebung hinaus versprengten Keime dazu zu neigen. Solche Versprengung gibt es hauptsächlich in der Niere, dann aber auch entlang den spermatikalen Gefäßen, im Ligamentum latum, wo ich selbst ein 3 mm großes Knötchen am freien Rande des Ligamentum infundibulo-ovaricum eines neugeborenen Mädchens gefunden habe, ferner im Samenstrang, am oder im Eierstock; außerdem in Leber und Pankreas. Alle diese können zu Blastomen werden. In der Nähe des Eierstockes hat als erster Marchand bei der Untersuchung eines Ziegenzwitters einen Knoten als Nebennierenrinde erkannt. Meixner hat später gezeigt, daß schon eine Reihe von älteren Befunden vorliegt, die alle bisher falsch (als Hoden) gedeutet worden sind. Weitere Befunde im Eierstock sind von Varaldo, Marchetti-Lodi, Reichelt (dessen Befund ich nicht bezweifle) und R. Meyer berichtet worden. Auch der Fall von Levy du Pau scheint nur ein versprengter Knoten und nicht schon ein Hypernephrom zu sein. H. O. Neumann hat sie unter 30 Neugeborenen 3mal gefunden; je einmal ferner bei 8, 14, 16 und 20jährigen; in späterem Alter nicht mehr. Sie gehen offenbar deshalb zugrunde (Aschoff), weil ihnen der notwendige innere Zusammenhang mit den Sympathikuselementen, der Marksubstanz der Nebenniere fehlt. Gemeinschaftliche Versprengung beider Zellarten ist aus entwicklungsgeschichtlichen Gründen (zeitlich verschiedene Entwicklung) nicht möglich oder kann höchstens ganz zufällig einmal zustande kommen, bzw. vorgetäuscht sein.

Es war nicht allzu fernliegend, und ist auch von Marchand bereits geschehen, den Gedanken auszusprechen, daß von solchen Gebilden auch im Eierstock Blastome ausgehen können. Tatsächlich sind denn in der Folgezeit Vollblastome sowie teilweise cystische Blastome von eigenartigem Aussehen als Abkömmlinge dieser Herde gedeutet worden. Es waren recht umfangreiche, knotig-knollige Gewächse (Abb. 44 stellt den von Rosthorn beschriebenen Fall im Durchschnitt dar, Lab.-Prot. 775), die oft schon infiltrierend auf die Umgebung übergegriffen haben; auf Durchschnitten waren sie gelb bis schwefelgelb gefärbt, mit lebhafter Neigung zu Nekrosen und Blutungen. Metastasen sind recht bald aufgetreten.

Beschrieben sind solche Fälle von Weiss im Ligamentum latum nahe dem Eierstock, von Pick, Peham, Sternberg, v. Rosthorn, Vonwiller, Downes und Knox u. a. Letzterer Fall ist dadurch bemerkenswert, daß bei dem 3½jährigen Mädchen Zeichen von Hypergenitalismus aufgetreten waren, die nach der Operation wieder verschwunden sind.

Komocki hat beidseitige „Hypernephroide" des Eierstockes beschrieben. Histologisch (Abb. 45 u. 46) gelten auf dem entfetteten Schnitt helle, große, durchsichtige, deutliche Zellmembran und in der Mitte liegenden rundlichen Kern aufweisende Zellen

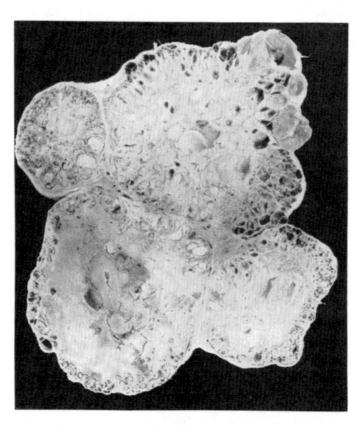

Abb. 44. Hypernephrom des Eierstockes.

als wichtig. Früher sind diese Blastome sogar als Lipome angesehen worden. Die Zellen liegen mosaikartig nebeneinander, zeigen nur wenig Stützgewebe. Sie sitzen der Capillarwand direkt auf. Sternberg erwähnt allerdings eine dünne Bindegewebsmembran zwischen Gefäßendothel und Blastomgewebe; nur die feinsten Capillaren bestehen aus Endothel allein (also nicht viel anders wie in vielen anderen Blastomen auch). Man spricht sogar ausdrücklich von 1—2 reihigem Zellbelag auf den Capillaren. In allen Beziehungen gleichen sie durchaus den Zellen der Grawitzschen Hypernephrome.

Gewöhnlich handelt es sich um Vollblastome; sie können aber auch schmälere oder weitere Spalträume aufweisen und als Auskleidung derselben kubische oder zylindrische Zellformen; auch richtige Schlauch- und Drüsenbildung kommt vor.

Auf die Streitfrage, ob es sich wirklich um Nebennierenrinde handelt, oder ob die in der Niere sitzenden Blastome als nephrogen anzusehen sind (Stoerk), kann ich mich ebenso wenig einlassen wie auf die Deutung der Blastome als Peritheliome. Ich möchte nur die praktisch wichtige Bemerkung von Borst unterstreichen, daß mit der Diagnose extrarenaler Hypernephrome (besser Hypernephroide (Lubarsch)) sicherlich etwas zu freigebig verfahren wird. Insbesondere für die deutlich sarkomähnlich gebauten Blastome wird man vielleicht von solcher Deutung abstehen, da ein sicherer Beweis für solche Abstammung bei großen Geschwülsten nicht mehr zu erbringen ist. So sehr es einerseits berechtigt ist, aus dem tatsächlichen Vorkommen von Nebennierenrindenkeimen im Bereiche des Genitales Schlüsse zu versuchen, so vorsichtig muß man andererseits namentlich bei vorgeschrittenerem Alter der Trägerin in seiner Diagnose sein.

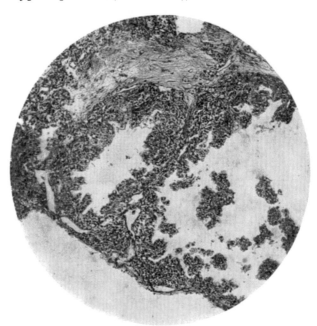

Abb. 45. Hypernephroma ovarii. (Vergr. 70 mal.)

Einen Fall von Orru und Volpe erwähne ich eigens, weil in der kindskopfgroßen, in den Mastdarm durchgebrochenen Geschwulst (31jährige Frau), die als Hypernephrom gedeutet wird, eine Anordnung der Zellen nach Art von Leberläppchen festgestellt worden ist. Der Vergleich dürfte ziemlich absichtslos aufgestellt worden sein. Er erscheint aber doch recht bemerkenswert für die Beurteilung der Differenzierungsfähigkeit der Zellen in Eierstocksgeschwülsten. Wir betrachten offenbar die ganzen Geschwülste noch immer viel zu voreingenommen. Eine sichere Erkennung von Nebennierengewebe ist weder mit der Glykogen- (Lubarsch), noch mit der Fettfärbung möglich.

Die gegenwärtige Unsicherheit beleuchtet recht gut eine Mitteilung

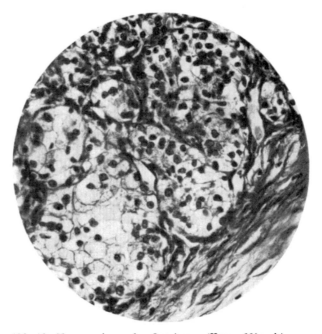

Abb. 46. Hypernephrom des Ovariums. (Vergr. 260 mal.)

von W. Komocki (1928). Die beidseitigen, faustgroßen, sehr gefäßreichen Geschwülste (zuerst als Angiome angesprochen) der 37jährigen Frau werden als Angio-Hypernephroide beschrieben. Komocki sagt jedoch selbst, daß er eine gefäßreiche, trabekuläre Luteinzellgeschwulst, also etwa eine Krebsform des Eierstockes, durchaus nicht ausschließen will.

Interessant ist der Fall Hochloffs, weil das Geschlecht unsicher ist. Die 30jährige Kranke hatte bisher keine Periode, keine Molimina, war seit dem 20. Jahr verheiratet, hatte aber seit 6 Jahren keinen Geschlechtsverkehr. Oft Pollutionen. 164 cm groß, asthenisch, starke Behaarung (auch im Gesicht). Clitoris groß, Scheide nur 4,5 cm lang, Gebärmutter sehr klein. Rechts taubeneigroße Cyste an Stelle der Keimdrüse ohne Eierstocksgewebe: links die faustgroße Geschwulst, die als Hypernephrom angesprochen wird, aber auch ein Luteinzellblastom (Krebs) sein kann. Der Hirsutismus weist vielleicht auf Nebenniere. Ich halte jedoch einen Krebs (Seminom) bei Hermaphroditismus masculinus für mindestens ebenso wahrscheinlich.

Ein weiterer Fall mit neuen Schwierigkeiten der Deutung ist von J. Naeslund (Fall 2) mitgeteilt worden. Die 28jährige Frau ist 5 Monate nach der 3. Geburt wegen einer Eierstocksgeschwulst operiert worden, die als cystisch-papillärer, teilweise kleincystischer Krebs aufgefaßt wurde. 4 Wochen später links Nephrektomie wegen eines Hypernephroms. Darnach Ascites; nach 5 Monaten Tod. Sektion ergibt zahllose Metastasen, insbesondere im Bauch, in den Lungen und in sämtlichen Lymphknoten des Rumpfes. Auch in der Geschwulst des Eierstockes fanden sich ganz ähnliche Zellformationen wie in den Metastasen, so daß die Erwägung nahe liegt, ein metastatisches Hypernephrom des Eierstockes anzunehmen.

Klinisch erscheinen diese Blastome recht bösartig. Rascher Verlauf, bald einsetzende Kachexie, Metastasen an den verschiedensten Organen führen im Laufe von Monaten zum Tode. Hochloff vermutet allerdings in seinem Falle, daß die Geschwulst schon 12 Jahre bestanden hat. Trotzdem war 8 Monate nach der Operation der Zustand der Kranken kein guter. Für den einzigen bekannten, 10 Jahre geheilten Fall von Reimers (die Frau war nach der Operation lange Zeit bestrahlt (!) worden, hat dann geheiratet und 4 Kinder geboren, von welchen drei gesund sind) wäre wohl eine Überprüfung der histologischen Diagnose sehr wünschenswert.

Zu erkennen vermögen wir klinisch nur das Vorhandensein eines Eierstocksblastoms, bezw. eines Gewächses im kleinen Becken. Der schon von Pfannenstiel ausgesprochene Wunsch nach einer Möglichkeit rascherer Erfassung der Fälle ist bisher jedenfalls noch nicht in Erfüllung gegangen. Die Blastome scheinen übrigens seit Jahren wesentlich seltener oder die Diagnosen vorsichtiger geworden zu sein.

Schrifttum.

Downes, A. u. *Ch. Knox*, Hypernephrom des Ovars. J. amer. med. Assoc. **82**, 1365 (1924). — *Hochloff*, A. W., Hypernephrom des Ovariums. Arch. Gynäk. **136**, 623 (1929). — *Komocki*, W., Angiohypernephroid des Ovar. Virchows Arch. **269**, 70 (1928). — *Levy du Pau*, Intraligamentäre Schwangerschaft. Schweiz. med. Wschr. **1924**, 198. — *Lodi*, Clin. chir. Mailand **1901**, 136. — *Marchand*, F., Beitrag zur Kenntnis der glandulären Carotica und der Nebennieren. Internat. Festschr. f. Virchow., Bd. 1. S. 53. 1891. — *Meixner*, K., Zur Frage des Hermaphrotidismus verus. Z. Heilk. **26**, 318 (1905). — *Meyer*, R., Ovarialtumoren und Geschlechtlichkeit. Klin. Wschr. **1930**, 2237. — *Naeslund*, John, Über multiple primäre maligne Tumoren. Acta obstetr. scand. (Stockh.) **10**, 437 (1930). — *Neumann*, H. O., Nebennierenknötchen und Paraganglienzellen im Hilus ovarii. Zbl. gynäk. **1925**, 465. — *Orru*, M. u. A. *Volpe*, Hypernephrom des Ovariums. Fol. gynaec. (Genova) **23**, 363 (1926). — *Peham*, H., Aus Nebennierenanlagen entstandene Ovarialtumoren. Mschr. Geburtsh. **10**, 685 (1899). — *Pick*, L., Marchandsche Nebennieren und ihre Neoplasmen. Arch. gynäk. **64**, 670 (1901). — *Reichelt*, Nebennierenrindenknötchen im Eierstock. Zbl. Gynäk. **1926**, 2967. — *Reimers*, Hypernephrom des Ovariums. Inaug.-Diss. München 1928. Zbl. Gynäk. **1930**, 1024. — *Rosthorn*, A. v., Nebennierengeschwulst des Ovariums. Verh. dtsch.

Ges. Gynäk. **13**, 362 (1909). — *Schmorl, G.*, Zur Kenntnis der accessorischen Nebennieren. Beitr. path. Anat. **9**, 523 (1891). — *Sternberg, C.*, Jahrbuch der Wiener Krankenanstalten, V/2. Auch Zbl. Gynäk. **1906**, 732. — *Varaldo*, zit. nach Sternberg 1924 (Halban-Seitz). — *Vonwiller*, Grawitzsche Nebennierengeschwulst des Ovariums. Beitr. path. Anat. **50**, 161 (1911). — *Weiß*, Von versprengten Nebennierenkeimen ausgehende Geschwülste. Inaug.-Diss. Königsberg 1898. Beitr. path. Anat. **24**, 34 (1898).

Die epithelialen Blastome des Eierstockes.
Gutartige epitheliale Blastome (Adenofibrome).

Waldeyers grundlegenden Untersuchungen war es seinerzeit gelungen, unsere Anschauungen über die oft recht verschieden aussehenden, so auffälligen Gewächse der Eierstöcke, der früher sog. proliferen Myxoidkystome und der Zottenkrebse von Rokitansky und Klob auf eine einfache Formel zu bringen. Er hat invertierendes und evertierendes Wachstum unterschieden und danach zwei Hauptgruppen als Kystadenoma proliferum glandulare und papillare einander als Gegenstücke gegenübergestellt. Die von Spiegelberg 1859 zuerst betonten Unterschiede im Bau der Epithelien sind dabei in den Hintergrund getreten. Erst Marchand hat dieselben später wieder mehr betont. In der Folgezeit, fast zwei Jahrzehnte später, haben chemische Untersuchungen des Inhaltes der cystischen Gewächse (Hammarsten, Pfannenstiel) die Ansicht von der grundsätzlichen Verschiedenheit der beiden Bildungen immer mehr befestigt und schärfer hervorgehoben. Auch die Namen haben gewechselt. Pfannenstiel hat nur die Gruppenbezeichnung Waldeyers, Kystadenom beibehalten, und hat ein K. pseudomucinosum dem K. serosum papillare gegenübergestellt. Die Verbreitung der neuen Namen — lange Zeit sind beide nebeneinander gebraucht worden — hat sich nicht ganz reibungslos vollzogen. Mit der Zeit sind sie jedoch durchgedrungen; heute liest man die fast 60 Jahre alten Bezeichnungen Waldeyers selten. Und es ist zu hoffen, daß sich mit der Zeit auch die letzte Umbenennung durch R. Meyer durchsetzen wird, welche gegenüber Pfannenstiel wieder die Epithelien selbst und nicht ihr Erzeugnis als das Wesentliche in den Vordergrund rückt, und zugleich den alten, dem Anatomen recht wenig sagenden Namen Kystom durch die Bezeichnung Blastom ersetzen will, um damit gegenüber den Cysten des Eierstockes deutlich den autonomen, den Neubildungscharakter zu unterstreichen, das echt geschwulstartige Wachstum zu kennzeichnen. R. Meyer nennt die zwei Hauptformen: **Blastoma cilio-epitheliale** (= serosum papillare Pfannenstiels) und **Blastoma epitheliale pseudomucinosum**.

An dieser sehr einfachen Einteilung hängen nun noch ein paar Anhängsel. Pfannenstiel hat ein Kystoma serosum simplex und ein Adenoma solidum als Sonderformen herausgegriffen. Von pathologisch-anatomischer Seite (Marchand, Kauffmann, Sternberg) ist ein Oberflächenpapillom abgegrenzt worden. Alle drei Gruppen sind umstritten, besonders das Kystoma serosum simplex eigentlich nur mehr von A. Mayer und seinen Schülern festgehalten.

Es ist nicht zu bezweifeln, daß wir uns in der Benennung der Eierstocksgewächse an die sonst allgemein gültigen histologischen Unterscheidungsmerkmale halten müssen, und daß bei epithelialen Blastomen die Beschaffenheit des Epithels in erster Linie über die Zuteilung zu entscheiden hat. Sehen wir vorläufig von den strittigen Punkten ab, so ist R. Meyers Einteilung sicherlich als die Zweckmäßigste zu begrüßen. Die Schwierigkeiten der Gewöhnung an neue Namen ist in der Medizin schon so oft überwunden worden — fast jede Ärztegeneration besitzt ja ihre eigene Sprache — sie wird auch hier überwunden werden. Man muß der Sache nur Zeit lassen.

Neben der Einteilung scheint es mir auch wichtig, das allen Einzelformen gemeinsame mehr zu betonen und nicht zu übersehen, daß die epithelialen Blastome zusammen eine einheitliche Gruppe bilden, wie das z. B. Böttcher, Klebs, Lücke und Eberth getan haben, die alle Formen grundsätzlich als Adenome bezeichnen. Trotz der von Fox 1864 besonders scharf durchgeführten, von Marchand, Waldeyer und allen Neueren anerkannten (heute sogar überbewerteten) Trennung der drüsigen und der papillären Formen muß der einheitliche Charakter der ganzen Gruppe gewahrt bleiben.

Zum anatomischen Begriff des Adenoms gehört nun meiner Ansicht nach nicht nur die eigenartige Wucherung des Epithels, sondern auch das zugehörige, seinerseits erst die endgültige Form ermöglichende **Mitheranwachsen des Bindegewebes.** Das ist bisher entschieden zu wenig betont worden. Es ist nicht nur das Epithel für sich in den Blastomen autonom gewachsen — nicht einmal die reinen, weichsten Krebsformen bestehen ausschließlich aus Epithel — sondern auch das Bindegewebe. Und zwar sind es durchaus **neugebildete,** nicht etwa schon vorher bestandene **Bindegewebsmassen.** In jedem Krebs können wir das beobachten, daß das ihm gehörige Bindegewebe einen anderen Bau, sehr oft auch andere chemische Reaktionen (Färbung im Schnitt) aufweist wie die alte Umgebung, in die er hineinwächst. Ich meine, daß sich das am einfachsten verständlich machen läßt, wenn wir mit A. Fischel, der die Nachweise dafür auf embryologischem Gebiet erbracht hat, annehmen, daß jede Epithelzelle wie im embryonalen Leben, so auch beim blastomartigen Wachstum die Fähigkeit hat, in ganz bestimmter Weise auf das Wachstum des Bindegewebes einzuwirken, ein bestimmt begrenztes und in bestimmter Weise gerichtetes Wachstum desselben zu erzielen, bzw. anzuregen. In diesem Sinne gehört das Bindegewebe als sehr wesentlicher, wenn auch natürlich wohl abhängiger Teil unbedingt mit zur vollen Ausbildung des Blastoms. Im Abschnitt über die Histogenese soll nocheinmal darauf eingegangen werden. Die sog. epithelialen Blastome sind streng genommen alle als **Adenofibrome** zusammenzufassen.

Das Blastoma pseudomucinosum. (Adenofibroma pseudomucinosum.)

Frühere Namen: proliferes Myxoidkystom, Cystadenoma prolifer. glandulare; Cystadenoma pseudomucinosum.

Zellform, Inhalt und Gesamtaufbau haben so sehr ihre besondere Eigenart ausgeprägt, daß es kein Organ im Körper gibt, das genau dieselben Gewächsformen bilden würde. Die Zellen haben große Ähnlichkeit mit dem Cervixepithel; wohl auch mit Dickdarmepithel. Einzig und allein manche vom Wurmfortsatz und vom Dickdarm ausgehenden Blastome, Pseudomyxome ergeben ähnliche histologische Bilder; vielleicht außerdem die Überreste des Wolffschen Körpers.

Die Zellen sind hochzylindrisch schmal; der Kern liegt mehr weniger ausgesprochen randständig, polständig, ist klein, färbt sich sehr dunkel. Der Zelleib ist gleichmäßig durchsichtig, mit Schleimfärbung (Hämalaun, Mucikarmin) sehr deutlich färbbar.

Das Epithel steht in einfacher Reihe „palisadenartig", regelmäßig Zelle an Zelle gereiht (Abb. 47). Die Zellen haften verhältnismäßig fest aneinander, lösen sich deshalb gar nicht selten in größeren Verbänden von der Unterlage ab, auf der sie viel lockerer aufsitzen (Abb. 48). Gegen den Inhalt der cystischen Räume, den sie doch selbst beigestellt

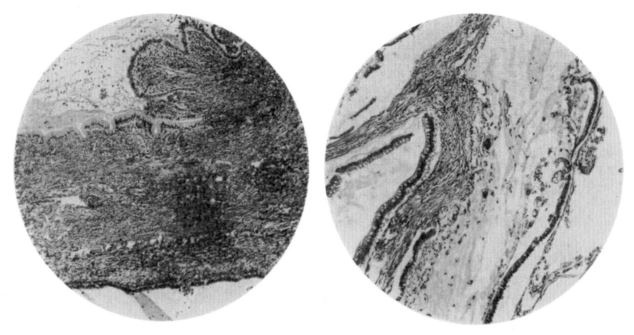

7. Schnitt aus einem Pseudomucinkystom (Carcinom?) (Vergr. 60 mal.)

Abb. 48. Pseudomucinkystom. Einbruch der Massen in ein Septum. In der Mitte Riesenzellen. (Vergr. 60 mal.)

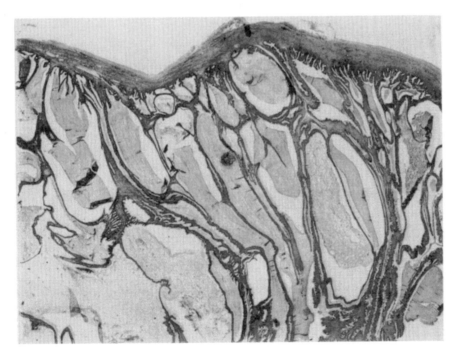

Abb. 49. Pseudomucinkystoma ovarii (Lupenvergrößerung.)

haben, grenzen sie sich im allgemeinen sehr scharf in bogenförmigen Linien ab (Ursache: Altern des ausgeschiedenen Kolloids).

Pfannenstiel gibt in seinen Abb. 56—58 verschiedene Zustandsbilder der Epithelien. Er liest daraus die Funktion der Zellen ab. Bewiesen ist dies nicht. Ich möchte

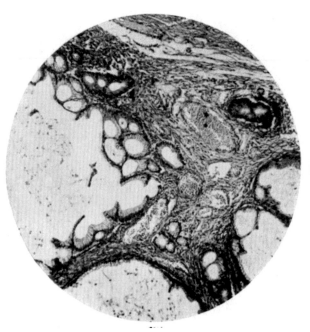

Abb. 50. Pseudomucinkystoma ovarii. Pigmenthaltig.
(Vergr. 80 mal.)

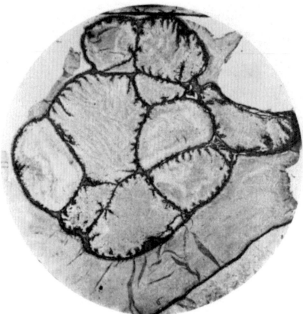

Abb. 51. Pseudomucinkystom, verschleimt.
(Vergr. 15 mal.)

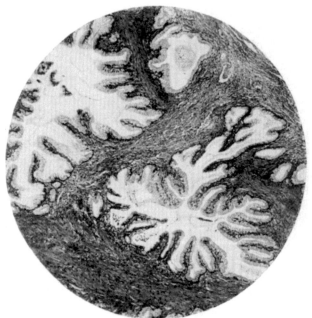

Abb. 52. Pseudomucinkystoma ovarii.
(Vergr. 80 mal.)

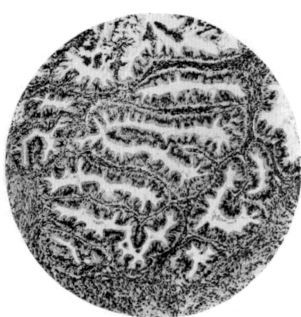

Abb. 53. Pseudomucinkystom, Pseudopapillen bildend.
(Vergr. 80 mal.)

viel eher an verschiedenes Alter der Zellen denken, da ich meist auch deutliche Veränderungen im darunterliegenden Bindegewebe finde und meine, daß die Zellen durch einmaligen

Sekretschub erschöpft und dann durch neue Zellen ersetzt werden. Die Einzelzelle dürfte kein langes Leben haben. Fällt der Ersatz aus, dann geht eben ein Abschnitt der Geschwulst

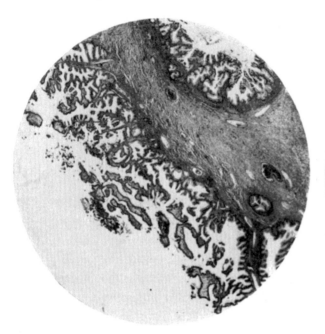

Abb. 54. Pseudomucinkystoma ovarii.
(Übergang in Carcinom?). (Vergr. 15 mal.)

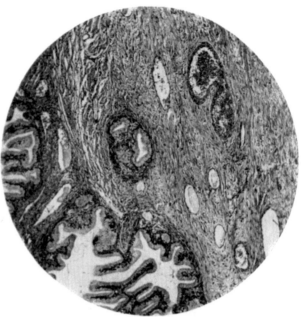

Abb. 55. Pseudomucinkystom.
Zahlreiche Gefäße in den Scheidewänden. (Vergr. 80 mal.)

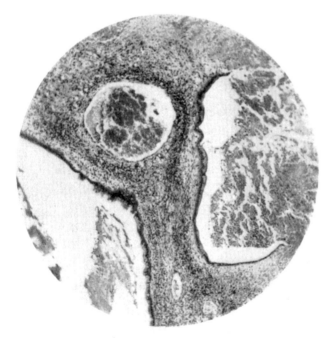

Abb. 56. Pseudomucinkystom. Detritusbildung.
(Vergr. 60 mal.)

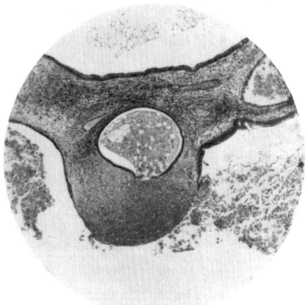

Abb. 57. Pseudomucinkystom. Epithelnekrose.
(Vergr. 70 mal.)

zugrunde. Mit der Schnelligkeit von Ersatz und Neubildung hält das Wachstum der ganzen Geschwulst Schritt.

Hauptmerkmal der Gewächse sind die meist mehrfachen bis zahllosen cystischen Räume, aus denen sie zusammengesetzt erscheinen (Abb. 49). Aber fast in jedem Fall findet man, bald mehr, bald weniger ausgesprochen, Papillen oder Scheinpapillen, leistenartige Erhebungen und Vorsprünge an der Innenwand mit bindegewebiger Grundlage (Abb. 50—54). Zwischen den verschiedenen Cysten spannen sich verschieden dicke Zwischenwände aus. Das Bindegewebe derselben ist verhältnismäßig derbfaserig, kernreich, gut färbbar; mitunter enthält es deutlich lange spindelige Elemente. Gefäße sind darin ziemlich zahlreich, mit sehr gut ausgebildeter Eigenwand, die Venen sehr muskelarm, dünnwandig (Abb. 55).

Bei jüngeren, nicht allzu lange bestehenden Gewächsen finden sich Veränderungen des Bindegewebes, wie Quellung, Ödem, hyaline Veränderung recht selten. Bei längerem Bestand kann man aber verschiedene Formen von Zugrundegehen der Scheidewände feststellen. Ich verweise auf die Abbildungen.

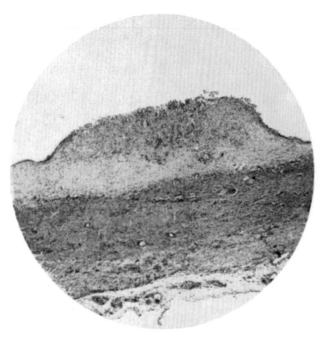

Abb. 58. Pseudomucinkystom. Granulationsgewebe mit Pseudoxanthomzellen. (Vergr. 24 mal.)

In dem einen Fall (Abb. 56) war das Septum, dessen Epithel bis zu dieser Stelle tadellos erhalten, nur niedrig geworden war, plötzlich wie abgebrochen; das Septum selbst geht rasch über in eine Detritusmasse, welche in dem dickflüssigen Gesamtinhalt sich etwas stärker ausbreitet, offenbar physikalisch notwendig mehr Platz beansprucht. Das Epithel erscheint ebenso plötzlich abgebrochen, vernichtet (Abb. 57). In dem einen Fall waren solche Bilder zahllos vorhanden, selbst in kleinen Cysten. In einiger Entfernung davon ist stets das andere Ende des Septums wohl erhalten zu erkennen. Auch nur einseitig findet man solche Bilder oft (Abb. 58).

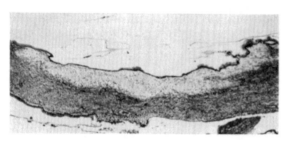

Abb. 59. Pseudomucinkystom. Streifenförmige hyaline Degeneration des Bindegewebes unter dem Epithel. (Vergr. 24 mal.)

Recht gut ist eine umschriebene Bindegewebsveränderung in der Abb. 59 zu erkennen; sie ist nicht so hochgradig, geht aber ebenfalls mit Niedrigerwerden des Epithelüberzuges einher, ist also wohl davon abhängig.

Im anderen Fall waren kurze Papillen oder Leisten vorhanden mit schönem Epithel. Von der Spitze der ganz mit geschlossenem Epithelüberzug versehenen Papille ragt nun weit in die Gelmassen hinein ein der Papillenbreite entsprechender Streifen von reihenweise geordneten kolloiden Tropfen (Abb. 60, 61). Von allen Seiten her ragen solche Tropfen-strahlen gegen die Mitte der Cyste reihenweise vor. Ich kann mir das Bild nur so deuten,

daß die Spitzen der Papillen zu-grunde gegangen sind bis auf den basalen Abschnitt, der sich wieder mit Epithel überzogen hat. In dem zugrunde gehenden Epithel sind Kol-loidtropfen besonderer Zusammen-setzung gebildet worden, die dann nach Auflösung der Zellen an Ort und Stelle liegen geblieben sind, wenig beweglich in der halbfesten Masse. Es dürfte sich um dasselbe Bild handeln, das schon Virchow als zugrunde gegangene, atrophische Zwischenwände gedeutet hat: seine „leicht zerreißlichen, hauchartig dün-nen Zwischenwände."

Im ersten Fall fehlen die Kol-loidtropfen, im zweiten der Detritus. Den beiden Bildern dürften wesens-verschiedene Vorgänge zugrunde liegen.

Die **Außenwand** der Pseudo-mucinblastome ist meist von recht beträchtlicher Mächtigkeit und Zähig-keit, wovon man sich bei Punktions-versuchen immer wieder überzeugen kann. Es gehört mitunter ziemliche Kraftanwendung oder aber örtliche Wandnekrose dazu, sie zu durch-brechen.

Ich betone dieses Verhalten der Wand ganz besonders. Nicht nur das von Waldeyer unterstrichene evertierende Wachstum des Epithels (Abb. 62), das z. B. Alb. Fischer auch in Krebszellkulturen gesehen hat, ist wichtig für das Zustande-kommen der Cysten; ebenso wichtig ist der Umstand, daß das Epithel

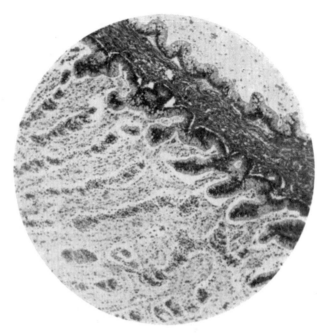

Abb. 60. Pseudomucinkystom. Kolloide Tropfen reihenweise angeordnet. (Vergr. 70 mal.)

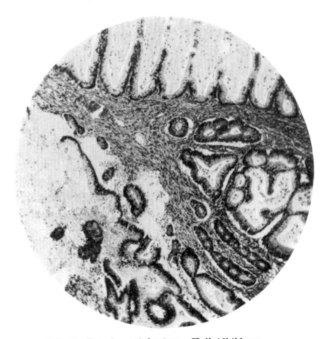

Abb. 61. Pseudomucinkystom. Kolloidbildung. (Vergr. 70 mal.)

die Fähigkeit besitzt, massige, derbe, zähe Bindegewebslager zu bilden, die eben not-wendig sind, um einen geschlossenen Hohlraum zu formen und seine Wand auf Dauer widerstandsfähig zu erhalten. Mit dem Zugrundegehen des Epithels geht auch das darunterliegende und von ihm geschützte Bindegewebslager zugrunde, obwohl die Gefäße wahrscheinlich keine Endgefäße sind und reichlich anastomosieren dürften und die Ernährung des Bezirkes nicht unbedingt sofort gestört sein müßte. Die Entwicklung der Gefäße innerhalb des Bindegewebes scheint aber auch vom Epithel abzuhängen. Mit der Vernichtung der Epithels gehen sie in dem zugehörigen Bezirk offenbar sehr bald zugrunde; die Nekrose greift dann durch die ganze Dicke der Wand durch.

Es ist also nicht nur die Sekretion des Inhaltes der Cysten, es ist auch die Bindegewebs- und Gefäßentwicklung eine wichtige Funktion des Epithels. Ich bin der Meinung, daß dieser Satz manche Eigenschaften der Blastome der Eierstöcke besser verstehen läßt.

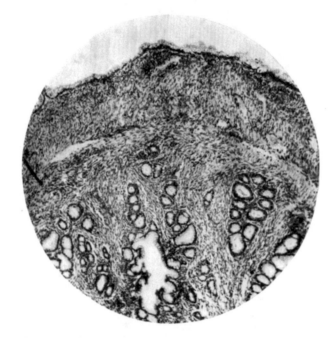

Abb. 62. Pseudomucinkystom. Dicke Außenwand. Evertierendes Epithel. (Vergr. 60 mal.)

Diese Auffassung weicht bewußt ab von der älteren Ribberts, wonach das Bindegewebe mit seinen Gefäßen richtunggebend ist; sie weicht aber auch ab von der Annahme Borsts (1902), nach welcher nur das Epithel bei der Bildung von Papillen oder von Einsenkungen in Betracht kommt und das Bindegewebe ganz passiv bleibt. Ihr Wesen sehe ich darin, daß die Ausbildung entsprechender Bindegewebsabschnitte die erste und wichtigste Funktion jedes geschwulstbildenden Epithels ist (wie überhaupt jeden Epithels, mit Ausnahme der Linse des Auges). In diesem Sinne muß ich auch, entgegen früheren Annahmen, von der eigenen Wand der Blastome sprechen, wenngleich eine solche anatomisch nicht darstellbar ist.

Angesichts dieser kräftigen Bindegewebsneubildung ist es sicher bemerkenswert, daß ein Weiterwuchern von Bindegewebe im Sinne von Fibrombildung, etwa in den Scheidewänden, beim Pseudomucinblastom so selten vorkommt, während wir ihm beim „Adenofibrom" häufiger begegnen (vgl. später). Ich kenne nur einen einzigen Fall (24 945, 53jährige Frau, große Geschwulst). O. Frankl hat über einen weiteren Fall berichtet.

Eine weitere Funktion des Epithels der Pseudomucinblastome habe ich bereits erwähnt: die Fähigkeit, im Verband zu bleiben, im Verband zu wachsen, mehr aneinander festzuhalten als an der Unterlage (vgl. Abb. 63). Bei dem Blastoma cilio-epitheliale ist diese Eigenschaft lange nicht so ausgeprägt; im Gegenteil sieht man hier oft genug einzelne Zellen aus dem Verband herausfallen.

Schließlich ist neben der äußeren Sekretion, der Auscheidung des Inhaltes der Hohlräume, noch eine vierte besondere Leistung des Epithels von allgemein biotischer Bedeutung kurz anzuführen.

Abgesehen von jenen Fällen, in welchen die Blastome krebsig werden (bzw. sind) und Metastasen setzen, also unbeschränkt auf Kosten des Mutterbodens wuchern, haben

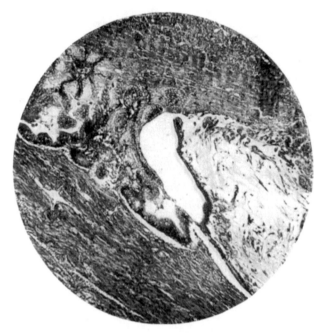

Abb. 63. Pseudomucinkystom. Enger Epithelverband. (Vergr. 80 mal.)

wir auch dort, wo von Bösartigkeit nichts nachweisbar ist, mit der Zeit klinisch eine besondere Beeinflussung der Trägerin anzuerkennen. Vor allem zeigt uns die historische Facies ovarica, daß der Gesamtkörper der Trägerin in ganz eigenartiger, bei keiner anderen Krankheit und keinem anderen Blastom vorkommender Weise beeinflußt, angegriffen wird. Diese Wirkung müssen wir ebenfalls als eigene Funktion des Epithels erkennen, wenn wir auch noch weit davon entfernt sind, die chemischen Zusammenhänge zu erfassen. Aber auf einen eigenartigen, gelegentlich schon von R. Meyer und von Sternberg erwähnten Befund möchte ich in diesem Zusammenhange hinweisen. Gar nicht selten finden wir in Pseudomucinblastomen im Stroma des Bindegewebes zwischen den Cysten und in der Außenwand vereinzelte, mitunter auch in kleinen unregelmäßigen Gruppen stehende Pigmentzellen oder Pseudoxanthomzellen (Abb. 64, 65). Meist enthalten sie ein lichter oder dunkler gefärbtes gelbbraunes, feinkörniges Pigment.

Thaler hat in einem Falle von vorübergehender „Vermännlichung" (Hypertrichose) ganz auffallend große Mengen solcher Pigmentzellen, schon mit freiem Auge auf Durchschnitten als intensiv orangegelbe Streifen kenntlich, gefunden.

Ich erinnere auch an eine Angabe von Sternberg, die er mit einer Abbildung belegt: In einer Beobachtung waren die Papillen von auffallend dunkel gefärbtem Epithel über-

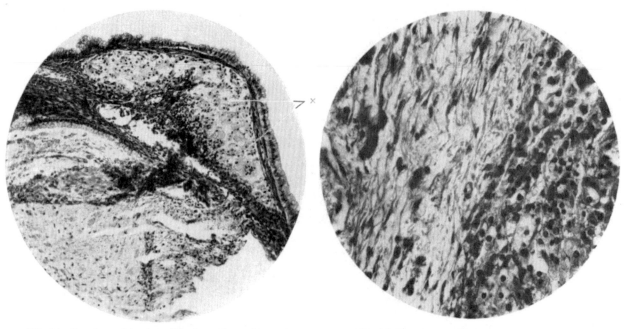

Abb. 64. Pseudomucinkystom. Pseudoxanthomzellen (×).
(Vergr. 80 mal.)

Abb. 65. Pseudomucinkystom. Pigmentzellen.
(Vergr. 300 mal.)

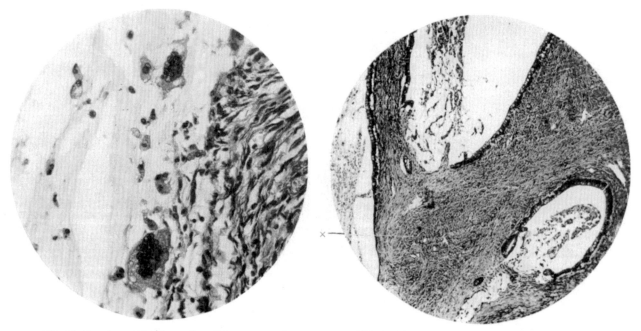

Abb. 66. Pseudomucinkystom. Fremdkörperriesenzellen im Septum. (Vergr. 300 mal.)

Abb. 67. Pseudomucinkystom. Riesenzellen (×).
(Vergr. 60 mal.)

kleidet, das sehr deutlich vom becherzellartigen Epithel der übrigen Cystenwand unterschieden war.

Ich halte diese Befunde, insbesondere die Pigmentzellbefunde deshalb für besonders bedeutsam, weil ich in ihnen einen Hinweis sehe darauf, daß die Epithelien des Blastoms nicht nur eine äußere, gegen die Lichtung des Hohlraumes gerichtete, sondern auch eine (vielleicht viel schwächere?) innere Sekretion zu leisten haben. Diese pathologische Inkretion

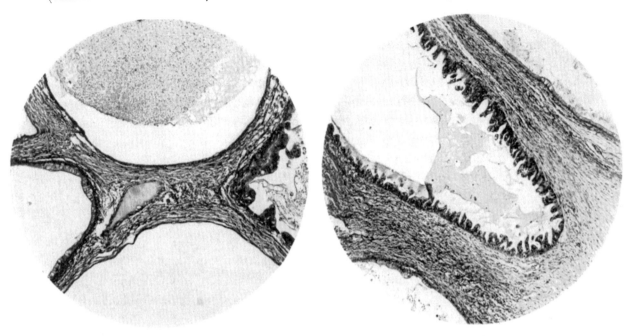

Abb. 68. Pseudomucinkystom bei Schwangerschaft.
(Vergr. 70 mal.)

Abb. 69. Pseudomucinkystom bei Schwangerschaft.
(Vergr. 70 mal.)

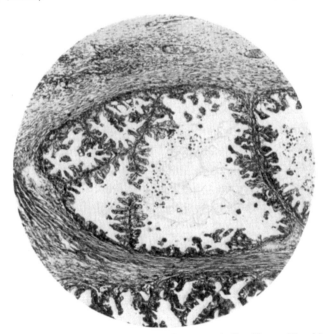

Abb. 70. Pseudomucinkystom bei Schwangerschaft. (Vergr. 70 mal.)

mag uns die Einwirkung großer Blastome auf den Stoffwechsel und auf das Befinden, bzw. das Aussehen der Frauen (Facies ovarica) verständlich machen.

In einem Fall, bei 66jähriger Frau (1924, Lab. 15 268), waren nach 13jähriger Pause wiederholt Blutungen aufgetreten, 2mal Polypen abgetragen, einmal eine Ausschabung gemacht worden, die laut Bericht der Anstalt polypöse glanduläre Hyperplasie ergeben hatte. Innerhalb dieser Zeit bereits

Zunahme des Bauches. Wiederholt Fieber. In der großen Pseudomucingeschwulst an vielen Stellen Bilder, die als Einbruch von Pseudomucinmassen in das Bindegewebe der Scheidewände zu deuten waren; zugleich an den Einbruchstellen Einwuchern von Bindegewebe in den Hohlraum der kleinen Cyste. In ersteren Massen da und dort vielkernige Fremdkörperriesenzellen (Abb. 66, 67), hauptsächlich an den Randabschnitten. An anderen Stellen keine Pseudomucinmassen, aber Gruppen von ein oder mehrkernigen Pseudoxanthom- und Pigmentzellen. Übergänge finde ich zwar nicht, aber Zusammenhänge halte ich für sehr wahrscheinlich.

Die Autonomie des Gewächses wird nun wieder durch die Abwehrkräfte des Gesamtkörpers beschränkt, gebunden, beeinflußt werden. Ein Gleichgewicht der Kräfte zwischen den beiden muß schließlich auf recht lange Zeit erhalten bleiben. Da aber beim Pseudomucinblastom besonders auffällige Zeichen dieses Kampfes bisher an der Geschwulst selbst nicht bekannt sind — außer etwa in Form der Spontannekrosen — will ich hier nicht weiter darauf eingehen. Ich muß aber den Umstand ganz kurz erwähnen, weil er im Gegensatz dazu beim Blastoma cilio-epitheliale größere Bedeutung hat.

Glykogen scheint in den Epithelien nie vorzukommen (Langhans, Lubarsch, Pick).

Bei größeren Gewächsen scheinen, wohl infolge primären Absterbens der Epithelzellen, sobald umschriebene Wandabschnitte nekrotisch geworden sind, Gefäßthrombosen innerhalb der Wand auch ohne äußeren Anlaß recht häufig vorzukommen. Die Folge davon ist wohl weitere Ausbreitung der Nekrosen. Wo solche an die Oberfläche heranreichen, werden sie sofort durch Bauchfellreizung klinische Erscheinungen machen; das ist dann oft genug für die Frauen erst der Anlaß, ärztliche Hilfe zu suchen. Es ist eine alte Erfahrung, die jeder Operateur kennt, daß man gelegentlich große, manchmal sogar unglaublich ausgedehnte Bezirke der Wand nekrotisch, und dann natürlich auch bereits sehr häufig mit Bauchfell, Netz, Darmschlingen usw. verklebt findet; wie gesagt, ohne auffälligen äußeren Anlaß, ohne Stieldrehung o. ä. Besonders weitgehende Veränderungen des Blastoms infolge von Nekrosen und teilweiser Resorption der Massen hat Borst bereits 1902 erwähnt. Das Blastom war allerdings mehrfach punktiert worden.

Ganz kurz sei darauf hingewiesen, daß bei der seltenen Kombination von Schwangerschaft mit einem Pseudomucinblastom sich mitunter auch histologisch diagnostisch schwierige Bilder ergeben. Ich verweise auf die Abb. 68, 69, 70, welche Stellen aus einer solchen Geschwulst einer 26jährigen Frau im 3. Monat der Schwangerschaft (16 959) wiedergeben. Die reichen Papillen, die lebhafte Epithelwucherung sehen wir sonst in richtigen Krebsen; hier glaube ich die Schwangerschaft als Ursache ansprechen zu dürfen.

Das grob anatomische Bild des Blastoma pseudomucinosum ist recht wechselnd. Gewöhnlich findet der Operateur bereits recht große Gebilde; meist einseitig, recht selten beidseitig (vgl. später). Die Überzahl ist ausgesprochen multiloculär, mit sehr verschieden großen Cysten. Manchmal findet man aber auch eine große Hauptcyste, in deren Wand nach innen da oder dort ein geschwulstartiger Vorsprung sitzt, der aus einer Zusammenballung von kleineren Cysten besteht. Einkammerige Blastome pseudomucinöser Art werden ebenfalls beobachtet (bei Kusuda 26 Fälle, unter unseren 285 Fällen 21mal, wozu noch einige Fälle kämen, die in der Wand der Kammer eine Anzahl ganz kleiner Cysten aufwiesen), deren Inhalt dann dünnflüssiger ist als sonst. Die richtige Diagnose kann erst durch die chronische Untersuchung des Inhalts oder die mikroskopische Untersuchung des Epithels ermöglicht werden. Anscheinend solide Buckel in der Wand solcher

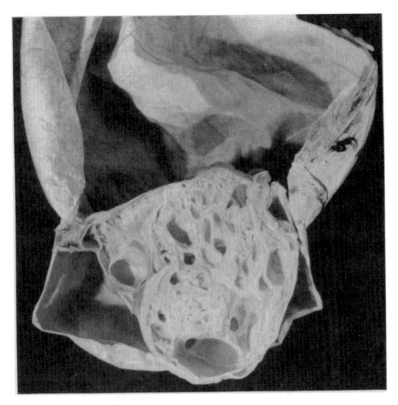

Abb. 71. Pseudomucinkystom mit großem Knoten.

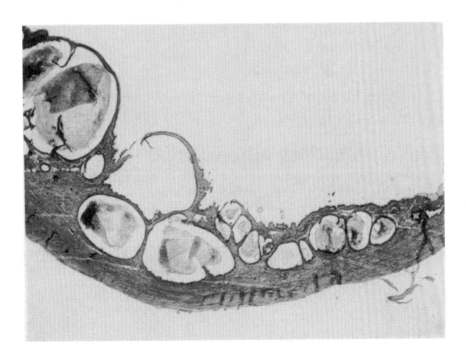

Abb. 72. Pseudomucinkystom im Übergang zu Adenofibrom. (Mikrocystischer Abschnitt.)

15*

uniloculärer Pseudomucinblastome lassen sich unter dem Mikroskop als mikrocystisch durchsetzt erkennen (Abb. 71, 72, 73).

Das äußere Bild des richtigen, multiloculären Blastoms kann so vielgestalig sein, daß es — allerdings nur annähernd — in der äußeren Form an das „traubenförmige Kystom" Olshausens erinnert (Kauffmann, Mulier, Hirschenhauser), das sonst nur beim Flimmerepithelblastom zu sehen ist.

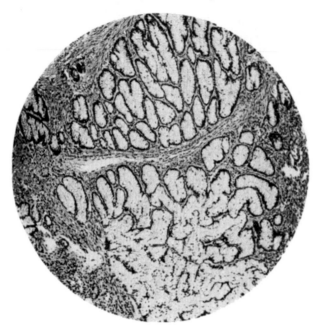

Abb. 73. Pseudomucinkystom. Mikrocystischer Aufbau. (Vergr. 80 mal).

Die Innenfläche der Blasen ist bald glatt, bald mit kurzen, plumpen, körnigen Auflagerungen bedeckt, auch mit schlanken, niederen, zarten, in anderen Fällen mit längeren, verzweigten Papillen (Abb. 74, 75) oder auch mit gequollenen, traubenartig aussehenden Gebilden besetzt.

Die verschiedenen Formen können in ein und derselben Geschwulst nebeneinander vertreten sein.

Verkalkungen der Wand kommen vor, sind aber meiner Erfahrung nach in größerem Ausmaß nicht allzu häufig; in papillären Blastomen jedenfalls wesentlich häufiger. Und während sie in diesen fast immer als geschichtete Kugeln oder als Drüsen auftreten, sind sie bei den Pseudomucinblastomen mehr auf die ausgedehnteren hyalinen Bindegewebsabschnitte der Cystenwände verteilt und in unregelmäßigen, mitunter sogar größeren Platten und Schollen angeordnet. Auch knochenähnliche Bildungen werden beschrieben (Kuge).

Die Größe schwankt von ganz kleinen Bildungen, die natürlich stets nur Zufallsbefunde darstellen, (das kleinste 6,5 : 2,5 : 3 cm; dreikammerig fanden wir bei einer 30jährigen Frau, die wegen Verdacht auf

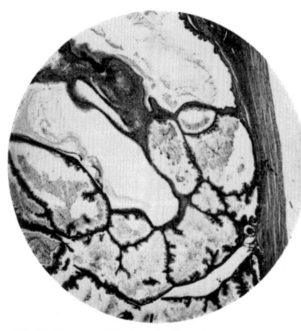

Abb. 74. Pseudomucinkystom. Vielfach verzweigte Papillen. (Vergr. 20 mal.)

Tubaria vaginal operiert worden ist (1400 ex 1930) (Abb. 76). Der Inhalt war dünnflüssigfadenziehend, grauweiß; das Epithel zeigte typische Schleimfärbung). Bis zu Gewächsen von 10—20 kg und darüber kann man alle Abstufungen erleben. Maiss hat eine Cyste von 143 Pfund operiert bei einer Frau, die selbst nur 124 Pfund gewogen hat; Franz eine 80 kg schwere, Binkley eine 103 kg schwere Geschwulst. Bullitt hat eine Reihe von Riesengeschwülsten zusammengestellt, von welchen die größte 245 (amerikanische) Pfund gewogen hat. In einem 1924 berichteten Fall von E. L. Stone sind 122 Liter als Gesamtinhalt angegeben worden. Wards Fall war 221 (amerikanische) Pfund schwer. Nach seiner Angabe ist der schwerste Fall mit 328 amerikanischen Pfund von Spohn berichtet. Die von Zacharias beschriebene Geschwulst war 132 kg schwer. Boermas Fall bei 35jähriger Frau, seit 11 Jahren bestehend, war 98 kg schwer; Bauchumfang 205 cm.

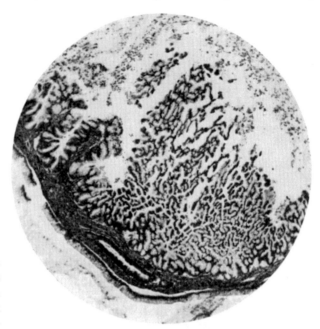

Abb. 75. Pseudomucinkystom. Papilläre Wucherung.
(Vergr. 60 mal.)

Meiner Überzeugung nach ist auch der von Clemens 1873 berichtete, nicht operierte, bald als Sarkom, bald als Fibrom angesehene Fall mit 80 kg Gewicht hier zu führen. Es wird zwar sehr eingehend beschrieben, daß zum Zwecke der Beerdigung der Frau die Geschwulst zerteilt und in einem Faß verpackt dem Sarg beigegeben worden ist; aber eine genauere Beschreibung oder gar ein mikroskopischer Befund ist nicht erwähnt, wohl auch nicht erhoben worden.

Ganz bemerkenswert ist eine Beobachtung von R. Knebel: die 40jährige Frau hatte im Beginn ihrer 10. Geburt 90,9 kg und einen Leibesumfang von 150 cm. Nach der Geburt Umfang 142 cm Geburt eines 54 cm langen, 3450 g schweren Kindes spontan. Einige Tage später Entfernung einer 40 kg schweren Pseudomucingeschwulst des linken Eierstockes. Gewicht der Frau bei Entlassung 44,2 kg. Die Frau hat erst vom 6. Monat der Schwangerschaft an auffällig starkes Zunehmen des Leibes bemerkt, leichte Atemnot, sonst keine Beschwerden.

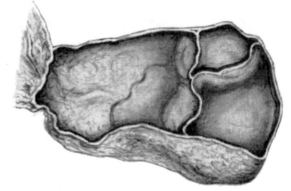

Abb. 76. Kleines, dreikammeriges Pseudomucinkystom.
(Natürl. Gr.).

Solch große Blastome nehmen natürlich den ganzen Bauchraum für sich in Anspruch, wölben die Bauchdecken mächtig vor (Abb. 77), verdrängen alle Organe, bedingen Hochstand des Zwerchfells (in einem von Kauffmann erwähnten Falle rechts 4., links 1. Rippe); es ist durchaus nicht übertrieben, wenn man sagt, daß die Trägerin fast wie ein Anhängsel des großen Gebildes aussieht.

Der **Inhalt** der pseudomucinösen Blastome kann recht verschieden aussehen; stets hat er aber Eigenschaften, die ihn von anderen Körperflüssigkeiten unterscheiden lassen; vor allem deutlich von Ascitesflüssigkeit. Nach Pfannenstiels Darstellung ist er in kleineren Cysten zäher, fester, fast schneidbar (Abb. 78), in großen dünnflüssiger. Durchgehends stimmt das jedoch nicht (s. oben). Im großen ganzen ist er dickflüssig, fadenziehend, honigartig, trübe, etwa an zäheren Gerstenschleim erinnernd, beim Schütteln schaumbildend; bald mehr glasig, auch dort wo der Solzustand deutlich, die Masse leichter flüssig ist. Die Farbe zeigt alle Übergänge von grauweiß oder gelblichweiß, bräunlich, oft mit einem Stich ins Grüne, bis rötlich, dunkelrot, braunrot, fast schwarz, schwarzgrün. So ziemlich der ganze Farbenkasten kann vertreten sein.

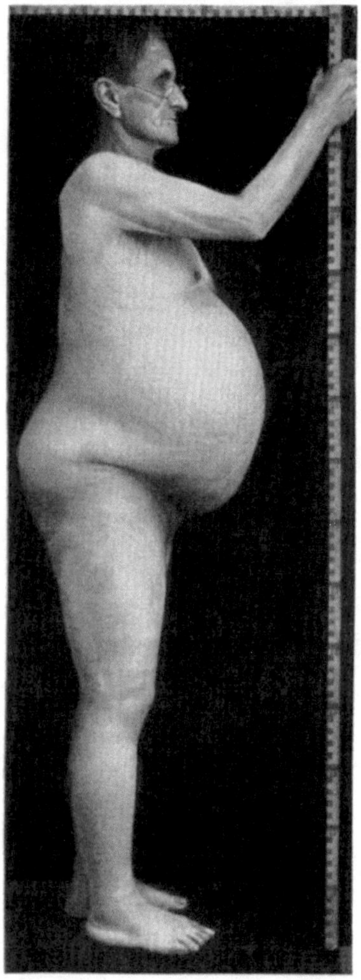

Unter dem Mikroskop findet man darin abgestoßene Epithelien, Körnchenkugeln, Kolloidtropfen, Pigmentschollen, mitunter Cholesterinkrystalle, Fibrin.

In anderen Fällen findet man eine weiche, sulzige oder selbst schmierige, klebrige Masse, braungelb. In diesen Fällen ist die Wand des Hohlraumes gewöhnlich ganz besonders dick, fast knorpelhart, aber oft etwas brüchig.

Ältere chemische Untersuchungen des Inhaltes hat Eichwald zusammengestellt. Das spezifische Gewicht schwankt zwischen 1018—1028, nach noch älteren Angaben zwischen 1005—1038; höhere Werte bis 1050 sind damals schon zweifelhaft erschienen. Der Aschengehalt (vorwiegend Kochsalz (!) auch Kalk, Schwefel, Eisen) bleibt ziemlich gleich; die übrige Zusammensetzung und der Wassergehalt schwankt. Die Erfassung der organischen Körper hat immer die größten Schwierigkeiten bereitet. Eichwald führt neben Mucin und Albumin einen „Kolloidstoff" und Schleim an. Das Albumin ist seit Scherer 1852 als Paralbumin und Metalbumin unterschieden worden. Diese Auffassungen haben Hammarsten und Pfannenstiel ergänzt. Hammarsten hat gezeigt, daß das Metalbumin überhaupt kein Eiweißkörper ist, sondern ein schleimähnlicher Stoff, den er Pseudomucin genannt hat. Ich habe oben bereits erwähnt, daß das Pseudomucin unter dem Mikroskop tatsächlich Schleimreaktion gibt (Mucicarmin, Hämalaun; auch bei der Elasticafärbung nach Weigert). Dennoch ist es nicht

Abb. 77. Vorwölbung des Bauches durch ein Pseudomucinkystom bei einer 75jähr. Frau.
(Rö Nr. 195 ex 1927.)

Mucin. Es verändert sich in Essigsäure nicht. Beim Kochen mit verdünnten Mineralsäuren spaltet es eine reduzierende Substanz ab (Kupfersulfatprobe positiv), das Glucosamin; es wird daher als ein Glykoproteid aufgefaßt. Durch Alkohol wird es fibrinartig niedergeschlagen, löst sich aber in Wasser wieder, erscheint demnach so weit reversibel. Eiweiß fällende Körper erzeugen einen wirklichen Niederschlag, wobei die ganze Masse zugleich dickflüssig und gallertartig wird. Ausgenommen von dieser Reaktion ist Millons Reagens und Bleiessig. Vom chemischen Standpunkt ist der niedere Stickstoffgehalt bemerkenswert.

Vom Mucin unterscheidet sich der Körper durch sein Verhalten zur Essigsäure; Mucin wird gefällt, das Pseudomucin nicht. Für den Nachweis von Pseudomucin hat Hammarsten eine Probe angegeben, die Pfannenstiel etwas geändert hat. Ich verweise auf seine Ausführungen in der 2. Auflage dieses Handbuches.

Pfannenstiel sucht der Erforschung dieses so schwer erfaßbaren Körpers dadurch nahe zu kommen, daß er drei verschiedene Arten von Pseudomucin (a, β, γ) unterscheidet. Dazu kommt noch ein von Mitjukoff gefundener Kolloidstoff, der Fehlingsche Lösung reduziert, ohne vorher in verdünnten Säuren gekocht zu sein.

Das sagt uns aber schließlich nicht viel mehr, als daß der Inhalt nicht immer derselbe ist: was schon aus der Angabe von Oerum 1884 zu entnehmen war, wonach der Gehalt

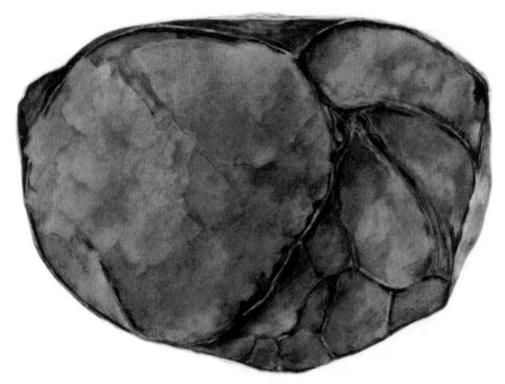

Abb. 78. Pseudomucinkystom; zäher Inhalt. (Natürl. Größe).

an Eiweißkörpern zwischen 0,88—10,83% schwankt. Ich glaube, daß es mit den Methoden der Eiweißchemie überhaupt nicht möglich sein wird, in diese Verhältnisse Einblick zu gewinnen. Es werden wohl die Verfahren der Kolloidchemie Anwendung finden bzw. ausgebaut werden müssen. Das Wesentliche an dem Ganzen ist nicht der Umstand, daß die Körper diesem oder jenem Eiweißkörper oder Glykoproteid mehr oder weniger ähnlich sind, daß sie ähnlich reagieren. Verständlich wird uns die Sache erst, wenn wir annehmen, daß die sonst im ganzen Körper, in allen Geweben und Körperflüssigkeiten vorhandene und für den Ablauf des Lebensprozesses unbedingt notwendige Labilität der kolloiden Systeme gestört ist, die Eukolloidität der Gewebe. Die Epithelzellen sondern nicht das labile, veränderliche Sol ab, sondern ein aus allen Beziehungen zum lebenden Gewebe mehr oder weniger ausgeschaltetes festeres Sol, das schon dem ganz irreversiblen Gel genähert ist, einen Körper, der sich in den gesamten Stoffwechsel des Organismus

nicht mehr einfügt, einen kolloid-chemischen Fremdstoff. Eine Änderung des Dispersi-
tätsgrades, ein den modernen Ausflockungsreaktionen ähnlicher Vorgang muß sich in der
chemischen Fabrik jeder einzelnen Epithelzelle oder zum mindesten an deren Grenzmembran
abspielen, der schließlich die Ausscheidung dieses, im Gesamtstoffwechsel nicht mehr
verwendbaren Stoffes zur Folge hat. Wir sind heute noch ziemlich weit davon entfernt,
die ganzen Vorgänge zu durchschauen. Aber daß nur in dieser Arbeitsrichtung eine Aufklärung und eine Wiederbelebung der seit Pfannenstiel ins Stocken geratenen Forschung
zu erwarten ist, das ist mir klar. Die bisherigen Methoden und Deutungen waren unzulänglich und unfruchtbar.

Der ganze Organismus ist aus Kolloiden von flüssigerer und festerer Form aufgebaut;
Blut und Gewebsflüssigkeiten sind Sole. Die im Pseudomucinblastom vorhandene Gallerte
ist wahrscheinlich auch noch ein Sol mit besonders weitgehender Adhäsion der Teilchen
zueinander; mehr oder weniger schon ein Grenzzustand zu den Gelen. Gewisse physikalische Eigenschaften kommen solchen Solen zu: Diffusionsverlangsamung, Quellungs-
fähigkeit (hier sehr deutlich nachweisbar),
Wasserbindungsvermögen, Schaumbil-
dung (bei dünnflüssigem Inhalt immer auffällig) als Zeichen geringer Oberflächenspannung. Auch die Färbbarkeit hat man
heranzuziehen versucht; sie wird aber von
Schade abgelehnt. Immerhin ist zu bemerken, daß bei der Färbung festeren Inhaltes im Schnitt manchmal ganz ähnliche
Strukturbilder beobachtet werden können,

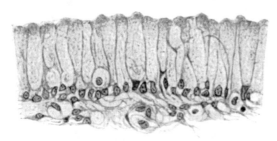

Abb. 79. Epithel eines Pseudomucinkystoms;
Schleimfärbung.

wie sie Schade in den Eiweißschichten der Rinde eines Bilirubin-Kalksteines abbildet
(a. a. O. Abb. 26).

In dem aspikartigen Inhalt eines Pseudomyxoma ovarii nach Myxoglobulose des Wurmfortsatzes
haben wir eine Gefrierpunktserniedrigung von —0,7⁰ festgestellt; also eine gewisse hypertonische Einstellung gegenüber dem Blut (—0,56⁰), immerhin noch weit entfernt von der Hypertonie des Harnes
(rund —1,5—2,0⁰).

In den Abb. 79—81 gebe ich Schnitte von Pseudomucinblastom, krebsigem Pseudomucinblastom und von Cervixschleimhaut bei derselben Schleimfärbung und derselben
Vergrößerung wieder, um die Ähnlichkeiten bzw. die Unterschiede zu zeigen.

Eine wichtige Eigenschaft ist die Instabilität. Die Kolloide erfahren beständig
aus sich selbst heraus Veränderungen in der Richtung einer Oberfächenverkleinerung;
sie altern. Das geht so lange fort, bis sie eine gewisse Stabilität erreicht haben. Solcher
Alterungsvorgang mag von verschiedenen Bedingungen abhängig sein, bald rascher, bald
langsamer ablaufen. So wären die verschiedenen Befunde in den verschiedenen Cystenräumen eines und desselben multiloculären Gewächses am besten zu erklären. Die Cysten
können dabei tatsächlich alle ziemlich gleich lange Zeit bestanden haben.

Im gesunden Körper haben wir nicht wenig Vorgänge ähnlicher Art. Es gehört hieher die Tätigkeit
der Nierenepithelien, die Harnbildung (vgl. bei Nierenfehlbildung den Inhalt von Nierencysten); die gewöhnliche Arbeit der Schilddrüse; die Speichel- und Schleimabsonderung verschiedener Drüsen. Auf einen
Vorgang möchte ich besonders hinweisen, der physikalisch-chemisch ganz denselben Werdegang durch-
macht; die Bildung des Schleimpfropfes aus Cervixepithel während der Schwangerschaft, wo die Drüsen
ganz großartig zunehmen, um ihren Zweck erfüllen zu können, wie das Stieve gezeigt hat. In geringerem

Ausmaße gehört natürlich auch die physiologische und pathologische Schleimbildung der Cervix überhaupt hierher.

Von pathologischen Zuständen ist jede Kolloid- und Hyalinausscheidung in Epithelien zu nennen, bis einschließlich zu den Cylindromen bei den Blastomen; die Schleimbildung bei der Colitis membranacea; jede Fibrin und Fibrinoidausscheidung (Placenta z. B.). Auch Bindegewebe kann ähnliches leisten; ich erinnere an karpale Ganglien, an Schleimbeutel; an Degeneration von Myomen, Fibromen. Zweifellos gehört hierher der Hydrops des Wurmfortsartzes und die Pseudomyxombildung aus demselben, und vieles andere. Alle diese Vorgänge reichen an die Grenze zwischen Sol- und Gelbildung heran. Der Unterschied zwischen diesen Zuständen und dem Vorgang beim Pseudomucinblastom besteht hauptsächlich darin, daß viele von ihnen zur Ausscheidung aus dem Körper bestimmt sind, wozu sie durch solche physikalische Eigenschaften geradezu besonders geeignet werden (Rückresorption ist erschwert), während hier der ausgeschaltete Körper innerhalb des Organismus liegen bleibt.

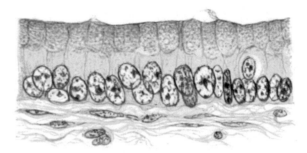

Abb. 80. Epithel eines krebsigen Pseudomucinblastoms; Schleimfärbung.

Den kolloiden Zustand zu erhalten, im Sinne einer Eukolloidität zu wirken, und zwar ständig zu wirken, ist die Aufgabe der meisten Körperzellen. Das Wesen des Blastoma pseudomucinosum liegt also darin, daß es aus Zellen besteht, welche diese wichtige Eigenschaft nicht besitzen, sondern nur sehr hohe Dispersitätsgrade oder schon dem Gel nahe stehende Sole zu liefern imstande sind. Es müssen in der Zelle selbst dysionisch bedingte (Schade) kolloide Änderungen vorhanden sein.

Die pseudomucinösen Epithelien sind also nicht nur morphologisch, sondern auch nach der Seite ihrer Leistung betrachtet, den Cervixepithelien ganz ähnlich ausdifferenziert.

Das Produkt wird aus dem übrigen Stoffwechsel ganz ausgeschaltet; bzw. es schaltet sich durch die oben angeführten physikalisch-chemischen Eigenschaften selbst aus, und bleibt sich selbst zum Alterungsprozeß überlassen. Nur ein Umstand läßt mich noch erwägen, ob es nicht doch eine gewisse Wechselwirkung zwischen diesen Massen und

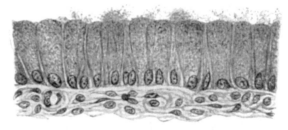

Abb. 81. Epithel der Cervix uteri; Schleimfärbung.

dem Gesamtkörper gibt: die Facies ovarica. Es wird Aufgabe der Zukunft sein, hier Klarheit zu suchen. Ich halte mit Rücksicht auf den Befund von Pigmentzellen eine eigene innere Sekretion der Epithelien für wahrscheinlicher.

Neuere Untersuchungen haben im Inhalt der Blastome Amylase und Lipase nachgewiesen (Tachibana), und zwar beim Pseudomucinblastom mehr als beim Adenofibrom. Der Zweck dieser Fermente ist noch nicht zu erkennen.

Mit dem Mineralbestand des Inhaltes verschiedener Cysten des Eierstockes sowie von Parovarialcysten haben sich Schepetinsky und Kafitin, sowie Schalyt befaßt. Es ergeben sich Schwankungen im Gehalt an Calcium, Kalium, Natrium, Phosphor und Chlor (Mikromethoden), doch war bisher irgendein bezeichnender Unterschied bei den einzelnen Formen nicht festzustellen.

Engelbrecht hat in einer 7 kg schweren Geschwulst, die sehr rasch gewachsen war, die Blutmenge zu bestimmen versucht, die dem Körper durch die Geschwulst „entzogen" wird (Berechnung aus dem Eisengehalt der ausgepreßten Flüssigkeit) und findet 5600, bzw. 6900 ccm. Das erreicht das Gesamtgewicht der Geschwulst, kann also wohl unmöglich richtig sein; es übersteigt wohl auch die Gesamtblutmenge der angeblich anämischen Frau.

Künftig wird sich die Hormonforschung wohl auch den gutartigen Blastomen zuwenden. Es ist an sich wahrscheinlich, daß das Gewebe der Wand der Blastome min-

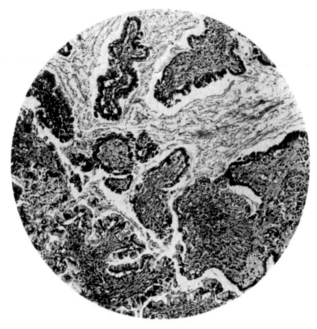

Abb. 82.

destens ebenso Sexualhormone enthält wie die Gewebe des übrigen Körpers. Bisher ist mir nur ein Befund bekannt. B. Zondek hat bei 8wöchentlicher Schwangerschaft ein 2 faustgroßes Pseudomucinblastom untersucht. Er fand in der Flüssigkeit pro Kubikzentimeter 1 ME HVH (im ganzen 500), und in der Wand selbst 250 ME. Die Gesamtmenge war größer als die in der Placenta desselben Falles nachgewiesene HVH-Menge; was aber nur passive Durchtränkung — die Menge an wirksamen Stoff beträgt ja wohl nur Bruchteile von Milligrammen — bzw. Speicherung bedeutet, nicht etwa Neuproduktion.

Zuweilen kann man, besonders bei kleineren Blastomen, deutlich in der Wand des Gebildes, bald in der Nähe des Stieles, bald weit davon entfernt, selbst am gegenüberliegenden Pol normales Eierstocksgewebe mit Follikeln und sogar frische Gelbkörper nachweisen. Es entspricht dies durchaus der alten klinischen Beobachtung, daß auch bei größeren und ganz großen Gewächsen die Periode regelmäßig bleibt.

Das Blastoma pseudomucinosum ist meist gut gestielt. Der Stiel kann recht lang sein. Eine Entwicklung des Blastoms ins Ligamentum latum hinein hat zwar schon Pfannenstiel als selten bezeichnet, aber doch noch in 9,65% angegeben. A. Martin hat 7,3%, A. Mayer, dessen Fälle etwas neuer und deshalb vielleicht auch genauer beobachtet sind, 5,6%

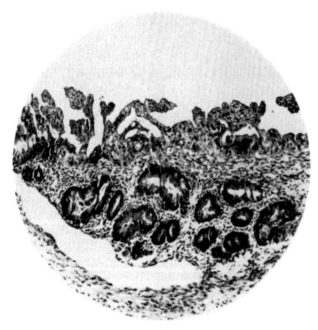

Abb. 83.
Abb. 82. u. 83. Pseudomucinkystom carcinomatös.
(Vergr. 80 mal.)

angenommen. Entsprechend meinem schon oben festgelegten Standpunkt, daß gutartige Gewächse des Eierstockes mit Ausnahme der vom Rete ovarii ausgehenden Fibroadenome sich niemals ins Ligament hinein entwickeln, muß ich auch diese Zahlen bezweifeln. Entweder hat es sich, was wohl das wahrscheinlichste ist, um Verkennung von sog. pseudointraligamentärer Lage des Blastoms gehandelt — ich habe an der Klinik solche Verkennung durch die operierenden Ärzte wiederholt nachweisen können und suche dabei schon seit Jahren mit besonderem Eifer, leider vergeblich nach intraligamentären Eierstocksblastomen — oder es war das Gewächs ganz oder teilweise krebsig und hat als Krebs die Nachbarschaft durchwachsen. Nachträgliche Klarstellung ist natürlich bei älteren Fällen unmöglich. In Zukunft wird aber jeder Fall genauest zu prüfen sein.

Eines besonderen Falles sei hier Erwähnung getan. R. Meyer hat 1906 ein Pseudomucinkystom beschrieben, welches sich teilweise in die Wand der Gebärmutter eingegraben hatte. Der Fall ist damals nicht genauer untersucht worden, aber von Meyer mit Rücksicht auf die eigenartigen Schleimzellen für ein Teratom gehalten worden. Bösartigkeit hat er abgelehnt. Er denkt an chronische Entzündung mit Einschmelzung von Teilen der Gebärmutterwand. Ganz ähnlich scheint der von J. Kitai (1925) beschriebene Fall zu sein, nur mit dem Unterschied, daß hier eine Adenomyosis uteri vielleicht schon den Boden für solches Vordringen vorbereitet hatte. Auf keinen Fall ist an gewöhnliches intraligamentäres Wachstum zu denken, aber wohl auch nicht an Bösartigkeit.

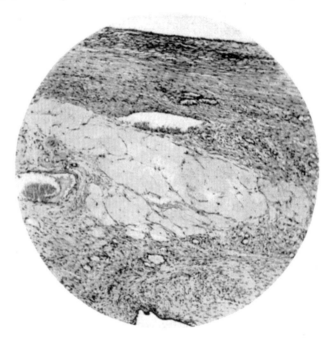

Abb. 84. Schleimmassen im Bindegewebe der Scheidewände eines Pseudomucinkystoms. (Vergr. 80 mal.)

Im Material der II. Frauenklinik in Wien finde ich unter etwa 1300 primären Blastomen der Eierstöcke aus der Zeit vom 1. 7. 1900 bis 30. 6. 1928: 286 Pseudomucinblastome = 22%. In diese Zahl sind 3 Fälle eingerechnet, in welchen der Histologe mit einer gewissen Berechtigung von beginnender Krebsbildung sprechen kann (Abb. 82, 83); nicht gezählt sind 16 Fälle von sicherem Krebs, dessen Zusammenhang mit einem Pseudomucinblastom erweisbar scheint.

Ausgeschaltet sind ferner 18 Fälle von sog. Pseudomyxoma ovarii, bzw. peritonei, die ich hier nur erwähne. Ohne noch zur Frage der Entstehung dieser Geschwulstform Stellung zu nehmen, bemerke ich, daß außerdem 14mal Bilder zu sehen waren, die an Anfangsstadien der Myxombildung erinnern: zusammenhängende Schleimmassen im Bindegewebe der Scheidewände (Abb. 84). Da eine von diesen Kranken (10 847) im Laufe von 4 Jahren in verschiedenen Krankenhäusern wiederholt punktiert worden war, also Verletzungen der Scheidewände sehr wahrscheinlich sind, bin ich geneigt, auch die anderen Fälle auf zufällige stumpfe Verletzungen zu beziehen und möchte dem Bilde weiter keine Bedeutung für die Pathogenese der Myxome zuschreiben.

Beidseitigkeit ist mit Sicherheit nur dreimal festgestellt; je ein Fall in den Jahren 1904, 1917 und 1926. Das ergibt eine Häufigkeit von 1,08%. Dazu käme ein Fall, der zwei Jahre vorher wegen einer Eierstocksgeschwulst unbekannter Art von anderer Seite operiert worden war (1910). Zwei weitere Fälle (1911, 1924) sind sehr wahrscheinlich als Krebs aufzufassen. Selbst wenn diese Fälle eingerechnet werden, erreichen wir nicht einmal die Zahl von A. Mayer (4,6%), geschweige die von Lippert (9,6%), van Smith (6,8%) oder Pfannenstiel (17,5%). Es kann dies wohl nur in einer anderen Auswahl des Materials begründet sein.

Spätere Neuerkrankung des zweiten Eierstockes hat A. Martin unter 87 Fällen 3mal, Hofmeier (1905) unter 300 Fällen einmal gesehen, also ähnlich wie wir. Tédenat weiß allerdings von sechs Fällen zu berichten, die neuerdings nach $^1/_2$—2 Jahren wegen großer Geschwülste operiert werden mußten. Es ist aber fraglich, ob dies Pseudomucinblastome waren.

Die Verbindung von Dermoid und Pseudomucingeschwulst, die von Pfannenstiel und Kroemer sehr betont worden ist, hat schon A. Mayer als selten bezeichnet. Wir haben sie nur fünfmal in der Form gesehen, daß das Teratom als Teil des Pseudomucinblastoms erschienen ist, und einmal in der Form, daß der eine Eierstock das Pseudomucinblastom, der andere das Teratom getragen hat (Nr. 2409). van Smith findet 2mal beidseitige Teratome unter 116 Pseudomucinblastomen.

Zehnmal sind einfache Cysten, Adenofibrome, bzw. Papillome des zweiten Eierstockes gefunden worden. van Smith stellt 3mal Fibrome, 1mal ein Sarkom des zweiten Eierstockes fest.

Fehlbildungen der Geschlechtsorgane sind (einschließlich eines bloßen Hymen septus) nur 5mal verzeichnet. Es dürfte dies, soweit da Schätzungen möglich sind, ungefähr der durchschnittlichen Häufigkeit von Fehlbildungen entsprechen.

Von den 286 Frauen sind 3 gestorben. Die Operationsmortalität beträgt 1,08%. van Smith berichtet 1928 bei 116 Fällen 4,3% Sterblichkeit.

Todesursachen: Eine Frau hat sich einige Tage nach der ganz glatten Operation in einem unbewachten Augenblick zum Fenster hinausgestürzt. Ein Fall (Nr. 6369) durch schwerste Verwachsungen ausgezeichnet, von Wertheim operiert, ist einer anhaltenden Nachblutung erlegen, und einer (16 378) mit Verletzung der Flexur einer Peritonitis. Alle anderen Fälle — und es waren recht schwierige Operationen darunter, auch bereits infizierte, wiederholt punktierte Fälle — sind genesen. Komplikationen im Wundverlauf, Bauchdeckeneiterungen, Thrombosen, Infarktpneumonien sind wohl vorgekommen, aber eher seltener als nach anderen Operationen.

Von Komplikationen seien angeführt: 33 Stieldrehungen; davon 8 im Sinne des Küsterschen Gesetzes, 6 „falsch" gedrehte, und 19 ohne Angabe über die Drehungsrichtung. Ascites ist, die Rupturen ungerechnet, nur zweimal in geringem Ausmaß verzeichnet; auch hier mögen kleine Perforationen übersehen worden sein. Rupturen von größeren Kammern sind 7mal in den Befunden erwähnt[1]. Verwachsungen schwererer Art, die für die operative Technik von Belang waren, den Eingriff oft ganz außerordentlich erschwert haben, ergeben sich in 28 Fällen; viele ohne nachweisbare Spuren vorausgegangener Stieldrehung.

Wiederholt ist bei diesen Verwachsungen, die im Beckenraum selbst oft außerordentlich fest und kaum oder gar nicht lösbar waren, so daß das ganze parietale Bauchfell mitgenommen werden mußte, von intraligamentärer Entwicklung der Geschwulst

---

[1] In einem Fall sicher erst durch die Untersuchung erzeugt.

gesprochen worden. Ich habe mich oben bereits zu dieser Frage geäußert in dem Sinne, daß ich beim Pseudomucinblastom echte intraligamentäre Entwicklung von der Art, wie sie bei Myomen vorkommt, für unmöglich halte. Wohl aber glaube ich, daß vor allem bei spontaner oder durch Traumen, durch Infektion bedingter Wandnekrose der Einfluß dieses nekrotisierenden Prozesses sich auf das gegenüberliegende Bauchfell geltend macht, so daß dieses miteinbezogen wird und mit der Geschwulst zu einer einheitlichen Schwiele verschmilzt. Die Unterscheidung gegenüber richtiger intraligamentärer Entwicklung ist dadurch möglich, daß an verschiedenen Stellen der jetzigen Geschwulstoberfläche größere Nerven in das Schwielengewebe eingebettet erscheinen, die nur dem subperitonealen Gewebe entstammen können.

Daß die Verwachsungen in der Geschwulst ihre Ursache haben, geht schon daraus hervor, daß sie auf die Geschwulst selbst beschränkt sind. Es ist jedenfalls auffällig und besonders gegenüber den Adenofibromen und Papillomen bemerkenswert, daß die Anhänge der anderen Seite beim Pseudomucinblastom verhältnismäßig oft ohne wesentliche Verwachsungen angetroffen werden.

Anhangsweise seien hier die Fälle angeführt, in welchen die Eierstocksgeschwulst vollständig durchblutet und nekrotisch war. Es sind 32 Fälle. Bis auf 3 Fälle ist stets Stieldrehung verzeichnet, und zwar länger zurückliegende und meist auch wiederholte Drehung, bis 720⁰ und 810⁰.

Noch öftere Drehung ist nicht beobachtet worden. Als Besonderheit führe ich einen hier sonst nicht verwerteten Fall an, in welchem beidseits zweifaustgroße einfache Cysten der beiden Eierstöcke derart gedreht waren, daß die beidseitigen, recht langen Stiele umeinander geschlungen waren (Lab. Nr. 2682, 20jährige Nullipara). Die Fälle muß ich gesondert führen, weil die anatomische Untersuchung ganz versagt hat: weniger stark durchblutete, noch erkennbare Geschwülste habe ich oben eingereiht. Zum größeren Teil dürfte es sich um einfache Cysten handeln. Auch ein erweichtes Fibrom (nicht an der Klinik operiert, daher nicht mitgezählt) dürfte dabei sein. Für die Statistik der Blastome sind sie von geringem Wert; um so mehr aber für die Frage der Stieldrehung. Es sind einige Frauen darunter, die bei bereits bestehender Bauchfellentzündung operiert worden sind. Eine ist derselben auch erlegen. Außerdem sind mehrere Infarkte und 2 tödliche Lungenembolien vorgekommen. Die Sterblichkeit von 9,3% beleuchtet die Bedeutung dieser Komplikation sehr grell.

Die auch heute noch oft zu lesende Angabe, daß die Pseudomucinblastome die häufigste Form der Eierstocksgeschwulst darstellen, kann nicht mehr aufrecht erhalten werden. Stübler und Brandess geben 28,3%, Pflaum 27,8%, Kusuda nur 19,9% an. Unser Material weist 22% auf. Dabei muß ich noch die Einschränkung hervorheben, daß die Krebse in der Gesamtzahl nicht vollzählig aufgeführt erscheinen. Einmal sind die metastatischen Krebse in dieser Aufstellung nicht einbezogen, und dann habe ich mich mit Rücksicht auf die Unsicherheit der Diagnose bei vielen Probebauchschnitten entschlossen, alle diese Fälle wegzulassen. Wenn ich überhaupt die Möglichkeit hätte, ein genaues Bild der Krebse zu geben, so würde der Hundertsatz der Pseudomucinblastome noch mehr herabsinken.

Es ist uns schon lange aufgefallen, daß selbst bei großem operativen Material manchmal viele Monate vergehen, ohne daß ein Fall von Pseudomucinblastom zur Aufnahme
kommt. Der Jahresdurchschnitt von etwa 10 Fällen verteilt sich unregelmäßig, indem
auf manches Jahr nur 5, auf andere Jahre 15 Fälle (Jahreshöchstzahl 20 Fälle: 1926)
kommen.

Die Geschwülste wachsen gewöhnlich langsam; immerhin scheint die Zeit von $\frac{1}{2}$ bis
1 Jahr zu genügen, um ein Gebilde von Mannskopfgröße zu gestalten. Gelegentliche Angaben über schubweises Wachstum erklären sich vielleicht aus zufälligen Ereignissen,
wie Stieldrehungen, Blutergüsse usw. Von manchen Ärzten wird aber auch über sehr
rasches Wachstum berichtet (Tédenat). Cauwenberghe hat eine 12 kg schwere, stielgedrehte Geschwulst operiert, die 7 Wochen vorher bei der Geburt überhaupt nicht bemerkt
worden war. Auch ich hatte manchmal den Eindruck, daß 6 Wochen bis 3 Monate zu ganz
bedeutendem Wachstum ausreichen können, habe aber andererseits Fälle gesehen, die
1—2 Jahre ziemlich unverändert geblieben waren. Klar durchsichtige Einheitlichkeit
besteht also in den Wachstumsgesetzen durchaus nicht.

Torggler hat 2 Monate nach der abdominalen Operation eines Pseudomucinblastoms
(das bei der Operation geplatzt ist) sechs zum Teil fast ebenso große Metastasen in der
Bauchhöhle gesehen. Das Blastom mußte also (vorausgesetzt, daß nicht ein Pseudomyxom
oder ein Krebs vorgelegen hat) außerordentlich schnell gewachsen sein.

Das Blastoma pseudomucinosum gilt als durchaus gutartige Geschwulst. Gelegentlich soll es später krebsig werden können; nach A. Mayer in 6,7%, nach Fabian in 1,5 bis
2%. Unsere Beobachtungen habe ich schon oben kurz angeführt. Es ist mir noch nicht
möglich, in dieser Frage Stellung zu nehmen, weil Nachuntersuchungen der Fälle ausstehen.
Gelegentlich wird aber auch von direktem Übergreifen der Geschwulst auf die Harnblase,
dem Darm gesprochen ohne nachweisbare Bösartigkeit. Vermutlich handelt es sich mehr
um schwielige Umwandlung dieser Organe, wie ich sie bei der pseudointraligamentären
Entwicklung am Bauchfell besprochen habe, und wie sie mitunter auch bis im Bereich
der Bauchmuskeln hinein beobachtet worden ist.

In diesem Zusammenhang sind jene seltenen Fälle von größter Bedeutung, in welchen
es längere Zeit nach der Operation zu sog. **Metastasen** in den Bauchdecken gekommen
ist. E. Schröder hat seinerzeit 6 Fälle zusammengestellt; A. Mayer kennt das Vorkommnis 3mal unter 193 Fällen. Sie konnten mit Erfolg operiert werden. Besonders sind
Bauchnarben- und Nabelrezidive solcher Art mitunter erst nach 13—21 Jahren zur Beobachtung gekommen (Klebs, Ed. Frank, Peiser, Olshausen, Tannen, Saenger,
Malcolm, Opitz, Pozzi, Holzapfel, Katz, Ruge II.) Einen Fall haben wir 5 Jahre
nach der ersten Operation wieder operiert; der Knoten war etwa 4 : 5 cm groß, an dem
(bei der Operation selbst nicht durchschnittenen) Nabel entwickelt, hat sich aber subserös
ziemlich unregelmäßig (vorwiegend nach rechts) ausgebreitet, so daß der Verschluß der
Bauchdecken recht schwierig war. Bemerkenswert erscheint mir die Angabe der Frau,
daß der Knoten schon 1 Jahr nach der Operation fast voll ausgebildet war, und seither
kaum gewachsen ist.

Der präperitoneale, subseröse Sitz solcher Knoten scheint selten zu sein. Im älteren
Schrifttum finde ich nur einen Fall von Baumgarten; die Frau ist 4 Wochen nach der
Operation gestorben; bei der Sektion ist der Befund erhoben worden. Aus neuer Zeit

ist der Fall von Katz zu erwähnen, in welchem bei einer 39jährigen Frau 16 Jahre nach der Ovariotomie (in der Zwischenzeit 4 Geburten) eine fast kopfgroße cystische Geschwulst gleicher Art an der vorderen Bauchwand bis tief hinunter zwischen Symphyse und Harnblase entstanden war, durchaus subserös gelegen. Ruges Fall war schon bei der ersten Operation $12^{1}/_{2}$ Jahre vorher als Krebs angesprochen worden.

Die Erklärung dieser Fälle ist noch recht unsicher. Man hat von Impfmetastasen gesprochen in dem Sinne, daß Geschwulstteilchen bei der Operation in die Bauchwunde kommen und sich dort langsam selbständig entwickeln; andererseits hat man an lymphatische Verschleppung von Geschwulstteilen gedacht. Die eigenartige Entstehungs- und Wachstumsart in unserem Falle läßt mich daran denken, daß Geschwulstinhalt nebst einigen Epithelien in der Bauchhöhle zurückgeblieben ist und nun allmählich von der Bauchhöhlenpolizei, dem Netz, gegen den Nabel hin verfrachtet wird, wo es endlich zum Auswandern kommt; ähnlich wie das auch gelegentlich bei chronisch-entzündlichen Erkrankungen anderer Art beobachtet wird. Es handelt sich also in der Hauptsache um Ausschaltung eines Fremdkörpers, eines in den Körperflüssigkeiten nicht auflösbaren (irreversiblen) und darum für ihn nicht verwendbaren Stoffes, und nicht um echte Metastasen im Sinne der pathologischen Anatomie. Das läßt die klinische Prognose der Fälle günstiger und auch den Standpunkt Döderleins u. v. a. berechtigt er-

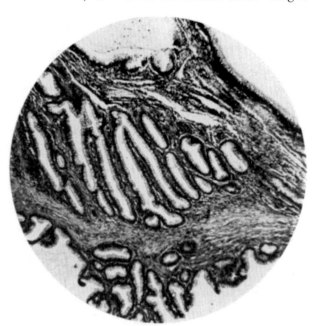

Abb. 85. Pseudopapilläres Pseudomucinkystom.
(Vergr. 70 mal.)

scheinen, daß Punktion und Verkleinerung der Geschwulst nicht allzu gefährlich sind.

Recht wichtig erscheint mir der Umstand, daß histologisch in unserem Falle ausschließlich Gallerteanhäufungen zu finden waren, keine Epithelien. Dazu fügt sich ein weiterer von Katz operierter Fall. Hier war schon bei der Operation eines außerordentlich großen Pseudomucinblastoms eine Nabelmetastase entfernt worden. Er hat darin als Begleitung der Gallertehaufen ausschließlich Pseudoxanthomzellen gefunden, gar keine Epithelien. Das spricht wohl sehr gegen aktives Vordringen einer bösartigen Geschwulst. In einem ähnlichen Fall von Mohr war der hühnereigroße Knoten $1^{1}/_{2}$ Jahre nach der ersten Operation entfernt worden.

Als besondere Form von Pseudomucinblastom ist von Glockner das pseudopapilläre aufgesellt worden. Auch Pfannenstiel hat es anerkannt. Es gilt als sehr selten. Auf Durchschnitten erscheint meist ein Abschnitt der Geschwulst besonders dicht gebaut, kleincystisch, und unter dem Mikroskop ist ein Teil der Cysten durch Balken und Scheidewände fast ganz ausgefüllt (Abb. 85), so daß kaum noch Cysteninhalt

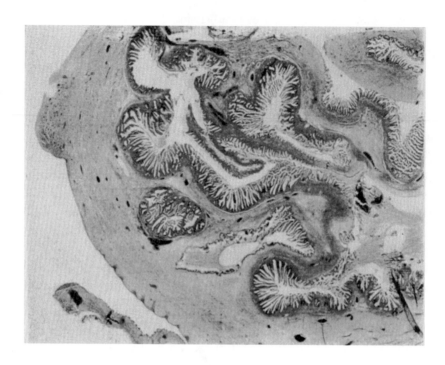

Abb. 86. Papillenreiches Pseudomucinkystom. (Vergr. 30 mal.)

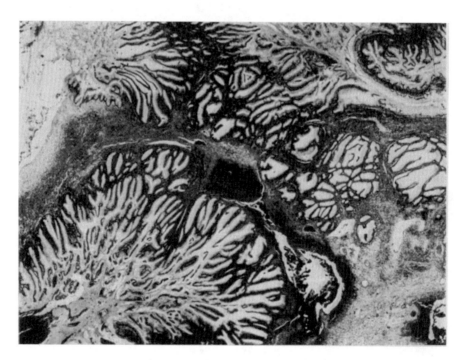

Abb. 87. Papillenreiches Pseudomucinkystom. (Vergr. 30 mal.)

nachweisbar ist. Es ist ein Überwiegen der Gewebsneubildung über die Zelltätigkeit. Die
Fälle haben nur anatomisches, kein klinisches Interesse. Eine Sonderstellung können wir
ihnen heute nicht zuerkennen. Genauere Untersuchung aller Geschwülste läßt sie

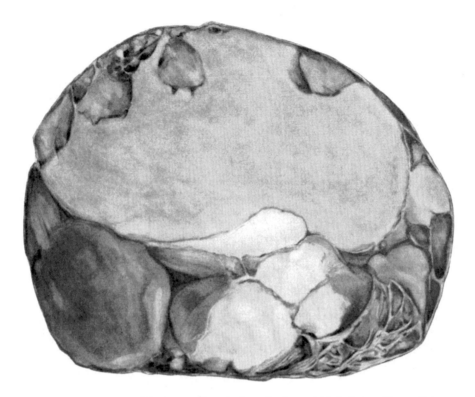

Abb. 88. Pseudomucinkystom mit zentralem Knoten, nicht krebsig. (Vergr. $^6/_{10}$).

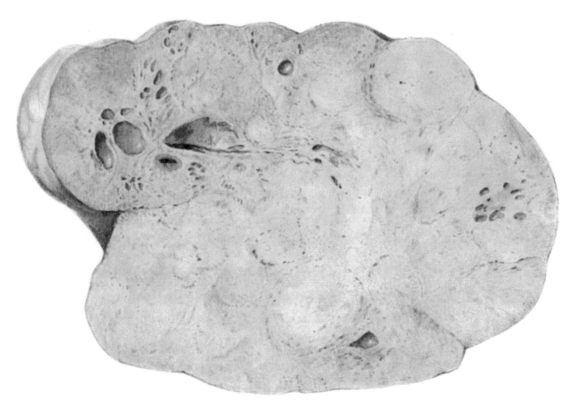

Abb. 89. Sog. solides Adenom des Eierstockes (parviloculäres Kystadenom). (Fall Woyer.)

übrigens viel häufiger erscheinen, als man nach den bisherigen Angaben glauben mochte (vgl. Abb. 86, 87).

Mit einem Fragezeichen möchte ich die Kombination von pseudomucinösem Blastom und papillären Wucherungen der Oberfläche versehen. Pfannenstiel beschreibt 2 Fälle, A. Mayer schätzt ihre Häufigkeit auf 5,2%. Ich meine, daß es sich hier wohl um das im nächsten Abschnitt zu besprechende Adenofibrom gehandelt hat, und nicht um das Blastoma pseudomucinosum. Doch gebe ich gerne zu, daß das Auseinanderhalten der beiden Geschwulstgruppen mitunter nicht geringe Schwierigkeiten macht, da auf den Nachweis von Flimmerepithel bei den gebräuchlichen Fixierungsverfahren kein großes Gewicht zu legen ist; daß sogar richtige Mischformen nebeneinander möglich sind.

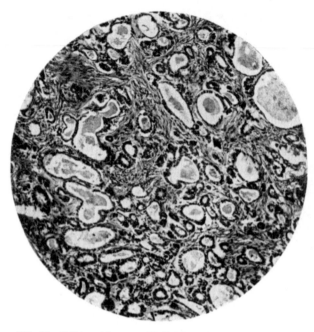

Abb. 90. Solides Adenom. (Fall Woyer.) (Vergr. 60 mal.)

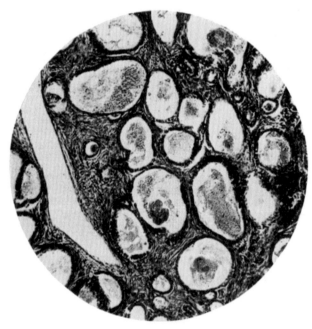

Abb. 91. Solides Adenom, mikrocystisch. (Fall Woyer.)
(Vergr. 80 mal.)

Das fast als solide Geschwulst erscheinende parviloculäre Kystadenom[1] Waldeyers, das Adenoma solidum Pfannenstiels bildet eine Geschwulstform für sich. Stratz hat seine Häufigkeit auf 3% geschätzt; nach Pfannenstiel ist es „wohl seltener". Pfannenstiel und Glockner beschreiben je einen Fall. In dem 30jährigen Material der 2. Frauenklinik in Wien ist kein Fall verzeichnet. Ein schönes Beispiel besitzen wir, das Woyer operiert und der Klinik überlassen hat (Abb. 89). Die tatsächlich fast solid aussehende, außerordentlich an Krukenberg-Geschwülste erinnernde Neubildung ist über straußeneigroß, weich, grauweißlich, außen grobhöckerig. Unter

---

[1] Der Name ist manchmal auch für Blastome verwendet worden, die neben vielen großen auch kleine Hohlräume enthalten haben. Abb. 88 zeigt z. B. in der Mitte einen länglichen, fast solid aussehenden Knoten. Der mikroskopische Bau ist aber trotz der Enge der drüsigen Räume doch deutlich anders als in den hier gemeinten Formen.

dem Mikroskop erweisen sich die mikrocystischen sowie auch die soliden Abschnitte durchsetzt von zahllosen, recht gleichförmig aussehenden Cysten (Abb. 90, 91, 92). Das Bindegewebe dazwischen ist locker, gefäßreich; das Epithel der Cysten kubisch bis niedrig zylindrisch, mitunter auch etwas höher. Eine gewisse Unruhe in der Kernstellung und selbst in der Anordnung der Zellen ist nicht zu verkennen.

Während unser Fall mit dem von Pfannenstiel beschriebenen immerhin manche Ähnlichkeit aufweist, ist der von Glockner mitgeteilte davon recht verschieden. Die bei der 47jährigen Frau gefundene Geschwulst hat eine deutliche Kapsel und von dieser ausgehende Septen. Der Aufbau der in Abb. 3, Taf. 5 gebrachten Abbildung erinnert ein wenig an den radiären Bau im Hilus des Hodens. Die Frau war 1 Jahr im Klimakterium (3 Geburten vorausgegangen), hatte seit einem halben Jahr eine Vergrößerung des Leibes bemerkt, anfangs auch Schmerzanfälle. Die ausgesprochen drüsigen Formen zeigt weder unser Fall noch der von Pfannenstiel. Ich möchte fast an ein vom Rete ovarii ausgehendes Adenofibrom denken. Die Frau war nach 10¹/₂ Jahren noch gesund.

Bösartigkeit war bisher nicht festzustellen. Allerdings ist der Fall Pfannenstiel nur ⁵/₄ Jahre beobachtet. Unser Fall (einfache Ovariotomie) lebt noch nach mehr als 6 Jahren. Meine ursprüngliche Vermutung, daß es sich um eine besondere Art von metastatischem Krebs des Eierstockes handle, muß unter dieser Feststellung sehr leiden. Über die endgültige Stellung der Geschwulst bin ich mir aber nicht klar geworden. Nur das eine glaube ich sagen zu können, daß sie mit dem Blastoma pseudomucinosum nichts zu tun hat. Am liebsten würde ich

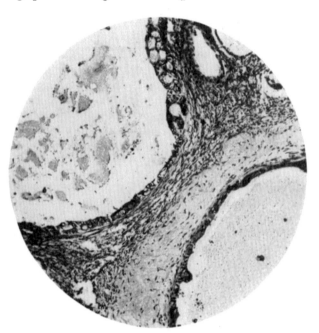

Abb. 92. Solides Adenom. Unruhe im Epithel — aber nicht bösartig. (Fall Woyer.) (Vergr. 80 mal.)

sie als Sonderart des Adenofibroms einreihen. Die von Stübler und Brandess vorgeschlagene Bezeichnung „Adenoma simplex" halte ich nicht für besonders glücklich gewählt.

Schrifttum.

Baumgarten, Einfaches Ovarialkystom mit Metastasen. Virchows Arch. **97**, 1 (1884). — *Binkley, J. T.*, Cystic tumor. Amer. J. Obstetr. **10**, 59 (1897). — *Boerma*, Großer Eierstockstumor. Ber. Gynäk. **12**, 819 (1927). — *Cauwenberghe, A. v.*, Stielgedrehte Ovarialcysten. Ber. Gynäk. **10**, 71 (1926). — *Clemens*, Dtsch. Klin. **1873**, Nr 3. — *Döderlein*, Strahlentherapie beim Carcinom. Mschr. Geburtsh. **41**, 456 (1915). — *Eichwald*, Würzburg. med. Z. **5**, 270 (1864). — *Engelbrecht, C. H.*, Welche Blutmenge kann ein schnell wachsendes Ovarialkystom dem Kreislauf entziehen? Zbl. Gynäk. **1926**, 671. — *Fabian, Fr.*, Ovarialkystome. Inaug.-Diss. Breslau 1918. Ref. Zbl. Ganäk. **1920**, 1035. — *Fischer, Alb., F. Demuth, H. Laser* u. *H. Meyer*, Ein Jahr alter Stamm von Carcinomzellen in vitro. Münch. med. Wschr. **1928**, 651. — *Frank, Ed.*, Carcinombildung in der Bauchnarbe. Prag. med. Wschr. **1891**, Nr 21. — *Franz*, Großer Ovarialtumor. Z. Geburtsh. **80**, 214 (1918). — *Glockner*, Arch. Gynäk. **75**, 49 (1905). Zur Kenntnis der soliden Ovarialtumoren. **75**, 49 (1905). — *Hirschenhauser, F.*, Traubiges Ovarialkystom Mschr. Geburtsh. **56**, 129 (1921). — *Horsley*, Large ovarian cysts. Surg. etc. **1911**, 115. — *Idaczewski*, Kolossaler cystischer Tumor des Ovariums. Inaug.-Diss. Leipzig 1903. — *Katz, H.*, Impfmetastase. Zbl. Gynäk. **1928**, 2168. — *Kauffmann*, Lehrbuch der speziellen pathologischen Anatomie, Bd. 2. 1922. — *Kitai, J.*,

Zur Anatomie und Genese der endometrischen Adenomyosis. Arch. Gynäk. **74**, H. 1 (1925). — *Klebs,* Virchows Arch. **45**. — *Knebel, R.,* Riesenovarialkystom am Ende der Schwangerschaft. Zbl. Gynäk. **1924,** 1079. — *Kuge, K.,* Knochenkörper in Ovarialkystomen. Japan. Mitt. path. An. Bd. 2, S. 41. Ber. Gynäk. **3,** 157 (1924). — *Kusuda, S.,* Seltene Indikation zur Ovariotomie in der Schwangerschaft. Arch. Gynäk. **124,** 269 (1925). — *Langhans, Th.,* Glykogen in pathologischen Neubildungen. Virchows Arch. **120,** 65 (1890). — *Lubarsch,* Glykogendegeneration. Lubarsch-Ostertags Erg. Path. 1 II, 160 (1895). — *Maiss,* Riesenovarialcyste. Zbl. Gynäk. **1926,** 3420. — *Meyer, R.,* Teilweise in Uterussubstanz gelegene multilokuläre Ovarialkystome. Zeitschr. Geburtsh. **58,** 530 (1906). — Histogenese und Einteilung der Ovarialkystome. Mschr. Geburtsh. **44,** 302 (1916). — *Meyer, R.* u. *Ikahachi Kitai,* Endometrium Adenomyosis uteri usw. Zbl. Gynäk. **1924,** 2449. — *Mohr, L.,* Isolierte Metastase in der Bauchnarbe nach Ovariotomie. Zbl. Gynäk. **1912,** 1376. — *Mulier, H.,* Pseudomucinkystom in Gestalt des traubenförmigen Kystoms. Inaug.-Diss. Berlin 1913. Ref. Zbl. Gynäk. **3,** 484. —*Oerum,* Jber. Tierchem. **14,** 459 (1884). — *Peiser,* Implantationsgeschwülste von Adenokystomen des Ovariums. Mschr. Geburtsh. **14,** 290 (1901). — *Pfähler,* Riesenovarialtumor. Korresp.-bl. Schweiz. Ärzte **1904,** Nr 7. — *Pflaum,* Ovariotomie. Inaug.-Diss. München 1913. — *Pich, L.,* Die Marchandschen Nebennieren und ihre Neoplasmen. Arch. Gynäk. **64,** 670 (1901). — *Rübsamen,* Veränderung des Situs der Brustorgane bei Riesenovarialtumoren. Z. Geburtsh. **69,** (1911); **70,** 373 (1912). — *Ruge, II.,* Aussprache zu Hornung, Ber. Z. Geburtsh. **95,** 586 (1929). — *Saenger, H.,* Ovarialkystome mit Milchbildung in der Brust. Mschr. Geburtsh. **36,** 436 (1912). — *Schade, H.,* Physikalische Chemie in der inneren Medizin. Leipzig: Theodor Steinkopf 1921. — *Schalyt, L. G.,* Inhalt sackartiger Bildungen am weiblichen Genitale. Arch. Gynäk. **139,** 614 (1930). — *Schepetinsky, A.* u. *M. Kafitin,* Mineralbestand der Cysten Arch. Gynäk. **136,** 130 (1929). — *Schroeder, H.,* Implantation nach Ovariotomie. *Smith, G. L. van,* Proliferative Ovarialtumoren. Amer. J. Obstetr. **18,** 666 (1928). Ref. Zbl. Gynäk. **1930,** 2359. — *Stübler, E.* u. *Th. Brandess,* Zur Pathologie und Klinik der Ovarialtumoren. Würzburg. Abh. **21,** 250 (1924). — *Tachibana, T.,* Fermente im Inhalt von Ovarialcysten. Jap. J. Obstetr. **10,** Nr 1 (1927); **11,** Nr 2 ,100 (1928). — *Tedenat,* Wachstumsart der Ovarialkystome. Ber. Gynäk. **11,** 545 (1927). Bull. soc. d'obst. Bd. 15, S. 509. — *Thaler, H.,* Blastomatöse Ovotestis (?). Innsbrucker Kongreß 1922. Arch. Gynäk. **117,** 430. — *Torggler,* Multiple Rezidive bei Pseudomucinkystom. Frommels Jber. Geburtsh. **1910,** 144. — *Waldeyer,* Die epithelialen Eierstocksgeschwülste. Arch. Gynäk. **1,** 252 (1870). — *Ward, J. W.,* Mammutischer Ovarialtumor. Surg. etc. **34,** 91 (1922). — *Zacharias,* Kolossaltumoren des Ovariums. Dtsch. med. Wschr. **1904,** Nr 31; Zbl. Gynäk **1904,** 704. — *Zondek, B.,* Hypophysenvorderlappen und Placenta. Zbl. Gynäk. **1931,** 1.

Anhang.

Das Pseudomyxoma ovarii.

Wegen der später zu besprechenden Formen des Gallertbauches (Pseudomyxoma peritonei Pfannenstiel) hat bereits Pfannenstiel selbst versucht, eine Sonderform des Blastoma pseudomucinosum ovarii abzugrenzen, in der die Quelle des Gallertbauches zu suchen wäre. Das Gelingen einer solchen Abgrenzung könnte tatsächlich nicht geringe prognostische Bedeutung haben. Er glaubte die Fälle dadurch gekennzeichnet, daß nicht, wie sonst vielfach beim Pseudomucinblastom, eine Hauptcyste vorhanden ist mit Tochtercysten, sondern zahllose gleichmäßige Räume mit sehr zarten, leicht zerreißlichen Wänden. Alle enthalten dieselbe gleichmäßige, nicht gießbare, stark alkalische, grauweiße Gallerte, welche in Wasser nur quillt, nicht löslich ist, nicht filtriert werden kann, in stark alkalischen Mittel sich löst (Pseudomucin-β). Pfannenstiel hat die Fälle nur bei älteren Frauen gesehen; die jüngste war 47 Jahre alt. Doch wird ein von Gottschalk bei 31jähriger Frau beobachteter Fall auch hierher gerechnet.

Die Anerkennung dieser Formen war recht verzögert. Sternberg lehnt ihr Vorkommen ganz ab.

Im eigenen Material finde ich nun, abgesehen von den später zu besprechenden 19 Fällen, die als Krebse anzusehen sind, und abgesehen von den beim Pseudomucinblastom erwähnten einwandfreien Rupturen der Pseudomucinblastome mit Austritt von Inhalt in die Bauchhöhle noch 13 Fälle, die nur teilweise mit freier Flüssigkeit in der Bauchhöhle, teilweise mit metastatischen Netzgeschwülsten einhergegangen sind, in der Hauptsache aber dadurch aufgefallen sind, daß erst bei der mikroskopischen Untersuchung der Geschwülste Bilder zu finden waren, die an das Pseudomyxom erinnern. Es fanden sich epithellose Cystenräume, die nur zum Teil oder gar nicht mit den sonst bei Epitheluntergang zu erwartenden Pseudoxanthomzellhaufen ausgekleidet waren; es fand sich Austritt von größeren oder geringeren Massen von Gallerte in das Bindegewebe der Scheidewände selbst, mit gewissen reaktiven Veränderungen, wie Pigmentzellen, Mastzellen, Riesenzellen, Lymphocytenhaufen. Dabei waren tatsächlich die Scheidewände teilweise sehr dünn; aber durchaus nicht alle Fälle mit dünnen Scheidewänden zeigen solche Bilder. Genauere Durchsuchung der Blastome hätte die Zahl von 13 vielleicht beträchtlich erhöhen können.

Die Fälle sind hauptsächlich deshalb besonderer Beachtung gewürdigt worden, weil man sich bei der Zartheit der Wände ein Zerreißen derselben und eine Überschwemmung der Bauchhöhle mit dem Inhalt leicht vorstellen konnte. Es ist aber kaum zu bezweifeln, daß diese ursprüngliche Vorstellung über die Entstehung des Pseudomyxoma peritonei Werths die Grundlage zu einer Vermengung verschiedener Zustände und damit zu Unsicherheit in der Prognose abgegeben hat. Aufgabe der Zukunft wird es sein, die Fälle gründlich zu sondern, nach ihren Ursachen aufzuklären und wenn möglich Anhaltspunkte für diagnostische Scheidung der Gruppen zu finden. Manches seltene Einzelbild macht vorläufig noch eine klare Beurteilung unmöglich.

So waren in einem Falle von Polano die Gallertmassen längs der Pfortader bis tief in die Leber hinein nachweisbar. Ob es sich um aktives Vordringen, also um Bösartigkeit handelt, oder um passive Verschleppung, ist unentschieden.

Ruptur der Cystenwand mit Austritt von Inhalt in die Bauchhöhle wird man als ein die Dauerheilung an sich nicht beeinflussendes Ereignis betrachten; auch die Organisation zurückbleibender Gallertemassen muß man vom echten, bösartigen Gallertbauch abtrennen. Die rein praktische Beurteilung hat mit großen Schwierigkeiten zu rechnen. Selbst fünfjährige Dauerheilung allein, wie etwa in dem Fall von Jancenko, wird man nicht als Beweis der Gutartigkeit ansehen können, da ältere Ärzte nach 7—8 Jahren, ja Pfannenstiel — richtige Beurteilung vorausgesetzt — nach $17^{1}/_{2}$ Jahren Tod unter Erscheinungen von Krebskachexie beobachtet haben.

Ob diese Fälle mit langsamem Verlauf wirklich alle als einheitliche Krankheit aufzufassen sind, ist ebenfalls noch recht fraglich. Hannes hat von einem Fall berichtet, in welchem 15 Jahre nach einseitiger Ovariotomie eine Geschwulst des zweiten Eierstockes operiert und dabei ein fingerdicker Hydrops des Wurmfortsatzes entfernt worden war. L. Fraenkel faßt das Ganze als einheitliches Krankheitsbild von 15jähriger Dauer auf. Ich muß es aber vorläufig doch für wahrscheinlicher halten, daß die beiden Eingriffe durch eigene, voneinander unabhängige Zustände bedingt waren. Dagegen scheint mir ein älterer Fall von Olshausen (Fall 2) solcher Deutung zugänglich, obwohl damals über den Wurmfortsatz nichts bekannt geworden ist.

Verletzungen des cystischen Blastoms brauchen nicht immer mit Austritt von Inhalt in die freie Bauchhöhle einherzugehen. Ein Fall unserer Reihe zeigt dies. Die 19jährige, seit 4 Jahren menstruierte Kranke (10847 ex 1919) war seit ihrer Menarche als tuberkulöser Ascites behandelt und wiederholt in Krankenhäusern punktiert worden. Bei der Operation fand sich ein schwer verwachsenes, doppelmannskopfgroßes Pseudomucinblastom. Die Scheidewände waren zum Teil recht dünn, an anderen Stellen fibromartig verdickt. Infiltrationsherde. Kalk. Reichliche Ansammlungen von Gallerte innerhalb des Bindegewebes der Scheidewände, epithellos wie bei echtem Pseudomyxom. Das Bindegewebe zum Teil aufgefasert, wie zersprengt durch die Massen. Trotzdem ist der Fall wohl nur als Folgezustand der vielfachen Punktionen zu bewerten und nicht als richtiges Pseudomyxom.

Da wir nun aber, wie ich später noch ausführen werde, heute doch noch Fälle von gallertbildendem, eigenartigem primärem Krebs des Eierstockes annehmen müssen, die nichts mit Metastasen zu tun haben, und in einer Reihe unserer Fälle klare anamnestische Angaben über Verletzungen fehlen, müssen wir die Möglichkeit im Auge behalten, es hier, sei es mit Anfangsstadien derartiger Krebse, sei es mit einer besonderen Form von Pseudomucinblastomen zu tun zu haben. Ich halte die Frage noch nicht für spruchreif.

Denkbar wäre es auch, daß vorausgehende Allgemeininfektion, etwa Grippe oder ähnliches, auf hämatogenem Wege eine Gefäßwandschädigung setzt, damit Wandnekrosen einleitet, welche den Beginn eines örtlichen Übertretens von Gallerte in die Scheidewände ermögliche. So könnte ich mir den Zustand bei einer 60jährigen Frau (16 921) entstanden denken, wo zwar die anamnestischen Angaben versagen, aber die vielen Nekrosen, die stellenweise geradezu abszeßartige Infiltration in solche Richtung deuten. Auch eine zwischendurch einsetzende Schwangerschaft könnte ähnlich wirken (vgl. S. 226).

Das Altersbild dieser Fälle ist uneinheitlich, wenn auch die Mehrzahl (9 Fälle) über 50 Jahre alt ist (älteste 67 Jahre). Mit Ausnahme der erwähnten 19jährigen und einer 24jährigen Virgo haben alle Frauen geboren. Stets hat es sich um sehr große, den ganzen Bauch füllende Geschwülste gehandelt; nur einmal ist bloß Kindskopfgröße verzeichnet.

Menstruationsstörungen sind öfters angegeben. So hat bei der 19jährigen, seit 4 Jahren leidenden Patientin die letzte Menstruation 14 Tage gedauert; das war endlich der Anlaß gewesen, eine gynäkologische Untersuchung vorzunehmen und die Diagnose richtig zu stellen. Bei einer 66jährigen Frau (15 268) sind wegen der seit einem Jahr bestehenden Blutungen schon zweimal Ausschabungen der Gebärmutter mit Abtragung von Polypen vorgenommen worden, ohne Erfolg. Die bei der Operation gefundene Stieldrehung mag für die Blutungen verantwortlich gemacht werden; für die histologischen Bilder möchte ich sie nicht heranziehen, weil in den anderen Fällen keine Stieldrehung verzeichnet ist und ich in zahlreichen anderen Fällen von Stieldrehung vergebens danach gesucht habe. In einem weiteren Falle (17 011) war die Gebärmutter groß und weich wie bei junger Schwangerschaft. Die Frau hatte vor ¹/₂ Jahr geboren; jetzt war sie nicht schwanger.

Differentialdiagnostisch ist es von Wert, in solchen epithellosen Räumen recht eingehend nach Resten von Epithel zu suchen, die sich gelegentlich finden lassen; sonst könnte man, was schon vorgekommen ist, an Fibrome mit Erweichungsherden denken. Da in den hier besprochenen Fällen an Krebs gedacht werden muß, ist solche Verwechslung prognostisch nicht gleichgültig.

Schrifttum.

Hannes, Aussprache zu Koerner. Zbl. Gynäk. **1925**, 1510. — *Jancenko*, Pseudomyxoma peritonei. Ber. Gynäk. **12**, 39 (1927). — *Olshausen*, Metastasen bei gutartigen Ovarialtumoren. Z. Geburtsh. **11**, 238 (1885) — *Polano, O.*, Maligne Bauchdeckentumoren nach gutartigen Eierstocksgeschwülsten. Z. Geburtsh. **56**, 416. (1905).

Klinik des Blastoma pseudomucinosum.

Das Altersbild ergibt sich aus folgender Zusammenstellung unserer Fälle sowie der von Stübler und Brandess und von Kusuda.

	$^0/_0$		Wien	
	St.-B.	Ku.	$^0/_0$	Zahl d. Fälle
bis 10. Jahr	—	0,92	—	—
bis 20. ,,	7,3	1,38	9,22	26
bis 30. ,,	19,7	19,32	21,63	61
bis 40. ,,	18,1	23,46	22,69	64
bis 50. ,,	22,8	22,08	15,95	45
bis 60. ,,	18,1	22,54	19,5	55
bis 70. ,,	11,9	7,82	9,22	26
bis 80. ,,	2,1	2,30	1,77	5

Viel mehr ist daraus nicht zu entnehmen, als daß die Zeit der Geschlechtsreife bevorzugt ist.

Von unseren jüngsten Kranken war eine 15, eine 16 Jahre alt; 2 standen im 17., 3 im 18. Jahre. Weniger als 10 Jahre alte Mädchen hat Kusuda verzeichnet. 2 von unseren jungen Mädchen waren noch nicht menstruiert und das 15jährige Mädchen hat wohl 2mal in längerer Pause geblutet, hat aber mit Bestimmtheit angegeben, daß die Zunahme des Bauchumfanges schon mehrere Monate vorher bemerkt worden war. Trotzdem darf man auch in diesen Fällen Beziehungen zur Geschlechtsreife vermuten.

Von noch jüngeren Mädchen als Geschwulstträgerinnen wird gelegentlich gesprochen. Ich konnte aber nur eine Angabe von Schwartz (1878) ausfindig machen, die verwendbar wäre. Die Geschwulst des 4jährigen Kindes wird als parvilokuläres Kolloidkystom bezeichnet. Ein genauerer Befund fehlt. Ich meine, daß es sich eher um ein Teratom, etwa eine Struma ovarii, oder um eine Adenofibrom gehandelt haben dürfte.

Ganz vereinzelt ist die kurze Mitteilung von H. O. Neumann über eine 10 : 8 cm große Cyste eines neugeborenen Mädchens mit pseudomucinösem Inhalt. Ich möchte die Deutung anzweifeln.

2 von unseren Frauen hatten ihre Regel auffallend früh bekommen, mit 6 und 10 Jahren. Die erstere (15 543 ex 1924) war zur Zeit der Operation mit 35 Jahren kinderlos: ihre Erkrankung war beidseitig und histologisch auf Krebs verdächtig. Diesen beiden Frauen stehen 3 gegenüber, die ihre Periode erst mit 21 (2mal) bzw. mit 24 Jahren bekommen haben; zur Zeit der Erkrankung waren sie 38, 39 bzw. 33 Jahre alt.

Auffallend groß ist die Zahl der kinderlosen Frauen. Selbst wenn ich die bis 20jährigen außer Betracht lasse, verzeichne ich noch 76 Fälle = etwa 30%. Der Unterschied gegenüber dem Material von A. Mayer, der nur 6,3% findet, dürfte einerseits auf die Großstadt, andererseits wohl auch auf die Kriegsverhältnisse zu beziehen sein, die sich, ganz allgemein gesprochen, in den wirtschaftlichen Verhältnissen der Großstadt schon um Jahre früher fühlbar gemacht haben.

Die älteste operierte Frau war 79 Jahre alt.

An Bevorzugung einer Seite hat man früher gedacht. Heute spricht man nicht mehr davon.

Das Wachstum der Geschwulst wird meist als sehr langsam angegeben. In der Tat findet man bei großen Geschwülsten Angaben über monatelangen, jahrelangen Bestand. Aber auch die anderen Fälle sind nicht selten, in welchen recht beträchtliches Anwachsen innerhalb weniger Wochen beobachtet worden ist.

Beschwerden fehlen oft ganz. Bis auf die Zunahme des Leibesumfanges gibt es keine Klagen. Die Frauen sind ehrlich erstaunt, wenn man ihnen eine Operation als notwendig in Aussicht stellt. Erst die Komplikationen verursachen Beschwerden.

Die Angabe, daß bei großen Geschwülsten in der Bauchhaut Striae auftreten, kann ich nicht bestätigen. Ich habe niemals frische Striae gesehen. Diese Ähnlichkeit mit Schwangerschaft fällt also weg. Übrigens wird heute auch für die Entstehung der „Dehnungsstreifen" bei Schwangerschaft nicht mehr die Dehnung allein als Ursache angenommen.

Sehr große Geschwülste müssen naturgemäß die Körperhaltung beeinflussen, in ähnlicher Weise, wie das von der Schwangerschaft bekannt ist. Der Zwang, im Stehen das Gleichgewicht zu erhalten, erfordert eine besondere Beanspruchung der ganzen Körpermuskulatur und des Knochengerüstes, vor allem der Wirbelsäule. Das wird gewöhnlich, wenn überhaupt, nur kurze Zeit vertragen; bald stellen sich Schmerzen im Kreuz, in der Seite, im Bein ein, ischiasartige Schmerzen als Teilbild einer statisch-dynamischen Dekompensation (Jungmann). Diese Schmerzen können bis zu einem gewissen Grade einen Hinweis abgeben für die Erkennung der erkrankten Seite.

Verdrängungserscheinungen werden vielfach angenommen, stets mechanisch gedeutet. Besonders gerne werden Harndrang und andere Blasenbeschwerden angeführt. Ich bezweifle die Stichhaltigkeit dieser Deutungen.

Der berühmte Fall von Chalier (Harnverhaltung) betrifft eine 42jährige Frau mit großem Prolaps, die schon sehr lang an Blasenbeschwerden gelitten hatte. Die Beobachtung von Nassauer (mehrtägige Anurie) und die von A. Mayer (S. 882), sowie die Retentio, die Walthard bei einem Teratom von 11,5 : 7 : 6,5cm, also einer verhältnismäßig kleinen Geschwulst angibt (Fall 1), sind besondere Seltenheiten, die schon mit Rücksicht darauf Kritik erfordern. Eine Hypotonie der Blase, bzw. der Ureteren etwa auf endokrin-nervöser Grundlage wird mindestens anzunehmen sein; eine Hypotonie wird kaum durch mechanischen Druck allein erklärt werden können. Dieser kann also erst in zweiter Linie wirksam eingreifen.

Ähnliche Vorstellungen dürften auch Platz greifen müssen zur Erklärung gelegentlich angegebener Obstipation.

Hypotonie der glatten Muskulatur halte ich weiter für die Voraussetzung einer manchmal erkennbaren plastischen Verformung der Gebärmutter, der runden Mutterbänder (Abplattung, Bildung einer scharfen Kante).

Glykosurie, die nach der Operation verschwunden war, hat Bauereisen beobachtet. Er erklärt sie mechanisch durch Quetschung des Pankreas. Auch diese Erklärung ist fraglich; es liegen verwickeltere Stoffwechselstörungen vor. Nach Vogt ist der Blutzucker gelegentlich erhöht, was Hellmuth bestätigt, der gleichzeitig in 4 Fällen den Liquorzucker nicht erhöht gefunden hat.

Nach chemisch-toxischen bzw. endokrin-nervösen Störungen werden wir also fahnden müssen, sofern wir nicht Zufälligkeiten annehmen können.

Auch der Ascites, den Lippert in 18,4%, A. Mayer in 5,7%, wir unter 286 Fällen nur 2 mal gefunden haben, wird eine chemisch-toxische Ursache haben. Ebenso wie ich bereits oben ausgeführt habe, die Verwachsungen, die Lippert in 52%, Mayer in 29% verzeichnet. Die vielen, an großen Geschwülsten kaum je vermißten, teils auf

Verletzung, auf Infektion zu beziehenden, teils spontan auftretenden Nekrosen dürften, sobald sie die Oberfläche der Geschwulst erreichen, Verwachsungen auslösen. In einem hier nicht mitangeführten Privatfall, einer 69jährigen Frau, die ihr übermannskopfgroßes Pseudomucinblastom sehr lange getragen hatte, war neben den sehr ausgedehnten und teilweise sehr festen Verwachsungen an weiteren Abschnitten des Bauchfelles und mehreren Darmschlingen eine chronische proliferierende Peritonitis in Form von rasenartigen rotbraunen Granulationen in großer Ausdehnung festzustellen. Die Frau hat die Operation ohne die geringsten Störungen von Seite der Bauchorgane überstanden.

Im Sinne traumatischer Entstehung spricht jedenfalls der Umstand, daß die vordere Bauchwand und das kleine Becken besonders bevorzugt sind. Letztere Fälle sind durch die bekannte pseudointraligamentäre Entwicklung, erstere dadurch, daß die Eröffnung der Bauchhöhle Schwierigkeiten macht, für den operierenden Arzt von Belang. Sind die Verwachsungen schon früh bei kleiner Geschwulst vorhanden gewesen, so werden bei weiterem Wachstum die Nachbarorgane verzerrt; es kann die Gebärmutter hoch aus dem Becken emporgezogen, die Harnblase bis in Nabelhöhe hinauf verlagert werden, wie dies in einem von Schauta besprochenen Fall sehr deutlich zu erkennen war.

Von Darmteilen wird meist das Nächstliegende, die Flexur, das Colon transversum in Mitleidenschaft gezogen. Aber auch Dünndarmschlingen, ja die Leber und die Gallenblase (H. W. Freund) bleiben nicht verschont.

Im älteren Schrifttum ist über gelegentliche Beobachtungen von Druckatrophie der Nachbarschaft, Druckusur, Nekrose und Durchbruch von Geschwülsten in Nachbarorgane berichtet worden. Besonders Durchbruch in den Mastdarm wird auch in neuerer Zeit erwähnt (Violet, Martin, A. Mayer), in die Harnblase (Martin), in die Flexura lienalis (Bengolea). Sofern nicht Krebse vorliegen — ich selbst habe solche Durchbrüche nur bei Krebs gesehen — wird man in erster Linie Infektion und Vereiterung verantwortlich machen dürfen, oder aber, wie etwa in dem Falle Kitai, an chemische, toxische Einwirkung von seiten der Geschwulst, Schwielenbildung mit nachfolgender Durchsetzung dieser Schwiele denken müssen.

Der Ascites macht außer der stärkeren Vergrößerung des Bauches, die sich in seltenen Fällen rasch steigert, keine Sondererscheinungen oder nur unbestimmte Beschwerden. Beachtenswert ist er aber als ein die Diagnose erschwerender und die Prognose zunächst etwas unsicher gestaltender Umstand.

Auch bei Verwachsungen, selbst bei solchen schwerster Form, geben die Frauen manchmal gar keine Beschwerden an; in anderen Fällen stehen unbestimmte Schmerzen verschiedenster Art im Vordergrund, bald mehr umschrieben, bei Bewegungen stärker auftretend, bald diffus, bald wechselnd, bald beständig. Blasenbeschwerden können auch bei hochgradiger Verzerrung der Blase ganz fehlen. In anderen Fällen gibt es Schmerzanfälle, selbst mit Fieber verbunden, schubweise immer heftiger werdend, Darmkoliken bis zum Ileus, kurz ein schwerstes Krankheitsbild.

Hinsichtlich der Stieldrehung verweise ich auf S. 169ff. Nach der Zusammenstellung von A. Mayer schwankt die Häufigkeit zwischen 14,5—29%. In unserem Material findet sie sich nur in 11,53%, wozu noch einige Fälle kommen, in welchen Stieldrehung zwar anamnestisch anzunehmen, aber bei der Operation nicht festzustellen war. Namentlich die vaginale Ovariotomie ist in dieser Hinsicht ungünstig belastet.

Die Durchschnittszahl der Stieldrehungen, etwa ein Fünftel, steht annähernd, wenn auch nicht vollkommen, in Übereinstimmung mit der verhältnismäßigen Zahl der Pseudomucinblastome. Eine besondere Bevorzugung dieser Geschwulst läßt sich daraus kaum entnehmen.

Im großen ganzen scheint die Drehung meist langsam, durch Summierung einer ganzen Anzahl von Schädigungen — die sich teilweise sogar in ihrer Wirkung aufheben können — zustande zu kommen. Alle diese Vorkommnisse brauchen keine wesentlichen Beschwerden auszulösen. Zum akuten Anfall führt dann erst irgend ein letztes, manchmal recht geringfügiges Ereignis, das gewissermaßen den Topf zum Überlaufen

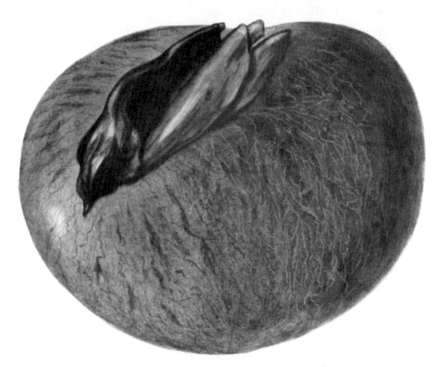

Abb. 93. Stielgedrehtes Blastoma pseudomucinosum. (Die Farbe ist düsterrot). (Vergr. ⁶/₁₀.)

bringt. Plötzlicher Schmerz, das Bild einer heftigen Bauchfellentzündung. Die Blutstauung führt zu akuter Endothelschädigung, die Stoffwechselprodukte dieser geschädigten Zellen treten ins Gewebe und wirken toxisch. Mitunter können solche Frauen recht schnell zugrunde gehen. In anderen Fällen kommen hämatogene Infektionen dazu, die zur septischen Peritonitis und zum Tode führen. Werden diese Stadien überwunden, so gibt es in der Folge manchmal langdauernde Gebärmutterblutungen (Schauta, Martin). Nach wochen- und monatelangem Krankenlager können sich die Frauen wieder erholen.

Blutungen in eine größere Kammer hinein sind beim Pseudomucinblastom recht selten. Immer wieder werden die älteren Beobachtungen von Bishop und Löhlein angeführt. In letzterem Fall waren während der Periode, kurz nach der Untersuchung (!) 2 Liter Blut in einer Kammer gefunden worden; Erscheinungen innerer Verblutung. Häufiger sind sie nach Stieldrehungen. Derartige allerdings nicht gerade akut bedrohliche Fälle sind auch in unserem Material vorgekommen. Gefährlich kann die Punktion werden. Martin erwähnt einen Fall von Verblutungstod bei einem 18jährigen Mädchen, dessen

Geschwulst sehr rasch gewachsen und punktiert worden war. Einen weiteren hat Masse (1895) berichtet. Zur Warnung müssen diese Erfahrungen in Erinnerung bleiben.

Abb. 93 stellt eine größere stielgedrehte, durchblutete Geschwulst in frischem Zustande dar. Die Blutherde, die Reste von zarten Verwachsungen sind erkennbar.

Abb. 94 zeigt in sehr hübscher Weise, daß das in den Hohlraum ergossene Blut gar keine besondere Neigung hat, mit den Kolloidmassen zu verschmelzen. Es handelt sich nicht nur um Durchblutung der Wand des Hohlraumes, sondern um Austritt in denselben; aber Blut und Kolloid bleiben scharf geschieden nebeneinander liegen.

Berstung der Geschwulst ist, wie dies schon Martin betont hat, gerade beim Pseudomucinblastom weder sehr selten noch sehr bedenklich. Eine ältere Beobachtung

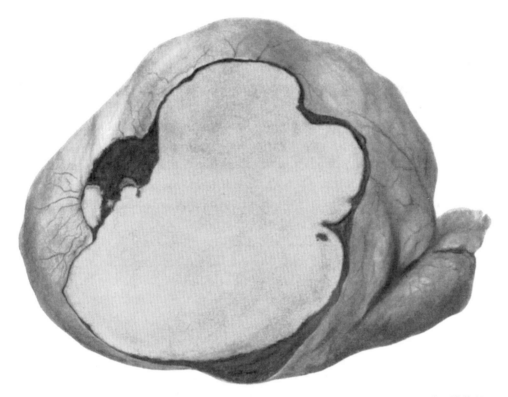

Abb. 94. Stielgedrehtes Pseudomucinkystom. Das ausgetretene Blut vermischt sich nicht mit den Kolloidmassen. (Vergr. ⁶/₁₀.)

von Spiegelberg mit mehr als 30 Rupturstellen an der Geschwulst belegt das recht deutlich. Die klinischen Erscheinungen sind meist harmlos; nur kurzdauernde shockartige Anfälle werden berichtet mit baldiger Erleichterung, vorausgesetzt, daß nicht ein größeres Gefäß zerrissen ist und nach Überwinden des ersten leichten Shocks die intraperitoneale Blutung Erscheinungen macht, wie in einem von Amann ganz kurz berichteten Fall. So waren wir bei einer 51jährigen Frau mit straußeneigroßem Blastom sehr überrascht, als wir in der Bauchhöhle freie Pseudomucinmassen und an der Geschwulst ein ovales, 3 mm breites, scharfrandiges Loch fanden (P.N. 590, ex 1929) ohne größere Blutung. Gelegentlich war allerdings der Kollaps auch schwer, selbst mit vorübergehendem anschließendem Fieber verbunden. Schnelle Resorption des ausgetretenen Inhaltes soll vermehrte Harnausscheidung bedingen. Doch meine ich, daß nicht alle Fälle dieser Art auch richtig gedeutet worden sind. Psychische bzw. nervös-reflektorische Bedingtheit der

Polyurie ist mir wahrscheinlicher als die rasche Resorption des in der Hauptmasse (außer etwa bei Follikelcysten) doch nur schwer reversiblen, schwer löslichen Geschwulstinhaltes.

Gelegentlich hat sich nach Punktionen starker Ascites angesammelt. In einem von C. v. Rokitansky berichteten Falle war zuerst 21 mal punktiert worden. Nach Ruptur ist der Ascites noch 24 mal punktiert worden, bis die Frau sich zur Operation entschlossen hat [1].

In einem Falle Kleins sind Dünndarmschlingen durch die Rupturstelle in die Geschwulstkammer eingetreten und haben in der Folge dauernde Schmerzen verursacht.

Nach erfolgter Berstung der Geschwulst zustande kommender Durchbruch des Inhaltes in andere Organe ist im älteren Schrifttum berichtet worden. Ich verweise auf die Zusammenstellung Olshausens (S. 119), da mir neuere Fälle nicht bekannt sind. Die Beobachtungen sind wohl auch ungenau und nicht eindeutig.

Infektion und Vereiterung von Pseudomucinblastomen waren in früheren Jahrzehnten nicht allzu selten, und zwar bedingt durch nicht aseptisch ausgeführte Punktion. Heute sind diese Eingriffe mehr weniger verlassen, daher auch solche Vorkommnisse gerade dieser Geschwulstform sehr selten. Ich kann mich an ein einziges vereitertes Blastoma pseudomucinosum erinnern. Die Frau war von anderer Seite einem Operationsversuch unterzogen, die Operation aber als unvollendbar abgebrochen worden. Es hatte sich eine 17 cm tief sondierbare Fistel in der Bauchnarbe entwickelt, die durch ein Jahr hindurch große Massen von Eiter und Gallerte entleert hat. Die endgültige Operation, die uns sehr gefährlich erschienen war, weil der Eiter alle erdenklichen Keime enthalten hat, ist nach Umschneidung der Fistel überraschend glatt verlaufen. Aus dem neuen Schrifttum ist mir nur ein Fall von Albrecht bekannt. Weder Stübler und Brandess noch Kusuda erwähnen solche Vorkommnisse.

In den Angaben über Vereiterung von Eierstocksgeschwülsten — es werden im Durchschnitt 2% angenommen — überwiegen die Teratome weitaus. Die übrigen dürften meist einfache, erst durch den entzündlichen Prozeß sehr dickwandig gewordene Cysten sein, über deren Entstehung infolge eitriger Einschmelzung und Granulationsbildung meist nichts mehr ausgesagt werden kann. Insbesondere die Fälle von hämatogener Typhus- und Paratyphusinfektion scheinen samt und sonders hierher zu gehören (Cordua und Keck). Pseudomucinblastome scheinen kaum eine Rolle zu spielen.

Von tuberkulöser Erkrankung hat Prüssmann 11 Fälle von glandulärem Kystom zusammengestellt. Die Frage, ob alles Pseudomucinblastome sind, wird sich kaum beantworten lassen. In seinem eigenen Fall, in welchem er nur in kleinen Cysten ganz plattes Epithel festgestellt hat, möchte ich eher ein Adenofibrom annehmen. Es ist sogar denkbar, daß dieses Adenofibrom erst unter dem Einfluß der Tuberkulose entstanden ist.

In unserem Material ist zweimal eine Tuberkulose des Eileiters und einiger Verwachsungsbänder festgestellt worden, ohne Erkrankung der Geschwulst selbst (Lab.Nr. 783 und 1395, 63 und 51jährige Frauen). In einem dritten Fall (Lab.-Nr. 4118 ex 1912) ist allerdings die Blastomwand selbst von Tuberkelknötchen durchsetzt. Der Fall ist aber auch nicht ganz sicher hier einzureihen. Es waren bei der 40jährigen

---

[1] Was durch Punktionen in älterer Zeit geleistet worden ist, zeigt eine von H. Briggs gebrachte Grabschrift aus dem Jahr 1728, wonach bei einer 55jährigen Frau im Laufe von 67 Monaten 66 mal punktiert worden war. 240 Gallonen, d. s. über 900 l Flüssigkeit sind dabei entleert worden.

Frau beidseits Eierstocksgeschwülste vorhanden; die eine ist als Adenofibrom, die andere als (wahrscheinliches) Pseudomucinblastom angesprochen worden. Eine bestimmte Entscheidung mochte ich nicht treffen. In der Statistik ist der Fall vorläufig beim Pseudomucinblastom verwertet worden, weil ich die Grenzen gegenüber dem Adenofibrom nicht zu eng ziehen wollte.

Angesichts der bekannten Häufigkeit von Krebserkrankungen des Eierstockes muß den Arzt in jedem Einzelfall die Frage beschäftigen, ob Anzeichen für Bösartigkeit zu finden sind.

Sarkomatöse Veränderung der Blastomwandung hat Anders 1919 beschrieben. Ob ein Fall von Pfannenstiel hierher gehört, ist kaum zu entscheiden. 8 Jahre nach Entfernung eines Pseudomucinblastoms (nicht mikroskopisch untersucht) fand sich eine ausgedehnte Geschwulst mit Ascites. An herausgenommenen Stückchen ist ein perivasculäres Rundzellensarkom diagnostiziert worden. In einem unserer Fälle ist ebenfalls Sarkom der Wandung angenommen worden. Nach den vorhandenen Präparaten möchte ich aber auf ein desmoplastisch gewachsenes Carcinom schließen. Die ganze Frage der Sarkombildung im Pseudomucinblastom ist also noch offen.

Krebsbildung ist dagegen in Pseudomucingeschwülsten oder sagen wir in Eierstocksgeschwülsten, die pseudomucinös erscheinen, genügend sichergestellt. Hofmeier findet zwar solche Vorkommnisse außerordentlich selten, aber Pfannenstiel gibt die Häufigkeit mit 1,9% an (211 Fälle). Bürger findet im Material Schautas Dauerheilung in 97%, Glockner gibt 3,5% Rezidive an (5 mal Erkrankung des zweiten Eierstockes, 4 mal allgemeine Carcinose, 1 mal Gallertbauch), Fromme 1,6%, Hoehne unter 136 Fällen 6 mal, Heinricius unter 60 Fällen 3 mal. Hofmeier hat diese am Kongreß 1905 mitgeteilten Zahlen allerdings, und wohl mit Recht, beanstandet. Aber er selbst glaubt doch auch, bei Entfernung beider Eierstöcke 0,9%, bei Belassung des zweiten sogar 4,9% Rezidive annehmen zu müssen.

Es ist wohl anzunehmen, daß die Häufigkeit von Rezidiven von der Genauigkeit der Untersuchung der ersten Geschwulst abhängen wird, da nachgewiesener Krebs natürlich den Fall von vornherein ausschaltet. Im großen klinischen Betrieb wird mancher Fall der Sicherstellung entgehen; in anderen Fällen wird man sich aus den gesehenen Bildern nicht entschließen können, schon einen Krebs anzunehmen, obwohl vielleicht manches dafür spricht. Auch in unserem Material sind zwei Fälle als unentschieden bezeichnet. Die Entscheidung kann (im ungünstigen Fall eines Rezidives) nur von der weiteren Beobachtung erbracht werden.

In welchem Verhältnis das Pseudomucinblastom zum Krebs steht, ist eine offene Frage. Ob letzteres aus dem ersteren hervorgeht, oder beide unabhängig nebeneinander bestehen, wie das Nussbaum angenommen hat, läßt sich selten entscheiden. Polano hat auf eine weitere Möglichkeit hingewiesen: eine Bauchdeckengeschwulst bei bestehendem Pseudomucinblastom war Metastase eines Magenkrebses. Wie haben in einem Falle, der später noch besprochen werden soll, metastatische Krebszapfen in den Scheidewänden eines gutartigen Blastoms gefunden und denken ebenfalls an einen fernabliegenden Herd (Brustdrüsenkrebs, vor mehreren Jahren operiert).

Alle diese Vorkommnisse bringen ein Gefühl von Unsicherheit in die Beurteilung des einzelnen, an sich gutartig erscheinenden Falles.

Schrifttum.

Albrecht, Vereitertes Riesenkystom. Münch. med. Wschr. **1913,** 2865. — *Amann,* Vorweisungen. Zbl. Gynäk. **1910,** 1597. — *Anders, K.,* Pseudomucinkystom mit Sarkom. Inaug.-Diss. Heidelberg 1919. — *Bauereisen,* Demonstration. Mschr. Geburtsh. **40,** 428 (1914). — *Bengolea,* Kommunikation zwischen Ovarialkystom und Flexura lienalis. Ref. Zbl. Gynäk. **1923,** 1440. — *Bishop, S.,* Multilocular tumor: hemorrhage, necrosis. Lancet **1894** II, 1535. — *Briggs, H.,* Spont. rupture of cystad. ovar. tum. Brit. med. J. **1909** I, 1474. — *Cordua, R.* u. *E. A. Keck,* Paratyphus β-Bacillen in Ovarialabsceß. Zbl. Gynäk. **1926,** 2747. — *Freund, H.,* Leber- und Gallenblasenadhäsionen bei Geschwülsten. Dtsch. med. Wschr. **1898,** Nr 18. — *Hofmeier, M.,* Kongreßreferat. Verh. Ges. Gynäk. **1905,** 270. — *Hellmuth, K.,* Zusammenhang zwischen Liquorzuckerspiegel und Menstruationszyklus. Zbl. Gynäk. **1926,** 2741. — *Klein, G.,* Tumor des Wolffschen Ganges. Mschr. Geburtsh. **5,** Erg.-H. 204 (1897). — *Löhlein, H.,* Blutungen in Ovarialcysten. Dtsch. med. Wschr. **1896,** 455. — *Martin, H.,* Mschr. Geburtsh. **22,** 758 (1905). — Cystis ov. mit Perforation in Blase, Rectum und Flexur. — *Masse,* Cyste volumin. de l'ovaire. Lancet **1895** I, 1300. — *Nassauer,* Kompression der harnführenden Organe durch Adnexe. Münch. med. Wschr. **1905,** 2527. — *Neumann, H. O.,* Pathologie und Klinik der benignen Ovarialblastome. Sammelbericht. Ber. Gynäk. **10,** 673 (1927). — *Nußbaum, S.,* Inaug.-Diss. Heidelberg 1919. Doppelseitiges Pseudomucinkystom mit Adenocarcinom des Ovariums. — *Pfannenstiel,* Verh. Ges. Gynäk. **1905,** 217. — *Prüssmann,* Tuberkulose der Eierstocksgeschwülste. Arch. Gynäk. **68,** 769 (1903). — *Schauta,* Großes pseudointralig. Ovarialkystom. Wien. klin. Wschr. **1909,** 799. — *Schwartz,* Ovariotomie bei Kindern. Arch. Gynäk. **13,** 475 (1878). — *Vogt, E.,* Studium zur Biologie des Liquor cerebrospinalis. **127,** 97 (1925). — *Walthard,* Struma colloides cystica im Ovarium. Z. Geburtsh. **50,** 567 (1903).

Genese des Blastoma pseudomucinosum.

Die älteren Ärzte haben mindestens für einen Teil der proliferen Myxoidkystome Abstammung vom Bindegewebe angenommen. Es sind Namen von bestem Klang dabei, Frerichs, C. v. Rokitansky, Förster, Rindfleisch, selbst noch W. Fox 1864. Zuletzt ist die Auffassung in den Dissertationen von Fernbach 1867 (Berlin) und Mayweg 1868 (Bonn) vertreten worden. Der Umstand, daß Bindegewebe auch sonst gelegentlich (in Schleimbeuteln, karpalen Ganglien) mucinhaltige Stoffe liefert, war jedenfalls mit ein Grund für diese Annahme; daneben natürlich auch die fehlende mikroskopische Untersuchung. Mit dem Einsetzen der letzteren hat diese Auffassung das Feld räumen müssen. Insbesondere waren es (in einer Zeit, in welcher die Kliniken ein Mikroskop noch kaum verwendet haben) Klebs und Waldeyer, die Klarheit geschaffen haben.

Wir haben es stets mit epithelialen Geschwülsten zu tun, in welchen das Bindegewebe, in Abhängigkeit vom Epithel, wie ich dies bereits ausgeführt habe, seine ganz bestimmte beigeordnete Rolle spielt.

Die Herkunft des Epithels ist sehr viel besprochen worden. Als Quellen hat man in Betracht gezogen: den Graafschen Follikel, den Primärfollikel, das Oberflächenepithel, embryonal verlagerte Epithelien, Markstränge, Rete ovarii, selbst Kanälchen des Wolffschen Körpers; endlich hat man auch an Teratome gedacht.

Die Ableitung vom Graafschen Follikel und vom Primordialfollikel (für die sich Pfannenstiel eingesetzt hat) dürfen wir heute wohl ganz übergehen. Sie ist ebenso historisch wie die Ableitung vom Bindegewebe, obwohl sich seinerzeit entschieden mehr Vertreter dafür als dagegen gefunden haben. Dafür waren Leopold, Hofmeier, Zweifel, Frommel, Williams, Steffeck, Bulius und Kretschmar, dagegen Waldeyer, später Wendeler. Mit unseren heutigen Auffassungen über den Follikel und über Zelldifferenzierung ist die Annahme nicht mehr vereinbar.

Dasselbe gilt auch für die sog. Pflügerschen Schläuche, Epithelballen, die man vom Oberflächenepithel abgeleitet hat. Sie können für die Geschwulstlehre als erledigt angesehen werden (Waldeyer, Nagel).

Dagegen spricht seit Klebs und Waldeyer das Oberflächenepithel in der Histogenese der Eierstocksgeschwülste eine große Rolle. Pfannenstiel konnte es bereits aussprechen, daß an der Abstammung der papillären Geschwülste vom Oberflächenepithel kaum zu zweifeln sei. Aber das Blastoma pseudomucinosum ist rätselhaft geblieben. Schon wegen der morphologischen Unterschiede hat man andere Quellen gesucht.

Urnierenkanälchen als Ausgangspunkt waren erledigt mit dem Nachweis, daß dieselben nie bis in den Eierstock hineinreichen. Versuche, das Rete ovarii und die Markstränge (Coblenz) heranzuziehen, sind zwar von K. Schroeder erwogen, aber von Marchand, Flaischlen, Pfannenstiel widerlegt worden. Ebensowenig lassen sich die testiculären Adenome für die Erklärung der Gesamtheit der pseudomucinösen Blastome heranziehen.

Der Ausruf von Pfannenstiel: viel Arbeit, viel Kopfzerbrechen und wenig Ausbeute, ist sehr begreiflich. Ich glaube aber nicht, daß wir das zu bedauern haben. Ich betrachte auch die Ausschaltung all dieser Deutungsversuche in letzter Linie als positive Arbeit.

Heute bleiben nur zwei Auffassungen (bzw. 3) zur Erörterung übrig.

Hanau hat zuerst den Gedanken ausgesprochen, daß diese Blastome einseitig entwickelte Teratome seien. Kappeler, Ribbert, Pick, Landau haben die Sache weiter vertreten, und R. Meyer spricht zwar von einer Verlegenheitsannahme, erklärt aber selbst, daß er nichts besseres anzugeben weiß.

Als Stütze konnte bisher nur angeführt werden, daß es überhaupt einseitig entwickelte Teratome gibt (Struma ovar.), und daß in einer gewissen Anzahl von Fällen tatsächlich Teratome innerhalb des Blastoms gefunden werden. Wie ich aber in Übereinstimmung mit A. Mayer betonen muß, ist das recht selten der Fall. Die Seltenheit einer ausgedehnten Struma ovarii und die Häufigkeit der Pseudomucinblastome, die ebenso oft vorkommen wie die Teratone insgesamt, muß jedenfalls nachdenklich machen. Meiner Meinung nach wären erst andere Möglichkeiten gehörig zu prüfen, ehe man bei einer solchen Verlegenheitsannahme hängen bleibt.

Die zweite Annahme von angeborenen Zellverlagerungen ist vor allem durch Walthard gestützt worden. An 10 in Schnittreihen zerlegten Eierstöcken neugeborener Kinder und an zahlreichen normalen Eierstöcken Erwachsener hat er Herde von Zylinder- oder Plattenepithelien gefunden — er spricht auch von Becherzell- und Flimmerepithelherden — die nur als angeborener Weise verlagerte Nester aus sehr frühen embryonalen Stadien zu verstehen waren. Die Deutung hat zunächst bei den Frauenärzten wenig Anklang gefunden; nur Glockner und Lahm haben sich zustimmend geäußert, mit großer Zurückhaltung v. Franqué; Pfannenstiel und R. Meyer lehnen sie ab. Von pathologisch-anatomischer Seite ist ihr jedoch Kauffmann gewogen, und Werdt sowie Sternberg halten sie — vorausgesetzt, daß die Befunde bestätigt werden — für die beste.

Eine Bestätigung hat nun Walthard durch Akagi bringen lassen. 80 Eierstöcke von Neugeborenen sind jetzt durchuntersucht. 8mal hat er Flinmmerzellherde gefunden, 7mal Becherzellherde, 3mal Plattenepithelinseln (Abb. 95—98). Auch Sternberg hat die Frage weiter verfolgt und die Ergebnisse durch J. Richter beschreiben lassen. Er lehnt zwar die Anerkennung von Becherzellen ab, findet aber auch Zellgruppen gelegentlich in der Rinde von Eierstöcken Neugeborener, die keinen Zusammenhang mit dem Oberflächenepithel aufwiesen, und hält die Abstammung der Blastome von solchen Herden für durchaus möglich.

Im Einzelnen wird man bei Walthard die auf Tafel 16, Fig. 22 abgebildeten Befunde wohl ablehnen. Hier dürfte ein Fehler in der Einbettung vorliegen; der Zellherd zeigt keine Verbindung mit dem Eierstock. Auch Fall 6 (S. 315; 4 Monate altes Mädchen) ist wenig vertrauenserweckend. Und die Befunde bei

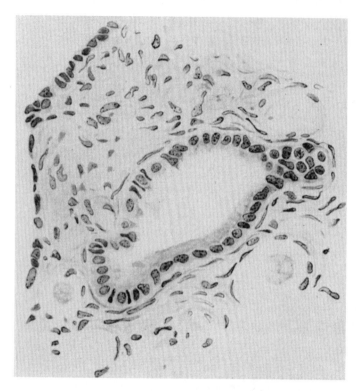

Abb. 95. Flimmerepithelbläschen (11wöchiges Mädchen).
(Aus Arch. Gynäk. 134, Y. Akagi.)

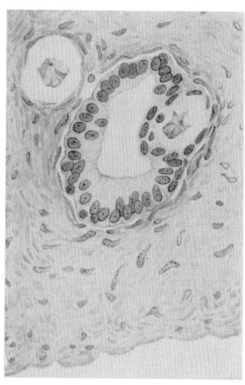

Abb. 96. Flimmerepithelvorstufe (10monat. Mädchen).
(Aus Arch. Gynäk. 134, Y. Akagi.)

14jährigem Mädchen sind kaum verwertbar, da zu dieser Zeit schon Vollgeschwülste denkbar sind. Aber die Fig. 6, Tafel 18, die Fig. 25 und 26 geben mindestens gute Grundlagen, welche eben von Akagi an 80 und von Richter an 30 Eierstöcken erweitert worden sind. Zu einem endgültigen Urteil ist das Material sicherlich noch nicht ausreichend; es kann aber auch nicht mehr übersehen werden.

Die Untersuchungen sind gewiß sehr mühsam, die bisherige Ausbeute aber sogar auffallend groß. Rechnungsmäßig würde schon ein positiver Befund auf 80 Fälle ausreichen und sich mit der Häufigkeit des Blastoma pseudomucinosum gut vereinbaren lassen. Nehmen wir schätzungsweise $1/4$ von den 5% der gynäkologisch kranken Frauen (= der Gesamtzahl der Eierstocksgeschwülste) als Pseudomucinblastome, so kommen auf 400 Frauen 5, d. i. auf 80 eine. Diese Zahl ist aber reichlich überschritten durch die bisherigen mikroskopischen Befunde.

Als dritte Möglichkeit wäre noch folgender Gedankengang zu erwägen [1]. Das Oberflächenepithel der Keimdrüse stammt ebenso vom Coelomepithel ab, wie das Peritoneal-

---

[1] Er läßt sich übrigens mit dem von Walthard sehr gut vereinigen.

epithel und das ganze Epithel der Müllerschen Gänge. Es kommt nun an den verschiedenen Stellen aus uns noch unbekannten Ursachen zu verschiedener Differenzierung. Tubenepithel, Corpus- und Cervixepithel, Scheidenepithel haben dieselbe Quelle. Es ist sehr wohl denkbar, daß in dem am wenigsten differenzierten Oberflächenepithel Zellen bestehen bleiben, die zwar nicht totipotent sind, aber doch in einer ganz anderen Richtung ausdifferenziert werden, als es die Umgebung verlangt. Die Ursachen sind uns natürlich hier genau so dunkel wie für die Differenzierung des Epithels innerhalb der Müllerschen

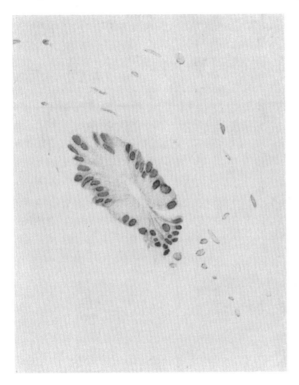

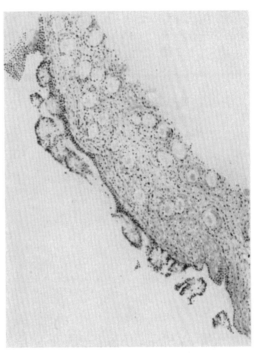

Abb. 97. Becherzellenbläschen (10jähr. Mädchen). (Aus Arch. Gynäk. **134**, Y. Akagi.)

Abb. 98. Becherzellenschläuche (10jähr. Mädchen). (Aus Arch. Gynäk. **134**, Y. Akagi.)

Gänge. Differenziert sich das Epithel in der Richtung des Cervixepithels, so gibt es Pseudomucinblastome.

Die Auffassung hat den Vorteil, auch auf andere Geschwülste anwendbar zu sein, und gibt die beste Möglichkeit, die bisher noch abgelehnte Lehre einer Kombination von Pseudomucinblastomen und einfachen Adenofibromen zu prüfen.

Schrifttum.

Akagi, Heterogene Epithelien der Kinderovarien. Arch. Gynäk. **134**, 390 (1928). — *Coblenz,* Papilläre Adenokystomformen. Z. Geburtsh. **7**, 14 (1882). — *Flaischlen,* Zur Pathologie des Ovariums. Z. Geburtsh. **7**, 434 (1882). — *Glockner,* Eierstocksgeschwulst von seltener Größe. Z. Geburtsh. **60**, 320 (1907). — *Lahm, W.,* Histogenese der Pseudomucinkystome des Ovariums. Beitr. Geburtsh. **19**, 261 (1914). — *Marchand, Fr.,* Beitrag zur Kenntnis der Ovarialtumoren. Habil.schr. Halle 1878. — *Richter, J.,* Seltene Blastome des Eierstockes. Arch. Gynäk. **136**, 610 (1929). — *Walthard,* Struma colloides cyst. im Ovarium. Z. Geburtsh. **50**, 567 (1903). — *v. Werdt,* Granulosazelltumoren des Ovariums. Beitr. path. Anat. **59**, 452 (1915).

Sonstige Adenofibrome des Eierstockes.
Das Blastoma (adenofibroma) cilioepitheliale.

Diese zum Teil schon von den älteren Ärzten gesondert betrachtete Geschwulstform ist durch zwei Besonderheiten grundsätzlich von den drüsen- und cystenbildenden Formen unterschieden: durch das Epithel, das nicht Schleim bildet, sondern nur eine „seröse" Flüssigkeit absondert (früherer Name Kystadenoma papillare serosum) und teilweise an das Oberflächenepithel des Eierstockes erinnert, zum Teil auch richtiges Flimmerepithel ist; und durch die gegenseitige Anordnung von Epithel und Bindegewebe, welche einen vorwiegend oder sogar ausschließlich papillären Bau ergibt. Endlich durch die Beschaffenheit des Inhaltes der (soweit vorhandenen) Cysten.

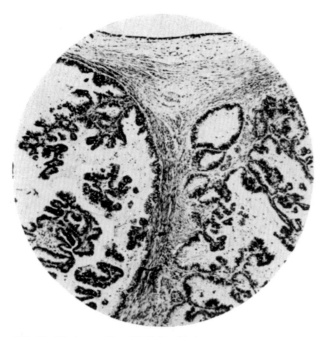

Abb. 99. Blastoma cilioepitheliale. Ähnlichkeit mit Tubenepithel. (Vergr. 80 mal.)

Papillen werden beim Pseudomucinblastom auch gebildet; manche Ärzte haben je nach Vorhandensein oder Fehlen von Papillen oder Leisten verschiedene Gruppen aufzustellen versucht. Nie treten sie aber in so ausgesprochener Form und reicher Verzweigung auf wie hier, wo sie manchmal die ganze Geschwulst zusammensetzen.

So bedeutsam nun auch die Unterschiede in manchen Fällen erscheinen, in der Gesamtheit der Fälle verwischen sie sich wieder, da auch bei den Adenofibromen Cystenräume gebildet werden, mitunter sogar ausschließlich, und mitunter in ausgedehnter Weise intrapapillär, was oft recht zierliche, im kleinen deutlich an Traubenform (aber innen und außen mit Geschwulstepithel überzogen) erinnernde mikroskopische Bilder ergibt. Es bleibt also als wesentliches Kennzeichen das Epithel selbst und die von ihm gelieferte Flüssigkeit.

Das Epithel der Fälle in dieser ganzen Gruppe ist gegenüber dem der Pseudomucinblastome fast als uncharakteristisch zu bezeichnen. Es sind vielfach recht niedere, dunkel gefärbte, kleine, zylindrische oder kubische, selbst nahezu platte Zellen, die im allgemeinen einreihig angeordnet sind, nie so schön gleichmäßig wie beim Pseudomucinblastom. Der kleine, dunkle Kern ist aber eher mittelständig als randständig, obwohl auch das vorkommt. Manchmal erinnert das Epithel sehr stark an Corpusepithel, manchmal wieder eher an Tubenepithel (Abb. 99). Der Erhaltungszustand der mir zur Verfügung stehenden Präparate (auch neuerer, die möglichst vorsichtig behandelt worden sind) ist leider so, daß ich Flimmern nur sehr selten und auch da nicht gerade in voll überzeugender Form auffinden konnte. Die Unterscheidung wird dadurch erschwert, daß manchmal an papillenfreien Stellen das Epithel eine gewisse schöne Regelmäßigkeit annimmt und nur durch das dunklere Protoplasma, die niedrigere Zellform noch vom vollwertigen Pseudomucinblastom zu unterscheiden ist. Auf einzelne Stellen wird man sich bei der Beurteilung nie beschränken dürfen; immer muß das Gesamtbild, müssen zahlreiche Stellen untersucht werden.

Das Bindegewebe ist, soweit nicht hyaline Umwandlung die Bilder verändert, überall deutlich in einer Form ausgebildet, die man am besten als fibromatös, fibromartig bezeichnet; Zellreichtum, Kernreichtum als Kennzeichen lebhaften, autonomen Wachstums. Nicht Fibrosis, wie O. Frankl dies ausdrückt, sondern Fibromatosis. Ein Gewebe, dem man es sozusagen unter dem Mikroskop ansieht, daß es die Fähigkeit hat, weiter zu wachsen, geschwulstartig zu wachsen. Das Wesen des Begriffes ist schwer zu umschreiben.

Während nun O. Frankl in Erweiterung der schon von Orthmann und besonders von J. Schottlaender aufgestellten Einzelbilder eine bestimmte Gruppe von Eierstocksgeschwülsten abzugrenzen sucht, vor allem gegenüber dem gewöhnlichen Blastoma pseudomucinosum — er macht auch hier in einem Falle eine Einschränkung — möchte ich darauf Wert legen, zu betonen, daß alle sog. epithelialen Eierstocksgeschwülste im Grunde genommen als fibroepithelial zu bezeichnen sind in dem Sinne, daß Epithel und Bindegewebe beide in geschwulstmäßigem Wachstum an der Ausbildung der Geschwulst Anteil haben. Als unterscheidender und die Gruppenbildung ermöglichender Umstand ist in erster Linie das Epithel, dessen Differenzierung ihm verschiedene Leistung, verschiedene Sekretion vorschreibt, in zweiter Linie die Art des Bindegewebswachstums anzusehen. Wir werden also das

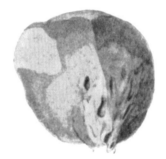

Abb. 100. Infarktartiger Psammomherd in einer Niere. (Metastase eines Ovarialtumors? s. S. 318.)

Pseudomucinblastom und ebenso vollends die Krebse für sich herausgreifen. Die übrig bleibenden Formen, einschließlich der gutartigen Papillome können nach der Art der Beteiligung von Bindegewebswachstum, in ähnlicher Weise wie es bisher geübt worden ist, in Untergruppen eingeteilt werden.

Eine Schwierigkeit für sich bieten die großen einkammerigen cystischen Gebilde des Eierstockes. Während kleinere, bis faustgroße Gebilde nach bisherigen Gepflogenheiten nicht als autonom wachsende Geschwülste angesehen werden, ist die Frage für die mannskopfgroßen und doppelmannsgroßen Geschwülste des Eierstockes, die wir mehrfach in unserem Material verzeichnet finden, noch strittig. Manche Ärzte wollen diese Fälle in Bausch und Bogen verwerfen, nur als Cysten gelten lassen. Ich war meiner Stellungnahme selbst so lange nicht sicher, bis ich in einem Falle, bei 76jähriger Frau, mit einer bis zum Zwerchfell reichenden einkammerigen Geschwulst (Lab.-Nr. 21 954 ex 1928), die bei der ersten Untersuchung als große Cyste angesehen worden war, bei genauerer Nachsuche an kleinen Stellen doch noch kleine, mit freiem Auge eben sichtbare Papillen, und bei histologischer Untersuchung dieser Teile an einer Stelle das Bild eines Adenocarcinoms feststellen konnte. Seitdem ist mir ein Zweifel daran, daß diese großen, einkammerigen „Cysten" eben doch nur durch geschwulstmäßiges Wachstum so groß geworden sind, und daß die Fälle in das System der echten Eierstocksgeschwulst gehören, nicht mehr möglich. Von welcher Größe an die glattwandigen Cysten zu Geschwülsten zu rechnen sind, mag künftigem Übereinkommen überlassen bleiben. Vorläufig habe ich im folgenden nur die mannskopfgroßen einbezogen.

In dem erwähnten Falle war bei der Obduktion (die Frau hat nach 14 Tagen eine Infarktpleuritis bekommen, ist zwecks Rippenresektion an die 1. chirurgische Klinik gebracht worden, dort aber sehr bald einer Lungenembolie erlegen) ein etwa haselnußgroßer, infarktartiger Psammomherd in einer Niere (Abb. 100) gefunden worden. Es ist sehr wahrscheinlich, daß dieser Herd als Metastase aufzufassen ist.

Ich unterscheide also:

1. Das einfache cystische Adenofibrom.

2. Das cystische, grobpapilläre Adenofibrom; beide meist einkammerig.

3. Das vielkammerige Adenofibrom, mit und ohne grobe Papillen.

4. Das vielkammerige, traubenförmige Adenofibrom.

5. Das cystische Adenofibrom mit Ausbildung größerer bis großer Fibromabschnitte in der Wand.

6. Das feinpapilläre Adenofibrom (Papillom).

Pfannenstiel hat das Kystoma serosum simplex als eigene Geschwulst von den papillären Blastomen abgegrenzt. Seit v. Kahlden 1900 ist diese Form viel umstritten; erst in den letzten Jahren ist der Gegensatz in den Auffassungen der pathologischen Anatomie und der Klinik (Sternberg, A. Mayer) wieder deutlich geworden. Auch ich habe die Empfindung, daß die Anatomen zu weit gehen, wenn sie alles verwerfen, was hier einbezogen worden ist, gebe aber andererseits zu, daß der Begriff zu weit gefaßt war. Ich glaube, daß alles, was aus dieser Gruppe als geschwulstartig gewachsen gelten kann, in die „Adenofibrome" eingereiht werden soll.

Ich habe den Namen absichtlich nicht aufgenommen, da jeder einzelne Teil desselben von der Kritik als abgetan gelten kann. Hier führe ich nur an, daß Zweifel auch die Bezeichnung „serosum" in „pseudoserosum" geändert hat. Tatsächlich hat das Ergebnis der Zelltätigkeit mit dem Serum außer dem flüssigen Zustand recht wenig gemein.

1. Das einfache cystische Adenofibrom.

Ich verstehe darunter einkammerige oder doch nur oligocystische Geschwülste des Eierstockes mit mehr oder weniger dicker, fibromatöser Wand, einer Auskleidung mit einem meist niedrig zylindrischen, kubischen oder auch ganz flachen einschichtigen Epithel und einem dünnflüssigen, meist klaren, wenig gefärbten Inhalt. Aus unserem Material von Eierstocksgeschwülsten glaube ich 34 Fälle (von 254 = 13,4%) hier einreihen zu sollen. Es sind meist mannskopfgroße (Abb. 101) und noch größere Bildungen (bis zu 20 Liter Inhalt); aber auch einige (5) kleinere (Abb. 102), die durch ihre besonders dicke, fibromatöse Wand aufgefallen waren. Bis Daumendicke hat die Wand in manchen Fällen aufzuweisen.

Auch Riesengeschwülste dieser Art scheinen vorzukommen. So glaube ich die 100 englische Pfund wiegende einkammerige Cyste, die Arches von einer 45jährigen Mohamedanerin aus Indien beschrieben hat, als cystisches Adenofibrom ansehen zu sollen.

Von den Frauen waren 2 unter 20 Jahre alt (18 und 19 Jahre, beide weit über mannskopfgroße Geschwülste, die eine mit 12,5 Liter Inhalt). 9 sind 21—30 Jahre, 10 zähle ich bis einschließlich 40 Jahre; später nimmt die Zahl ab; bis 50 Jahre sind 4, bis 60 Jahre 5, über 60 Jahre nur noch 4. Außerdem habe ich 2 Fälle (bei 31- und 35jährigen Frauen) zur Verfügung, die der Klinik überlassen worden sind.

Ich muß von vornherein bemerken, daß die Abgrenzung gegenüber dem einkammerigen Blastoma pseudomucinosum mit dünnflüssigem aber doch deutlich fadenziehendem Inhalt manchmal nicht leicht war. 6 Fälle habe ich mit einem Fragezeichen versehen. Zum Teil war streckenweise doch höheres, wenn auch nicht ausgesprochen pseudomucinöses Epithel vorhanden, zum Teil waren es Pigmentzellen im Stroma, oder ausgedehnte hyaline Veränderungen der Wand, welche die Entscheidung erschwert haben. Schließlich habe ich

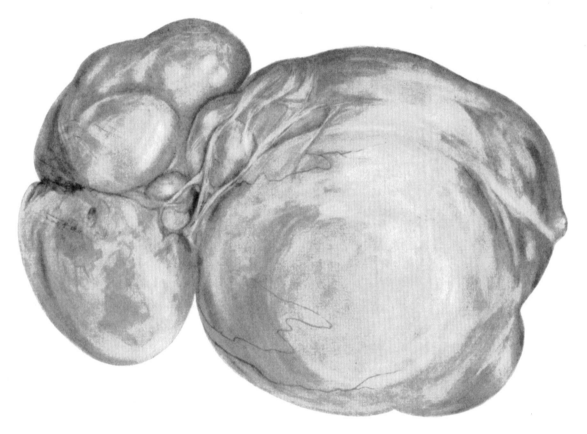

Abb. 101. Einfaches cystisches Adenofibrom des Eierstockes. (Vergr. ⁶/₁₀.)

mich doch dazu entschlossen, die Fälle hier einzureihen, weil zu wenig Anhaltspunkte für ein Pseudomucinblastom vorhanden waren. Vielleicht wird das Fehlen einer chemischen Prüfung des Inhaltes beanstandet werden. Ich halte jedoch die Pfannenstielsche Reaktion zwar für sehr wertvoll, aber doch nicht für charakteristisch genug, als daß eine genaue Scheidung der Fälle damit durchführbar wäre. Gelegentlich fällt sie, wie uns neuere Versuche gezeigt haben, so unbestimmt aus, daß das Urteil erst recht schwer ist.

In klinischer Hinsicht wüßte ich keinerlei Unterschiede gegenüber dem Blastoma pseudomucinosum anzuführen; abgesehen vielleicht davon, daß die Entleerung durch Punktion sich wesentlich glatter abspielt. Komplikationen kommen genau so vor wie bei diesen. Es ist wohl ein Zufall, daß Stieldrehung bei unseren Fällen nur 2mal beobachtet worden ist. Von 3 Fällen von Tuberkulose ist einer zu nennen, weil kleine Tuberkelknötchen in der Rinde des Eierstockrestes, nicht aber in der Wand des Blastoms gefunden worden sind. 10 von den Frauen haben keine Schwangerschaft durchgemacht; davon sind 4 unter 24 Jahre alt, die anderen zum Teil nicht verheiratet, nur wenige steril ver-

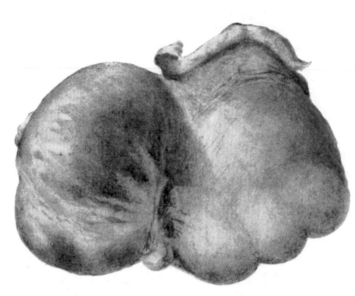

Abb. 102. Kleines Adenofibrom und Endometriom. (Natürl. Größe.)

heiratet. Die große Mehrzahl hat geboren, einige haben sogar recht oft geboren.

Die Operationsmortalität ist Null. Schwerer postoperativer Verlauf (Pneumonie) ist nur einmal (Lab.-Nr. 173 ex 1900) verzeichnet.

Außer unseren beiden großen Geschwülsten mit 12,5 und 20 Liter Inhalt möchte ich als Riesengeschwulst noch den Fall von P. Weischer hierher rechnen, eine bei einer 40jährigen Chinesin gefundene Riesengeschwulst mit $49^1/_2$ Liter flüssigem Inhalt und 3 kg schwerem Sack. An sich ist der Fall gewiß ebenso als Seltenheit zu werten, wie die Riesenpseudomucinblastome oder die ganz großen Parovarialcysten.

2. Das cystische, grobpapilläre Adenofibrom.

In diesen Fällen hebe ich als wichtigstes makroskopisches Kennzeichen das Vorhandensein von warzenartigen papillären Auswüchsen an der Innenwand hervor. Sie

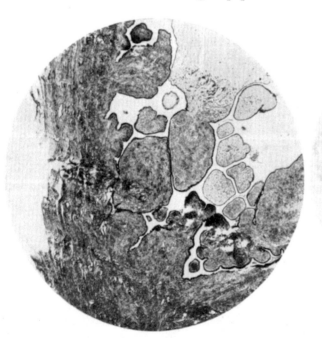

Abb. 103. Papilloma adenofibrosum.
(Vergr. 30 mal.)

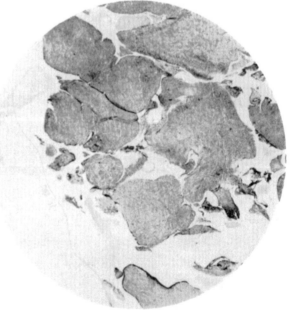

Abb. 104. Papilloma adenofibrosum. Epithelverlust.
(Vergr. 20 mal.)

sehen alle unter dem Mikroskop recht grob aus, eigentlich wie kleine Fibrome, welche der Innenwand aufsitzen, die aber in ununterbrochenem geweblichem Zusammenhang mit der übrigen Cystenwand stehen und dasselbe kernreiche, oft sehr dichtzellige Bindegewebe enthalten. Überzogen sind sie von einfacher Epithellage, deren Zellen manchmal niedriger sind als an der übrigen Cystenwand, in anderen Fällen deutlich höher (Abb. 103 bis 105). In vielen Fällen werden sie ödematös, das Epithel wird abgehoben; auch hyaline Umwandlung, selbst Kalkablagerung kann Platz greifen, mitunter in solcher Ausdehnung, daß sich die Fläche sandig anfühlt.

Den Umstand, daß mannskopfgroße Säcke vorkommen, die an einzelnen Stellen der Innenwand Gruppen von groben Papillen aufweisen, deute ich so, daß es sich um

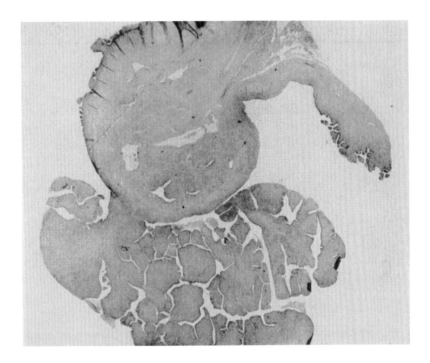

Abb. 105. Adenomatöses Fibrom. (Lupenvergrößerung.)

fließende Übergänge von der ersten zur zweiten Gruppe handelt. Die fraglos geschwulstartig gewucherten fibromatösen Warzen und Knoten (Abb. 106) sind nur gewissermaßen ein weiterer Beweis für geschwulstartiges Wachstum der ganzen Reihe. Einige Fälle sind sogar darunter, in welchen die warzenartigen Bildungen einer verhältnismäßig dünnen Wand aufsaßen. Bei Übersehen der mitunter gar nicht übermäßig reichlich vorhandenen Papillen hätte man sie leicht für einfache Cysten halten können.

Das ganze Gebilde hat meist Kindskopf- aber auch bis weit über Mannskopfgröße; es finden sich jedoch genug Beispiele von hühnerei- und apfelgroßen Geschwülsten, ja selbst von wallnußgroßen (13 488). Einmal (6534) war (bei Myom einer 40jährigen O-para) nur eine 2 cm große Cyste gefunden worden mit plumpen Papillen. Besonders hervorhebenswert ist ein von Novak zur Verfügung gestelltes Präparat einer älteren Frau. Beide Eierstöcke wallnußgroß, höckerig, derb; auf dem Durchschnitt beide gleichmäßig von Cysten durchsetzt, die kaum Erbsengröße erreichen; aber einzelne fast ganz angefüllt von groben, warzigen Papillen (20 024). Keine Zeichen von Bösartigkeit Abb. 107). Auf den S. 139 erwähnten Fall von Joachimovits sei hingewiesen.

Im 30jährigen Material der 2. Frauenklinik finde ich 96 hierher zu rechnende Fälle nebst 7 der Klinik geschenkweise überlassenen Präparaten. Davon sind 17 beidseitig; also beträchtlich mehr als beim Pseudomucinblastom. Meist war die zweite Seite viel weniger fortgeschritten; in 4 Fällen fanden sich dort überhaupt nur kleine Oberflächenpapillome, von denen 2 durch bloße Excision, bzw. Resektion des Eierstockes behandelt wurden. Einmal ist auf der zweiten Seite ein Pseudomucinblastom gefunden worden. Dreimal waren Teratome vorhanden, alle auf der kranken Seite selbst (Lab.-Nr. 672, 3184, 10 691). Diese

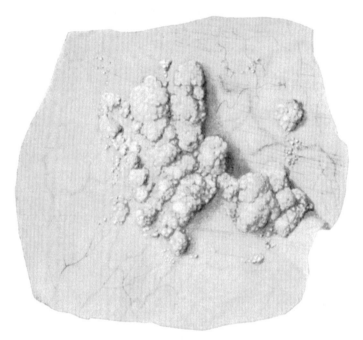

Abb. 106. Grobpapilläres Adenofibrom. Geschwulstartig gewucherte Warzen. (Natürl. Größe.)

Fälle gelten als besonders selten (Kroemer). Von sonstigen Adnexveränderungen der zweiten Seite sind drei Tuboovarialcysten (zum Teil recht groß), drei Luteincysten, ein alter Absceß des Eierstockes, zweimal chronische Tuberkulose der Eileiter, zweimal schwere Salpingitis pseudofollicularis zu nennen. Im ganzen also bemerkenswert häufig schwere entzündliche Veränderungen. Verwachsungen sind ebenfalls sehr oft verzeichnet; daneben aber gibt es genug Fälle, in welchen das Fehlen aller Verwachsungen betont worden ist.

Gestorben sind von den 96 Frauen 4 (4,16%).

Todesursache zweimal Bauchfellentzündung; beide Fälle schwer verwachsen; eine Frau 60 Jahre mit hochgradiger Fettsucht; einmal Lungenembolie; einmal Thrombophlebitis, Pyämie; diese Frau ist bei 8 Tage bestehendem hohen Fieber im Wochenbett operiert worden, in der Annahme, daß die große Geschwulst mit dem Fieber zu tun habe. Die Thrombophlebitis war aber von der Gebärmutter ausgegangen.

Stieldrehungen sind — offenbar entsprechend den häufigen Verwachsungen — nur 8mal verzeichnet; in einem weiteren Fall waren in der Vorgeschichte zwei Stieldrehungsanfälle angegeben worden, bei der Operation fand sich aber ein sehr breites, nicht gedrehtes Band. In einem weiteren Fall deutet starke Durchblutung der Geschwulst auf eine möglicherweise rückgängig gewordene Stieldrehung hin.

van Smith nennt unter 444 proliferativen Eierstocksblastomen 74 Fälle von papillärem Kystoma serosum. Sie mögen nicht alle dieser meiner Gruppe entsprechen. Ich will deshalb nur kurz anführen,

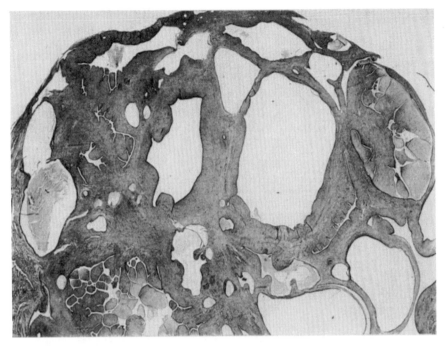

Abb. 107. Adenofibrom mit groben Papillen. (Fall Novak.) (Lupe.)

daß von ihnen 21 doppelseitig waren; zweimal außerdem Fibrome im anderen Eierstock. Sonst ist noch ein Teratom erwähnt als Nebenbefund. Stieldrehung viermal. Sterblichkeit 2,7%.

3. Das vielkammerige, cystische Adenofibrom.

Diese Gruppe umfaßt in unserem Material nur 5 eigene und einen der Klinik geschenkweise überlassenen Fall. Als Beispiel möchte ich O. Frankls Abb. 108 und Abb. 109 anführen. Es handelt sich um besonders ausgeprägtes Hervortreten des fibromatösen Anteiles der Wand in ziemlich diffuser Form, vielfach mit eingestreuten drüsigen und kleinstcystischen Gebilden, die ganz unregelmäßig angeordnet sind. Besonders auffallend war der Befund

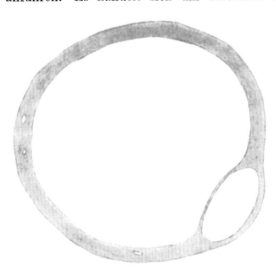

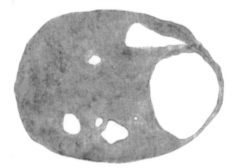

Abb. 108. Cystisches vielkammeriges Adenofibrom. (Aus Arch. Gynäk. **131**, O. Frankl.)

Abb. 109. Fibroma adenocysticum. (Aus Arch. Gynäk. **131**, O. Frankl.)

in dem Fall einer 48jährigen Frau (18 317, überlassen von P. Werner), deren Geschwulst auf Schnitten geradezu den Eindruck eines unregelmäßig durchlöcherten Fibroms (Abb. 110)

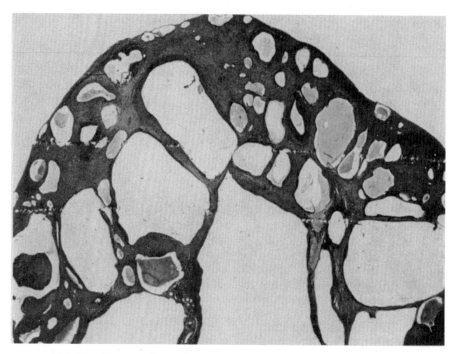

Abb. 110. Fibroma adenocysticum (Präparat P. Werner).   (Vergr. 6 mal.)

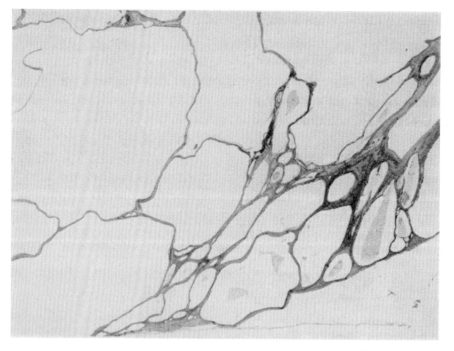

Abb. 111. Fibroma adenocysticum.   (Vergr. 6 mal.)

macht. Ein besonderer Name wäre für diese seltenen Fälle sehr erwünscht. Vorläufig möchte ich O. Frankls Bezeichnung „Fibroma adenocysticum" gebrauchen.

Nicht alle Fälle sind so ausgeprägt; in einigen Fällen zeigt gewissermaßen nur ein Abschnitt der ganzen Geschwulst den Bau; das übrige ist einfaches Adenofibrom (Abb. 111). Aber fast alle Fälle zeigen daneben die groben, plump verzweigten oder auch nur ganz niedrigen, unverzweigten fibromatösen Papillen und Warzen der vorigen Gruppe.

Aus dem Schrifttum möchte ich außer den Fällen von O. Frankl auch einen von H. Spencer und zwei von H. O. Neumann (1928) beschriebene Fälle hier einreihen.

Klinisch zeigen die Fälle oft recht lang zurückliegende Beschwerden, also sehr chronischen Verlauf. Die Operation war zum Teil infolge von Verwachsungen nicht leicht. Operationsmortalität 0.

Einen Sonderfall möchte ich hier anreihen, zu dem ich kein vollkommen passendes zweites Beispiel im Schrifttum finde.

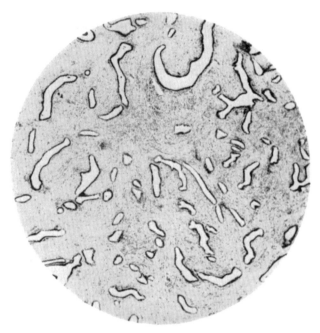

Abb. 112. Adenofibroma ovarii. (Vergr. 35 mal.)

Pr. 334, 1915. Bei der 31jährigen, am 10. 6. operierten Frau, die einmal geboren hatte und August-Dezember nur sehr schwach menstruiert, seither amenorrhoisch war, sich für schwanger gehalten, seit Februar Kindesbewegungen gefühlt hatte und sich zur Geburt aufnehmen lassen wollte, fand sich links eine doppeltmannskopfgroße knollige, solide, derbe Geschwulst; an einer Stelle erschien sie cystisch. Der Gedanke an eine metastatische Eierstocksgeschwulst wurde fallen gelassen, da in der Bauchhöhle nichts Verdächtiges zu finden war. Die Hohlräume enthielten wässerige Flüssigkeit und waren mit einreihigem, niederem, dunklem Epithel ausgekleidet. Die übrige Geschwulst zeigte aber ein recht ungewöhnliches Bild. In kernreiches, spindelzelliges Bindegewebe eingelagert unregelmäßige Drüsen mit demselben uncharakteristischen Epithel (Abb. 112, 113), zum Teil auch kleine cystische Ausweitungen bildend. An solchen mitunter deutlich radiäre Drüsensprossen, so daß man an Sammelröhrchen v. Recklinghausens erinnert wurde. Nirgends cytogenes Gewebe. Wohl aber braune Pigmentzellen in der Lichtung und stellenweise auch im Stroma, selbst vielkernige Pigmentzellen (Abb. 114). Und auch das Bindegewebe ließ stellenweise in Gestalt von mehr weniger deutlich abgegrenzten Knoten um solche Sammelröhrchen seine Abhängigkeit von den epithelialen Formationen erkennen. Nirgends Anhaltspunkte für Bösartigkeit.

Der Fall ist für sich genommen ebenso eigenartig wie O. Frankls Fall 9, der bemerkenswerter Weise ungefähr aus derselben Zeit stammt und bei 66jähriger Frau, allerdings beidseits entwickelt, gefunden worden ist. Neben cystischen Abschnitten derb fibromatöse, in welchen enge drüsige Schläuche eingesprengt waren mit bald kubischem, bald plattem Epithel, stellenweise auffallend unruhiger Anordnung der Kerne. Frankl spricht von einem Fibroma adenocysticum atypicum. Über den weiteren Verlauf fehlen ihm so wie uns Nachrichten.

Beide Fälle erinnern bis zu einem gewißen Grade an das von mir bereits S. 215 erwähnte Adenoma solidum Pfannenstiels, und ich bin am ehesten geneigt, die Fälle alle gewissermaßen als Unterabteilung hier einzureihen.

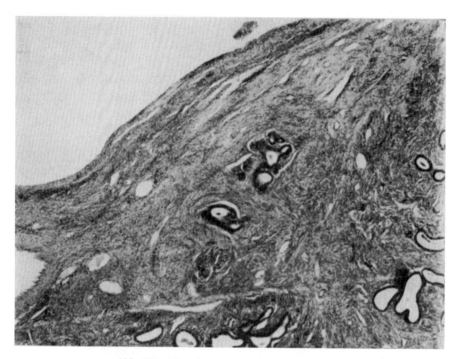

Abb. 113. Adenofibroma ovarii. (Vergr. 24 mal.)

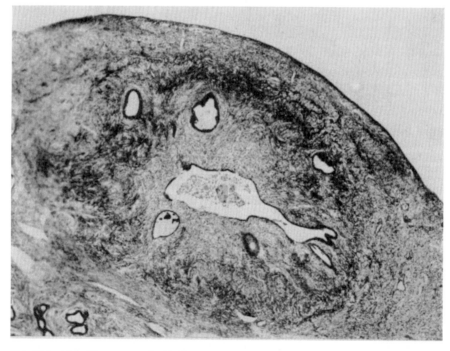

Abb. 114. Adenofibroma ovarii. Radiäre Drüsensprossung. Pigmentzellen. (Vergr. 24 mal.)

Vielleicht ist hier auch ein von H. Fuchs beschriebener Tumor von abenteuerlicher Form, aus zwei Hauptteilen bestehend, die durch einen 18 cm langen kleinfingerdicken Stiel verbunden waren, einzureihen. Es ist hier eine Annäherung an die traubenförmigen Adenofibrome (s. nächsten Abschnitt) zu erkennen; aber das Stroma ist hauptsächlich derbfibromatös und enthält nur eingelagert zahlreiche Drüsenschläuche mit niederem Epithel.

4. Das vielkammerige, traubenförmige Adenofibrom.

Diese von Olshausen als traubenförmiges Kystom zum erstenmal beschriebene Geschwulstform setzt sich in der Hauptsache aus zahlreichen, kleinen bis faustgroßen dünnwandigen Cysten zusammen, welche dünn oder breit gestielt einem derben Kern aufsitzen. Die Cysten sind alle als richtige einfache Cysten aufzufassen, innen mit niedrigem Epithel ausgekleidet, außen von flachem Oberflächenepithel überzogen, bzw. von Verwachsungen umsponnen. Der Inhalt ist dünnflüssig, wässerig. Die Form ist selten, aber

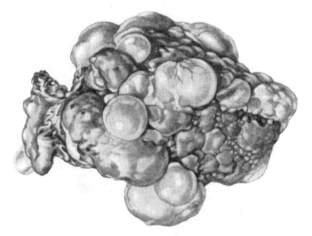

Abb. 115. Traubenförmiges Adenofibrom. (Natürl. Größe.)

doch wohl nicht so selten, als dies nach dem spärlichen Schrifttum (Amann, Odebrecht, Nebesky, R. Meyer, Hirschenhauser, Lars Dahlgren u. a.) scheinen mag. Ich habe aus unserem Material 8 Fälle als hierher gehörig erkennen können. Der Kern, offenbar der übrig gebliebene Teil des ursprünglichen Eierstockes, besteht in der Hauptmasse aus derbem, aber kernreichem, fibromatösem Gewebe (Abb. 115). Anatomisch liegt gewissermaßen ein Gegenstück zu den derbwandigen, fibromatöses Gewebe im Überschuß liefernden Adenofibromen vor; indem die Bindegewebsneubildung sich nur auf den allernotwendigsten Ausbau dünner und dünnster Bindegewebsmäntel um die Cysten beschränkt. Auch die Gefäßneubildung scheint innerhalb dieser Wände nur auf das Notwendigste beschränkt zu bleiben.

Um so auffälliger ist es, daß in einem unserer Fälle (Lab. 9524, März 1918; 31jährige Frau, die einmal geboren hatte) am 11. Tag nach Exstirpation der den ganzen Bauch ausfüllenden, zahlreiche dünnwandige Cysten aufweisenden, vom linken Eierstock ausgehenden Geschwulst eine Nachblutung mit schwerem Kollaps aufgetreten ist, die zur Wiedereröffnung der Bauchhöhle und Totalexstirpation Anlaß gab. Der zweite Eierstock war histologisch ohne Besonderheiten.

Zwei von den Geschwülsten waren über mannskopfgroß, die anderen etwa apfel-, faust- bis über kindskopfgroß. Beidseitige Erkrankung ist zweimal verzeichnet; einmal als faustgroßes einfaches Adenofibrom, einmal als über wallnußgroßes mehrkammeriges. Plumpe Papillen sind dreimal in einzelnen Kammern gefunden worden (Abb. 116).

Bösartigkeit kann den Fällen nach unseren bisherigen Kenntnissen nicht zugesprochen werden. Immerhin ist wegen der vielfachen Verwachsungen das Bild zunächst oft unübersichtlich und das saubere Operieren erschwert.

Bei Erörterung der Pseudomucinblastome habe ich bereits ausgeführt, daß die „Traubenform" der Geschwulst nicht eine Eigenschaft einer bestimmten Geschwulstgattung ist, und daß es auch pseudomucinöse traubenförmige Blastome gibt.

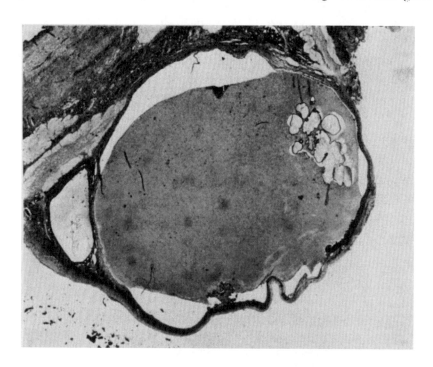

Abb. 116. Adenofibrom. Papillenbildung in den einzelnen Kammern. (Vergr. 9 mal.)

Wichtig erscheint mir nun noch die Bemerkung, daß in 8 Fällen (Amann, Bertins, Bolaffio, Gerstenberg, Nebesky, Olshausen, Werth, Dahlgren) der Ausgangspunkt nicht der Eierstock selbst gewesen ist, sondern das hintere Blatt des breiten Mutterbandes. Für die Genese ist dieser Umstand von Bedeutung; offenbar hat das Coelomepithel in der Umgebung des Eierstockes dieselben geschwulstbildenden Fähigkeiten.

Ältere Angaben (Hofmeier, Cohn, Stratz) über krebsige Umwandlung dürften wohl dahin richtig zu stellen sein, daß mitunter auch der Krebs des Eierstockes in seiner äußeren Form eine gewisse Ähnlichkeit mit Traubenform aufweisen kann.

Im Falle von Dahlgren sind zwar nach $^3/_4$ Jahren wieder einige Cysten entfernt worden; doch wird angenommen, daß diese bei der ersten Operation übersehen worden waren; an Bösartigkeit denkt man nicht.

Dem Alter nach waren in unseren Fällen vom 24.—66. Jahr alle Stufen vertreten. Drei Frauen waren kinderlos. Operationsmortalität = 0.

5. Das cystische Adenofibrom mit Fibrombildung.

Neun klinische und zwei auswärts operierte Fälle von cystischem Adenofibrom habe ich als Sondergruppe herausgestellt. Die besondere Eigenart dieser meist vielkammerigen,

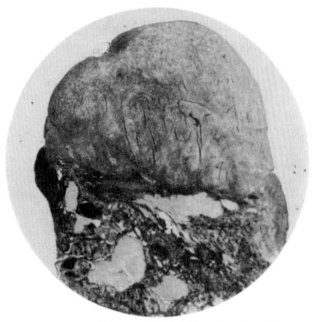

Abb. 117. Adenofibrom (cystisch) mit Fibrombildung (oben). (Vergr. 6 mal.)

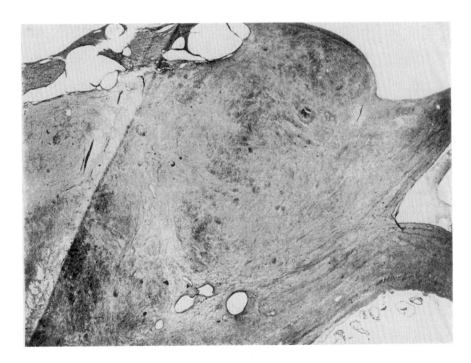

Abb. 118. Cystisches Adenofibrom. Ausgedehnte Fibrombildung. Papillenbildung rechts unten. (Vergr. 6 mal.)

zum Teil sehr großen Geschwülste besteht darin, daß an irgendeiner Stelle der Wand, nach einwärts vorspringend, oder auch da, wo mehrere Scheidewände zusammentreffen, ein deutlich umschriebener, harter Nuß- bis Hühnereigröße (auch mehr) erreichender reiner Fibromknoten sitzt, zäh, schwer schneidbar, mit der bekannten seidenglänzenden Zeichnung auf der Schnittfläche (Abb. 117, 118). In manchen der bisher beschriebenen

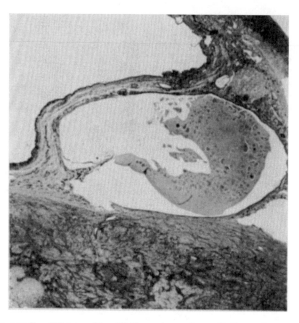

Abb. 119. Adenofibroma ovarii. Fibromartige Platte. An anderer Stelle grobe Papillen. (Vergr. 8 mal.)

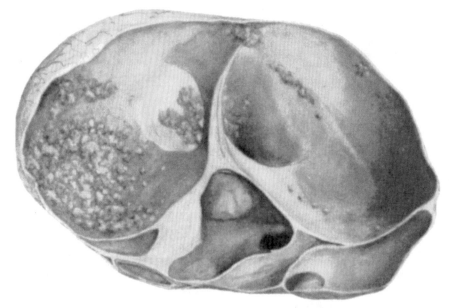

Abb. 120. Adenofibrom. Starke Papillenbildung. (Vergr. $^6/_{10}$.)

Fälle hat das Fibrom so ziemlich das gleiche Ausmaß gehabt wie die damit verbundene, dünnwandige einkammerige Cyste. Ich habe diese Fälle schon gelegentlich der Besprechung der Fibrome erwähnt und bringe sie hier nur zur Vervollständigung (Abb. 119 u. 120). Von den 9 Frauen waren 2 unter 40 (die jüngste 30) Jahre, 2 unter 50, die Mehrzahl also darüber. 3 Frauen sind im 63., eine im 69. Jahre operiert worden. 2 waren steril. Die Abb. 119 stammt von einer fast kopfgroßen Geschwulst, die außer der fibromartigen Platte auch grobe Papillen aufwies. Die Frau war nach Röntgenbestrahlung 10 Jahre amenorrhoisch gewesen. Ähnlich ist Abb. 120 u. 121.

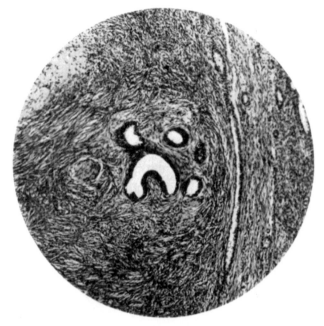

Abb. 121. Adenofibrom. Endometriomartig. (Vergr. 70 mal.)

Von einer 63jährigen Frau ist bekannt, daß sie 3 Jahre später an einer Hirnblutung gestorben ist.

Die Operation haben alle Frauen glatt überstanden.

6. Das feinpapilläre Adenofibrom (Papillom).
Blastoma cilioepitheliale papilliferum.

Diese so besonders auffällige Geschwulstform, das Adenokystoma papilliferum Waldeyers glaube ich am besten unter die Adenofibrome einreihen zu sollen, und zwar ans Ende der Reihe deshalb, weil von hier aus fließende Übergänge zum Krebs sich ergeben. Andererseits haben wir es aber auch in der Mehrzahl der Fälle anatomisch nachweisbar mit Übergängen zur grobpapillären Form des Adenofibroms zu tun. Die Grundlage, die geschwulstmäßige Wucherung von Epithel sowie von Bindegewebe ist ja schon immer anerkannt gewesen.

Die Geschwulstform ist unter dem Mikroskop leicht zu erkennen an den fein verzweigten, stromaarmen Papillen. Dem tut es keinen Abbruch, wenn auch grobe, plumpe, fibromatöse Papillen vorhanden sind. Die feinen, dünnen Papillen betrachte ich als führend.

Das Epithel erscheint hier ebenso wie bei den einfachen cystischen Adenofibromen wenig charakteristisch, niedrig, einreihig, mit nicht sehr gleichmäßiger Kernstellung und dunklem Zellkern (Abb. 122—128). Manchmal finden sich auch größere, ausgesprochen hochzylindrische Formen; aber Kern sowohl wie Plasmaleib sind dunkler gefärbt wie im Pseudomucinblastom. Gelegentlich sind Glykogenkügelchen in den Spitzen von Papillen nachweisbar (Langhans 1890). Ich muß jedoch hier nochmals betonen, daß ich, beim

Fehlen sonstiger deutlicher Unterscheidungsmerkmale und bei der oft sehr auffälligen
Verschiedenheit der Epithelien oft genug geschwankt habe, wohin ich den Fall einreihen

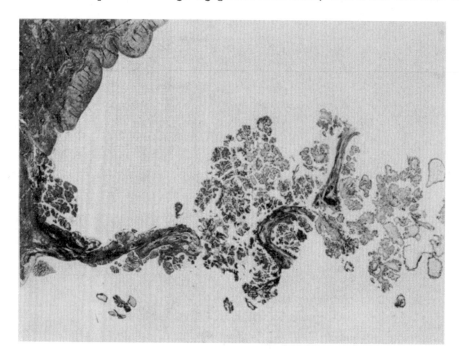

Abb. 122. Feinpapilläres Adenofibrom des Eierstockes. (Vergr. 6 mal.)

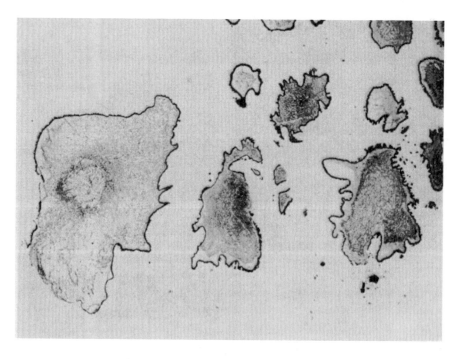

Abb. 123. Feinpapilläres Adenofibrom. (Vergr. 30 mal.)

soll. Einzelne Fälle mußte ich schließlich unbestimmt lassen; in der vorliegenden Gruppe
allerdings weniger als in den früheren.

Die Unterscheidung des Papilloms vom beginnenden papillären Krebs war mitunter nicht zu treffen. Wo ich mich zur Krebsdiagnose entschlossen habe, ist der Fall hier aus-

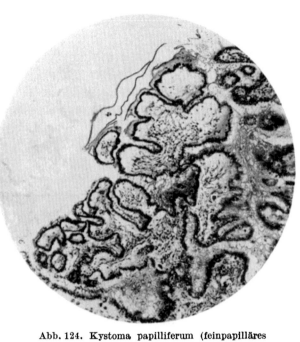

Abb. 124. Kystoma papilliferum (feinpapilläres Adenofibrom). (Vergr. 70 mal.)

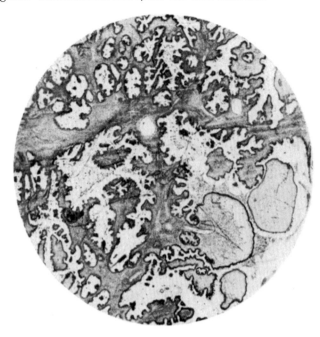

Abb. 125. Kystoma papilliferum. (Vergr. 30 mal.)

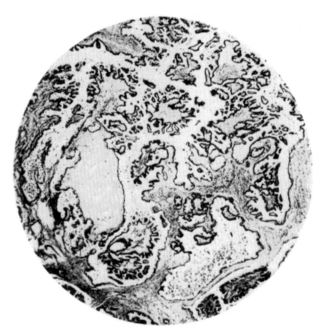

Abb. 126. Papilloma ovarii (feinpapillärer Aufbau). (Vergr. 30 mal.)

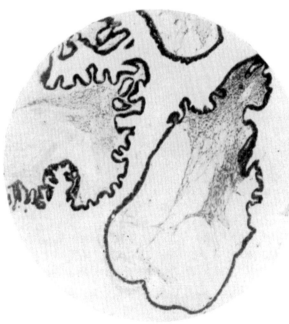

Abb. 127. Papillenquerschnitte des Präparates Abb. 125 u. 126 in stärkerer Vergrößerung.

geschaltet worden und wird später besprochen werden. Es bleiben aber immer noch 23 Fälle, die ich trotz bestehenden Krebsverdachtes hier eingereiht habe.

Die Gesamtzahl unserer Fälle von Adenofibroma papilliferum beträgt 101. Dazu kommen 8 von verschiedenen Operateuren der Klinik überlassene Präparate.

Eine kurze Übersicht über unsere sämtlichen Adenofibrome ergibt also:

	Klinische Fälle	Auswärts oper.	Mortal.
Adenofibroma cyst. simpl.	34	5	—
Ad. globopapillare . . .	96	7	4
Ad. cyst. multiloculare .	5 ⎫	1	—
Ad. cyst. (Sonderform) .	1 ⎬ 14	—	—
Ad. cyst. (Traubenform) .	8 ⎭	—	—
Ad. cyst. (mit Fibrom) .	9	2	—
Ad. tenuipapillare . . .	101	8	5
	254	23	9

Als bemerkenswert hebe ich aus dieser Zusammenstellung hervor, daß die Gesamtzahl so ziemlich jene der Pseudomucinblastome erreicht. Wie ich später zeigen werde, ist auch die Zahl der Teratome annähernd ebenso groß. Es ist also nicht richtig, daß das Pseudomucinblastom die häufigste gutartige Geschwulstform des Eierstockes ist (die Angaben des Schrifttums gehen bis auf 80%).

Weiter hebe ich hervor, daß die papillären Formen in dieser Zusammenstellung weitaus überwiegen (212 Fälle von 277 = 76,9%). Die feinpapillären Formen allein machen 39,3% aus. Das liegt wohl zum Teil in der Auswahl der Fälle begründet. Ich habe, um alle Unklarheiten auszuschließen, nur jene Fälle mitgezählt, in welchen die Größe der Geschwulst, die Dicke und histologische Beschaffenheit der Wand keinen Zweifel darüber lassen konnten, daß es sich

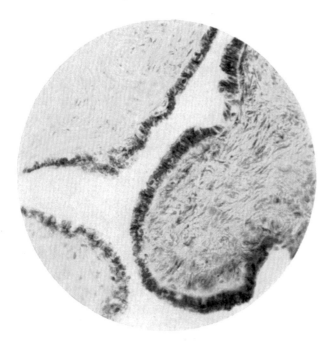

Abb. 128. Epithel der Papillen (siehe Abb. 125—127) in starker (270maliger) Vergrößerung.

um geschwulstmäßiges Wachstum handelt. Für meine Person bin ich jedoch davon überzeugt, daß unter den übrigen Fällen sich noch viele finden, die als Anfangsstadien einer Geschwulstbildung aufzufassen wären. Durch die Erfassung aller Fälle würde sich das Verhältnis zwischen den cystischen und papillären Formen recht wesentlich verschieben. Es ist ja überall in kleineren Cysten, wo das Epithel und das Bindegewebe noch Zeichen von Leben und von Proliferation aufweist, durchaus willkürlich anzunehmen, daß „nur" Cystenbildung und nicht echtes Geschwulstwachstum vorliegt. Ich habe mich aber dieser von vielen Seiten befohlenen Willkür untergeordnet. Die angeführten Verhältniszahlen bedeuten demnach an sich Mindestzahlen.

Die kleinste Cyste mit Papillen, die ich kenne, bringe ich in 20facher Vergrößerung auf Abb. 19 (S. 139). Sie war stecknadelkopfgroß; der Eierstock stammt von der Operation einer Eileiterschwangerschaft. Ich verdanke den Schnitt Joachimovits.

Für sich genommen erscheint die Gruppe der feinpapillären Adenofibrome als die größte.

Es entspricht der Grenzstellung dieser Geschwulstgattung in der Richtung zum Krebs, daß Erkrankung beider Eierstöcke sehr häufig gefunden wird (Abb. 129, 130). Angaben des Schrifttums gehen bis auf 60—80%. In unseren Fällen haben wir beidseitige Erkrankung 51mal (4mal nur in Form von kleinen Oberflächenpapillomen des zweiten Eierstock) gefunden. Zweimal ist die Geschwulst des anderen Eierstockes als Pseudomucinblastom angesehen worden. Zwei weitere Fälle sind zu nennen, die vorher anderwärts wegen einer Eierstocksgeschwulst operiert worden waren. In einem Falle endlich hat der

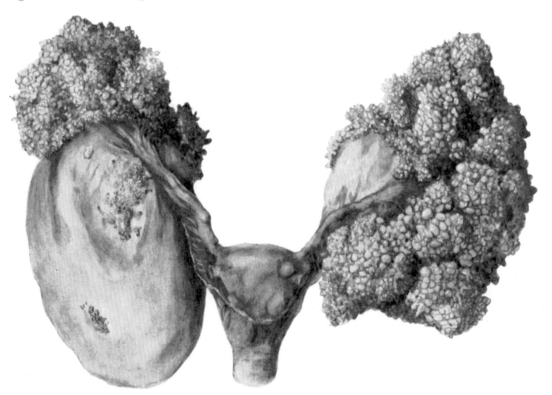

Abb. 129. Papilloma ovarii. Beidseitige Erkrankung der Eierstöcke. (Vergr. $^1/_2$)

zweite Eierstock ein Teratom beherbergt. Insgesamt zeigen also 55 (mit dem Teratom 56) Fälle beidseitige Erkrankung; ziemlich genau 50%.

Vergleiche mit dem Schrifttum kann ich nicht ziehen, weil kaum zwei Angaben in der Abgrenzung der Fälle übereinstimmen. Ich führe kurz an, daß Pfannenstiel 60%, Tauffer 84%, A. Mayer bei gutartigen Formen 19%, mit Einschluß der bösartigen auch nur 35% aufweist. Bezeichnender vielleicht als solcher Vergleich ist die Gegenüberstellung unseres sonstigen Materiales. Beim Pseudomucinblastom ist Beidseitigkeit im Höchstausmaß 6mal unter 286 Fällen, beim grobpapillären Adenofibrom 17mal unter 96 Fällen, beim feinpapillären 55mal unter 109 Fällen vorgekommen.

Von wichtigeren Komplikationen nenne ich Ascites 11mal unter 101 Fällen; das entspricht ziemlich genau der Angabe von A. Mayer (12%). Stieldrehung ist nur in 4 Fällen berichtet; dazu wäre ein 5. Fall zu nennen, in welchem auf der anderen Seite eine Hydrosalpinx für sich allein gedreht war.

Nach dem Alter der Frauen entfallen bei uns ebenso wie bei A. Mayer zwei Drittel auf die Zeit von 20—50 Jahren; die Mehrzahl sogar auf das 35.—45. Jahr. Auf die Zeit nach der Menopause entfällt noch ein Drittel. Auffallend verschont ist die Menarche. Auch die jüngsten Kranken waren bereits darüber hinaus. Eine 17jährige Virgo war zwei Jahre menstruiert und hatte ihre Beschwerden seit einem Jahr (mannskopfgroßes Papillom mit viel Kalk); eine 18jährige Nullipara (mannskopfgroße Geschwulst) hatte die Periode seit 4, eine 19jährige (faustgroß) seit $4\frac{1}{2}$ Jahren; eine andere 19jährige (beidseits Geschwülste) war mit $12\frac{1}{2}$ Jahren menstruiert und hat zwei Geburten überstanden. Nur bei Nakayama finde ich die Angabe, daß eine Kranke 10 Jahre und 10 Monate alt war.

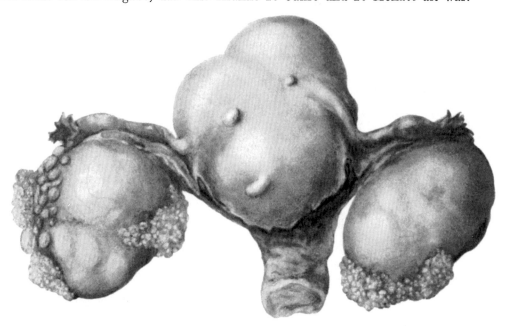

Abb. 130. Papillom beider Eierstöcke. (Vergr. $^6/_{10}$.)

Die Erkrankung scheint demnach eher das Ende der Geschlechtsreife, die Neigezeit zu bevorzugen. Auch daß sie mit dem 63. Jahr ganz rasch selten wird, kann in diesem Sinne ausgelegt werden. Nur eine Frau (13016 ex 1922) ist im Alter von 72 Jahren operiert worden. Unter den 81 Fällen Nakayamas war die älteste Frau fast 65 Jahre alt.

Bei den jüngeren Frauen finde ich gelegentlich im zweiten Eierstock auffallend viele Corpora candicantia (so bei 30jähriger Nullipara mit Myoma colli uteri und bis zum Nabel reichendem Adenofibroma pap., Lab.-Nr. 12 869). Ich möchte diese Tatsache als Zeichen vorzeitigen Alterns der Keimdrüsen (Progerie) gerade an dieser Stelle besonders unterstreichen. Andererseits werden Befunde von Gelbkörper und wachsendem Follikel bei einer 56jährigen Frau (6 Geburten, kleine Myome, Nr. 13 804) dahin zu verwerten sein, daß die Arbeit der Eierstöcke doch noch nicht vollkommen eingestellt sein kann.

Kinderlosigkeit findet A. Mayer in $25^0/_0$, ich in $27,3^0/_0$. Dazu kommen fast ebenso viele Frauen, die nur eine Geburt oder überhaupt nur eine Fehlgeburt durchgemacht haben. Vorausgegangene Eileiterschwangerschaft ist nur einmal verzeichnet. Nakayama verzeichnet in Japan unter 81 Fällen 30 kinderlose ($42,3^0/_0$).

Beschwerden sind uncharakteristisch. Ich führe als Beispiel eine 55jährige Frau an (Oktober 1928) mit 9 Geburten und 2 Fehlgeburten. Die Frau ist wegen einer Augenentzündung beim Arzt gewesen, der die Geschwulst zufällig entdeckt hat. Die Operation ergab beidseits straußeneigroße Papillome (Abb. 129). Einigemale waren Spannung im Leib oder Hypermenorrhöe Veranlassung zur ärztlichen Untersuchung. Nach den Angaben von Nakayama haben 28,8% der Frauen an Periodenstörungen gelitten.

Gestorben sind im Anschluß an die Operation 5 Frauen, das ist 4,9% (bei A. Mayer 5,1%).

Todesursachen: 1 Lungenentzündung (58 Jahre, beidseitige Erkrankung, Tod nach 10 Tagen); 1 Nachblutung (6587 ex 1914, vaginale Operation), 2 Bauchfellentzündungen (beidseitige Erkrankung; bei der einen 1927 vor 6 Monaten Teiloperation und seither viermal Punktionen, alles auswärts) und 1 Urämie (52 Jahre, vor 4 Jahren anderwärts operiert und seither vielfach bestrahlt; der Krebsverdacht ist gestützt durch den Befund eines krebsigen Polypen der Gebärmutter; er ist aber für die Eierstocksgeschwulst doch nicht mit Sicherheit auszusprechen).

Die klinische Bewertung dieser Fälle ist höchst unsicher. Wir verfügen noch nicht über Nachuntersuchungen, die sich heute noch schwieriger gestalten wie früher. Wir konnten die Fälle also nur nach dem anatomischen Befund und dem wenigen, was über späteren Verlauf bekannt geworden ist, einteilen. Auch da sind mir einige Fälle als zuerst zu günstig beurteilt aufgefallen. Nach meinen jetzigen Erfahrungen würde ich künftig alle Fälle, wo nur an einzelnen Stellen lebhafte Wucherung des Epithels — auch ohne deutliche Mehrschichtung und Atypie — nachweisbar ist, als krebsverdächtig bezeichnen und nachbestrahlen. In einem Falle habe ich trotzdem nach Jahresfrist ein örtliches Rezidiv und (wahrscheinliche) Wirbelmetastasen auftreten sehen (mit dauernd hohem Fieber, einer wiederholt geprüften Leukocytose von 45 000 und 40—45% Eosinophilen). R. Meyer hat (1909) ein sehr kleines Papillom beschrieben, das nach menschlichem Ermessen vollkommen entfernt worden war und doch früh Metastasen gesetzt hat, die zum Tode führten. Dennoch dürfen uns solche Erfahrungen weder entmutigen, noch zu allzu radikalem Vorgehen veranlassen; denn bei jüngeren Frauen haben wir (gelegentlich auch bei Schwangerschaft) ähnliche Epithelwucherung gesehen und trotz Teiloperation (einseitig) die Frauen noch nach 4, 7, ja nach 12 Jahren gesund befunden.

Der Ascites hat nur als Symptom (Beschwerden) und diagnostisch Bedeutung. Er ist wohl sicher als Sekretionsprodukt der Geschwulst aufzufassen, nicht etwa Folge irgendeiner Allgemeinstörung. Seine diagnostische Stellung darf aber unterstrichen werden. Auch heute kommt es noch vor, daß solche Frauen wiederholt punktiert werden und daß die richtige Diagnose erst nach mehreren Jahren gestellt wird. Fälle von 76 und 105 Punktionen in 6—7 Jahren (Olshausen) oder 665 Punktionen in 13 Jahren (Peasly) darf man jedoch heute wohl als „klassisch" bezeichnen.

Marschner beschreibt trüben, mißfarbigen Ascites. Auch ich habe solchen einmal gesehen (Okt. 1928). Das Bauchfell war in Marschners Fall (in meinem nicht) mit gelbbraunen, schwartigen Verdickungen besetzt (Granulationsgewebe mit Pseudoxanthomzellen, die doppelbrechende Lipoide enthalten). Er spricht von einer Peritonitis pseudoxanthomatosa. Ich habe eine solche bei einem Pseudomucinblastom gesehen, einmal auch bei Endometriosis ovarii mit trübem Ascites (26573).

Schwer ist die Frage zu beantworten, ob das gutartige Adenofibroma papilliferum Implantationsmetastasen setzen kann, die den Erfolg der Operation in Frage stellen. Ich kenne solche Fälle nicht. In der Literatur wird von 13% (Pfannenstiel) und mehr (A. Martin) gesprochen. Nach den Erfahrungen von Flaischlen (22jährige Beobachtung),

E. Fraenkel sollen sich solche Implantationen vollkommen zurückbilden. Maiss hat die Rückbildung schon nach 4 Wochen bei neuerlichem Bauchschnitt festgestellt. Wahrscheinlich liegt nur Ausstreuung und bindegewebige Umwachsung abgestorbener Zottenspitzen vor, die vielleicht wegen des Kalkgehaltes der Aufsaugung Widerstand entgegensetzen, schließlich aber doch bewältigt werden und verschwinden. Ähnliche Vorgänge sind auch beim Teratom bekannt (sog. Fremdkörpertuberkulose). Ich denke, daß die erste Eröffnung der Bauchhöhle einen kräftigen resorptionsfördernden Einfluß hat, wie dies gelegentlich bei Probebauchschnitten großer entzündlicher Adnexerkrankungen festgestellt werden kann. Jedenfalls spricht solche Beobachtung entschieden gegen Bösartigkeit. Ist lebendes Gewebe angewachsen, so wird es auch weiterwachsen. Aber eben die Frage, ob es sich um lebendes Gewebe handelt (also um Krebs), wird der Arzt beim Eingriff selbst kaum beantworten können; oft auch bei der mikroskopischen Untersuchung nicht.

Die unsichere Abgrenzung der gutartigen Papillome, die Tatsache, daß unvollständig operierte Frauen noch nach 18 Jahren am Leben waren, und die Spärlichkeit neuen Materiales des Schrifttums enthebt mich der Aufgabe, auf die Frage der Rezidive näher einzugehen. Ich verweise auf Pfannenstiel und A. Mayer. Hinsichtlich der sehr seltenen Bauchnarbenrezidive erwähne ich, daß Schnütgen (1918) 8 Fälle zusammengestellt und einen eigenen dazu beschrieben hat. Bemerkenswert erscheint mir der Umstand, daß in einem Falle Olshausens 21 Jahre verstrichen waren bis zum Auftreten des Rezidivs, in einem Falle Taubers 5 Jahre. Obwohl hier auch krebsige Stellen gefunden worden sind, wird man die Bösartigkeit nicht zu hoch einschätzen können. Damit dürfte es auch zu erklären ein, daß in einem unserer Fälle die Geschwulst schon mehrere Jahre, in einem von Jung beschriebenen, vor 20 Jahren operierten Fall schon seit 15 Jahren bestanden hatte und trotzdem operiert werden konnte.

Anhang.

1. Das Oberflächenpapillom.

Eine vielumstrittene Gruppe von Geschwülsten; vgl. die kritische Darstellung von C. Sternberg. Man versteht darunter breit oder dünn gestielte Geschwülste, welche ohne Umhüllung durch eine eigene Wand mit den mehr oder weniger reichen, zottigen und blumenkohlartigen Bildungen frei in die Bauchhöhle ragen. Schon Johannes Müller war der Meinung, daß in den Fällen nur von Freiwerden der Papillen gesprochen werden soll, da die dünne Cystenwand geplatzt oder bei der Operation zerrissen sei. Mit Olshausen haben viele Frauenärzte diese Auffassung für die allein richtige gehalten. Insbesondere in der 1912 auf Anregung Schottlaenders an der 2. Frauenklinik in Wien entstandenen Arbeit von Hofstätter ist das selbständige Oberflächenpapillom fast ganz abgetan worden. Die gelegentlich zu findenden kleinen Papillenrasen an der Oberfläche des Eierstockes hat er überhaupt nicht als Geschwülste anerkannt. Auch A. Mayer nimmt einen etwas unsicheren, vermittelnden Standpunkt ein. Demgegenüber betont Sternberg wieder den früher von Marchand (1879) und Pfannenstiel vertretenen Standpunkt, daß es wirkliche Oberflächenpapillome gibt; ebenso Kauffmann. Ich möchte mich dieser Auffassung unbedingt anschließen.

Wir verfügen neben 6 (ausgesprochenen) Fällen von beidseitiger Erkrankung der Eierstöcke in Gestalt von cystischen Adenofibromen, die innen und außen Papillen aufweisen (zum Teil mit viel Kalk, 2mal mit Ascites) und 4 Fällen, wo das nur auf einer Seite der Fall war (davon einmal auf der anderen Seite ein einfaches cystisches Adenofibrom, was für Zusammengehörigkeit der Fälle spricht) über 10 beidseitige und 4 einseitige reine Papillome, an welchen nicht das geringste Anzeichen für eine etwa früher vorhandene umhüllende Cystenwand spricht. Außerdem nenne ich einen Fall (Lab.-Nr. 15 606), in welchem auf einer Seite ein cystisches Adenofibrom, auf der anderen Seite ein nur aus groben Papillen bestehendes Oberflächenpapillom gefunden worden ist, und 4 Fälle, in welchen bei cystischem

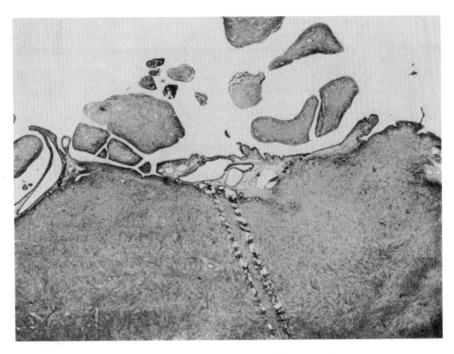

Abb. 131. Oberflächenpapillom. (Vergr. 15 mal.)

innen feine Papillen tragenden Adenofibromen ebenfalls der andere Eierstock (grobe und feine) Papillen an umschriebenen Stellen der Oberfläche aufzeigte (Abb. 131). Wir haben es jedenfalls nicht gewagt, diesen zweiten Eierstock im Vertrauen darauf, daß es sich nicht um Geschwülste handle, unverzagt zurückzulassen.

Von Interesse ist der Fall einer 45jährigen Frau (15 351 ex 1924). Hier war bei negativem Tastbefund wegen der Blutungen ausgeschabt worden. Als die Blutungen trotzdem anhielten, Totalexstirpation. Dabei fand sich an dem einen Eierstock ein haselnußgroßes Oberflächenpapillom.

Auffallend oft ist Ascites verzeichnet. Auffallend oft Myome der Gebärmutter; in zwei Fällen Collumkrebse.

2. Histologisch bemerkenswerte Papillomformen.

In seltenen Fällen findet man (ich nenne als Beispiel Lab.-Nr. 2079) die Papillen derart fein und regelmäßig verzweigt, daß außerordentlich gleichmäßige zierliche Bilder sich ergeben. Das Stroma ist in allen Zweigen ganz gleichmäßig schmal. Fast geometrische Figuren lassen sich heraus lesen (Abb. 132, 133).

Von Epithelveränderungen, die ich bisher aus dem Schrifttum nicht kenne, nenne ich das Auftreten kleinster intraepithelialer Cysten (Abb. 134, 135), die manchmal in größerer Anzahl vorkommen (12 812), oder das Vorkommen von Zell-

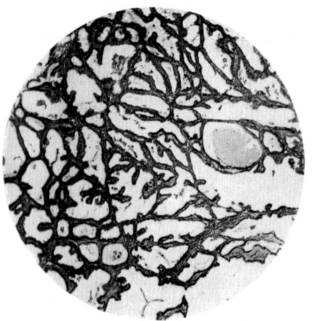

Abb. 132. Papilloma ovarii (außerordentlich feiner, regelmäßiger Aufbau). (Vergr. 30 mal.)

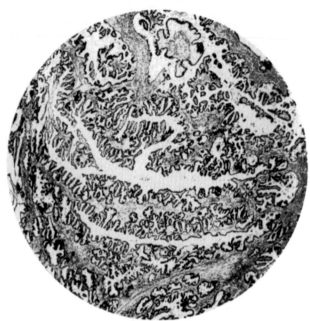

Abb. 133. Regelmäßigkeit im Papillenbau eines Papilloma ovarii. (Vergr. 30 mal.)

brücken, durch welche bei gewissen Graden von (unverdächtiger) Zellmehrschichtung ebenfalls kleine, zum Teil schleimenthaltende Hohlräume abgegrenzt werden.

Einen weiteren Befund, den ich auch noch nicht beschrieben gesehen habe, möchte ich besonders hervorheben, weil ich ihn in 9 Fällen angetroffen

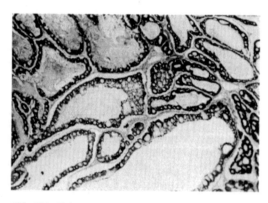

Abb. 134. Intraepitheliale Cysten in einem Papillom. (Vergr. 15 mal.)

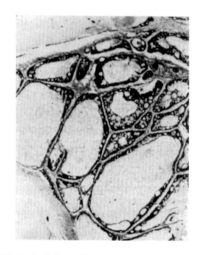

Abb. 135. Intraepitheliale Cysten in einem Papillom (Carcinom ?). (Vergr. 15 mal.)

habe (Lab.-Nr. 9254, 11 543, 11 723, 11 768, 17 444, 18 657, 20 392, 20 537, 21 702). Alle diese Fälle zeigten manchmal außerordentlich reichlich auftretende intrapapilläre Cystenbildung (Abb. 136—144). Die deutlich als solche erkennbaren Papillen waren mitunter mächtig aufgetrieben durch drüsige und mikrocystische Formationen, die alle mit einem meist kubischen, manchmal auch höheren zylindrischen, einreihigen, durchaus

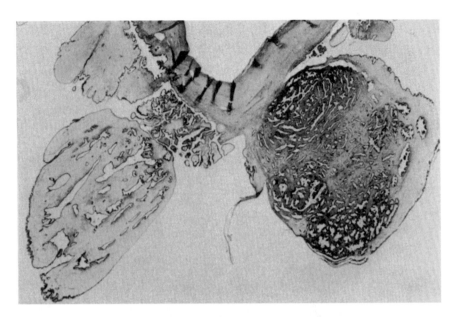

Abb. 136. Intrapapilläre Cystenbildung. (Vergr. 10 mal.)

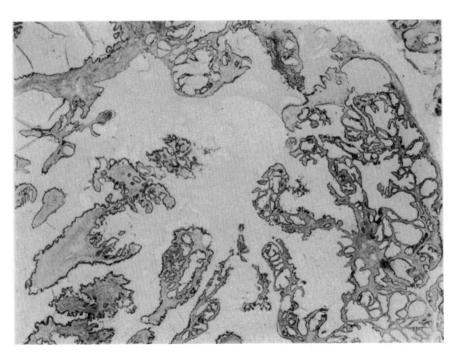

Abb. 137. Intrapapilläre Cystenbildung. (Vergr. 10 mal.)

keine Atypie ausweisenden Epithel ausgekleidet waren. Gar nicht selten ist Schleimbildung darin zur erkennen; aber keine Ähnlichkeit mit dem Epithel der Pseudomucinblastome. Auch hier ergeben sich außerordentlich zierliche Bilder. Manchmal ist die Drüsenbildung so reich, daß es Schwierigkeiten macht, die Umrisse der das ganze beherbergenden Papille ordentlich zu verfolgen. Ich vermute, daß diese Fälle bisher als Krebse angesehen worden sind, kann aber unter dem Mikroskop nichts finden, was zu solcher Deutung

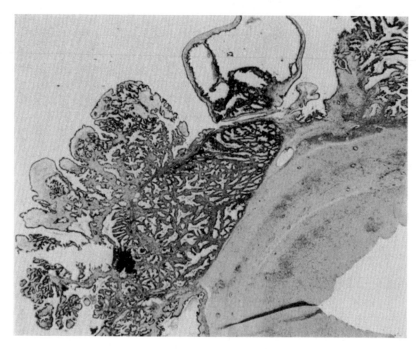

Abb. 138. Intrapapilläre Cysten (wahrscheinlich Carcinom). (Vergr. 12 mal.)

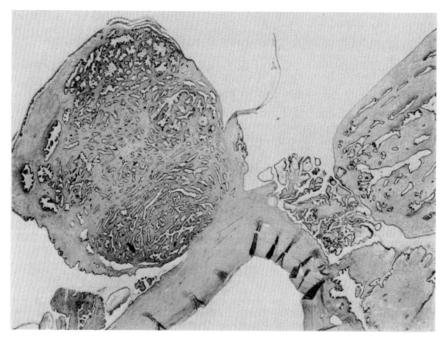

Abb. 139. Intrapapilläre Cysten- und Drüsenbildung. (Vergr. 12 mal.)

berechtigen würde, und glaube die Fälle als Sonderform des Adenofibroma tenuipapillare anführen zu müssen.

Ob die intraepithelialen Drüsen und Cysten etwa nur Vorstufen darstellen von den intrapapillären Formen, möchte ich bezweifeln. Man könnte sich zwar vorstellen,

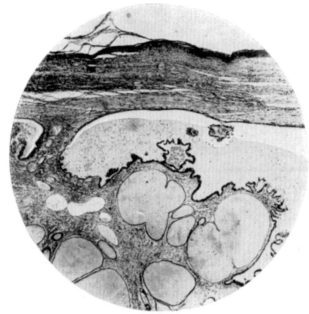

Abb. 140. Intrapapilläre Cysten (Carcinom?) s. Abb. 138. (Vergr. 30 mal.)

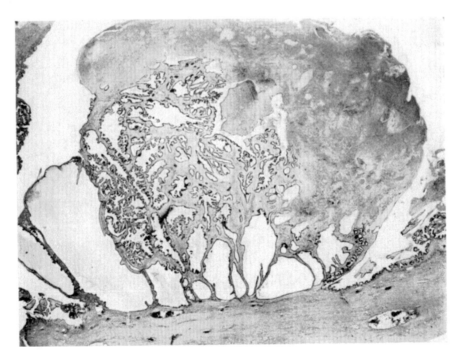

Abb. 141. Intrapapilläre Drüsen- und Cysten-Nekrose. (Vergr. 12 mal.)

daß durch Bindegewebsausbildung im Epithel schließlich intrapapilläre Formen entstehen; aber ich habe bisher noch nie Kombination beider Vorkommnisse in demselben Präparat gesehen.

Keine Sonderstellung können die sog. Kleinschen Geschwülste beanspruchen. Hier handelt es sich um besonders hochgradige Quellung von Papillen durch Ödem. Die

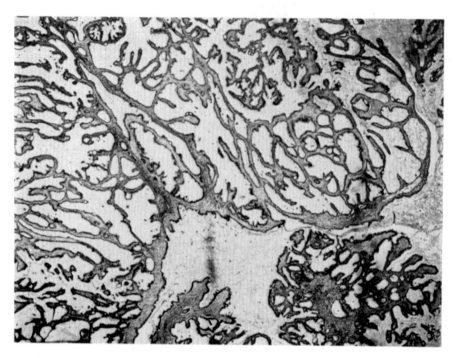

Abb. 142. Papillom mit Cysten innerhalb der Papillen. (Vergr. 30 mal.)

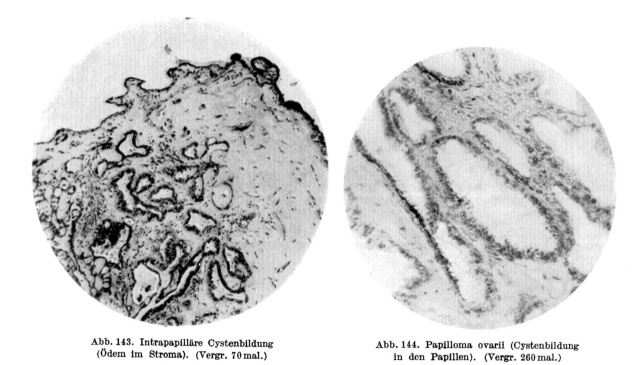

Abb. 143. Intrapapilläre Cystenbildung
(Ödem im Stroma). (Vergr. 70 mal.)

Abb. 144. Papilloma ovarii (Cystenbildung
in den Papillen). (Vergr. 260 mal.)

von Klein angenommene Rückresorption von Ascites als Ursache des Ödems darf abgelehnt werden (Rötz).

Auch das reichliche Auftreten von runden, oft maulbeerartigen, geschichteten Kalk-körnern (Corp. arenacea) kann nicht dazu berechtigen, von Sonderformen des Papilloms (Psammom) zu sprechen. Kalkkörner sind in jedem größeren Papillom zu finden. Ich habe Fälle gesehen, in welchem nußgroße und größere Anteile so dicht von Kalk durch-setzt waren, daß sie sich kaum schneiden ließen, während andere daneben ganz oder nahezu frei waren. Ebensowenig finde ich es berechtigt, diese Fälle ohne weiteres als bösartig zu bezeichnen, wie das Koch tut.

Genese der Adenofibrome.

Für die Annahme, daß die papillären Geschwülste des Eierstockes vom Oberfächen-epithel desselben abstammen, haben sich schon vor Jahren Flaischlen, Frommel, v. Kahlden, Limnell, Pfannenstiel, Wendeler u. a. ausgesprochen. Man findet kaum eine gegenteilige Meinung, obwohl es an wirklichen Beweisen fehlt und es sicherlich nicht einwandfrei genannt werden kann, aus histologischen Bildern die Herkunft ab-zulesen.

Der Auffassung tut es auch nicht Abbruch, wenn bei traubenförmigen Geschwülsten, wie das bereits Pfannenstiel betont hat, gelegentlich die Eierstöcke unbeteiligt gefunden werden und der Ausgangspunkt an der Serosa in der Nähe der Eierstöcke zu finden ist. Ich meine, daß es auch papilläre Adenofibrome gibt extraovarieller Natur, die wohl nur als geschwulstartige Erkrankungen von benachbarten Bauchfellabschnitten gedeutet werden können. Ein sehr klares Beispiel für solche Möglichkeit bieten die kleinen Papil-lome, die Rößle und Wallart bei ihrem Fall von Fehlen beider Eierstöcke gesehen haben.

Wir fanden bei einem sehr schweren Fall von Collumkrebs als überraschende Bei-gabe an dem sonst normalen rechten Eierstock einen leicht bräunlich gefärbten Fleck von 1 cm Durchmesser in Form eines samtartigen Belages, und auf dem hinteren Blatt des breiten Mutterbandes, sowie auf dem Lig. ovarii proprium, ohne Zusammenhang mit diesem Herd, noch mehrere kleine, bis $\frac{1}{2}$ cm breite, weiße, niedere Papillomherde. Ich kann an eine Implantation von dem kleinen Eierstocksherd aus nicht denken, sondern meine, daß es sich um multiple, primäre Oberflächenpapillome gehandelt hat; Ausgangs-punkt Serosaepithel.

Ein anderer Fall hat sowohl operationstechnisch wie in bezug auf die Deutung große Schwierigkeiten gemacht. Das ganze kleine Becken war von einer papillären Geschwulst-masse vollkommen ausgefüllt, Genitalorgane zunächst überhaupt nicht zur Ansicht zu bringen. Erst nach schwieriger Präparation war die Gebärmutter gefunden worden. Total-exstirpation. Am Präparat fand sich die Gebärmutter nur vollständig umwachsen, aber sonst ohne Veränderung, ebenso konnten beide Eierstöcke und beide Eileiter aus den papillären Massen ausgelöst werden. Da im breiten Mutterband auch Parovarialschläuche in völlig normaler Entwicklung angetroffen worden sind, bleibt uns kaum eine andere Möglichkeit, als eine primäre Erkrankung des Peritonealepithels anzunehmen.

Zu denken wäre — nicht in den eben erwähnten Fällen, aber sonst vielleicht einmal — an das Rete ovarii als Ausgangspunkt. R. Meyer hat ein kleinstes Papillom in einem Reteschlauch erwähnt. Auch wir haben (Lab.-Nr. 19 916) als gelegentlichen, aber klinisch bedeutungslosen Befund ein mikroskopisch kleines Papillom in einem Reteschlauch zu verzeichnen. Ich will nun aber solche Seltenheiten gar nicht etwa besonders hervorkehren, weil ich der Überzeugung bin, daß das vom Coelomepithel abstammende Peritonealepithel ganz dasselbe zu leisten imstande ist.

Besondere Schwierigkeiten hat die Deutung der Herkunft des Flimmerepithels gemacht. Die Schwierigkeiten werden nun schon geringer, seitdem mehr und mehr zugegeben wird, daß die früher oft gelehrte Alleinherrschaft des Flimmerepithels bei diesen Geschülsten gar nicht so ernst zu nehmen ist. Außerdem sind uns jetzt schon sicher vom Bauchfell, sowie sicher vom Oberflächenepithel der Eierstöcke abstammende kleinste Cystchen zur Genüge bekannt, in welchen Flimmerepithel deutlich zu erkennen ist. W. Schiller hat in noch nicht veröffentlichten Befunden ebenso wie Aschheim auch echte Schleimbildung in solchen kleinsten Serosacystchen nachgewiesen. Das kann uns nicht unverständlich bleiben, wenn wir daran denken, daß das Epithel des Bauchfells auf das multipotente Coelomepithel zurückzuführen ist. Wir verzichten auf die seinerzeitige Annahme von Marchand (der auch Kossmann, Heinrich gewogen waren), die Epithel der Eileiter, bzw. der Fimbria ovarica zur Erklärung heranzieht.

Mag man auch in dieser Frage noch eine gewisse Zurückhaltung beobachten, so erscheint die Erklärung doch als die zweckmäßigste.

Nach meiner Meinung lassen sich auch alle anderen Adenofibrome auf dieselbe Formel zurückführen. Unterscheidend ist der Grad der Zelldifferenzierung. Ja ich glaube, daß wir auch für die pseudomucinösen Blastome der Annahme besonderer Zellarten nicht bedürfen. Nur der Differenzierungsgrad, bzw. die Richtung der Differenzierung entscheidet.

In meine Vorstellung von der Zelldifferenzierung möchte ich jedoch mehr einbeziehen, als bisher geschehen ist. Nicht nur Zellform, Aussehen der Zelle, Leistung im Sinne einer Außensekretion kommt in Betracht, sondern auch die spezifische Fähigkeit, das Bindegewebswachstum zu beeinflussen. Der Nachweis von A. Fischel, daß das Epithel überall als das herrschende, formbildende anzusehen ist, erscheint mir auch für die Geschwulstlehre von Bedeutung. Das Epithel vermehrt und gestaltet das zugehörige Bindegewebe aus eigenen Kräften heraus; im normalen Organismus in steter Abhängigkeit von Nachbarorganen, bzw. Epithelien, im kranken Organismus in stetem Abwehrkampf des letzteren. Die Entscheidung, ob dick- oder dünnwandige Cysten, ob große Bindegewebslager, ob Papillen gebildet werden, liegt in der größeren oder geringeren aufbauenden Kraft der Epithelzelle. Die Entstehung des Papilloms ist demnach als Sonderform zu werten, deren Mischung mit cystischen Bildungen auf dieser Grundlage leicht verständlich ist.

Schrifttum.

Archer, G. B., Große einkammerige Ovarialcyste. Ber. Gynäk. **6**, 448 (1925). — *Dahlgren, Lars,* Traubenförmige Ovarialkystome. Acta obstetr. scand. (Stockh.) **10**, 311 (1930). — *Flaischlen,* Rezidiv und Exstirpation papillöser Ovariumkystome. Z. Geburtsh. **65**, 6767 (1910). — *Fraenkel, E.,* Diagnose der Cyst. seros. papill. ovarii. Mschr. Geburtsh. **21**, 67 (1905). Pseudomyxoma peritonei. Münch. med. Wschr. **1912**, 1142. — *Frankl, O.,* Fibr. ov. adenocystic. Arch. Gynäk. **131**, 325 (1927). — *Fuchs, H.,* Fibro-aden. ovar. succenturiatum. Zbl. Gynäk. **1930**, 2696. — *Himmelheber,* Seltene cystische Bildungen in der Bauchhöhle. Arch. Gynäk. **87**, 67 (1909). — *Jung,* Multilokulares Ovarialkystom. Dtsch. med. Wschr. **1911**, 1584. — *Massi,* Papillome. Mschr. Geburtsh. **24**, 240 (1906). — *Marschner,* Pseudoxanthomatöse Peritonitis. Arch. Gynäk. **112**, 8 (1920). — *Meyer, R.,* Rezidivierende papilläre Ovarialkystome. Z. Geburtsh. **65**, 698 (1909). — *Nakayama, S.,* Menstruationsstörungen bei Ovarialpapillomen. Jap. J. Obstetr. **13**, 50 (1930). — *Nebesky, O.,* Polypöses Kystom. Zbl. Gynäk. **1905**, 1052. — *Neumann, H. O.,* Fibroma ovarii adenocysticum. Zbl. Gynäk. **1928**, 2518. — *Odebrecht,* Ovarialtumor. Z.

Geburtsh. **31**, 185 (1895). Rezidiv dazu Z. Geburtsh. **54**, 160 (1905). — *Olshausen*, Metastasen gutartiger Ovarialtumoren. Z. Geburtsh. **11**, 238 (1885). — *Orthmann, E. G.*, Seltene Ovarial- und Tubentumoren. Mschr. Geburtsh. **9**, 771 (1899). — *Rösch*, Über den Kleinschen Tumor. Arch. Gynäk. **123**, 180 (1924). — *Schnütgen, M.*, Metastasierung benigner Ovariumtumoren in den Bauchdecken. Inaug.-Diss. Heidelberg 1918. Ref. Zbl. Gynäk. **1920**, 1037. — *Schottlaender, J.*, Cystisches Fibroadenom. Zbl. Gynäk. **1915**, 171. — *Rössle* u. *Wallart*, Angeborener Mangel beider Eierstöcke. Beitr. path. Anat. **84**, 401 (1930). — *Tauber, R.*, Maligne Degeneration von Implantationen in den Bauchdecken. Zbl. Gynäk. **1927**, 1505. — *Weischer, P.*, Kystoma seros. spl. permagnum. Zbl. Gynäk. **1923**, 37.

Die Krebsformen des Eierstockes.

Auf dem Gebiet der Eierstockskrebse haben uns die letzten 30—40 Jahre schöne Ansätze zu besserer Erkenntnis gebracht. In erster Linie sind die Bestrebungen von Marchand u. v. a. zu nennen, metastatische Krebse klar abzugrenzen und überhaupt zu erfassen. Auf keinem Gebiet bedingen metastatische bösartige Geschwülste für die Klinik praktisch so häufig Unsicherheit wie auf dem der Eierstockserkrankungen. Es ist unser lebhafter Wunsch, die Fälle diagnostisch gesondert zu erfassen. Leider stoßen wir dabei oft auf die größten Schwierigkeiten; und wir werden diese Schwierigkeiten nicht überwinden, solange nicht jeder Fall lückenlos genauer anatomischer Untersuchung, das ist nach Abschluß der Beobachtung gegebenenfalls auch der Obduktion zugeführt werden kann [1]. Ich kann Beispiele als Beleg dafür vorbringen, daß die trotz eingehender klinischer Untersuchung nur vermutete oder sogar auf Grund dieser Untersuchung abgelehnte metastatische Natur der Eierstocksgeschwulst erst bei der Sektion, ja sogar erst nach der histologischen Untersuchung aufgedeckt, oder die Annahme umgestoßen worden ist.

Trotzdem sind große Fortschritte anzuerkennen.

Der zweite Umstand, der eine ganz wesentliche Förderung angebahnt hat, ist die Aufstellung des Begriffes der Granulosazellgeschwulst (v. Werdt). Mag er an sich noch so unsicher sein, so darf man die durch ihn gewonnenen Ausblicke auf Genese und Deutung der Krebsformen als einen großen Erfolg buchen. Es ist heute undenkbar, an diesen Fragen vorbeizusehen.

Die Vielzahl der Formen sowohl wie die merkwürdigen Begleiterscheinungen machen das Gesamtgebiet der primären Krebse der Keimdrüsen besonders interessant und schwierig. Ganz abgesehen von der Tragik, die darin liegt, daß von der Keimdrüse, die für die Erhaltung der Art zu sorgen hat und im Einzelfall oft genug trotz späterer Erkrankung auch wirklich gesorgt hat, der Einzelmensch, der Phänotypus angegriffen und mit Vernichtung bedroht wird, ist auch in der Beurteilung der Vorgänge die Kritik noch kaum irgendwo endgültig durchgedrungen. Ein toller Hexenkessel, in welchem es fortwährend brodelt, und für jeden die Gefahr besteht, sich die Finger zu verbrennen. Fälle, die hier eingefügt werden, sieht ein anderer plötzlich an ganz anderer Stelle auftauchen. Fast jeder Kritiker hat die Fälle anders verteilt wie seine Vorgänger. Eine besondere Schwierigkeit liegt in der Aussicht, unter den sehr ähnlich gebauten Geschwülsten gutartige und bösartige auseinander zu halten.

Manchmal werden anatomische Einzelheiten (z. B. die eiähnlichen Bildungen) allzusehr in den Vordergrund gerückt. Bei der Undurchsichtigkeit des ganzen Gebietes und der

---

[1] Oft genug kommt ja auch der Obduzent über eine „probabiliter" Diagnose nicht hinaus, z. B. bei offener Verbindung mit dem Darm.

vollständigen Unkenntnis aller ätiologischen Beziehungen ist dies Streben begreiflich. Man sucht nach formalen Gesichtspunkten einzuteilen, um nur überhaupt einmal eine Übersicht über alle Möglichkeiten zu bekommen. Aber während z. B. Sternberg die Granulosazellgeschwülste als Sondergruppe den gutartigen Kystomen anreiht und ihnen die „unausgereiften epithelialen" Geschwülste, die Krebse, gegenüberstellt, bezeichnet sie R. Meyer alle geradezu als Krebse. In Zukunft wird es sich vielleicht vom morphologischen Standpunkt aus empfehlen, den Begriff des soliden, trabekulären Adenoms einzuführen, welcher bisher auf diesem Gebiete nicht benutzt worden ist. Voraussetzung dafür wäre allerdings Sicherung der epithelialen Genese, die bisher noch immer nicht einwandfrei zu geben ist (vgl. S. 82a u. b).

Ich will mich vorläufig, solange wir in der Frage, ob gut- oder bösartig, nicht bedeutend klarer sehen als heute, aus formalen Gründen auf den Standpunkt der Einheitlichkeit der Geschwulstformen stellen und alle hier besprechen. Es ist zwar möglich, daß wir bei besserer Erkenntnis der Beziehungen ähnliche theoretische Reihen werden aufstellen können, wie dies heute beim Pseudomucinblastom und besonders beim Papillom vielfach geübt wird. Es ist aber ebenso denkbar, daß mit der Zeit auch diese Reihungen zusammenstürzen und eine schärfere Trennung von Gut- und Bösartig auf anderer Grundlage zustande kommt. Diese Vermutung muß ich im Auge behalten angesichts der mir immer wieder auffallenden, bisher noch nie so recht betonten Polymorphie, der histologischen, aber auch der grob morphologischen Vielgestaltigkeit der Eierstockskrebse, die ich als eine primäre Wachstumseigenschaft derselben ansehe.

Die alte Streitfrage, ob eine gutartige Geschwulst aus irgendeinem Anlaß bösartig werden kann, hat für den Eierstockskrebs schon Pfannenstiel als unwahrscheinlich bezeichnet. Heute wird sie meist abgelehnt, obwohl ein überwiegender Beweis noch nicht bekannt ist. Man findet immer wieder Blastome, die zunächst den Eindruck einer typischen gutartigen Geschwulst machen und bei welchen erst die vielfach wiederholte Untersuchung, die Entnahme von Untersuchungsmaterial aus den verschiedensten Stellen da oder dort histologische Kennzeichen für Bösartigkeit erkennen läßt. Wir können das einstweilen als ein Zeichen von Polymorphie hinstellen.

Übersicht über die Krebsformen läßt sich erst gewinnen, wenn man — wenigstens theoretisch — grundsätzlich alle metastatischen Krebse ausschaltet; eine Forderung, die für sämtliche anderen Organe des Körpers selbstverständlich ist, muß auch für den Eierstock gelten. Außerdem sind alle von einem Teratom ausgehenden Krebse auszuschalten. Das Teratom kann in diesem Sinne als ein dem Eierstock fremder Organkomplex gelten. Mag die Zahl dieser Fälle auch nicht groß sein — A. Mayer verfügt über 6 Fälle = 3,6%, ich nur über drei — so müssen wir doch trachten, sie vollständig abzusondern.

Die Stellung der „primären" Krukenberg-Geschwülste gilt noch nicht als voll geklärt (vgl. Sternberg). Ich habe den einen Fall gesehen, den Schottlaender als primäres Sarkom des Eierstockes beschrieben hat. Da die Obduktion nicht genügend genau zu sein scheint, halte ich den Fall nicht für beweisend. Was wir sonst an derartigen Geschwülsten ganz durchuntersuchen konnten, war stets metastatisch. Auch Sternberg kennt keine Primärgeschwulst des Eierstockes. Ich stehe nicht an, den Befund von Siegelringzellen in jedem Fall geradezu als Beweis für metastatische Natur anzusehen, und schalte diese Fälle hier aus.

Weitere Schwierigkeiten ergeben sich in einigen Fällen, wo Eileiter und Eierstock in die Krebsmasse einbezogen sind. Um etwaige Irrwege zu vermeiden, habe ich jene

Fälle, in welchen auch die erneute Untersuchung des Materials die Frage nicht zur Entscheidung gebracht hat, weggelassen, und nur solche Fälle berücksichtigt, wo die ganzen Umstände eine Sekundärerkrankung des Eileiters mit Sicherheit annehmen lassen.

Ebenso habe ich von den Fällen gleichzeitiger Erkrankung von Eierstock und Gebärmutter nur solche Fälle berücksichtigt, in welchen die Eierstocksgeschwulst die Führung hatte, oder mindestens als selbständig zu erkennen war. Mitunter ist eine sichere Entscheidung nicht möglich. Solche Fälle lasse ich weg.

Endlich muß ich anführen, daß — entsprechend der Unmöglichkeit einer Entscheidung über den Ausgangsort sowie der mir unzureichenden mikroskopischen Untersuchung an mitunter recht kleinen Stücken — alle Probebauchschnitte in meiner Aufstellung außer acht bleiben.

Was nach dieser Auslese bleibt, gibt noch immer ein reichlich buntes Bild. Es sind teils solide, bald derbere, bald (bis zum Zerfließen) weiche Geschwülste, die teilweise wieder Hohlräume aufweisen können, teils große cystische Gebilde. Als bestes makroskopisches Kennzeichen darf man noch immer die markige Beschaffenheit an Durchschnittsflächen, die Einzelheiten an Zeichnung nicht erkennen läßt, und den Umstand gelten lassen, daß reichlich „Krebssaft" oder Krebsbrei von der Schnittfläche abstreifbar ist, so daß das Messer sich mit dem fettigen Brei bedeckt. Dieses Bild ist aber noch durchaus nicht genügend zur Formbestimmung. Es gibt solid aussehende Papillome (1 Fall bei O. Frankl [1]), solid aussehende adenomatöse Geschwülste, wie es cystische Granulosazellgeschwülste und Krebse überhaupt gibt.

Sternberg, der ungefähr nach solchen Gesichtspunkten einteilt, fügt als Sondergruppe noch das Carcinosarkom an. Abgesehen davon, daß die im Eierstock gefundenen Fälle sehr selten sind — Sternberg läßt nur die Fälle von Hansemann, Rothacker und Kleinschmidt gelten — und der von ihm (bez. Akimoto) beschriebene Fall sehr an Granulosazellgeschwulst erinnert, glaube ich auf eine Gruppe um so mehr verzichten zu können, als nach den eigenen Ausführungen von Sternberg die Festlegung des Begriffes selbst noch nicht gelungen ist. Ich glaube, daß Carcinome stellenweise so wachsen können (desmoplastisch, Krompecher), daß dadurch ein gleichzeitiges Sarkom vorgetäuscht wird.

Bei einer 26jährigen Frau (1 Geburt, 1 Abortus; seit 4 Monaten Beschwerden) fand sich neben Hydrosalpinx rechts ein schwer verwachsenes papilläres Carcinom des Eierstockes. Ausgedehnte Nekrosen. Im Stroma stellenweise derart diffuse Durchsetzung mit Zellen von Sarkomcharakter, daß an Kombination von Krebs und Sarkom gedacht worden ist. Ich fasse aber das Bild auf als desmoplastisch gewucherten Krebs (8280 ex 1915). Nach einigen Monaten Schmerzen; apfelgroße Geschwulst links, wo nur cystische Anteile des Eierstockes reseziert worden waren (keine Untersuchung derselben). Weiterer Verlauf nicht bekannt.

Es ist dies in unserem Material der einzige Fall, in welchem die Frage eines Carcinosarkoms überhaupt zur Erwägung gestanden wäre.

Zu den Schwierigkeiten der Einteilung gesellen sich die Schwierigkeiten im vollständigen Erfassen des Materials. Es ist ganz bezeichnend, daß bei der Erörterung über endgültige Heilungen von Eierstockskrebsen (ein Gebiet, auf dem Mitteilungen auffallend sparsam sind) noch kaum je der Wunsch nach Bekanntgabe absoluter Heilung wie beim Collumcarcinom laut geworden ist. Ich halte auch eine solche Aufstellung für kaum durchführbar. Wir haben z. B. in unserem Material neben 255 volldurchgeführten, bzw. mindestens mit Entfernung der Hauptgeschwulst beendeten Operationen bei sicher (oder doch, in einigen wenigen Fällen, höchstwahrscheinlich) primärem Eierstockskrebs in demselben Zeitraum — abgesehen von den operierten metastatischen

---

[1] O. Frankl: Arch. f. Gynäk. 113, 51.

Krebsen der Eierstöcke — noch ungefähr 120 Fälle, in welchen nur ein Probebauchschnitt zur Entleerung des Ascites und zur Entnahme von Untersuchungsmaterial vorgenommen worden ist, die ich jedoch hier unberücksichtigt lassen muß, weil allerdings
der Krebs gesichert, die Frage ob primär oder metastatisch aber nur ausnahmsweise
beantwortet ist. An der Unmöglichkeit einer sicheren Beantwortung dieser Frage scheitert
eben immer die Feststellung einer Grundzahl.

Weiters sind bei der Abgrenzung der Fälle in der Richtung gegen die noch gutartigen
Geschwülste des Eierstockes die Schwierigkeiten sehr groß, ja gelegentlich noch heute
unüberwindlich. Es fließen die Grenzen hier ebenso, wie das oben auch bei der Abgrenzung
mancher Formen von Adenofibrom gegen das Pseudomucinblastom schon hervorgehoben
worden ist, ineinander.

Diesen letzteren Schwierigkeiten trägt die Einteilung von R. Meyer insoweit schon
von vornherein Rechnung, als sie die Bösartigkeit der Geschwulst überhaupt nicht als ein
wesentliches, zur Gruppenführung berechtigendes Merkmal anerkennt, sondern nur in
Unterabteilungen bemerkbar werden läßt.

R. Meyer stellt zwei führende Gruppen auf:

A. Blastoma cilioepitheliale.

B. Blastoma (ep.) pseudomucinosum.

Jede der beiden Gruppen umfaßt als Unterabteilungen:

    1. adenoides (solidum),

    2. cysticum,

    3. papillare,

    4. Vermengung von 1—3,

    5. partim carcinomatosum,

    6. carcinomatosum (als cysto-, papillo-, adenoca.).

Als Gruppe C fügt er Vereinigungen solcher Blastomformen mit Fibromen, mit
Sarkom, oder Vermengungen von A und B an.

In morphologischer Hinsicht ist dies gewiß der umfassendste Überblick über alle
Möglichkeiten, der überhaupt geboten werden kann. Bisher hat sich die Einteilung noch
nicht einbürgern können; nur H. O. Neumann ist für sie eingetreten. Sternberg findet
schon die Bezeichnung „Blastom" überflüssig. Ich möchte mich unbedingt für Annahme
dieses Namens einsetzen. Aber als Kliniker hätte ich den Wunsch, gutartige und bösartige
Blastome deutlich erkennbar auseinander zu halten; von diesem Wunsch gehen die Ärzte
nur ungern ab. Sie werden immer wieder erwarten, daß es — etwa mit neuen Untersuchungsverfahren — einmal doch gelingen wird, weiter zu kommen. Die Entwicklung der Kenntnisse und Fortschritte, soweit sie bisher zu übersehen ist, scheint aber anders zu entscheiden.
Namentlich die künftig notwendige Trennung von gutartigen und bösartigen „Granulosazellblastomen", die durchaus auf dieser Linie liegt, spricht sehr dafür.

Es war mir nicht möglich, diese Trennung, die ich für durchaus wünschenswert halte,
an meinem Material durchzuführen; die Kriterien treten zwar manchmal recht deutlich
(Zellverwilderung), in anderen Fällen jedoch zu wenig übersichtlich hervor.

Ungeachtet dieser Schwierigkeiten kann ich an das Schema von R. Meyer insoferne
anknüpfen, als es uns deutlich zeigt, daß nach den heutigen Vorstellungen über Eierstocks-

krebse die Quellen in beiden Gruppen zu suchen sind. Vom Blastoma cilioepitheliale gehen ebenso Krebse aus wie vom Blastoma pseudomucinosum (welches R. Meyer hier im Sinne von Hanau und Ribbert als einseitig entodermales Teratom ansieht). Da H. O. Neumann auch die Follikulome zu den Oberflächenepithelgeschwülsten rechnet, wären also nur diese beiden Hauptgruppen auseinanderzuhalten.

Ob diese histogenetischen Vorstellungen richtig sind, muß die Zukunft lehren. Heute stehen wir noch vor vollständig verschlossenen Türen. Ein Umstand fällt mir jedoch sofort auf.

Ich habe oben betont, daß Pseudomucinblastome und Adenofibrome (alle zusammengenommen) sich ungefähr die Waage halten. Demgegenüber fällt es auf, daß von 246 Fällen (nach Abzug hier nicht verwendbarer Fälle) 156, bzw. mit Einbeziehung der Granulosazellgeschwülste 214 Fälle auf die cilioepithelialen, und (mit Einrechnung der Pseudomyxome[1]) 32 Fälle (ohne diese 17) auf die pseudomucinösen Blastome entfallen. Diese Gegenüberstellung läßt fast irgendeinen grundsätzlichen Fehler in der Aufstellung vermuten.

Ich habe an früherer Stelle bereits erwähnt, daß ich gegenüber den bisherigen Versuchen, bestimmte Zellformationen als Ausgangspunkt für die verschiedenen Geschwulstformen zu finden, die verschiedene Zelldifferenzierung, den Differenzierungsgrad und die Differenzierungsrichtung ein- und desselben, noch multipotent erhalten gebliebenen Zellmateriales als entscheidend in den Vordergrund rücken möchte. Darin liegt meiner Ansicht nach das Geheimnis der Histogenese aller Krebsformen, ja aller Blastome der Keimdrüsen. Dieses Urmaterial mag nun in Abkömmlingen des ursprünglichen Coelomepithels oder wo anders, in Stromazellen gesucht werden; das zu prüfen, ist eine spätere Sorge. Die bald mehr, bald weniger ausgesprochene Differenzierung, ihre verschieden gerichtete Abweichung von irgendeiner Norm, kann uns die gerade bei den Eierstocksgeschwülsten so häufigen Vermengungen verschiedener Geschwulstformen erklären, welche die Einreihung der Fälle oft so außerordentlich erschweren.

Zu dieser Differenzierung gehört als wesentlicher, das endgültige Zustandsbild außerordentlich beeinflussender Teil die mehr oder minder ausgesprochene Fähigkeit der Zellen, miteinander im Verband zu bleiben (sagen wir etwa: anziehende oder abstoßende Kräfte gegeneinander zu entwickeln. Vgl. Pseudomucinblastom und Papillom, die sich geradezu gegenteilig verhalten). Und weiter gehört die auch oben bereits angeführte Fähigkeit dazu, das Bindegewebswachstum im Geschwulstbereiche selbst zu beeinflussen, zu regeln. Diese Vorstellungen lassen sich ohne weiteres auf die bösartigen Geschwülste übertragen. Die Bindegewebsneubildung tritt hier oft sehr in den Hintergrund gegenüber der „epithelialen" Wucherung. Es gibt im Eierstock Geschwülste, welche trotz lockersten Zellverbandes (gewisse Granulosazellgeschwülste) in ausgedehnten, netzförmigen epithelialen Formationen wachsen, ohne mitunter auf großen Strecken überhaupt Bindegewebe anzusetzen; und wo sie dies tun, geschieht es nur in unvollkommen netzartiger Anordnung. Dabei braucht das an sich noch gar nicht Zeichen einer klinischen Bösartigkeit zu sein. Es gibt Granulosageschwülste solcher Art, die wir nach bisherigen Erfahrungen als nicht oder nicht besonders bösartig auffassen können. Anderseits kennen wir Formen, die trotz ausgesprochener Bösartigkeit sehr ausgedehnte Lager von Bindegewebe bilden. Dieses

---

[1] Von welchen 3 bereits früher mitgezählt worden sind.

Bindegewebe erscheint oft sonstigem Bindegewebe des Körpers sehr ähnlich, weist aber doch wieder deutliche Unterschiede auf. Zellreichtum, Fibrillengehalt ist verschieden; das ganze Gewebe zeigt bei Färbung im Schnitt oft deutlich einen anderen Farbenton (z. B. bläulich bei Hämatoxylinfärbung), welcher auf stärker saure Reaktion des ganzen Gewebes hinweist, als sie dem normalen Gewebe zukommt. Wichtig ist ferner der Umstand, daß die Fähigkeit der Gewebe zu altern, sowohl in den epithelialen wie in den bindegewebigen Anteilen, bzw. die Lebensdauer eine sehr verschiedene ist, weshalb hyaline Umwandlung der Gewebe selbst, ja Spontannekrose (Abb. 145) sehr häufig beobachtet wird, obwohl Gefäße mit wohlerhaltenen roten Blutkörpern noch in nächster Nähe, ja mitunter mitten im nekrotischen Bezirk anzutreffen sind.

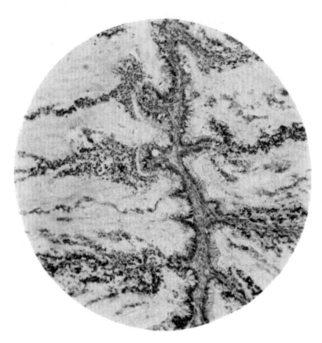

Abb. 145. Papilläres Carcinom. Spontannekrose von Septen.
(Vergr. 70 mal.)

Welche Zellform das Ausgangsmaterial beigestellt hat, steht dahin. Nimmt man verschiedene Differenzierungsfähigkeit des Urmateriales an, so ist es klar, daß die in der Krebsgeschwulst nachweisbare Endform der Zellen mit der Form der Ausgangszelle nichts gemein zu haben braucht.

Auch über die Ursachen, die zur Zellwucherung führen, wissen wir nichts. Sind uns doch selbst die Verlaufsarten, die ersten Anfänge der Krebsbildung noch unbekannt. Es ist bisher noch nie möglich gewesen, ein allererstes Stadium aus der Entwicklung eines Krebses der Eierstöcke histologisch festzuhalten. In manchen Fällen hat man den Eindruck einer sehr raschen, fast schlagartigen Entwicklung. Das, sowie der Umstand, daß der Krebs so oft gleichzeitig (oder mindestens rasch hintereinander) beide Eierstöcke ergreift, läßt fast an die Möglichkeit denken, daß es sich um eine Art von allergischer Reaktion des Organs auf irgendeine Allgemeinschädigung handelt. Ich sehe allerdings heute noch keinen Weg, diesen Gedanken näher zu prüfen, so lange uns das Wesen der Vorerkrankung unbekannt bleibt und kein spezifischer Stoff greifbar wird, mit dem man Versuche anstellen kann. Nur eine gewisse Altersbereitschaft der Gewebe dazu (Allergie des Lebensalters, Pirquet) ist kaum zu verkennen.

In neuerer Zeit haben histologische Befunde von B. Lipschütz Aufmerksamkeit erregt. Lipschütz findet in Krebszellen — nicht jeden Falles, nicht an allen Stellen, schließlich auch nicht in allen Zellen — nach neutraler Fixierung bei Giemsafärbung im Protoplasma sichelartige bis kreisförmige, bläulich gefärbte Massen, die er als „Plastinreaktion" beschreibt, und manchmal innerhalb dieser Massen unfärbbare „chromophobe" Körperchen. Er bezeichnet diese Befunde als spezifisch für Krebs und hat solche auch unter anderen in zwei Eierstockskrebsen des Menschen erhoben, und zwar nur an Zellen, die oberflächlich, zunächst der Lichtung gelegen waren (ähnlich beim Brustdrüsenkrebs), an der freien Fläche des zentral gelegenen Kernes (Abb. 145a). Bei den dunkel gefärbten Abschnitten handelt es sich um Umwandlung von Teilen des Protoplasmas durch den Stoffwechsel im Sinne einer Reaktionsänderung des Gewebes. Die „chromophoben" Körperchen sind, wie W. Schiller gezeigt hat, im Schnitt nur ungefärbte Hohlräume und keine echten, körperlichen Gebilde.

Diese Befunde bei allen Krebsformen des Eierstockes zu prüfen, wird im Hinblick auf die Reaktion der Gewebe und den Stoffwechsel eine Aufgabe der nächsten Zukunft sein.

Diese im weitesten Umfang zu verstehende Zelldifferenzierung kann nun von vorneherein schwankend sein; sie kann sich schon im Beginn des Geschwulstwachstums auf das Zellmaterial ungleich verteilt haben, so daß schließlich ein Teil der Geschwulst als gutartige, ein anderer als bösartige Form wächst. Es kann die angreifende Kraft von vorneherein so abgeschwächt erscheinen, daß sie gegenüber der Abwehrkraft des Körpers erst nach Jahren oder Jahrzehnten zur Geltung kommt, und andererseits so gesteigert, daß der Körper dem ersten Ansturm erliegt, ohne Rücksicht auf Operation oder sonstige Hilfsversuche. Für beides haben wir gerade bei den Eierstocksgeschwülsten Beispiele genug.

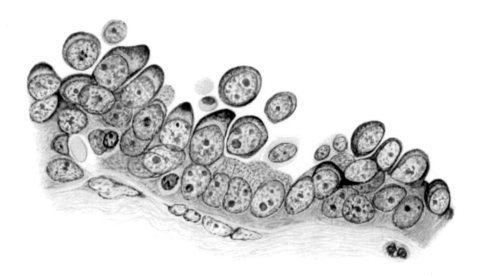

Abb. 145a. „Plastin"reaktion nach B. Lipschütz. Carcinomatöser Granulosazelltumor. (Vergr. etwa 1000 mal.)

Am schärfsten prägt sich jedoch die Verschiedenheit in der Zelldifferenzierung und am fühlbarsten für den Morphologen — bei den Krebsformen darin aus, daß viele Fälle geradezu polymorph genannt werden müssen. So verstehe ich wenigstens jene Fälle, in welchen bisher Kombination verschiedener Formen angenommen worden ist: solide, alveoläre, trabekuläre, wurmstichig-plexiforme, adenomatöse und papilläre Gestaltungen kann man an den verschiedenen Stellen einer einzigen Geschwulst nachweisen. so daß die Einreihung in das System schließlich mehr oder weniger dem Zufall oder der Willkür anheimgegeben ist.

Die Mehrzahl der Fälle ist allerdings einer Einteilung zugänglich.

1. Krebs im Pseudomucinblastom.

Aus dem gesamten Material habe ich 17 Fälle einbezogen. Einer von diesen ist vielleicht als metastatischer Krebs anzusehen; ich lasse ihn aber hier, weil ich keine bestimmteren Anhaltspunkte für diese Annahme habe. In drei weiteren Fällen war der Pseudomucincharakter der Geschwulst nur an wenigen Stellen zu erkennen. Ich führe dies an, um zu zeigen. daß ich mit der Auswahl der Fälle nicht zu streng gewesen bin.

Der Hundertsatz, auf die Gesamtzahl der primären Krebse berechnet, beträgt $6,6\%$. Dies stimmt mit der von Stübler und Brandess gefundenen Zahl von $8,4\%$ ganz gut überein. Auf die Pseudomucinblastome bezogen ergeben sich 5,6% (Stübler und Brandess 6,7%), bzw. unter Einrechnung der dort gezählten, fraglichen drei „beginnenden" Krebse 6,6%.

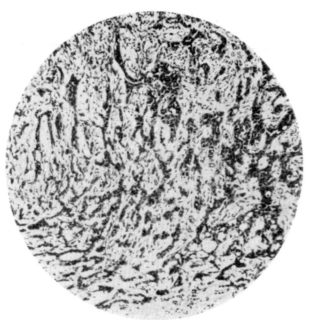

Abb. 146. Krebs im Pseudomucinblastom.
(Vergr. 80 mal.)

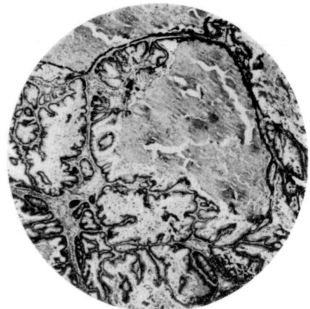

Abb. 147. Krebs im Pseudomucinkystom (mangelhafte Schleimfärbung). (Vergr. 30 mal.)

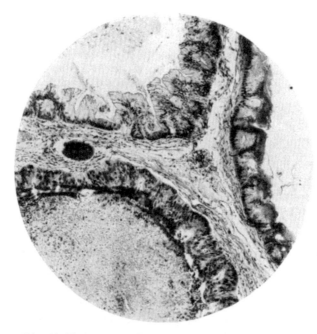

Abb. 148. Krebs im Pseudomucinblastom. (Vergr. 80 mal.)

Die Bedeutung der Pseudomucinblastome für die Krebsfrage ist also nicht sehr groß. Höheres Alter ist bevorzugt; 13 Frauen stehen im Alter von 42—61 Jahren, 3 sind unter 40, die jüngste 29 Jahre alt (Lab.-Nr. 341). Hier war im ausgesprochenen Pseudomucinblastom eine größere wurmstichig gewachsene Krebspartie (Abb. 146); an anderen Stellen aber auch lebhafte Epithelwucherung im Pseudomucinblastom, so daß der naheliegende Gedanke, daß der Krebs von einem Teratom ausgegangen sei, fallen gelassen werden mußte.

Die Abb. 147 und 148 geben Abschnitte aus einem krebsigen Pseudomucinblastom; ebenso Abb. 149 und 150 einer 40jährigen O-para, und Abb. 151—154 einer 71jährigen Frau, sowie Abb. 155

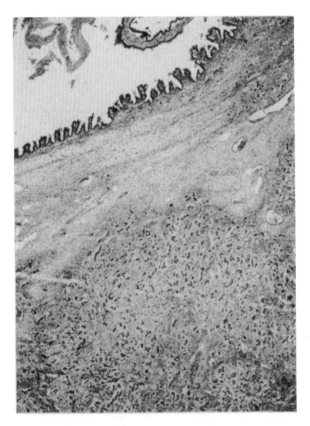

Abb. 149. Papilläres Pseudomucinblastom; Carcinom. (Vergr. 30 mal.)

einer 31jährigen. Histologisch fällt, abgesehen von der Kerngröße und Kernstellung (vgl. Abb. 80) auf, daß die Schleimfärbung sehr oft unvollständig erscheint; nur ein Saum ist gefärbt, oder auch nur einzelne Granula. Es liegt eine mangelhafte Differenzierung der Zellen vor im Sinne richtiger Schleimbildung.

Ein Teratom (haselnußgroß) ist nur einmal (3184) im Eierstock der anderen Seite, dort verbunden mit einem cystischen Adenofibrom, gefunden worden. 6 Frauen waren kinderlos. Zweimal sind diesbezüglich keine Angaben bekannt. Größere Myome sind dreimal gefunden worden, einmal ein Krebs des Halsabschnittes und einmal ein (selbständiger) Zottenkrebs des Körpers der Gebärmutter (5829).

Besonders hervorgehoben sei ein Fall (7675 ex 1915). Bei der ersten Operation der 37jährigen Multipara fand sich ein 10 l fassendes Pseudomucinblastom, welches nur durch stark ausgesprochen pseudopapillären Bau aufgefallen war, stellenweise mikrocystisch (Abb. 156, 157), kaum als Krebs angesehen werden konnte. Einfache Ovariotomie. 1919 kam die Frau wieder mit einem ausgesprochen papillären Krebs des anderen Eierstockes. Operation unvollständig. Die Frau ist, nach Ileostomie wegen Ileus, 6 Wochen später gestorben. In der zweiten Geschwulst war Pseudomucincharakter noch stellenweise erkennbar.

Der zweite Todesfall dieser Gruppe (Mortalität $= 12,4\,^0/_0$) sei deshalb angeführt, weil die Obduktion Metastasen in der Leber und in retroperitonealen (bis zu den supraclavicularen) Lymphknoten ergeben hat.

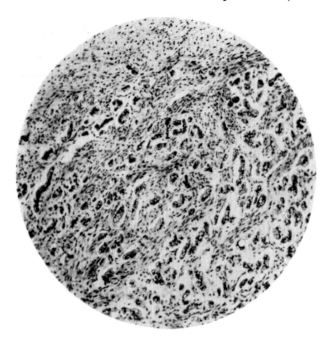

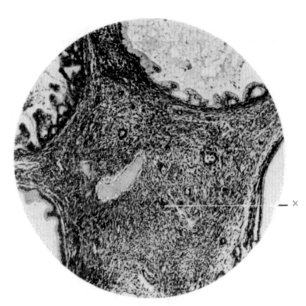

Abb. 150. Stärker vergrößerte (80 mal) Stelle
aus Abb. 149.

Abb. 151. Krebsiges Pseudomucinblastom; Nester im
Stroma.   (Vergr. 60 mal.) ($\times$)

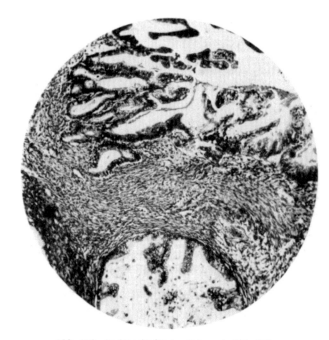

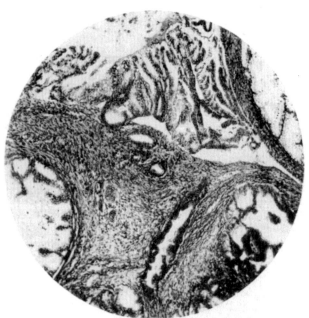

Abb. 152. Andere Stelle im Präparat Abb. 151.
(Vergr. 60 mal.)

Abb. 153. Schnitt desselben Falles (Abb. 151, 152).
Stark schleimbildend.   (Vergr. 60 mal.)

In einem weiteren Fall sind bei der Operation Metastasen an der Leber und Gallenblase (Primärtumor?) festgestellt worden. Das spätere Schicksal der Frau ist unbekannt.

Bei einer 58jährigen Frau (6958) fand sich eine in der Hauptsache einkammerige sehr große Geschwulst des rechten Eierstockes mit dickfaserigem Inhalt. Die mikroskopische Untersuchung ergab

Bilder eines Pseudomucinblastoms mit pseudopapillärem Bau (Abb. 158 und 159); an anderen Stellen ausgesprochen krebsige Wucherung (Abb. 160 und 161). Andere Formen zeigen die Fälle 345 (Abb. 162) und 17 838 (Abb. 163a —c).

Beidseitige Erkrankung ist sechsmal angegeben; davon einmal von uns als metastatisch aufgefaßt[1]. Stübler und Brandess finden sie unter 14 Fällen dreimal.

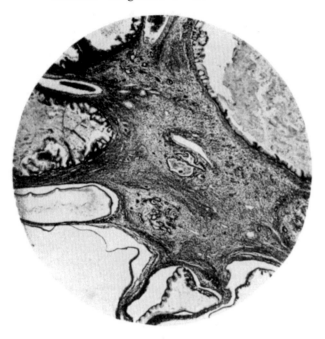

Abb. 154. Schnitt wie Abb. 151—153;
überall kleine Krebsnester. (Vergr. 25 mal.)

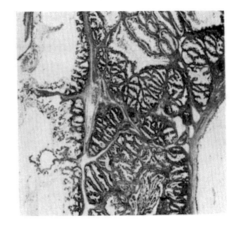

Abb. 155. Krebs im Pseudomucinkystom.
(Lupe.)

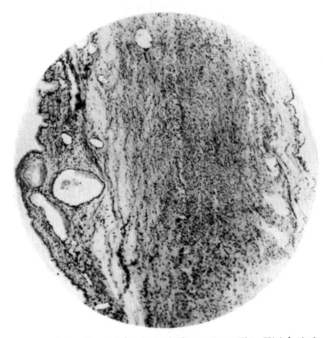

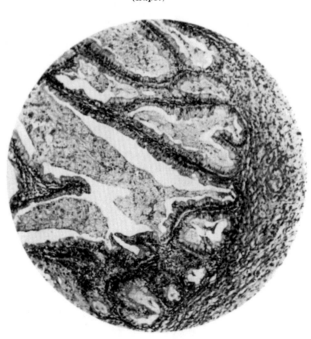

§. Pseudomucinkystom, stark pseudopapillär. Histologisch
Krebs noch nicht erkennbar. (Vergr. 60 mal.)

Abb. 157. Pseudomucinkystom mikrocystisch; hat sich klinisch
als Carcinom entpuppt. (Vergr. 80 mal.)

[1] Krebszapfen nur in oberflächlichen Verwachsungen, eben in die Rinde des Eierstockes eindringend.

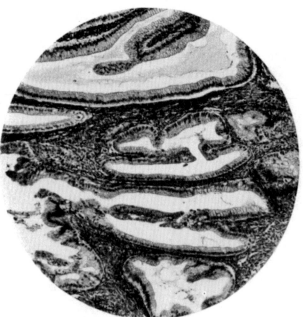

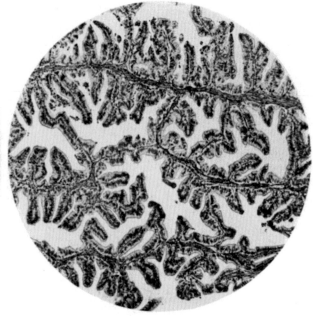

Abb. 158. Pseudomucinkystom. Pseudopapillär. An dieser
Stelle Carcinom nicht erkennbar. (Vergr. 70 mal.)

Abb. 159. Pseudomucinkystom, krebsige Stelle.
(Vergr. 70 mal.) Fall Abb. 158.

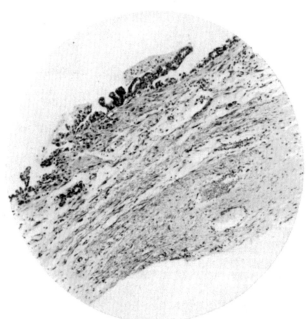

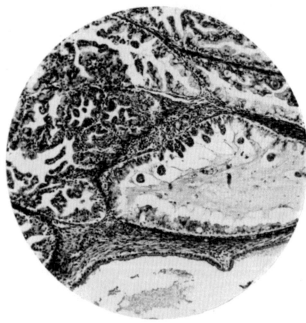

Abb. 160. Pseudomucinkystom, krebsige Wucherung.
(Vergr. 70 mal.)

Abb. 161. Pseudomucinkystom. Links Übergang in Carcinom.
(Vergr. 70 mal.)

Stieldrehung ist nur einmal verzeichnet, nennenswerter Ascites nie. Peritoneale Aussaat aber öfter; gelegentlich so reichlich, daß man die Abtragung der Hauptgeschwulst
nur als palliativen Eingriff angesehen hat.

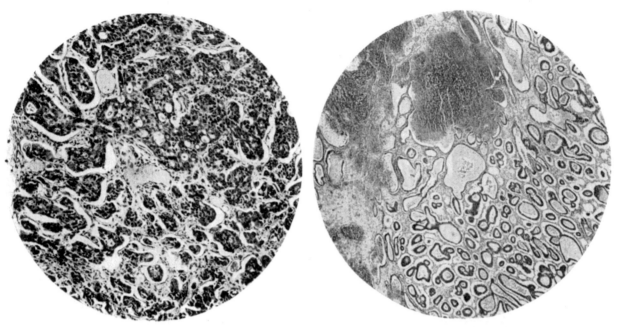

Abb. 162. Krebsiges Pseudomucinkystom.
(Vergr. 80 mal.)

Abb. 163a. Stelle aus einem mannskopfgroßen Pseudomucinkystom,
carcinomatös. Beginnende Nekrose. (Vergr. 20 mal.)

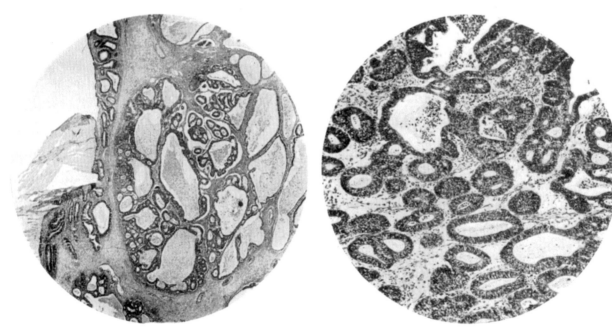

Abb. 163b. Stelle aus einem krebsigen Pseudomucinkystom.
(Vergr. 20 mal.)

Abb. 163c. Stelle aus einem krebsigen Pseudomucinkystom.
(Vergr. 70 mal.)

2. Pseudomyxoma ovarii.

Ich habe oben (S. 246) bereits gesagt, daß ich das Pseudomyxoma peritonei in der Hauptsache als Krebs ansehe. Nach Ausscheidung der dort besprochenen unklaren Fälle weist unser Material noch 19 Fälle auf, von welchen drei als metastatische Gallertkrebse hier nur wegen der morphologischen Ähnlichkeit besprochen werden mögen, obwohl ich sonst die metastatischen Krebse möglichst absondere. Die restlichen 16 Fälle können aber heute, wenn auch mit Bedenken, doch nur als primäre Schleimkrebse des Eierstockes betrachtet werden. Der Zukunft mag es vorbehalten bleiben, diese Gruppe entweder

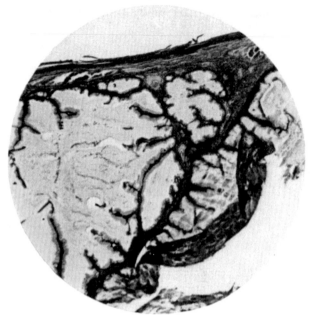

Abb. 164. Myxoma ovarii. Primärer Tumor: Myxoglobulose des Wurmfortsatzes. (Vergr. 25 mal.)

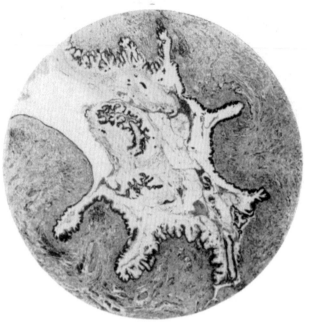

Abb. 165. Myxoma ovarii, sekundär. (Vergr. 25 mal.)

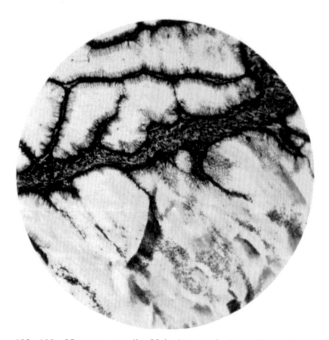

Abb. 166. Myxoma ovarii. Metastase nach Appendixcarcinom. (Vergr. 70 mal.)

zu festigen oder sie einzuschränken, bzw. auch auszumerzen. Jedenfalls scheint es mir einstweilen berechtigt, die Gruppe von der vorhergehenden abzutrennen.

Im Mittelpunkt der ganzen Erörterungen steht das sehr seltene Krankheitsbild des **Gallertbauches** (Küstner), das jedem, der es zum erstenmal sieht, als etwas Besonderes auffallen muß (vgl. S. 244). Der Bauch ist meist sehr groß geworden, ist vollgefüllt mit der gleichmäßigen, an allen Wänden und allen Organen festhaftenden, weichen, bald mehr trocken-bröckligen, zerdrückbaren, bald geradezu zähen Gallerte. Manchmal hat man Mühe, größere Stücke davon zu entfernen. Eine Kapsel ist

nirgends darzustellen. Schichten, die zunächst als Scheidewände erschienen waren, verlieren sich wieder spurlos. Sauberes Ablösen von Darmschlingen, den Beckenorganen ist nicht möglich; überall bleiben Brocken der Masse hängen. Versucht man scharfe Ablösung, so geht die Serosa mit und es stellen sich ausgedehnte Flächenblutungen ein. Kurz, die Operation muß als unvollständig abgebrochen werden. Die Eierstöcke sind in der

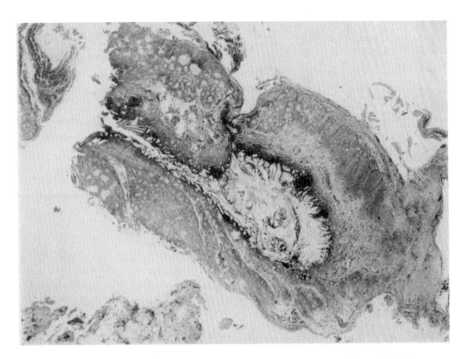

Abb. 167. Myxoma ovarii sekundär nach Appendixmyxom. (Vergr. 8 mal.)

Gallerte nicht auffindbar. Es bleibt beim Probebauchschnitt. Auch wenn die Totalexstirpation des Genitales durchführbar ist, kann der Eingriff nicht viel höher gewertet werden.

Es ist kein Wunder, daß man in diesem Meer von Gallerte nicht Übersicht gewinnt, daß man den Wurmfortsatz, die Gallenblase usw. an der Lebenden nicht immer suchen kann, auch wenn man daran denkt. Die Frage ist aber von grundsätzlicher Bedeutung.

Nachdem vorher schon in einigen Fällen (Wendeler, E. Fraenkel) der Wurmfortsatz als Ausgangspunkt dieser Erkrankung angesehen worden war, hat Bondy 1911 an Hand eines solchen Falles die Vermutung aus-

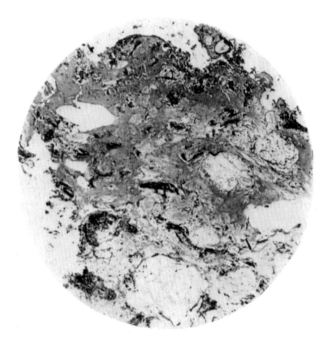

Abb. 168. Myxoma ovarii, sekundär nach Appendixmyxom. Schleimmassen. (Vergr. 25 mal.)

gesprochen, daß alle Fälle von Gallertbauch auf eine primäre Myxoglobulose des Wurmfortsatzes zurückgeführt werden könnten. Trotz der Beachtung, welche diese Vermutung gefunden hat, ist bis heute noch keine volle Klärung erzielt. Die Fälle sind an sich zu selten, ihre volle Auswertung, wie gesagt, nicht immer leicht möglich. Auch wird der Einzelfall, in welchem ein makroskopisch etwa unverändert erscheinender Wurmfortsatz nicht vollständig histologisch durchsucht worden ist, nicht als Gegenbeweis anerkannt, seitdem Fälle bekannt sind, in welchen erst das Mikroskop die Erkrankung des Wurmes aufgedeckt hat. Schließlich sind die denkbaren Möglichkeiten mit dem Ausschluß der Primärerkrankung des Wurmes noch durchaus nicht erschöpft; man hat Fälle mit Primärherd in der Gallenblase, dem Ductus choledochus, dem Dickdarm gesehen.

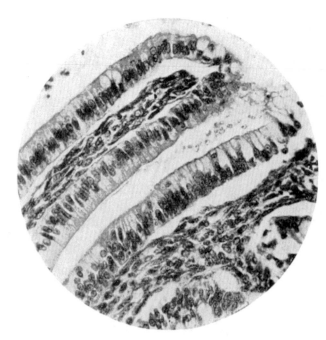

Abb. 169. Myxoma ovarii. Alveoläre Stellen. (Vergr. 240 mal.)

J. Naeslund hat die Fragen im Tierversuch zu lösen versucht. Er hat bei neugeborenen Meerschweinchen und Kaninchen den Wurmfortsatz abgetrennt, am Mesenteriolum belassen und intraperitoneal versenkt. Die überlebenden Tiere sind in der Folgezeit bis zu fast 2 Jahren nach der Operation untersucht worden. Es ergab sich eine Myxoglobulose des Wurmes, zum Teil war der Wurm geplatzt und es waren Schleimballen, teilweise sogar epithelhaltige, an verschiedenen Stellen von Bauchfell und Netz vorhanden. Das Bild stimmt aber wohl nur mit der Ruptur eines Pseudomucinblastoms überein; es fehlt der Geschwulstcharakter. Versuche, die in vitro gezüchteten Epithelien eines Pseudomucinblastoms auf das Kaninchen zu überpflanzen, hatten so ganz versagt.

In unserem Material finden sich 3 Fälle (9990, 19464 und 21541; Abb. 164—170) in welchen eine Myxoglobulose des Wurmfortsatzes nachgewiesen worden ist[1]. Der Wurm ist wohl öfter entfernt worden; aber diese Fälle kann ich trotzdem nicht als Gegenbeweise gegen Bondy anführen, weil wir nur einzelne Schnitte (ergebnislos) untersucht haben.

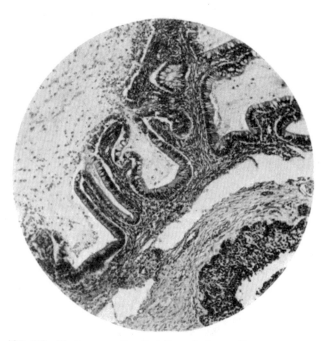

Abb. 170. Myxoma ovarii. Alveolärer Aufbau. (Vergr. 70 mal.)

[1] Ein vierter Fall ist Januar 1929 bei 61jähriger Frau operiert worden. Aus der Mitte des ganz verwachsenen Wurmes ragte seitlich ein erbsengroßer Gallertepfropf. Sonst keine Verdickung am Wurm. Eierstocksgeschwulst linksseitig, mannskopfgroß; der rechte Eierstock ganz schmal und hart. Gebärmutter sehr groß und weich, trägt ein fast hühnereigroßes, gestieltes, verkalktes Myom und ein kirschgroßes subseröses.

Nebenbei sei als Besonderheit folgender Befund angegeben (19 830 ex 1927): Bei der 52jährigen Frau (3 Geburten, 1 Fehlgeburt) fand sich eine Adenofibrosis uteri und jederseits ein faustgroßes, bzw. zweifaustgroßes Teratom; im größeren mehrere Kammern; unregelmäßiger Zapfen; 4 Zähne. In einer Nebenkammer ein kugeliger Körper von Erbsengröße. Histologisch ein sehr dickwandiger Darmabschnitt mit enger Lichtung, Dickdarm. Die Lichtung ausgefüllt mit glasig-schlierigen, gallertigen Massen, und das Oberflächenepithel von deutlich anderer Beschaffenheit als sonst im Darm, so daß der Gedanke an einen beginnenden Schleimkrebs des Dickdarmes eines Teratoms recht naheliegt.

Es liegt mir fern, diesen Befund verallgemeinern zu wollen. Aber er verdient Beachtung, gerade im Hinblick auf die ovariellen Schleimkrebse.

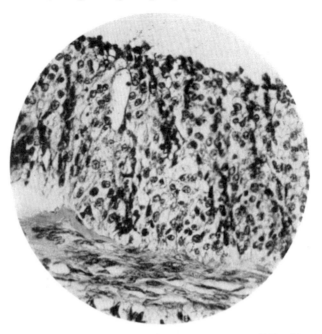

Abb. 171. Myxoma ovarii. Starke Vergrößerung (240 mal.)

Zwei weitere Fälle sind wahrscheinlich als metastatische aufzufassen. In dem einen Fall (7507 ex 1915, 39jährige Frau), mit kopfgroßer, verwachsener Geschwulst des Eierstockes, überwiegend „Myxom", aber stellenweise kleincystischem Krebs, lassen mich vereinzelte Siegelringzellen daran denken; im zweiten Fall (15 359, 59jährige nullipare Frau, Tod nach 6 Wochen an Lungenentzündung) hat weder die Operation (palliative Teiloperation) noch die Obduktion einen Ausgangspunkt feststellen können. Auch hier Myxom und alveolärer Krebs nebeneinander (Abb. 169—172). Ein Jahr vorher ist bei der Frau die Gallenblase entfernt worden. Es liegt nahe, dort den Primärherd zu suchen, ähnlich wie in einem von Senokuchi (Adenocarcinom des Ductus choledochus) beschriebenen Fall.

Auch damit sind die Möglichkeiten noch nicht erschöpft. Lauche und Schildhaus haben je einen Fall von Gallertbauch beschrieben, als

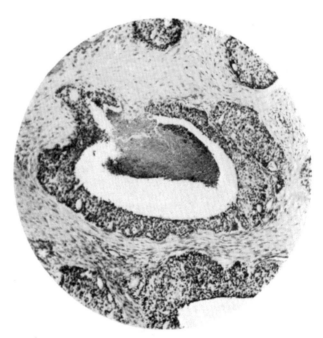

Abb. 172. Myxoma ovarii (sekundär?). Granulosaähnlich. (Vergr. 80 mal.)

dessen Quelle ein auf den Ductus omphaloentericus zurückzuführendes, hinter dem Nabel sitzendes Enterokystom angesehen wird.

Das mikroskopische Bild der einzelnen Stücke von Gallertmassen ist recht eintönig (Abb. 173—174). Große Flächen der meist homogenen oder Schlieren- und Waben-

zeichnung aufweisenden Gallerte, die sich mit basischen, manchmal auch mit sauren Farb-
stoffen etwas anfärben läßt, erscheinen durchzogen von manchmal recht spärlichen ein-
reihigen Epithelbändern mit hohen, hellen Zylinderzellen (Abb. 175—176). Gerade die Epithelbänder erinnern stark an das Pseudomucinblastom. Sie haben auch dieselbe Eigenschaft des Aneinanderhaftens der Zellen. Es fehlen aber doch nicht unwichtige Einzelheiten. Besonders hervorzu-heben ist der Umstand, daß die Zellen offenbar die Fähigkeit nicht besitzen, einen ausgeprägten Bindegewebsmantel zu formen. Die Bänder ziehen sozusagen nackt, ohne Bindegewebsunterlage durch die Gallerte. Ein zweites Merkmal ist der Verlust, bzw. das primäre Fehlen der strengen Polarität der Zellen, der Ursache der basalen

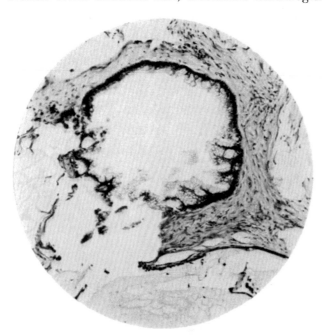

Abb. 173. Myxoma ovarii (Schleimzellen). (Vergr. 70 mal.)

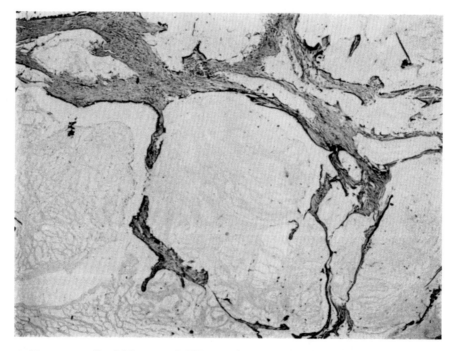

Abb. 174. Myxoma ovarii. Schlieren- und Wabenzeichnung. Einreihige Epithelbänder. (Vergr. 15 mal.)

Kernstellung bei Pseudomucinblastomen. Ich habe Epithelbänder und Epithelkreise gesehen mit durchaus mittelständigem Kern (Sekretion gewissermaßen an beiden Polen der Zelle), und andere, in welchen der Kern sozusagen an die Spitze hinausgerückt war und die Sekretion offenbar in der Richtung nach der Zellbasis hin erfolgt ist.

Bilder, wie man sie gelegentlich auch sonst in drüsigen Krebsen finden kann. Beide Erscheinungen bilden gegenüber dem typischen Pseudomucinblastom wesentliche Unterschiede, die ich als Differenzierungsverlust gegenüber diesen deuten möchte.

Der Verlust der Polarität ist nicht so vollständig wie bei den runden Siegelringzellen (Schiller) der Marchand-Krukenbergschen Metastasen. Richtige Siegelringzellen möchte ich wohl als Kennzeichen einer Metastase gelten lassen. (Vgl. S. 290.) Freilich sind die Gallertbäuche genau besehen meist auch metastatische Erkrankungen.

Für alle metastatischen Geschwülste des Eierstockes gilt das in seinem Wesen noch nicht aufgeklärte Gesetz, daß die metastatische Geschwulst viel größer werden kann wie die primäre. In einem unserer Fälle war z. B. die Geschwulst im Wurm nur bleistiftdick, und in vielen Fällen der Literatur ist dasselbe angegeben worden. Die Berechtigung der Auffassung von Gorizontoff, daß der kleine Herd im Wurm die Metastase sei, erscheint mir höchst fraglich. Besonders der Magenkrebs gibt da sehr schöne Vergleichsfälle.

Bei sicheren Metastasen haben wir meist neben den Bildern von Pseudomyxom auch ausgedehntere Abschnitte von drüsigem Schleimkrebs gefunden. Man könnte verleitet werden, solche Bilder als beweisend anzusehen für metastatische Natur der Geschwulst. Doch finde ich in Einzelfällen, wo eine etwaige Primärgeschwulst jedenfalls unbekannt geblieben war, ausgesprochen wurmstichig gebaute (18151, Abb. 177,

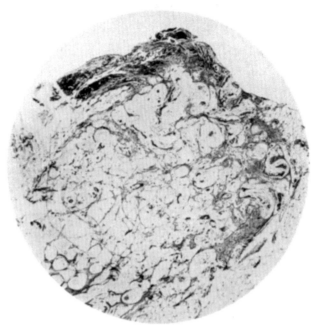

Abb. 175. Myxom. Einreihige Epithelbänder. (Vergr. 15 mal.)

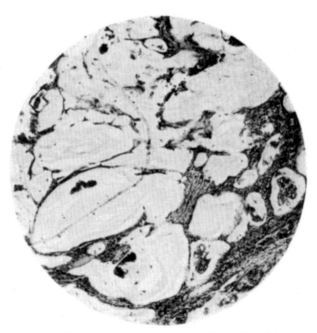

Abb. 176. Pseudomyxoma ovarii. (Vergr. 70 mal.)

178) oder kleincystische, adenomatöse und selbst adenopapilläre, trabekuläre Wachstumsformen (z. B. 21357; 23jähriges Mädchen, beidseitige Erkrankung); die der zweiten Seite als Metastase der ersten gedeutet (Abb. 179—181), so daß der Satz wohl kaum auf Geltung Anspruch hat.

20*

Ganz beginnende Metastase im zweiten Eierstock ist außer diesem letzterwähnten Fall noch zweimal beobachtet worden (4313, 5404, Abb. 182). Einmal eine Metastase unter der Nabelhaut (5078), einmal im Gebärmutterkörper (6619). Alle hatten denselben Bau wie die Hauptgeschwulst (vorwiegend Pseudomyxom, epithelarm), als wären die Bilder nur Ausschnitte aus der Hauptgeschwulst.

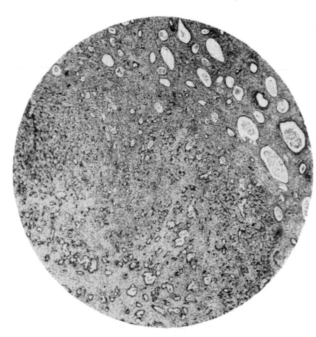

Abb. 177. Sekundäres Carcinom unter dem Bilde eines Pseudomyxom. (Vergr. 30 mal.)

Das mikroskopische Bild der „Metastase" im Eierstock kann dasselbe sein wie in der Hauptgeschwulst; es kann aber auch weitgehend davon abweichen, so daß es verständlich ist, wenn Dörfler (Resektion eines Gallertkrebses im Colon ascendens, 4 Monate später faustgroße Gallertgeschwulst des rechten Eierstockes) den Zusammenhang bezweifelt. Doch berechtigen uns histologische Verschiedenheiten wohl nicht dazu.

In klinischer Hinsicht sind zunächst keine besonderen Züge gegenüber anderen Eierstocksgeschwülsten zu erkennen. Höheres Alter ist bevorzugt. Von unseren 16 Frauen waren 4 zwischen 30 bis 40 Jahre, 2 bis 50, 6 bis 60 Jahre, 2 waren 61 und 68 Jahre alt. Aber die beiden jüngsten waren Mädchen von 23 und 26 Jahren. Eine Kranke von Heinsius war zur Zeit der ersten Operation 22 Jahre alt. Gewöhnlich wird angegeben, daß die metastatischen Geschwülste eher bei jüngeren Frauen vorkommen als die primären. Von den letzteren Kranken Pfannenstiels war die jüngste 47 Jahre alt. Entscheidend kann das wohl nicht genannt werden. Auch soll z. B. die vom Wurm ausgehende Erkrankung gutartiger und langsamer verlaufen (Löhr) als primäre Formen. Aber A. Mayer weiß von seinem Fall kein besseres Los zu berichten. Von unseren

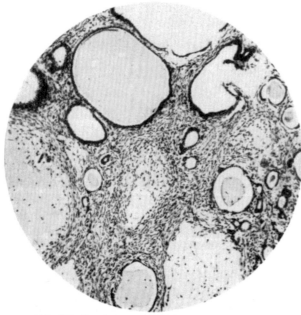

Abb. 178. Pseudomyxom. (Sekundäres Carcinom?) (Vergr. 80 mal.)

beiden Fällen ist die 1918 operierte einer schleichenden Bauchfellentzündung nach 17 Tagen erlegen. Die Gefahr einer Peritonitis, einer Darmlähmung, Ileus, Kotabsceß, Darmfistel scheint überhaupt sehr groß zu sein, auch im Anschluß an den Probebauchschnitt. Die

1928 operierte Frau ist nach Bestrahlung vorläufig nach Hause entlassen worden. Ein in Breslau 1915 operierter Fall ist 1927 von Koerner abschließend berichtet worden.

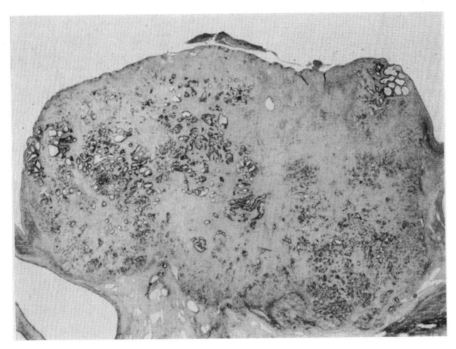

Abb. 179. Carcinoma ovarii. (Kleincystisch, myxomartig.) (Vergr. 10 mal.)

Die Sektion hat Lymphosarkom der abdominalen Lymphknoten ergeben. (Ich vermute, daß es sich um Carcinom gehandelt hat.)

In einem unserer Fälle war es zum Durchbruch in die Scheide gekommen (4588). Die 54jährige Frau hatte nur über den gelben Ausfluß und über eine Gewichtszunahme von 20 kg geklagt.

Als differentialdiagnostisch bemerkenswert erwähne ich noch einen Fall aus letzter Zeit (21 379). Die etwa 65jährige, etwas eigenwillige Nullipara kam wegen einer „kleinen" nässenden Stelle der Glutaealregion. Es fand sich eine 5 cm messende (und bald darnach eine zweite) Wundfläche auf der Kuppe einer nicht sehr derben, die ganze Hinterbacke einnehmenden Geschwulst. Untersuchung von der Scheide aus führt in eine schier endlos

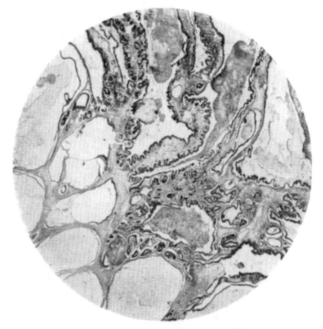

Abb. 180. Fall wie in Abb. 179. Adenomatöse Wachstumsform. (Vergr. 10 mal.)

weite Höhle, die links bis an die Beckenwand und auf die Darmbeinschaufel reicht, und aus welcher sich gallertige und froschlaichartige Massen entleeren lassen. Histologisch Gallertkrebs. Große Geschwulst im Bauch zu tasten. Die Frau fühlte sich dabei nicht krank, hatte gar keine Krankheitseinsicht, wehrte sich gegen alle Behandlungen und Untersuchungen, weil „sie ja sonst ganz gesund" sei. Wenige Tage nach der Aufnahme, kurz vor dem Tode wurde sie hinfällig. Obduktion ergab ein ausgedehntes Gallert-carcinom, welches die linke Beckenseite vollkommen durchsetzt hatte, in Scheide, Mastdarm, und durch den Levator in die Glutaealregion, und von dort an die Oberfläche durchbrochen war.

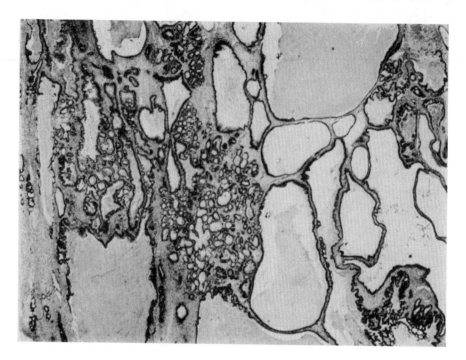

Abb. 181. Fall wie Abb. 179. Papilläre und trabekuläre Wachstumsform. (Vergr. 10 mal.)

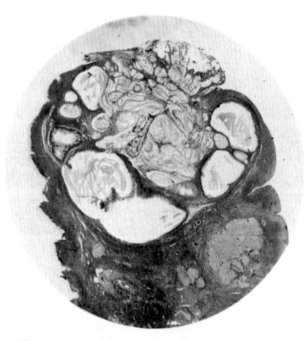

Abb. 182. Myxommetastase im Eierstock. (Vergr. 6 mal.)

Der Verlauf kann außerordent-lich langwierig sein. In einem unserer Fälle (4313) ist das (inoperable) Re-zidiv erst 7 Jahre nach der Operation festgestellt worden. Doch scheint das nicht die Regel zu sein.

Heinsius hat bei 22jähriger Frau ein stark verwachsenes „Pseudomucin-blastom" operiert; 2$^1/_2$ Jahre später eine apfelgroße Geschwulst derselben Art, die in die Flexur durchgebrochen war. Er deutet letztere als Metastase der ersten; Ich würde die umgekehrte Deutung: langsam wach-sender Gallertkrebs der Flexur mit Me-tastase im Eierstock — vorziehen.

Die Operation selbst kann in Lokalanästhesie ausgeführt werden. Die Gallerte ist nervenlos; das Bauchfell scheint infolge der Er-krankung sehr unterempfindlich, bzw. unempfindlich zu sein (Asch).

Die Ergebnisse der Operation sind keine guten. Ob die Strahlenbehandlung besseres leisten wird, steht noch dahin.

An Todesfällen haben wir im ganzen 3 zu verzeichnen. Außer den beiden schon erwähnten bei metastatischen Fällen, noch einen bei primärem beidseitigem Krebs (7767 ex 1916). Neben der doppelmannskopfgroßen und der faustgroßen Eierstocksgeschwulst und einer großen Netzgeschwulst war noch ein Krebs am Gebärmutterhals vorhanden. Die Frau ist am Schlusse des großen Eingriffes gestorben. Es ist also ein Todesfall auf 16 primäre Fälle.

Von Versuchen mit postoperativer Radiumbehandlung erwähne ich eine Mitteilung von Hadden. 2 Fälle sind 3 bzw. 6 Monate nach dem ersten Eingriff wieder operiert. vaginal drainiert worden und sind nach Radiumeinlage in die Scheide geheilt geblieben.

Gauss hat eine innerhalb eines Jahres zweimal operierte Frau — erst bei der zweiten Operation war der kranke Wurmfortsatz gefunden worden — bestrahlt; nach drei Jahren war sie gesund. Seitz hat jedoch eine einseitig operierte Frau ohne Bestrahlung nach 8 Jahren gesund gefunden. Auch hier war der Wurmfortsatz als Quelle der Erkrankung anzusehen gewesen.

In einem der 16 primären Fälle glaube ich eine gewisse Wirkung der Röntgenstrahlen (Carcinomdosis) annehmen zu dürfen. Die 28jährige Virgo war vor 2 Jahren anderwärts wegen eines Eierstockskrebses einseitig operiert worden. Die neu entstandene Geschwulst der anderen Seite zu operieren wurde abgelehnt. Verschiedenste Behandlungen, besonders auch längere Zeit durch den oberösterreichischen „Wunderdoktor" Zeileis, mit merklicher Verschlechterung. Schließlich versuchte ich die Operation. Hauptgeschwulst von mehr als Mannskopfgröße, fest verwachsen, wird entfernt, auch Netzknoten; aber nicht alle. Nach einer Röntgenbestrahlung binnen Jahresfrist wieder Steigen des Ascites, Knoten. Probelaparotomie ergibt das Becken selbst frei; im Netz ausgedehnte weiße derbe Schwielen. Geschwulstknoten nur oberhalb des Kolon transversum und von da bis in das Gewebe der Leber hineinreichend. Der Tod ist etwa 3 Monate später zu Hause erfolgt.

Ich glaube, daß die Schwielen im Netz den durch die Intensivbestrahlung getroffenen Knoten entsprechen. Gewachsen scheinen nur jene Krebsknoten zu sein, die bei der Bestrahlung abgedeckt waren.

Schrifttum.

Asch, Aussprache zu Koerner. — Mschr. Geburtsh. **70**, 327 (1925). — *Bondy, O.*, Pseudomyxoma peritonei und Appendix. Zbl. Gynäk. **1913**, 684. — *Dietel*, Pseudomyxom vom Appendix. Mschr. Geburtsh. **86**, 333 (1930). — *Doerfler, H.*, Schwierigkeiten in der ätiologischen Deutung eines gallertbildenden Pseudomucinkystoms usw. Bruns' Beitr. **142**, H. 2 (1928). — *Fraenkel, E.*, Diagnose des Kystoma serosum papillare ovarii. Mschr. Geburtsh. **21**, 67 (1905). — *Gauss*, Aussprache zu Dietel. Mschr. Geburtsh. **86**, 333 (1930) — *Gottschalk*, Histogenese der dickgallertigen Ovarialkystome. Verh. dtsch. Ges. Gynäk. Gießen **9**, 519 (1901). — *Gorizontoff, N. J.*, Pseudomyxoma peritonei. Ber. Gynäk. 8, 315 (1925). — *Hadden, D.*, Zwei rezidivierende Cystadenome der Ovarien. Amer. J. Obstetr. 7, 598 (1924). Ref. Zbl. Gynäk. **1925**, 398. — *Heinsius*, Flexurtumor. Mschr. Geburtsh. **86**, 326 (1930). — *Koerner, J.*, Geschwulstprobleme. Zbl. Gynäk. **1927**, 834. — Ursprung des Pseudomyxoma peritonei. Zbl. Gynäk. **1926**, 83. — *Küstner, H.*, Gallertbauch. Mschr. Geburtsh. **47**, 477 (1918). — *Lauche, A.*, Extragenitale heterotope Epithelwucherungen vom Bau der Uterusschleimhaut. Virchows Arch. 245. — *Lipschütz, B.*, Ergebnisse zytologischer Untersuchungen an Geschwülsten. Z. Krebsforschg. 31, 183 (1930). — *Loehr, W.*, Wurmfortsatzdivertikel und Pseudomyxoma peritonei. Dtsch. Z. Chir. (1922) **171**, 30 — *Naeslund, John*, Pseudomyxoma peritonei e proc. vermiform. Uppsala Läk. för Färh. 34, 1 (1928). Ber. Gynäk. **14**, 838 (1928). — *Pirquet, Cl.*, Allergie des Lebensalters. Leipzig: Georg Thieme **1930**, 569. — *Ries, E.*, Pseudomyxoma peritonei. Surg. etc. **1924**, Nov. 569. — *Schildhaus, W.*, Pseudomyx. perit. verursacht durch Reste des Ductus omphaloentericus. Virchows Arch. 244, 268 (1923). — *Schiller, W.*, Pikrofärbungen und ihre Anwendung auf die chromophoben Körperchen von Lipschütz. Virchows Arch. **278**, 663 (1930). — *Seitz, L.*, Aussprache zu Dietel, Mschr. Geburtsh. **86**, 333 (1930). — *Senokuchi, W.*, Pseudomyxom. perit. prim. Adenom. des Ductus choledochus. Mitt. Path. Sendai 2, 617 (1926). — *Wendeler*, Periton. chron. productiva myxomatosa nach Ruptur einer Cyst. gland. ovar. Mschr. Geburtsh. 3, 186 (1896).

3. Die papillären Krebsformen.

Ich finde in meinem Material 156 Fälle, in welchen makroskopisch oder bei der mikroskopischen Untersuchung papillärer Bau nachzuweisen war. Die Gruppe überwiegt also. Die Fälle sind jedoch morphologisch nicht gleichartig.

Man könnte die rein papillären, keine Cysten ausbildenden Fälle abgrenzen von cystisch papillären, die wieder in einkammerige und mehr- bis vielkammerige zu unterscheiden wären, und diese wieder von den teils cystischen, teils solide Abschnitte aufweisenden und von den vollkommen solid erscheinenden Geschwülsten, deren Einbeziehung vielfach erst auf Grund des mikroskopischen Befundes erfolgen kann.

Die Einteilung hat vorwiegend morphologische Bedeutung; sie ist aber bis zu einem gewissen Grade auch klinisch brauchbar. Wenn auch in allen Gruppen klinische Beweise für Bösartigkeit genügend bekannt sind, so habe ich doch den Eindruck, daß der Grad von Bösartigkeit mit dieser Reihe annähernd steigt.

Für die Frage der Genese schätze ich die Reihung weniger hoch ein.

Die histologische Untersuchung läßt uns schließlich noch einige Sonderbefunde erheben, die bisher nur wenig beachtet sind.

Der papilläre Eierstockskrebs (krebsiges Papillom).

Diese Gruppe umfaßt in meinem Material im Höchstfalle 10 Fälle (9 klinische, 1 Geschenk von Prof. Stoerk). Ich muß dazu die Einschränkung machen, daß in älteren Befunden die Angaben mitunter nicht voll ausreichen; sofern etwa cystische oder solide Abschnitte nicht erwähnt worden sind. Immerhin läßt auch diese Zahl im Vergleich zur Gesamtzahl der Krebsformen erkennen, daß die Häufigkeit des rein papillären Krebses eine recht geringe ist.

Allerdings muß ich sagen, daß die Abgrenzung dieser Fälle gegen das gutartige feinpapilläre Adenofibrom auf sehr große Schwierigkeiten stößt, so daß es vielleicht für den Anatomen praktisch zweckmäßiger sein mag, diese Scheidung in gutartige und bösartige Papillome ganz aufzugeben (Abb. 183—193). Besonders wichtig erscheint mir Fall 18963: bei der 44jährigen Frau mit Myom und beidseitigen Papillomen haben wir zunächst nichts Bösartiges feststellen können. Der Fall ist auch schon oben beim Adenofibrom erwähnt worden. Erst neue Schnitte haben stellenweise sehr lebhafte Epithelwucherung finden lassen. Keine Anaplasie, keine sonstigen Bilder, die für Krebs gesprochen hätten. Trotzdem ist aus dem späteren klinischen Bild anzunehmen, daß außer dem örtlichen Rezidiv bereits Pleura- und Wirbelsäulenmetastasen vorhanden sind. Die Bestätigung durch Obduktion fehlt leider, so daß ich noch Bedenken trage, den Fall unter die Krebse einzureihen.

Wie sehr der Anatom in Verlegenheit kommen kann bei der Entscheidung, ob eine Geschwulst bösartig ist, zeigt ein Bericht von E. Goldberger: in einem beidseitigen Papillom (bei gleichzeitiger Eileiterschwangerschaft! also wohl nicht allzu weit vorgeschrittene Geschwulst) fand sich histologisch nur an einer einzigen Stelle atypische Epithelwucherung. Ascites war vorhanden. In einem paratrachealen Lymphknoten ausgesprochener Krebs.

Im allgemeinen würde ich an den Papillomen Brüchigkeit, markige Beschaffenheit als makroskopische Zeichen von Krebs ansehen, und im mikroskopischen Bild Vielschichtigkeit des Epithels in erster Linie. Selbstverständlich auch das Auftreten einzelstehender oder gar in Strangform auftretender Epithelien im Stroma der Papillen. Aber auch das im mikroskopischen Bild vorkommende Ausschwärmen von Zellen des Oberflächenepithels

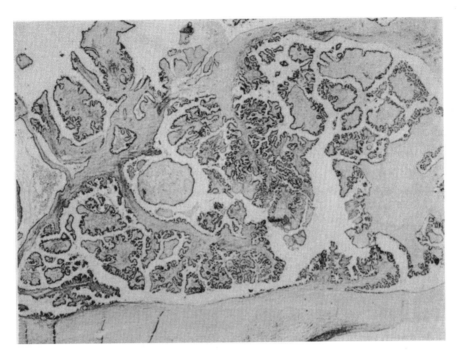

Abb. 183. Papilläres Carcinom des Ovarium. (Vergr. 15 mal.)

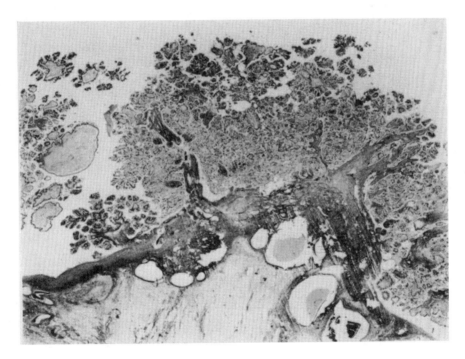

Abb. 184. Papilläres Ovarialcarcinom. (Vergr. 6 mal.)

(etwa Abb. 188—194) glaube ich, selbst bei Fehlen jeder richtigen Mehrschichtung, bereits als Zeichen von Bösartigkeit ansehen zu dürfen. Im Einzelnen müssen ferner auffallend häufige Mitosen, insbesondere unregelmäßige oder verklumpte Mitosen, synzytiale Bildungen, Riesenkerne besonders beachtet werden.

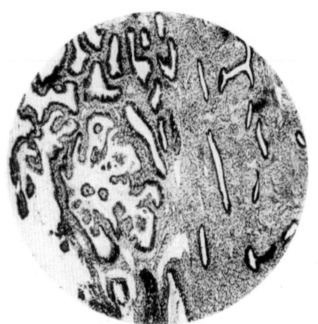

Abb. 185. Adenopapilläres Ovarialcarcinom.
(Vergr. 70 mal.)

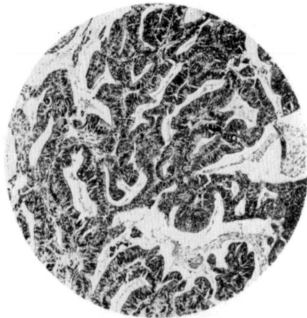

Abb. 186. Stelle aus einem Carcinoma ovarii psammosum.
(Präparat Dr. Shaw, London.) (Vergr. 80 mal.)

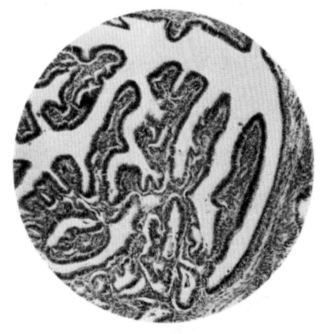

Abb. 187. Adenopapilläres Carcinom des Eierstockes.
(Vergr. 80 mal.)

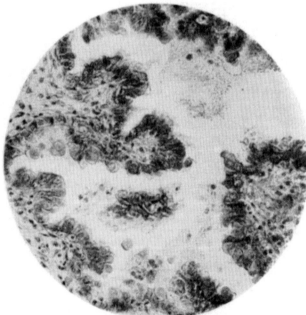

Abb. 188. Adenopapilläres Carcinom (Kystoma adenopapilliferum). (Vergr. 260 mal.)

Der Kalkkörnergehalt war meist reichlich groß; aber nur ein Fall ist seinerzeit als Psammocarcinom bezeichnet worden. Ascites ist häufig, aber nicht regelmäßig vorhanden, gewöhnlich auch nicht in besonderen Mengen.

Was das Alter der Frauen anlangt, war die jüngste 26 Jahre alt (8280; vorläufig nur rechts, mit desmoplastischem Krebs im Stroma; innerhalb eines Jahres links apfel-

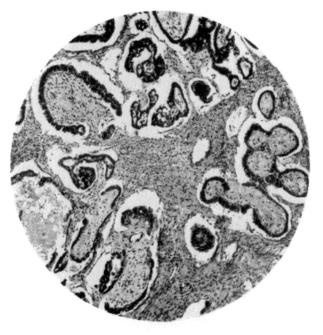

Abb. 189. Carcinoma ovarii (psammös).
(Präparat Dr. Shaw, London.) (Vergr. 80 mal.)

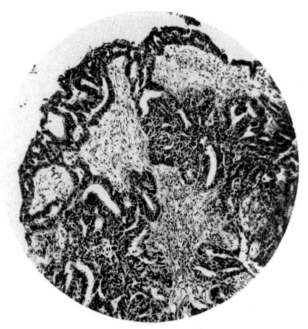

Abb. 190. Adenopapilläres Carcinom.
(Vergr. 90 mal.)

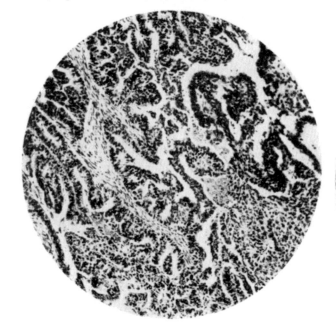

Abb. 191. Adenopapillärer Eierstockskrebs. (Vergr. 90 mal.)

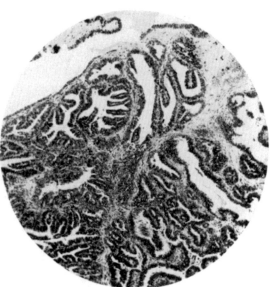

Abb. 192. Papilloma ovarii (Carcinom). (Vergr. 60 mal.)

große Geschwulst; weiterer Verlauf unbekannt); je eine Frau war 33, 36 und 40 Jahre, 2 bis 50, 3 bis 57 Jahre. Es sind also auch hier die Jahre um das Klimakterium und die Folgezeit bevorzugt.

Beidseitig war die Erkrankung nur in 2 von den 8 Fällen (bei Einrechnung des wahrscheinlichen Rezidives der zweiten Seite dreimal).

Geboren haben alle Frauen bis auf eine. Von einer ist zu erwähnen, daß sie ihre 2 Kinder erst nach 10jähriger steriler Ehe bekommen hat. Eine 36jährige Frau hatte ihre einzige

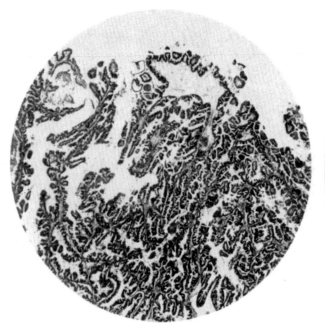

Abb. 193. Papilloma ovarii. Grobe Papillen.
(Vergr. 30 mal.)

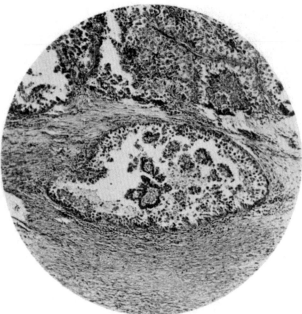

Abb. 194. Carcinoma ovarii trabeculare papillare.
Ausschwärmen von Zellen. (Vergr. 70 mal.)

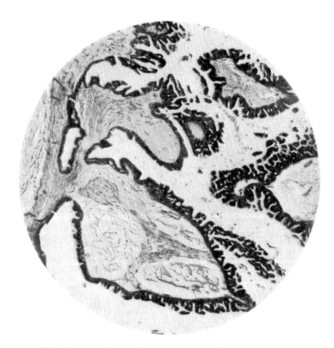

Abb. 195. Papillärer Eierstockskrebs. Ödem im Stroma.
(Vergr. 80 mal.)

Geburt (Fieber im Wochenbett) erst vor 3 Monaten überstanden.

Gestorben ist eine Frau, bei welcher der Mastdarm reseziert worden war, 3 Wochen nach der Operation an der Beckeneiterung (12 975).

Ödem von Papillen habe ich bei der mikroskopischen Untersuchung recht oft gesehen, sowohl bei einfachen, wie bei krebsigen Papillomen. Nie war es hochgradig. Fälle mit derart hydropischen Papillen, wie sie G. Klein, Treber beschrieben und auch Stübler und Brandess (l. c. S. 266) in einem Falle gesehen haben, Fälle, die an traubenförmige Blastome erinnern, sind nicht zur Beobachtung gelangt. Eine eigene Geschwulstform kann man übrigens darin nicht sehen; auch wird der Befund von Ödem der Papillenspitzen sicher nicht als Zeichen von Bösartigkeit gewertet werden dürfen.

Das cystische, krebsige Adenofibroma papilliferum.

In der verschiedensten Weise trifft man papilläre und cystische Bildungen vereint an. Als auffälligste Grenzfälle kann man bezeichnen: einerseits einkammerige cystische Geschwülste von mehr als Manns-kopfgröße, den ganzen Bauch aus-füllend, meist verwachsen (in einem Fall war die große, nicht verwachsene Cyste uneröffnet in der Annahme eines einfachen Pseudomucinblastoms abgetragen worden; erst nach-träglich hat man erkannt, daß es sich um ein cystisches einkammeriges Adenofibrom handelt, und erst das Mikroskop hat den Krebs aufge-deckt); und andererseits aus gehäuf-ten Cystensäcken gebildete trauben-förmige Geschwülste. Derer haben wir unter den Krebsen 4 zu verzeich-nen (alte Nr. 1303; neue Nr. 11 1557, 18 889), was bei der immerhin be-scheidenen Gesamtzahl von trauben-förmigen Geschwülsten recht ins Gewicht fällt.

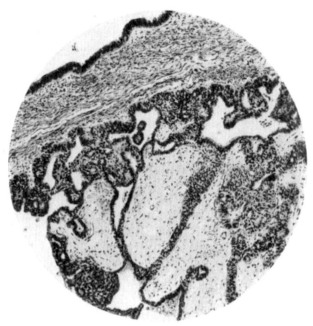

Abb. 196. Papillärer Krebs mit inselförmigen krebsigen Papillengruppen. (Vergr. 80 mal.)

Bis auf einige wenige Fälle von ganz soliden Geschwülsten wären alle anderen Fälle von papillären Krebsen den 10 rein papillären Adenofibromen gegenüber zu stellen. Das ist ein sehr auffälliges Mißverhältnis, das man aufzuklären versucht hat.

Es war naheliegend, anzuneh-men, daß die rein papillären Formen überhaupt nicht von vorneherein eine Gruppe für sich bilden, sondern nur dadurch entstehen, daß der sehr dünn-wandige Sack, der sie anfangs um-hüllt hat, gerissen und später mehr oder weniger verschwunden ist. Eben-so sollen die oberflächlichen papillären Wucherungen bei cystischen Bil-dungen dadurch entstehen, daß

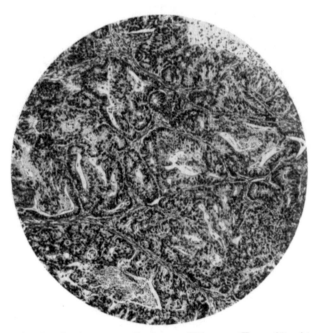

Abb. 197. Carcinoma ovarii adenopapilliferum. (Vergr. 90 mal.)

Cysten platzen, ihre Epithelien ausstreuen, die dann weiterwuchern (R. Meyer, Mackenrodt u. a.). Nun findet man zwar gelegentlich Membranen im Bereiche eines Papilloms, die als zerrissener und zusammengeschnürter Cystensack gedeutet werden können; der Befund ist aber höchst selten. Ich habe ihn nur ein einziges Mal (nicht im vorliegenden Material) erheben können, obwohl ich bei jedem Papillom danach gesucht habe. Und mit Pfannenstiel u. a. bin ich der Meinung, daß wir solche Annahmen gar nicht brauchen; weder für das einfache, gutartige Papillom, noch (viel weniger) für den Krebs.

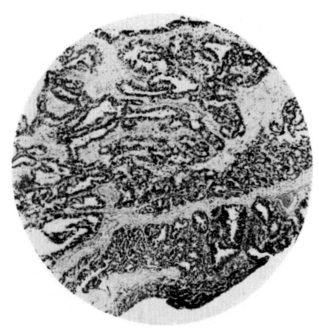

Abb. 198. Carcinoma adenopapilliferum. (Vergr. 70 mal.)

Als praktisch bedeutsam hebe ich die großen einkammerigen cystischen Krebse hervor, die mit ihrem erbsensuppenartigen oder eiterähnlichen, gelegentlich reichlich Cholesterinkrystalle enthaltenden dünnflüssigen mitunter auch fadenziehenden Inhalt zunächst durchaus gutartig zu sein scheinen. Von den 14 Fällen unseres ganzen Materiales sind nur 10 in diese Gruppe einbezogen worden. Meist waren die Geschwülste weit über mannskopfgroß.

Auf 2 Fälle aus späteren Gruppen möchte ich hier schon hinweisen. Der eine Fall (4422) ist dadurch bemerkenswert, daß bei der 39jährigen Nullipara am unteren Pol der mannskopfgroßen einkammerigen Cyste ein solid aussehender Knoten eines ausgesprochen adenopapillären Carcinoms gesessen ist. Im zweiten Fall (21 954, 76jährige Frau) ist die allseitig verwachsene Cyste noch bei der anatomischen Untersuchung als gutartig gedeutet worden; einige unregelmäßige flache Leisten an der Innenwand, und einige beschränkte Felder, die sich sammetartig anfühlten. Die mikroskopische Untersuchung ergab auch hier ein deutlich adenopapilläres Carcinom. Am anderen Eierstock ganz kleine oberflächliche Papillen. Die Frau ist in der Folge an einer Infarktpleuritis erkrankt und 3 Wochen nach der Operation einer massigen Lungenembolie erlegen. Bei der Sektion fand sich ein haselnußgroßer, infarktartiger weißer Knoten in der Niere (Abb. 100,

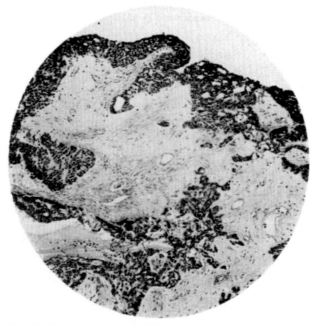

Abb. 199. Carcinoma adenopapilliferum (Rezidiv). (Vergr. 70 mal.)

S. 259) mikroskopisch ein psammöses Papillom. Prof. Maresch schwankt, ob er den Knoten in der Niere als Metastase oder als selbständige Geschwulst auffassen soll.

In manchen Fällen ist der Krebs solcher einkammeriger Geschwülste an dem 1—2 cm dicken, allseitigen, brüchigen Belag zu erkennen, der mikroskopisch papillär mit Vielschichtung des Epithels oder auch adenopapillär gebaut ist. In anderen Fällen wechseln ähnlich wie im Adenofibroma papilläre glatte Stellen mit einschichtigem, kubischem oder flachem Epithel ab mit den inselförmigen, unregelmäßig zerstreuten, krebsigen Papillengruppen (Abb. 196—201), die meist nur innen, in einer ganzen Anzahl von Fällen aber auch auf der Außenwand sitzen. Wieder andere Fälle bestehen aus mehrfachen Cysten mit glatter Wand, unverdächtig. Mitten unter ihnen sitzt eine Cyste, die statt des flüssigen Inhaltes mehr oder weniger vollgepfropft ist mit krebsigem Papillom (Abb. 202). Das sind gewissermaßen nur Augenblicksbilder aus der bunten Folge von Befunden, die ausreichen, annähernd die Möglichkeiten zu überschauen. Vom Standpunkt des operativen Technikers muß noch angefügt werden, daß sog. glatte, einfache Operationen verhältnismäßig selten sind, daß leichtere oder schwere bis schwerste Verwachsungen außerordentlich oft vorkommen. Besonders klar wird das, wenn man sich vergegenwärtigt, daß unter den inoperablen Fällen, bei welchen man sich mit einem Probebauchschnitt begnügen muß, in der Mehrzahl der Fälle papilläre Geschwülste verzeichnet werden.

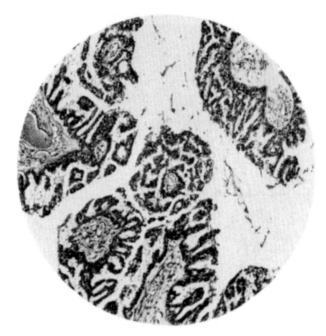

Abb. 200. Papilläres Carcinom (Präparat Prof. P. Werner, Wien). (Vergr. 80 mal.)

Ich rechne aus unserem Material, unter Ausschaltung von Fällen, die weitere Besonderheiten bieten, in diese Gruppe 36 klinische und 3 auswärts operierte Fälle.

Die jüngsten Frauen sind 25 und 26 Jahre alt; 6 sind bis zu 40, 11 bis 50, 12 bis 60 Jahre nur 5 über 60 (die älteste 72) Jahre. Das Krebsalter ist nicht zu verkennen. 9 Frauen sind kinderlos.

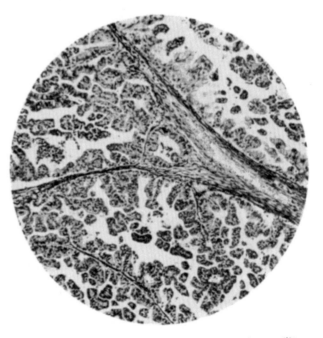

Abb. 201. Aus einem sehr großen einkammerigen adenopapillären Carcinom des Eierstockes. (Vergr. 90 mal.)

Beidseitige Erkrankung ist bemerkenswerterweise nur 14mal verzeichnet, was der landläufigen Ansicht aber wohl nur anscheinend widerspricht, da die schwersten und fast immer beidseitig erkrankten Fälle eben unter den Probebauchschnitten verschwinden.

Warum es so oft zur baldigen Erkrankung des zweiten Eierstockes kommt, hat bisher noch niemand ergründet. Man könnte an eine eigene Form von Organminderwertigkeit denken; ebenso auch daran, daß die Anlage zur Geschwulstbildung auch im zweiten Organ, etwa in Gestalt von embryonalen Gewebsabsprengungen, gegeben ist. Es wäre aber auch der Gedanke zu erwägen, daß die vorhandene Geschwulst zu einem Abbau von Organeiweiß führt, und dieses abgebaute Eiweiß selbst oder sein Antigen auf das Gewebe des anderen Eierstockes organspezifisch schädigend einwirkt und dasselbe zur Geschwulstbildung anregt. Es wäre also eine besondere Bereitstellung, eine Art von Allergie der Gewebe des Eierstockes die Grundlage.

Daß Stieldrehung nur zweimal verzeichnet ist, kann angesichts der schon früh auftretenden Verwachsungen nicht sonderlich Wunder nehmen.

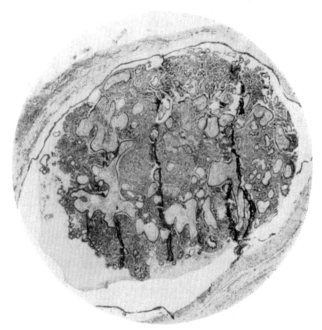

Abb. 202. Papilloma ovarii (Carcinom).
Cyste voll mit Krebs. (Vergr. 25 mal.)

Myome der Gebärmutter sind nur in 5 Fällen angegeben. Dabei muß es auffallen, daß (außerdem) zweimal (bei 39jähriger und bei 61jähriger Frau) genau ein Jahr vor der Operation eine Myomoperation auswärts ausgeführt worden ist.

Intraligamentäres Wachstum ist oft angegeben. Ich habe oben bereits meine Auffassung über intraligamentären Sitz von Eierstocksgeschwülsten dargelegt und kann auch hier nur sagen: solchen intraligamentären Sitz kann ich mir bei Krebsen in der Form vorstellen, daß nach Verlötung der Geschwulst mit dem Bauchfell dieses letztere aufgezehrt, in die Geschwulstmasse einbezogen wird, so daß der Krebs schließlich ins Parametrium reicht. Ich spreche darum auch nicht von intraligamentärer „Entwicklung". Der Vorgang spielt sich an anderen Organen, etwa an der Flexur, dem Mastdarm, der Harnblase, ja gelegentlich an den Bauchdecken genau in der gleichen Weise ab.

Von Menstruationsstörungen ist, abgesehen von einigen 52jährigen noch (zum Teil unregelmäßig) menstruierten Frauen nur eine 26jährige Nullipara zu nennen, die nach siebenmonatlicher Amenorrhöe seit 6 Wochen geblutet hat, ehe sie zur Operation kam. Gelegentlich sind bei älteren Frauen Polypen in der Gebärmutter angetroffen worden.

4 Todesfälle. Zwei Bauchfellentzündungen (69 und 47 Jahre), eine Lungenentzündung (72 Jahre). Eine 25jährige Frau ist am Schluß der sehr schwierigen und langdauernden Operation gestorben (4043 ex 1912).

Besondere histologische Formen der krebsigen papillären Adenofibrome (krebsige Papillome). Teilweise solide Formen.

In diese Gruppe fasse ich alles zusammen, was mir an Sonderbefunden bekannt geworden ist. Es ist das die anatomisch interessanteste Gruppe, die sicher noch ausbaubedürftig ist.

Zunächst muß ganz allgemein gesagt werden, daß gar nicht selten in diesen Geschwülsten echte Schleimbildung vorkommt. Es ist ein weit verbreiteter Irrtum, daß fadenziehender Inhalt schon ein Pseudomucinblastom beweise, und daß das Epithel der „cilioepithelialen" Geschwülste stets nur Cilien trage. Das Epithel ist so gut wie niemals

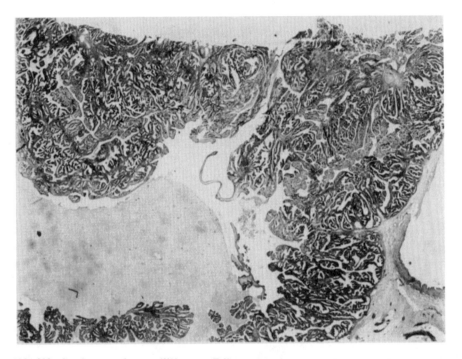

Abb. 203. Carcinoma adenopapilliferum. Zellgrenzen schwer zu erkennen. (Vergr. 7mal.)

in ganz einheitlicher Richtung ausdifferenziert; bei Krebsen habe ich Cilien überhaupt nie gesehen.

Weiter möchte ich hervorheben, daß das Stroma in manchen Fällen auffallend gefäßreich ist; mitunter kann man geradezu von angiomartiger Gefäßausbildung in einzelnen Papillen sprechen. Intraperitoneale Blutungen schwerer Art scheinen allerdings aus solchen primären Geschwülsten nicht beobachtet worden zu sein. Aber in bestimmter Richtung hat diese Veränderung dennoch praktische Bedeutung: Für die Probeexcision. An der Klinik ist es einmal vorgekommen, daß eine Frau, der beim Probebauchschnitt ein leicht abzubröckelnder Geschwulstknoten entnommen worden war, an der nachfolgenden, nicht spontan stehenden schweren intraperitonealen Blutung gestorben ist.

Nebenbei erwähne ich, daß Bauereisen einmal wegen intraperitonealer Blutung aus einer Metastase operieren mußte; die Frau war nachher bestrahlt worden und war ein Jahr später noch gesund.

Die wichtigsten histologischen Befunde betreffen das Epithel.

Neben dem schon oben geschilderten mehrschichtigen Belag, dessen oberste Zellen förmlich ausschwärmen, findet sich am häufigsten ein ganz regelmäßiger, überall gleich

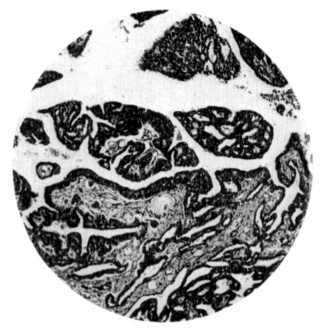

Abb. 204. Adenopapillärer Eierstockskrebs.
(Vergr. 80mal.)

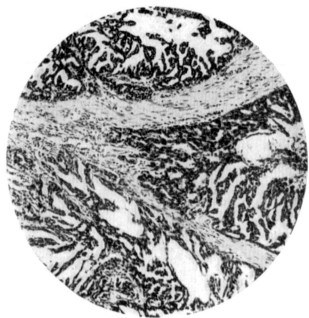

Abb. 205. Papilläres Carcinom aus einem kleinen Tumor.
(Vergr. 80mal.)

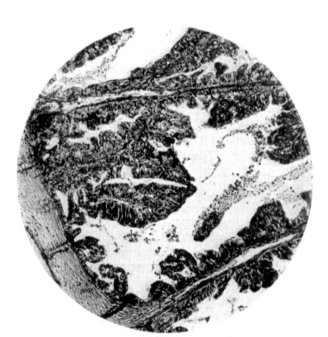

Abb. 206. Papilläres Carcinom. Zottenbäumchen.
(Vergr. 80mal.)

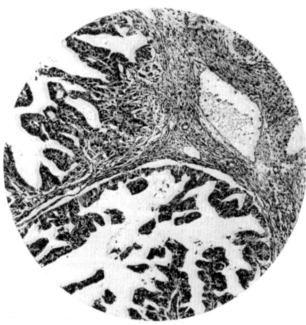

Abb. 207. Papilläres Carcinom. (Makroskopisch unverdächtig
Cyste; vaginal operiert.) (Vergr. 80mal.)

breiter und überall mit derselben obersten Zellreihe abgesetzter Epithelbelag. Es sind stets dieselben gleichmäßig runden, dunklen Kern aufweisenden, kleinen Epithelzellen, deren Zellgrenzen oft schwer zu erkennen sind (Abb. 203—208).

In einem Falle (7550) waren die Epithelien nicht so zu einem scharf begrenzten Band angeordnet, die Zellen selbst ausgesprochen spindelförmig, mit der Längsachse senkrecht zur Unterlage angeordnet. Es war sicher kein Fixierungsfehler. Ähnlich Fall 13 450 und 14 132 (Abb. 209). Ich führe den Befund an, ohne ihn zu deuten.

Wichtiger sind zwei nicht seltene Befunde am Epithel, die ich bereits beim Adenofibrom erwähnt habe.

In einer ganzen Anzahl von Fällen, ich zähle mindestens 20, finde ich bald unregelmäßig, bald ziemlich regelmäßig angeordnete Lücken im Epithel, etwa in der Größe von 2 Zellen (Abb. 210, 211). Obwohl von einer bestimmten Anordnung der Zellen in der

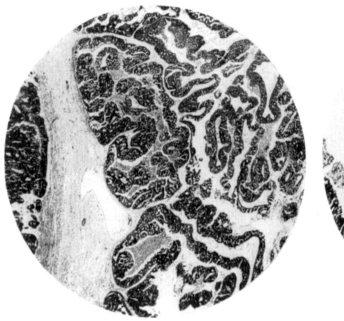

Abb. 208. Papilläres Carcinom. Breiter Belag.
(Vergr. 21mal.)

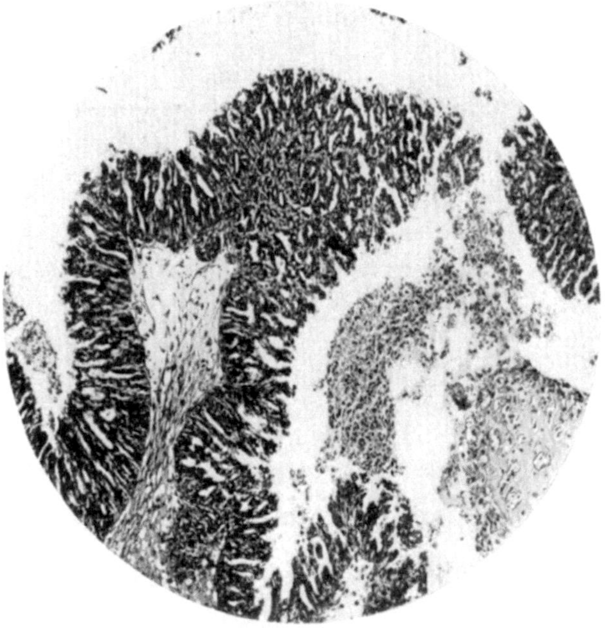

Abb. 209. Breiter Epithelbelag bei einem papillomatösen Carcinom.
(Vergr. 80mal.)

unmittelbaren Umgebung keine Rede ist, fasse ich sie als intraepitheliale Sekretionslücken auf, als Zeichen einer überstürzten, bereits in den tieferen Schichten des Epithels einsetzenden Sekretproduktion (Abb. 212—214). Vorwiegend sind es cystische papilläre Krebse; aber auch ein rein papilläres Psammom findet sich darunter.

Eine bestimmte Type aufzustellen, ist wohl nicht möglich, weil das Bild zwar mitunter rein, in anderen Fällen aber mit anderen Bildern gemengt auftritt.

Nur ein Schritt ist von hier zur Ausbildung rein intraepithelialer, streng auf die Breite der Epithelschicht beschränkter und niemals ein eigenes bindegewebiges Gerüst aufweisender Drüsen (Abb. 215—218). Auch diese sind oft in großer Regelmäßigkeit angeordnet, mitunter so dicht nebeneinander, daß im Schnitt fast das Bild einer sekundären, auf das Epithel beschränkten, sehr feinen Papillenbildung zustande kommt (10 Fälle), die sich von echten Papillen durch das Fehlen des bindegewebigen Gerüstes unterscheidet. Gewöhnlich ist das Epithel dabei sehr gleichmäßig, wenig differenziert; manchmal mehr oder weniger spindelförmig; in seltenen Fällen haben wir es aber auch mit reichen Anaplasien zu tun.

Ich denke, daß es sich hier um eine ziemlich gleichzeitige Ausreifung der Epithelien aller Schichten bis zum Sekretionsstadium handelt, und daß darin die Ursache dieser eigenartigen Form adenopapillären Wachstums liegt. Viele hierhergehörige Fälle zeigen bereits deutlich markig-brüchigen Aufbau.

Unter der Bezeichnung papillo-adenomatös möchte ich nun die zahlreichen Fälle zusammenfassen, in welchen der bindegewebige Grundstock der Papillen deutlich für sich verfolgt werden kann, der Epithelüberzug aber durch sekundäre kleincystische und drüsige Formationen förmlich durchlöchert, zersprengt und verbreitert erscheint. In diesen Fällen ist bereits ein feinstes bindegewebiges, gefäßführendes Gerüst der cystischen Formationen zu erkennen. In einigen Fällen hat die Ausbildung solcher sekundärer Cystchen so überhand genommen, daß man im histologischen Bild einige Mühe hatte, in diesem Netzwerk den Grundstock der Papillen und ihre Außengrenze festzulegen (16 901). Es wird geradezu eine mikrocystische Geschwulst, ein Adenoma solidum daraus (Abb. 219—221).

Von dieser Form möchte ich nun eine andere grundsätzlich abtrennen; ich habe allerdings auch beide Formen in demselben Präparat vereinigt gefunden. Diese dritte Form ist dadurch ausgezeichnet, daß Drüsen- bzw. kleincystische Wucherung sich innerhalb des Gerüstes der Papillen selbst ausbreitet (Abb. 222—225).

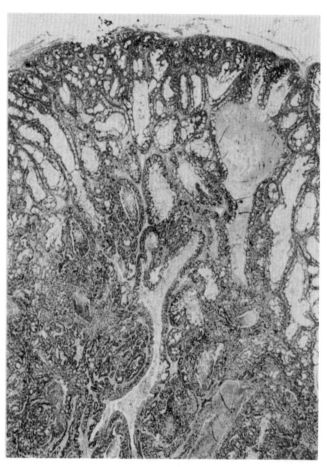

Abb. 210. Carcinoma adenopapillare mit intraepithelialen Cysten. (Vergr. 12 mal.)

Die intrapapilläre Entwicklung von Cystchen unterscheidet sich von der intraepithelialen sofort durch das überall gleichmäßig breite bindegewebige Gerüst zwischen allen Cystchen.

Intrapapilläre und intraepitheliale Drüsen- und Cystenwucherung können vereint auftreten. Sie bilden dann mitunter außerordentlich zierliche Bilder. Doch scheint diese Vereinigung selten zu sein. Ich habe wohl nicht alle Befunde aufgezeichnet, finde aber 12 Fälle mit intrapapillärer Drüsenwucherung, davon 4 mit gleichzeitig intraepithelialen Drüsen. Ein Fall ist besonders bemerkenswert (20 771), weil es sich um ein das ganze Becken ausfüllendes Papillom gehandelt hat, für welches der Ausgangspunkt nicht sichergestellt werden konnte. Eierstöcke waren beidseits nachweisbar, in die Papillenmassen eingehüllt, ebenso die Eileiter; beiderseits Parovarialschläuche ohne Besonderheit. Es bleibt kaum etwas anderes als die Annahme, daß das Bauchfell selbst, das Serosaepithel als Quelle

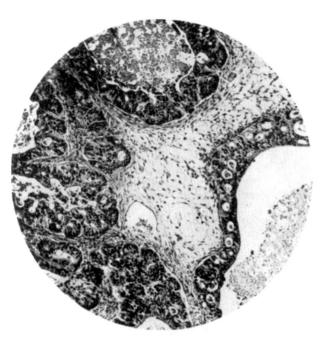

Abb. 211. Stärker vergrößerte (90mal) Partie
aus Abb. 210.

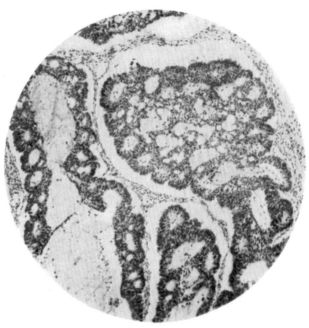

Abb. 212. Adenopapilläres Carcinom. Intraepitheliale
Schleimproduktion. (Vergr. 80 mal.)

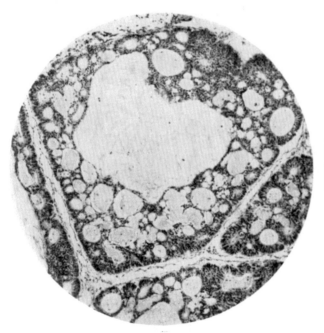

213. Adenopapilläres Carcinom. Viele Nekrosen und
Sekretproduktion. (Vergr. 85 mal.)

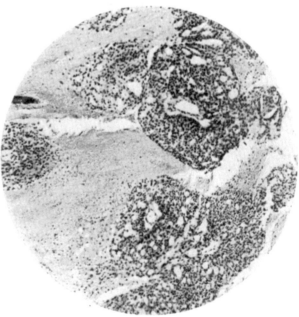

Abb. 214. Intraepitheliale Sekretionslücken (Tubencarcinom ?
Granulosazelltumor ?). (Vergr. 90 mal.)

der Neubildung anzusehen ist, ähnlich, wie dies auch für die extraovariellen traubenförmigen Blastome geschehen ist (Pfannenstiel).

7 Fälle waren im histologischen Bild ausgezeichnet durch das Auftreten von (in 19850 besonders reichlichen) Plattenepithelknötchen, die meist subepithelial, geradezu im Stroma hinein entwickelt waren; ähnlich wie man sie gelegentlich auch im Endometrium

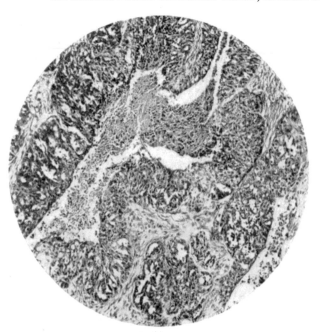

Abb. 215. Adenopapilläres Carcinom. Intraepitheliale Drüsen.
(Vergr. 80 mal.)

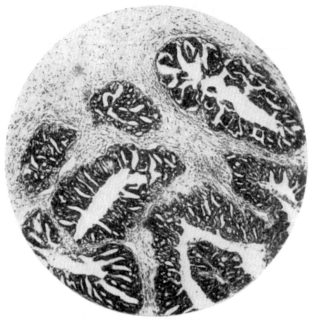

Abb. 216. Intraepitheliale Drüsen im Carcinomepithel.
(Vergr. 70 mal.)

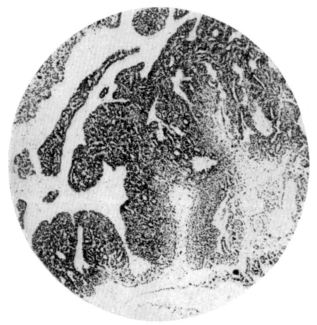

Abb. 217. Papilläres Carcinom. Drüsen im Belag.
(Vergr. 80 mal.)

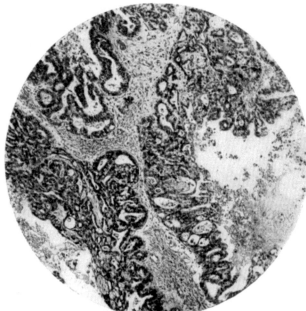

Abb. 218. Adenopapilläres Carcinom.
Intraepitheliale Drüsenschläuche. (Vergr. 70 mal.)

antrifft (Abb. 226). Ich möchte die Fälle als Adenocancroide ansprechen, glaube, daß sie, ähnlich wie im Endometrium, doch wohl als bösartig gelten müssen; sie sind ein eigenartiges Differenzierungsstadium eines bestimmten Epithels, das dem Corpusepithel genetisch so wie in seiner ganzen pathologischen Differenzierungsfähigkeit besonders nahe steht. Sie wären somit ein weiterer Beweis für die Ähnlichkeit des gesamten Geschwulstepithels dieser Geschwülste mit dem Corpusepithel.

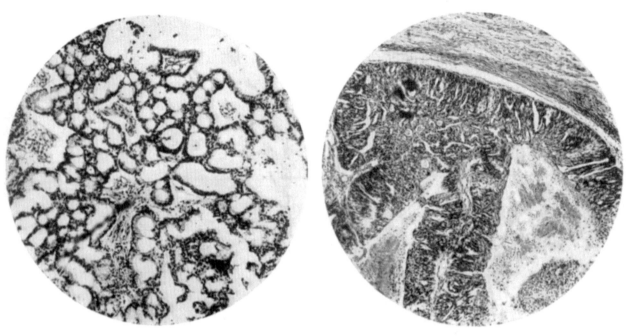

219. Adenopapilläres Carcinom. Mikrocystischer Bau. (Vergr. 80 mal.)

Abb. 220. Adenopapilläres Carcinom, fast wie ein solides Adenom. (Vergr. 70 mal.)

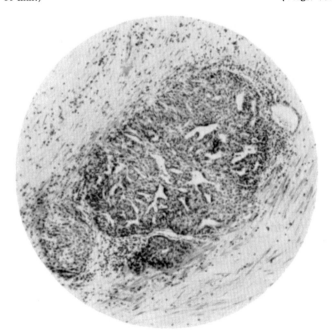

Abb. 221. Granulosazelltumor? (carcinomatös?). (Vergr. 70 mal.)

Weiter ist es als anatomischer Ausdruck besonderer Bösartigkeit aufzufassen, wenn im Stroma nesterweise oder trabekulär, plexiform Zellzüge ohne Lichtung, einzeln stehende Zellen, oder wenn im Hilus ovarii Zellstraßen innerhalb von Lymphbahnen angetroffen werden. In solchen Fällen kann man damit rechnen, daß auch entferntere Abschnitte der Lymphwege bereits ergriffen sind. Unter unseren Obduktionsbefunden — post operationem sowohl wie bei Frauen, die dem Rezidiv erlegen sind — finden sich einige, in welchen die Lymphknoten bis hinauf zu den supraclavicularen krebsig waren. Für Metastasierung auf dem Blutwege spricht nur eine einzige klinische, nicht durch Obduktion geklärte Beobachtung (örtliches Rezidiv mit Wirbelsäulenmetastase?). Vielleicht ist auch hier

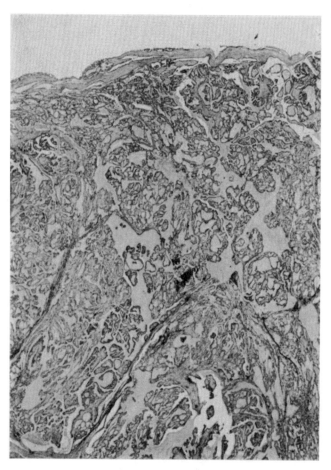

lymphatisches Fortschreiten zuerst dagewesen und der Einbruch in die Blutbahn erst dort erfolgt, in den Lymphknoten oder auf dem Umweg über den Ductus thoracicus.

Ich habe bereits erwähnt, daß es Fälle gibt, in welchen neben cystischen und papillären Abschnitten auch vollkommen solide Knoten und Knollen gefunden werden. Diese soliden Teile zeigen nun sehr verschiedene Bilder.

In einem kleinen Teil der Fälle lassen sie sich am frischen Präparat ohne Mühe in ihre Bestandteile, die vielfach verzweigten Papillen, auflösen. Auch im Schnitt der gehärteten Geschwulst ist der Grundstock der Papillen zu sehen, deren breite, in der eben geschilderten Weise veränderte Epithelmäntel zwar eng aneinanderliegen, doch so, daß mindestens die Grenzen überall verfolgt werden können. Ein flüssiger Inhalt fehlt so gut wie ganz.

Abb. 222. Adenopapilläres Carcinom mit intrapapillären Cystchen. (Vergr. 12 mal.)

In anderen Fällen ist die Hauptmasse der Geschwulst aus nekrotischen Massen zusammengesetzt, aus körnigem Detritus, der da und dort Schatten von Gefäßen, mitunter darin noch von roten Blutkörpern erkennen läßt. Zwischendurch ziehen gefäßführende Stränge gut erhaltenen Gewebes, von breiten Epithelmänteln umhüllt, die ohne scharfe Grenze in die Nekrosen übergehen. Man kann sich vorstellen, daß diese Stränge Überreste von Papillen sind. Das Bild erinnert durchaus an ein sog. perivasculäres Sarkom oder an das frühere Peritheliom. Letzteres wird heute meist überhaupt bestritten; gegen Sarkom spricht (mit Einschränkung) der Epithelcharakter der (mitunter allerdings spindelförmigen) Geschwulstzellen. Für die angenommene Ableitung vom Papillom spricht nichts anderes als die Nachbarschaft eines solchen. Es ist gewiß zum mindesten fraglich, ob diese Ableitung ohne weiteres berechtigt ist.

In einer dritten Reihe von Fällen ist man überrascht, in nächster Nachbarschaft eines papillären Krebses Bilder zu finden, die von einem unreifen **soliden Plattenepithelkrebs** vieler anderer Organe nicht zu unterscheiden sind. Manchmal sind die Zellen etwas auffallend durch ihre Gleichmäßigkeit; in anderen Fällen wieder höchste Anaplasie, mit Riesenkernen, syncytialen Bändern, Riesenzellen epithelialer Natur. Große solide Alveolen neben kleineren und kleinsten, netzartig verschlungene oder parallel ziehende Trabekel von Krebszellen bis zu feinster Verästelung einreihiger Zellzüge, die alle in das neugebildete oft von Rundzellherden durchsetzte Stroma eingebettet sind. Das Stroma selbst bald gefäßarm, bald gefäßreich, kernarm oder kernreich. Hyaline Veränderung, Ödem, Nekrose — alles in buntem Nebeneinander.

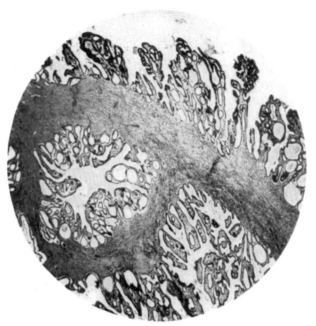

Abb. 223. Adenopapilläres Carcinom. Intrapapilläre Cysten. (Vergr. 25 mal.)

In diesen Fällen ist die Frage der Zusammengehörigkeit dieser und der papillären Abschnitte, bzw. der Abstammung beider noch näher liegend und noch schwerer zu beantworten. Meist wird sie wohl in dem Sinne beantwortet, daß das Papillom gewissermaßen die primäre, das solide Carcinom die durch lebhafte Zellwucherung daraus sekundär entstandene Geschwulst ist. Die Berechtigung dazu ist jedoch sicher nicht größer als für die Annahme, daß beide Teile nebeneinander und gleichzeitig aus derselben Grundlage entstanden sind.

Der Krebs anderer Organe ist nun selten derart hochgradig vielgestaltig. Im Einzelfall des Collumcarcinoms herrscht fast ausnahmslos

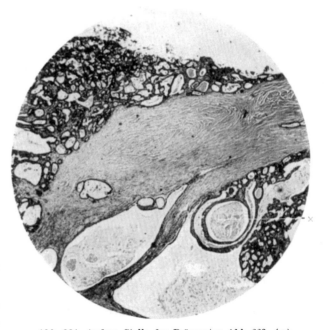

Abb. 224. Andere Stelle des Präparates Abb. 223. (×) Größere Cysten, intrapapillär. (Vergr. 25 mal.)

eine Eintönigkeit der histologischen Form; im Corpuscarcinom läßt sich schon eher einmal Polymorphie erkennen. Dagegen ist der Krebs des Eileiters schon seit Saenger und Barth dadurch bekannt, daß mit ausgesprochen papillären auch solid-alveoläre

Formen so gut wie regelmäßig vergesellschaftet sind. Es würde dies also darauf hindeuten, daß das Ursprungsgewebe des Eierstockskrebses ähnliche Fähigkeiten, ähnliche Differenzierungsmöglichkeiten besitzt wie das des Eileiterkrebses. Das erklärt sich aus der einheitlichen Entstehung beider Epithelien aus dem Cölomabkömmling, dem Oberflächenepithel des Eierstockes.

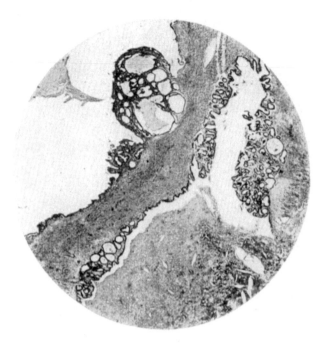

Abb. 225. Carcinoma adenopapillare. Knötchenbildung.
(Vergr. 25 mal.)

Die Ähnlichkeit der beiden Krebsformen ist in solchen Fällen tatsächlich so groß, daß eine histologische Differentialdiagnose aus einem beliebigen Stück der Geschwulst überhaupt nicht möglich ist.

Im Sinne dieser Deutung ist der oben erwähnte Fall von krebsigem Papillom, das ich wegen der unversehrten Eierstöcke auf das Peritonealepithel zurückgeführt habe, nicht ganz mit Unrecht hier eingefügt worden.

Die Frage, ob die verhältnismäßig häufige Miterkrankung des Eileiters beim Eierstockskrebs und umgekehrt mit den verwandtschaftlichen Beziehungen etwas zu tun hat, muß wohl unbeantwortet bleiben.

In einem papillären Krebs beider Eierstöcke mit zahlreichen Psammomkörnern hat R. Buch eine aus Granulationsgewebe entstehende Bildung von ostoidem und von richtigem Knochengewebe beschrieben. Die durch das Granulationsgewebe aufgelösten Kalkkörner sollen die Kalksalze liefern. Diese Knochenbildung erscheint demnach als etwas durchaus sekundäres.

Im Ganzen habe ich 121 klinische Fälle hier einbezogen und 11 geschenkweise der Klinik überlassene Präparate.

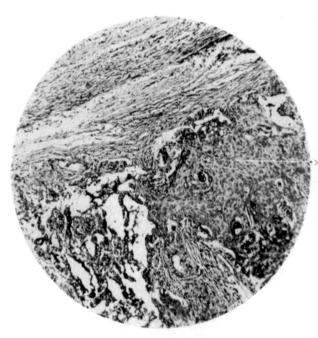

Abb. 226. Adenopapilläres Carcinom.
Plattenepithelknötchen (×). (Vergr. 80 mal.)

Die Gruppierung nach dem Altersbild ergibt, daß 83 Frauen in das Alter von 41—60 Jahren fallen. Nur 11 sind bis 70, drei über 70 (älteste 77) Jahre alt, und 24 unter 40 Jahren. 34 Frauen waren steril, 2 weitere haben nur je 1 Fehlgeburt durchgemacht.

51mal (!) war die Erkrankung beidseitig. van Smith findet unter 87 bösartigen papillären Blastomen 43 beidseitig. Größere Ansammlung von Ascites ist 10mal vermerkt. Stieldrehung (einmal eine Seite bei beidseitiger Erkrankung) nur dreimal.

7 Todesfälle (5,78%): 2 Bauchfellentzündungen, 1 Beckeneiterung; 1 Todesfall im Anschluß an die sehr langdauernde Operation; 1 Lungenembolie und 2 Infarktpleuritiden. Bei van Smith beträgt die Sterblichkeit 11,3%.

Krebse von besonderer Bauart.

Die große Zahl der Eierstockskrebse, der Umstand, daß sie fast in allen Altersstufen gefunden werden, und die unübersichtliche Mannigfaltigkeit der anatomischen und mikroskopischen Formen hat immer wieder Anlaß gegeben, nach Anhaltspunkten zu suchen, welche eine Einteilung derselben, sagen wir eine Wahlkreisgeometrie, ermöglichen würden. Zunächst war jedoch über die soliden und cystischen Formen nicht hinauszukommen. Als Acconci, Emanuel, dann Paladino, Amann u. a. eine Sonderform herausgriffen, in welcher die meisten Autoren mitten in den Massen von Geschwulstzellen große Mengen von Primordialeiern zu sehen meinten, war damit ein starker Anstoß zu weiteren Untersuchungen gegeben. Die Deutung als Ureier war allerdings von Liepmann als Irrtum erkannt worden, und in der Folge haben alle Untersucher (Blau, Tregier u. a.) nur mehr so, wie schon vorher Acconci, von eiähnlichen

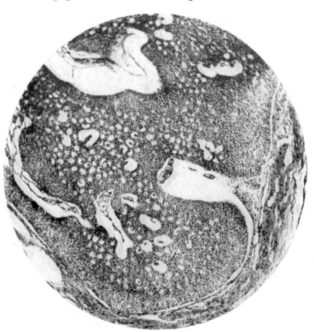

Abb. 227. Granulosazelltumor. (Vergr. 70 mal.)

Gebilden gesprochen, die als cylindromartige Ausscheidungen der Geschwulstzellen nicht mehr denn diagnostische Bedeutung besitzen. Schmincke hat in sehr glücklicher Weise betont, daß es sich bei der eigenartigen, sonst in keiner anderen Geschwulst bekannten, radiären Stellung der umliegenden Zellen um Anklänge an die besondere Differenzierung der Granulosazellen handelt (Abb. 227), welche schon normalerweise das Bestreben zeigen, den einen Zellpol gegen einen Mittelpunkt zu richten, und so eine Art von Strahlenfigur zu bilden. Es handelt sich — so möchte ich es ausdrücken — um eine Beeinflussung der Zellpolarität, die offenbar auf rein physikalisch-chemischen Vorgängen beruht.

Die Befunde sind nicht allzu häufig zu erheben. Wir haben sie in unserem 29jährigen Material nur 4mal in deutlich ausgesprochener Form angetroffen; bis auf einen Fall stets bei Frauen über 50 Jahre (ein Umstand, der wohl auch gegen die Deutung als Eizellen spricht). Es ist daher begreiflich, daß das Interesse an diesen Bildern nicht erlischt und die Erörterung auch heute fortgesponnen wird, ohne übrigens wesentlich neue Gesichtspunkte zu fördern.

Immerhin war dadurch für den nie ganz aufgegebenen Gedanken, daß das Ei mit seinen Anhangsgebilden irgendwie an der großen Zahl von Geschwülsten im Eierstock beteiligt sein könnte, neuer Raum geschaffen. In der Folge hat sich dieser Gedanke in breiterer Form neu verankert. Kahlden hat an den Primordialfollikel gedacht und von

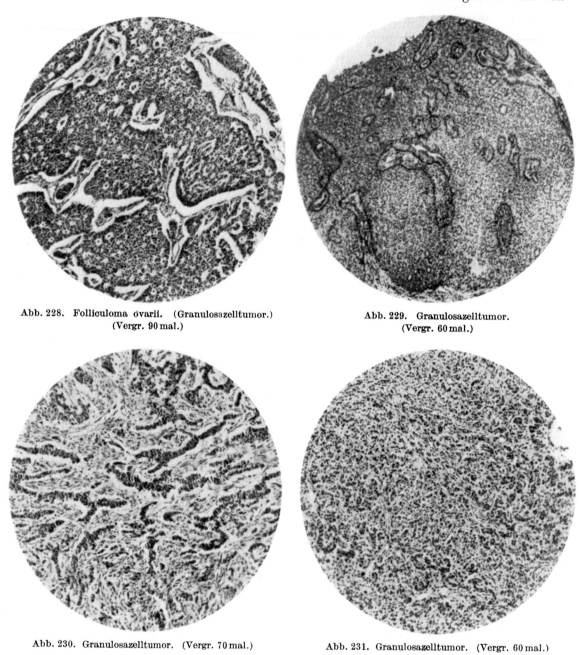

Abb. 228. Folliculoma ovarii. (Granulosazelltumor.)
(Vergr. 90 mal.)

Abb. 229. Granulosazelltumor.
(Vergr. 60 mal.)

Abb. 230. Granulosazelltumor. (Vergr. 70 mal.)

Abb. 231. Granulosazelltumor. (Vergr. 60 mal.)

carcinomatösem Adenom des Follikels gesprochen; Gottschalk hat den Begriff des Folli-kuloma malignum geprägt, eine Bezeichnung, für welche in der Folge erst Schroeder zum erstenmal eine passende Geschwulst beschrieben hat. Der Name ist so erwünscht gewesen, daß er sofort Verwendung gefunden hat. Er ist aber auch ebenso umstritten, und wird heute höchstens in dem Sinne gebraucht, daß es gewisse Ähnlichkeiten zwischen Bildern aus der Geschwulst und aus dem Follikel angibt. Schon Voigt hat den Gedanken, daß wirklich Follikelepithel den Ausgangspunkt der Neubildung abgeben könne, angegriffen, und hat die Quelle in Wucherungen des Oberflächenepithels gesucht; R. Meyer denkt an Vorstufen des Follikelepithels, an Epithel von persistenten „Granulosaballen", wie sie seinerzeit Schottlaender im kindlichen Eierstock beschrieben hat, und betont die rein formale Ähnlichkeit. Viele Frauenärzte verhalten sich mehr oder weniger ablehnend, bzw. abwartend, was besonders darin zum Ausdruck kommt, daß die Lehrbücher an dieser Frage noch vorbeigehen; in Handbüchern ist bisher nur Sternberg der Frage nähergetreten, und hat selbst eine sehr bemerkenswerte Beobachtung von einem fünfjährigen Kinde gebracht. Der Fall ist später auch von A. Blau beschrieben worden. Dennoch muß man

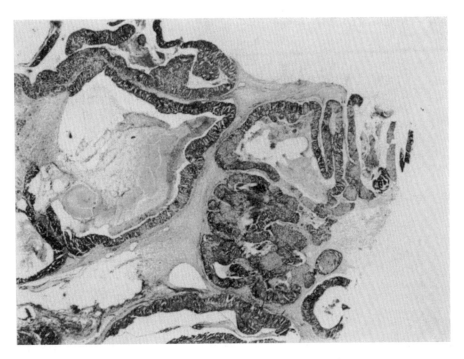

Abb. 232. Carcinoma ovarii cysticum (Granulosazelltumor). (Vergr. 15 mal.)

sagen, daß besonders die von Werdt vorgeschlagene Sammelbezeichnung der **Granulosazellgeschwülste** unverkennbar viel Eindruck gemacht hat.

In den von Brenner erstmalig in 3 Fällen beschriebenen und von Werdt als Typus herausgestellten Geschwülsten ist eine histologisch sehr gut zu erkennende Form aufgestellt, die in der Folge in Fällen von Aschner, H. O. Neumann, Seifried, Sternberg, Ujma, Esser u. a. ihre Bestätigung gefunden hat. Es sind teils haselnuß- (Seifried), wallnußgroße (Esser), teils orangegroße und noch größere Geschwülste, die man nach dem klinischen Verlauf einstweilen noch als gutartig hinzustellen geneigt ist. Man hat deshalb auch die Nebenbezeichnung „carcinomatodes" (Ulesko-Stroganowa) gewählt. Besonders in Fällen von Aschner und in dem anders gebauten Fall 2 von Neumann ist der jahrelange Verlauf, gekennzeichnet durch wiederholte langdauernde Amenorrhöen und wiederholte wochenlange Blutungen bemerkenswert.

Die größeren Geschwülste waren glatt oder knollig, auf Durchschnitten größtenteils solid, aber von verschieden großen Hohlräumen durchsetzt, die mehr oder weniger

klare Flüssigkeit enthielten. Unter dem Mikroskop (Abb. 228—231) in lockeres Bindegewebe eingebettet, zum Teil auch unmittelbar aneinander grenzend, sehr verschieden

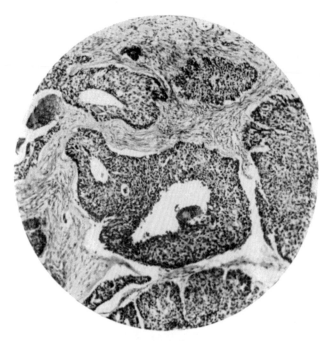

Abb. 233. Granulosazelltumor, adenopapillär.
(Vergr. 70 mal.)

große Zellnester von vollkommen
gleichmäßigen runden oder eckigen
Zellen mit kleinem Zelleib und rundem, bläschenförmigem Kern. Insbesondere die Gleichförmigkeit der
Zellen fällt auf. In größeren Alveolen
treten Lücken auf, oft mehrfach. Die
Cystchen sind alle aus solchen Ver-
flüssigungsmittelpunkten entstanden;
sie sind durchwegs, ähnlich wie die
Granulosa des echten Graafschen
Follikels, mit einer wechselnd breiten
Schicht derselben eigenartigen, außerordentlich an Granulosazellen erinnernden Geschwulstzellen ausgekleidet (Abb. 232—234).

Einer der kleinsten Krebse des Eierstockes ist von Hornung bei einer 39jäh-
rigen Frau zufällig bei einer Operation
gefunden worden. In der Wand einer
haselnußgroßen Cyste, die er reseziert
hat, fand sich ein kleiner Knoten, ein
adenomatöser teilweise solider Krebs. Trotz
zweimaliger Bestrahlung nach einem Jahr
faustgroßer adenomatöser Krebs der anderen Seite.

Es ist wohl nicht zu bezweifeln,
daß diese Geschwülste früher als
solide Krebse, später vielfach als
Endotheliome bezeichnet worden sind.
Die Kritik, die Neigung, die einzelnen Fälle hier oder dort einzureihen,
ist aber auch heute noch nicht einheitlich geworden wie z. B. aus der Gegenüberstellung der Versuche von
Sternberg und von H. O. Neumann hervorgeht. Schon für die
sog. Endotheliome war eine gewisse
Vielgestaltigkeit der histologischen
Form bemerkenswert gewesen. Noch
mehr fällt sie bei der ganzen Gruppe

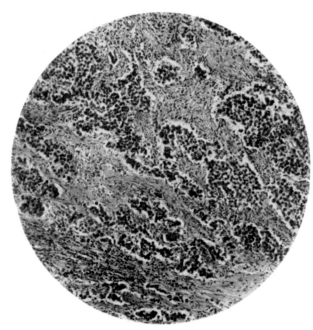

Abb. 234. Eine andere Stelle des Präparates Abb. 233.
(Vergr. 80 mal.)

der jetzt hier zusammengefaßten Geschwülste auf. Ich habe bereits bei der Besprechung
der papillären Krebse gesagt, daß in manchen Fällen neben den papillären, cystischen, auch
solide, markige Abschnitte auffallen, und muß nochmals betonen, daß dort schon bei aller

Vielgestaltigkeit in der Anordnung der Geschwulstzellen zu Alveolen (Abb. 235), Trabekeln, netzförmigen Zügen die Gleichförmigkeit, Einheitlichkeit der Zellform auffällt.

Dasselbe findet sich hier. Ich will als Beispiel nur Fall 6 von H. O. Neumann (61jährige Frau) anführen. Hier fand sich ein weiches Oberflächenpapillom, das ein taubeneigroßes Fibrom und ein hühnereigroßes Carcinoma cylindromatosum einschloß, einen sog. Granulosazelltumor. Ich glaube, daß alle drei Geschwulstformen nicht durch Zufall nebeneinander stehen, sondern daß sie ein einheitliches, zusammengehöriges Gebilde darstellen, welches eben die ganz besondere Vielgestaltigkeit dieser Form von Eierstocksgeschwülsten aufzeigt. Vor allem ist auf die teilweise papillären Formen zu achten, weil in dem Vorhandensein von Papillen ein ganz besonders verführerischer Umstand zu sehen ist, der zu ganz anderer Bewertung und Einreihung der Fälle Anlaß gibt. Ich gestehe, daß ich mich auf die von mir selbst durchgeführte Siebung und Reihung der Fälle meines Materials nicht vollkommen verlassen kann; bei eingehenderer Prüfung wäre vielleicht noch mancher Fall dort wegzunehmen und hier einzufügen. Wir haben eben noch zu wenig sichere Merkmale.

Als solches Merkmal gilt heute der an Graafsche Follikel erinnernde Bau; derselbe ist aber nur abschnittweise deutlich und kann zufällig nicht gefunden und untersucht worden sein. Weiter gilt als Merkmal das Auftreten von hyalinen

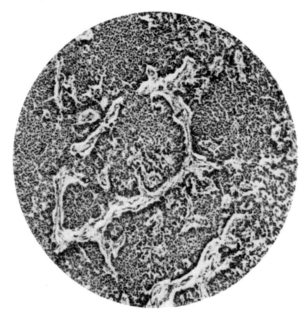

Abb. 235. Granulosazelltumor, alveolärer Bau.
(Vergr. 80 mal.)

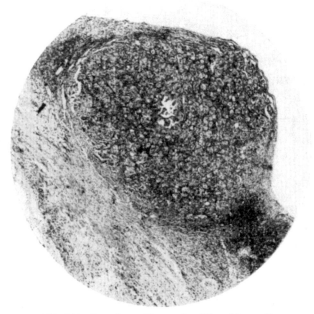

Abb. 236. Granulosazelltumor („solides Adenom").
(Vergr. 25 mal.)

Ausscheidungen, wie es in den eiähnlichen Gebilden, aber auch in Form von hyalinen Bändern und cylindromatösen Streifen[1] und Schlauchformen gefunden wird. Auch diese

---

[1] Ein von W. Rosenstein als Fibrosarcoma cylindromatosum beschriebener Fall darf wohl auch hier eingereiht werden (Zbl. f. Gynäk. **1929**, 694).

Bildungen sind sehr häufig auf einzelne Abschnitte beschränkt, während andere Teile das
Bild eines alveolären oder auch trabekulären soliden Adenoms bzw. Carcinoms darbieten

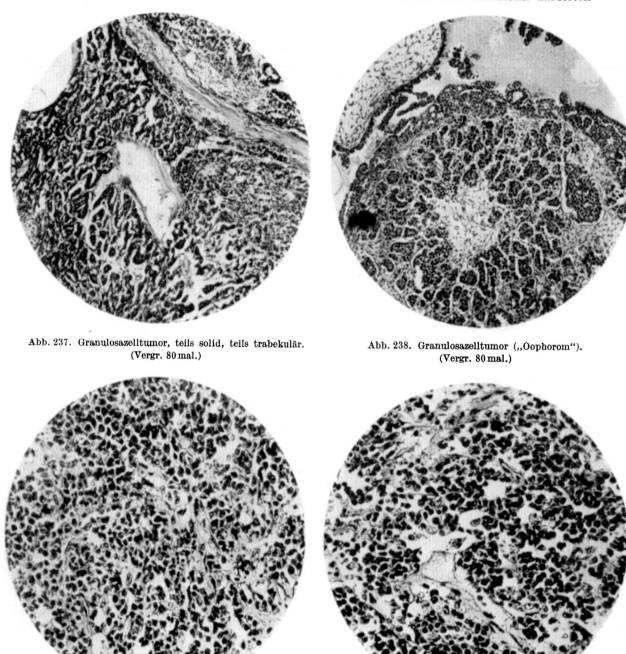

Abb. 237. Granulosazelltumor, teils solid, teils trabekulär.
(Vergr. 80 mal.)

Abb. 238. Granulosazelltumor („Oophorom").
(Vergr. 80 mal.)

Abb. 239. Kleinzelliger Granulosazelltumor.
(Vergr. 260 mal.)

Abb. 240. Wie Abb. 239.
Andere Stelle.

(Abb. 236—238). Die Bindegewebsneubildung erfolgt nach meiner Auffassung anscheinend
recht ungleichmäßig; größere Zellhaufen scheinen mitunter die Fähigkeit, Bindegewebe
auszubilden, ganz verloren zu haben (Abb. 239, 240); damit fehlt auch die Gefäßversorgung
und die Folge ist Spontannekrose. Neigung dazu ist gelegentlich sehr auffällig.

In einer dritten Reihe von Fällen suchen wir beide Merkmale vergebens; doch sind sie als ein hierher gehöriger, scharf umrissener Typus herauszugreifen. R. Meyer,

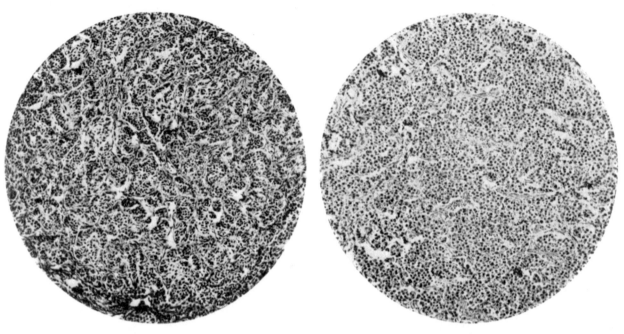

41. Granulosazelltumor, lockerer trabekulärer Aufbau. (Vergr. 90 mal.)

Abb. 242. Carcinoma ovarii (Granulosazelltumor) und Epitheloidzellentuberkel. (Vergr. 80 mal.)

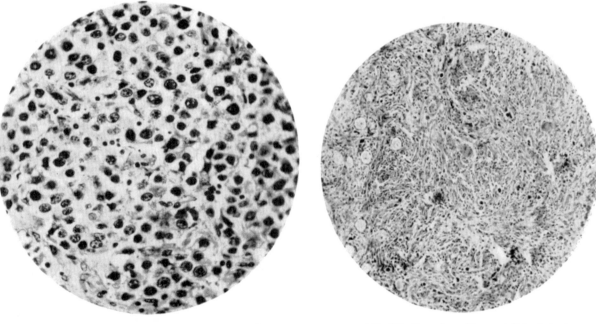

Abb. 243. Stärker vergrößerte Stelle (260 mal) des Präparates Abb. 242.

Abb. 244. Granulosazelltumor + Tuberkulose. (Vergr. 60 mal.)

E. Matsner, Neumann, Babes haben solche Fälle beschrieben. Wir selbst verfügen über 16 Beobachtungen (15 klinische).

Die Fälle sind auch klinisch recht einheitlich. Die 16 Fälle betreffen fast nur Mädchen der Entwicklungsjahre; neben einem 9jährigen (das vielleicht nicht streng hierher gehört)

eines von 13$^1/_2$ Jahren, zwei 16jährige, drei 17jährige, drei 18jährige und drei 19jährige
Mädchen; von den übrigen waren zwei 23, je eine 24 und 26 Jahre alt. Bei der einen
19jährigen war schon im 18. Jahr die eine Eierstocksgeschwulst operiert worden; es heißt

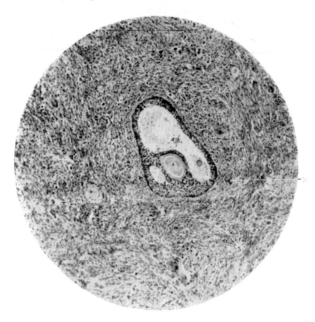

Abb. 245. Wie Abb. 244. Gut ausgebildeter
Follikel. Tuberkulöse Riesenzelle (×).

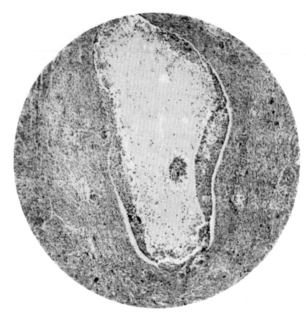

Abb. 246. Eine andere Stelle des Tumors
Lab. P. Nr. 15327. (Vergr. 60 mal.)

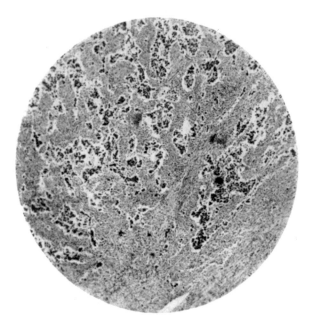

Abb. 247. Nester von Carcinom- (Granulosa-)zellen.
Fall wie Abb. 244—246. (Vergr. 60 mal.)

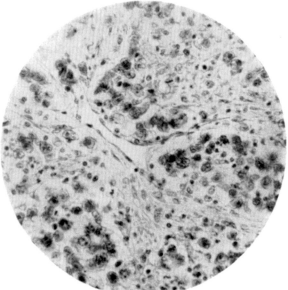

Abb. 248. Starke Vergrößerung (260 mal) aus
Abb. 244—247.

in der Krankengeschichte, daß es dieselbe Geschwulstart gewesen sei. Geburten sind
nur bei einer 23jährigen (2) und bei der 26jährigen Frau (1) verzeichnet, Menstruationsstörungen im Sinne von langdauernden Amenorrhöen recht oft, aber durchaus nicht
regelmäßig und wohl auch nicht immer durch die Geschwulst bedingt. Bemerkenswert

ist vielleicht die eine Angabe einer 19jährigen, daß sie aus einer kinderreichen Familie stammt, daß aber von insgesamt 15 Geschwistern nur mehr 3 leben.

In 6 Fällen war die Geschwulst beidseitig, allerdings meist von ungleicher Größe; die eine hat gelegentlich Mannskopf-, selbst Doppelmannskopfgröße erreicht, meist allerdings viel weniger. Knollig-höckerig waren sie fast immer und meist ganz gleichmäßig solid, weich, markig, rötlichgrau oder gelblich, in einzelnen Fällen mit Verflüssigungscysten, einmal mit einem faustgroßen nekrotischen Herd.

Mikroskopisch ist das Gefüge ein eigenartiges. Kleine oder mittelgroße rundliche bzw. polygonale Zellen mit bläschenförmigem, gewöhnlich ziemlich stark färbbaren Kern sind in lockerem Verbande trabekulär angeordnet (Abb. 241). Die Zellform und Größe ist von überraschender Gleichförmigkeit, ihre Anordnung von ebenso erstaunlicher Zerfahrenheit und Unregelmäßigkeit, stellenweise aber auch reihenförmig, wie man sie beim Endotheliom erwartet hat. Die dazwischen liegenden Bindegewebsnetze

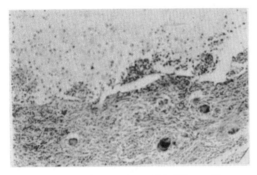

Abb. 249. Fall wie Abb. 244 f. Riesenzellen in der Wand eines Follikels. (Vergr. 70 mal.)

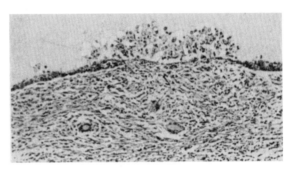

Abb. 250. Wie Abb. 249. Zerstörung der Follikelwand durch die Tuberkulose. (Vergr. 90 mal.)

erscheinen unvollkommen, sind nirgends scharf gegen die Geschwulstzellen abgegrenzt; „Übertritte" von beiden Seiten. Die Geschwulstzellen sind zweifellos epithelial (Färbung nach Mallory, Passini u. a.), die Geschwülste sind aber früher — ich selbst erinnere mich noch daran — für bindegewebig, für Sarkome gehalten worden. Ich glaube, daß man der Deutung der Geschwulst am besten gerecht wird mit der Annahme, daß es sich um Epithel sehr niederer Differenzierungsstufe handelt, und daß auch die Fähigkeit, Bindegewebe auszubilden, sehr wenig entwickelt ist. Gar nicht selten findet man große Flächen fast nur von diesen Geschwulstzellmassen eingenommen und kaum einige kümmerliche Sparren von Bindegewebe dazwischen.

Andere Stellen der Geschwulst können daneben ganz anderen Bau aufweisen. Wir haben aber einige Fälle, die durchaus einheitlich waren.

6 Fälle greife ich wegen eines Sonderbefundes heraus (Lab.-Nr. 9414, 9483, 12 952, 13 186 (Geschenk), 14 422, 15 327). Seine richtige Deutung hat zuerst der letzte Fall gefunden; die anderen erst bei neuer Durchsicht der Präparate.

Diesen einen Fall habe ich bereits a. a. O. beschrieben, weil ich nur eine einzige ähnliche Beobachtung im Schrifttum gefunden hatte und das Vorkommnis als große Seltenheit werten mußte. Ich war darum sehr überrascht, bei Durcharbeitung des gesamten Materials der Klinik 4 weitere und unter den nicht klinischen Fällen einen [Doz. Herrmann (Abb. 242 und 243)] zu finden.

22*

4 mal waren es einseitige solide Eierstocksgeschwülste, zum Teil bis zum Nabel reichend.
2 mal beidseitige, aber die eine Geschwulst wesentlich kleiner, 2 mal schwere Verwachsungen
(1 Fall mit Nachblutung [9483]). 4 Mädchen von $13^1/_2$—18 Jahren waren darunter, eine

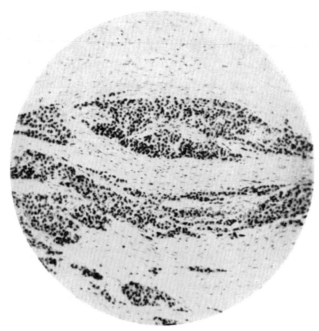

Abb. 251. Kleinzelliger Krebs des Eierstockes (Sarkom ? ?) und
Tuberkulose. Fall Atzerodt. (Vergr. 90 mal.)

23jährige und eine Frau von 26 Jahren, die einmal geboren hatte. In einem Fall war die Periode etwas unregelmäßig gewesen, in einem anderen eine Amenorrhöe von $1^1/_2$ Jahren. Sonst eine gewisse Blässe, Abmagerung, gelegentlich leichte Temperatursteigerungen; einmal Blasenbeschwerden. In allen Fällen fand sich nun (Abb. 244—248) dasselbe, aus kleinen bis mittelgroßen rundlichen Zellen in lockerem zerfahrenen Verband alveolär, trabekulär aufgebaute Carcinom des Eierstockes und mitten zwischen den Geschwulstmassen deutliche kleine fibröse und Epitheltuberkel. In einem Fall waren auch in der Tubenserosa spärliche Tuberkel zu finden. Ein Fall (9414) sei besonders hervorgehoben, weil hier hauptsächlich Langhanssche Riesenzellen in großer Menge zu finden waren und erst nach längerem Suchen richtige fibröse Tuberkel. Seinerzeit war die Diagnose auf ein Rundzellensarkom mit Riesenzellen gestellt und vom damaligen pathologischen Anatomen als Besonderheit gewertet worden.

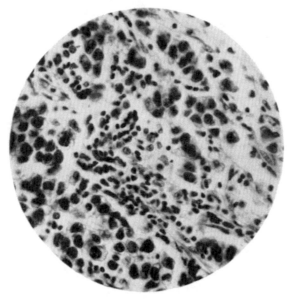

Abb. 252. 360 fache Vergrößerung aus Fall Abb. 251.

Ich habe in meiner seinerzeitigen Besprechung des Falles die Frage des Zusammenhanges von Krebs und Tuberkulose offen lassen müssen. Jetzt glaube ich wohl aus gewissen klinischen Angaben und auch aus anatomischen Befunden der Frage nähertreten zu können. Vor allem ist es

der Umstand, daß die Tuberkulose stets eine höchst chronische gutartige Form aufweist,
dann der weitere, daß sie sehr verschieden stark auftritt — einmal sieht man, daß noch
vorhandene echte Graafsche Follikel von der Tuberkulose angegriffen und zerstört
werden (15 327, Abb. 249, 250), ein andermal finden sich fast nur spärliche Riesenzellen

vom Langhanstyp, ja sogar überwiegend uncharakteristische Riesenzellen. Aus dieser ungleichen Beteiligung der Tuberkulose — weite Gebiete der größeren Geschwulst weisen fast keine Riesenzellen auf — möchte ich den Schluß ziehen, daß die Tuberkulose (die wohl auch Ursache der $1^1/_2$ jährigen Amenorrhöe des einen Falles war) die Rolle der das Geschwulstwachstum auslösenden Ursache gespielt hat, etwa als Wegbahner. Dieselbe Deutung vertritt auch K. Dierks.

Der Umstand, daß die Fälle in zeitlich ziemlich nahe zusammenfallenden Gruppen beobachtet worden sind, weiter der Umstand, daß in einigen Fällen die Tuberkulose nur bei besonderer Aufmerksamkeit aufgedeckt werden konnte, läßt mich vermuten, daß solche Fälle schon öfter vorgekommen, aber bisher der Beobachtung entgangen sind. Ich möchte daher die Aufmerksamkeit in Zukunft mehr darauf lenken.

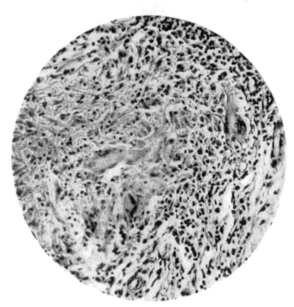

Abb. 253. Riesenzellen an einer Stelle des Präparates Fall Atzerodt. (Vergr. 260 mal.)

Ich vermute, daß ein von F. Kovács mitgeteilter Fall ähnlich ist. Dem Ref. kann ich nur entnehmen, daß bei der 20jährigen Kranken neben solidem Alveolarcarcinom eine tuberkulöse Salpingitis gefunden worden ist. Kein Ascites. Nach 3 Jahren war die Operierte gesund.

Trotz der eigenartigen „zerfahrenen" Form des Krebses reihen sich die Fälle den Beobachtungen über Krebs und Tuberkulose an anderen Organen (z. B. Darm, Hamperl) ungezwungen an. Die histologische Struktur unserer Fälle ist genau so wie in den von R. Meyer, E. Matsner (dessen Fälle auch meist junge Mädchen betreffen), H. O. Neumann, Zimmermann beschriebenen Fällen. Die Nachuntersuchung älterer Fälle der Klinik, die fast alle als Rundzell-

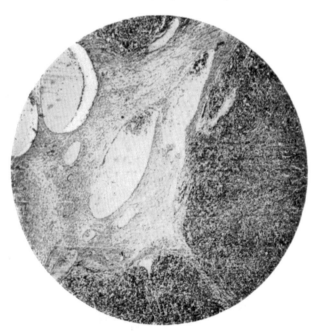

Abb. 254. Granulosazelltumor mit äußerst dicht stehenden Kernen. (Vergr. 25 mal.)

sarkome, Alveolarsarkome bezeichnet waren, läßt mich annehmen, daß dieses Bild vorwiegend die seinerzeit recht große Gruppe der „Eierstocksarkome" vertritt.

Vielleicht kann man dieser Gruppe den bei den Sarkomen besprochenen Fall von Atzerodt als Kombination von chronischer Tuberkulose mit einem anderen Typus von kleinzelligem Krebs anreihen. Ich füge 2 Abbildungen aus den mir freundlichst zur Verfügung gestellten Schnitten hier an (Abb. 251, 252) und in Abb. 253 eine Stelle mit Riesenzellen.

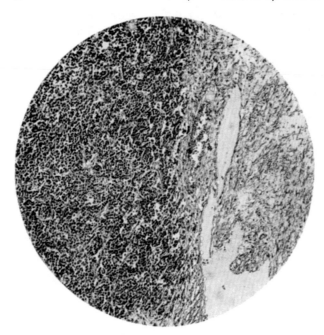

Abb. 255. Stärkere Vergrößerung aus Abb. 254.
(Vergr. 90 fach.)

In den anderen 10 Fällen hat der zerfahrene oder vielleicht noch besser als „fahrig" zu bezeichnende Bau mehr weniger gefehlt. Es kommen hier sehr große, gleichmäßige Geschwulstfelder vor, aus denselben kleinen oder mittelgroßen, vollkommen gleichgestalteten Zellen zusammengesetzt, die trotz des unscheinbaren Zelleibes durch das Fehlen von Bindegewebsfasern (Mallory) als sicher epithelial gekennzeichnet sind. Oft stehen die Kerne so dicht (Abb. 254 bis 255), daß die Unterscheidung gegenüber einem dichtzelligen Fibrom nur mit Hilfe einer besonderen Faserfärbung möglich wird. In einigen Fällen war auch ein Wechsel in der Zellform bemerkbar, insofern als einzelne Abschnitte aus größeren blasigen Zellen — ebenso gleichmäßig — zusammengesetzt waren. Dann auch oft netzförmiger Bau. Bei dem 9 jährigen Mädchen waren Stellen mit hochgradiger Anaplasie mit syncytialen Bildungen aufgefallen (Lab. P. Nr. 4125 ex 1912). Es war aber auch sonst die Vielgestaltigkeit viel weiter gediehen; es waren Stellen von alveolärem, rudimentär-drüsigem, selbst papillärem Bau vorhanden, adeno-papilläre und selbst an Follikulom erinnernde Stellen (Abb. 256—258). Die Geschwulst war sehr bösartig. Der einfachen Ovariotomie ist nach einigen Monaten die Totalexstirpation nachgeschickt worden. Das 9 jährige Kind ist später zu Hause seinem Rezidiv erlegen.

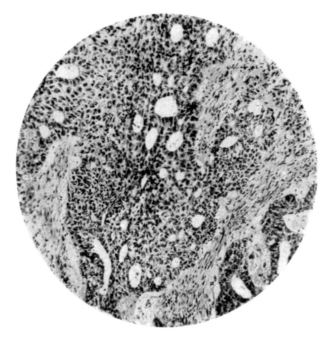

Abb. 256. Granulosazelltumor, sehr vielgestaltig.
(Vergr. 80 mal.)

Ascites war in einigen Fällen in geringem Ausmaß vorhanden, in anderen (auch bei der Tuberkulose) hat er gefehlt. Stieldrehung ist nur bei dem 9 jährigen Mädchen verzeichnet. Offenbar haben sich die Mädchen leidend gefühlt und kräftigere Bewegungen vermieden.

Unter den 16 Fällen ist kein Verlust durch Operationsmortalität.

Außer dem bisher genannten habe ich nun aus unseren Material 28 weitere klinische Fälle (und 2 nicht klinische) als „Granulosazellgeschwülste" herausgegriffen. Das würde also eine Gesamtzahl von 50 (+ 2) Fällen ergeben auf 251 Eierstockskrebse und 1257 primäre Eierstocksgeschwülste.

Das Krankheitsbild stellt sich gleich als ein recht ernstes heraus, wenn ich anführe, daß von den 28 Frauen 4 gestorben sind.

Todesursache 2 mal Bauchfellentzündung (beide 1912), ein Fall mit Metastase im Gebärmutterkörper ins Rectum durchgebrochen (inoperabler Fall) ist 7 Wochen nach der Operation gestorben (1918), und die 4. Frau (18 404 ex 1926) 74 Jahre alt einer Lungenembolie erlegen.

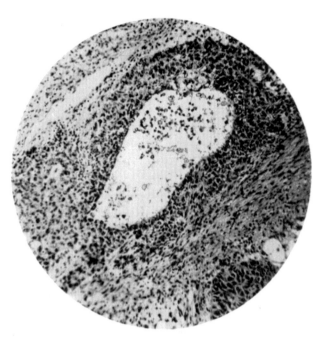

Abb. 257. Andere Stelle aus dem Präparat Abb. 256. (Vergr. 80 mal.)

Auch von den beiden nicht klinischen Fällen ist die eine Frau (16 987 ex 1925) 50 Jahre alt etwa 2 Monate nach der nicht radikalen Operation dem rasch wuchernden Rezidiv erlegen.

Einige länger dauernde Heilungen sind uns allerdings auch bekannt geworden (bis 6 Jahre), woraus sich aber wohl noch nicht der Schluß ergeben muß, daß es sich um eine gutartige Geschwulst gehandelt hat.

Von klinischem Interesse ist es, daß in 16 Fällen (einige Male war vorher schon die Gebärmutter wegen Myomen entfernt worden) ausgesprochene Menstruationsstörungen angegeben sind, die man mit einiger Berechtigung mit der Geschwulst in Zusammenhang bringen darf. So vor allem die ein halbes Jahr bestehenden,

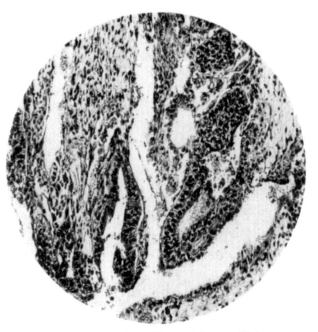

Abb. 258. Granulosazelltumor (adenopapillär). (Vergr. 80 mal.)

monatlich wiederkehrenden Gebärmutterblutungen einer 58jährigen Frau (9743), eine einmalige 5tägige Blutung bei einer 65jährigen Frau (18 625); aber auch der Umstand. daß bei der 74jährigen Frau (18 404) die Gebärmutter auffallend groß und weich, die

Schleimhaut sehr stark verdickt war; dieselbe Frau war überdies 7 Jahre vorher wegen Knochenerweichung längere Monate in Behandlung gestanden.

Als Besonderheit sei eine umschriebene Adenomyosis der Hinterwand der Gebärmutter bei einer

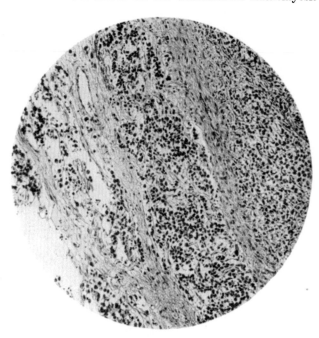

Abb. 259. Granulosazelltumor; Nekrosen. (Vergr. 80 mal.)

33jährigen Nullipara erwähnt (20 437), die vor 10 Jahren eine Operation wegen Blinddarmentzündung, vor 2 Jahren eine zweite wegen eines Magengeschwürs durchgemacht hat, jetzt an unregelmäßigen Blutungen litt und wegen des hühnereigroßen Follikuloms operiert wurde. Der auffällig cystische adenomyotische Teil der Gebärmutter wurde keilförmig ausgeschnitten. Heilung. Ich führe den Fall an mit Rücksicht auf die Mitteilungen von Schiffmann und K. Tietze, welche in ähnlichen Beobachtungen einen Zusammenhang zwischen den beiden Veränderungen annehmen. Da es der einzige Fall dieser Art in unserer Reihe ist, und die Frau auch sonst viel krank war, wollte ich einen Zusammenhang eher ablehnen.

Ein neuer Fall läßt mich aber doch die Beziehungen mehr in den Vordergrund stellen.

Eine 61jährige Frau (1260 ex 1930), die sechs Geburten (sehr große Kinder) durchgemacht und bis zum 58. Jahr regelmäßig, seither unregelmäßig geblutet hat, kam wegen Vergrößerung des Bauches und wegen der Blutungen und zeitweise auftretender Schmerzen. Die Operation ergab eine übermannskopfgroße Geschwulst des rechten Eierstockes, die zunächst wie ein Pseudomucinblastom aussah, durch Punktion nicht verkleinert werden konnte, und sich als ein reichliche Nekrosen aufweisender, deutlich bösartiger, stellenweise an Follikulom erinnernder Granulosazelltumor erwies. Gebärmutterkörper kindskopfgroß; Endometrium in hochgradiger, polypöser Hyperplasie. Die dicke Muskelwand reichlich durchsetzt mit tiefreichenden Herden von Adenomyosis interna.

Obwohl der Cysteninhalt im Mäuseversuch (bis zu 5 ccm eingespritzt) keinen Oestrus ausgelöst hat, scheint mir damit der Zusammenhang nicht widerlegt.

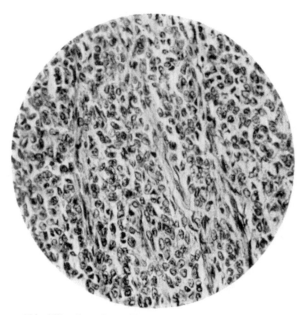

Abb. 260. Granulosazelltumor, fibromähnlicher Bau. (Vergr. 260 mal).

Der Gedanke an eine hormonal bewirkte Hyperfeminierung (R. Meyer) ist sicher naheliegend.

Ein weiterer Fall (25 548) mit pflaumengroßer, stark verwachsener Geschwulst (43 Jahre, 1 Abortus; vor 22 Jahren Operation einer Ovarialcyste), die mikroskopisch schon durch Serosa- sowie Lymphgefäßmetastasen und vielfach syncytiales Wachstum als bösartig zu bezeichnen war, hatte nebst Schmerzen, einer Gewichtsabnahme von

7 kg in 3 Monaten in ausgeprägter Weise morgendliches Erbrechen gezeigt; es war an Schwangerschaft gedacht worden.

Beidseitig war die Geschwulst in 9 Fällen; einer von diesen Fällen ist hervor-zuheben (939), weil bei der 24jährigen Frau (Abb. 259) am zweiten Eierstock nur grobe Papillen oberflächlich nachgewiesen worden sind.

Stieldrehung ist nur 2mal, Ascites in größerer Ansammlung 4mal beobachtet worden. Daß die Ascitesflüssigkeit 2mal blutig gefärbt war, dürfte sich mit kleinen Verletzungen der Geschwulst durch die Untersuchung oder durch sonstige Traumen erklären lassen.

Die anatomische Begründung für die Einreihung der Fälle in diese Gruppe im einzelnen zu geben, würde zu weit führen. Ich erwähne nur allgemein, daß es sich bis auf 3 Ausnahmen stets um durchwegs solide, markige, mitunter fast zerfließend weiche, aber auch derbere Geschwülste gehandelt hat, welche durch die absolute Gleichmäßigkeit der Zellform aufgefallen sind. Trotz häufiger und oft ausgedehnter Nekrosen war diese Gleichmäßigkeit stets festzustellen. Der Aufbau war in vielen Fällen auf weite Flächen so gleichmäßig, der Zelleib klein, so daß die frühere An-nahme, daß es sich um Rundzellsarkome gehandelt habe, sehr verständlich ist. Die Bindegewebsfaserfärbung hat aber in allen Fällen anders entschieden.

Besonders schwierig war die Entschei-dung bei Lab.-Nr. 9121. Bei der 42jährigen Nullipara, die seit 7 Jahren fast täglich ge-blutet, zuletzt drei Wochen stark geblutet hatte, fand sich eine stielgedrehte, mit dem Netz verwachsene, apfelgroße solide, ziemlich derbe Geschwulst rechts. Gleichmäßiger Auf-bau aus kleinen, spindelförmigen Zellen ließ mich zunächst ein dichtes, sehr kernreiches Fibrom annehmen. Die Faserfärbung zeigte, daß es sich um eine besonders kernreiche, epitheliale Geschwulst handelt (Abb. 260, 261).

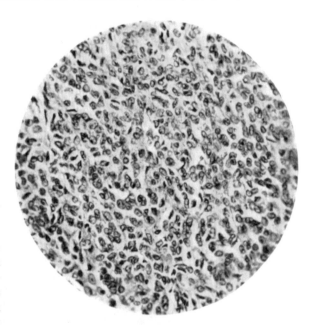

Abb. 261. Andere Stelle des Präparates Abb. 260.

Sonst war vielfach alveolärer und trabekulärer Aufbau, selbst plexiformer Bau vorherrschend; in einigen Fällen stellenweise Anordnung der Geschwulstzellen um Gefäße; im großen ganzen war aber die Ausbildung von Bindegewebe überall eher als mangelhaft zu bezeichnen; häufig Rundzelldurchsetzungen in beträchtlichem Ausmaß. Einige Fälle erinnern stellenweise an Follikulome, sind aber doch zu wenig ausgesprochen in dieser Richtung entwickelt, so daß ich Bedenken hatte, sie dort einzureihen.

Alle diese Einzelheiten führe ich absichtlich an, um zu zeigen, wie schwierig heute das ganze Gebiet noch zu beurteilen ist.

Ganz eigenartig und wie ich glaube von grundsätzlicher Wichtigkeit für die histo-logische Beurteilung dieser Geschwülste sind die Bilder in je einem Falle von Glockner (1905 Fall 33, Taf. VII, Abb. 8) und von O. Frankl. Der erstere Fall ist als fibröser Krebs beschrieben worden, der letztere — offenbar auch in Beachtung der Bindegewebs-entwicklung — als Adenofibrom mit Krebsbildung (Carcinoid). Für beide Fälle ist

gemeinsam der Umstand, daß die cystischen Hohlräume von einem ausgesprochen mehrschichtigen Epithel ausgekleidet sind, dessen oberste Lagen von hohem Zylinderepithel
gebildet werden (Abb. 262). Es ist eine etwas unregelmäßige Epithellage, stellenweise außerordentlich breit, an anderen Stellen auf die Zylinderepithelschicht allein verschmälert.
Ich habe solches Epithel nur einmal in einer hühnereigroßen retroperitonealen Geschwulst
des kleinen Beckens unklarer Herkunft (Prim. Fleischmann) gesehen, außerdem zweimal am äußeren Muttermund, einmal in einem Teratom, und kenne es sonst noch von
Urethraldrüsen als Übergangsepithel. Ich glaube, die Deutung so geben zu sollen, daß
es sich in all diesen Fällen um Besonderheiten der Zelldifferenzierung handelt
in der Richtung des Urethralepithels (als Abkömmling des Sinus urogenitalis).

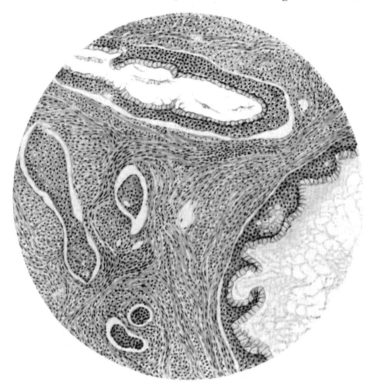

Abb. 262. Carcinoides Adenofibroma ovarii (wahrscheinlich Granulosazelltumor).
(Aus Arch. Gynäk. 131, 327 [1927]. O. Frankl).

    Bereits bei Besprechung der papillären, teilweise soliden Geschwülste habe ich auf
die großen Schwierigkeiten einer sauberen Trennung der Fälle hingewiesen und der Meinung
Ausdruck gegeben, daß wir es mit einer sehr weitgehenden Multiformität der Geschwülste
zu tun haben, einem chamäleonartigen Wechsel im Gesamtbild. Deshalb habe ich auch
schließlich 3 Fälle hier einbezogen, in welchen an einzelnen Stellen noch papillärer (2mal)
bzw. mikrocystischer (1mal) Bau zu erkennen war; etwa nach dem Grundsatz: a potiori
fiat denominatio.

    2 Fälle darf ich außerdem kurz gesondert anführen.

    Bei der bereits erwähnten 74jährigen Frau (18 404) war beträchtliche Aussaat am
Bauchfell festzustellen. Die große Geschwulst erinnert makroskopisch durch gelbe Farbe
und viele Blutungen an ein Hypernephrom. Histologisch erweist sie sich als gelappt, grob
alveolär gebaut, durchaus solid, teilweise trabekulär. Die Zellen selbst auffallend groß,

mit deutlich gefärbtem Protoplasmaleib, vieleckig, bis zu einem gewissen Grade an Luteinzellen erinnernd. Fettfärbung ist leider erst an dem 2 Jahre alten Präparat versucht worden und ist (wohl deshalb?) negativ ausgefallen.

Histologische Deutung möchte ich so versuchen: aus demselben Urmaterial hat sich die eigenartige Geschwulst deshalb entwickelt, weil sich die Zellen nicht in der Richtung der Granulosazellen als einem Vorbereitungsstadium, sondern sofort in der Richtung von Luteinzellen als einem physiologischen bzw. funktionellem Reife- oder Vollendungsstadium (oder doch diesen ähnlichen Zellen) entwickelt haben. Der Unterschied gegenüber den „Granulosazellgeschwülsten" wäre etwa so zu verstehen wie der zwischen einem nichtverhornenden und einem stark verhornenden Plattenepithelkrebs.

Die Entscheidung, ob es sich wirklich um Luteinzellen handelt oder um Zellen, die ganz andere Stoffe speichern, ist vorläufig allerdings noch ausständig.

Über Zeichen von „Vermännlichung" der Frau ist nichts vermerkt; ein Blutbefund ist nicht erhoben worden.

Recht ähnlich dürfte ein von A. Bingel beschriebener, als Luteinzelltumor gedeuteter Fall sein. Die 47jährige Frau hatte mit 35 Jahren nach einem „Schreck" ihre Periode verloren. Viel Kopfschmerz, Ausfall der Kopfhaare, allgemeine Behaarung am Körper und im Gesicht. Libido verstärkt, aber homosexuell. Tiefe, jedoch weibliche Stimme, kleiner Kehlkopf. Seit 7 Jahren Schmerzen, Krämpfe. Myom und hühnereigroße Eierstocksgeschwulst, bestehend aus unregelmäßigen Strängen großer, luteinzellähnlicher, keine Fettfärbung gebender Zellen. Zugleich Polycythämie (8,9 Millionen Rote, Hämoglobin 130, 8040 Weiße, 6 % Eosinophile). 18 Tage nach der Operation war letztere verschwunden; auch andere Erscheinungen haben sich nach und nach verloren; nur rasieren mußte sich die Frau noch nach 3 Jahren 2mal wöchentlich. — Ich nehme auch hier besondere Zelldifferenzierung im Krebs als das Primäre an.

Die feinere Zellstruktur ist bei den Krebsformen des Eierstockes bisher noch kaum untersucht worden. Es wird notwendig sein, diesem Arbeitsgebiet neue Aufmerksamkeit zu widmen und die neuen Zellfixierungen und Färbungen zu versuchen.

Vielleicht ist auch die von J. Wallart beschriebene kleine Eierstocksgeschwulst, die bei einer 45jährigen, seit 3 Jahren als blinddarmkrank behandelten Frau gefunden und von ihm als Krebs der Theka interna gedeutet worden ist, in diese Gruppe zu rechnen. Beschreibung und Abbildung gestatten allerdings einstweilen noch kein sicheres Urteil über das eigenartige Gebilde. Doch glaube ich auch dazu ein Gegenstück zu kennen, von dem ich leider nur einen Schnitt gesehen habe (Prof. Erdheim).

Bei einer 63jährigen, an Aortenlues gestorbenen Frau fand sich ein faustgroßes Myom im linken Tubenwinkel, eine Hydrosalpinx rechts, und ein auffallend braungefärbtes „Fibrom" des rechten Eierstockes. Mikroskopisch das Bild eines zellreichen Fibroms, d. h. ein Stroma, das außerordentlich stark an Eierstocksstroma erinnert, dicht durchsetzt von Zügen und Straßen großer, epitheloider, hellerer Zellen. Leider war Fettfärbung nicht mehr möglich, weil kein Material aufbewahrt worden ist. Die Abgrenzung der Trabekel ist nirgends recht scharf. Die Zellen erinnern sehr an Thekaluteinzellen. Ich nehme an, daß es sich um ein Blastom des Ovarialstromas handelt, und daß die Zellen des Blastoms sich teils in der Richtung von einfachem Eierstocksgewebe, teils in der Richtung von Thekaluteinzellen differenziert haben.

Einmal haben wir bei einer sog. Granulosazellgeschwulst Thekazellstränge und -haufen gefunden, die sich stellenweise fast zu mantelartigen Umscheidungen der Granulosazellhaufen und -straßen angeordnet hatten. Auch Hamaut, Lucien und Mosinger beschreiben solche Bilder in der kindskopfgroße Cysten mit honigfarbenem Inhalt aufweisenden Geschwulst einer 33jährigen Frau. Ich glaube, daß man dies ohne weiteres als Ausdifferenzierung desselben Stromas in den zwei verschiedenen Richtungen deuten kann, die dem Stroma normalerweise zur Verfügung stehen und bei der blastomatösen Wucherung eben beibehalten werden.

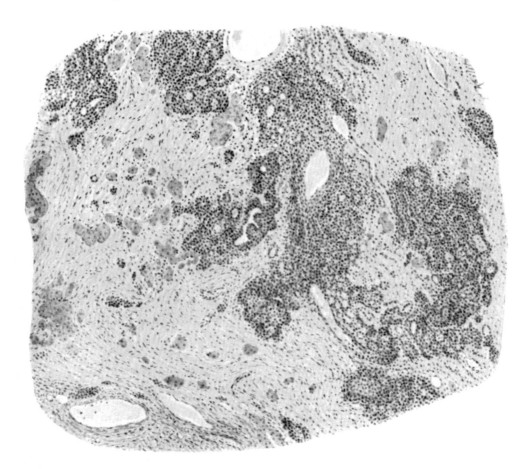

Abb. 263. Granulosazelltumor (Fall Heidler). (Vergr. 80 mal.)

Es wäre wohl auch die Annahme denkbar, daß die Luteinzellen als wichtigster Anteil der Geschwulst erst die Ausdifferenzierung des umgebenden Bindegewebes in der Richtung von Eierstocksstroma veranlaßt haben; doch halte ich diese Deutung für gezwungener als die oben gegebene.

Neuerdings wird die Frage des Blastomcharakters dieser und ähnlicher Formen überhaupt in andere Beleuchtung zu rücken sein. Die Bilder, die man bei experimenteller Hyperluteinisierung der Eierstöcke durch große Gaben von Hypophysenvorderlappenextrakt erhalten hat (Zondek), lassen es möglich erscheinen, daß auch hier die „Geschwülste" auf ähnliche Art entstanden sind und als gutartige Hamartome aufgefaßt werden dürfen. Selbst „cylindromartige" Gebilde, die recht häufig sind, ändern daran nichts.

Bei einer 37jährigen Frau (25 951, Heidler) (vgl. Abb. 263 und 264), die von anderer Seite für schwanger gehalten worden war, tatsächlich jedoch außer dreimonatlicher Amenorrhöe keine Zeichen von Schwangerschaft erkennen ließ (auch Aschheim-Zondek negativ) und nach der Operation regelmäßig menstruiert war, finde ich in dem gut apfelgroßen cystischen Tumor an dicken Wandstellen dasselbe innige Nebeneinander von granulosaartigen und thekazellartigen, in Nestern angeordneten Blastomzellen. Klinisch nicht der geringste Anhaltspunkt für „Entweiblichung".

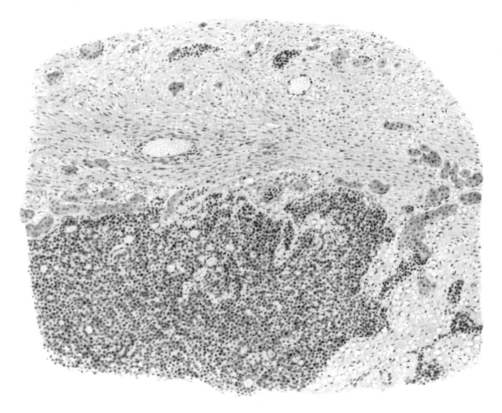

Abb. 264. Granulosazelltumor (Fall Heidler). (Vergr. 80 mal.)

Die Fälle erinnern sehr an die eigenartige Eierstocksgeschwulst, bei welcher Sellheim vorübergehende „Vermännlichung" gesehen hat. In unserem Fall war außer der auffallenden Vergrößerung der Gebärmutter keine weitere endokrine Wirkung bemerkt worden.

Eine kindskopfgroße, allseitig verwachsene, teilweise zerfließend weiche Luteinzellgeschwulst des einen Eierstockes hat G. Lino bei einer 21jährigen Kranken operiert. Er faßt sie als gutartig auf. Anamnestisch sind nur wiederholte peritoneale Anfälle bekannt. Keine Zeichen von „Vermännlichung".

Wohl aber haben wir etwas Ähnliches bei der jüngsten Kranken aus dieser Gruppe gesehen: 13 434 ex 1922. Bei der 22jährigen Nullipara war die Periode seit 3 Jahren sehr unregelmäßig; Pausen bis zu 9 Monaten. Viriles Aussehen, scharfe Gesichtszüge, kleine Brustdrüsen, Hypertrichosis. Der rechte Eierstock „normal, nicht hypoplastisch". Links die aus drei faustgroßen Teilen bestehende Geschwulst, teilweise nekrotisch und durchblutet. In der Hauptsache ein kleinzelliger Krebs in Nestern, trabekulär, wurmstichig wachsend. Stellenweise mikrocystische Abschnitte. Das Bindegewebe vielfach wie ödematös aussehend. In demselben haufenweise und einzeln, zum Teil auch mitten zwischen den Krebszellen, andererseits auch bereits ins Ligament hinausreichend, eigenartige große Pigmentzellen, die überall leicht von den Geschwulstzellen zu unterscheiden sind. Sie erinnern jedoch nicht an die thekazellartigen Formationen der oben erwähnten Fälle.

Tubulärer oder sonst irgend organähnlicher Aufbau war in beiden Fällen nicht zu erkennen.

Der Anatom wie der Arzt haben beide großes Interesse an der Klarstellung solcher Fälle. Vorläufig läßt sich nicht mehr sagen, als daß es sich um „epitheliale" Geschwülste von sehr geringer Differenzierung handelt. In einer Anzahl von Fällen ist der volle Beweis der Bösartigkeit in übelster Form durch Metastasen auf dem Lymphweg erbracht. Ich erwähne Rößles Fall bei einem 10jährigen Mädchen mit Aussaat an Bauchfell, Zwerchfell, Brustfell; Neumanns Fall (15 ex 1927) bei einem 16jährigen, nicht menstruierten Mädchen, Aussaat in Netz und Mesenteriallymphknoten; als wahrscheinlich hierher gehörend einen älteren Fall von Roßbach (B. S. Schultze) bei einem 17jährigen Mädchen; nach 4 Monaten Tod; der ganze Bauch voll von Metastasen.

Andererseits mag ein Fall von O. Horn als Gegenstück Platz finden: Bei der 37jährigen Frau ergibt der Bauchschnitt im 4. Monat der Schwangerschaft beide Eierstöcke walnußgroß, knotig, gelbweiß; eine Metastase im Douglas. Es wird nur ein Eierstock entfernt. Die histologische Diagnose wird erst auf Krebs, dann auf Granulosazellgeschwulst gestellt. Geburt nur um 3 Wochen verfrüht, die Frau selbst nach 3 Jahren gesund.

Angesichts solcher Beobachtungen muß man sehr an die Möglichkeit denken, daß diese so außerordentlich an Krebs gemahnenden Geschwulstformen nicht nur gutartig sind, sondern sogar zurückgebildet werden, reversibel sein können. Die nicht genügend lange nach einer Operation beobachteten Fälle beweisen allerdings Gutartigkeit und Rückbildungsfähigkeit noch nicht.

Welche klinisch-diagnostischen Schwierigkeiten mitunter vorkommen, zeigt folgender selbstbeobachtete Fall (694 ex 1928), der bereits von Maresch besprochen worden ist: Die 49jährige Frau ist wegen einer Rückenmarkserkrankung in Beobachtung. Bei der gynäkologischen Untersuchung werden beidseits hühnereigroße Eierstocksgeschwülste festgestellt. Trotz negativen Röntgenbefundes an Magen und Darm nimmt man, da doch gewisse Magenerscheinungen bestehen, einen kleinen Magenkrebs an mit beidseitigen Eierstocksgeschwülsten und einer Metastase in der Lendenwirbelsäule, die allerdings röntgenographisch auch nicht sicherzustellen ist. Totalexstirpation; am Magen wird nichts gefunden. Die Frau stirbt nach einiger Zeit unter Herzerscheinungen. Sektion ergibt je eine faustgroße Metastase im Mediastinum und in der Nebenniere (erstere die Ursache der Herzsymptome), eine Durchsetzung des 3.—5. Lendenwirbelkörpers durch Geschwulstmassen (ohne Zerstörung von Knochen!); und im Magen einen 1½ cm breiten, flachen Herd, der keinen Zerfall aufweist, aber doch als primärer Magenkrebs angesprochen wird. Zu dem Bilde paßt nun das Ergebnis der histologischen Untersuchung der Eierstocksgeschwülste gar nicht. Sie sind als solide, trabekulär gebaute Granulosazellgeschwülste aufzufassen. Nachträglich stellt sich das im Magen gefundene Gebilde als einfache polypöse Schleimhautwucherung heraus, Die Diagnose muß also von Grund auf umgebaut werden, und lautet jetzt: beidseitige, symptomlos verlaufene, kleine Granulosazellgeschwülste der Eierstöcke mit Metastasen im Mediastinum, der Nebenniere und der Lendenwirbelsäule.

Der an vielen Stellen durchaus uncharakteristische Bau wird auch von anderen Autoren betont. Es muß uns zur Diagnose ausreichen, wenn wir nur da und dort auffälligere Befunde erheben, Stellen finden, die im Sinne einer cylindromatösen oder follikelähnlich gebauten Krebsgeschwulst gedeutet werden können. Das erfordert manchmal

sehr eingehende, viele Stellen der Geschwulst berücksichtigende Untersuchung. Ich meine,
daß wir der künftigen Erforschung der Eierstockgeschwülste bessere Dienste leisten,
wenn wir dieses Gebiet möglichst weit abstecken und vielleicht auch manche der heute
als Papillom gedeuteten Blastome miteinbeziehen, also die äußerliche Vielgestaltigkeit
anders einschätzen wie bisher. Die oft sehr mangelhafte, in anderen Fällen dagegen
außerordentlich weit gediehene Zelldifferenzierung (mit und ohne inkretorischer Leistung),
die manchmal eigenartige Änderung der Zellpolarität (granulosaartig) sind Sondererscheinungen, die sich unter solchem Gesichtswinkel recht wohl vereinigen lassen. Die stets
zu beachtende, mehr oder weniger mangelhafte Bindegewebsausbildung mag als weiteres

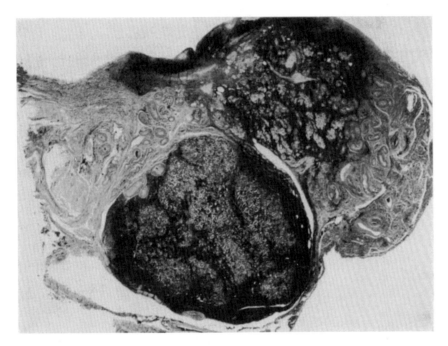

Abb. 265. Granulosazelltumor (erbsengroß). Zufallsbefund. (Vergr. 8 mal.)

Merkmal besonders schlechter Zelldifferenzierung und besonderer Unterteilungen dieser
Geschwülste Geltung haben.

Oft ist es schon aufgefallen, daß die metastatischen Herde in Lymphknoten
ganz anders gebaut sind wie die Hauptgeschwulst. Nicht nur, daß Zellen eines unreifen
Krebses ausgereift erscheinen, also etwa Verhornung aufweisen können, die im Hauptherd fehlt; auch eine Änderung in der Differenzierungsrichtung ist bekannt. Besonders
auffallend ist nun aber der Umstand, daß die Anordnung der Zellen von der des
Erstlingsherdes stets abweicht. Das Bild ist kaum je wieder zu erkennen. Ich
möchte das auf das Fehlen jeder Bindegewebsausbildung von seiten der Krebszellen zurückführen und glaube annehmen zu sollen, daß die Lymphocyten als Ab-
wehrorgane zuerst und am deutlichsten diese Eigenschaft der Krebszellen lahmlegen,
anscheinend auch am längsten in dieser Richtung wirken. Denn man sieht auch in
großen krebsigen Lymphknoten kein dem Krebs eigengehöriges neugebildetes Bindegewebe; überall stoßen die Krebszellmassen in kompakter Form direkt an das lymphocytäre Gewebe. Erst nach völliger Vernichtung dieses Gewebes kann manchmal eine

kümmerliche Bindegewebsausbildung durch die Krebszellen in Gang gebracht werden — sofern die letzteren noch lebenskräftig genug geblieben sind.

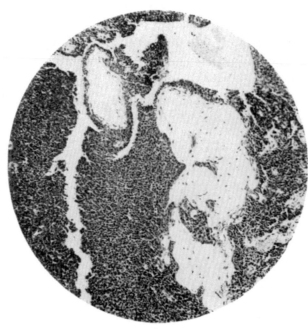

Abb. 266. Granulosazelltumor mit Corpora albicantia-ähnlichen Gebilden. (Vergr. 60 mal.)

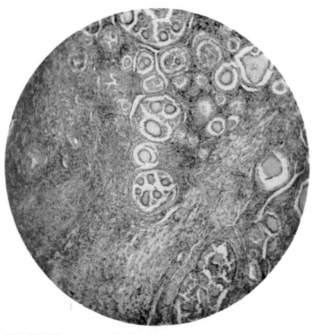

Abb. 267. Blastom vom Typus von Kahlden. (Leitz, Mikro-Photo, Obj. 3, Okular 1, Balglänge 25 cm, Vergr. etwa 50 fach.) (Aus Virchows Arch. 258, H. O. Neumann.)

Beim Vergleich mit Geschwülsten anderer Organe ist mir eine gewisse Ähnlichkeit des histologischen Baues mancher Fälle ohne cylindromatöse Bildungen mit seltenen nodösen Strumaformen aufgefallen, die nach Wegelin besonders im jugendlichen Alter vorkommen, selten später, die mitunter sogar in Gestalt neuer Knoten rückfällig werden und über deren Gutartigkeit trotz Wegelins Stellungnahme noch keine volle Sicherheit zu gewinnen ist. Man könnte fast in Anlehnung an die von Masson und Wegelin vorgeschlagene Bezeichnung von einem trabekulären Adenom einer Struma ovarii sprechen, allerdings nur vom morphologischen Standpunkt aus.

In manchen Fällen wird nach dem Gesagten die Klinik an der Hand von Menstruationsstörungen (Aschner, R. Meyer, H. O. Neumann, Hörrmann, unsere Fälle) bzw. von Blutungen oder Polypenbildungen im höheren Alter (R. Schroeder, Isbruch, Neumann, Tenconi, Schiffmann, Wetterwald, Steinhardt, Lissowetzky, Fleming (3 Fälle vom Typus Brenner, gutartig), Tietze 1930, dessen Geschwulst ursprünglich als Fibrom angesehen, dann als bindegewebig „degenerierter" gutartiger Granulosazelltumor erklärt wurde, u. a.) — wobei selbstverständlich ein gleichzeitiger Krebs im Gebärmutterkörper nicht vergessen werden darf —, von Vergrößerung der Brustdrüse (Müllerheim) Anhaltspunkte ergeben, die sich für die Sicherstellung der Diagnose, unter Umständen auch für die Entscheidung des Anatomen verwerten lassen.

Als Zufallsbefund verzeichne ich bei 61jähriger Frau (keine Blutungen) neben einem faustgroßen dem Eierstock gestielt aufsitzenden cystischen Adenofibrom, räumlich davon getrennt, eine erbsengroße, Granulosazellgeschwulst (Abb. 265).

Besonders schwierig erscheint mir die Frage der Bösartigkeit bei jenen Geschwülsten, die sich in oder bald nach der Menarche ausbilden. Die mangelhafte Zelldifferenzierung, die oben erwähnten Beziehungen zur Tuberkulose, der Umstand, daß ich einmal (8493) hyaline Bildungen sicher bindegewebiger Abstammung gefunden habe, die an Corpora albicantia erinnern (Abb. 266), daß Aschner ein sehr großes strukturloses kugeliges Gebilde mitten in der Geschwulst als eigenartig verändertes Corpus luteum deutet; das alles läßt es durchaus erwägen, daß diese Geschwülste etwas Besonderes, vielleicht sogar im biotischen Sinne ganz Eigenartiges darstellen, etwas vielleicht wieder Vergängliches. Man könnte an eine Art von epithelialem Granulationsgewebe denken oder auch an adenomartige Wucherung im Sinne der Epithelkörperchenadenome.

Damit wäre auch das Ergebnis eines Versuches von Kaufmann zu erklären. Kaufmann hat Stückchen einer „Granulosazellgeschwulst" auf eine kastrierte Maus überpflanzt und hat kein Hormon nachweisen können (Scheidenausstrich). Es kann sehr wohl sein, daß die Hormonbildung der Geschwulst unzureichend ist, wie man dies auch von den Epithelkörperchenadenomen und manchen Strumen annimmt. Polano hat denselben Versuch mit dem Inhalt

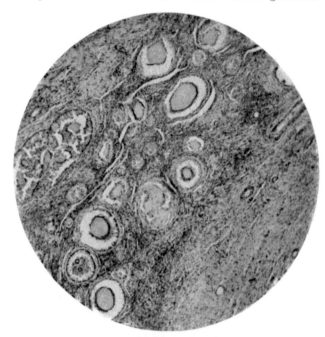

Abb. 268. Follikuloide Gebilde am Rande des Tumors mit nur einer Vakuole. Leitz, Obj. 3, Okul. 1, Balglänge 25 cm. (Aus Virchows Arch. 258, H. 1/2, H. O. Neumann.)

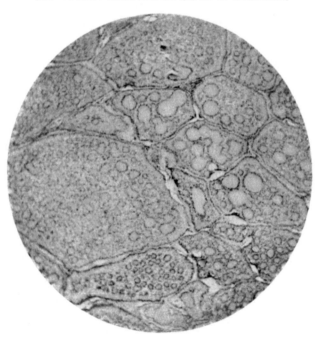

Abb. 269. Große Tumornester, in denen die follikuloiden Gebilde dichtgedrängt liegen. Das Bild ähnelt einer Struma ovarii. Getrennt werden die Nester durch hyaline Bindegewebssepten. Leitz, Obj. 3, Okul. 1, Balglänge 25 cm. (Aus Virchows Arch. 258, H. 1/2, H. O. Neumann.)

eines „Myxosarkoms" eines 1½jährigen Kindes mit Menstruatio praecox gemacht und an der Maus Vergrößerung der Gebärmutter festgestellt. Unsere eigenen Versuche haben bisher noch stets negative Resultate gehabt. Schuschania hatte mit einem Granulosazelltumor ebenfalls keinen Erfolg; er konnte aber im Blut, im Harn und im Stuhl der 67jährigen Frau viel Sexualhormon nachweisen. An den ganzen Überlegungen ist noch manches nicht hieb- und stichfest; es sind jedoch Beziehungen heute bereits so wahrscheinlich, daß man an ihnen unmöglich so vorbeisehen kann, wie dies z. B. Benthin tut, der alles als unbewiesen ablehnt und an früheren, aber ebensowenig bewiesenen Vorstellungen festhält.

Als eigene Form sei noch, um die histologische Vielgestaltigkeit zu unterstreichen, das zuerst von v. Kahlden, in der Folge von R. Meyer und von Neumann beschriebene follikuloide Carcinom genannt, welches bei flüchtiger Betrachtung manchmal sehr auffallend an Struma ovarii erinnert (Abb. 267—269). Auch hier der großartige Wechsel im Bilde; dicht neben den charakteristischen Stellen findet man weite Flächen, die nur das Bild eines soliden Krebses darbieten, dasselbe Bild, das in mancher anderen als einfacher Krebs gedeuteten Geschwulst überall zu finden ist. Ein Beweis mehr dafür, daß alle diese Formen tatsächlich zusammengehören.

Die erwähnten Fälle waren größtenteils bösartig. Es sind aber auch langdauernde Heilungen bekannt geworden.

An den Schluß dieses Abschnittes, der ein vielleicht nicht ganz zusammengehöriges Material entschieden etwas gewaltsam zwängt, stelle ich einige grundsätzliche Erwägungen in Hinblick auf die Histogenese und die Einteilung.

Vorausgeschickt sei die Erwartung, daß uns bessere Fixierungs- und neue Färbeverfahren der histologischen Technik weitere Aufklärung schaffen werden als dies bisher möglich war. Insbesondere die gebräuchliche und auch von uns bisher durchwegs gebrauchte Formalinfixierung hat offenbar versagt.

Zunächst ist daran festzuhalten, daß ein Teil der hier besprochenen Geschwülste durchaus gutartig zu sein scheint, ein anderer Teil entschieden bösartige, mitunter sogar außerordentlich bösartige, rasch Metastasen setzende und rezidivierende Blastome umfaßt, weiter, daß man vielen gutartigen, vielleicht auch manchen bösartigen Formen hormonale Wirkungen zuschreiben darf.

Damit ist nicht nur betont, daß vom Standpunkt der Klinik Unstimmigkeiten der Einteilung zu bemängeln sind, sondern es ist auch festzustellen, daß die Zellen dieser Geschwülste in mancher Hinsicht grundsätzlich sich nicht in die heutige Definition der Geschwulst-, speziell der Krebsform einfügen. Die Körperzelle wird dadurch zur Krebszelle, daß sie die normale Empfindlichkeit und Empfänglichkeit für regulierende Hemmungen des Wachstums im Sinne der Organisation verliert. Sie ist deshalb nicht, wie man das früher oft ausgedrückt hat, der jugendlichen oder gar der embryonalen Zelle ähnlich geworden, da sie (Warburg) mit anderen alternden Zellen die Eigenschaft gemein hat, daß das Sauerstoffbindungsvermögen herabgesetzt ist. In unseren Fällen haben wir jedoch vielfach einen Zellbau, der an funktionierende, an differenzierte Körperzellen (Granulosa, Theca) erinnert; also eine Differenzierung in bestimmter, den Zellen von vornherein zukommender Richtung; wir haben außerdem noch einen organischen Aufbau der Zellmassen, der nur die Einzelbindungen (z. B. an Eizellen) nicht einhält und dadurch geschwulstartig wächst.

Legen wir nun weiter die mir sehr naheliegend erscheinende Auffassung zugrunde, daß alle diese (gutartigen und bösartigen) Geschwülste, die wir hier zusammen betrachten, vom Stroma der Keimdrüse ausgehen, dann müssen wir uns gegenwärtig halten, daß nach den neuen Befunden von A. Fischel dieses Stroma der Eierstockrinde nicht, wie die Embryologen bisher gelehrt haben, vom Oberflächenepithel des Eierstockes abzuleiten ist, sondern daß es an Ort und Stelle aus dem subepithelialen Bindegewebe entsteht. Die Geschwülste sind also trotz ihres oft sehr ausgesprochenen und sogar recht aufdringlich zutage tretenden epithelialen Charakters bindegewebiger Abstammung. Sie müßten etwa als Sarkome angesprochen werden. Hier liegen sicherlich außerordentlich große begriffliche Schwierigkeiten. Wir müßten ähnliche Formationen annehmen, wie sie in den Endotheliomen der Dura vorliegen, Umwandlung in epitheloide Zellen.

Bis zu einem gewissen Grade gilt das schließlich auch für die aus mesodermalem Epithel, dem Cölomepithel bzw. dem Oberflächenepithel der Keimdrüse abzuleitenden Adenofibromen und Krebsformen. Überall sehen wir einen zwar auf Abwege geratenen, aber deutlich noch gewisse Differenzierung aufweisenden Zellbau, teilweise sogar organoiden Gewebsbau.

Aus diesen Schwierigkeiten scheint mir der Weg einer Überlegung wert: die ganzen Bildungen hier aus dem System herauszunehmen und die gutartigen, bisher allerdings noch nicht immer sicher abzugrenzenden Formen als **Hamartome** (E. Albrecht) anzu-sehen, für die bösartigen Albrechts Bezeichnung **Hamartoblastome** zu verwenden.

Histologie und Histogenese sind auf sehr schwierigen Pfaden. Es ist nicht der Ort und wohl auch noch nicht die Zeit, diese Einteilung durchzuführen. Ich habe deshalb die ganz allgemeine, nur als vorläufig gedachte Bezeichnung von R. Meyer: Krebse von besonderer Bauart beibehalten.

Schrifttum.

Akimoto, T., Sarko-Carcinoma ovarii. Frankf. Z. Path. **32**, 114 (1925). — *Aschner, B.*, Eigenartiger Ovarialtumor. Arch. Gynäk. **115**, 350 (1920). — *Babes, A.*, Besondere Form von Carcinom bei Zwittern. Arch. Gynäk. **135**, 545 (1929). — *Bauereisen*, Intraperitoneale Blutung bei malignem Tumor. Zbl. Gynäk. **1922**, 202. — *Benthin, W.*, Korporale Blutungen in der Menopause. Mschr. Geburtsh. 80, 117 (1928). — *Bernstein, Felix*, Neuere Ergebnisse der Krebsforschung. Med. Klin. **1930**, Nr 43 u. 44. — *Bingel, A.*, Luteinzellentumor des Ovariums. Dtsch. med. Wschr. **1924**, 330. — *Blau, A.*, Eiähnliche Bildungen in Ovarialtumoren. Arch. Gynäk. **81**, 421 (1907). Follikuloma ovarii **128**, 506 (1926). — *Brenner*, Oophoroma folliculare. Frankf. Z. Path. 1 (1907). — *Buch, R.*, Inaug.-Diss. Kiel 1915. Verknöcherung in Ovarial-carcinom. — *Dierks, Klaas*, Bedeutung der Tuberkulose für die Entstehung maligner Neubildungen. In Beihefte zur Med. Klin. **1928** II, 148. — *Esser, M.*, Follikuloma ovarii. Mschr. Geburtsh. 79, 440 (1928). *Fischel, A.*, Entwicklung der Keimdrüsen des Menschen, Z. Anat. **92**, 34 (1930). — *Fleming, A. M.*, Three unusual ovar. tum. J. Obstetr. **36**, 793 (1929). Ber. Gynäk. **17**, 608 (1930). — *Glockner, A.*, Beiträge zur Kenntnis solider Ovarialtumoren. Arch. Gynäk. **75**, 49 (1905). — *Goldberger, E.*, Ovarialcyste bei gleichzeitiger Tubargravidität. Zbl. Gynäk. **1928**, 294. — *Gottschalk*, Kleincystische bösartige Eierstocks-geschwulst. Arch. Gynäk. **59**, 676 (1899). — *Hamaut, A., Lucien Cornil* u. *Mosinger*, Follikulomes de l'ovarie. Bull. Assoc. franc. Etude Canc. 18, 788 (1929). — *Hörrmann, A.*, Granulosazellgeschwulst des Ovariums. Mschr. Geburtsh. 80, 143 (1928). — *Horn, O.*, Scheinbar maligner Ovarialtumor mit benignem Verlauf. Acta gyn. scand. (Stockh.) **1922** I, 283. — *Hornung*, Carcinoma ovarii im Frühstadium. Zbl. Gynäk. **1927**, 556; Z. Geburtsh. **95**, 583 (1929). — *Ingier, A.*, Follikuloma ovarii. Arch. Gynäk. **83**, 545 (1908). — *Isbruch, F.*, Granulosazelltumoren der Ovarien. Zbl. Gynäk. **1926**, 89. — *Kahlden, C. v.*, Eigentümliche Form des Ovarialcarcinoms. Zbl. Path. 6 (1895). — *Kaufmann*, Fettstoffwechsel im Corpus luteum. Z. Geburtsh. **91**, 672 (1927). — *Kovàcs, F.*, Bösartige Eierstocksgeschwülste. Orv. Hetil. (ung.) **1930** II, 640. Ref. Gynäk. **18**, 827 (1930). — *Kretschmar*, Struma ovarii. Mschr. Geburtsh. **19**, 546 (1904).

Krompecher, Follikulome des Ovariums. Z. Geburtsh. 88, 341 (1924). — *Lino, G.*, Gutartiger Lutein-zelltumor des Ovariums. Ref. Zbl. Gynäk. 1924, 384. — *Lissowetzky, Viktor*, Follikulome des Eierstockes. Arch. Gynäk. 142, 477 (1930). — *Matsner, E.*, Seltene Art von Ovarialgeschwülsten. Arch. Gynäk. 119, 563 (1923). — *Meyer, R.*, Besondere Krebsform bei Hermaphroditen. Arch. Gynäk. 109, 236 (1918). — Struma ovarii colloides. Virchows Arch. 173, 538 (1903). — Gewebseinschlüsse. Z. Geburtsh. 71, 221 (1912); Zur Pathologie des Ovariums. 77, 505 (1915). — Hypertrophie der Uterusschleimhaut bei Ovarial-tumoren. Zbl. Gynäk. 1925, 1662. — *Müllerheim, R.*, Ovarialtumor bei Greisinnen mit Hypertrophie der Mamma und des Uterus. Zbl. Gynäk. 1928, 689. — *Polano*, Myxosarkom des Eierstocks bei Kindern. Arch. Gynäk. 120, 308 (1923). — *Rössle*, Lymphangiom des Ovariums. Mschr. Geburtsh. 35, 244 (1912). — *Rossbach, S.*, 3 Exstirpationen maligner Ovarialtumoren. Inaug.-Diss. Jena 1886. — *Schiffmann, J.*, Postklimakterische Blutung bei Ovarialcarcinomen. Zbl. Gynäk. 1925, 2229; 1928, 1065. — *Schroeder, H.*, Follikelanlagen in Neubildungen. Arch. Gynäk. 64, 193 (1901). — *Schuschania, P.*, Ergebnisse der Mengenbestimmung des Sexualhormons. Zbl. Gynäk. 1930, 1924. — *Seifried, O.*, Oophoroma folliculare beim Huhn. Z. Krebsforschg 20, 188 (1923). — *Steinhardt, B.*, Spätblutung im Klimakterium. Zbl. Gynäk. 1929, 981. — *Tenconi, C.*, Metrorrhagien der Menopause bei Ovarialcarcinom. Ann. di ost. e gin. 49, 381. Ber. Gynäk. 12, 820 (1927). — *Tietze, K.*, Granulosazelltumor. Z. Geburtsh. 91, 111 (1927). — Regressive und progressive Prozesse in funktionell abnorm proliferierenden Endometrien. Arch. Gynäk. 142, 700 (1930). — *Ujma, Adolf*, Zur Histologie der Follikulome. Virchows Arch. 257, 709 (1925). — *Ulesco-Stroganowa, K.*, Follikuloma ovar. carcinomatodes. Arch. Gynäk. 121, 340 (1924). — *Voigt, Max*, Carcinoma folliculoides ovarii. Arch. Gynäk. 70, 87 (1903). — *Wallart, J.*, Carcinom der Theca interna, ausgehend von Luteincyste. Arch. Gynäk. 135, 485 (1929). — *Wegelin*, Schilddrüse. Lubarsch-Henke, Handbuch der pathologischen Anatomie, Bd. 8, S. 181. 1926. — *v. Werdt*, Granulosazelltumoren des Ovariums. Beitr. path. Anat. 59, 453 (1914). — *Wetterwald, M.*, Postklimakterische Uterusblutungen bei Ovarialtumoren. Schweiz. med. Wschr. 58, 37 (1928). — *Zimmermann*, Seltene Carcinomform des Ovariums. Z. Geburtsh. 86, 19 (1923). — *Zondek, B.*, Hypophysenvorderlappenhormon. Zbl. Gynäk. 1929, Nr 14, 834.

Das sog. tubuläre Adenom des Eierstockes.

Gelegentlich hat man bei Menschen, deren Geschlecht nicht eindeutig zu bestimmen war (Sexus anceps), in einer oder auch in beiden Keimdrüsen große, allem Anschein nach bösartige, krebsartig gebaute Geschwülste gefunden (nach Zacharias in etwa 3—3,5% aller sog. Hermaphroditen), oder auch gutartige, wie Cysten, Adenome, Teratome.

Die Fälle würden einer neuerlichen Sonderung nach neuen Gesichtspunkten bedürfen. Insbesondere müßten Fälle, in welchen erst das Wachstum der Geschwulst selbst den „hermaphroditischen" Charakter ausgelöst hat (z. B. Fall Alberti), ausgeschieden werden.

Die weiblichen Scheinzwitter, die an sich schon ganz wesentlich seltener sind wie die männlichen, scheinen auch in bezug auf solche Geschwulstbildungen günstiger gestellt zu sein; solche Fälle sind ganz besonders selten. H. O. Neumann findet neben 4 sicheren und 8 wahrscheinlich männlichen Hermaphroditen aus dem Schrifttum nicht einen ganz sichergestellten Fall, in welchem die zweite Keimdrüse als Eierstock erwiesen wäre; zwei (vielleicht drei mit Fall Pol) bei Ovotestis. In 6 Fällen ist weibliches Geschlecht angenommen worden, aber nicht erwiesen.

Nun ist wohl, wie das bereits R. Meyer gesagt hat, keine Ursache vorhanden, an dem Vorkommen solcher Fälle grundsätzlich zu zweifeln, weil die Geschwülste schließlich ziemlich denselben Bau aufweisen können wie unsere oben besprochenen Granulosazell-geschwülste (auch die häufige Diagnose „Sarkom" ist dort wie hier zu verzeichnen), die in unzweifelhaft normalen Eierstöcken gewachsen sind. Auch bei den sonstigen Verbildungen der inneren Geschlechtsorgane, die im gewöhnlichen Sprachgebrauch nicht zum Herma-phroditismus gerechnet werden, Verschmelzungsfehlern der Müllerschen Gänge mit und ohne Defekt an denselben, sind Eierstocksgeschwülste außerordentlich selten, wie ich bereits an anderen Orten betont habe. Bei der Durchsicht des 30jährigen klinischen Materiales habe ich nur 4 Fälle von einfachen Cysten feststellen können; aus dem Schrifttum kann ich nur einen Fall von R. Meyer (1918) anführen mit einem (primären?) Krebs des Eierstockes [1], je einen von Dupont (bei Fehlen der Gebärmutter) und einen von Pfleiderer (beidseits).

Diese kurzen Bemerkungen wollte ich vorausschicken, ehe ich auf die wenigen Befunde aus dem Schrifttum zu sprechen komme, die mich, ebenso wie R. Meyer veranlassen, hier eine Sondergruppe anzufügen.

Es handelt sich hauptsächlich um die Beobachtung von L. Pick (1905). Bei einer 34jährigen Frau, die einen Abortus, in der Folgezeit noch 2 Geburten durchgemacht hat, war (wegen andauernder Gebärmutterblutungen) eine 4 : 3 cm große solide Geschwulst des Eierstockes entfernt worden, die intensiv gelb gefärbt, aus Läppchen aufgebaut war, ausschälbar. Histologisch vielfach gewundene Schläuche, zuweilen auch kleine Cystchen, mit einschichtigem, kubischen Epithel. Zuweilen auch nur einfache Züge epithelialer Zellen. Pick hat bereits auf die Ähnlichkeit dieser Bilder mit den bei Hermaphroditen, bzw. bei Kryptorchen bekannten Hodenadenomen hingewiesen und von einem Adenoma testiculare ovarii gesprochen.

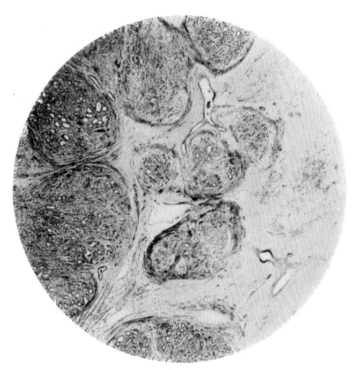

Abb. 270. Übersichtspräparat des eigenartigen Ovarialtumors, der zuerst als Adenoma tubulare ovarii angesprochen wurde. (Vergr. etwa 19 fach.) (Aus Arch. Gynäk. 131, H. O. Neumann.)

Ein ähnlicher Befund ist bald darnach von Schickele erhoben worden. Auch diese Frau war sonst normal weiblich, hat später zweimal geboren.

Seither hat H. O. Neumann (1925) bei einem 14 Tage alten Mädchen ein kleines Knötchen gefunden, das adenomatösen Bau aufwies, und von ihm als Adenoma tubulare ovarii bezeichnet wurde.. Er faßte es aber nicht als testiculär, als für Hermaphroditismus sprechend auf, sondern als ein Hamartoma adenoides, als Fehlbildung des Eierstockes eigener Art. Ein weiterer Befund Neumanns ist nun von besonderer Bedeutung: Bei einer 32jährigen, seit 12 Jahren unregelmäßig menstruierten, schließlich $1^{3}/_{4}$ Jahre amenorrhoischen Frau, die nur alle 4 Wochen Unterleibsschmerzen hatte, dabei zugleich abgemagert war und sehr stark zunehmende Hypertrichosis (auch Bartwuchs) bemerkt hatte, wurde links eine pflaumengroße Eierstockgeschwulst entfernt, die (Abb. 270) ein typisches lipoid-

---

[1] Tod an „Leberkrebs".

haltiges Adenoma tubulare darstellte (Abb. 271). An einzelnen Stellen sind Primordialfollikel, auch Graafsche Follikel gefunden worden; an einer Stelle aber auch große,
blasige Zellen, die durchaus das Aussehen von Zwischenzellen des Hodens aufweisen.
Schon einige Monate nach der Operation war die ganze „Vermännlichung" bedeutend
im Rückgang.

Neumann faßt den Fall mit Rücksicht auf den Befund von Zwischenzellen als ein
Adenoma testiculare in einem Ovotestis auf. Nachträglich hat er auch im Falle Picks
einige „interstitielle" Zellen gefunden, was übrigens Pick auch schon angegeben hatte.
Er führt aber selbst aus, daß es sich nicht um primären Hermaphroditismus zu handeln
braucht, sondern, daß aus undifferenziert gebliebenem Zellmaterial einer minderwertigen
weiblichen Keimdrüse, eben solche Hamartome zustande kommen können wie sie
im unterentwickelten Kryptorchen zu finden sind.

A. Blau hat 1926 (Fall 2) im Eierstock eine 45jährigen Frau neben einer kindskopfgroßen,
mehrkammerigen Cyste einen 8 : 12 mm großen Knoten gefunden, der aus zahlreichen kleinen
Hohlräumen mit einschichtigem, zylindrischem Epithel besteht. Er deutet ihn als Hamartom, die
Hohlräume als follikelähnlich. So weit die Abbildung (6) ein Urteil erlaubt, möchte ich an ein
hierhergehöriges Adenom denken. Doch läßt sich die Frage an Hand der Abbildung nicht entscheiden.

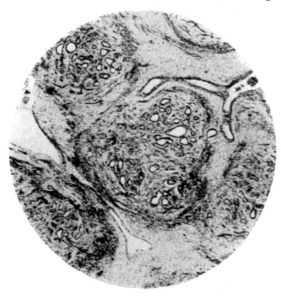

Abb. 271. Ein Konglomerat tubulärer Knötchen der
Randpartie. (Vergr. etwa 43 fach.)
(Aus Arch. Gynäk. 131, H. O. Neumann.)

Diese ganze bisher durch 4 Fälle des
Schrifttums belegte Frage würde ich nun
im Rahmen der Geschwülste des Eierstockes gar nicht berührt haben, da es ja
bei der heutigen Beurteilung der Hamar-
tome E. Albrechts recht unsicher ist, wieweit es sich um Geschwülste handelt, wenn
nicht von R. Meyer (3 Fälle) und von H. O. Neumann (1 Fall) das Adenoma tubulare
ovarii carcinomatosum beschrieben worden wäre. Die Fälle sind sicherlich eigenartig,
wenn auch nicht ganz gleichwertig. 3 Frauen waren 46—56 Jahre alt; zwei sind nach 1½ bis
3¼ Jahre an Rezidiv, bzw. kachektisch zugrunde gegangen; das Schicksal der beiden
anderen ist unbekannt. Eine Frau hat 3, die andere 6 Kinder; eine war kinderlos. Auffallend waren die seit 4 Monaten bestehenden 1—2wöchentlichen schwachen Blutungen bei
der 56jährigen Frau. Dreimal waren es einseitige, einmal beidseitige Geschwülste von
Hühnerei- bis zu Mannskopfgröße.

Die Geschwülste bestanden aus cystischen und soliden Abschnitten; letztere mit
Läppchenzeichnung; im Falle Neumanns ockergelb gefärbt, doch ohne Läppchenzeichnung.
Vielfach Zerfallsherde. Die soliden Abschnitte mikroskopisch aus Schläuchen zusammengesetzt, die organoiden Aufbau zeigten, noch nicht Krebscharakter, aber auch untereinander nicht gleich waren. Am deutlichsten ist der Krebscharakter noch im Falle Neumanns, wo rosenkranzartige Ausweitungen mit Sekrettropfen in einem kleinen cystischen
Hohlraum an die „eiähnlichen" Bildungen erinnern.

Ich glaube, daß diese Befunde, die bisher so spärlich mitgeteilt sind, genügend Nachfolge finden würden, wenn die Deutung, die ihnen R. Meyer gegeben hat, besser zu begründen oder zu widerlegen wäre. Man findet tatsächlich in den bösartigen Geschwülsten des Eierstockes gelegentlich Bilder, welche die Einreihung der Geschwulst da- oder dorthin recht zur Qual machen können. Aber ich selbst habe noch schwere Bedenken gegen die Annahme eines Adenoma testiculare carcinomatodes ovarii, auch in dem eingeschränkten Sinne von H. O. Neumann, und würde die Fälle — vorausgesetzt, daß es nicht doch metastatische Krebse sind, was für keinen der 4 Fälle widerlegt ist — vorläufig unter die Krebse von besonderer Bauart einreihen.

Als besonders eigenartige Form eines teilweise tubulär gebauten Adenofibroms (mannskopfgroße Geschwulst) möchte ich hier nochmals auf den oben beschriebenen Fall 7292 ex 1915 kurz hinweisen.

Anhang.
Blastome aus den Marksträngen.

Vor Jahren hat man gelegentlich, in vorsichtiger Form, von Markstrangadenomen und Markstranggeschwülsten gesprochen. Viel Anklang haben diese Versuche nicht gefunden. Schon Pfannenstiel hat die Richtigkeit und Zweckmäßigkeit solcher Deutungen bezweifelt. Die Kritik R. Meyers hat damit ziemlich aufgeräumt. Nur die oben (S. 146) erwähnten kleinen Cysten und Adenome sind anerkannt. Theoretisch wäre die Sache allerdings nicht ganz abzulehnen. Nur wird im Einzelfall die sichere Festlegung der Abkunft sehr viel Schwierigkeiten machen. Histologische Kennzeichen sind uns nicht bekannt; lediglich die Topographie der Blastome könnte vielleicht Anhaltspunkte geben. In letzter Zeit hat N. Popoff eine solide, trabekulär gebaute Geschwulst als testiculäres tubuläres Adenom des Eierstockes auf Markstränge zurückgeführt.

Die 31jährige Frau hat vor $2^1/_2$ Jahren geboren und war $1^1/_2$ Jahre amenorrhoisch. Rechts eine 6 : 8 cm große, solide Geschwulst, birnförmig, glatt, im Hilus des Eierstockes sitzend. Im Eierstock selbst nur einzelne Primordialfollikel und Corpora albicantia; kein Gelbkörper; weder Urnierenreste noch Reteschläuche aufzufinden. Die Geschwulst hat organischen, tubulären Bau; sie besteht hauptsächlich aus soliden Strängen ziemlich gleichmäßiger Zellen mit rundem oder ovalem Kern mit 1—2 Kernkörperchen, deutlichem Zellplasma, manchmal syncytiumartigen Bildungen. Neigung zu Quellung und Degeneration. Gelegentlich sind Lichtungen erkennbar; einzelne Schläuche sind sogar gut ausgebildet, mit hohem kubischem Epithel und richtiger Basalmembran. So werden fast samenkanälchenartige Gebilde erzeugt, allerdings ohne weitere Differenzierung, ohne Spermatogonien. Deshalb denkt Popoff an Sexualstränge. Irgendeine hormonale Beeinflussung fehlt; bis etwa auf die Amenorrhöe. Nach der Operation ist die Periode wiedergekehrt, $2^1/_2$ Jahre später hat die Frau geboren.

Schrifttum.

Alberti, Hypertrichosis univers. acquisita mit Veränderungen der Sexualorgane. Beitr. Geburtsh. **9**, 339 (1905). — *Dupont, Rob.*, Fehlen des Uterus und Ovarialcarcinom. Bull. Soc. Obstétr. Paris **1925**, 195. Ref. Zbl. Gynäk. **1926**, 3294. — *Kermauner*, In Halban-Seitz, Bd. 3. — *Meyer, R.*, Adenoma tubulare carcinomatosum. Stud. Path. Entw. **2**, H. 1 (1914). — Keimdrüsentumoren bei Scheinzwittern. Nachtrag zu Arch. Gynäk. **123**. Zbl. Gynäk. **1925**, 1244. — *Neumann, H. O.*, Tubuläres Adenom des Ovariums; Hermaphrod. verus. Arch. Gynäk. **126**, 553 (1925). — Störungen des menstruellen Zyklus und Schleimhauthypertrophie bei Granulosazelltumoren. Zbl. Gynäk. **1925**, 2695. — Analoge Keimepithelblastome der Hoden und Ovarien. Arch. Gynäk. **131**, 477 (1927). — *Pick, L.*, Adenome der Keimdrüsen bei Hermaphroditismus verus und spurius. Berl. klin. Wschr. **1905**, 502. — Neubildungen am Genitale bei Zwittern. Arch. Gynäk. **76**, 191 (1905). — *Pfleiderer, A.*, Über Gebärmuttermißbildungen. Mschr. Geburtsh. **82**, H. 6, 401 (1929). — *Popoff, N. W.*, Testicular tubul. adenoma of the ovary. Arch. Path. **9**, 31 (1930). Ber. Gynäk. **17**, 609 (1930).

Ausbreitungswege bei den Eierstocksgeschwülsten. Metastasen.

Es ist eine sehr bekannte Tatsache, daß Geschwülste von doppelter und dreifacher Mannskopfgröße die Grenzen des Eierstockes insoferne wahren können, als der Ansatz am breiten Mutterband nicht überschritten wird; das kann selbst für Krebsformen Geltung haben. Es ist aber ebenso bekannt, daß recht kleine Krebse bereits so fest in der Umgebung verankert sein können, daß ihre Entfernung unmöglich wird. Ich habe darauf oben schon ausdrücklich hingewiesen, vor allem bei der Besprechung des sog. intraligamentären Wachstums. Hier will ich nur nochmals betonen, daß ich die früher gelehrte Vorstellung intraligamentären Wachstums in der Form, daß das Ligament aufgeblättert wird und die Geschwulst sich nachträglich immer weiter ins Beckenbindegewebe einbettet, nicht teile, sondern für alle Fälle eine gewebszerstörende (histolytische) chemische Einwirkung der Geschwulst auf die Nachbargewebe, in erster Linie auf das Bauchfell annehme. Erst durch diese Vorarbeit wird ein Weiterwachsen in bestimmter Richtung möglich.

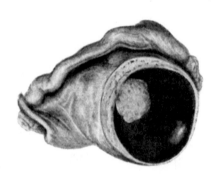

Abb. 272. Papillommetastase in einem Eierstock nach Papillom des anderen Ovarium (operiert vor 2 Jahren). (Natürl. Größe.)

Für den Arzt ist dies deshalb wichtig zu beachten, weil er stets auf größere technische Schwierigkeiten gefaßt sein muß, als sie etwa die gewöhnliche Ausschälung eines nicht zu tief im Collum sitzenden intraligamentären Myoms bietet, und auch deshalb, weil er selbst in unverdächtig erscheinenden Fällen (auch bei großen, allem Anscheine nach einkammerigen cystischen Adenofibromen) einen Krebs erwarten muß. Ich habe dafür Beispiele gebracht.

Ich verzichte daher auch darauf, Zahlenangaben über intraligamentäres Wachstum beizubringen, und verweise auf A. Mayer.

Als nächstwichtig käme die Erkrankung des zweiten Eierstockes in Betracht.

Ich habe bei Besprechung der einzelnen Gruppen Angaben gebracht über die Häufigkeit von Erkrankung beider Eierstöcke in unserem Material. Fasse ich die wichtigsten Gruppen zusammen, so finde ich (unter Ausschluß der Dermoide und der später zu besprechenden metastatischen Krebse) unter 682 Fällen 167 = 24,4 %; auf die Krebsformen allein berechnet, unter 251 Fällen 91 = 36,2 %. Es entspricht dies der Zahl O. Frankls von 36,8 %, während A. Mayer 47,6 %, andere bis 50 und 54,8 % angeben. Die Höchstzahl erreichen bei uns die papillären Krebse einschließlich der teilweise soliden Formen, mit 42,1 %; aber auch unter den anatomisch gutartigen papillären Geschwülsten ist die Zahl ebenso hoch. Ich möchte das jedoch nicht als Ausdruck einer besonderen (im letzteren Falle etwa versteckten) Bösartigkeit ansehen, sondern eher für die Annahme einer Organdisposition verwerten. Auch dort, wo die eine Geschwulst ganz auffallend kleiner ist als die andere, also aus dem Größenverhältnis eine spätere Erkrankung des einen Eierstockes anzunehmen sehr naheliegt, glaube ich nicht an eine metastatische Erkrankung. So habe ich einige Fälle erwähnt, in welchem am zweiten Eierstock nur oberflächliche Papillenrasen zu sehen waren (selbst eine Granulosazellgeschwulst ist darunter). Ich möchte mit der Annahme einer Metastase zurückhaltend sein. Nur in einigen wenigen Fällen (Pseudomyxom 3 Fälle, papillärer Krebs 1 Fall) haben wir aus der Größe und der anatomischen Form, die einer Metastase entsprochen hat, eine solche wirklich angenommen. Wenn allerdings sonstige Aussaat innerhalb der Bauchhöhle nachweisbar ist, dann wird man sich leichter zur Annahme einer Metastase im zweiten Eierstock entschließen können.

In Abb. 272 bringe ich den Schnitt durch den Eierstock einer 61jährigen Frau (19 070). Vor 2 Jahren war anderwärts der eine Eierstock wegen eines Papilloms entfernt worden; derzeit vielfache Knoten im Bauch. Die Adnexe sind nur in diagnostischer Absicht herausgenommen worden.

Übrigens hat auch Maljeff unter 44 Eierstockskrebsen, die Metastasen gesetzt hatten, nur 3mal Metastasen im anderen Eierstock angenommen.

Das Auftreten von Metastasen durch intraperitoneale Aussaat würde uns vielleicht verständlicher werden, wenn es sich bestätigt, daß der Eierstock zu den Organen gehört mit ausgesprochen niederer Oberflächenspannung (Kutscherenko und Schwedkowa, zit. nach Strauss).

Die Erkrankung des Eileiters an Krebs habe ich in der Absicht, zunächst von der Eierstockserkrankung selbst Übersicht zu gewinnen, zu einer Auslese im negativen Sinn benützt, indem ich alle Fälle von Krebs beider Organe, wo der Ausgang vom Eierstock nicht sicherzustellen war, weggelassen habe. So bleiben nur verhältnismäßig wenige Krebse, vorwiegend unter den papillär-soliden, auf deren zahlenmäßige Auswertung ich nicht eingehe. Andere Ärzte, wie z. B. Cameron, haben diese Schwierigkeiten auf dem umgekehrten Wege umgangen und bösartige Geschwülste der Eileiter und der Eierstöcke in einem behandelt. Vom Standpunkt des Klinikers sicherlich richtiger, da er doch ja nur selten die Möglichkeit hat, die Formen ordentlich auseinander zu halten, und dadurch bei getrennter Behandlung oft recht bemerkenswertes Material, besonders solches an schwierigen Fällen unter den Tisch fällt. Ich kann aber diese Lücke an Hand einiger Zahlen von O. Frankl ausfüllen. Neben 36 Fällen ohne Metastasen und 23 Fällen mit peritonealer Aussaat ist dreimal der Eileiter per continuitatem erkrankt, zweimal lymphatisch. Außerdem ist in 3 Fällen die Gebärmutter selbst als Abgabestation anzusehen; und in 6 weiteren Fällen eine Entscheidung über den Ausgangsort nicht mehr möglich. Es halten sich also die bestimmbaren und die nicht mehr bestimmbaren Fälle so ziemlich die Waage. Die Zahlen sind aber an sich nicht groß im Vergleich zu den Fällen mit freiem Eileiter. Und so gut wie immer war die Miterkrankung ohne weiteres mit freiem Auge zu erkennen. Von dem ersterkrankten Herd im Eileiter aus konnte wohl gelegentlich lymphatische Weitererkrankung nachgewiesen werden, ohne einen solchen nicht. Auch in unserem Material ist nur ein einziges Mal eine makroskopisch nicht erkennbare lymphatische Erkrankung des Eileiters gefunden worden.

Ähnliches gilt auch für die Gebärmutter. Es ist keine Frage, daß es eine Miterkrankung derselben beim Eierstockskrebs gibt. Aber auch sie ist selten. Daneben kommen ebenso sicher Fälle von gesonderter Erkrankung beider Organe vor; von einem eigenen, histologisch anders gebauten Corpuscarcinom oder auch von Collumcarcinom, wofür ich bereits einige Beispiele genannt habe. Das war bereits Pfannenstiel bekannt (vgl. Goldenberg). Nach seiner Darstellung ist bei gleichzeitiger Erkrankung von Eierstock und Gebärmutter meist der erstere als Abgabestelle anzusehen. P. Werner, der die Fälle der II. Frauenklinik in Wien bearbeitet hat, findet von 10 Fällen nur 3mal beide Krebse voneinander unabhängig und deutet in 6 Fällen die Eierstöcke als primär erkrankt.

Auf die metastatische Erkrankung des Eierstockes bei Gebärmutterkrebs will ich an anderer Stelle eingehen.

Praktisch sind Fälle von Interesse, in welchen sich die Metastase am unteren Abschnitt des Halsabschnittes der Gebärmutter entwickelt. Solche Fälle könnten unter Umständen klinisch als primärer Krebs des Muttermundes aufgefaßt werden. Kroemer bzw. Goldenberg haben 2 Fälle beschrieben; in dem einen war die Metastase erst 5 Jahre nach der Operation der Eierstockgeschwulst im Halsabschnitt der Gebärmutter aufgetreten. Ein neuerer Fall ist von Halter beschrieben.

Ich will noch anfügen, daß ich 3 Fälle in der obigen Wiedergabe des klinischen Materials ausgesondert habe, weil auch die eingehende Untersuchung über den Ausgangspunkt nicht aufgeklärt hat. Diese 3 Fälle entsprechen 6 Fällen aus dem Material von O. Frankl.

Die 3 Frauen waren alle über 50 Jahre alt, hätten zum Teil schon über 1 Jahr Ausfluß oder Blutungen. Die Eierstocksgeschwulst war stets einseitig, 2mal hühnerei-, 1mal mannskopfgroß. In diesem Falle waren beide Eileiter und selbst die Scheidenwand lymphatisch miterkrankt. 1mal ist blutiger Ascites vermerkt. In einem Falle deutliches Adenocancroid im Eierstock.

Kein Todesfall unter den 3 Frauen.

Unser Material bestätigt es also, daß der primäre Eierstockskrebs keine besondere Neigung zeigt zu fortschreitendem Übergreifen auf die Gebärmutter selbst. Die „Gebärmutter-Eierstockskrebse", die zu untrennbaren Geschwülsten ausgewachsen sind, bilden in operativ bewältigtem Material stets nur Ausnahmen. Dasselbe hat O. Frankl festgestellt; A. Mayer kennt nur 2 Fälle, Přibram und Neumann je einen. Im Obduktionsmaterial mögen sie eher vorkommen.

J. Richter hat zwei Fälle beschrieben, die hierher gehören dürften. Im zweiten Fall ist er allerdings geneigt, den Krebs der Gebärmutter als primär anzusehen. Da aber die Eierstocksgeschwulst nebst adenomatösem Krebs auch Adenofibrom enthält (Polymorphie), der Krebs in der Gebärmutter ein Plattenepithelkrebs ohne adenomatöse Bildungen ist und die bei der nach 3 Monaten vorgenommenen Obduktion festgestellten Lungenmetastasen ebenfalls Plattenepithelkrebse sind, möchte ich auch den Krebs der Gebärmutter als Metastase des Eierstockskrebses auffassen. Daß Metastasen eines adenomatösen Eierstockskrebses Plattenepithelcharakter aufweisen, ist nichts ungewöhnliches.

Besondere örtliche Widerstandsfähigkeit nimmt H. Steiner an Stellen von Adenomyosis der Gebärmutterwand an.

Sehr fraglich scheint es mir, ob man im Falle Neumanns, in welchem $\frac{1}{2}$ Jahr nach vaginaler Entfernung der Gebärmutter (Krebs im Körper derselben) beidseitige Eierstockspapillome entstanden waren, einen Zusammenhang zwischen den Geschwülsten annehmen darf. In unserem Material finden sich 3 Fälle, in welchen 1 Jahr (2mal) bzw. mehrere Jahre nach Entfernung der Gebärmutter wegen Myoms beidseits Papillome entstanden sind. Auch im Falle Neumanns dürfte eine unabhängige Erkrankung der Eierstöcke anzunehmen sein.

In diese Gruppe gehören wohl auch die Fälle, die F. Heimann erwähnt: papilläre Eierstocksgeschwulst einige Zeit nach Myombestrahlung entdeckt. Einer von unseren Fällen (10 Jahre Zwischenpause) war ganz gleich.

Die Frage, auf welchem Wege die Metastasierung zustande kommt, wird heute meist in dem Sinne als entschieden angenommen, daß neben dem Weg durch den Eileiter der Lymphweg der weitaus wichtigste ist, während seinerzeit Offergeld den Blutweg für 50%, den Lymphweg nur für 25% hat gelten lassen. Auch für den Fall von Arzt ist wohl eher der Weg durch die Tube (Schleimhautweg) anzunehmen als der Blutweg (Werner). Neuerdings hat H. Küstner wieder den Blutweg für seinen Fall von Metastase in der Portio in Anspruch genommen.

Klinisch erscheint mir das Vorkommen von Lymphknotenmetastasen oberhalb des linken Schlüsselbeines von Belang. Ich habe selbst einen Fall gesehen, in welchem dieser deutlich sichtbare Knoten das erste deutliche Zeichen der (daraufhin erst durch Untersuchung festgestellten) bereits unabwendbaren Krankheit war. H. J. Gibson und G. M. Findlay berichten über einen solchen Knoten, der in Vena subclavia,

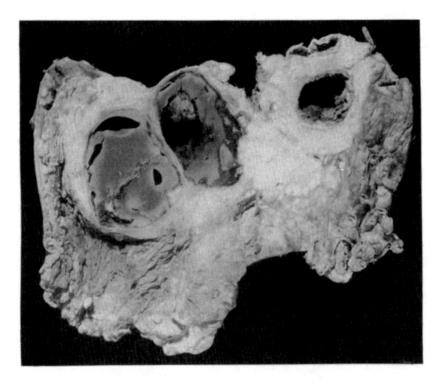

Abb. 273. Metastase eines Eierstockskrebses im Netz (isoliert). (Vergr. ¹/₃).

cava superior und in das rechte Herzohr hineingewuchert war. Keine besonderen Beschwerden bis auf Herzschwäche kurz vor dem Ende. Erst die Sektion hat das primäre, stark schleimige Adenocarcinom des rechten Eierstockes aufgedeckt.

C. Fleischmann hat bei einer 21jährigen Frau mit Ascites die beiden in große cystische papilläre Blastome umgewandelten Eierstöcke entfernt, die Gebärmutter sowie einige Knötchen im Douglas belassen. Histologisch Krebs. Röntgenbestrahlung wiederholt. 7¹/₂ Jahre später wurde eine kirschgroße Drüse über dem linken Schlüsselbein entfernt; es fand sich ein psammöser tubulo-alveolärer Krebs.

Diese Formen entstehen auf dem Lymphwege längs des Ductus thoracicus, kurz vor deren Einmündung in die Vene.

Weit größere praktische Bedeutung hat die Krebsaussaat auf Bauchfell und Netz und die Erkrankung anderer Organe der Bauchhöhle.

Die Häufigkeit von Bauchfellerkrankung gibt Schottlaender mit 85% an. Es ist aber wohl zu beachten, daß dabei auch direktes Einwachsen der Geschwulst in ferner liegende Bauchfellabschnitte und in die darunter befindlichen Organe miterfaßt ist. Insbesondere ist die flächenhafte Auskleidung des Douglas oder des Blasenperitoneums mit Geschwulstmasse, die man bei papillären Geschwülsten leider nicht selten antrifft, eher als ein subepitheliales lymphatisches Vordringen der Geschwulst aufzufassen und nicht als Metastase; auch dann, wenn gelegentlich kleine Bauchfellabschnitte mitten darin noch frei zu sein scheinen.

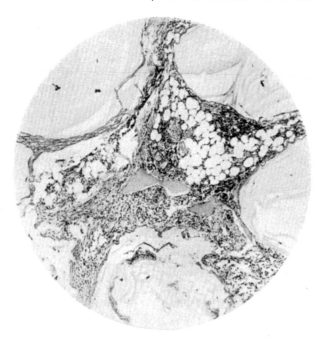

Abb. 274. Myxommetastase im Netz. (Vergr. 70 mal.)

Abgesehen davon kommen jedoch am visceralen wie am parietalen Bauchfellüberzug gesonderte Knötchen oder auch größere Knoten vor, die bis faustgroß werden können. Das Netz erkrankt oft genug, ohne mit der Hauptgeschwulst verwachsen zu sein, in Form solcher einzelner oder vielfacher Knoten (Abb. 273).

Für diese Formen ist die Entstehungsart umstritten. Raummetastasen (Impfmetastasen) und lymphatische Metastasen stehen einander gegenüber (vgl. Schottlaender). Ich glaube, man wird sich heute noch nicht auf einen bestimmten Weg festlegen dürfen, sondern beide Möglichkeiten im Auge behalten.

In der Frage der Bauchfellmetastasen ist noch eine Reihe von Schwierigkeiten zu beachten. Zunächst und am häufigsten der Umstand, daß eine Bauchfelltuberkulose mitunter ganz ähnliche

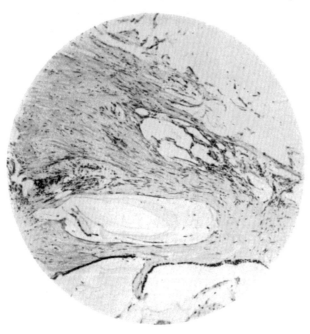

Abb. 275. Myxommetastase (rezidiviert) im Netz. (Vergr. 70 mal.)

Bilder erzeugt. Bei Durchsicht unserer Krankengeschichten von Probebauchschnitten bin ich einige Male auf Fälle gestoßen, welche der Operateur für Tuberkulose gehalten hat, und die erst die mikroskopische Untersuchung als Krebs erwiesen hat, und auch umgekehrt. Gewiß ist manchmal die Entscheidung makroskopisch zu treffen,

vor allem aus der gelblichen Farbe bei Tuberkulose; aber durchaus nicht immer. Die auffallendere Größe, selbst die verschiedene Größe der Knötchen, die für Geschwulst sprechen soll, hat manch-
mal schon irregeführt.

Dann der Umstand, daß bei
Dermoiden Aussaat von totem Inhalt,
Dermoidbrei, aber auch von Glia-
massen (Boxer) vorkommt. Diese
Teilchen verstreuen sich oft weit
im Bauchraum, werden durch eine
Fremdkörperperitonitis eingekapselt
und bleiben längere Zeit so liegen.
ehe es dem Körper gelingt, sie ganz
zu beseitigen.

Selbst Fremdkörperperitonitis
durch Verstreuen von Handschuh-
puder gelegentlich einer Bauchopera-
tion ist bei Wiederholung des Bauchschnittes festgestellt worden (Roth).

Endlich kommt dazu die in den
älteren Arbeiten gelegentlich zu findende Angabe, daß auch bei gutartigen Geschwülsten Peritonealmetastasen beobachtet werden. Aus neuerer
Zeit ist mir kein solcher Fall bekannt,
und ich möchte mich deshalb unbedingt jenen Kritikern anschließen.
die meinen, daß eben die krebsigen
Stellen der Geschwulst nicht untersucht worden sind (Polano).

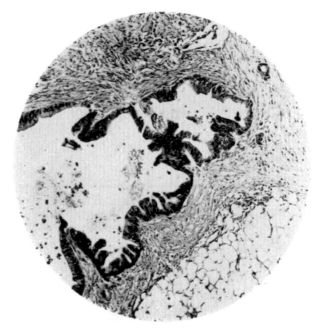

Abb. 276. Netzmetastase eines Eierstockskrebses. (Vergr. 80 mal.)

Ich selbst habe jedenfalls derlei
nie gesehen. Ausnehmen könnte ich
nur die gelegentlich bei Ruptur von
Pseudomucinblastomen zu findende
oberflächliche Anheftung von Pseudomucinmassen, die aber stets weg-
gewischt werden können, nie sehr
fest haften und nicht weiter wuchern
— sofern eben ein Krebs bei genauer
Untersuchung auszuschließen ist.

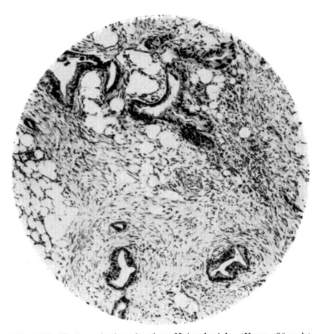

Abb. 277. Krebsmetastase in einer Netzschwiele. (Vergr. 80 mal.)

Das Mikroskop wird stets zur letzten Entscheidung herangezogen werden müssen.

Handelt es sich um echte Geschwulstmetastasen, bösartig, dann ist auch weiteres
Vordringen derselben — vorwiegend auf dem Lymphwege — bis in die retroperitonealen
Lymphknoten zu gewärtigen. Tatsächlich finden wir diese bei Obduktionen sehr häufig

(bis zur Hälfte der Fälle) erkrankt. Gelegentlich dringen sie auf dem Lymphweg durch das Zwerchfell in die Pleura ein und können dort platten- und schildförmige oder knotenförmige Geschwülste ausbilden.

Sind solche Aussaaten am Bauchfell oder Netz (Abb. 274—278) bei bösartiger Geschwulst vorhanden, so dürfte, mindestens ohne Bestrahlung, das Schicksal der Frauen ziemlich besiegelt sein, wenn man auch über die voraussichtliche Lebensdauer nur ungefähr etwas aussagen kann. Im älteren Schrifttum ist viel davon die Rede, daß die Metastasen nach Entfernung der Hauptgeschwulst rückgängig werden können. Meist wird ein Fall von Hofmeier als Zeuge angeführt, eine Frau, die 4$^1/_2$ Jahre nach der Operation noch gesund war. Es sind aber neuere Fälle, abgesehen von einem Fall von Gucci, in welchem mikroskopische Befunde an den Metastasen nicht berichtet werden und die Metastasen verschwunden sein sollen, obwohl der zweite Eierstock indes zur Geschwulst ausgewachsen ist, nicht bekannt geworden. Einerseits darf man an der Krebsdiagnose selbst zweifeln, andererseits ist zu betonen, daß wir über das weitere Verhalten der wegen Eierstockskrebs operierten Frauen noch viel zu wenig wissen. Gelegentlich sieht man nach einer ganz unvollständigen Operation verhältnismäßig lange Zeit, selbst mehrere Jahre gutes Wohlbefinden. Es wäre gar nicht so undenkbar, daß die Kranke Hofmeiers trotz allem in einem weiteren Jahr dem Krebs erlegen ist. Nach dem, was die klinische Beobachtung an den unvollständig Operierten der Klinik bisher gezeigt hat,

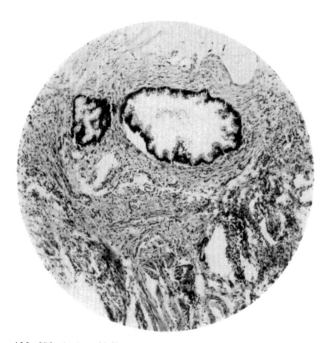
Abb. 278. Andere Stelle des Präparates Abb. 277 (schleimbildend). (Vergr. 80 mal.)

insbesondere auch nach der Verfolgung der mit Röntgen nachbestrahlten Fälle, muß ich ein Verschwinden von echten Krebsmetastasen in Bauchfell und Netz für recht unwahrscheinlich halten.

Aus dem mikroskopischen Bild der Bauchfellmetastasen hebe ich hervor, daß sie großenteils subepithelial sitzen, sogar eine schmale Bindegewebsschichte als Decke aufweisen über ihrem eigenen schwieligen oder granulationsgewebeähnlichen Bindegewebe; zum Teil reichen aber auch die epithelialen Massen nackt in den Peritonealraum. Ich kann nicht entscheiden, ob das immer nur künstlich durch Abreißen bedingt ist. Die epithelialen Formationen lassen manchmal noch leidlich die Ursprungsform, namentlich den papillären oder den mikroskopischen Bau erkennen. In vielen anderen Fällen ist aber das Bild eines wurmstichig, netzartig wachsenden, ziemlich kleinzelligen Krebses ganz uncharakteristisch.

Metastasen in **anderen Organen** hat man früher für selten gehalten. Heinrichs verzeichnet 12%. Schottlaender hat gezeigt, daß sie mindestens nicht seltener sind wie bei anderen Krebsen. Er findet 34%, Maljeff (49 Fälle) sogar 89,7%. Es wird natürlich einen Unterschied ausmachen, ob man mehr postoperative Todesfälle in die Betrachtung einbezieht oder mehr Fälle, die ohne Operation der Geschwulst erlegen sind. Es wird vielleicht auch weiter das Ergebnis verschieden sein, wenn man Fälle berücksichtigt, die bestrahlt worden sind.

Im Vordergrund stehen bei Schottlaender sowie auch bei Maljeff die Lebermetastasen. Zusammen mit Darm- und Pleurametastasen beträgt ihre Zahl bei ersterem mehr als die Hälfte aller Vorkommnisse. Lunge, Herz, Knochen, Milz sind selten, Niere, Nebenniere, Harnleiter, Dura, Gehirn, Schilddrüse sind nur je einmal beteiligt gewesen. Von einer Pankreasmetastase berichtet Forssner, von einer Metastase im Oberarm sowie in der Leiste und in den Lungen Limard und Gagnon; die Frau ist nach der Amputation gestorben. (Der Fall ist nicht sicher; es könnte sich um primären Lungen- oder Darmkrebs handeln. Die Eierstocksgeschwulst ist vor 20 Jahren operiert worden.)

Von Knochen sind vorwiegend die langen Röhrenknochen gefährdet. Es werden aber auch Fernherde im Brustbein (Hittmann), in der Kniescheibe (Polano) genannt. Einen — auch röntgenologisch nicht sicherzustellenden — Fall von Durchsetzung dreier Lendenwirbel bei Granulosazellgeschwulst habe ich S. 350 angeführt. Die Krankheitserscheinungen waren geringfügig, immerhin deutlich genug, um den Verdacht darauf zu lenken (Paresen, Schmerzen). Auffallend ist es, daß weder osteoklastische noch osteoplastische Vorgänge kenntlich waren, weder auf den wiederholt angefertigten Röntgenbildern, noch am Präparat.

In einem anderen, ebenfalls schon erwähnten Fall von wahrscheinlicher Wirbelmetastase mag die ganz auffallende Lymphocytose (45%) mit der Metastase zusammenhängen. Ich denke daran, da auch bei Nachschüben von chronischem Gelenkrheumatismus mitunter Lymphocytose von 40—50% gefunden wird (Gudzent).

Von der Nebennierenmetastase desselben Falles haben wir keine sichere Beeinflussung zur Leistung dieses Organs nachweisen können.

Walther berichtet von einem Sarkom des Eierstockes; die Frau kam im 5. Monat der Schwangerschaft, 2 Monate nach einem Kopftrauma zur Obduktion. Ausgedehnte Metastasen in beiden Nebennieren, große Metastase in der Zirbeldrüse. Starke Kopf-, Achsel- und Stammbehaarung wird vermutungsweise mit diesen Fernherden in Beziehung gebracht.

Die Organmetastasen dürften vorwiegend auf dem Blutweg zustande kommen. Es ist wahrscheinlich, daß der Einbruch in das Blutgefäßsystem bereits in der Muttergeschwulst zustande kommt, nicht erst in einem metastatisch erkrankten Lymphknoten.

Die Bedingungen zur Metastasierung sind uns noch unbekannt. Wie es kommt, daß wir Riesengeschwülste finden ohne Metastase und andererseits Fälle, in welchen erst die Fernherde auf das Vorhandensein einer Abgabestelle aufmerksam machen, das wissen wir beim Eierstockskrebs so wenig zu deuten wie etwa beim Magen-, Brustdrüsen-, Schilddrüsen-, Prostatakrebs u. a. Physikalisch-chemische Kräfte in der Geschwulst, im Blut, in den Geweben dürften anzuschuldigen sein.

Schottlaender ist der Frage nachgegangen, ob der operative Eingriff an sich Metastasierung begünstigt. Er ist geneigt, einen Zusammenhang abzulehnen. Im allgemeinen sprechen die Erfahrungen der Klinik tatsächlich nicht gerade dafür. Zur

Entscheidung der Frage, ob Röntgenstrahlen auf Bildung von Fernherden ungünstig wirken, wie das für den Gebärmutterkrebs gelegentlich behauptet worden ist, reicht das bisher Bekannte erst recht nicht aus.

Bostroem will die Fernherde alle als multiple primäre Geschwülste auffassen. Von anatomischer Seite wird diese Anschauung ziemlich allgemein abgelehnt. Der Kliniker hat vielleicht keinen Grund, sie ganz abzulehnen; ich sehe aber auch noch keine Möglichkeit, sie irgendwie nutzbringend zu verwerten.

Die Frage, ob nach der Operation von Eierstocksblastomen Impfmetastasen im Wundbereich vorkommen, gilt bis heute noch nicht als entschieden. Ich lehne sie ebenso ab wie beim Krebs der Gebärmutter.

Der Fall, in welchem P. Klein, der solche Metastasen beim Papillom in 12 % angibt, eine Impfmetastase im Scheidentrichter annimmt (7 Jahre nach schwieriger Operation eines beidseitigen gutartigen Papilloms), kann sehr wohl auch anders gedeutet werden. Nevinny hat ein angeblich erst im Laufe der Beobachtung krebsig gewordenes Papillom des Scheidentrichters $7\frac{1}{2}$ Jahre nach der Operation von schwer verwachsenen Adnextumoren abgetragen und $1\frac{1}{2}$ Jahre später nochmals ausgekratzt und bestrahlt.

Schrifttum.

Arzt, L., Adenocarc. ovar. pap. mit Metastase im Corpus uteri. Z. Geburtsh. **65**, 76 (1910). — *Bostroem*, Der Krebs des Menschen, Leipzig: G. Thieme 1928 — *Boxer, S.*, Dermoidcysten und ihre Metastasen. Arch. Gynäk. **92**, 360 (1910). — *Cameron, S. J.*, Bösartige Erkrankungen der Eierstöcke und der Eileiter. Brit. med. J. **1925**, Nr 3372, 285. — *Fleischmann, C.*, Spätmetastase nach cystischem Ovarialcarcinom. Zbl. Gynäk. **1930**, 3173. — *Forssner, Hj.*, Ovarialcarcinom mit Metastasen im Pankreas. Hygiea (Stockh.) **1917**, 182. — *Frankl, O.*, Zur Pathologie und Klinik der Ovarialcarcinome. Arch Gynäk. **113**, 29 (1920). — *Gibson, H. J.* u. *G. M. Findlay*, Papilläres Adenocarcinom des Ovariums; Eindringen in die großen Gefäße. J. Obstetr. **30**, Nr 2 (1923). — *Goldenberg, Th.*, Primäre multiple bösartige Neubildungen. Inaug.-Diss. Gießen 1903. — *Gucci*, Ovarialpapillom mit Metastasen. Clin. ostetr. **29**, 253. Ber. Gynäk. **12**, 627 (1927). *Gudzent*, Gicht und Rheumatismus, S. 147. Berlin 1928. — *Halter, G.*, Metastatisches Portiocarcinom. Zbl. Gynäk. **1926**, 2269. — *Heimann, F.*, Strahlentherapeutische Besonderheiten. Mschr. Geburtsh. **65**, 71 (1924). — *Klein, P.*, Impfmetastase nach Ovarialtumor. Zbl. Geburtsh. **95**, 571 (1929). Zbl. Gynäk. **1929**, 1665. — *Kroener, P.*, Gebärmutterkrebs. Arch. Gynäk. **65**, 626 (1902). — *Küstner, H.*. Metastase eines Ovarialcarcinoms in Cervix und Portio. Arch. Gynäk. **120**, 306 (1923). — *Limard, L.* u. *A. Gagnon*, J. union méd. Canada 1928, 8, 145 (1928). Rfr. Cancer Rev. **4**, 225 (1929). — *Maljeff, M. J.*, Zur Frage der Krebsmetastasen. Arch. Gynäk. **131**, 344 (1927). — *Neumann, H. O.*, Metastasierung primärer Ovarialcarcinome in den Uterus. Z. Geburtshl **92**, 350 (1927). — *Nevinny, Hans*, Krebsige Entartung eines Papilloms des Scheidenstumpfes. Wien. klin. Wschr. **1930**, 1341. — *Offergeld, H.*, Das sekundäre Uteruscarcinom. Z. Geburtsh. **64**, 1 (1909). — *Polano, O.*, Pseudoendotheliome des Eierstockes. Z. Geburtsh. 1904, **51**, 1 (1904). — *Přibram*, Operabilität metastatischer Ovarialtumoren. Arch. Gynäk. **116**, 343 (1923). — *Richter, J.*, Seltene Blastome des Eierstockes. Arch. Gynäk. **136**, 610 (1929). — *Roth, H.* Fremdkörpertuberkulose des Bauchfells. Frankf. Z. Path. **29**. — *Schottlaender, J.*, Metastasen. In Frankl-Hochwart-Noorden-Strümpell, Suppl. zu Nothnagels Handbuch, Bd. 6, 2. Teil. 1912. — *Steiner, H.*, Einwachsen eines Adenocarcinoma ovarii in adenomyomatösen Uterus. Arch. Gynäk. **127**, 226 (1925). — *Strauss, O.*, Krebs, Sammelreferat. Med. Klin. **1928**, Nr 2. — *Walther*, Lokalisation von Metastasen an traumatisch geschädigten Körperstellen. Mschr. Unfallheilk. **12** (1921). — *Werner, P.*, Carcinom in Uterus und Adnexen. Arch. Gynäk. **101**, 725 (1913).

Teratome des Eierstockes.

Jene Blastome des Eierstockes, die wir heute noch als Wundergeschwülste, Teratome (τέρας = Wunder) bezeichnen, oder auch als Dermoide (hautähnlich, pars pro toto) gehören mit zu den häufigsten Geschwulstformen des Organs. In unserem 29jährigen Material finden sich 257 Teratome als Hauptbefund und 9 als Nebenbefund neben einer größeren Geschwulst; im ganzen 20% aller Blastome: Also fast ebensoviel, als wir Pseudomucinblastome oder gutartige Adenofibrome gezählt haben, etwa ebensoviel als (bei recht weitgesteckter Indikation) noch operable Krebsformen. Außerdem standen mir noch 19 Präparate zur Verfügung, die uns von verschiedenen Operateuren überlassen worden sind.

Die Häufigkeit mag vielleicht auffallen, wenn man die Zahl mit anderen Zusammenstellungen vergleicht. Sie erklärt sich einerseits daraus, daß alle, auch die kleinen zufällig gefundenen Teratome mitgerechnet worden sind, und daraus, daß die Krebse des Eierstockes nicht voll erfaßt sind. Alle Probebauchschnitte fehlen. Ebenso fehlen in meiner Zusammenstellung grundsätzlich die einfachen Cysten, die früher meist nicht ausgeschaltet worden sind. Die Zahlen von A. Mayer (19,1%) und von van Smith (101 Teratome und 116 Pseudomucinblastome auf 444 proliferierende Blastome) sind übrigens den meinigen sehr ähnlich. Nur aus verschiedener Erfassung des Grundmaterials ist es wohl überhaupt zu verstehen, wenn Neunhöffer 1892 nur 7,25%, A. Mayer in derselben Stadt 1926 dagegen 19,1% berechnet. Ebenso wird sich wohl auch die Zahl der Japaner, 35%, nur aus der Beschaffenheit des Materials erklären. Wenn Frauen sich die Operation zu lang überlegen, kann es leicht sein, daß sie beim Krebs nicht mehr transportfähig sind, oder daß die Umgebung operative Hilfe für zwecklos ansieht.

Auf die gutartigen Blastome des Eierstockes allein bezogen, ergibt auch mein Material bei Ausschluß einfacher Cysten rund ein Drittel Teratome.

In bezug auf Seitenverteilung läßt die 608 Fälle umfassende Nachprüfung von J. W. Miller zwischen rechts und links keinen Unterschied erkennen.

Beidseitige Teratome findet Miller in 13,1%, ich in 9,8% (28mal), van Smith in 8%. Die drei Gruppen zusammen ergeben 11,67% (116 : 994).

Seither ist ein weiterer Fall beobachtet worden mit 10jähriger Ruhepause zwischen den beiden Operationen (24 072). Die Blastome waren faust- und über kindskopfgroß, haben kaum Beschwerden gemacht. Einwilligung zur zweiten Operation war erst zu erhalten, als wir der Frau auf der Röntgenplatte die Zähne zeigen konnten, die sie im Becken hatte. Das war ihr denn doch unheimlich vorgekommen.

Um ein Altersbild zu geben, bringe ich die Endzahlen von Miller und meine eigenen.

Jahre	—10	—20	—30	—50	—60	—70	—80
Miller	14	69	197	274	32	10	4
Meine Zahlen	1	18	85	139	23	6	1

Miller hat die Fälle von 31—50 Jahren zusammengezogen. Nach meiner Aufstellung wäre es besser, die Jahre 21—40 zu vereinen. Es ergibt das 175 Fälle (gegen 139) und zeigt, daß diese beiden Jahrzehnte nahezu die Hälfte aller Fälle umfassen. In den Gruppen vom 21.—50. Jahr ist überhaupt weitaus die Mehrzahl, nämlich 213 von insgesamt 263 Frauen, deren Alter mir bekannt ist, erfaßt.

Die beiden ältesten Frauen waren 67 und 77 Jahre alt. Als jüngste habe ich ein Mädchen von 8 Jahren 2 Monaten mit Zeichen von Pubertas praecox (Orel) und je eines von 13, 14 und 15 Jahren. Miller führt 83 und 84jährige Frauen an, und andererseits

6 Beobachtungen bei Kindern von 6 Monaten bis 2 Jahren, 4 bei Neugeborenen, 2 bei Frühgeburten.

Vor das 20. Lebensjahr entfallen $18 = 6,9\%$; A. Mayer findet $4,8\%$; Lippert $4,55\%$; Yamasaki 14%, was A. Mayer mit der vielleicht früheren Geschlechtsreife der Japanerin erklären will. Vielleicht spielt die Großstadt auch eine ähnliche Rolle. Solches ist ja schon öfter behauptet worden.

Der Begriff des Teratoms ist heute soweit geklärt, daß darunter einheitlich Gebilde verstanden werden, deren Entstehung nur auf der Grundlage besonderer embryonaler Entwicklungsfähigkeiten, nach dem gewöhnlichen Sprachgebrauch aus den drei bzw. aus zwei Keimblättern (Triphyllom, Biphyllom) zu deuten ist. In einer Anzahl von Fällen gibt man die Möglichkeit zu, daß nur Teile eines Keimblattes, eben durch den Ort ihres Wachstums auffallend, übrig bleiben, während alles andere vernichtet worden, bzw. nicht zur Entwicklung gekommen ist (Monophyllom, z. B. Struma ovarii). Es ist hauptsächlich das Verdienst von Wilms und von Pfannenstiel-Kroemer, daß diese Auffassung, die noch vor einem Menschenalter viel verspottet worden ist, sich durchgesetzt hat. Heute zweifelt niemand mehr daran, daß es berechtigt ist, nicht etwa nur Haut, Haare und Zähne, sondern auch Gehirn, Zentralkanal, Augen, Ganglien, Nerven, Teile von Darm, Bronchien, Speicheldrüsen, usw. zu finden, bzw. anzunehmen; ja sogar von einer Mundbucht, von Kopfteil, Beckenteil, von verkümmerten Armen und Beinen darf man sprechen, ohne gleich als Tollhäusler zu gelten. Seit dem Versuch Bandlers (1900) ist wenigstens ein neuer ernsthafter Widerspruch nicht mehr laut geworden. Heute scheinen auch die letzten Wirkungen von Bandlers Kritik verklungen zu sein.

Die Geschichte der Teratomlehre gibt ein recht anschauliches Bild von menschlichen Irrtümern. Ich verweise auf die übersichtliche Darstellung bei Askanazy und in Millers Sammelbericht 1924.

Nicht so klar ist die Stellung der Teratome zu den Geschwülsten. Wenn auch die manchmal angegebene rasche Vergrößerung der Gebilde in erster Linie auf einer Vermehrung des Inhaltes beruhen dürfte und nicht so sehr auf Gewebszunahme — auch die „Fettwanderung" könnte darauf, sowie auf die Schmerzen Einfluß nehmen — so schließe ich mich doch Pfannenstiel an, der die „Neubildung" von Gewebe betont. Die grundsätzliche Frage möchte ich nicht weiter berühren.

Die Namengebung hat geschwankt. Sie ist heute noch nicht einheitlich.

Zwei Formen sind im allgemeinen auseinanderzuhalten: die gewöhnliche cystische Form, in welcher sich die Hauptmasse der neugebildeten Gewebe in Gestalt eines mehr oder weniger abgegrenzten „Zapfens" anhäuft; die Dermoidcyste, das cystische Teratom, dessen Zapfen selbst mitunter bis zu einem gewissen Grade an eine menschliche Frucht erinnert, so daß der Gedanke an eine Fehlbildung naheliegt.

Als zweite Form das sehr seltene Teratom, als solides Dermoid, solides Teratom, Teratoblastom usw. bezeichnet.

Eine gemeinschaftliche Benennung für beide Formen, etwa „rudimentärer Ovarialparasit", embryoide Geschwulst, Embryom (Wilms 1899), Organom (Benda, Daels) hat sich nicht eingebürgert.

Am allerwenigsten habe ich für den Ausdruck „teratoid" übrig; es heißt das: wunderähnlich; das sagt gar nichts.

E. Schwalbe und namentlich Heijl haben den gewiß großzügigen Versuch gemacht, von den eineiigen Zwillingen über die Akardii und Amorphi eine ganze Reihe zu bilden bis zu den Teratomen, eine Reihe, welche auch die einfachsten Dermoide sowie sonstige Mischgeschwülste umfassen sollte. Dieser Versuch hat nicht viel Anklang gefunden. Als wesentlichster Punkt, der bisher noch keine Ausnahme kennt, ist mit R. Meyer jedenfalls der Umstand festzuhalten, daß die Amorphi stets Keimdrüsen besitzen, die Teratome nie. Und ein zweiter Punkt scheint mir ebenso wie R. Meyer trotz einiger gegenteiliger Annahmen noch nicht ausgeschaltet: die Art der Nahrungszufuhr: Beim Akardius durch das Chorionepithel bewacht und geordnet; bei den Teratomen ohne solche Schutzmaßnahme auf geradem Wege aus dem mütterlichen Blut[1]. Es fehlen dem Teratom also zwei lebenswichtige Entwicklungsrichtungen des Ganzeies, was wohl beweist, daß wir es in den beiden Fällen mit grundverschiedenen Dingen zu tun haben. Mit Budde könnte man auch das Fehlen einer Wirbelsäule, bzw. der in derselben zum Ausdruck kommenden Segmentierung des Körpers als grundsätzlichen Unterschied heranziehen, wenigstens für die große Mehrzahl der Fälle; in einigen wenigen Fällen sind allerdings Anklänge an solche Segmentierung gegeben. R. Meyer (1924) bringt dagegen vor, daß es auch Akardii gibt, welche keine Metamerie an der Wirbelsäule aufweisen, ja denen die Wirbelsäule überhaupt fehlt. Ich möchte das nicht zu sehr betonen, weil die Beine aus ursprünglich metameren Anlagen entstanden sind; dagegen möchte ich umgekehrt jene Dermoide, in welchen ein unteres Körperende mit Beinen ausgebildet erscheint, eben wegen der Beine, dieser Überreste einer Metamerie, gegen die Annahme von Budde hervorkehren.

Unsere Benennungen sind gewiß nicht überwältigend schön. Die Ärzte sind seit 100 Jahren (Leblena 1831, zit. nach Askanazy) an den Namen Dermoid gewöhnt, so daß ein neuer Vorschlag wohl nur dann Aussicht haben dürfte, durchzudringen, wenn er wirklich etwas Treffendes sagt. Trotzdem hat sich das „Teratom" schon recht gut eingebürgert.

Der Vorschlag von Askanazy, das Dermoid als Teratoma adultum oder coetaneum vom soliden Teratoma embryonale abzugrenzen, ist nicht sehr viel bekannt geworden. Die Abgrenzung wäre recht schwierig, da uns bestimmte histologische Merkmale fehlen, an welchen wir das Alter der Gewebe jeweils mit Sicherheit festlegen könnten, und da nach grober Schätzung im Teratom wie im Teratoblastom beides vorkommen kann.

Ich werde im folgenden für die gewöhnlichen cystischen Formen den Namen Teratom, Dermoid oder Dermoidcyste beibehalten, und die soliden, blastomatösen Formen als Teratoblastom (R. Meyer) bezeichnen.

Teratome. Dermoidcysten. Anatomie.

Ist die Dermoidcyste die einzige Geschwulst im Eierstock, so hat sie meist rundliche oder eiförmige Gestalt, selten Walzen- oder Sanduhrform. Ihre Größe kann von Stecknadelkopf- und Erbsen- bis weit über Mannskopfgröße schwanken. Die ganz kleinen findet man natürlich nur zufällig bei der genaueren Untersuchung eines oft vollkommen normal aussehenden Eierstockes (z. B. Emanuel, Flaischlen, Saxer). In Abb. 279, 279a

---

[1] In einem Injektionsapparat, das an meiner Klinik von Wicke angefertigt worden ist, kommt die Blutversorgung des Zapfens durch mütterliches Blut sehr gut zur Darstellung.

gebe ich einen Schnitt durch das kleinste, von uns zufällig gefundene Teratom bei 20facher Vergrößerung. Es stammt von einer 30jährigen Frau (697 ex 1930), die wegen Collumcarci-

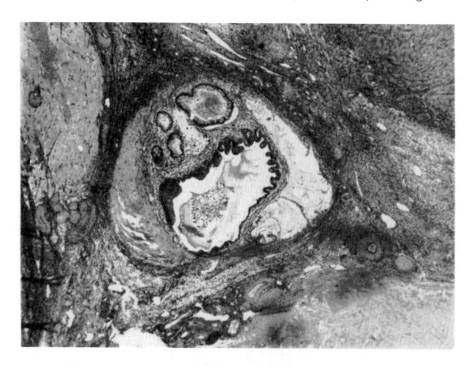

Abb. 279. Kleinstes Dermoid. (Vergr. 70 mal.)

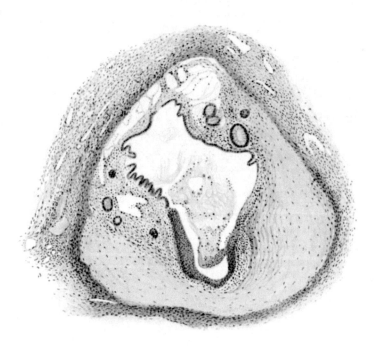

Abb. 279a. Anderer Schnitt durch das Dermoid Abb. 279.

noms operiert wurde, und war auf dem Durchschnitt durch den Eierstock als eben stecknadelkopfgroßes Gebilde aufgefallen. Die ganz großen Dermoide sind wieder andererseits

recht große Seltenheiten (Haffter 1875, Schabel 1844, Rissmann 1905, Sparmann 1929). In unserem Material finden sich 18 Fälle von Mannskopfgröße und darüber. Von diesen ist aber ein Teil (3 Fälle) durch Stieldrehung und Durchblutung sicherlich gegen seinen ursprünglichen Zustand vergrößert worden; zwei weitere zeugen an großen Wandabschnitten nur Auskleidung mit pseudoxanthomzellhaltigem oder einfachem Granulationsgewebe, oft mit vielkernigen und Riesenzellen durchsetzt, und einen eigenartigen, dünnerbsensuppenartigen Inhalt, so daß man auch hier an eine spätere Vergrößerung durch

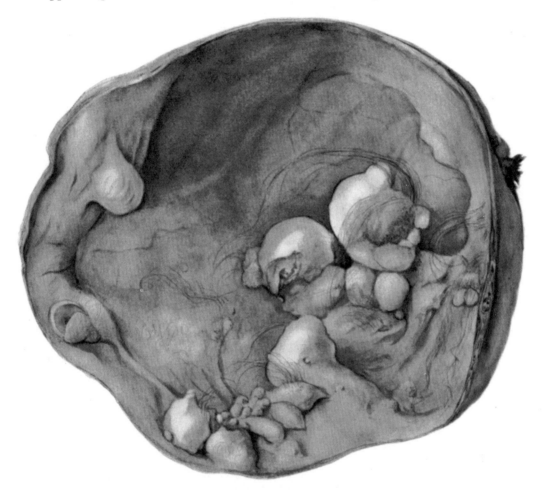

Abb. 280. Dermoid (10 kg schwer). (Vergr. ⁶/₁₀.)

Entzündung denken muß. Als reine Dermoide bleiben also noch 13 Fälle, darunter eine Geschwulst von 10 kg Gewicht (am anderen Eierstock apfelgroßes Dermoid; (15251, Abb. 280).

Sehr groß war ein von A. de Chueco vaginal operiertes Dermoid; noch größer ein von Kauffmann erwähntes (18 kg Gewicht bei 35jähriger Frau) und ein von Voigtel (1805; 38 Jahre, Sektionsbefund) beschriebenes, das 21 Jahre getragen worden ist und schließlich ein Gesamtgewicht von etwa 27 kg erreicht hat.

Ganz ausnahmsweise werden also auch Riesengeschwülste von Dermoiden gebildet. Die Mehrzahl der heute zur Beobachtung kommenden Fälle überschreitet aber eine mittlere Größe — Apfel- bis Kindskopfgröße — nicht.

Dem Tastgefühl bieten sich die einfachen Dermoide als prall-elastische, mitunter sogar als nahezu solide Geschwülste dar. Gelegentlich kann man verknöcherte oder verkalkte Wandabschnitte als eigene steinharte, unregelmäßige Buckel heraustasten. Auch der Wechsel zwischen solchen harten und weichen Abschnitten gilt als beachtenswertes Zeichen.

Nach der Operation, ja schon beim bloßen Herausheben der Geschwulst aus der Bauchhöhle erstarrt der ölige Inhalt sofort durch Abkühlung zu einem festeren Talg; Fingereindrücke bleiben jetzt bestehen, die Geschwulst fühlt sich eine Weile teigig an, schließlich ziemlich fest. Der Erstarrungspunkt des Öles kann nur wenig unter der Körpertemperatur liegen.

Die Farbe zeigt je nach der Wanddicke sehr verschiedene Töne; weiß, bläulich, rötlich, grau; je dünner die Wand, um so mehr tritt ein gelber Stich hervor, an dem man das Dermoid erkennen kann (Abb. 281).

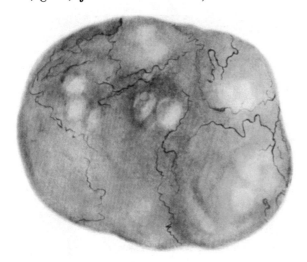

Gar nicht selten geht man jedoch ahnungslos an die Untersuchung und ist beim Einschneiden überrascht, ein Dermoid zu finden.

Die Lage der Dermoidcysten entspricht im großen und ganzen jener der Eierstocksgeschwülste überhaupt, mit all den Verschiedenheiten. Sie sind ja gestielt, und können, solang sie nicht verwachsen sind, jederzeit ihre Lage ändern. Es war aber schon lange aufgefallen, daß auch cystische Dermoide, welche ihrer Größe bzw. Kleinheit entsprechend noch hinter der Gebärmutter, im Douglasschen Raum sehr wohl Platz

Abb. 281. Dermoid, schon makroskopisch als solches an der Farbe erkennbar. (Vergr. ¹/₁.)

hätten, bereits über die Kante des breiten Mutterbandes gekippt und damit vor die Gebärmutter gelagert erscheinen können. Daß sie bei sehr langem, nachgiebigem Stiel bis weit hinauf in die freie Bauchhöhle, ja bis unter die Leber verlagert werden können, sei nebenbei erwähnt.

Die Verlagerung in das Cavum vesico-uterinum hat Küster als Regel hingestellt. Mandelstam hat dazu in dem geringeren spezifischen Gewicht die Erklärung gesucht. Auch ein Zurückschnellen der Geschwulst bei künstlicher Verlagerung hat man als für das Dermoid kennzeichnend hingestellt. Zahlreiche Nachprüfungen (Latzko u. a.) haben aber gezeigt, daß ähnliches auch bei Follikelcysten vorkommt; und daß sogar größere Dermoide noch im Douglas liegen können — ohne jede Verwachsung —, das zeigt die Erfahrung jedes einzelnen, jeder Klinik.

Die spärlichen Berichte von intraligamentärem Sitz der Dermoide (z. B. Küster 1887; vgl. bei Miller) halte ich für Fehldeutungen, die besonders dann leicht zustande kommen können, wenn der Operateur sich von vorne, etwa zwischen Eileiter und rundem Mutterband an die verwachsene Geschwulst heranarbeitet, wobei das hintere Blatt des breiten Mutterbandes in mehr oder weniger großer Ausdehnung geopfert wird.

Der Inhalt einfacher Dermoidcysten ist oft ausgesprochen ölig. Dieses Öl hat einen verhältnismäßig hohen, nur knapp unter der Körperwärme liegenden Schmelzpunkt, so daß es bereits beim Herausheben der Geschwulst aus der Bauchhöhle fest wird. Nach dem Eröffnen hat man dann eine schmalzartige, der Käseschmiere des Neugeborenen ähnliche Fettmasse von weißlich-gelber, butter- oder erbsengelber Farbe. Durch die gewöhnlich recht zahlreichen Haare, die verfilzt darin liegen, wird das Arbeiten an solchen Präparaten gerade nicht zur Annehmlichkeit.

Das Öl enthält Neutralfette, Fettsäurenadeln, Detritus und abgeschilfertes Plattenepithel in verschiedener Menge. Cholesterin scheint nur selten vorhanden zu sein; nach Askanazy nur dann, wenn sehr viel Epithelien beigemengt sind, oder wenn die Cyste mit einem Pseudomucinblastom in Verbindung steht. Ich finde es aber gelegentlich auch in großen Dermoiden mit stärker verändertem, dünnflüssigem, erbsensuppenartigem Inhalt in solchen Mengen verzeichnet, daß der Inhalt geglitzert hat. Sonst ist durch Chemiker Tyrosin, Leucin, Xanthin, Harnstoff u. a. gefunden worden (Herter).

In manchen Fällen ist der Inhalt stärker eingedickt und stärker mit Epithelmassen oder auch Kalkkörnchen durchsetzt; er wird dann als käseartig, an nasse Sägespäne erinnernd, sandartig beschrieben, auch als honigartig (wie flüssiger oder auch wie „krystallisierter" Honig).

Gar nicht selten findet man im Dermoid (auch ohne Stieldrehung, aber bei Verwachsungen) neben dem Öl dünnflüssigen, gelben, wässerigen Inhalt. Er mischt sich natürlich nicht mit dem Öl und bleibt meist irgendwo in der Nähe der Wand ausgebreitet. Man hat darin etwa das Sekret von Schweißdrüsen gesehen, die ja in der Wand sehr oft, mitunter sogar recht mächtig entwickelt gefunden werden. Ich werde solche Fälle noch später anführen. Meistens glaube ich jedoch solche serumähnliche, gewöhnlich rötlich gefärbte Beimengung dann gesehen zu haben, wenn größere Teile der Wand epithellos, von Granulationsgewebe ausgekleidet oder von Pseudoxanthomzellen besetzt waren. Ich möchte eher in dieser wässerigen Beimengung ein Überbleibsel abgelaufener Entzündung erblicken, ohne natürlich die Sekretion von Schweißdrüsen ablehnen zu wollen.

So gut wie immer sind Haare in der Öl- bzw. Talgmasse zu finden. Vielfach sind sie größtenteils lose, ausgefallen, oft in großen Massen, zu unentwirrbaren Knäueln verfilzt. Hat man die losen Massen beseitigt, so ist man oft erstaunt, nur einen kleinen Rest in recht schütterer Anordnung an einem kleinen Wandstück haften zu sehen. Die übrige Wand ist glatt; nirgends Haarwuchs. Dieses kleine Hautstück mußte also die mitunter sehr beachtliche Menge von Haaren hervorgebracht haben. Von solchem Haarwechsel hat bereits Steinlin (1850) gesprochen.

Die Farbe der Haare im Dermoid ist bei uns meist blond; sie kann auch bei pigmentreichen schwarzhaarigen Frauen hellblond sein (auch bei jungen Japanerinnen weiß, Yamaskisa). Schwarzes Haar habe ich nur 5mal gesehen; einmal bei einer dunkelblonden, sonst sehr pigmentarmen Frau (15 813); auch weißes nur zweimal (ein ganzer Schopf bei 27jähriger und 40jähriger Frau). Askanazy erwähnt einzelne weiße Haare bei einer 31jährigen Virgo. Auch wir sahen bei einer 22jährigen Ipara (21 044) blondes und graues Haar gemischt. Die mehrfachen Dermoidcysten können in den einzelnen Kammern verschiedenfarbiges Haar bergen; bei Nr. 6067 sind schwarze, blonde und braune Haare in verschiedenen Kammern gefunden worden. Dieser Umstand allein läßt wohl den Schluß zu, daß es mehrfache Teratome sind, und nicht sekundär getrennte Kammern aus einer Anlage.

Die Länge der Haare beträgt meist nur wenige Zentimeter. Oft sind es nur Härchen. Doch werden Längen von $\frac{1}{2}$—1 m berichtet (Lebert, Haffter), von 1,6 m (Peraire 1913) bzw. 5 Fuß (Mundé). Etwas sagenhaft mutet der von Askanazy zitierte Fall Blandin an mit 3 m langem, an der Basis bereits ergrautem Haar. Vielleicht ist darunter (in allen diesen Fällen) nur ein langer Zopf verfilzter, abgestoßener Haare zu verstehen, wie das Askanazy selbst bereits angedeutet hat.

Manche Anatomen haben steifes Barthaar erkennen wollen (Baumgarten), andere dicke Schamhaare (Askanazy, Axel Key, Shattock). Letztere sind durch vulva-ähnliche Hautbefunde, verkümmerte Beckenanlagen mit Extremitäten sogar als erwiesen anzusehen.

Gelegentlich, bei sehr großem Nachschub, sind auch Zähne frei im Inhalt liegend gefunden worden.

Wird der wässerige Inhalt der Dermoide in größeren Mengen gebildet, so kann durch ihn — infolge von Körperbewegungen der Trägerin — die Fettmasse als zusammenhängender Klumpen mehr oder weniger von der Wand abgelöst werden. Je mehr feste Bestandteile, wie Epidermisschuppen, Haare, schließlich Kalksalze er enthält, um so eher wird die ganze Masse zusammenbacken zu einer einheitlichen, bröckeligen Kugel, wie das z. B. in einem Falle R. Schroeders der Fall war, oder zu mehreren getrennten, bis hühnereigroßen bröckligen Klumpen. Solche habe ich einigemale angetroffen; stets lagen sie in einer rötlich-bräunlichen Brühe. Stets war dabei die Wand schwer verändert, durch Granulationsgewebe ausgekleidet.

In diesen Fällen ist immerhin der Fettgehalt der Kugeln noch bedeutend, die Kugelform noch unvollkommen.

Ein Gegenstück dazu bilden Fälle, wie einer von Askanazy, wo als Inhalt der Cyste eine einzige, große, perlmutterglänzende Kugel gefunden wird, die aus verhornten Epidermisschuppen aufgebaut ist. Sternberg grenzt diese Art des Cholesteatoma ovarii von den übrigen Dermoiden ab, und spricht von einseitig entwickelten Teratomen in dem Sinne, daß die übrigen Bestandteile nicht zur Entwicklung gekommen sind. Nun ist aber in dem von Sternberg angeführten Falle von Piltz noch eine Struma und eine Flimmerepithelcyste gefunden worden, in dem Falle Savels waren Talg- und Schweißdrüsen vorhanden. Der einzige „reine" Fall Saltykow (18 Jahre, 8 mm großes Knötchen) läßt nach Piltz und Sternberg die Annahme zu, daß er überhaupt nicht als Teratom aufzufassen, sondern auf die Walthardschen Plattenepithelnester zurückzuführen sei. Ich glaube nicht, daß es notwendig ist, wegen der makroskopisch gewiß auffallenden Erscheinung eine Sonderform aufzustellen. Ich selbst habe in einer ganzen Anzahl von mehrkammerigen Dermoiden im mikroskopischen Schnitt den einen oder den anderen Raum vollkommen von welligen, parallelgelagerten Bändern abgeschilferter Hornmassen ausgefüllt gesehen, also kleine Cholesteatome mitten im Dermoid. Die Außenbekleidung bestand aus verhältnismäßig schmalem Plattenepithelbelag, der sehr starke Keratinbildung zeigte, und so gut wie gar keine Talgdrüsen und keine Schweißdrüsen, auch keine Haare enthielt. Von der Reichlichkeit an Talgdrüsen hängt zweifellos der Fettgehalt des Inhaltes, vom Fehlen derselben und der Schnelligkeit der Verhornung der Cholesteatomcharakter ab.

Ist die Verkalkung überwiegend, so bildet sich ein kreidiger, weicher, fetthaltiger Steinklumpen, wie ihn Kroemer in einem Falle beschreibt.

Eine dritte Veränderung des Inhaltes von Dermoiden ist schon seit Rokitansky bekannt: die Ausbildung zahlreicher bis zahlloser Kugeln von etwa gleicher Größe und gleichem Aussehen. Zum Teil werden dieselben als weich, zum Teil geradezu als hart beschrieben. Sie teilen sich dadurch von selbst in zwei Gruppen, welche den weichen, fettreichen, und den großen cholesteatomartigen Klumpen nahestehen.

Grosdow hat in 700 ccm braunroter, seröser Flüssigkeit eines kindskopfgroßen Teratoms (bei gleichzeitigem Collumcarcinom) 270 Kugeln gezählt; Wojcicki fand in 2 Kammern 4300 Kugeln von 1 cm Durchmesser.

Die mikroskopische Untersuchung zeigt dementsprechend einmal mehr Überwiegen von Lamellenbau aus Schüppchen (Plattenepithel) in dichter Anordnung, einmal Überwiegen von fetthaltigem Bindemittel zwischen den Lamellen. Stets ist beides vorhanden.

Unklar ist nur die Entstehung der Kugeln. Daß es sich um vorausgehende Einwirkung einer andersartigen Flüssigkeit handelt, dafür spricht der Umstand, daß fast immer eine rötliche, fettige Flüssigkeit gefunden wird, in welcher die Kugeln schwimmen. Nur ausnahmsweise wie im Falle Latzko und bei Lippert waren die Kugeln angeblich trocken (Resorption?). Weiter der Umstand, daß sehr oft Stieldrehung oder sonst ein Bluterguß nachgewiesen worden ist. Dadurch scheint eine Art Entmischung des Gesamtinhaltes der Dermoide zustande zu kommen, wie ich sie seinerzeit in vitro durch Zusatz von verdünnter Schwefelsäure und Bariumchlorid, bzw. auch von Blutserum allein im Brutschrank erzielt habe. Erst nach solcher Entmischung des Inhaltes, den die jeweils vorhandene rötlich braune Brühe anzeigt, können physikalisch-chemische Agglutinationsvorgänge einsetzen. Es ist im Wesen ein ähnlicher Vorgang wie bei jeder Präzipitation, nur weiter geführt. Am besten läßt er sich wohl vergleichen mit der Perlenbildung in der Muschel; mit gewißen Unterschieden, die es eben bedingen, daß die Frauen bisher doch noch nie richtige Perlen zustande gebracht haben.

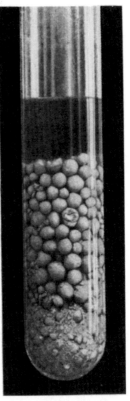

Abb. 282. Erbsenartige Kugeln aus dem Inhalt eines Ovarialdermoids. (Aus Askanazy, Die Dermoidcysten des Eierstockes, Bibl. med. Abt. C, H. 19, Taf. V. Abb. 11, Stuttgart 1905.)

In einem Falle von Askanazy haben die Kugeln ganz außerordentlich an trockene Erbsen erinnert.

Es scheinen übrigens auch nach der Entmischung des Inhaltes in der Brühe noch erstarrungsfähige Körper vorhanden zu sein, wenigstens ist in einem Falle Thonstrons, als der Troikart durch Kugeln verstopft war, auf Durchspülung des Rohres mit (kalter?) Carbolsäure sofort der ganze Inhalt der großen Cyste geronnen; konnte allerdings durch Wärmezufuhr wieder verflüssigt werden und ist nachher noch stundenlang flüssig geblieben.

Läßt man kugelhaltigen Inhalt sich absetzen, so schwimmt (ebenso wie in meinen Brutschrankversuchen) obenauf ölige Flüssigkeit (vgl. Abb. 282 nach Askanazy), darunter schichten sich die Kugeln und zu Boden sinkt der offenbar kalkhaltige Detritus in Bröckeln und Flocken.

Plenz hat festgestellt, daß in den Kugeln seines Falles $^2/_3$ ätherlösliches Fett enthalten war. Lieblein hat sogar vollständige Lösung erzielt. In anderen Fällen wo die Lamellenschichtung stärker ausgesprochen ist (bei Knauer, E. Schwalbe u. a.) mag der Fettgehalt geringer sein. Daneben waren ätherunlösliche Kalksalze von Palmitin- und Stearin(?)säure und Ammoniumsalze von Fettsäuren vorhanden. Lieblein ist es aufgefallen, daß die Kugeln in Natronlauge zu einer trüben Masse aufquellen (offenbar Quellung

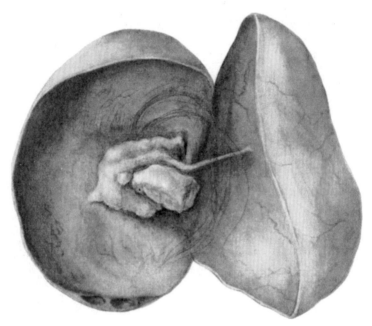

Abb. 283. Dermoid. Dünne Stielverbindung des Zapfens. (Natürl. Größen.)

der Epithelmassen). In einem Falle Schroeders hat Kobert neben Triglyzeriden von Öl-, Palmitin- und Stearinsäure noch freie Fettsäuren, Cholesterin und Bilirubinkalk gefunden; viel Asche; deutlich Kalkseifen. Die Gallenfarbstoffablagerung ist gewiß bemerkenswert. Derartige „Gallensteine" im Dermoid scheinen sonst nicht beschrieben zu sein. Der Vorgang wird uns aber heute nicht mehr so unverständlich sein, seit wir wissen, daß bei der Frau unter recht mannigfachen Umständen Bilirubinämie höheren Grades entstehen kann; vor allem bei gestörter Schwangerschaft, Hyperemesis usw., und daß, wie ich noch besprechen werde, beim Dermoid auch sonst manche, an Schwangerschaft erinnernde Veränderungen zu beobachten sind.

Die Kugeln bei Wojcicki ergaben 78% Wasser, 0,52% Asche, 15,5% Ätherextrakt. Die Verseifungszahl war im Extrakt 105,8 mg KOH, im Fett 148,1 mg KOH.

Die alte Annahme Gebhards, die Kugelbildung sei Ergebnis einer Art Ausbutterung des Dermoidinhaltes infolge der körperlichen Bewegungen der Frau, ist jedenfalls zu einfach, als daß sie den Vorgang aufklären könnte.

Ist die Beschaffenheit des Inhaltes für eine rasche Diagnose wichtig und in mancher Hinsicht sogar noch voller biologischer Rätsel, so ist die anatomische Untersuchung der

Wand der Teratome noch viel wichtiger und sind die Rätsel bedeutend größer. Schon die makroskopische Betrachtung ergibt eigenartige Bilder.

Der größere Teil der Innenfläche ist glatt; in großen Cystenräumen mit Granulationsgewebe ausgekleidet oder mit braunroten, nekrotischen Belägen bedeckt; ein ziemlich scharf, aber sehr unregelmäßig begrenzter Abschnitt springt flach buckelig oder höckerig, zottenförmig, knotig, manchmal pilzartig oder blumenkohlähnlich gestielt, knopfartig vor. Die seltsamsten Vergleiche sind schon angestellt worden, um ein Bild davon zu geben. Selbst zwei Stiele (Cruveilhier, Förster, Wilms, Krömer, Katsurada), ja sogar drei

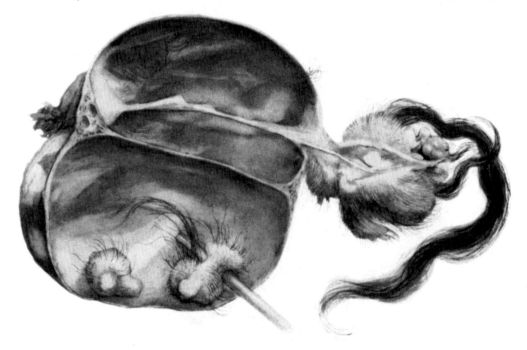

Abb. 284. Dermoid mit mehrfacher Zapfenanlage. (Vergr. $\frac{1}{2}$.)

sollen beschrieben sein. Eine breite und eine sehr dünne Stielverbindung zeigt Abb. 283 eines unserer Fälle.

Die Oberfläche dieses sog. Zapfens ist Haut; aber nicht normale Haut. Die Haut ist von zahllosen, schon mit freiem Auge gut sichtbaren Poren versehen, den Ausmündungen der offenbar im Übermaß (an Zahl wie an Größe) angelegten Talgdrüsen. Haare wurzeln darin. Zuweilen stecken Zähne direkt in dem Hautgebiet. In seltenen Fällen ist der Zapfen verkümmert, kaum stecknadelkopfgroß (Völker) oder sogar makroskopisch überhaupt nicht zu erkennen (H. Brühl). Erst die Untersuchung in Reihenschnitten läßt das Dermoid richtig erkennen. In anderen Fällen kann der Zapfen, der durchschnittlich etwa Fingergliedgroß bis kleinnußgroß zu sein pflegt, eine Ausdehnung von 5—6 cm und mehr erlangen. Abgesehen von den noch zu nennenden fruchtähnlichen Gebilden haben wir solche Größe einigemale erlebt.

Besonders beachtenswert ist der Umstand, daß — offenbar durch Unterschiede in der Wachstumsgeschwindigkeit der Wand einerseits und des Zapfens andererseits bedingt — eine förmliche Zersprengung der Zapfenanlage zustande kommen kann, in zwei und mehr Teile, die oft noch durch Leisten untereinander in Verbindung sind (Wilms, v. Khautz

Falkner, Novak, Bandler, Askanazy u. a.). (Abb. 284) In einem hierher gehörigen
Fall sahen wir einen vereinzelten Zahn in einer ganz kleinen Insel weitab vom dem ebenfalls
mehrere Zähne führenden Hauptzapfen (Abb. 285), ohne Verbindungsleiste. In einem
weit über mannskopfgroßen einkammerigen Dermoid (Geschenk von Prof. P. Werner)
waren mehrfache, haselnuß-, nuß-, bis hühnereigroße Teile der Zapfenanlage fast über
die ganze Innenfläche verstreut (Abb. 280).

Die Haut des Zapfens zeigt in vielen Fällen, namentlich über besonders vorspringenden
Knoten eine Veränderung, die mir sonst weder von normaler noch von pathologischer
Haut des Menschen, noch auch von irgendeiner Tierhaut bekannt ist: kegelförmige, spitz

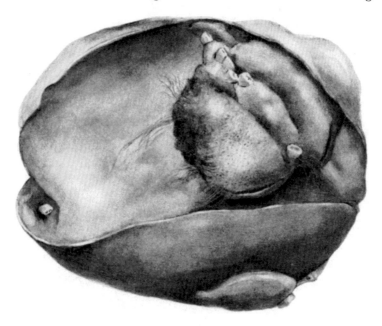

Abb. 285. Dermoid mit Zähnen. (Vergr. ⁷/₁₀.)

zulaufende Erhebungen, die gegen die Lichtung der Cyste vorspringen. Sie sind weich,
behalten aber ihre Form stets bei. Im Schnitt erinnern sie an Faltenbildung einer nicht
gut aufgespannten Haut; sie haben jedoch damit nichts zu tun. Man erkennt sie mit
freiem Auge als mehrere Millimeter lange weiche Stacheln. Wo sie gehäuft auftreten,
verleihen sie der Oberfläche ein merkwürdiges borstiges, stacheliges Aussehen. Wertheims
Vergleich mit der Haut eines gerupften Vogels ist nicht schlecht, aber sehr oberflächlich;
das Wesen erfaßt er nicht. Mir ist keine Tierart bekannt, die solche Haut aufzuweisen
hätte. Stets findet man an der Haut Verhornung ganz besonders lebhaft, Abschilferung
sehr reichlich; Talgdrüsen fehlen fast ganz.

In dem kopfgroßen, 2 Zähne enthaltenden Teratom einer 43jährigen Frau (27 718)
fand sich eine recht breite, flache, typische papilläre Hautwarze, ein Naevus verru-
cosus. Bei Betrachtung mit freiem Auge hatten wir an einen Hautkrebs gedacht. Sie
sei als bisher meines Wissens noch nicht bekannter weiterer Beitrag zur Pathologie
der Teratomhaut verzeichnet.

Mitten in Hautbezirken kann man an frischen Präparaten feuchtglänzende, rötliche
Wandabschnitte unterscheiden. Das sind richtige Schleimhäute. Zylinderepithel kleidet
sie oft aus; mindestens fehlen Talgdrüsen unter dem Plattenepithel.

Die Konsistenz der Zapfen ist meist weich. Auf Schnitten findet man oft genug nur Fettgewebe darin. In anderen Fällen sind höchst unregelmäßig gestaltete Knochen. Knorpel, dann auch viele sonstige Gewebe zu finden.

Von den am Zapfen makroskopisch sichtbaren Teilen sind die Zähne zu erwähnen. Sie sind schon den ältesten Untersuchern aufgefallen. Ihre Bedeutung ist nicht gering. weil sie ganz abgesehen von klinischer Fragestellung (Röntgendiagnose) zeigen, daß Teile des Kopfabschnittes einer verkümmerten Frucht zur Entwicklung gekommen sind.

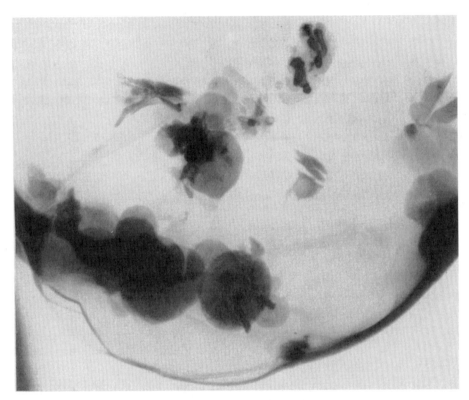

Abb. 286. Röntgenbild eines Dermoid mit Zähnen.

Ihre Häufigkeit wird recht verschieden angegeben. Ich führe Lebert an mit 63 Funden in 129 Fällen, Pauly mit 46 in 245 Fällen, Gebhardt mit 27 in 107 Präparaten; Hoffmann 8mal unter 36, Sannai 11mal unter 34 Beobachtungen. Ich selbst habe unter 263 Fällen nur 25mal Zähne verzeichnet gefunden, und zwar 20mal nur einen, 4mal mehrere (bis 6), einmal 15. Ich kann also die Angabe Kroemers, in der Hälfte der Fälle seien Zähne vorhanden, nicht bestätigen.

Was für ein Zahn sich entwickelt, unterliegt keiner Regel. Unter den Einzelfunden haben wir Schneidezähne, einen Eckzahn, einen prämolaren, selbst einen Backenzahn (?).

Die Zahl der Zähne geht bis auf eine Ausnahme (ein über kopfgroßes Teratom mit stark zersprengtem Zapfen zeigt auf der Röntgenplatte 15 Zähne Abb. 286) nicht über 6. Es sind nun einige Fälle beschrieben, in welchen die 32 Zähne eines menschlichen Gebisses weit überschritten werden. Miller führt Cleghorn an mit 64, Schabel mit mehr als 108, Autenrieth-Braun (1798) mit weit über 300 (angeblich nur etwa die Hälfte sei gezählt worden) an.

Diese letztere Angabe schleppt sich schon 130 Jahre durch die Bücher. Ich kann den schweren Verdacht nicht los werden, daß es gar nicht Zähne, sondern die damals noch unbekannten Dermoidkugeln gewesen sind, und möchte vorschlagen, diese Märchenzahl verschwinden zu lassen. Bei flüchtiger Betrachtung kann eine gewisse Ähnlichkeit solcher Kugeln mit Milchzähnen oder Zahnkronen einen solchen Irrtum sehr wohl erklären. Es wundert mich nur, daß noch niemand diese Möglichkeit erwogen hat. Die beiden anderen Fälle sind mir ebenso verdächtig. Es schadet gewiß nicht, wenn wir auf diese Weise dem „Wunderding" (= Teratom) eines der ihm offenbar nur angedichteten Wunder nehmen.

Sehr oft sind es Höckerzähne ohne bestimmbare Form (Abb. 287). Wo Form erkennbar ist, sollen die Backenzähne überwiegen, die Eckzähne am seltensten sein; nach Steinhoff und Sannai überwiegen die Prämolaren.

Die Wurzeln sind gewöhnlich so zusammengelegt, daß sie einfach erscheinen (Steinhoff). Überhaupt pflegen die ganzen Zähne auffallend klein zu sein (Abb. 288); seltener ist nur die Wurzel klein, die Krone überschießend groß. Von verschiedenen Seiten (Kartuschanskaja, Meissner, Schubert) wird betont, daß die ganze Entwicklung der Zähne, obwohl sie in durchaus gewöhnlicher Bahn abläuft, doch dem

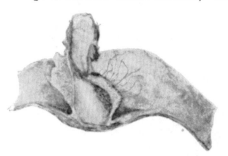

Abb. 287. Dermoid; Höckerzahn (Schnitt).

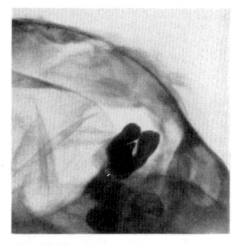

Abb. 288. Dermoid mit Zähnen. Röntgenbild.

Alter der Trägerinnen nicht entspricht; sie seien jünger. Man könne also nicht von koätanen Dermoiden sprechen. Ich kann mich dieser Entscheidung nicht recht anschließen, obwohl ich selbst für den Begriff des koätanen Dermoids nicht viel übrig habe; denn pathologische Hypoplasie des Organs beweist noch nicht viel für das Alter seiner Gewebe.

Resorptionsvorgänge scheinen an diesen Zähnen nicht selten vorzukommen; mindestens sind sie bereits seit Meckel und Rokitansky viel untersucht worden; gelegentlich kann die ganze Wurzel verschwinden (Trauner u. a.). Zahnwechsel ist von manchen Untersuchern behauptet worden (Klob, Meissner, Kroemer, Steinhoff u. a.), von anderen bestritten, oder doch bezweifelt. Was als Milchzahn gedeutet wird, soll nur durch Resorption von der Wurzel aus entstanden sein. Mitunter sehen die Zähne aus wie „Scherben": vielleicht können sie sogar ganz verschwinden. In diesem Sinne wäre die Angabe zu verwerten, daß Zähne meist bei Jugendlichen gefunden werden (Sannai).

Meist stehen die Zähne ganz unregelmäßig, zerstreut oder in Gruppen. Nur wenn sie in einem Knochen festsitzen, was lange nicht immer der Fall ist, dann läßt sich eine gewisse Ordnung herauslesen. Trauner hat in einem Fall in einem Knochenstück die

beidseitigen Prämolaren und Molaren in fast voller Reihe gefunden, das Ganze als beidseitigen Oberkiefer mit fehlendem Zwischenkiefer angesprochen.

Die übrige Innenfläche
außerhalb des Zapfens ist beim einfachen Dermoid meist glatt. Da und
dort sind Leisten zu sehen, gewöhnlich dann am Ende der Leiste noch
ein kleiner Hautfleck mit Haaren
oder auch an einem Zahn als versprengtes Stück des Zapfens. In seltenen Fällen ist die ganze Innenfläche glatte weiße Haut als Fortsetzung des Zapfens selbst. Meist ist
der Zapfen mit seiner Haut scharf
abgesetzt gegen eine serosaartige,
glatte, glänzende, oder graurötliche,
ockergelbe, rotbraune Fläche, die mit
weichen Auflagerungen bedeckt erscheint (Abb. 289).

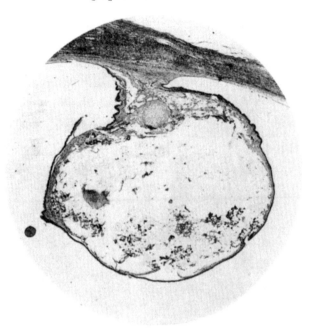

Abb. 289. Dermoid. Scharfes Absetzen des Zapfens; lipomartig.
(Vergr. 15mal.)

Unter dem Mikroskop findet
man, je nachdem, einmal geschichtetes Plattenepithel ohne Papillen
auf der bindegewebigen, meist recht
dünnen Eigenwand des Dermoids,
da und dort noch vereinzelte Talgdrüsen, auch einzelne Haare; oder
einschichtiges kubisches, seltener
höher zylindrisches Epithel[1], welches
meist irgendwo Verbindung aufweist
mit Zylinderepithel im Bereich des
Zapfens; oder endlich epithellose
Flächen, die mit pseudoxanthomzell-
und pigmentzellhaltigem Granulationsgewebe ausgekleidet sind. Gelegentlich finden sich selbst in der
Hauptcyste — öfter habe ich das
in Nebencysten gesehen — abgestoßene Haare in dieses Granulationsgewebe eingespießt oder vollkommen
eingebettet. Dann stets auch Riesenzellen in der Umgebung der Haare.

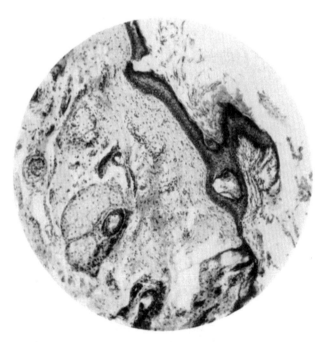

Abb. 290. Dermoidhaut; mangelhaft ausgebildeter Papillarkörper.
(Vergr. 80mal.)

[1] In einem Fall (22360), wo im kleinen Zapfen Gebilde der Nasenschleimhaut vorherrschten,
waren auch fern vom Zapfen, mitten in dem sehr unscheinbaren Plattenepithel mehrfach einzeln-
stehende oder in Gruppen angeordnete Becherzellen zu finden.

Das darunter liegende Bindegewebe entspricht dort, wo Plattenepithel vorhanden ist, mehr weniger weitgehend der Cutis; Kernarmes faseriges, oft gewelltes Bindegewebe mit elastischen Fasern. Unter Zylinderepithel ist es nicht so deutlich abzugrenzen von der übrigen Cystenwand. In diesen Fällen fehlen auch Einlagerungen von Fettgewebe, die an hautähnlichen Stellen sehr oft nachweisbar sind, wenn auch nur in schmalen Streifen.

Der Papillarkörper der Haut ist an diesen zapfenfernen Stellen ebenfalls mangelhaft ausgebildet oder fehlt ganz (Abb. 290). Ob das gerade durch Druck oder Inhaltsspannung (Askanazy) zu erklären ist, oder nicht einfacher als mangelhafte Entwicklung, will ich offen lassen. Mir scheint letzteres richtiger.

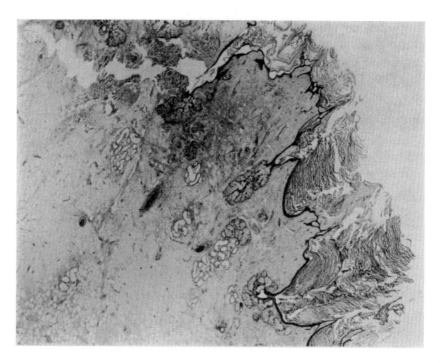

Abb. 291. Dermoid; Hornbildung. Schweißdrüsen. (Vergr. 15mal.)

Nervenfasern haben Baumgarten und Askanazy in einzelnen Fällen in solchen Hautabschnitten gefunden.

Die wichtigsten histologischen Einzelheiten birgt der Zapfen selbst. Hier sind ektodermale und sog. mesodermale Bestandteile stets, und meist auch entodermale Abkömmlinge anzutreffen.

Man könnte darüber streiten, ob es notwendig ist, das Mesoderm als Gruppe für sich herauszuheben. Die Lehre von den drei Keimblättern ist heute nicht mehr so selbstverständlich richtig wie ehedem. Da A. Fischel gezeigt hat, daß ektodermale Zellen imstande sind, sich die Umgebung, entsprechend der ihnen innewohnenden Potenz selbst zu formen, zu bilden — die Linse z. B. einen Augenbecher, der ektodermale Zahnkeim in der Milz, im Muskel den Alveolarfortsatz und was sonst dazu gehört — ist die Annahme recht naheliegend, daß das Ektoderm des Dermoids an jenen Stellen, wo es genügend kräftig und differenziert ist, sagen wir im Zentrum seiner Entwicklung, dem Zapfen, sich die ganzen „mesodermalen" Abschnitte — Binde- und Fettgewebe, Pigment, Muskel,

Knochen— selbst formt. Man würde also überhaupt nicht notwendig haben, von Triphyllomen zu sprechen.

Als Abkömmlinge des Ektoderms gelten: Haut mit Anhängen, Mundbucht, Zentralnervensystem.

Als Abkömmlinge des Entoderms: Darm mit Anhangsorganen. Rein mesodermal wären die seltenen Fälle von Anlagen des Genitalkanales, wenn man das Cölomepithel als Ausgangspunkt annimmt.

Das Schnittbild der Haut entspricht in den Grundzügen tatsächlich äußerer Haut; im einzelnen läßt sich aber kaum eine bestimmte Körperstelle erkennen. Schon einem der

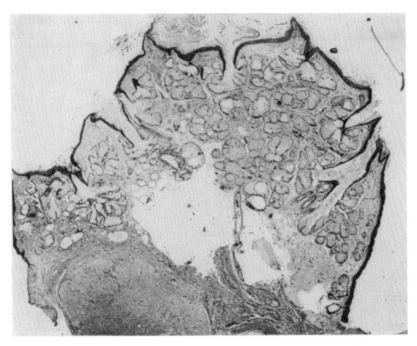

Abb. 292. Dermoid; Talgdrüsen. (Vergr. 10mal.)

ersten Bearbeiter der Frage, C. Friedländer (1872) ist es aufgefallen, daß die Kerne überall kleiner sind als in der äußeren Haut (vgl. auch die Angaben der Zahnärzte über Kleinheit der Zähne). Die Verhornung ist meist wesentlich stärker (Abb. 291). Daß Papillen sehr oft fehlen, oder andererseits mächtig vergrößert sein können, habe ich bereits erwähnt. Häufig fehlt im Epithel das Stratum lucidum und granulosum (Klausner, Flesch, Wilms u. a., während Fr. Fischl letzteres stets findet); auffallend ist eine hochgradige Hyper- und Parakeratose (Fischl).

Die vielfach zu findende Angabe, daß die Haut der Kopfhaut entspricht, hat Fr. Fischl nicht unbeschränkt gelten lassen. Gedacht hat man daran einerseits wegen der Behaarung und des Reichtums an Talgdrüsen, andererseits deshalb, weil unter der Haut sehr oft Zentralnervensystem liegt. Fischl betont jedoch, daß die Haare fast zu schütter sind für Kopfhaare, und daß der Reichtum an Talgdrüsen und namentlich an freien, haarlosen apokrinen Talgdrüsen gegen solche Deutung spricht. Diesen Reichtum findet man eher um Körperöffnungen, Mund, Nase, After. Auch die Anordnung der Talgdrüsen, von

welchen sehr häufig mehrere in eine Zysterne einmünden, erinnert eher an solche Formationen. Fischl denkt mehr an Circumanalhaut. Ich möchte dort, wo Mundbucht, Zähne
u. ä. in der Nähe sind, eher an Bartbildung, an verunglückte Anlage von Gesichtshaut
denken, und nur dann an Scham- oder Analhaut (Achselhaut), wenn sonst deutliche Anlagen
aus dem caudalen Körperende (oder Extremitäten) in der Nähe sind. Haut des behaarten
Schädels wird übrigens im Dermoid mit seinem verkümmerten Zentralnervensystem
meiner Ansicht nach kaum in viel stärkerer Ausbildung zu erwarten sein wie etwa bei einem
Anencephalus, wo sich auch nur kümmerliche Teile eines Randkranzes finden.

Der Reichtum an Talgdrüsen (Abb. 292, 293), die Mächtigkeit derselben erinnert
manchmal geradezu an besondere Anlagen, an die Duftorgane von Antilopen (J. Schaffer,
nach Fischl). Aus dem Gesamtbild heraus wird man aber doch nur den Schluß ziehen

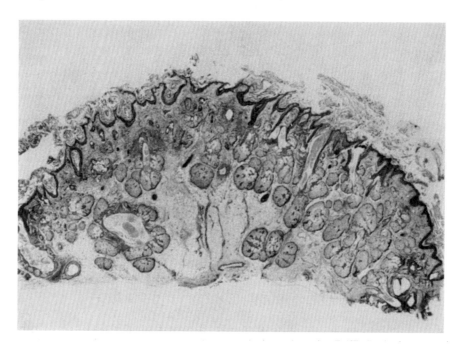

Abb. 293. Teratomzapfen mit Talgdrüsen. (Vergr. 10mal.)

dürfen, daß hier regellose Exceßbildungen neben den (meist vorherrschenden) Kümmerformen einer im ganzen durchaus verunglückten Anlage anzunehmen sind.

Nicht immer liegen die Talgdrüsen — dasselbe gilt von den Schweißdrüsen und besonders von den oft noch tiefer reichenden Haarzwiebeln — im Corium. Manchmal ist das
letztere auch im Bereich des Zapfens so dünn, daß diese ganzen Gebilde in ausgesprochener
Weise im Fettgewebe der Subcutis sitzen; die Bündel glatter Muskulatur sind dann ganz
beschränkt, da sie dem dünnen Corium angehören.

Von einer Pathologie der Teratomhaut ist — abgesehen vom Syringom — nichts
bekannt. Deshalb bringe ich ein Bild einer deutlichen Epidermolysis bullosa mit
schweren hyalinen Veränderungen im Corium, die im Teratom einer schwangeren Frau
gefunden worden ist (21 853; Abb. 294) und erinnere an den oben genannten Naevus papillaris.

Pigment haben unter der Haut Askanazy und Lippert festgestellt. Auch
ich habe, ohne besonders eingehend darnach zu suchen, gelegentlich Pigment in der

Basalschicht der Epidermis gefunden. Bei Negerinnen soll in Dermoid Pigment besonders deutlich sein (Miller).

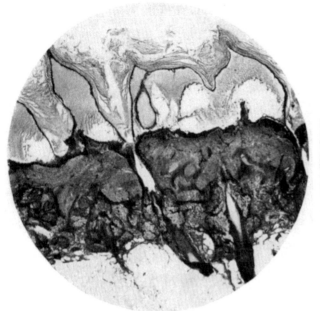

Abb. 294. Epidermolysis bullosa im Teratom.
(Vergr. 25 mal.)

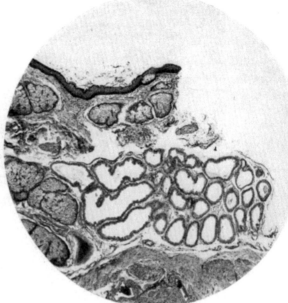

Abb. 295. Dermoid; Schweißdrüsen und Talgdrüsen.
(Vergr. 30 mal.)

Die schon von Kohlrausch (1843) festgestellten Schweißdrüsen sind außerordentlich häufig (Abb. 295) und auch wieder in sehr wechselndem Ausmaß vorhanden. Vielfach findet man sie sehr groß und lang, dann auch in sehr lebhafter Tätigkeit, in geradezu cystischer Erweiterung (Friedländer). Es ist sehr wohl denkbar, daß in mehrkammerigen Dermoidcysten ein Teil der keine Haare und keine direkt in den Hohlraum mündenden Talgdrüsen besitzenden kleineren Cysten aus solchen Schweißdrüsen hervorgegangen ist; ebenso, wie ich es für sehr wahrscheinlich halte, daß Nebencysten auch aus Cysternen von Talgdrüsen (Abb. 296) entstehen. Fischl

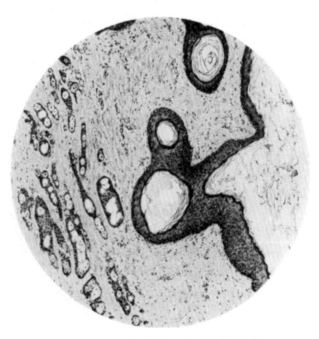

Abb. 296. Dermoid; Nebencysten in Talgdrüsen.
(Vergr. 80 mal.)

stellt es als wahrscheinlich hin, daß die Syringome (Syringocystadenome), deren epitheliale Abstammung heute allgemein anerkannt ist (Arzt), und die wir seither in recht großer Anzahl von Dermoiden gefunden haben, ebenfalls von Schweißdrüsenanlagen ausgehen.

25*

Mir persönlich erscheint es sehr naheliegend, den Syringomen die Fähigkeit zuzuschreiben, zu Nebenkammern des Dermoids auszuwachsen. (Abb. 297). Auch in diesen Fällen dürften keine Talgdrüsen in den Cystenraum einmünden (können aber sehr wohl in der Wand liegen). Tatsächlich findet man Nebencysten bei Dermoiden gar nicht selten, die nicht den atheromähnlichen Brei, sondern mehr oder weniger klare Flüssigkeit enthalten; manchmal sind solche Cysten sogar größer als die Hauptkammer des Dermoids, die durch den Zapfen gekennzeichnet ist. Bisher hat man bei der Deutung solcher Cysten stets an Kombinationsgeschwülste, an Verbindung mit Cysten aus Serosaepithel, mit

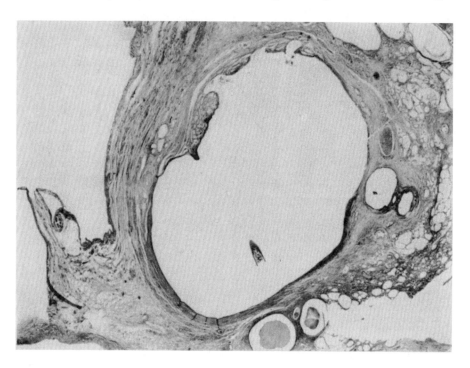

Abb. 297. Dermoid; Nebenkammer aus einem „Syringom". (Vergr. 15mal.)

Pseudomucinkystomen (Kroemer), an Lymphgefäßwucherungen (Schottlaender) gedacht. Ich meine, daß die von mir angenommene Entstehungsart solcher Cysten mindestens ebenso berechtigt ist.

Glatte Muskulatur fehlt in der Haut manchmal ganz; in anderen Fällen sind spärliche Züge, die als Arrectores pilorum aufgefaßt worden sind, nachweisbar. Vielfach habe ich aber ebenso wie Wilms, Kroemer u. a. ganz unglaublich mächtige Muskellager gefunden, namentlich um und unter größeren Talgdrüsenmassen oder großen Schweißdrüsen. Man muß geradezu von pathologischer Muskelhypertrophie sprechen, der in der normalen menschlichen Haut meines Wissens kaum ähnliches an die Seite gestellt werden kann.

Das Unterhautfettgewebe ist überall dort nachweisbar, wo das darüber liegende Epithel kräftig entwickelt ist. Namentlich knollige Gebilde im Bereich des Zapfens bestehen vielfach aus nichts anderem als aus einer mächtigen, lipomartigen Masse von Fettgewebszellen (Abb. 289). Stellen minder guter Ausbildung lassen in dem strafferen Gewebe der Unterlage noch Lipoplasten erkennen, darunter vereinzelte voll ausgebildete Fettgewebszellen. Man kann deshalb noch nicht von fetalem Fettgewebe sprechen. Solches Gewebe reicht auch in die Basis der früher erwähnten kegelförmigen, an weiche Stacheln erinnernden Hautauswüchse hinein.

In sehr seltenen Fällen sind als Anhangsgebilde der Haut Milchdrüsen beschrieben worden; am eindrucksvollsten vielleicht (und trotzdem bezweifelt) von Velits: kindsfaustgroß, halbkugelig, mit strotzender Warze in blaßrotem, von einem Kranz 3—4 cm langer Haare umgebenen Warzenhof. Aus der Warze ließen sich einige Tropfen milchartiger, Fetttröpfchen und Colostrumkörper enthaltender Flüssigkeit ausdrücken. Auf Schnitten ist

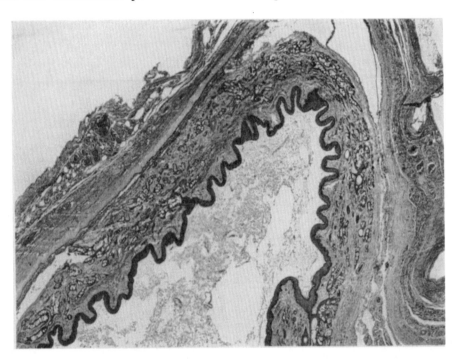

Abb. 298. Dermoid mit verschiedenen Gewebsanteilen. (Vergr. 10 mal.)

ein buchtiger Sinus zu sehen, in welchen radiäre Kanäle einmünden; in den Acini kubisches Epithel. Ältere Angaben von Haffter mögen fraglich sein; die neuere von Norris (1906) ist wohl anzuerkennen. Ich muß aber besonders bemerken, daß es für die Diagnose Brustdrüsengewebe nicht ganz leicht ist, ausreichende histologische Beweise beizubringen, und daß der Beweis lange nicht in allen Fällen erbracht erscheint, wo dies behauptet worden ist. Das gilt nicht nur für das Dermoid.

Schleimhautbezirke sind bei oberflächlicher Betrachtung nur selten sofort zu erkennen. Glatte, glänzende Flächen würden dafür sprechen. Wo Zähne vorhanden sind, ist auch eine der Mundschleimhaut ähnliche Oberflächenbeschaffenheit zu erwarten: geschichtetes Plattenepithel ohne Haare und Talgdrüsen. Sie fällt aber makroskopisch kaum besonders auf. Deutlicher sind Stellen zu erkennen, die von einfachem oder geschichtetem Zylinderepithel überzogen sind. Hier ist auch stets Schleimbildung (Becherzellen) zu finden. Doch sind solche Fälle selten. Bemerkenswert finde ich daher eine Mitteilung von Macchi, wonach die 6,5 Liter fassende Cyste, die 8 Zähne enthielt (44jährige Frau) und eine Wurzel ohne Krone, mit opaleszierender, wässerig-zäher, leicht sauer reagierender Flüssigkeit gefüllt war. In unseren Krankengeschichten findet sich gelegentlich (bei vaginal operierten

Dermoiden) die Angabe, daß eine dünne weißliche Flüssigkeit entleert worden ist. Ähnlich war der Inhalt in dem apfelgroßen Dermoid einer 31jährigen Frau (22 360). Leider ist er nicht untersucht worden. Im Dermoid ein recht kleiner, etwas unregelmäßiger Zapfen.

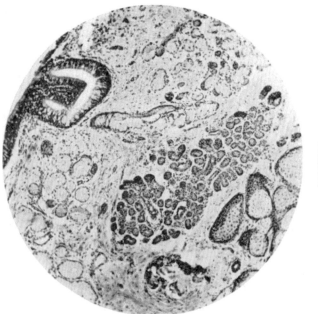

Abb. 299. Dermoid; Schleim- und Schweißdrüsen.
(Vergr. 60 mal.)

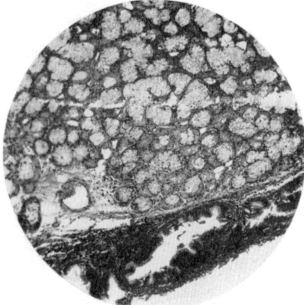

Abb. 300. Dermoid; Speicheldrüse.
(Vergr. 70 mal.)

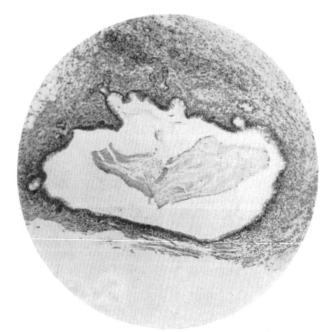

Abb. 301. Dermoid; Epithelcyste.
(Vergr. 30 mal.)

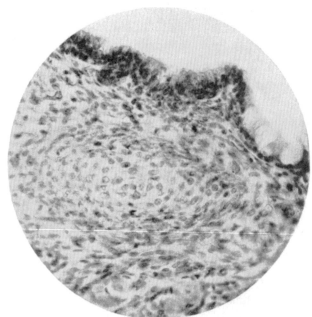

Abb. 302. Dermoid; Epithelcyste und Knorpelinsel.
(Vergr. 260 mal.)

Neben Struma fanden sich darin einige Knorpelstücke unter einer sehr buchtenreichen, mit geschichtetem Zylinderepithel bedeckten, zum Zeil grobpapillären Schleimhaut. Das ganze erinnert ein wenig an Nasenschleimhaut (Nebenhöhlen? Choane?). Dasselbe Epithel setzt sich nun, soweit es untersucht worden ist, auf große Abschnitte der vollkommen glatten Innenflächen der Cyste fort. Nur in einer kleinen Bucht habe ich in der Ausdehnung von wenigen Millimetern dünnes Plattenepithel mit einigen wenigen Talgdrüsen gefunden. Es gibt demnach auch Dermoide, die vorwiegend oder fast ganz von Schleimhaut ausgekleidet sind. Sie werden schon beim Aufschneiden aus der Beschaffenheit ihres Inhaltes erkannt werden können. Oberflächlich liegende Schleimhautstellen zeigen kaum irgendein Merkmal, das an bestimmte Organe denken läßt. Aber in der Tiefe des Zapfens finden sich sehr oft kleinere Cysten oder röhrenförmige Gebilde, Kanäle, die mit Schleimhaut ausgekleidet sind. Hier hat die Phantasie genug freien Spielraum; sie wird aber auch oft genug von der Beschaffenheit des Epithels, etwa der Anwesenheit von Flimmern, von Becherzellen, vom feineren Aufbau der Schleimhaut (Zotten, Krypten) und von Beigaben, wie ringförmiger oder längsgerichteter glatter Muskulatur, Knorpelringen und -platten, sowie von begleitenden drüsigen Bildungen in bestimmte diagnostische Bahnen gelenkt (Abb. 298—302). Insbesondere Speicheldrüsen mit schönen

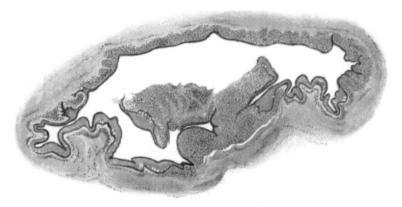

Abb. 303. Dermoidzapfen mit Tonsille. (Vergr. 6 mal.)

Ebnerschen Halbmonden habe ich in einer ganz großen Zahl von Fällen in schönster Ausbildung angetroffen. Gar nicht selten münden solche Kanäle an der Oberfläche des Zapfens, bzw. in irgendwelchen offenen Buchten desselben, so daß die Annahme recht naheliegt, daß man es hier mit einem Eingang zum Atmungs-, bzw. Verdauungsapparat zu tun hat.

Neben einfachen kleinen Schleimdrüsen der Mundbucht hat man Lippendrüsen (Kroemer), eine Glandula submaxillaris (Flaischlen), eine Parotis (Simon), eine Sublingualis (Offergeld) an ihrem Bau erkennen können.

Quergestreifte Muskulatur hat Merttens im Fettgewebe der Mundbucht gefunden und als Zunge gedeutet. Mir ist es in keinem Fall gelungen, quergestreifte Muskulatur zu finden. Kroemer spricht solche als Kehlkopfmuskel an. Weitere Angaben von Askanazy, Kaboth, Kappeler, v. Velits, Yamagira, Répin. Johnstone will ebenfalls eine halbe Zunge gesehen haben.

Als Pharynx werden Stellen gedeutet, wo sich lymphadenoides Gewebe in größeren Massen dicht unter dem Epithel ansammeln. Solche Stellen habe ich recht oft gesehen. Schon Wilms spricht von einer Ähnlichkeit mit Mandeln oder Zungenbälgen, Novak von Tonsillen.

Bei einer 37jährigen Frau Operation wegen mehrerer Myome der Gebärmutter (26 271). Außerdem ein beginnender, belagartiger Krebs am Muttermund, und beidseits Teratome (Op. Heidler). Im Zapfen fand sich eine Art von Tonsille (Abb. 303); aber lymphogenes Gewebe nur stellenweise zu sehen; alles

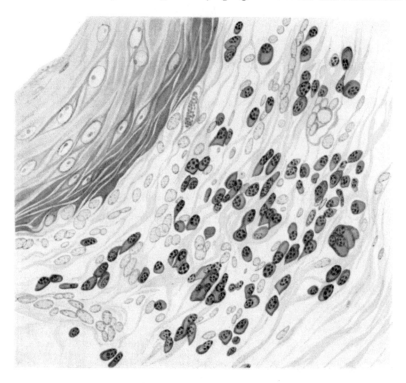

Abb. 304. Plasmazellen an einer Stelle des Dermoidzapfens (siehe Abb. 303) „Angina" im Teratom. (Vergr. 400 mal.)

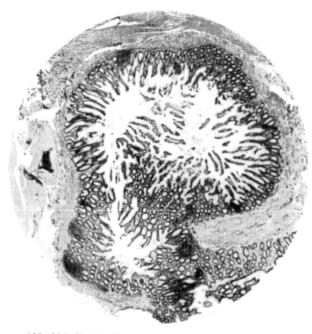

Abb. 305. Rectalschleimhaut im Dermoid. (Vergr. 15 mal.)

übrige durchsetzt von Plasmazellen, die hier fast blastomartig gewuchert waren. Auch das subepitheliale Gewebe der Nachbarschaft reichlich von Plasmazellen durchsetzt. Obwohl sonst keine Anzeichen von Entzündung zu finden waren, möchte ich doch an Reste einer chronischen Entzündung (chronischer „Angina" im Teratom) denken (Abb. 304).

Eine Speiseröhre mit mächtiger Muskulatur hat Kappeler herausgedeutet; Magenwand, Magenschleimhaut ist wiederholt erwähnt (Askanazy, Arnsperger, Bandler, Baumgarten, Kaboth, Schmid, Novak). Ein Duodenum nimmt R. Schroeder (Brunnersche Drüsen) an. Aus zottigen Formationen wird Dünndarm diagnostiziert (Arnsperger, Holz). Auch Dickdarmabschnitte habe ich selbst zweimal gesehen (Abb. 305—307), das eine Mal mit ganz abnormer Schleimbildung im Innern (Abb. 308, 309), und mit ganz besonders starker Muskelwand.

In allen Darmabschnitten — sie sind meist kurz, oft kugelig — kommen Peyersche Haufen und einzeln stehende Lymphfollikel reichlich zur Beobachtung.

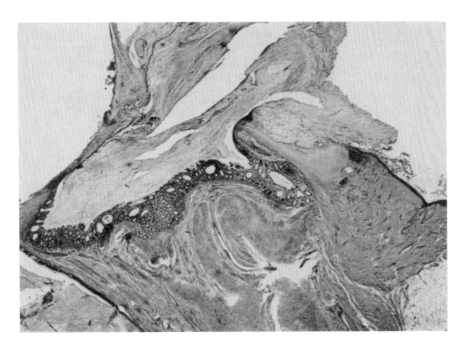

Abb. 306. Dickdarmschleimhaut im Dermoid (Myxom). (Vergr. 12 mal.)

Daß dies alles nicht Phantasie-deutungen sind, beweisen — abge-sehen von dem Übereinstimmen im Bau, das sich bis auf die sympathi-schen Nervengeflechte der Wand erstreckt — die später noch zu er-wähnenden Befunde an fetusähn-lichen Dermoiden, wo der Darm mit freiem Auge als solcher erkannt werden konnte.

Am Respirationsapparat (zuerst von Baumgarten festge-stellt) sind vielleicht Einzelheiten noch schwerer festzulegen. Einen eigenen Fall mit Bildungen, die an die Nasenschleimhaut erinnern, habe ich bereits erwähnt. Böttlin, Kroemer und Ludewig beschrei-ben ähnliches. Gewöhnlich findet

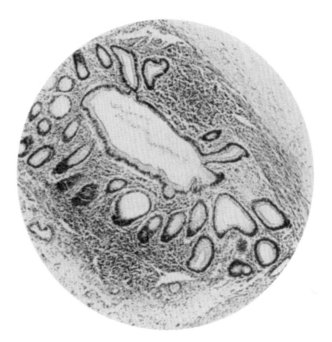

Abb. 307. Darmschleimhaut im Dermoid. (Vergr. 70 mal.)

man aber nur Cystchen oder Kanäle mit Flimmerepithel und Schleimdrüsen und einer muskelhaltigen Wand, in welcher Knorpelstücke mehr weniger ringförmig ein-gelagert sind.

Wilms erkannte auch eine verkümmerte Lungenanlage, Kroemer ein kehl-
kopfähnliches Gebilde mit Stimmbandtasche, Aryknorpel und Stimmband (Plattenepithel); ebenso Merttens.

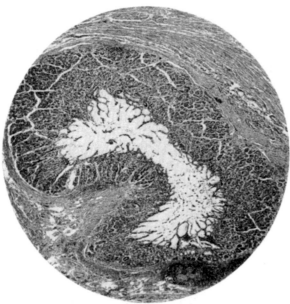 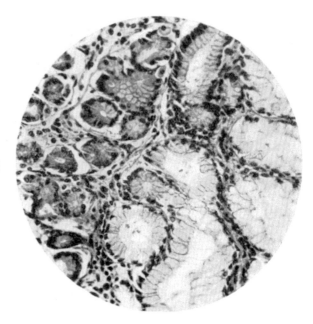

Abb. 308. Dermoidzapfen. Dickdarmschleimhaut mit starker
Schleimbildung. (Vergr. 25 mal.)

Abb. 309. Starke Vergrößerung (280 fach) aus einer Stelle
Abb. 308.

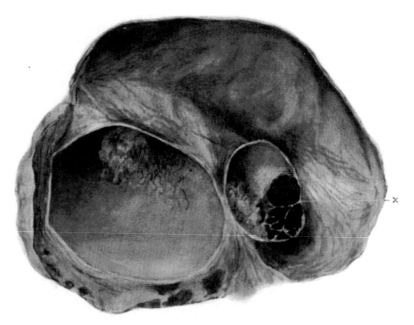

Abb. 310. Dermoid mit Thyreoidea. (Natürl. Größe.) (×)

Meist in inniger Verbindung mit Teilen des Respirationsapparates wird auch Schilddrüse gefunden (Böttlin). Pick und Kroemer geben an, sie in jedem 3. Falle zu finden;
Wilms verzeichnet sie nur zweimal unter 19 Fällen. In unserem Material, das freilich
für solche statistische Auswertung viel zu wenig eingehend untersucht ist, habe ich sie unter

sämtlichen 285 Fällen nur 13mal (die Fälle von reiner Struma ovarii ohne sonstige Dermoidbestandteile nicht mitgerechnet) gesehen (Abb. 310). Die Größe schwankt von makroskopisch

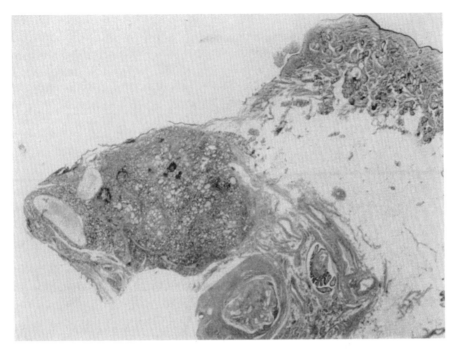

Abb. 311. Struma (links) im Dermoid. (Vergr. 25 mal.)

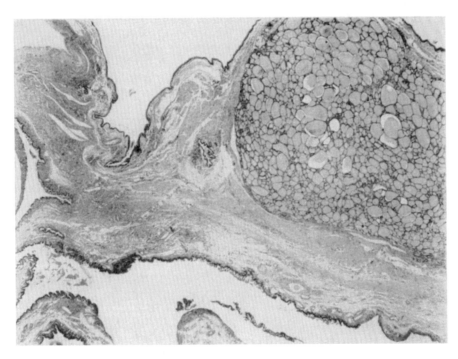

Abb. 312. Kolloidstruma im Dermoid. (Vergr. 15 mal.)

nicht bestimmbar kleiner Ausdehnung (nur wenige, versprengte, aber durchaus leicht
kenntliche Alveolen ohne scharfe Gesamtabgrenzung) über (meist) Kirschkern- oder

Erbsen- bis zu Kirsch- und Kleinnußgröße. Selbst hühnereigroße Knoten werden beschrieben (Ribbert). Größere Formen sind auf Durchschnitten schon an der honiggelben, bräunlich gelben Farbe des Kolloids makroskopisch zu erkennen. Im Schnittbild (Abb. 311—313)

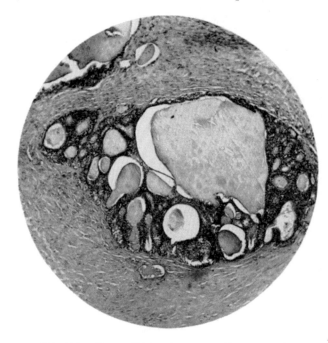

Abb. 313.   Struma (?) im Dermoid.   (Vergr. 70 mal.)

ist der alveoläre Bau, das niedere Epithel ohne rechte Zellgrenzen und mit kleinen Kernen und der gleichmäßige, sich je nach dem Alterszustand etwas verschieden färbende (Abb. 314) kolloide Inhalt so bezeichnend, daß die Erkennung kaum je Schwierigkeiten macht.

Als Besonderheit führe ich an, daß in einem Fall (18 991, 36jährige Frau, gleichzeitig Eileiterschwangerschaft) das nicht überall scharf begrenzte Schilddrüsengewebe mit mehreren Alveolen bis in die unregelmäßigen Markräume eines knapp anliegenden Knochenstückes (Zungenbein? Brustbein?) hineingereicht hat (Abb. 315). Dasselbe hat Katsurada beschrieben. Er faßt den Knochen als Kieferknochen auf.

Auch das Vorkommen von Kolloid in Lymphspalten (Aisenstadt, R. Meyer), bzw. Lymphgefäßen glaube ich gesehen zu haben.

Kafka hat gezeigt, daß auch an diesen dermoidalen Schilddrüsen dieselben Färbeunterschiede zu beobachten sind wie an der Halsschilddrüse (E. J. Kraus): violettes, gerbsäurefestes, rotgelbes, fuchsinophiles und blaues, fuchsinophobes Kolloid. Anderweitige Erfahrungen haben uns zur Überzeugung gebracht, daß durch diese Farbentöne nicht grundsätzliche chemische, sondern wohl nur Altersunterschiede des Kolloids zum Ausdruck kommen.

Der Nachweis geringer Jodmengen erscheint durch Neu, Silzler, R. Meyer, Schauta erbracht.

Mitten im Schilddrüsengewebe sowie in seiner Nachbarschaft finden

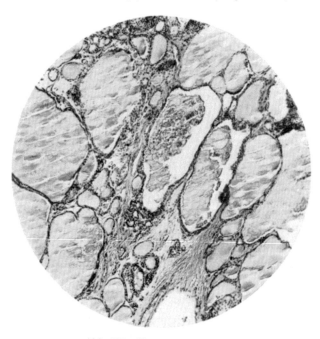

Abb. 314. Struma im Dermoid.
(Verschieden gefärbtes Kolloid.)   (Vergr. 70 mal.)

sich fast immer größere Rundzellhaufen, Massen lymphoiden Gewebes. Ich habe stets nach Besonderheiten darin gefahndet; manchmal glaubte ich, myeloische Zellen zu erkennen, so daß die Herde etwa den embryonalen Blutbildungsherden an die Seite zu stellen wären (Abb. 316, 317). Nach Hassalschen Körperchen habe ich vergebens gesucht, so naheliegend es auch wäre, in der Nähe der Schilddrüse auch Thymusläppchen zu entdecken. Nur Offergeld scheint solche gesehen zu haben. Von Lymphknoten spricht Kroemer als von etwas regelmäßigem.

Von sonstigen endokrinen Organen vermutet Wilms (2 Fälle) sowie Kroemer (1 Fall) eine Hypophyse, Rothe ohne genauere Beschreibung eine Nebenniere; andere sind bisher noch unbekannt.

Zentralnervensystem ist in irgendeiner Form ein sehr häufiger Befund. Ob regelmäßig (Wilms hat es in allen 50 Fällen gefunden), dürfte nur an Hand von vollständigen Schnittreihen zu entscheiden sein, über die ich nicht verfüge. Jedenfalls hat Askanazy in einem Fall nur einen ganz kleinen Gliastreifen gefunden, ich selbst einmal nur einen ganz kleinen Knoten (1 : 2 mm), der aber von einem deutlichen Plexus chorioideus begleitet war (Abb. 318). 2 Fälle von Katsurada und ein Präparat von Kroemer gelten als frei davon.

Das Nervensystem ist aber, trotz des äußerlichen Formenreichtums — große Lager, gewundene Bänder (Abb. 319), schmale Streifen, kleine Inseln — immer sehr mangelhaft entwickelt. Mehr oder weniger regelmäßige Furchen (im Schnitt) lassen zwar Windungen an der Oberfläche annehmen, zum Teil nur mikroskopisch kleine; aber der Innenausbau ist mangelhaft. Eine Trennung von Mark und Rinde fehlt. Die Hauptmasse besteht aus Glia. Faserung ist da und dort erkennbar; selbst

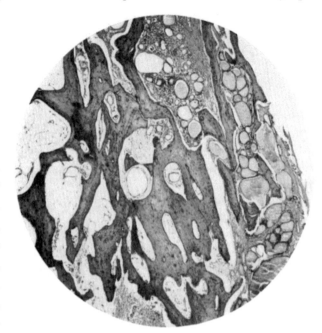

Abb. 315. Struma im Knochen eines Dermoidzapfens. (Vergr. 26 mal.)

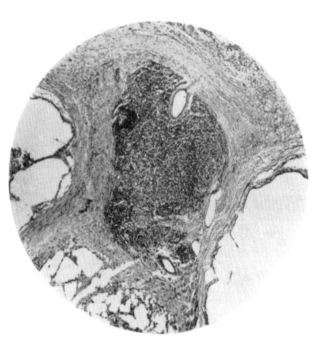

Abb. 316. Thymusrest (?) im Dermoid. (Vergr. 25 mal.)

Markscheiden lassen sich in unvollkommener Weise darstellen; aber die Zellen gehören meist der Glia an. Ganglienzellen sind spärlich oder fehlen in diesen Massen ganz. Selten sieht man sie in Reihen stehen, öfter noch unregelmäßig durcheinander in kleinen

Gruppen. Nach Askanazy und Seyfarth scheinen sie bei Kindern besser entwickelt zu sein; wahrscheinlich werden sie später unkenntlich oder verschwinden ganz.

Die Ganglienzellen geben deutliche Nissl-Färbung (A. Wolff u. a.).

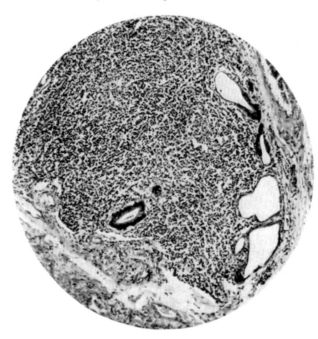

Abb. 317. Stärkere Vergrößerung aus Abb. 316.

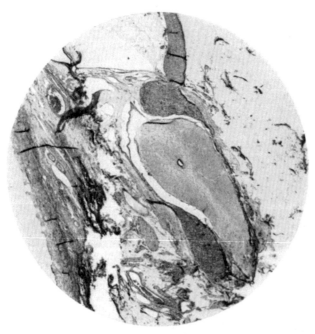

Abb. 318. Zentralnervensystem im Dermoid. (Vergr. 15 mal.)

Irgendeine topographische Einteilung ist daraufhin natürlich nicht möglich. Erwähnt sei nur, daß wiederholt ein Zentralkanal, selbst ein doppelter, daß Ventrikelhöhlen (Wilms) gefunden worden sind und auch von Hydrocephalus (Katsurada) gesprochen wird. Ein Kleinhirnstück mit 7 Windungen hat Askanazy herausgefunden, eine einzelne, mißbildete Kleinhirnwindung Landau.

Mitunter möchte man an Gliome denken, die sehr faserreich und zellarm sind und vorwiegend sternförmige Zellen, Astrocyten enthalten (Astrocytome). Sie sind gewöhnlich sehr gefäßarm. Aber auch recht mannigfaltige epitheliale Formationen kommen darin vor. Syncytiale Formen habe ich nie gesehen. Die epithelialen Bildungen dürften von einer Art von Ependym abstammen. In bösartigen Teratoblastomen kann man sogar Bilder finden, die an ein Neuroepithelioma gliomatosum erinnern.

Regelmäßig ist eine Hirnhaut wenigstens andeutungsweise vorhanden; man denkt an Dura. Aber auch gesonderte weiche Hirnhäute mit Pigment, mit deutlichem Plexus chorioideus sind beschrieben; ich selbst habe solche wiederholt gesehen, zottig, baumförmig verästelt, fast an kleine Papillome erinnernd. Corpora arenacea sind darin nicht selten.

Ein Rückenmark mit Zentralkanal ist von Falkner, Merttens beschrieben, ein solches in Verbindung mit einem Wirbelkörper von Kappeler; Nervenstränge, Ganglien, die als Intervertebralganglien angesprochen werden, erwähnen Askanazy, Kroemer (letzterer denkt auch an das Gangliom Gasseri im Trigeminus), Kaboth, Stolz u. a.

Über Nervenendapparate fehlen beim cystischen Teratom genauere Untersuchungen. Was bisher für Vater-Pacini-Körperchen gehalten worden ist, sollen nur pathologische endoneurale Wucherungen sein (Rabinowitsch). Nur bei den fetusähnlichen Teratomen hat R. Meyer Genitalnervenkörperchen gefunden. Fasern, die zur Funktion der Talg- und Schweißdrüsen gehören und dort zum Teil regelmäßig, zum Teil in ganz regelloser Wucherung gefunden werden, hat Nakamoto beschrieben.

Von Sinnesorganen haben die Augenbefunde stets am meisten Beachtung gefunden (Baumgarten 1887). Es ist aber manches als Auge gedeutet worden, das diese Deutung kaum beanspruchen kann. Askanazy hat schon betont, daß Pigmentepithel allein, selbst wenn es in Form einer Blase angeordnet ist, noch nicht genug ist. Die meisten Fälle

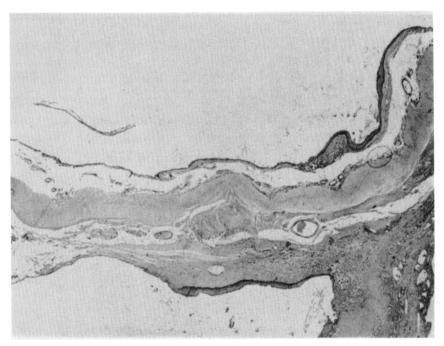

Abb. 319. Zentralnervensystem im Dermoid. Gliabänder. (Vergr. 12 mal.)

sind nicht viel mehr als Nachahmungen eines primitiven Augenbechers (vgl. C. F. Heyl 1929). Es mag dies wohl mit der schlechten Ausbildung des Zentralnervensystems an sich zu erklären sein. Eine Art Glaskörper hat nur Katsurada angenommen; Linse scheint nie beobachtet zu sein.

Riechepithel hat Ribbert gesehen. Als Anlage des äußeren Ohres und des Labyrinths deutet Kroemer (Fall 11) eine Reihe von Hohlräumen und Knorpelstückchen in der Nähe der „Augenblase". Auch Shattock und Askanazy sprechen von Ohrstummel, bzw. einer Ohranlage.

Bei diesen Deutungen hat wohl die Vorstellungs- oder Einbildungskraft viel mitzuwirken; ebenso wenn von einem einzelnen Augenlid (Habs), Wimpern und Brauen gesprochen wird, selbst wenn eine Blase darunter liegt.

Ein „leidlich wohlgebildetes" Herz mit Mitralklappe soll Johnstone (1896) gezeigt haben. Ich kann die Angabe nicht nachprüfen und bringe sie mit allen Vorbehalten.

Quergestreifte Muskelzellen, die an Herzmuskel erinnern, beschreibt Katsurada und Askanazy in stecknadelkopfgroßem Haufen.

Die Blutversorgung des Teratoms ist stets reichlich. Größere Hautgefäße sollen in der Nähe des Zapfens, und zwar nahe den entodermalen Teilen desselben verlaufen.

Leber, Pankreas, Milz, Epithelkörper scheinen im Dermoid noch nie gefunden worden zu sein.

Ebenso fehlt jede Andeutung einer Keimdrüse.

In dem Bericht in Medizinische Klinik 1930, S. 1876 wird erwähnt, daß Frankl neben einer kleinen Struma ovarii eine Beischilddrüse angegeben hat. Frankl hat jedoch später seine Auffassung geändert. Die betreffenden Zellgruppen gehören überhaupt nicht der Struma, sondern dem Eierstocksparenchym an und sind wahrscheinlich als Sympathogonien anzusehen.

Kroemer führt zwar einen Gewährsmann, Sieveking (unter Recklinghausen) an; doch dürfte hier ein Irrtum vorliegen. Literaturangabe fehlt. Wahrscheinlich ist unter „fetalen Genitaldrüsen" etwas anderes zu verstehen als die Keimdrüse.

Von sonstigen Bestandteilen des Genitales ist, abgesehen von den „fetusähnlichen" Dermoiden, wenig zu berichten. Burgkhardt hat von „Andeutungen eines Penis" gesprochen. Novak beschreibt (Fall 2) eine Art Prostata (oder Adenofibrosis), Muskelanhäufungen, durchsetzt von verzweigten Gängen; Kroemer (Fall 10) „eine Art von ungeschlossenem Uterus"; drüsige Gebilde, die an Endometrium corporis und an Cervixdrüsen er-

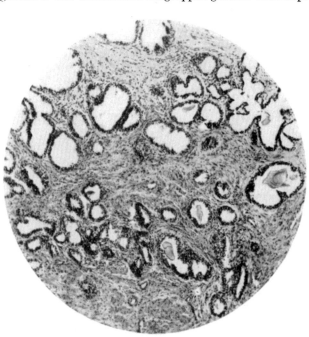

Abb. 320. Prostata im Dermoid. (Vergr. 70mal.)

innern, liegen auf dickem Muskelpolster; aber sie liegen nicht neben-, sondern übereinander.

Ich finde in einem faustgroßen, stielgedrehten und teilweise stark durchbluteten Teratoblastom (21122 ex 1928; 19jährige Virgo) neben sehr viel Zentralnervensystem, Plexus chorioideus, reichlichen, auch vielfach verkalkten Knorpelstücken Gänge und Schläuche mit Übergangsepithel und mehrreihigem Zylinderepithel; ich deute die Bilder als Stück des Sinus urogenitalis; in nächster Nähe davon ein adenomartiger Knoten, der an Prostata erinnert, gleich daneben aber zerstreute Gänge von Speicheldrüsen.

Noch ausgesprochener ist der Befund in einem älteren Fall (2251 ex 1910), einer 23jährigen Frau, die 7 Tage nach ihrer ersten Geburt wegen Stieldrehung operiert worden ist. Der große Zapfen in der einen der 2 Kammern enthält neben viel Glia, u. a. einen erbsengroßen Knoten, der in seinem Bau an Adenofibrom oder an Prostata erinnert und wohl als solche gedeutet werden darf (Abb. 320), weil in seiner Nachbarschaft größere Drüsenschläuche mit deutlichem urethralem Übergangsepithel, schließlich solche mit mehrschichtigem Plattenepithel an Sinus urogenitalis erinnern (Abb. 321).

Ähnliches Epithel habe ich zweimal an kleinen Polypen des Muttermundes gesehen, zuletzt bei einer 48jährigen Frau (22 802). Ich bin geneigt, auch dort eine Änderung in der Differenzierung des Epithels der Müllerschen Gänge in der Richtung der Epithelverhältnisse des Sinus urogenitalis anzunehmen.

Am Schlusse dieses Abschnittes noch einige Bemerkungen über Stützgewebe.

In seltenen Fällen hat man echtes myxomatöses Gewebe gefunden, das an Nabelschnursulze erinnert hat (Kappeler, Wulkow). Unter meinen Fällen wäre hier nur einer anzuführen: Bei dem schon erwähnten 8 jährigen Mädchen fand sich Myxomgewebe in geringer Ausdehnung.

Knorpel ist außerordentlich häufig, wenn auch durchaus nicht regelmäßig zu finden. Meist handelt es sich um Netzknorpel, manchmal auch um hyalinen Knorpel; selbst Vereinigung beider in demselben Stück ist beschrieben (Askanazy). Die Zahl der Knorpelzellen erscheint mitunter auffallend groß. Perichondrium ist stets erkennbar. Neben unvollständig ausgebildetem, weichen Knorpel kommt auch verkalkter Knorpel gar nicht selten vor. Selbst regelrechte Verknöcherung wird angenommen. Arnsperger hat ein Knochenstück gesehen, das rings von Knorpel umschlossen war.

Die Zugehörigkeit kleiner Knorpel zu Nase, Kehlkopf, Trachea, Bronchien habe ich bereits erwähnt. Oft genug findet man jedoch Stücke, die jeder Deutung spotten.

Als Zufallsbefund sahen wir (26 377; mannskopfgroßes Myom) ein plattes, 1 cm langes Teratom; ein schmaler Spalt, fast ohne Inhalt, mit hohem Zylinderepithel ausgekleidet; in der Schleimhaut sehr reichlich Schleimdrüsen in schöner Ausbildung. Auf einer Seite waren sechs Knorpelstücke ziemlich regelmäßig angeordnet, so daß man an den Längsschnitt einer Trachea erinnert wurde.

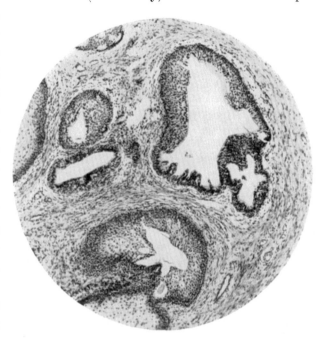

Abb. 321. Mehrschichtiges Epithel im Dermoid, an Sinus urogenitalis erinnernd. (Vergr. 120mal.)

Chordagewebe nimmt Bertone in einem faustgroßen Teratom an.

Knochen sind meist kompakt, in der Tiefe des Zapfens verankert, reichen aber auch bis an die Oberfläche heran. Eine irgend bestimmbare Form haben sie nicht. Sitzen Zähne daran, so wird man sie als Kieferknochen ansprechen, schalenförmige als Teile der Schädelkapsel. Solche können sogar eine Markhöhle aufweisen (Arnsperger). Tschirner beschreibt einen markhaltigen Röhrenknochen. de Cuecho hat ein großes Dermoid mit einem 7 : 5 : 2,5 cm großen, und einen 5 : 2 cm großen Fortsatz aufweisenden, mit zahlreichen Zähnen besetzten Knochen unter verschiedenen „Wendungen" mit Erfolg auf vaginalem Wege operiert. Sonst hat man Felsenbein, Rippen, Beckenknochen, verkümmerte Wirbel zu finden gemeint. Meist ist aber auch eine lebhafte

Einbildungskraft nicht imstande, eine Ähnlichkeit mit irgendeinem Menschenknochen herauszufinden.

Um überhaupt ein Bild von den Möglichkeiten zu geben, mußte ich eine große Zahl von anatomischen Einzelheiten und viel Gewährsmänner anführen. Auf Vollständigkeit nehme ich nicht Rücksicht; das würde ein uferloses Sammelreferat ergeben müssen. Ich glaube, daß die außerordentliche Mannigfaltigkeit der Erscheinungen ausreichend gekennzeichnet ist.

In einer kleinen Reihe von Fällen sind nun Bilder gefunden worden, die in ihren zusammengehörigen Einzelheiten so sehr an Teilabschnitte einer Frucht erinnern, daß man sie als **fetusähnlich** bezeichnet hat.

Die bedeutsamsten Fälle dieser Art hat vor kurzem R. Meyer zusammengestellt. Alle Fälle müssen nach bisherigen Erfahrungen als besondere Seltenheiten gebucht werden.

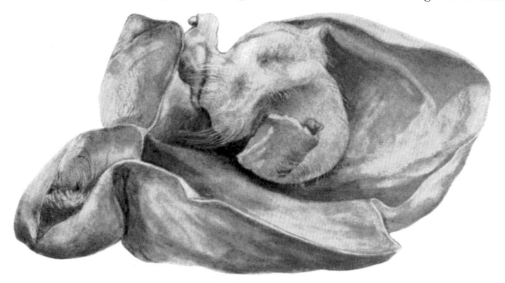

Abb. 322. Teratom (verkümmerte Kopfanlage). Fall Wertheim. (Vergr. 7/10.)

Zunächst Übergangsfälle, in welchen nur einzelne Glieder gefunden worden sind. Neumann beschreibt ein fast zollanges, walzenförmiges Knochenstück, das an ein Fingerglied erinnert. Omori und Ikeda haben in zwei Fällen fingerähnliche Bildungen von 5 und 4,5 cm Länge beschrieben, mit Gelenken (der erste Fall mit 3 Gelenken) und Nagel. Klausner fand auf apfelgroßem Höcker aufsitzend, im Gelenk drehbar ein pfotenähnliches Gebilde in fünf Endglieder, die wieder durch ein Gelenk verbunden waren, auseinanderstrebend, jedes derselben mit einem flach aufliegenden Nagel versehen.

Weiter geht schon ein Präparat von Shattock: Rudimentärer Kopf mit 2 Ohrstummeln, einer Mundöffnung, aus welcher drei Zähne herausragen, und einem Arm, der Humerus, Radius und Ulna aufweist, die durch ein kümmerliches Gelenk verbunden sind. Der Oberarm ist 7,5 cm lang, der Unterarm etwa halbsolang.

In drei Fällen ist die Ähnlichkeit mit einem Schädel betont worden.

Der alte Fall von Schmucker (1782), mag vielleicht nicht recht klar sein, obwohl der Verfasser selbst den Vergleich mit einem mißgestalteten Hinterköpfchen gezogen hat. Das ganze reichlich nußgroße kugelige Gebilde bestand aus einer einheitlichen, nur wenige Löcher aufweisenden Knochenschale, innen etwas Gehirnähnliches. Bis zu einem gewissen

Grade ähnlich ist der „enthäutete Kindesschädel" bei Askanazy. Hier sind in die fibröse Wand mehrere Knochenplatten eingelagert, die förmlich durch Nähte und Fontanellen verbunden zu sein scheinen. Sonstige Dermoidbestandteile treten sehr zurück. Auch Baumgartens Fall hat genau genommen nicht viel Ähnlichkeit mit einem Schädel; aber es sind doch Knochenplatten und Stücke, die eine Art Schädelkapsel bilden, es sind sogar zwei augenähnliche Bildungen beschrieben.

Mit freiem Auge als solche erkennbare Darmabschnitte sind von Perls (3 cm lang), Neumann (zollang), H. Roth (20 cm lang, kindsarmdick) und Schönholz (übermannskopfgroßes Dermoid, an der Hinterwand eine 28 cm lange, mit Serosa überzogene,

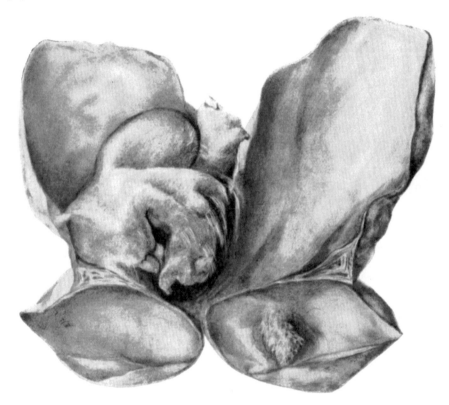

Abb. 323. Teratom (verkümmerte Kopfanlage). Fall Wertheim. (Vergr. $^7/_{16}$.)

also ursprünglich — vielleicht aber erst sekundär, durch die Berührung bzw. Nachbarschaft mit der Serosa der Trägerin — in einer Cölomhöhle liegende, ein Mesenterium aufweisende Darmschlinge mit bräunlich rotem, breiig-schleimigem Inhalt) beschrieben worden.

Bei allen bisher genannten Formen kann man immer noch einwenden, daß die Einbildungskraft des Untersuchers mehr an Deutung hineingetragen hat, als das nüchtern beobachtete Objekt verträgt. Außerordentlich sinnfällig wird aber der Befund in jenen Fällen, in welchen neben einer (oft sehr verkümmerten) Kopfanlage noch ein Beckenende mit Extremitäten gefunden worden ist. Zu den älteren, seinerzeit wenig beachteten Fällen von Cruveilhier, Axel Key (1864), Répin (1892), Wertheim (1894) (Abb. 322—323), Askanazy (1905), Shattock (1908), Ingier (1908), Rosenstein (1913) sind neuere Fälle von Heijl, Burgkhardt, Kaboth, Albrecht, Köhler und Rob. Meyer hinzugekommen. Meist waren es junge (14—20jährige) Mädchen, aber auch eine 68jährige Frau ist dabei. Die ganze Geschwulst war faust- bis mannskopfgroß, erfüllt von Brei und Haaren, und meist einkammerig. Der 6—10 cm große, an eine menschliche Frucht erinnernde Zapfen war stets mit seinem schlecht ausgebildeten Kopfende angewachsen (bei Répin, wo 4 Extremitäten vorhanden sind, an seiner Rückenseite), und zwar, was R. Meyer besonders betont, an der Stelle, wo der stärkste Ovarialrest vorhanden ist. Gewöhnlich ist nur ein sehr harter solider Knochen des Kopfskeletes vorhanden, selten eine Art Schädelkapsel mit Hirnblase. Die beiden Extremitäten gehen vom kaudalen Körperende aus. Nur 4 Fälle (Ingier, Albrecht, Kaboth, Répin) weisen auch noch 2, übrigens noch schlechter ausgebildete Arme auf. Einzelne Rippen werden ebenfalls genannt. Das Achsenskelet ist unvollkommen, aber da und dort lassen sich Wirbelkörper, selbst Wirbelbögen erkennen. Spinalganglien, Rückenmarksabschnitte mit Zentralkanal, Nervus ischiadicus (Répin) sind beschrieben worden. Gliederung der Wirbelsäule ist in 4 Fällen deutlich. Eine „Art" von Becken, an dem einzelne Knochenstücke sogar benannt worden sind, trägt die Beine, die im Falle Albrechts besonders schön zu sehen sind (Abb. 324).

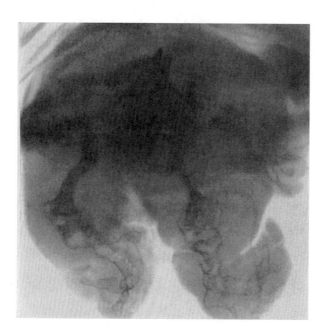

Abb. 324. Beckenanlage im Teratom (Röntgenbild). Fall Albrecht. (Aus Arch. Gynäk. **123**, 728.)

Indem ich hinsichtlich aller Einzelheiten auf Miller und R. Meyer verweise, bemerke ich nur noch, daß der Unterschenkel meist nur einen Knochen aufweist, der Fuß selbst teilweise recht gut gegliedert erscheint, 1—5 Zehen mit deutlichen Nägeln besitzt.

Ganz besonders auffällig ist nun bei einigen von diesen Fällen die Ausbildung einer behaarten Scham und eines Genitalhöckers, der sogar Schwellkörper aufweisen kann (Shattock, Askanazy, Ingier, Burgkhardt, Kaboth, Albrecht, Köhler, R. Meyer). Bei Kaboths Fall ist man zwischen Nymphen, die eine Klitoris umgaben, in einen Sinus urogenitalis gelangt, in welchen ein Vaginalrohr mündete; bei Heijl in eine Art Harnröhre; ähnlich bei Askanazy und Ingier. Eine sehr schöne Blase mit Harnröhre hat R. Meyer gefunden, dazu eine Art Prostata und Vestibulardrüsen. In den zugehörigen Hautteilen waren deutliche Genitalnervenkörperchen vorhanden. Die Harnblase mündete außerdem durch eine Art Allantois an der Bauchhaut, die demnach etwa als Nabelgegend anzusprechen wäre.

Bei Kaboth war zudem ein deutlicher Hautnabel und ein kurzes Stück Nabelschnur vorhanden, das Gefäße, den Urachus und den obliterierenden Dottergang umschloß, an welchem ein zweifaustgroßes Enterokystom zur Entwicklung gekommen war (R. Meyer denkt dabei auch an die Möglichkeit, daß es sich um einen Nabelschnurbruch, bzw. um ein Stück Dünndarm handle).

Im Falle Burgkhardt (bei R. Meyer) scheint bisher der Höhepunkt einer Frucht-nachahmung erreicht zu sein, insoferne, als die Frucht Nabelschnur (mit Urachus) und Placenta besitzt. (Sonst ist die Ausbildung weniger gut als in den übrigen Fällen.) Die Nabelschnur ist 2 cm lang, 2—3 mm dick, geht von der Mitte der Bauchfläche, 1 cm ober-halb des 5 mm langen Geschlechtsgliedes aus. Keine Schamhaare. Diese Nabelschnur zieht zur gegenüberliegenden Wand des Hohlraumes; dort findet sich eine unregelmäßige flache Verdickung von 5 : 6 mm, die als Placentarstelle angesprochen wird. Mikroskopisch besteht sie nur aus verschiedenen Bindegewebslagen, von denen die mittlere sehr gefäß-reich und zartgewebt erscheint. Auffallend sind in der Nabelschnur zwei Nerven.

Trotz dieser verhältnismäßig guten Ausbildung des kaudalen Körperendes ist zu betonen, daß in allen Fällen zugleich Kopfteile ausgebildet sind, zum Unterschied von den parasitischen Doppelbildungen, bei welchen gewöhnlich, wenn der Beckenteil ausge-bildet ist, die ganze obere Körperhälfte fehlt. Stets war bisher Brust und Oberbauch am schlechtesten entwickelt. Ob dies rein in der Anlage oder andererseits nur in der Art der Ernährung, der Gefäßversorgung begründet ist, muß derzeit noch offen gelassen werden (R. Meyer).

Diese ganze Fruchtentwicklung läßt es naheliegend erscheinen, einen Teil des Cysten-raumes, in welchem die Frucht liegt, geradezu als Amnionhöhle aufzufassen. Insbesondere die Fälle, die eine Nabelschnur aufweisen, würden — vorausgesetzt, daß solche Deutung wirklich Bestand hat — solche Auffassung als unbedingte Folgerung erzwingen. Eine eigene Chorionhöhle möchte ich dagegen nicht so unbedingt erwarten. Chorionbindegewebe setzt Chorionepithel, Trophoblast voraus; und davon ist noch nie berichtet worden. Es wäre eine ganz freie und willkürliche Verfügung, wenn man den Raum, in welchem sich die Frucht samt Amnion entwickelt, auch dann Chorionhöhle benennt, wenn er nicht von der Ektoblastschale gebildet worden ist.

Muskulatur fehlt in den Beinen bemerkenswerterweise vollständig, auch dann, wenn deutliche Nerven vorhanden sind. Nach Anders ist dies so zu verstehen, daß die Muskulatur sehr früh zugrunde geht, weil ihr die Verbindung mit dem Zentralnervensystem selbst fehlt. R. Meyer zweifelt jedoch an der Stichhaltigkeit dieses Erklärungsversuches.

Als atypische Dermoide faßt Miller verschiedenes zusammen. Ich will kurz darauf eingehen, bemerke aber gleich, daß ich keine Notwendigkeit einsehe, diese Dinge abzusondern. Nur die „Struma ovarii" erfordert eine Sonderbetrachtung.

Der vielangeführte Zahn Saxers, der an seiner Wurzel fixiert, im übrigen frei in einem sonst normalen Eierstock eingebettet war und sogar an einer Stelle kariös aus-gesehen hat, ist in einer glatten Höhle gelegen, die sich seiner Form genau angepaßt hat. Wenn auch nichts anderes da war als diese glattwandige Höhle (Lymphgefäßwucherungen sind nachgewiesen und beweisen das Teratom; ebenso das Plattenepithel der Höhle), so ist eben diese als Überrest eines sonst völlig zugrunde gegangenen oder nicht besser ent-wickelten Teratoms aufzufassen. Das ebenfalls öfter genannte augenlinsenähnliche Gebilde R. Meyers hat dieser selbst seither als Cholesteatomperle erkannt.

Die Cholesteatome habe ich bereits oben besprochen. Sie kommen in Teratomen nicht allzu selten vor. Wenn sie aber isoliert im Eierstock gefunden werden, sehe ich nicht ein, warum sie gerade als Teratomabkömmlinge gedeutet werden sollen. Es gibt auch andere Formationen im Eierstock, aus welchen sie entstehen können.

Zersprengte Dermoidzapfen sind nichts besonders seltenes. Die Zersprengung kann so weit gehen, daß nur einige unregelmäßige Leisten übrig bleiben (Fall Khautz). Ich glaube nicht, daß man daraus eine eigene Form ableiten kann.

Auch die sog. Bidermome, denen das Entoderm ganz fehlt, können nicht als Sonderformen gelten. Kroemer war ihnen abgeneigt; er hat ihre Zahl auf etwa 50°/₀ geschätzt; Schottlaender viel höher; ich muß aus meinen Erfahrungen, die sich ja allerdings nicht auf Reihenschnittbefunde stützen, vorläufig Schottlaender recht geben. Die Annahme, daß die Endotermanteile nur zugrunde gegangen oder gar bloß der Untersuchung entgangen sind, ist jedoch sehr naheliegend und muß vor der Aufstellung einer besonderen genetischen Form warnen.

Am allerwenigsten berechtigt wohl ein topographisches Durcheinander der einzelnen Bestandteile zur Aufstellung atypischer Formen; man müßte denn so ziemlich alle Fälle als atypisch anerkennen. Wer solche Einzelfälle sucht, sei auf Millers Zusammenstellung verwiesen.

Sekundäre Veränderungen sind sowohl in der Wandauskleidung (oben bereits wiederholt berührt) wie im Zapfen selbst schon lange bekannt. Verfettung, hyaline Umwandlung, Nekrose, Verkalkung ist vielfach beschrieben worden (vgl. Miller). Insbesonders ausgedehnte Nekrosen im Nervensystem mit Höhlenbildung und folgender Gliawucherung, Nekrosen in Strumen sind öfter aufgefallen. Auch Zerstörung größerer Abschnitte durch Blutungen, Vereiterung, sowie durch nichteitrige Entzündung sind nicht selten. Soweit dieselben auf hämatogener Infektion, auf Traumen, Stieldrehung usw. zu beziehen sind, werden sie schließlich Aufklärung finden. Eine Frage jedoch, die bisher noch schwer zu beantworten ist, ergibt sich bei der vergleichenden Betrachtung der Teratome von verschieden alten Trägerinnen: Die Frage, ob während der Entwicklung des Teratoms spontanes, auf inneren Kräften und Wachstumsunfähigkeiten bestimmter Abschnitte beruhendes Verschwinden solcher Teile angenommen werden darf. Ich bin sehr geneigt, solches zu glauben, muß aber zugeben, daß eine sichere Entscheidung einstweilen noch nicht angängig ist. Nur ein sehr großes, sehr genau durchsuchtes Material würde vielleicht eine sichere Stellungnahme gestatten. Der Gedanke, der schon öfter besprochen, auch von R. Meyer bei den fetusähnlichen Bildungen (Verschwinden der Nabelschnur) erörtert worden ist, müßte jedenfalls in Zukunft bei jedem genau durchuntersuchten Fall, vor allem bei den sog. Bidermomen viel mehr in den Vordergrund gestellt werden als das bisher geschehen ist. Daß Gewebe innerhalb des Teratoms auf irgendeine andere Art (außer durch Infektion oder Trauma), etwa durch Druckatrophie, die immer noch sehr beliebt ist, zugrunde gehen, halte ich für ein Märchen aus uralten Zeiten.

Oben habe ich bereits ausgeführt, daß eine Frau in jedem Eierstock Teratome besitzen kann. Wenn man jedoch von mehrfachen Teratomen spricht, so meint man damit nicht die Beidseitigkeit, sondern das Vorkommen mehrerer gesonderter Teratome in einem Eierstock (bzw. natürlich auch in jedem Eierstock). Auch das ist heute ausreichend sichergestellt. J. Novak hat bereits 1909 eine Reihe von 21 Fällen des Schrifttums durch 2 eigene Fälle erweitert. Seither gilt der Befund als nicht allzu selten. O. Frankl hat bei beidseitigen Kystomen links 6, rechts 7 getrennte Dermoide gefunden, Kaboth bei 24jähriger Nullipara links 13, rechts 3. Ich habe in meinem ganzen Material nur 8 Fälle ausfindig gemacht, von welchen ich selbst 4 als fraglich betrachte, weil es sich möglicherweise nur um Zersprengung des Zapfens und Verteilung der Abschnitte auf gesonderte sekundäre Cysten handelt. Die Untersuchung ist in diesem Punkte nicht ausreichend. Die Höchstzahl waren in unseren Fällen drei getrennte Dermoide der einen Seite und eines der anderen Seite (22 194, Abb. 325). Sehr auffallend ist es, daß die Fälle gruppenweise, zeitlich stets zusammengedrängt zur Beobachtung gekommen sind (Duplizität der Fälle), und dann wieder Jahre vergangen sind, bis neue Beobachtungen vorkamen. Ich muß jedoch,

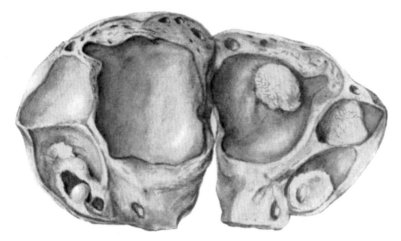

Abb. 325. Drei getrennte Dermoide eines Eierstockes. (Vergr. $^9/_{10}$.)

auch wenn mir da oder dort ein Fall entgangen sein sollte, immerhin von seltenen Befunden sprechen.

Die Annahme solcher multipler Dermoide ist nur dann gesichert, wenn nicht nur jede einzelne Kammer ihren eigenen Zapfen aufweist — einfache Epidermiscysten mit Brei können abgesprengt sein; ebenso bloße Hautabschnitte mit Haaren, Talgdrüsen; sie gelten nicht — sondern außerdem zwischen den einzelnen Kammern auf allen Seiten Ovarialgewebe als trennende Schicht nachgewiesen ist. Andernfalls ist eben wieder mit einer Absprengung, nebst Entwicklung des abgesprengten Teiles zu einer eigenen Kammer zu rechnen.

Praktisch hat dieses Vorkommnis insofern Bedeutung, als bei der Ausschälung eines Dermoids, die ja doch heute immer mehr geübt wird oder doch geübt werden sollte, auf das Vorhandensein weiterer, manchmal recht kleiner Teratome zu achten ist.

Theoretisch liegt die Bedeutung darin, daß diese Fälle bei der Bewertung der Entstehungstheorien der Teratome im Auge behalten werden müssen.

Der Eierstocksrest beim Teratom.

Das Gewebe des Eierstockes schmiegt sich anscheinend der prallen Geschwulst so gut als möglich an. Sitzt das Teratom an oder in der Nähe eines Poles, so kann ein großes Stück des Organs noch in kenntlicher Form erhalten sein. Sitzt es in der Mitte, so wird die Eierstocksrinde oft sehr stark ausgezerrt, verzogen, verteilt sich da und dort über der

Geschwulst. Meist ist die Sache wohl so, daß in der Umgebung des Ligamentansatzes noch größere, dickere Abschnitte mit gut kenntlicher Albuginea und erkennbaren Follikeln zu finden sind. In manchen Fällen erscheint aber die Ausziehung zu einer ganz dünnen Platte so restlos gelungen, daß eine Ausschälung mit der Absicht, brauchbares Eierstocksgewebe zu erhalten, fast unmöglich wird. Ich möchte es betonen, daß die Ausschälung auch uns, obwohl wir sie seit mehreren Jahren so oft als nur möglich üben — einmal haben wir sogar einen nicht vorher erkannten, pflaumengroßen Ovarialabsceß (bei bestehender Schwangerschaft des 4. Monats) mit sehr gutem Erfolg und ohne Störung der Schwangerschaft ausgeschält — nicht immer gelungen ist. Es hat nicht viel Zweck, eine papierdünne

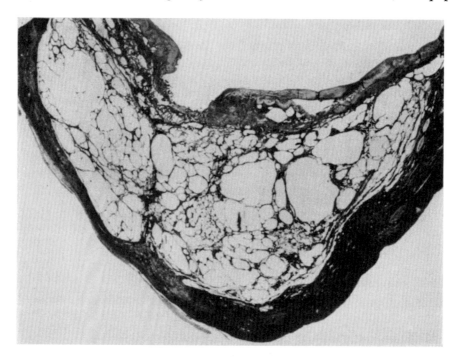

Abb. 326. Bindegewebslücken im Dermoid. (Vergr. 7mal.)

Hülle abzulösen, die man dann erst durch Zurechtschneiden um die wichtigsten Teile verkleinern muß, um sie versorgen zu können.

Dieses Eierstocksgewebe ist nun durchaus nicht bloß untätig durch die wachsende Geschwulst in Mitleidenschaft gezogen. Manchmal erscheint es nur ausgewalzt; in anderen Fällen muß man jedoch ein Mitwachsen des Stromas annehmen. Zweierlei Veränderungen lassen sich an ihm erkennen und lassen sich bis zu einem gewissen Grade als wichtige (selbst diagnostisch nicht zu unterschätzende) Merkmale unterstreichen.

1. An der Grenze zwischen Eierstocksgewebe (Rinde) und der Geschwulst, die selten als welliges, hyalines Band scharf hervortritt, meist unter dem Mikroskop ganz unscheinbar bleibt, sieht man oft ein zartes netzartiges Gewebe, dessen Lücken mit flüssigem Öl, bzw. Fett erfüllt sind. Auf Durchschnitten kann man das gar nicht selten mit freiem Auge erkennen. Ist es stärker ausgebildet, so reicht es bis unter die ganz dünnen Kapselteile und kann dieselben in Gestalt von rundlichen, gelb durchscheinenden Höckern ausbuchten. In einigen Fällen hat sich dieses Gebilde sogar bis gegen das breite Mutterband hin ent-

wickelt und dort eine kleinere oder größere Schwellung gebildet, die als Bestandteil der Eierstocksgeschwulst angesehen worden ist (Benda).

Die mikroskopische Untersuchung zeigt, daß es sich um ein feines Bindegewebsnetz handelt, dessen Lücken recht ungleichmäßig gebaut sind (Abb. 326--329). Sie finden sich vielfach ganz leer, weil der ölige Inhalt aufgelöst worden ist; ihre Wand zum Teil nackt, zum Teil mit einem ganz flachen Endothel ausgekleidet, das in wechselnder Weise, manchmal recht spärlich, manchmal außerordentlich reichlich vielkernige Riesenzellen entwickelt. Derartige Lymphgefäßwucherungen sind so leicht erkennbar und so unbedingt an die Anwesenheit eines Teratoms gebunden, daß ich schon einigemale aus ihrem zufällig

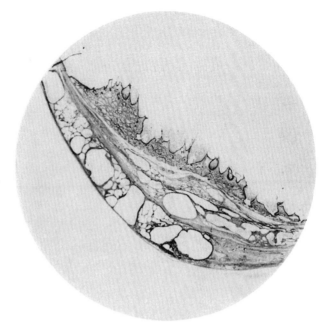

Abb. 327. Bindegewebslücken im Dermoid. (Vergr. 7 mal.)

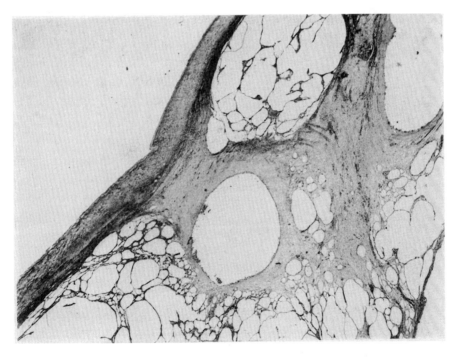

Abb. 328. Bindegewebslücken im Dermoid. (Vergr. 12mal.)

geführten Nachweis in Schnitten einer Eierstocksgeschwulst, in welchem sonst vom Teratom nichts zu finden war, auf die Nachbarschaft des Teratoms geschlossen und dasselbe auch stets gefunden habe.

Kroemer hat den Befund als erster erhoben, aber für selten gehalten. Die davon und voneinander unabhängigen Untersuchungen von Schottlaender, Gentili, Maresch u. a. haben ihn als recht häufig erkennen lassen und ihn auch gedeutet. Man deutet die Lymphgefäßveränderungen als Antwort auf den Reiz des Fettes, welches unter Druck aus dem cystischen Teratom heraus und in die Lymphbahnen hineingepreßt wird (Abb. 330). Manche Ärzte sprechen auch geradezu von kleinsten Verletzungen, die sich an der Haut-oberfläche der Teratome stets nachweisen lassen und den Übertritt ermöglichen bzw. erklären sollen.

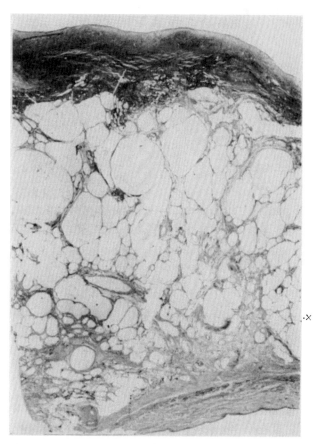

Abb. 329. Bindegewebslücken mit Riesenzellen im Dermoid. (Vergr. 10 mal.) (×)

An der Tatsache, daß flüssiges Fett in den Lymphgefäßen vorhanden ist — die zugehörigen Lymphknoten sind meines Wissens noch nie daraufhin untersucht worden, die Untersuchung würde vielleicht auch ganz ergebnislos sein — kann man ebenso wenig zweifeln, wie daran, daß hier ein Fremdkörperreiz recht intensiver Art gesetzt wird. Ob der Organismus damit an Ort und Stelle fertig werden kann, wissen wir nicht. Es ist fast wahrscheinlich. Immerhin wird er mit plötzlichen, starken Schüben schwer fertig. So möchte ich wenigstens die Fälle deuten, in welchen die Ölmassen größere Geschwülste zwischen den Blättern der Ala vespertilionis gebildet haben (Pick, Gentili, Kehrer, O. Frankl, Wagner bzw. Benda, Wolff, Otto), die nach Maresch als Fettinjektion aufzufassen sind, im allgemeinen als Fettwanderung bezeichnet werden, und einmal (Wolff) bis in das Mesenteriolum verfolgt werden konnten.

Zweifel habe ich aber hinsichtlich Richtigkeit der bisherigen Deutungsversuche. Intracystischer Druck allein, Sekretionsdruck (Frankl) erscheint mir nicht ausreichend, die Verhältnisse zu erklären. Gerade dieser Frage waren seinerzeit meine Versuche gewidmet, den Inhalt von cystischen Teratomen zu prüfen. Ich habe in einer kleinen Reihe von einfachen Teratomen (ohne Entzündung, Vereiterung usw., auch ohne Lymphgefäß-wucherung) gefunden, daß der Inhalt, der breiartig gefunden wird, in ein durchsichtiges öliges Fett und in Detritus zerlegt werden kann. Ich meine, daß dieser Vorgang der Zerlegung schon innerhalb des Körpers vor sich gehen muß, und erst im Anschluß daran eine Resorption (nur) des Öles stattfindet. Nie findet man innerhalb der Lymphgefäße Detritus, Zellelemente oder gar Haare, die bei Druck, bei Verletzungen der Wand doch auch einmal hinausgelangen müßten; immer nur reines flüssiges Öl. Welche Art von Stoffwechsel-störung notwendig ist, eine Zerlegung des kolloidalen Gefüges im breiartigen Inhalt zu bewirken, darüber kann man einstweilen nur Vermutungen aufstellen.

Otto hat einen weiteren Beweis für die Richtigkeit dieser Deutung erbracht. Er findet, daß das intraligamentär liegende Fett ein ganz besonders hohes Jodbindungsver-mögen aufweist: normales Körperfett hat die Jodzahl 61,9, Dermoidfett 82,5, und das

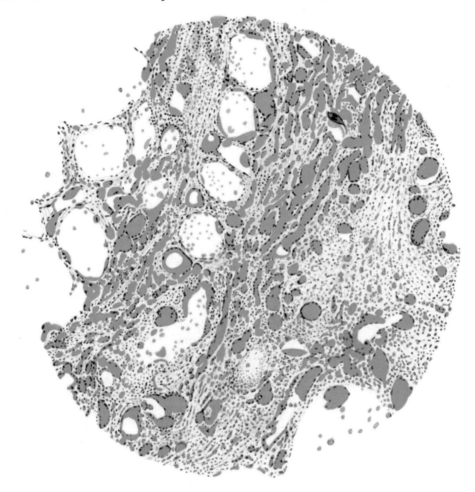

Abb. 330. Lymphgefäßwucherungen im Dermoid. (Aus Virchows Arch. 247, E. Stübler.)

intraligamentäre 115,3. Das heißt mit anderen Worten, daß hauptsächlich die öligen Teile in die Lymphbahnen aufgenommen worden sind.

Bemerkenswert ist ein Fall von Rössle, wo neben einer dattelgroßen „Geschwulst". die nur aus solchen Lymphgefäßwucherungen bestand, ein ganz kleines cystisches Teratom gefunden worden ist. Das letztere hätte die Fettmenge gar nicht fassen können, die in den Lymphgefäßen aufgespeichert war. Der Vorgang mußte unbedingt nur durch längere Zeit fortgesetzte Aufsaugung und Anstauung von Fett in den umliegenden Lymphbahnen erklärt werden. Dieser Fall, sowie der Umstand, daß solche Lymphgefäßveränderungen für Teratome charakterisiert sind, läßt mich, wie ich bereits früher ausgeführt habe, an-nehmen, daß auch das Lymphangiom des Eierstockes von Fleischer einem (über-sehenen) Teratom sein Dasein verdankt.

Wie oft solche Lymphgefäßveränderungen vorkommen, ist noch nicht ganz klargestellt. Ich habe sie in meinen Fällen 35mal nachweisen können. Frankl unter 101 Fällen 16mal. Das ist aber nur eine Mindestzahl; denn manches Teratom ist nur ausgeschält worden, zum Teil mit beabsichtigtem Zurücklassen solcher verdächtigen Stellen (ohne Schaden für die Kranke); und alle anderen systematisch darauf hin zu untersuchen, war mir nicht möglich.

2. Im Eierstocksrest vieler Teratome fällt immer wieder der große Reichtum an wachsenden Follikeln auf. Wilms, Arnsperger sprechen geradezu von mikrocystischer Degeneration. Auch ist das ganze Bindegewebe, namentlich in der Marksubstanz, sehr stark aufgelockert. Sieht man sich die Follikel genauer an, so ist man überrascht, oft die schönste Luteinisierung der Theka zu finden, genau so, wie bei Schwangerschaft. Dabei wird trotzdem gelegentlich auch ein voll entwickeltes Corpus luteum gefunden.

Dem entspricht es durchaus, daß wir klinisch so häufig Amenorrhöe von einigen Wochen finden, dann Blutungen, die länger anhalten. Eine Reihe von Fällen ist mit Verdacht auf Abortus, selbst Verdacht auf Eileiterschwangerschaft eingewiesen und aufgenommen worden; eine Reihe von Fällen ist ausgeschabt (kein Ei) und im Anschlusse daran von der Geschwulst befreit worden.

Dem entspricht es aber auch, daß wir in der ausgeschabten Schleimhaut regelmäßig Veränderungen gefunden haben, die — mangels eines Eies — als prägravid, prämenstruell, allgemein gesagt als im Bereich des Ovulationszyklus stehend funktionell gedeutet werden mußten, aber durch die starke Ausbildung von Opitzschen Drüsen sehr an junge Schwangerschaft erinnert haben. Auch der Befund an der Gebärmutter vor der Operation war gelegentlich in dieser Richtung irreführend gewesen.

Und dem entspricht es auch, wenn W. Schiller an meiner Klinik in einigen Fällen im Bereich der Verwachsungen Deziduazellen gefunden hat.

Wir haben es in dem ganzen Komplex von Erscheinungen und Befunden mit dem Ausdruck einer inkretorischen Störung zu tun, die zweifellos mit dem cystischen Teratom in Verbindung steht. Wie die Beziehungen des Näheren zu verstehen sind, das ist noch nicht aufzuklären. Vielleicht hat man an eine durch den Teratominhalt chemisch bedingte Leistungssteigerung der sonst normalen Eierstocks- und Hypophysenhormone zu denken; vielleicht aber auch daran, daß, etwa unter hypophysärem Einfluß zufällig gleichzeitig das Teratom rasch gewachsen ist. Jedenfalls ist es in diesem Zusammenhang bemerkenswert, daß Boehnheim und Heimann nach operativer Entfernung eines Teratoms starke Abmagerung verzeichnet haben, die sie als hypophysäre Kachexie ansprechen. Sonst stehen im klinischen Bild gerade dieser Fälle die örtlichen Schmerzen im Vordergrund, gelegentlich auch Übelkeiten, Obstipation, die sehr wohl als peritoneal bedingt gelten können. Nur ein leichter Grad von rasch entstandener Fettsucht ist in einigen Fällen aufgefallen, der auch an die wahrscheinlich endokrin bedingte Stoffwechselstörung bei Erstschwangeren erinnert.

Verbindung des cystischen Teratoms mit anderen gutartigen Blastomen des Eierstockes.

Das einfache cystische Teratom kann, wie gesagt, fast alle denkbaren Größen von sonstigen Blastomen des Eierstockes aufweisen. Gewöhnlich ist in den großen Teratomen ein großer Teil der Wand epithellos, von Granulationsgewebe mit Riesenzellen oder von

Lagern von Pseudoxanthomzellen, die sogar recht viel Pigment führen können, bedeckt. Die Entstehung dieser epithellosen Flächen ist wohl nur durch Absterben, bzw. Zerdehnung, Sprengung der ursprünglichen vorhandenen und damals ausreichenden epithelialen Bedeckung zu erklären. Gelegentlich finden sich noch größere Flächen von einem ganz niederen, aus wenigen Lagen bestehenden Plattenepithel, oder in anderen Fällen von einer einfachen Lage von kubischem, selbst von endothelartigem Epithel bedeckt. Solche Fälle hat Schott-laender, von der Ansicht ausgehend, daß es tatsächlich Endothel ist, als Vereinigung von cystisch erweiterten Lymphräumen mit dem Teratom zu deuten versucht. Die Deutung

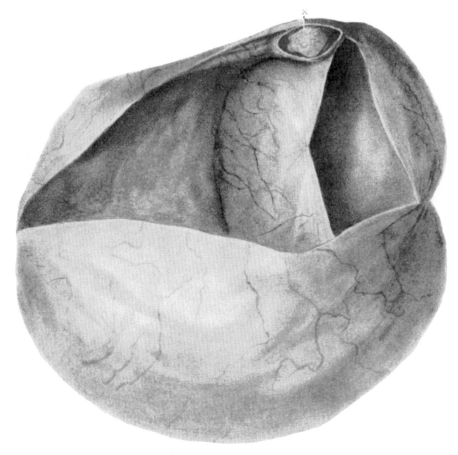

Abb. 331. Teratom im Pseudomucinkystom (×). (Vergr. ²/₃.)

hat wenig Anklang gefunden; ich glaube auch, daß nicht viel für sie spricht und halte dafür, daß man sie aufgeben soll.

Mitunter findet man in einem großen Pseudomucinblastom ein größeres oder kleineres Teratom (Abb. 331—333). Diese Befunde hat Pfannenstiel und besonders Kroemer sehr unterstrichen. Es war dies der Theorie zuliebe geschehen, weil mit dieser Auffassung gleich eine Deckung nach zwei Seiten gegeben war: die Verbindung hätte die ovulogene Entstehung des Teratoms und die Teratomgenese des Pseudomucinblastoms decken können.

Der Häufigkeit solcher Vorkommnisse hat Kroemer die Seltenheit einer Verbindung von Teratom mit den Papillomen, wofür er überhaupt nur einige Fälle von A. Martin

und Witthauer, sowie eine eigene Beobachtung als Beleg anführen konnte, gewissermaßen als weiterer Beweis für dieselbe Anschauung sehr wirkungsvoll gegenübergestellt.
Tatsächlich sind diese Ansichten auch überall angenommen worden. A. Mayer bemerkt,
daß er Teratom und Pseudomucinblastom vereinigt recht selten gesehen hat.

Ich kann diese Bemerkung von A. Mayer aus dem mir zur Verfügung stehenden
Material durchaus bestätigen. Seit vielen Jahren habe ich danach gesucht, aber mit recht
bescheidener Ausbeute. Im vorliegenden Material (einige Fälle davon sind bereits bei
den Pseudomucinblastomen und bei den Adenofibromen zahlenmäßig verwertet), finde

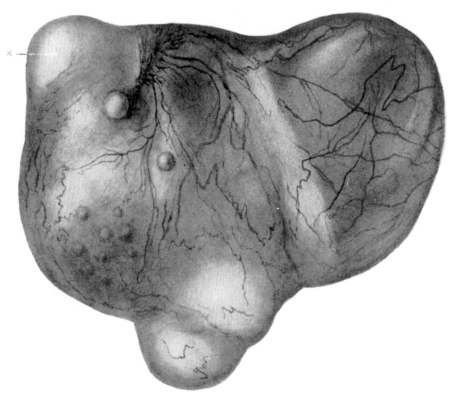

Abb. 332. Teratom im Pseudomucinkystom (×). (Vergr. ²/₃.)

ich insgesamt 29 Fälle, die hier in Betracht gezogen werden können; davon sind 4 gleich
auszuschalten, weil neben dem Teratom nur einfache Cysten vorhanden waren. 3 weitere
sind zu streichen, weil der eine Eierstock das Teratom, der andere ein cystisches (1mal)
oder papilläres (1mal) Adenofibrom, bzw. ein Pseudomucinblastom (1mal) trug. Von den
21 Fällen, die noch bleiben, haben 7 ein Pseudomucinblastom, einer ein carcinomatöses
Pseudomucinblastom, einer ein beidseitiges Pseudomyxom, und 12 Adenofibrome (meist
cystische, ein Oberflächenpapillom) als Begleiter aufzuweisen. Der Hundertsatz ist also
recht unbedeutend, weniger als 8 %; und davon fällt noch nicht die Hälfte auf das Pseudomucinblastom.

Man ist fast versucht zu sagen, daß die Häufigkeit des Zusammenvorkommens
dieser Blastomformen sich kaum viel über den Zufall erhebt, ohne daß die Fälle andererseits gerade besonderen Seltenheitswert hätten.

Die noch weiterreichende Annahme von Kroemer, daß Teratome sehr häufig mit
Corpus-luteum-Cysten vereint auftreten und sogar mit solchen zu einem einheitlichen

Hohlraum verschmelzen können, hat bereits Miller als Fehldeutung hingestellt. Kroemer hat offenbar Teile der Wand oder benachbarte Hohlräume, die mit Granulationsgewebe, bzw. mit Pseudoxanthomzellen ausgekleidet waren, für Luteincysten gehalten. Ich kann mich dieser Richtigstellung nur anschließen. Auch im Fall 1 Schottlaender (1906), den Miller gelten läßt, ist nicht eine Lutein- sondern eine Pseudoxanthomzellschichte vorhanden.

Besonders schwierig wird eine Entscheidung dadurch, daß Teile des Teratoms selbst, Abkömmlinge des Ektoderms etwa in Gestalt von einfachen Dermacysten, Syringomen,

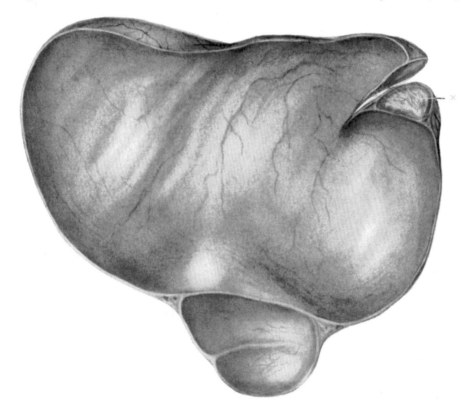

Abb. 333. Präparat Abb. 332 aufgeschnitten. Teratom (×).

Schweißdrüsencysten, oder in Form von cystischen Gebilden des Zentralnervensystems (nach Art eines Hydrocephalus; die ganze Cyste ist von Glia ausgekleidet, wie bei Falkner), sowie Abkömmlinge des Entoderms, aus Darm-, bzw. Trachealanlagen entstehende Cysten mitunter recht ansehnliche Größe erreichen können. Ja sogar Enterokystome, die man auf einen Ductus omphaloentericus zurückgeführt hat (Kaboth), sind in Erwägung gezogen worden. Einseitiger Riesenwuchs solcher Abschnitte kann uns bei der so auffälligen Proportionslosigkeit im Wachstum der einzelnen Teile des Teratoms gar nicht wundern. Jedenfalls müssen diese Fragen berücksichtigt werden, wenn man Geschwulstkombinationen annehmen will.

Ganz unübersichtlich werden die Verhältnisse dann, wenn eine Krebsgeschwulst in dem teratomhaltigen Eierstock zur Entwicklung kommt. Solche Fälle sind viel seltener beschrieben worden, als Kombination mit gutartigen Geschwülsten. O. Frankl schätzt die bis 1920 beschriebenen Fälle auf etwa 60. Die Mehrzahl betrifft jedoch Krebse, die vom Dermoid selbst ausgehen. Diese sollen im nächsten Abschnitt besprochen werden. Für Krebse (bzw. auch Sarkome) die nachweislich außerhalb des Teratoms im Eierstock selbst primär entstanden sind und auf das Teratom zerstörend übergegriffen haben, sind mir seit den älteren, bereits von Kroemer angeführten Fällen keine neuen Beobachtungen bekannt geworden. Auch die alten Fälle sind vielleicht nicht ganz eindeutig

Die Seltenheit solcher Beobachtungen mag vielleicht so zu erklären sein, daß ausgedehntere Krebse das Teratom ganz vernichten. Vielleicht ist es aber noch näherliegend, anzunehmen, daß die Fälle deshalb nicht mitgeteilt worden sind, weil die Untersuchung kein klares Bild ergeben hat. Auch sind die Fälle meist inoperabel und verlieren dadurch für viele Ärzte an unmittelbarem Interesse, wozu der Umstand leider noch beiträgt, daß so oft die Obduktion nicht ausgeführt werden kann.

Bösartige Blastome im Teratom.

Mitteilungen über Krebsbildung im cystischen Teratom kommen öfter vor. Ludwig hat 1905 bereits 19 Fälle zusammengestellt, Bab 1918 37 Fälle, O. Frankl schätzte die Zahl im Jahre 1920 auf 60. Seine eigene Mitteilung betrifft eine mannskopfgroße Geschwulst mit drei getrennten Teratomen, von welchen das mittlere krebsig war. Es war dies innerhalb von 12 Jahren der erste zur Beobachtung gekommene Fall; und zwar war es ein vielfach nekrotisches, solides Carcinom mit beginnender Verhornung, vielfach lymphatisch vordringend.

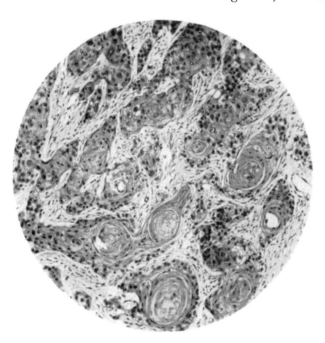

Abb. 334. Plattenepithelcarcinom im Teratom.
(Fall Boxer). (Vergr. 80 mal.)

Frankl bespricht bei dieser Gelegenheit die Möglichkeiten einer Krebserkrankung im Teratom. Ein Krebs, der im Teratom selbst primär entsteht, kann gleich alt sein (Anlage, Keim) oder jünger (sekundär), er kann vom Zapfen oder vom Balg ausgehen, oder er kann vom Ovarialrest ausgehen, oder schließlich auch metastatisch im Teratom sich festsetzen (von einem anderen Organ aus). Für letztere Möglichkeit hat Frankl keine Beweise im Schrifttum auffinden können.

In unserem gesamten Material finden sich drei Fälle (1372, 1486 alt; 1068), die hier anzuführen sind. Den dritten Fall hat Boxer beschrieben (Abb. 334). Bei der 35jährigen Frau (1903) war ein vereitertes, stark verwachsenes Teratom operiert worden. Kultur steril. Die Frau ist der andauernden Jauchung nach 4 Monaten erlegen; in Mesenterialdrüsen fand sich bei der Obduktion Plattenepithelkrebs. Bei der 29jährigen Frau (1904) konnte die kindskopfgroße verwachsene Geschwulst nur unvollständig entfernt werden.

Das knochenhaltige Teratom wies ebenfalls ein Plattenepithelcarcinom auf. Beide Diagnosen hat Landsteiner bestätigt. Leider sind die Präparate nicht mehr vorhanden.

Die weitaus überwiegende Mehrzahl der beschriebenen Fälle betrifft Plattenepithel-krebse, Nur Yamagiwa und Bab haben drüsige Krebsformen beschrieben, die vielleicht von der Mamma(?), von Teilen des Entoderms, von Speicheldrüsen u. ä. ausgegangen sein mögen.

In Anbetracht des Fehlens von Nachrichten über metastatische Erkrankung im Teratom erscheint mir eine von unseren Beobachtungen bemerkenswert. Eine 37jährige Frau (21 755), die vor einigen Jahren wegen eines Brustdrüsenkrebses operiert worden war, kommt mit Allgemeinbeschwerden und Schmerzen im Leib. Sie macht einen ausgesprochen kranken, aber nicht kachektischen Eindruck. Rechts apfelgroße, links kleine Eierstocksgeschwulst. Operation. Es findet sich links die ganze Marksubstanz des Eierstockes von lymphatischen Krebsnestern durchsetzt (Abb. 335); rechts ein cystisches Teratom mit flachem Zapfen, einem Zahn; so weit untersucht, weder makroskopisch noch mikroskopisch Krebs nachzuweisen. Die Frau hat sich nach der Operation nicht recht erholen können; nach 2 Monaten sind leichte Sprachstörungen aufgetreten, weitere 4 Wochen später Tod. Sektion ergibt zahlreiche Metastasen in der Leber, bis orangegroße Metastasen in den Lungen, und, als besonders seltenen Befund, eine hochgradige Pachymeningitis carcinomatosa. Es ist vielleicht Zufall, vielleicht aber doch mehr dahinter zu sehen, daß neben der schwersten sicher metastatischen Carcinomatose des linken Eierstockes der rechte, das Teratom tragende Eierstock frei vom Krebs geblieben ist.

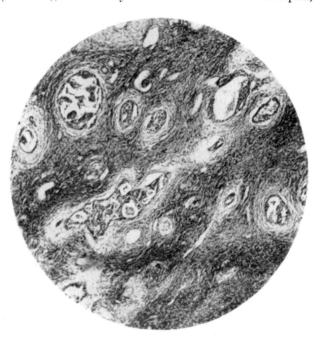

Abb. 335. Carcinommetastase im Eierstock. Auf der anderen Seite Teratom. (Vergr. 70 mal.)

In dem schon von Kroemer angeführten Fall Seeger waren die beidseitigen Teratome gleichzeitig krebsig geworden.

Noch viel unklarer ist die Stellung der Sarkome in Tera-tomen. Kroemer führt einige ältere Fälle, sowie eine eigene Beobachtung als Belege dafür an, daß Ovarialsarkome auf das Teratom übergreifen. Sein eigener Fall ist als Rundzellsarkom bezeichnet, dürfte also heute wohl als Krebs aufzufassen sein; ebenso die mit Teratom vergesellschafteten Endotheliome (Flaischlen, Eckhardt, Pomorski). Für die richtigen Sarkome ist aber diese Deutung immerhin fraglich. So hat F. Müller (1907) in einem Sarkom als einzigen Überrest des Teratoms Dickdarm gefunden. Nur unter der Voraussetzung, daß dieser „Dickdarm" nicht ein Rest eines Adenofibroms oder eines Pseudomucinblastoms ist, wird man diese Deutung gelten lassen können. Abbildungen sind meines Wissens nie mitgeteilt worden. In einem Fall, den bereits Preissecker kurz mitgeteilt hat, haben wir mitten in dem in den Eileiter breit einwachsenden, sehr zellreichen „Spindelzellsarkom" mehrere Knorpel-inseln nachweisen können (vgl. S. 201). Ob der Knorpel ein Produkt der Geschwulst oder ein Überrest eines sonst ganz zerstörten Teratoms ist, war damals nicht zu entscheiden. Jedenfalls hat der Verlauf uns von der Bösartigkeit der Geschwulst sehr bald überzeugt.

Die Geschwulst erinnert in mancher Hinsicht, auch in dem Vorkommen von Riesenkernen und Riesenzellen an den Fall, den Ph. Jung als Enchondrom des Eierstockes be-

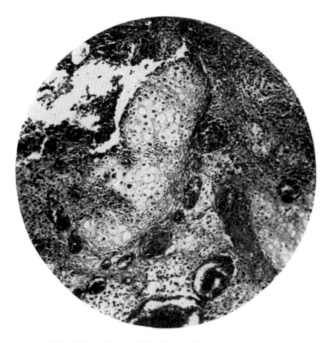

Abb. 336. „Knorpel"stelle im Teratom (Sarkom?). (Fall Preissecker.) (Vergr. 70 mal.)

schrieben hat. Sein Fall ist ebenso wie ein älterer, wahrscheinlich auch hieher gehöriger von Reiss (1882) und wie der von Emanuel als ähnlich bezeichneter wohl auch jetzt noch in seiner Stellung strittig. Ein Teratom, an das Emanuel und R. Meyer gedacht haben, lehnt Jung mit der gewiß nicht schlechten Begründung ab, daß das alleinige Erhaltenbleiben von mesodermalem Gewebe stutzig machen müsse. Jung selbst war anfangs unschlüssig, ob ein Sarkom anzunehmen sei, und ich darf anfügen, daß auch ich lange geschwankt habe, ob ich den Fall als Sarkom oder als ein sehr kleinzelliges, unreifes, zum Teil spindelzelliges Carcinom ansprechen soll. Damals habe

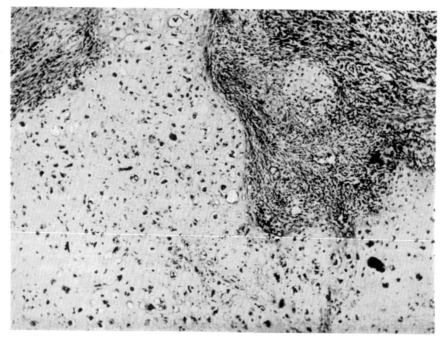

Abb. 337. Andere Stelle des Chondrosarkoms (?). (Fall Preissecker.) (Vergr. 70 mal.)

ich mich für ein Spindelzellensarkom entschieden. Leider ist der Fixierungszustand des Präparates nicht der beste. Zahlreiche neue Färbungen mit allen verfügbaren Methoden haben deshalb auch nicht gerade volle Entscheidung bringen können. Gitterfasern,

Bindegewebsfibrillen sind an vielen Stellen vorhanden, aber nach neueren Untersuchungen finden sie sich auch in epithelialen Gebilden, im Gelbkörper des Eierstockes, im Epithelkörperchen (Koritschoner), auch in echten Krebsen sind sie nachgewiesen (Magnus Cohn), so daß Cohn bei Anwendung dieser Färbungen eine Entscheidung, ob Krebs oder Sarkom, in einer unausgereiften Geschwulst — und eine solche liegt hier vor — für unmöglich hält. Mir erscheint jetzt die Auffassung als die wahrscheinlichste, daß es sich in unserem Falle (und dasselbe nehme ich für den Fall Jung an) weder um ein Sarkom, noch überhaupt um echten Knorpel handelt.

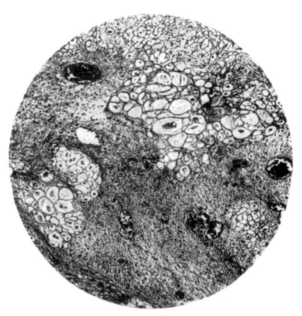

Abb. 338. Maresch-Bielschowsky-Färbung einer Stelle Präparat Abb. 336, 337. (Fall Preissecker.) (Vergr. 70 mal.)

Ganz auffallend sind die „Knorpel"abschnitte (Abb. 336—340). Die Intercellularsubstanz ist meist sehr schmal, zum Teil mit Schichtung, ohne Fasern; die Zellen sind ganz auffallend gebläht, weisen zarte Schaumstrukturen auf und sehr scharfe Zellgrenzen; stellenweise verschwindet die Intercellularsubstanz überhaupt ganz. Viele Zellkerne sind zugrunde gegangen, was für Knorpel als charakteristisch gilt. Der ganze „Knorpel" sieht jedoch höchst ungewöhnlich aus. J. Schaffer spricht die Bilder als zellknorpelähnlich an; er kennt solchen Knorpel bei Zyklostomen, oder im Ohrknorpel der Maus (wo jedoch als besonderes Merkmal noch Fett vorhanden ist, das hier fehlt), aber überhaupt nicht beim Menschen. Dieses Urteil unseres besten Kenners der Histologie schließt meiner Ansicht nach die Annahme eines durch die Geschwulst überwucherten Teratoms, die Preissecker als die wahrscheinlichere vertreten hat, mit aller Sicherheit aus. Selbst eine knorpelähnliche Konsistenz

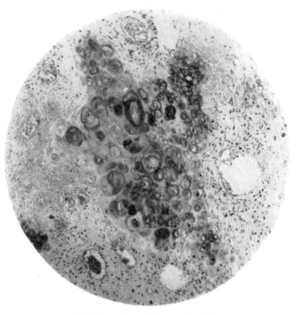

Abb. 339. Thionin-Formalinfärbung. Präparat wie Abb. 336–338. (Vergr. 70 mal.)

im frischen Zustand, die ich natürlich nicht mehr prüfen kann, könnte nichts dafür beweisen. In einem Teratom müßte unbedingt normaler menschlicher Knorpel vorhanden sein.

Alles drängt sich für mich zu der Überzeugung zusammen, daß hier ein sehr kleinzelliger, vielfach spindelzelliger Krebs vorliegt, in welchem durch Ausscheidung hyaliner

Massen zwischen Zellen bestimmter Gruppen, die selbst durch Blähung, feinste Schaumstrukturen, kleinste Tropfen (oder Krystalle?) Besonderheiten aufweisen, Knorpelstrukturen
nachgeahmt, vorgetäuscht werden. Auch finden sich ähnlich gefärbte Inseln, in
welchen Zellkerne ganz fehlen, Scheidewände aber noch aufscheinen, so daß man den
Eindruck gewinnt, in Auflösung, Verflüssigung befindliche „knorpelähnliche" Zellinseln
vor sich zu haben. Stellenweise sind in der Geschwulst selbst Riesenkerne, selbst kleinere
syncytiale Bildungen vorhanden, wie so oft in solchen Krebsen. Stellenweise herrscht
allerdings in der übrigen Geschwulst fast fasciculärer Bau vor; aber auch das sehen wir bei
manchen (sarkomatoiden) Krebsen. Will man unvoreingenommen bleiben, so wird man
sich mit der allgemeinen Bezeichnung Cytoblastoma malignum begnügen; ich bin aber
sehr geneigt, eine eigene Art von cylindromartigen Krebsen darin zu erblicken.

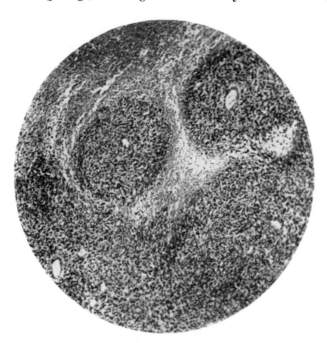

Abb. 340. Sarkomatöse Stelle des Präparates Abb. 336—339.
(Fall Preissecker.) (Vergr. 70 mal.)

Auch den älteren, von E. Reis
beschriebenen, von C. Schroeder
operierten Fall kann ich hier einreihen. Es war dies vielleicht die
größte Geschwulst dieser Art (2 kg),
von zahlreichen „Knorpelinseln"
durchsetzt. An einer Stelle ist sogar
Knochen gefunden worden. Nach
drei Monaten Tod an Rezidiv. In dieser zweiten Geschwulst hat C. Ruge
nur Krebs gefunden. Gerade dieser
Wechsel im histologischen Bild hat
Pfannenstiel veranlaßt an ein drei-
keimblättriges Teratom zu denken.
Ich sehe aber darin einen Hinweis
auf die wahre Natur der ersten
Geschwulst. Die von mir genügend
betonten Schwierigkeiten in der
Scheidung der kleinzelligen, oft sogar bündelartig aufgebauten Krebse

von Sarkomen [1] machen es sicher nicht leicht, in bestimmter Weise Stellung zu nehmen.
Ich persönlich glaube lieber an eine Fehldiagnose bei der Beurteilung der ersten Geschwulst. Dasselbe dürfte von dem älteren Falle von Kiwisch v. Rotterau und von
dem Myxochondrosarkom eines 2½jährigen Kindes von Gibb (1903) anzunehmen sein.
    Schließlich kann man vielleicht auch den von Glockner (1905, Fall 44) beschriebenen
Fall einer 52jährigen Frau, der in der Hauptsache heute sicher als Granulosazelltumor
aufzufassen ist, wegen der von Glockner als myxomatös bezeichneten Zellinsel (Tafel VII,
Fig. 13), die stark an unsere Knorpelinseln erinnert, hier anführen; ebenso wohl auch
Goldbergs 21jährige, seit 3 Jahren amenorrhoische Kranke mit Bartwuchs und tiefer
Stimme, die 4 Monate nach der Operation im Anschluß an eine Probelaparotomie dem Rezi-
div erlegen ist. Die kindskopfgroße Geschwulst war sehr schwer verwachsen. Bemerkens-

---

[1] Ich verweise auf einen Fall von H. O. Neumann (Arch. Gynäk. **130**), den ich am ehesten als kleinzelligen Krebs ansprechen möchte; sechs Sachkenner haben über ihn ganz verschieden geurteilt.

werterweise sind Knorpelinseln nur in der ersten Geschwulst gefunden worden, nicht in den Stücken aus dem Rezidiv. Die Geschwulst hatte im übrigen genau dasselbe dichte, spindelzellige Stroma wie in unserem Falle.

In der normalen Histologie wird heute schon viel von verschiedenen Differenzierungsrichtungen der Gewebe gesprochen; es werden knorpelähnliche Bilder in der Chorda, im Mesenchym, auch im Epithel (V. Patzelt, Z. mikrosk.-anat. Forschg 3, 109 (1925), im Epithel des weichen Gaumens einer 26 Wochen alten Frucht) festgestellt. Wenn normales Epithel das kann, so darf man es auch vom Krebsepithel erwarten.

Fast wie eine nachträgliche Bestätigung dieser meiner Auffassung erscheint mir die folgende seither gemachte Beobachtung: Bei der 53jährigen Frau (24 523), die erst seit 5 Wochen Beschwerden hatte, ergab die Operation das Netz und das ganze Bauchfell von Knoten durchsetzt (1910 ex 1929). Trotzdem wurden die Genitalorgane entfernt. Die Frau hatte bei der Entlassung beidseits Pleuritis (Metastasen, links mit Flüssigkeitserguß). Bestrahlung wurde nach 3 Monaten wiederholt; bald darauf ist die Frau gestorben.

Beidseits an Stelle der Eierstöcke knollige, gut apfelgroße Geschwülste, solid; stellenweise ragten Papillenhaufen heraus. Das Mikroskop zeigte auch im übrigen vielfach papillären Bau, darunter breite Papillen mit schönen intraepithelialen Drüsen und Cystchen und andere mit intrapapillären Cystchen. Ergänzt wird dieses polymorphe Bild durch breite Abschnitte, deren Bau weitgehend an das Follikulom erinnert. Kleinste Cystchen, Hohlräume, von radiär gestellten Zellen umsäumt, etwas größer als Primordialfollikel. Ich habe den Fall als bösartigen Granulosazelltumor angesprochen. Mitten zwischen diesen Bildungen finden sich dieselben Knorpelinseln mit Perichondrium wie im obigen Fall. Der Versuch mit Pepsinverdauung im Schnitt ist leider nicht ganz gelungen, da noch Intercellularsubstanz und Zellgrenzen im Knorpel erhalten blieben; trotzdem, und obwohl die optische Prüfung mit Nicols auf Doppelbrechung ein zweifelhaftes Ergebnis hatte, zweifle ich nicht daran, daß die Inseln dem richtigen Knorpel gleichwertig sind. Für mich ist damit der Nachweis erbracht, daß die sog. Granulosazellgeschwulst knorpelartige Gebilde zu liefern imstande ist.

Eine andere Art von Kontrolle hat das fast erwartete Ergebnis gebracht: Der Verdauungsversuch im Schnitt mit Trypsin. Bei der Trypsinverdauung bleibt das ganze Bindegewebe erhalten; in unseren Knorpelfeldern war nun nach Trypsineinwirkung alles verschwunden; die von Bindegewebe eingerahmte Lücke war vollständig leer, bis auf spärliche Fasern, die noch vom Rande her ein kurzes Stück zwischen die Zellen gereicht haben. Ich sehe darin einen Beweis für den epithelialen Bau des Gebildes.

Vergleichsweise sei an die Adenocarcinome oder „Adenosarkome" der Niere erinnert. J. Feldmann hat auch ein retroperitoneal in der Lendengegend liegendes Blastom als adeno-carcino-chondro-fibrosarkomatös beschrieben [Zbl. Path. 38, 321 (1929)].

Bilder, die in etwas an Knorpel erinnern, gewissermaßen Ansätze zu solchem, haben wir in einem teils papillären, teils drüsigen, teils aber auch ausgesprochen desmoplastisch wachsenden Krebs des Eierstockes (13 450) gefunden.

Die Struma ovarii und das teratogene Chorionepitheliom.

In Blastomen des Eierstockes, die makroskopisch manchmal an Pseudomucinblastome erinnern, vielkammerig, dabei vielfach kleinkammerig sind, deckt das Mikroskop gelegentlich ein Gewebe auf, welches seit der ersten Deutung durch L. Pick ziemlich allgemein als Schilddrüsengewebe angesprochen wird. Pick hat zugleich die Meinung ausgesprochen,

daß es sich um einseitig, d. h. nur in bezug auf das Schilddrüsengewebe zur Entwicklung
gekommene Teratome handle. In Einzelfällen haben sich auch andere Gewebe nachweisen
lassen; so hat Glockner Knorpel, Polano thymusartiges Gewebe, Kretschmar Knochen
gesehen. Auch der Befund eines kleinen Teratoms im anderen Eierstock ist als Stütze dieser
Auffassung herangezogen worden (Thaler). Doch sind solche Befunde entschieden in
der Minderzahl, auch sind es nur mesodermale Gewebe gewesen. Das Vorkommen von
Schilddrüsengewebe in richtigen Teratomen kann jedenfalls vorerst noch nicht als Stütze
verwendet werden, solange über die Frage, ob es einseitig entwickelte Teratome gibt, nicht
grundsätzlich entschieden ist.

Die Stützen für solche Auffassung sind jedoch schwach.

Bisher ist stets der berühmte Zahn von Saxer als Stütze angeführt worden. Er liegt
in einer glattwandigen Höhle des Eierstockes. Saxer beschreibt ausdrücklich als Auskleidung dieser Höhle ein dünnes, mehrschichtiges Epithel, aus platten Zellen zusammengesetzt. Außerdem spricht er von weiten Lymphräumen, welche den ganzen Sack in 1 mm
breiter Schicht umgeben. Es sind dies offenbar die bei Teratomen bekannten Lymphgefäßveränderungen; sie lassen den Schluß zu, daß noch weitere fettliefernde Gewebe, Talgdrüsen vorhanden sind, ähnlich wie in dem kleinen Teratom von Flaischlen. Das Märchen vom „isolierten Zahn im Eierstock" ist also nicht aufrecht zu erhalten. Weiter gilt
eine Knorpelinsel, die Halban (1903) in einem Affeneierstock gefunden hat, als Beleg für
einseitig entwickeltes Teratom. Nach dem, was heute über Knorpelbildung bekannt ist,
muß auch dieser nicht ausführlich beschriebene Befund als Stütze abgelehnt werden. Die
„isolierte Augenlinse" von R. Meyer ist von ihm selbst später als einfaches „Cholesteatom"
aufgeklärt worden. Über das sog. Cholesteatom habe ich mich oben bereits ausgesprochen;
wo kein anderes Gewebe daneben vorkommt, besteht gar kein Zwang zur Annahme eines
teratogenen Cholesteatoms; es kann sich um ein Erzeugnis des Peritonealepithels handeln.

Wir hätten also nur das primäre, teratogene Chorionepitheliom ins Auge zu
fassen. Als solches hat ebenfalls L. Pick zuerst die Geschwulst eines 9jährigen Mädchens
angesprochen, in welcher neben den chorioepithelialen Wucherungen auch ento-, meso-
und ektodermale Bestandteile zu finden waren. Ich würde die Geschwulst heute als
Teratoblastom mit krebsiger Wucherung auffassen, in der syncytiale Bildungen sehr leicht
zustande kommen. Die Deutung von Pick ist von allen Kritikern (Riesel, Schmaus,
R. Meyer, Lubarsch, Sternberg, Borst u. a.) einhellig abgelehnt worden, wenn
auch mit der Einschränkung, daß vielleicht in Zukunft einmal ein Fall einer reinen,
ausschließlich aus Chorionepithel bestehenden und nicht anders denn als teratogen auf-
zufassenden Geschwulst beschrieben werden wird.

Neuerdings hat Ernst Freund ein teratogenes Chorionepitheliom des Eierstockes
beschrieben. Die Geschwulst fand sich bei einem 7jährigen Mädchen, das unter Erscheinungen einer Wurmfortsatzentzündung, dann an einer Angina erkrankt war. Nach Abheilung derselben Kollaps, innere Blutung. Der Bauchschnitt ergab eine hühnereigroße
Geschwulst des Eierstockes als Quelle der Blutung; darin ein Teratom mit Cysten, Entoderm, Glia und daneben ein Chorionepitheliom, aus Langhanszellen und Syncytium
bestehend. Auffallend viel Mitosen in den Langhanszellen. Freund rechnet den Fall
von Sjövall (solides Teratom, keine Langhanszellen, nur Syncytium) nicht zu den teratogenen Chorionepitheliomen, denkt aber dran, daß der von A. Seitz als primäres Chorion-

epitheliom gedeutete Fall, zwei Monate nach einer Geburt beobachtet, hierher gehöre, und auch der Fall von Riesel (1914).

Es ist zuzugeben, daß das histologische Bild dazu verleitet, den Namen Chorionepitheliom zu gebrauchen. Es kann sich jedoch hier ebenso wie in dem Falle von Polano (Ovotestis; nachträglich als Chorionepitheliom angesprochen) um einen Krebs mit reichlich syncytialen Bildungen gehandelt haben. Gerade im Eierstock, wo echte primäre und metastatische Chorionepitheliome beschrieben sind, sollte man den Namen so lange nicht

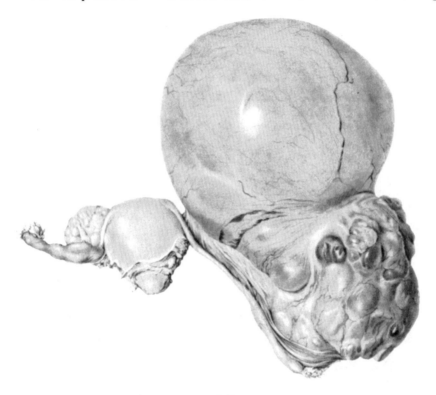

Abb. 341. Struma ovarii (Fall Novak). (Vergr. ²/₃.)

gebrauchen, als der Nachweis von Chorion im Teratom aussteht. Um so weniger ist es zu rechtfertigen, eine Geschwulst, die an Chorionepitheliom erinnert, und neben welcher gar keine Teratombestandteile aufzufinden sind, bloß wegen ihres Baues als teratogenes Chorionepitheliom anzusprechen. Selbst etwaiger Nachweis von Hormon, also sog. positive Schwangerschaftsreaktion im Harn, wie er für das echte Chorionepitheliom erbracht ist, (Aschheim u. a.) würde nichts beweisen, zumal Aschheim selbst (1930) bei einem bösartigen (nicht chorioepithelialen) Hodentumor und Zondek bei Krebsen die Reaktion positiv gefunden haben.

Derselbe Standpunkt muß auch gegenüber den chorioepithelialen Blastomen des Hodens geltend gemacht werden.

Mathias hat über ein solches Blastom bei einem 35jährigen Mann berichtet, das ein halbes Jahr nach der Operation zu tödlicher Verblutung aus retroperitonealen Lymphknotenmetastasen geführt hat, also besonders gefäßreich war. Ich greife den Fall heraus, weil Colostrum in der Brustdrüse und eine „Schwangerschaftsveränderung" der Hypophyse, sowie adenomartige Wucherung in der Prostata nachgewiesen worden ist. Auch hat Fels die Hypophyse, trotz starker Vermehrung der Ausscheidung von Vorderlappenhormon im Harn, im Mäuseversuch ebenso hormonal unwirksam gefunden wie sonst Hypophysen von schwangeren Frauen, während Prostata, Samenblasen, Brustdrüse und Bauchmetastasen wirksam waren. Der Fall zeigt nur, daß diese Blastome ähnliche Inkrete

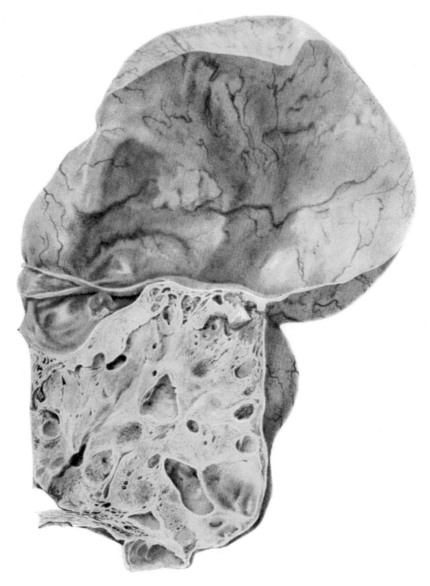

Abb. 342. Struma ovarii (wie Abb. 341) aufgeschnitten. (Natürl. Größe.)

bilden, wie sie bei Schwangerschaft vorkommen; er beweist jedoch nichts für die Abstammung der Zellen aus Chorionepithel (Heidrich, Fels und Mathias).

Damit fallen eigentlich alle Stützen für Picks Auffassung der Struma ovarii; es gibt sonst kein einseitig entwickeltes Teratom.

Die Annahme ist übrigens nicht unbestritten geblieben. Bell hat seinen Fall als kolloid degeneriertes Kystadenom gedeutet. Bauer (unter Leitung Kaufmanns) hat den geringen Jodgehalt (in 16,215 g Asche nur 0,225 mg Jod nach R. Meyer, während die Schilddrüse das 21fache davon besitzt, nämlich 0,3—0,9 mg in 1 g Trockensubstanz;

Neu hat 0,2 mg gefunden in 1 g Trockensubstanz, Moench, Bauer, Kretschmar, Kovacs gar keines) bemängelt und den Nachweis zu führen versucht, daß die Geschwulst vom Oberflächenepithel des Eierstockes ausgeht. Wenn auch dieser Nachweis nicht überzeugend ist, so muß ich doch betonen, daß die Begründung der Teratomgenese ebenfalls nichts weniger als überzeugend ist. Da nun andere Möglichkeiten (embryonale Verlagerung eines Schilddrüsenkeimes selbst, oder Metastasen von Blastomen der Schilddrüse) wohl nicht in Betracht kommen, bleibt meiner Ansicht nach nur der eine Ausweg, die Blastome ebenso vom Oberflächenepithel des Eierstockes oder von angeborenen Epithelinseln bzw. geradezu aus dem Stroma abzuleiten, wie das Pseudomucinblastom oder die Krebse mit dem Unterschied, daß wir in diesen Zellen andere Restpotenzen an-

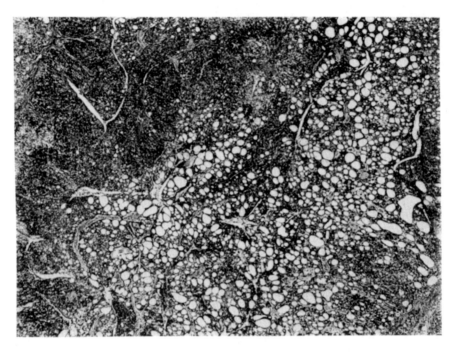

Abb. 343. Struma ovarii. (Vergr. 20 mal.)

nehmen müssen, die sich durchsetzen, hier also solche, die derbes Kolloid und überhaupt schilddrüsenähnliches Gewebe bilden.

Fälle, in welchen der eine Eierstock die „Struma", der andere ein cystisches Teratom beherbergt, beweisen gar nichts gegen diese Deutung (z. B. Batisweiler), da ja Kombinationen dieser Art mit Pseudomucinblastomen, Adenofibromen, Granulosazelltumoren (Frankl) usw. genügend bekannt sind. Die Fälle bedeuten eben auch nicht mehr als eine von diesen Kombinationen.

Der makroskopische Befund ist nicht sehr auffallend. Knollige, vielkammerige Geschwülste sind es, die in einer ganzen Anzahl von Fällen von viel Ascites begleitet waren (Kretschmar, Ulesco-Stroganowa, Thaler u. a.), faustgroß bis kopfgroß. Den in Abb. 341 und 342 wiedergegebenen Fall (36jährige, steril verheiratet) danke ich Herrn Prof. J. Novak. Der Durchschnitt zeigt ein auffälliges Bild. Die Hohlräume sind meist (nicht immer) von einer festen, jedenfalls nicht sofort an der Schnittfläche abfließenden, zähen kolloidalen Masse von gelbbräunlicher Farbe erfüllt. Bei größeren Cysten wird der Inhalt dünnflüssiger, fadenziehend. Aber auch dann erinnert sein Aussehen ein wenig an Tischlerleim.

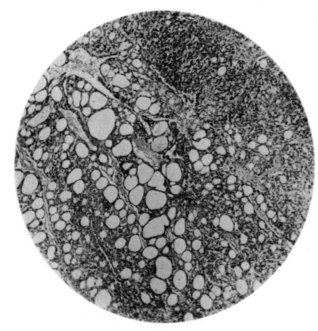

Abb. 344. Struma ovarii. (Vergr. 80 mal.)

Das histologische Bild ist so einheitlich, daß man es jederzeit wieder erkennen kann. Verschieden große Alveolen bis zu ganz winzigen herab, alle mit demselben niederen bis ganz flachen Epithel ausgekleidet, das sehr kleine dunkle Kerne und kaum Zellgrenzen aufweist. Gar nicht selten sind recht große Cysten vorhanden, mit demselben Epithel versehen. Sie würden an sich der Erkennung sicher Schwierigkeiten machen. Aber in der Wand findet man dann stets noch Gruppen von kleinen und kleinsten Cystchen und selbst solide, noch unentwickelte Sprossen und Trabekel aus demselben Epithel (Abb. 343—348). Epithellose Räume findet man auch. Der Inhalt solcher Hohlräume, homogen, eosingefärbt, gibt dieselben Farbreaktionen wie das Kolloid der Schilddrüse (Kovacs, Haggag, Moench), was jedoch durchaus noch kein Beweis für die volle Gleichartigkeit der Zustände sein kann.

Kurz es sind dieselben Bilder, die man in der Schilddrüse, in vielen gutartigen Geschwülsten der Schilddrüse auch finden kann. In den Septen finden sich nur spärlich Gefäße.

In unserem Material habe ich ohne Berücksichtigung der 12 kleineren Strumaknoten in richtigen Teratomen 7 Fälle gefunden, in welchen ich auf Grund solcher Kennzeichen eine reine Struma ovarii annehme

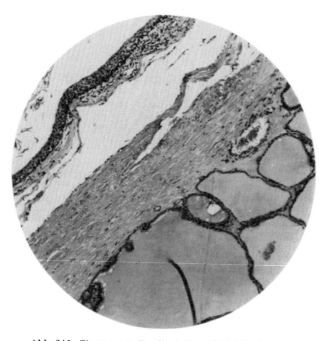

Abb. 345. Struma ovarii mit starker Kolloidbildung. (Vergr. 80 mal.)

$(2,5\,^0/_0$; bei A. Mayer $1,5\,^0/_0)$. 4 Frauen standen im Alter von 41—53 Jahren, dem Alter, in welchen auch sonst meist die Strumen gefunden worden sind. Eine war 31, eine 26, eine 17 Jahre alt. Zwei (mit 17 Jahren und 53 Jahren) hatten nicht geboren; letztere war Virgo. Die Geschwülste waren faust-, kindskopf- bis mannskopfgroß. Stefancsik hat eine nur hirsekorngroße Struma gefunden neben

Hohlräumen mit Platten- und solchen mit zylindrischem Flimmerepithel; sicherlich eines der kleinsten, je beschriebenen Teratome. Es war ein Zufallsbefund bei Myomoperation.

Eine gut erbsengroße Struma hat O. Frankl bei einer 62jährigen Frau gefunden, bei welcher der zweite Eierstock eine Granulosazellgeschwulst trug. Daneben wenig glatte Muskulatur, und eine Gruppe großer, zum Teil in Strängen angeordneter Zellen mit dunklem Protoplasmaleib und großem bläschenförmigen Kern — nicht in Zusammenhang mit der Struma.

Ascites ist bei unseren Fällen zweimal verzeichnet. Einmal war am anderen Eierstock eine ebenfalls mannskopfgroße, infolge von Stieldrehung vollkommen durchblutete, histologisch nicht mehr bestimmbare Geschwulst vorhanden. Alle Frauen sind geheilt entlassen worden.

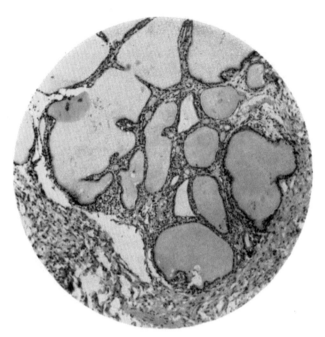

Abb. 346. Struma ovarii. Kolloiderfüllte Drüsenräume. (Vergr. 80 mal.)

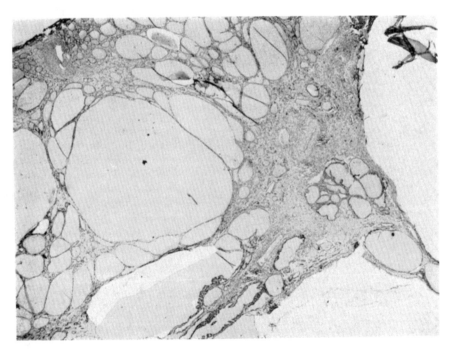

Abb. 347. Struma ovarii im Dermoid. (Vergr. 15 mal.)

In drei Fällen haben wir stellenweise, in einem Falle ausgedehntere papilläre Bildungen gefunden. Da solche auch an Schilddrüsengeschwülsten bekannt sind (Wegelin), und unsere Deutung als Struma ovarii ohnedies nur morphologisch-histologisch zu begründen

ist, darf man solche Fälle wohl auch hier einbeziehen (Abb. 350, 351). In einem Falle von
Morgen war auf der einen Seite ein Teratom mit Struma, auf der anderen Seite eine nur

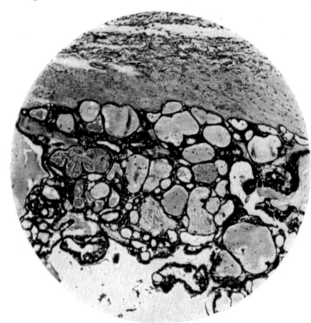

Abb. 348. Struma ovarii. Epithelwucherung.
(Vergr. 70 mal.)

mikroskopisch feststellbare Epidermiscyste (als Überrest des Teratoms) und daneben eine ausgesprochen papilläre Geschwulst. Noch
eigenartiger — teils papillär, teils
diffuses kleinzelliges Carcinom — ist
das Bild in der mannskopfgroßen Geschwulst eines 16jährigen Mädchens,
das Koerner beschreibt und als
krebsige Struma ovarii deutet.

Einen achten Fall (22 426, Geschenk
von Prof. Werner) möchte ich anreihen.

Bei dieser Frau war schon von anderer
Seite die Gebärmutter mit einer Geschwulst
des einen Eierstockes entfernt worden.
Diagnose: Krebs des Eierstockes. Die
zweite Geschwulst ist als inoperabel belassen worden. Jetzt ist auch diese stark
verwachsene Geschwulst unter ziemlich
großen Schwierigkeiten entfernt worden.
Es war eine kindskopfgroße einkammerige
dickwandige Geschwulst mit zerfließendem,
etwas sulzigem, grauweißem Inhalt. An der
Innenwand zahlreiche ganz weiche Knoten
und Höcker. Mikroskopisch teils kleincystischer, teils ausgesprochen papillärer
Bau; das Epithel besteht überall aus
kleinen Zellen, oft ohne scharfe Grenze,
mit kleinen, dunklen Kernen, die meist in
ihrer Stellung Unruhe verraten, ohne Atypie.
An den größeren Papillen ist der Belag
mehrschichtig. An vielen Stellen sehr lebhafte Epithelwucherung, so daß vollkommen solide Alveolen auftreten. Hier sind
die Zellen deutlich größer, es ist Atypie zu
erkennen. Sicherer Krebs. An den Randabschnitten finden sich aber noch mehrfach
Stellen, die das typische Bild der Struma
ovarii aufweisen (Abb. 349).

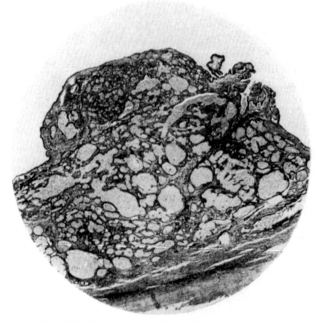

Abb. 349. Carcinoma ovarii, an Struma erinnernd.
(Fall Werner.) (Vergr. 25 mal.)

Bei den Schilddrüsengeschwülsten sind ähnliche Krebsformen bekannt. Nicht unwichtig erscheint
mir die Angabe Wegelins, daß bei
den cystisch-papillären Formen der

Inhalt nicht mehr das halbfeste Kolloid ist, daß er bräunlich oder gelblich, serös, leicht
fadenziehend (wie in dem letzten Fall) oder auch blutig sein kann.

Die bloße morphologische Begründung der Diagnose Struma ovarii konnte nun
dazu auffordern, unter den Blastomen des Eierstockes nach anderen Geschwulstformen

zu suchen, die Ähnlichkeit mit Geschwülsten der Schilddrüse aufweisen, und sie davon abzuleiten bzw. als Teratome zu deuten. Unter den soliden „Krebsformen besonderer Bauart" wäre sicherlich mancher Fall zu finden, der zu Vergleichen (etwa mit dem trabekulären Adenom usw.) Anlaß geben könnte. Man muß davor warnen, da man sonst ins Uferlose käme. Mit Rücksicht auf diese Gefahr möchte ich es absichtlich noch einmal betonen, daß bisher die Begründung der Annahme einer Struma ovarii (der Fälle ohne sonstige Teratombestandteile) noch durchaus unbefriedigend ist.

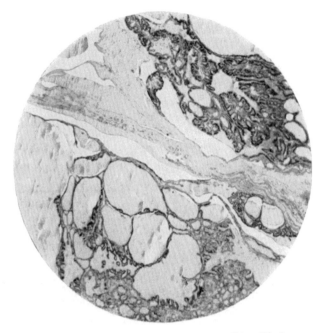

Abb. 350. Struma ovarii mit beginnender papillärer Wucherung. (Vergr. 25 mal.)

Der bereits von Manasse als wünschenswert bezeichnete physiologische Versuch einer Begründung der Diagnose (Kaulquappenfütterung) ist an der Struma ovarii noch nicht gemacht worden. Bei dem niederen Jodgehalt ist es sehr gut möglich, daß er uncharakteristisch schwach ausfällt.

Es sind allerdings auch Versuche gemacht worden, eine Art von physiologisch-klinischer Begründung zu geben. Als solchen Versuch führe ich die Beobachtung von Kovacs an: Zeichen von Basedow bei einer Kolloidstruma im linken Eierstock verschwinden nach der Operation. Auch Moench berichtet ähnliches (1929). Umgekehrt hat Trapl nach der Operation (einige Monate später!) Zeichen von Vergrößerung der Schilddrüse und Symptome eines leichten Hyperthyreoidismus gesehen; die letzteren vorübergehend. Die Beziehungen zur Geschwulst selbst (die anscheinend meist recht wenig oder gar kein Jod enthält, also eher einer

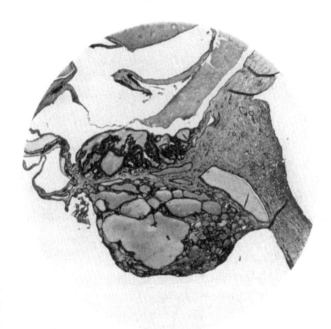

Abb. 351. Struma ovarii. Papillenbildung. (Vergr. 25 mal.)

hyporrhoischen Struma (Breitner) entspricht, mögen ja vielleicht in solcher Weise vorstellbar sein; zu beweisen sind sie aus diesen beiden Beobachtungen gewiß nicht. In unseren Fällen ist nichts ähnliches vermerkt. Mit der Atrophie der Schilddrüse einer

58jährigen, an Herzfehler, Schrumpfniere und Lebercirrhose verstorbenen Frau, wie sie H. Dingels beschreibt, ist wohl auch nicht viel anzufangen.

Eine Geschwulst, die aus „jungem Keimgewebe" besteht, ähnlich wie in Mischgeschwülsten der Niere, aber stellenweise an Struma ovarii erinnert, hat Geisler bei einer 20jährigen Kranken gefunden. Zwei Jahre vorher Schilddrüsenoperation; ½ Jahr später übermäßiger Haar- und Bartwuchs, angeblich seither Vergrößerung der Klitoris; kleine Brüste. Auch dieser Fall dürfte kaum als Beweis für Zusammenhänge gelten können. Eher wäre, so wie in dem Fall von knorpelhaltigem Sarkom Goldbergs, das dieselben Erscheinungen (nebst Stimmveränderung) aufwies, an ein „Carcinom von besonderer Bauart" zu denken.

Das Teratoblastom.

In seltenen Fällen findet man Geschwülste, solid und kleincystisch, gelegentlich auch größere Cysten aufweisend, die früher immer schon als Teratome bezeichnet worden sind und sicherlich der Wunderdinge genug enthalten, um diesen Namen mit Fug und Recht in Anspruch zu nehmen. Der neueren Bezeichnung R. Meyers folgend, bezeichnen wir sie, da ihnen ausgesprochen geschwulstmäßiges Wachstum zuerkannt werden muß, als Teratoblastome.

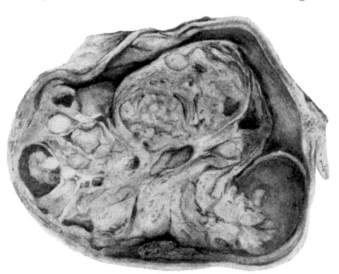

Abb. 352. Teratoblastoma ovarii. Durchschnitt. (Vergr. ⁴/₅).

Die Seltenheit ist genügend gekennzeichnet durch die Angabe von A. Mayer, daß auf 682 Blastome des Eierstockes, bzw. 131 Teratome ein Teratoblastom entfällt. Ich habe unter primären Geschwülsten, bzw. 283 Teratomen auch nur zwei Fälle. Größere Reihen bringen Neuhäuser, Frank und Sjövall. Die Seltenheit mag zum Teil darin begründet sein, daß trotz aller Definitionen die Grenzen gegenüber dem cystischen Teratom nicht ganz scharf zu ziehen sind, was manchen Bearbeiter schon veranlaßt hat, von Kombinationen der beiden Formen zu sprechen (Kroemer, Keitler, Rothe), oder die Grenze überhaupt ganz fallen zu lassen (Schwalb, Hejil).

Makroskopisch zeigen die Geschwülste, die gar nicht selten (bei uns in 2 Fällen) Ascites verursachen, auch stark verwachsen sein können, höckeriges, kleinbuckliges Aussehen von sehr verschiedener Farbe. Die Größe schwankt von apfelgroßen bis zu Riesengeschwülsten (Falk 25 kg), bei Krieger-Lassen 12½ kg).

Auf Durchschnitten erweist sich gewöhnlich ein größerer Abschnitt als mehr-weniger solid, daneben findet sich eine größere Cyste mit serösem Inhalt, in einigen Fällen auch eine solche mit gewöhnlichem Teratombrei und Haaren. Abb. 352 gibt den Durchschnitt durch ein Teratoblastom unserer Sammlung (21122), in welchem der cystische, blutig verfärbten Inhalt aufweisende Hohlraum bei der Operation eröffnet worden war. Stieldrehungserscheinungen sind vorausgegangen. Die Schnittfläche zeigt ein buntes Durcheinander von kleincystischen und soliden Abschnitten, ohne daß mit freiem Auge bestimmte Strukturen erkennbar wären.

Bei der mikroskopischen Untersuchung ist man nun erstaunt, neben Stellen, welche durchaus einem gewöhnlichen Teratom entsprechen, also als koätan bezeichnet werden müssen, Bilder zu finden, die wirklich nur mit embryonalen Geweben vergleichbar sind. Die Trägerin war in meinem Fall 19 Jahre alt. Einer bestimmten Periode des embryonalen Lebens lassen sie sich freilich kaum einordnen; ja eher kann man im Gegenteil sagen, daß die verschiedenen Stellen hinsichtlich des Fortschrittes in der Entwicklung voneinander abstechen. Es ist nicht nur ein räumliches, sondern gewissermaßen auch ein zeitliches Mosaik. Vorwiegend sind das Zentralnervensystem, aber auch die Teile des Respirationsapparates und des Darmes (bzw. des Sinus urogenitalis) in unserem Falle in sehr verschiedenen Entwicklungsstadien zu finden (Sjövall). Außerden fallen besonders Überschußbildungen, die regellos durcheinander liegen, sehr auf; so auf demselben Schnitt mehrfache Durchschnitte durch Gebilde, die an Zentralkanal, an embryonales Rückenmark erinnern usw. Diese lebhafte Proliferation embryonaler Gewebe hat zur Annahme verleitet, darin an sich bereits mindestens eine Tendenz zur Malignität zu erblicken, das ganze als bösartig anzusehen. Dazu kommen die klinischen Erfahrungen, die in einer Anzahl von Fällen schon sehr bald, in wenigen Monaten Rezidive bösester Art kennen gelehrt haben. Pfannenstiel hat seinen Gesamteindruck in die oft wiedergegebenen Worte gefaßt, daß die Teratome (= Teratoblastome) sich zu den Dermoiden so verhalten, wie die Krebse zu den Adenomen, die Sarkome zu den Fibromen. Diese Auffassung mußte aber in der Folge eingeschränkt werden. Eine Dauerheilung nach Operation wird man allerdings noch nicht als Beweis der Gutartigkeit einer Geschwulst gelten lassen dürfen; das wäre vom Standpunkt der Klinik aus sicherlich ein Fehler. Nur allgemeine Eindrücke aus dem mikroskopischen Bilde können es sein, die zur Annahme der Gutartigkeit verführen. Tatsächlich ist solche Auffassung schon mehrfach betont worden (Jung, Rothe u. a.). Auch unser Fall zeigt, wenn man sich einmal an die verwirrenden Bilder aus embryonalem Zentralnervensystem, an die drüsigen Formen, die an Sinus urogenitalis und Prostata erinnern, gewöhnt hat, durchaus nichts Malignes. Trotzdem war nach 5 Monaten neuerdings eine weiche Geschwulst vor der Gebärmutter zu tasten. Das weitere Schicksal des Mädchens ist uns nicht bekannt.

Besonders aufgefallen ist mir das eigenartige Bild, das die vielfachen Quer- und Schrägschnitte durch embryonale Rückenmarksabschnitte bieten; lauter Zentralkanäle mit lebhafter Ependymwucherung. Man denkt dabei vergleichsweise an die Störungen in der embryonalen Entwicklung des Rückenmarks, daran, daß Schuhmacher eine Vervielfachung des Zentralkanals im caudalen Abschnitte als normalen Entwicklungsvorgang auffaßt. Hier könnte es eine besondere Steigerung gerade dieses Vorganges sein in regellosem Neben- und Durcheinander. Einrichtungen im Sinne einer „Überkompensation", einer überschießenden Mehrbildung an Zellen, die weit über den tatsächlichen Bedarf gehen, hat bereits C. Rabl 1904 am Zentralnervensystem als regelmäßige Erscheinung beschrieben.

Es ist bei der geringen Erfahrung, über die der einzelne Untersucher verfügen kann, kaum möglich, ein zuverlässiges Urteil abzugeben. Daher wird es wohl ratsam sein, vorläufig alle Fälle als bösartig hinzustellen und sich auch von einer größeren Zahl von Dauerheilungen durch Operation darin nicht beirren zu lassen. Bisher sollen nur 25—27% der Operierten dauernd geheilt sein. Meist kommt das Rezidiv sehr bald. Dauerheilung über 5 Jahre verzeichnet Neuhäuser unter 35 Fällen 4mal.

Eine Frage für sich ist es, welche Bestandteile des Teratoblastoms bösartig werden. Von vorneherein sind bei dieser Frage Fälle auszuschalten, in welchen nur auf dem Bauchfell und im Netz kleinste Knötchen von Glia gefunden werden, wie bei Neuhäuser. Solche Bilder sind auch beim cystischen Teratom bekannt; sie sind nicht als echte Geschwulstmetastasen aufzufassen, sondern als Folge einer (traumatischen) Ausstreuung von Gliateilchen, die durch Bindegewebsbildung umwachsen werden und mit der Zeit verschwinden.

Die echten Rezidive können denselben Bau aufweisen wie die Hauptgeschwülste (O. Falk u. a.). Die Metastasen in Lymphknoten und an entfernteren Stellen haben aber meist nur einen Gewebsbestandteil. In einem Falle von Sjövall war das Rezidiv als papillärer Zylinderzellkrebs aufgetreten. Es hat den Anschein, als würden vorwiegend entodermale Teile in den Metastasen auftreten, oder Teile des Zentralnervensystems, welche durch die Beteiligung der Glia öfter sarkomatös aussehen, oder auch an Chorionepitheliom erinnern.

Meist sind es junge Menschen, die an Teratoblastomen erkranken. Nach Neuhäuser waren von 33 Frauen 31 jünger als 31 Jahre, 5 sogar jünger als 15 Jahre. Auch unsere Kranke war 19 Jahre alt; nach Kroemer waren von 42 Fällen 7—15jährig. Die Kranke Schautas war 42, die älteste Kranke Sjövalls 35 Jahre alt, die jünste 8 Jahre; als jüngster Fall überhaupt gilt ein 5jähriges Mädchen von Harris.

So gut wie ausnahmslos sind die Geschwülste einseitig. A. Mayer hat sogar bei einer Rezidivoperation (die sich in diesem Falle, ebenso wie bei Björkenheim, im Gegensatz zu anderen Berichten als überraschend einfach erwiesen hat) den zweiten Eierstock normal gefunden. Nur der Fall von Ulesco-Stroganowa und der von O. Falk ist beidseitig. Das Wachstum ist oft sehr schnell, besonders bei gleichzeitiger Schwangerschaft. Eine Beeinflussung der Gebärmutter, ähnlich wie beim Teratom, war in unserem Fall nicht bemerkt worden, wird jedoch gelegentlich angegeben (Kovacs, Polyp). Besonders charakteristische klinische Erscheinungen sind nicht hervorzuheben, abgesehen von dem meist festgestellten raschen Wachstum der Geschwulst und mitunter auftretenden Ascites.

Das Wachstum gilt allgemein als ein besonders rasches. Schauta hat jedoch in seinem Fall angegeben, daß die Geschwulst schon 4 Jahre vor der Operation festgestellt worden war, und daß die Frau in dieser Zwischenzeit sogar eine Geburt durchgemacht hat. Röntgenbestrahlung hat sich in Fällen von Thaler und A. Mayer nicht bewährt.

Ansichten über die Entstehung der Teratome.

Verfolgt man die Geschichte der Entwicklung des Teratombegriffes, so muß man fast staunen über die zögernden Schritte, die kaum eine Richtlinie erkennen lassen. Es war schon ein Fortschritt gewesen, als man das einzige, besser faßbare Gebilde, den Follikel und die Eizelle heranziehen konnte. Das Unbefriedigende dieser Annahme hat die Aberrationstheorie von Herschl, die Achsenstrangtheorie von His aufkommen lassen, die heute beide nur mehr geschichtlichen Wert haben, aber in der Urmundabspaltungstheorie von Budde neuerdings aufgetaucht sind. Ein bemerkenswerter Fortschritt war erzielt mit der Feststellung von Wilms, daß jedes Dermoid Bestandteile aller drei Keimblätter enthält, und mit der Angabe, daß im cystischen Teratom stets eine gewisse Regelmäßigkeit der Anordnung zu finden sei (als z. B. Kopfhaut, darunter Gehirn mit Kapsel,

Hohlräume, Plexus chorioideus, Augenanlagen, Mundbucht mit Zähnen, und gesondert davon an der ventralen Fläche Entoderm usw.). Es war das so aufgebaute Gebilde ein rudimentärer Ovarialparasit, ein „Embryom". Weiter ausgeführt hat die ovulogene Theorie Pfannenstiel.

In der Folgezeit waren jedoch diese Anschauungen nicht zu halten. (Nur Bosaeus verteidigt auf Grund zahlreicher Implantationsversuche die parthenogenetische Auffassung.) Der gewichtigste Einwand gegen die Entstehung aus einer Eizelle war und bleibt der Umstand, daß im Teratom gewisse Gewebe, die eine totipotente Eizelle unbedingt einmal hervorbringen müßte, nie gefunden worden sind. Außer Leber, Niere, Linse, wohl auch Epithelkörper, Hypophyse, ist es vor allem die Keimdrüse (R. Meyer, Heijl u. a.), deren Fehlen auch gegenüber dem formlosesten Akardius geradezu als maßgebend für die Einteilung bezeichnet werden muß. Man ist deshalb auf den Ausweg gekommen, ein Teilstück der Eizelle als Ausgangspunkt anzusehen, eine ausgeschaltete Blastomere (Marchand). Auf die Einzelheiten, wie man sich das vorstellen sollte (Befruchtung einer Polzelle; Sonderbefruchtung einer Blastomere der Morula des mütterlichen Organismus (= der Trägerin) nach Shattock; Sonderentwicklung einer zunächst in der Teilung zurückbleibenden rein somatischen Blastomere nach Bonnet) soll hier nicht weiter eingegangen werden. Jedenfalls hat die letzte Fassung als Marchand-Bonnetsche Theorie heute die meiste Anerkennung gefunden. Aber die Erörterung ist noch immer in lebhaftem Fluß und wird wohl noch nicht so bald stillstehen; das „Wunderding" reizt heute mehr als je zu Untersuchungen und zu Theorien.

Vor allem möchte ich es seit Wilms als einen weiteren Fortschritt der morphologischen Forschung herausstellen, daß sein starres Schema des Aufbaues nicht zu halten ist. Askanazy hat dieses Schema eingeschränkt durch die Erkenntnis, daß Proportionslosigkeit ein hervorstechender, fast gesetzmäßiger Zug aller Teratome ist. Die Gewebe sind zwar alle vorhanden, oder können es sein; sie sind auch alle als ausgewachsen, mit der Trägerin gleichaltrig zu bezeichnen (mit der selbstverständlichen Einschränkung, daß auch mangelhafte Entwicklung einzelner Teile vorkommt, und sogar Entwicklungsausfall); aber ihre Entwicklung läßt gegenseitige Abhängigkeit, gegenseitige Beeinflussung fast durchwegs vermissen.

Aber auch diese beiden „Tatsachen", die dreiblättrige Anlage (Wilms) und die Proportionslosigkeit (Askanazy) müssen sich gewisse Einengungen gefallen lassen. Die erstere Annahme brauchen wir kaum im vollen, ursprünglich gedachten Ausmaß, weil „mesodermales" Gewebe vom ektodermalen und offenbar auch vom entodermalen selbständig gebildet werden kann. Und die Proportionen sind in den seltenen „fetusähnlichen" Teratomen mitunter in auffallend weitgehender Weise gewahrt.

Die wichtigsten Theorien pendeln jedenfalls an der Grenze zwischen Eizelle und den Blastomeren späterer Furchungsstadien herum. Fischel greift darüber hinaus auf Vorstadien der reifen Eizelle, auf Ovogonien und Ovocyten, bzw. erhalten gebliebene Urkeimzellen zurück, Loeb bzw. Goodall wieder auf die Eizelle selbst; Anschauungen, die von Ingier als unhaltbar hingestellt werden.

Ungeklärt ist in der Marchand-Bonnetschen Theorie die wichtige Tatsache, daß die Teratome an Keimdrüsen gebunden sind. Deshalb haben einige Ärzte an sexuelle Blastomeren als Quelle gedacht (Beard, Borst, Novak). Auch diese Annahme ist von

R. Meyer und Ingier abgelehnt worden, vor allem wegen des typischen Fehlens von Geschlechtszellen.

Im Vordergrund dürfte heute die Auffassung von Ingier stehen: in einem frühen Furchungsstadium, wo somatische und sexuelle Blastomeren sich scheiden sollen, kommt es in einer (oder mehreren) der letzteren zur Verzögerung der Scheidung. Die Zelle kommt dennoch als Urgeschlechtszelle auf ihrer Wanderung in die Keimdrüse zu liegen und wird erst hier durch Abspaltung des somatischen Anteils zur reinen Geschlechtszelle. Die abgespaltene somatische Zelle kann nun nicht mehr rechtzeitig in den Bauplan des übrigen Körpers eingeordnet werden und muß, wenn sie nicht zugrunde geht, entsprechend den ihr eigenen Entwicklungskräften etwas Eigenes, Selbständiges ausbilden. Im Rahmen dieses Bildes kann man sich sehr wohl weitgehende Unterschiede in der primären Anlage dieser spät abgespaltenen somatischen Blastomere vorstellen, mit Sjövall so weitgehende, daß einmal ein cystisches Teratom, einmal ein Teratoblastom daraus entsteht.

Beachtung verdient in Zukunft die von R. Meyer aufgeworfene Frage, ob in Teratomen öfter Befunde zu erheben sind, die für halbseitige Entwicklung sprechen. Einige Versuche der Entwicklungsmechanik (Harrison, Wilhelmi) sprechen dafür, daß von einer Körperseite stets ein Reiz zu symmetrischem Wachstum der anderen Seite ausgeht. Die Mehrzahl der Befunde an besser ausgebildeten Teratomen zeigt diese Vorschrift bestätigt. Einige nicht, wie z. B. die Teratome mit einem Arm, einem Finger, die Befunde Steinhoffs von Zähnen, die ausschließlich einer Körperhälfte entsprechen. Es ist Aufgabe der Zukunft zu ergründen, ob in solchen Fällen irgend etwas eine spätere Behinderung des Wachstums der zweiten Seite erklärt.

Ich muß sagen, daß ich die Annahme von Ingier mit der Ergänzung durch Sjövall vorläufig für die beste und auch für eine durchaus befriedigende Erklärung der Entstehung der Teratome halte.

Daneben wird man wohl noch den Nachweis von Askanazy im Auge behalten, daß (bei Ratten) für Transplantationsversuche mit embryonalem Material ältere fetale Stadien besser geeignet sind als jüngere; Stadien also, welche bereits mehr differenzierte Zellen enthalten. Man darf also für die somatischen Blastomeren Ingiers annehmen, daß sie sich ebenso weiter teilen, wie die übrigen Körperzellen, ohne dabei allzuviel von ihrer Differenzierungsfähigkeit einzubüßen, und daß die Teratome erst aus einer späteren Generation dieser Reihe hervorgehen. Es muß erst irgendein uns noch ganz unbekannter Umstand eintreten, welcher die mehr oder weniger vielseitigen Restpotenzen dieser Zellen so frei macht, daß sie sich auswirken können.

Schrifttum.

Aisenstadt, J., Struma. Inaug.-Diss. Gießen 1913. — *Albrecht*, Gynäk. Ges. München **1922**. Zit. bei R. Meyer. — *Askanazy, M.*, Dermoidcysten. Bibliot. med. Abt. C., H. 19. Stuttgart: Naegele 1905 *Arnsperger, H.*, Zur Lehre von den sog. Dermoidcysten des Ovariums. Virchows Arch. **156**, 1 (1899). — *Arzt, L.* Syringome. Frankf. Z. Path. **28**, 507 (1922). — *Aschheim, S.*, Die Schwangerschaftsdiagnose aus dem Harn durch Nachweis von H.V.H. Zbl. Gynäk. **1929**, 15. — Schwangerschaftsreaktion aus dem Harn. Zbl. Gynäk. **1930**, 428. — *Axel, Key*, Hygiea (Stockh.) **26**, 300 (1864). Ref. Schmidts Jb. **127**, 156 (1865). — *Bandler, S.*, Zur Entstehung der Dermoidcysten. Arch. Gynäk. **60**, 377 (1900). — Dermoidcysten des Ovariums, ihre Abkunft vom Wolffschen Körper. Arch. Gynäk. **61**, 277 u. 445 (1900). — *Batisweiler, J.*, Struma ovar. cystica. Orv. Hetil. (ung.) **1925**, Nr 28; Ber. Gynäk. **9**, 266 (1926). Zbl. Gynäk. **1926**, 3108. — *Bauer, E.*, Sogen. Struma ovarii. Z. Geburtsh. **75**, 617 (1914). — *Baumgarten*, Dermoidcyste des Ovariums mit augenähnlichen Bildungen. Virchows Arch. **107**, 525 (1887). — *Beard, J.*, Embryomata. Berl. klin. Wschr. 1903, 695. — *Bell, R. H.*, Thyreoid struct. in ovarian cyste J. Obstetr. 8, 92 (1905). — *Benda, R.*, Intraligamentäre Fettinfiltration bei Dermoidcysten. Z. Geburtsh. 85, 225 (1922). — *Bertone, G.*, Teratom des Ovariums mit Chordagewebe. Ref. Ber. Gynäk. 10, 72 (1926). — *Björken-heim, E.*, Malignant teratoma of the ovary. Acta obstetr. scand. (Stockh.) 10, 163 (1930). — *Boehn-heim, Felix* u. *Franz Heimann*, Zur Klinik der hypophysären Kachexie. Dtsch. med. Wschr. 1930, 1818. — *Böttlin, R.*, Zahnentwicklung in Dermoidcysten. Virchows Arch. 115, 493 (1889). — *Bonnet*, Ätiologie der Embryome. Mschr. Geburtsh. 13, 149 (1901). — *Bosaeus, W.*, Embryom. Akad. Abh. Uppsala 1926. Ref. Zbl. Gynäk. 1928, 254. — *Boxer, S.*, Dermoidcysten, Metastasen. Arch. Gynäk. 92, 360 (1910). Struma ovarii. Zbl. Gynäk. 1911, 31. — *Brühl, H.*, Dermoidale Cystchen und endometroide Bildungen im Eierstock. Z. Geburtsh. 94, 166 (1928). — *Budde, M.*, Entstehung der Fetalinklusionen, Dermoide und Teratome. Mschr. Geburtsh. 74, 276 (1926). — *Burghardt*, Teratom. Arch. Gynäk. 18, 307 (1923). *Chueco, A. de*, Voluminose quiste dermoideo del ovario izquierdo conteniendo un rudimento de maxilar, partes óseas, pelos, materias sebaceas, muflas y dientes, exstirpado por colpotomia anterior. Semaña méd. Buenos-Aires 1922, Sonderdruck. — *Cohn, Magnus*, Morphologische Abgrenzung unreifer Carci-nome und Sarkome. Virchows Arch. 259, 30 (1926). — *Daels, F.*, Ovarialorganome. Arch. Gynäk. 86, 276 (1908). — *Dingels, H.*, Struma ovarii. Inaug.-Diss. Bonn 1912. — *Emanuel, R.*, Ovarialdermoide. Z. Geburtsh. 42, 302 (1900). — *Ewald, K.*, Rezidivierendes und metastasierendes Teratom des Ovars. Wien. klin. Wschr. 1897, Nr 10. — *Falk, O.*, Teratommetastase. Mschr. Geburtsh. 12, (1905). Verh. dtsch. Ges. Gynäk. 1905. 165. — *Falkner, A.*, Ovarialdermoide. Z. Geburtsh. 57, 208 (1906). — *Fischl, Fr.*, Haut und ihre Anhangsgebilde in Ovarialdermoiden. Z. Geburtsh. 87, 561 (1925). — *Flaischlen, N. C.*, Kombiniertes Dermoid des Ovariums. Z. Geburtsh. 6, 126 (1881). — Zur Pathologie des Ovariums. Z. Geburtsh. 7, 434 (1882). — *Fleischmann, C.*, Teratom mit Dissemination. Z. Geburtsh. 56 (1905). — *Flesch, M.*, Verh. physik.-med. Ges. Würzburg 3, 111 (1872). — *Frankl, O.*, Multiple Dermoide der Ovarien. Gynäk. Rdsch. 9, 241 (1915). — Carcinomatöses Ovarialdermoid. Zbl. Gynäk. 1920, 373. — Fett-wanderung bei Dermoiden. Zbl. Gynäk. 1925, 2002. — Struma ovarii bei Granulosazelltumor. Gynäk. Ges. Wien, Nov. 1930. Zbl. Gynäk. 1931, 21. — *Freund, Ernst*, Teratogen. Chorionepitheliom des Ova-riums. Frankf. Z. Path. 38, 313 (1929). — *Geisler*, Ovarialtumor und Virilismus. Zbl. Gynäk. 1928, 1162. *Gentili, A.*, Eierstocksrest bei Dermoidcysten. Arch. Gynäk. 77, 616 (1906). — *Glockner, A.*, Beiträge zur Kenntnis solider Ovarialtumoren. Arch. Gynäk. 75, 49 (1905). — *Goldberg*, Mischgeschwulst des Ovariums (knorpelhaltiges Sarkom). Zbl. Gynäk. 1928, 1162. — *Grosdow, T.*, Dermoid mit Kugeln. Ref. Ber. Gynäk. 10, 150 (1926) — *Habs*, Ovarialdermoid mit Auge und Lid. Münch. med. Wchr. 1900, 1789. — *Haffter, E.*, Über Dermoide. Arch. Heilk. 16, 26 (1875). — *Haggag, Hafis*, Schilddrüsen-struma und Pseudomucinkystom des Eierstockes. Virchows Arch. 264, 686 (1927). — *Halban*, Aussprache zu Peham. Zbl. Gynäk. 1903, 771. — *Heidrich, L., E. Fels* u. *E. Mathias*, Testiculäres Chorionepitheliom mit Gynäkomastie und einigen Schwangerschaftserscheinungen. Bruns' Beitr. klin. Chir. 130, H. 3 (1930). *Heijl, C. F.*, Beitrag zur Kenntnis von den Teratomen. Erg. Path. 20, II 1. Hälfte, 213 (1923). — Die Morphologie der Teratome. Virchows Arch. 229, 561 (1921). — Rudimentäre Sehorgane in Teratomen. Virchows Arch. 271, 670 (1929). — *Ikeda*, Beitrag zur operativen Geburtshilfe und Gynäkologie. Z. Geburtsh. 45, 205 (1901). — *Ingier, Alexandra*, Kasuistik und Genese der Ovarialdermoide. Beitr. path. Anat. 43, 356 (1908). — *Johnstone, A. W.*, Dermoid tum. of the ovary. Amer. J. Obstetr. 34, 692 (1896). — *Jung, Ph.*, Malignität der soliden Embryome. Mschr. Geburtsh. 14, 646 (1901). — Enchondrom. Z. Geburtsh. 52, 145 (1905). — *Kaboth, G.*, Fetusartiges Ovarialteratom. Arch. Gynäk. 122, 803 (1924). — Multiple Dermoide. Zbl. Gynäk. 1924, 2678. — *Kafka, V.*, Zur Kenntnis der Struma colloides ovarii. Arch. Gynäk. 114, 587 (1921). — *Kappeler, Fr.*, Teratome. Inaug.-Diss. Zürich 1896. — *Kastuschanskaja*, Teratom bei einem Kinde. Inaug.-Diss. Zürich 1906. — *Katsurada, F.*, Zur Lehre von den sog. Dermoid-cysten des Eierstockes. Beitr. path. Anat. 30, 179 (1901). — *Kehrer, E.*, Intraligamentärer Fettumor bei Dermoidcyste. Zbl. Gynäk. 1921, 734. — *Keitler, H.*, Ovarialcyste mit solidem und cystischem Em-bryom. Z. Heilk. 21, (N. F. 1), 181 (1900). — *Kermauner, Fr.*, Zur Kenntnis des Inhaltes von Dermoiden. Gynäk. Rdsch. 3, 467 (1909). — *Khautz, A. v.*, Seltene Form von Ovarialdermoid. Mschr. Geburtsh. 16, 78 (1902). — *Klaussner, Ferd.*, Dermoidcyste des Ovariums. Dtsch. Z. Chir. 30, 177 (1890). — *Knauer, E.*, Dermoidcyste des Ovariums. Wien. klin. Wschr. 1896, 552. — *Köhler*, Dermoid mit tatzen-förmigen Gebilden. Zbl. Gynäk. 1921, 42. — *Koerner, J.*, Geschwulstprobleme. Struma ovarii carcinomat. Zbl. Gynäk. 1927, 837. — *Kohlrausch, O.*, Arch. Anat., Physiol. u. wiss. Med. 1843, 365. — *Kovacs, Fr.*, Schilddrüsengeschwulst des Eierstockes. Arch. Gynäk. 122, 766 (1924). — *Kretschmar*, Struma ovarii. Mschr. Geburtsh. 19, 389 u. 546 (1904). — *Krieger-Lassen, H.*, Übergroßes Teratom bei 11jährigem Mädchen. Hosp. tid. (dän.) 69, 593 (1926). — *Kroemer, P.*, Histogenese der Dermoidkystome und Teratome des Eierstockes. Arch. Gynäk. 57, 322 (1899). — *Küster, E.*, Dermoid. Berl. klin. Wschr. 1887, 517. —

Landau, M., Maligne Tumoren des Nebennierenmarkes. Frankf. Z. Path. 11, 120 (1912). — *Latzko, W.,* Dermoidcyste mit Fettkugelinhalt. Zbl. Gynäk. 1910, 781. — *Lieblein,* V., Chem. Untersuchung einer Dermoidcyste. Z. physiol. Chem. 21, H. 4 (1895). — *Lippert,* Dermoidkugeln und ihre Entstehung. Frankf. Z. Path. 14, 477 (1913). — *Ludewig, G.,* Dermoidcysten. Inaug.-Diss. Breslau 1920. — *Ludwig, H.,* Maligne Degenerationen der cystischen embroiden Geschwülste der Ovarien. Wien. klin. Wschr. 1905, 715. — *Macchi, P.,* Seltene Gewebsstrukturen in Dermoidcysten. Fol. gynaec. (Genova). 20, 401. Ref. Ber. Gynäk. 9, 485 (1926). — *Manasse, Toni,* Struma ovarii. Z. Geburtsh. 89, 638 (1926). — *Mandelstam, J.,* Wert des Küsterschen Zeichens. Zbl. Gynäk. 1893, 1085. — *Marchand, F.,* Mißbildungen. Eulenburgs Realencyklop. Bd. 9, S. 722. — *Maresch, R.,* Austreten von Fett aus dem Inhalt von Dermoidcysten. Festschr. für H. Chiari, 1908. S. 36. — *Mathias,* Testiculäres Chorionepitheliom mit Laktation. Mschr. Geburtsh. 86, 352 (1930). — *Meissner, A.,* Dermoid. Inaug.-Diss. Breslau 1914. — *Merttens, J.,* Dermoidcysten mit besonderer Berücksichtigung der Zahnentwicklung. Z. Geburtsh. 36, 287 (1897). — *Meyer, R.,* Struma ovarii. Virchows Arch. 173, 538 (1903). — Erg. Path. 9, 517 (1905); 15, 429 (1909). — Teratom. Arch. Gynäk. 123, 714 (1925). — *Miller, J. W.,* Dermoide. Sammelref. Ber. Gynäk. 3, 193 (1924). *Moench, G. L.,* Struma ovarii. Z. Geburtsh. 77, 301 (1915). — Histogenese und Funktion der Struma ovar. Z. Geburtsh. 95, 459 (1929). — *Morgen, M.,* Struma thyreoidea ovarii pap. und Frage der Funktion. Virchows Arch. 249, 217 (1924). — *Müller, F.,* Embryom mit Dickdarm. Dtsch. med. Wschr. 1907, Ver.-Beil., 1316. — *Nakamoto,* Nerven in Geschwülsten. Ref. Münch. med. Wschr. 1926, 35. — *Neu, A.,* Struma ovarii. Mschr. Geburtsh. 34, 251 (1911). — *Neuhäuser, H.,* Teratoide Geschwülste des Eierstockes. Arch. Gynäk. 79, 696 (1906). — *Neumann, H. O.,* Multiple Dermoide in einem Ovarium. Zbl. Gynäk. 1925, 1549. — *Neumann, S.,* Dermoidcyste eines überzähligen Eierstockes mit maligner Degeneration. Arch. Gynäk. 58, 185 (1899). — *Neunhöffer, Ferd.,* Dermoidcysten. Inaug.-Diss. Tübingen 1892. — *Norris, C. C.,* Bilater.dermoid cysts. Amer J. Obstetr. 53, 792 (1906). — Teratoma strumosum. Amer. J. Obstetr. 60, 985 (1909). — *Novak, J.,* Multiple Dermoide der Ovarien. Z. Beitr. path. Anat. 45, 1 (1909). *Offergeld,* Organanlagen in Ovarialembryomen. Arch. Gynäk. 75, 165 (1905). — *Omori, H.* u. *J. Ikeda,* Bericht über 100 Ovariotomien. Zbl. Gynäk. 1892, 1009. — *Orel,* Pubertas praecox. Wien. klin. Wschr. 1928, 1108. — *Otto,* Dermoidcyste mit intraligamentärem Fettumor. Zbl. Gynäk. 1928, 706. — *Peraire,* Cyst. dermoide de l'ovaire. Ref. Frommels Jber. 1913, 109. — *Pick, L.,* Struma thyr. ovarii aberrata. Berl. klin. Wschr. 1902, 442. — Epithelioma chorioektodermale. Berl. klin. Wschr. 1904, 158. — *Piltz,* Cholesteatom des Ovars. Z. Geburtsh. 67, 377 (1910). — *Polano, O.,* Kropfbildung im Eierstock. Münch. med. Wschr. 1904, 45. — Ovotestis. Z. Geburtsh. 83 (1920). — *Pomorski, J.,* Fibromyom des Ovar. Z. Geburtsh. 16, 213 (1889). — *Preissecker, E.,* Zur Kenntnis der bösartigen Embryome. Wien. klin. Wschr. 1924, Nr 1. — *Rabinowitsch, K.,* Inaug.-Diss. Gießen 1910. — *Rabl, C.,* Wirkung funktioneller Reize. Rektoratsrede 1904. — *Répin, Ch.,* Cystes dermoidales de l'ovaire. Thèse de Paris 1892. Ref. Zbl. Path. 16, 741 (1892). — *Ribbert, H.,* Geschwulstlehre. Bonn 1914. — Beiträge zur Entstehung der Geschwülste. Bonn 1906. — *Riesel,* Verh. dtsch. path. Ges. 1914. — *Rissmann, P.,* Geplatztes Riesendermoid (Pneumokokken). Dtsch. med. Wschr. 1905, 504. — *Rosenstein,* Dermoid und Teratom. Zbl. Gynäk. 1913, 1264. *Rothe,* Zwei solide Ovarialembryome. Mschr. Geburtsh. 19, 799. — *Saltykow, S.,* Das reine Cholesteatom des Ovariums. Zbl. path. Anat. 23, 1073 (1912). — *Sannai, T.,* Zähne in Dermoidcysten. Ber. Gynäk. 7, 716 (1925). — *Savels,* Cholesteatom im Ovarium. Inaug.-Diss. Bonn 1909. Ref. Zbl. Gynäk. 1910, 247. *Saxer,* Zur Kenntnis der Dermoide und Teratome. Beitr. path. Anat. 31, 452 (1902). — *Schabel,* Württemberg. med. Korresp.bl. 14, 76 (1844). — *Schauta, Fr.,* Struma ovarii. Zbl. Gynäk. 1911, 898. — *Schmaus,* Ovarialtumor mit chorio-epithelartigen Metastasen. Münch. med. Wschr. 1905, 1074. — *Schottlaender, J.,* Dermoidcysten des Eierstockes. Arch. Gynäk. 78, H. 1 (1906). — *Schubert,* Zähne in Ovarialtumoren. Virchows Archiv, 241, 459 (1923). — *Schuhmacher, S.,* Vervielfachung des Medullarrohres bei Embryonen. Z. mikrosk.-anat. Forschg 10, 75 (1927). — *Schwalb, J.,* Dermoidcysten und Teratome des Eierstockes. Frankf. Z. Path. 9, 55 (1912). — *Schwalbe, E.,* Dermoidkugeln und ihre Entstehung. Zbl. Path. 23, 193 (1912). — Mißbildungen, Bd. 2. Jena 1907. — *Schweder, R.,* Gallensteine im Dermoid. Mschr. Geburtsh. 48, 98 (1918). — *Seitz, A.,* Primäres Chorionepitheliom des Ovarium. Zbl. Gynäk. 1916, 188. — *Seyfarth, C.,* Dermoide im Kindesalter. Wiesbaden 1916. — *Shattock,* The colour of the hair in ovarian dermoid. Brit. med. J. Mai 1906, 1218; Trans. path. Soc. Lond. 58, 267 (1906). — *Sieveking,* Teratom des Ovariums. Dtsch. Z. Chir. 38, 50 (1893). — *Simons, E. M.,* Dermoidcysten des Ovariums. Mschr. Geburtsh. 3, 322 (1896). — *Sitzler, O.,* Struma ovarii. Inaug.-Diss. Heidelberg 1913. — *Sjövall, E.,* Entwicklung der soliden Ovarialteratome. Frankf. Z. Path. 7, H. 1 (1910). — *Smith van,* Proliferative Ovarialtumoren. Amer. J. Obstetr. 18, (1928). — *Stefancsik, Sz.,* Teratoma ovarii strumosum. Zbl. Gynäk. 1930, 2263. — *Steinhoff,* Zähne in Ovarialteratomen. Arch. Gynäk. 116, 53 (1923). *Stühler, E.,* Lymphgefäßveränderungen in der Dermoidcystenwand. Virchows Arch. 247, 159 (1923). —

Thaler, H., Struma ovarii. Zbl. Gynäk. **1923**, 1787. — *Trapl, G.*, Struma ovarii. Z. Geburtsh. **70**, 192 (1912). — *Trauner, F.*, Dermoid mit Zähnen. Verh. Naturforsch. Breslau **1904** II, 2, 454. — Österr. Z. Zahnheilk. **20**, H. 4 (1904). — *Tschirner, M.*, Beidseitige Ovarialdermoide. Inaug.-Diss. Greifswald 1897. — *Ulesco-Stroganowa*, Struma ovarii. Mschr. Geburtsh. **22**, 503 (1905). — *Velits, v.*, Mamma in einer Ovarialgeschwulst. Virchows Arch. **107**, 505 (1887). — Dauererfolge der Ovariotomie. Arch. Gynäk. **79**, 523 (1906). — *Völker, E.*, Multiple Embryome des Ovariums. Inaug.-Diss. Bonn 1905. — *Voigtel, F. G.*, Handbuch der pathologischen Anatomie. Halle 1805. — *Walthard, M.*, Struma colloides cyst. im Ovarium. Z. Geburtsh. **50**, 567 (1903). — *Wertheim, E.*, Teratoma ovarii. Zbl. Gynäk. **1894**, 678. — *Wilms, M.*, Dermoidcysten und Teratome der Ovarien. Dtsch. Arch. klin. Med. **55**, 289 (1895). — Ovarial-Embryome Martins Handbuch 1899. S. 576. — *Witthauer, K.*, Seltene Ovarialmischgeschwulst. Mschr. Geburtsh. **12**, 615 (1900). — *Wojcicki, Hon.*, Fettkügelchen als Inhalt einer Dermoidcyste. Ginec. polska **9**; Ber, Gynäk. **18**, 825 (1930). — *Wolff, A.*, Struktur der Ganglienzellen in Dermoiden. Beitr. Geburtssh. **16**, 342 (1911). — *Wulkow, F.*, Multiple Embryome des Ovariums. Inaug.-Diss. Marburg 1901. — *Yamagiwa, K.*, Zwei Dermoidcysten des Ovars mit carcinomatöser Degeneration und Metastasen. Virchows Arch. **147**, 99 (1897). — *Yamasaki, M.*, Ätiologie der Ovarialdermoide (weiße Haare). Mschr. Geburtsh. **33**, 63 (1911).

Zur Klinik der Teratome.

Hinsichtlich der Häufigkeit des Vorkommens verweise ich auf die oben gebrachten Angaben, nach welchen das Teratom zum mindesten unter den gutartigen Geschwülsten des Eierstockes sehr auffällt.

Auch in bezug auf das Alter der Trägerin habe ich die notwendigen Zahlen bereits oben gebracht. Bevorzugt ist die Zeit der Geschlechtsblüte, das 3. und 4. Jahrzehnt (Scholl, Kroemer, unsere Zahlen). Die Erkenntnis, daß die Geschwulst angeboren ist, hat wohl früher dazu beigetragen, die Häufigkeit der Teratome des Kindesalters und der Entwicklungsjahre zu überschätzen. Mit Kroemer kann ich sagen, daß Teratome im Kindesalter recht selten sind. Wir verfügen nur über eine Beobachtung.

Es war ein 8 Jahre 2 Monate altes Mädchen, über welches Orel berichtet hat. Das Kind war im Wachstum zurückgeblieben, etwas imbecill, recht dick, von stillem Wesen und mit Zeichen einer leichten Pubertas praecox: Brustdrüsen eines 10—11jährigen Kindes, fettreiche Labien, leichte Behaarung am Schamberg; ausgesprochen weibliche Körperform. Etwas Fluor. Im pflaumengroßen Teratom weißer Brei, wenig Haare, ein sehr fettreicher Zapfen mit Haut, Talg und wenigen Schweißdrüsen, Haaren, und Endodermcystchen mit Muskelmantel und zum Teil Dickdarmschleimhaut. Teile dieser Cysten in ihrer Wand durch Granulationsgewebe mit Riesenzellen ersetzt.

7 Monate später war das Kind um 2 cm gewachsen, war deutlich schlanker, ist auch in der Schule viel besser vorwärtsgekommen. Beginnende Achselbehaarung. Vor 1 Woche war die erste Menstruationsblutung ohne Beschwerden abgelaufen. Die Operation hatte demnach auf den Ablauf der vorzeitigen Entwicklung keinen Einfluß gehabt. 2 Jahre später hochgradige Adipositas mit reichlichen Striae an Armen, Oberschenkeln und um das Becken. Periode regelmäßig.

Wenn es C. Seyfarth (1916) gelungen ist, 171 Teratome bei Mädchen bis einschließlich 15 Jahren zusammenzustellen, so ist das — obwohl die Reihe keineswegs vollständig ist und auch aus der Zeit seither ganz bedeutend vergrößert werden könnte — sehr einfach damit zu erklären, daß solche Fälle, namentlich wenn die Operationen gut ausgegangen sind, zur Mitteilung gereizt haben. Übrigens stellt auch Seyfarth einen besonderen Anstieg in den Entwicklungsjahren fest; frühere Jahre sind viel seltener beteiligt.

Über die Wachtumsgeschwindigkeit der Teratome wissen wir recht wenig. In einzelnen Fällen wird angegeben, daß die Geschwulst schon 3—4 Jahre, ja ausnahmsweise bis 20 Jahre (Saenger) bestanden hat. In einem von unseren Fällen (28 ex 1907; 33jähriger Frau) ist sie schon vor 14 Jahren festgestellt worden. Die meisten Frauen wissen nur von unbestimmten Beschwerden seit einigen Wochen oder Monaten zu berichten.

Kroemer und mit ihm die meisten Ärzte sind überzeugt von einem sehr langsamen Wachstum. Kroemer glaubt annehmen zu sollen, daß der Zapfen zu irgendeiner Zeit rasch gewachsen ist, daß er aber mit erfolgter Ausreifung seiner Gewebe das weitere Wachstum einschränkt oder ganz einstellt. Die klinisch bemerkbare Entwicklung der Geschwulst hänge nicht vom Zapfen, sondern von der Vermehrung des Inhaltes ab. Das ganze ist eine Hypothese, für welche wohl kein Beweis zu erbringen sein wird. Mitunter ist im Gegenteil sogar ein ganz auffallend rasches Wachstum beobachtet worden. So hat Mallett zwei Monate nach einem Bauchschnitt wieder operieren müssen, weil im anderen, damals ganz unverdächtigen Eierstock ein Teratom gewachsen war.

Bei kleinen Kindern kommt Frühreife in Verbindung mit Teratomen gelegentlich vor. Unser Fall könnte so gedeutet werden. Von älteren Berichten wäre nur einer von Fusino (1893) bei einem 6jährigen Mädchen anzuführen mit unregelmäßigen Menstruationsblutungen. Aber während in unserem Fall das Kind klein geblieben war, führt Harris ein 5jähriges Kind an, das um 5 Zoll größer war (ebenfalls Frühreife und Periode) als seine Spielkameraden. Dies scheint weniger in der Richtung verwertbar zu sein, daß zwischen Blastom und Frühreife eine Abhängigkeit besteht, als dahin, daß beide auf eine tiefergreifende Entwicklungsstörung hinweisen, obwohl gerade in diesem Fall, dessen große, raschgewachsene Geschwulst ein Adenocarcinom enthielt, alle Erscheinungen nach der Operation zurückgegangen sind.

Ebenso wird man aus dem Umstand, daß gelegentlich verspätete Periode bzw. in den Entwicklungsjahren eine auffallend kleine Gebärmutter gefunden wird (Spencer Wells, Schauta), nicht viel folgern dürfen; es scheint ebenso nur einen Zufall zu bedeuten, wie das (übrigens recht seltene) Vorkommen von ausgesprochener Fehlbildung der Gebärmutter (Pinkuss, Adeodato, Pfleiderer, Holtmann). In unserem Material ist nur einmal ein Uterus arcuatus verzeichnet (35 ex 1927). Die 18jährige Frau hatte eine Geburt überstanden.

Andererseits ist es aber auch uns bei einigen Mädchen der Entwicklungsjahre aufgefallen, daß unregelmäßige Periode, wiederholte Amenorrhoe, starke Blutungen angegeben wurden. Diese Erscheinungen glaube ich auf das Blastom beziehen zu müssen.

Im allgemeinen sind bei Kindern, soferne nicht besondere Veränderungen (Eiterung, Stieldrehung) auftreten, die Beschwerden verhältnismäßig gering und unbestimmt. In einigen Fällen sind Blasenbeschwerden als „Verdrängungsfolgen" hervorgehoben worden. Ich habe den Eindruck, daß solche Beschwerden mehr als peritoneal bedingt aufzufassen sind. Obstipation hat früher ebenfalls für Eierstocksgeschwülste als charakteristisch gegolten. Es wird wohl auch da notwendig sein, Spreu vom Weizen zu sondern. Ich zweifle sehr an der Berechtigung einer mechanischen Deutung.

Wohl könnten die Bewegungen des Zwerchfells bei sehr großen Geschwülsten behindert sein, und — besonders gelegentlich katarrhalischer Erkrankung — die Dyspnoe steigern. In der voroperativen Zeit hat sogar Fawcett Battye von einem 12jährigen Mädchen Erstickungstod berichtet. Solche „Besonderheiten" sind nur in der besonderen Größe der Geschwulst, in dem manchmal offenbar sehr raschen Wachstum derselben begründet.

Bei Erwachsenen findet A. Meyer 7,8% ganz beschwerdefrei. Meist ist über Leibschmerzen (53,6%), selten über Kreuzschmerzen (12%) geklagt. Gelegentliche starke Schmerzen, die wieder verschwinden, werden auf vorübergehende unvollständige Stieldrehung bezogen. Ich glaube, daß auch die „Fettwanderung" Schmerzen machen kann; die Schmerzen sind dann als peritoneal bedingt zu verstehen.

Blasenbeschwerden (vermehrter Harndrang, erschwertes Harnlassen) werden bei Erwachsenen sehr häufig gefunden, ohne Veränderung des Harns, ohne nachweisliche Beteiligung der Blase; ja von völliger Unmöglichkeit der Harnentleerung wird gesprochen, und zwar bei Geschwülsten, die nicht etwa so groß sind, daß mechanische Behinderung in Frage käme (z. B. Walthard). Die Angaben sind übrigens seltener, als man nach manchen Literaturzusammenstellungen glauben könnte. Eine Erklärung dieser Harnverhaltung ist schwer zu geben. Ich glaube, daß sie sowie viele der postoperativen Harnverhaltungen (Sachs) in erster Linie psychisch bedingt sind; wenigstens in jenen Fällen, in welchen auch keine Verwachsungen mit der Blase gefunden werden. Vielleicht hätte man aber auch an eine hormonal bedingte Atonie der Blase zu denken.

Für die Obstipation, die namentlich bei Kindern immer wieder betont wird, möchte ich allenfalls Gewöhnung oder auch Angst vor Schmerzen als maßgebend ansehen.

Wohl aber können Blase und Darm bei Stieldrehung und Vereiterung des Teratoms in schwerster Form in Mitleidenschaft gezogen werden.

Für die Fortpflanzungsfähigkeit dürfte das Teratom wenig Bedeutung haben. A. Mayer findet zwar bei den verheirateten Frauen 22,4% kinderlos und nimmt eine geringe Beeinflussung der Fortpflanzung an. Aber er verzeichnet selbst unter 49 Fällen von Schwangerschaft und Eierstocksgeschwulst 22 Dermoide, und 10% der Teratomträgerinnen sind während der Schwangerschaft beobachtet worden. In meinem Material habe ich 28,4%, bzw. nach Abzug der unter 20jährigen noch 22,8% kinderlose Frauen und 7,3% während der Schwangerschaft operierte Fälle. Meist haben die kinderlosen Frauen sehr viel Verwachsungen gezeigt; aber nur selten konnte man annehmen, daß die Verwachsungen durch das Teratom bedingt sind, etwa bei vollständiger Abdrehung der Geschwulst.

Eileiterschwangerschaft ist bei Teratom von uns nur einmal gesehen worden (18 991). In einem von R. Franz mitgeteilten Fall von beidseitigem Dermoid war es trotz vorausgegangener Abdrehung des einen Eierstockes und trotz der schweren Verwachsungen, die dadurch entstanden waren, noch zu einer Schwangerschaft im zweiten Eileiter gekommen.

Erwähnenswert ist eine 22jährige Frau (19 451), die eine Geburt und 2 Abortus durchgemacht hatte und sich jetzt seit einem Jahr eine Schwangerschaft eingebildet hat. Es dürfte das wohl irgendwie mit den oben bereits gestreiften endokrinen, prägraviden Veränderungen zusammenhängen, die gelegentlich bei Teratomen beobachtet werden können.

Stieldrehung gilt beim Teratom als häufige Erscheinung; doch ist Kroemers Annahme von einer besonderen Häufigkeit nicht recht bestätigt worden. Saenger hat 18%, A. Mayer ebenfalls 18% (dabei 2mal völlige Abdrehung des Stieles) verzeichnet, Lippert 10%, Ravano 12%; ich habe 9,4% (25 Fälle); davon waren 2 Geschwülste vollständig abgedreht, ohne jede Verbindung mit der Gebärmutter, eine (14 668) nur noch durch einen dünnen Strang mit ihr verbunden. In einem Fall sind zwei ausgesprochene Stieldrehungsanfälle angegeben, die Stieldrehung aber ist nicht mehr gefunden worden. Die geringe Zahl mag vielleicht darin eine gewisse Erklärung finden, daß Frauen der Großstadt sich früher zur Operation entschließen als die Landbevölkerung; vielleicht spielt auch der Umstand eine gewisse Rolle, daß viele Fälle vaginal operiert worden sind, wobei Stieldrehungen mit geringen anatomischen Veränderungen übersehen werden können.

In einem verwachsenen, abgedrehten Teratom (in der Hauptsache Struma ovarii, die überdies auch im anderen Eierstock entwickelt war) fanden wir (Abb. 353) einen behaarten Zapfen und außerdem ganz lose einen mit dünner Haut überzogenen, Knorpel und Glia aufweisenden, sowie drei Zähne tragenden Knochen, der nur durch einige angeklebte Haare am Zapfen hängen geblieben war (25 756). Der Fall bildet eine Bestätigung zu Sellheims Stieldrehungstheorie; offenbar war die Drehung im Stiel des Zapfens noch weiter gegangen nach Ruhigstellung des Teratoms, oder es sind neuerlich Drehungsimpulse aufgetreten, die zur Abdrehung des wohl schon dünnen Stieles geführt haben.

Völlige Losdrehung des cystischen Teratoms von seinem Stiel war Saenger schon in 37 Fällen bekannt. In einem seiner eigenen Fälle nimmt er an, daß die Abdrehung

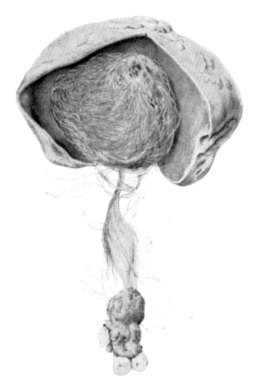

Abb. 353. Teratom (mit Struma ovarii). Haare und Zähne. (Natürl. Größe.)

bereits vor 20 Jahren erfolgt ist. Auch ich erinnere mich an einen Fall, in welchem dies damals als Blinddarmentzündung gedeutete Ereignis schon 14 Jahre zurückgelegen war. K. Kayser hat ein über mannskopfgroßes, Zähne und Haare bergendes Teratom völlig abgeschnürt gefunden. Bei Salmanoff war die vereiterte Geschwulst durch einen 10 cm langen Stiel mit der vorderen Mastdarmwand verbunden.

Die gewöhnlich recht akuten, manchmal aber ziemlich unscheinbaren, wohl auch vielfach verblaßten oder vergessenen Krankheitserscheinungen erinnern an Koliken, an Blinddarmreizung und -entzündung. An sich haben sie nichts Charakteristisches. Ist das Teratom recht klein, so findet man auch bei der Untersuchung nichts oder nur eine undeutliche Verhärtung, so daß die Erkennung der Zustandes große Schwierigkeiten macht und erst durch den Bauchschnitt selbst ermöglicht werden kann.

Ob eine völlige Durchschnürung des ungedrehten Stieles durch strangartige Verwachsungen möglich ist, wie dies Saenger für seinen zweiten Fall annimmt, halte ich für fraglich.

Ganz besonders selten scheint Ruptur des Teratoms vorzukommen. Seit den älteren Fällen von Chrobak und Reboul (bei Saenger) scheinen wenige bekannt geworden zu sein.

Mindestens scheinen mir die Fälle nicht ganz aufgeklärt zu sein. Daß eine Berstung bei schweren Verletzungen wie Sturz vom Motorrad oder Fußtritt vorkommen kann, ist verständlich (vgl. bei Stiller, Herrmann). Aber spontane Berstung (O. Frankl, 1924) in größerem Ausmaß ist wohl nur so zu begreifen, daß die Frau das Trauma verschwiegen hat. Kleinere Rupturen, die nur zu einem geringen Austritt von Brei, Haaren, auch von zertrümmerter Glia führen und selbst wieder ausheilen, während der in der Bauchhöhle verstreute Inhalt eingekapselt wird, kommen allerdings öfter zur Beobachtung. Immerhin ist an der Klinik seit der Mitteilung von Boxer kein Fall mehr gesehen worden (Lit. bei Miller, Kauffmann, Herrmann).

Größere Bedeutung haben Durchbrüche des Teratoms in Nachbarorgane, die manchmal Veranlassung waren zu der irrigen Auffassung, daß primäre Teratome in diesen Organen selbst vorkommen; einer Deutung, die bereits Saenger gerügt hat, die aber noch von Schoenholz (für die Gebärmutter) vertreten worden ist. Miller hat wohl ganz recht, wenn er meint, daß dieses, sogar Ovarialgewebe aufweisende Teratom nach der Geburt durch eine unbemerkt gebliebene Ruptur der Gebärmutter in den Geburtsschlauch hineingelangt ist. Immerhin hat auch Sternberg (1928) bei einer alten Frau ein knolliges Gebilde von teratoidem Aufbau gefunden. Über die Herkunft äußert er sich nicht (Mischtumor?).

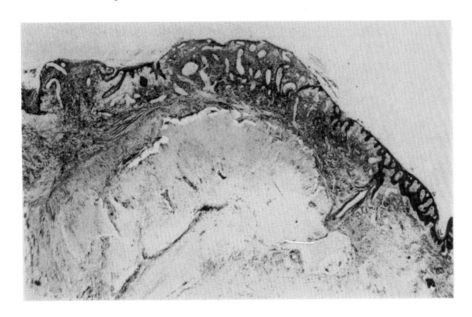

Abb. 354. Vereitertes Dermoid. (Vergr. 15 mal.)

Vereiterungen von Blastomen des Eierstockes sind sehr selten; verhältnismäßig häufig sind unter ihnen die cystischen Teratome vertreten. Wenn Hecht (1895) 14% (vgl. Miller), Hoffmann (1898) 11%, Lippert (1913) nur 6%, Stübler und Brandess (1924) 5% aller Teratome als vereitert ausweisen, ich (allerdings ohne regelmäßige bakteriologische Befunde) nur 2,6% (Abb. 354), so dürfte darin nur insofern ein Fortschritt zu sehen sein, als die Frauen sich eben früher zur Operation entschließen wie seinerzeit. Das Teratom scheint mit seinem fett- und lipoidreichen, auch eiweißhaltigen Inhalt eine günstige Brutstätte für Keime abzugeben, die wohl meist auf hämatogenem Wege, vielleicht manchmal auch auf dem Lymphweg oder über Verwachsungen hineingelangen. Nach Typhus (Engelmann, Neu, Richter und Amreich, Werth u. a.), Paratyphus (Fechner), Pneumonie (Rissmann), Mittelohrentzündung, fieberhaftem Abortus (Hoffmann), Wochenbettfieber (Neu) sind Vereiterungen beobachtet worden. In einem unserer Fälle war eine diagnostische Probepunktion gemacht worden, die zur Vereiterung des Teratoms geführt hatte (64 ex 1920).

Die Gefahren der Vereiterung muß ich aus meinen Erfahrungen recht hoch einschätzen. Von unseren 7 Frauen sind 3 gestorben. In einem Falle war als besondere

Komplikation ein Krebs vorhanden, der in dem vereiterten Geschwulstbalg selbst nicht mehr, wohl aber in retroperitonealen Lymphknoten gefunden worden ist.

Das klinische Bild ist oft sehr schwer zu deuten. Anhaltendes hohes Fieber, mit Schüttelfrösten, nach Abheilung der ersten Erkrankung, etwa unter dem Bilde eines Rückfalles (Typhusrezidive), mit örtlichen Schmerzen, Druckempfindlichkeit, Leukocytose, beschleunigter Blutkörpersenkung wird daran denken lassen. Andere Fälle verlaufen viel schleichender unter dem Bilde einer Sepsis lenta oder lentissima, wobei sogar die verhältnismäßig kleine Geschwulst des Eierstockes kaum empfindlich zu sein braucht. Zeit-

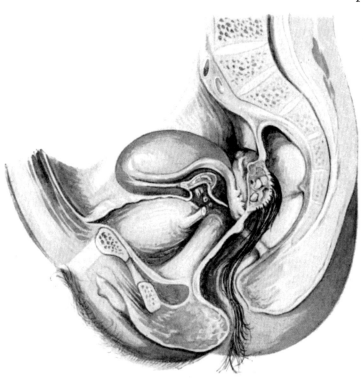

weise Leukocytose, wechselnde, nicht sehr hohe Temperatursteigerungen, die sich wochen- und monatelang hinziehen, rheumatoide Beschwerden stellen dann dieselben schwierigen diagnostischen Aufgaben, wie wir sie bei denselben Sepsisformen anderen Ursprungs (Nase, Ohr, Zähne usw.) kennen.

Durchbruch des Teratoms in Nachbarorgane ist unter unseren operierten Fällen einmal beobachtet worden (Darm, 140 ex 1900). Der Fall ist mit Darmresektion ausgeheilt. In einem weiteren, von Kroph mitgeteilten Falle war bei der Ablösung der schwer verwachsenen Geschwulst der Mastdarm an kleiner Stelle

Abb. 355. In das Rectum durchgebrochenes Dermoid. Herauswachsen der Haare aus dem After.
(Aus Z. Geburtsh. 97, 468 [1930], B. Ottow.)

eröffnet worden (2564). An der Ablösungsstelle des Teratoms fand sich ein Zahn. Kroph hat von Usur der Darmwand durch den Zahn gesprochen. Ich halte es aber für wahrscheinlicher, daß eine Nebenkammer des Teratoms, welche diesen Zahn beherbergt hat, entweder intraperitoneal oder in den Mastdarm hinein perforiert war, und daß sie nun bis auf den Zahn selbst vollkommen verödet, diese Stelle aber sehr fest verwachsen war.

Über ein in den Mastdarm durchgebrochenes Teratom hat neuerdings B. Ottow ausführlich berichtet. Die akute Erkrankung hatte bei der 42jährigen Frau nur kurze Zeit gedauert. Seitdem war besonders lästig das Herauswachsen von Haarbüscheln aus dem After (s. Abb. 355). Nach der sehr schwierigen Operation ist ein Anus praeternaturalis angelegt worden zur Sicherung der Darmnaht. Eine rechtsseitige Ureterfistel ist nach drei Monaten ausgeheilt.

In einem Fall von Karl Mayer, wo ebenfalls Haare per anum abgegangen sind im Anschluß an eine offenbar unvollständige Operation wegen Teratoms vor 15 Jahren, war der Durchbruch in das Sigma erfolgt. Hier wurde zur Schonung der Darmnaht eine vorübergehende Cöcalfistel angelegt.

Im übrigen scheinen Durchbrüche in die Harnblase weniger selten zu sein als in den Mastdarm. Ich kann mich an drei Fälle erinnern, die alle cystoskopisch aus dem Austritt von eiterigem Dermoidinhalt und Haaren durch die Durchbruchsstelle diagnostiziert werden konnten. Nur eine von diesen Frauen hat in die Operation eingewilligt, die glatt verlaufen ist; die anderen haben sich der Beobachtung entzogen. Die Beschwerden waren wohl zu unbedeutend gewesen.

Auffallend und wiederholt vermerkt ist der Umstand, daß nach vollendetem Durchbruch in die Blase, der sich unter recht stürmischen Blasenbeschwerden abspielen kann, die cystoskopischen Zeichen einer Entzündung der Blasenschleimhaut sich vollkommen verlieren, daß trotz dauernden Eiterabganges eine Cystitis fehlt. Die Beschwerden der Pilimiction und des Eiter-, bzw. Fettharnes sind meist auffallend gering. Auch Blut ist nur zur Zeit der Perforation, meist in geringen Mengen, später nicht mehr nachweisbar. Mechanische Behinderung der Harnentleerung durch Haare, die in der Harnröhre zusammengeballt werden, ist sehr selten (vgl. Miller, Stoeckel).

Abbildungen solcher Durchbrüche bringen Schauta (Lehrbuch), Heller, Gauss (Handbuch von Opitz) und Ottow.

Anatomisch bemerkenswert ist die Feststellung von Fajn, daß trotz Stieldrehung das Teratom im Becken liegen geblieben und angeblich durch das Ligamentum latum hindurch in die Harnblase durchgebrochen war. Ein aus der Harnröhre ragendes Haarbüschel und die Röntgenaufnahme hat den Fall sofort aufgeklärt.

Durchbruch in die Scheide ist wesentlich seltener (Lippert, A. Mayer, Herrmann, Mantel); eine Extraktion von 5 Zähnen durch die Scheide, wie im Falle Jasinski dürfte ziemlich einzig dastehen. Noch seltener ist ein Austritt eines vollständigen Teratoms durch eine Rupturstelle der Gebärmutter, wie ich sie im Falle von Schönholz glaube ebenso wie Miller annehmen zu müssen [1]. Auch Perforation der Bauchdecke, besonders der Nabelgegend, mit Fistelbildung daselbst (Amann, Moore), Abgang von Haaren und Zähnen durch die Fistel (Heinrich, Köhler) ist sehr selten; noch seltener gleichzeitiger Durchbruch durch Bauchdecke und Darm, bzw. Blase (Strassmann, Larrey) oder Darm und Blase, wobei Haare und Spulwürmer, Gase durch die Harnröhre und Haare mit dem Stuhl abgehen können (vgl. Miller). Die operative Technik können solche Fälle vor recht schwierige Aufgaben stellen.

Köhler (Hamburg) hat ein vereitertes Teratom (nach Abortus) operiert, bei welchem ein Durchbruch in die freie Bauchhöhle gedroht hat. Er erwähnt zwei Fälle von wirklichem Durchbruch aus dem Schrifttum; davon war einer tödlich ausgegangen.

In einem Falle von Opitz sind Dermoidkugeln im Stuhl gefunden worden. Eine Kranke Sellheims ist wegen des Haarabganges mit dem Stuhl 20 Jahre lang für hysterisch gehalten und als heimliche Haaresserin angesehen worden.

Ist ein Teratom einmal durchgebrochen, dann wächst es nicht mehr weiter. Mitunter

---

[1] Hook hat bei 70jähriger Frau in einem bohnengroßen Polypen Krebs, Sarkom, glatte Muskulatur, Fett und Knorpel gefunden. Er spricht von Teratom der Gebärmutter. Die Frau ist erfolgreich mit Radium behandelt worden, genauere Untersuchung steht also aus. Es dürfte sich um eine Mischgeschwulst der Cervix gehandelt haben.

wird es deutlich kleiner; ja es wird von Fällen berichtet, in welchen es gelungen ist, den umgestülpten Sack durch die Perforationsöffnung herauszuziehen und abzutragen.

Eine Art von Spontanheilung ist gelegentlich auch in dieser Weise zustande gekommen, daß die unversehrte Geschwulst durch den Mastdarm ausgestoßen worden ist. Dietz hat das bei einem 18jährigen Mädchen erlebt. Ähnlich Honigmann. Auch bei gebärenden Frauen ist solches einigemale eingeleitet gewesen, insofern als die noch mit Mastdarmwand bedeckte Geschwulst im After erschienen ist und einmal sogar durch einen Einschnitt in die Mastdarmwand einfach entwickelt und abgetragen werden konnte. Öfter scheint eine ähnliche Ausstoßung durch die Scheide erfolgt zu sein (vgl. Wertheim).

Ungeklärt ist eine Beobachtung von L. Mohr: Bei einer 62jährigen Frau große Geschwulst; Brei und Haare darin. Bauchsektion nach dem Tode ergibt 6 Knoten in der Leber, einen an der Zwerchfellkuppe, mit fetthaltigem Brei. Mohrs Annahme, daß es sich um Teratommetastasen handle, ist von Küster und Bondy bezweifelt worden. Heimann dachte an ein primäres Cholesteatom des Gehirns als Sonderstelle der Metastasen, wie er es selbst einmal gesehen hat. Jedenfalls ist diese eine Beobachtung nicht ausreichend, die Metastasierungsmöglichkeit von Teratomen zu erweisen.

Komplikationen mit Schwangerschaft verschiedener Stadien haben wir 18mal beobachtet. In einem dieser Fälle ist die ganz junge Schwangerschaft vor der Operation überhaupt nicht erkannt worden. 3mal war es zur Schnittentbindung gekommen, einmal ist die Operation 7 Tage nach Zangenentbindung ausgeführt worden; 7mal ist die Schwangerschaft nach der Operation ausgetragen worden, darunter einmal trotz Stieldrehung (18 909). In den übrigen Fällen ist die Fehlgeburt bereits im Gang gewesen oder einige Zeit nach der Operation unaufhaltsam in Gang gekommen.

Die Operationssterblichkeit beläuft sich bei uns auf 2,6% (7 : 265); Lippert gibt 9,09%, Ravano 3,03%, A. Mayer 4%, van Smith 2,9% an. 4 Fälle sind an postoperativer Bauchfellentzündung gestorben (davon waren 2 vereitert); 1 an Lungenembolie, 1 nach 3½ Monaten an chronischer Eiterung und Krebsmetastasen; 1 Fall an den Folgen der langen, durch eine außerordentlich große Bauchhernie (nach anderwärts vor 7 Jahren ausgeführter Cystenoperation zurückgeblieben) sehr erschwerten Operation.

Schrifttum.

Adeodato, J., Doppelter Uterus, Myom, Dermoid. Ref. Zbl. Gynäk. **1926**, 3294. — *Amann, J. A.,* 2 Fälle von Dermoid. Mschr. Geburtsh. **32**, 506 (1910). — *Dietz, J.,* Struma. Inaug.-Diss. Berlin 1912. — *Dingels, H.,* Struma thyr. ovarii. Inaug.-Diss. Berlin 1912. — *Engelmann, Fr.,* Typhusbacillen in vereiterten Ovarialcysten. Zbl. Gynäk. **1901**, 633. — *Fajn, J.,* Durchbruch einer Dermoidcyste in die Harnblase. Ref. Ber. Gynäk. **17**, 541 (1930). — *Fawcett, Battye,* Lancet 17. Nov. **1860**, 489. — *Frankl, O.,* a) In Ausstoßung begriffenes Dermoid. b) Struma ovarii. Zbl. Gynäk. **1924**, 765. — *Franz, R.,* Eileiterschwangerschaft bei beidseitigem Eierstocksdermoid. Zbl. Gynäk. **1923**, 441. — *Fusino, Sch.,* Dermoidcysten. Inaug.-Diss. Würzburg 1893. — *Gauss,* Opitz, Handbuch der Frauenkrankheiten. — *Harris,* Carcinomatöses Teratom mit Frühreife. Surg. etc. **41**, 191. Ber. Gynäk. **9**, 204 (1925). Zbl. Gynäk. **1926**, 3106. — *Hecht, Fr.,* Ovariotomie. Inaug.-Diss. Halle 1895. — *Heinrich, C. B.,* Z. ration. Med. **5**, 58 (1846). — *Hiller, J.,* Pseudotrichiasis der Blase und Pilimiktion. Z. Urol. **7**, 1 (1913). — *Hoffmann, J.,* Dermoide. Inaug.-Diss. Berlin 1898. — *Holtmann, N.,* Stielgedrehtes Dermoid bei 15jähriger Dystrophen. Münch. med. Wschr. **1928**, 263. — *Honigmann, F.,* Berl. klin. Wschr. **1911**, 1231. — *Hook,* Teratom der Uterusschleimhaut. Mschr. Geburtsh. **86**, 332 (1930). — *Jasinski, v.,* J. Chir. u. Augenheilk. **13**, 429 (1829). *Kayser, K.,* Dermoid als freie Geschwulst in der Bauchhöhle. Mschr. Geburtsh. **52**, 180 (1920). — *Köhler* (Hamburg), Ber. Zbl. Gynäk. **1924**, 228. — *Köhler,* Rusts Magazin. Bd. 20, S. 150. 1825. — *Kroph, V.,* Dermoidcyste mit Usur der Darmwand. Münch. med. Wschr. **1907**, Nr 18. — *Mantel, K.,* Dermoidcysten. Diss. Heidelberg 1892. — *Mayer, Karl,* Nach dem Sigmoid perforiertes Dermoid. Zbl. Gynäk. **1930**, 2328. — *Mohr, L.,* Struma ovarii. Zbl. Gynäk. **1912**, 1376. — *Moore, Ch.,* Trans. path. Soc. Lond. 18,

190 (1866). — *Neu, M.*, Vier Dermoide. Mschr. Geburtsh. **33**, 389 (1911). — *Ottow, B.*, Einbruch genitaler Eiterherde in Harnblase und Harnleiter. Zbl. Gynäk. **1929**, 2554. — Sekundäre Rektaldermoide. Z. Geburtsh, **97**, 486 (1930). — *Pinkuss, L.*, Perforation der Blase durch ein Dermoidkystom. Z. Chir. **19**, 1 (1884). — *Ravano, A.*, Häufigkeit der malignen Ovarialtumoren. Gynäk. Rdchs. **2**, 249 (1908). — *Richter* u. *Amreich*, Typhusperitonitis nach Ruptur eines Dermoids. Mschr. Geburtsh. **54**, 300 (1921). — *Saenger, M.*, In Martins Handbuch der Adnexorgane II 1899 (Eierstöcke). — *Salmanoff*, Zur Kasuistik der Rektaldermoide. Inaug.-Diss. Berlin 1902. — *Schipper, G. F.*, Struma ovarii. Inaug.-Diss. Bonn 1907. — *Schoenholz*, Zwei Dermoide. Gynäk. Kongr. Heidelberg **18**, 330 (1923). — *Sellheim*, Dermoid. Durchbruch ins Rectum. Frommels Jber. **1911**, 119. — *Seyfarth, Ch.*, Dermoide des Kindesalters. Wiesbaden 1916. — *Smith, G. L. van*, Proliferative Ovarialtumoren. Amer. J. Obstetr. **18**, 666 (1928). Ref. Zbl. Gynäk. **1930**, 2359. — *Sternberg, C.*, Teratom im Uterus. Ber. med. Klin. **1928**, 1786. — *Strassmann*, Embryoma ovarii. Arch. Gynäk. **61**, 108 (1900). — *Wertheim, v. Winckel*, Handbuch der Geburtsh., Bd. 2/1. 1904.

Geschwulstmetastasen im Eierstock.

Der Eierstock scheint ganz besonders dazu veranlagt zu sein, Sendlinge von fernliegenden Geschwülsten, die im Blut und in der Lymphbahn kreisen, nicht nur leicht aufzunehmen und zur Ansiedlung zu bringen, sondern sie auch besonders üppig wachsen

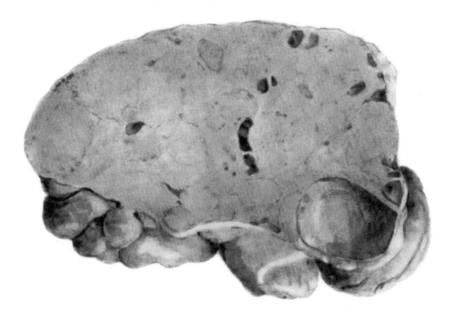

Abb. 356. „Krukenberg"tumor des Eierstockes. (Natürl. Größe.)

zu lassen. Es sieht fast so aus, als würde, mindestens zeitweise (d. h. zyklisch) der Blutstrom für den Eierstock besonders stark in Anspruch genommen, als würde das Minutenvolumen an Blut zeitweise besonders groß und damit die Ansiedlungsmöglichkeit besonders gesteigert sein.

Die Tatsache, daß solche Metastasen im Eierstock vorkommen, ist dem Anatomen schon lange bekannt. Dem operierenden Arzt ist sie aber offenbar lange entgangen. Olshausen hat die Metastasen noch für selten gehalten, Pfannenstiel anfangs auch. Wenn z. B. angeführt worden ist, daß Borrmann bei 70 Magenkrebsen (Sektionen) nur 2 (= 2,8 % v. Török), und Wittelshöfer bei 336 Brustdrüsenkrebsen 26 (= 7 %) Metastasen in Eierstock gefunden haben, so hat die kleine Zahl bestochen. Erst Schlagenhaufer hat uns gelehrt, daß metastatische Erkrankung der Eierstöcke im Verhältnis zur Zahl der primären Krebse des Eierstockes eine auch praktisch nicht zu unterschätzende Rolle spielt. In der Folge ist die Zahl der mitgeteilten Fälle unübersehbar geworden, und heute kann man sagen, daß die Fälle zu den regelmäßig immer wiederkehrenden Erfahrungen jedes operierenden Frauenarztes gehören.

Aus unserem Material kann ich 60 Fälle anführen, in welchen teils aus der Vorgeschichte (vorausgegangene Operation eines Krebses), teils aus dem Befund bei der Operation (Abb. 356), teils aber auch nur aus dem anatomischen Befund an den Geschwülsten selbst eine metastatische Erkrankung der Eierstöcke erkannt, bzw. angenommen worden ist.

Diese „Annahme" erfordert eine Aufklärung.

Im Jahre 1895 hat F. Marchand durch Fr. Krukenberg eine Geschwulst des Eierstockes beschreiben lassen, welche durch eigenartige, schleimhaltige, kugelrunde Zellen aufgefallen war, die er wegen der auffälligen Form, der Verdrängung des Zellkerns an den Rand, so daß der Schleimklumpen vom Zelleib und Zellkern in Siegelringform umgeben war, als Siegelringzellen (Abb. 357) bezeichnet hat. Der fibromartige, an Sarkom erinnernde Bau des übrigen Stromas hat ihn veranlaßt, von einem Fibrosarcoma mucocellulare zu sprechen. Von Schlagenhaufer und seinen Nachfolgern ist nun der Nachweis immer wieder erbracht worden, daß die metastatischen Krebse des Eierstockes meist solche Zellen enthalten. Seither war es umstritten, ob es überhaupt primäre Blastome des Eierstockes gibt, die solche Zellen aufweisen und Fibrosarkome genannt werden dürfen. Die

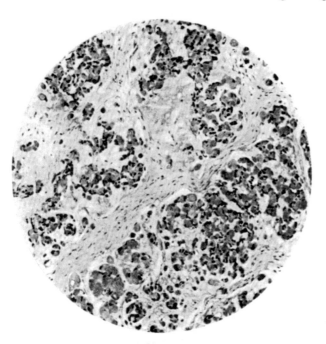

Abb. 357a. Aus einem Krukenbergtumor; Siegelringzellen. (Vergr. 100 mal.)

Zahl jener Fälle, die als primär gelten, ist auffallend gering geblieben (F. Schenk). Die meisten Beobachter haben die sog. Krukenbergschen, mit besserer Berechtigung als Marchandsche zu bezeichnenden [1] Geschwülste in Abhängigkeit von einem anderen Krebs gefunden.

Jolkwer hat 1930 (Fall 1) einen primären Magenkrebs beschrieben mit reichlicher Aussaat im Bauchfell und einem Myxosarcoma ovarii. Er spricht von multiplen Geschwülsten differenter Art. Ich zweifle nicht daran, daß der Fall hier einzureihen ist.

In Wien erzählt man immer noch von der Obduktion eines solchen Falles, die der Obduzent nach genauer Suche als ergebnislos bzw. mit der Annahme primärer Eierstockserkrankung abgeschlossen hatte. Nachher ist der Diener zum Obduzenten gegangen und hat gesagt: er möchte wetten, daß ein winziges Knöpfchen im Magen der primäre Herd

---

[1] Seit Marchand gewissermaßen seine eigenen Ansprüche geltend gemacht hat, wird sich das kaum vermeiden lassen.

sei. Die Organe wurden nochmals durchmustert, das kleine kaum verdächtige Stückchen mikroskopisch untersucht; es hat sich wirklich als ein ganz kleiner Magenkrebs erwiesen.

Marchand hat später in der Frage neuerdings das Wort ergriffen an Hand der gewiß besonders seltenen Beobachtung einer solchen Geschwulst bei einem 14jährigen Mädchen, das wegen Stieldrehung (Fieber) operiert werden mußte, aber schon $\frac{1}{2}$ Jahr später unter schweren Erscheinungen gestorben ist. Keine Sektion. Marchand hat die Diagnose

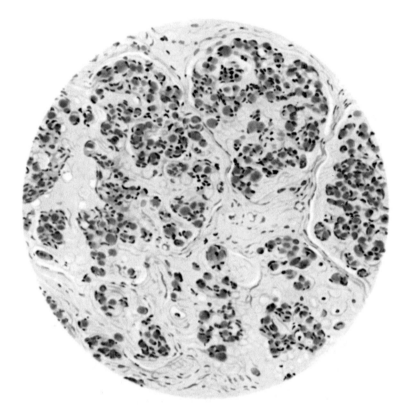

Abb. 357b. Aus einem Krukenbergtumor. (Vergr. 120 mal.)

jetzt offiziell geändert. Er spricht nicht mehr von Sarkom, sondern von einem Carcinoma mucocellulare. Er hält die Geschwulst aber noch für primär. Mit Rücksicht darauf hat auch Sternberg diesen Blastomen einen eigenen Platz eingeräumt, obwohl er selbst einen solchen Fall nicht kennt.

Die Begründung Marchands ist jedoch nicht stichhaltig. Es ist streng genommen nur die Angabe, daß Krebse anderer Organe (mit Ausnahme der Niere) in diesem Alter „an Häufigkeit ganz zurücktreten". Demgegenüber muß ich betonen, daß in solchen Ausnahmsfällen, wie es der Fall Marchands ist, eben auch an Ausnahmen zu denken ist, und daß tatsächlich ausnahmsweise Magenkrebse in diesem jugendlichen Alter vorkommen. Fr. L. Hoffmann führt (1915) in seiner großen Krebsstatistik unter 64 685 Magen- und Leberkrebsen von Frauen aus den Jahren 1903—1912 sogar 119 Fälle bei unter 10jährigen Kindern auf. Mag auch vielleicht manche Diagnose nicht stimmen, so ist doch nicht anzunehmen, daß alle falsch waren. Auch Kleinschmidt erwähnt das gelegentliche Vorkommen von Magenkrebs bei Kindern und J. Wolff führt in seinem großen

Sammelwerk eine Reihe von Gewährsmännern an (darunter W. Osler, Hansemann, Bernoulli 1907 u. a.).

Ich glaube daraus den Schluß ziehen zu dürfen, daß für Marchands Auffassung der Beweis fehlt, und daß vorläufig richtiger alle Blastome mit Siegelringzellen als metastatisch zu deuten sind, auch wenn zunächst das primäre Blastom dem klinischen Nachweis entgeht.

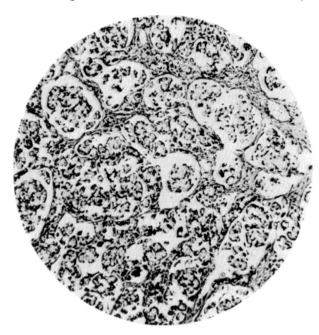

Abb. 358. Krukenbergtumor, Alveolen bildend. (Vergr. 90mal.)

Mit der Frage der Entstehung der Siegelringform dieser Zellen hat sich besonders W. Schiller an meiner Klinik befaßt. Des Rätsels vorläufige Lösung geht dahin, daß der normalen Epithelzelle eine Polarität zukommt, durch welche Funktion und Form in bestimmter Weise gerichtet werden. Die metastatisch verpflanzte Krebszelle hat gegen die ihr jetzt zuteil gewordene Selbständigkeit die Polarität aufgegeben (bzw. verloren). Das Sekret ballt sich im Inneren (Abb. 357a, b), der Rest von produzierendem Zelleib und der Zellkern wird dadurch an den Rand gedrängt, bzw. läßt sich an den Rand drängen. In Form feiner Schleimfäden kann aber das Sekret (nach Marchand) auch durch diesen Mantel an verschiedener Stellen büschelförmig austreten.

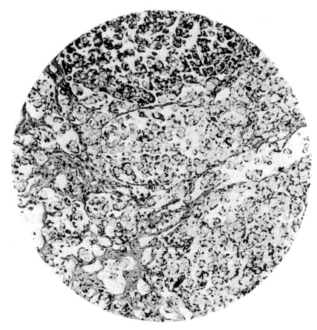

Abb. 359. Krukenbergtumor. Locker geballte Haufen von Siegelringzellen. (Vergr. 90 mal.)

Trotzdem ist noch manches an dem Wesen des ganzen Vorganges aufklärungsbedürftig. Daß in vielen Fällen die Marchandschen Zellen sehr zurücktreten gegenüber mikrocystischem oder solidem, trabekulärem, wurmstichigem, selbst adenopapillärem Bau des Krebses, kann vielleicht so gedeutet werden, daß

nur manche von diesen Zellen ihre Polarität verlieren. Mitunter findet das in so spärlichem Ausmaß statt, daß man große Mühe hat, die Zellen zu finden. In einigen Fällen ist es mir erst gelungen, als es bereits bekannt war, daß eine metastatische Geschwulst vorliegt, und ich daraufhin neue Stellen zur Untersuchung entnommen hatte.

Aufzuklären wäre auch der Umstand, daß solche Zellen das eine Mal sehr zerstreut im Stroma liegen, während das andere Mal von ihnen förmlich Alveolen gebildet werden (Abb. 358, 359). Haufen von Siegelringzellen, die nur durch ganz schmale Bindegewebs-streifen gegeneinander abgeschlossen erscheinen. Ein drittes Mal findet man Haufen solcher Zellen in Lymphbahnen, locker geballt, wie zum Auseinanderfallen zu Hauf geschichtet, ohne gegenseitige Berührung.

Ich meine, daß auch diese Bilder auf bestimmte physikalisch-chemische Kräfte hinweisen, welche den Zellen innewohnen; Kräfte, die verschieden stark auf gegenseitige Abstoßung, auf Vereinzelung der Zelle hinarbeiten. Außerdem müssen die Zellen weiter noch die Fähigkeit haben, die Ausbildung (Züchtung) des umgebenden Bindegewebes nicht nur polar, nach einer Seite hin, sondern rund um ihren Zelleib herum anzuregen; sie haben also auch in der Wirkung nach außen hin ihre Polarität verloren. Das isolierte Auftreten der Zellen im Stroma fasse ich demnach nicht als ein aktives Vordringen der-selben in das vorhandene Bindegewebe auf, sondern als Folge einer exzentrisch von der Zelle ausgehenden, ordnenden, bzw. wachstumsanregenden Kraft, die sich in den einzelnen Fällen in verschiedenem Maße — es sind fibromartige Riesengeschwülste vorgekommen — auswirkt und damit mehr oder weniger deutliche Isolierung der Krebszellen zur Folge hat, in anderen Fällen dagegen mehr oder weniger fehlt.

Der eine Umstand mag eigens betont werden, daß die Siegelringzellen zwar beweisen, daß es sich um eine Metastase handelt, daß jedoch ein Fehlen derselben nicht etwa gegen eine Metastase beweist. Auch bei Gallertkrebsen (J. Richter, Dörfler) wird man in solchen Fällen, wo Siegelringe fehlen, zwar keine Marchand-Krukenbergsche-Geschwulst, wohl aber eine Metastase in den Eierstöcken annehmen dürfen und nicht eine primäre Geschwulst des Eierstockes mit Metastase im Darm.

Außer unseren 60 Fällen sind noch 2 als seltene Besonderheiten herauszuheben. Es handelt sich um retroperitoneale Lymphosarkome (1098 ex 15413), welche auch die Eierstöcke in Mitleidenschaft gezogen haben. Nebenbei bemerkt, die einzigen Sarkome des Eierstockes in unserem Material. Von den 60 übrigen Fällen war 23mal mit Sicherheit der Ausgangsherd im Magen gelegen; einer von den Fällen erscheint mir deshalb besonders wichtig, weil die Magenoperation bereits 7 Jahre zurückliegt. Dreimal war die Gallenblase, dreimal der Dickdarm, viermal die Flexur (in einem Falle auch schon vor $2^{1}/_{2}$ Jahren operiert), zweimal der Mastdarm Ausgangspunkt gewesen. In zwei Fällen ist vor einiger Zeit ein Brustdrüsenkrebs operiert worden, in einem Fall ein Oberkieferkrebs. In zwei Fällen mußten wir einen Krebs des Gebärmutterkörpers als primären Herd ansehen. 20 Fälle erscheinen nicht voll aufgeklärt; zum Teil war bei der vorausgehenden oder nach-folgenden klinisch-röntgenologischen Untersuchung ein Primärherd im Darm nicht zu finden, zum Teil ist die histologisch-anatomische Diagnose zu spät gestellt worden (in einigen Fällen erst jetzt gelegentlich meiner Durcharbeitung des ganzen Materiales). In der Mehrzahl dieser Fälle dürfte der Hauptherd wohl auch im Magen zu suchen sein. Auch nach Angaben des Schrifttums scheint der Magen am häufigsten beteiligt zu sein. Aus einer 365 Fälle umfassenden Zusammenstellung von P. Gauthier-Villars entnehme ich, daß in 247 Fällen der Magen, in 31 Fällen das Colon, in 17 Fällen die Gallenwege und in 14 Fällen der Mastdarm die Sendestelle war; nur 8mal ist der Dünndarm, einmal der Wurmfortsatz

in Betracht gekommen. Hornung hat ein primäres Appendixcarcinom mit Eierstocksmetastasen beschrieben.

Krebs der Gebärmutter kann mit Sicherheit wohl nur dann als Sendestelle für einen
Eierstockskrebs in Betracht kommen, wenn die Art der Metastasierung sichergestellt
werden kann. Die bloße Angabe, daß etwa 7 (A. Mayer) oder $8^{1}/_{2}$ Jahre (Offergeld) nach
Operation des Gebärmutterkrebses ein Krebs des Eierstockes aufgetreten ist, genügt nicht,
da ich einige Fälle gesehen habe, in welchen etwa ein Jahr nach Operation eines Myoms
primäre beidseitige Krebse in den Eierstöcken operiert werden mußten.

Das Alter ist mir nur von 51 Fällen bekannt. Die jüngste Kranke war 20 Jahre
alt (sicherer Marchand-Krukenberg, Aussendestelle allerdings unbekannt [1]), die älteste

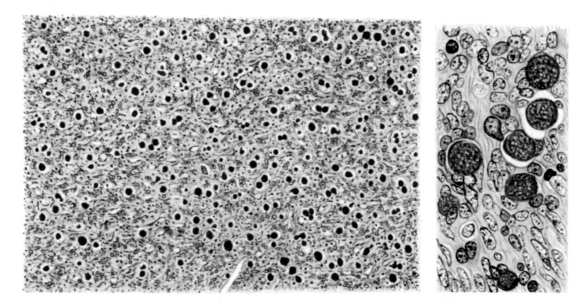

Abb. 360. Krukenbergtumor, reich an Siegelringzellen. (Mucicarmin-Hämalaunfärbung.) (Vergr. 70; Vergr. 260 mal.)

66 Jahre. 7 Frauen waren über 60 Jahre, was ich hervorheben möchte, da O. Frankl unter
18 Frauen keine über 60jährig gefunden hat. Im übrigen sind 5 bis 30 Jahre, 12 bis 40 Jahre,
15 bis 50, 11 bis 60 Jahre alt zur Zeit der Operation der Eierstocksgeschwülste. Nehme
ich noch den Ausnahmsfall von Marchand bei 14jährigem Mädchen dazu (Sektion fehlt),
so muß ich Schottlaender beipflichten in der Meinung, daß das Lebensalter keine Rolle
spielt. Frankl findet das 4. Jahrzehnt bevorzugt, bei den primären Eierstockskrebsen
das 5.; auch A. Mayer berechnet das Durchschnittsalter aus 33 Fällen auf 47,3 Jahre,
beim primären Krebs auf 50 Jahre.

Zur Zusammenstellung der Fälle muß ich bemerken, daß die beiden Corpuscarcinome eine zufällige
Auswahl bedeuten, insoferne als hier unter der Flagge der Eierstocksgeschwulst operiert worden und der
Krebs der Gebärmutter erst nachher gefunden worden ist. Nicht berücksichtigt erscheinen jene Fälle von

---

[1] Neuerdings (1888 ex 1930; in die Statistik nicht einbezogen) sahen wir ausgesprochene beidseitige
Marchandsche Eierstockskrebse bei einem 21jährigen Mädchen. Seit 4 Monaten Periode nur 1 Tag, sehr
schwach, viel Übelkeiten. Ein geübter Frauenarzt hatte Schwangerschaft angenommen; wir selbst dachten
an Tuberkulose. Am Magen Tumoren getastet. Nachträglich erfuhren wir erst, daß das Mädchen vor
2 Jahren wegen Ulcus ventriculi in Beobachtung gestanden war. Die Abb. 360 gibt eine Vorstellung
von dem Reichtum an Siegelringzellen.

Krebs der Gebärmutter (auch des Halsabschnittes) in welchen nur kleine, mikroskopische Fernherde im Eierstock vorhanden waren.

Außerdem kann ich nur im Allgemeinen sagen, daß die Mehrzahl der Fälle Siegelringzellen aufzuweisen hatte. Genaue Zahlen fehlen mir. Ich betone aber, daß es in einigen Fällen erst nach langem Suchen gelungen ist, vereinzelte Siegelringe zu finden.

Hinsichtlich der **Fruchtbarkeit** der Frauen weichen meine Zahlen von denen A. Mayers ab. Er findet mit Einschluß der Fälle Frankls unter 51 Fällen 5 sterile Frauen = 10%, ich unter 40 Fällen 14 kinderlos (darunter die 20jährige, eine 22- und eine 23jährige Kranke), das ist ein Drittel. Ich möchte aber daraus keine Schlüsse ziehen.

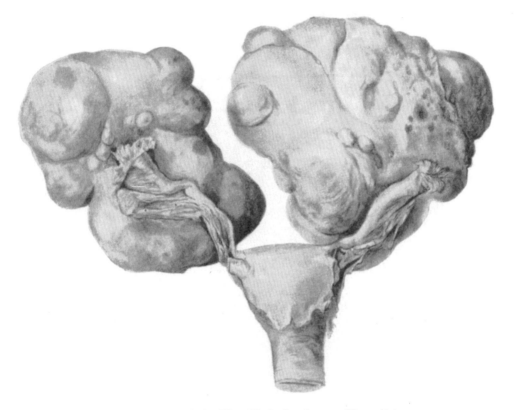

Abb. 361. Beidseitiger Krukenbergtumor. (Vergr. $^1/_2$.)

Daß trotz metastatischer Erkrankung der Eierstöcke Schwangerschaft möglich ist, zeigt u. a. Goldbergers Beobachtung von gleichzeitiger Eileiterschwangerschaft mit Ruptur. Im Eierstock waren Siegelringzellen. Die Frau ist binnen Jahresfrist dem Magenkrebs erlegen. Der manchmal auffallend langsame Verlauf der Erkrankung macht dies Zusammenvorkommen durchaus begreiflich. Trotzdem sind solche Fälle selten mitgeteilt worden (Burdsinsky, Schmid 12 Fälle, Turolt).

Doppelseitigkeit ist fast die Regel (Abb. 361). Etwa ein halbes Dutzend unserer Fälle ist anscheinend nur einseitig erkrankt gewesen und deshalb — unerkannt — nur einseitig operiert worden. Der Beweis, daß die andere Seite frei war, steht deshalb aus. Nach bisherigen Erfahrungen muß man solche Fälle wohl als unvollständig operiert bezeichnen.

Maßgebend für diese Auffassung ist die Vorstellung, die wir uns von dem Weg machen, auf welchem die Metastase zustande kommt.

Die Frage ist eifrig untersucht worden. Zunächst war die Annahme einer Ausstreuung von Geschwulstteilchen in der Bauchhöhle, einer Senkung derselben in den „Schlammfang", den Douglasschen Raum und einer Einwanderung der Krebszellen zwischen die Zellen des Oberflächenepithels das Wahrscheinlichere gewesen, weil man es sich sonst schwer erklären konnte, warum gerade der Eierstock bevorzugt sei. E. Kraus, Kayser, Schenk und Sitzenfrey, Kohlmann, Gauthier-Villars u. a. haben sich dafür eingesetzt. In der Folge ist aber doch der von Glockner-Stickel, Wolfheim, Schottlaender, O. Frankl betonte Weg der retrograden lymphatischen Ausbreitung immer mehr anerkannt worden. Insbesondere hatte O. Frankls wiederholter Hinweis auf die häufige

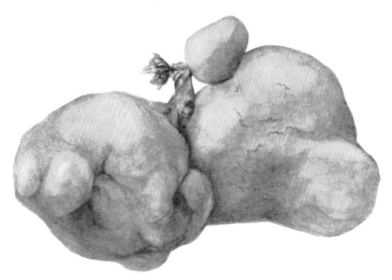

Abb. 362. Krukenbergtumor. (Vergr. ¹/₁.)

Miterkrankung der Gebärmutter selbst, sowie der Ligamente und des Eileiters entscheidende Bedeutung.

Frankl hat auch ein gelegentlich klinisch verwertbares Zeichen hervorgehoben: die duritähnliche Härte des Gebärmutterkörpers. In manchen vorgeschritteneren Fällen kann sie die klinische Diagnose ermöglichen. In sehr vielen Fällen verhindert allerdings der Ascites ein deutliches Tasten der Gebärmutter.

Die Tatsache der Erkrankung auf dem Lymphwege steht damit fest. Aufzuklären bleibt aber immer noch die besondere Größe der Eierstocksmetastasen. Mit der besonderen Expansionsfähigkeit der Gewebe als Folge der linearen Anheftung und sonst freien Beweglichkeit des Organs (Frankl) ist im Grunde genommen nicht viel erklärt. Zweckmäßiger sind vielleicht die Bestrebungen, besondere physikalisch-chemische Kräfte heranzuziehen. Kutschenko und Schwedkowa (die nebenbei erwähnt auch einmal mesenteriale und einmal retroperitoneale Lymphknoten krebsig gefunden haben), glauben im H-Ionengehalt ($p_H = 7\cdot17$) des Eierstockes die Lösung des Rätsels, die besten Wachstumsbedingungen für den Krebs sehen zu sollen.

Für die Metastasierung von einem Brustdrüsenkrebs aus scheint zunächst nur der Blutweg geeignet zu sein. Doch hat Schmincke einen Pleurakrebs gefunden und doch den Lymphweg durch das Zwerchfell als maßgebend bezeichnet; ebenso spricht sich Kauffmann aus. Selbstverständlich wird man die Möglichkeit gleichzeitiger primärer Erkrankung beider Organe (Glockner, Osterloh, Stoeckel, Sitzenfrey) sehr im Auge behalten und wird besonders eingehend nach Siegelringen suchen.

Als wahrscheinlich, aber durchaus nicht sicher hämatogen entstanden können wir uns beim Magenkrebs Fernherde in der Placenta vorstellen (Senge). Auch Metastasen nach einem Schilddrüsenkrebs dürften nicht sicher hämatogen zu erklären sein. In einem Fall von Bronchialkrebs (Cordua) waren dagegen Lymphknoten im Hilus der Lunge und in der Pleura, der Bauchhöhle lymphatische Metastasen vorhanden; ebenso in einer eigenen Beobachtung von Bronchialkrebs (873 ex 1930) bei 72jähriger Frau mit zahllosen, großen Knoten im Bauch, im Uterus und Eierstöcken, sowie im Myokard, Pankreas, rechter Niere, Nebenniere, Schilddrüse, Schädelknochen usw.

Ich will nicht versäumen darauf hinzuweisen, daß auch beim Manne im Douglas und an der vorderen Mastdarmwand sitzende Metastasen von Magen- (Pankreas-)krebsen

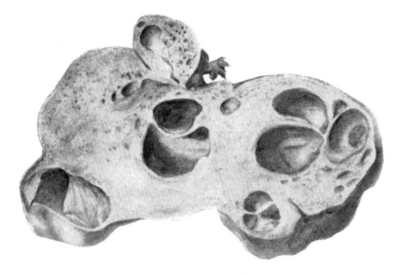

Abb. 363. Wie Abb. 362, aber durchschnitten. Cystische Hohlräume. (Vergr. $^1/_1$.)

bekannt sind (Strauss, Payr, Schnitzler), die als intraperitoneal entstanden aufgefaßt worden sind. Auch dort ist die Deutung umstritten. Bei Payr-Hohlbaum finde ich sogar einen Hinweis auf eine Metastase eines Magenkrebses im Hoden (Wehsling). Hier gibt es wohl nur hämatogene oder lymphogene Metastasierung.

Das Aussehen der Geschwülste ist meist recht bezeichnend; es sind verschieden große, grobhöckerige, oft ganz solide oder auch von Cysten durchsetzte, eher derbe Gebilde, die auf Durchschnitten ödematös aussehen, aber auch ganz markig erscheinen können (Abb. 362—363). Ausnahmsweise kommen Kystome zur Beobachtung, die man für harmlos halten würde, und in welchen erst das Mikroskop die lymphatisch verschleppten Krebszapfen und frei wachsende Nester, sowie Siegelringzellen finden läßt. Die markigen Formen sind manchmal ganz dicht von Siegelringzellen durchsetzt (Abb. 360, 364, 365). Die meisten Fälle machen aber makroskopisch eher den Eindruck eines derben, knolligen Fibroms, und auch unter dem Mikroskop beherrschen die ausgesprochen fibromatösen Abschnitte das Bild manchmal so sehr, daß man den Krebs, bzw. die Siegelringzellen leicht übersieht.

Auffallend oft finde ich neben den fibroadenomatösen Formen ein Vorherrschen von mikrocystischem Bau mit Übergängen in feintrabekuläre, netzförmige Verzweigungen; so häufig, daß ich dieses Bild geradezu als verdächtig auf metastatischen Krebs ansehen möchte (Abb. 366—372).

Denselben mikrocystischen Bau finde ich auch in dem von J. Naeslund als primäres Adenosarkom des Eierstockes beschriebenen Fall — sowie bei der bereits oben angeführten Hypernephrommetastase (vgl. S. 214) desselben Verfassers angegeben. Ich gestehe, daß mich dieses Zusammentreffen noch mehr bestärkt

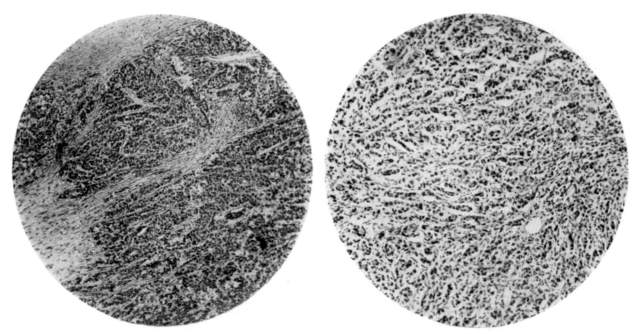

Abb. 364. Krukenbergtumor des Eierstockes nach Flexurcarcinom.
(Vergr. 70 mal.)

Abb. 365. Stärkere Vergrößerung aus Präparat
Abb. 364.

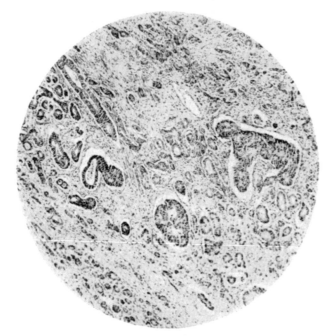

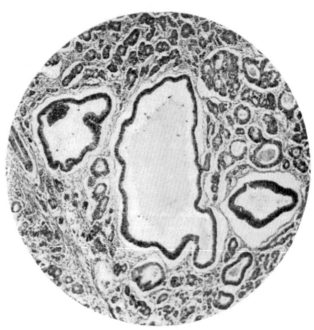

Abb. 366. Krukenbergtumor nach Magenkrebs; mikrocystisch.
(Vergr. 70 mal.)

Abb. 367. Carcinoma adenopapillare nach Magenkrebs.
(Vergr. 80mal.)

in der Annahme, daß es sich im ersten Fall nicht um eine primäre Geschwulst des Eierstockes handelt, sondern um eine Metastase eines (gleichzeitig vorhandenen) Brustdrüsenkrebses, mit teilweise desmoplastischem, sarkomartigem Wachstum des Krebses. Vielleicht wären bei eingehendem Suchen noch vereinzelte Siegelringzellen zu finden.

Ascites finden Stübler und Brandess in 63,3%. In unseren Fällen war nur 8mal die Flüssigkeitsmenge groß (einmal 10 Liter), sonst gering. In einer Reihe von

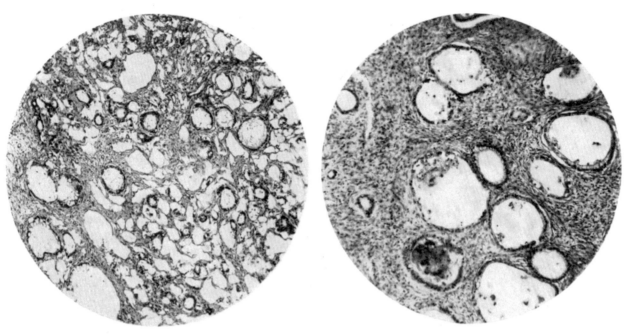

Abb. 368. Krukenbergtumor nach Magenkrebs; myxomartig. (Vergr. 80mal.)

Abb. 369. Sekundäres Ovarialcarcinom nach Magenkrebs; mikrocystisch. (Vergr. 80mal.)

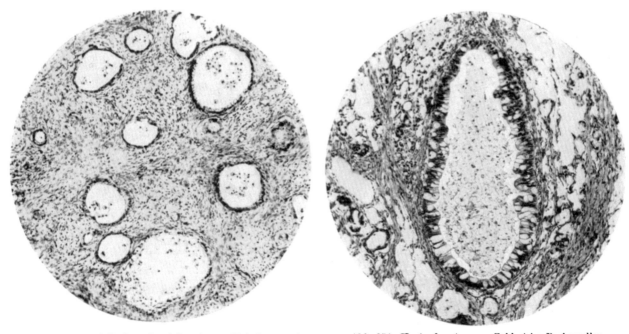

Abb. 370. Metastatisches Ovarialcarcinom (Primärmagen) von alveolärem und mikrocystischem Bau. (Vergr. 80mal.)

Abb. 371. Krukenbergtumor. Zahlreiche Becherzellen. (Vergr. 100mal.)

Fällen ist ausdrücklich vermerkt, daß Ascites fehlt. Einmal hat Ruptur der einen Geschwulst (2388), einigemale der dünnflüssige gallertige Inhalt des vom Darm ausgehenden Gallertkrebses diesbezügliche Angaben unmöglich gemacht.

Im Falle Turolts (gleichzeitig Schwangerschaft) ist vom 8. Tage des Wochenbettes an die Ascitesflüssigkeit aus der Gebärmutter abgetropft, etwa wie bei Incontinentia urinae.

Nicht gering ist die Zahl der Fälle, in welchen uns der Ascites diagnostisch geradezu fehlgeleitet hat. Teils waren es ältere Frauen mit Magenbeschwerden, ohne fühlbare Geschwulst, wo sich nach der Probelaparatomie eine Bauchfelltuberkulose herausgestellt hat, teils aber auch umgekehrt Metastasen einer Magenkrebses, wo wir Tuberkulose vermutet haben. Bei einer 63jährigen Frau (1796 ex 1929) fanden sich überall auf dem Bauchfell Knoten und Knötchen bei Magenkrebs; in den Eierstöcken nur kastanien-, bzw. erbsengroße

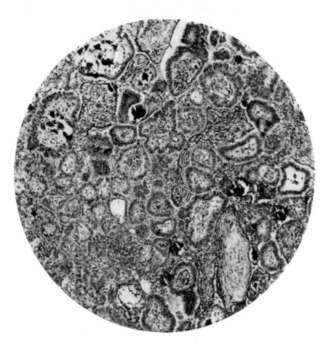

Abb. 372. Sekundäres Ovarialcarcinom von adenomatösem Bau. Beginnende Verkalkung. (Vergr. 80mal.)

Knoten. Ein andermal waren die Eierstöcke vollkommen frei; das ganze Bauchfell mit grauweißen, miliaren Knötchen besetzt, die sich alle aus Siegelringzellen bestehend erwiesen. Unter dem Mikroskop konnte man kleinste Gruppen von 2—3 Zellen, ja selbst ganz vereinzelte Siegelringzellen finden. Primärtumor am Magen.

Erwähnt seien noch 2 Fälle von reiner Peritonealcarcinose, ein papilläres, zottiges (1302 ex 1928) und ein in Form von Knötchen auftretendes Carcinom (1565 ex 1929) mit Ascites. In letzterem Fall war auch die Rinde beider Eierstöcke von den Knötchen durchsetzt. Die 59jährige Frau kam drei Monate nach dem Bauchschnitt zur Sektion. Metastasen in der Leber; sonst kein anderes Organ erkrankt. In beiden Fällen hatten wir an Krebs des Eierstockes gedacht.

Die Wachstumsgeschwindigkeit der Geschwülste wird verschieden beurteilt. Während Krukenberg langsames Wachstum hervorgehoben hat, betont Frankl ein besonders rasches Wachstum und damit auch frühzeitigeres Aufsuchen des Arztes durch die Kranken. Letzteres wird aber wohl auch in der Schwächung der Widerstandskraft des Körpers, welche das Zustandekommen der Metastase erst ermöglicht hat, begründet sein. Besonders langsam scheint die Entwicklung in einem Fall von Isbruch vor sich gegangen zu sein; zwischen Magenresektion (wegen „Ulcus") und der Operation der Eierstocksgeschwülste lag ein Zeitraum von 6 Jahren. Auch wir haben Pausen bis zu 7 Jahren erlebt.

Diese Schwächung des Gesamtkörpers dürfte die Ursache der von Frankl betonten häufigen Amenorrhöe sein.

Diagnostische Anhaltspunkte allgemeiner Art, die metastatische Natur von Eierstocksgeschwülsten zu erkennen, besitzen wir wenig. Neben der Amenorrhöe, die auch bei Granulosageschwülsten, bei Teratomen vorkommt, der Beidseitigkeit der Geschwülste, der Konsistenz, vor allem auch, wenn vorhanden, der duritartigen Härte der Gebärmutter, dem Ascites, werden wir auf Erscheinungen von seiten des Magendarmkanales, auf vorausgegangene Operationen an anderen Organen achten müssen. Wichtig erscheint mir die stärkere Heranziehung der klinischen Magenuntersuchung und vor allem der röntgenologischen Prüfung von Magen und Dickdarm, bzw. auch der Romanoskopie.

Daß man auch bei nachgewiesener Geschwulst trotz aller Maßnahmen vor Fehldiagnosen nicht bewahrt bleibt, zeigt der bereits angeführte Fall (694 ex 1928) einer 49jährigen Frau, bei welcher vor 4 Jahren eine Gallenblasenexstirpation gemacht worden war und jetzt beidseitige hühnereigroße Eierstocksgeschwülste nebst Zeichen einer Wirbelmetastase damit in Zusammenhang gebracht worden sind. Die Diagnose schien in etwas geänderter Fassung als primärer Magenkrebs ganz sicher zu sein, als man bei der Leichenschau nebst anderweitigen Herden (Mediastinum, Nebenniere, drei Lendenwirbel) eine kleine flache Geschwulst im Magen fand; sie mußte aber von Grund auf umgebaut werden, da die Magengeschwulst sich unter dem Mikroskop als flacher, gutartiger Polyp (Alters- oder Kachexieerscheinung?), die Eierstocksgeschwulst als Granulosazellgeschwulst herausstellte. In der zweiten Nebenniere war außerdem noch eine kirschgroße (nicht metastatische) Markgeschwulst, in der linken Niere eine apfelgroße Cyste vorhanden.

J. Ensheimer hat (1896) Krämpfe und Zuckungen im Arm bei der 42jährigen Frau als erstes Krankheitszeichen angeführt. Später Pleuraerguß (vorübergehend), Beinödem (ebenso), dann blutiges Sputum, wieder Ödeme, Marasmus. Erst in der Leiche fand man beidseits fast faustgroße knollige Eierstocksgeschwülste mit einigen Cysten und Metastasen im Epikard, beiden Pleuren und Lungen und im Gehirn. Auffallend ist die Angabe, daß die Gallenblase fast völlig obliteriert war, mit fibrös verdickten Wänden, und daß sie etwas zähen, glasigen Schleim enthielt; und weiter auffallend Metastasen in den portalen Lymphknoten der Leber. Bemerkenswert ist allerdings auch eine Vergrößerung der Gebärmutter und eine dunkel-livide Verfärbung der Scheidenschleimhaut. Spricht letzteres für Hormonwirkung, also für Granulosazellgeschwulst, so möchte ich doch die Befunde an Gallenblase und portalen Lymphknoten eher so werten, daß das primäre ein unscheinbarer Scirrhus der Gallenblase war und alles andere Metastasen. Der Gedanke ist jedoch damals so fern gelegen, daß er nicht nur nicht erörtert worden ist, sondern daß überhaupt keine histologische Sicherung der Befunde nötig erschienen war.

Zahlenmäßige Gegenüberstellung der primären und sekundären Eierstockskrebse ist mir nicht möglich, weil der größte Teil unserer nur durch Probebauchschnitt festgestellten Krebse daraufhin nicht untersucht ist. Immerhin überwiegen die primären Formen beträchtlich, wenn auch nicht in dem Ausmaß, wie es nach älteren Leichenbefunden erscheint. Wir denken sicherlich noch zu wenig daran.

In einem unserer Fälle war die entgegengesetzte Fehldiagnose für die Kranke ohne wesentlichen Nachteil geblieben. Die 28jährige Frau (6915 ex 1915) hatte seit 6 Monaten Magenschmerzen bei negativem Magenbefund. 20 kg Gewichtsabnahme. Der linke Eierstock vergrößert. Man dachte an Metastase eines unerkannt gebliebenen Magenkrebses. Der Eierstock wurde auf vaginalem Wege entfernt; er war nur kleincystisch, ohne Krebs. Die Frau hat sich später erholt. Heute würde ich den Fall als statisch-dynamische Dekompensation im Sinne Jungmanns auffassen, und durch längere Bettruhe, evtl. unter Achtung auf Muskelspannungen mit Massage, später mit dem Kompensationsgürtel behandeln. Die gewiß nicht unberechtigte Frage um die Geschwulst würde sich während dieser Beobachtung auch ohne Operation klären lassen.

Behandlungsgrundsätze sollen nur ganz kurz angeführt werden. Abtragung der Eierstöcke allein leistet natürlich so gut wie nichts; sie kann nur als Probebauchschnitt gewertet werden. Die Erkenntnis von der Häufigkeit der Beteiligung der Gebärmutter erfordert als Mindesteingriff die Entfernung auch dieser. Dazu kommt die Sorge um die Muttergeschwulst. In unseren Fällen ist die Behandlung eines Flexur- oder Mastdarmkrebses ein oder das anderemal in derselben Sitzung durchgeführt worden. Die übrigen Fälle haben wir den Chirurgen übergeben. Seit Perrin, Schenk und Sitzenfrey ist es allerdings öfter vorgekommen, daß ein chirurgisch gut ausgebildeter Frauenarzt auch die Magen-, bzw. Darmresektion in derselben oder in einer späteren Sitzung durchgeführt hat (Pribram, Amreich, H. H. Schmid 1929 [in 2 Stunden, mit 4 ccm Pernocton intravenös und 90 ccm Äther] u. a.), oder daß er sie von einem Chirurgen hat in derselben Sitzung ausführen lassen; aber ich sehe darin keinen besonderen Vorteil.

Die Aussichten auf Dauerheilung scheinen trotzdem recht schlecht zu sein; doch sind immerhin recht bemerkenswerte Erfolge verzeichnet worden; so ist ein Fall von Byron und Berkoff 4 Jahre 7 Monate lang gesund gewesen. Aber schon die Operationsmortalität ist hoch. Von unseren 60 Fällen sind 11 an den Folgen der Operation gestorben; meist an akuter oder subakuter Bauchfellentzündung. Daran ist sicherlich zum Teil die Größe des Eingriffes, zum Teil aber wohl auch die herabgesetzte Widerstandsfähigkeit des ganzen Körpers, die allgemeine Schädigung der Abwehrmaßnahmen Schuld.

Fälle, in welchen etwa die Magenoperation schon länger zurückliegt, die Metastase erst später bemerkt wird, sind auch nicht besser dran. Eine Frau (22 398), die vor 9 Monaten am Magen operiert worden war, jetzt wegen beidseitiger, faustgroßer Eierstocksgeschwülste, mußte drei Monate später wegen neuer Magenstenose (Rezidiv) dem Chirurgen zur Ileostomie überstellt werden. Sie ist einige Wochen später einer Lungenentzündung erlegen.

Eine seltene Besonderheit bietet folgende Beobachtung (24 280). Eine 50jährige Frau mit 4 Geburten hat seit ½ Jahr 7 kg an Gewicht verloren unter gleichzeitiger Zunahme des Bauches. Durch den Ascites sind Knoten zu tasten. Der Bauchschnitt ergibt massenhaft knotige Metastasen. Orientierung über primäre Geschwulst nicht möglich. Der mikroskopische Befund erweckt den Verdacht, daß ein Carcinoid des Wurmfortsatzes vorliegen könnte. Die Frau stirbt nach 10 Tagen an einer in Schüben zustande gekommenen Lungenembolie (aus Schenkelvenen). Die Leichenuntersuchung ergibt tatsächlich ein bösartiges „Carcinoid" des Wurmfortsatzes mit zahllosen Metastasen. Auch in beiden Eierstöcken finden sich solche.

Von metastatischen Sarkomen (S. 449) kann ich aus unserem Material nur die zwei erwähnten Lymphosarkome anführen. Im Schrifttum werden zwar Sarkome öfter genannt; so führt Cameron neben 7 primären auch 4 sekundäre an, davon zwei als Metastasen aus dem Mastdarm. Ich habe oben bereits gesagt, daß ich solche Angaben mit Mißtrauen betrachte und an die Möglichkeit eines desmoplastischen sarkomähnlichen Krebses denke. In einem Falle, den Amann als Sarcoma portionis uteri globocellulare mit großen sekundären Eierstocksgeschwülsten beschrieben hat, möchte ich eher den Portiotumor als weitere Metastase eines Magenkrebses ansehen, ähnlich wie bei Küstner und Halter.

Grieger hat bei einem Rhabdomyosarkom der Gebärmutter außerordentlich verbreitete Metastasen beschrieben, darunter auch solche in den Eierstöcken und Eileitern. Einbruch in Venen war histologisch nachweisbar. Bei Myosarkom des Uterus haben Franquè (nur in Adhäsionen), Geraudel und R. Meyer (3mal), bei Spindelzellsarkom R. Meyer (1mal) Metastasen im Eierstock gefunden.

Erwähnt sei neben den seltenen Lymphosarkomen auch das Lymphogranulom.

Die metastatischen Melanosarkome habe ich oben besprochen.

Schrifttum.

Amann, Sarcoma portionis mit sekundären Ovarialtumoren. Zbl. Gynäk. 1911, 526. — *Amreich, J.*, Zweizeitig operiertes Carcinoma ovarii metastaticum. Arch. klin. Chir. 140, 638 (1926). — *Byron, C. S.* u. *Berkoff*, Vorkommen und Endergebnisse bei Ovarialcarcinom. Amer. J. Obstetr. 11, 559 (1926). — *Cameron, S. J.*, Bösartige Erkrankung der Eileiter und Eierstöcke. Brit. med. J. 1925, Nr 3372, 285. — *Cordua*, Bronchialcarcinom mit Ovarialmetastasen. Zbl. Gynäk. 1929, 1732. — *Ensheimer, J.*, Ovarialcarcinom. Inaug.-Diss. München 1896. — *Fechner, Bruno*, Ovarialabsceß nach Paratyphus. Inaug.-Diss. Breslau 1927. Zbl. Gynäk. 1929, 2499. — *Frankenthal, L.*, Unsere heutige Auffassung von den sog. Krukenbergschen Tumoren. Bruns' Beitr. klin. Chir. 123 (1921) (Literatur). — *Frankl, O.*, Zur Pathologie und Klinik des Ovarialcarcinoms. Arch. Gynäk. 113, H. 1. — *Franqué, O. v.*, Sarcoma uteri. Z. Geburtsh. 40, 204 (1899). — *Gauthier-Villars, P.*, Ovarialmetastasen der Epitheliome des Verdauungsschlauches. Ber. Gynäk. 14, 372 (1928). — *Glockner*, Sekundäres Ovarialcarcinom. Arch. Gynäk. 72, 410 (1904). — *Goldberger, E.*, Ovarialcarcinom mit gleichzeitiger Tubenschwangerschaft. Zbl. Gynäk. 1928, 294. — *Grieger, S.*, Rhabdomyosarkom des Uterus. Inaug.-Diss. Genf. 1912. — *Haendly*, Ausbreitung und Metastasierung von Uterus- und Ovarialcarcinom. Zbl. Gynäk. 1915, 41. — *Hoffmann, Fr. L.*, Mortality from cancer. Newark, 1915. S. 45. — *Hornung, R.*, Beziehungen zwischen Appendix und Genitale. Zbl. Gynäk. 1928, 1630. — *Isbruch, Fr.*, Metastatische gastroenterogene Ovarialcarcinome. Mschr. Geburtsh. 80, 289 (1928). — *Jarcho, J.*, Krukenbergtumoren und ihre praktische Bedeutung. Amer. J. Obstetr. 13, 288 (1927). — *Jolkwer, W. E.*, Gleichzeitiges Vorkommen multipler Geschwülste differenter Art. Arch. klin. Chir. 155, 142 (1930). — *Kayser*, Dickdarmcarcinom mit Metastase. Arch. Gynäk. 68, 576. — *Kleinschmidt, Otto*, In Zweifel-Payr, Klinik der bösartigen Geschwülste, Bd. 2, S. 110. 1925. — *Kohlmann, M.*, Disposition der Ovarien zu metastatischer Erkrankung. Inaug.-Diss. München 1916. — *Kraus, E.*, Krebsmetastasen im Ovarium bei Krebs anderer Bauchorgane. Mschr. Geburtsh. 14, 1 (1901). — *Krukenberg, Fried.*, Fibrosarcoma mucocellulare. Arch. Gynäk. 50, 287 (1895). — *Küstner*, Metastase eines primären Ovarialcarcinoms in Cervix und Portio. Mschr. Geburtsh. 64, 193 (1923). — *Kutschenko* u. *T. Schwedkowa*, Metastatische Krebsgeschwülste der Ovarien. Frankf. Z. Path. 35, 59 (1927). — *Marchand, F.*, Die sog. Krukenbergschen Ovarialtumoren. Mschr. Geburtsh. 50, 117 (1919). — *Meyer, R.*, Uterussarkom. Handbuch der Gynäkologie von Veit, Bd. 6, I, S. 723, 733. — *Naeslund, John*, Über multiple primäre maligne Tumoren. Acta obstetr. scand. (Stockh.) 10, 437 (1930). *Neumann, H. O.*, Carc. mucocellulare ovarii. Arch. Gynäk. 122, 739. — *Offergeld*, Ovarialcarcinom bei Carcinom des Uterus. Würzburg. Abh. 1908. — Ref. Zbl. Gynäk. 1910, 215. — *Payr, E.*, Gleichzeitige Stenosierung von Pylorus und Darm. Arch. klin. Chir. 75, 23 (1905). — *Payr-Hohlbaum*, Geschwülste des Magens. In Kraus-Brugsch, Bd. 5, 1. Teil, S. 1246. — *Perrin*, Metastasen eines Magentumors in beiden Ovarien. Lyon méd. 1911, No 17. Ref. Zbl. Gynäk. 1912, 787. — *Pribram*, Operabilität metastatischer Ovarialtumoren. Arch. Gynäk. 116, 343 (1923). — *Richter, J.*, Carcinom der Flexur und der Ovarien. Zbl. Gynäk. 1911, 867. — *Sachs*, Behandlung postoperativer Harnverhaltungen. Zbl. Gynäk. 1928, 1531. — *Schenk, Ferd.*, Primärer Krukenbergscher Ovarialtumor. Z. Geburtsh. 51, 277. — *Schenk* u. *Doberauer*, Magencarcinom und beidseitiges Ovarialcarcinom. Münch. med. Wschr. 1905, 1269. — *Schenk* u. *Sitzenfrey*, Carcinom des Magens, der Ovarien und des Uterus. Z. Geburtsh. 60, 392 (1907). — *Schiller, W.*, Entstehung der Siegelringzellen. Wien. med. Wschr. 1925, Nr 23. — *Schlagenhaufer, F.*, Metastatisches Ovarialcarcinom nach Krebs des Magens. Mschr. Geburtsh. 15, 485 (1902). — *Schmid, H. H.*, Magenkrebs und Gravidität. Arch. Gynäk. 117, 418 (1922). — Einzeitige Operation bei Magen- und Eierstockskrebs. Mschr. Geburtsh. 82, 392 (1929). — *Schmincke*, Metastatische Ovarialcarcinome. Mschr. Geburtsh. 39, 841 (1914). — *Schnitzler, J.*, Typisch lokalisierte Metastase des Magencarcinoms. Mitt. Grenzgeb. Med. u. Chir. 19, 205 (1908). — *Schottlaender, J.*, Metastasen. Nothnagels Handbuch, Suppl.-Bd. 6/2. 1912. — *Senge*, Beitr. path. Anat. 53, 532 (1912). Sekundäres Placentarcarcinom. — *Sitzenfrey, A.*, Mammacarcinom 2 Jahre nach Operation wegen beidseitigem Ovarialcarcinom. Prag. med. Wschr. 1907, Nr 18—19. — *Stickel*, Doppelseitige metastatische Ovarialcarcinome. Arch. Gynäk. 79, 605. — *Stoeckel*, Carcinoma ovar., secundär nach Carcinoma mammae? Mschr. Geburtsh. 29, 371 (1909). *Strauß, H.*, u. *Fr. Bialocour*, Abhängigkeit der Milchsäuregärung von HCl des Magensaftes. Z. klin. Med. 28, 567 (1895). — *Stübler* u. *Brandess*, Pathologie und Klinik der Ovarialtumoren. Würzburg. Abh. 21 (1924). — *Szenes*, Lymphogranulom. Gynäk. Ges. Wien, Dez. 1928. Med. Klin. 1929, 41. — *Turolt, M.*, Krukenbergtumor und Schwangerschaft. Zbl. Gynäk. 1923, 1836. — *Weßling*, Inaug.-Diss. Kiel 1913. — *Wolff, J.*, Krebskrankh. 2 (1911). — *Wolfheim, R.*, Durchlässigkeit des Keimepithels für korpuskuläre Elemente. Mschr. Geburtsh. 24, 63 (1906).

Klinik der Eierstocksgeschwülste.
Allgemeines über die Krankheitszeichen.

Für die Eierstocksgeschwülste gilt wie für alle Geschwülste des inneren Genitales der Satz: solange Komplikationen fehlen, sind sie äußerst arm an klinischen Kennzeichen. Selbst recht große Neubildungen sind oft zeichenarm. Die wichtigsten Krankheitszeichen ergeben sich erst durch die Komplikationen, welche allerdings mitunter schon ziemlich früh auftreten. Da aber ein großer Teil dieser Komplikationen auch bei einfachen Cysten vorkommt und weiter die Abgrenzung gegen entzündliche und sonstige Erkrankungen der Anhänge sowohl wie der Nachbarschaft (mit Einschluß der Gebärmutter) ihre großen, oft genug unüberwindlichen Schwierigkeiten hat, sind auch die Komplikationen gar nicht oder nur mit Vorsicht für die Diagnose Blastom zu verwerten.

Selbst mannskopfgroße Geschwülste werden manchmal ganz beschwerdelos getragen. Nur die Zunahme des Leibesumfanges läßt erkennen, daß etwas anders ist wie vorher. Leibschmerzen sind so gut wie immer Zeichen einer Komplikation. Insbesondere ist hier die Teilnekrose der Geschwulst und die hyaline Degeneration der äußeren Wandschichten (beim Teratom auch die Fettwanderung) zu betonen, bei welcher stets zugleich das Bauchfell benachbarter Organe gereizt wird. Diese peritoneale Reizung macht Schmerzen. Die Größe des Blastoms an sich ist dabei so wenig von Belang wie seine Wachstumsgeschwindigkeit. Ich habe wenigstens noch nie, wenn Schmerzen angegeben waren, solche Degenerationen vermißt.

Dazu sei bemerkt, daß die Seite des Unterbauches, in welcher die Schmerzen angegeben werden, meist einen sehr deutlichen Hinweis gibt auf die tatsächliche Seite des erkrankten Organs, oft viel verläßlicher als der Untersuchungsbefund, bei dem ich Täuschungen schon so oft erlebt habe, daß ich bei großen Geschwülsten auf den Versuch, die kranke Seite vor dem Eingriff anzugeben, meist verzichte, wenn sich die Antwort nicht gewissermaßen von selbst ergibt.

Die Angaben über Kreuzschmerzen sind verschieden. Es ist wohl auch notwendig, sie auf ihre Ursachen zu untersuchen. Kleine, im Becken sitzende Geschwülste machen Kreuzschmerzen, wenn das Beckenbauchfell des Douglasschen Raumes beteiligt ist, etwa in Form von neu entstehenden Verwachsungen. Offenbar ist hier die Beeinflussung der nervösen Apparate in den Sacrouterinligamenten das Wesentliche. Wenn jedoch größere Geschwülste Kreuzschmerzen machen, so geschieht dies durch die vollständig geänderte Lastverteilung, welche eine ganz neue, ungewohnte Beanspruchung von Knochen, Gelenken, Bandapparaten sowohl wie in der ganzen Körpermuskulatur erfordert, um ähnlich wie in der Schwangerschaft die aufrechte Körperhaltung zu ermöglichen, bzw. zu gewährleisten. Während der schwangere Körper meist über genügende Kräfte zu solcher Umstellung verfügt, da der gesamte Stoffwechsel im Sinne solcher Mithilfe in Anspruch genommen wird, versagt der Körper der geschwulstkranken Frau, deren Hormone einen solchen Umbau nicht bewerkstelligen können. Als Ergebnis bleibt ein mühsames, vorzeitig erschöpfendes, dauerndes Heranziehen aller sonst nur gelegentlich verwerteten Hilfsmaßnahmen mit schmerzhaften Krampfzuständen, das sich besonders im Psoas und in der Rückenmuskulatur auswirkt, aber auch weit darüber hinaus greifen muß: eine statisch-dynamische Dekompensation (Jungmann). Sehr schön zeigt das Heranziehen von Schulter-

und Armmuskulatur eine Abbildung von K. Franz (Abb. 373). Als besonders deutliches, jederzeit im Stehen leicht nachweisbares Zeichen derselben hat Jungmann die tiefe, abgeflachte Stellung des Zwerchfelles und die Einschränkung, bzw. den Mangel an respiratorischer Verschieblichkeit desselben nachgewiesen.

Von diesem Gesichtspunkt aus, als ein weiteres, über die Operation hinausreichendes Bestehenbleiben der Dekompensation ist die Angabe von Frank Lynch zu verstehen, daß die Kreuzschmerzen nach der Operation nur bei $50^{0}/_{0}$ der Fälle verschwinden. Bei diesen ist die Störung während der Bettruhe nach der Operation ausgeglichen worden, bei den anderen $50^{0}/_{0}$ war sie zu schwer und konnte noch nicht ausheilen.

Tierärzte kennen bei Haustieren mit großen Eierstocksgeschwülsten — solche erreichen bei der Kuh, wo sie überhaupt am häufigsten vorkommen, ein Gewicht von mehr als 40 kg — ein Zeichen, das in demselben Sinne spricht: das Einfallen der Beckenbänder, ähnlich wie es nach Schwergeburten beobachtet wird (Reinhardt).

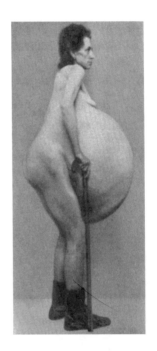

Abb. 373. Frau mit riesengroßer Ovarialcyste. (Aus Franz, Gynäkologische Operationen. Berlin: Julius Springer 1925.)

Auch die ischiasartigen Schmerzen, die mitunter angegeben werden, möchte ich ebenso wie die viel häufigeren, an der Vorderseite des Oberschenkels ausstrahlenden Schmerzen nicht durch Druck auf den Nerven — der Plexus ischiaticus liegt überhaupt viel zu weit abseits — sondern als Symptom der Dekompensation auffassen. Es sind krampfartige Muskelspannungen, vorwiegend im M. iliopsoas.

Allgemeinere Beschwerden, Gefühl von Völle, Unbehaglichkeit, unbestimmter Druck werden meist als Verdrängungszeichen gewertet. Auch diese Deutung halte ich für höchst fraglich. Man hört solche Klagen so oft auch ohne jede Geschwulstbildung, so oft z. B. als prämenstruelle Beschwerde, besonders in den Wechseljahren, daß man an eine andere Erklärung denken muß. Ich möchte sie mit hormonal bedingten Störungen im vegetativen Nervensystem und im Muskeltonus der Magen-Darm-Abschnitte oder mit der Dekompensation in Zusammenhang bringen. Mindestens habe ich so oft schon, auch bei großer Geschwulst, vergebens danach gefahndet, habe auch bei solchen Frauen die Nahrungsaufnahme ungehindert gefunden, daß ich die bisherige zwangsläufige In-Beziehung-Setzung bestreiten muß.

Ebenso muß ich die Behauptung, daß Harndrang, bzw. Harnverhaltung und Stuhldrang als Verdrängungserscheinung auftreten, nachdrücklich ablehnen. Es ist vielmehr, wo Entzündungen dieser Organe oder Erkrankungen anderer Art fehlen, eine hypertonische Einstellung, bzw. bei der Harnverhaltung (Chalier, Nassauer, Patel) und dem ebenso seltenen Ileus (Peters, Raum) eine hypotonische Einstellung des betreffenden Organes aus rein statischen, vielleicht daneben auch aus hormonalen Ursachen anzunehmen; wobei es gar nicht auszuschließen ist, daß die Quelle dieser Hormone tatsächlich das Eierstocksblastom bildet.

Bei sehr großen Geschwülsten kommt es dazu, daß das Zwerchfell in seiner beständigen Krampfstellung versagt, daß es erlahmt. Die Folge ist eine echte Relaxation, die, wenn die Frauen viel liegen, tatsächlich zu mechanischer Verschiebung des Zwerchfellstandes führt, wie sie Rübsamen, E. Kehrer röntgenographisch, Kauffmann bei der Sektion festgestellt haben. Herzverlagerung, Atemnot sind dann verständliche Folgen.

Als mechanische Folgeerscheinung gilt bisher immer noch Ausdehnung der Bauchhaut bis zur Ausbildung von Striae, ähnlich wie man sich dies früher bei der Schwangerschaft vorgestellt hat. Die einfache Beobachtung muß aber jedermann belehren, daß frische Striae bei den schwangeren Frauen 1. durchaus nicht immer, 2. wenn, so an sehr verschiedenen Körperstellen auftreten, daß sie 3. auch bei nichtschwangeren Frauen, vor allem in der Pubertätszeit, bei rascher Fettzunahme beobachtet werden, und endlich 4. daß sie bei Eierstocksgeschwülsten so gut wie niemals vorhanden sind. Ich habe schon wiederholt darauf hingewiesen; meine seitherigen Erfahrungen lauten nicht anders. Auch bei Granulosazellblastomen, wo ich sie noch am ehesten erwarten würde, habe ich sie noch nicht gesehen.

In der Beurteilung der Bauchdecken werden wir meiner Ansicht nach wohl den Standpunkt vertreten müssen, daß es sich, ähnlich wie ich das oben bereits für die Nachbarschaft ausgeführt habe, um ein aktives Mitwachsen der Decke handelt, nicht nur um Dehnung. Es ist eine wohl nicht so lebhafte, aber doch gleichsinnige „Weiterstellung" des Bauches wie bei der Schwangerschaft. Dafür spricht der Umstand, daß die Rückbildung der Bauchdecken nach einer Operation sehr großer Geschwülste längere Zeit in Anspruch nimmt und oft in 4 Wochen noch nicht befriedigend erscheint.

Bei sehr großen gutartigen Blastomen, vor allem aber bei Krebsen kann man, abgesehen von Ascites und selbst von Hydrothorax (Verdacht auf Pleurametastase! Röntgen!). Ödeme der Beine, der Bauchhaut und Venenerweiterungen sehen. Wichtig sind besonders die Venenerweiterungen der Brust- und Bauchhaut, die als Kollateralkreislauf (Epigastrica, Mammaria) bei Wegstörungen an der Vena cava inferior bekannt und die auch diagnostisch bedeutsam sind (Caput medusae). Sie bedeuten Verschlüsse, Thrombosen der tiefen Venen, und zwar vielfach Geschwulstthrombosen, aber auch wohl einfache Kompression. Die Ödeme können dann Folge der Gefäßwandschädigung durch die stehende Blutsäule sein, deren Inhalt mit der Zeit toxische Eigenschaften gewinnt. Im Verein mit der Herzverlagerung und vielleicht toxischer Herzmuskelschädigung ergibt sich schließlich das Bild einer Dekompensation des Herz-Gefäßapparates. Solche Fälle mögen es gewesen sein, in welchen man gelegentlich Oligurie und Albuminurie gefunden hat (A. Martin, Dührssen, Kummer, Theobald), die nach der Operation wieder verschwunden ist.

Die Bezeichnung „Caput medusae" gilt seit Alters her in der Ärztesprache für Venenerweiterungen im Umkreis des Nabels, die auf Störungen im Pfortaderkreislauf bezogen werden. Hier handelt es sich jedoch um Blutadern der vorderen und seitlichen Bauchwand, welche zwischen den Gefäßgebieten der oberen und unteren Hohlvene vermitteln und besonders von W. Braune (1884), Thomas (1895), Saxer (1902) untersucht worden sind. E. Kehrer bringt das von Thomas angegebene Schema von oberflächlichen und tiefen Bahnen ausführlich. Von den oberflächlichen Adern sind es vor allem die V. epigastria und thoracica longa; sonst im Bereiche der Vorderwand die V. mammaria. Übrigens trennen auch die Anatomen die verschiedenen Formen nicht immer scharf.

Gelegentlich werden diese Venen beim Bauchschnitt geradezu unangenehm, weil sie stark bluten und viele Unterbindungen erfordern. Ich habe das bei einem straußeneigroßen, ganz frei beweglichen harten Granulosazelltumor erlebt. Keine Spur von Ascites, keine Metastasen. An Stauung war in keiner Form zu denken (26 ex 1931). Die 38jährige sterile Frau hatte seit dem 1. Lebensjahr eine Atrophie des rechten Beines mit Subluxation im Knie. 2 Monate waren die Perioden sehr schwach gewesen, die erste hatte 14 Tage gedauert. Zunahme des Bauches; sonst keine Beschwerden. Äußerlich waren die gut zündholzstarken zahlreichen Venen, da sie im Bauchfett lagen, gar nicht sichtbar gewesen. Keine sonstigen Varicen. Keine Lymphknotenmetastasen.

Vorübergehende Glykosurie haben Beyea, Bauereisen und Bengolea beobachtet. Ob die Erklärung, Druck auf das Pankreas, richtig ist, steht dahin. Ich würde eher an einfache alimentäre Glykosurie denken. Von einem halbwegs regelmäßigen Zeichen kann man nicht sprechen.

Die Prüfung des hydrostatischen Druckes in einer großen Eierstockscyste (ungenannter Art) ist bisher meines Wissens nur von Iversen zufällig einmal in der Annahme gemacht worden, daß Ascites vorliege. Die Messung hat einen Druck von 120 mm Wasser ergeben, gegenüber 100 mm bei Ascites und 80 mm bei einer Hydrocele. Dieses Maß gibt aber nur den Druck an, bei welchem die Bauchwand nachgeben muß, oder sonst den Druck, der innerhalb der Cyste selbst herrscht, nicht einen, der sich auf andere Organe auswirken könnte. Es ist auch wohl von vorneherein zu sagen, daß der Druck, für den ja die Konsistenz der Cyste schon eine physikalischer Ausdruck ist, sehr verschieden hoch gefunden werden kann. Es wird vom Sekretionsdruck abhängen, wird jedoch in seiner Auswirkung gegenüber dem Bauchraum und den übrigen Organen durch die eigene Wand behindert.

Von gewisser Bedeutung sind die Menstruationsstörungen, auf welche ich bereits bei den einzelnen Abschnitten eingegangen bin. Zusammenfassend läßt sich hier sagen, daß solche nicht allzu selten vorkommen. Frühreife bei Kindern ist allerdings sehr selten (Thaler, Aldibert, Hofmeier; Thadewald sagt das Gegenteil), eher soll nach A. Mayer der Eintritt der Periode verspätet sein (25 %). Über den Ablauf der Periode selbst gehen die Angaben recht auseinander (38,1 % normal nach Wedekind, 3/4 nach Martin und Mayer; andere dazwischen). Die Häufigkeit von Amenorrhöe wird auf 2—3 % geschätzt. So allgemein gefaßt, sind die Angaben jedoch schwer zu verwerten.

Sind gleichzeitig Myome der Gebärmutter vorhanden, was nach A. Mayer in 13 %, nach meinen Erfahrungen besonders bei beidseitigem Papillom sehr oft der Fall ist, so kann man darüber in Zweifel bleiben, wodurch die Blutungen ausgelöst werden. Aber schon Pfannenstiel hat es erwähnt, daß auch ohne Myom dabei überaus starke Blutung vorkommt.

Auf Amenorrhöen und Blutungen beim Teratom sei besonders hingewiesen (vgl. S. 438).

Beim Krebs spielen die Störungen eine seit langem gewürdigte Rolle. Insbesondere die Amenorrhöe beim metastatischen Krebs (Frankl u. a.) wird sogar vom Gesichtspunkt der Diagnose aus (Allgemeinerkrankung) geschätzt.

Vor allem müssen aber die sog. Granulosazellgeschwülste in dieser Hinsicht beachtet werden. Namentlich das Wiederauftreten menstruationsartiger Blutungen ist für dieselben geradezu charakteristisch (vgl. oben). R. Meyer spricht von einer Hyperfeminierung.

Im letzten Jahrzehnt hat eine recht seltene Erscheinung wiederholt Aufmerksamkeit erregt; abnormer Haar- und Bartwuchs, Änderung der Stimme. Man hat von Hermaphroditismus, von Vermännlichung des Äußeren der Frau gesprochen (Sellheim). Hegar, Davis, Hofbauer, Goldberg, Thaler u. a. haben einschlägige Fälle bekannt gegeben. Die Bezeichnung „Vermännlichung" halte ich nicht für sehr glücklich.

Unweiblich ist ja ein solches Wesen gewiß, verunziert; aber bis zur Mannähnlichkeit hat es noch gute Wege, wenn auch manchmal eine Änderung der Fettverteilung, ein Eckigerwerden der Glieder behauptet wird.

Es würde zu weit führen, auf das ältere Schrifttum einzugehen; ich verweise unter anderem auf Halban, Harms, und bemerke nur noch, daß laut Angaben in einer Reihe von Fällen die Erscheinungen nach der Operation, wenigstens teilweise wieder verschwunden sind.

L. Fraenkel berichtet von einer 47jährigen Frau, die seit 20 Jahren keine Periode gehabt hat. Schon damals ist eine mannsfaustgroße Geschwulst gefunden worden. Vor drei Jahren Kopfschmerzen, Sehstörungen, Leontiasis ossea am Schädel und Kiefer. Verbreiterung der Sella turcica. Auf antiluetische Kur und Röntgenbehandlung sind die Sehstörungen besser geworden. Zwei Jahre später Ovariotomie: mannskopfgroße Cyste, atrophische Gebärmutter. Fraenkel ist geneigt, im Eierstocksblastom die klinische Unterlage der Hypophysenerkrankung zu sehen. Mir erscheint aber die Sache höchst fraglich.

In den letzten Jahren ist die Frage der „Vermännlichung" lebhaft besprochen worden. Strassmann hat eine 24jährige Frau operiert, die seit $1^1/_2$ Jahren (erstes Zeichen) stärkere Behaarung an den Beinen und im Gesicht bemerkt hatte, seit $1^1/_4$ Jahren amenorrhoisch war. Tiefe Stimmlage, häufiges Herzklopfen, Fettschwund deutet auf Beteiligung anderer Organe. Trotz dieser Veränderungen hat die Frau in dieser Zeit geheiratet; es hatte sich das sexuelle Empfinden sogar gesteigert. Die kindskopfgroße Geschwulst erwies sich als vielkammerig cystisch, mit apfelgroßem soliden Anteil im Hilus, in welchem ein Adenom aus ganz unregelmäßigen Kanälchen und solide Epithelstränge sich fanden, sowie Zellhaufen, die fast sarkomatös aussahen und den interstitiellen Zellen des Hodens ähnlich erachtet wurden (R. Meyer). Strassmann deutet die Kanälchenbildungen bis zu einem gewissen Grade als testiculäres Adenom und schlägt die Bezeichnung „Masculinom" vor; einen Namen, der allerdings keinen Anklang gefunden hat. Die Periode ist bei der Frau nach 4 Wochen wiedergekommen, die tiefe Stimme ist geblieben, und das Rasieren war nach der Operation zwar etwas seltener nötig, konnte aber nicht aufgegeben werden. Die Frau ist später schwanger geworden, hat einen Knaben geboren und gestillt.

Zwei weitere Fälle hat G. A. Wagner beschrieben. Hier soll in dem einen Fall nach $^1/_4$ Jahr alles wieder verschwunden, sogar die Stimmlage höher geworden sein. Im zweiten Fall (Kleinhans) ist ein Rezidiv eingetreten, das auch einen Rückfall der Symptome ausgelöst hat: Sonst sind nach seiner Zusammenstellung bei 11 Fällen, über welche spätere Nachrichten vorliegen, nach der Operation alle Zeichen verschwunden. Bei den gesamten 27 Fällen des Schrifttums waren wiederholt Kystome, auch ein Teratom und ein „Adnextumor" angegeben. Meist waren es allerdings bösartige mit rätselhaftem Aufbau.

Askanazy und Halban haben das Ausbleiben der Periode als „Pseudoschwangerschaft" angesprochen. Wagner lehnt das ab, weil außer der Amenorrhöe nichts an Schwangerschaft erinnert. Er vermutet, daß zum Teil hodenartige Bestandteile im Eierstock wachsen, zum Teil das Blastom wohl auch ein zufälliger Befund sein mag neben einer Hyperplasie der Nebennierenrinde (Roessle, Loeser und Israel, vielleicht auch Hofbauer).

Manchmal ist man sicher etwas weit gegangen in der Feststellung von „männlichen" Zeichen. So hat Wagner einen Fall zitiert, wo nur „männlicher Gang" und etwas tiefe Stimme die einzigen Zeichen waren. Die Diagnose: männlicher Gang ist nun gar zu subjektiv. Ihr entspricht etwa der früher oft gebrauchte, jetzt fast gefährliche Ausdruck:

Küchendragoner. Da stimmt leicht nicht alles. Auch hinsichtlich der Stimme bestehen Unstimmigkeiten; Kehlkopfärzte behaupten, daß ein Wachsen des Kehlkopfes, die Ursache der tieferen Stimmlage, nicht rückgängig werden kann; andere finden, daß die Stimmlage wieder höher wird.

Wagner dürfte ähnliche Bedenken gehabt haben wie ich, als er statt des Namens „Vermännlichung" die milder klingende Bezeichnung „Entweiblichung" vorschlug (1930).

Ein weiterer Fall ist von Neumann beschrieben. Es war ein ausgesprochenes Adenom, etwa den Seminomen der Franzosen entsprechend. Neumann deutet ihn als Ovotestis, was jedoch R. Meyer nicht gelten läßt (1930).

R. Meyer hat eine Reihe von 8 Fällen histologisch untersucht. Er stellt epitheliale Blastome fest, die teilweise adenomartig gebaut sind, großenteils jedoch atypisch, krebsartig. Teilweise erinnern sie an Hypernephroide. Die vermutete „Inkretion" scheint mit der Atypie des Zellbaues zuzunehmen. Meyer ist der Ansicht, daß die Geschwülste den Granulosazellgeschwülsten gegenüber zu stellen sind, die nur beim ausgesprochen weiblichen Geschlecht vorkommen, und in gewissem Sinne eine Über-Verweiblichung bewirken, bei Kindern Frühreife, bei Erwachsenen Hypertrophie der Gebärmutter. Im Sinne eines zygotisch bedingten Zwittertums sind die Fälle nicht eindeutig genug. Meyer denkt jedenfalls an die Möglichkeit einer Inkretwirkung und schlägt die Namen Andreio- oder Arhenoblastom vor.

Mir steht ein Fall zur Verfügung, welchen Heidler operiert hat (vgl. S. 349). Das einzige Zeichen war allerdings die Amenorrhöe von 3 Monaten. Die 37jährige Frau ist für schwanger erklärt worden; sie selbst war auch dieser Meinung; aber die Reaktion nach Aschheim-Zondek war negativ. Nun wurde eine Ovarialcyste angenommen. Die Operation, (nach welcher die Regel wieder ganz ordentlich aufgetreten ist), ergab neben zwei nußgroßen Myomen eine kleinfaustgroße, verwachsene, dickwandige, cystische Geschwulst des Eierstockes. Zunächst hat man an Luteincyste gedacht. Mikroskopisch fanden sich wohl mehrfach luteinisierte Follikel. Aber die Hauptcyste hatte als Auskleidung einen breiten Mantel von kleinen, dunklen Zellen, die an Granulosa erinnerten, jedoch mehrfach in die dicke bindegewebige Wand in ganz unregelmäßigen Haufen vorzudringen schienen, und an manchen Stellen geradezu geschwulstartige Nester bildeten. Stellenweise waren die Zellen in solchen Nestern größer und zeigten förmlich alveolären Bau, etwa wie ein solides, trabekuläres Adenom (Abb. 263 u. 264). An anderen Stellen vielfach Lücken, die entfernt an Follikulom erinnerten. In inniger Durchmischung mit solchen Zellen waren an anderen Stellen Drüsenschläuche zu finden mit niedrigem bis kubischem einsichtigem Belag aus noch dunkleren Zellen. Da solche Drüsen zum Teil auch im Bindegewebe selbst lagen, erinnerte das Bild durch diese Lage an Markschläuche. Ein anderer Bestandteil, zum Teil direkt in räumlichem Zusammenhang mit den erstgenannten Zellhaufen, vorwiegend jedoch zersprengt in eigenen, bald kleinen, bald sehr ausgedehnten Nestern auftretend waren Massen mit Eosin heller gefärbter, größerer Zellen, die sehr an Thekazellen erinnern, wie wir sie in ähnlich haufenförmiger Anordnung in dem von Shoji Kusuda beschriebenen Tumor einer 22jährigen Frau im 5. Monat der Schwangerschaft gesehen hatten, so daß mir die Deutung: Granulosazell- und Thekazellwucherung nebeneinander am nächsten liegt. Trotz der stark ausgeprägten Unregelmäßigkeit der Zellen denke ich nicht an Bösartigkeit. Soweit nach den bisher vorliegenden Beschreibungen ein Vergleich möglich ist, glaube ich den mikroskopischen Befund hier vorbringen zu sollen; aber ich bemerke, daß die Frau keine Zeichen von Vermännlichung aufgewiesen hat.

Außerdem möchte ich den genito-interrenalen Komplex (E. Schwarz) mehr in den Vordergrund stellen. Kranzfeld hat von einem 16jährigen Mädchen berichtet, bei welchem (familiär?) mit 5 Jahren überschießendes Wachstum und vorzeitige Entwicklung aufgefallen war. Die Operation hat in den zwei Eierstöcken nichts anderes ergeben als reichlich atresierende Follikel. Eine seit dem 14. Jahr bestehende Allgemeinerkrankung mit Temperatursteigerungen ist von den Internisten nicht geklärt worden. Sie kann wohl nur als Ergänzung des Krankheitsbildes, nicht als ursächlich damit in Verbindung stehend betrachtet werden. Die Abtragung beider Eierstöcke hat auf die Entwicklung des Geschlechtslebens keinen Einfluß gezeigt. Mag dieser Fall auch nicht ganz hierher gehören, so dürfte eine Beobachtung von Esau anzuführen sein. Bei der 26jährigen Frau war während der Schwangerschaft hochgradige Gesichtsbehaarung aufgetreten. Das Eierstocksblastom, das entfernt wurde, erwies sich als Marchand-Krukenbergsche Geschwulst. Eine primäre Geschwulst war nicht aufgefallen; es ist aber auch nicht besonders nach ihr gesucht worden; nur eine Netzmetastase hat man gefunden und vor der Operation einen Erguß in der Pleura festgestellt. Ein Jahr nach der Operation war die Frau leidlich wohl und ohne neue Metastasen. Der Fall gibt also noch ein durchaus unklares Gesamtbild, in dem der genito-interrenale Komplex sehr auffällig hervortritt.

Leider haben wir heute noch keine Möglichkeit, die Hyperplasie und etwaige Hyperfunktion der Nebenniere klar zu erkennen. Wir dürfen uns auch nicht nur auf die Nebenniere festlegen; auch an die Zirbeldrüse wäre zu denken, obwohl bei frühreifen Mädchen bisher nur dreimal Zirbelveränderungen gefunden worden sind, gegenüber den weit häufigeren Befunden bei frühreifen Knaben (Berblinger). Auch an eine Einwirkung der Eierstocksgeschwulst auf die Hypophyse hat man schon gedacht (Kohn, zit. nach Wagner, 1928).

Für die Fälle, in welchen nach Abtragung der Geschwulst Wiederherstellung angegeben wird, kann man doch nur eine eigene Inkretion der Geschwulst annehmen, die imstande ist, die — vielleicht schon an sich schwache — inkretorische Tätigkeit der Keimdrüsen zu übertönen. Um die Entwicklung solcher Zellen verständlich zu machen, möchte ich wieder auf die schon mehrfach herangezogene Annahme zurückgreifen, daß das Mesoderm der Keimdrüse mannigfache Restpotenzen behält, also auch solche, die eine Entwicklung in der Richtung von nebennierenähnlichem Gewebe, eine Differenzierungsfähigkeit in diesem Sinne erlauben.

Der Umstand, daß nicht alle Frauen mit solchen Blastomen dieselben Erscheinungen aufweisen, weckt die vergleichsweise Erinnerung an die Tatsache, daß auch das Klimakterium sich sehr verschieden gestaltet, und daß bei weitem nicht alle klimakterischen Frauen einen Bart bekommen.

In die schwierige Frage der histologischen Zusammengehörigkeit dieser Fälle hat R. Meyer 1930 einiges Licht gebracht. Er stellt 9 Fälle von Adenoma tubulare testiculare ovarii zusammen, von welchen 3 Zeichen von „Vermännlichung" geboten haben, 8 Fälle von ganz atypisch gebauten „verwilderten" Formen, wozu noch die Fälle von Bingel und Sellheim kämen, in welchen er an starke Rückbildung der ursprünglich wohl ähnlichen Formationen denkt; und 6 Fälle (vielleicht 7), in welchen teils tubulärer, teils ver-

wilderter Bau nachweisbar ist. Dazu kämen noch etwaige Nebennierengeschwülste. Für
die Frage der Wirkungsweise ist damit jedoch nicht viel gewonnen. Die Größe der Blastome
scheint ohne Bedeutung zu sein, (der Tumor im Falle Blair Bells war sehr klein); und
Hodenähnlichkeit der Struktur sagt nichts, da auch Hermaphroditen mit Hoden ganz
weiblich aussehen können und sich weiblich fühlen. Was eigentlich den Umschlag bewirkt,
ist bis heute vollkommen unklar.

Gegen allzu eng gedachte zygotische Bedingtheit läßt sich vielleicht ein von Nils Gyllensvärd
beschriebener Hermaphrodit anführen. Das 17jährige, 173 cm große Mädchen hatte ausgesprochen große
„Klitoris", sehr enge Scheide und Flaumbart, Andeutung von Schnurrbart und von „viriler" Behaarung
am Bauch und Extremitäten. Wegen rezidiv gonorrhoischer Salpingitis Bauchschnitt mit Abtragung
der Adnexe unter Belassung der kleinen Gebärmutter. Links war keine Keimdrüse zu finden, nur die entzündete, stark verwachsene Tube; rechts an Stelle des Ovars ein Hoden, in dem kaum Spermiogenese
und viel Zwischenzellen zu finden waren. Nach der Operation ist die Behaarung an Oberlippe, Wange, Kinn
und am Bauch deutlich zurückgegangen, im Gesicht so gut wie ganz verschwunden. Der nächstliegende
Schluß wäre wohl der, daß Inkrete des Hodens mitgewirkt haben bei der beginnenden, übrigens nicht sehr
weit gediehenen Vermännlichung.

Als Gegenstück dazu führe ich an, daß nach einer Mitteilung von K. Keller (tierärztliche Hochschule
Wien) bei Hunden mit Eierstocksgeschwülsten fleckweiser Haarausfall, vor allem an den Seitenflächen
des Halses, aber auch an anderen Körperstellen beobachtet wird; nach der Operation wachsen die Haare
wieder. Beim Menschen kenne ich selbst nur einen Fall von nahezu gänzlichem Verlust der Kopfhaare,
aber nach Operation; einige Monate später war alles wieder nachgewachsen. Einen weiteren Fall beschreibt
Urbach; er glaubt mit energischer Ovarialhormonenzufuhr einer Erfolg erzielt zu haben, doch hat die
Wiederherstellung ebenfalls einige Monate in Anspruch genommen.

Selten begegnet man heute der Kachexia ovarica, bzw. der Facies ovarica
der alten Ärzte, die durch hochgradige Abmagerung, Ödem, Leibesausdehnung, eigenartige Gesichtszüge, eigenartige Körperhaltung, Adynamie zu kennzeichnen ist, und
schließlich in Marasmus ausgeht. Nur bei Rezidiven mit schwerem Ascites kann man das
Bild noch sehen. Auch die alten Fälle dürften Krebse gewesen sein, was schon aus der
Angabe hervorgeht, daß die Frauen meist nach wiederholten Punktionen nach 3—4 Jahren
ihrer Krankheit erliegen. Gutartige Blastome werden jedenfalls mitunter 10—20 Jahre,
in einem Falle von A. Mayer 40 Jahre getragen, ohne dieses Bild auszulösen.

Mit der hypophysären Kachexie von Simmonds hat das Bild gewisse Ähnlichkeit;
es fehlen aber doch wesentliche Merkmale (Haar-, Zahnausfall, Nagelveränderungen u. a.),
so daß man sie nicht gleichstellen kann. Auch die Erholungsfähigkeit nach der Operation
spricht gegen Gleichheit der Formen.

Wesentlich anders gestaltet sich das klinische Krankheitsbild durch die Komplikationen.

Schon die häufige Nekrose von Oberflächenabschnitten macht sich durch
peritoneale Schmerzen sehr bemerkbar. Verwachsungen mit Netz und anderen Nachbarorganen, mit der Bauchwand, als Folge dieser Nekrosen, steigern die Schmerzen. Darm-
bewegungen werden mindestens so lange schmerzhaft empfunden, bis die Verwachsungen
fest geworden sind und der ganze nekrotische (oder auch hyalin gewordene) Wandbezirk
vollständig und sicher aus der freien Bauchhöhle ausgeschaltet, gedeckt ist.

Die schwersten Erscheinungen macht die Stieldrehung, oder kann sie doch machen.
Es gibt sicher Drehungen um 180°, auch um 360°, durch welche noch keine volle Kreis-
laufabschnürung gesetzt wird, so daß nur ganz vorübergehende Störungen, Schmerzen auftreten. Die Reste eines etwa noch vorhandenen abdominalen Atmungstypus verschwinden,

30*

rein kostale Atmung bei vollständig starrem, unbeweglichem Zwerchfell (Röntgendurch-
leuchtung!) setzt dabei als frühes Zeichen ein. Gar nicht selten findet man bei der
Operation solche Drehungen, deren Auftreten erst eine in Einzelheiten eingehende Anamnese aufdeckt.

Das akute Bild, dem, seit ich darauf achte, in jedem Falle ausnahmslos im Sinne von
Sellheim (vgl. S. 176) betonte Drehbewegungen des Körpers vorausgegangen waren,
ist das einer Bauchfellentzündung. Plötzlich auftretende heftige Schmerzen, in einer Seite
des Unterleibes beginnend, manchmal dort bleibend, in anderen Fällen über große Teile
des Leibes sich ausdehnend; Darmblähung, Druckempfindlichkeit, Spannung. Aufstoßen
Brechreiz, Übelsein, auch Ohnmachtsanwandlungen, Erbrechen. Recht oft ist Fieber vorhanden, das manchmal in rascher Steigerung bis 40° und darüber reicht. Windverhaltung,
auch Stuhlverhaltung, beides vorübergehend. Manchmal treten statt dessen oder in der
Folge reichliche wässerige Stühle auf. Über Blasenbeschwerden ist mir selten geklagt
worden.

Nach Tagen oder 1—2 Wochen schwindet dieser ganze Sturm, es kann völliges Wohlbefinden folgen. Entweder übernehmen Verwachsungen durch Ausbildung von Blutgefäßen
die weitere Ernährung der Geschwulst, oder es bildet sich im Stiel wieder ein gewisser
Kreislauf aus, der zur Not genügt. Aber auch bei Nekrose des Blastoms kann zwar eine
gewisse Schwäche zurückbleiben, aber doch im großen und ganzen die Arbeit wieder aufgenommen werden. Immerhin hat es manchmal, auch bei sehr kräftigen und arbeitswilligen
Frauen viele Wochen und Monate gedauert, bis sie sich leidlich wohl gefühlt haben.

Oktober 1928 war ein etwa 20jähriges Mädchen gelegentlich des Aufladens von Holzbündeln, die
sie von rechts her vom Boden nehmen und nach links auf den Wagen laden mußte, akut erkrankt mit hohem
Fieber und großen Schmerzen. Faustgroße Geschwulst rechts. Nach 5 Tagen alle Beschwerden geschwunden.
Das Mädchen wollte nach Hause. Wir mußten ihr sehr zur Operation zureden. Es fand sich eine faustgroße, unserer Annahme entsprechend von rechts entgegen dem Uhrzeiger nach links gedrehte, ganz
schwarze, nekrotische Hämatosalpinx. Eierstock nicht mitgedreht. Das Mädchen war trotz völliger Nekrose
des Gebildes ganz beschwerdefrei geworden.

In der Regel sind mit dem ganzen Bild auch Blutungen aus der Gebärmutter verbunden.

Gewöhnlich ist die Blutung schwach, sie kann aber auch sehr profus, vor allem sehr
hartnäckig langdauernd werden. Selbst bei Frauen jenseits der Wechseljahre kommen
solche Blutungen zustande.

Wenn der Sturm abgeklungen ist, gehen die Frauen meist wieder ihrer Arbeit nach.
Gelegentlich ist es dann, auch in einigen von unseren Fällen, zu einer Wiederholung des
ganzen Zustandsbildes gekommen.

Das klinische Bild hat sehr große Ähnlichkeit mit einem Durchbruch bei Wurmfortsatzentzündung und ist wohl auch schon sehr oft damit verwechselt worden; ebenso
mit Anfällen von Cholelithiasis, Cholecystitis. Im ersten Augenblick ist die Diagnose
selten zu stellen. Es stört aber auch weiter der Umstand, daß mit dem Fieber Leukocytose,
Beschleunigung der Blutkörpersenkung ebenso nachweisbar ist wie bei diesen Zuständen
oder auch bei akuter Eileiterentzündung.

Wartet man zu, so entwickeln sich aus der Stuhlverhaltung gelegentlich Zeichen
von richtigem Ileus (Amann). Schwere akute Nephritis (durch Intoxikation?) hat
Broese in 2 Fällen (davon einem tödlichen) gesehen; akute gelbe Leberatrophie mit töd-

lichem Ausgang ist von Stocker mit Stieldrehung in Zusammenhang gebracht worden; doch dürfte es sich hier um einen Zufall handeln. Auch Olshausens Annahme, daß eine vorher gesunde Frau nach Stieldrehung durch Autointoxikation rasch zugrunde gehen kann, kommt mir zu wenig wahrscheinlich vor. Wenigstens vermisse ich stichhaltige Belege.

Gewiß spielt Eiweißzerfall eine große Rolle; es ist auch im Tierversuch gezeigt worden, daß der Inhalt gedrehter Blastome giftiger ist, als der von nicht gedrehten (Lefèvre 1912); aber alles erklärt sich damit doch nicht. Wenn ich anführe, daß de Bovis bei einer Frau, die 48 Stunden nach Operation gestorben ist, bei der akuten Magenerweiterung an Autointoxikation und Magenatonie gedacht hat, statt an Duodenalverschluß, so soll dies nur ein Beispiel sein für voreingenommene Auffassungen einer Zeitströmung.

Während des Abklingens der stürmischen Erscheinungen hat bereits Pfannenstiel Hämoglobinurie gesehen. Diese wird auftreten, wenn ein größerer Blutherd innerhalb des Blastoms rasch zur Resorption kommt.

Ausnahmsweise bleibt das Fieber längere Zeit. Manchmal ist Infektion der nekrotischen Geschwulst daran Schuld; aber auch ohne Infektion gibt es derart verschleppte Fälle. Jedenfalls wird der Arzt gut tun, stets an die Möglichkeit einer Infektion zu denken.

Als Behandlung kommt nur die Operation in Frage, in jedem Zeitpunkt, je eher je besser. Gewiß zeigt uns die Erfahrung gelegentlich immer wieder einmal eine Frau, die ihre Stieldrehung vor Monaten, ja vor vielen Jahren durchgemacht hat und sich seither leidlich wohl fühlt; allein der Arzt kann die Verantwortung dafür, etwa von der Operation abzuraten, nicht übernehmen wegen der drohenden Gefahr der Infektion und Vereiterung der Geschwulst. Mit Rücksicht auf diese Gefahr wird man auch stielgedrehte Blastome besser nicht von der Scheide aus operieren, sondern mittels Bauchschnittes, und wird von jeder Verkleinerung der Geschwulst tunlichst Abstand nehmen. Unter diesen Vorsichtsmaßnahmen ist die Sterblichkeit nach der Operation bei Stieldrehung, da es sich meist um gutartige Blastome handelt, sogar kleiner als die Durchschnittssterblichkeit bei sämtlichen Ovariotomien zusammengenommen. A. Mayer hat eine postoperative Bauchfellentzündung von $0,7^0/_0$. Größer ist die Gefahr der Schenkelvenenthrombose ($4,5^0/_0$) und der Embolie ($4,5^0/_0$); begreiflich, da beiden Zuständen im Gebiet des gedrehten Stieles bereits vorgearbeitet ist.

Vollständige Abdrehung des Stiels ist sehr selten ($1,2—2,8^0/_0$ der Stieldrehungen); das Krankheitsbild recht unbestimmt. Aus der Vorgeschichte hat man oft Mühe, das Ereignis der Stieldrehung in unklaren Umrissen herauszufinden. Bei mittelgroßer Geschwulst läßt sich mitunter die Sache vermuten; bei kleiner jedoch kaum. Erst der Bauchschnitt zeigt, um was es sich handelt, oft auf den ersten Blick. In anderen Fällen sind jedoch so schwere Verwachsungen vorhanden, daß nur mühsame Arbeit imstande ist, das Bild zu entwirren.

Blutergüsse in das Innere eines Blastoms finden sich bei Operationen recht oft; seltener ist das ganze Blastom so durchblutet, daß eine genauere histologische Untersuchung nicht mehr durchführbar ist. Deshalb habe ich unsere Fälle in eine besondere Gruppe gereiht, bemerke jedoch dazu, daß ich nur große Geschwülste ausgewählt habe. Die Follikelhämatome und sog. Teercysten sind ausgeschaltet. Fast in allen Fällen war Stieldrehung die Ursache der Blutung; ich habe keinen Anlaß, etwa Teleangiektasien (Beven, Daniel) oder sonstige Dispositionen anzunehmen.

Besonders bemerkenswerte klinische Befunde sind nicht erhoben worden.

Intraperitoneale Blutung aus gestauten oberflächlichen Venen, wie sie bei Myomen gelegentlich gesehen wird, ab und zu auch in der Schwangerschaft, ist bei Blastomen des Eierstockes höchst selten (Hertel, Goth, Beven, Tschudi, Leriche, Cadenat und Leydet). Klinisch hat man das Bild intraperitonealer Blutung in derselben Weise zu erwarten wie bei der Eileiterschwangerschaft.

Ähnliches gilt für die Zerreißung oder Berstung (Ruptur) der Eierstocksgeschwülste. Kleinere Einrisse, etwa als Folgen von leichten Verletzungen, von Untersuchungen findet man nicht allzu selten. An der Klinik ist vor vielen Jahren ein großes cystisches Blastom während der Desinfektionsmaßnahmen vor der Operation zerrissen, zerquetscht worden. Die manchmal sehr dünne, brüchige, zudem oft nekrotische Wand macht solches Ereignis gut verständlich.

Kleinere Berstungen machen kaum besondere Erscheinungen. Bei großen wird das Bild davon abhängen, wie der Inhalt beschaffen ist, wie er auf das Bauchfell wirkt, und davon, ob größere Blutgefäße der Wand mit zerrissen sind.

In glatten Fällen hat man leichte kollapsartige Erscheinungen verzeichnet, Pulsbeschleunigung, Erbrechen, auch Durchfall und in der Folge leichte Temperatursteigerung, ähnlich wie bei Stieldrehung. Man hat sie ebenso als Folge einer Autointoxikation gedeutet. Heute liegt uns vielleicht die Annahme einer Einwirkung von parenteral einverleibtem Eiweiß (im Sinne der Proteinkörpertherapie) näher. Fälle wie ein von Kennedy berichteter, wo gleich darnach ein ausgedehnter Hautausschlag, ein Erythem aufgetreten ist, sprechen jedenfalls in diesem Sinne. Höheres Fieber wird allerdings kaum dabei verzeichnet. Nur bei vereitertem Inhalt ist natürlich tödliche Bauchfellentzündung die ziemlich unvermeidliche Folge.

Eine verhältnismäßig glimpflich verlaufene Berstung eines fast kopfgroßen Teratoms hat Herrmann beobachtet: Die 57jährige Frau ist vom Rücksitz eines Motorrades gestürzt, ohne besonders schwere Folgen. Nach 6 Wochen kam sie wegen einer Geschwulst in der Nabelgegend. Bauchschnitt ergab eine aus Haaren und Fett bestehende Kugel in Nabelhöhe; im Douglas ebenfalls viel flüssiges Fett und ein breit eingerissener, dem linken Eierstock angehöriger Teratomsack, der noch Haar- und Fettmassen enthielt und nur mäßig verwachsen war. Dagegen beschreiben Althabe und di Paola bei der angeblich spontan entstandenen Ruptur des Dermoids (19jähriges Mädchen) eine sehr kleine Öffnung. Etwas trüber „Ascites" im Bauchraum.

Zu erwähnen ist der sog. Pseudoascites; davon hat man gesprochen, wenn die Berstung längere Zeit zurückgelegen war, das Loch sich nicht geschlossen hat und immer neuer Inhalt ausgetreten ist, so daß trotz aller Resorption die Menge an freier Flüssigkeit im Bauchraum nie abgenommen hat.

Schweren Blutverlust infolge Zerreißens großer Gefäße haben Wertheim, Lewingson, Phaneuf (2 Liter), Cadenat und Leydet, schweren Kollaps ohne besonders starke Blutung Hofmeier, Fabricius, Boldt erwähnt. Beide Vorkommnisse sind bei Blastomen sehr selten; viel seltener als nach Zerreißen von Follikeln oder Frühstadien des Gelbkörpers. Tödliche Verblutung aus einem nach Stieldrehung geborstenen, ganseigroßen „Rundzellsarkom" beschreibt H. Goecke bei einer 21jährigen Frau im 9. Monat der Schwangerschaft.

Die folgenschwerste Veränderung der Blastome des Eierstockes ist die Entzündung und Vereiterung, die wir heute, dank dem im allgemeinen zweckmäßigeren und zielbewußten Vorgehen gegen die Blastome, vor allem dank der Einschränkung von Punktionen entschieden viel seltener sehen als die älteren Ärzte sie gesehen haben.

Ich brauche nur daran zu erinnern, daß seinerzeit förmlich Rekorde in der Zahl von Punktionen verglichen worden sind und Berichte über mehr als 600 Punktionen bis an 1000 Liter festgelegt worden sind. Die Gesamtkosten solcher Behandlung dürften jene einer einmaligen Operation beträchtlich überstiegen haben.

Als höchste Zahl von Vereiterungen aus den Berichten der letzten 30 Jahre gilt die von Blau am Material von Czerny von 1877 — 1900 festgestellte von 6%. Bürger hat bei Schauta 3,8%, Lippert bei Zweifel 2,6%, Wedekind bei Pfannenstiel 1,5%. Doch sind alle Zahlen zu hoch, weil die Abscesse in Cysten (Corpus luteum), Tuboovarialabscesse usw. mitgezählt erscheinen, und selbst beim „Kystom", das vereitert ist, eine sichere Bestimmung der Art desselben oft große Schwierigkeiten macht. In unserem Material sind ausgesprochene Vereiterungen nur an cystischen Teratomen festgestellt worden (s. o.). Die mikroskopischen Befunde an Pseudomucinblastomen und an Krebsen weisen zwar nicht selten Bilder auf, die als Entzündung oder als umschriebener Absceß gedeutet worden sind; aber da bakteriologische Untersuchungen ebenso fehlen wie klinische Erscheinungen, ist es mir nicht möglich, darauf einzugehen.

Hauptsächlich hämatogen scheint, wenn man von der Punktion absieht, die Infektion zustande zu kommen. Man hat sie nach Typhus, nach Grippe, Lungenentzündung, nach Wochenbettfieber gesehen. Ei-

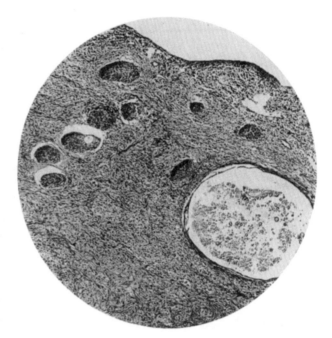

Abb. 374. Metastasen eines Gallenblasencarcinoms in einem Adenofibroma ovarii. (Vergr. 70 mal.)

nige im Anschluß an Blinddarmentzündung aufgetretene Vereiterungen sind als lymphogen gedeutet worden, doch erscheint diese Annahme mehr als fraglich. Der Weg durch den Eileiter dürfte für echte Blastome gar nicht in Betracht kommen.

Um zur Klarheit auf diesem Gebiet zu kommen, wäre es notwendig, echte Blastome von Cysten, Tuboovarialcysten zu sondern, eine Arbeit, die an den summarisch in Form von Statistiken berichteten Fällen nicht möglich, aber auch an vielen einzeln mitgeteilten Fällen kaum durchführbar erscheint, weil auf den histologischen Befund vielfach kein Gewicht gelegt worden ist. Es wird also notwendig sein, neues und nach neueren Grundsätzen der Blastombeurteilung untersuchtes Material zu suchen und selbst die histologisch nicht mehr bestimmbaren Fälle abzusondern.

Die klinischen Erscheinungen werden für viele Fälle als ziemlich unscheinbar angegeben. Ich selbst habe es bei einem Corpus-luteum-Absceß (bei Schwangerschaft im 4. Monat) erlebt, daß die Frau die Ausschälung des beschwerdelos getragenen als Teratom angesehenen Abscesses glatt überstanden und die Schwangerschaft ausgetragen hat. War eine Allgemeinerkrankung vorausgegangen, so wird das Fehlen der erwarteten Entfieberung, bzw. neuerliches Auftreten von Fieber, meist ohne jedes örtliche Zeichen im Becken Verdacht erregen müssen.

Der Ausgang in Bauchfellentzündung scheint selten zu sein. Eher kommt es zu Durchbruch in Nachbarorgane; auch das ist, abgesehen vom Teratom, recht selten. Wohl aber ist bei bestehenden Verwachsungen die Gefahr der Operation, Einreißen der brüchigen Wand und allgemeine Bauchfellentzündung, sehr groß, wie das auch unsere eigene Statistik der vereiterten Teratome zeigt.

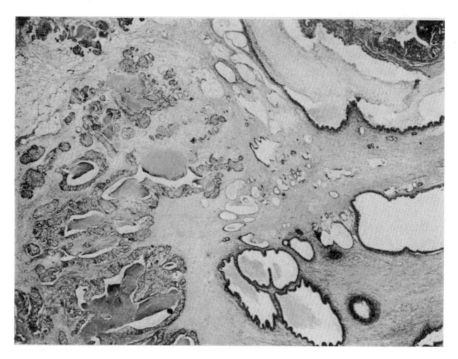

Abb. 375. Metastasen eines Gallenblasenkrebses in einem Adenofibroma ovarii. Krebs in Lymphspalten. (Vergr. 15 mal.)

Noch weniger läßt sich an Hand des bisher Bekannten für die Tuberkulose von Blastomen des Eierstockes ein bestimmtes Krankheitsbild aufstellen. Abgesehen von den oben besprochenen Kombinationen von Tuberkulose mit sog. Granulosazellgeschwülsten junger Mädchen, einem Krankheitsbild, das entschieden noch genauen Studiums bedarf, das aber in unseren Fällen recht wenig Anhaltspunkte für eine Diagnose ergeben hat, sind bei Pseudomucinblastomen nur zweimal in Adhäsionen Tuberkel gefunden worden. Die wenigen Fälle, die seit Prüsmann (1903) berichtet worden sind (Moench kennt im Jahre 1916 33) lassen noch nicht einmal das anatomische Bild klar beurteilen, geschweige das klinische. Nur soviel muß hervorgehoben werden, daß die Verwachsungen, besonders am Darm, eine bedeutende Erschwerung der Operation mit sich bringen. Abgesehen davon werden sich Tuberkulose sowie das Blastom selbst in die ungünstige Beeinflussung der Prognose redlich teilen.

Metastasen von Krebs anderer Organe in anscheinend gutartigen Blastomen des Eierstockes, in cystischen Adenofibromen (bis zu Mannskopfgröße) in Gestalt von lymphatisch verteilten Krebszapfen (Abb. 374, 375) haben wir in einigen wenigen Fällen angetroffen (12 127, 19 083, 20 082) bzw. angenommen. Es waren Frauen jenseits der 50er Jahre; sie brachten wohl Angaben über hereditäre Krebsbelastung, aber kein auffälliges Krankheitsbild.

Schrifttum.

Althabe, A. u. *G. di Paola*, Spontanruptur des Dermoids. Semaña méd. **1929**, H. 4. Zbl. Gynäk. **1930**, 2359. — *Amann*, Demonstrationen. Zbl. Gynäk. **1910**, 1597. — *Bauereisen*, Einbruch eines carcinomatösen Ovarialtumors in ein Fundusmyom. Münch. med. Wschr. **1905**, 595. — *Bengolea, A. J.*, Kommunikation zwischen Ovarialkystom und Flexur. Ref. Zbl. Gynäk. **1923**, 1440. — *Berblinger*, Zirbeldrüse. Kraus-Brugsch, Handbuch der inneren Medizin, Erg.-Bd. 4, 292 (1930) — *Beven, J. O.*, Ruptur der Vene einer Dermoidcyste. Brit. med. J. **1920**, Nr 3 III. Ref. Zbl. Gynäk. **1921**, 588. — *Beyea*, Cystadenom mit Diabetessymptomen. Philad. med. J. 27. Jan. **1900**. Ref. Zbl. Gynäk. **1900**, 1113. — *Blau, A.*, Ovariotomien. Arch. klin. Chir. 34, 935. — *Boldt*, Amer. J. Obstetr. **1903**, 359. — *Bovis, R. de*, Autointoxikation bei Stieldrehung. Semaine méd. **1912**, Nr 26; Dtsch. med. Wschr. **1912**, 1614. — *Broese*, Achsengedrehter Ovarialtumor. Z. Geburtsh. 54, 167 (1905). — Abgerissener Ovarialtumor (dünngestielt am Eierstock gesessen). Z. Geburtsh. 70, 928 (1912). — *Bürger, O.*, Ovariotomien der Klinik Schauta. Mschr. Geburtsh. 11, 1, (1900). — *Cadenat, F. M.* u. *P. Leydet*, Hämatocele durch soliden Ovarialtumor. Gynéc. et Obstetr. 28 (1929). Ber. Gynäk.. 17, 237 (1930). — *Chalier*, Dermoidcysten, Stieldrehung, Harnverhaltung. Lyon méd. **1914**, Nr 11. Ref. Zbl. Gynäk. **1914**, 1280. — *Dührssen*, Ovariotomia vagin. Dtsch. med. Wschr. **1900**, Nr 27. — *Esau*, Klimakterische Gesichtsbehaarung. Klin. Wschr. **1929**, 1670. — *Fabricius*, Stieldrehung eines Ovarialtumors. Zbl. Gynäk. **1914**, Nr. 25. — *Fraenkel, L.*, Ovarialblastom und Hypophysenerkrankung. Mschr. Geburtsh. 65, 15 (1924). — *Frank, Lynch*, Häufigkeit und Bedeutung des Kreuzschmerzes in der Gynäkologie. Ref. Zbl. Gynäk. **1928**, 1292. — *Goecke, H.*, Verblutung aus einem Ovarialsarkom. Dtsch. med. Wschr. **1930**, 1610. — *Goldberg*, Hypertrichosis mit Amenorrhöe und maligner Ovarialtumor. Ref. Mschr. Geburtsh. 57, 360 (1922). — *Goth*, Blutung aus einem Perithelioma ovar. Z. Geburtsh. 62, 26. — *Gyllensvärd, Nils*, Ein operierter Hermaphrodit. Acta obstetr. scand. (Stockh.) 10, 302 (1930). — *Halban, J.*, Wien. klin. Wschr. **1925**, 475. — *Herrmann, E.*, Berstung von Eierstocksgeschwülsten. Wien. klin. Wschr. **1929**, 1350. — *Hertel*, Stielgedrehte Ovarialcyste mit Blutung. Mschr. Geburtsh. 29, 781 (1909). — *Hofbauer*, Hypertrichosis bei Ovarialerkrankungen. Mschr. Geburtsh. 29, 661 (1909). — *Iversen, P.*, Ascites-Pathogenese. Klin. Wschr. **1928**, 2001. — *Kehrer, E.*, Riesenovarialtumoren. Arch. Gynäk. 138, 231 (1929). — *Kennedy*, Geplatzte Eierstockscyste mit Serumausschlag. J. amer. med. Assov. 84, 517 (1925). — *Kranzfeld, M.*, Hermaphrod. fem. ext. Arch. Gynäk. 143, 188 (1930). — *Kusuda, Shoji*, Ovariektomie in der Schwangerschaft. Arch. Gynäk. 124, 269 (1925). — *Lefèvre*, Toxizität der Flüssigkeit stielgedrehter Ovarialcysten. Gynéc. et Sem. gynéc. 16, (1912). Ref. Zbl. Gynäk. **1913**, 513. — *Leriche*, Intraperitoneale Blutung. Ref. Mschr. Geburtsh. 34, 619 (1911). — *Meyer, Rob.*, Art der zur Vermännlichung führenden Tumoren. Zbl. Gynäk. **1930**, 1658; Z. Geburtsh. 98, 543 (1930). — Ovarialtumoren und Geschlechtlichkeit. Klin. Wschr. **1930**, 2237. — *Moench, G. L.*, Tuberkulose der Ovarialtumoren. Gynäk. Rdsch. **1916**, 73. — *Neumann, H. O.*, Geschlechtsumkehr und Tumorbildung. Arch. Gynäk. 132, 209 (1928). — *Patel*, Anurie d. les tumeurs cyst. de l'ovaire. Presse méd. **1911**, 806. Frommels Jber. **1911**, 110. — *Phaneuf, L. E.*, Intraperitoneale Blutung durch Ruptur eines papillomatösen Ovarialadenokystoms. J. anmer. med. Assoc. 86, 931 (1926); Ber. Gynäk. 10, 478. — *Prüsmann, F.*, Tuberkulose der Eierstocksgeschwülste. Arch. Gynäk. 68, 769 (1903). — *Raum*, Ileus. Inaug.-Diss. Erlangen 1911. — *Reinhardt, Harms*, Lehrbuch der tierärztlichen Geburtshilfe 1924. — *Schwarz, E.*, Nebenniere und weiblicher Geschlechtsapparat. Halban-Seitz, Handbuch der Biologie und Pathologie des Weibes. Bd. 5, 4. Teil, S. 897. — *Sellheim, H.*, Weibliche Entwicklungsantriebe und Geschlechtsumkehr. Arch. Frauenkde 12, 433 (1926). — *Strassmann, E.*, Geschlechtsumkehr durch Tumoren. Arch. Gynäk. 137, 1070 (1929). Zbl. Gynäk. **1930**, 1650. — Entbindung nach Wiederverweiblichung. Klin. Wschr. **1930**, 2419. — *Thadewald, P.*, Ovarialtumoren bei Jugendlichen. Inaug.-Diss. Königsberg 1922. Ber. Gynäk. 6, 447 (1925). — *Thaler*, Blastomatöser Ovotestis. Arch. Gynäk. 117, Kongreßber. (1922). — *Theobald, G. W.*, Druckerscheinungen durch Bauchtumoren. Lancet 218, 904 (1930). Ref. Zbl. Gynäk. **1930**, 2988. — *Tschudy*, Blutung aus geplatzter Ovarialcyste. Korresp.bl. Schweiz. Ärzte **1912**, Nr 7. — *Urbach*, Ätiologie und Therapie bei endokrinem Haarausfall. Zbl. Hautkrkh. 33 (1930). — *Wagner, G. A.*, Geschlechtsmerkmale, Beeinflussung durch Tumoren. Med. Klin. **1928**, 807; Zbl. Gynäk. **1930**, 1653. — *Wedekind*, Ovariotomien. Inaug.-Diss. Kiel 1909. —

Beziehungen der Eierstocksblastome zur Fortpflanzungsfähigkeit
(einschließlich der Behandlung).

Im **Kindesalter** sind Geschwülste des Eierstockes große Seltenheiten. Es liegen fast nur verstreute Einzelbeschreibungen vor, wenige größere Zusammenstellungen; auch diese lassen vielfach die nötige Kritik vermissen.

So muß es z. B. entschieden auffallen, daß alle 7 bekannten Teratome bei Neugeborenen einer französischen Sammlung aus dem Jahre 1846 entstammen, und seither kein Fall mehr beschrieben ist (Seyfarth). Das angebliche Eierstockssarkom eines Neugeborenen habe ich bereits oben als einen zerstörten Follikel, (vielleicht?) Granulosazelltumor hingestellt. Ich glaube, daß eine neuerliche Durchsicht mit strenger Kritik aller unklaren oder auch nur mangelhaft beschriebenen Fälle die offenbar irreführenden Angaben, die uns bisher zur Verfügung stehen, bedeutend herabsetzen würde.

Immerhin kann man aus den Angaben von Hubert, dessen Gesamtzahlen unbrauchbar sind, sowie aus der Zusammenstellung von 171 Teratomen von C. Seyfarth zwei Punkte herausgreifen, die wohl als gesichert gelten können.

Die Häufigkeit des Vorkommens nimmt mit der Annäherung an das geschlechtsreife Alter deutlich zu. Besonders kommt dies bei Seyfarth zum Ausdruck, der als Grenze für seine Sammlung nicht den Eintritt der Periode, sondern das 15. Lebensjahr aufgestellt hat, und dadurch Fälle einbezieht, die streng genommen nicht dazu gehören. In den Jahren vorher zeigt noch das 9. Lebensjahr eine besondere Steigerung. Vor dem 8. Jahr sind die Fälle ganz selten.

Am meisten vertreten sind (wenn wir von einfachen Cysten und gelegentlichen Hämatomen bei Neugeborenen absehen) die Teratome und die Krebsformen. Vor dem 10. Jahre dürften erstere überwiegen.

In unserem Gesamtmaterial finde ich nur 2 Fälle vor dem 10. Jahr — die über 13jährigen sind oben bereits angeführt worden — ein cystisches Teratom und eine sehr bösartige Granulosazellgeschwulst. Sie sind beide bereits besprochen worden.

Als jüngstes Kind möchte ich den von A. Doran beschriebenen Fall ansehen (Frühgeburt von 7 Monaten). H. F. Simon hat einen Krebs bei 17 Monate altem Mädchen mit Pubertas praecox beschrieben. An der Mayo-Klinik fand sich unter 564 Krebsen nur ein achtjähriges Kind als frühester Fall.

Das Krankheitsbild zeigt im allgemeinen dieselben Züge wie bei den Erwachsenen; erschwert ist seine Deutung nur durch die Erschwerung der Untersuchung und die beim Kind begreiflicherweise noch weniger als bei Erwachsenen brauchbare Anamnese. Nur ein Umstand kommt dazu, über dessen Wertigkeit ein bestimmtes Urteil zu gewinnen sehr schwer ist: die vorzeitige Geschlechtsentwicklung. In einer Anzahl von Fällen war sicherlich ein solcher Befund vorhanden (auch bei unserem Teratom des 8jährigen Mädchens). Aber schon über die Häufigkeit derselben sind die Angaben unsicher und die gegenseitige Abhängigkeit der beiden Zustände ist umstritten. Ich würde es fast für wahrscheinlicher halten, daß die vorzeitige Entwicklung endogen bedingt ist und als übergeordnete Ursache ähnlich wie die normalen Entwicklungsjahre das Wachstum der Geschwulst auslöst, obwohl in manchen Fällen nach Entfernung der Geschwulst ein Verschwinden aller Zeichen vorzeitiger Entwicklung berichtet worden ist.

In der **Menarche** nimmt die Häufigkeit der Geschwulstentwicklung deutlich zu. Wir konnten das in unserem Material an allen Gruppen erkennen; wenngleich die Teratome und die eigenartigen Krebsformen fast überwiegen, so sind doch auch vereinzelt Pseudomucinblastome und Adenofibrome, selbst solche von beträchtlicher Größe vorhanden.

Man kann sich das ganz im allgemeinen so erklären, daß mit der Steigerung der Gesamtleistung der Eierstöcke abnorm differenzierungsfähige Gewebsbestandteile derselben eben auch einen Anteil an dem Wachstumsreiz mit erhalten.

Das klinische Bild fügt sich vollends in das bei Erwachsenen ein. Nur wird man vielleicht von vornehrein etwas stärker mit der Möglichkeit von Komplikationen rechnen müssen. So scheinen Stieldrehungen, entsprechend der größeren Lebhaftigkeit und dem Bewegungsdrang, dem Turnen, Tanzen, Sport, häufiger vorzukommen.

Die überragende Zahl der Blastome fällt in die Zeit der **Geschlechtsblüte** und in die folgenden Jahre. Über den Einfluß des Geschlechtslebens auf das Wachsen der Geschwülste ist viel geschrieben worden (vgl. S. 151). Die Zusammenhänge sind auch heute noch nicht zu überblicken, wie aus der Erörterung von A. Mayer (l. c.) hervorgeht. Seine eigene Zusammenstellung ergibt tatsächlich bei einigen Geschwulstformen eine auffallend große Zahl von kinderlosen Frauen (Landbezirke!). Er glaubt für beides, Sterilität sowie Geschwulst, eine übergeordnete gemeinsame Ursache annehmen zu müssen. Für allzu eng wird man jedoch diese Zusammenhänge nicht halten dürfen, und vor allem scheint mir, worauf auch A. Mayer hinweist, das Alter der Geschwulstträgerin zu wenig berücksichtigt worden zu sein. Bei Mädchen der 20er Jahre braucht uns auch heute Kinderlosigkeit noch nicht aufzufallen; selbst bei Verheirateten sind soviele wirtschaftliche Umstände in Rechnung zu setzen, daß wir aus Statistiken allein überhaupt keine Schlüsse ziehen dürfen. Überlassen wir die Entscheidung künftigen, besseren Zeiten.

Das Zusammentreffen von Geschwulst des Eierstockes und **Schwangerschaft** hat schon seit altersher von rein praktischen, diagnostischen und therapeutischen Gesichtspunkten aus viel Beachtung gefunden, dabei auch manche theoretische Frage aufgerollt. Die Häufigkeit der Fälle hält sich in allen Zusammenstellungen in verhältnismäßig bescheidenen Grenzen. Die Zahlen schwanken zwischen $0,03^0/_0$ Norris, $0,05^0/_0$ Riemann, $0,09$ A. Mayer, $0,1^0/_0$ Wille, Kratochwil, $0,13^0/_0$ Váró, $0,15^0/_0$ Löhlein, $0,46^0/_0$ Sigl, $1,5^0/_0$ A. Martin, $2,8^0/_0$ Gorizontoff, auf Schwangerschaften berechnet. Die Zahlen gelten natürlich nur für klinische Zusammenstellungen und sind dadurch von unübersehbaren Zufällen abhängig.

Teilweise sind sie auch durch Einbeziehung von Cysten, Parovarial- und Tuboovarialcysten überhöht, was allerdings für manche rein praktische Frage nicht allzuviel bedeutet.

Auf Eierstocksgeschwülste berechnet, ergeben sich Schwangerschaften in rund $3^0/_0$. Auch diese Zahl würde durch Ausschaltung der Cysten usw. etwas herabzudrücken sein. A. Mayer findet in Tübingen $3,9^0/_0$, mit Einschluß der erst nach Ablauf des Wochenbettes festgestellten Fälle sogar $7,1^0/_0$. Aus der Zahl von K. Franz (Wille) berechne ich nach Abzug der Cysten schätzungsweise $2,2^0/_0$.

Hinsichtlich der dabei gefundenen Geschwulstformen führe ich die Zusammenstellung von Stübler und Brandess an: Kystome (offenbar auch Cysten dabei) $58,8^0/_0$, Teratome $28,1^0/_0$, Fibrome $3,3^0/_0$, Krebse $5,8^0/_0$. Besonders in der Geburt werden oft Teratome angetroffen, was wohl damit zu erklären sein dürfte, daß sie verhältnismäßig oft im Douglas liegen bleiben und dort ein Geburtshindernis abgeben.

Das Material der Klinik von 1891—1926 hat Kästenbaum[1] durchgesehen. Auf 102 119 Geburten (mit Früchten von über 1500 g und 35 cm) sind 86 „Geschwülste" des Eierstockes beobachtet worden $(0,084^0/_0)$.

---

[1] Nicht veröffentlicht.

Davon sind aber nur 46 operiert und nur 35 Fälle histologisch untersucht worden. Nur 19 von diesen sind Blastome des Eierstockes (9 Teratome, eines mit Krebs, 3 Adenofibrome, 6 Pseudomucinblastome, 1 Krebs).

Die Schwangerschaft selbst scheint keine wesentlichen Störungen zu erleiden. Die Zahl der Abortusfälle ist bei Stübler und Brandess 7,5%. Wenn andere Arbeiten höhere Zahlen herausbringen, so dürften wohl andere Ursachen anzunehmen sein, nicht die Blastome selbst.

L. Fraenkel ist geneigt, Fälle von Mißbildungen, intrauterinem Fruchttod u. a. mit der Geschwulst in Beziehung zu bringen. Insbesondere sieht er in der bedrängten Gestalt des Gelbkörpers, der im Zwickel zwischen 2 Zapfen eingeklemmt und verzerrt ist, gewissermaßen eine Ursache für intrauterines Absterben

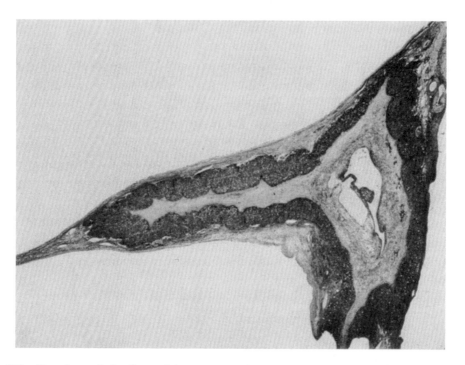

Abb. 376. „Einzwängung" des Corpus luteum graviditatis durch ein Ovarialblastom. (Zwickelbildung.)
(Vergr. 15 mal.)

der Frucht. Ich habe jedoch zwei Fälle gesehen, wo die Zwickelbildung sehr ausgesprochen war, (Abb. 376) das einemal genau so wie in Fraenkels Abbildung, Beiden Frauen ist etwa im 3.—4. Monat der Schwangerschaft gelegentlich der Resektion der Cysten (es hat sich so wenig um echte Blastome gehandelt wie in Fraenkels Fall) dieser Gelbkörper mit entfernt worden. Beide Frauen haben ihre Schwangerschaft ungestört ausgetragen und normale Kinder geboren (1346 ex 1927; 778 ex 1927). Ich kann also in dieser Art von Verzerrung nur einen harmlosen Zufallsbefund sehen.

Eileiterschwangerschaft hat mit Blastomen des Eierstockes nichts zu tun (Pfannenstiel, A. Mayer). Wenn gelegentlich einmal ein Zusammenvorkommen beobachtet wird (Dedow, Czyczwicz u. a.), so ist dies nur ein Zufall. In der großen Zahl von Eileiterschwangerschaften unserer Klinik sind 5mal Cysten des Eierstockes, ein einziges Mal ein Teratom verzeichnet worden.

Ob die Beschwerden der Frauen durch das Blastom bedingt sind, ist schwer zu entscheiden. Selbst sehr große cystische Blastome haben wir beschwerdefrei tragen sehen. Die physiologische Weitstellbarkeit des Bauchraumes erstreckt sich so weit, daß auch eine mannskopfgroße Geschwulst mit umfaßt werden kann. Etwaige leichtere

Beschwerden werden von den Frauen selbst auf die Schwangerschaft bezogen. Sehen wir doch auch beim Ovarialabsceß, bei einseitiger Pyosalpinx manchmal in der Schwangerschaft auffallend wenig Beschwerden.

Der älteren Annahme, daß die Geschwülste in der Schwangerschaft rasch wachsen (Spiegelberg, Fehling, Pfannenstiel), ist bereits von Martin, Spencer-Wells u. a. eine Wachstumshemmung durch die Schwangerschaft gegenübergestellt worden. Auch A. Mayer bezweifelt die Wachstumsbeschleunigung. Unter unseren Fällen scheint nur ein einziger Krebs (wahrscheinlich einseitige Granulosazellgeschwulst) rasch gewachsen zu sein.

Stieldrehung ist bei bestehender Schwangerschaft sehr selten. Nochmals sei der Fall Goeckes, Verblutung aus der geborstenen Geschwulst nach Stieldrehung im 9. Monat der Schwangerschaft angeführt.

Die praktisch bedeutsamsten Beziehungen ergeben sich in der **Geburt**. Das große Interesse des praktischen Geburtshelfers an diesen Fragen zeigt das Schrifttum auch heute noch. Es ist selbstverständlich ein Ding der Unmöglichkeit, die einzelnen Berichte oder auch nur die statistischen Mitteilungen hier zu erfassen; und von den vielen Hunderten von Autornamen nur einen Teil auszusuchen, hat wenig Wert. Ich muß mich auf das Hervorheben der wesentlichen Dinge beschränken und verweise hinsichtlich des Schrifttums auf die älteren Zusammenfassungen und auf A. Mayer.

In diagnostischer Hinsicht ergeben sich mitunter Schwierigkeiten. Große, vorwiegend einkammerige, schlaffwandige Adenofibrome, welche die Unterscheidung gegenüber einer Zwillingsschwangerschaft, einem Hydramnion recht schwer gemacht haben, sind mir selbst zwei mal vorgekommen. G. Winter (Gynäk. Diagnostik, 2. Aufl. S.193) berichtet dasselbe von einer sehr großen Parovarialcyste. In einem dritten eigenen Fall (1928, Oktober) ist die Wöchnerin, deren Bauchumfang nach der Geburt sehr groß geblieben war, vom Arzt an die Klinik gewiesen worden mit der Annahme, daß ein zweites Kind noch drin sei.

Leichter ist meist die Diagnose, wenn das Blastom im kleinen Becken liegt und den Gebärmutterhals zur Seite oder gar nach oben drängt. Aber gerade in letzteren Fällen ist es in früherer Zeit gelegentlich vorgekommen, daß man die Geschwulst für die stehende Eiblase oder für den kindlichen Kopf gehalten hat. Versuche, diese Blase zu sprengen oder gar die Zange anzulegen, hatten damals den Verlust von $1/3$—$1/2$ der Mütter zur Folge. Ich kann nicht sagen, ob solche Irrtümer heute noch vorkommen. Persönlich habe ich nie von solchem Fall gehört.

Eine andere Fehldiagnose konnte noch im Verlaufe der Geburt berichtigt werden. Bei der 20jährigen Ipara (2377 ex 1928) war vor Geburtsbeginn eine cystisch sich anfühlende Geschwulst im Beckeneingang gefunden und als Ovarialcyste angesprochen worden. Bald nach Beginn der Eröffnung fand man in der Scheide Deziduastücke; durch diese war meine schon vorher ausgesprochene Vermutung, daß es sich um das nichtschwangere zweite Horn eines Uterus bicornis unicollis handle, fast zur Gewißheit geworden. Da das Horn gar keine Anstalten machte, aus dem Becken hinaufzurücken — was nachträglich aus der hochgradigen Weichheit des Verbindungsstückes dieses Uterus bicornis unicollis sehr leicht verständlich war —, haben wir uns zur Schnittentbindung entschlossen (vgl. Heidler).

Hinsichtlich sonstiger Fehldeutungen sei auf den Abschnitt über Diagnose der Blastome verwiesen. Als besondere Seltenheit führe ich ein fast kindskopfgroßes Hämangiom des Mesenteriums an, welches W. Schmidt mit Resektion von 75 cm Dünndarm und Erhaltung der Schwangerschaft (m. IV.) operiert hat.

Die im freien Bauchraum Platz findende Geschwulst hat auf die Geburt anscheinend keinen Einfluß. Die Angabe, daß Schieflage der Frucht eintreten könne, verkennt es, daß an dem Zustandekommen der Schieflage wohl jedes Weghindernis im Beckeneingang, sonst aber (abgesehen von den Formabweichungen der Gebärmutter) nur hypotonische Schlaffheit der Gebärmutterwandung selbst, nicht stärkere Ausdehnung des Bauches durch Geschwülste ursächlich beteiligt sein kann. Ähnliches gilt von der Wehentätigkeit, die ich selbst bei einigen sehr großen Blastomen ganz ausgezeichnet gefunden habe. Ob etwa bei Krebsformen eine besonders ungünstige hormonale Steuerung der Wehen möglich ist, läßt sich heute wohl noch nicht erörtern.

Ganz anders sieht die Geburtsprognose aus, wenn das Blastom im Becken liegt; wäre es auch im Beckeneingang oder in der Nähe desselben. Ganz kleine Geschwülste können ja wohl unter Umständen eine Geburt ohne Störung zulassen. Das Gewöhnliche sind aber Störungen aller Art, und kein Arzt, der die Gefahr erkannt hat, wird zögern dürfen, ihr zuvorzukommen.

In seltenen Fällen ist die Geschwulst geborsten. Meist waren es harmlose Cysten; aber wer soll das vorher entscheiden? A. Mayer hat einmal ein Jahr nach der Geburt die implantierten Reste eines geborstenen cystischen Teratoms gefunden.

Folgender Fall zur Warnung: (802 ex 1927). Die 27jährige Frau hat vor etwa 2 Jahren einen fieberhaften Abortus durchgemacht und ist im Anschluß daran ein halbes Jahr wegen ihrer Adnextumoren behandelt worden. Jetzt im 8. Monat der Schwangerschaft eine kleinhühnereigroße Geschwulst neben der Gebärmutter, knapp über dem Beckeneingang. Spät am Abend fährt die Frau, die sich sonst ganz wohl fühlt, durch irgendein Ereignis geschreckt im Bett auf. Nachher Schmerzen, die über Nacht sehr heftig werden. Am Morgen diffuse Bauchfellentzündung. Bauchschnitt ergibt, daß Adhäsionen um die einseitige Pyosalpinx gerissen waren und Eiter ausgetreten ist. Die Frau ist eine Stunde später gestorben.

In diesem Fall war allerdings an eine Pyosalpinx gedacht worden (Vorgeschichte); aber kein Mensch hätte die Sache für so bedrohlich halten können, wie sie sich nachher entwickelt hat.

Außer der Berstung der Geschwulst gibt es noch eine zweite Art von Selbsthilfe der Natur, deren Ausgang mitunter günstig war: Die Zerreißung des Scheidengewölbes mit Geburt der Geschwulst durch die Scheide, vor dem Kind (Sieber) oder auch nach demselben (Kemp), besonders nach Wendung und Extraktion (Wolff), und die Zerreißung von Douglas und Mastdarmwand, mit Geburt der Geschwulst durch den After (Gelstrom u. a.). In einigen Fällen ist dabei der Stiel abgerissen, in anderen mußte er versorgt und abgetragen werden. Mancher von diesen Fällen ist noch nachher der Bauchfellentzündung erlegen. Meist waren gewaltsame Zangenversuche die Ursache der Zerreißungen gewesen.

In den übelsten Fällen wird Querlage und Zerreißung der Gebärmutter der gewöhnliche Ausgang sein (Sieber, Fall 2).

War die Geburt möglich, so können Blutungen und Nekrosen des Blastoms für das **Wochenbett** eine weitere Gefahr bedeuten. Infektion, Vereiterung der Geschwulst wird in den meisten Zusammenstellungen erwähnt. A. Mayer berichtet von 11%. Die Gefahr der Infektion ist besonders groß, wenn Puerperalfieber besteht. Die Infektion kann aber

auch an sich ein Wochenbettfieber vortäuschen; umgekehrt kann ein echtes Wochenbettfieber bei bestehender Eierstocksgeschwulst verkannt und fälschlich auf Vereiterung
derselben bezogen werden, wie das in einem älteren Falle der Klinik tatsächlich vorgekommen ist; die bei hohem Fieber vorgenommene Operation hat die Frau natürlich
nicht zu retten vermocht.

Stieldrehung scheint im Wochenbett selten zu sein, noch seltener als in der ersten
Hälfte der Schwangerschaft. Die Schonung, die sich die Frauen auferlegen, wirkt sich
offenbar in diesem Sinne aus.

Andere Störungen, wie mangelhafte Rückbildung der Gebärmutter, Blutung im
Wochenbett usw. haben wohl mit der Geschwulst selbst nichts zu tun.

Im ganzen genommen ist seit Pfannenstiel eine weniger ungünstige Auffassung
dieser Schwangerschaftskomplikation zu bemerken als in früheren Zeiten. Daran hat
zweifellos die operative Behandlung ihren großen Anteil. Aber daß die Gefahren auch heute
nicht gering sind, daß sie nicht unterschätzt werden sollen, möchte ich doch betonen.

Die Grundzüge der **Behandlung** werden in den letzten Jahrzehnten zusehends einheitlicher.

Beim Abwarten droht in einer Anzahl von Fällen Fehl- bzw. Frühgeburt. Die Zahlen
schwanken zwischen 10—17%. Bei sofortiger Operation haben ältere Berichte allerdings noch
häufiger die Unterbrechung der Schwangerschaft gemeldet (23—27%), aber schon die von
Pfannenstiel gebrachte Zahl (19,5%) war in dieser Hinsicht beruhigender und A. Mayer
führt neuere Zahlen mit 10—10,5% an. Diese eine Gefahr ist in beiden Fällen gleich groß;
eine damit begründete Scheu vor der Operation demnach nicht berechtigt. Durch zartes,
vorsichtiges Operieren läßt sie sich sicherlich im Einzelfall möglichst einschränken. Angeblich soll es auch gelungen sein, einen vor der Operation bereits drohenden Abortus
nach der Operation aufzuhalten. Einkeilung der Geschwulst im kleinen Becken oder
Verwachsungen um die Geschwulst sind allerdings in dieser Hinsicht recht unangenehme
Beigaben.

In früher Zeit der Schwangerschaft ist die durch die Operation erfolgende Abtragung
des Gelbkörpers, der Granulosadrüse gefürchtet. Man hat ihr besondere Schutzeigenschaften
für das Ei zugeschrieben. Nun sind aber seit der ersten Mitteilung von Essen-Moeller,
schon genug Fälle bekannt geworden, in welchen die Wegnahme des Gelbkörpers nicht
zur Unterbrechung geführt hat, so daß wir denselben nicht unter allen Umständen erhalten
müssen. Wenn man es durchführen kann, wird man es tun.

Besonders genau ist in dieser Richtung ein Fall von Waldstein beobachtet. Trotz
Abtragung beider Eierstöcke (beidseitige Teratome) ist die Schwangerschaft ungestört
weiter verlaufen; es war auch die Produktion von Sexualhormon im weiteren Verlauf ganz
ungestört.

Einiges Aufsehen haben die Berichte von L. Fraenkel, Polano erregt über Verschwinden einer frühen Schwangerschaft im Anschluß an Ovariotomie. Menge
hat einen ähnlichen Fall besprochen, war aber der Diagnose Schwangerschaft nicht sicher.
Ich habe gelegentlich ebenfalls eine recht große, weiche, dunkelgefärbte Gebärmutter
bei Eierstocksblastomen gesehen, die (bei vorhandener Amenorrhöe) für schwanger gehalten
worden war und bei der Entlassung der geheilten Frau wieder ganz normal groß gefunden

worden ist. Ich meine, daß es sich auch in den Fällen von Fraenkel und Polano nur um vorgetäuschte Schwangerschaft, um eine (durch das Blastom?) hormonal bedingte Veränderung der Gebärmutter gehandelt hat.

Die Prognose der frühen Operation ist für die Mutter nach den vorliegenden Berichten recht günstig. Orgler hat zwar 1901 eine Sterblichkeit der Mutter von 2,7% berechnet, Graefe an neuerem Material 1902 nur 0,47%. Die Frauen sind meist jung und gesund, der Eingriff in der Mehrzahl der Fälle leicht und glatt, so daß man ihn nicht allzu sehr zu fürchten braucht. Eine gewisse Gefahr der Schwangerschaftsunterbrechung wird man aber auch heute noch mit in Kauf nehmen müssen.

Dem Vorschlag von A. Martin und Pfannenstiel, gelegentlich einmal bei kleiner, längere Zeit unverändert bleibender Geschwulst abzuwarten, möchte ich angesichts dieser Zahlen auch unter der Bedingung ständiger ärztlicher Kontrolle nicht mehr zustimmen. Die Gefahr einer Stieldrehung mit nachfolgender Fehlgeburt ist zwar in der Schwangerschaft bei ruhigem Verhalten der Frau nicht so groß, aber die Möglichkeit, über die Natur der Geschwulst Klarheit zu gewinnen, doch verhältnismäßig so bescheiden, daß man dem Vorschlag die Berechtigung absprechen muß.

Schwieriger ist die Frage zu entscheiden, wie man sich in der zweiten Hälfte der Schwangerschaft zur Operation stellen soll. Pfannenstiel sowie Wertheim hatten wohl eine Leitlinie aufgestellt: in der Zeit, wo die Lebensfähigkeit der Frucht beginnt (etwa 28. Woche), die Operation zu verschieben, bis die Lebensfähigkeit wirklich gesichert ist (also etwa 36. Woche). Wenigstens wäre dies in allen jenen Fällen die Regel, wo die Geschwulst im Becken sitzt und stärkere Verlagerung und mechanische Schädigung der Gebärmutter bei der Operation zu erwarten ist. Die Gefahr der Unterbrechung der Schwangerschaft wächst entsprechend der ganz selbständig sich steigernden Erregbarkeit der Gebärmutter mit jedem Monat an (nach Wähmer im 6.—7. Monat bereits auf 44%), sie wächst aber auch mit der Verschlechterung der Zugänglichkeit der Geschwulst und mit der Ausdehnung und Festigkeit der Verwachsungen.

Sehr zu beherzigen ist der schon von Pfannenstiel gegebene Rat, sich in jedem Falle von dem Vorliegen einer normalen Schwangerschaft, vom Vorhandensein einer Frucht zu überzeugen und eine Blasenmole auszuschließen (Röntgen), besonders wenn beidseits Eierstocksgeschwülste vorhanden sind, weil bei geschwulstähnlichen Luteincysten eine operative Entfernung nicht nötig erscheint.

Auch eine Mißbildung der Frucht (Anencephalus z. B.) kann durch Röntgenaufnahme aufgedeckt werden und wird unter Umständen den Entschluß zur Operation vereinfachen.

Selbstverständlich sind Stieldrehung, Geschwulstberstung und sonstige Zufälle von der erwähnten Rücksichtnahme auszuschließen.

Eine ganze Reihe von Ärzten hat jedoch die Operation auch in der zweiten Hälfte der Schwangerschaft zu jeder Zeit ausgeführt und empfiehlt diesen Vorgang. Bestimmte Vorschläge lassen sich also heute noch nicht machen. Das Schicksal des Kindes scheint mit und ohne Operation ziemlich gleichmäßig gefährdet zu sein; es werden daher in erster Linie die Beschwerden der Mutter und die voraussichtlichen Schwierigkeiten der Operation den Entschluß des Arztes bestimmen müssen, daneben die Frage, ob etwa von Seite der Eltern das Leben des Kindes (einziges Kind usw.) besonders hoch gewertet wird.

Noch schwieriger sind die Überlegungen bei den Krebsformen des Eierstockes. Beginnende Fälle wird man nur selten als solche erkennen. Ist einmal Ascites vorhanden, so steigt natürlich die Wahrscheinlichkeit, daß es sich um Krebs handelt, bedeutend.

Die Beurteilung, ob der Mutter überhaupt noch durch eine Operation zu helfen ist, erscheint mir außerordentlich schwer, und selbst ein Probebauchschnitt (s. u.) recht gefährlich. Man wird auch in diesen Fällen den Wert des kindlichen Lebens besonders in Rechnung setzen und dementsprechend abwarten, um am Ende der Schwangerschaft, wenn nötig durch Schnittentbindung ein lebendes Kind zu erzielen (Hesselbach, Weisswange). Entschließt man sich früher zur Operation, so bleibt wieder die Frage zu entscheiden, ob nur die Geschwulst entfernt oder die Radikaloperation ausgeführt werden soll. Auch diese Frage läßt sich nicht in Bausch und Bogen entscheiden. Maßgebend wird immer der Wunsch der Eltern nach dem Kinde sein, hinter dem der Gedanke an sofortigen Eingriff zurücktreten muß. Kommt aber ein Versuch die Mutter zu retten in Betracht, dann würde ich mich stets zur Radikaloperation und nachfolgender Bestrahlung entschließen. Bloße Teiloperationen haben an sich wenig Aussicht auf Dauerheilung; Bestrahlung nach solchem Vorgehen ist mit Rücksicht auf das Kind nicht möglich; die Gefahr der Fehlgeburt ist sehr groß.

A. Mayer führt als Kronzeuge dafür, daß es gelegentlich doch gelingt, bei bösartiger Geschwulst durch bloße Abtragung derselben ein Weiterbestehen der Schwangerschaft und Dauerheilung zu erzielen, einen Fall von Bircher (1907) an. Hier ist nach ziemlich schwieriger Abtragung eines angeblichen Fibrosarkoms des Eierstockes im 4. Monat der Schwangerschaft das Kind im 9. Monat mit der Zange entwickelt worden (Tod nach 6 Wochen an Nabelinfektion). Die Mutter war nach 3 Jahren gesund. Ich halte den Fall, obwohl ich den tatsächlichen technischen Erfolg gern anerkenne, nicht für beweisend, glaube vielmehr, daß die Geschwulst ein einfaches Fibrom gewesen ist.

Ich benütze die Gelegenheit, nochmals darauf hinzuweisen, wie schwierig noch immer die anatomische Untersuchung solcher Fälle ist. Ein großer Teil der älteren Kasuistik erscheint deshalb einfach unbrauchbar. Noch größere Schwierigkeiten hat natürlich der Arzt vor sich, wenn er eine Entscheidung treffen soll. Solange unsere klinische Diagnostik so bleibt, wie sie heute ist, wird niemand davor bewahrt sein, gelegentlich einmal zu operieren oder mindestens einen Probebauchschnitt zu machen, den er vielleicht vermieden hätte bei besserem Einblick in den Fall, und umgekehrt. Bei bloßem Herumraten hat nicht jeder das Glück, gerade immer das Richtige zu treffen.

Als Operationsweg wird recht allgemein der Bauchschnitt gewählt, auch bei Geschwülsten, die im Douglas sitzen. Übersicht, Beherrschung der Einzelheiten sind jedenfalls besser zu ermöglichen als beim Eingriff von der Scheide aus. Es sind aber schon wiederholt Ärzte für gelegentliche Anwendung des vaginalen Verfahrens eingetreten (Walther, Clemenz u. a.). Auch in unserem Material ist ab und zu einmal der Weg durch die Scheide gewählt worden. Die Resultate sind nicht schlecht gewesen. Walther hat 1909 bereits 17 Fälle zusammengestellt, von welchen nur 7 zur Fehlgeburt geführt haben. Man muß natürlich im Auge behalten, daß es sich um besonders ausgewähltes, günstiges Material, um einfache Fälle handelt. In allen Fällen, die Schwierigkeiten erkennen lassen, wird man sich für den Bauchschnitt entscheiden. Flataus Bericht über 17 weitere Fälle ergibt eine Fehlgeburtshäufigkeit von 49%.

Gegen den vaginalen Weg spricht sehr eindringlich die Unsicherheit der Diagnose. Eine Beckenniere ist z. B. schon öfter als Ovarialtumor angesehen worden. In einem eigenen Fall (2377 ex 1928) konnten wir trotz des bestehenden Verdachtes und trotz Abgang von Deziduastücken in der Eröffnungsperiode nicht klar werden, ob eine Cyste oder das nichtschwangere Horn einer doppelten Gebärmutter im Becken liegt. Die Schnittentbindung hat das letztere ergeben; sie hat uns zugleich auch gezeigt, daß dieses Horn wegen der Länge und der Atonie des Verbindungsstückes wohl nicht aus dem Becken heraus zu bringen war. In solchen Fällen kann der Versuch eines vaginalen Eingriffes nur Unheil stiften.

Während der Geburt wird man dann zur Operation greifen, wenn die Geschwulst ein Geburtshindernis bedeutet. Die Anzeigestellung ist hier sehr einfach. Alle anderen Fälle lassen eine Verschiebung der Operation bis in die Zeit nach der Geburt zu. Theoretisch wären nur jene Fälle auszunehmen, in welchen bei vereiterter Geschwulst, bzw. abgesackter Eiterung (ähnlich wie bei einem Blinddarmabsceß) die Perforation droht. Praktisch ist aber die Beurteilung dieser Umstände kaum möglich.

Das Hindernis mit Gewalt überwinden zu wollen, kann man nur entschieden widerraten. Die alten Berichte über Zangenoperationen und sonstige Versuche, das Kind an der Geschwulst vorbei zu entwickeln, sind mit ihrer mütterlichen Mortalität von mehr als 50% und der kindlichen von fast 100% (Mc Kerron) abschreckend genug. Die Berichte stammen allerdings aus voraseptischer Zeit; sie sollen uns trotzdem Lehrmeister bleiben, wenn auch heute durch Herabsetzung der Infektionsgefahr die Ergebnisse vielleicht etwas besser sein könnten.

Es kommt nur die Beseitigung oder die Umgehung des Hindernisses in Betracht.

Unter den zur Beseitigung des Hindernisses zur Verfügung stehenden Verfahren war früher die Reposition der Geschwulst sehr beliebt. Sie ist entweder in Seitenlage oder (später) in Beckenhochlagerung, mitunter auch in Knieellenbogenlage durchgeführt worden. Auch Narkose hat man bei großer Schmerzhaftigkeit oder Spannung empfohlen. Auch neuerdings kann man den Vorschlag lesen. Je später in der Geburt man die Reposition versucht, um so weniger Erfolg hat sie. Die alte Zusammenstellung Mc Kerrons berichtet über 40% Mißerfolge; Fehling hat selten, A. Mayer unter 10 Fällen nie einen Erfolg erlebt. Aber auch da, wo ein Augenblickserfolg erzielt wird, erscheinen die Gefahren für die Mutter (Infektion, tödliche intraperitoneale Blutung aus Rissen an der Geschwulst oder am Stiel [Fehling] noch groß, 8—15% Mortalität). A. Mayer weist auch auf die Möglichkeit hin, daß die vermeinte Eierstocksgeschwulst eine Beckenniere ist und durch die Quetschung schwer geschädigt wird. Er ist jedenfalls gegenüber Pfannenstiel und Wertheim von der Reposition sehr abgerückt. Ich meine, daß dieses Herumtappen und -drücken im Finstern heute überhaupt keine Berechtigung mehr hat, wenn ich auch die Fälle von Beckenniere nicht gerade besonders hervorheben will. Wir haben ja schon Beweise dafür, daß die Niere solche Quetschung gut übersteht, wie ich dies a. a. O. ausgeführt habe. Viel unangenehmer sind Neurofibrome des Sympathicus (Law, Pok, Breitung, P. Sippel) oder sakrale Meningocelen.

Es bleibt demnach nur der operative Weg zur Beseitigung des Hindernisses: die Verkleinerung, bzw. die Abtragung der Geschwulst.

Verkleinerung durch Punktion kommt überhaupt nur bei Cysten in Betracht, am besten nur bei einkammerigen Cysten. A. Mayer berichtet zwar, daß gelegentlich auch ein cystisches Teratom durch Ansaugen von wenigen Kubikzentimetern Inhalt formbar wird, so daß es keine Rolle als Hindernis mehr zu spielen braucht, und Bondy hat in einem Fall durch Punktion und Ansaugen von 50 ccm dünnen, gelblichen Dermoidinhaltes eine spielend leichte Reposition erlebt; glatter Verlauf, 14 Tage später Operation, wobei weder

Verwachsungen, noch weiterer Austritt von Inhalt in die Bauchhöhle gefunden wurden; aber ich scheue die vaginale Eröffnung eines Teratoms wegen der denkbaren unübersichtlichen Verschmierung des Inhaltes doch sehr. Vor 29 Jahren habe ich einen Todesfall an chronischer Beckeneiterung mit Amyloidose bei einer Nichtschwangeren gesehen und an der Klinik sind unter der Leitung Wertheims einige recht schwere Wundverläufe verzeichnet. Ich lehne dieses Verfahren vollkommen ab. Wertheim selbst hat noch als Assistent an der Klinik Schautas eine in 48 Stunden tödliche Bauchfellentzündung folgen sehen. Allgemein wird das Verfahren dann abgelehnt, wenn der Genitalkanal bereits infiziert ist.

Der Vorschlag wird meiner Ansicht nach auch dann nicht besser, wenn man nach Flaischlen, Rubeška, Lomer die Punktion nur als Voroperation bewertet und nach Beendigung der Geburt alsbald die Geschwulst entfernt, oder nach Fritsch die eröffnete Geschwulst mit der Scheidenwunde vernäht. Die seinerzeit berechnete Sterblichkeitsziffer von 18,6% der Mutter (McKerron) sollte uns auch heute noch eine gewisse Warnung sein.

Zur Abtragung der Geschwulst kann man den Schnitt von den Bauchdecken aus wählen oder den Scheidenschnitt. Letzterer, zuerst anscheinend von Staude empfohlen, ist später von Wertheim, Pfannenstiel, Küstner bevorzugt worden. Es wird, und das gilt für die vaginale Ovariotomie überhaupt, nur in ausgesuchten Fällen ausgeführt werden können, bei gut erreichbarer Geschwulst. Kann er überhaupt zu Ende geführt werden, so hat dies zweifellos manche Vorteile. Aber es ist nicht möglich, von vornherein mit Sicherheit zu versprechen, daß er ausführbar ist; es ist vorgekommen, daß der Stiel nicht erreichbar war, daß man deshalb oder aus anderen Gründen zum Bauchschnitt greifen mußte.

War der vaginale Eingriff durchführbar, so kann man die Geburt des Kindes nach Nahtversorgung der Wunde im Douglas und in der Scheide den Naturkräften überlassen, oder je nach den Umständen jetzt, bzw. später operativ zu Ende führen.

Nicht recht zweckmäßig ist der noch von Pfannenstiel besprochene Plan, die Cyste von unten zu entleeren, dann die Geburt zu beenden, die Scheidenwunde zu schließen und sofort den Bauchschnitt anzuschließen, um die Geschwulst zu entfernen. Wenn das nötig wird, muß wohl von vornherein der Sachverhalt völlig verkannt worden sein.

Handelt es sich um eine solide oder kleincystische Geschwulst, dann ist nur die Laparotomie das gegebene Verfahren.

Leicht ist die Wahl bei aseptischem Genitale. An die tiefe transperitoneale Schnittentbindung schließt man sofort die Ovariotomie (bzw. Resektion, Ausschälung der Geschwulst aus dem Eierstock) an. Selbst bei infektionsverdächtigen Fällen kann man diesen Weg beschreiten.

Schwer kann die Wahl werden bei infiziertem Genitale. Man wird es jedenfalls anstreben, die Bauchhöhle vor dem infizierten Inhalt der Gebärmutter zu bewahren. Die vaginale Ovariotomie gewährleistet das nicht, auch nicht die Punktion. Eine Entbindung des zerstückelten Kindes kann vielleicht einmal das Raumhindernis überwinden, bleibt aber dennoch meist ein Wagnis. Am zweckmäßigsten erscheint die Laparotomie ohne Eröffnung der Gebärmutter, Ovariotomie, bei genügend vorbereiteten Weichteilen mit angeschlossener Entbindung durch die Scheide (Zange, Wendung).

Gefährdet bleiben die Frauen trotzdem. Ob die sofort anzuschließende Entbindung durch die Gebärmutterbauchdeckenfistel nach Sellheim oder die Vorlagerung der Gebärmutter nach Portes solche Frauen eher rettet, das zu lehren bleibt der Zukunft vorbehalten. Glücklicherweise sind solche Fälle sehr selten.

Grundsätzlich wichtig ist es, zu betonen, daß man sich den Plan von vorneherein zurechtlegen und einen bestimmten Weg wählen soll. Die Prognose wird sofort schlecht, wenn erst verschiedene Entbindungsversuche gemacht worden sind.

Im ungünstigsten Falle wird man sich zur Totalexstirpation (unter Umständen bei totem Kind selbst zur Entfernung der uneröffneten Gebärmutter) entschließen. Bei Krebsen des Eierstockes ist ebenfalls dieser Weg zu wählen, soweit er gangbar ist. Kamniker hat bei einem Eierstockskrebs mit zahlreichen Bauchfellmetastasen die korporale Schnittentbindung wählen müssen, obwohl die Frau schon lange in der Geburt war. Tod an Bauchfellentzündung und Lungenentzündung vier Tage später.

Wie selten Schnittentbindung wegen einer Eierstocksgeschwulst notwendig wird, mag die eine Angabe beleuchten, daß nach A. Brandenburg in Würzburg unter 322 Schnittgeburten nur eine aus dieser Indikation ausgeführt worden ist.

Wird die Eierstocksgeschwulst erst nach der Geburt oder in der ersten Zeit des Wochenbettes gefunden, so kann man zunächst abwarten. Die früher geübte sofortige Operation ist nicht unbedingt notwendig, nachdem wir heute die Gefahr von Stieldrehung und Vereiterung im Wochenbett selbst nicht mehr so hoch einschätzen. Man kann die Wöchnerin sich erholen lassen, kann warten, wie das Stillen in Gang kommt, abwarten, ob ein puerperaler Prozeß sich entwickelt. Die Operation darf ruhig auf einen späteren Zeitpunkt verschoben werden. Nur den einen Rat möchte ich geben: die Frau nicht früher aus der Beobachtung zu lassen, als bis die Operation ausgeführt worden ist. Aus diesem Grunde wird bei klinischer Behandlung die Operation meist schon durchgeführt, wenn sich der Verlauf des Wochenbettes nur annähernd überblicken läßt, etwa im Beginn der zweiten Woche.

Vaginales Vorgehen kommt bei der Wöchnerin wegen der Infektionsgefahr nicht in Betracht.

Schrifttum.

Bircher, Eugen, Ovarialsarkom während der Gravidität. Zbl. Gynäk. **1907,** 1378. — *Bondy, O.,* Ovarialtumor als Geburtshindernis. Mschr. Geburtsh. **36,** 260 (1912). — *Brandenburg, A.,* Kaiserschnitt. Inaug.-Diss. Würzburg 1926. — *Breitung, Georg,* Ganglioneuroma sympath. als Geburtshindernis. Inaug.-Diss. Berlin 1913. — *Clemenz, Ed.,* Operationen bei Schwangerschaft und Geburt komplizierenden Tumoren. Arch. Gynäk. **89,** 245 (1909). — *Fehling, H.,* Berichtigung. Arch. Gynäk. **65,** 530 (1902). — *Flatau,* Ovariotomie in der Schwangerschaft. Münch. med. Wschr. **1905,** 2541. — *Fraenkel, L.,* Handbuch der inneren Sekretion von Hirsch, 1928. — *Gelstrom,* Vorfall einer Dermoidcyste per rektum in der Geburt. Zbl. Gynäk. **1889,** 761. — *Gorizontoff, N.,* Eierstocksgeschwülste bei Schwangerschaft. Ber. Gynäk. **12,** 191 (1927). — *Kemp,* Ovarialcyste, während der Geburt aus der Vagina vortretend. Lancet **1913 II,** 865. Ref. Z. Gynäk. **1914,** 462. — *Kamniker,* Ovarialcarcinom als Geburtshindernis. Gynäk. Ges. Wien, 13. Nov. 1928. Zbl. Gynäk. **1929,** 1133. — *Kratochwil,* Behandlung der Ovariumgeschwülste in der Schwangerschaft. Frommels Jber. **1913,** 100. — *Law,* Ventrale Tumoren des Sacrum. Surg etc. **17,** H. 3 (1913). Ref. Zbl. Gynäk. **1914,** 187. — *Löhlein, H.,* Geburtskomplikationen. Gynäk. Tagesfragen, H. 4. 1895. — *Menge, C.,* Aussprache zu Brandess. Zbl. Gynäk. **1924,** 2029. — *Norris, R.,* Ovarialtumoren als Komplikation von Schwangerschaft und Geburt. Amer. J. Obstetr. **68,** 420 (1913). — *Pok, J.,* Seltener Beckentumor als Geburtshindernis. Gynäk. Rdsch. **1916,** 105. — *Schmidt, Walther,*

Mesenterialtumoren. Zbl. Gynäk. **1929**, 719. — *Sieber, F.*, Ovarialkystome als Geburtshindernis. Zbl. Gynäk. **1923**, 1015. — *Siegel*, Genitaltumoren und Schwangerschaft. Inaug.-Diss. Freiburg 1911. — *Sippel, P.*, Neurofibrom als Geburtshindernis. Zbl. Gynäk. **1923**, 840. — *Váró, B.*, Ber. Gynäk. **11**, 235 (1927). — *Walther, H.*, Ovariotomie in der Schwangerschaft. Gynäk. Rdsch. **3**, 302 (1909). — *Waldstein, E.*, Frühkastration in der Schwangerschaft. Zbl. Gynäk. **1929**, 1305 (Aussprache S. 2746). — *Weisswange*, Kaiserschnitt infolge doppelseitigen Ovarialcarcinoms. Zbl. Gynäk. **1908**, 250. — *Wertheim*, In v. Winckels Handbuch der Geburtshilfe, Bd. 2, 2. Teil. 1904. — *Wille*, Ovarialcyste als Geburtshindernis. Z. Geburtsh. **90**, 691 (1927). — *Wolff, E.*, Zerreißung der hinteren Scheidenwand während der Geburt. Dtsch. med. Wschr. 1910, Nr 4.

Stellungnahme des Arztes.
Klinische Diagnose der Eierstocksgeschwülste.

Seit Beginn der operativen Behandlung der Blastome des Eierstockes haben die Bemühungen der Ärzte, die Erkrankungen genauer zu erkennen, manche Wandlungen, manche Verfeinerung gebracht. Trotzdem zeigt uns die tägliche Erfahrung am Krankenbett wie im Schrifttum, daß wir neben dem leicht zu beurteilenden Fällen immer wieder vor schwierigen Entscheidungen stehen und Täuschungen ausgesetzt sind. Vielfach liegt dies wohl daran, daß die Fälle einerseits zu leicht genommen, die verfügbaren Untersuchungsmethoden gar nicht angewendet werden; andererseits gibt es aber immer wieder Fälle, in welchen unsere bisher geübten Hilfsmittel versagen. Es bleibt deshalb auch heute noch eine Forderung an die Zukunft, die Verfahren der Untersuchung besser auszubauen; ja heute mehr als früher, seit die Strahlenbehandlung in die Grenzgebiete einzudringen versucht. Es ist aber auch eine Forderung an die gegenwärtig tätigen Ärzte, sich nicht nur mit den einfachsten Handgriffen zu begnügen, sondern in allen nicht vollkommen klargestellten Fällen alle verfügbaren diagnostischen Methoden anzuwenden. Die Bemühungen können kaum weit genug gehen. Von einer Überfeinerung der Diagnostik zu sprechen, wäre durchaus unrecht.

In erster Linie haben wir die Eierstocksgeschwulst überhaupt festzustellen. In zweiter Linie sollten wir die Art des Blastoms wenigstens annähernd bestimmen, ferner über Verwachsungen und andere Komplikationen uns aussprechen können. In letztere Reihe stelle ich die Frage, ob der rechte oder der linke Eierstock betroffen ist.

Die Beantwortung aller vier Fragen ist heute noch in vielen Fällen ein frommer Wunsch, dessen Berechtigung man allerdings nicht bestreiten kann.

Wie bei jeder gynäkologischen Untersuchung soll man darauf achten, daß Harnblase und Mastdarm vorher entleert worden sind. Der mit Kotmassen gefüllte Mastdarm hat schon sehr oft genauere Untersuchung unmöglich gemacht; die tags darauf, nach einem ausgiebigen Einlauf erneute Untersuchung führt manchmal spielend leicht zum Ziel. Wichtiger ist aber noch der Umstand, daß Kotansammlungen, namentlich im Colon ascendens geradezu geschwulstartig aussehen können. Olshausen verzeichnet mehrere Fehldiagnosen, die erst durch den Bauchschnitt aufgeklärt worden sind; neuerdings berichtet Morosov über einen Fall. Insbesondere leichtere Formen von Megacolon, bzw. Megasigma congenitum können die Grundlage zu solcher Dauerobstipation geben.

Seit 20 Jahren habe ich keinen Fall gesehen; aus früherer Zeit entsinne ich mich noch sehr wohl eines etwa 16jährigen Mädchens, dessen faustgroße, bewegliche Geschwulst außerordentlich deutliches Knirschen aufgewiesen hat. Es war auf dieses Zeichen hin an der Klinik ein stielgedrehtes Teratom mit frischen Verwachsungen angenommen worden. Bauchschnitt. Mächtiges Colon ascendens; das Knirschen innerhalb desselben noch auslösbar; deutlich harte Körner zu tasten. Auf Ricinusöl sind im Laufe der nächsten Tage mehr als 800 Kirschkerne abgegangen. Das hat sich etwa im November abgespielt, in einer Jahreszeit, in welcher der Arzt physiologischer Weise nicht mehr auf Kirschkerndiagnostik eingestellt ist.

Fast noch wichtiger ist die Einhaltung der Vorschrift, die Harnblase vor der Untersuchung zu entleeren. Die Zahl der (größtenteils nicht veröffentlichten) Fälle, in welchen eine überfüllte Harnblase für eine Cyste gehalten worden ist, scheint sehr groß zu sein. Olshausen hat seinerzeit Fälle zusammengestellt, natürlich nur eine lehrreiche Auswahl. Ich selbst habe schon manch eine Fehldiagnose durch Einführung des Katheters richtig gestellt und trotz aller Achtsamkeit ist es mir einmal untergekommen, daß erst auf dem Operationstisch bei der Vorbereitung zur Operation die Sachlage geklärt worden ist. Wiederholte Nachuntersuchungen nach eigens aufgetragener spontaner Harnentleerung haben bei dieser Frau immer wieder dasselbe cystische, bei den straffen Bauchdecken der älteren Nullipara schwer abgrenzbare Gebilde ergeben. Nachher haben Neurologen eine Geschwulst der Cauda equina als Ursache der trotz spontaner Entleerung stets in gefülltem Zustande (über kindskopfgroß) bleibenden Harnblase angenommen. Ich hatte damals mit Rücksicht auf die Gefahr der Cystitis den Katheter vermeiden wollen; seither muß ich ihn aber als in allen nicht sofort klaren Fällen unvermeidbar und unbedingt notwendig bezeichnen, wenn auch in der Mehrzahl der Fälle die spontane Miktion ausreicht.

In einem Fall von Oliver (44jährige Frau, 2 Geburten; kokosnußgroße Cyste im Douglas) fand sich trotz vorheriger Miktion die Blase 5 cm über den Nabel reichend, $2^1/_2$ Liter Harn enthaltend, sehr dickwandig. Ich schließe mich seiner Auffassung vollkommen an, daß es sich um eine von der Cyste unabhängige Hypertrophie der Blase handelt; ich halte den Fall für eine angeborene Riesenharnblase (vgl. Kermauner, in Halban-Seitz III, S. 507). Gelegentlich machen diese Fälle eben auch differentialdiagnostisch Schwierigkeiten gegenüber Ovarialtumoren.

Die wichtigsten Merkmale der Geschwulst sind durch die äußere, sowie durch die sog. bimanuelle (recto-vagino-abdominale) Untersuchung festzustellen. Manchmal führt Wiederholung der Untersuchung zum Ziel. Unter Umständen müssen jedoch die verschiedensten Untersuchungsmethoden herangezogen werden (Cystoskopie, Ureterenkatheterismus, Pyelographie, Salpingographie, Blutuntersuchungen; nicht zuletzt Untersuchung von Herz, Lunge, Harn, röntgenologische Magen-Darmuntersuchung usw.). Schaden darf man natürlich der Frau durch die Untersuchungen nicht; aber gegenüber Pfannenstiel, der weitgehende Verfeinerung der Diagnose als zwecklos erklärt und auf solche „Finessen" verzichtet, zugunsten des Probebauchschnittes, möchte ich doch betonen, daß in Zukunft eher das Gegenteil anzustreben wäre. Das Gebiet der Differentialdiagnose ist eben sehr groß.

Diagnose der einfachen Fälle.

Um eine Geschwulst als dem Eierstock angehörend zu erkennen, hätte man theoretisch nachzuweisen, daß sie dem Genitale angehört, und auszuschließen, daß sie von der Gebärmutter selbst (oder von anderen Organen) ausgeht. So bescheiden diese Forderung klingt — Eileiter, Nebeneierstock sind dabei gar nicht berücksichtigt — so muß man doch sagen, daß wir sie oft genug nicht erfüllen können, weil die eine Untersuchungsmethode, mit der wir gewöhnlich arbeiten, dazu nicht ausreicht.

Selbst in den glatten Fällen sind die Umstände, auf die man zu achten hat, sehr verschieden, je nachdem, ob die Geschwulst klein, mittelgroß oder sehr groß ist, ob sie im kleinen Becken Platz findet oder darüber hinaus den Bauchraum ausfüllt.

Erkennung der kleinen Geschwülste des Eierstockes. Solange die — bekanntlich wechselnde — Größe des Eierstockes nicht beträchtlich überschritten ist, können wir durch die bimanuelle Untersuchung wohl die Vergrößerung des Organs nachweisen, sind aber nicht in der Lage zu sagen, daß es sich um eine Neubildung handelt. Nur wenn längere Beobachtung ständiges Wachstum ergibt, wird uns die Annahme nahegelegt. Die gute Abgrenzbarkeit, die Beweglichkeit, mangelhafte Empfindlichkeit wird uns dabei in der Ausschaltung von entzündlichen Erkrankungen der Adnexe u. ä. unterstützen; der Vorgeschichte der Kranken, dem Altersbild werden wir bei der Beurteilung ausschlaggebende Bedeutung zuerkennen müssen. Trotzdem wird es genug Fälle geben, die erst längere Beobachtung aufklärt. Wenn nur chronische Entzündungen in Betracht kämen, könnte man die Sache hinnehmen. Unangenehmer und verantwortungsvoller ist das Nichterkennen einer Eileiterschwangerschaft. Ich werde bei der Besprechung der Differentialdiagnose darauf zurückkommen, schicke aber hier schon voraus, daß wir ohne Heranziehung von Laboratoriumsmethoden (Leukocytenzählung, Blutkörpersenkung, Stoffwechselprüfung, Schwangerschaftsproben) oder des Röntgenverfahrens oft genug zu keiner klaren Entscheidung kommen können; und oft genug auch lassen alle Proben uns im Stich.

Auch die Unterscheidung von kleineren subserösen Myomen kann sehr schwer sein, wenn dieselben gerade seitlich sitzen. Die Härte des Myoms ist zwar wichtig, aber nicht allein entscheidend; auch der leichtere Nachweis der Stieles ist wichtig, und trotzdem kommen Täuschungen vor. Sofern nicht andere Schwangerschaftzeichen den Arzt darauf führen und das Myom isoliert ist, wird eine Entscheidung mitunter nicht möglich sein.

Ebenso schwierig, nur aus Nebenumständen erfaßbar, kann die Erkennung eines verkümmerten Nebenhornes sein, wenn der an das Collum herantretende Stiel recht schmal, weich und schlecht tastbar ist.

Eine Geschwulst, die etwas größer ist, aber noch im Becken gut Platz findet, also **Hühnereigröße** erreicht oder wenig überschreitet, kommt bereits mit dem vorhandenen Raum ins Gedränge. Daraus ergeben sich zwei wesentliche Erscheinungen: Verlagerung der Gebärmutter selbst und Erschwerung des Nachweises der Stielverbindung bis zur Unmöglichkeit eines solchen Nachweises. Wir müssen damit auf eine der theoretischen Forderungen verzichten, weil der ohnehin dünne Stiel nicht angespannt werden kann. Die Rundung, die gute Abgrenzbarkeit, die Lage zur Gebärmutter, und besondere physikalische Eigenschaften der Konsistenz müssen hier entscheidend aushelfen. Kleinere Geschwülste bleiben noch seitlich hinter (oder vor) der Gebärmutter; größere beanspruchen, der Wirkung der Schwerkraft entsprechend, den Platz in der Mitte und verdrängen die kleinere Gebärmutter nach seitlich vorne oder nach hinten (seitlich). Prallcystische Konsistenz, eigene Wand, kugelige Form, eine gewisse Verschieblichkeit, Fehlen von entzündlichen Erscheinungen (besonders in der Vorgeschichte) sprechen für Eierstocksgeschwulst.

Die Lage zur Gebärmutter kann in diesen Fällen für die Angabe, welcher Seite die Geschwulst angehört, gut verwertet werden. Eine Ausnahme ist mir bei den im kleinen Becken liegenden Geschwülsten nicht bekannt.

Die Oberfläche ist bei cystischen Geschwülsten glatt, kann aber auch durch aufsitzende Tochtercysten höckerig sein. Teratome, solide Blastome zeigen oft Höcker.

Den Nachweis flüssigen Inhalts erbringt uns die pralle Konsistenz. Teratome sind meist etwas derber, solide Blastome weich (sogar weichelastisch) oder derb, selbst sehr hart, aber nicht prall. Auf sonstige Fluktuationszeichen muß man gewöhnlich verzichten.

Ist die Geschwulst beweglich, so kann man den Versuch machen, sie in Beckenhochlagerung aus dem kleinen Becken herauszuheben. Die Gebärmutter läßt sich dann leichter gesondert abtasten.

Sehr von Vorteil ist bei allen diesen Prüfungen die rekto-vaginale Untersuchung. Man gewinnt ein viel deutlicheres, plastisches, stereometrisches Bild. Vor allem ist die Tastung der Sakrouterinligamente ganz wesentlich leichter und sicherer.

Komplikationen, wie Verwachsung, Stieldrehung usw. verwischen dieses verhältnismäßig klare Bild mitunter so, daß die Diagnose mindestens unsicher bleiben muß. Aber auch in unkomplizierten Fällen können Parovarialcysten, große Hydrosalpingen und Tubenmolen, seltener wohl Pyosalpingen recht schwer von Ovarialtumoren zu unterscheiden sein.

Eine Parovarialcyste kann bei langem Stiel und guter Beweglichkeit vermutet werden. Gestützt wird die Diagnose, wenn es gelingt, neben oder unter ihr den Eierstock für sich zu tasten. Doch kommen nicht allzuselten Cysten in der Art an einem Pol des Eierstockes selbst zur Entwicklung, daß der größte Teil des Organs unverändert bleibt und neben der Geschwulst getastet werden kann. Ist die Parovarialcyste, wie sehr häufig der Fall, nicht gut beweglich, und der Eierstock nicht für sich erreichbar, dann bleibt die Erkennung wohl erst dem Bauchschnitt vorbehalten. Übrigens hat diese Differenzierung am allerwenigsten praktische Bedeutung.

Für die große, einseitige Hydrosalpinx, die recht selten ist, aber auch schon bei jungen Mädchen vorkommen kann, gilt die weichere, schlaffere Konsistenz als kennzeichnend. Allzu verläßlich ist das Zeichen nicht, und Fehldiagnosen sind mitunter kaum vermeidlich. Gelegentlich kann die Salpingographie helfend eingreifen.

Die Erkennung einer unversehrten Eileiterschwangerschaft ist in diesem Stadium höchst selten einmal unsere Aufgabe. Möglich wird sie, als Vermutung, wohl nur, wenn man eine entsprechende Vorgeschichte zur Verfügung hat. Im Befund wäre höchstens die Weichheit des Eisackes in Verbindung mit sonstigen Schwangerschaftsveränderungen, vor allem an der Gebärmutter selbst (größere Auflockerung) hervorzuheben; aus dem Tastbefund sonst Verwertbares herauszuholen, halte ich für ausgeschlossen. Eine Tubenmole kann gelegentlich nach längerem Bestande so gleichmäßig und derb und dabei auch bis zu einem gewissen Grade beweglich werden, daß Verwechslung mit einer Geschwulst des Eierstockes möglich ist. In allen diesen Fällen ist die eingehendste Anamnese von ganz besonderem Wert.

Bei Berstung einer Eileiterschwangerschaft wird mangels einer tastbaren Geschwulst ein Blastom des Eierstockes selten in Erwägung stehen; Ruptur einer Follikelcyste, Blutung aus einem Corpus luteum kann dieselben Erscheinungen machen; auch das Phrenicussymptom (Schulterschmerz einseitig), selbst die höchst seltene blaue Verfärbung des Nabels (Hofstätter, Cullen, Hellendall) kann gelegentlich dabei vorkommen, wie ich das selbst einmal gesehen habe.

Andere Gebilde, die zu Verwechslungen Anlaß geben können, wären retroperitoneale Cysten, Meningocele sacralis anterior, Beckennieren. Sie liegen alle retroperitoneal und können daher wohl nur in komplizierten Fällen in Betracht kommen. Dasselbe gilt vom Lymphosarkom, bzw. Lymphogranulom der Beckenlymphknoten (s. S. 107).

Von größter praktischer Wichtigkeit ist die frühe intrauterine Schwangerschaft. Häufiger sind Verwechslungen in späteren Stadien, bei größeren Geschwülsten, doch kommen sie auch zu dieser Zeit schon vor; und ebenso wichtig ist der Umstand, daß die sichere Erkennung einer Eierstocksgeschwulst bei bestehender Schwangerschaft erschwert ist.

Daß eine cystische Geschwulst für Schwangerschaft gehalten wird, ist in dieser Zeit, wenn das kleine Becken nach oben nicht überschritten wird, nur bei flüchtiger bimanueller Untersuchung möglich. Von subjektiver Verwechslung kann man nicht sprechen, da die Frau eine Schwangerschaft höchstens vermuten, aber noch nicht aus irgendwelchen Zeichen sicher annehmen kann. Der Untersuchungsbefund kann nun unter Umständen sehr verführerisch sein. Liegt die Geschwulst vorne, im vorderen Scheidengewölbe erreichbar, ist sie elastisch, nicht gut zu verdrängen, und ist die Gebärmutter hinter ihr schlecht abzutasten, so kann die Geschwulst als schwangere Gebärmutter angesprochen werden. Besonders bei Nulliparen mit straffen Bauchdecken und straffen Weichteilen am Beckenboden ist solche Verwechslung möglich. In anderen Fällen, bei weichen Bauchdecken ist es wieder bei bestehender normaler Schwangerschaft manchmal das Hegarsche Schwangerschaftszeichen, die Auflockerung des Isthmus, die — etwa im 3., auch im 4. Monat — so weit gehen kann, daß der kugelige, weich-elastische Gebärmutterkörper von dem vielleicht recht langen Gebärmutterhals vollkommen getrennt zu sein scheint. Liegt der Körper noch dazu seitlich abgewichen, rechts oder links, so wird die Täuschung sehr vollkommen. Etwaige Amenorrhöe wird dann vom Arzt überdies auf Hypoplasie bezogen, wozu das schmale Collum, das für die kleine Gebärmutter gehalten wird, erst recht verleitet. Um sich vor Täuschung zu bewahren, ist es am besten, die Untersuchung in einigen Tagen zu erneuern. Nach meinen Beobachtungen wechselt der Muskeltonus im Isthmus innerhalb dieser Zeit, die Auflockerung ist später nicht mehr so hochgradig. Aber auch der Versuch, eine stärkere Verschiebung des kugeligen Körpers zu erzwingen, kann durch Mitbewegung des Scheidenteiles und den darauf gewöhnlich erfolgenden Konsistenzwechsel im Isthmus aufklären. Am schwierigsten ist wohl der ebenfalls beweisende Verlauf der Ligamenta rotunda festzustellen.

Ebenso unangenehm und gelegentlich verhängnisvoll kann es sein, wenn eine Eierstocksgeschwulst für die schwangere Gebärmutter gehalten wird. In einem von Baumm berichteten Fall hat der Arzt im Privathaus die vermeintliche Schwangerschaft unterbrechen wollen. Mit Hegarstiften kam es zur Durchbohrung der Collumwand; der Ballon wurde in die Bauchhöhle eingelegt. Ergebnis natürlich Bauchfellentzündung. In die Anstalt gebracht, ist die Frau trotz sofortiger Operation gestorben. Eine reichhaltige Kasuistik von Fehldiagnosen hat Th. Micholitsch mitgeteilt.

Besonders beliebt sind Verwechslungen zwischen der Retroflexio uteri gravidi und einer Eierstocksgeschwulst. Auch hier ist die hochgradige Auflockerung des Isthmus die Ursache, daß man den Halsabschnitt vom Körper getrennt zu fühlen glaubt. Häufiger wird allerdings bei bekannter Schwangerschaftsanamnese eine Eileiterschwangerschaft, eine Hämatocele angenommen. Die Abtastung vom Mastdarm aus erleichtert die Klarstellung der ganzen Verhältnisse bedeutend. Ein Aufrichtungsversuch, der als differentialdiagnostisches Mittel empfohlen worden ist, darf angesichts der Möglichkeit, daß eine Hämatocele vorliegen kann, nur mit äußerster Vorsicht, womöglich nur bei entsprechender Operationsbereitschaft in einer Anstalt vorgenommen werden.

Kottlors erwähnt einen Aufrichtungsversuch bei nicht schwangerer Gebärmutter; ein an die Pyosalpinx anschließender Absceß ist geplatzt; Peritonitis, nach drei Tagen Tod.

In seltenen Fällen kann eine herzförmige Gebärmutter (Uterus arcuatus), eine teilweise Erschlaffung, bzw. partielle Kontraktion der Gebärmutter eine neben der Gebärmutter liegende Geschwulst vortäuschen; häufiger ist dies durch die Piskac̆eksche Ausladung der schwangeren Gebärmutter geschehen, von welcher wir wissen, daß sie mitunter viele Wochen unverändert und recht hochgradig fortbestehen kann. Im 4. und namentlich im 5. Monat liegt die Möglichkeit einer Verwechslung ganz besonders nahe. Das Auffinden des normalen Eierstockes daneben, das Entscheidung bringt, ist nicht immer leicht. Bei Untersuchung in Narkose pflegen zwar diese Erscheinungen zu verschwinden; aber man kann deshalb doch die Narkose nicht zu freigebig handhaben. Wiederholung der Untersuchung läßt jedoch auch dann, wenn die Ausladung nicht verschwindet, eine gewisse Änderung im ganzen Bild erkennen, wodurch die Entscheidung erleichtert wird.

In allen Fällen, in welchen zwischen Bestehen einer Geschwulst und Schwangerschaft von etwa 9 Wochen an zu entscheiden ist, werden uns in Zukunft neben der Anamnese und den neuen Schwangerschaftsproben, insbesondere (von der 5. Woche ab) der Prüfung auf Hypophysenvorderlappenhormon im Harn (Aschheim und Zondek) die Röntgenaufnahmen nach dem Verfahren, das M. Jungmann an meiner Klinik ausgearbeitet hat, wichtige Dienste leisten können. Eine Schwierigkeit läßt sich allerdings voraussetzen, die gelegentlich den Wert des Verfahrens beeinträchtigen kann: Knochenschatten eines Teratoms. Aber knochenhaltige Teratome sind immerhin beträchtlich seltener als Schwangerschaften. Zudem ist die Form und Größe der Knochenschatten wesentlich anders; aus der Form der Schatten kann also zugleich ein Teratom erkannt werden (z. B. L. Liebmann).

Es läßt sich denken, daß man bei der Suche nach Röntgenbefunden Schwierigkeiten vor sich hat. Wir haben an der Klinik das Verfahren sehr oft herangezogen, hatten aber nur wenig verwertbare Befunde, die uns im Einzelfall allerdings sehr wertvoll waren. Gegebenenfalls wird man an Täuschung durch Phlebolithen, durch verkreidete Lymphknoten, durch Uretersteine denken müssen. Ungünstige Projektion kann auch den Schatten auf der Platte unerkennbar machen, wie dies Spillmann berichtet hat. Besonders zu beachten ist der Umstand, daß etwa $2/3$ aller Teratome überhaupt keinen schattengebenden Knochen enthalten, die fleckenlose Platte also gar nicht beweist, daß ein Teratom nicht vorliegt (vgl. S. 508).

Daly hat bei Verdacht auf vorgeschrittene Extrauterine auf der Röntgenplatte nur einen langen Röhrenknochen gefunden, sonst keine Skeletteile. Er hat deshalb den Gedanken fallen gelassen und ein Dermoid angenommen. Zwei Monate später Eklampsie bei Extrauterinschwangerschaft mit lebendem Kind. Die Mutter ist der Eklampsie erlegen.

Neben einer bestehenden Schwangerschaft die Eierstocksgeschwulst zu erkennen, ist auch nicht immer leicht. Liegt die Geschwulst über dem Beckeneingang, so kann sie bei der am Rücken liegenden Frau bei ausreichender Beweglichkeit leicht bis unter den Rippenbogen verschwinden und dem Nachweis entgehen; oder es kann die Geschwulst so ungünstig hinter die Gebärmutter verlagert sein, daß man sie schwer erreicht. Sie kann auch der Gebärmutter seitlich dicht angelagert erscheinen, so daß sie für den Kopf des Kindes gehalten wird (Krüger, metastatischer Krebs bei 19jähriger Ipara).

Die Möglichkeit einer Verwechslung der im Becken selbst liegenden Geschwulst mit der Fruchtblase, dem vorliegenden Kindesteil, mit dem Kreuzbein (Annahme eines engen Beckens) oder einer vom Knochen ausgehenden Geschwulst, einer Meningocele sacr. anterior, mit einem Myom usw. brauche ich nur zu streifen.

Nicht leicht ist mitunter die Entscheidung, welche von den zwei Geschwülsten die schwangere Gebärmutter ist. Der Nachweis von Herztönen oder Kindesteilen läßt noch im Stich; nur die Röntgenplatte kann letztere in günstigen Fällen aufzeigen. Konsistenzwechsel ist gewiß beweisend, aber nicht immer zu erreichen.

Vor mehr als 20 Jahren hat ein junger Arzt einen Fall als Cyste bei 5monatiger Schwangerschaft operiert; er war nur über den einen Punkt nicht klar, ob der bis über den Nabel reichende oder der im Douglas liegende Tumor — beide waren gleich groß — die Cyste sei. Beim Bauchschnitt hat er sofort die überdehnte Harnblase eröffnet. Es hat sich um Retroflexio uteri gravidi mit verhältnismäßig geringen Blasenbeschwerden gehandelt.

Mittelgroße, etwa Nabelhöhe erreichende oder wenig überschreitende Geschwülste, die bereits die Bauchdecken deutlich vorwölben, als dem Eierstock angehörend zu erkennen, kann sehr leicht, aber auch sehr schwierig sein. Man wird neben der Besichtigung in Rückenlage zunächst die Perkussion sowohl in Rücken- und Seitenlage — Schallwechsel, freie Flüssigkeit im Bauch — wie im Stehen (Flüssigkeitsspiegel Halban) heranziehen, außerdem aber auch die Beziehungen der Geschwulst zur Gebärmutter feststellen. Das Gebiet der Differentialdiagnose umfaßt sämtliche Blastome und sonstigen geschwulstähnlichen, mit Exsudaten usw. einhergehenden Erkrankungen aller Bauchorgane. Wenn es auch richtig ist, daß die Eierstocksgeschwülste alle anderen an Zahl überwiegen, so lassen sich damit doch keine diagnostischen Triumphe einheimsen.

In erster Linie gilt es bei allen in den Bauchraum hinaufreichenden Geschwülsten eine Geschwulst der Gebärmutter auszuschließen. Leicht ist das, wenn die Gebärmutter im Becken liegt, vor der Geschwulst; schwer, wenn sie seitlich oder nach hinten verlagert ist, und gar schwer, wenn sie ebenfalls durch Geschwülste verändert ist, oder wenn zugleich Schwangerschaft besteht. Die Untersuchung vom Mastdarm aus erleichtert die Unterscheidung oft außerordentlich und sollte nie unterbleiben. Zur Sicherung der Diagnose ist in diesen Fällen das Anhaken und Herunterziehen der Portio, womit uns A. Hegar das Anspannen des Stieles gelehrt hat, von großem Vorteil; mindestens kann man, wenn schon der Stiel nicht tastbar wird, erkennen, daß die Geschwulst der Gebärmutter nicht gleich folgt.

Etwas ähnliches hat B. S. Schultze angestrebt mit dem Vorschlag, die Geschwulst aus dem Becken zu heben und durch eine dritte Hand halten zu lassen, während man bimanuell untersucht. Ich habe aber den Eindruck, daß dieses Verfahren viel leichter versagt als das von Hegar. Übrigens kann man auch beide vereinen.

Sind die Bauchdecken sehr straff, sind entzündliche Komplikationen vorhanden, ist die Geschwulst unbeweglich. so können alle Hilfsmittel versagen; es gelingt auf keine Art, die Gebärmutter von der Geschwulst abzugrenzen. Mitunter wird die Gebärmutter durch eine ins Becken eingekeilte und doch aus demselben herausgewachsene Geschwulst so vollständig aus dem Becken verlagert, daß man von der Scheide aus den Scheidenteil kaum oder gar nicht erreichen kann. In günstigen Fällen läßt sich dann beim Abtasten der Geschwulstoberfläche durch die Bauchdecken ein der Gebärmutter entsprechender Vorsprung umgrenzen. Die Geschwulst braucht gar nicht verwachsen zu sein und kann doch so fest im Becken sitzen, daß sie auch bei eröffneter Bauchhöhle erst dann beweglich wird, wenn man den Zutritt von Luft in den Douglas ermöglicht (etwa durch einen Katheter, Mathes).

Früher war in solchen diagnostisch unklaren Fällen die Sonde sehr beliebt. Ihr Gebrauch ist aber vielfach zu Mißbrauch ausgeartet. Der Operateur steht jedenfalls auf dem Standpunkt, jede Infektionsgefahr zu vermeiden; deshalb wird auch die Sonde heute als ein vermeidbares und möglichst zu vermeidendes Übel angesehen. Vollends verbietet sich die Sonde stets, wenn man auch nur im Entferntesten an Schwangerschaft zu denken hat.

Es kommt auch heute immer wieder vor, daß cystische Geschwülste für Schwangerschaft gehalten werden und umgekehrt. Beides kann für die Beteiligten höchst unangenehm werden. Hammerschlag erwähnt einen Fall, in welchem es nach erfolgter Aufklärung zu gerichtlichen Schritten gekommen war. In unserer Ambulanz hatten wir in den letzten Jahren wiederholt diesbezüglich Entscheidungen zu treffen. Wir haben uns darein gefunden, wenn die betreffenden Frauen nicht gleich durch unsere Aussage zu überzeugen waren, stets eine Röntgenaufnahme zu machen und sie vorzuzeigen und zu erklären. Trotzdem haben wir es einmal erlebt, daß das Mädchen noch 8 Tage lang von ihrer Schwangerschaft nichts wissen wollte; niemand hatte vorher die Sache erkannt, das Mädchen war mit der Diagnose „Cyste" zu uns geschickt worden. Sie war zudem anatomisch Virgo.

Noch größer sind die Schwierigkeiten begreiflicherweise beim Hydramnion (in dieser Gruppe kommt nur ein frühes Hydramnion in Betracht) oder bei der Blasenmole. In beiden Fällen ist der Nachweis, daß die „Geschwulst" der Gebärmutter angehört, von entscheidender Bedeutung. Weichheit derselben, Schwangerschaftszeichen, genaueste Anamnese, all das ist unentbehrlich, bei Hydramnion mitunter das Röntgenbild. Das Verfahren von Aschheim zur Diagnose der Schwangerschaft wird man ebenfalls heranziehen. Eine gewisse Vorsicht dürfte in der Bewertung der Ergebnisse gerade bei diesen Fällen immerhin am Platze sein.

Wie oft das Myom auch in dieser Größe noch, sowie später, Schwierigkeiten macht, einerseits in der Abgrenzung gegen Schwangerschaft, andererseits in der Abgrenzung gegen Eierstocksgeschwülste, erfährt man weniger aus Lehrbüchern als aus kasuistischen Mitteilungen und aus den Berichten über Bestrahlungserfolge; manchmal auch aus Gerichtsverhandlungen. Die Anerkennung der diagnostischen Schwierigkeiten ist so allgemein, daß heute Unsicherheit in der Diagnose Myom als Kontraindikation gegen Bestrahlung unbestritten Geltung hat. Fälle, die als Myome bestrahlt worden sind und bald danach als Eierstocksblastome operiert werden mußten, sind schon oft, auch aus großen Kliniken, mitgeteilt worden (E. Zweifel, Uebel [Gauss, Würzburg 1% Fehldiagnosen und 3% schwierige Entscheidungen]). Ebenso bezeichnend für die diagnostischen Schwierigkeiten ist der Umstand, daß der Satz: „als ‚Myom' bestrahlte Schwangerschaft ist zu unterbrechen" zunächst keine Verwunderung und keinen Widerspruch erregt hat, bis man eingesehen hat, daß er vor dem Gesetz nicht zu begründen ist. Ebenso bezeichnend ist die leichte Art, mit der man heutzutage die Diagnose „Ovarialtumor" während der Operation, wenn der Irrtum erkannt ist, in „Pseudoovarialtumor" umstellt.

Unmöglich wird die Entscheidung manchmal bei gestielten Myomen oder bei Myomen, die mit schmaler Basis etwa vom runden Mutterband ausgehen. Ich habe solche beidseits symmetrisch entwickelt, von mehr als Straußeneigröße gesehen. Silva beschreibt ein 900 g schweres gestieltes Myom des Ligamentum rotundum.

Uhle hat bei 42jähriger, steril verheirateter Frau, die erst seit kurzer Zeit Schmerzen hatte, ein kindskopfgroßes, vollständig abgedrehtes Myom gefunden, das im Netz eingehüllt, von dort aus ernährt war; der Netzstiel war fünfmal um 180° gedreht. An der Gebärmutter nur noch einige kleine subseröse Myome und ein Stumpf: der frühere Stiel des Myoms.

Nicht nur klinisch war die Entscheidung oft genug nicht möglich; selbst bei offener Bauchhöhle kann man im Unklaren bleiben. Opitz hat bei einer bis zum Rippenbogen reichenden Geschwulst den Bauch wieder geschlossen, weil er deutlich Kindsteile zu fühlen meinte; bei der Sektion fand sich nur ein Myom mit Erweichungsherden. Die Gebärmutter selbst war blaß gewesen; in anderen Fällen war sie aber derart blaurot verfärbt, daß man sofort an Schwangerschaft gedacht hat. Wiederholt ist andererseits bei ungestörter (Thun; mir sind aus mündlichen Berichten zwei Fälle bekannt) oder bei durch Blutungen gestörter Schwangerschaft in der Annahme eines Myoms radikal operiert worden.

Groß wird die Gefahr für den Arzt, wenn die Frau angibt, Kindesbewegungen zu fühlen, das scheint bei Übergreifen einer bösartigen Geschwulst auf den Darm leichter zustande zu kommen, wie z. B. in einem Fall von Rothbart, dessen Kranke trotz Darmresektion und Nachbestrahlung nach 6 Monaten der Krankheit erlegen ist.

Besonders leicht verführt das ödematöse oder nekrotische Myom zur Annahme einer cystischen Geschwulst neben der Gebärmutter, wenn es seitlich sitzt und vielleicht noch dazu ein unveränderter, derber Knoten den Gebärmutterkörper vortäuscht. Ebenso das ganz zu Pseudocysten umgewandelte lymphektatische Myom, das in seltenen Fällen Riesengeschwülste gebildet hat, die mit den Riesengeschwülsten des Eierstockes an Größe wetteifern konnten und begreiflicherweise klinisch auch tatsächlich dafür gehalten worden sind (Lihotzky etwa 30 kg, Hunter 140 Pfund, Stockard 135 amerik. Pfund; letztere beide als Sektionsbefunde; Amann 60 Pfund, verkalkt).

Ist bei großen Geschwülsten schließlich der diagnostische Fehler praktisch weniger belangreich, so kann er bei kleineren (am häufigsten bei einer Größe, die dem 4. Schwangerschaftsmonat entspricht) recht unangenehm werden. Ein mir bekannter Operateur hat in solchen Fällen zweimal einen Probeschnitt in die Gebärmutter gemacht. Einmal hat sich das erweichte Myom bestätigt, einmal war es eine Schwangerschaft. Er hat den Schnitt wieder vernäht, die Schwangerschaft ist ungestört weiter verlaufen. Ich möchte jedoch trotz dieses Erfolges das Verfahren nicht gerade empfehlen.

Gelegentlich wird man an eine große Hämatometra, angeboren oder als Folge narbigen Verschlusses im Halsabschnitt (Pyometra, Hydrometra), auch an einseitige Hämatometra bei Uterus bicornis, bzw. an eine große Hämatosalpinx denken müssen.

Erwähnt seien weiter die seltenen Uteruscysten, besonders jene, die dünnwandig und gestielt dem Fundus aufsitzen (Neugebauer, Halban, Otto, Halter), und die großen Rectummyome, welche auch meist als Ovarialblastome zur Operation gekommen sind (Pfannenstiel, Westermark, Riedinger). Pfannenstiel konnte durch Aufblähung des Dickdarmes noch vor der Operation erkennen, daß die Geschwulst retroperitoneal gelegen war. Sellheim hat ein Myom des Cöcum als „Pseudoovarialgeschwulst" operiert.

Weit vorgeschrittene **Extrauterinschwangerschaft**, besonders übertragene mit abgestorbener Frucht, ist bisher vielfach (u. a. erwähnt auch Pfannenstiel ein solches Erlebnis) als Ovarialtumor zur Operation gekommen; ebenso gelegentlich eine Schwangerschaft im verkümmerten Nebenhorn. Für solche Fälle ist die Röntgenaufnahme ein sehr zuverlässiges, wichtiges diagnostisches Hilfsmittel. Gelegentlich kann auch die Einspritzung eines Hypophysenpräparates durch Auslösung von deutlichen Kontraktionen zur Entscheidung beitragen (Lörincz).

Große **Parovarialcysten** diagnostisch von Eierstocksblastomen abzugrenzen, bemüht man sich im allgemeinen gar nicht, da ja doch die Behandlung in beiden Fällen dieselbe ist. Der Nachweis des Eierstockes derselben Seite verliert sogar an Wert, weil man ihn von knotenartigen Vorragungen der Geschwulst selbst nicht wird unterscheiden können. Der durch Salpingographie zu erbringende Nachweis der Verlaufes der Tube könnte vielleicht gelegentlich den Verdacht auf Parovarialcyste verstärken, doch haben wir bei Eierstocksblastomen auch schon sehr bedeutende Verlängerung und Verziehung des Eileiters gesehen und müssen immer im Auge behalten, daß uns die zufällige Projektion des Bildes auf die Platte unberechenbaren Irrtümern aussetzt, daß also mindestens mehrere Aufnahmen in verschiedener Richtung studiert werden müßten.

Von anderen Erkrankungen der Bauchorgane soll der **Ascites** erst in der folgenden Gruppe besprochen werden. Geschwülste der verschiedenen intraperitonealen Organe kommen in dieser Größe verhältnismäßig selten vor; man kann fast sagen, so selten, daß sie schon aus diesem Grunde von den gynäkologisch eingestellten Ärzten oft vernachlässigt und deshalb auch meist nicht erkannt werden.

In erster Linie wäre der **Milztumor** zu nennen, der schon durch seine bis unter den linken Rippenbogen reichende Lage, die schildförmige Gestalt, den scharfen, deutlich fühlbaren Margo crenatus an der oberen Kontur auch dann nicht schwer zu erkennen ist, wenn er weit nach rechts herüber reicht. Das Blutbild wird die Diagnose ergänzen. Auch **Stieldrehung** solcher Milztumoren (Withouse, Halban, Rummel) ist unter derselben Fehlannahme operiert worden. Einige Fälle sind bekannt geworden, in welchen trotz Anwendung verschiedener neuerer Untersuchungsverfahren eine sichere Aussage über den Ausgangspunkt und ein sicheres Ausschließen genitaler Geschwülste nicht möglich war (Köhler, Sampson u. a.).

Demnächst dürften gegenüber unkomplizierten Ovarialtumoren **Mesenterialcysten** differentialdiagnostisch zu erwägen sein. Größe, cystische Konsistenz, auch die Form kann ganz gleich sein. Die Lage, mehr im Oberbauch, ist nicht immer verläßlich. Ich habe eine fast kopfgroße Ovarialcyste gesehen, die hoch gelegen war und sich nicht ins Becken herabdrücken ließ; als Ursache dieser Lage fand sich bei der Laparotomie eine durch partielle Nekrose der Wand bedingte handflächengroße, sehr straffe Adhärenz an der Basis des Netzes nahe dem Colon transversum.

Ein über mannskopfgroßes **Mesenterialfibrom**, das Antoine beschrieben hat, eine sehr harte Geschwulst, konnte wegen der auf der Geschwulst tastbaren Darmschlinge als retroperitoneal sitzend erkannt werden.

Sehr selten, wohl auch kaum in dieser Größe, sondern nur in Apfel- bis Orangengröße anzutreffen, kann ein **Hydrops des Wurmfortsatzes** diagnostische Schwierigkeiten machen (Enderlin, Brütt u. a.). Diese cystische Geschwulst ist beweglich. Prüft man die Beweglichkeit genauer, so kann man in günstigen Fällen erkennen, daß der Befestigungspunkt, der Drehpunkt gewissermaßen, nicht im Bereich der Adnexe, sondern außen, oberhalb der rechten Darmbeinschaufel anzunehmen ist (Wagner).

Milzcysten, die sich ihrer Lage nach ähnlich verhalten wie ein anderer Milztumor, Lebercysten (Stevens, Sieber), Leberkavernome (J. Richter), von der Leber manchmal nur undeutlich abzugrenzen, Hydrops der Gallenblase (A. Mayer) kommen sehr selten in Betracht.

Von retroperitonealen Geschwülsten sind die wichtigsten die von der Niere ausgehenden: große Hydronephrosen (Braendle), Nierencysten und Cystennieren (Stroeder, Vayssière, Kermauner), Hypernephrome (Eymer, Brakemann, Givatoff). In allen diesen Fällen gibt uns die seitliche Lage der Geschwulst, die vollkommene Dämpfung bei Perkussion in der Flanke (kein Schallwechsel bei Lagewechsel), das Verschwinden, besser gesagt Hinaufreichen der Geschwulst nach oben unter den Rippenbogen wichtige Anhaltspunkte. Durch Aufblähung des Dickdarmes oder röntgenographisch (Kontrastmahlzeit, bzw. Kontrasteinlauf) läßt sich erweisen, daß der Dickdarm vor der Geschwulst oder sogar medianwärts von derselben sitzt.

Verläßlich ist dieses Zeichen nicht. Ich habe eine außerordentlich große Nierencyste operiert, bei welcher das Colon descendens lateral gelegen war; habe dieselbe Lage des Colons bei einem linksseitigen retroperitonealen Fibroliposarkom von ähnlicher Größe gesehen (Pritzi), und andererseits bei dem über mannskopfgroßen vielkammerigen Krebs des Eierstockes eines 23jährigen Mädchens (21 357) das freie Colon descendens und die Sigmaschlinge röntgenologisch so weit nach rechts verlagert, daß ich vor der Operation eine retroperitoneale Geschwulst angenommen hatte.

Jedenfalls wird in allen daraufhin verdächtigen Fällen genaueste Untersuchung des Harnapparates (Nierenleistungsprüfung getrennt für beide Seiten, Röntgenbild des Nierenbeckens) notwendig sein.

Trotzdem bleibt die Hydronephrose ein differentialdiagnostisch schwieriger Vorwurf. W. Clemm hat in einem Falle wegen der angegebenen Blasenbeschwerden cystoskopiert und aus dem derzeitigen Fehlen von Harnausscheidung aus dem linken Harnleiter angenommen, daß die nachgewiesene Geschwulst eine Hydronephrose sei. Der lumbale Schnitt ergab eine normale Niere, der Bauchschnitt eine Eierstockscyste mit schnurartig aufgedrehtem Stiel. Der Fall ist sehr lehrreich, wenngleich die Meinung Clemens, daß die Anurie durch Einbeziehung des Harnleiters in die Stieldrehung zu erklären sei, nicht sicher auf allgemeine Annahme rechnen kann.

Auch die Hydronephrose einer Beckenniere (Mathes) wird leicht für eine Eierstocksgeschwulst gehalten. Diagnostische Aufklärung bringt wieder nur die Funktionsprüfung der Nieren und die Pyelographie. Über den Verlauf (oder einseitiges Fehlen?) des Sakrouterinligamentes, der vielleicht bei rektaler Untersuchung zu verwerten wäre, sind mir einwandfreie Angaben nicht bekannt.

Weiters kommen retroperitoneale Fibrome, Fibrosarkome, Lipome, Lymphosarkome, auch retroperitoneale Lymphcysten in Betracht. Im Material der 2. Frauenklinik in Wien sind einige Beobachtungen dieser Art verzeichnet, die fast alle unter der Diagnose einer Ovarialcyste, einer soliden Geschwulst des Eierstockes zur Operation gekommen waren.

Insbesondere sind 2 retroperitoneale Lymphosarkome deshalb zu nennen, weil in beiden Fällen der Eierstock selbst miterkrankt war.

In Gegenden, wo Echinokokken selten vorkommen, wird es kaum einmal gelingen, einen solchen, der ins Becken gewachsen ist, vor der Operation zu erkennen. Gewöhnlich handelt es sich um vielcystische Bildungen, über deren Sitz selbst anatomisch schwer Klarheit zu gewinnen ist, die sich etwa wie unregelmäßige, stark verwachsene, selbst „intraligamentär" liegende Adenofibrome des Eierstockes darbieten, retroperitoneal unter die Flexur, unter das Cöcum erstrecken und die Operation sehr schwierig gestalten. Irgendein besonderes klinisches Zeichen läßt sich kaum angeben; Hydatidenschwirren sucht man vergebens nachzuweisen. Es kommt überhaupt selten vor (B. Peričić). An der 2. Frauenklinik in Wien ist außer dem von Kroph mitgeteilten Fall nur noch einer in den 29 Jahren zur Operation gekommen. Wenn man nach der Vorgeschichte (etwa frühere Operation wegen Echinococcus) oder dem häufigeren Vorkommen in der Gegend (vgl. A. Gross u. St. Keszly) Anlaß hat, daran zu denken, wird die Untersuchung des Blutes auf Eosinophilie als unterstützendes Zeichen (ihr Fehlen beweist nicht dagegen) und eine intracutane Echinokokkenantigeninjektion die Diagnose ermöglichen können (vgl. Nürnberger). Die Probepunktion ist jedenfalls bei Verdacht auf Echinokokken zu unterlassen.

Schließlich seien in dieser Gruppe der mittelgroßen Geschwülste noch die geschwulstartigen Veränderungen an der vorderen Bauchwand angeführt: die Hämatome, die desmoiden Geschwülste, weiters die Schlofferschen Bauchwandgeschwülste und die Urachuscysten.

Bei frisch entstandenen Bauchwandhämatomen wird die Art der Entstehung, die recht stürmisch sein kann, an Komplikationen, etwa an Stieldrehung einer Eierstocksgeschwulst (Werthmann) denken lassen. Aber die besondere örtliche Empfindlichkeit, die Fieberlosigkeit, manchmal auch die Hautverfärbung, die örtliche Bewegungseinschränkung wird neben der genaueren Vorgeschichte gewöhnlich den richtigen Weg weisen. Immerhin ist zu betonen, daß man schon Bauchschnitte vorgenommen hat in der Meinung eine Stieldrehung zu operieren.

Länger bestehende Fibrome der Bauchdecken, die hinter der Fascie liegen, erscheinen wieder mitunter so derb und gut abgegrenzt, daß man — bei nachgewiesenem Freisein der Gebärmutter — nur an eine solide Geschwulst des Eierstockes denkt. Sitzt das Fibrom an der hinteren Rektusscheide, so wird überhaupt nur dann eine Eierstocksgeschwulst auszuschließen sein, wenn es gelingt, beide Eierstöcke mit Sicherheit zu tasten; eine Forderung, die leichter aufzustellen als zu erfüllen ist. Sitzt es in der vorderen Rektusscheide, dann ist ein Deutlicherwerden desselben bei Anspannung der Bauchmuskeln ein wichtiges Kennzeichen.

Ist die Geschwulst so groß, daß ihr Beckenpol von der Scheide aus erreicht werden kann, so kann nach Halban (1930) bei ruckartigem Erheben des Oberkörpers während der Untersuchung dieser Pol ruckartig aus dem Bereich des untersuchenden Fingers verschwinden.

Die Schlofferschen postoperativen entzündlichen Geschwülste, die sich um eiternde Ligaturen entwickeln, sind durch unscharfe Grenze, entzündliche Erscheinungen, Fixation hinter einer Operationsnarbe und zeitliche Beziehungen zur Operation ausreichend gezeichnet.

Eine entzündliche Geschwulst der Bauchdecken unklarer Entstehung haben A. Stein und O. Hensel für eine Geschwulst des Eierstockes (bzw. eine Mesenterialcyste) gehalten. Unter Fieber und starker Sekretion und gleichzeitiger antiluetischer Behandlung (bei negativem, später positivem Wassermann und Tabes) ist die Geschwulst in zwei Monaten verschwunden. Stein und Hensel deuten sie als Gumma der Bauchdecken.

Urachuscysten erreichen selten besondere Größe. Sie sind dann oberhalb der Harnblase an der vorderen Bauchwand fixiert, unverschieblich, erreichen höchstens Nabelhöhe.

Eine besonders große Urachuscyste mit 52 Liter Inhalt soll Rippmann beschrieben haben (vgl. Paschkis). Verwechslungen solcher mit Schwangerschaft, Ovarialcyste, tuberkulöser Peritonitis sind bekannt geworden.

Ihre Wand ist eher derb, ausgesprochen cystische Konsistenz nicht immer nachweisbar. Eiterung in dem Sack erschwert die Erkennung. Ganz selten sind Krebse des Urachus.

Sicherlich ist vieles im Auge zu behalten. Trotzdem kann man zur Palpations- und Auskultationsdiagnose ein gewisses Zutrauen haben. Oft genug ist etwa die Feststellung einer Eierstocksgeschwulst neben Schwangerschaft ohne große Schwierigkeit möglich, oder selbst außerdem noch ein Myom der Gebärmutter (F. Binz) sicher zu erkennen gewesen.

Noch umfassender wird das Gebiet der Differentialdiagnose mittelgroßer Eierstocksgeschwülste, wenn wir auch Komplikationen, wie Stieldrehung, Eiterung (die wir gesondert betrachten) mitbesprechen. Alle möglichen Formen akut und chronisch entzündlicher Erkrankung der Bauchorgane oder entzündlicher Veränderung an Geschwülsten derselben wären hier einzubeziehen, soweit sie mit Geschwulstbildung einhergehen.

In erster Reihe sind, neben den schon besprochenen Myomen die Vereiterungen und Nekrosen der Myome zu nennen, die bis zu völliger Erweichung, cystischer Konsistenz gedeihen und mit schwer septischen Erscheinungen einhergehen können. Angesichts des septischen Zustandes ist eine besonders sorgfältige Untersuchung nötig.

Entzündliche Erkrankungen der Adnexe sind ein schwieriges Gebiet der Differentialdiagnose; sei es, daß es sich um eine ausgesprochene große Pyosalpinx handelt — namentlich schwer ist die Entscheidung bei bloß einseitiger Pyosalpinx und noch gesunden Adnexen der anderen Seite — sei es, daß ein Ovarialabsceß sich entwickelt, wie in einem Falle Winters 4 Wochen nach Abrasio, oder daß eine diffuse sulzig-ödematöse Erkrankung des Eileiters und seiner ganzen Umgebung vorliegt. Im Anschluß an Menstruation, an Wochenbett, an Fehlgeburten sieht man solche Fälle recht oft; sogar im Anschluß an zu energisch durchgeführte Scheidenspülungen habe ich sie wiederholt gesehen. Und wiederholt war ich schon veranlaßt, die Probelaparotomie heranzuziehen, wenn längere Beobachtung bei Bettruhe keine Entscheidung gebracht hat. Mit den gewöhnlichen Untersuchungsmethoden war eine klare Diagnose nicht zu erreichen. War es auch vorwiegend der Verdacht auf eine Eileiterschwangerschaft, den übrigens die Operation wiederholt als gerechtfertigt erwiesen hat, so war in anderen Fällen doch der Verdacht auf ein Teratom o. ä. Anlaß zur Operation. Bei akut oder subakut entzündlichen Vorgängen sind andere eingreifende diagnostische Verfahren zu gefährlich (etwa die Durchblasung, die Salpingographie); abgesehen davon dürfte auch ihr Erfolg nicht genügend sein. Da bleibt eben nichts anderes als der Bauchschnitt, so ungern ich ihn sonst bei entzündlicher Adnexerkrankung jüngerer Frauen anwende. Erst in letzter Zeit haben wir in einem solchen Fall hinter chronischen Adnexveränderungen und Verwachsungen ein apfelgroßes Teratom gefunden (22 588), in einem anderen Fall beidseitige Krebse, die nur walnußgroß waren. Auffallend cystische, oder andererseits auffallend derbe Konsistenz läßt sich gewiß verwerten; Beidseitigkeit spricht sehr für entzündliche Erkrankung, beweist aber so wenig dafür, wie Einseitigkeit dagegen, was ich nochmals betonen möchte.

Bedenkliche Ähnlichkeit zeigen tuberkulöse Adnexerkrankungen und Krebse der Eierstöcke in manchen Fällen. Tuberkulose der Adnexe ist überhaupt eine Erkrankung, zu deren diagnostischer Sicherstellung ich schon wegen der vorzuschlagenden Behandlung stets den Probebauchschnitt verlange, mit histologischer Sicherung der Diagnose. Schätzungsweise ein Drittel der Fälle wird, wie ich schon an anderer Stelle ausgeführt habe, mit halbwegs sicherer Diagnose ausschließlich wegen des anatomischen Befundes operiert; im zweiten Drittel ist die Diagnose nicht sicher, und in einem kleinen Teil muß sie auch tatsächlich nach der histologischen Untersuchung berichtigt werden. Für Tuberkulose sprechen hereditäre Belastung, vorausgegangene Erkrankung anderer Organe (besonders Lunge, Knochen, Lymphknoten), jüngeres Alter. In beiden Fällen kann Ascites, können Knötchen im Douglas (bei Krebs oft größer als bei Tuberkulose) vorhanden sein; ausnahmsweise in beiden Fällen parametrane Infiltrationen und Schwielen.

Um zu entscheiden, ob Krebs oder Tuberkulose vorliegt, würde ich also stets auf möglichst frühe Laparotomie und mikroskopische Untersuchung dringen.

Bei einer 45jährigen Nullipara (26 573) war vor einigen Wochen wegen Ascites und Magenbeschwerden vom Chirurgen der Magen durch einen Probebauchschnitt abgetastet worden. Man hat nichts gefunden. Neuerlicher Ascites, rechts apfelgroßer Tumor, Knötchen im Douglas, Gewichtsabnahme ließen uns an Adnextuberkulose oder Eierstockskrebs denken. Es fand sich aber eine Teercyste am Eierstock und eine chronische leicht hämorrhagische produktive Peritonitis, deren Ätiologie auch histologisch nicht festzustellen war (Inhalt von geplatzten Endometriosen?).

Parametrane Exsudate sind — soweit nicht Nebenbefunde bei Tuberkulose und Krebs vorliegen — aus dem Tastbefund unschwer zu erkennen, besonders deutlich und einprägsam mit Hilfe der recto-vaginalen Untersuchung. Das kleine Becken erscheint abschnittweise wie ausgemauert; ohne scharfe Grenze geht das Exsudat oberhalb des Levator ani in die seitliche Beckenwand wie in das Collum uteri über, während Geschwülste des Eierstockes mit deutlicher Kuppenbildung an Beckenwand und Collum herantreten. Nur in seltenen Fällen waren ältere parametrane Abscesse so weit umschrieben, daß sie auch bei bester Übung in der Aufnahme des Tastbefundes und bei Untersuchung in Narkose als Ovarialtumoren angesprochen worden sind (Holzbach, A. Mayer). Vogt hat bei einem Aneurysma der Art. hypogastrica einen ähnlichen Befund erhoben, allerdings das Auftreten von Gefäßschwirren betont.

Ganz besondere, bisher noch immer viel zu wenig anerkannte Beachtung erfordern auf dem Gebiet der Differentialdiagnose die Verdauungsorgane.

Nicht nur der Umstand ist es, der mich zu dieser Bemerkung veranlaßt, daß mitunter Geschwülste des Magens (Myom, auch Krebs oder ein gestielt aufsitzendes Sarkom des Magens, Siegfried Wolff) oder des Dünndarmes (Lymphosarkom, auch multipel, z. B. Fall Weibel) als Bauchgeschwulst zum Frauenarzt kommen und von ihm ohne klare oder mit falscher Diagnose operiert werden; auch der Umstand, daß schwere entzündliche Erkrankungen einzelner Abschnitte desselben oder Geschwülste desselben tatsächlich recht schwer von Eierstocksblastomen unterschieden werden können, und endlich hauptsächlich das häufige Vorkommen von Metastasen im Genitale bei bösartiger Erkrankung im Magen-Darmtrakt, von dem sich frühere Ärztegenerationen nicht genügend unterrichtet hatten, veranlaßt mich zu diesem Hinweis.

An erster Stelle steht hier die Wurmfortsatzentzündung. Akute Appendicitis wird hauptsächlich gegenüber akuter Eileiterentzündung (und Eileiterschwangerschaft) zu erwägen sein; ein Appendixabsceß macht nicht selten Schwierigkeiten in der Abgrenzung gegen Stieldrehung von Eierstocksgeschwülsten; und zwar gegen rechts-seitige (außer bei Situs inversus, an den der Arzt gerade bei akuten Fällen stets denken sollte).

Anamnestische Unterschiede sind meist unerheblich oder lassen sich von der schwer-kranken Frau nicht genügend deutlich herausbekommen. Soll der Befund entscheidend für Appendixabsceß sprechen, so müßte man beide Eierstöcke mit Sicherheit tasten, bzw. das Fehlen einer Stielverbindung zum Gebärmutterhorn erweisen. Das ist jedoch sehr oft wegen reflektorischer Bauchdeckenspannung und wegen der Schmerzhaftigkeit der Untersuchung ausgeschlossen. Infiltration im Parametrium, besonders im Sakrouterin-ligament, Infiltrat auf der Darmbeinschaufel, breites Aufsitzen auf dieser spricht im all-gemeinen gegen Ovarialtumor. Ist die wünschenswerte Beobachtung angesichts des All-gemeinzustandes möglich, oder gar wegen bereits längeren Bestandes der Erscheinungen notwendig, so wird allmähliches Herabsinken und Vorwölben des Douglas nebst Mast-darmbeschwerden, Schleimabgang per anum für Douglasabsceß sprechen; ebenso im akutesten Fall das Bild einer ausgesprochenen Bauchfellentzündung mit schlechtem Puls, starkem Meteorismus, Vasomotorenlähmung, schwerem Allgemeinzustand.

Die diagnostische Punktion mit 2 mm starken, langen Kanülen wird man in solchen Fällen stets anwenden. Man muß sich jedoch klar machen, daß nur ein nach Coli riechender, bzw. solche Bakterien enthaltender Eiter den Appendixabsceß sehr wahrscheinlich macht; anderer Eiter kann von vereitertem Ovarialtumor, von einer Pyosalpinx ebenfalls stammen. Seröse Flüssigkeit spricht umgekehrt für Eierstocksgeschwulst, ebenso serös-blutige, schmierig-blutige, oder Dermoidbrei. Seröse Flüssigkeit kann aber auch einer entzündlichen Serokele entstammen. Es wird also trotz der Probepunktion nicht immer eine sichere Diagnose aufgestellt werden können.

Vielleicht kann in Zukunft nach Ablauf der akuten Erscheinungen die röntgeno-logische Untersuchung des Wurmfortsatzes nach Czeppa (Kontrastbrei unter Zugabe von Magnesiumsulfat) die Sache noch nachträglich aufklären. Der kranke Wurm soll sich damit nicht oder schlechter füllen und darstellen lassen wie der gesunde oder durch Knickungen u. ä. auffallen.

Gelegentlich kann ein ausgedehnter pericholecystitischer Absceß das Bild machen, das der Frauenarzt von der Stieldrehung kennt (Poetz).

Einen perisigmoiditischen Absceß, ausgehend von Graserschen Divertikeln der Flexur (Diverticulitis abscedens) habe ich selbst einmal operiert. Vor der Operation dachte ich an einen Eierstockskrebs, nach der Operation an einen Krebs der Flexur. Zwei-zeitige Dickdarmresektion mit späterer Vereinigung; Heilung. Die histologische Unter-suchung ergab mehrfache vereiterte Divertikel, Darmverengerung, aber keinen Krebs.

Heute gibt uns das Röntgenbild des mit Kontrastmitteln gefüllten Darmes ohne weiteres klare Auskunft. Die Divertikel sind manchmal auf dem Film überraschend gut zu sehen.

Häufiger als solche Divertikelabscesse sind jedoch Krebse des Coecum oder der Flexur; und sie sind entschieden auch viel öfter für Krebse des Eierstockes gehalten worden (Narr, Richter, Eymer u. a.). Ich habe mehrere Fälle gesehen. Ihre vermutungsweise Erkennung durch den Tastbefund ist dann nicht allzuschwer, wenn sie hoch sitzen und das kleine Becken freilassen. Die derbe Konsistenz, die höckerige Oberfläche, das breite und feste Aufsitzen, die geringe Verschieblichkeit sind wenigstens einige Anhaltspunkte. Auch der Umstand, daß der zuführende Schenkel der Flexur als derber Strang tastbar ist, kann manchmal verwertet werden. Rectale Untersuchung kann Verdacht erregen, wenn Blutspuren am Finger bleiben. Zur sicheren Klärung der Sachlage kann aber nur die Röntgenuntersuchung (Kontrastmahlzeit und Kontrasteinlauf) führen, bei etwas tiefersitzenden wohl auch die Romanoskopie. Selbstverständlich werden anamnestische Angaben über Stuhlbeschwerden, Tenesmus, Blut im Stuhl, die in unseren Fällen stets gefehlt haben, sowie Untersuchung des Stuhles auf Blut von größter Bedeutung sein.

K. Franz hat einen Fall beschrieben, in welchem vom Chirurgen ein Darmabschnitt ausgeschaltet und blind versenkt worden war. Durch Ansammlung von Darmsekret hat sich mit der Zeit ein großer Sack ausgebildet, der als Eierstocksgeschwulst angesprochen und erst bei der Operation aufgeklärt worden ist. Den Chirurgen sind mehr solcher Fälle bekannt; der Chirurg wird auch wohl kaum eine solche Diagnose stellen.

Hier wäre des von Reisach beschriebenen vereiterten und in den Darm durchgebrochenen Darmwandmyoms zu gedenken, das ebenfalls in der Annahme einer Stieldrehung der Adnexe operiert worden war, sowie des Falles von Invagination des Cöcum mit derselben Fehldiagnose (Reisach).

Aus chirurgischem Gebiet sei noch angeführt, daß gelegentlich Bauchbruch, eingeklemmter Bruch (Brunzel, Cullen) oder eine retrocöcale Hernie in der Annahme einer Eierstocksgeschwulst (Hennig) operiert worden ist. Es würde wohl allzuweit führen, wenn man alle je vorgekommenen diagnostischen Irrungen aufzählen wollte.

Die Röntgenuntersuchung des Magen-Darmapparates mit Kontrastmahlzeit möchte ich aber nicht nur zum Zwecke der sicheren Deutung von solchen unklaren Befunden, sondern überhaupt grundsätzlich in jedem Falle von Verdacht auf Eierstockskrebs als regelmäßiges Verfahren angewendet wissen. Bei Besprechung der metastatischen Geschwülste des Eierstockes habe ich bereits hervorgehoben, daß die Häufigkeit dieser Fälle früher ganz entschieden unterschätzt worden ist. Es wird notwendig sein, darauf mehr zu achten; und es wird gut sein, wenn der Operateur schon vorher darauf vorbereitet ist, wenn er unter Umständen durch Beiziehung eines Chirurgen die gleichzeitige chirurgische Beseitigung des Primärherdes vornehmen läßt, um der Frau eine zweite Laparotomie zu ersparen. Wenn der Röntgenarzt wohl auch nicht jeden kleinsten Magenkrebs, vor allem vielleicht nur mit besonderen Schwierigkeiten und Verfahren einen Gallenblasenkrebs aufdecken kann, so werden etwas größere Formen, werden Dickdarm- und Mastdarmkrebse uns schon vorher in ihrer annähernden Ausdehnung bekannt sein. Kleinste Krebse des Magens entgehen diesem Verfahren ebenso, wie sie dem tastenden Operateur, ja selbst dem Obduzenten entgehen können.

In manchem Falle wird allerdings das Röntgenbild nur neue Rätsel aufgeben. So berichtet Rövekamp über wechselnde Magenbefunde, die zusammen als intermittierender Kaskadenmagen gedeutet wurden, wofür erst später, nach Auftreten ileusartiger Erscheinungen, durch Operation ein cystischer, papillärer Krebs des Eierstockes als Ursache aufgedeckt worden ist. Vorher stets negativer Genitalbefund.

Über eine sekundäre Fehldiagnose, die durch den Nachweis einer doppeltmanns-faustgroßen Geschwulst im rechten Unterbauch verursacht war, berichtet Weber: Bei 74jähriger Frau mit Husten und Pleuritis hatte man zuerst an Bronchialkatarrh gedacht. Die große Geschwulst veranlaßte Umdeutung; es wurde ein Eierstockskrebs mit Lungen- und Pleurametastasen angenommen. Die Sektion ergab jedoch einen Bronchialkrebs mit Metastasen in der Pleura; die Geschwulst war ein vom Ligamentum ovario-pelvicum ausgehendes, teilweise cystisches Fibromyom.

Diagnose der **großen Eierstocksblastome.** Der Leib ist mehr oder weniger gleich-mäßig, faßförmig aufgetrieben, zuweilen ein hochgradiger Hängebauch. Die Frauen erhalten, soferne sie überhaupt noch stehen können, die aufrechte Körperhaltung nur noch teilweise und mit Anspannung sämtlicher Körpermuskeln. Die Hautvenen sind oft ganz beträchtlich erweitert. Frische Striae habe ich nie gefunden.

Als einzige Ausnahme unterstreiche ich einen Fall (864 ex 1927). Bei mächtigem, sehr rasch gewach-senem Ascites (Lebercirrhose) einer Nulliparen fanden sich ganz zarte quergestellte Striae in Nabel-höhe, als 4 Finger breite quere Zone, die auch den Nabel einschloß. Die eigenartige Form war wohl durch das starke Überhängen des Bauches über die Symphyse bedingt. Am Genitale waren bei der Probelaparotomie nur alte entzündliche Veränderungen zu sehen. Die Lebercirrhose läßt an anderweitige gleichzeitige endo-krine Störungen denken. Der Fall läßt im Verein mit meinen sonstigen Erfahrungen fast die Vermutung aufkommen, daß das Vorhandensein von frischen Dehnungsstreifen differentialdiagnostisch gegen eine Eierstocksgeschwulst als Ursache des Ascites zu verwerten sein könnte. Ob Granulosazellgeschwülste etwa andere Reaktionen auslösen, müßte erst durch neue Beobachtungen entschieden werden.

Die Perkussion ergibt überall leeren Schall, nur in den Flanken und am Rippen-bogen noch Darmschall. Der Atmungstypus ist thorakal, weil das Zwerchfell nicht fähig ist, tiefer zu treten. Selbst die Stellung der Rippen, die Form des Thorax ist geändert, die Ansatzpunkte des Zwerchfells sind auseinander gedrängt. Mit fortschreitendem Empor-drängen des Zwerchfells verschwindet schließlich die Leberdämpfung; der schmale Streifen tympanitischen Schalles (Magen, Colon) verschwindet auch, weil die Organe auf der Kuppe der Geschwulst nach hinten gezogen werden; die Lungengrenze kann in solchen Fällen vorne an der 2. Rippe gefunden werden. Das Herz wird verlagert und quergestellt.

Messungen haben höchstens zu Vergleichen bei derselben Frau in späterer Zeit ein gewisses Interesse.

Bei der Untersuchung von Scheide oder Mastdarm aus kann man die Kuppe dieser großen Geschwülste sehr oft gar nicht erreichen. Auch die Feststellung von Lage und Form der Gebärmutter ist meist unmöglich.

Die Auskultation ergibt außer uncharakteristischen Gefäßgeräuschen gelegentlich (sicht- und) hörbare Aortenpulsation, die Spencer Wells gegenüber Ascites für wichtig gehalten hat. Manchmal, aber nach meiner Erfahrung recht selten, kann man ein „Kolloid-knarren" oder „Lederknarren" wahrnehmen (Olshausen), das Pfannenstiel durch trockene Peritonitis zustande gekommen erklärt.

Bei der Palpation prüft man die Fluktuation. Sie läßt sich nicht in derselben Weise auslösen, manchmal überhaupt nur fleckweise. Läßt sich der Pol von der Scheide aus tasten, dann wird sie auch dort wahrnehmbar.

Aus dieser Schilderung geht hervor, daß wir die für eine sichere Diagnose einer Eier-stocksgeschwulst geforderten Bedingungen (Stiel) bei den Kolossaltumoren überhaupt nicht nachzuweisen imstande sind. Mit unserer Diagnose werden wir trotzdem erfahrungsgemäß fast immer recht behalten, sobald wir nur einen Umstand beachten: daß die Flüssigkeit nicht frei in der Bauchhöhle liegt, sondern in einem geschlossenen Raum, den sie ganz ausfüllt, in dem keine lufthaltigen Organe verschoben werden können. Es gibt außer den „Kystomen" des Eierstockes und den höchstgradigen Formen von Ascites nur noch die ganz besonders seltenen riesigen cystischen Myome der Gebärmutter, die wir als solche nicht erkennen, deren Nichterkennen wir eben mit in Kauf nehmen müssen.

Differentialdiagnostisch kommt also im allgemeinen überhaupt nur der Ascites hohen Grades in Betracht. Bezüglich der größten Geschwülste anderer Organe kann ich auf das im vorhergehenden Abschnitt Erörterte verweisen. Übermäßige Fettansammlung, hochgradiger Meteorismus erledigen sich wohl durch einfache Nennung von selbst. Hochgradiges Hydramnion, Kombination einer großen schlaffen Cyste mit vorgeschrittener Schwangerschaft, große Echinococcuscyste sei ebenfalls nur nochmals genannt.

In einem von Quarantotto beschriebenen Fall war zuerst ein Hydramnion angenommen worden (Umfang 108 cm); als nach der Geburt der Leib groß blieb, eine Geschwulst. Bauchschnitt ergab ein riesiges cystisches Myom, breitbasig dem Fundus aufsitzend.

Etwas anderes hat sich die Fehldiagnose aufgebaut bei Rousisvalle. Bei der 39jährigen I gravida hat man aus einer raschen Zunahme des Bauches Ascites angenommen und punktiert. Erst als im Wochenbett wieder Zunahme auffiel, wurde der Ovarialtumor erkannt. Es war ein bis zum Rippenbogen reichendes Pseudomucinblastom mit sehr dünnflüssigem Inhalt (Adenofibrom ?). Ein Liter der Flüssigkeit lag noch (offenbar seit der Punktion) frei im Bauchraum.

Der Nachweis von Ascites ist uns bei der Feststellung von Eierstocksgeschwülsten nicht nur deshalb von Wert, weil wir damit andere Erkrankungen ausfindig machen, sondern auch als Begleitung von Eierstocksgeschwülsten selbst, zur Klärung des Charakters der Geschwulst. Von diesem Standpunkt wird uns sogar der Nachweis geringer Ascitesmengen von hoher praktischer Bedeutung sein.

Für Ascites ist im allgemeinen die in Rückenlage mehr abgeflachte, in den Flanken ausladende Form des Leibes, die gleichmäßige Ausdehnung, die Änderung der Leibesform bei Lagewechsel bemerkenswert, die allerdings bei den höchsten Graden fehlt, und die Perkussionsfigur, die in jeder Lage einen horizontalen Flüssigkeitsspiegel ergibt. Bei kleineren Flüssigkeitsmengen kann die Perkussion im Stehen (Halban) den Spiegel über dem Beckeneingang gut erkennen lassen, vorausgesetzt, daß nicht eine aus dem Becken herausragende Geschwulst das Bild stört. Auch in Knieellenbogenlage werden sich kleine Mengen gut erkennen lassen, wenn nicht eine an der vorderen Bauchwand angewachsene Geschwulst (krebsige Netzplatte) den tiefsten Punkt einzunehmen sucht.

Für die Deutung des Ascites ist in erster Linie auf frühzeitiges Auftreten von Ödemen an den Beinen, Bauchdecken, an den abhängigen Teilen zu achten; genaue Aufnahme des Herzbefundes, der Nierenleistung ist unerläßlich. Auf Tuberkulose in Vorgeschichte und Befund wird man fahnden müssen.

Prüfung auf prompten Wechsel der Perkussionsfigur und auf allseitigen Nachweis von Fluktuation, Undulation ist ebenfalls wichtig, weil Unklarheiten, die sich dabei ergeben, auf irgend etwas hinweisen, was die freie Verschiebung der lufthaltigen Darmschlingen hindert, also auf Verwachsungen. Sofern solche nicht aus früheren Erkrankungen oder Operationen zu erklären sind, deuten sie auf gegenwärtige intraperitoneale Prozesse, also vorwiegend in der Richtung von adhäsiver Tuberkulose oder von Geschwulstmetastasen. Namentlich große, da und dort angewachsene Netzplatten machen das Bild recht oft unklar.

Sehr schlaffwandige, einkammerige cystische Adenofibrome von besonderer Größe können, namentlich wenn etwa eine Punktion vorausgegangen ist, die Zeichen des Ascites sehr täuschend nachahmen. Wir haben einen Fall — Mädchen der Entwicklungsjahre — gesehen, der vier Jahre lang an verschiedenen medizinischen Abteilungen als tuberkulöser Ascites in Behandlung gestanden und schon oft punktiert worden war.

Zuweilen fühlt man in solchen Fällen wandständig an der Innenfläche entwickelte Haufen von pralleren Tochtercysten förmlich als gesonderte Geschwülste und denkt dann an Ascites mit Metastasen. In diesen Fällen kann die Untersuchung bei künstlich aufgeblähtem Darm wertvoll sein.

Auf den klinischen Nachweis der beiden Eierstöcke, den A. Mayer betont, kann ich kein besonderes Gewicht legen, weil man in dieser Hinsicht allzu leicht Irrtümern ausgesetzt ist.

Schwierigkeiten in der Bewertung der Perkussionsergebnisse finden wir bei höchstgradigem Ascites gelegentlich dann, wenn das Mesenterium der Darmschlingen zu kurz ist und die Därme die vordere Bauchwand nicht erreichen; oder bei Geschwülsten, die (etwa nach Stieldrehung und Nekrose) allseitig von angewachsenen Darmschlingen umhüllt sind, schließlich bei Gasabsceß in der Geschwulst (Darmperforation usw.)

Schwierigkeiten in der Deutung der Ursachen eines Ascites gibt es beim Krebs des Eierstockes nicht allzu selten. Geschwülste von Apfel- oder Kindskopfgröße wird man zwar meist mindestens als ballotierende Körper tasten können; aber ich habe wiederholt Fälle gesehen, wo sogar noch größere Geschwülste sich dem Nachweis vollständig entzogen haben, und nur der Ausschluß anderer Ursachen die primäre Erkrankung des Eierstockes annehmen ließ, die denn auch durch den Bauchschnitt bestätigt worden ist. Noch mehr gilt das für kleinere Geschwülste. Wiederholt haben wir nach Ausschluß anderer Ascitesursachen, wie Herz-, Leber-, Nierenerkrankung den Bauchschnitt als diagnostischen Eingriff vorgenommen, um festzustellen, ob Tuberkulose, primäre Peritoneal-carcinose oder eine operierbare Eierstocksgeschwulst als Ursache in Betracht kommt.

Einmal fand sich bei recht beträchtlichem Ascites eine das ganze Becken ausfüllende papilläre Geschwulst, über deren Ausgangspunkt während der Operation keine Klarheit zu gewinnen war. Die Geschwulst war vorher als vermutlicher Krebs der Eierstöcke angesprochen worden. Sehr schwierige Totalexstirpation, wobei an den Beckenwänden und am Mastdarm Reste zurückbleiben. Die Untersuchung des Präparates war nicht leicht; doch konnte mit Sicherheit festgestellt werden, daß beide Eierstöcke ganz unversehrt in den Papillomen steckten, ebenso beide Eileiter. Auch die Parovarialschläuche auf beiden Seiten normal und die Gebärmutter unverändert. Als Ausgangspunkt bleibt, da der Darm nirgends beteiligt war, nichts anderes übrig als das Peritonealepithel selbst.

Ganz kurz wären noch die seltenen, auch heute unklaren geschwulstartigen Erkrankungen des Bauchfells zu nennen. Henke hat multiple, cystische, lymphangiomähnliche Geschwülste der Brust- und Bauchhöhle beschrieben, Nager (Ernst, Zürich) eine ähnliche, sehr lang bestehende bei einem Mann als cystisches Lymphangioendotheliom gedeutet (vielleicht Pseudomyxom?). Solche Fälle sind so wie etwa der merkwürdige, zahllose Cystchen aufweisende Fall von Himmelheber, dessen Stellung im System noch vollkommen unklar ist, diagnostisch wohl nur durch den Probebauchschnitt zu erkennen (soweit man heute von einem „Erkennen" überhaupt sprechen darf).

Noch größere Schwierigkeiten bietet die Diagnose des abgesackten Ascites, bzw. eines Konglomerattumors. Unregelmäßigkeit der Form, unklare Perkussionsgrenzen, Darmgurren bei de rAbtastung, unscharfe Grenzen sind Dinge, die auffallen und eine Wiederholung der Untersuchung erfordern, bei welcher dann vielleicht andere Formen, andere Grenzen festgestellt werden können als bei der ersten Prüfung. Röntgenologische Untersuchung des Darmes (Kontrastbrei) wird Verzögerungen der Entleerung, gewisse stabile Bilder, stabile Luftblasen über Flüssigkeitsspiegeln innerhalb des Darmes, Nischen, Verziehungen ergeben, die oft zur Deutung ausreichen. Gewöhnlich handelt es sich um Peritonealtuberkulose, die aus der Anamnese, aus anderen Zeichen von Tuberkulose, aus Hegarschen Knötchen der Douglasserosa erschlossen werden kann. Aber auch primäre Carcinose des Bauchfells kann solche Bilder erzeugen.

In einem Fall unserer Beobachtung (21 ex 1922), bei 27jähriger Frau, war während der 3monatigen Krankheit vor 2 Jahren plötzlich 1 Liter Flüssigkeit aus der Scheide abgeflossen. Dann Blutung, Fieber. Kopfgroße, unbewegliche Geschwulst, wird als abgesackte tuberkulöse Peritonitis oder verwachsene Cyste operiert. Incision: reichlich trübe eitrige Flüssigkeit aus der Höhle entleert; Wandbekleidung ganz nekrotisch. Der primäre Nahtverschluß wegen Fiebers wieder eröffnet. In den nächsten Tagen stoßen sich große Massen nekrotischer Membranen ab. Die Frau erholt sich nach diesem Eingriff so vollständig, ist nach 6 Jahren so gesund, daß die Tuberkulose wieder sehr fraglich erscheint und eine postoperative Komplikation wahrscheinlicher wird. Sie hat anamnestisch zwar eine Rippenfellentzündung, mit 12 Jahren einen Spitzenprozeß durchgemacht, mit 23 Jahren eine Nierenbeckenentzündung; mit 20 Jahren eine Operation wegen Blinddarmabsceß und 2 Jahre später Operation der Bauchwandhernie. Trotzdem hat sie 2 Geburten durchgemacht und vor Jahresfrist eine Fehlgeburt. Seit dieser Fehlgeburt die Regelblutung bis zu 10 Tagen Dauer, sehr stark. In dieser Zeit hat sich der jetzige Zustand entwickelt, zunächst durch Menorrhagien bemerkbar gemacht, war aber erst seit 3 Monaten deutlich hervorgetreten. Alle Untersuchungen auf Tuberkulose waren derzeit ergebnislos geblieben.

Eine Punktion vorzunehmen in der Absicht, aus der chemischen Untersuchung der Flüssigkeit zu entscheiden, ob es sich um Ascites oder um den Inhalt eines cystischen Blastoms handelt, wird heute meist abgelehnt. Wird jedoch aus anderen Gründen die Punktion gewählt, dann empfiehlt es sich vielleicht doch, die einfache Reaktion von A. Dienst anzustellen. Dienst streut in die Flüssigkeit in einem Reagenzglas $1/3$ des Volumens Kochsalz ein. Bei Ascites bildet sich sofort ein flockiger Niederschlag, bei Cysteninhalt nicht.

Die mikroskopische Untersuchung des Sedimentes einer solchen Flüssigkeit ergibt manchmal, etwa in der Richtung von Krebs verwertbare Bilder; doch ist auch die Untersuchung des frischen, gefärbten Bodensatzes (Färbung nach Quensel[1]: Methylenblau-Cadmium-Sudancadmium) nicht immer imstande, Krebszellen und Endothelien auseinander zu halten.

Nachweis der Erkrankung beider Eierstöcke.

So gleichgültig es für den Operateur ist, bei einer Geschwulst des Eierstockes die erkrankte Seite festzulegen, so bedeutsam ist die Feststellung, ob beide Seiten beteiligt sind. Es kann dieser Nachweis unter Umständen für die Entscheidung über Gutartigkeit der Erkrankung von ausschlaggebender Bedeutung sein.

Bei kleineren Geschwülsten ist dieser Nachweis durch sorgfältige Befundaufnahme meist leicht zu erbringen; etwas größere Blastome zeigen aber mitunter so eigenartige, wunderliche Form mit Einschnürungen, daß eine bestimmte Aussage recht schwer wird. Vollends bei großen Blastomen ist die Verwertung von tastbaren Furchen oder von umschriebener Fluktuation nur mit größter Zurückhaltung möglich; meist müssen wir die Entscheidung der Freilegung bei der Operation überlassen. Über eine gewisse Wahrscheinlichkeit kommt man selten hinaus.

Auch die vollkommene Amenorrhöe, die mit der Geschwulsterkrankung in Zusammenhang gebracht werden kann (so bald Schwangerschaft oder natürliches Klimakterium

---

[1] Quensel, Acta med. scand. (Stockh.) 68, 427, 458 (1923).

auszuschließen ist), darf nicht als Zeichen von doppelseitiger Erkrankung betrachtet werden.

Auf Täuschungsmöglichkeiten kann nicht oft genug hingewiesen werden. Besonders wichtig ist ein neben einer Eierstocksgeschwulst bestehender Krebs des Coecum oder der Flexur. Gminder hat einen Fall beschrieben, in welchem eine Beckenniere der anderen Seite Beidseitigkeit der Eierstocksgeschwulst vorgetäuscht hatte. Ich habe es erlebt, daß beidseitige, fast kopfgroße Geschwülste bei der Probelaparotomie als den beiden Nieren angehörende Cystennieren angesprochen worden sind; auch das war nur teilweise richtig; wie es sich einige Monate später herausgestellt hat, war die eine Geschwulst eine typische Cystenniere, die andere ein Echinococcus.

Nachweis der anatomischen Geschwulstform.

Das Streben nach Verfeinerung der klinischen Diagnose in der Richtung einer besonderen Geschwulstdiagnostik stößt einstweilen noch auf große Schwierigkeiten. Bisher ist sie nur bis zu einem gewissen Grade möglich. Sie ist aber um so dringlicher zu fordern, je mehr man die Notwendigkeit einsieht, entzündliche sowie einfache cystische Veränderungen des Eierstockes von den echten Blastomen zu trennen. Vermutungsweise, ich möchte sagen gefühlsmäßig, kann man bei großer Erfahrung zwar nicht selten das Richtige treffen. Aber es sind das Zufallstreffer mit recht großer Streuung; das ergibt sich ohne weiteres aus Mitteilungen über Fehldiagnosen sehr geübter Untersucher. Nicht einmal die gewiß wichtige Antwort auf die Frage, ob gut- oder bösartig, haben wir verläßlich in der Hand. Das gefühlsmäßige Vorgehen hat nachweislich schon zu oft enttäuscht.

Im allgemeinen wird natürlich die Grundfrage, die Feststellung einer Veränderung des Eierstockes voranstehen. Aber es gibt genug Fälle, in welchen die beiden Bestrebungen nebeneinanderlaufen und sich gegenseitig zur klaren Diagnose ergänzen können. Ich brauche nur an die Probepunktion zu erinnern, deren Ergebnis (etwa Teratombrei, altes Blut, pseudomucinöser Inhalt) nicht nur über die Art, sondern auch über den Sitz der Geschwulst, über das erkrankte Organ entscheidenden Aufschluß gibt, bzw. geben kann.

Ob die Geschwulst solid ist oder flüssigen Inhalt besitzt, kann neben der Frage, ob sie beweglich oder verwachsen ist, rein praktisch für die Wahl der Operation wichtig sein. Wir werden die Konsistenz in ausgiebigem Maß zur Entscheidung heranziehen.

Die **Probepunktion**, die früher sehr oft angewendet worden ist, hat bereits Olshausen eingeschränkt. Seitdem ist sie besonders bei Eierstocksgeschwülsten geradezu selten geworden. Man fürchtet Nebenverletzungen, man fürchtet noch mehr die Infektion. Gelegentlich erweist sie sich aber doch als notwendig.

Es kommt die Punktion durch die Bauchdecken in Betracht, um einen ascitischen Erguß abzulassen als Vorbereitung zur genaueren Untersuchung. In der Anstalt wird aber sehr oft die Probelaparotomie zweckmäßiger sein als die Punktion, die uns über die Operabilität des Falles nicht immer genügend Aufschluß geben kann.

Von der Scheide aus wird man dann punktieren, wenn eine Geschwulst von dort aus erreichbar ist, über deren Ausgangspunkt (Eierstock, Eileiter usw.) und über deren Operationsbedürftigkeit wir uns nicht klar werden können. Nicht also, um über die Art einer Eierstocksgeschwulst Sicheres zu erfahren. Diese Hoffnung ist so ziemlich als aufgegeben zu betrachten, obwohl man auch in dieser Richtung manchmal überraschend Aufklärung erhält. Nur bei serös aussehender Flüssigkeit versagt die weitere Unterscheidung; Cysten verschiedener Art, Serokelen, Ascites, Hydronephroseninhalt, sind nicht auseinander zu halten, Echinokokkeninhalt nur schwer, Parovarialcysteninhalt gelegentlich. Die wichtigste Aufgabe ist die Beantwortung der Frage, ob der Inhalt infiziert, vereitert ist, oder aus Blut besteht; also die Entscheidung, ob ein Douglasabsceß, eine Pyosalpinx, eine Hämatocele vorliegt. In diesem Sinne wenden auch wir sie meist an. Es ist aber genügend bekannt, daß das Ergebnis nicht immer verläßlich ist, insofern, als man gelegentlich einen cystischen Raum eröffnet, während der Eiterherd daneben liegt.

Man darf also das Punktionsergebnis nur mit Zurückhaltung verwerten.

Zangemeister hat eine Erweiterung des Wirkungsbereiches der Probepunktion vom Scheidengewölbe aus angestrebt. Er empfiehlt eine starke, bis 3 mm dicke Kanüle und will mit derselben auch aus einer soliden Geschwulst gewissermaßen eine Gewebssäule herausstanzen, um dieselbe der mikroskopischen Untersuchung zuzuführen. Dem Verfahren haftet ebenso die Gefahr der Infektion und außerdem vielleicht auch die Gefahr von Nachblutung an; Gefahren, an die man ja auch bei den bisher gebrauchten Kanülen stets denken muß. Diese Gefahren lassen die Punktion im Privathause oder in der Sprechstunde stets äußerst bedenklich erscheinen. In der Anstalt würde ich in diesen Fällen ebenfalls den Probebauchschnitt vorziehen, der über Operabilität in einem entscheidet und die Operation gleich anzuschließen gestattet.

Verletzungen von Nachbarorganen, Blase, Ureter, Darm, lassen sich vermeiden, Verletzungen von Gefäßen im großen und ganzen auch, wenn man die Seitenabschnitte der Parametrien meidet. Etwa angestochene größere Venen der Scheidenwand, die stärker bluten, können Tamponade erfordern. Würden Zeichen innerer Blutung auftreten, so müßte sofort operiert werden.

Kollaps nach Probepunktion habe ich ebensowenig gesehen wie A. Mayer. Es mag das aber auch der Einschränkung in der Indikationsstellung zuzuschreiben sein.

Infektion des Inhaltes konnte ich dagegen histologisch in der nachträglich entfernten Geschwulst, einem apfelgroßen mehrkammerigen cystischen Adenofibrom einmal nachweisen. Sie war klinisch nicht aufgefallen und auch ohne Folgen geblieben. Außerdem erinnere ich mich an zwei Fälle, in welchen im Anschluß an die Punktion einer großen Pyosalpinx, bzw. eines tuberkulösen Ovarialabscesses, der schon zum Durchbruch in die Harnblase geführt hatte, eine sehr ausgedehnte parametrane Infiltration mit teilweiser Einschmelzung im Bereich des Punktionskanales zustande gekommen war. Beide Fälle hatten sehr ernstes Krankheitsbild, der erste sogar vorübergehend Nierenschädigung mit allgemeinen Ödemen (Amyloid?); beide sind schließlich (die Tuberkulose nach operativer Entfernung des total verkästen und vereiterten, über apfelgroßen Eierstockes, Röntgen, Höhensonne usw.) vollkommen ausgeheilt.

Mit derartiger Verschleppung einer Infektion wird man bei Anwendung der Probepunktion stets rechnen müssen. Unter Umständen kann auch akute allgemeine Bauchfellentzündung sich anschließen.

Bei Krebsen könnte Verschleppung und Einpflanzung von Geschwulstzellen in Betracht kommen. In früheren Jahren sind solche Vorkommnisse tatsächlich berichtet worden (Sänger, Thedenat, Pfannenstiel).

Alle diese möglichen Nachteile werden wir im Auge behalten, wenn wir das Verfahren, das manchmal unbestritten wertvolle Erkenntnis vermittelt, weiter in Anwendung bringen. Sie müssen uns zu möglichster Zurückhaltung veranlassen.

Die Durchblasung der Eileiter hat besonders Sellheim als ein Verfahren zur Entscheidung zwischen entzündlichem Adnextumor und Eierstocksgeschwulst gelobt. Ich möchte ebenso wie A. Mayer zu tunlichster Zurückhaltung raten. So sehr ich sonst, beim Fehlen tastbarer Adnexveränderungen, das Verfahren als berechtigt und in der Sterilitätsfrage, wie aus den Mitteilungen von Graff aus meiner Klinik hervorgeht, als einen wirklichen Fortschritt begrüße, so entschieden lehne ich es ab, wenn noch nicht ganz zur Ruhe gekommene entzündliche Veränderungen anzunehmen oder auch nur zu vermuten sind; folgerichtig also auch dann, wenn ich erst feststellen soll, ob eine tastbare Veränderung entzündlich ist oder nicht. Bin ich imstande, die Entzündung auszuschließen, dann brauche ich das Verfahren nicht, oder doch nur höchst ausnahmsweise. Von einer regelmäßigen Anwendung zum Zwecke der Diagnose einer Eierstocksgeschwulst kann keine Rede sein. Über die Art der Geschwulst kann das Verfahren selbstverständlich gar nichts aussagen.

Eher möchte ich nach den bisher vorliegenden Erfahrungen der Hysterosalpingographie gewisse bescheidene Zukunftsaussichten zubilligen. (vgl. Henkel, Nahmmacher, Temesvary u. v. a.). Voraussetzung ist, daß man mit größter Vorsicht, unter Vermeidung jeden stärkeren Druckes (also ohne Manometer) mit spielend leicht gehender Spritze und unschädlicher Lösung arbeitet und ebenfalls jede akute, bzw. subakute Entzündung ausschaltet. Ob Schwangerschaft eine Gegenanzeige bildet, ist noch eine offene Frage; ich habe noch keine Schädigung gesehen. Wir haben einige Bilder gewonnen, in welchen aus der Lage der Gebärmutter und der Länge und dem Verlauf des Eileiters (bei entsprechender Berücksichtigung der zufälligen Projektion des Schattens in die Bildebene) ganz gut Schlüsse zu ziehen waren. Doch ist das bestimmt nicht immer so anzutreffen. Auch die von Rosenblatt betonte „Berieselung" der Geschwulst aus dem Eileiter heraus ist nur ein zufälliges, kein brauchbares Ergebnis. Die Projektion ins Bild muß man bei der Deutung der Aufnahme genau so beachten wie bei jeder Röntgendiagnostik. Sie erschwert sicherlich die allgemeine Anwendbarkeit, da die Beurteilung große Erfahrung verlangt.

In einem unserer Fälle hatte alles für Stieldrehung gesprochen. Der Tastbefund an der großen Geschwulst war aber nicht eindeutig; wir schwankten zwischen Eierstocksgeschwulst oder Stieldrehung eines großen Myoms. Beim Versuch einer Hysterographie (21. 3. 28) ließ sich wohl etwas Flüssigkeit einspritzen, aber der Spritzenstempel wurde immer wieder wie federnd zurückgedrückt. Daraus schlossen wir auf Achsendrehung der Gebärmutter. Bei der Operation fand sich eine kopfgroße kurzgestielte und im Stiel gedrehte Eierstocksgeschwulst, blaurot; und eine weitere, ebenso gerichtete Drehung des Gebärmutterkörpers. Selbst der Halsabschnitt der Gebärmutter hat teilweise noch an der großzügigen Achsendrehung Anteil gehabt. Nachträglich ist es uns erst klar geworden, daß diese Drehung bereits am Scheidenteil, an der Schrägstellung des Muttermundspaltes erkennbar gewesen ist.

Dieses bei der Hysterographie erhebbare Zeichen des federnden Widerstandes am Spritzenkolben ist jedenfalls ein ganz bemerkenswertes diagnostisches Zeichen.

A. Mayer hat das Pneumoperitoneum (Lufteinblasen in die Bauchhöhle) radiographisch in Seitenaufnahme bei leichter Beckenhochlagerung versucht. Mitunter haben sich recht wichtige Fingerzeige für die Beurteilung des Zustandes ergeben. Bessere Bilder haben Wintz und Dyroff erzielt, bei dorsoventraler Aufnahme in steiler Beckenhochlagerung. Dabei gewinnt man, wenn man einmal tadellose Aufnahmen hat und weiter gelernt hat, die Platten zu verstehen, einen vorzüglichen Überblick über die Beckenorgane.

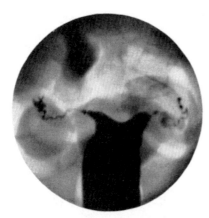

Abb. 377. Hysterographie und Pneumoperitoneum. Ovarialtumoren.

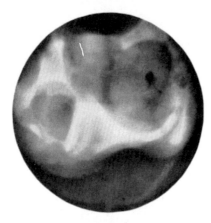

Abb. 378. Pneumoperitoneum bei Ovarialtumoren.

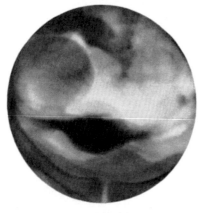

Abb. 379. Pneumoperitoneum; Ovarialcyste. (Nach Aufnahmen von I. Stein, Chicago.)

Ein weiterer, was Klarheit des Bildes anlangt, sogar sehr großer Fortschritt ist neuerdings dadurch erzielt worden, daß man Hysterographie und Pneumoperitoneum im selben Fall vereint. Die beigegebenen Abbildungen (Abb. 377—379), die mir Herr Dr. Irving Stein, Chicago, freundlichst zur Verfügung gestellt hat, zeigen, daß man wirklich so viel erreicht, daß zur vollen Klärung der Diagnose nur mehr Oberflächenbeschaffenheit, Farbe, Konsistenz und Inhalt der Geschwulst fehlen.

Ob das Verfahren, das nicht einmal besonders umständlich ist — gute Einrichtung und gute Hilfsarbeiter vorausgesetzt — sich bewähren wird, muß die Zukunft lehren. Die Kontraindikationen sind dauernder Beachtung zu empfehlen.

An der 2. Frauenklinik in Wien war das einfache Pneumoperitoneum im März 1919 (287) bei einer dicken 59jährigen Frau versucht worden. Da an den Bauchdecken ein Hautemphysem entstanden war, hat man den Weg durch das Scheidengewölbe gewählt. Während des langsamen Einblasens von $^{1}/_{2}$ l Sauerstoff wurde die Frau bewußtlos; 5 Stunden später Tod. Myokarditis, Lungenödem. Emphysem in den Bauchdecken und im vorderen Mediastinum. Cholecystitis, Hydrops der Gallenblase mit Steinen. Die durch das Emphysem bedingte Verlagerung des Herzens mag bei der ohnehin schwer kranken und aufgeregten Frau zur Auslösung des Lungenödems beigetragen haben.

Die Röntgenphotographie haben wir seit 4 Jahren öfter zur Feststellung von vermuteten Teratomen herangezogen. Selbstredend war nur ein positives Ergebnis verwertbar; bisher entschieden in der Minderzahl aller Fälle, selbst in der Minderzahl der tatsächlich vorhandenen Teratome. Einige Male haben uns jedoch Zahn- oder Knochenschatten sichere Aussagen ermöglicht (Abb. 380, 381). Das Entziffern der Bilder ist wegen der nach allen Richtungen denkbaren Verzeichnungen als Folge der Strahlenrichtung nicht leicht. Daß das Bild auch bei vorhandenem Knochen (Kiefer mit Zähnen) negativ sein kann, zeigt ein Bericht von Villard und Labry. Seidler und Lenartowski haben in 2 Jahren bei sytematischem Suchen 5 positive Fälle gefunden.

Ein Verfahren ist noch anzuführen, das wir hauptsächlich dann wählen, wenn eine Eileiterschwangerschaft gesichert werden soll: die diagnostische Kolpotomie, die Eröffnung des Douglas. Oft genug gestaltet sich der Eingriff sehr einfach; mit dem ersten Schnitt in das Bauchfell entleeren sich die Blutmassen der Hämatocele. In anderen Fällen ist allerdings kein Blut zu sehen, und es ist notwendig, die Adnexe selbst einzustellen, was nicht immer ganz einfach ist. Daß die Einfachheit des Verfahrens zu Fehlurteilen verleitet, hat unter anderem Herrmann ausgeführt. Auch haben wir es ein paar Mal erlebt, daß ganz dunkles Blut aus einer größeren Vene eine Tubaria annehmen ließ, die nachher beim Bauchschnitt nicht bestätigt wurde. Einmal (638 ex 1930) war eine Probepunktion negativ gewesen; 2 Tage später ergab die Cöliotomie etwas altes Blut. Bei der Operation fanden sich nur verwachsene Adnexe, aus welchen es wahrscheinlich im Anschluß an die Punktion ein wenig nachgeblutet hatte.

Als Merkwürdigkeit sei verzeichnet, daß in einem von Kriss mitgeteilten Fall der erste Arzt durch eine Probeschabung der Gebärmutter zur mikroskopischen Erkennung des Adenocarcinoms gekommen war. Die Operation hat gezeigt, daß die Cervix perforiert und das Abschabungsmaterial ohne weitere Schädigung der Frau aus dem fest angewachsenen Eierstockskrebs geholt worden war. Glück im Unglück! Vor Nachahmungen wird gewarnt.

Was uns die Palpationsdiagnostik unterscheiden lehrt, ist etwa folgendes:

Aus der Größe ziehen wir Schlüsse. Allgemein wird angenommen, daß einfache Cysten nur etwa Apfel- bis höchstens Faustgröße erreichen und dann nicht weiter wachsen. Man wird sich aber selten an die wochenlange Beobachtung von Nichtwachstum halten, um zu einer Diagnose zu kommen; manchmal kann das Verhalten der Frau, welche den Eingriff scheut, dazu Anlaß geben. Glatte Oberfläche, pralle Spannung, Dünnwandigkeit und Beweglichkeit können sich in solchem Falle mal vereinigen, so daß man tatsächlich mit einer gewissen Wahrscheinlichkeit den Schluß ziehen kann, daß eine einfache Cyste (sog. Follikelcyste) vorliegt.

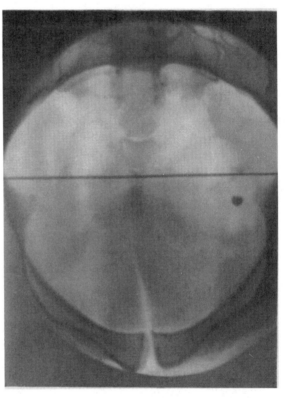

Abb. 380. Röntgenbild bei einem Dermoid: der Schatten stellt einen Zahn dar.

Solche Cysten können bei der Untersuchung platzen. Das Ereignis bleibt symptomlos, wenn nicht in der Folge eine starke Hyperämie der Beckenorgane (heißes Bad, Wärmebehandlung) eintritt. In diesem Falle wäre intraperitoneale Blutung möglich. Daß das Ereignis ohne Folgen bleibt, ist meist dem Umstand zu verdanken, daß ein Epithel entweder schon gefehlt hat, oder daß es sehr vergänglich ist. Darauf baut im Grunde genommen auch der alte Vorschlag, solche Cysten nur durch einfache Punktion zu behandeln. Sucht man die Fälle entsprechend aus, so kann man das Verfahren noch heute anwenden. Conrad erwähnt, daß Stickel es 11mal mit Erfolg ausgeführt hat; Zondek lobt es; ich habe es noch vor einigen Jahren gelegentlich gemacht, ohne Mißerfolg. Ich muß aber doch betonen, daß sehr viel Gefühlsmäßiges an der Diagnose hängt, was man nicht lehren kann, und daß ich jetzt darauf ganz verzichte.

Annähernd in derselben Größe werden die Corpus-luteum-Cysten geschildert; manchmal auch etwas größer. Was ich selbst an cystischen Gelbkörpern gesehen habe, war jedoch wesentlich kleiner. Dagegen habe ich luteinisierte Cysten von solcher Größe öfter gesehen (z. B. 20319, reichlich kindskopfgroß, etwa 2 Monate nach der 1. Geburt bei 21jähriger Frau). Die Wand dieser Cysten ist derber, die Konsistenz nicht so prall.

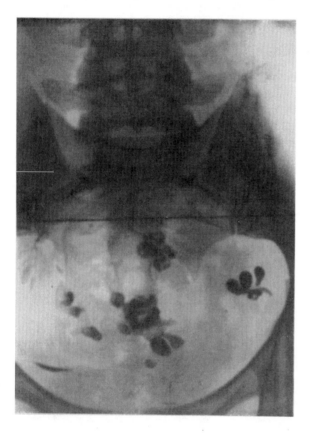

Abb. 381. Zahlreiche Zahnschatten im Röntgenbild bei einem Dermoid.

Anamnestisch scheint dabei Amenorrhöe öfter vorzukommen; doch gibt sie keinen verläßlichen Anhaltspunkt, da auch bei anderen Eierstocksgeschwülsten, vor allem beim Teratom und bei der Granulosazellgeschwulst Amenorrhöe nicht selten ist.

Die sog. Teercysten, Schokoladecysten, Endometriome des Eierstockes und seiner Umgebung erreichen auch keine besondere Größe. Sie pflegen ziemlich derb zu sein und sind in straffe Verwachsungen gehüllt. Dadurch werden sie oft den richtigen Geschwülsten des Eierstockes weniger ähnlich. Differentialdiagnostisch kommen sie mehr gegenüber entzündlichen Adnextumoren in Betracht; die Härte, die mangelhafte Beweglichkeit, die Blutungsanomalien machen aber manchmal die Unterscheidung gegenüber bösartigen Geschwülsten recht schwer, ja unmöglich. Gerade hier ist das Fehlen verläßlicher diagnostischer Merkmale besonders zu bedauern, weil die Gebilde sicher die radikale Behandlung nicht verdienen, die ihnen meist zu teil wird.

Recht auffällig zeigt die Schwierigkeiten einer Unterscheidung gegen Krebse ein von Hermstein beschriebener Fall, in welchem ein Durchbruch, bzw. eine Fistelöffnung im Scheidengewölbe Kohabitationsblutungen ausgelöst hatte. Teiloperation der Teercysten war noch möglich. Ein anderer Arzt hat Krebs beider Eierstöcke mit Durchbruch nach der Scheide angenommen und die Operation abgelehnt.

Bei allen echten Blastomen gibt uns die Größe keinen sicheren Anhaltspunkt. Kleinste und größte Formen kommen in jeder Gruppe vor, letztere auch bei den einkammerigen Teratomen.

Die Konsistenz ist außerordentlich wichtig, sie täuscht aber auch gelegentlich. Immerhin wird derbes Gefüge für ein Fibrom (Achtung auf Zeichen, die einem subserösen Myom der Gebärmutter zukommen), prall cystisches für ein Adenofibroma cysticum, bzw.

ein Pseudomucinblastom verwertbar sein, spricht aber auch nicht gegen Teratom, nicht einmal gegen Krebs.

Die Mehrzahl der Teratome bleibt unter Kindskopfgröße; sie können glattwandig, beweglich sein, dünn- oder dickwandig. Wertvoll ist es, wenn man knochenharte Teile an ihnen erkennen kann. Bei Verdacht auf Teratom kann eine Röntgenaufnahme Knochen und Zähne (Abb. 380—382) erkennen lassen (Pleß u. a.) (wiederholte Verwechslung mit Ureterstein [Sonntag, Alexander]).

Die früher oft betonte anteuterine Lage täuscht sehr oft; das Küstnersche Zeichen (Zurückschnellen nach Verdrängung) ebenso (Latzko u. a.).

In einem Fall von Verdacht auf Teratom hat uns das Röntgenbild irregeführt. Bei einer 24jährigen Frau, die nur einmal vor 9 Monaten eine ganz schwache Genitalblutung gehabt hat, sonst stets amenorrhoisch war, haben wir beidseits kleine Teratome vermutet und bei der Röntgenaufnahme links einen kalkdichten Schatten gefunden (Abb. 383). Die Operation ergab rechts Follikelcysten von Apfelgröße, links nur verwachsene Adnexe, und links vor der Gebärmutter auf dem Bauchfell der Blase einen haselnußgroßen Kreideherd. Tuberkulose war nicht mehr sicher zu stellen, aber wohl höchst wahrscheinlich (1481 ex 1928).

Der Befund einer Struma ovarii war bisher stets eine Überraschung; die Klinik kennt kein verwertbares Zeichen. Nicht einmal subjektive Krankheitszeichen sind stets vorhanden gewesen. Die wenigen Angaben über Hyperthyreoidismus sind durchaus unbrauchbar, Blutungen sehr selten (Thaler), Ascites (G. Werth) nur bei Metastasen nachweisbar.

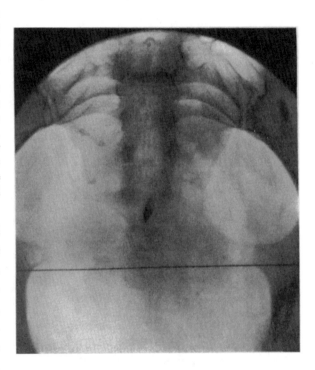

Abb. 382. Kalkdichter Schatten im Röntgenbild bei einem Teratom.

Ganz große Geschwülste sind meist Adenofibrome oder Pseudomucinblastome. Die Unterscheidung derselben ist klinisch nicht möglich, obwohl sie eine gewisse Bedeutung hätte, insofern als bei ersteren Beidseitigkeit weit öfter vorkommt.

Das Adenofibroma papillare läßt sich nicht selten bei der Abtastung erkennen; man fühlt, vor allem vom Mastdarm aus, manchmal die Papillome sehr deutlich. Sogar Brüchigkeit läßt sich feststellen, doch rate ich, das Zeichen nicht zu viel auszuproben, weil intraperitoneale Blutungen auftreten könnten. Beidseitigkeit, inniges Anliegen, Anschmiegen an die Gebärmutter, Ascites sprechen für ein Papillom.

Die solid sich anfühlenden Geschwülste sind nach einer Aufstellung von A. Mayer in 90% Krebse; doch wäre es falsch, seine Diagnose bloß darauf zu stützen. Beidseitigkeit, Ascites, rasches Wachstum sind ebenso wichtig, aber auch ebensowenig beweisend. Metastasen, besonders im Bauchfell sind schwer nachweisbar. Fühlt man sie, so beweisen sie. Ebenso natürlich Organmetastasen anderer Art, auf die man aber nicht warten kann, da sie nur zeigen, daß es zur Heilung zu spät ist. Vorwiegend müssen uns also allgemeine Zeichen zur Diagnose Krebs führen, wie Abmagerung, Verfall, Ödeme, Hautvenenerweiterung; lauter Zeichen, mit deren Inerscheinungtreten die Voraussage sich bereits ungünstig gestaltet.

Die von Louros in einem Fall von Krebs gefundene Vermehrung der Blutplättchen dürfte als Reaktion auf die Blutungen aufzufassen sein und kann schon wegen der Ungenauigkeit der Untersuchungsmethode keine diagnostische Bedeutung haben.

Wohl aber muß hier nochmals auf die postklimakterischen Blutungen bei Granulosazellgeschwülsten hingewiesen werden.

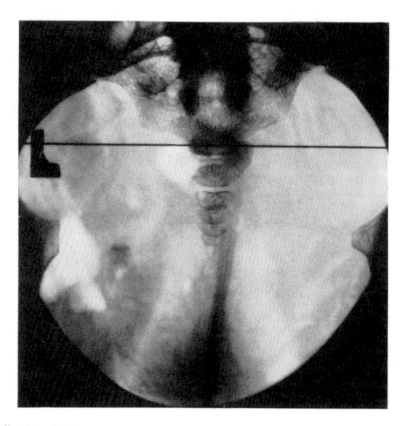

Abb. 383. Kalkdichter Schatten: Kein Teratom (Zahn), sondern Kreideherd nach alter Genitaltuberkulose.

Gerade für solche Fälle in Frühstadien wäre eine Krebsreaktion höchst erwünscht. Hoffen wir, daß sie uns doch einmal geschenkt wird.

Umso wichtiger erscheint mir ein anderer Punkt, da wir die Krebsdiagnose so oft nicht mit Sicherheit stellen können und immerhin ein nicht geringer Teil der Krebse des Eierstockes sekundärer Art ist, zu betonen, daß jede Frau, die wegen eines Krebses anderer Organe bereits — wenn auch vor längerer Zeit operiert worden ist, und bei der zunächst nur kleine Eierstocksgeschwülste nachweisbar sind, sobald als möglich zu operieren ist; und andererseits jede Frau, bei der irgendein Verdacht auf Krebs des Eierstockes besteht, genau auf verborgene Krebse anderer Organe zu untersuchen. Insbesondere die röntgenologische Durchsuchung von Magen, Darm gehört unbedingt zur vollen klinischen Untersuchung jeden derartigen Falles. Man wird sicherlich trotzdem manchen Fall übersehen, bzw. nicht richtig deuten, weil der Magenkrebs noch sehr klein sein kann; aber man wird manchen vielleicht noch rechtzeitig erkennen und zweckmäßiger Behandlung zuführen.

Oben schon habe ich auf die postklimakterischen Blutungen als wertvollen Hinweis auf bösartige Eierstocksgeschwulst hingewiesen. Ihr Vorkommen ist sichergestellt. Ihre Häufigkeit ergibt sich etwa aus der Feststellung von Tenconi, daß von 60 Frauen mit Krebsen 20 solche Blutungen bemerkt hatten. 12mal war die Blutung sogar das erste Krankheitszeichen gewesen. Trotzdem — so wertvoll dieses Zeichen ist, man darf nicht erstaunt sein, wenn es fehlt. Schiffmann (1929) verzeichnet z. B. 8 Fälle unter 51 Frauen mit postklimakterischer Blutung (neben 14 Gebärmutterkörperkrebsen).

In einem Fall hatten wir fast mit Sicherheit gemeint die bestehende Blutung auf einen Granulosazelltumor beziehen zu dürfen (1091 ex 1930). Zweimal waren bei der 63jährigen Frau schwache, ganz vorübergehende Genitalblutungen seit 14 Tagen aufgetreten. Die Operation ergab einen Krebs im Gebärmutterkörper und deckte die links nicht sehr deutlich tastbare Geschwulst als Divertikelabsceß des Sigma auf.

Recht beachtenswert ist ferner die Angabe von Moulonguet, daß postklimakterische Blutungen bei einer Krukenbergschen Geschwulst vorgekommen sind.

Pfannenstiel hat 1908 erklären müssen, daß im allgemeinen gerade die Diagnose der Bösartigkeit, die allerwesentlichste, auf schwachen Beinen steht. Unsere Erfahrungen, unsere anatomischen Befunde lassen auch das heute noch in vollem Umfang aufrecht erhalten. Solange es noch vorkommt, daß der Operateur bei offener Bauchhöhle stolz erklärt: die Diagnose ist richtig, oder bescheidener seinem Staunen Ausdruck gibt, wenn es anders gekommen ist, müssen wir weiteres Streben nach Verbesserung der Diagnostik als höchst berechtigt anerkennen. Gefühlsmäßige Beurteilung kann den einzelnen nach so und so viel Fehlschlägen gewiß bis zu einer gewissen Grenze der Erkenntnis leiten; aber lehren läßt sich das leider nicht.

Eine allgemeine Krebsreaktion würden wir Frauenärzte sehr begrüßen. Leider haben die bisherigen Bemühungen noch nichts Brauchbares gebracht. Verhältnismäßig am günstigsten wird derzeit die Botelho-Reaktion und die Albumin-A-Reaktion nach Kahn beurteilt.

Bei letzterer sind, mit dem Stufenphotometer abgelesen, Werte unter 30 in 92% richtig Krebse, zwischen 30 und 32 ist die Diagnose offen, und über 32 sind 80% Krebse.

Bachmann hat durch Anwendung beider Verfahren am selben Fall die Zahl der richtigen Diagnosen noch erhöhen können.

In der Aussprache zu diesem Vortrag empfiehlt R. Wigand Versuche mit seiner Tanninreaktion. Durch alkoholische salzsäurehaltige Tanninlösung 1:200 000 wird bei Ablesen nach 12 Stunden noch Eiweiß im Harn nachgewiesen; beim Krebs soll bei Ablesen nach 18 Stunden noch bei Verdünnung von 1:1,3 Millionen, ja 1:1,54 Millionen noch positiver Ausfall verzeichnet werden. (Das Tannin ist ein Reagens für Alkaloide!)

Neuerdings ist die Hoffnung aufgetaucht, daß die Aschheim-Zondeksche Prolan A-Reaktion (Follikelbildung bei der Maus) für die Krebsdiagnose verwertbar werden könnte (Prolan B-Reaktion war beim Krebs nie positiv). Mitteilungen von Solms und Klopstock, Schuschania, Zondek selbst haben solche Hoffnung aufkommen lassen. Aber schon die Angabe von Zondek mußte ernüchtern, daß von acht Eierstockskrebsen nur sechs positiv reagiert haben; weiter müßte die Angabe, daß die Reaktion auch beim Krebs des Gebärmutterhalses so oft positiv ist, ihren Wert für die Eierstockserkrankung einschränken. Vollends unbrauchbar wird sie für unsere Zwecke, wenn wir hören, daß sie bei Pseudomucinblastom einer jungen Frau und sogar bei einer alten Pyosalpinx positiv war (Hirsch-Hoffmann).

Nachweis von Komplikationen.

Verwachsungen anzunehmen hat man allen Grund, wenn die Vorgeschichte auf abgelaufene Entzündung, auf Stieldrehung hinweist, oder Verdacht auf Bösartigkeit besteht. Solche sicher festzustellen sind wir aber nicht oft in der Lage. Die Palpation versagt. Lederknarren, Schneeballenknirschen sind sicherlich wertvoll, aber selten, und auch nicht unfehlbar. Rauhe Oberfläche der Geschwulst ist wenig verläßlich. Am brauchbarsten ist die Einschränkung der Beweglichkeit und die evtl. Unmöglichkeit, eine nicht zu große Geschwulst ins Becken zu drücken. Doch hängt viel von den Raumverhältnissen ab. Einkeilung ins kleine Becken macht oft eine ganz freie Geschwulst vollkommen unbeweglich; andererseits brauchen Verwachsungen mit dem Netz die Beweglichkeit nicht zu stören. Hochgradige Verziehung der Gebärmutter, Elevation derselben oder der Harnblase spricht sehr für Verwachsung (pseudointraligamentärer Sitz), ohne sie zu beweisen. Luftkissenartige Beschaffenheit der Oberfläche, Darmgurren bei Abtastung der Oberfläche sind seltene Befunde.

Bei chronischer Obstipation, Atonie und Gasbildung im Darm (auch durch Luftschlucken mit oder alleinbedingt) findet man manchmal unglaublich große, umschriebene Darmblähungen, die man schon wiederholt für weiche Cysten gehalten hat. Wiederholung der Untersuchung nach Abführkur klärt sofort auf. Anderenfalls ein Röntgenbild.

In der Erkennung der **Stieldrehung** sind wir besser dran. Aber auch da ist keine Rede davon, daß wir alle Fälle erfassen könnten. Während Grotenfeld in 80% der Fälle akute Schmerzzustände verzeichnet, finden Stübler und Brandess solche nur in 38%. Ein großer Teil kommt also allmählich zustande. In den Statistiken liegt aber auch das Zugeständnis, daß den wertvollsten Teil unserer Diagnose die Vorgeschichte bildet. Aus dem Befund ist im akuten Fall das Fieber, das sehr hoch sein kann, die trockene Zunge, der Meteorismus, die Druckempfindlichkeit des Bauches und über die ersten Tage hinaus die besondere Empfindlichkeit der Stelle, wo der Stiel anzunehmen ist, zu bemerken. Während des Meteorismus kann man oft genug nicht einmal die Geschwulst fühlen. Den gedrehten Stiel zu tasten, ist in günstigen Fällen direkt unter den Bauchdecken oder vom Mastdarm aus möglich, namentlich dann, wenn er selbst durch Blut und Ödem stark verdickt ist.

Entsteht die Drehung allmählich, oder liegt der Anfall weit zurück, dann ist es um unsere Diagnostik schlecht bestellt.

Differentialdiagnostisch ist aber auch im akuten Anfall Verschiedenes in Erwägung zu ziehen: Ruptur der Cyste, innere Blutung, Eileiterschwangerschaft, Vereiterung; Appendicitis, Netztorsion (Amann), Stieldrehung einer Wandermilz mit Ruptur und Blutung (H. Rummel), Gallensteinkolik, Ileus, Magen-Darmperforation, kurz alle akuten Erkrankungen des Bauches, bis zur Pankreasnekrose.

Ein Krankheitsbild, das ganz dieselben Erscheinungen macht, auch auf derselben Grundlage aufgebaut ist, und gelegentlich von der Stieldrehung von Adnexen gar nicht abzutrennen ist, kann die Stieldrehung eines Fettanhanges an der Flexur auslösen. Ich habe solche Fälle bereits einige Male gesehen; zuletzt Ende November 1928.

Die 50jährige Frau (1443 ex 1928), sei 2 Jahren in der Menopause, hat tagsüber Wäsche gewaschen und nach Hochheben und Ausgießen eines Gefäßes mit 30 Liter den ersten Anfall bekommen. Tags darauf wieder gewaschen; abends zweiter Anfall. Am nächsten Vormittag dritter Anfall. Links hühnereigroßer, nicht gut begrenzter Tumor, schmerzhaft. Operation ergibt nach Lösung von Adhäsionen einen kirschgroßen, hämorrhagischen Appendix epiploicus vollkommen abgedreht, und einen zweiten daneben, noch am Stiel sitzend. Adnexe selbst o. B.

Solche Stieldrehung kommt auch beim Manne vor.

Die Aktinomykose wird sich in fortgeschrittenen Fällen durch die Beteiligung der Bauchdecken, die brettartige Härte, die Fisteln und den Eiterabgang kenntlich machen.

In ganz seltenen Fällen wird auch ein retroperitoneales Hämatom (Stich, Schuß, Wirbelsäulenbruch, Bersten eines Aneurysma der Aorta usw.) das akute Bild einer Pseudoperitonitis machen können (Babitzki).

Die **Berstung** der Geschwulst macht fast nur dann deutliche Erscheinungen, wenn große Gefäße zerrissen sind und eine starke intraperitoneale oder intracystische Blutung folgt. Kollaps durch bloßen Austritt von Cysteninhalt finde ich im Blastommaterial der Klinik nie angegeben. Einzig objektiv verwertbar ist gelegentlich einmal das Verschwinden oder deutliche Kleinerwerden einer vorher festgestellten Geschwulst. Manchmal gibt der in der Bauchhöhle verbreitete Inhalt das Bild eines Ascites, bei pseudomucinösem Inhalt mit besonders schwerer Beweglichkeit des Flüssigkeitsspiegels. Doch scheinen mir derlei Angaben mehr theoretisch abgeleitet als wirklich beobachtet zu sein.

Infektion, Vereiterung einer cystischen Geschwulst festzustellen, wäre für jeden Operateur besonders wichtig. Vorwiegend handelt es sich dabei um Cysten; von echten Blastomen kommen fast nur die Teratome in Betracht. Leider sind nun die Erscheinungen meist recht unbestimmt. Ein septischer Prozeß, dessen Beziehungen zur Eierstocksgeschwulst selten von vornherein klar sind, wird meist erst durch die versuchte Behandlung, die Entfernung der Geschwulst aufgehellt, je nachdem in zustimmendem oder auch ablehnendem Sinne.

Klar wird das Bild erst, wenn es zum Durchbruch in die Nachbarorgane kommt. Bullöses Ödem der Blase kann das schon vorher anzeigen; sonst wird der Eiterabgang erst Entscheidung bringen.

Die Probepunktion könnte manches aufdecken. Sie ist aber gerade in diesen Fällen besonders gefährlich und darum besser zu vermeiden.

Die ganzen Ausführungen lassen zur Genüge erkennen, daß die Diagnostik der Eierstocksblastome noch nach allen Seiten verbesserungsbedürftig ist. Solange uns eine bessere Diagnostik fehlt, werden wir die Berechtigung, zur Klarstellung der Sachlage einen Probebauchschnitt anzulegen, grundsätzlich anerkennen müssen. Tatsächlich spielt heute der Probeschnitt eine ganz andere Rolle wie vor 30—50 Jahren. Dennoch dürfen wir die Augen nicht verschliessen angesichts der Gefahren, welche bei schlechtem Allgemeinzustand drohen. Embolie, Ileus, Bauchfellentzündung sind häufige Gäste. Auf der anderen Seite muß der Operateur, der sich auf solche Wagnisse einläßt, allen nur denkbaren Situationen gewachsen sein; er muß die ganze Bauch- und Beckenchirurgie (bzw. Pathologie) beherrschen.

Schrifttum.

Alexander, H., Vortäuschung eines Uretersteines durch den Zahn eines Dermoids. Z. urol. Chir. **14**, 163 (1923). — *Amann*, nach H. Albrecht, Halban-Seitz Handbuch, Bd. 4, S. 235. — Netztorsion. Zbl. Gynäk. **1911**, S. 525. — *Antoine Tassilo*, Mesenterialfibrom und Schwangerschaft. Arch. klin. Chir. **160**, 458 (1930). — *Babitzki, P. S.*, Sog. Pseudoperitonitis und Pseudoileus. Deutsch. med. Wschr. **1929**, 103. — *Bachmann*, Kombiniertes Verfahren zum serologischen Nachweis von Krebs. Dtsch. med. Wschr. **1930**, 1934. — *Baumm*, Aussprache zu Istel. Zbl. Gynäk. **1930**, 1206. — *Benthin*, Diagnose der Ovarialtumoren. Med. Klin. 19?0, Nr 32—33. — *Binz, F.*, Zwillinge und Zwillingsgeburt. Sammelbericht. Ber. Gynäk. **15**, 134 (1929). — *Braendle, W.*, Hydronephrose. Inaug.-Diss. Zürich 1908. — *Brakemann*, Urologische Demonstrationen. Mschr. Geburtsh. **80**, 62 (1928). — *Clemm, W.*, Hydronephrose. Fortschr. Med. **1925**, 120. — *Conrad, G.*, Diagnostischer und therapeutischer Wert der Douglaspunktion. Zbl. Gynäk. **1928**, 545. — *Czeppa*, Röntgendiagnostik, Appendix. Fortschr. Röntgenstr. **36**, H. 1. — *Daly, W. P.*, Intraabdominale Gravidität mit lebendem Kind. Amer. J. Obstetr. **13**, 649 (1927). Ber. Gynäk. **12**. 648. — *Dienst, A.*, Differentialdiagnostik zwischen Ascites und schlaffem Ovarialkystom. Münch. med. Wschr. **1912**, Nr 50, 2731. — *Eymer, H.*, Differentialdiagnostik der Ovarialtumoren. Mschr. Geburtsh. **66**, 301. — *Givatoff, G. K.*, Diagnostische Irrtümer; Ovarialcyste vorgetäuscht durch Hypernephrom. Ref. Zbl. Gynäk. **1929**, 1473. — *Gminder*, Doppelseitige Ovarialtumoren (Täuschung). Berl. klin. Wschr. **1911**, 1618. — *Graff, E.*, Unfruchtbarkeit. Springers Abhandlungen. Wien 1926. — *Groß, A. u. St. Keszly*, Echinococcus des Ovarium und der Tube. Zbl. Gynäk. **1923**, 1292. — *Halban, J.*, Uteruscysten. Ber. Mschr. Geburtsh. **46**, 369 (1917). — Ascites. Zbl. Gynäk. **1920**, 969. — Milzexstirpation. Arch. Gynäk. **117**, 432 (1922). — Aussprache zu Mandl. Zbl. Gynäk. **1930**, 3186. — *Halter*, Uteruscyste. Zbl. Gynäk. **1928**, 1153. — *Hammerschlag*, Ovarialtumor. Z. Geburtsh. **70**, 687 (1912). — *Henke*, Multiples cystisches Lymphangiom der Bauchhöhle. Verh. dtsch. path. Ges. 1 (1900). Ref. Zbl. Path. **10**, 826 (1899). — *Henkel, M.*, Anwendung der Uterographie. Zbl. Gynäk. **1927**, 114. — *Hennig, K.*, Hernia intraabdominalis unter dem Bild eines stielgedrehten Ovarialtumors. Mschr. Geburtsh. **73**, 74 (1926). — *Hermstein, A.*, Durchbruch ovarialer Endometriose in die Scheide. Zbl. Gynäk. **1929**, 135. — *Himmelheber*, Seltene cystische Bildungen in der Bauchhöhle. Arch. Gynäk. **87**, H. 1 (1908). — *Hirsch-Hoffmann*, Erfahrungen mit Aschheim-Zondeks Schwangerschaftsreaktion. Zbl. Gynäk. **1930**, 2231. — *Hunter*, Zit. nach Albrecht, in Halban-Seitz, Bd. 4. — *Jarcho, J.*, Röntgenographic examin. of the fem. pelvic organs. Amer. J. Surg. 8, 630 (Lit.) (1930). — *Jungmann M.*, Frühdiagnose der Schwangerschaft. Fortschr. Röntgenstr. **35**, 913 (1927). — *Kermauner, Fr.*, Dehnungsstreifen der Haut. Mschr. Geburtsh. **64**, 125 (1924). — Fehlbildungen, in Halban-Seitz Handbuch, Bd. 3. — Behandlung der Genitaltuberkulose. Wien. klin. Wschr. **1930**, Nr 41. — *Köhler, H.*, Primäres Milzsarkom. Arch. klin. Chir. **135**, 135 (1925). — *Kriss*, Zur Frage des Probecurettements. Gynäk. Ges. Wien, 13. Jan. 1931. — *Kroph, V.*, Echinococcus. Zbl. Gynäk. **1912**, 1763. — *Kottlors, E.*, Erfahrungen mit Ephetonin beim Gefäßkollaps. Mschr. Geburtsh. **83**, 177 (1929). — *Krüger*, Krukenbergsche Ovarialtumoren. Münch. med. Wschr. **1909**, 2906. — *Liebmann, Istvan*, Dermoidcyste, mit Röntgen diagnostiziert. Ungarisch. Ref. Ber. Gynäk. **12**, 774 (1927). — *Lihotzky*, Riesenmyom. Zbl. Gynäk. **1909**, 1205. — *Limnel, Axel R.*, Zwei Fälle von Sarkom im Ligamentum latum. Mschr. Geburtsh. **11**, 539 (1900). — *Löring, B.*, Schwangerschaft vortäuschende Eierstockscyste. Zbl. Gynäk. **1924**, 390. — *Louros, N. C.*, Zur Frage der Blutplättchen bei der Frau. Arch. Gynäk. **119**, 110 (113) (1923). — *Mandl, P.*, Bauchdeckentumor. Zbl. Gynäk. **1930**, 3186. — *Mathes, P.*, Beckenniere. Mschr. Geburtsh. **15** (1902). — Retroflexio ut. grav. Münch. med. Wschr. **1911**, Nr 18. — *Micholitsch, Th.*, Fehldiagnosen. Zbl. Gynäk. **1930**, 3024. — *Morosow, R.*, Kolossale Ausdehnung des S-romanum (russ.). Ref. Ber. Gynäk. **15**, 236 (1929). — *Moulonguet, P.*, Metrorrhagien nach der Menopause durch Ovarialtumoren. Bull. Soc. Obstétr. Paris **19**, 342 (1930). — *Nager, F.*, Seltene Abdominaltumoren (Lymphangioendoth. cyst. abdom.). Beitr. path. Anat. **36**, 88 (1904). — *Nahmmacher, H.*, Differentialdiagnose (Röntgen) am Genitale. Fortschr. Röntgenstr. **35**, 579 (1926). — *Narr*, Diagnostik der Darmtumoren usw. Prager med. Wschr. **1911**, Nr 5. — *Nürnberger*, Echinococcus. Halban-Seitz Handbuch, Bd. 4, S. 263. 1925. — *Oliver*, Hypertrophy of the urinary bladder. Lancet **1908**, April, 1181. — *Opitz*, Zit. nach Albrecht, Halban-Seitz, Bd. 4. — *Otto*, Uteruscyste. Zbl. Gynäk. **1927**, 813. — *Paschkis, R.*, Im Handbuch der Urologie, Bd. 5, S. 150 (S. a.). — *Peri?ić, B.*, Echinococcus. Wien. klin. Wschr. **1928**, 1647. — *Poetz, M.*, Differentialdiagnostische Schwierigkeiten der Stieldrehung von Ovarialtumoren. Inaug.-Diss. München 1923. — *Pleß, J.*, Röntgendiagnostik in der Gynäkologie (Teratom). Klin. Wschr. **1923**, 1074. — Fortschr. Röntgenstr. **30**, 359 (1923). — *Pritzi, Otto*, 2 Fälle von retroperitonealen Geschwülsten. Arch. klin. Chir. **140**, 583 (1926). — *Reisach*, Fibromyom des Dünndarmes. Mschr. Geburtsh. **83**, 360 (1929). — *Richter, Jul.*, Carcinom der Flexur und der Ovarien. Zbl. Gynäk. **1911**,

867. — Leberkavernom. Zbl. Gynäk. 1917, 221. — *Riedinger*, 2 Fälle von Fibromyom des Dickdarmes. Zbl. Gynäk. 1898, 921. — *Rövekamp*, Ovarialtumor als auslösendes Moment eines Kaskadenmagens. Stieldrehung einer Wandermilz. Münch. med. Wschr. 1929, 371. — *Samson, P.*, Unklare Bauchtumoren Fortschr. Röntgenstr. 39, 336 (1929). — *Rosenblatt, J. u. S. Kaß*, Die Röntgenographie als diagnostisches Hilfsmittel in der Gynäkologie. Mschr. Geburtsh. 74, 182 (1925). — *Rothbart, J.*, Ovarialcyste, Gravidität nachahmend. (ung.) Ref. Ber. Gynäk. 9, 265 (1926). — *Rousisvalle, A.*, Ovarialcyste bei Schwangerschaft mit Ascites. Arch. Ostetr. 17, 471 (1930). Ber. Gynäk. 18, 850 (1930). — *Rummel*, (Milztumor). Zbl. Gynäk. 1928, 3148. — *Schiffmann, J.*, Zur Kenntnis der postklimakterischen Blutung. Arch. Gynäk. 138, 339 (1929). — *Schuschania, Pl.*, Ergebnisse der Mengenbestimmungen des Sexualhormons. Zbl. Gynäk. 1930, 1924. — *Seidler, N. u. Lenartowski*, Röntgenuntersuchung bei Dermoiden. Ref. Zbl. Gynäk. 1930, 2359. — *Sellheim, H.*, Pseudoeierstockstumor. Mschr. Geburtsh. 28, 565 (1908). *Sieber, Fritz*, Große Gallengangscyste. Zbl. Gynäk. 1929, 2848, — *Silva, C.*, Contr. alla diagnostica dei fibromiomi del leg. rot. Am. ostetr. 52, 211 (1930). Ber. Gynäk. 18, 1930, — *Solms, E. u. E. Klopstock* Aschheim-Zondeksche Reaktion und ihre Bedeutung für die Amenorrhöe. Dtsch. med. Wschr. 1929, 1919. *Sonntag, E.*, Vortäuschung eines Uretersteines durch Zahnkeim im Dermoid. Fortschr. Röntgenstr. 27, 324 (1919). — *Spillmann, R.*, Dermoid cysts of the ovary. Arch. Surg. 18, 1298 (1929). — *Stein, A. u. O. Hensel*, Großes Gumma der Bauchwand. Münch. med. Wschr. 1928, 568. — *Stein, I. F.*, Röntgendiagnose in der Gynäkologie. Surg. etc. 42, 83 (1926). — *Stein u. R. Arens*, Jodized oil and pneumoperit. in gyn. Radiology 8, 494 (1927). — *Stevens, Th. G.*, Cystischer Lebertumor, Ovarialcyste vortäuschend. Ber. Gynäk. 10, 71 (1926). — *Stockart*, Zit. nach Albrecht, in Halban-Seitz Handbuch, Bd. 4. — *Stroeder* Solitäre Nierencyste. Zbl. Gynäk. 1924, 225. — *Temesvary, N.*, Hysterosalpingographie. Z. Geburtsh. 94, 74 (1928). — *Tenconi, C.*, Metrorrhagie in der Menopause und Ovarialcarcinom. Ann. diott. e gin. 49, 381 (1927). Ref. Ber. Gynäk. 12, 820. — *Thurn, H. v.*, Differentialdiagnostik zwischen Ovariencyste und Gravidität. Hosp.tid. (dän.). Ref. Frommels Jahresber. 1909, 249. — *Uebel, P.*, Therapie der Myome usw. Strahlenther. 38, 438 (1930). — *Uhle, Rudolf*, Myom als sekundärer Netztumor mit Stieldrehung. Zbl. Gynäk. 1930, 3104. — *Villard u. Labry*, Dermoid des Ovariums. Lyon med. 1929, 185. Ref. Ber. Gynäk. 16, 434 (1929). — *Vogt, E.*, Aneurysma. Arch. Gynäk. 116, 129 (1923). — *Wagner, G. A.*, Digestionstrakt (inclus. Peritoneum). Suppl. zu Nothnagels Handbuch, 6. T. Bd. 1. 1912. — Ovarialabsceß. Zbl. Gynäk. 1915, Nr 51 — *Weber*, Wien. klin. Wschr. 1930, 539. — *Weibel, W.*, Gleichzeitiges Ovarial- und Darmsarkom. Z. Geburtsh. 74, 628 (1913). — *Werth, G.*, Struma ovarii. Zbl. Gynäk. 1928, 2944. — *Wertheim, E.*, Aussprache zu Thaler u. Frankl. Zbl. Gynäk. 1915, Nr 51. — *Werthmann, H.*, Hämatom im Bauchmuskel, Ovarialtumor vortäuschend. Zbl. Gynäk. 1928, 240. — *Winter-Rüge*, Gynäkologische Diagnostik, 2. Aufl. 1897. — *Wintz u. Dyroff*, Pneumoperitoneum 1924. — *Wolff, Siegfried*, Gestieltes Sarkom des Magens. Inaug.-Diss. Greifswald 1917. — *Zangemeister*, Über Gewebspunktion. Mschr. Geburtsh. 76, 345 (1927). — *Zondek, B.*, Klin. Wschr. 1930, 393. — Hormon des Hypophysenvorderlappens. Klin. Wschr. 1930, 679.

Behandlung der Blastome des Eierstockes.

In der Frage nach der zweckmäßigsten Behandlung aller Geschwülste der Eierstöcke muß die Operation in erster Reihe stehen. Dieser Grundsatz ist so allgemein anerkannt, daß er auch auf die kleineren, heute nicht als „geschwulstartig" angesehenen cystischen Gebilde ausgedehnt wird. Einerseits ist es die Unmöglichkeit, diese Dinge als Kliniker von echten Blastomen abzugrenzen, andererseits aber auch der Umstand, daß sie Stieldrehungen mit ihren Folgen ebenso ausgesetzt sind wie diese, was uns veranlaßt sie nicht auszuscheiden.

Das Vorkommen von Stieldrehungen habe ich oben zahlenmäßig belegt. Dazu kommen andere Komplikationen, wie Berstung, Infektion, Vereiterung mit Durchbruch bei gutartigen Blastomen, um so öfter, je länger die Geschwulst getragen wird. Vor diesen Komplikationen bleibt niemand bewahrt; am häufigsten wohl sind Spontannekrosen, oder bei größerer Geschwulst umschriebene Nekrosen der Oberfläche durch Druck von außen, Traumen, wie sie selbst bei beabsichtigter größter Schonung unvermeidlich sind. Sie führen im günstigsten Falle zu Verwachsungen mit allen ihren Beschwerden; nebenbei

dadurch zu oft ganz bedeutender Erschwerung der Operation. Die Rücksicht auf alle diese
Möglichkeiten wird uns also in jedem Falle, bei Frauen jeden Standes, ohne Abwägung
etwaiger Berufsschäden oder Schonungsmöglichkeit die Entfernung der Geschwulst notwendig erscheinen lassen.

Noch viel wichtiger ist aber wohl der Umstand, daß nach übereinstimmender Angabe
zahlreicher Zusammenstellungen aus so ziemlich allen Teilen der Erde die Zahl der bösartigen Blastome sehr groß ist. Aus den von Pfannenstiel zusammengestellten Berichten
wären etwa zwei Zahlen herauszugreifen: 15—19 %, und 22—27 % aller operierten Eierstocksgeschwülste waren bösartig. Auf die Einzeldiagnosen will ich hier kein Gewicht
legen. Die Unterschiede dürften meiner Ansicht nach so aufzuklären sein, daß bei den
ersteren noch mehr Cysten, bzw. Eierstocksabscesse miteinbezogen worden waren. Der
Arzt muß es sich stets gegenwärtig halten, daß $1/5$—$1/4$ der tastbaren Geschwülste des
Eierstockes Krebse sind. Nach der im vorstehenden gegebenen Zusammenstellung des
Materiales der 2. Frauenklinik in Wien wird mit Einbeziehung aller inoperablen Fälle
das Verhältnis noch entschieden ungünstiger. Fast jeder 3. Fall ist bereits ein Krebs.

Daß gutartige Geschwülste, und zwar echte Geschwülste, unter Umständen mehrere
Jahre getragen werden, erkannt oder unerkannt, ist nicht zu bestreiten. Ich habe ein
cystisches, grobpapilläres Adenofibrom operiert, das ich, allerdings in $1/4$ seiner jetzigen
Größe, schon vor 12—13 Jahren festgestellt hatte. Die Frau war auch jetzt nur deshalb
zur Operation zu bewegen, weil eine starke Blutung aus einem (leider schon sehr
ausgedehnten) Krebs des Gebärmutterhalses sie mürbe gemacht hatte. Ein pseudomucinöses
Blastom von Übermannskopfgröße war von einer zweiten Frau und ihrer erwachsenen
Tochter 2 Jahre gepflegt worden, ehe die außerordentlich umständliche Einwilligung zur
Operation zu erreichen war. Andere Fälle von vierjähriger Verkennung durch Ärzte habe
ich erwähnt, ja Fälle von 20jährigem Bestand sind berichtet, ohne daß Zeichen von Bösartigkeit zu finden waren. Diesen günstigen Verlaufsformen stehen jedoch andere gegenüber — und zwar reichlich häufiger —, in welchen die tastbare Geschwulst klein ist, und
doch der Bauchschnitt zeigt, daß die Aussichten auf Ausheilung aufzugeben sind.

Solche Fälle müssen uns lehren, daß wir mit der Forderung nach Operation nicht
zurückhalten sollen, sobald die Diagnose: Geschwulst des Eierstockes gestellt ist. Ja nicht
nur dann; auch wenn bei tastbarer Geschwulst ein Blastom des Eierstockes nur sehr wahrscheinlich ist, sollte operiert werden. Die Größe der Geschwulst ist für diesen Entschluß
recht gleichgültig. Olshausen hat zwar Geschwülste unter Faustgröße nur dann operiert,
wenn sie Beschwerden verursacht haben; aber schon Pfannenstiel hat zur möglichsten
Ausdehnung der Operation geraten. Wir können uns auch heute nur auf denselben Standpunkt stellen.

Akute Stieldrehung ist heute selbst bei hohem Fieber unbedingt zu operieren; beim
Abwarten droht die Gefahr der Vereiterung, Gefahr neuer Nachschübe, und die Möglichkeit, daß die Verwachsungen sehr fest werden, was den Eingriff erschwert.

Selbst Vereiterung der Geschwulst und Durchbruch in Nachbarorgane gelten heute
als Anzeige zur Operation. Wenn man früher in solchen Fällen zugewartet hat, so war
wohl gewöhnlich der Erfolg der, daß die Aussichten durch Verschlechterung des Allgemein-
befindens oder mindestens durch Verschlechterung des örtlichen Befundes ungünstiger
geworden sind. Es ist natürlich zuzugeben, daß die Operationserfolge ungünstiger sind

als bei glatten Fällen; aber auf Ausheilung des Eiterherdes kann man ohne Operation, bzw. nach einfacher Incision doch nur ganz ausnahmsweise einmal rechnen.

Zu überlegen bleibt im Einzelfall allerdings noch manches. Vor allem die Frage, ob man sich mit der Abtragung der Geschwulst begnügen kann; ob man Drainage durch die Scheide anwenden, vielleicht zu diesem Zwecke die Entfernung der Gebärmutter durchführen muß; wie Perforationen an Darm und Blase, wie sonstige, bei der Ablösung beschädigte Darmschlingen versorgt werden sollen; was mit entzündetem Netz zu geschehen hat. Die naheliegende Möglichkeit einer Darm-, bzw. Mastdarmresektion erfordert jedenfalls zu solchen Eingriffen einen Arzt, der jegliche Indikationsstellung, aber auch die abdominale chirurgische Technik, die Darmoperation beherrscht.

Bösartigkeit, bzw. Verdacht auf bösartiges Wachstum erfordern unbedingt Operation, da die Ergebnisse der Versuche mit Röntgenstrahlen noch ganz unzulänglich sind. Solide Geschwülste müssen immer als verdächtig angesehen werden.

Ascites ist auf seine Ursachen aufzuklären; selbst bei Wahrscheinlichkeit einer Bauchfelltuberkulose stehe ich auf dem Standpunkt mich durch den Augenschein und den histologischen Befund davon zu überzeugen. In den meisten Fällen, die in höherem Alter nicht eine augenfällige interne Erkrankung ergeben, handelt es sich doch hinter dem Ascites um klinisch nicht erkennbaren Krebs.

In welchen Fällen verbietet sich die Operation? In den ersten Jahrzehnten der operativen Behandlung der Eierstocksblastome war man in der Auswahl der zu operierenden Fälle vorsichtig. Man wollte den Eingriff nicht in schlechten Ruf bringen und hat sich auch trotz aller Vorsicht gelegentlich vor Zuständen gesehen, die man technisch nicht beherrscht hat (z. B. sog. intraligamentärer Sitz). Sicheren Krebs hat man überhaupt meist nicht operiert. Viele gehen, mit anzuerkennender Berechtigung, auch heute noch so vor. Allmählich ist die Zahl der Kontraindikationen geschrumpft; die bessere Technik hat über viele von ihnen den Sieg davongetragen.

Aber auch heute wird jeder Operateur die Gefahren der Operation (Narkose, Shock, Blutverlust, Infektion) und die Gesundheit, Widerstandskraft des Organismus der Frau gebührend einschätzen. Auch heute noch müssen wir sowohl im örtlichen Befund als im allgemeinen Zustand der Frau liegende Kontraindikationen anerkennen.

Die letzteren sind vielfach vorübergehend, oder doch durch entsprechende Vorbereitung der Kranken zu beseitigen.

In erster Linie ist hier die Periode zu nennen. Es war bereits den älteren Ärzten aufgefallen, daß der Blutreichtum der Gewebe um die Zeit der Periode größer ist. Olshausen, auch Pfannenstiel haben geraten, nicht in den letzten Tagen vor der Periode zu operieren wegen stärkerer Blutung. Dazu wäre noch zu erwähnen, daß nach manchen Angaben (z. B. Schnitzler) gerade zur Zeit der Periode tödliche Lungenembolien bei sonst ganz gesunden, nicht operierten jungen Mädchen vorgekommen sind.

Bei dringender Indikation (Stieldrehung o. ä.) wird man natürlich auf diesen Umstand keine Rücksicht nehmen. Ist der Fall nicht dringend, dann stehe auch ich auf dem Standpunkt, die Operation zu verschieben. Mich veranlaßt dazu aber nicht die Blutung (die übrigens am Schlusse der Periode noch stärker sein kann, weil da manchmal die Gefäße noch geschädigt, brüchiger sind), sondern der Umstand, daß die Frauen, wie ich dies 1925 ausgeführt habe, zu dieser Zeit ganz ausgesprochen in ihrer Abwehrfähigkeit gegen Infektionen herabgestimmt sind.

Erst neuerdings sind vom Breslauer hygienischen Institut (C. Prausnitz) Prüfungen der Resistenz gegen Infektion vorgenommen werden, welche diese von mir bereits 1925 ausgesprochene Auffassung entgegen der bisherigen Lehre durchaus bestätigen. In sehr beachtenswerten Ausführungen hat Bruno Lange erst in letzter Zeit dargelegt, daß natürliche Resistenz und Immunität des Körpers nicht nur für die Infektionskrankheiten der inneren Medizin, sondern auch für die Streptokokkeninfektionen ganz allgemein gilt, und daß daneben die (unter anderem von Bumm sehr in den Vordergrund gerückte) Virulenzsteigerung der Keime geradezu nebensächlich wird.

Mit einer ähnlichen Verminderung der Widerstandskraft gegen Infektion hat man auch in der Geburt und in den ersten Tagen des Wochenbettes zu rechnen.

Vorübergehend verbietet sich ferner die Operation bei akuten Erkrankungen mit und ohne Fieber. Ich sehe jedenfalls auch im Bronchialkatarrh, ja im Rachenkatarrh und Schnupfen eine Gegenanzeige, da ich wie schon so viele wiederholt aus unbeachteten, leichten Katarrhen schwere Bronchitiden und Lungenentzündungen nach der Operation habe entstehen sehen. Ebenso wird man Magen-Darmerkrankungen erst abheilen lassen, ehe man operiert. Jede akute Infektion geht mit einer Abschwächung der gesamten Widerstandsfähigkeit einher. Auch vorausgegangener Blutverlust wirkt in derselben Weise.

Krankheiten des Herzens, der Niere werden heute von jedem Chirurgen viel genauer beachtet als früher. Es gehört mit zu seinen Aufgaben, sich vom Zustand dieser Organe, sowie der Lungen, genau zu unterrichten, um nötigenfalls eine Vorbehandlung durchzuführen, auch in der Wahl des schmerzstillenden Verfahrens zu entscheiden. Besondere Beachtung erfordert der Diabetes und der Basedow. Ebenso erfordern andere inkretorische Organe, sowie das Zentralnervensystem (Reflexe, Pupillen usw.) Beachtung, wenn auch die letzteren wohl kaum eine Kontraindikation bedeuten werden. Ihre differentialdiagnostische Bedeutung wird mitunter erst in der Zeit nach der Operation bei der Beurteilung etwaiger Störungen erkannt.

Eine akute hämorrhagische Diathese irgendwelcher Art wird man sich ebenfalls nicht zur Operation aussuchen, um so mehr, als es sich hier meist um besondere Formen von Sepsis handeln dürfte. Manchmal wird man aber durch den Befund bei der Operation davon überrascht und hat dann Schwierigkeiten bei der Blutstillung zu erwarten (Asch).

Das Lebensalter spielt in der Indikationsstellung kaum eine Rolle. Schon Pfannenstiel konnte aus den vorliegenden Erfahrungen heraus sagen, daß Kinder vom 4. Lebensjahre ab sich beinahe so verhalten wie Erwachsene. Bei noch kleineren Kindern wird zwar die Prognose schlechter, aber nur deshalb, weil es sich oft um bösartige Geschwülste handelt (Wiel). Die Operation an sich wird, wie die Erfahrungen der Chirurgen ebenfalls lehren, von ganz kleinen Kindern zwar nicht immer gut vertragen, aber seit 30 Jahren haben sich die Ergebnisse doch entschieden gebessert.

Auch im höchsten Alter sind die Gefahren der Operation entschieden größer. Nach der Aufstellung von Wiel (1905) betrug die Sterblichkeit jenseits des 70. Jahres (130 Fälle) über 12%. Doch darf das die allgemeine Indikationsstellung nicht belasten, denn es sind schon Frauen mit 90 und selbst mit 94 Jahren mit Erfolg operiert worden (Thornton).

Nur wird man den Gesamtzustand beachten und besonders sorgfältig vorbehandeln müssen. Herz und Lunge sind hier so häufig Komplikationen ausgesetzt.

Liegen solche Komplikationen vor, ist deren Behandlung ohne rechten Erfolg, oder besteht bereits Marasmus, dann wird man besser von jedem Eingriff Abstand nehmen; das Leben würde durch denselben nicht nur nicht verlängert, sondern sicher verkürzt werden.

Inwieweit technische Schwierigkeiten die Operation, oder die Fortsetzung einer begonnenen Operation verbieten, hängt bei bösartigen Geschwülsten von der Ausbreitung der Erkrankung, bei gutartigen mehr von den Fähigkeiten und der Ausbildung des Operateurs ab. Ich halte es nicht für richtig, allzusehr zu betonen, daß es heute keine technischen Hindernisse gibt. Dadurch wird vielleicht mancher Operateur verleitet, seinen Kranken mehr zuzumuten, als gut ist. Ich begrüße es durchaus, wenn, wie das A. Mayer schildert, ein Operateur, der sich der Sachlage nicht gewachsen fühlt, den Mut aufbringt, den Bauch zu schließen, und die Kranke einem anderen Arzt zuzuweisen, statt selbst Unheil anzurichten. Nur soll man in solchem Falle nicht mit einer Teiloperation aufhören, sondern sofort, und soll namentlich nicht drainieren; dadurch wird der Fall sehr schwierig.

Die Operation.

Den Weg zur Geschwulst bahnt man sich durch die Bauchdecken oder durch die Scheide. Der Weg durch die Bauchdecken war der zuerst betretene. Er wird auch heute, nachdem der Streit zwischen beiden Verfahren bedeutend abgeflaut ist, von der großen Mehrzahl der Ärzte bevorzugt und ist zweifellos für schwierige Fälle der zuverlässigere. Die besten Vertreter unter den Anhängern der vaginalen Operation haben das jederzeit anerkannt.

Es soll nicht verschwiegen werden, daß die vaginale Operation übertrieben worden ist. Schon A. Martin hat erklärt, daß sie bei enger Scheide große Schwierigkeiten machen kann. Es muß zweifellos als Übertreibung zurückgewiesen werden, wenn der Operateur z. B. bei einer Virgo eine Hymenspaltung vornimmt (die natürlich durch die eingesetzten Spatel noch durch weitere Risse ergänzt wird) nur zum Zwecke einer vaginalen Operation. Es ist wohl auch eine zwecklose Übertreibung, wenn man eine bis zum Rippenbogen reichende, allseitig verwachsene Geschwulst vaginal operiert, nach Erkenntnis, daß es nicht weiter geht, von einem Schnitt oberhalb des Nabels aus die Ablösung durchführt, den Schnitt wieder schließt und die Operation von der Scheide aus zu Ende führt, wie dies Wertheim in einem Falle gemacht hat. Der Fall beweist nur das eine, daß selbst der beste vaginale Techniker mit der vaginalen Operation nicht immer fertig wird. Heute werden auch tatsächlich bestimmte Indikationen für den vaginalen Weg von allen Seiten anerkannt.

Ich will aber auch nicht verschweigen, daß sich auf der anderen Seite hervorragende Techniker gegen den vaginalen Weg überhaupt ausgesprochen haben. K. Franz bezeichnet ihn glatt als technischen Irrweg. Persönlich kann ich ihm darin nicht ganz beipflichten, obwohl ich selbst im Laufe der Jahre die vaginale Operation bei Ovarialtumoren sehr eingeschränkt habe und sie bei geeigneten Fällen nur dann anwende, wenn die Diagnose bis in alle Einzelheiten des Befundes (Verwachsungen usw.) vollkommen klar ist. Die Diagnose muß unbedingt ebenso klar und sicher sein wie bei der Indikationsstellung von

Myomen zur Strahlenbehandlung, ja noch sicherer. Die praktische Erfahrung zeigt uns oft genug, daß in beiden Fällen Fehlgriffe vorkommen.

Eine selten erwähnte Gegenanzeige bildet für mich Schrumpfung der Gewebe in höherem Alter. So sehr man gerade in solchen Fällen den vaginalen Weg bevorzugen möchte, so sehr muß ich davon abraten. Nicht nur weil der Verdacht auf Krebs allein schon bessere Übersicht erfordert, sondern auch ganz einfach deshalb, weil man sich die Gebilde nicht immer tief genug herunterziehen kann.

Die vaginale Operation der Eierstocksblastome.

Atlee hat 1854 unbeabsichtigt, Gaillard Thomas 1870 mit voller Absicht und Überlegung zum erstenmal eine Geschwulst des Eierstockes auf diesem Weg herausgeholt. Die meisten Nachfolger sind jedoch wegen der schlechten Ergebnisse wieder davon abgekommen. Erst als die Verbesserung der Anti-, bzw. Asepsis vaginales Operieren aussichtsreicher gestaltet hatte, konnte A. Dührssen die vaginale Ovariotomie mit mehr Aussicht auf Erfolg neu einführen und hat ihr zahlreiche Anhänger erworben. In Einzelheiten der Technik und vor allem der Indikationsstellung waren allerdings die Anschauungen weit auseinandergegangen.

Dührssen, A. Martin, Schauta, Wertheim haben den Weg durch das vordere Scheidengewölbe, die Kolpotomia anterior (Kolpocoelistomia anterior) bevorzugt. Es war wohl neben der Gewohnheit, bei Retroflexionsoperationen diesen Weg zu wählen, noch ein Umstand, der zur Beibehaltung dieses Weges veranlaßt hat, daß höher oben liegende Geschwülste von hier aus leichter zugänglich wurden, als auf dem längeren Weg vom Douglas. Der Vorteil ist sicherlich nicht gering. Selbst Cysten, die sich wegen ihrer Größe nur wenig ins Becken hineinpressen lassen, kann man so der Eröffnung unter Leitung des Auges zugänglich machen.

Mackenrodt, Döderlein, Bumm u. a. haben das hintere Scheidengewölbe durch die Kolpotomia posterior eröffnet, und besonders Döderlein hält auch heute diesen Weg für besser. Einfacher ist die Eröffnung der Bauchhöhle auf diese Weise zweifellos; aber die Eierstocksgeschwulst ist nur dann leichter zu erreichen, wenn sie im Douglas liegt, oder doch nicht allzu groß ist, so daß sie der Schnittöffnung durch Druck von außen nahegebracht werden kann.

Mitunter hat sich, mehr zufällig, ein besonderer Weg als gangbar erwiesen, so z. B. durch den Leistenkanal gelegentlich einer Bruchoperation, der jetzt verlassene sakrale Weg gelegentlich einer Uterusexstirpation (Hochenegg), der perineale Weg Saengers; schließlich bei bestehendem Mastdarmvorfall die Spaltung der Mastdarmwand (Stocks, Peters). Eine Erörterung dieser Dinge ist heute wohl überflüssig.

Die Technik der Kolpotomia anterior. Eine kurze, breite Scheidenplatte (A. Martin) legt den Scheidenteil frei, der mit einer Kugelzange an der vorderen Lippe gefaßt und abwärts gezogen wird. Läßt er sich bis vor der Vulva ziehen, so kann man die Scheidenplatte später entfernen. Nun wird mittels Querschnittes oder mittels zungenförmigen Schnittes (Basis nach der Harnröhre), bzw. wenn eine Vorfalloperation angeschlossen wird, mittels T-förmigen Schnittes an der vorderen Scheidenwand der Zugang zur Cervix-Blasengrenze gewonnen. Die Harnblase löst man stumpf mit einem Stieltupfer oder dem Finger von der Collumwand ab. Manchmal ist auch die geschlossene Schere anzuwenden; selten muß man Stränge durchschneiden. Eine vordere Platte hebt die Blase gleich ab. Etwa spritzende Gefäße oder angerissene Venen müssen unterbunden werden; doch kommt man, wenn man in der richtigen Schichte arbeitet, ohne jede Unterbindung aus. Nun erscheint auf der vorderen Gebärmutterwand die verschiebliche Bauchfellfalte, die mit einer Pinzette (oder mit zweien) angespannt und mit der Schere quer eröffnet wird. Döderlein empfiehlt außerdem einen Längsschnitt durch das Bauchfell der Blase bis nahe an den Fundus derselben. Ich habe ihn nie gebraucht. Dagegen halte ich es für zweckmäßig, den vorderen Schnittrand durch eine Naht einstweilen an die vordere Scheidenwand zu fixieren.

Nun wird mit langem Spatel das Blickfeld eingestellt, nötigenfalls mit einer zweiten schmalen Platte die Gebärmutter nach rückwärts gedrückt. Vorher schon hat man sich davon überzeugt, daß die Geschwulst nicht im Douglas liegt, bzw. sie aus demselben herausgelagert. Jetzt läßt sich der Pol der Geschwulst einstellen und mit dem Messer oder unter Gegendruck von oben mit einem langen Troikart anstechen und entleeren. Ist die Cyste einkammerig, so genügt oft ein gleichzeitiger Druck von oben, um schon während der Entleerung einen größeren Teil der Sackwand in die Scheide hereinzupressen; anderenfalls faßt man die Wand mit Klemmen und zieht sie vor.

Läßt sich die Geschwulst nicht einstellen, drängen sich Darmschlingen vor, so kann vorübergehend leichte Beckenhochlagerung unter gleichzeitigem Herabpressen der Geschwulst von außen Abhilfe schaffen. Doch ist es auch schon vorgekommen, daß man aus diesem Grunde zum Bauchschnitt übergehen mußte.

Vielkammerige cystische Geschwülste müssen wiederholt punktiert werden. Kleincystische oder solide Abschnitte erschweren die Operation bedeutend; es kann in solchen Fällen ratsam erscheinen, auch in diesem letzten Augenblick noch zum Bauchschnitt zu greifen.

Unter Umständen wird es notwendig, sich an die Geschwulst längs ihres Stieles heranzuarbeiten. Man braucht dazu nicht die Gebärmutter vorzuwälzen, man verschiebt sie seitlich, bis die Eileiterecke eingestellt ist, legt an den Ansatz des runden Mutterbandes eine Klemme, zieht nach abwärts, bis hinter dem Eileiter das Eierstocksband mit einer zweiten Klemme gefaßt werden kann, und holt daran die Geschwulst herab.

Der Stiel muß bis vor die Wunde heruntergezogen und hier entfaltet werden. Eileiter, Eierstocksband und Ligamentum infundibulo-pelvicum werden gesondert in Klemmen gefaßt und mit Catgutfäden abgebunden. Revision in bezug auf Blutstillung.

Selbstverständliche Forderung nach jeder Ovariotomie ist die Einstellung und Besichtigung des zweiten Eierstockes.

Nunmehr werden die Stümpfe vorgezogen und über ihnen, unter Mitfassen ihres Bauchfellüberzuges, die Bauchfellwunde mit feinen Catgutnähten verschlossen; die Stümpfe liegen jetzt extraperitoneal.

Neuerliche Nachsuche nach blutenden Stellen und Versorgung derselben; Einlegen eines kleinen Gazestreifens, Verschluß der Scheidenwunde durch nicht allzu dicht stehende Nähte. Der Gazestreifen hat den Zweck, etwa doch noch nachsickerndes Blut in die Scheide abzuleiten, um die Entstehung eines retrovesikalen Hämatoms zu verhüten. Er kann nach 1—2 Tagen entfernt werden, soll jedenfalls nicht zu lange liegen bleiben.

Technik der Colpotomia posterior. Die Schnitttechnik ist sicherlich einfacher als bei der vorderen Kolpotomie. Durch eine kurze Scheidenplatte wird das hintere Scheidengewölbe eingestellt, mit einer Kugelzange die hintere Muttermundslippe gegen die Symphyse gezogen, und ein Querschnitt in einiger Entfernung vom Scheidenansatz angelegt, der das lockere subperitoneale Zellgewebe freilegt. Döderlein empfiehlt einen 5 cm langen Längsschnitt, den er nach Bedarf durch seitliche Querschnitte verbreitert. Der Bauchfellrand wird wieder an den Scheidenrand durch 1—2 Nähte vorläufig angenäht; ein langer Spatel drückt, wenn die Geschwulst nicht bereits sichtbar ist, die Gebärmutter nach vorne. Bekommt man die Geschwulst trotzdem und trotz Nachhilfe von den Bauchdecken aus nicht zur Ansicht, so klettert man mit feinen Häkchen an der Gebärmutter bis zum Eierstocksband vor und zieht an diesem die Geschwulst herab. Es ist dieses Verfahren mehr zu empfehlen als das vollständige Herausstürzen der Gebärmutter.

Das sonstige Vorgehen ist das gleiche wie beim vorderen Scheidenbauchschnitt.

Die Indikationsstellung zu diesen Eingriffen wird noch recht uneinheitlich gehandhabt. Sie ist auch zweifellos seiner Zeit überschritten worden. Man muß es heute, nachträglich, entschieden als Überschreitung einer vernünftigen Indikationsstellung bezeichnen, wenn gelegentlich einer Ovariotomie „aus technischen Gründen" die Gebärmutter entfernt werden mußte, ein Eingriff, der voraussichtlich beim Bauchschnitt nicht notwendig gewesen wäre.

An Größe soll die Geschwulst eine Cocosnuß, einen Kindskopf nicht viel überschreiten. Es werden zwar auch mannskopfgroße und bis zum Rippenbogen reichende Blastome vaginal operiert, aber die Beurteilung der wichtigen Nebenumstände, insbesondere Verwachsungen, solider Abschnitte, ist viel unsicherer; deshalb bleibt solche Operation ein Wagnis. Beweglichkeit der Geschwulst ist ein wichtiges Erfordernis. Lockere Verwachsungen, die nicht erkannt waren, lassen sich zwar unter Leitung des Auges sehr gut trennen; aber einerseits bleibt die Blutstillung leicht unvollkommen, andererseits müssen vielleicht Darmschlingen, Netzteile in die Scheide gebracht werden, die man lieber nicht hier sehen möchte. Recht erwünscht ist Einkammerigkeit, obwohl auch vielkammerige Geschwülste durch wiederholtes Anstechen der einzelnen Kammern vaginal bewältigt werden können. Solide Geschwülste soll man überhaupt nur dann vaginal operieren, wenn sie so klein sind, daß sie unzerkleinert entfernt werden können. Ein Zerstückeln derselben, wie es beim Myom noch von manchen Operateuren geübt wird, lehnen auch die Anhänger der vaginalen Ovariotomie ab. Unfreiwillige Erfahrungen in dieser Richtung, Geschwülste, die man erst nach versuchter Punktion als Krebse erkannt hat, waren auch für Pfannenstiel — die Frau ist der Peritonitis carcinomatosa recht bald erlegen — und für v. Franqué der Anlaß, von der vaginalen Ovariotomie möglichst weit abzurücken.

Gerechterweise muß man allerdings hinzufügen, daß solche rasch wachsende Aussaat auch nach Laparotomie beobachtet ist. Graebke hat 2 Monate nach der Operation, bei welcher nur eine kleine Cyste eingerissen war, ausgebreitete Carcinose des Bauchfells mit Ascites beschrieben. Da Lymphknoten und Lebermetastasen vorhanden waren, ist mir lymphatische Ausbreitung viel wahrscheinlicher als die von Graebke angenommene Implantation. Auch in den Fällen von Pfannenstiel und Franqué ist erstere für mich annehmbarer.

Wenn man es sich zum Grundsatz macht, nur ganz genau erkannte, bewegliche, nicht verwachsene, womöglich einkammerige, nicht zu große Geschwülste vaginal zu operieren, dann wird man mit den Ergebnissen sehr zufrieden sein.

Schon das cystische Teratom ist hier umstritten. Während Döderlein durchaus gute Erfahrungen gemacht hat, fürchten andere, wozu auch ich mich zähle, die Verschmierung von Teratombrei in die Bauchhöhle, die man ja durch rasches Vorziehen des möglichst breit mit der Schere eröffneten und von festeren Teilen, Haarwülsten usw. durch die Kornzange befreiten Sackes möglichst gering halten kann, aber doch kaum sicher vermeiden wird. Fälle mit Stieldrehung, Fieber, Infektion sind unbedingt auszuschalten, sofern man sich nicht auf einfache Spaltung beschränkt.

Vor allem muß aber der vaginale Operateur grundsätzlich vermeiden, der Frau vorher die vaginale Durchführung der Operation zu versprechen (Chrobak); auch wird er es vielleicht nicht immer einhalten können, wenn er zugesagt hat, nur die Geschwulst zu entfernen und die Gebärmutter zu belassen. Dazu müßte unsere Diagnostik noch sehr bedeutende Fortschritte machen.

Besonders unangenehm war mir wiederholt bei solchen vaginalen Operationen der Befund von sog. Follikel- oder Luteincysten. Ich mußte mir stets wieder vorhalten, daß bei abdominaler Operation eine Ausschälung dieser Cysten mit Erhaltung des Eierstockes möglich gewesen wäre. Von der Scheide aus halte ich ein solches Vorgehen wegen der Infektionsgefahr für zu gewagt.

Einen Scheidendammschnitt anzulegen, wird bei der vaginalen Ovariotomie wohl nur selten notwendig sein.

Die Ergebnisse solcher, in vorsichtiger Auswahl durchgeführten Kolpotomien sind sehr gut. Vor allem wird man stets zugeben müssen, daß die postoperative Erholung der Frauen viel glatter und rascher vor sich geht als nach dem Bauchschnitt. Schon am Tag nach dem Eingriff sehen die Frauen aus, als wäre nichts geschehen. Wie das im einzelnen zu erklären ist, steht noch dahin. Zum großen Teil ist aber freilich die gute Statistik — es sind beträchtliche Reihen ohne oder nur mit sehr wenigen Todesfällen berichtet — eben der Ausschaltung aller schwierigen Fälle zuzuschreiben; sie ist damit in die Hand des Operateurs gegeben. Auch die guten Dauerresultate hängen damit zusammen, daß jeder von vornherein bestrebt ist, verdächtige Fälle auszuschalten, bzw. bei den erst während der Operation erkannten Krebsen den Bauchschnitt sofort an — und damit die Fälle aus dieser Statistik auszuschließen.

Die abdominale Ovariotomie.

Für alle großen, in der Beweglichkeit beschränkten, verwachsenen, soliden oder kleincystisch-höckerigen, stielgedrehten und bösartigen Geschwülste eignet sich nur der Bauchschnitt.

Dieser Weg ist fast ein halbes Jahrhundert vor dem Weg durch die Scheide versucht werden. Ephraim M'Dowell hat in Kentucky im Dezember 1809 auf Anregung von John Bell die Operation erstmals an einer Frau Crawford ausgeführt, bei welcher er eine Eierstocksgeschwulst erkannt hat (nachdem er zuerst Schwangerschaft angenommen hatte). In der Folgezeit hat er selbst die Operation noch 13 mal gemacht, davon 8 mal mit Erfolg. — Einige früher versuchte Eingriffe, auch vaginale, sind in ihrer Bedeutung nicht mehr ganz klar zu übersehen.

Die Operation hat damals in Europa recht langsam Verbreitung gefunden. In England ist nach zwei Versuchen von John Lizars 1825, von denen einer unvollständig operiert, der andere übel ausgegangen ist, erst wieder Jeaffreson 1836 an einen weiteren Versuch geschritten. In Deutschland hat Chrysmer in Isny in Württemberg 1819 (6 Jahre vor England) eine und 1820 zwei Operationen gemacht; zwei Frauen sind geheilt, die dritte ist gestorben. Am größten war der Widerstand gegen die Operation in Frankreich. Während in England bis 1849 bereits 120 Operationen (mit 65 Todesfällen) bekannt waren, sind in Frankreich bis zum Jahr 1861 nur 8 ausgeführt worden, mit 5 Todesfällen. Noch 1863 ist die Operation dort eigentlich verurteilt worden. Bis 1863 waren trotz des späteren Eintretens von Nélaton erst 27 Fälle (mit 14 Todesfällen) bekannt. An den vielen Todesfällen war in erster Linie die mangelhafte Indikationsstellung schuld; viele Krebsfälle und wegen der Verwachsungen unvollendbare Operationen waren darunter. R. Lee hat 1852 über 162 bisherige Operationen berichtet, von welchen 62 unvollendbar gewesen sind. Die wichtigsten Fortschritte hat Thomas Spencer Wells (1857) durch Einführung der extraperitonealen Stielbehandlung, der Peritonealnaht, und vor allem durch Prophylaxe gebracht; aber auch er hatte noch eine Sterblichkeit von 30%. Immerhin hat sich von jetzt ab die Sachlage stetig gebessert. 1862 waren in England bereits 379 Operationen mit $60,6\%$ Heilung bekannt. 9 mal war sogar die Gebärmutter mitentfernt worden (mit 6 Todesfällen). In Deutschland sind zwar Jahr für Jahr Einzelerfolge, aber auch viel Mißerfolge bekannt geworden, und Chirurgen wie Dieffenbach und Schuh haben die Operation nach einigen Versuchen als zu mörderisch aufgegeben. Erst auf der Grundlage, die Spencer Wells geschaffen, haben Billroth und Nußbaum weiter gebaut. In Rußland ist die erste Operation 1858, in Italien 1868 versucht worden. Über Rußlands Ergebnisse hat A. de Krassowsky berichtet; bis 1863 sind von 32 Operierten 28 gestorben.

Die Vereinheitlichung und Vereinfachung des Verfahrens, das in der Folge unter dem Einfluß von Narkose und Asepsis überall Hausrecht erworben hat, ist in letzter Linie Hegar, C. Schroeder, Olshausen zu verdanken.

Ich begnüge mich mit diesem kurzen Rückblick und verweise hinsichtlich aller Einzelheiten sowie der technischen Mittel auf Ottows Geschichte der Gynäkologie (d. Handb., Bd. 9), und auf die Ausführungen von Hegar-Kaltenbach und Olshausen und A. Martin.

In jenen älteren Zeiten hat man den Mut der Operateure sowie der Frauen, die sich der Operation unterzogen, bewundert. Man mußte staunen darüber, daß eine Generation von Ärzten nach der anderen sich von der Fortsetzung der Versuche nicht abhalten ließ. Es war die zwingende Logik der Forderung, die Erkenntnis, daß dieses gefährliche Gebilde nur durch Operation beseitigt werden kann, die allen Fortschritt allmählich ermöglicht hat.

Heute wird umgekehrt von der Operation manchmal als von einer Kleinigkeit gesprochen. Man spottet wohl gar über Leute, die davon Aufhebens machen (im Wiener Dialekt: Schnupftücheloperation); oder man stellt den Erfolg als leicht und selbstverständlich dar und übersieht Gefahren, die wir denn doch noch nicht ganz zu bannen gelernt haben. Das geht so lange, bis eine tödliche Lungenembolie, eine unerwartete Peritonitis wie ein Blitz einschlägt. Ich halte es vom Standpunkt des Unterrichtes aus nicht für gut, Statistiken über Erfolge in der Weise zu reinigen, daß man aus unkomplizierten Fällen eine Mortalität von nahezu 0% errechnet. Dadurch bekommt der Lernende ein ganz falsches Bild von den immer noch bestehenden Gefahren der Operation.

Zur Ausführung eines Bauchschnittes ist eine Reihe von Vorbeitungsmaßnahmen nötig, die allerdings heute wesentlich einfacher aussehen als vor 20—30 Jahren, immerhin aber eingehalten werden müssen, wenn man sich den Erfolg nicht verscherzen will. Ich verweise hinsichtlich der Maßnahmen für Desinfektion, Sterilisation, Vorbereitung des Darmes usw. auf die Ausführungen an anderer Stelle des Handbuches, ebenso hinsichtlich der Nachbehandlung. Auch die Verfahren zur Anästhesie sind an anderen Orten behandelt. Hier sei nur betont, daß wir auf den Zustand von Herz, Lunge, Niere ganz besonders achten, daß wir häufig eine Vorbehandlung des Herzens durchführen; in letzterer Zeit haben wir auch regelmäßig einige Tage vor der Operation Schilddrüsentabletten verabreicht in der Erwartung, damit auf den Zustand der Gewebe selbst und der Gefäße einwirken zu können, sind jedoch davon wieder abgekommen.

Als Schnitt wird im allgemeinen der mediane Längsschnitt von uns wieder allen anderen Methoden vorgezogen. Nur bei kleineren oder sicher verkleinerungsfähigen, voraussichtlich einkammerigen Blastomen, die frei beweglich sind, kommt der Fascienquerschnitt nach Pfannenstiel in Betracht. Bei Verwachsungen, bei Krebsen ist die beste erreichbare Übersicht gerade gut genug. Insbesondere läßt sich die diagnostische Abtastung des Magens, die ich für sehr notwendig halte, nur vom Längsschnitt aus ordentlich durchführen.

K. Franz u. a. machen meist den Fascienquerschnitt. Franz betont sogar, daß er nur klein angelegt zu werden braucht.

Eine Verkleinerung der Geschwulst durch Punktion wird nur dann vorgenommen, wenn jeder Verdacht auf Bösartigkeit ausgeschlossen ist. Obwohl ich auf dem Standpunkt stehe, daß Implantation gegenüber lymphatischer Aussaat sehr zurücktritt, vielleicht überhaupt keine Bedeutung hat, möchte ich doch in dieser Richtung keine Vorsichtsmaßnahme unterlassen.

Wieloch hat ein ganz schlaffes Riesenkystom von 38,9 kg Gewicht ohne vorherige Punktion durch einen 9 cm langen Bauchschnitt entwickelt.

Zur Punktion verwenden wir gerne den Troikart, ein rechtwinklig gebogenes, kleinfingerdickes Rohr, am einen Ende abgeschrägt und zugeschärft; an das andere Ende kommt ein steriler Gummischlauch, der in einen Kübel oder ähnliches geleitet wird. Das Verfahren ist sauberer als die vielleicht großzügigere Entleerung durch Einstich mit dem Messer (C. Schroeder), wenn auch oft genug neben dem Troikart Flüssigkeit herauskommt. Versuche, den Inhalt mit Pumpen abzusaugen, halte ich für Spielereien.

Schon während der Verkleinerung wird die Sackwand mit Cystenzangen (mit kurzen, breiten Krallen im Maul) gefaßt und mit dem Vorziehen begonnen. Werden Netz- oder Darmverwachsungen dabei mit vorgezogen, so kann man sofort mit der Ablösung scharf oder stumpf beginnen. Man verliert sonst viel Zeit, wenn die Entleerung länger dauert.

Bei großen Geschwülsten ist sehr oft die vordere Bauchwand innig mit der Geschwulst verlötet. Dem Geübten wird zwar das Auffinden der richtigen Schichte gelingen; aber auch er muß manchmal bis in Nabelhöhe hinaufgehen. Besonders unangenehm liegt der Fall, wenn die Blase an der Geschwulst hoch hinaufgezogen erscheint. Hier kann der Fascienquerschnitt sehr hinderlich sein, ja zur Katastrophe werden.

Die bisherigen Vorgänge haben sich in horizontaler Lage der Kranken abgespielt. Ist der Balg vorgezogen, so kann man mit Vorteil leichte Beckenhochlagerung anwenden, legt Kompressen über die zurücksinkenden Darmschlingen und breitet den Stiel aus. War Stieldrehung vorhanden, so wird zurückgedreht. Wir fassen das Ligamentum infundibulo-pelvicum in eine kleine gebogene Klemme, in eine zweite (bzw. dritte) Eileiter und Eierstocksband. Dann tragen wir die Geschwulst ab, ersetzen die Klemmen durch mittelstarke Catgutfäden, die zunächst lang gelassen und durch kleine Klemmen seitwärts fixiert werden.

Schon die alten Ärzte haben immer wieder betont, daß es nötig ist, bei der Abbindung des Ligamentum ovario-pelvicum auf den Harnleiter zu achten; vor allem ist das bei Verwachsungen, bei Stieldrehungen wichtig; bei letzteren besonders dann, wenn das ganze Band bis an die Linea innominata hinauf in die Drehung einbezogen ist. In diesen Fällen sitzt der Stiel tatsächlich sehr nahe am Harnleiter. Wenn er auch nicht selbst in die Drehung einbezogen werden dürfte, so kann er doch sehr leicht in eine Klemme oder eine Umstechung mitgefaßt werden.

Die 34jährige (sterile) Nullipara (1586 ex 1928) stets unregelmäßig menstruiert, war vor $4^1/_2$ Jahren anderwärts wegen linksseitiger Eierstocksgeschwulst operiert worden. Seit 2 Jahren wieder ähnliche Beschwerden. Es fand sich rechts eine eigroße cysische Geschwulst, links eine ähnliche, die als Stumpfexsudat aufgefaßt wurde, weil zeitweise Fieber angegeben war. Die Operation ergab rechts eine sehr festverwachsene hühnereigroße Ovarialcyste. Links der Stumpf selbst frei, aber sehr fest an der Beckenwand fixiert. Bei der Ablösung ein schwieliger Strang zu isolieren, der sich nach unten zu schließlich als Harnleiter erwies. Nach oben hatte er keine Fortsetzung. Unter dem Mikroskop erwies er sich als hochgradig atrophisch; seine Muskulatur bestand aus ganz schmalen, gesonderten Bündeln. Cranial von dieser Stelle eine hühnereigroße, äußerst fest verwachsene Cyste, die nur so weit gelöst werden konnte, daß ein fingerdicker Stiel zum medialen Blatt des Mesenteriums der Flexur führte. Hier wurde die Cyste abgetragen, wobei auffallend viel gelbliche Flüssigkeit, ein wenig glitzernd (Cholesterinkristalle), entleert wurde. Durch die Öffnung im Stiel konnte man nun einen großen, glattwandigen Hohlraum hinter dem Colon descendens abtasten. Der Raum hatte sehr derbe, weiße, schwielige Wand ohne Epithelüberzug. Er wurde noch lateral von der Flexur breit eröffnet. Man konnte von ihm aus, an seiner medialen Seite, die etwa 2 cm breite, 1 cm dicke, 7 cm lange und deutlich höckerige, atrophische linke Niere tasten. Rechte Niere normal. — Wundverlauf vollkommen glatt. Der retroperitoneale Sack ist einfach durch Nähte verschlossen worden.

Die Deutung des Bildes macht sehr große Schwierigkeiten. In den schwieligen Wandstücken der Cyste nirgends charakteristische Struktur, nirgends Epithel zu finden. Ich dachte erst an einen angeborenen Hydroureter bei atrophischer Niere, oder an Hydronephrose einer überzähligen dystopen Niere, mußte aber den Gedanken nach dem Ergebnis der mikroskopischen Untersuchung fallen lassen. Jetzt halte ich es für wahrscheinlich, daß bei der ersten Operation der Harnleiter abgebunden worden ist; Folge Atrophie der Niere. Der eigenartige Hohlraum dürfte so entstanden sein, daß hinter einer ursprünglichen frei beweglichen Flexur ein schleichender entzündlicher Prozeß abgelaufen ist, der zur seitlichen sekundären Anlötung von Colon descendens und Flexur und zur Ausbildung eines abgesackten Ascites hinter dem Mesenterium der Flexur geführt hat, an der Stelle des Stumpfes zugleich das Mesenterium unterminiert hat und medial von demselben noch einen hühnereigroßen Recessus ausgebildet hat.

Daß der Harnleiter bei der ersten Operation beschädigt worden ist, erscheint mir ziemlich sicher, wenn ich auch nicht in der Lage bin, es voll beweisen zu können. Angeborene Kümmerform der Niere ist bei der stets unregelmäßig menstruierten, 7 Jahre steril verheirateten Frau gewiß nicht auszuschließen.

Sorgfältige Kontrolle der Ligatur ist unbedingt notwendig. Ist die Arteria spermatica sehr groß und dickwandig, sind sehr weite Venen im Stiel, so lege ich gerne an dieselben noch gesondert feinste Ligaturen. Ohne solche Vorsicht sind, wie ich bereits erwähnt habe, einige sehr schwere Nachblutungen vorgekommen (selbst eine tödliche unter Wertheims Leitung, von ihm selbst operiert). Auch Franz erwähnt zwei schwere (eine tödliche) Nachblutungen infolge späterer Lockerung der Ligatur. Ich selbst habe es gelegentlich erlebt, daß ich einen lockeren Faden vor Schluß der Operation durch einen neuen ersetzen mußte.

Man beobachtet auch das Wundgebiet zwischen den Hauptligaturen. Manchmal sind hier eigene Unterbindungen erforderlich (Ramus medius der Art. ovarica oder andere Äste aus den mehrfachen Sicherungsanastomosen, die neuerdings Joachimovits nachgewiesen hat.)

Wird der Eierstock ganz abgetragen, dann mag man immerhin noch überlegen, was mit dem Eileiter geschehen soll. P. P. Müller hat in einem Fall, in welchem derselbe belassen worden war, später eine Eileiterschwangerschaft operieren müssen. Die Gefahr besteht natürlich, wenn auch wohl nicht als Folge der Operation, sondern deshalb, weil schon von früher her die anatomischen Bedingungen zur Einistung (chronische Entzündung) gegeben waren oder seither dazugekommen sind. Man braucht aber die Gefahr nicht zu übertreiben. Ist eine Erhaltung des gesunden Eileiters leicht möglich, so würde ich sie jedenfalls anstreben.

Nicht leicht ist mitunter die Aufgabe, die Stümpfe zu peritonisieren. Am bequemsten ist es, beide Stümpfe möglichst einander zu nähern und über sie gemeinsam das Ligamentum rotundum zu nähen. Es gelingt aber nicht immer. Oder man sucht den Spermaticastumpf für sich extraperitoneal zu lagern, näht den Schlitz im Ligamentum latum und deckt den uterinen Stumpf mit dem Ligamentum rotundum. Irgend eine peritoneale Deckung ist jedenfalls zum Schutz gegen Darmverwachsung und späteren Ileus wünschenswert. Im Notfall würde ich heute lieber das Netz im Bereich der Stümpfe annähen als dieselben unbedeckt lassen.

Nächste Aufgabe ist es, den zweiten Eierstock zu untersuchen. Bei jüngeren Frauen tut man das sogar besser vor Abtragung der Geschwulst, um darüber klar zu werden, ob nicht trotz der Geschwulst eine Resektion mit Erhaltung von Eierstocksgewebe vorzuziehen ist, falls vom anderen Eierstock wegen seiner Geschwulst noch weniger gut ein Rest belassen werden könnte. Die cystischen Teratome, die ja vorzugsweise bei jüngeren Frauen vorkommen, schäle ich schon seit einigen Jahren grundsätzlich aus, auch wenn die Eierstocksrinde ganz dünn ist und größere Lappen gebildet werden müssen, und nähe diese Lappen unter Achtung darauf, daß die Rinde auch künftig die Außenfläche des neuen Organs bildet, und unter besonderer Beachtung blutender Stellen zusammen. Dazu wird nur feinstes Catgut verwendet.

Beim papillären Adenofibrom haben wir wiederholt auf dem zweiten Eierstock Rasen von Papillen (Oberflächenpapillome) gefunden. Auch diese sind bei jüngeren Frauen nur reseziert worden unter Belassung des Eierstockes. Ein Rezidiv ist uns bisher (ohne eigene Nachprüfung aller Fälle) noch nicht bekannt geworden.

Bei Krebsen des einen Eierstockes sind die Anschauungen sehr geteilt. Während manche Ärzte dafür eintreten, in jedem verdächtigen Fall beide Eierstöcke zu entfernen, haben sich sehr viele dafür eingesetzt, bei jüngeren Frauen den zweiten, falls er nicht verdächtig aussieht, zu belassen. Ich bin wiederholt so vorgegangen. Da wir aber jetzt bei jedem Krebs eine Röntgenbestrahlung nachschicken, hat das Erhalten des Eierstockes allerdings nicht sehr viel Sinn.

Eine eigentliche Säuberung der Bauchhöhle ist bei diesem Vorgehen überflüssig, ja wegen der möglichen Schädigung des Bauchfells besser zu unterlassen. Es folgt die Naht der Bauchwunde in vier Schichten (Bauchfell, Muskel, Faszie, Haut).

Operation schwierigerer Fälle.

Hieher gehören als einfachste Gruppe die Fälle mit akuter Stieldrehung.

Alle Fälle mit stürmischen peritonealen Erscheinungen, schwerem Krankheitsbild, hohem Fieber müssen wir auf Grund der Erfahrung sämtlicher chirurgisch tätigen Ärzte als dringlich der Operation bedürftig, als verhältnismäßig einfach zu operieren und als dankbarste Fälle betrachten. Die Frauen vertragen auffallenderweise auch die Narkose und den Operationsshock viel besser als andere; vielleicht weil durch die vorhandene Intoxikation mit Zerfallsstoffen, vielleicht nach kurzer negativer Phase, eine Art von Leistungssteigerung des Organismus im Sinne parenteraler Eiweißbehandlung zustande gekommen ist. Es wäre auch daran zu denken, daß das reichlich vorhandene Endothel der in Ausbildung begriffenen zahlreichen Gefäße, oder das örtlich gebildete, die Geschwulst umgebende Exsudat besondere giftbindende Eigenschaften besitzt.

Bei Zuwarten ist schon tödliche Intoxikation durch die Eiweißspaltprodukte berichtet worden. P. Meyer hat einen Todesfall am 9. Tag der Erkrankung gesehen und führt aus dem Schrifttum zwei weitere an.

Jedenfalls ist der Eingriff in frischen Fällen sehr leicht, die Lösung der Verklebungen ohne weiteres mit der Hand möglich; es ist keine stärkere Blutung zu fürchten, und das Befinden der Frauen sofort nach der Operation ausgezeichnet.

Denselben Eindruck habe ich von Fällen, in welchen ohne Stieldrehung durch spontane oder auch traumatisch bedingte Nekrose Verwachsungen entstanden sind. Auch hier wird meiner Meinung nach durch die akuten entzündlichen Veränderungen eine Art von allgemeiner Immunität hergestellt gegen die Schäden der Operation.

Ist die Sache vor längerer Zeit abgelaufen, hat sich das neugebildete Granulations-gewebe bereits in schwielige Narben umgewandelt, dann bedeutet das nicht nur Erschwerung der Operation, sondern auch den Verlust oder die Abschwächung dieser Schutzwirkung. Der Eingriff wird schwieriger und gefährlicher zugleich.

Von solchen Verwachsungen kann man verschiedene Formen unterscheiden. Am häufigsten wohl sind die bereits erwähnten an der vorderen Bauchwand. Das spricht für die täglichen Traumen als Ursache derselben.

Zur Beherrschung derselben ist zu raten, den Schnitt möglichst nach oben, bis über den Nabel zu verlängern, weil man dort am zuverlässigsten die offene Bauchhöhle antrifft. Warnen muß man davor, weiter abwärts gegen das Schambein hin zu graben, wo man leicht die Harnblase verletzen kann.

Am seltensten sind isolierte Verwachsungen in der freien Bauchhöhle mit Netz und Darmschlingen. Sie sind in älteren Fällen oft genug technisch nicht leicht zu bewältigen. Es empfiehlt sich dazu die Anwendung der Kocherschen Kropfsonde oder nach Fr. Ludwig das Raspatorium der Chirurgen. Beim scharfen Ablösen gibt es ausgedehnte Wund-flächen am Darm; selbst Darmmuskulatur geht manchmal mit. In diesen Fällen ist der Rat Olshausens zu beachten, lieber mit Schwielen Reste der Geschwulstwand zurück-zulassen, da ein zu sehr geschundener Darm leicht mit nachträglicher Perforation, Peritonitis, bzw. Bildung einer Darmfistel antwortet. Möglichst müssen solche Stellen durch Serosanähte überkleidet werden. Unter Umständen bleibt nichts übrig, als sich zur Resektion von Darmabschnitten und einer Seit- zu Seit-Anastomose zu entschließen.

Eine dritte, und zwar die wichtigste Gruppe bilden die das kleine Becken einneh‧ menden Verwachsungen. Meist trifft man auch sie noch in so weichem und lockerem Zustande an, daß sie sich leicht stumpf durch den Druck der medial hinter und unter die Geschwulst eingeführten Hand auslösen lassen. Das hängt wohl damit zusammen, daß das Auftreten der Verwachsungen Schmerzen macht, welche die Frauen zur Operation treiben. Unangenehmer werden diese Verwachsungen, wenn sie nach langem Bestande schwielig und derb geworden sind; und besondere Verhältnisse ergeben sich, wenn die Geschwulst später, nach Ausbildung der Verwachsungen weiter wächst und nun die nähere und weitere Umgebung zu oft ganz außerordentlich tiefgreifender Änderung der Topographie zwingt. Gebärmutter, Eileiter, breites Mutterband, ja selbst die Harnblase, die Harnleiter, der Mastdarm werden in der merkwürdigsten und unglaublichsten Weise verzogen, über die Geschwulst nach rückwärts z. B., so daß die ganzen Gebilde des Beckens zunächst wie vom vorderen Blatt des breiten Mutterbandes zugedeckt erscheinen (eigene Beobachtung) oder an der vorderen Wand der Geschwulst nach oben verlagert, so daß die Portio oberhalb der Symphyse steht, der Blasenhals ebenfalls und die Harnleiter in langer Schleife den unteren Pol der Geschwulst umkreisen (Schauta).

Diese Fälle kennen wir unter dem Namen der pseudointraligamentären (Pawlik) oder auch retroligamentären (Winter) Entwicklung der Eierstocksblastome. Im Beginn des operativen Zeitalters waren die Schwierigkeiten der Operation solcher Fälle vielfach nicht zu bewältigen, die Fälle haben einen großen Teil der „nicht vollendbaren" Operationen beigestellt und haben die Mortalitätsstatistik schwerst belastet. Auch heute muß man sagen, daß die technische Bewältigung jedenfalls größere Anforderungen an den Arzt stellt. Wichtig ist es, daß der Operateur nicht die Orientierung verliert, daß er im stande ist, die topographischen Verhältnisse sich klar zu machen. Man sieht es leider immer wieder, daß dies selbst recht geschickten Technikern nicht immer gelingt. Vorne geht es noch leidlich; aber in der Tiefe des Beckens, wo Ureter, große Gefäße, Mastdarm zu suchen sind, wird, manchmal durch einen unrichtigen Griff oder Schnitt eine Verwirrung angerichtet, die dann nur durch ganz systematisches Präparieren und Verfolgen der einzelnen Teile wieder aufzulösen ist.

Die peritoneale Verwachsung im Douglas, bzw. an der rückwärtigen Beckenwand ist manchmal so fest, daß nur das Messer bzw. die Schere uns weiterhilft; manchmal auch so ausgeglättet, die Oberfläche an der Verwachsungslinie so täuschend serosaartig, daß auch Geübte daran glauben, daß hier das Peritonealblatt selbst sich von der Beckenwand auf die Geschwulst umschlägt, daß also eine richtige intraligamentäre Entwicklung der Geschwulst vorliegt. Ich habe es oben ausgeführt, daß meiner Überzeugung nach eine solche bei Blastomen des Eierstockes überhaupt nicht vorkommt, daß alles nur pseudointraligamentär verwachsen bzw. bei Krebsen eben in das Ligament eingewachsen ist. Das praktische Operationsergebnis ist allerdings in beiden Fällen dasselbe. Wenn man die Verwachsungen, wie ich dies meist mache, von rückwärts her durchschneidet, so spaltet man bereits das hintere parietale Blatt der Serosa und arbeitet bei der Lösung in den oberflächlichen Lagen des Beckenbindegewebes, also intraligamentär. Wenn man, so wie viele Ärzte es raten, mit der Auslösung vorne, zwischen rundem Mutterband und Eileiter, oder gar unter Durchschneidung des runden Mutterbandes kaudal von diesem mit der Ausschälung beginnt, so kommt man selbstverständlich sofort ins Ligament-

34*

gewebe hinein und hebt das hintere Blatt des Ligamentum latum mit der Geschwulst ab. Der Ureter wird dabei gerne an diesem hinteren Blatt hängen bleiben; man kann ihn beim Herausheben der Geschwulst als schleifenartig angespannten Strang sehen und jetzt gesondert vorsichtig ablösen. Dieses Herauslösen des Harnleiters galt bisher für den Operateur als Beweis für intraligamentären Sitz des Blastoms. Es beweist aber meiner Meinung nach gar nichts dafür, eher fast dagegen, bzw. nur dafür, daß dort, wo der Ureter der Geschwulst anliegt, auch das Serosablatt ihr anliegen, also mit abpräpariert worden sein muß.

Vom Gesichtspunkt der Technik aus bedeutet es einen Vorteil, wenn die auszulösende Geschwulst nicht verkleinert wird; die Ausschälung des entleerten Sackes ist oft recht mühsam, weil er immer wieder zerreißt.

Ob vorausgegangene Röntgenbestrahlung die Verwachsungen fester werden läßt, ist heute noch nicht klar zu übersehen. Gelegentlich taucht die Behauptung immer wieder auf (z. B.: G. Bud, Halban). Ich selbst habe das nie gesehen.

Regelmäßig bleiben ausgedehnte Wundflächen zurück, die oft schlecht bluttrocken zu machen sind und sowohl peritoneale Deckung wie unter Umständen Drainage erfordern. Mit der Drainage bin ich außerordentlich zurückhaltend; wenn ich sie nicht entbehren zu können glaube — seit vielen Jahren ist das überhaupt nicht mehr vorgekommen —, so leite ich stets nur nach der Scheide ab, grundsätzlich so gut wie nie mehr durch die Bauchdecken. Schwierig kann es sein, genügend bewegliche Serosa zu finden. Es ist aber die Hauptsache, das wichtigste Erfordernis. Im Notfall ist die Gebärmutter selbst, oder eine Flexurschlinge oder Netz an die Wundränder so zu befestigen (auch freie Netzüberpflanzung kann in Betracht kommen), daß die übrige Bauchhöhle ausgeschaltet ist.

Eine Entfernung der Gebärmutter ist bei einseitigem Prozeß kaum einmal notwendig. Waren beide Eierstöcke krank, sind beidseits große Wunden, dann ist wegen der besseren Deckung durch das bewegliche Bauchfell der Harnblase die Gebärmutter besser mitzuentfernen.

Die Art, wie die Wunde mit Gaze ausgelegt wird, ist verschieden gehandhabt worden. Tamponade nach Mikulicz wende ich nicht an. Fritsch hat ein fächerförmiges Auslegen der Wunde mit Jodoformgazestreifen empfohlen. Ich vermeide alle Ableitung durch die Bauchdecken. War die Gebärmutter entfernt worden, dann reicht ein Gazestreifen, den ich mittels des biegsamen Streifenführers nach Zelnik (vgl. Kermauner in Halban-Seitz, Bd. 4, S. 843) durch die Scheide führe, zur Spreizung der Scheidenwände aus. In das Wundgebiet selbst wird er nicht gelegt.

Für die Operation der Krebse lassen sich bestimmte Vorschriften gar nicht aufstellen; nicht einmal in der Richtung, wie weit man am Genitale selbst mit der Exstirpation zu gehen hat. Ist der zweite Eierstock gesund, so haben viele Ärzte bis in die neueste Zeit sich für Erhaltung desselben ausgesprochen, sofern es sich um jüngere Menschen handelt.

Eine Ausbreitungsform von Eierstockskrebsen, die ich zweimal gesehen habe, sei wegen ihrer operationstechnischen Bedeutung eigens vermerkt. Die kopfgroße Geschwulst war durch das Mesenterium der Flexur derart durchgewachsen, daß die Flexurschlinge über die Mitte der Vorderfläche der Geschwulst hinunterzog. Weder rechts noch links war ein Serosaüberzug zu erkennen, Versuche einer Ausschälung also ganz ausgeschlossen.

In solchem Falle bleibt das einzig richtige Verfahren die Resektion der Flexur, unter Anlegung eines Anus praeternaturalis.

Geschwulstberstung bedeutet an sich noch keine besondere technische Komplikation. Das Zurückbleiben von Inhalt (NB. nicht vereiterter Geschwülste) hat man früher im Hinblick auf Implantation sehr gefürchtet. Heute sind wir in diesem Punkt viel zuversichtlicher. Ich wenigstens bin der Meinung, daß wir am Verlauf des Falles nichts ändern, wenn wir die Bauchhöhle ganz trocken legen wollen; daß wir aber durch zu energisches Abwischen und Spülen (wogegen sich schon Pfannenstiel entschieden ausgesprochen hat) die Bedingungen der Heilung nur verschlechtern können. Was leicht zu beseitigen ist, wird entfernt, das übrige belassen und die Bauchwunde unbedingt ohne Drainage vollkommen geschlossen.

Schwieriger kann die Stellungnahme des Arztes zu beurteilen sein bei vereiterten oder gar schon in Nachbarorgane durchgebrochenen Geschwülsten. Grundsätzlich hat man natürlich die Ausrottung des Eiterherdes anzustreben. Tatsächlich gelingt es auch manchmal Ovarialabscesse, die nur wenig oder gar nicht verwachsen sind, in uneröffnetem Zustande zu entfernen. In zwei Fällen ist uns sogar erst nachträglich nach vollendeter Ausschälung einer „Cyste" aus dem Eierstock zu unserer Überraschung mitgeteilt worden, daß ein Ovarialabsceß vorliegt. In beiden Fällen glatte Heilung. Der neugeformte Eierstock war später nicht anders zu tasten wie ein normaler. Die Abtragung ist jedoch das Normalverfahren.

Sind die Verwachsungen sehr derb oder auch nur die Wand recht brüchig, dann gelingt die Auslösung in toto nicht, die Geschwulst reißt ein. Der Eiter wird sofort untersucht. Oft handelt es sich nur um Detritus, keimarm oder keimfrei. Dann operiert man ruhig weiter. Bei keimhaltigem Eiter ist auch heute das Verfahren nicht einheitlich. Auf der einen Seite die Spülung mit den verschiedensten Mitteln — Normosal, Pregls Jodlösung, Jodonascin (Hoffmann), oder das Eingießen von Olivenöl (Glimm, Hoehne), von Äther (100 ccm), das Pinseln des intraabdominalen Operationsgebietes mit Jodtinktur (A. Mayer), Eingießen von Rivanol sind alles Maßnahmen, die meiner Ansicht nach mehr zur subjektiven Beruhigung des Operateurs dienen, welcher glaubt, damit gegen die Infektion etwas Besonderes geleistet zu haben. Ich habe manche vereiterte Geschwulst auch nach Durchbruch in den Darm operiert und glatt heilen sehen, und in einem Fall, wo die über kindskopfgroße Geschwulst sozusagen vollkommen unlösbar im Becken festgesessen war und nur unter Belassung von Rindenteilen entfernt werden konnte (Operation bei 39,3°), die Frau nach 24 Stunden an ihrer akuten Sepsis sterben sehen.

Seither habe ich — es war das vor etwa 25 Jahren — keinen ähnlich schweren Fall mehr gesehen. Die Frau hatte natürlich schon ihre Sepsis. Der Ausgang wäre aber vielleicht doch ein anderer gewesen, wenn ich mich auf bloße vaginale Incision beschränkt und der Frau die größere Schädigung durch den Eingriff erspart hätte. Für solche seltenen Fälle bleibt die Incision von der am besten zugänglichen Stelle — Douglas oder Bauchdecken — das Verfahren der Wahl, um so mehr, als Pfannenstiel danach gelegentlich Ausheilung und vollkommene Beschwerdelosigkeit verzeichnet hat.

Eine 44jährige Frau (1540 ex 1928), die eine Geburt und 6 Abortus durchgemacht hat, war vor 2 Monaten durch drei Wochen an einem Erysipel des Rachens erkrankt. Zwei Tage vor der Aufnahme plötzlicher Schmerz beim Aufstehen, Erbrechen, Fieber bis 38,4. Große vielkammerige Eierstocksgeschwulst, überall empfindlich. Bei der Operation fand sich nicht die erwartete Stieldrehung, sondern das Netz dick entzündlich infiltriert, zwischen ihm und der Bauchdecke wie zwischen ihm und der fast mannskopfgroßen Geschwulst vielfache Abscesse, in welchen kurze Kokkenketten zu finden waren. Auch das Mesenteriolum des Wurmes, die Wand des Cöcum dick infiltriert. Abtragung des sonst unveränderten Appendix; Totalexstirpation, wobei die Gebärmutter stark verlängert, mit einem kleinen Corpuspolypen gefunden wurde. Parametrien beidseits infiltriert. Links der große Tumor sehr fest verwachsen, ein multiloculäres Adenofibrom; rechts über gänseeigroßes, ganz ebenso gebautes Gebilde. Beide Tuben verschlossen. Glatter Verlauf.

Ich nehme an, daß es sich um ein durch das Erysipel bedingtes Aufflackern einer alten Adnexerkrankung, oder um eine metastatische Bauchfelleiterung gehandelt hat.

Erhaltung von Teilen des Eierstockes.

Bei Durchsicht des Tagesschrifttums, der Lehrbücher und der meisten Operationslehren gewinnt man den Eindruck, daß die Ausrottung des durch Cysten oder beliebige Geschwülste veränderten Eierstockes das einzig richtige Verfahren sei. Noch mehr gewinnt man ihn, wenn man ein bißchen herumfragt. Der Gedanke, daß normales Eierstocksgewebe trotz der Veränderung erhalten werden könne, hat außer in den großen Handbüchern noch wenig Wurzel gefaßt. Es scheint mir aber so wichtig, daß ich ihn hier ausführlich besprechen möchte.

C. Schroeder hat als erster in Fällen, wo ein Abschnitt des Eierstockes in der Gegend des Stieles leicht kenntlich erhalten war, nicht die typische Abtragung am Stiel vorgenommen, sondern diesen Eierstocksrest belassen, auch wenn der zweite Eierstock ganz gesund war. Es liegt in diesem Vorgehen ein Vorbauen gegen spätere Möglichkeiten. Dieses Vorgehen ist sehr bald von A. Martin, in der Folge von vielen Ärzten aufgenommen, anscheinend aber doch wieder vielfach vergessen worden. Es erscheint mir wünschenswert, in Zukunft diese Art der Operation für alle gutartigen Geschwülste als typisch, die vollständige Ausrottung des Eierstockes — bisher vielfach die typische Anfängeroperation — als durchaus selten in Betracht kommend hinzustellen.

Mit Menge, Zacharias, H. W. Freund rate ich aber dringend, in dieser Hinsicht noch weiter zu gehen. Oft hat man bei der Besichtigung des Stieles der Geschwulst den Eindruck, daß der Eierstock vollständig aufgebraucht ist. Genaueres Zusehen läßt jedoch erkennen, daß eine dünnere oder dickere, manchmal sogar recht ausgiebige Schale von Eierstocksgewebe die Geschwulst selbst überzieht. Sie läßt sich nach vorsichtigem Einschneiden oder Ritzen der Oberfläche glatt ablösen. Man gewinnt leicht ein 4—6 oder mehr Zentimeter breites Blatt von 1—2 bis mehreren Millimetern Dicke, das nach Versorgung einiger blutender Venen durch feine Catgutnähte leicht zu einem neuen Eierstock geformt werden kann, wobei die frühere Außenfläche möglichst wieder außen bleiben soll. Dabei müssen natürlich sowohl das Eierstocksband wie das Ligamentum infundibulopelvicum frei bleiben. Selbst bei leichteren Formen von Stieldrehung, wenn das Gewebe nicht stark durchblutet oder nekrotisch ist, empfehle ich dieses Vorgehen.

Eine Reihe von Ärzten, ich nenne nur Sippel, E. Berg, Bretschneider, haben sich warm für dieses auch heute noch sehr wenig geübte Verfahren eingesetzt.

H. Freund hat Eierstocksgewebe, das fern vom Hilus erkennbar war, umschnitten und, wenn keine Gewebsbrücke zum Stiel erhalten werden konnte, auf den Stiel aufgenäht. Implantation in die Bauchdecken dürfte heute verläßlicher erscheinen.

In den letzten Jahren haben wir das Verfahren bei fast allen cystischen Teratomen, auch bei einigen cystischen Adenofibromen als typisch eingehalten; bei den Teratomen haben wir sogar die fettführenden Lymphgefäßerweiterungen belassen, wenn durch deren Entfernung die Erhaltung von Eierstocksgewebe gefährdet schien. Wir hatten damit nur gute Erfahrungen gemacht.

Jenseits der Wechseljahre kommt dieses Verfahren kaum mehr in Betracht.

Grundsätzlich würde nur Bösartigkeit der Geschwulst als Bedenken gegen das Verfahren, das im geschlechtsreifen Alter zum typischen werden sollte, anzuführen sein. In dieser Richtung sehen wir so weit klar, daß bei Cysten, beim cystischen Adenofibrom — mit Ausnahme der feinpapillären Formen des Papilloms — bei Teratomen und bei Fibromen Bösartigkeit kaum vorkommt. Und alle diese Formen sind makroskopisch erkennbar. Die pseudomucinösen Blastome sind manchmal, allerdings in Ausnahmsfällen, krebsig, sie mögen also bei diesem Verfahren ausgeschaltet werden, ebenso die feinpapillären Formen, die soliden Blastome und selbstverständlich alle sicheren Krebse. Aber für die obengenannten Formen sollte nicht einmal die Resektion, sondern die **Ausschälung** der Geschwulst aus dem Eierstock das regelmäßige Verfahren werden.

Noch dringlicher wird die Frage, wenn beide Eierstöcke Geschwülste tragen. Auch hier sind die älteren Frauen von der Erörterung ebenso auszuschließen wie die papillären Blastome und Krebsfälle. Selbst bei dem sehr seltenen beidseitigen Pseudomucinblastom wird man vorläufig vielleicht richtiger radikal vorgehen, so lange wir keine Anhaltspunkte zur Beurteilung seiner Bösartigkeit besitzen. Man sollte aber mindestens darnach streben, schon bei der Operation festzustellen, ob es sich wirklich um Pseudomucinblastome und nicht um cystische Adenofibrome handelt, die viel öfter doppelseitig vorkommen. Bei diesen, dann bei den cystischen Teratomen, die wir selbst gelegentlich beidseits gefunden haben, bei den Fibromen und schließlich bei Cysten wird es wohl oft, bei letzteren stets möglich sein, Teile beider Eierstöcke durch Ausschälen der Geschwulst zu erhalten.

Bretschneider hat in solchem Fall im 6. Jahr nach der Operation eine normale Geburt erlebt. Allerdings sind einigemal darnach neuerdings Cysten in dem Eierstocksrest aufgetreten (Fischer, Gillet, Waldstein 4 Fälle), einmal sogar (Recke) ein Psammocarcinom, dieses aber erst 19 Jahre später. Ich glaube, wir haben kein Recht, solche vereinzelte Vorkommnisse als abschreckende Beispiele hinzustellen.

Verhalten gegenüber dem gesunden Eierstock der anderen Seite.

Zeigt der zweite Eierstock ebenfalls Zeichen einer Geschwulsterkrankung, so wird man je nach Einschätzung dieser selbst einmal radikal, einmal erhaltend vorgehen können. Wir haben z. B. kleine Rasen von Oberflächenpapillom abgetragen bzw. keilförmig ausgeschnitten und die Wunde vernäht. G. van Smith gibt ebenfalls der Meinung Ausdruck, daß man bei gutartigen papillären Blastomen den gesunden zweiten Eierstock belassen kann. Die Frage erfordert jedenfalls noch eingehende Prüfung. Beim Teratom halte ich es wegen der Möglichkeit, daß beide Eierstöcke die Anlage tragen, für wünschenswert, sich ganz besonders genau von seiner Gesundheit zu vergewissern. Ist er auch nur wenig vergrößert, so reicht die Abtastung und Besichtigung allein nicht aus; man muß ihn, wie das bereits Pfannenstiel empfohlen hat, der Länge nach spalten, bis in den Hilus hinein und die beiden Hälften genau auf etwaige kleine Teratomherde durchsuchen. Einige feine Catgut-nähte bringen die Sache wieder in Ordnung.

Auch das Pseudomucinblastom gehört zu jenen Geschwülsten, bei welchen wir praktisch mit späterer Erkrankung nicht zu rechnen haben. Da müßte auch beim Myom der Gebärmutter jedes Zurücklassen von Eierstöcken gefährlich genannt werden, da in unserem Material mehr Fälle vorkommen, in welchen ein Jahr nach Totalexstirpation oder supravaginaler Amputation der myomatösen Gebärmutter Papillome an beiden Eierstöcken operiert werden mußten, als Pseudomucinblastome am zweiten Eierstock nach Operation des einen. Die 1,8% derartiger „Rückfälle", die Glockner nachweist, müssen eben in Kauf genommen werden. Sie werden sich vielleicht durch ganz eingehende Untersuchung des zweiten Eierstockes gelegentlich der Operation noch herabdrücken lassen. Anlaß zu grundsätzlich radikalem Vorgehen können sie unmöglich werden.

Umstritten ist die Frage beim „Krebs". Es ist zwar festgestellt, daß einseitiger Eierstockskrebs — oder das, was man darunter verstanden hat — durch bloße einseitige Ovariotomie geheilt werden kann. Nach Odin und Zangemeister sind die Unterschiede in der Dauerheilung bei ein- und bei beidseitig ovariotomierten Frauen sogar sehr gering [1]; selbst die Radikaloperation unter Mitnahme der Gebärmutter bessert das Ergebnis nach A. Mayers vorläufig noch kleinen Zahlen nur so unwesentlich, daß man es recht gut verantworten kann, nicht eine für alle Fälle einheitlich gültige Vorschrift zu erlassen, sondern bei jüngeren Frauen den zweiten Eierstock zu erhalten, wie dies schon Hofmeier angestrebt hat.

Einzelfälle, die dagegen angeführt werden können, weil im zweiten Eierstock wieder eine Geschwulst sich bildet (z. B. W. Rosenstein s. auch oben), wird es natürlich immer wieder geben. Entscheidung können nur große Reihen bringen, die bisher noch nicht vorliegen. Auch in der Frage grundsätzlicher Nachbestrahlung solcher einseitig operierter Frauen können uns erst große Reihen Klarheit schaffen.

Metastatische Krebse wird man allerdings davon ausschalten.

Als Altersgrenze, die ja mitbestimmend ist für die Entscheidung, ob man einseitig operiert oder nicht, wäre etwa das 40., besser noch das 45. Lebensjahr anzusetzen.

Mitentfernung der Gebärmutter. „Radikalere" Operation.

Bei gutartiger Geschwulst, namentlich bei einseitiger, wird die Frage, ob die Gebärmutter entfernt werden soll, nur dann zu erörtern sein, wenn bei ungünstigen Wundverhältnissen für Abfluß von Sekret gesorgt werden soll, also nur aus „technischen" Gründen. Es ist klar, daß man sie so viel als möglich zu vermeiden trachtet. Die Erhaltung des hormonalen Gleichgewichtes durch Fortbestehen der Periode, die Möglichkeit weiterer Schwangerschaften ist bei jüngeren Frauen zu wichtig und bei älteren Frauen ist die Größe des Eingriffes ein wesentlicher Umstand, der stets berücksichtigt werden muß.

War bei beidseitiger Geschwulst die vollständige Entfernung beider Eierstöcke nicht zu umgehen (vgl. den vorigen Abschnitt), so erscheint manchem die Gebärmutter als überflüssiges Organ.

---

[1] Das dürfte wohl heute zu erklären sein, daß unter den „Krebsen" auch gutartige Granulosazellblastome mitgenommen worden sind.

Auch ich war lange Zeit der Meinung, daß es besser sei, sie zu entfernen. Geleitet hat mich hauptsächlich die eine Vorstellung, daß in der Gebärmutter später Krebs auftreten könne, ähnlich wie am Stumpf nach supravaginaler Amputation. Aber während ich von diesem doch einige Fälle gesehen habe, scheint Gebärmutterkrebs nach Entfernung der beiden nichtkrebsigen Eierstöcke ganz besonders selten zu sein. Um einen etwa bereits vorhandenen Krebs am Halsabschnitt nicht so leicht zu übersehen, haben wir ja jetzt, wie ich das schon 1927 ausgeführt habe, entschieden bessere Möglichkeiten in der Lugolprobe nach W. Schiller, der Kolposkopie (Hinselmann, Preissecker) und der Epithelabschabung (Kermauner, Schiller). Ich glaube, daß die Frage nicht allgemein, sondern in den einzelnen Fällen nach besonderen Gesichtspunkten entschieden werden muß.

Beim primären Krebs des Eierstockes wird die Entscheidung davon abhängen, was man mit dem zweiten Eierstock beschlossen hat. Wird derselbe entfernt, dann soll auch die Gebärmutter entfernt werden. Gelegentlich sind doch Metastasen in derselben gefunden worden (Kermauner), ja noch nach 5 Jahren haben sich solche klinisch bemerkbar gemacht (Kroemer). Diese Gefahr scheint demnach nicht gar so klein zu sein.

Pfannenstiel hat 1908 den Vorschlag gemacht, die Operation beim Eierstockskrebs in ähnlicher Weise radikaler zu gestalten, wie dies für den Gebärmutterkrebs durchgeführt wurde, also Parametrium, Parakolpium in ausgedehnter Weise mitzuentfernen, Lymphknoten auszulösen. Er selbst hat so operiert und er hatte den Eindruck, zwar eine größere Mortalität, aber bessere Dauerresultate zu erreichen. Zahlen sind nicht bekannt. Es ist mir auch nicht bekannt, daß der Vorschlag von anderer Seite weiter verfolgt worden wäre.

Einiges über Grenzen der Operabilität.

Ich will hier nicht über den Allgemeinzustand sprechen, der uns besonders beim Krebs manchmal auch bei gutartigen Blastomen das Messer aus der Hand nimmt, sondern über Grenzen, die im örtlichen Befund gelegen sind.

Bei Besprechung von Verwachsungen des Blastoms habe ich Verwachsungen mit dem lumbalen Bauchfelle an der Hinterseite der Blastome und Einwachsen daselbst nicht erwähnt, weil solche Vorkommnisse sehr selten sind. Doch kommen sie gelegentlich vor. Ich nehme solche Verwachsung an in dem einen Fall, den Pfannenstiel erwähnt, wo es beim Vorwälzen der großen Geschwulst (aus der Bauchwunde) zu einer Zerreissung der Vena cava gekommen war mit sehr rascher tödlicher Verblutung. In anderer Weise haben eigenartige Umstände die Durchführung der Operation unmöglich gemacht in einem von v. Rosthorn operierten Fall. Die doppelmannskopfgroße, solide, weiche Geschwulst sollte längs Aorta und Vena cava abpräpariert werden. Das erwies sich als unmöglich, weil bei jedem Versuch, die große Geschwulst zu heben, von der Unterlage abzuziehen, augenblicklich Atemstillstand eintrat. Nach mehrfacher Wiederholung dieser Versuche von verschiedenen Seiten her mußte die Operation abgebrochen werden.

Die wichtigsten Grenzen setzen uns die Metastasen innerhalb der Bauchhöhle. Die Frage der Operabilität und der Zweckmäßigkeit einer Operation, die ja meist unvollendet bleibt, ist schon sehr viel besprochen worden. Es hat nicht viel Wert, alle Meinungen hier wiederzugeben. Am ungünstigsten hat Polano die Sache beurteilt, er ist für weitgehende Einschränkung der Operation eingetreten. Nachfolger hat er in der Öffentlichkeit wohl nicht gefunden; wahrscheinlich steht er heute selbst nicht mehr auf diesem Standpunkt, aber daß er für viele Fälle Recht behalten hat, wird ihm wohl jeder bezeugen können. Umgekehrt haben H. Freund, Fehling, selbst Billroth u. v. a. Versuche gemacht, Metastasen im Douglas, an Blase oder Darm abzutragen, Netz, Wurmfortsatz zu resezieren, Nabelmetastasen zu beseitigen. Wenn man Fälle ausschaltet, wo es sich eigentlich um Pseudometastasen handelt — Glia oder Teratombrei, Geleemassen mit Pseudoxanthomzellen — so darf man wohl sagen, daß von einer wesentlichen Verbesserung des Zustandes nicht die Rede sein kann. Dagegen sieht man öfter Fälle, in welchen einige Wochen nach solchem Eingriffe allgemeine Carcinose zum Tode führt.

Trotz dieser Erkenntnis sieht man sich nicht selten aus psychischen Gründen veranlaßt, einen Eingriff zu machen, der, vielleicht nur für kurze Zeit, Erleichterung schafft und der Kranken wieder einige Hoffnung gibt.

Mitunter erlebt man dabei immerhin angenehme Überraschungen; aber sehr selten. So haben wir bei einem Fall von beidseitigem, feinästigem Papillom mit Papillenrasen, die das ganze kleine Becken ausfüllen, die Totalexstirpation gemacht. Ein Jahr später neuerlich Probebauchschnitt wegen des Ascites. Befund nur wenig verändert. In der Folgezeit wiederholte Punktionen. 4 Jahre nach der ersten Operation neuerlicher Bauchschnitt, der diesmal ziemlich allgemeine Carcinose des gesamten Bauchfells ergeben hat. Diese Erfahrung fügt sich an mehrere bereits bekannte an, in welchen besonders langsames Geschwulstwachstum es ermöglicht hat, immer wieder für einige Zeit leidlichen Gesundheitszustand herzustellen, Dauerheilung freilich nicht. Doch sind von früheren Beobachtern vereinzelt auch solche mitgeteilt worden.

Wertheim hat eine Frau nach $5\frac{1}{2}$ Jahren gesund gefunden, Wagner 6 Jahre nach der Operation von beidseitigem Eierstockskrebs eine faustgroße Geschwulst aus der Bauchnarbe herausgeschnitten und bei dieser Gelegenheit das Bauchfell frei gefunden; Halban hat die ersten Zeichen des Rezidivs im 9. Jahr nach der Operation festgestellt. In einer Beobachtung von Ruge II (wohl Granulosazelltumor) waren $12\frac{1}{2}$ Jahre nach einseitiger Operation Tumoren im zweiten Eierstock und in den Bauchdecken; Blumreich hat eine unvollständig operierte Frau nach 14 Jahren gesund gesehen.

Ähnlich ungünstig sind die Krebse, die stark mit der Umgebung verwachsen bzw. schon in Nachbarorgane eingewachsen sind. Wenn auch manchmal ein umständlicher Eingriff mit Darmresektion usw. technisch zu bewältigen wäre, so stehen die Gefahren solcher Operationen in keinem Verhältnis zu dem doch nur sehr kurz anhaltenden Vorteil.

Krebsknoten im Netz wird man entfernen, wenn nicht das ganze Netz einbezogen erscheint und das Quercolon bereits mitgegriffen ist. Doch lege ich darauf nicht allzugroßes Gewicht, weil Netzmetastasen auf Röntgenstrahlen kleiner werden können. Sonstige Peritonealmetastasen abzukratzen oder mit dem Brenner zu verschorfen, dürfte wohl auch kaum mehr bedeuten, als eine halbe Gewissensberuhigung für den Arzt.

Ebensowenig verspreche ich mir von weitgehenden Säuberungs- und Abquetschungsversuchen beim Pseudomyxoma peritonei. Wir glauben daran, daß es verschieden rasch, bzw. langsam wachsende Formen gibt, daß wir aber dieselben durch unseren Eingriff irgendwie beeinflussen können, das dürfen wir nicht glauben.

Rezidive müssen wir ebenso ungünstig beurteilen. Die zwei Fälle, in welchen Pfannenstiel die bei der ersten Operation zurückgelassene Gebärmutter als einzigen

Sitz des Rezidivs gefunden und die er durch Entfernung der Gebärmutter dauernd geheilt hat, sind ganz ausnahmsweise Glücksfälle. Ich habe noch kein Rezidiv gesehen, das mit Dauererfolg operiert worden wäre, und überhaupt nur sehr wenige, bei denen mehr gemacht werden konnte als ein Probebauchschnitt mit Entnahme von Stücken zur histologischen Untersuchung; nicht einmal beim Papillom, bei dem Pfannenstiel die neuerliche Operation besonders warm empfiehlt.

Ob Nachbestrahlung viel an der Sache ändert, bleibt einstweilen noch eine offene Frage. E. Graff berichtet über ein Rezidiv, das er 2$^{1}/_{2}$ Jahre nach der einfachen Ovariotomie operiert hat. Das Carcinom hatte bereits die Gebärmutter durchsetzt und war nur unvollständig von der Flexur abzulösen. Nachbestrahlung. Nach einem Jahr Wohlbefinden.

Einige Worte noch über Zusammenvorkommen von Blastomen des Eierstockes mit solchen anderer Organe. Ich lasse dabei zwei recht böse Komplikationen unerörtert: den gleichzeitigen Krebs des Eileiters, der sowohl technisch wie prognostisch äußerst ungünstig ist, und das gleichzeitige Corpuscarcinom, das auch nicht viel besser dasteht.

Myome finden sich an der Gebärmutter nicht allzu selten. Im allgemeinen wird man sie mitentfernen, nachdem man zuerst die Eierstocksgeschwülste abgetragen hat. Entfernung im ganzen, die ich früher selbst gerne betrieben habe, bedeutet nur eine technische Spielerei, ein zweckloses Kunststück. Im späteren Alter kann man das Myom bei sehr eiliger Operation sogar unberücksichtigt lassen. Pfannenstiel hat ein faustgroßes Myom später vollkommen verschwinden sehen. Welcher Art die Eierstocksgeschwulst gewesen ist, gibt er nicht an.

Ist ein Collumkrebs vorhanden, so wird in erster Linie dieser die Ausdehnung der Operation bestimmen. Doch kann man sich auch veranlaßt sehen, die Eierstocksgeschwulst zu entfernen, um etwa für Strahlenbehandlung des Krebses günstigere Verhältnisse zu schaffen. Schwere Verwachsungen der Eierstocksgeschwülste können allerdings diese Absicht zunichte machen, sofern die Versorgung des Wundbettes ohne Ableitung durch die Scheide unmöglich wird.

Der schwierigste therapeutische Vorwurf liegt in dem Auftreten von metastatischen Krebsgeschwülsten der Eierstöcke nach primärem Krebs von Magen, Gallenblase, Dickdarm, Brustdrüse, Oberkiefer, Pankreas. Der operativ-technisch eingestellte Frauenarzt macht es sich oft zu wenig klar, was mit der Entfernung dieser Metastase und auch mit der Entfernung des Hauptherdes geleistet bzw. nicht geleistet werden kann. Fälle, wie einer von unseren, wo die Operation des Magenkrebses schon längere Zeit zurückliegt und später erst die Blastome des Eierstockes gefunden werden, zeigen deutlich den beschränkten Wirkungsbereich der operativen Behandlung. Dazu kommt, daß auch unsere klinische Diagnostik deutlich versagt; vielfach kann erst das Mikroskop die Fälle ausreichend klarstellen. Bei dem gegenwärtigen Stand der Frage ist es eigentlich mehr eine diagnostische und prognostische, denn eine therapeutische Forderung, beim Magenkrebs sich über die Eierstöcke, und, was für den Frauenarzt wichtig ist, bei jedem Eierstockskrebs (auch bei jedem Fall, der als Fibrom erscheint) über den Zustand des Magens, Darmes usw. ausreichend klar zu werden, soweit dies mit der Abtastung der Organe bei der Operation möglich ist, und so oft als möglich die Röntgenuntersuchung des Magens durchzuführen. Auf das Ergebnis derselben sollte erst der Plan der Operation (einzeitig-zweizeitig) aufgebaut werden.

Der Probebauchschnitt.
Die unvollendbare Operation.

Schon in den alten Berichten über die Ovariotomie sind immer wieder Fälle angeführt worden, in welchen die Operation trotz voraussichtlicher Schwierigkeiten begonnen worden war, um nach vergeblichem Bemühen abgebrochen zu werden. Mitunter haben, wegen mangelhafter Technik, solche Fälle fast die Hälfte oder ein Drittel des operativen Materiales ausgemacht. Noch Olshausen hat der unvollendbaren Operation ausführliche Besprechung gewidmet. Ein großer Teil dieser Gruppen war durch die sog. intraligamentären Geschwülste beigestellt, deren Beherrschung man damals noch nicht gelernt hatte. Man hat sich in der Weise geholfen, daß man die Wände der Geschwulst, soweit sie beweglich gemacht waren, in die Bauchwunde vorgezogen und dort angenäht, den Überschuß abgetragen hat. Olshausen hat gegen diese Art von Behandlung bereits Stellung genommen. Er wollte solche unvollendete Eingriffe soviel als möglich vermieden sehen, konnte sie aber freilich nicht ausschalten, weil es schon damals nicht zu erreichen war, daß unausgebildete Operateure sich an solche Operationen wagen. Sein Vorschlag, die Operation wenigstens dadurch ungefährlicher zu gestalten, daß man den nicht zu entfernenden Rest der Geschwulst nach ausreichender Blutstillung in sich vernäht und einfach versenkt, hatte deshalb große Bedeutung, weil nach dem Einnähen und Drainieren oft genug Eiterung und Jauchung das Leben der Frauen abgekürzt hatten. Sein Vorschlag mag heute noch für solche Vorkommnisse in Betracht zu ziehen sein, wenn der betreffende Arzt sich auch darüber klar sein muß, daß der Frau damit nicht genützt ist, da die Geschwulst natürlich weiter wächst.

Zum größeren Teil waren es jedoch Krebse mit Metastasen, bei welchen die Operation als unvollendbar abgebrochen werden mußte. Meist solche, die vorher in ihrer Tragweite nicht erkannt waren. Wenn der Fall richtig erkannt war, so haben die meisten Ärzte damals die Operation abgelehnt und sich mit therapeutischen Punktionen, Ablassen der Ascitesflüssigkeit begnügt, womit wenigstens für einige Zeit Erleichterung geschaffen war. Aus jener Zeit besitzen wir Einzelmitteilungen, deren Studium auch heute noch interessant ist, weil sie, abgesehen von den oft vielen Hunderten von Punktionen bei derselben Frau, uns ein Bild geben von den Verlaufsmöglichkeiten, von der oft jahrelangen Dauer der Krankheit. Wenn man liest, daß solche Frauen 10—12 Jahre und länger gelebt haben wird man unsere 5jährigen „Dauer"ergebnisse nach Operationen mit strengeren Augen betrachten.

Mit der größeren technischen Sicherheit der Operateure ist auch ihr Mut gewachsen. Der Grundsatz, aufzumachen und erst bei offener Bauchhöhle, wenn möglich erst nach einem Versuch, die Geschwülste zu entfernen, eine Entscheidung über Operabilität zu fällen, ist heute sehr verbreitet. Er wird natürlich im einzelnen noch sehr verschieden gehandhabt. Immer wieder werden Frauen, die bisher die Operation gescheut und auf allen möglichen düsteren Wegen Hilfe gesucht haben, zuletzt beim Operateur landen; und auch der unternehmungslustigste Operateur wird Fälle sehen, in welchen er die Vornahme des Eingriffes von vornherein ablehnt. Die Grenzen sind ziemlich unscharf; der Allgemeinzustand wird an erster Stelle zu berücksichtigen sein; sie sind aber, und das scheint mir das Wesentliche zu sein, überall gegen frühere Zeiten ziemlich weit hinausgeschoben worden.

In diesem Sinne gibt es also auch heute „unvollendbare" Operationen, wenn auch der Inhalt des Begriffes gegen früher verschoben erscheint.

Auch in unserem 30jährigen Material läßt sich eine Zunahme dieser Art von Operationen erkennen. Ich will darauf nicht im einzelnen mit Zahlen eingehen.

Insgesamt habe ich 120 Fälle gefunden, in welchen ein Operationsversuch vorgenommen worden ist. Bei vielen Frauen ist nach der Besichtigung des Krankheitsherdes und Feststellung von Metastasen der Bauch wieder geschlossen worden. Meist sind kleinere Stückchen zur mikroskopischen Untersuchung entnommen worden; dieselben reichen vielfach gerade nur aus, um festzustellen, daß es sich um Krebs handelt, ohne daß über denselben Genaueres auszusagen wäre. 9mal war aus Operationsbefund, zum Teil auch aus dem Obduktionsbefund mit Sicherheit ein primärer Krebs anderer Bauchorgane zu erkennen (Magen 3, Gallenblase 3, Flexur bzw. Mastdarm je 1, Darm ohne genauere Angabe 1). In vielen anderen Fällen muß jedoch die Frage, ob primärer oder metastatischer Krebs, offen gelassen werden, da wohl bei der Operation nicht daran gedacht worden ist, bzw. diesbezügliche Angaben fehlen.

3 von den 120 Fällen sind gesondert zu nennen. Es war Schnittentbindung notwendig (923, 1842, 13 535); bei dieser Gelegenheit ist der Fall als inoperabel erkannt worden. Alle 3 Frauen sind bald danach gestorben.

Die Notwendigkeit histologischer Untersuchung erhellt aus einem Fall (2893), in welchem anderwärts 1 Jahr vorher nach Probelaparotomie eine Peritonealtuberkulose angenommen worden war. Der neuerliche Bauchschnitt hat Krebs ergeben.

In einigen von den hier zusammengefaßten Fällen sind noch ernsthafte Operationsversuche unternommen worden; ein und das anderemal konnte sogar die eine Eierstocksgeschwulst entfernt werden; in einem Falle war eine Darmverletzung (bei Beginn der Ablösung) Veranlassung, weiteres Präparieren aufzugeben; einmal war das gleichzeitige inoperable Collumcarcinom eigentlich die Ursache für das Abbrechen des schwierigen Eingriffes.

In einigen Fällen sind größere Geschwulstbrocken, die leicht abzubrechen waren, herausgenommen worden. Wie gefährlich dieses Vorgehen sein kann, zeigt ein Fall, in welchem bei der Obduktion (7. Tag) eine ziemlich ausgedehnte Nachblutung an dieser Stelle festgestellt werden konnte, die sicherlich dazu beigetragen hat, den Ausgang zu beschleunigen.

Von allen Einzelheiten abgesehen muß man nun fragen, welchen Wert dieses Vorgehen hat, welchen Gewinn es bringt. Auf den ersten Blick ist das Ergebnis ein trauriges. Nicht nur, daß es diesen 120 Frauen nichts genützt hat, oder doch nicht mehr als eine einfache Punktion, also nur recht vorübergehend — auf nachfolgende Röntgenbestrahlung gehe ich hier noch nicht ein — ist die Operationsmortalität groß. Von den 120 Frauen sind 28 gestorben (nach Abzug der 3 Schnittentbindungen von 117 Frauen 25). 4 sind einer Embolie erlegen, die anderen einer Bauchfellentzündung, Ileus, Lungenentzündung. Das Bild entspricht dem, was auch von anderen Seiten über den Probebauchschnitt gesagt worden ist. Zahlreiche Ärzte haben schon dagegen Stellung genommen. Ich greife nur Hausmann heraus, der ganz besonders betont, daß die Narkose eine Lipoidverarmung der Gewebe zur Folge hat, die eine Herabsetzung der Widerstandsfähigkeit der Gewebe bedeutet.

Und doch halte ich es für falsch, sein Urteil bloß auf die Betrachtung derjenigen Fälle zu gründen, in welchen es bei dem Probebauchschnitt bleiben mußte. Der Eingriff war gewählt worden, weil die klinische Diagnostik jene Einzelheiten nicht hat erkennen lassen, die wir brauchen, um über eine Durchführbarkeit der Operation zu entscheiden. Es sind aber außerdem so und soviele Fälle — Zahlen anzugeben, ist recht schwer, aber es dürften etwa ebensoviele sein —, in welchen die Anfangsbedingungen genau dieselben waren, die Operation aber doch noch durchgeführt werden konnte. Noch mancher Todesfall der anderen Gruppen würde dazu zu rechnen sein; aber wohl auch mancher Fall, der gerettet werden konnte. Mit Rücksicht auf diese Fälle müssen wir einstweilen trotz aller Bedenken am Probebauchschnitt festhalten, solange uns die diagnostischen Behelfe für Erkennung jener Einzelheiten, die der operative Techniker braucht, noch fehlen. Meist ist ja allerdings der Befund noch schlechter, als man gefürchtet hat; manchmal aber überraschenderweise besser. Solche Fälle läßt uns eben doch nur der Bauchschnitt erkennen.

Für die übrigen Fälle müssen wir nur trachten, die Gefahren des Schnittes herabzusetzen. Auf Allgemeinnarkose möchte ich nicht verzichten; ich halte sie teils aus psychischen Gründen, teils auch zu rascher und ausgiebiger Orientierung (Magen usw.) für notwendig. Aber kurze Dauer des Eingriffes, rasche Übersicht, Vorsorge gegen Nachblutung und für peinlichste Asepsis sollen die leitenden Gesichtspunkte sein. Die Probeschnitte sind nie als Anfängeroperationen zu bewerten; sie sollen nicht dazu verwendet werden, den Fall bloß irgendwie „geschäftsordnungsmäßig" zu erledigen. Dazu genügt schließlich eine Punktion oder eine Trostbestrahlung, die weniger Gefahren birgt.

Mit zu den Fällen von eigenartigem Verlauf gehört wohl eine Beobachtung von Fekete: Bei einem bröckligen, aber histologisch gutartigen beidseitigen Papillom von Kindskopfgröße nur rechts Unterbindung des Ligamentum infundibulo-pelvicum. Dann Röntgenbestrahlung in 4 Serien. Nach $^1/_2$ Jahr ist die Geschwulst verschwunden, 4 Jahre später mit Ascites wieder da. Operation, wobei kleine Papillen zurückbleiben. Bestrahlung. Nach 18 Monaten gesund.

Verlauf nach der Operation.

Der Zustand der wegen Eierstocksblastomen Operierten unterscheidet sich kaum wesentlich von dem nach anderen Operationen. Es wurde schon hervorgehoben, daß die vaginal operierten Frauen im allgemeinen weniger an postoperativen Unanehmlichkeiten zu leiden haben als die abdominal operierten. Im großen ganzen gehen die Unterschiede im Verlauf parallel mit der Schwere des Eingriffes.

Auf alle Einzelheiten, wie postoperatives Erbrechen, Durstzustände, Schlafstörungen usw. und deren Bekämpfung einzugehen, würde zu weit führen, ebenso auf die Nachkrankheiten und Todesursachen. Nur auf einige wenige Dinge sei kurz eingegangen.

Leichte Temperatursteigerungen kommen nicht allzu selten vor. Pfannenstiel hat bereits gezeigt, daß sie durch verschärften Wundschutz vermindert werden können. Ganz auszuschalten sind sie doch noch nicht. Die Frage, ob einfach Resorption von Zerfallsstoffen im Spiele ist, oder ob es sich um Infektion handelt, kann nicht einwandfrei erledigt werden. Für ersteres spricht — ohne es gerade voll zu erweisen — das gelegentliche Vorkommen von postoperativen (toxischen) Erythemen oder von Urticaria. Auch purpuraartige Hautblutungen (Knippen) könnten in demselben Sinne gedeutet werden, wenngleich eine toxisch-septische Quelle für die Capillarwandschädigung mir wahrscheinlicher vorkommt.

Katheterismus ist seltener nötig als nach anderen gynäkologischen Operationen. Strengere Zucht und psychische Beeinflussung der Frauen wird ihn sicherlich noch weiter einschränken können (Sachs), was durchaus zu wünschen wäre.

Die postoperative Parotitis hat in früheren Jahren eine große Rolle gespielt (Mundé), besonders im Schrifttum, als Mörike sie förmlich als Besonderheit der Ovariotomie hingestellt hatt. Sie ist auch in unserem Material einige Male beobachtet worden, gelegentlich sogar in recht unangenehmer Form (Vereiterung, Incision). Da ihre Häufigkeit mit größerer Vorsicht bei der Narkose deutlich abfällt, ist die Erklärung als Narkoseschaden (Quetschen beim Vorziehen des Unterkiefers, Austrocknung, mangelhafte Mundpflege; Wagner) wohl richtig, vielleicht nicht die einzige.

Reichlich besprochen sind die einige Tage nach der Operation auftretenden Gebärmutterblutungen. Sie waren bereits den älteren Ärzten aufgefallen. Olshausen hat sie irgendwie hämodynamisch aufgefaßt, Strassmann als Folge von Nervenquetschung, Bondi als Operationsshock. Lindenthal (1903) hat an Beziehungen zum zurückbleibenden Eierstock gedacht, Vértes, Theilhaber, Rosenblatt, Neu, Pychlau, Ebeler, Reusch u. a. haben bemerkenswerte Einzelheiten festgestellt: war die Operation kurz nach der Periode ausgeführt, so fehlte die Blutung; sie trat nur ein, wenn das Intervall länger war als 14 Tage. Diese Beobachtung ließ sich in die damals noch nicht allgemein angenommene Lehre vom Ovulationszyklus und der Abhängigkeit der Menstruation von der Ovulation sehr gut einfügen, so daß sie gewissermaßen mit als Beweis für die Richtigkeit derselben gelten konnte. Waren noch keine Gelbkörper vorhanden, ist der reifende Follikel entfernt worden, so fehlte die Blutung; wurde ein Gelbkörper entfernt, so trat sie sofort auf. Ist der Gelbkörper im anderen Eierstock, so kommt die nächste Periode zur erwarteten Zeit. Der weitere Zyklus ist ungestört.

Von einer 39jährigen Frau (346 II ex 1926) erhielt ich einige Zeit nach der Operation (supravaginale Amputation der Gebärmutter mit Belassung beider Adnexe) die Angabe, daß sie nach dem Eingriff drei Tage lang qualvolles Verlangen nach Geschlechtsverkehr gehabt habe. Abgeschwächt habe sich das später noch einigemale gezeigt. Keine Wallungen. Ich bin geneigt, das mit Ödem oder Stauung in den Eierstöcken zu erklären und mit dem Wegfall der Menstruation.

Über Zustände im Verlaufe der Wundheilung:

Kollapsartige Zustände, früher bei der langen Dauer mancher Operation häufig und wohl auch durch Narkose und Blutverlust bedingt, kommen heute nur bei sehr elenden Frauen vor und können auch hier durch rasches, schonendes Operieren, Wahl der Anästhesie usw. verhütet werden.

Eine gewisse Gefahr liegt auch jetzt noch in der Möglichkeit des Auftretens von intraperitonealen Nachblutungen. Solche waren früher öfter vorgekommen. In den Kriegsjahren waren sie noch einigemale an der Klinik beobachtet worden; vorher all die Jahre nicht, und seither auch nicht mehr. Es waren, wie ich bereits oben erwähnt habe, nicht etwa Anfängeroperationen gewesen. Schroeder hat seinerzeit eine tödliche Nachblutung am 19. Tage gesehen. Hier dürfte wohl eine eitrige Einschmelzung des Stumpfes vorgelegen haben.

In günstigen Fällen, in welchen die Blutung nicht zu massig ist und von selbst steht, wird eine Abkapselung des Blutergusses, unter Umständen in Gestalt einer Hämatocele retrouterina, nach einiger Zeit zur operativen Entleerung durch das Scheidengewölbe kommen können. Steht die Blutung nicht, treten deutliche Zeichen zunehmender Anämie auf, so bleibt nur die schleunigste Wiedereröffnung der Bauchhöhle.

Der ständige Kampf des operierenden Arztes gilt der Vermeidung von Infektionen. Wir haben dieselben zweifellos besser zu beherrschen gelernt als in früheren Zeiten. Der „verschärfte Wundschutz" hat sich auch in der Ovariotomie recht glücklich ausgewirkt. Eine Rückschau muß uns dankbarst anerkennen lassen, daß die Bemühungen um die Ausgestaltung der Asepsis das ganze Bild nach der Operation wesentlich freundlicher gestaltet, die Pflege der Operierten ganz außerordentlich entlastet haben. Aber der Kampf ist ständig; er darf nie erlahmen. Im Operationsraum und in seinen Nebenräumen entscheidet sich das Schicksal der meisten Fälle. Nur dort, wo schon vor der Operation ein Herd im Operationsgebiet (oder auch sonst im Körper) vorhanden war, drohen auch heute noch dieselben Gefahren.

Es ist hier nicht der Ort, auf das Krankheitsbild der akuten postoperativen Peritonitis mit ihrer Ausschaltung großer Mengen von toxisch überladenem Blut aus dem Kreislauf in die Blutdepots der Milz, der Haut (Cyanose) und der dadurch bedingten gefährlichen Einengung des Kreislaufes (Blutversackung), wozu noch die Lunge, die Leber und das ganze Splanchnicusgebiet kommen (Rückflußverminderung), einzugehen. Nur mit einigen Worten sei die örtliche Entzündung im Bereich des Stumpfes erwähnt, das Stumpfexsudat, welches die Heilung, die volle Genesung manchmal recht sehr verzögert. Auch das ist klar, daß Stumpfexsudate seltener geworden sind. Daran hat sicherlich das Kleinhalten von Massenligaturen und das Vermeiden von starken Seidenfäden viel Anteil, das bereits Pfannenstiel gerügt hat.

Interessant ist ein Bericht, den K. Urban aus Linz (Ob. Öster.) mitteilt. Etwa $^3/_4$ Jahr nach Abtragung der Adnexe einer Seite in demselben Krankenhaus Laparotomie wegen Ileus. Eine 1 m lange Darmschlinge blaurot, stark aufgetrieben; als Ursache der Strangulation ein geknoteter dicker Seidenfaden, der einen bleistiftdicken Ring gebildet hatte, ganz frei in der Bauchhöhle; durch diesen Ring war der Darm durchgeschlüpft. Der Faden war seinerzeit zur Abschnürung der Adnexe angelegt worden und hat sich in der Folge, nach Resorption des Stumpfrestes, einfach ganz frei gemacht. Beide Operationen sind innerhalb des Jahres 1928 vorgenommen worden.

Auch ohne besondere Exsudate bleiben manchmal Verwachsungen zwischen Stumpf, bzw. Eileiter und Darm oder Mesenterium, die zu Strangulationsileus führen können (z. B. P. Becker 1919), so wie er ähnlich bei jeder Art von abdominaler Retroflexionsoperation berichtet worden ist.

Tetanusinfektion (Catgut) ist heute außerordentlich selten. Ab und zu werden aber doch Fälle besprochen. Wir hatten keinen Fall.

Venenthrombosen sind stets ein Sorgenkind gewesen, nach manchen Berichten in den letzten Jahren fast gehäuft. Es handelt sich seltener um Thrombosen der Beckenvenen oder der Spermatika (Flaischlen 1909), viel öfter um mehr oberflächliche oder tiefe Thrombosen an den varikösen Venen der Beine. Daß dabei eine besondere Disposition ihre Rolle spielt, ist so wenig zu bezweifeln, wie daß Endothelschädigung den auslösenden Umstand bildet. Diese kann chemisch-toxisch, durch Infektion, aber auch durch Druck (ungünstige Lagerung) bedingt sein. Ihre Bedeutung für die Embolie ist bekannt genug.

Ungünstige Lagerung der Extremitäten bei der Operation haben wir die Lähmungen an Beinen (Peroneus) oder an den Armen zu verdanken. Viele davon gehen auf längere sachgemäße Behandlung gut zurück: manchmal bleibt aber dauernde Atrophie und Gebrauchsbeschränkung des Gliedes.

Erwähnt seien schließlich noch die Erkrankungen der Luftwege, die uns auch heute noch den postoperativen Verlauf bei älteren Frauen und nach schwierigen Operationen mit Sorge verfolgen lassen.

Fettembolien, die aus Quetschung fettreicher Bauchdecken oder nach Operationen am Netz verständlich erscheinen mögen, sobald der Pfortader-Leberkreislauf überwunden werden kann, scheinen sehr selten zu sein (Praeger).

Jeder Operateur hatte immer schon den Eindruck, daß die Operation für den Organismus eine gewaltige Beeinflussung des gesamten Stoffwechsels bedeutet. Einzelheiten waren früher nicht erfaßt worden. Erst die Ausarbeitung der chemischen Mikromethodik hat es ermöglicht, diesen Fragen näher zu treten, und Beobachtungen aus der Kolloidchemie fügen sich ergänzend ein. Seit W. Löhr, Hueck, v. Seemen und Binswanger u. a. wissen wir eine Reihe von Einzelheiten, haben auch vom praktisch-therapeutischen Standpunkt aus einige Mittel und Wege, diesen Klippen auszuweichen.

Es findet sich nach der Operation eine Vermehrung der grobdispersen Eiweißkörper, des Fibrinogens und der Globuline im Blut; infolge davon eine Beschleunigung der Blutkörpersenkung im Versuch. Weiter ist eine Verminderung der Alkalireserve nachgewiesen und andere Änderungen im Mineralstoffwechsel, die vielleicht nicht so regelmäßig vorkommen. Regelmäßig ist eine Zunahme der Blutplättchenzahl; wahrscheinlich eine Änderung in der Tätigkeit der Milz (Blutspeicher?) und des Knochenmarkes (Regeneration). Die gesamten Änderungen der Ionenverhältnisse haben als sichtbare Folge durch Beeinflussung des vegetativen, bzw. des Gefäßnervensystems zunächst eine Herabsetzung der Peristaltik im Darm bedingt, ferner eine Hyperämie im Splanchnicusgebiet, die bis zu Hirnanämie. zum Kollaps gedeihen kann; mindestens mit Blässe der Haut, verminderter Wärmeabgabe durch dieselbe, Kältegefühl einhergeht. In der Peripherie ist der Kreislauf herabgesetzt. In Varicen der Beine stockt er stundenlang vollkommen; dadurch kommt es zu toxischer Endothelschädigung und zur Thrombosebildung, mit allen ihren Folgen.

Dagegen soll schon vor der Operation, sowie auch nach derselben vorgebaut werden. Infusionen von Traubenzucker, von Ringerlösung, unter Umständen in Verbindung mit kleineren Aderlässen, Blutegel, Campherpräparate, die zugleich Gefäßspasmen lösen und den Blutdruck herabsetzen (bei ausgesprochen schlechtem Herzen nicht anzuwenden, sonden nur Digitalispräparate!); Schilddrüsenpräparate zur Besserung des Gewebsstoffwechsels (der sog. Vorniere); nach der Operation Transpulmin, Herzmittel, Schmerzbekämpfung (durchaus wichtig und zweckmäßig, nicht nur vom subjektiven Standpunkt aus).

Operationsmortalität.

Die Zahlenangaben über Sterblichkeit nach der Ovariotomie waren immer schon schwankend. Während Olshausen 4%, A. Martin 8,5%, Hofmeier 11,6% angegeben hatten, hatte Döderlein 3,5%. Pfannenstiel hat die gesamte Sterblichkeit auf 5% geschätzt. v. Jaschke gibt neuerdings (304 Fälle) 2% an, bei gutartigen Blastomen sogar 0,7%; A. Mayer dagegen, ebenfalls bis in die letzten Jahre reichende Zusammenstellung, 5,7%. Unsere Zahl erreicht ohne metastatische Krebse 3,02%, mit Einschluß der Probebauchschnitte 4,8%. Es ist auch heute noch unbedingt zuzugeben, daß die Operation in hohem Alter wesentlich gefährlicher ist, und ebenso bei Kindern unter 4 Jahren. Es ist ebenso klar, daß sie mit der Ausdehnung des Eingriffes gefährlicher wird. Über die Bedeutung der Probelaparotomie ist oben bereits einiges gesagt worden; die Zahlen von Linzenmeier (Sterblichkeit 6,77% gegen 4,4% bei Radikaloperation) und Döderlein (21,7% gegen 0%) bestätigen dies vollauf. A. Mayer findet zudem die Fälle mit Ascites unter den Probeschnitten noch besonders gefährdet (25% gegen 11,4%).

Besonders gefährdet sind Frauen, bei welchen der Darm verletzt wurde, bzw. reseziert werden mußte. Auch Ureterverletzung bedeutet eine schwere Beigabe, während die ordentlich versorgte Verletzung der Blase im allgemeinen besser vertragen wird und meist ausheilt.

Ausfallserscheinungen.

Obwohl die Frage der Ausfallserscheinungen a. a. O. besprochen wird, muß auch hier kurz, aber eindringlich auf ihre Bedeutung verwiesen werden. Die Beschwerden, welche den Erscheinungen des physiologischen Wechsels entsprechen, treten natürlich vorwiegend bei Frauen auf, denen beide Eierstöcke bzw. samt der Gebärmutter entfernt werden mußten. Meist handelt es sich um bösartige Blastome. Da müssen sie in Kauf genommen werden. Vielfach sind ja die Frauen in den Wechseljahren oder haben diese schon hinter sich. Es ist nun ganz bemerkenswert, daß diese Frauen manchmal ihren normalen „Wechsel" ohne viel Beschwerden überstanden haben und jetzt, in höherem Alter, nach der Operation wieder, und zwar viel schwerer, mit viel deutlicherem anfallsweisen Blutdrucksenkungen als seinerzeit, daran leiden. Begreiflich wird dies, wenn wir daran denken, daß die Geschwulst selbst sehr oft eine Art von Hormonwirkung ausgeübt hat, was wir an manchen Folgen (Veränderungen des Endometrium, Vergrößerung und Weichheit, Auflockerung der Gebärmutter, rudimentäre Deziduabildung, Colostrum, Genitalblutung usw.) klinisch sehr deutlich erkennen. Es sieht aus wie eine neue Blüte vor dem Winter.

Damit stimmt es überein, daß nach Kastration sehr häufig in der Hypophyse Vermehrung der eosinophilen Zellen gefunden wird (Rössle), wenn auch nicht ganz regelmäßig (Berblinger); auch für Röntgenkastration gilt dies (E. Philipp). E. Philipp hat bei 8 von 14 Frauen, denen die Eierstöcke entfernt worden waren, die Prolan A-Reaktion (Aschheim-Zondek) positiv gefunden, sogar (1930) bei einer Frau, die im 64. Lebensjahr kastriert worden war, deren Eierstock also wohl noch am Zusammenspiel der Hormone mitgearbeitet hatte; ein zweitesmal bei einer 50jährigen Frau drei Jahre nach Radikaloperation wegen Collumcarcinoms (1931).

7 Tage nach Radikaloperation (Myom) einer 44jährigen Frau mit Entfernung beider Eierstöcke ist auffallenderweise positive Schwangerschafts-(Prolan-B)-Reaktion nachweisbar gewesen. Kurz nachher kam es zu ausgesprochener Milchabsonderung in den Brüsten.

Die Hypophyse kastrierter Tiere bewirkt bei Implantation auf die Maus stets sehr deutlichen Effekt am Genitale (Engle 1929, Evans und Simpson 1929, Philipp).

Mitunter sieht man aber dieselben Ausfallserscheinungen, besonders in der Nähe des kritischen Alters, auftreten nach Abtragung nur des einen Eierstockes, namentlich dann, wenn zugleich die Gebärmutter entfernt werden mußte; ebenso wie gelegentlich nach bloßer Exstirpation, selbst nach supravaginaler Abtragung der Gebärmutter. Für solche Fälle gibt es wohl nur die eine Erklärung, daß „konstitutionelle" Momente, besondere Veranlagungen des vegetativen Nervensystems vorhanden sein müssen. Diese Fälle sind praktisch wichtig, obwohl sie selten sind.

Je jünger die Frau ist, je weiter sie noch von dem ihr bestimmten physiologischen Wechsel entfernt ist, um so eher bleibt sie von solchen Beschwerden nach einseitiger Operation verschont.

Mathias hat bei der Obduktion einer tuberkulösen Frau, bei der ein Jahr zuvor der Gebärmutterkörper abgetragen und ein Eierstock entfernt worden war, einen frischen Gelbkörper und mehrere kleine Follikel gefunden. Der Eierstock hat also trotz der schweren, zum Tode führenden Allgemeinerkrankung, und obwohl sein „Erfolgsorgan" ein Jahr lang gefehlt hat, dennoch weiter gearbeitet.

In Versuchen an der weißen Maus hat Westmann gezeigt, daß sich die Eierstöcke normal entwickeln, wenn in der Jugend die Gebärmutter entfernt wird. In der Scheide ist normale Brunstreaktion nachweisbar. Unterberger hat bei Kaninchen und jungen Hunden dasselbe erzielt; zwei von seinen Hündinnen haben den biologischen Beweis für fortbestehende Eierstockstätigkeit erbracht; sie sind von Hunden verfolgt und gedeckt worden. Auch nach den Versuchen von Fr. Kok geht der Scheidenzyklus bei der Maus trotz Entfernung der Gebärmutter ruhig weiter.

Ebenso wechselnd wie die Ausfallserscheinungen sind die Blutbefunde nach Abtragung beider Eierstöcke. Wenn gelegentlich berichtet wird, daß mäßiger Abfall der roten Blutkörper und des Hämoglobins zu finden ist, so kann das mit vorausgegangenen Schädigungen erklärt werden. Die verlangsamte Regeneration des Blutes, die ebenfalls behauptet wird, mag mit dem Alter zu erklären sein; die angegebene Lymphocytose vielleicht eher mit Operationsschäden als mit unklaren endokrinen Umstellungen.

Aber auch bei beidseitiger Operation ist die Schwere der Erscheinungen sehr verschieden.

Selbst der körperliche Zustand ist verschieden. Gegenüber der häufigen Annahme, daß die Frauen nach Totalexstirpation und Radikaloperation fett werden, führe ich hier nur die Feststellung von O. Bokelmann an, daß von 500 Frauen bei 300 ein Gleichbleiben des Gewichtes oder Gewichtsabnahme zu verzeichnen war, bei 200 Gewichtszunahme. Aber auch bei diesen ist ein eindeutiger Einfluß von Ovarialhormonpräparaten auf den Stoffwechsel nicht festzustellen.

Boehnheim und Heimann haben bei der Frau eines Arztes im Anschluß an bloße Abtragung eines Eierstockes (Teratom) Abmagerung eintreten sehen. Sie deuten dieselbe als hypophysäre Kachexie. Gegen diese Deutung spricht wohl der Umstand, daß mit Hypophysenpräparaten kein Erfolg zu erzielen war.

Die Unmöglichkeit, auch nur annähernd etwas darüber vorauszusagen, wie die Beschwerden sich geltend machen werden, muß uns zu möglichst erhaltendem Operieren veranlassen. Vor allem gilt dies für Frauen mit labilem Nervensystem. Von diesem Gesichtspunkt aus ist die Ausschälung von gutartigen Blastomen aus dem Eierstocksgewebe in weitestem Ausmaß anzustreben. Leider stehen dem unsere diagnostischen Möglichkeiten vielfach sehr erschwerend gegenüber; ebenso die Unsicherheit in der klinischen und makroskopischen Beurteilung mancher Geschwulstformen. Ich brauche nur an die sog. Follikulose zu erinnern.

Auch statt der einfachen, einseitigen Ovariotomie empfehle ich, wenn möglich, durchaus die Ausschälung. Es kann nie gesagt werden, ob bei derselben Frau nicht später aus irgendeinem Grunde (Blastom, Eileiterschwangerschaft usw.) der zweite Eierstock geopfert werden muß; dann ist wenigstens ein Teil des ersten noch vorhanden.

35*

Im Zeitalter der zunehmenden Entwicklung der Hormonbehandlung steht uns zwar eine Reihe von Präparaten zur Verfügung, mit welchen wir die Ausfallserscheinungen bekämpfen können, aber volle Sicherheit ist mit ihnen noch nicht erreicht. Auch die am Gefäßnervensystem direkt angreifenden Medikamente (Klimasan, Prokliman usw.) versagen oft. Die einmalige, oder nach 6 Wochen wiederholte Hypophysenbestrahlung (Werner) hat mitunter ausgezeichnet gewirkt, mitunter aber auch nur vorübergehend, oder nur teilweise. Angesichts solcher Schwierigkeiten ist es jedenfalls besser, so vorzubauen, daß dieser Schlußkampf des Arztes um das Wohlbefinden der Frauen womöglich nicht notwendig wird.

An Ersatz des Verlorenen durch Einpflanzung von Eierstocksteilen einer anderen Frau kann man gelegentlich denken, wenn andere Verfahren versagen. Die Schwierigkeiten, Material dafür zu beschaffen, sind aber ganz außerordentlich groß, wenn man den Grundsatz möglichster Erhaltung gesunden Eierstocksgewebes für jede Frau gelten lassen will. Ich bin seit Jahren nach diesem Grundsatz vorgegangen, konnte daher nur sehr selten solche Implantationen durchführen; trotzdem sind mir in einem Falle nachträglich Unanehmlichkeiten erwachsen, so daß ich nur zu größter Zurückhaltung raten kann.

Bekannt ist ein Fall von Fleischmann, in welchem nach Einpflanzung eines Myomeierstockes ein Myom gewachsen war. Dasselbe hat Amreich erlebt; 2 Jahre nach Einpflanzung des Eierstockes (diesmal von einer Eileiterschwangerschaft) Operation wegen großen Myoms und zugleich Nephrektomie (Tuberkulose). Tod an Lungenabsceß.

Übrigens sind die Erfolge höchstens ganz vorübergehend. Selbst mit der Reimplantation gesunder Teile der eigenen Eierstöcke hat Siegert unter 28 Fällen nur 5mal regelmäßige Periode, 5mal zu starke Blutungen, in den anderen Fällen keinen Erfolg erzielt. Die Heterotransplantation ist jetzt nicht nur beim Menschen, sondern auch im Tierversuch (Lipschütz) als recht wertlos erwiesen, insofern als auch bei Meerschweinchen nur ganz irreguläre Brunst erzielt werden kann. In den letzten Jahren ist es um dieses Verfahren schon recht still geworden.

Nur selten wird man es erleben, daß eine Adenomyosis der Scheide nach Entfernung der Gebärmutter und Belassen eines Eierstockes noch als Erfolgsorgan des Eierstockes Menstruation unterhält (Halter, Baumm); übrigens kein Vorteil, da man die neuen Herde ja doch nicht sich selbst überlassen mag.

Dauerergebnisse der Operation.

Überblicken wir die Dauerergebnisse der Operation an Hand unserer Einteilung, so zeigt es sich, daß nur eine einzige Gruppe geradezu herausleuchtet durch die glänzenden Ergebnisse: das Fibrom. Ich rechne dazu allerdings auch manche Fälle, die früher als Spindelzellsarkome aufgefaßt worden sind, und muß nochmals betonen, daß eine sehr eingehende mikroskopische Untersuchung uns vor 2 Fehldiagnosen bewahren muß: es darf nicht eine Marchand-Krukenbergsche Geschwulst übersehen werden, in welcher die Siegelringzellen mitunter sehr spärlich verstreut vorkommen; und es darf nicht ein Adenofibrom übersehen und ein kleinzelliger Krebs verkannt werden. Unter diesen Voraussetzungen kann das Fibrom als vollkommen gutartige, nie rezidivierende oder Metastasen setzende Geschwulst gelten.

Alle anderen Blastome des Eierstockes kann man in die beiden klinischen Gruppen der anatomisch zweifelhaften und der bösartigen Geschwülste einreihen. Die erstere Gruppe besteht allerdings aus einem sehr bunten, ungleichartigen Material.

Als erstes nenne ich das Teratom; es ist tatsächlich in der ganz überwiegenden Menge der Fälle gutartig und wird gewöhnlich zu den durchaus gutartigen Blastomen gerechnet; und mit Recht. Es gibt aber seltene Krebse — Plattenepithel- und Drüsenkrebse —, die einen Schatten auf dieses Bild werfen. In diesen Fällen ist die Prognose genau so schlecht wie bei anderen Krebsen des Eierstockes. A. Mayer verzeichnet ihre Häufigkeit mit (6 : 131) 4,5 %; Leibzyck sogar mit (5 : 61) 8,2 %.

Meist wird der Krebs schon klinisch, bzw. bei der Operation erkannt werden können. Einmal habe ich aber in einem mir leihweise überlassenen, auch makroskopisch nicht verdächtigen cystischen Teratom mikroskopisch ausgedehnten Krebs nachweisen können, zum großen Erstaunen des Operateurs, der die Kranke indessen aus den Augen verloren hatte. Solche Befunde müssen zu denken geben.

In der großen Gruppe der Adenofibrome ist eine Übersicht schon nicht so einfach zu gewinnen.

Beim Blastoma pseudomucinosum findet A. Mayer Knoten auf dem Bauchfell, die er als Impfmetastasen auffaßt, dreimal auf 193 Fälle = 1,5 %. Dauerheilung hat Pfannenstiel mit 98 %, Glockner mit 94,4 % angegeben. Übersetzt man diese Zahl in die Praxis, so heißt dies, daß 2 %, bzw. 5,6 % der Fälle ursprünglich als Blastoma pseudomucinosum aufgefaßt worden sind, die eigentlich Krebse waren. Ich bin aber aus meinen eigenen Erfahrungen belehrt worden, daß mindestens die mikroskopische Unterscheidung krebsiger Formen bei genauer Untersuchung viel öfter möglich ist, als man bei flüchtiger Untersuchung weniger Stellen und bei mangelnder Erfahrung auf diesem Gebiete glauben würde.

Ganz schlecht sind die Erfolge beim Pseudomyxom; und zwar sowohl beim Pseudomyxoma ovarii, wie bei den vom Wurmfortsatz ausgehenden Formen. Schon die Operation selbst verläuft unbefriedigend, insoferne als es nie gelingt, die Gallertmassen ganz zu entfernen, ja mitunter überhaupt nur Stücke daraus herausgebrochen werden können und kaum irgendwo normaler Bauchfellüberzug sichtbar gemacht werden kann. Die Frauen können den Probeeingriff überstehen; es können im Laufe von Monaten oder von einigen Jahren wiederholte Eingriffe überstanden werden. Schließlich, manchmal erst nach Jahren, bilden sich Darmfisteln, intraperitoneale Abscesse usw. Die Frauen erliegen einer chronischen Sepsis, einer Lungenerkrankung, bzw. der Kachexie. Aber es gibt auch hier Ausnahmen. Schon Olshausen und Pfannenstiel haben solche gekannt. E. Zweifel erwähnt einen Fall von Gallertkrebs des rechten Eierstockes und des Wurmfortsatzes; die derzeit über 80jährige Frau war 27 Jahre nach der Operation gesund.

Graefenberg hat gelegentlich der vaginalen Entfernung der Gebärmutter (47jährige Frau, Ca. corp. mit Ascites) walnußgroße Gallertmassen und den dicken, durchscheinenden Wurmfortsatz auf demselben Wege abgetragen. Aus einer kleinen Öffnung an letzterem sind die Gallertmassen herausgequollen. Auf den Eierstöcken oberflächliche Auflagerungen solcher Massen. Nach 9 Jahren war die Frau noch gesund.

Es ist kaum daran zu zweifeln, daß die Fälle von „Hydrops" des Wurmfortsatzes nicht gleichwertig sind.

Von den cystischen Adenofibromen läßt sich bisher nur Gutes sagen. Die Frage der Bösartigkeit wird nur insoferne auftauchen, als die Möglichkeit einer Verwechslung mit einer cystisch-fibromatösen Marchand-Krukenbergschen Geschwulst besteht.

Ist diese Möglichkeit ausgeschlossen, dann ist durchaus mit Dauerheilung zu rechnen. Die Möglichkeit einer späteren Erkrankung des anderen Eierstockes beweist noch nichts dagegen.

Für manche etwas eigenartige Sonderformen des cystischen Adenofibroms fehlen uns ausreichende Erfahrungen hinsichtlich einer Dauerheilung.

Sehr schwer ist die Entscheidung bei den Papillomen (papillären Adenofibromen). Sie werden im allgemeinen zu den anatomisch zweifelhaften Geschwülsten gerechnet und Pfannenstiel gibt eine Dauerheilung von 77%, Glockner eine Rezidivhäufigkeit von 11% an. Ich kann dazu nicht an Hand von Zahlen Stellung nehmen; aber aus meinen Erfahrungen heraus gewinne ich den Eindruck, daß die nur aus groben, plumpen Papillen bestehenden Formen als klinisch gutartig anzusehen sind, dagegen die feinpapillären als ausnahmslos bösartig. Es sind dies auch jene Formen, welche allein Metastasen im Bauchfell setzen. Als besonders ungünstig sind mir jene Fälle bekannt, in welchen — wenn auch nur an einzelnen Stellen — mikroskopisch stärkere Epithelproliferation, Epithelabstoßung an den Papillenspitzen nachweisbar ist. Keiner von diesen Fällen meiner persönlichen Beobachtung ist rezidivfrei geblieben. Wir hätten allen Grund, diese Fälle rundweg als Krebse zu führen.

Bemerkenswert ist eine offenbar hieher gehörige Beobachtung von Penkert. 18 Jahre nach beidseitiger Ovariotomie (wahrscheinlich papilläre Adenofibrome) mußte er wegen eines gänseeigroßen retrouterinen Tumors operieren, der als vielkammeriges, Papillen aufweisendes Ovarialkystom (Tochtergeschwulst) angesprochen worden ist.

F. Heimann berichtet von einem krebsigen Bauchwandrezidiv eines 8 Jahre vorher operierten faustgroßen papillären Ovarialblastoms. Weitere 2 Jahre vorher war bei der damals 28jährigen Frau ein Operationsversuch abgebrochen worden; Eiterung. Spätere Operation sehr schwierig. Er glaubt krebsige Metastase einer gutartigen Geschwulst annehmen zu sollen. Ich kann jedoch aus den Abbildungen besondere Unterschiede nicht entnehmen, und halte es für wahrscheinlicher, daß ein sehr langsam wachsender papillärer Krebs vorgelegen hat.

Recht düster ist das Bild in der Gruppe, die ich als primäre Krebse und als Krebse von besonderer Bauart zusammengefaßt habe, und ebenso düster bei den Teratoblastomen. Für die Krebse ergibt sich die besondere Bösartigkeit schon aus der einen Angabe, daß von allen unseren Fällen rund $1/3$ zur Zeit der Aufnahme inoperabel war, und noch ein großer Teil außerdem nicht radikal operiert werden konnte. Dieselbe Erfahrung meldet Döderlein (22% inoperabel, nur 22% radikal operiert) und E. E. Pribram (von 95 Fällen 25 inoperabel, nur 49 radikal operiert); auch A. Mayer hat 17,5% Probelaparotomien und insgesamt 42,6% nicht radikal, bzw. gar nicht operierbare Fälle. Bei den primären, soliden Krebsen sind sogar nach Mayer 55,6% nicht mehr zu operieren. Weibel berichtet, daß in Prag 40% radikal operiert worden sind; in 27% hat man den Probebauchschnitt gemacht, und bei 33% ist überhaupt kein Operationsversuch unternommen worden.

Ich habe auf eingehendere Zergliederung des eigenen Materials verzichtet, weil in vielen Fällen nach Probelaparotomie nicht zu entscheiden war, ob der Ausgangspunkt wirklich der Eierstock ist, und ich es für grundsätzlich wichtig halte, die metastatischen Krebsformen abzutrennen.

Aber auch die anderen Formen bilden ein durchaus uneinheitliches Material. Bei den sog. Follikulomen und den übrigen, histologisch so sehr an Krebs gemahnenden Formen hat man sogar begonnen, gutartige und bösartige auseinander zu halten, ohne allerdings (mit Ausnahme der ganz „verwilderten" Fälle) einstweilen viel mehr dafür anzuführen, als daß die einen ohne, die anderen mit Metastasen, bzw. Rezidiven einhergehen. Strenge Scheidung ist kaum möglich. Es wird deshalb wohl auch noch längere Zeit nicht möglich sein, verläßliche größere Zahlen über Dauerheilung in den verschiedenen Gruppen zu gewinnen.

Faßt man das Material unterschiedslos zusammen, wie es wohl bisher meist geschehen ist, so ergibt die 5jährige Ziffer von Dauerheilung nach Linzenmeier 21% der die Operation Überlebenden, nach Schäfer etwa 14%, nach Zweifel etwa 30%; E. Schleyer berechnet 21% (mit Einbeziehung der Probelaparotomie 16,6%). F. Kovács findet unter 63 Fällen, über die (von 174) Nachrichten erreichbar waren, 17 über 5 Jahre geheilt. Die absolute Leistung, die allerdings recht schwer einwandfrei ausgerechnet werden kann (überall sind u. a. auch metastatische Krebse mitgezählt), schätzt Zweifel auf 10%, Schäfer auf 13,3%, Schleyer auf 9,5%.

Ich betone aber nochmals, daß die Zahlen wenig Wert haben. Fängt man an, das Material zu zergliedern, dann bleiben in den einzelnen Gruppen, so weit dieselben überhaupt aufgestellt werden können, so wenig Fälle, daß eine Berechnung von Prozenten nur auf eine zwecklose Rechenübung hinausläuft.

Drei Viertel der Rezidive hat A. Mayer schon im ersten Jahr nach der Operation feststellen können.

Das adenomatöse Carcinom hat Döderlein als allerungünstigste Form hingestellt. Hier hat er überhaupt keine Dauerheilung gesehen. Bei beidseitigen soliden Krebsen (wohl Granulosazellkrebsen) bringt A. Mayer doch noch 10% Heilungen.

Ganz trostlos sind die Aussichten — begreiflicherweise — beim metastatischen Krebs. A. Mayer findet eine durchschnittliche Lebensdauer der Operierten von $9\frac{1}{2}$ Monaten. Eine Frau, die nach 6 Jahren gesund ist, wird als primärer Krukenbergtumor gedeutet; die Deutung ist aber einstweilen noch fraglich, weil der primäre Darmkrebs noch immer unerkannt geblieben sein kann.

H. H. Schmid berichtet über einen möglicherweise metastatischen Krebs des Eierstockes (bei Krebs des Gebärmutterkörpers) (1930). Die Frau ist 8 Jahre später wegen eines Nierensteines mit bestem Erfolg operiert worden. Vielleicht waren die beiden Krebse auch voneinander ganz unabhängig gewesen.

A. Mayer bringt noch Zahlen über Sarkome. Nach den obigen Ausführungen halte ich die gemischtzelligen sowie die Rundzellsarkome der früheren Zeit für „Krebse besonderer Bauart"; es scheinen immerhin einige gutartige Formen dabei zu sein unter den 10 Fällen Mayers (3 Dauerheilungen). Die Spindelzellsarkome dürften zum Teil als Fibrome, zum Teil aber wohl auch als sarkomatoide Krebse aufzufassen sein. Durch diese Aufteilung läßt es sich erklären, daß A. Mayer hier (bei 12 Fällen) fast die Hälfte als Dauerheilungen verzeichnet.

So schön die Erfolge der Ovariotomie in einfachen und gutartigen Fällen heute zu nennen sind bei sorgfältiger Ausführung und vollkommener Versorgung des Stieles, so unbefriedigend sind sie bei allen bösartigen Erkrankungen.

Strahlenbehandlung, Nachbestrahlung.

Krönig hat kleinere gutartige „Ovarialtumoren" zu bestrahlen versucht und unter 7 Fällen dreimal ein Verschwinden derselben festgestellt. A. Mayer vermutet, daß es sich um Retentionscysten gehandelt hat, welche vielleicht nur geplatzt sind. Auch die anfängliche Verkleinerung eines Pseudomucinblastoms, die Eymer gesehen hat, führt er auf Platzen einzelner Cystenräume zurück. Hat diese Ablehnung damals den Röntgenbestrahlungen mit schwachen Apparaten gegolten, so haben doch in der Folge zufällige, durch Fehldiagnosen gegebene Erfahrungen mit den starken Apparaten dasselbe gezeigt. v. Franqué hat zwei Fälle operiert, ein Papillom und ein Pseudomucinblastom, die beide als Myome bestrahlt worden waren und trotzdem weiter gewachsen sind. G. Bud berichtet über eine 50jährige Frau (stark verwachsenes Teratom), die wegen ihrer Blutungen in 10 Jahren 60mal ohne Erfolg bestrahlt worden war. E. Zweifel hat unter 408 Myomen zweimal Ovarialtumoren, die für Myome gehalten worden sind, erfolglos bestrahlt.

Radium hat man meistens ganz abgelehnt. Erst seit es öfter intrauterin angewendet wird, hat man es gelegentlich auch hier versucht. Moscariello berichtet, daß ein Ovarialkystom bei 51jähriger Frau auf dreimalige intrauterine Radiumeinlage verschwunden sei. Solche Fälle lassen sich aber leider schlecht verwerten, da über die Natur des Blastoms nichts bekannt ist.

Die Mehrzahl der Radiotherapeuten, auch der temperamentvollsten, steht derzeit auf dem Standpunkt, die gutartigen Blastome des Eierstockes von der Bestrahlung auszuschließen.

Es ist kaum anzunehmen, daß bald eine Änderung zu erwarten ist. Ich kann mir ganz theoretisch wohl vorstellen, daß es gelingen könnte, die lebenden Zellen zu vernichten; große Strahlenmengen dürften allerdings erforderlich sein; aber die ausgeschiedenen, nicht reversiblen Stoffe reversibel zu machen und zur Aufsaugung zu bringen, dazu müßte ein Weg erst gefunden werden. Einstweilen stehen wir vor verschlossenen Toren. Und es ist wohl gut so; denn allgemein angewendet, müßten solche Verfahren auch die Tätigkeit der Leber, der Niere usw., deren Ergebnis ja ebenfalls Ausscheidung bezweckt, gewaltig stören. Die Folgen wären unabsehbar.

Eigens ist ein Versuch zu werten, über den Scheffzek berichtet. Bei vereitertem Teratom hat er zunächst durch Eröffnung von der Scheide aus die vorhandene Mastdarmfistel zum Verschluß gebracht; später Bestrahlung mit Kastrationsdosis. Die Geschwulst ist auf halbe Hühnereigröße geschrumpft, die Eiterung hat aufgehört; die Frau blieb allerdings amenorrhoisch. Es wurde das Eierstocksgewebe, vielleicht auch die Entzündung beeinflußt. Das Teratom selbst mag durch Eiterung vernichtet worden sein.

Auch beim Krebs des Eierstockes haben sich die meisten Ärzte über den Wert der Strahlenbehandlung bisher zurückhaltend ausgesprochen, obwohl es theoretisch nach Wintz (1925) nicht einzusehen ist, warum die Zellen des Eierstockskrebses sich den Strahlen gegenüber anders verhalten sollen als beim Gebärmutterkrebs, und obwohl vereinzelte Heilungen nach ganz unzulänglicher Bestrahlung beobachtet worden sind (v. Franqué 1913; Walthard bei Rezidiv). Wintz selbst macht gegen die alleinige Bestrahlung geltend, daß schon die Diagnose ohne Operation nicht zu sichern sei, daß die Strahlenmenge (110% HED) in so großer Ausdehnung einverleibt dem Organismus sehr viel zumutet (um so mehr, wenn sie bei gutartiger Geschwulst überflüssig ist) und zudem die Bestrahlung bei sicherem Krebs nach 8 Wochen wiederholt werden müßte; ferner daß die Auflösung so großer Zellmengen eine Toxinüberschwemmung für den Körper bedeutet; lauter Gründe, welche ihn unbedingt an der Operation festhalten lassen.

Meist wird mit Röntgenstrahlen gearbeitet. Mit Radium (und Röntgen) hat auch Heymann im Radiumhemmet noch keine besonders bemerkenswerten Resultate beim inoperablen Eierstockskrebs.

Darüber gibt es heute keine Meinungsverschiedenheit, daß die Diagnose durch Operation gesichert sein muß. Ebenso erklären es alle Strahlentherapeuten einhellig für wünschenswert, Geschwülste, die leicht entfernt werden können, abzutragen. Aber auf große und gewagte Operationen soll man sich besser nicht einlassen, sondern nach dem Probeschnitt unbedingt bestrahlen.

Die Vorbestrahlung kommt schon mit Rücksicht auf die Schwierigkeiten der Diagnose nicht in Betracht.

Bei vollkommen inoperablen, sowie bei unvollständig operierten Krebsen bleibt der Strahlenbehandlung jedoch ein großes Feld der Betätigung. Ebenso wird jetzt wohl in den meisten Anstalten, welche über die nötigen Apparate verfügen, eine prophylaktische Nachbestrahlung nach radikaler Operation eines Eierstockskrebses nachgeschickt, wenngleich die Frage, ob eine solche von Wert ist, noch immer nicht eindeutig entschieden ist.

Einzelne Fälle, die jahrelang geheilt blieben, haben Schäfer, Flatau, Bretschneider, Heymann-Zweifel mitgeteilt.

Von 36 nur mit Abtragung der Adnexe operierten und nachbestrahlten Fällen von J. Gruss lebten zur Zeit der Nachuntersuchung 9 (14 tot, 13 nicht aufgefunden); aber nur eine 8 Jahre (klein-rundzelliger Krebs, wohl „Granulosatumor"; später soll eine Lebermetastase auf Bestrahlung zurückgegangen sein) und eine 4 Jahre 5 Monate. Heymann findet von 20 unvollständig operierten Fällen nach 5 Jahren 26,4 $^0/_0$ am Leben; Fou (zit. nach Bolaffio 1930) von 30 einseitig operierten 50$^0/_0$ nach vier (und fünf) Jahren rezidivfrei. Vogt sah eine wegen Psammoms operierte 21jährige Frau nach 6$^1/_2$ Jahren gesund. Nach einer neuen Mitteilung von Heymann (1930) sind von 32 nachbestrahlten Fällen 65,6$^0/_0$ über 5 Jahre geheilt; dabei bemerkenswerterweise von 27 einseitig operierten Frauen 76$^0/_0$, von 5 beidseitig operierten nur 2. Außerdem haben sich fünfmal Geschwülste nach der Bestrahlung verkleinert und konnte die Operation nachgeholt werden; von diesen Frauen waren 2 nach 9 Monaten bzw. 2 Jahren am Leben. (Bei allen diesen Mitteilungen ist die Schwierigkeit der Trennung von Krebsen und gutartigem Papillom, bzw. gutartigen Granulosazellblastomen sehr im Auge zu behalten.) Ob die Injektion von 33$^0/_0$ Traubenzucker nach E. G. Meyer bessere Ergebnisse bringen wird, ist noch offen.

Von keinem bzw. von geradezu ungünstigem Erfolg haben unter anderem Faure, Schiffmann, L. Bonnet u. a. gesprochen. In einem Fall von Schäfer und Warnekros war nach Bestrahlung des Unterbauches hier der Krebs vollständig verschwunden, während die Knoten im Oberbauch weiter gewachsen waren. Ich selbst habe bei einem Pseudomyxoma ovarii (27jährige Virgo, zweite Ovariotomie, mannskopfgroße Geschwulst und sehr große, auf das Lig. gastrocolicum übergreifende Netzplatte) die Metastasen bestrahlen lassen. Bei der nächsten Probelaparotomie, 1 Jahr später, war die ganze Netzplatte wesentlich kleiner, weiß, hart, schwielig; nur an der Leberpforte saßen zwei frische Knoten von Mandarinengröße, einer davon zur Hälfte bereits ins Leberparenchym eingegraben. Ich hatte durchaus den Eindruck, daß alles, was die Röntgenstrahlen erreicht

haben, auch wirklich vernichtet worden war. Die Leber und der Magen waren abgedeckt gewesen.

Der „kleinste Krebs" des Eierstockes, den Hornung durch Resektion des Eierstockes
gewonnen und erst unter dem Mikroskop als Krebs erkannt hat, ist trotz zweimaliger Bestrahlung ein Jahr später mit einem faustgroßen Krebs der anderen Seite und mikroskopischen Krebs im resezierten Eierstock neuerlich operiert worden. Dagegen hat G. A. Wagner
eine papilläre Geschwulst mit vielen Metastasen im Bauchfell operiert und bestrahlt, und
zwei Jahre nachher nur eine örtliche Rezidivgeschwulst entfernt, andere Metastasen nicht
mehr gefunden.

Annähernd ein Bild davon, was man bisher ungefähr zu erwarten hat, geben die
Zahlen von Wintz 1928: von 42 Fällen haben 7 Fälle länger als 2 Jahre gelebt, und zwar
4 Frauen 3 Jahre, 1 Frau 5 Jahre, 2 Frauen 6 und eine 9 Jahre. Einzelfälle von 6 und
12jähriger Heilung sind von Franqué, Walthard u. a. berichtet worden. Strassmann
hat 32 Frauen, die nur operiert waren, an Rezidiv sterben sehen, während von 20 operierten
und bestrahlten 10 am Leben geblieben sind, darunter 2 bis zu 6 Jahren.

Wintz hat auch über die Fälle der Jahre 1920—1923 berichtet; von 46 Fällen lebten
noch 8 (nach mindestens $3\frac{1}{2}$ Jahren); einige andere hatten 3—4 Jahre gelebt und sind dann
rasch dem Rezidiv erlegen. In diesen Fällen kann ich keinen Erfolg, wohl auch keine
Lebensverlängerung erblicken; die anderen bedeuten aber immerhin eine Dauerheilung
von etwas mehr als 10%. In Anbetracht des Umstandes, daß es lauter schwere, aussichts-
lose Fälle waren, sicherlich ein bemerkenswertes Ergebnis.

Auch mit Rezidiven hatten dieselben Autoren, sowie R. Werner, J. Heymann
(Radium), J. Amreich (2 Fälle), F. Eisler mitunter sehr hübsche Erfolge. Es scheint
aber auch da manches durcheinander geworfen zu werden. Wenn z. B. R. Werner angibt,
daß die Erfolge besonders bei Jugendlichen gut seien, meine ich, daß dies wahrscheinlich
Granulosazellgeschwülste sind, „Krebse von besonderer Bauart", die in ihrer Stellung im
System noch ganz unklar sind, vielfach zweifellos als gutartig angesehen werden müssen.
Es ist aber nach manchen Schilderungen kaum daran zu zweifeln, daß auch Rezidive solcher
Blastome, selbst Fernmetastasen durch Bestrahlung gut beeinflußt und sogar beseitigt
worden sind.

An meiner Klinik sind bis Mitte 1927 197 Fälle teils nach Operation, teils nach Probebauchschnitt oder als Rezidive bestrahlt worden. Bei einigen Rückfällen hatten wir durchaus den Eindruck, daß die Geschwulst unter dem Einfluß der Strahlen 2—3 Jahre unverändert geblieben war; dann ist aber gewöhnlich rasches Wachstum zu beobachten gewesen.
Von der Gesamtheit war Anfang 1928 das Schicksal von 40 Frauen unbekannt. 122 waren
bereits gestorben, 25 in verhältnismäßig gutem Zustand noch am Leben; die jüngsten
allerdings erst $1\frac{1}{2}$ Jahre seit der Bestrahlung. Ich kann nur die eine Feststellung verzeichnen, daß sich mehrere Fälle von 8—10jähriger Heilung darunter befinden.

Als Beispiel dafür, daß man selbst in verzweifelten Fällen noch schöne Erfolge
erzielen kann, führe ich einen von R. Werner 1928 berichteten Fall an: Mit 18 Jahren
Operation; Ovarialkrebs. 3 Jahre gesund, dann Beschwerden, die trotz Bestrahlung
zunehmen. Ein Jahr später große Geschwulst im Epigastrium, Retentio urinae, Parese
der Beine. Intensivbestrahlung. Nach 1 Monat Bestrahlung einer neuen Geschwulst
auf dem Darmbein; nach weiteren 3 Monaten einer neuen im Mediastinum. Zwei Jahre

später faustgroße Geschwulst an der Wirbelsäule bestrahlt. Seither drei Jahre gesund und (als Ärztin) arbeitsfähig.

Solche Erfolge, mit besonders großen Strahlenmengen ohne Überbelastung, mit besonders starker Filterung (Dickfilter), bei möglichst frühzeitiger Bestrahlung aller erreichbaren Metastasen, müssen uns auffordern, die Versuche fortzusetzen. Eine Hoffnung geben sie uns.

Andere Verfahren, etwa auf dem Gebiet der Chemotherapie, sind bei Krebsen der Eierstöcke noch wenig und mit recht bescheidenen Ergebnissen versucht und bekannt gegeben worden.

Nur über Behandlung mit Isaminblau liegen vereinzelte Mitteilungen vor. Die Injektionstechnik ist recht umständlich (täglich oder alle zwei Tage, 5—15 ccm steigend, einer Lösung von 0,4 I. pur. med. in 50 ccm steril. Traubenzucker (5%; Lösung nur 48 Stunden haltbar; vgl. Cramer), die Erfolge werden einstweilen als „befriedigend bezeichnet". Zadik findet, daß die „postoperative" Behandlung noch die dankbarste ist, daß verschiedene Rezidive Verschlimmerung aufweisen. Wismutpräparate haben bei uns versagt.

Blei hat man unter anderem in Gestalt des Tumorsan (Fronz) versucht. Unsere eigenen Versuche ließen gar keinen Erfolg erkennen. Eine Jodbleisalbe in Palmitin wird in die Haut eingerieben. Micholitsch hat bei einer Frau nach Probebauchschnitt die Einreibungen machen lassen; nach 5 Monaten wurde der Tumor operabel, und 4 Monate nachher war die Frau noch gesund.

Ob uns in Zukunft solche Versuche, oder Versuche mit Milzpräparaten, denen hemmender Einfluß auf Blastome zugeschrieben wird (Apolant 1913, Brüda, Reeke) weiter bringen werden, oder andere Strahlenarten — kann niemand sagen; aber es zeigen sich doch Wege, an den bisher rein symptomatisch mit schmerzlindernden Mitteln behandelten, im übrigen von allen aufgegebenen Frauen noch Versuche einer Behandlung einzuleiten.

Eine ernste Frage ist es, was mit den endgültig als unheilbar, bzw. nicht behandelbar erklärten Frauen geschehen soll; mit den sich oft wochen- und monatelang hinziehenden Endstadien der Krebse. Auf Operationen eingestellte Krankenhäuser können sie aus begreiflichen Gründen nur dann aufnehmen, wenn etwa noch irgendein palliativer Eingriff (meist etwa ein Anus praeternaturalis oder Punktionen von Ascites) vorzunehmen ist. Die übrigen fallen der häuslichen Pflege zur Last, die bei der gegenwärtigen Wohnungsnot und der Berufsarbeit der übrigen Angehörigen immer schwieriger wird, und der jeder auszuweichen sucht. So bleiben die Versorgungshäuser, Siechen- und Armenhäuser, die in ihrer gegenwärtigen Form auf wirkliche Krankenpflege vielfach nicht eingerichtet sind. Die Röntgenstrahlen haben uns zwar auch hier ab und zu Lichtblicke gezeigt; meist wird man jedoch schmerzlindernde Medikamente und Schlafmittel nicht vermeiden können. Die Aussichten, auch in solchen Fällen einmal etwas mehr erreichen zu können, sind recht gering.

Schrifttum.

Amreich, J., Krebsbehandlung. Beilage zur Wien. klin. Wschr. **1926**, Nr 46. — Seltene Myome. Arch. klin. Chir. **160**, 674 (1930). — *Asch,* Ovariotomie bei einer Hämophilen. Zbl. Gynäk. **1912**, 1375. — *Baumm,* Zbl. Gynäk. **1930**, Nr 36. — *Becker, P.,* Eigenartiger Ileus nach gynäkologischer Operation. Z. Geburtsh. **82**, H. 1 (1919). — *Berg, E.,* Ist konservative Chirurgie (Resektion) bei Ovariumkrankheiten berechtigt? (schwed.), Ref. Frommels Jahresber. 1917, 55. — *Blumreich,* Aussprache zu Hornung. Z. Geburtsh. **95**, 586 (1929), — *Boehnheim, F.* und *Franz Heimann,* Zur Klinik der hypophysären Kachexie. Dtsch. med. Wschr. **1930**, 1818. — *Bolaffio, M.,* Gynäkologische Radiotherapie. Strahlenther. **36**, 214 (1930). — *Bonnet, L.,* Sarkom des Ovariums. Bull. Soc. Obstétr. Paris **1930**, Nr. 3. Ref. Zbl. Gynäk. **1930**, 2358. — *Bretschneider,* Schwangerschaft nach Resectio ovar. wegen Geschwulst. Zbl. Gynäk.

1920, 501. — Naturforscherversammlung. Aussprache. Zbl. Gynäk. 1922, 1674. — *Brüda, B. E.* (Milz), Zur Krebsforschung 1928. Wien. klin. Wschr. 1929. Klin. Wschr. 1928. Verh. dtsch. path. Ges. 1929. — *Bud György*, Ref. Med. Klin. 1929, S. 128. Ber. Gynäk. 16, 830 (1929). — *Conrad, G.*, Diagnostischer und therapeutischer Wert der Douglaspunktion. Zbl. Gynäk. 1928, 545. — *Cramer, H.*, Erfahrungen mit kombinierter Isaminblau-Strahlentherapie. Strahlenther. 38, 123 (1930) — *Döderlein, A.*, Eierstöcke, in Zweifel-Payr, bösartige Geschwülste, Bd. 3. 1927. — *Ebeler, F.*, Menstruationsverhältnisse nach gynäkologischen Operationen. Zbl. Gynäk. 1915, 113. — *Eisler, F.*, Strahlenbehandlung der Sarkome des weiblichen Genitales. Wien. med. Wschr. 1929, 538. — *Eymer*, Strahlentherapie in der Geburtshilfe und Gynäkologie. Strahlenther. 1912, 358. — *Faure, J. D.*, Ovarialcysten und Strahlenbehandlung. Ber. Gynäk. 9, 204 (1926). — *Fekete, A. v.*, Laparotomia exploratoria. Zbl. Gynäk. 1928, 2527. — *Fischer, Isid.*, Erhaltung von Ovariumresten. Zbl. Gynäk. 1900, Nr 31. — *Flatau, G.*, Naturforscherversammlung. Zbl. Gynäk. 1922, 1674. — *Fleischmann, C.*, Myomentwicklung nach Ovarientransplantation. Zbl. Gynäk. 1921, 82. — *Frankenstein, L.*, 3 Fälle von Ovarialtumorbildung nach Exstirpation des myomatösen Uterus. Inaug.-Diss Leipzig 1908. — *Franqué, O. v.*, Strahlentherapie der Genitalcarcinome. Strahlenther. 21, 187 (1926). — *Franz, K.*, Gynäkologische Operationslehre. Berlin 1925. — *Freund, H.*, Neue Methode der Ovariotomie. Zbl. Gynäk. 1914, 985. — *Gillet, P.*, Dégéner. cyst. itérat. de debris ov. Rev. Franç. gyn. 20, 74 (1925). — *Graebke, H.*, Carcinomimplantation nach Exstirpation eines bei der Operation geplatzten cystischen Ovarialtumors. Zbl. Gynäk. 1919, 204. — *Graefenberg*, Aussprache zu Hornung. Zeit. Geburtsh. 93, 777 (1928). — *Graff, E.*, Sind heroische Operationen erlaubt? Arch. klin. Chir. 160, 34 (1930). — *Gruss, J.*, Strahlentherapie der ovariellen Krebse. Ber. Gynäk. 17, 541 (1930). — *Halban, J.*, Aussprache zu Novak-Windholz. Gynäk. Ges. Wien, Dezember 1930. — *Halter*, Zbl. Gynäk. 1930, Nr 31. — *Hausmann, Th.*, Ergebnisse der methodischen Palpation der Ileocöcalgegend. Mschr. Geburtsh. 39, 784 (1914). — *Heimann, Fritz*, Maligne Bauchwandmetastase. Arch. Gynäk. 141, 146 (1930). — *Heymann, J.*, Resultate mit radiologischer Behandlung des Ovarialcarcinoms. Acta obstetr. scand. (Stockh.) 3, 109 (1924). — Behandlung des inoperablen Carcinoms (Krebs der Ovarien). Strahlenther. 23, 23 (1926). — Strahlentherapie als vollständiger oder teilweiser Ersatz der Operation beim Krebs usw. Strahlenther. 37, 254 (1930). — *Hornung*, Kleinstes Ovarialcarcinom, weiterer Verlauf. Z. Geburtsh. 95, 583 (1929). — *Jaschke, R. v.*, In Guleke-Pentzold-Stinzings Handbuch der gesamten Therapie, Bd. 7, S. 409. 1928. — *Joachimovits, R.*, Varietäten in der Arterienversorgung von Eileiter und Eierstock. Gyn. Ges. Wien, 13. Jan. 1931. — *Kermauner*, Gebärmutterkrebs. Halban-Seitz, Handbuch, Bd. 4. — *Knippen, M.*, Fall von Morbus maculosus im Anschluß an Exstirpation einer Ovarialcyste. Mschr. Geburtsh. 45, H. 3 (1917). — *Kok, Fr.*, Funktion, Verhalten der zurückgelassenen Eierstöcke nach operativer Entfernung der Gebärmutter. Arch. Gynäk. 141, S. 255 (1930). — *Kovács, F.*, Bösartige Ovarialgeschwülste. Orvosi het. lil (ung.) 1930. Ber. Gynäk. 18. 827 (1930). — *Krassowsky, A. de.*, Ovariotomie. Petersburg 1868. — *Kroemer, P.*, Gebärmutterkrebs. Arch. Gynäk. 65, S. 626 (1902). — *Küstner Heinz*, Konservative und chirurgische Behandlung der Ovarialtumoren. Sammelber. Ber. Gynäk. 18, 177, (1930). — *Lange, Bruno*, Natürliche Resistenz und spezifische Immunität in ihrer Bedeutung für die Infektionskrankheiten des Menschen. Jahreskurse f. ärztl. Fortbildung, 1930, Oktoberheft. — *Leibczyk, J. A.*, Bösartige Entartung der Eierstocksdermoide. Ref. Ber. gynäk. 7, 86 (1925). — *Lipschütz, A.*, Experimentelle Grundlagen der Eierstocksüberpflanzung. Abh. Grenzgeb. d. inn. Sekret. Verlag Novak, Budapest-Leipzig, 1930, H. 6. — *Ludwig, Fr.*, Verwendung des Raspatorium in der operativen Gynäkologie. Zbl. Gynäk. 1929, 2588. — *Martin, A.*, Ovariotomie. Therap. Mh. 1898, Sept. — *Mathias*, Aussprache zu Fraenkel. Ber.: Mschr. Geburtsh. 86, 365 (1930). — *Meyer, P.*, Spontanperforation einer stielgedrehten Dermoidcyste mit tödlichem Ausgang. Schweiz. med. Wschr. 1924, 611. — *Micholitsch, Th.*, Therapie des inoperablen Ovarialcarcinoms. Zbl. Gynäk. 1930, 1426. — *Moscariello, A.*, Behandlung eines ovariellen Cystadenoms mit Radium. Fortschr. Röntgenstr. 36, 1330 (1927). — *Müller, P. P.*, Eileiterschwangerschaft bei Eierstocksgeschwülsten. Zbl. Gynäk. 1928, 1213. — *Odin, M.*, Behandlung der bösartigen Ovarialtumoren. Ref. Frommels Jahresber. 1917, 59. — *Penkert, M.*, Seltene Spätrezidive nach Carcinomoperationen. Zbl. Gynäk. 1924, 538. — *Philipp, E.*, Zusammenhang von Histologie und innersekretorischer Wirkung des Hypophysenvorderlappens. Zbl. Gynäk. 1930, 3076. — Biologische Differenzierung des H.V.H. Zbl. Gynäk. 1931, 15. — *Polano*, Maligne Bauchdeckentumoren nach gutartigen Eierstocksgeschwülsten. Verh. dtsch. Ges. Gynäk. 1905, 344. — *Praeger*, Fettembolie nach Ovariotomie. Z. Geburtsh. 77, 641 (1910). — *Preissecker, E.*, Kolposkopie. Wien. klin. Wschr. 1929, H. 42. — Zbl. Gynäk. 1929, H. 1, S. 11. *Pribram, E. E.*, Operabilität metastatischer Ovarialtumoren usw. Arch. Gynäk. 116, 343 (1923). — Pathologie und Therapie maligner Ovarialtumoren. Z. Geburtsh. 88, 134 (1924). — *Pychlau*, Blutungen nach Adnexoperationen. Inaug.-Diss. Heidelberg 1910. — *Recke*, Späteres Verhalten des Ovarialrestes. Arch.

Gynäk. **140**, 567 (1930). — *Recke, Th.,* Einfluß der Milz auf Tumorwachstum. Münch. med. Wschr. **1930,** 1706. — *Reusch, W.,* Menstruation nach gynäkologischen Eingriffen. Mschr. Geburtsh. **44,** H. 6 (1916). — *Rössle,* Menschliche Hypophyse nach Kastration. Virchows Arch. **216,** 248 (1914). — *Rosenstein, W.,* Doppelseitigkeit bei Ovarialtumoren. Mschr. Geburtsh. **78,** 302 (1928). — *Ruge II,* Aussprache zu Hornung. Z. Geburtsh. **95,** 586 (1929). — *Sachs,* Harnverhaltung. Zbl. Gynäk. **1928,** 1531. — *Sahler,* Hypophysen-bestrahlung. Z. Geburtsh. **92,** 25 (1927). — *Schäfer, R.,* Therapie und Dauerheilung bei Ovarialcarcinomen. Arch. Gynäk. **17,** 233 (1922). Z. Geburtsh. **85,** 613 (1923). — *Schäffer, K.,* Inaug.-Diss. München 1913. — *Scheffzek,* Aussprache zu *Klein.* — Zbl. Gynäk. **1928,** 1993. — *Schiffmann, J.,* Postklimakterische Blutung und Granulosazelltumor. Zbl. Gynäk. **1926,** 1065. — Ursachen und Behandlung postklimakterischer Blutungen. Wien. klin. Wschr. **1929,** Nr 2. — *Schiller, W.,* Frühstadien des Portiocarcinoms und ihre Diagnose. Arch. Gynäk. **133,** S. 211 (1928). Naturforscherversammlung Hamburg 1928. — *Schleyer, Eman.,* Resultate operativer Behandlung des Ovarialcarcinoms. Mschr. Geburth. **79,** 302 (1928). — *Schnitzler, Jul.,* Häufigste Ursache von Thrombose und Embolie. Wien. klin. Wschr. **1928,** 1767. — *Seemen, H. v.,* Vermeidung und Bekämpfung von Operationsschädigungen. Münch. med. Wschr. **1928,** 1239. — *Seemen* u. *H. Binswanger,* Allgemeine Veränderungen nach chirurgischen Eingriffen. Dtsch. Z. Chir. **209,** 157 (1928). — *Siegert,* Ergebnisse der Ovarialtransplantation nach Verlust beider Keimdrüsen. Med. Klin. **1929,** 1808. — Operative Behandlung der chronischen Adnexentzündung. Med. Klin. **1930,** 1881. — *Sippel, A.,* Konservatives Verfahren bei der Operation doppelseitiger Ovariengeschwülste. Zbl. Gynäk. **1917,** 718. — *Smith, G. van,* prolifer. ovarian tumors. Amer. J. Obstetr. **18,** 666 (1929). — *Strassmann, P.,* Aussprache zu Schäfer, Ovarialcarcinom. Zbl. Gynäk. **1922,** 515. — *Thaler* und *Frankl,* Ovarial-carcinome. Zbl. Gynäk. **1915,** Nr 51. — *Ujma, Ad.,* Basedow nach Röntgenkastration. Zbl. Gynäk. **1927,** 610. — *Unterberger, Fr.,* Experimentelle Untersuchungen über Tätigkeit der Eierstöcke nach Uterusexstirpation. Zbl. Gynäk. **1930,** 655. — *Urban, K.,* Seltener Fall von Ileus. Wien. klin. Wschr. **1929,** 997. — *Vertes, Oskar,* Einfluß der Ovariotomie auf die Menstruation. Gynäk. Rdsch. **1912,** Nr 8—9. *Vogt, E.,* Röntgenbestrahlung des inoperablen Ovarialcarcinoms. Strahlenther. **32,** 640 (1929). — *Wagner, G. A.,* Aussprache. Z. Geburtsh. **95,** 585 (1929). — *Waldstein, E.,* Cystenbildung in Ovarialresten. Zbl. Gynäk. **1900,** 1050. — *Walthard, M.,* Strahlenempfindlichkeit der Krebse aus Embryonalanlagen. Verh. dtsch. Ges. Gynäk. Berlin 1920, S. 28. Frauenarzt. Bd. 35, H. 8. — *Weibel, W.,* Operative Behandlung der Carcinome des weiblichen Genitalapparates. Med. Klin. **1930,** 115. — *Werner, R.,* Ergebnisse radio-logisch-chemischer Behandlung der inoperablen Carcinome. Strahlenther. **25,** 102 (1927). — Abgrenzung der Röntgenbehandlung maligner Tumoren gegen andere Behandlungsmethoden. Strahlenther. **30,** 1 (1928). — Strahlenerfolge bei Tumoren. Strahlenther. **31,** 27 (1928). — *Wieloch, J.,* Riesenovarialkystom. Zbl. Gynäk. **1930,** 2732. — *Wintz, H.,* In Rieder-Rosenthals Lehrbuch der Röntgenkunde, 2. Aufl., Bd.3 S. 632. 1928. — *Zacharias, Paul,* Über Ovarialresektion. Zbl. Gynäk. 1905, Nr 33, 1018. — *Zadik, P.,* Kombinierte Behandlung maligner Geschwülste mit Wismut und Isaminblau. Dtsch. med. Wschr. **1930,** 826. — *Zangemeister,* Wann sollen bei der Ovariotomie beide Ovarien entfernt werden? Prakt. Ergebnisse Geburtsh. **1,** 279. — *Zweifel, E.,* Bestrahlung des unvollkommen operierten Ovarialcarcinomes. Strahlenther. **15,** 624 (1923).

Die Erkrankungen des Nebeneierstockes.

Von

Fritz Kermauner †, Wien.

Mit 2 Abbildungen im Text.

Als Nebeneierstock (Parovarium) bezeichnen wir seit Kobelt (1847) eine in der Ala vespertilionis, zwischen Eileiter und Eierstock liegende Gruppe von schmalen, kurzen Kanälchen, die bei Neugeborenen schon von J. Chr. Rosenmüller 1802 beschrieben, aber erst seit Kobelt viel untersucht worden sind. Wo das Organ gut ausgebildet ist, findet man 6—12—20 fadendünne, gegen das kraniale Ende des Eierstockes hin konvergierende, $^1/_2$—1 cm lange Kanälchen (Ductuli transversi), die in einen etwa ebenso starken, dem Eileiter gleichgerichteten Sammelkanal (Ductus longitudinalis) ausmünden.

Der Sammelkanal ist als Überrest des Wolffschen Ganges, die einzelnen Schläuche als Reste von Urnierenkanälchen anzusehen. Beide Teile sind ursprünglich selbständig gewesen, der Wolffsche Gang als Ausführungsgang der Vorniere, die Urnierenkanälchen aus je einem Glomerulus der Urniere hervorgegangen; die Kanälchen verbinden sich erst in der Folge mit dem Wolffschen Gang.

Der Name Nebeneierstock ist dem Nebenhoden nachgebildet. Er war viel umstritten. Der besonders durch Waldeyer angefachte und durch seine Autorität unterhaltene Streit ist bisher in die Pathologie noch kaum vorgedrungen. Da dies auch jetzt droht, möchte ich bemerken, daß er jetzt in der Anatomie bereits am Erlöschen ist. Die Scheidung zwischen Epoophoron und Paroophoron wird heute wieder fallen gelassen. Wer sich also nicht an dem „Sinn" der Bezeichnung „Nebenhoden" stößt, der kann den Namen „Nebeneierstock" ruhig beibehalten. Wir besitzen ja mehrfach Ähnliches in der Namengebung der Anatomie. Wer sich an der Wortbildung (griechisch und lateinisch) stößt, wird an das „Epoophoron" halten müssen.

Der Nebeneierstock ist demnach der Überrest des Urnierensystems beim Weibe. Während dasselbe Gebilde beim Mann als Nebenhoden eine mächtige Entwicklung erfährt, mit eigenen Schlauchbildungen der Keimdrüse in Verbindung tritt und als Ausführungsgang des Hodens dauernd in Tätigkeit bleibt, also ganz wesentlich an der Ausbildung des Geschlechts beteiligt ist, tritt es beim Weibe sehr stark in den Hintergrund. Mit dem ersten Auftreten des Müllerschen Ganges bleibt der Wolffsche Gang bereits deutlich im Wachstum zurück, ist bei der weiblichen Frucht stets schmächtiger als bei der männlichen. Schon im 3. Monat des intrauterinen Lebens schwindet der Wolffsche Gang bis auf einen ganz feinen Faden; nur sehr selten ist er bei Neugeborenen noch mikroskopisch in der seitlichen Wand des Halsabschnittes der Gebärmutter und der Scheide zu verfolgen (G. Klein, R. Mayer). Nur der Nebeneierstock selbst und ein kurzes Stück des Wolffschen Ganges, soweit es diese Schläuche kammartig aufnimmt, bleibt länger erhalten. Aber

Rielaender hat im 5. Lebensjahr auch den ganzen Nebeneierstock unter 20 Fällen 5mal vermißt. Die Keimdrüse entwickelt sich auf der Oberfläche der Urniere. Eine Vereinigung der beiden Organe kommt beim Weibe nie vor. Die Schlauchsysteme, Markstränge sowie Rete ovarii, bleiben auf das Gebiet der Keimdrüse, wo sie selbständig entstanden sind, bzw. auf deren Grenzgebiet beschränkt. Ebenso bleiben die Urnierenkanälchen (Parovarialschläuche) ausnahmslos außerhalb der Keimdrüse. Die vom Eierstock ausgehenden, das Wachstum beeinflussenden Kräfte hemmen offenbar die Entstehung dieser Art von Urogenitalverbindung über den Wolffschen Gang zugunsten jener über den Müllerschen Gang. Im normalen Eierstock kommen daher Urnierenkanälchen nicht vor.

Diese Art von Urogenitalverbindung durch den Wolffschen Gang kommt nur bei Fehlbildungen der Keimdrüse selbst zustande, bei Zwittern. Sie würde demnach an sich bereits einen Zwitter bedeuten. Wir kennen sie bisher bei einigen Fällen von Ovotestis, und zwar anscheinend selbst dann, wenn der Eierstocksanteil über den Hodenanteil überwiegt. Allerdings sind diese Fälle daraufhin nicht genau genug untersucht worden. Ich kann anführen, daß Schapiro bei einem solchen Ovariotestis einen Herd von Kanälchen in der rechten Keimdrüse (links war nur ein rudimentärer Eierstock vorhanden) als Epididymis angesprochen hat, während Polano ein ähnliches Gebilde als Parovarium bezeichnet. Aber auch in Keimdrüsen, die nichts von Eierstocksgewebe erkennen lassen, nur als etwas kümmerlich entwickelte Hoden zu deuten sind, ist die Urogenitalverbindung manchmal mangelhaft (z. B. Stroebe), nur auf wenige Kanälchen beschränkt.

Dementsprechend ist bei solchen Zwitterformen (Hermaphroditen) mitunter auch der übrige Wolffsche Gang mangelhaft entwickelt, teilweise sehr dünn, stellenweise verschlossen oder streckenweise ganz fehlend (vgl. Kermauner in Halban-Seitz, Bd. 3).

Diese Andeutungen mögen genügen, um auf die große entwicklungsphysiologische Bedeutung dieser Schlauchanlagen hinzuweisen. Sie bilden ein wichtiges Glied im Rahmen des ganzen Geschehens bei der Geschlechtsentwicklung und bei den Fehlgängen dieser Entscheidung; natürlich nur ein abhängiges Glied.

In der Nähe des Hilus ovarii sind die Kanälchen gestreckt, gegen den Verbindungskanal hin manchmal stärker geschlängelt.

Mit der Entwicklung des Genitales gehen sie deutlich parallel. Schon Kobelt war es aufgefallen, daß der Nebeneierstock in der Zeit der Geschlechtsreife größer ist, als beim Kind, daß die Kanälchen bei Frauen, die geboren haben, dicker erscheinen, und daß sie mit der einsetzenden Atrophie der Gebärmutter im Alter dünner, atrophisch werden; stellenweise veröden sie, andere Stellen werden zu kleinen Cystchen erweitert.

Der mikroskopische Bau ist einförmig. Einschichtiges, kubisches oder niedrig zylindrisches Epithel, manchmal sogar fast plattes Epithel mit dunklen, chromatinreichen Kernen kleidet sie aus. Vereinzelte Flimmerzellen werden angegeben. Im menstruellen Zyklus sollen die Zellen nach Wichmann auch höher cylindrisch werden, helle bläschenförmige Kerne mit deutlichem Kernkörperchen haben, und viel mehr Flimmerzellen.

Ein dicker Bindegewebsmantel umgibt den Epithelschlauch. Meist sitzen die Epithelien diesem Bindegewebe direkt auf; in anderen Fällen ist noch ein lockeres Gewebe dazwischen zu erkennen, ähnlich dem sog. cytogenen Gewebe in der Gebärmutterschleimhaut. Das Bindegewebe enthält zahlreiche Muskelfasern, man kann geradezu von einem Muskelmantel sprechen. Elastisches Gewebe ist nur sehr schwach entwickelt.

Der Bindegewebs-Muskel-Mantel setzt sich gegen die Umgebung ziemlich scharf ab, so daß die Parovarialschläuche auf gefärbten Schnitten schon bei schwacher Vergrößerung gut kenntlich werden.

Die Gefäßversorgung der Kanälchen ist von ihrer Umgebung abhängig. Über Nervenversorgung ist nichts bekannt.

Welchem Zweck der Nebeneierstock bei der erwachsenen Frau zu dienen hat, ist uns ebenfalls noch ganz unbekannt. Von mancher Seite ist eine innere Sekretion vermutet worden, aber über Vermutungen sind wir noch nicht hinausgekommen.

Nürnberger betont, daß die Kerne der Epithelien bei Färbung mit Methylgrünpyronin im Kernkörperchen das Grün festhalten oder einen Zwischenton geben. Ähnliches sieht man auch beim Plattenepithel.

Hinsichtlich der entwicklungsgeschichtlichen Einzelheiten, sowie des umfangreichen Schrifttums muß ich auf den 1. Band dieses Handbuches verweisen.

Streng abzutrennen vom Nebeneierstock bzw. der Urniere, dem ganzen mesonephrischem System, ist das **Rete ovarii.** Dieses aus größtenteils mantellosen Epithelschläuchen bestehende Gebilde liegt im Hilus ovarii selbst, und kann bei pathologischer Ausweitung sich einerseits ins Ligament, andererseits gegen den Eierstock hin ausdehnen und ihn in Mitleidenschaft ziehen. Entwicklungsgeschichtlich wird es von einer der ersten Cölomepithelwucherungen, welche das ursprüngliche Stroma der Keimdrüse zu bilden hatten, bzw. neuerdings aus dem Mesenchym an Ort und Stelle abgeleitet. Es entsteht somit wesentlich später wie die Urnierenkanälchen.

Die Untersuchungen von R. Meyer haben ergeben, daß dieses Rete ovarii in etwa 85% aller Fälle, auch bei Erwachsenen, bruchstückweise zu finden ist, zwischen Nebeneierstock und die mehr gegen den Eierstock hin liegenden Markstränge eingeschaltet. Zuweilen bleibt eine bindegewebige Verbindung mit dem Nebeneierstock bestehen.

Es tritt in Gestalt von engen Epithelschläuchen mit niedrig kubischem Epithel auf, die ganz wirr durcheinanderziehen. Die Kerne sind sehr dunkel, klein, stehen unregelmäßig in einer Reihe. Bei Erwachsenen sind sie mitunter etwas erweitert, bilden in höherem Alter sogar ganz kleine adenomartige Formen, dazwischen zugrunde gegangene Abschnitte, nur an dichten Bindegewebszügen zu erkennen, die in die epithelialen Abschnitte übergehen. Bei Frauen in der Nähe des Klimakteriums hat R. Meyer ganz auffallend starke Reteausbildung gesehen, ja sogar bei einer 60jährigen Frau. Auch ich kann die deutliche Ausbildung des Rete im höheren Alter bestätigen. Eigene Wandschichten mit Muskulatur, wie sie R. Meyer betont, habe ich allerdings vermißt. Der Verdacht, daß dies mit dem Alter, mit anderen körperlichen Zeichen von Verlust der Geschlechtsmerkmale, einer Entweiblichung oder Mannähnlichkeit zusammenhängt, ist sicher nicht ganz abzulehnen.

Ebenso muß das Epithel der Markstränge vom mesonephrischen System getrennt werden.

Der Begriff der Markstränge hat sich in jahrzehntelangem Streit der Meinungen jetzt so weit klären lassen, daß darunter Gebilde zu verstehen sind, deren „epitheliale" Natur eben noch erkennbar ist, die als unregelmäßige strangartige Gebilde meist ohne Lichtung die innersten, dem Hilus nächsten Abschnitte der Eierstocksrinde einnehmen.

Die Frage nach ihrer Entstehung ist noch nicht allseitig geklärt, wenngleich eine gewisse Wahrscheinlichkeit für Ableitung vom Eierstocksstroma spricht. Auch Alfred Fischel deutet sie so.

Die Markstränge sind für manche im Hilus ovarii liegenden Cysten verantwortlich gemacht worden. Man hat sie aber auch öfter schon zur Erklärung von Krebsen des Eierstockes selbst herangezogen. Ein Beweis dafür ist wohl in den großen Krebsgeschwülsten nicht mehr zu erbringen. Übrigens handelt es sich bei dieser, heute wenig mehr besprochenen Frage schließlich doch nur um einen Streit um Worte. Ob diese „Krebse" aus dem endgültigen Stroma des Eierstockes hervorgehen, oder aus einer Modifikation desselben, ist ziemlich gleichgültig. Ich gestehe, daß ich in früheren Jahren die Begriffe: Markstranggeschwulst und Granulosazellgeschwulst reichlich durcheinander verwendet habe, ausgehend von der Vorstellung, daß der Unterschied kein sehr großer ist, und daß er vorläufig auch nicht beweiskräftig belegt werden kann.

Abseits von all diesen, die Möglichkeit einer Urogenitalverbindung wahrenden embryonalen, den Menschen durch das ganze Leben begleitenden Gebilden sind nun noch einige Formationen zu nennen, die man vielfach mit ihnen in Zusammenhang gebracht hat: die sog. Anhänge des Ligamentum latum.

Es sind dies teils cystische, teils fimbrientragende, deutlich gestielte, vom vorderen Blatt des Lig. latum und zwar außerhalb des Bereiches der Tube ausgehende Gebilde, deren Deutung sehr umstritten war. Die Größe derselben, auch der Cysten an ihnen, ist beschränkt, bis haselnußgroß. Da in ihrer Nähe gar nicht selten auch breit an der Vorderfläche des Ligaments aufsitzende Cysten derselben Größe vorkommen, war man geneigt, diese, sowie die gestielten Formen alle aus dem Nebeneierstock abzuleiten. Koßmann, der sie als Nebentuben gedeutet hat, ist dagegen so wenig durchgedrungen wie Ampt. Es ist aber wohl, wie Wichmann und Peters gezeigt haben, anzunehmen, daß alle diese Bildungen tatsächlich als mißlungene Tubenanlagen, als verunglückte Cölomepitheleinstülpungen in der Umgebung der Ursprungsstätte des eigentlichen Müllerschen Ganges aufzufassen sind. Für die vom Nebeneierstock abzuleitenden Gebilde müssen wir mit Wichmann unbedingt vollkommene intraligamentäre Lage fordern, wie sie diesem ganzen Organ von Anfang an zukommt.

Außer diesen Bildungen spielen in der Pathologie der Adnexerkrankungen noch Wucherungen des Peritonealepithels eine große Rolle. Auf diese Frage soll jedoch hier nicht eingegangen werden.

Eine die entwicklungsgeschichtliche Bedeutung dieser Gebilde würdigende Einteilung etwaiger pathologischer Zustände, die allerdings auf klinische Belange, wie Häufigkeit des Vorkommens, keine Rücksicht nimmt, hätte demnach etwa folgende Reihe einzuhalten:

1. Pathologie der Markstrangabkömmlinge.
2. Pathologie des Rete ovarii.
3. Pathologie der Reste des mesonephrischen Systems und zwar:
   a) Pathologie des Nebeneierstockes.
   b) Pathologie des Wolffschen Ganges.

1. Pathologie der Markstrangabkömmlinge.

Zu dieser Gruppe kann ich nur als Ergänzung zu dem oben Gesagten anfügen, daß R. Meyer (1914) geneigt ist, eine 8 mm große Cyste mit Papillen wegen ihrer Lage an der Grenze von Mark und Rindenschicht des Eierstockes hier einzureihen, daß er aber im übrigen die Abgrenzung von Geschwülsten des Eierstockes gegen solche der Markstränge für unmöglich hält.

2. Pathologie des Rete ovarii.

Auch hier seien in erster Linie zwei Fälle von adenomartiger Wucherung von Reteschläuchen genannt, die R. Meyer beschrieben hat. Ob es sich um einfach hyperplastische Vorgänge oder um geschwulstartige Bildungen handelt, läßt R. Meyer offen. Schon früher sind wiederholt kleinere Cysten im Hilus ovarii beschrieben, aber meist als dem Paroophoron angehörig bezeichnet worden. Bei kleinen Gebilden mag eine Umdeutung nach den Beschreibungen kaum möglich sein. Wohl aber halte ich sie bei größeren Cysten für möglich. Ich kenne selbst aus dem Material der Klinik zwei Fälle: apfelgroße, dünnwandige, innen vollkommen glatte Cysten waren so im Hilus des Eierstockes gelegen, daß der eine Pol der Cyste das Ligamentum latum teilweise abgehoben und aufgeblättert hat (also richtiger teilweiser intraligamentärer Sitz), der andere Pol aber den ganzen, nur ein wenig abgeplatteten Eierstock abgehoben hat. Die Cyste war, das konnte man auf den ersten Blick sagen, gewissermaßen zwischen den Eierstock und das Ligament eingeschaltet.

Ob das Rete ovarii auch für die Entstehung anderer Geschwülste, echter Blastome in Betracht kommt, ist eine Frage der Zukunft.

3. Pathologie der Reste des mesonephrischen Systems.

a) Pathologie des Nebeneierstockes.

Die häufigste Erkrankung des Nebeneierstockes ist die Ausbildung von cystischen Geschwülsten, den **Parovarialcysten.**

Im 30jährigen Material der 2. Frauenklinik in Wien finde ich 130 größere Parovarialcysten als Hauptbefund und 5mal solche neben anderen Blastomen als Nebenbefund verzeichnet. Cysten unter Hühnereigröße habe ich nicht berücksichtigt. Die 130 Fälle machen 9,09 % auf die Ovarialblastome ausgerechnet aus. Es entspricht dies sehr gut der von Nürnberger aus der Literatur berechneten Zahl von 9,33 %.

Hinsichtlich des Lebensalters bringe ich die Tabelle Nürnbergers und die mir zur Verfügung stehenden Zahlen:

	Jahre							
	0—10	—20	—30	—40	—50	—60	—70	—80
Nürnberger . . .	3	7	71	55	28	3	4	—
Meine Zahlen . .		15	46	46	18	4	—	1
zusammen	3	22	117	101	46	7	4	1

Das 3. und 4. Jahrzehnt sind sicherlich bevorzugt, ähnlich wie bei vielen Blastomen des Eierstockes. Beziehungen zur Geschlechtsblüte sind also nicht zu verkennen. Unsere jüngste Kranke war 15 Jahre alt; die älteste 73 Jahre.

Gelegentlich findet man erbsen- bis haselnuß- und kirschgroße Cysten in der Gegend der Parovarialschläuche, vollkommen zwischen die beiden Blätter der Ala vespertilionis eingelagert, bei Operation von Adnexerkrankungen, auch bei Eileiterschwangerschaft; allerdings nicht so häufig, als man dies nach manchen Angaben erwarten sollte. Man könnte geneigt sein, sie als einfache Retentionscysten anzusehen, könnte auch die Ansicht vertreten, daß größere, etwa faustgroße Cysten nichts anderes seien als Retentionscysten. Ich möchte mich demgegenüber mit Wichmann einverstanden erklären, sämtliche, auch die kleinen Formen als (beginnende) Blastome anzusprechen. Es liegt durchaus im Bereiche des Möglichen und ist an zahlreichen echten Blastomen verschiedenster Art und verschiedenster Organe ausreichend sichergestellt, daß jahrelanger Wachstumsstillstand und selbst vollständige Rückbildung vorkommen kann. Atrophie des Epithels, fibröse Umwandlung der im lebhaften Wachstum befindlichen muskelhaltigen Wand beweist nichts gegen Blastomnatur.

Im allgemeinen erreichen die Parovarialcysten etwa Apfel- bis Faustgröße. Sie können aber auch straußenei- und mannskopfgroß werden. In unserem Material sind 20 so große Cysten verzeichnet. Stattlich war die Größe der von A. Payer beschriebenen Cyste, die ich selbst mit beobachtet habe. Als größte gelten die von Kümmell (42 Pfund),

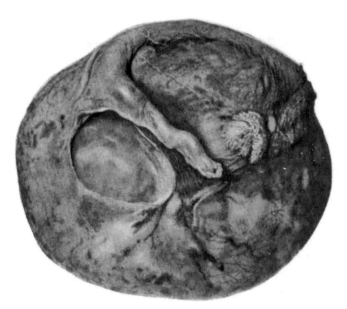

Abb. 1. Parovarialcyste.

Lepmann, Lawson Tait (49,9 kg) und Güttler (53 kg) beschriebenen Fälle.

Parovarialcysten liegen stets intraligamentär. Diese Lage ist im ursprünglichen Sitz der Parovarialschläuche begründet. Cysten von Hühnerei- bis Faustgröße entwickeln sich dabei meist in der Weise, daß das vordere Blatt der Ala vespertilionis stärker ausgebaucht wird. Deshalb verläuft die Tube auch stets mehr an der Hinterwand der Cyste und kann dort mit ihrem abdominalen Ende förmlich einen kreisrunden Kranz bilden (Abb. 1), welcher der Cyste dicht aufsitzt. Wenn die Cyste wesentlich stärker wächst, dann erfordert dies auch ein stärkeres Mitwachsen der deckenden Blätter des Lig. latum — es geht offenbar ein Wachstumsreiz auf die Umgebung über, das Peritonealblatt wird auch zusehends reicher an Blutgefäßen — und auch ein Mitwachsen des Eileiters selbst. Payer hat bei der Riesencyste mikroskopisch deutlich Hypertrophie der Eileitermuskulatur nachweisen können. Die Verlängerung des Eileiters auf 40, 50 oder wie bei Lepmann und in Payers Fall auf 76 cm ist also nicht durch irgendeine Art von passiver Ausziehung, sondern nur durch aktives Mitwachsen zu erklären.

Oft heißt es, daß der Eileiter mit der Cyste fest verwachsen ist. Diese Bezeichnung ist nicht sinngemäß. Das innige Anliegen des Eileiters an die Cyste kommt dadurch zustande, daß die beiden Blätter

der Ala vespertilionis vollständig auseinander gedrängt sind und die Cyste sich bis an den Eileiter heran-
gearbeitet hat.

Der Stiel ist bei kleinen und mittleren Cysten verhältnismäßig breit; seine Basis
kann sich über die ganze Länge des Eierstockes erstrecken. Später bleibt er aber auf die
Ausdehnung beschränkt und erscheint daher bei großen Blastomen verhältnismäßig schmal
im Vergleich zur Größe der Geschwulst.

Ein Vordringen der Parovarialcyste in weitere Abschnitte des Lig. latum, wie es bei
intraligamentärem Sitz eigentlich von vornehrein fast zu erwarten wäre, ist weder in unseren
130 Fällen vorgekommen, noch habe ich es sonst je gesehen. Ich halte es auch nach dem,
was ich über den sog. intraligamentären Sitz von Blastomen des Eierstockes ausgeführt
habe, für unmöglich. Wenn A. Martin von hochgradiger Verlängerung und Elevation
der Gebärmutter durch eine übermannskopfgroße Cyste spricht, so muß ich annehmen,
daß die Cyste pseudointraligamentär gelegen, schwer verwachsen war, oder daß es sich
überhaupt nicht um eine Parovarialcyste, sondern um eine Cyste des Wolffschen Ganges
gehandelt hat.

Der Eierstock bleibt an der Basis der Cyste, und zwar an der Hinterfläche. Von der
Lage der Cyste selbst wird es abhängen, ob er caudal bleibt und von der Scheide aus für
sich getastet werden kann, oder ob er dorsal und unerreichbar hoch zu liegen kommt. War
er verwachsen, dann kann er der Geschwulst innig anliegen, ja sogar als Verdickung der
Wand angesprochen werden. Er läßt sich aber meist von ihr gut ablösen, wenn er nicht
zu atrophisch geworden ist.

Nie wird der Eierstock durch die Parovarialcyste aufgeblättert und in die Wand
einbezogen. Ein solches topographisches Bild — ich habe es zweimal gesehen — spricht
für eine Cyste des Rete ovarii.

Auffallend oft ist der Eierstock nicht in Ordnung gefunden worden. Cystische Follikel
in großer Zahl, Follikelhämatome finden sich, eine auffallende Vergrößerung des Organs
und Bindegewebsvermehrung kann man feststellen. Es ist sogar behauptet worden, daß
auch der zweite Eierstock degeneriert, atrophisch sei (Goudall). Die Angabe hat keinen
Anklang gefunden. Sie ist aber trotzdem zu beachten. Fragen der Sterilität, der Genitalblutungen hängen daran (Nürnberger). Weitergehend wäre auch noch die Frage des
Hermaphroditismus mit einzubeziehen, da das Parovar in den Umkreis des Wolffschen
Ganges gehört.

Die Wand der Parovarialcysten ist stets sehr dünn. Die Konsistenz meist weich,
schlaff. Die Cyste paßt sich oft in der Form ihrer Umgebung an.

Man könnte sich vorstellen, daß die Resorption von Inhalt über die Sekretion überwiegt. Näher liegt mir jedoch die Annahme, daß die Sekretion von Anfang an mit dem
Flächenwachstum der Geschwulst nicht Schritt hält. Ich deute das geradezu als Zeichen
geschwulstmäßigen Wachstums. Ebenso scheint mir der Umstand, daß die Cysten manchmal sanduhrförmig oder, wie in einem unserer Fälle hantelförmig (ohne jeden Zwang von
außen) wachsen, für geschwulstmäßiges, autonomes Wachstum zu sprechen.

Der Bauchfellüberzug bleibt an der Parovarialcyste dauernd leicht kenntlich.
Es ist eine alte Erfahrung, daß man an den zwei übereinander liegenden, sich kreuzenden
und gegeneinander verschieblichen, ein Netz bildenden Gefäßzeichnungen die Cysten des
Nebeneierstockes auf den ersten Blick erkennen kann (s. Abb. 1).

So gut wie immer sind die Parovarialcysten einkammerig. Unter unseren 130 Fällen findet sich nur eine mittelgroße, die mehrkammerig war. Man hat sich die Entstehung dieser Formen wohl nur durch eintache Aneinanderlagerung mehrerer selbständig entstandener Cysten vorzustellen. Ganz kleine Cystchen habe ich öfter mehrfach in einem Nebeneierstock gefunden. Das seltene Vorkommen großer mehrkammeriger Formen würde also dahin zu deuten sein, daß der Wachstumsimpuls in diesen Fällen recht bald erlischt.

Eine von Nissen als polycystischer Parovarialtumor gedeutete kleinfaustgroße Geschwulst ist zu unklar geschildert; manche Einzelheit, wie die 4 mm dicke Außenwand, spricht gegen diese Diagnose. Unseren Fall kann ich nicht nachprüfen; die Angabe entnehme ich den Protokollen jener Zeit. Größere polycystische Parovarialtumoren sind mir selbst nicht bekannt.

Die schlaffe Wand der Parovarialcyste schnurrt nach Eröffnung des Sackes schnell zusammen; die Innenfläche erscheint dann nach erfolgter Fixierung nach allen denkbaren Richtungen in Falten gelegt, gerunzelt, so daß das Bild geradezu an Magenschleimhaut erinnert (Killian). Ist die Cyste vor der Eröffnung teilweise eingetrocknet, oder ist die Wand durch Gerinnungsvorgänge derber geworden, dann fehlen die Falten. Es sind also lebende elastische Kräfte daran beteiligt, glatte Muskulatur (Fischel), elastisches Gewebe (Benneke), die offenbar gegen äußere Einflüsse sehr empfindlich sind. Schon geringes Eintrocknen macht die Haut pergamentartig starr.

Der Inhalt der Parovarialcysten besteht aus wasserheller, dünner Flüssigkeit, die nur selten leicht opalesciert oder gefärbt, noch seltener trübe aussieht. Das spezifische Gewicht beträgt etwa 1005. Eiweiß fehlt in der Regel. Mucin, Pseudomucin ebenso. Die leichte Beweglichkeit der Flüssigkeit gilt schon als Kennzeichen der Parovarialcyste; selbst gewöhnliche Ascitesflüssigkeit ist schwerer beweglich, macht weniger leicht Wellen. Dann entspricht es auch, daß der Trockenrückstand nur 1% beträgt, wovon $82—86\%$ Aschebestandteile, Salze sind (Sulfate, Chloride, kohlensaure Alkalien). Spuren von phosphorsaurem Kalk sind nach Pfannenstiel ebenfalls vorhanden, gelegentlich auch Spuren von Harnstoff. Bei trübem Inhalt findet man besonders oft Cholesterinkristalle, dann aber auch Eiweiß und einen aus Zellen und Detritus bestehenden Bodensatz.

Neuere Untersuchungen über den Inhalt von Parovarialcysten mit Hilfe physikalisch-chemischer Methoden sind mir nicht bekannt. Sie wären aber — einschließlich Gefrierpunktsbestimmungen — sehr erwünscht. Der Inhalt ist jedenfalls sehr eigenartig, so sehr abweichend von allen anderen Körperflüssigkeiten, daß er schon diesbezüglich Beachtung verdient.

Wollte man annehmen, daß es sich nur um eine dünne Lösung von Salzen handelt, so müßte sich ein besonderer Grund finden lassen für die offenbar sehr erschwerte oder unmögliche Rückresorption. Ich halte es für viel wahrscheinlicher, daß wir es mit einem eigenartigen Solzustand zu tun haben, daß dem Inhalt also ein kolloidchemischer Körper zugrunde liegt, der im Gegensatz zu dem bei Eierstockscysten durch ein ganz besonders starkes Wasserbindungsvermögen ausgezeichnet ist.

Der „Stiel" der Parovarialcysten wird nur von der Ala vespertilionis gebildet. Trägt man die Cyste an ihrer Basis ab, so wird die Tube gewöhnlich mitgenommen, während der Eierstock zurückbleibt. Infolgedessen ist die Querschnittsfigur des Stieles eine zweizipfelige Spindel, im Gegensatz zur dreieckigen Figur bei Eierstocksblastomen; dort nur Lig. infundibulo-pelvicum und Eileiter, hier außerdem das Eierstocksband.

Histologie der Parovarialcysten. Unter der Serosa, mit ihr nur durch sehr lockeres Bindegewebe verbunden, liegt die Eigenwand der Cyste. Diese besteht aus einem bindegewebigen und einem epithelialen Anteil. Die äußeren Bindegewebslagen sind straffer, dicht, in Form eigener blattdünner Lagen geschichtet, bestehen meist aus kernarmem, derb-fibrösem Gewebe. Die Dicke der einzelnen Blätter wechselt, insbesondere werden sie nach innen zu dünner. In sehr dünnwandigen Cysten kann die Schichtung ganz verschwinden; die Wand gewinnt ein homogenes, hyalinähnliches, sklerotisches Aussehen. Gegen das subseröse Gewebe grenzt sich diese Haut recht scharf ab (Abb. 2).

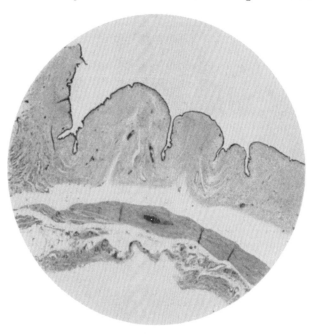

Abb. 2. Schnitt durch die Wand einer Parovarialcyste. Die Wand (oben) setzt sich gegen das subseröse Bindegewebe scharf ab.

Nach innen zu, gegen das Epithel findet man manchmal ein schönes, lockeres, maschenbildendes Gewebe, die reticuläre Schicht. Ist die Außenwand derber, hyalin, so fehlt diese Schichte (Wichmann).

Die Bindegewebswand enthält recht oft reiche Mengen von elastischen Fasern, die besonders nach außen hin, starke Membranen bilden, nach innen locker werden, aber einzelne Fasern bis an das Epithel senden. Als diagnostisches Kennzeichen lassen sich die elastischen Fasern nicht verwenden, weil sie in anderen Fällen nur sehr schwach entwickelt sind.

Glatte Muskulatur scheint nur in der Wand kleiner Cysten vorzukommen (Gebhard, entgegen Koßmann). Ob und wie weit dabei auch Muskulatur des breiten Mutterbandes beteiligt sein mag, ist eine offene Frage.

Die blattartige Schichtung der äußeren Abschnitte scheint vorwiegend eine Folge physikalischer Vorgänge zu sein. Sie erinnert ein wenig an ähnliche Bilder in der Wand der hochschwangeren, also rasch gewachsenen Gebärmutter. Auch in Eierstockscysten kann man ähnliches sehen. Wichmann denkt an ein von den Kernen ausgehendes appositionelles Wachstum der einzelnen Schichten. Da jedoch die Kerne nach außen hin deutlich abnehmen, möchte ich eher an Blattverschiebungen und an Verschmelzung benachbarter hyaliner Schichten zu einem dickeren Blatt denken.

Die Innenfläche ist von einschichtigem Epithel überzogen, das in unseren, nur in Formol fixierten Präparaten durchweg nur niedrig zylindrische oder kubische, manchmal selbst endothelartig platte Formen aufweist. Der Zelleib ist klein, das Protoplasma gefärbt, der Kern sehr dunkel. Sekrettröpfchen sind angeblich nicht selten zu sehen. Flimmerzellen habe ich vergebens gesucht. Vor Jahren konnte ich sie in frischem, abgestreiftem Epithel sehr deutlich nachweisen. In einer großen Parovarialcyste, die mit besonderer Vorsicht fixiert worden ist, haben wir weder Sekretgranula noch auch eine Spur von Flimmern auffinden können (25.515).

Nach Wichmann sind Flimmerzellen so gut wie immer zu finden, doch ist ihre Menge ungleich. Wichmann glaubt annehmen zu müssen, daß dieselben Zellen bald flimmern, bald Sekret bilden, wobei sie ihre Flimmern verlieren; er denkt dabei an bestimmten zeitlichen, mit dem Menstruationszyklus wechselnden Funktionszustand der Epithelien. Die Ansicht bedürfte wohl einer eingehenden Prüfung an einer genügend großen Zahl von sorgfältig fixierten und hinsichtlich der Menstruation genau bekannten Einzelfällen.

Das einschichtige Epithel wächst im allgemeinen nur in der Fläche und vergrößert dadurch die Cyste. Es ist klar, daß dabei das Bindegewebe mitwachsen muß; sein Wachstum wird also durch das Epithel geregelt. Ich habe bereits bei den Eierstocksblastomen wiederholt hervorgehoben, daß die Ausbildung cystischer Gebilde nur aus dem abhängigen Wachstum beider Abschnitte, Epithel und Bindegewebe zu verstehen ist. Die Cysten sind alle Adenofibrome.

Einen Beweis dafür sehe ich in dem allerdings seltenen Vorkommen von papillären Wucherungen an der Innenwand der Parovarialcysten. Gewöhnlich sind es nur niedrige, warzenförmige, klobige Gebilde (Killian, Wichmann), die aber deutlich Verästelungen von rundlichen, ovalen, klobigen Formen aufweisen, ähnlich wie wir sie in den grobpapillären Adenofibromen des Eierstockes kennen gelernt haben. Es vermögen also die beiden Epithelarten, die auch histologisch große Ähnlichkeit aufweisen, das Wachstum des zugehörigen Bindegewebes in vollkommen gleicher Weise zu beeinflussen.

Diese Auffassung erklärt auch die Feststellung Wichmanns, daß kleine Papillen niederes, große dagegen hohes Epithel aufweisen (S. 47, Wichmann). Das hohe Epithel war lebenskräftiger und hat das Wachstum des fibromatösen Gewebes stärker angeregt.

Die Größe der Papillen ist meist bescheiden, ausnahmsweise sollen sie haselnußgroß werden. Sie finden sich verstreut, manchmal auch dicht nebeneinander, wie im grobpapillären Adenofibroma ovarii, selbst recht große Flächen gleichmäßig bedeckend (Olshausen). Meist sollen sie in mittelgroßen Cysten vorkommen, doch sind sie in ganz kleinen (R. Meyer) und in sehr großen Geschwülsten (Bennecke, Bauereisen, Lihotzky, O. Frankl) gefunden worden. Die Häufigkeit des Vorkommens solcher Papillen schätzt Wichmann auf ein Drittel bis ein Fünftel aller Fälle.

Corpora arenacea hat in den Papillen nur W. Fischel gefunden.

Auch das Ödem der Papillen (Fischel, Pfannenstiel, Wichmann, O. Frankl in Form eines kleinfaustgroßen Papilloms) halte ich für den Ausdruck einer Funktion des Epithels bzw. des von ihm beherrschten Bindegewebes. Ich fasse es also biologisch auf, nicht irgendwie mechanisch bedingt.

Die Angabe über die Häufigkeit von Papillen kann ich an meinem Material nicht prüfen, da die Notizen vielfach lückenhaft sind und mir nur mehr ein Teil der Präparate zur Verfügung stand. Ich finde sie nur in 2 Fällen, und auch da nur recht bescheiden ausgebildet.

Das Vorkommen adenomatöser Bildungen in der Wand von Parovarialcysten war früher umstritten. Wichmann hat wohl ganz kurze schlauchartige Bildungen gesehen, echte adenomatöse Formen lehnt er jedoch ab. Auch ich habe solche nie gefunden. Vielleicht sind seiner Zeit unerkannte Ovarialblastome dabei mitunterlaufen. Die Diagnose ist ja, wenn die Operation nicht genügend übersichtlich war, mitunter sehr schwierig, wie das wohl der strittige Fall von „Cystadenoma papillare parovarii" von Pfannenstiel zeigt (vgl. Wichmann, S. 58).

Stieldrehung von Parovarialcysten.

Wir wissen heute, daß Stieldrehung bei Parovarialcysten ebenso oft vorkommt wie bei Eierstocksblastomen. In unseren 130 Fällen finde ich sie 10 mal angegeben = 7,7 % (Frangenheim 7 %, O. Frankl 12,1 %). Die stärkste Drehung hat in einem Fall 810⁰ betragen (2 mal 360⁰ + 90⁰), bei O. Frankl sogar 3 mal 360⁰. Auch von 6 maliger (Halb-?) Drehung wird berichtet. Die Drehungsrichtung wird ebenso wie bei den Eierstocksblastomen von der betonten Körperdrehung abhängen, nicht vom Küsterschen „Gesetz".

Beidseitige Stieldrehung hat Wall beschrieben. Von unseren Fällen ist erwähnenswert eine Stieldrehung 10 Tage nach der Geburt, und ein Fall, in welchem das sehr lange Ovarium derart an der Drehung beteiligt war, daß es durch die Schnürung in zwei gleichgroße Abschnitte geteilt worden ist. Ähnliche Fälle sind von Seitz, Frankl und von Herrmann beschrieben worden. Gelegentlich war auch der Eierstock selbst mitgedreht, bildete dann einen bis hühnereigroßen blauschwarzen, ganz durchbluteten Anhang an der Hauptgeschwulst, der natürlich schon wegen der Nekrose und der Gefahr einer Infektion mit abgetragen werden mußte.

Folgen der Stieldrehung sind, wie bei den Geschwülsten des Eierstockes, Oberflächennekrose, chemische Reizung des Bauchfells mit peritonealem Exsudat, Verwachsungen. Letztere waren mitunter recht fest geworden und haben die Operation beträchtlich erschwert.

Vielfach wird allerdings, selbst in neuerer Zeit (Mallet und Tillier) die Meinung vertreten, daß die Stieldrehungen bei Parovarialcysten gutartiger verlaufen als bei Eierstocksblastomen. Es wäre denkbar, daß die schlaffere Füllung der Cyste einen etwas geänderten Drehungsmechanismus bedingt.

In einem Fall von Derera ist die Flexur durch den gedrehten Stiel eingeklemmt worden. Perforation und Bauchfellentzündung, nach 3 Tagen Tod. Die Frau hatte jede Operation abgelehnt.

Vereiterung der stielgedrehten Parovarialcyste ist bisher noch nicht bekannt geworden. Auch sonst scheint Vereiterung von Parovarialcysten etwas außerordentlich seltenes zu sein. Die 3 Fälle, die von Nürnberger angeführt werden (Halter 1881, Mouret 1896, Kleinwächter) können auf keinen Fall als beweisend gelten.

Von Kombination einer Peritonealtuberkulose mit Parovarialcyste sind nur wenige Fälle bekannt (Kelly, Peisser, Thye). In letzterem Fall sollen die Knoten auch an einzelnen Stellen die Wand der Cyste durchsetzt haben.

Über Berstung von Parovarialcysten ist sehr wenig bekannt. Es ist denkbar, daß Berstungen öfter vorkommen, daß sie aber unerkannt bleiben und ausheilen. Bedrohliche Erscheinungen, stärkere Blutungen sind sehr selten. Der Fall von Matti (1909) ist der einzige. Abgesehen von der Anatomie, dem Sitz der Cyste, weisen sie gegenüber anderen intraperitonealen Blutungen nichts besonderes auf.

Sonstige geschwulstartige Bildungen des Nebeneierstockes.

Im Bereich der Adnexe gibt es manchmal bei chronisch-entzündlichen Erkrankungen, längere Zeit zurückliegenden Stieldrehungen, bei den sog. Teercysten oder bei Krebsformen Zustandsbilder, welche außerordentlich schwer zu deuten und zu entwirren sind. Es gibt aber außerdem in dieser Gegend zweifellos Veränderungen, die wir überhaupt nicht genauer bestimmen können. Die Seltenheit solcher Fälle, die Schwierigkeit genauer topographischer Orientierung und das Bestreben, doch eine Art von Erklärung zu geben, waren sicherlich dafür maßgebend, daß manche Bildung zu Unrecht dem Nebeneierstock zugeschrieben worden ist.

Vor allem wären hier einige Fälle zu nennen, die man als Adenofibrome des Parovarium gedeutet hat. Mit Sicherheit läßt sich keines auf den Nebeneierstock beziehen. Die mannskopfgroße Geschwulst Brunets war angeblich intraligamentär und trotzdem stielgedreht; die Angabe, daß der Eierstock selbst uterinwärts verschoben war, läßt mich an ein cystisches Adenofibrom des Ovarium disjunctum denken. Es hat bereits Schottlaender auf die Möglichkeit solcher Verwechslungen hingewiesen. Pfannenstiel führt eine Reihe von Autornamen an, bemerkt aber selbst dazu, daß mehr die Möglichkeit als die Sicherheit behauptet worden ist. Wenn er noch Möglichkeiten offen gelassen hat, so müssen wir heute sagen, daß auch seither keine beweiskräftigen Fälle beschrieben worden sind. Das dürfte ebenso für die angeblichen Teratome gelten (Czyczewicz, Zacharias, Häfner).

Ob Sarkome etwa in der Wand einer Cyste des Nebeneierstockes zur Entwicklung kommen können (Spanton, Goldschmidt), halte ich ebenfalls noch für ganz unsicher. Daß ein primärer Krebs des Eileiters oder des Eierstocks auf den Nebeneierstock übergreifen kann, ist leicht begreiflich, ebenso vielleicht gelegentlich ein Krebs des Gebärmutterkörpers (Häggström). Auch metastatischer Krebs in einer Parovarialcyste (Schottlaender) ist verständlich; der sichere Nachweis dürfte aber wohl stets auf große Schwierigkeiten stoßen.

Auf sicher bewiesene solide Geschwülste des Nebeneierstockes müssen wir noch warten.

Klinik der Parovarialcysten.

Zu dem oben bereits gebrachten Altersbild füge ich hinzu, daß nach Lippert 26%, nach Wichmann 34% der Kranken ledig waren. Daran sind großenteils die ersten drei Jahrzehnte beteiligt. Von unseren 130 Frauen haben 46 nie geboren; aber nur 10 von diesen waren über 30 Jahre alt. 84 Frauen haben mindestens eine, die Mehrzahl sogar mehrere bis viele Schwangerschaften erlebt.

Die Menstruation erscheint manchmal verändert; so sehr, daß einmal z. B. die Frau selbst sich Schwangerschaft eingebildet und die Ärzte zuerst eine Schwangerschaft angenommen hatten. Wie die weitere Beobachtung ergeben hat, waren aber stets andere Umstände anzuschuldigen.

Bei einer 33jährigen Köchin war die Periode schon seit 4 Jahren unregelmäßig gewesen, öfter 2—3 Monate ausgeblieben. Die letzte vor 6 Monaten. Seit 2 Monaten Schmerzen, Gewichtsabnahme und Schmerzen. Colostrum reichlich vorhanden (keine Schwangerschaft vorausgegangen). Rechts faustgroße Parovarialcyste; im Eierstock, der nur reseziert wird, ein erbsengroßes, flaches Fibrom. Sonst normaler Befund.

Wir können solche Beobachtungen vorläufig nur zur Kenntnis nehmen, stets im Hinblick darauf, daß man dem Nebeneierstock eine Art innerer Sekretion zugemutet hat. Vielleicht wird künftig aus einer Prüfung auf Hormonausscheidung, oder aus einer Obduktion mit Untersuchung der Hypophyse usw. mehr zu schließen sein.

Bei Schwangerschaft von 8 Wochen hat B. Zondek in der Wand einer zweifaustgroßen Parovarialcyste Hypophysenvorderlappenhormon (60 M.E.) nachgewiesen. Die

Cystenflüssigkeit selbst war frei von Hormon. Es ist das wohl als Gewebsdurchtränkung zu verstehen, und nicht als Produktion von solchem Hormon.

Dreimal hatten wir es gleichzeitig mit einer Eileiterschwangerschaft zu tun, einige Male mit Myomen, mit ovariell bedingten, auch nach der Operation fortbestehenden Blutungen, was auch die Nachuntersuchungen Wichmanns ergeben haben. Frühstadien intrauteriner Schwangerschaft sind zweimal gefunden worden, was neuerdings zeigt, daß die Cysten nicht Sterilität bedingen.

Rechte und linke Seite scheinen ziemlich gleichmäßig betroffen zu sein. Beidseitigkeit finde ich in Übereinstimmung mit Lippert und Wichmann sehr selten. Häufiger haben wir noch auf der anderen Seite Tuboovarialcysten gefunden. Verwachsungen sind nicht selten ($^1/_4$—$^1/_5$ der Fälle).

Das Wachstum der Cysten soll insgemein langsam erfolgen; Ausnahmen kommen vor.

Beschwerden hatte ein Teil der Frauen überhaupt nicht. Wo solche angegeben worden sind, waren es Schmerzen im Leib, selten im Kreuz oder in die Beine ausstrahlend. Gelegentlich werden Harnbeschwerden angegeben; da sind gewöhnlich Verwachsungen vorhanden. Auch bei den Frauen, die über starke Menstruationsschmerzen klagen, sind Verwachsungen die Regel.

Alles in allem etwa dasselbe Verhalten wie bei den Cysten des Eierstockes.

Das gilt auch für die Schwangerschaft. Rasch wachsende Parovarialcysten werden mitunter heftige Beschwerden verursachen; im Becken liegen bleibende sollen angeblich zu Abortus führen.

Stieldrehung verläuft nicht anders wie bei Eierstocksblastomen (Goergens im 6. Monat der Schwangerschaft). —

Auch für Geburt und Wochenbett gelten dieselben Möglichkeiten wie bei den Eierstocksgeschwülsten (s. d.).

Diagnose der Parovarialcysten.

Im allgemeinen begnügt man sich wohl heute mit dem Nachweis einer cystischen Geschwulst seitlich neben der Gebärmutter. Ich glaube nicht, daß es einen Frauenarzt gibt, der den Ehrgeiz hat, gerade den Ausgang der Cyste vom Parovarium vor der Operation zu sichern. Bietet sich die Möglichkeit, am unteren Pol der Geschwulst den Eierstock zu tasten, so kann man an Parovarialcyste denken, wird aber auch dann noch Irrtümern ausgesetzt sein. Was man früher als Kennzeichen angeführt hat: mäßige Größe, geringe Beschwerden, schlaffe Wand, ist so allgemein und unzuverlässig, daß man darauf nicht bauen soll. Wenn man erfährt, daß sogar die schwangere Gebärmutter (Retroflexio) punktiert worden ist, weil man eine Parovarialcyste angenommen hatte (Nürnberger), wird man besser tun, die an den Diagnostiker zu stellenden Forderungen einzuschränken und sich mit dem Nachweis, daß die Geschwulst den Adnexen angehört, begnügen.

Hier gelten dieselben Erwägungen, die bei der Differentialdiagnose der Eierstocksgeschwülste in Betracht kommen. Im Vordergrund, was Dringlichkeit betrifft, stehen Appendicitis und Eileiterschwangerschaft, in zweiter Reihe alle anderen akuten Vorgänge in der Bauch- und Beckenhöhle.

Behandlung der Parovarialcysten.

Ist eine cystische Geschwulst im Becken festgestellt, so kann der Vorschlag des Arztes nur lauten: Operation. Die Begründung des Vorschlages kann nicht auf der Diagnose Parovarialcyste aufgebaut werden, welche Cyste bei denselben Stielverhältnissen allerdings ähnlichen Gefahren ausgesetzt ist, wie die Eierstocksgeschwulst (Stieldrehung), sondern auf dem Umstand, daß eine genauere Bezeichnung der Geschwulst eben nicht möglich ist.

Die Operation wird in Vorbereitung und allen Einzelheiten der Ovariotomie gleichen. Unterschiede ergeben sich erst aus dem anatomischen Bild. So wenig ich von der Diagnose halte (vor der Operation), so sehr muß ich es betonen, daß nach Klarstellung des Sachverhaltes ein möglichst zurückhaltendes Vorgehen zu empfehlen ist.

Punktion allein führt nicht zum Ziel. Stacy, Drips, Offatt und Moench berichten u. a. von einer Frau, die wiederholt punktiert worden war (in dieser Zeit mehrere Geburten), schließlich doch operiert werden mußte.

Sind schwere Verwachsungen vorhanden, Durchblutung infolge einer Stieldrehung, dann bleibt manchmal nichts anderes übrig, als die Abtragung der Adnexe. Erscheint aber der Eierstock teilweise oder ganz unbeteiligt, dann erhalten wir ihn. Die Abtragung im Bereiche der Ala vespertilionis ist glatt möglich, wenn man sich knapp an die Cystenwand hält und die spermatikalen Gefäße selbst schont. Ist die Cyste gestielt, so ergibt sich fast von selbst die Abbindung des Stieles, wobei der Eileiter geopfert wird. Ich würde in solchen Fällen zur Abbindung des Eileiters einen eigenen dünnen Catgutfaden empfehlen, weil man hoffen kann (Halban), daß dieser Eileiterstumpf nach Resorption des Fadens wieder durchgängig wird.

Auch bei sehr großen Cysten wird diese Mitnahme des Eileiters kaum zu umgehen sein; überhaupt immer dann, wenn der Eileiter verlängert ist, dürfte eine Amputation desselben zweckmäßig sein.

Nur gelegentlich ergeben sich Fälle, in welchen es möglich erscheint, die Cyste nach Spaltung des Bauchfellüberzuges auszuschälen. Wenn nachher nicht die Blutstillung noch Schwierigkeiten macht, ergeben sich mit anschließender Naht der Öffnung im Bauchfell sicherlich die besten Verhältnisse. Doch sind solche Fälle sehr selten.

In Schwangerschaft und Geburt wird man sich ebenso verhalten wie bei Eierstocksgeschwülsten. Incision ist gefährlich (Rubeska[1], Verjauchung). Die abdominale, unter Umständen auch einmal die vaginale (Sitzenfrey) Operation ist heute das Verfahren der Wahl.

b) Einiges aus der Pathologie des Wolffschen Ganges.

Es ist nicht meine Aufgabe, das ganze große Gebiet der Pathologie des Wolffschen Ganges hier aufzurollen. Die Fragen des Zwittertums müßten hier berührt werden, der ganze Harnapparat einschließlich der Niere wäre zu besprechen. Ich verweise auf meine Darstellung der Fehlbildungen im Handbuch von Halban-Seitz, wo ich erstmalig eine systematische Darstellung der Zusammenhänge gebracht und auch beim Hermaphroditismus die Stellung des Wolffschen Ganges hervorgehoben habe.

Hinsichtlich der Entwicklung und der Anatomie kann ich unter anderem auf den ersten Band dieses Handbuches verweisen.

---

[1] Zit. bei Sitzenfrey.

Hier sollen nur die geschwulstartigen Bildungen kurz besprochen werden, vorwiegend von praktisch-differentialdiagnostischen Gesichtspunkten aus. Auf die Frage, wie weit solche Frauen, welche derartige Befunde aufweisen, als Zwitter zu betrachten sind, gehe ich nicht ein.

Cysten des Wolffschen Ganges.

Ich habe jede Persistenz des Wolffschen Ganges bei der Frau formalgenetisch bereits als übermäßiges Wachstum desselben bezeichnet. Auf dieser Grundlage sind alle Cystenbildungen als umschriebene Wachstumsexcesse aufzufassen. Das Primäre ist das Epithel, von welchem erst der Wachstumsreiz für den Mesenchymmantel ausgeht, auch in jenen Fällen, in welchen dieser Muskelbindegewebsmantel besondere Mächtigkeit erlangt.

Man kann Fälle abgrenzen, in denen es hauptsächlich zur Oberflächenvergrößerung kommt und adenomartige Bilder entstehen, ohne besonders starke Ausbildung von Mesenchym (vorwiegend im Gebärmutterhals, auch im Scheidenteil, R. Meyers Ampulle des W. G. entsprechend). Sie treten in Gestalt gutartiger Adenome, wie wir sie schon in kleinem Maßstabe wiederholt bei älteren Frauen gefunden haben und wie sie G. Klein, Thumim beschrieben haben, auf, oder als bösartige Krebse (Heinsius, R. Meyer; Bumke als Cancroid); in anderen Fällen sind es dickwandigere schlauchförmige Cysten, die besonders in der Seitenkante des Gebärmutterhalses bis oberhalb des inneren Muttermundes entlang ziehen, manchmal geradezu perlschnurartig aneinander gereiht (Amann, Vassmer, Schottlaender u. a.; eigene Befunde). Die nicht selten beschriebenen, manchmal bluthaltigen Einzelcysten in der Seitenwand der Gebärmutter wären hier zu nennen (v. Franqué, Klein, Amann, Bumke u. a.). Vor allem kommen aber differentialdiagnostisch die großen Cysten in Betracht. Unterberger hat solche beschrieben, die mit einem gemeinschaftlichen Kanal in die Cervix eingemündet sind; Arx eine intraligamentäre, einen Hohlraum aufweisende Muskelgeschwulst. Klinisch war ein Fall von Küster interessant, weil die Cyste zweimal geplatzt ist, und ein Fall von Bumke, in welchem die Cyste zur Gebärmutterzerreißung geführt hat.

Eine 48jährige Frau (161 ex 1930) wurde wegen einer kindskopfgroßen Cyste des Eierstockes operiert. Sie hatte seit einem Monat Größerwerden des Bauches bemerkt, hatte in letzter Zeit links Schmerzen und seit 24 Tagen geblutet. Es fand sich die erwartete Cyste; die Gebärmutter selbst war groß und weich. Überraschend war jedoch der Befund einer ganz schlaffen (daher überhaupt nicht getasteten) bis zum Zwerchfell reichenden Cyste, an deren Hinterwand die Flexur auffallend hoch hinauf gezogen war. Es handelte sich um eine sehr große, aber nur sehr wenig flüssigen Inhalt aufweisende Cyste, deren Ausgangspunkt retroperitoneal im Becken zu suchen war — Ausschälung gelang leicht —, und die sich aus der Vorderwand des Mesenteriums der Flexur gegen die Bauchhöhle hin entwickelt hat, unter ausgesprochenem Flächenwachstum des Mesenteriums selbst.

Zu sicherer Klarstellung der Verhältnisse sind die genaueren topographischen Verhältnisse vielleicht wichtiger als der histologische Befund. Die Beziehungen zur Cervix allein reichen noch nicht völlig aus, zu unterscheiden, ob es sich um einen Abkömmling des Wolffschen oder des Müllerschen Ganges handelt. Das Epithel kann in beiden Fällen einschichtiges Zylinderepithel oder uncharakteristisches mehrschichtiges Plattenepithel (ohne Verhornung) sein, der Inhalt in beiden Fällen klar oder bluthaltig. Mitunter wird es sich überhaupt nicht mehr unterscheiden lassen, welchem der beiden Gänge die Cyste entstammt (Steinhardts Fall).

Die operative Behandlung bietet meist keine besonderen Schwierigkeiten; man muß nur die Technik der Operation, Topographie und Wundversorgung intraligamentärer Gebilde beherrschen. Ob die Ausschälung genügt oder Totalexstirpation nötig wird, entscheidet man von Fall zu Fall.

Schrifttum.

Amann, Neubildungen des Beckenbindegewebes. In Martins Handbuch, Bd. 3, 1906. — *Ampt*, Histologie des Parovariums und der Cysten des Ligamentum latum. Zbl. Gynäk. **34**, (1895). — *Bauereisen*, Cystadenoma papillare. Mschr. Geburtsh. **40**, 428 (1914). — *Benneke*, Parovarialkystome. Inaug.-Diss. Göttingen 1902. — *Bumke, E.*, Epitheliale Neubildung im rektogenitalen Zwischengewebe. Virchows Arch. **217**, 83 (1914). — *Derera, H. v.*, Inkarzeration der Flexur durch den torquierten Stiel einer Parovarialcyste. Zbl. Gynäk. **1906**, 478. — *Fischel, W.*, Parovarialcysten und Kystome. Arch. Gynäk. **15**, 198 (1880). — *Floris, M.*, Parovarialcyste. Riv. ital. Ginec. **3**, 17 (1924). — *Frangenheim*, Stieldrehung. Inaug.-Diss. Erlangen 1903. — *Frankl, O.*, Cystis parovarii papillaris. Zbl. Gynäk. **1918**, 307. — *Franqué, O. v.*, Urnierenreste im Ovarium. Z. Geburtsh. **39**, 499 (1898). — *Gebhard*, Aussprache zu Koßmann. Z. Geburtsh. **31**, 199 (1895). — *Goergens*, Adnextumoren. Inaug.-Diss. Bonn 1912. — *Goldschmidt, F.*, Spindelzellsarkom in der Wand einer Parovarialcyste. Mschr. Geburtsh. **34**, 687 (1911). — *Goudell*, (Koßmann) Amer. J. Obstetr. **17**, 393 (1884). — *Häfner*, Dermoid des Parovariums. Zbl. Gynäk. **1921**, 85. — *Häggström, P.*, Carcinom der Parovarialcyste bei Carc. corporis uteri. Acta obstetr. scand. (Stockh.) **2**, 47 (1923). — *Heinsius*, Carcinombildung im Beckenbindegewebe. Z. Geburtsh. **45**, 280 (1901). — *Herrmann*, Stielgedrehte Epoophoroncyste. Zbl. Gynäk. **1925**, 2263. — *Kelly*, Operat. Gynäk. Bd. II. — *Kermauner, F.*, Fehlbildungen usw. in Halban-Seitz, Bd. 3. 1924. — *Killian, Gust.*, Zur Anatomie der Parovarialcysten. Arch. Gynäk. **26**, 460 (1885). — *Klein, G.*, Geschwülste des Gartnerschen Ganges. Virchows Arch. **154**, 63 (1898). *Kobelt*, Nebeneierstock. Heidelberg 1847. — *Kossmann*, In Martins Handbuch. Leipzig 1899. — *Küster, H.*, Scheidencysten. Z. Geburtsh. **74**, 611 (1913). — *Lepmann*, Verlängerung der Tube bei Ovarial- und Parovarialcysten. Z. Heilk. **22**, (Abt. path. Anat.), 51 (1901). — *Mallet* u. *Tillier*, Stieldrehung von Parovarialcysten. Ber. Gynäk. **12**, 449 (1927). — *Matti, H.*, Ruptur einer Parovarialcyste unter Erscheinungen akuter Appendicitis. Dtsch. Z. Chir. **99**, 561 (1909). — *Meyer, R.*, Rete ovarii. Stud. Path. Entw. **2**, 79 (1914). — Lubarsch-Ostertag Ergebnisse **9**, 518 (1905); **15**, 430 (1911). — *Nissen, W.*, Polycyst. Parovarialtumor. Mschr. Geburtsh. **66**, 339 (1924). — *Nürnberger, L.*, Nebeneierstock. Halban-Seitz Handbuch, Bd. 5 I, S. 179. 1924. — *Payer, A.*, Lange Tube bei stielgedrehter Parovarialcyste. Mschr. Geburtsh. **14**, 745 (1901). — *Peisser*, Parovarialcysten bei Peritonealtuberkulose. Mschr. Geburtsh. **37**, 522 (1913). — *Peters, H.*, Cölomepithelausstülpungen. Z. Heilkunde, **1907**, H. 2. — *Polano*, Wahre Zwitterbildung beim Menschen. Z. Geburtsh. **83**, 114 (1921). — *Rielaender*, Parovarium. Marburg 1904. — *Rossa, E.*, Anhänge am Ligam. latum. Berlin: S. Karger (1899). — *Schapiro*, Ovotestis. Virchows Arch. **266**, 392 (1927). — *Schottlaender, J.*, Uterus bicornis subseptus usw. Arch. Gynäk. **81**, 221 (1907). — Geschwulst des Nebeneierstockes. Mschr. Geburtsh. **22**, 575 (1905). — *Seitz, L.*, Stieldrehung von Parovarialcysten. Hegars Beiträge, Bd. 11, S. 190. — *Sitzenfrey, A.*, Parovariotomia sub partu. Prag. med. Wschr. **1907**, Nr 44. — *Spanton, W. D.*, Sarcoma of the parovarium. Ref. Frommels Jahresber. 1907, S. 410. — *Stacy, J., Drips, Offatt* u. *Moench*, Extrauterine, Parovarialcyste, Ovarialcarcinom. Ber. Gynäk. **12**, 58 (1927). — *Steinhardt, Bianca*, Cystischer Tumor des Lig. latum. Zbl. Gynäk. **1929**, 2105. — *Stroebe*, Pseudohermaphroditismus. Beitr. path. Anat. **22**, 300 (1897). — *Thumim, Leop.*, Adenomatöse Hyperplasie des Gartnerschen Ganges. Arch. Gynäk. **61**, 15 (1900). — *Thye*, Cystadenoma parovarii mit Tuberkulose. Inaug.-Diss. Marburg 1915. — *Unterberger*, Gartnersche Cysten. Mschr. Geburtsh. **29**, 587 (1909). — *Vassmer, W.*, Persistenz des Gartnerschen Ganges. Arch. Gynäk. **60**, 1 (1900). *Wall*, Stieltorsion von Parovarialcysten beider Seiten bei 16jährigem Mädchen. Zbl. Gynäk. **1914**, 205. — *Weishaupt, E.*, Rete ovarii. Stud. Path. Entw. **2**, 117 (1914). — *Wichmann, E.*, Epoophoron. Helsingfors 1916. — Parovarialcysten. Berlin: S. Karger 1911. — *Zacharias*, Kindskopfgroßes Dermoid des Parovarium. Zbl. Gynäk. **1910**, 1222. — *Zondek, B.*, Hypophysenvorderlappenhormon und Placenta. Zbl. Gynäk. **1931**, S. 7.

Die gutartigen und bösartigen Neubildungen der Tuben[1].

L. Nürnberger, Halle (Saale).

Mit 87 Abbildungen im Text.

Einteilung der Neubildungen der Tuben.

Die erste wissenschaftliche Einteilung der Tubentumoren[1] stammt von Sänger und Barth (1895)[2]. Diese unterschieden folgende Formen:

---

[1] Bekanntlich geht die Bezeichnung der Eileiter als „Tuben" auf Gabriele Fallopius (1523—1562) zurück, der das abdominelle Ende der Eileiter mit der Mündung einer römischen Tuba verglich. („extremum foramen amplum habet, quod semper clausum jacet concidentibus fimbriis, quae tamen si diligenter aperiantur ac dilatentur, tubae cujusdam aeneae extremum finem exprimunt." — Opera omnia Francoforti 1600, S. 421 und Observat. anatom. in Vesalii Opera omnia, herausgegeben von Boerhaave und Albinus 1725, T. II, p. 751, zit. nach Klein, Mschr. Geburtsh. **19**, 841 ff. (1904). — Hyrtl schreibt nun in seiner Onomatologia anatomica. Wien 1880, S. 575, Fußnote 3 folgendes: „Über den Eigennamen des hochberühmten Canonicus und Professor, Fallopia, haben wir etwas zu erwähnen. Nicht weniger als sechs Variationen desselben irren in den anatomischen Büchern, und auf den Titelblättern der zahlreichen Auflagen seiner Werke herum: Fallopia und Fallopius, Faloppia und Faloppius, Falloppia und Falloppius. Wie hat nun der Mann eigentlich geheißen?

Die meisten anatomischen Geschichtsschreiber, wie auch die durch Korrektheit ihrer historischen Angaben ausgezeichnete Bibliotheca anatomica Halleri nennen ihn Fallopius, der gelehrte Sprengel aber Faloppia, nach Tassoni, Secchia rapita, Cent 2, Num. 2, wo es heißt:

Andar gli ambasciatori ad onorare	E li condusser, per diritta strada
Alessandro Faloppia e Gaspar Prato,	Alla sala, dove il duca or tien la biada.

Sprengel konnte natürlich nicht gewußt haben, ob dieser Alessandro Faloppia, ein Verwandter des großen Anatomen, Gabriel Fallopia war. Wenn er es nicht war, ist die Schreibart Fallopia für unsere Frage ganz wertlos. Die Venetianer Auflagen seiner Schriften führen auf dem Titel: G. Fallopius, ebenso jene von Frankfurt, und der Leydner Edition der Opera omnia Vesalii sind die Observationes anatomicae des Fallopius beigegeben. Die Unsitte der damaligen Zeit, die Consonanten, besonders die Labiales und Linguales zu verdoppeln, scheint mir auch dieses doppelte p in Falloppius erzeugt zu haben. Der italienische Name muß Fallopia gewesen sein, da ich ihn bei etlichen Zeitgenossen unseres Altmeisters so erwähnt finde. In lateinischen Schriften wurde, durch die Umwandlung des terminalen italienischen a in das lateinische us, Fallopius daraus, obwohl auch römische Eigennamen ein a am Ende aufweisen, wie Sulla, Catilina Cinna, Scaevola, Valerius Agricola u. m. a. Mag man also den Fallopia so oder so schreiben, man kann immer etwas Gedrucktes zu seiner Rechtfertigung finden."

[2] Noch im Jahre 1879 unterschied Bandl (Die Krankheiten der Tuben usw. in v. Pitha-Billroth, Handbuch der allgemeinen und speziellen Chirurgie, Bd. 4, 5. Lieferung, S. 37) ebenso wie (1861) Rokitansky, Lehrbuch der pathologischen Anatomie, 3. Aufl. 1861, S. 442 ff.) bei den Neubildungen der Tube folgende Unterabteilungen: Bindegewebe, Fett, Cysten, Tuberkulose, Carcinom. Bland Sutton schrieb 1891 in seinem ausgezeichneten Buche „Surgical Diseases of the Ovaries and Fallopian tubes": „Neoplasmas of the „Fallopian" tube are excessively rare. They are adenoma, myoma and cancer."

I. Geschwülste der Schleimhaut.
(Mucosa und Submucosa.)

   1. Polypen.
      a) Schleimhautpolypen.
      b) Decidualpolypen.

   2. Papillome.
      a) Tubare Kondylome.
      b) Papilloma tubae.
      c) Papilloma tubae cysticum (vesiculosum).

   3. Carcinome.
      a) Carcinoma papillare.
      b) Carcinoma gyriforme.

   4. „Deciduoma malignum" (Epithelioma serotino-choriale).

   5. Sarkome.
      a) Sarcoma papillare.
      b) Carcino-Sarcoma papillare.

II. Geschwülste der Muscularis.
(Samt intermuskulärem Bindegewebe.)
      a) Myome und Fibrome.
      b) Sarkome.

III. Geschwülste der Subserosa.
     Lipome.

IV. Geschwülste der Serosa.
     Papilloma. Cystoide Gebilde.

V. Geschwülste der Tubenfransen.

Sänger und Barth gingen also von der anatomischen Dreiteilung der Tube in Mucosa, Muscularis und Serosa aus. Dieser Gedanke ist an und für sich sehr gut. Leider ist es heute aber in vielen Fällen noch nicht möglich festzustellen, ob eine Geschwulst (z. B. ein Sarkom) von dem Bindegewebe der Schleimhaut, der Muscularis oder der Serosa ausgeht. Ferner leidet das Schema von Sänger und Barth darunter, daß den histologischen Begriffen der Schleimhaut, Muscularis und Serosa der rein topographische Begriff der „Tubenfransen" gleichgestellt wird. Endlich ist es nicht zweckmäßig die „Geschwülste der Subserosa", also des subserösen Bindegewebes, als eigene Hauptgruppe aufzustellen.

Diese verschiedenen Punkte wirken an dem Schema von Sänger und Barth sehr störend, so einfach und klar sein Grundgedanke auch ist.

Auch Fromme und Heynemann scheinen von der Sänger-Barthschen Einteilung nicht befriedigt gewesen zu sein. Sie schlugen deshalb (1910) in der 2. Auflage des Veitschen Handbuches der Gynäkologie vor „zunächst zwischen gutartigen und bösartigen, zwischen homologen und heterologen Geschwülsten und weiterhin zwischen epithelialen Tumoren und Bindesubstanzgeschwülsten zu unterscheiden". Schon vor Fromme und Heynemann hatten Quénu und Longuet[1] folgende Formen der Tubengeschwülste unterschieden: I. Papillomes, II. Adénomes, III. Epithéliomes et carcinomes, IV. Déciduome malin, V. Enchondrome, VI. Tumeurs mixtes, VII. Sarcomes VIII. Fibromes, IX. Fibromyomes, X. Kystes dermoïdes."

Fromme und Heynemann gelangten zu folgender Einteilung der Tubenneubildungen:

I. Homologe Geschwülste.

   1. Epitheliale Geschwülste.
      a) Polypen.
      b) Papillome.
      c) Cysten.

   2. Bindesubstanzgeschwülste.
      ɜ) Fibrome und Fibromyome.
      b) Lipome.
      c) Lymphangiome.

---

[1] Quénu und Longuet, Rev. de Chir. **24**, 408 u. 742 (1901).

    3. Mischgeschwülste.
       a) Dermoidcysten.
       b) Fibromyoma cystosum (Sänger und Barth).

II. Heterologe Geschwülste.
    1. Epitheliale Geschwülste.
       a) Carcinome.
       b) Chorionepitheliome.
    2. Bindesubstanzgeschwülste.
       Sarkome.
    3. Endotheliome.
    4. Mischgeschwülste.

Dieses Schema hat den großen Vorzug, daß es vom klinisch-praktischen Standpunkt aus den Gesichtspunkt der Gut- und Bösartigkeit in den Vordergrund rückt, und daß es in pathologisch-anatomischer Hinsicht unter Loslösung vom Organ den rein geweblichen Standpunkt betont.

Gegen die Einteilung von Fromme und Heynemann läßt sich nur der Einwand erheben, daß Homologie und Heterologie einer Geschwulst durchaus nicht immer gleichbedeutend sind mit Gutartigkeit und Bösartigkeit.

Auch unter den Tubentumoren gibt es zahlreiche Fälle (Papillome, Adenome, Chorionepitheliome), in denen der klinische Verlauf nicht dem morphologischen Bilde entspricht.

Verzichtet man aber in dem Fromme-Heynemannschen Schema auf die Gruppeneinteilung in homologe und heterologe Geschwülste, dann gelangt man unter gleichzeitiger Zusammenfassung der entsprechenden Unterabteilungen leicht zu der rein histogenetischen Einteilung, wie sie in der Pathologie heute allgemein üblich ist.

Die Geschwülste der Tuben zerfallen dann in drei große Gruppen:
    I. Die epithelialen Geschwülste,
   II. die Bindesubstanzgeschwülste,
  III. die Mischgeschwülste.

Jede dieser Gruppen zerfällt in zwei Abteilungen, nämlich die reifen und die unreifen Formen.

Damit ergibt sich folgende Einteilung der Tubentumoren:

I. Bindesubstanzgeschwülste.

    1. Reife, homoiotypische (gutartige) Bindesubstanzgeschwülste.

      a) Eigentliche Bindesubstanzgeschwülste.
       Fibrom.
       Myxom.
       Lipom.
       Xanthom.
       Chondrom.
       Osteom.
       Angiom.

      b) Geschwülste des Muskelgewebes.
       Myom.

      c) Geschwülste des Nervengewebes.
       Neurom.
       Gliom.

    2. Unreife oder nicht vollkommen reife Bindesubstanzgeschwülste.
       Sarkom.

II. Epitheliale Geschwülste.

    1. Reife Formen der epithelialen Geschwülste — fibroepitheliale Geschwülste.

        Papillom.

        Adenom.

    2. Unreife Formen der epithelialen Geschwülste.

        Carcinom.

    Anhang zu den epithelialen Geschwülsten.

        Chorionepitheliom.

    3. Mischgeschwülste.

Diese Einteilung berücksichtigt — ganz im Sinne der modernen Pathologie — nur die echten Geschwülste [1] der Tube.

Zahlreiche geschwulstmäßige Wachstumsformen, die quantitativ, aber nicht qualitativ den Charakter des Mutterbodens überschreiten, müssen dabei ausgeschieden und als Hyperplasien von den echten Geschwülsten abgetrennt werden.

Hierher gehören in erster Linie die Polypen, ferner verschiedene Formen von adenomatösen, myoepithelialen, xanthomatösen, cystischen und anderen Wachstumsexzessen.

Freilich sind die Grenzen zwischen den Hyperplasien und den echten Geschwülsten teilweise recht unscharf. Gerade bei den Neubildungen der Tuben sind fließende Übergänge und Kombinationsformen so häufig, daß auch heute noch das berühmte Wort von Virchow gilt: „Wollte man auch jemand auf das Blut pressen, daß er sagen sollte, was Geschwülste eigentlich seien, so glaube ich nicht, daß man irgend einen lebenden Menschen finden würde, der in der Lage wäre, dies sagen zu können."

I. Bindesubstanzgeschwülste.

1. Reife, homoiotypische (gutartige) Bindesubstanzgeschwülste.

a) Fibrom.

Fibrome sind Geschwülste, die nur aus Bindegewebe, also aus Bindegewebszellen und der von diesen gebildeten fibrillären Zwischensubstanz bestehen. Diese Tatsache ist bei der pathologisch-anatomischen Wertung gewisser Neubildungen der Tube nicht immer genügend berücksichtigt worden. Bis in die neueste Zeit hinein findet man in der in- und ausländischen Literatur „Fibrome" der Tube veröffentlicht, die in Wirklichkeit zu den Muskel- und nicht zu den Bindegewebsgeschwülsten der Tube gerechnet werden müssen.

So gab z. B. Poret (1898) seiner Inauguraldissertation den Titel „Les Fibromes de la trompe utérine", obwohl er bei der Beschreibung seiner Tumoren ausdrücklich erwähnt, daß sie glatte Muskelfasern enthielten.

Umgekehrt rechnete Stolz eine von ihm beobachtete Tubengeschwulst zu den Fibromyomen, obwohl er bei der Besprechung des histologischen Befundes schreibt: „Muskelfasern fehlen".

---

[1] Als „Geschwülste" bezeichnet man heute „Wachstumsexzesse von autonomem Charakter" (Borst); „scheinbar selbständig entstehende Gewebswucherungen, die zwar in ihrem histologischen Bau mit dem Mutterboden mehr oder weniger übereinstimmen, in der Form aber atypisch erscheinen und trotz ihrer organischen Verbindung mit dem Mutterboden ein selbständiges, scheinbar eigenen Gesetzen unterworfenes Leben führen, das dem Gesamtorganismus nicht oder nur ganz ausnahmsweise zugute kommt." (Lubarsch, Erg. Path. I, 305, Abt. 2 und Virchows Arch. 235, 242). — „Masses of tissue resembling, but not perfectly identical with, the normal tissues, which grow without any regard for the laws which govern and restrain the growth of normal tissue...." Mc Callum Text-Book of Pathology, Philadelphia and London 1922.

Diese Verwirrung in der Nomenklatur hat ihren tieferen Grund in der historischen Entwicklung des Fibrombegriffes.

Bis um die Mitte des vergangenen Jahrhunderts hat man die verschiedensten, durch große Dichte und faserigen Aufbau ausgezeichneten Geschwülste unter der Bezeichnung der „Tumores fibrosi", „Corps fibreux", „Desmoide" (Joh. Müller [1]), „Fibroide" (Rokitansky [2]) zusammengefaßt. Insbesondere hat man aber — vor allem seit Bayle [3] — die am Uterus vorkommenden, heute als Myome bezeichneten, Tumoren geradezu als Typus der Bindegewebsgeschwülste hingestellt und von ihnen die „gangbare Darstellung" (Virchow [4]) der Fibrome abgeleitet.

Obwohl J. Vogel [5] im Jahre 1843 als erster den mikroskopischen Nachweis erbrachte, daß die Uterusfibroide die gleiche Zusammensetzung haben, wie die Uteruswand, hatten seine Untersuchungen zunächst keine wesentliche Änderung der damaligen Ansichten zur Folge.

Erst Virchow [6], dem wir auch die Bezeichnung „Myome" verdanken, hat die Geschwülste, in denen das Muskelgewebe „ein wesentlicher Anteil ist", scharf von den „Bindegewebsgeschwülsten" getrennt und für diese die von Verneuil [7] (1856) vorgeschlagene Bezeichnung „Fibrom" aufgenommen.

Letzten Endes beruht die historisch gegebene Verwirrung des Fibrombegriffes darauf, daß die histologische Abgrenzung von glatten Muskelfasern und Bindegewebsfibrillen keineswegs leicht ist. Zwar ist es nicht schwer, selbst an einfach (z. B. mit Alauncarmin) gefärbten Schnitten die glatten Muskelfasern eines Myoms oder der Uterusmuskulatur von dem Bindegewebe zu unterscheiden. Dies gilt aber nur für die Fälle, in denen man weiß, daß glatte Muskulatur vorhanden ist. Sobald es darauf ankommt, vereinzelte Muskelzellen in einem vorwiegend fibrösen Grundgewebe nachzuweisen, lassen alle für die glatte Muskulatur angegebenen rein morphologischen Kriterien in Stich [8].

Heute haben wir nun eine Reihe von „spezifischen" Färbemethoden — Pikrofuchsin (van Gieson), Azanfärbung (Heidenhain), durch die es gelingt, die kollagenen Fibrillen, von anderen Gewebsstrukturen zu unterscheiden [9]. Es dürfen also nur solche Tumoren als Fibrome bezeichnet werden, in denen sich mit charakteristischen Doppelfärbungen keine glatte Muskulatur nachweisen läßt.

Da diese Unterscheidung früher nicht möglich war, so muß es dahingestellt bleiben, ob die in der älteren Literatur niedergelegten Fälle von „Fibromen" oder „Fibroiden" der Tube wirklich reine Bindegewebsgeschwülste waren.

Geschichtliches.

„Fibroide" der Tube werden, soweit wir sehen, zuerst von Rokitansky [10] in der 1. Auflage seines Handbuches der pathologischen Anatomie erwähnt. Er bezeichnet sie als „im Allgemeinen selten" und er

---

[1] Müller, Joh., Über den feineren Bau der Geschwülste. S. 60. Zit. nach Virchow, Die krankhaften Geschwülste 3, 1, 108.

[2] Rokitansky, Handbuch der pathologischen Anatomie. Wien 1842. Bd. 1, S. 251, 256; Bd. 3, S. 538.

[3] Bayle, G. L.: J. de Méd. chir. pharm. An. 11, 5, 62. — Cruveilhier, Essai sur l'anat. path. Paris 1816, 1, 383. Zit. nach Virchow l. c. 3, 1, 108.

[4] Virchow, Die krankhaften Geschwülste. 1, 292. Berlin 1863.

[5] Vogel, Jul., Icones histol. path. Lips. 1843, Taf. IV, Fig. 5, 6 B, 7—8, Tab. XXIII, Fig. 10—11. Zit. nach Virchow, l. c. 3, 1, 153.

[6] Virchow, Virchows Arch. 6, 553 (1854).

[7] Verneuil, Quelques propositions sur les fibromes ou tumeurs formées par les éléments du tissu cellulaire, avec des remarques sur la nomenclature des tumeurs. Gaz. méd. de Paris 1856, No 5, 59; No 7, 95. Zit. nach Virchow, l. c. 1, 290.

[8] Ein Beweis für die Richtigkeit dieses Satzes ist der lange und hartnäckig geführte Streit über die Frage, ob in der Wand der Epoophoronkanälchen glatte Muskulatur vorkommt (Koßmann, Zbl. Gynäk. 1894, 685. — Diskussion zu dem Vortrage Koßmanns, Zbl. Gynäk. 1894, 700. — Koßmann, Zbl. Gynäk. 1894, 809. — Gebhard, Zbl Gynäk 1894, 909 — Ampt, Zbl. Gynäk. 1895, 913. — Koßmann, in A. Martin, Die Krankheiten der Eierstöcke usw. Leipzig 1899, 931f.

[9] Allerdings beruhen auch diese „spezifischen" Färbungen nicht auf irgendwelchen chemischen Unterschieden zwischen den Bindegewebsfibrillen und den glatten Muskelfasern. Sie sind höchstwahrscheinlich nur der Ausdruck „einer spezifischen physikalischen Dichte" (v. Möllendorff). Man darf also nicht alles, was sich bei diesen „Bindegewebsfärbungen" in spezifischem Tone färbt, für Kollagen halten. (v. Möllendorff, Lehrbuch der Histologie von Stöhr. 19. Aufl. S. 96.)
Trotzdem sind diese Färbungen für die klinisch-praktische Unterscheidung eines Fibroms von einem Myom natürlich von der größten Bedeutung.

[10] Rokitansky, Handbuch der pathologischen Anatomie 3, 586, Wien: Braunmüller u. Seidel, 1842.

beschreibt sie nur kurz als „kleine, d. i. kaum je das Volumen einer Erbse übersteigende runde oder plattrundliche Geschwülste in der parenchymatösen Schichte der Tuba". In dem „Lehrbuch der pathologischen Anatomie" [1] erwähnt Rokitansky außerdem noch, daß man „zuweilen eine Entwickelung von Bindegewebe in den Tubenfransen" beobachtet, „wobei sie wulstig, starr und weiß werden".

Klob [2] unterschied zwischen „rein fibrösen" und „fibromuskulären" Tumoren der Tube. Irgendwelche näheren kasuistischen Angaben macht Klob über die „rein fibrösen" Tumoren aber nicht. Er erwähnt nur, daß die fibromuskulären Tumoren an den Eileitern sehr selten vorkommen, niemals beträchtliche Größe erreichen und meistens in den äußeren Schichten der Wand sitzen, so daß sie „geschwulstförmig prominieren oder selbst gestielt von den Tuben abhängen."

Außerdem kommt nach Klob „noch eine andere Art von Bindegewebsgeschwülsten" an der Tube vor, nämlich an den Fimbrien. Diese können anschwellen und zu „weißen, knorpelharten, kleinen Knoten degenerieren", „welche aus dichtem Bindegewebe bestehen, und aus einer direkten Bindegewebswucherung der kolbigen Fransenenden selbst hervorgegangen sind". Diese „zerren mitunter die Fransenenden lang aus, und hängen dann an fadenartigen Stielen am Ostium abdominale. Eine etwaige, leicht mögliche Abschnürung derselben, kann als eine der Entstehungsweisen von freien Körpern in der Bauchhöhle gelten."

Bandl (1879) berief sich bei seiner Bearbeitung der Krankheiten der Tuben in dem „Handbuch der allgemeinen und speziellen Chirurgie" von v. Pitha und Billroth auf die Angaben von Rokitansky und Klob.

Auch aus den folgenden Jahren liegen keine Veröffentlichungen von reinen Fibromen vor, so daß Sänger und Barth (1895) in ihrer zusammenfassenden Darstellung der Tubenerkrankungen die „Fibrome" mit den Myomen zusammen abhandelten, aber keinen einzigen Fall von reinem Fibrom erwähnten.

Seitdem sind aber doch einige Beobachtungen veröffentlicht worden [Rudolph (1898), Stolz (1903), Roberts (1903), Jacob (1909), Le Bec (1912), Herde (1918), die man als reine Fibrome anerkennen muß, da die betreffenden Autoren ausdrücklich betonen, daß in den Tumoren keine glatten Muskelfasern vorhanden waren [3].

Allerdings fehlen auch hier nähere Angaben darüber, auf Grund welcher histologischer Tatsachen (rein morphologisches Bild oder spezifische Färbung) die betreffenden Autoren das Fehlen von glatten Muskelfasern festgestellt haben. Trotzdem ist man bei der bestimmten Angabe, daß glatte Muskelfasern

---

[1] Rokitansky, Lehrbuch der pathologischen Anatomie. 3. Aufl. 3, 442. Wien 1861.

[2] Klob, Pathologische Anatomie der weiblichen Sexualorgane. Wien 1866, S. 292.

[3] Nicht eingerechnet ist je ein Fall von Lwow (1903), Cadenat (1907), Godart (1910).

In dem Falle von Lwow (zit. nach Frommels Jahresber. 1903, S. 249) fand sich bei einer 34jährigen Nullipara ein doppeltes Fibrom der Tube. Der eine Tumor saß submukös, der andere umgab ringförmig die Tube. — Da mir das Original leider nicht zugänglich war, so konnte ich nicht feststellen, ob die beiden Tumoren wirklich nur aus Bindegewebe bestanden.

Der von Cadenat, — nicht wie irrtümlicherweise in Frommels Jahresber. 1907, S. 173 angegeben, von Cottu — in der Soc. anat. de Paris am 19. Juli 1907 demonstrierte Fall von „Fibrome avec salpingite" muß wegen ungenügender Beschreibung ausscheiden. Das betreffende Referat (in La Presse méd. 27. Juli 1907, p. 478) lautet: „M. Cadenat présente une pièce de fibrome avec salpingite suppurée provenant du service de M. Hartmann. Le pus s'écoulait de la trompe par l'ostium uterinum. Ce fait est excessivement rare".

In der Beobachtung von Godart („Fibromes multiples du ligament large et fibrome de la trompe" ref. La Presse médicale 13. Aug. 1910, S. 623) fehlen Angaben über den histologischen Befund („M. Godart présente une tumeur qu'il a enlevée, il y 5 jours, chez une malade de 45 ans, ayant eu un enfant il y a 20 ans, et se plaignant, depuis quelques années, de règles excessivement abondantes irrégulières dans leur apparition.

Sur l'utérus, déjeté vers la gauche, on voit la corne utérine de ce côté se continuer normalement vers la trompe absolument saine, de même que l'ovaire. La corne droite ne présente aucune ouverture tubaire: les incisions dans divers endroits avoisinant n'en montrent aucune apparence. Le ligament large droit est occupé par un fibrome gros comme le poing et quelques autres plus petits de la grosseur d'une noix. A environ 12 centimètres de l'utérus, on retrouve la trompe droite et l'ovaire; la cavité tubaire se continue au milieu d'un petit fibrome qui l'entoure complètement, puis est complètement oblitérée. Ces fibromes sont presque tous logés dans le ligament large et dans la région la plus riche en vaisseaux. Cela répond bien aux résultats des recherches de Keiffer, qui a démontré que la formation des fibromes se faisait autour de la tunique des artères. Le présent cas paraît confirmer ces vues; les tumeurs fibreuses étant situées dans les endroits où la circulation est la plus intense vers la bifurcation de l'artère utérine droite et dans la trompe".)

fehlten, unseres Erachtens nicht berechtigt, die betreffenden Tumoren einfach etwa zu den Myomen zu rechnen.

Jedenfalls muß die Möglichkeit zugegeben werden, daß an der Tube, ebenso wie an anderen fibro-muskulären Organen (Uterus Borst[1], Magen Borst[2], Darm Stetter[3]), reine Fibrome vorkommen können. Man könnte daran denken, daß manche „Fibrome" der Tube überhaupt nichts anderes sind als fibrös degenerierte Myome. Diese fibröse Entartung ist bei den Uterusmyomen eine ganz bekannte Erscheinung. Kaufmann[4] hat aber darauf hingewiesen, daß in diesen Fällen „ein bindegewebiger Ersatz für unter-gegangene Muskelfasern" „nur partiell, an einzelnen, oft zentralen Stellen" vorkommt.

Selbst wenn sich aber unter den im folgenden als reine Fibrome angesprochenen Fällen ein oder das andere Myom verbergen sollte, ist der Fehler — wenigstens vom klinischen Standpunkte aus — nicht so groß, da bei dem gegenwärtigen Stande unserer Kenntnisse noch kein Unterschied in der klinischen Wertung der Fibrome und Myome der Tube möglich ist.

Pathologische Anatomie.

Die bisher beschriebenen Fibrome der Tube [Rudolph (1898), Stolz (1903), Roberts (1903), Le Bec (1912), Herde (1918)] waren taubenei- bis hühnereigroße Tumoren.

Rudolph bezeichnet seinen Tumor als taubeneigroß, Roberts als walnußgroß; das von Stolz beobachtete Fibrom war 7 cm lang, 6 cm breit und 5 cm dick, die Maße des von Herde beschriebenen Tumors waren 6,5: 6,5: 4,5 cm, das Gewicht betrug 40 g.

In einem Falle (Rudolph) war die linke Tube der Sitz der Geschwulst, in den übrigen Fällen (Stolz, Roberts, Herde) saß das Fibrom in der rechten Tube. In der Beobach-tung von Le Bec[5] fehlt die Angabe der betreffenden Seite.

Die Bevorzugung irgend eines bestimmten Abschnittes der Tube läßt sich aus dem bisher vorliegenden Material nicht erkennen. Sowohl im Isthmus (Rudolph), als auch in der Mitte der Tube (Stolz), als auch im ampullären Teil (Herde) können Fibrome vorkommen.

Auch das Verhältnis der Tumoren zur Tubenwand wechselt. Sie können sich sowohl nach dem Lumen der Tube zu (Roberts), als auch nach der Oberfläche hin (Stolz, Rudolph, Herde) entwickeln. In diesem Falle gelangen sie entweder zwischen die Blätter des Ligamentum latum (Rudolph) oder sie wachsen nach der Bauchhöhle zu (Stolz, Herde) (Abb. 1).

Beim Vorhandensein von Tumoren zwischen den Blättern der Mesosalpinx liegt natürlich immer der Gedanke nahe, daß sich die Neubildung primär im Ligamentum latum entwickelt und erst sekundär die Tube in Mitleidenschaft gezogen hat. Rudolph hat diesen Einwand — für seinen Fall — mit dem Hin-weis zu widerlegen gesucht, daß Tubenwand und Geschwulstbett „so sehr ein Ganzes" bildeten, daß bei der ersten Besichtigung die Tube konzentrisch aufgetrieben erschien. Erst bei der weiteren Untersuchung

---

[1] Borst, Die Lehre von den Geschwülsten. Bd. 1, S. 107.

[2] Borst, l. c. S. 106.

[3] Stetter, Dtsch. Z. Chir. **133**, (1915).

[4] Kaufmann, Lehrbuch der speziellen pathologischen Anatomie. 7./8. Aufl. **2**, 1287.

[5] In dem Falle von Le Bec (Demonstration in der Société des chirurg. de Paris, 10. Mai 1912) findet sich (La Presse méd. 1. Juni **1912**, Nr. 45, 482) nur das kurze Referat: „Fibrome de la trompe. M. Le Bec montre un fibrome pur de la trompe, enlevé chez une femme de 48 ans, nullipare, par M. Leuret."

Da in Frankreich allgemein die Myome als „fibromes" bezeichnet werden, so kann man im Zweifel sein, ob es sich in dem Falle von Le Bec wirklich um ein echtes Fibrom handelte. Da nun aber Auvray (Bull. Soc. Obstétr. Paris **15**, 18 (1912) kurz vor der Veröffentlichung von Le Bec das „fibrome pur" dem „fibromyome" und „adénomyome" gegenübergestellt hatte, so erscheint es nicht ungerechtfertigt, die Beobachtung von Le Bec zu den Fibromen zu rechnen.

zeigte sich, daß der Tumor von der mesosalpingealen Wand der Tube ausging, daß die Tube auf der oberen Fläche der Geschwulst verlief und „gewissermaßen mit ihrem Boden die Geschwulst zu umgreifen" suchte.

Als Ausgangspunkt der Fibrome scheint in den meisten bisher beobachteten Fällen das intramuskuläre Bindegewebe in Betracht zu kommen. Nur bei dem gestielten Fibrom von Herde dürfte die ursprüngliche Anlage der Geschwulst in dem subserösen Bindegewebe zu suchen sein. Natürlich kann gelegentlich auch das Schleimhautstroma der Sitz von Fibromen werden. Vielleicht sind manche Schleimhautpolypen in diesem Sinne zu werten.

Die Konsistenz der bisher beobachteten Fibrome der Tuben wird übereinstimmend als „derb" angegeben. Auf dem Durchschnitt bestehen die Tumoren aus einem dichten

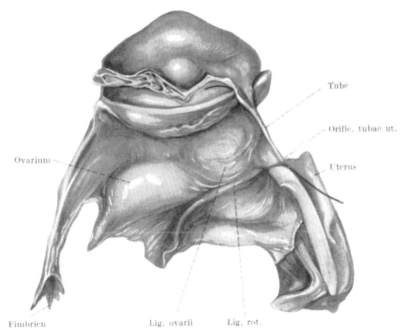

Abb. 1. Fibrom der Tube. (Aus Stolz, Mschr. Geburtsh. 17.)

Flechtwerk weißer, — sehnig (Rudolph) oder seidenglänzender (Stolz), — feinerer oder gröberer Fasern. „Weiche" Fibrome der Tube sind bisher noch nicht beschrieben worden. Es ist nicht ausgeschlossen, daß manche Schleimhautpolypen weiche Fibrome sind, es ist aber in den bisher beschriebenen Fällen von Polypen noch nicht gelungen die Möglichkeit einer rein fibrösen Hyperplasie auszuschließen und die echte Fibromnatur zu erweisen.

Ebenso wie die Fibrome der übrigen Organe sind auch die entsprechenden Tumoren der Tube umschriebene Knoten, die gegen das umgebende Gewebe scharf abgegrenzt sind.

Im mikroskopischen Bilde bestanden die bisher beobachteten Tubenfibrome aus dicht gefügten, zu gröberen oder feineren Bündeln vereinigten Bindegewebsfasern, zwischen denen sich nur spärliche spindelige Kerne befanden.

Multiple Fibrombildung an den Tuben ist bisher noch nicht beschrieben worden.

Sekundäre Metamorphosen — Verknöcherung, Verkalkung, Cystenbildung — wurden in Tubenfibromen bisher noch nicht beschrieben.

Auch auf das Verhalten der Gefäße ist bisher anscheinend noch nicht geachtet worden.

Über die Mischformen der Fibrome — Fibromyxom, Fibrolipom, Fibromyom usw. — siehe Myxom, Lipom, Myom usw.

Der nicht von der Geschwulstbildung ergriffene Teil der Tube ließ in den meisten bisher beobachteten Fällen keine Veränderungen erkennen, die auf das Fibrom zurückzuführen gewesen wären. Das Ostium abdominale war offen (Rudolph, Stolz), das Tubenlumen nicht erweitert, die Schleimhaut zart.

In dem Falle von Herde war es dagegen zur Stieldrehung der ganzen Tube gekommen. Die Tube war um 360⁰ um ihre Achse gedreht (eine Angabe darüber, ob die Drehung im Sinne des Küstnerschen Gesetzes erfolgt war, fehlt), die Schleimhautfalten waren nekrotisch, in der Muscularis und zum Teil auch in der Submucosa fanden sich reichlich blutpigmenthaltige Zellen.

Von sonstigen Nebenbefunden sind bei Tubenfibromen bisher beobachtet worden: Myomatosis uteri und gleichzeitige Adenomyombildung in den Tubenecken (Rudolph), Ovarialcystome (Roberts, Herde).

Klinisches.

Über die Häufigkeit der Tubenfibrome läßt sich heute nur soviel sagen, daß diese Tumoren sehr selten zu sein scheinen.

Über das Lebensalter liegen Angaben von Roberts, Le Bec und Herde vor. Die Patientin von Roberts war 56, die von Le Bec 48 Jahre alt, in dem Falle von Herde handelte es sich um eine 24jährige Kranke.

Diese Zahlen zeigen natürlich nur, daß Tubenfibrome in der Jugend und im Alter zur Beobachtung kommen können, irgend ein bestimmter zeitlicher Anhaltspunkt für die Entstehung der Neubildung läßt sich aus ihnen nicht entnehmen.

Die Menstruationsverhältnisse sind nur in dem Falle von Herde berücksichtigt worden. Die Menses waren bei der betreffenden Patientin regelmäßig, von normaler Stärke und Dauer, ferner verliefen sie ohne jede Beschwerden.

Auch den Konzeptionsverhältnissen ist bisher nur wenig Aufmerksamkeit geschenkt worden. Die Patientin von Le Bec war eine 48jährige Nullipara. In dem Falle von Herde findet sich die Angabe, daß die Kranke 1 Jahr vor der (operativen) Feststellung der Tubengeschwulst eine — anscheinend normale — Geburt durchmachte.

Über die hereditären Verhältnisse bei den Tubenfibromen ist heute noch nichts bekannt.

Symptome.

Die Tubenfibrome können vollkommen symptomlos bleiben und erst bei der Autopsie (Stolz) oder gelegentlich anderer Operationen (Myomexstirpation Rudolph, Ovariotomie Roberts) entdeckt werden.

Natürlich ist die Möglichkeit zuzugeben, daß die Fibrome bei weiterem Wachstum die gleichen Verdrängungs- und Einklemmungserscheinungen machen können, wie sie von anderen Tumoren des kleinen Beckens her bekannt sind. Derartige Fälle sind bis heute allerdings noch nicht beschrieben worden.

In dem Falle von Herde führte das Fibrom zur Stieldrehung der Tube.

Es handelte sich um eine junge 24 jährige Frau, die ganz plötzlich mit heftigen krampfartigen Schmerzen in der rechten Unterbauchseite, Erbrechen und leichtem Fieber erkrankte. Die Diagnose wurde auf Appendicitis oder Colitis acuta gestellt.

Bei der Operation ergab sich, daß eine Stieldrehung der rechten Tube vorlag. Die Tube zeigte in ihrer uterinen Hälfte normales Aussehen, etwa von der Mitte ab schwoll sie zu einem birnförmigen derben Tumor von glatter, grauweißlicher Oberfläche an. Die Tube war samt dem Tumor um 360° um ihre Achse gedreht.

Bei der Frage nach der Ursache der Stieldrehung lehnt Herde eine „hämodynamische Torsion" (Payr) ab, da der Tumor zu groß und zu schwer war.

Herde nimmt an, daß der Tumor zunächst infolge seiner Schwere in den Douglasschen Raum hinabsank, und daß schon dadurch ein gewisser Grad von Stieltorsion entstand, oder daß zum mindesten durch diese Wanderung der äußere, die Geschwulst tragende Teil der Tube medianwärts und nach hinten abgeknickt wurde. Ein Dermoid des rechten Ovariums hinderte die Tubengeschwulst daran, direkt nach unten und in die Gegend der Articulatio sacroiliaca zu sinken. Es erscheint nun Herde nicht unwahrscheinlich, daß die peristaltischen Bewegungen der Tube zur Zeit der Menstruation — diese ging den schweren Symptomen unmittelbar voran — zu einer weiteren Torsion des Geschwulststieles führten. Im Moment der peristaltischen Wellen wurde die Geschwulst gedreht. Beim Nachlaß der peristaltischen Bewegungen vermochte sie durch ihre eigene Schwere und den darüber gelegenen Ovarialtumor gehindert, nicht mehr in ihre ursprüngliche Lage zurückzukehren. Herde läßt es dahingestellt, ob lediglich die normale gegen den Uterus hindrückende Peristaltik oder ob evtl. auch antiperistaltische Bewegungen mitgespielt haben.

Diagnose.

Die meisten der bisher beobachteten Tubenfibrome sind als Zufallsbefunde entdeckt worden. Selbst wenn aber eine derartige Neubildung gelegentlich klinische Erscheinungen machen sollte, wird man klinisch, selbst im günstigsten Falle, nicht über die Diagnose einer Tubengeschwulst hinauskommen. Auch bei der Operation und an dem exstirpierten Präparat ist eine makroskopische Diagnose nicht möglich. Mit Sicherheit kann diese nur durch die histologische Untersuchung gestellt werden. Da nun die verschiedensten Tumoren das gleiche makroskopische Bild darbieten können, empfiehlt es sich, wenn irgend möglich, noch während der Operation Gefrierschnitte anzufertigen, um eine Vorstellung von dem histologischen Bau des Tumors zu bekommen.

Therapie.

Die Therapie der Tubenfibrome besteht in der Exstirpation. Da es sich um gutartige Tumoren handelt, so kann man im Zweifel sein, ob man in derartigen Fällen die ganze Tube oder nur die Geschwulst entfernen soll. Diese Frage wird sich natürlich nur von Fall zu Fall entscheiden lassen. Immerhin dürfte es sich empfehlen, bei jungen Frauen, denen man — besonders bei gleichzeitiger Erkrankung der anderen Adnexe — nicht jede Aussicht auf Nachkommenschaft nehmen will, die Tube wenn irgend möglich zu erhalten. Dieses konservative Vorgehen wird dadurch erleichtert, daß die Fibrome in der Regel scharf von dem Nachbargewebe abgesetzt sind und sich infolgedessen leicht enucleieren lassen. Bei unkomplizierter Stielbildung kann man sich unter Umständen mit der einfachen Abtragung der Geschwulst begnügen.

b) Myxom.

Vorbemerkungen: Das Myxom (Virchow 1857 [1]) ist eine Geschwulst des Schleimgewebes. „Im Myxom ist der Schleim Gewebsbestandteil, er gehört zu der Intercellularsubstanz eines Gewebes.

[1] Virchows Arch. 11, 286 (1857).

welches sich in seinen wesentlichen Strukturverhältnissen der großen Reihe der Bindegewebssubstanzen anschließt" (Virchow [1]).

Der Typus des Schleimgewebes ist die Whartonsche Sulze des Nabelstranges. Auch im embryonalen Körper selbst soll sich vielfach Schleimgewebe finden, besonders als Vorstufe von Fettgewebe.

Im Körper des Erwachsenen kommt dagegen Schleimgewebe normalerweise nicht vor.

Unter pathologischen Verhältnissen kann sich aber myxomatöses Gewebe aus anderen Gliedern der Bindesubstanzreihe (fibrilläres Bindegewebe, Knorpel, Fettgewebe) entwickeln (schleimige Metamorphose). In gleicher Weise kann auch in Bindegewebsgeschwülsten (Fibromen, Lipomen, Chondromen usw.) eine myxomatöse „Umwandlung" erfolgen. Außerdem kommen aber auch Geschwülste vor, die nur aus typischem Schleimgewebe bestehen. Dies sind die eigentlichen, reinen Myxome.

Die Myxome bilden durchscheinende, grauweiße oder graurötliche Tumoren von knolliger, höckeriger oder polypöser Form. Infolge ihrer Weichheit fluktuieren sie häufig, „wie wenn man eine bloße Flüssigkeit oder eine cystische Geschwulst vor sich hätte" (Virchow [2]). Beim Einschneiden entleert sich aus ihnen eine klare, farblose oder leicht gelblich gefärbte, fadenziehende Flüssigkeit.

Mikroskopisch sind die Myxome, wie überhaupt das myxomatöse Gewebe, dadurch charakterisiert, daß sich zwischen sternförmig verästelten Zellen eine Zwischensubstanz findet, welche die typischen Schleimreaktionen gibt.

Der positive Ausfall der Mucinreaktionen ist entscheidend für die Diagnose „Schleimgewebe". Nicht Alles, was makroskopisch oder mikroskopisch einen „myxomatösen" Eindruck macht, ist echtes Schleimgewebe. Überaus häufig wird eine „schleimige Metamorphose" oder „myxomatöse Umwandlung" nur durch ödematöse Zustände des Bindegewebes vorgetäuscht. Die durch Quellung vergrößerten Bindegewebszellen erscheinen dann ebenfalls verzweigt und zwischen den durch die Flüssigkeitsansammlung auseinandergedrängten Fibrillen findet man im mikroskopischen Bild wie bei den Myxomen eine geronnene Zwischensubstanz. Das ausschlaggebende Kriterium — der positive Ausfall der Mucinreaktion — fehlt aber.

Leider ist diese pseudomyxomatöse Umwandlung des Bindegewebes nicht immer berücksichtigt worden. In vielen Fällen, in denen in der Literatur von „schleimiger Metamorphose" oder direkter „Myxom"bildung gesprochen wird, muß deshalb die Frage offen bleiben, ob es sich tatsächlich um echtes Schleimgewebe handelt.

Dies gilt auch für die Tuben.

Echte — durch mikrochemischen Nachweis von Schleim einwandfrei erwiesene — Myxome der Tuben sind bisher nicht beschrieben worden.

Sänger und Barth beobachteten an den Tubenfimbrien zwar eine eigenartige Geschwulstbildung, die sie als cystisches Fibromyxom („Fibro-Myxoma fimbriarum tubae cystosum") ansprachen; auch in diesem Falle fehlt aber der spezifische Schleimnachweis.

Trotzdem sei die Beobachtung hier kurz erwähnt:

Eine 26 jährige Patientin, die 4 Monate vorher spontan geboren hatte, kam wegen einer — vom Hausarzte unmittelbar nach der Entbindung festgestellten — Geschwulst in die Klinik.

Die Untersuchung ergab eine „unregelmäßige knollige, dabei weiche Geschwulst, die links und zum Teil vor dem Uterus lag".

Bei der Operation fand sich „etwas Ascites" und ein nirgends verwachsenes Geschwulstpaket, das sich leicht aus dem Becken herausholen ließ. Die Neubildung ging von den Fimbrien der linken Tube aus; sie bestand „aus einem Konglomerat kleinerer und größerer, teils cystischer, teils fester Gebilde". Zwei von diesen hingen an Stielen, „welche nichts anderes waren als lang ausgezogene, dabei verdickte und verbreiterte Fimbrienfransen." Ein dritter, kleinerer Tumor hing „durch einen etwa 2 cm langen, dünnen, verdrehten Stiel" mit der einen Geschwulst zusammen. „Operativ brauchte nichts weiter getan zu werden, als die beiden stielbildenden Fimbrien mit feiner Seide abzubinden. Danach sahen die linken Adnexe wieder geradezu vollkommen normal aus" (Abb. 2).

An dem frischen Operationspräparat ließen sich cystische und feste Partien unterscheiden.

Die cystischen Gebilde enthielten entweder „eine gelbe, trübe, flockige Flüssigkeit", in der sich zerfallende Leukocyten, Körnchenkugeln oder Fettdetritus befanden, oder es fand sich in ihnen „eine konsistentere Masse als Gemisch von Fett-Detritus mit altem schmierigem Blut". In einzelnen cystischen Räumen war frischeres Blut vorhanden, „aber auch hier gemengt mit den Produkten", „inneren Zerfalls".

---

[1] Virchow, Geschwulstlehre. Bd. 1, S. 397. [2] Virchow, Geschwulstlehre. Bd. 1, S. 401.

Mehrere durch ihre helle, gelbe Farbe auffallende Gebilde bestanden im Innern „aus einer sulzigen, myxomatösen Masse" (III und IV vom Tumor T₂).

Mikroskopisch fand sich „zartes, fibröses, wie ödematöses Grundgewebe mit spärlichen Spindel- und Sternzellen".

Von der Oberfläche senkten sich einfache und „geteilte", tubulöse, zum Teil ampullenartig erweiterte Drüsenschläuche „in die Tiefe". Die Drüsenschläuche waren von einem hohen, einschichtigen Flimmerepithel bekleidet.

Die Cysten selbst bestanden „aus Bindegewebe mit spärlichen Spindelzellen". „Auch längs und quer getroffene Züge von glatten Muskelfasern, sowie reichliche elastische Fasern waren nachzuweisen". Stellenweise fanden sich „eingesprengte Herde von Granulationszellen", die Sarkom-

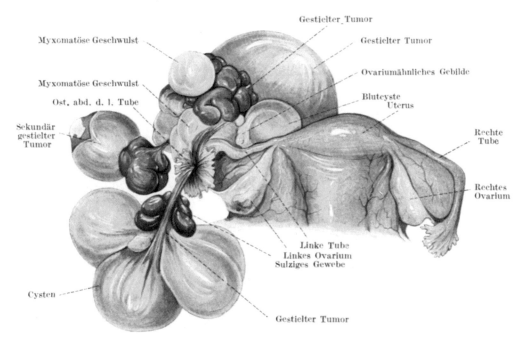

Abb. 2. Cystisches Fibromyxom der Tube. Fall von Sänger und Barth.

zellen ähnelten. „Von einer Epithelbekleidung an der Innenseite der Cystenwände war nirgends eine Spur zu sehen."

An den Gefäßen einzelner Cysten war eine ausgesprochene „Endoarteriitis, Arteriitis und Periarteriitis" vorhanden.

Der im mikroskopischen Bild nachgewiesene allmähliche „Übergang von kleineren soliden, doch gleichfalls schon durch vergängliches, teils sulzig-myxomatöses, teils locker bindegewebig zelliges Gewebe ausgezeichneten Knoten zu kleineren und größeren Cysten, erfüllt von Gewebsdetritus mit Blut" veranlaßte Sänger und Barth die von ihnen beobachtete Neubildung als „Fibro-myxoma fimbriarum tubae cystosum" zu bezeichnen.

Das „sulzige Gewebe" stellt nach Sänger und Barth „offenbar nur eine Zwischenstufe vor". „An den mikroskopischen Schnitten läßt sich erkennen, wie das Gewebe von der Oberfläche nach der Tiefe an Festigkeit abnimmt. Die bindegewebigen Fasern werden mehr und mehr locker und weisen große Spalten und rundliche Lücken auf. Das lockere Bindegewebe wird nach dem Zentrum zu einer regressiven Metamorphose unterworfen: es bildet sich in der Mitte ein Hohlraum, erfüllt mit Serum und Blut. Schließlich ist das ganze Innere verflüssigt und nur noch eine bindegewebige Kapsel als Wand der so gebildeten Cysten vorhanden."

Wenn man die Beschreibung von Sänger und Barth liest, dann gewinnt man den Eindruck, daß es sich um eine ödematöse Schwellung oder myxomatöse Erweichung von Schleimhautpolypen oder polypösen Fibromen der Tubenfimbrien handelte. Die Verflüssigung eines großen Teils der Grundsubstanz unter dem Einfluß einer hochgradigen ödematösen Durchtränkung (z. B. nach Stieldrehung [1]) ist auch sonst in polypösen Fibromen keine Seltenheit (Borst [2]). Mit dem echten Myxom haben diese ödematös erweichten Fibrome aber nichts zu tun, da sie kein Mucin enthalten (Orth [3]).

Trotzdem nun Sänger und Barth in äußerst charakteristischer Weise das morphologische Bild dieser ödematösen Erweichung beschreiben, kommen sie bei der histogenetischen Deutung ihrer Geschwulst doch zu ganz anderen Schlüssen.

An einzelnen Stellen fanden sie nämlich „Herde echten Embryonalgewebes", „wie es ja freilich auch in vielen Neubildungen der Bindegewebsreihe vorkommt". Nach der Ansicht von Sänger und Barth hat dieser Befund aber „etwas mehr zu bedeuten", da das Embryonalgewebe „innerhalb geschlossener Geschwülste ausschließlich bestand". So fühlten sich Sänger und Barth schließlich „zu der Annahme gedrängt", „daß es sich um eine angeborene Geschwulstanlage handeln müsse, deren Produkt zu den Teratomen zu rechnen sei".

Leider definieren Sänger und Barth nicht näher, was sie unter „echtem Embryonalgewebe" verstehen. Ihre Bemerkung, daß sie „andere Embryonalgewebe, vor allem epithelialer und endothelialer Natur nicht gefunden haben", dürfte darauf hindeuten, daß sie embryonales Bindegewebe im Auge hatten. Gerade dieses ist aber (vgl. z. B. auch O. Hertwig [4]) dadurch charakterisiert, daß seine Grundsubstanz Mucin enthält. Der einfache Befund von netzförmig verzweigten Zellen in einer homogenen Grundsubstanz genügt nicht für die Feststellung von „Embryonalgewebe".

Da Sänger und Barth den Nachweis von Schleim in ihrer Geschwulst nicht erbracht, oder wenigstens nicht erwähnt haben, muß es dahin gestellt bleiben, ob es sich in ihrem Falle um ödematöse Polypen — also Schleimhauthyperplasien —, ödematös erweichte Fibrome, um eine echte schleimige Metamorphose von Fibromen (Fibroma myxomatodes) oder gar um ein Fibromyxom — also um eine gleichzeitige Fibrom- und Myxombildung — gehandelt hat.

Die Annahme eines Teratoms erscheint zum mindesten unnötig, da ja nur Abkömmlinge eines einzigen Keimblattes — des Mesoderms — vorhanden waren.

Der Umstand, daß reine primäre Myxome der Tube bisher noch nicht beobachtet worden sind, schließt natürlich nicht aus, daß sie gelegentlich nicht doch in der Tube vorkommen können.

Dafür spricht auch die Tatsache, daß schon mehrfach myxomatöse Partien in anderen Tubentumoren beschrieben wurden.

v. Franqué [5] fand in einem Mischtumor (Carcino-Sarko-Endotheliom) der Tube myxomatöse Stellen. Peham [6] beobachtete in einem Tubencarcinom stellenweise eine schleimige Degeneration des Stromas. — Jacobs beschrieb ein Fibromyxosarkom der Tuben.

Auch in diesen Fällen wird von den Autoren der Ausfall spezifischer Schleimreaktionen nicht erwähnt. Es ist aber eine bekannte Tatsache, daß sowohl in Carcinomen [7] als auch in Mischtumoren eine echte myxomatöse Metamorphose nicht so selten vorkommt.

Endlich sei an dieser Stelle noch eine eigenartige Beobachtung Zangemeisters erwähnt:

Bei einer 47 jährigen Patientin, fand sich 14 Monate nach der supravaginalen Amputation des Uterus und Exstirpation der beiden carcinomatösen Tuben samt den Ovarien im Amputationsstumpf des Uterus ein Myxosarkom [8]). Da „Uterus und Tuben nirgends ähnliche Bilder" enthielten, muß die Frage nach dem näheren Zusammenhang offen bleiben.

---

[1] Das Vorhandensein von Zirkulationsstörungen in dem Falle von Sänger und Barth wird einwandfrei durch Blutungen erwiesen. Diese werden auch von den beiden Autoren zum Teil auf „Torsionsvorgänge", im übrigen auf die „obliterierende Endarteriitis" und den „Untergang von kleineren Capillaren und Gefäßen" zurückgeführt.

[2] Borst, Geschwulstlehre. Bd. 1, S. 107.

[3] Ges. d. Wiss. z. Göttingen 1895. Zit. nach Borst.

[4] Lehrbuch der Entwicklungsgeschichte. 9. Aufl. 1910, S. 657.

[5] v. Franqué, Z. Geburtsh. 47, 211.

[6] Z. f. Heilk. 24, 351.

[7] Die schleimige Entartung kann in Carcinomen sowohl die eigentlichen Krebszellen (das Parenchym), als auch das Bindegewebe (Stroma) befallen. In dem ersten Falle entsteht der sog. Schleimkrebs (Carcinoma gelatinosum), im zweiten Falle der Schleimgerüstkrebs (Carcinoma myxomatodes).

[8] Die Diagnose wurde durch Marchand bestätigt.

c) Lipom.

Geschichtliches.

Rokitansky[1] schreibt in seinem Lehrbuch der pathologischen Anatomie bei den Neubildungen der Tuben: „Kleine lipomatöse Gebilde kommen eben nicht gar selten zwischen den Lamellen des Ligamentum latum nächst der Tuba gegen das gefranste Ende hin vor, größere taubenei-, walnußgroße sind aber sehr selten". Rokitansky erwähnt auch, daß er am 22. Dezember 1858 bei einer polizeilich obduzierten 47 Jahre alten Frau, die nach Amputation des linken Oberschenkels wegen Verletzung gestorben war, „ein Lipom von Walnußgröße" fand, das „am äußeren Dritteile der rechten Tuba und zwar in deren vorderen und oberen Umfange unter dem Peritoneum" saß.

Klob (1864) berichtet, daß er, ebenso wie Rokitansky, „wiederholt" „bis bohnengroße" Lipome in der Nähe der Tube und „auch wohl unter dem Peritonealüberzuge der Tube selbst" gefunden habe.

Bandl (1878) schreibt nur ganz kurz — anscheinend in Anlehnung an Rokitansky und Klob — daß im äußeren Drittel der Tube in seltenen Fällen bohnengroße bis walnußgroße Lipome vorkommen.

Sänger und Barth erwähnen Lipome nur bei den „Geschwülsten der Subserosa" der Tube mit folgenden Worten: „Bei sehr fetten Frauen finden sich ganz gewöhnlich Ansammlungen von Fettgewebe, besonders im äußeren Drittel der Tube und zwar nach unten zu, zwischen den Blättern des Mesosalpingium. Diese Fettmassen ballen sich öfter zu kleinen lipomartigen Geschwülsten bis zu Walnußgröße zusammen. Meist gleichen sie den Appendices epiploicae. Auch in den Stielen von Hydatiden und Nebentuben treten zuweilen spindelige Fettmassen auf". Als Beweis, daß „diese Fettgeschwülstchen auch prolifierenden Charakter annehmen können, zitieren Sänger und Barth eine Beobachtung von Mittelschulte-Pernice. Hier waren Mesosalpingium und Ligamentum latum einer 64 jährigen Frau von einem über 15 kg schweren Lipom eingenommen, dieses stand aber in keinem direkten Zusammenhang mit der Tube.

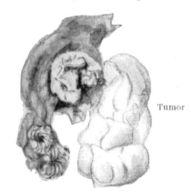

Tumor

Abb. 3. Fibrolipom der Tube.
(Aus Pape, Mschr. Geburtsh. 59.)

Auch bei einer Beobachtung von Parona (1891) muß es dahingestellt bleiben, ob es sich um ein Lipom der Tube handelte. Bei einer Kastration wegen Myom wurde beim Hervorwälzen der rechten Adnexe ein gut birnengroßes, 80 g schweres Lipom gefunden. Die Geschwulst haftete teilweise am rechten Ligamentum latum, an ihr hing gestielt das normale Ovarium. Die Tube war in dem Tumor eingebettet, nur das Fimbrienende war teilweise sichtbar.

Nicht ganz sicher sind die topographischen Beziehungen auch in einer Beobachtung von Doran (1896). Dieser beobachtete eine Neubildung aus Fettgewebe, die mit einem Stiel in der Nähe der Fimbria ovarica inserierte.

Erst im Jahre 1905 findet sich in der Literatur wieder ein einwandfreies Lipom der Tube, und zwar fand Robert Meyer in einem Falle von Abdominalgravidität an der Tube einen Fettwulst von etwa 2 cm Länge der freien Tubenkante am ampullären Ende aufgelagert.

Im folgenden Jahre (1906) demonstrierte R. Meyer in der Gesellschaft für Geburtshilfe und Gynäkologie zu Berlin 2 kleine Lipome am ampullären Tubenende.

1921 berichteten Lefort und Durand über ein Lipom des Eileiters.

Im gleichen Jahre (1921) demonstrierte Pape in der Oberrheinischen Gesellschaft für Geburtshilfe und Gynäkologie ein „Fibrolipom" der Tube.

1928 berichtete Shaw über eine Kombination von Lipom und Adenomyosis der Tube. Es handelte sich um eine 40 jährige Frau, die wegen unregelmäßiger Blutungen in die Klinik kam. Da man links neben dem Uterus einen Tumor fühlte, wurde die Laparatomie gemacht. Der Tumor erwies sich als Tuboovarialcyste. Da außerdem der Uterus einige kleine Myome enthielt, und da die rechten Adnexe in Adhäsionen eingebettet waren, wurde die supravaginale Amputation des Uterus und der Adnexe ausgeführt. An der Pars isthmica der rechten Tube fand sich ein Knoten der den Eindruck eines subserösen Lipoms machte. Der Durchmesser des Knotens betrug etwa $3/4$ inch. Histologisch erwies sich der Knoten als Lipom, das unter der Serosa des Isthmus saß, das sich aber zum Teil auch in die Muskulatur hinein erstreckte. Von hier aus drang reichlich endometrioides Gewebe in das Lipom hinein vor. Shaw bezeichnete deshalb die Geschwulst als „Adenomyolipom".

[1] Rokitansky, Lehrbuch der pathologischen Anatomie, Bd. 3, S. 442. Wien 1861.

1929 beschrieb Sampoerno ein kirschgroßes Lipom der rechten Tube, das als Zufallsbefund an dem wegen Uteruscarcinom exstirpierten Genitale einer 52 jährigen Frau entdeckt wurde.

Pathologische Anatomie.

Die bisher beschriebenen Lipome [1] der Tuben (Rokitansky, Klob, Rob. Meyer, Lefort und Durand, Pape, Shaw, Sampoerno) waren kleine (R. Meyer), bis bohnengroße (Klob), kirschgroße (Sampoerno), dattelgroße (Pape), walnußgroße (Rokitansky, Lefort und Durand) Tumoren. Fast stets saßen sie unter dem serösen Überzug der Tube; nur in einem Falle (Pape) lag die Geschwulst im Lumen der Tube und sie stand durch einen 1 cm langen Stiel mit der Schleimhaut in Verbindung.

Man kann demnach submuköse und subseröse Lipome der Tube unterscheiden. Intramurale Lipome sind bisher allem Anschein nach noch nicht beschrieben worden, es besteht aber kein Grund an ihrem Vorkommen zu zweifeln.

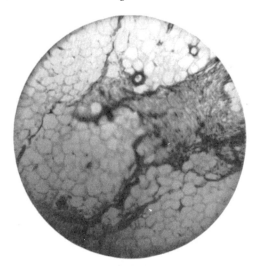

Abb. 4. Fibrolipom der Tube.
(Aus Pape, Mschr. Geburtsh. 59.)

Die subserösen Lipome der Tube sind bisher auffallend häufig am ampullären Teil gefunden worden.

Der von Rokitansky beschriebene walnußgroße Tumor saß „im äußeren Dritteile" der Tube und auch die 3 Lipome über die R. Meyer berichtete, befanden sich alle am ampullären Tubenende.

Die Lokalisation des von Pape beschriebenen submukösen Lipoms läßt sich aus der Veröffentlichung nur annähernd bestimmen. Das der Klinik von auswärts übersandte Präparat bestand aus einem 5 cm langen Tubenstück mit Fimbrientrichter. 2 cm von dem Fimbrienende entfernt war die Tube von dem Operateur aufgeschnitten worden. Vor der Öffnung lag der gut dattelgroße, gestielte Tumor, dessen 1 cm langer Stiel isthmuswärts von der Schnittöffnung inserierte (Abb. 3).

In der Beobachtung von Sampoerno saß das Lipom nur „wenige Zentimeter" vom Ostium abdominale der Tube entfernt.

Über das Verhältnis des Sitzes der Lipome zum Querschnitt der Tube liegen bis jetzt nur spärliche Angaben vor.

Das walnußgroße Lipom Rokitanskys saß am „vorderen und oberen Umfang" der Tube; der „Fettwulst" R. Meyers war der freien Tubenkante aufgelagert. In dem Falle von Shaw ging der Tumor von der Vorderfläche des Isthmus aus.

Über die Beteiligung der rechten und der linken Tube läßt sich aus der bisher vorliegenden Kasuistik kein Urteil gewinnen.

In den Fällen von Rokitansky, Shaw und Sampoerno saß das Lipom an der rechten Tube; in den übrigen Veröffentlichungen fehlen nähere Angaben.

Der makroskopische Bau ist bisher nur selten näher geschildert worden. Der von Pape beobachtete Tumor bestand aus mehreren, durch tiefe Furchen voneinander

---

[1] Es muß dahingestellt bleiben, ob sich unter diesen „Lipomen" nicht auch einfache Fettgewebshyperplasien befinden, da eine scharfe Grenze zwischen geschwulstmäßiger Neubildung und hyperplastischer Wucherung schwer zu ziehen ist.

getrennten Lappen. Die Oberfläche der Geschwulst war kleinkugelig. Beim Durchschneiden konnte man eine solidere Randzone und eine zentral aufgehellte Partie erkennen.

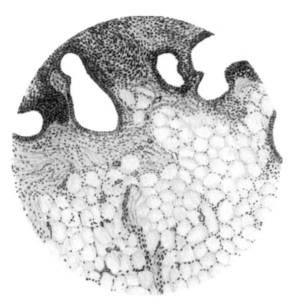

Abb. 5a. Fall von Shaw. Grenze zwischen dem Lipom und der Adenomyosis. (J. Obstetr. 35.)

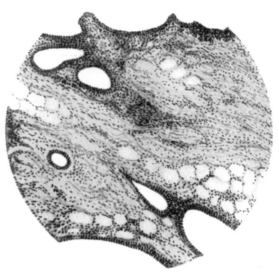

Abb. 5b. Fall von Shaw. Fettzellen im adenomyohyperplastischen Gewebe. (J. Obstetr. 35.)

In der Beobachtung von Sampoerno war der kirschgroße Tumor durch eine deutliche Kapsel von festem Bindegewebe gut gegen die Umgebung abgegrenzt. Auf dem Durchschnitt war die Neubildung gelb gefärbt.

In dem Falle von Shaw entleerte sich beim Durchschneiden des Tumors etwas teerartige Flüssigkeit. Diese stammte aus endometrioidem Gewebe, das die Neubildung stellenweise durchsetzte. Im übrigen war die Geschwulst gelappt, und sie bot „das typische Aussehen eines Lipoms".

Auch über den mikroskopischen Befund liegen nähere Angaben nur in den Fällen von Pape, Shaw und Sampoerno vor.

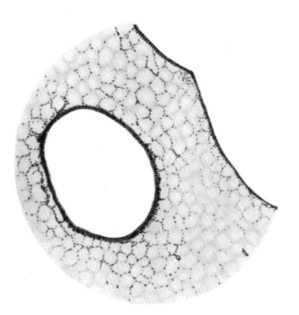

Abb. 5c. Fall von Shaw. Erweiterter Drüsenschlauch mitten im Lipom. (J. Obstetr. 35.)

In der Beobachtung von Pape waren die einzelnen, aus Fettzellen gebildeten 0,5 bis 1 cm dicken Lappen, die im Gefrierschnitt eine schöne Fettfärbung ergaben, von einer, vielfach bis 1 cm dicken, bindegewebigen Kapsel umgeben. Von dieser zogen feinere bindegewebige Balken in das Innere der Geschwulst. Tumor und Tumorstiel waren überall von dem einschichtigen Cylinderepithel der Tubenschleimhaut überzogen (Abb. 4).

In dem Falle von Shaw fand sich in den bindegewebigen Septen, die den Tumor durchsetzten, endometrioides Gewebe. Stellenweise lagen Drüsenschläuche auch direkt im Fettgewebe (Abb. 5a—c).

Der von Sampoerno beobachtete Tumor bestand fast ausschließlich aus Fettgewebe. Innerhalb der Bindegewebskapsel, die den Tumor umgab, fanden sich nur wenige Bindegewebssepta und einige größere, dünnwandige Gefäße.

Sekundäre Veränderungen (myxomatöse Degeneration, Verkalkung, Verknöcherung, Atrophie, Nekrose, Cystenbildung) sind in Tubenlipomen bisher noch nicht beschrieben worden.

Über das Verhalten der übrigen Tube beim Vorhandensein eines Lipoms geht aus den bisher vorliegenden Fällen folgendes hervor: In dem Falle von Pape war das Ostium abdominale offen. Spuren älterer oder frischerer Entzündungen waren an der Tube nicht nachzuweisen, Adhäsionen fehlten.

Shaw erwähnt, daß die Tube, die das Lipom trug, mehrfach geknickt und von Adhäsionen bedeckt war. Das Ostium abdominale war aber offen.

In der Beobachtung von Sampoerno lag das Tubenlumen mit einigen größeren Gefäßen gegenüber dem Ansatz der Mesosalpinx. Mikroskopisch waren an Stelle des Tubenlumens nebeneinander drei einfache, mit Cylinderepithel bekleidete Gänge zu sehen, die wahrscheinlich durch Verwachsung der Schleimhautfalten entstanden waren. Das zarte Bindegewebe der Tubenschleimhaut war nicht mehr vorhanden. Die Muskulatur war atrophisch und stark von Bindegewebe durchsetzt. Zwischen dem Tubenrest und dem Lipom lagen zahlreiche Gefäße.

Von sonstigen Genitalbefunden bei Lipombildung an der Tube ist erwähnenswert, daß in dem Falle von Pape die Tube der anderen Seite der Sitz einer Gravidität war. Auch in der einen Beobachtung von R. Meyer (1905) war neben dem Lipom eine ektopische Gravidität vorhanden. Aus der kurzen Beschreibung läßt sich aber nicht mit Sicherheit entnehmen, ob ein Zusammenhang zwischen dem Tubenlipom und der Extrauteringravidität bestand. (R. Meyer spricht von „Abdominalgravidität“).

Dieses Zusammentreffen von Extrauteringravidität und Lipomen ist auffallend. Weitere Untersuchungen müssen zeigen, ob sich hier ein tieferer Zusammenhang nachweisen läßt.

In dem Falle von Shaw fanden sich neben dem Lipom und der Endometriosis der rechten Tube ein Uterus myomatosus und eine Tuboovarialcyste links.

Bei der Patientin von Sampoerno war „wegen eines Uteruscarcinoms“ die Totalexstirpation vorgenommen worden. Außerdem fanden sich am Uterus auch drei Myomknoten.

Histogenese.

Da das Bindegewebe der Tube normalerweise keine Fettzellen enthält, so sind die Fettgeschwülste der Tube als „heteroplastische Lipome“ im Sinne Virchows anzusprechen [1].

Untersuchungen über die Histogenese der Tubenlipome sind bis heute noch nicht veröffentlicht worden. Man wird bei der Frage nach der Entstehung dieser Tumoren, aber ohne Zweifel auf die analogen

---

[1] Virchow (Geschwulstlehre, Bd. 1, S. 385) unterscheidet: 1. hyperplastische Lipome. Diese entstehen durch eine Wucherung von praexistierendem Fettgewebe. 2. Heteroplastische Lipome. Diese bilden sich an Orten, an denen „Fettgewebe oder ein zur Fettansammlung angelegtes Gewebe nicht als praexistierend angenommen werden kann“.

Neubildungen des Uterus zurückgreifen dürfen, dessen „interstitielles Gewebe" ebenfalls — wie schon Virchow bei der Besprechung des von Lebert beschriebenen Uteruslipoms betonte — „nicht als ein zur Fettaufnahme praedisponiertes bekannt ist [1]".

Bei der Frage nach der Entstehung der Lipome des Uterus werden heute 2 Möglichkeiten erörtert: 1. Die embryonale Gewebsversprengung (Merkel, Knox, Seydel, Springer), 2. die „Metaplasie" (v. Franqué, Chiari, v. Jacobson, Brünnings, Kauffmann).

a) Für die Versprengung von embryonalen Fettkeimen in den Uterus kommen nach Seydel zwei Möglichkeiten in Betracht: 1. können die Müllerschen Gänge bei ihrem caudalen Wachstum Mesenchymkeime mitschleppen, aus denen später Fettgewebe entsteht; 2. dachte Seydel daran, daß gelegentlich auch die Gefäße Fettgewebskeime in den Uterus transportieren können.

Gegen diese beiden Annahmen hat R. Meyer eingewendet, daß sowohl die Müllerschen Gänge, als auch die Gefäße in der Richtung des geringsten Widerstandes wachsen und nicht fremde Keime vor sich herschieben.

R. Meyer hat dann selbst eine sehr ansprechende Hypothese über die embryonale Verlagerung von Fettkeimen in den Uterus aufgestellt. Er ging dabei von der eigenartigen Tatsache aus, daß von den 11 Lipomen und Lipomyomen des Uterus, die Seydel bis zum Jahre 1903 aus der Literatur zusammenstellen konnte, 8 im Korpus und von diesen 5 im Fundus und an den Tubenecken saßen. Diese auffallende Lokalisation der Uteruslipome im Korpus deutet R. Meyer in folgender Weise: Man kann sich vorstellen, daß das Muskelbindegewebsblastem, daß den Uterus aufbauen soll, Fettkeime der seitlichen Körperwand, die für das Parametrium bestimmt sind, einschließt. Zu dieser Hypothese berechtigt die Entwicklung des Corpus uteri. Bekanntlich liegen Müllerscher und Wolffscher Gang ursprünglich ohne jede trennende Schicht nebeneinander. Während nun in den caudalen Abschnitten die beiden Kanäle späterhin noch nahe aneinander liegen bleiben, so daß in der Vagina und der Cervix ein gemeinsamer Muskelbindegewebsmantel beide Lumina umhüllt, werden im Korpus die Kanäle weiter voneinander getrennt und zwar nicht nur durch das Muskelbindegewebe des Uterus, sondern auch durch das parametrane Fettgewebe. Diese beiden Gewebsarten dringen zwischen die beiden epithelialen Kanäle ein, um sie zu trennen. Dabei gruppiert sich das Muskelbindegewebe mehr median, das Fettbindegewebe mehr lateral. — Bei dieser Anordnung können gelegentlich Störungen vorkommen und zwar am ersten dort, wo die breiteste Trennungsschicht ist, und wo am meisten Fettgewebe zwischen Müllerschen und Wolffschen Gang eingeschoben wird. Diese Stelle ist aber der Fundus uteri mit seinen Tubenecken.

Die Überlegungen von R. Meyer lassen sich auch für die Erklärung der Tubenlipome aus embryonal verlagerten Fettgewebskeimen heranziehen. Auch hier kann man annehmen, daß das Muskelbindegewebsblastem, das die Tube aufbauen soll, Fettkeime, die für das Parametrium bestimmt sind, einschließt.

b) Die Entstehung von Uteruslipomen durch Metaplasie von Bindegewebe in Fettgewebe (v. Franqué, Chiari, v. Jacobson, Brünnings, Kauffmann) ist nach der Ansicht von R. Meyer aus der bisherigen Kasuistik nicht einwandfrei bewiesen, vorläufig aber auch nicht ganz zu leugnen. Nach Borst braucht man dagegen bei der Entstehung der heterotopen Lipome durchaus nicht immer an eine Keimverirrung zu denken, sondern es kommt hier „eine metaplastische Entstehung von Fettgewebe aus gewöhnlichem Bindegewebe in Frage."

An den Lipomen der Tube sind bisher noch keine Bilder beschrieben worden, die im Sinne einer direkten Metaplasie von Bindegewebe in Fettgewebe hätten gedeutet werden können (Wucherungserscheinungen am Bindegewebe, in Verfettung begriffene Bindegewebszellen, allmählicher Übergang von Bindegewebe in Fettgewebe an der Grenze der Geschwulst). Trotzdem muß aber die Möglichkeit, daß die Tubenlipome gelegentlich auch metaplastisch entstehen können, wohl zugegeben werden und zwar um so mehr, als eine einheitliche Theorie für die Lipome kaum möglich ist (Lubarsch).

Ätiologie.

Virchow hat den Satz aufgestellt: „Jede Lipombildung muß eine örtliche Ursache haben". In der Tat haben zahlreiche Beobachtungen gezeigt, daß entzündliche und traumatische Prozesse bei der Entstehung der Lipome eine gewisse Rolle spielen (Lubarsch).

Auf das Zusammentreffen von Tubenlipomen mit salpingitischen Veränderungen ist bis heute noch wenig geachtet worden. Nur Pape bemerkt ausdrücklich, daß in seinem Falle das Ostium abdominale offen war, daß Spuren frischer oder älterer Entzündungen an der Tube nicht zu sehen waren, und daß auch Adhäsionen fehlten.

---

[1] Virchow, Geschwulstlehre, Bd. 1, S. 373.

Bei dem Mangel an weiteren Beobachtungen muß es zunächst noch dahingestellt bleiben, ob entzündliche Prozesse nicht doch unter Umständen eine Rolle in der Entwicklung von Tubenlipomen spielen können. Allerdings darf man in den irritativen Momenten nicht die alleinige Entstehungsursache für die Lipome sehen, sondern man muß annehmen, daß „noch irgendwelche andere Vorbedingungen, ererbter oder erworbener, lokaler oder allgemeiner Natur erfüllt sein müssen" (Lubarsch).

Klinisches.

Der Satz von Virchow, daß das Lipom „recht eigentlich eine Geschwulst der mittleren oder höheren Altersklassen ist", scheint auch für die Lipome der Tuben zu gelten. In allen bisher beobachteten Fällen fanden sich — soweit Altersangaben gemacht werden — die Tumoren bei Frauen im mittleren Lebensalter.

Das von Rokitansky beschriebene walnußgroße Lipom stammte von einer 47 jährigen Frau, in dem von Pape veröffentlichten Falle war die Patientin 32 Jahre alt, der von R. Meyer erwähnte „Fettwulst" wurde bei der Operation einer Extrauteringravidität, also ebenfalls bei einer Frau im mittleren Lebensalter gefunden.

Über die Konzeptionsverhältnisse der Trägerinnen von Tubenlipomen liegen nur die Angaben von R. Meyer und Pape vor, daß in diesen Fällen gleichzeitig eine Extrauteringravidität vorhanden war. In beiden Fällen stand diese allerdings in keinem nachweisbaren Zusammenhang mit der heterotopen Implantation des Eies.

Irgendwelche Angaben über die Zahl der vorausgegangenen Geburten finden sich in allen bis heute beschriebenen Fällen von Tubenlipomen nicht.

Auf die hereditären Verhältnisse und auf das gleichzeitige Vorkommen von Lipomen an anderen Körperstellen ist anscheinend noch nicht geachtet worden.

Über klinische Symptome, die mit der Lipombildung in der Tube im Zusammenhang stehen, ist heute noch nichts bekannt, da alle bisher veröffentlichten Fälle Zufallsbefunde waren.

d) Chondrom.

Geschichte.

Im Jahre 1849 berichtete J. Myrtle über einen Tumor der linken Tube, den er als Zufallsbefund bei einer Autopsie gefunden hatte [1]. Myrtle bezeichnete die Geschwulst als „fibro-cartilagineous tumour", die Beschreibung ist aber „in einer heute kaum mehr verständlichen anatomischen Sprache" gehalten, so daß es „unnütze Deutelei" wäre, „näher darauf einzugehen" (Sänger und Barth).

Man kann im Zweifel sein, ob die Geschwulst überhaupt Knorpel enthielt. Virchow hat in seiner Geschwulstlehre (Bd. 1, S. 436f.) darauf hingewiesen, daß bis zu den Zeiten

---

[1] Leider war uns nicht die Originalarbeit selbst, sondern nur ein Referat von Poret zugänglich. Poret schreibt über die Geschwulst von Myrtle folgendes: „Elle apparut alors comme étant fibro-cartilagineuse très résistente et siègant dans la trompe de Fallope gauche."

Une coupe faite dans la tumeur montra simplement sa dureté cartilagineuse; et sur la surface de la coupe, on voyait d'une façon très nette des anneaux concentriques de consistence égale, mais variant d'épaisseur, le plus grandes étaient à la circonférence et ils devaient graduellement plus minces en allant vers le centre.

Le noyau de la tumeur était un petit corps rond de structure exactement pareille.

Cette tumeur pouvait être une grossesse extra-utérine arrêtée dans son développement à une période peu avancée .... ou bien était-ce simplement une tumeur fibro-cartilagineuse?"

von Johannes Müller [1] (1836) „viele Geschwülste, welche nur eine knorpelartige Härte oder ein im allgemeinen knorpelartiges Aussehen hatten", „Chondroide" [2] oder „Tumores cartilaginosi [3]" genannt wurden. Selbst Johannes Müller, „der das Verdienst gehabt hat, zuerst den histologischen Standpunkt als den maßgebenden aufzustellen", „ist es noch nicht gelungen, das ganze Gebiet klar zu legen" (Virchow).

Anscheinend unter dem Einfluß von Johannes Müller und Virchow wurde später nur über „knorpelharte" oder „knorpelähnliche" Gebilde in den Tuben berichtet. So erwähnt Klob, daß er weiße, knorpelharte, birnförmige kleine Knoten beobachtet habe. Diese gingen aus einer direkten Bindegewebswucherung der kolbigen Fransenenden hervor und sie bestanden nur aus dichtem Bindegewebe.

Später fanden A. Doran in Papillomen (1880 [3] und 1886 [4]) und Eve [5] (1883) in hypertrophischen Fimbrien „knorpelähnliches" Gewebe. Eve verglich diese knorpelähnlichen Knötchen mit den ganz ähnlichen Gebilden, die man am Kopfe des Nebenhodens finden kann.

Im Jahre 1901 wiesen Quénu und Longuet darauf hin, daß zuweilen auch alte Pyosalpingen eine knorpelähnliche Konsistenz zeigen. Ferner erwähnten sie, daß Le Dentu in einem Tuben„fibrom" ein Gewebe fand, das „knorpelähnlich durchscheinend" war [6]. Ferner führten sie eine Beobachtung von Thiebault (1895) — Jacobs (1897) an [7].

Hier handelte es sich um eine Knorpelgeschwulst in der rechten Tube bei linksseitiger Tubargravidität.

Die rechte Tube war geschlängelt, ihre Wandungen waren verdickt, das Fimbrienende geschlossen. Auf dem Durchschnitt zeigten sich stark hypertrophische zottige Wucherungen. An der Ampulle sah man einen kleinen Tumor von der Größe einer dicken Haselnuß, mit rauher Oberfläche und von knorpeliger Konsistenz, im unmittelbaren Zusammenhang mit der äußeren Schicht der Tubenwand.

Die mikroskopische Untersuchung des Tumors ergab ein Enchondrom, das aus kleinen und großen Knorpelzellen bestand. In der Mitte befand sich ein Erweichungsherd und an einzelnen Stellen der Wand war Verkalkung eingetreten. Quénu und Longuet denken an die Möglichkeit, daß es sich vielleicht um einen „paratubaren" Tumor gehandelt hat, der erst sekundär in die Tube gelangt ist. Jedenfalls dürfte man auf Grund dieses

---

[1] Joh. Müller, Rede zur Feier des 42. Stiftungstages des kgl. med.-chir. Fried. Wilhelm-Institutes. Berlin 1836.

[2] „Tumores cartilaginosi" finden sich nach Virchow (Geschwulstlehre, Bd. 1, S. 436) schon bei Ruysch (Epist. anat. problemat. Bd. 14, p. 5, 18, Amsterdam 1714) beschrieben; die Bezeichnung „Chondroide" stammt von Heusinger (System der Histologie Th. 1, S. 91. Eisenach 1822), das Wort „Chondrom" (oder „Enchondrom") von Joh. Müller.

[3] A. Doran, Trans. Pathological Soc. London. **31**.

[4] A. Doran, Trans. obstet. Soc. London. **28**, 231.

[5] Nach Lawson Tait, „An Undescribed Disease of the Fallopian Tubes", Obstetrical Trans. **25**, 249 (1883). Zit. nach A. Doran, Trans. obstet. Soc. London. **28**, 231. Fußnote.

[6] Le Dentu, Bul. Acad. Méd. Paris. **1900**.

[7] Quénu und Longuet zitieren (S. 411): „Thiebault, Ann. l'Instit. Ste-Anne, 1895, und Jacobs, Bull. Soc. belge de gynécol. d'obstét., **1897**." — Auf S. 744 schreiben Quénu und Longuet aber nicht Thiebault, sondern Thibaut.

Falles noch nicht mit Sicherheit auf das Vorkommen von Enchondromen der Tube schließen [1].

Quénu und Longuet konnten also bis zum Jahre 1901 weder sichere Anhaltspunkte für das Vorkommen von Enchondromen noch überhaupt von Knorpelsubstanz in der Tube auffinden. Auch Fromme und Heynemann (1910) erwähnen das Vorkommen von Knorpel in der Tube nicht.

Es scheint aber doch, daß gelegentlich echte Enchondrome in der Tube vorkommen. Meyer-Rüegg bringt wenigstens in seinem „Kompendium der Frauenkrankheiten" eine Abbildung von einem strahlenförmigen Chondrom in der Tubenwand (Abb. 6). Leider fehlen alle näheren Angaben.

Außerdem veröffentlichte Outerbridge (1914) als „polypöses Chondrofibrom" der Tube folgende Beobachtung: In einer wegen Extrauteringravidität entfernten Tube fand

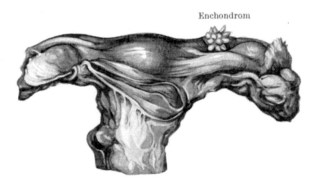

Enchondrom

sich nahe dem Placentargebiete eine das Tubenlumen fast völlig ausfüllende polypöse Geschwulst. Die nähere Untersuchung ergab, daß es sich um ein zum Teil degeneriertes Fibrom handelte, in dessen Innerem sich außer hämorrhagischen Herden und fettig degenerierten Stellen auch eine Knorpelinsel fand.

Abb. 6. Enchondrom der Tube. (Aus Meyer-Ruegg, Kurzes Lehrbuch der Frauenkrankheiten, 5. Aufl., S. 310. 1923.)

Es muß dahingestellt bleiben, ob man in diesem Falle von einem Chondrom, also von einer geschwulstmäßigen Wucherung des Knorpels sprechen darf. Zum mindesten ist die Möglichkeit denkbar, daß es sich um eine einfache Einsprengung von Knorpelsubstanz handelte.

Gleichwohl kann das gelegentliche Vorkommen von Knorpel in der Tube nicht in Abrede gestellt werden.

Das Vorkommen von Knorpel läßt sich auf zwei verschiedene Arten erklären, nämlich:
1. Durch Metaplasie von Bindegewebe in Knorpel.
2. Durch embryonale Keimversprengung.

[1] Das ganze — „Enchondrome de la trompe" überschriebene — Kapitel in der Arbeit von Quénu und Longuet lautet: „Il arrive parfois que d'anciennes pyosalpingites offrent une fermeté qui rappelle le tissu cartilagineux. Cette apparence a été signalée aussi dans les fibromes de la trompe; nous verrons que dans une observation de Le Dentu, le néoplasme se montrait, à la coupe, formé „par des arborescences de nature évidemment fibreuse qui supportaient un tissu moins ferme, translucide comme du cartilage". Ce ne sont là que des apparences, et pour être en droit de parler d'enchondrome de la trompe il faut, par l'examen microscopique, constater la présence de cellules cartilagineuses. Le cas suivant de Thibaut serait-il un enchondrome vrai de la trompe? Il est relatif à une grossesse tubaire avortée avec kyste sanguin de la trompe gauche, et tumeur cartilagineuse de la trompe droite.

Cette trompe droite était flexueuse, à parois épaissies, avec pavillon fermé. La section montrait des villosités très hypertrophiées. Sous le pavillon, on voyait une petite tumeur de la grosseur d'une grosse noisette, à parois rugueuses, de consistance cartilagineuse, et faisant corps avec la tunique externe de la trompe. A l'examen microscopique, on trouva sous le pavillon, dont les franges étaient soudées, un enchondrome formé de tissu cartilagineux à petites et à grandes cellules. La partie centrale était ramollie et les parois en certains points étaient atteintes de dégénérescence calcaire.

Cette observation unique ne permet pas de conclure d'une façon formelle à l'existence d'enchondromes tubaires, la tumeur en question était peut-être para-tubaire avec englobement consécutif de la trompe."

Eine metaplastische Entstehung von Knorpel in der Tube ist bis heute noch nicht beobachtet worden (R. Meyer)[1].

Für die Möglichkeit einer embryonalen Versprengung von Knorpel in die Tube spricht einmal die Tatsache, daß schon im embryonalen Uterus Knochengewebe gefunden wurde (R. Meyer). Weiter läßt sich hier auch eine Beobachtung von Halban[2] heranziehen, der im Ovarium eines Affen eine Knorpelinsel fand. R. Meyer nimmt an, daß es sich in dem Falle von Halban um Reste eines ursprünglich multipotenten Keimgewebes handelte, und daß die übrigen Teile des teratomatösen Anlagematerials zugrunde gegangen sind.

Nicht unerwähnt darf bleiben, daß man bei dem Befund von Knorpel in der Tube (und im Uterus) immer auch an die Möglichkeit denken muß, daß es sich um fetale Reste handelt, die von einer vorausgegangenen Schwangerschaft zurückgeblieben sind (Kaufmann).

e) Osteom.

Einwandfreie Osteome der Tube sind bisher noch nicht beschrieben worden[3].

Wiederholt wurde aber schon Knochenbildung in der Tube beobachtet (Michaud, Emelijanow, Pozzi und Bender, 2 Fälle, Auvray, Strong, Lehmacher 2 Fälle, Reichelt 2 Fälle)[4] [5].

Makroskopisch werden die Knochenbildungen beschrieben als unregelmäßig geformte, steinharte Massen (Michaud), als Knochenplättchen von dreieckiger Gestalt, 1 cm Seitenlänge und 1 mm Dicke (Strong), als umschriebene hirsekorn- bis haselnußgroße Knoten (Emilijanow. Pozzi und Bender, Lehmacher).

Mikroskopisch fanden sich — soweit nähere Beschreibungen vorliegen — unregelmäßige Knochenspangen, die breitere und schmälere, oft verzweigte Ausläufer in das umgebende Gewebe ausschickten. Die Knochensubstanz war in der Regel lamellär geschichtet, seltener fein gestreift. In ihr fanden sich zahlreiche Knochenkörperchen. Lehmacher konnte in dem einen seiner beiden Fälle an vereinzelten Stellen eine Kommunikation der Knochenhöhlen untereinander mittels feiner Ausläufer feststellen. Er schloß daraus auf ein jüngeres Alter der betreffenden Knochenpartie gegenüber anderen Stellen. an denen eine derartige Kommunikation nicht nachzuweisen war (Abb. 7).

---

[1] R. Meyer, Erg. Path. **9**, II, 637.

[2] Halban, Zbl. Gynäk. **1903**, 771.

[3] Emelijanow, hat zwar ein erbsengroßes Knochenstück, das er in einer Hydrosalpinx fand, als „Osteom der Tube" angesprochen. Der autonome Charakter der Neubildung ist in diesem Falle aber nicht erwiesen und im Hinblick auf das Vorkommen des Knochengewebes in einer Hydrosalpinx auch nicht wahrscheinlich (Lehmacher).

[4] Auch in der älteren Literatur wurde mehrfach über das Vorkommen von Knochengewebe in den Tuben berichtet. Die betreffenden Beobachtungen sind aber teils nur ungenügend beschrieben, teils sind sie nicht einwandfrei.

Bereits Th. S. Lee (1847) erwähnt (zit. nach Orthmann) das Vorkommen von „Knochengeschwülsten" in der Tube. Lee führt einen Fall von Baillie (Morbid Anatomy of the Uterus) an, in dem sich auf der äußeren Fläche der Tube eine harte, runde Geschwulst fand. „Das Gewebe hatte ganz dasselbe Aussehen, wie bei jenen Geschwülsten auf der äußeren Fläche der Gebärmutter, welche aus einer harten, weißen, von festen membranösen Bändern durchzogenen Substanz bestehen". „Lee hält ein derartiges Vorkommen für sehr selten, doch ist er mit Hooper (Diseases of the Uterus) der Ansicht, daß knöcherne Geschwülste häufiger in der Höhle der Fallopischen Trompeten vorkommen, zuweilen auch im Zellgewebe oder im Peritonealüberzuge. Er fand eine solche Geschwulst, von der Größe einer Olive, im Lumen der Tube; der Innenraum der Tube war dadurch zerstört und die Tube endigte in einem Blindsack. Lee berichtet ferner von einem Präparat im Museum des Kings College, bei dem sich eine kleine knöcherne Geschwulst in den Wandungen der Fallopischen Tube befindet."

Auch Rokitansky (Lehrbuch der pathologischen Anatomie, Bd. 3, S. 433. Wien 1861) erwähnt kurz, daß in entzündlich entstandenen Tubensäcken zuweilen „eine Verknöcherung der inneren Schichten des Tubarsackes zu osteoiden Plättchen" vorkommt. Häufiger findet man nach Rokitansky „in den Tubarfransen und in den Fransen der Tubaranhänge am Ligamentum latum verknöcherte geschichtete Körperchen" bis zu Hirsekorngröße und darüber.

[5] Nach Delannoy (Gyné. et Obstétr., **7**, 311 (1923) hat auch Aisami (Heteroplastic bone formation with report of a case. Amer. J. med. Sci. **160**, 107) Knochenbildung in der Tube beobachtet. Leider war mir diese Arbeit weder im Original, noch im Referat zugänglich.

Volkmannsche Kanälchen können vorhanden sein (Michaud, Lehmacher Fall 1), sie können aber anscheinend auch fehlen oder jedenfalls nicht sicher festzustellen sein (Strong). Haverssche Lamellen wurden vermisst (Michaud, Strong, Lehmacher). Michaud suchte auch vergeblich nach Sharpeyschen Fasern.

Zwischen den Knochenbälkchen fand sich häufig typisches Knochenmark (Michaud, Strong, Lehmacher) (Abb. 7).

Dieses bestand aus einem netzartigen, zuweilen kompakteren Stützgewebe, das zahlreiche Fettzellen und außerdem „grosskernige Elemente", ferner Lymphocyten, Leukocyten, Erythrocyten und „unregelmäßig geformte, mitunter mit Ausläufern versehene Zellgebilde" enthielt (Lehmacher). Michaud erwähnt auch „zahlreiche mononukleäre Elemente mit exzentrisch gelegenem Kern und eosinophil gekörntem Protoplasma. Neutrophile Zellen konnte Michaud nicht mit Sicherheit, basophile überhaupt nicht nachweisen [1].

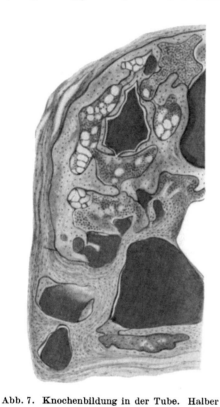

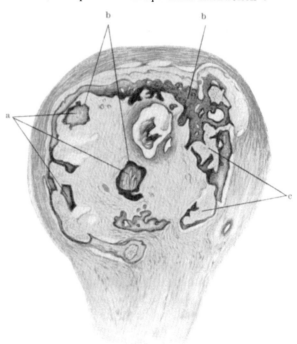

Abb. 7. Knochenbildung in der Tube. Halber Querschnitt durch die linke Tube. Die Knochen an den Knochenkörperchen erkennbar. Das Mark reich an Fettzellen. Die Detritusmassen zum Teil umsäumt von Knochen.
(Aus Lehmacher, Arch. Gynäk. **105**, 288.)

Abb. 8. Knochenbildung in der Pars isthmica der linken Tube. a Detritus mit Kalk, b Knochen, c Knochenmark.
(Aus Lehmacher, Arch. Gynäk. **105**, 298.)

Die Grenze zwischen Knochenmark und Knochenbälkchen kann ganz scharf und frei von knochenproduzierenden oder resorbierenden Elementen sein. Gelegentlich findet man aber auch typische, palisadenartige Säume dunkler, dicht stehender Osteoblasten, die eine homogene Osteoidschicht umgrenzen (Michaud).

---

[1] Nach Poscharissky (Zieglers Beitr. **38**, 167) zeigt das Knochenmark bei der heteroplastischen Knochenbildung an den Stellen, an denen der Knochen hochdifferenziert und „offenbar" älter ist, einen schleimigen oder fettigen Charakter. In jüngeren Partien besteht es dagegen aus einer lockeren, gefässreichen, fibrillären Grundsubstanz, in die sehr verschiedenartige zellige Elemente eingelagert sind: spindelförmige, in die Länge gezogene, sternförmige Bindegewebszellen, Erythrocyten, Hämatoblasten oder Erythroblasten; zuweilen finden sich Megakaryocyten, häufig kommen Lymphocyten mit wenig Protoplasma und Myelocyten mit viel Protoplasma, eosinophile Zellen und Fettzellen vor. Außerdem finden sich nicht selten in den Lakunen am Rande des Knochens protoplasmatische vielkernige Riesenzellen (Osteoklasten Kölliker, Myeloblasten Robin).

Die Grenze der Knochenbälkchen gegen das umgebende Binde- und Muskelgewebe der Tube war in den Fällen von Lehmacher teils ganz scharf, teils war aber auch eine gewisse Lockerung der Knochensubstanz mit einem allmählichen Übergang in das Nachbargewebe festzustellen. Dieses drang scheinbar in die Knochensubstanz ein und es wies dann einen erhöhten Gehalt an grossen Kernen sowie eine Verbreiterung der Intercellularsubstanz auf.

Die Bildung von Knochengewebe ist bisher nur in Tuben mit chronisch-entzündlichen Veränderungen oder mit Residuen solcher beobachtet worden.

So fanden sich in dem Falle von Michaud in beiden Tuben nekrotische Herde, die nach Michaud möglicherweise tuberkulöser Natur waren; das „Osteom" Emelijanows saß im uterinen Teil einer Hydrosalpinx; in der einen Beobachtung von Pozzi und Bender bestand eine doppelseitige Salpingooophoritis, in dem zweiten Falle fand sich eine doppelseitige eitrige Salpingitis. Strong fand die von ihm beschriebe e Verknöcherung in einer Tube mit chronischer Salpingitis tuberculosa. In dem einen Falle von Lehmacher waren beide Tuben stark verlängert, stellenweise hypertrophisch und an ihren Fimbrien-

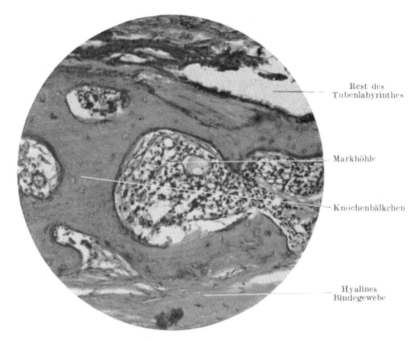

Abb. 9. Knochenbildung in der Tube. Fall von Reichelt. (Aus Arch. Gynäk. 134, 669, Abb. 3.)

enden fest miteinander verwachsen. Ferner bestanden ausgedehnte Obliterationen des Tubenlumens und an der rechten Tube war überdies eine Salpingitis isthmica nodosa vorhanden. In der zweiten Beobachtung von Lehmacher war in der Tube makroskopisch kein pathologischer Befund zu erheben, mit Ausnahme eines fast erbsengroßen, kalkharten Knotens im ampullären Teil. Mikroskopisch fand sich an der Stelle, an der der Knoten saß, eine ausgedehnte Obliteration des Lumens, das Epithel war nirgends mehr vorhanden. An der Stelle des Tubenlumens fanden sich (Abb. 8) nekrotische Massen mit Kalksäumen und Knochengewebe. Lehmacher nimmt an, dass infolge einer weit zurückliegenden Entzündung einerseits direkt die Obliteration eintrat und dass andererseits Exsudatreste zurückgeblieben waren, die allmählich verkalkten und dann verknöcherten. Als weitere Beweise für ehemalige entzündliche Prozesse führt Lehmacher an, dass an den rechten Adnexen peritoneale Adhäsionen vorhanden waren, und daß außerdem eine Atresie des Cervicalkanales bestand.

Die von Michaud und Lehmacher beobachteten nekrotischen Herde in der Tubenwand erschienen als verschieden große, unregelmäßig geformte, feinkörnige Massen, die sich zum Teil scharf gegen das umgebende Gewebe absetzten, zum Teil ohne deutliche Grenze in dieses übergingen. Mit der Hämatoxylin-Eosinfärbung konnte man an diesen nekrotischen Herden eine blau violett gefärbte zentrale Masse von einer dunkelblauen Randzone unterscheiden. Dieser Randzone saß bei einigen dieser Herde ein noch intensiver, blau gefärbter, schmaler gezackter Kalksaum auf. An anderen Stellen waren die mit Kalkablagerungen umgebenen nekrotischen feinkörnigen Massen von Knochensubstanz umrahmt, die dem Kalksaum unmittelbar anlag. Die nekrotischen Herde waren zum Teil vollständig, zum Teil unvollständig von Knochenbalken umrahmt. Vielfach war der Knochensaum von Granulationsgewebe unterbrochen, das sich auch in nächster Nähe der kalkhaltigen Nekrosen fand und dann stellenweise Lymphocytenansammlungen mit epitheloiden Zellen und Fremdkörperriesenzellen aufwies (Michaud).

Die Grenze zwischen den nekrotischen Herden und den Knochenbalken bot nicht überall das gleiche Bild. Mehrfach war der innere Rand der Knochenbalken unscharf und verwaschen; an dieser Stelle befand sich dann ein zarter, weinroter Saum. An anderen Stellen, und zwar vor allem dort, wo der nekrotische Herd von einem kontinuierlichen Knochensaum umgeben war, war der innere, an die nekrotische Masse angrenzende Rand des Knochens ganz scharf. Lehmacher schließt daraus, daß in diesen Bezirken die Knochenbildung fertig war.

Als Ursache der Nekrosen betrachtete Michaud in seinem Falle eine tuberkulöse Infektion der Tube, obwohl weder Tuberkelbacillen noch sonstige charakteristische Anhaltspunkte nachgewiesen werden konnten.

Lehmacher nahm an, daß in seinem Falle die Dehnung, Zerrung und Verlagerung der Tuben durch ein gleichzeitig vorhandenes Uterusmyom eine gewisse begünstigende Rolle bei der Entstehung der Nekrosen spielte.

In dem Fall 1 von Reichelt konnte nur die rechte Tube untersucht werden. In dem uterinen Abschnitt der Tube waren die teilweise verdickten Schleimhautfalten miteinander zu einem „Tubenlabyrinth" verlötet. In dem Stroma der Falten fanden sich aus Epitheloidzellen aufgebaute Knötchen mit Langhansschen Riesenzellen, außerdem „Kalkklümpchen" und „vereinzelt kleine Knochenstippchen". Die Schnitte aus dem abdominalem Teil der Tube zeigten in dem erweiterten Lumen eine körnige, „von Cholesterinlücken durchsetzte Zerfallsmasse", die von einem hyalinen, wechselnd breiten, ringförmigen Gewebsband umschlossen wurde. Diese enthielt „in den von dem Hohlsaum abgekehrten Lagen" an einzelnen Stellen Kalkablagerungen mit umschriebenen Verknöcherungsherden (Abb. 25).

In dem zweiten Falle von Reichelt zeigten beide Tuben an ihren ampullären Enden eine Auftreibung. Im Lumen fand sich hier breiiger, von Cholesterinkrystallen durchsetzter Inhalt. Die Wand enthielt Knochenschalen. Mikroskopisch fand sich auch hier — wie im ersten Falle — die Lichtung von einem hyalinen, kernlosen, gewellten Gewebsstreifen umgeben. In seinen äußeren Schichten lagen zahlreiche, unregelmässig begrenzte Verkalkungsherde. An diesen konnte man erkennen, daß erhalten gebliebene Bindegewebszellen in die Spalträume der verkalkten Masse wie Knochenkörperchen eingeschlossen waren. Vereinzelt war auch „echtes Knochengewebe" vorhanden mit zarten, grössere Fettmarkräume umsäumenden Bälkchen.

In dem ersten Falle von Reichelt konnte eine Tubentuberkulose histologisch einwandfrei nachgewiesen werden, in dem zweiten Falle konnte „die tuberkulöse Grundlage der Veränderung zwar nicht mehr aufgedeckt werden", sie erschien aber „dem ganzen Befund entsprechend, mehr als wahrscheinlich".

Die Knochenbildungen können sich in beiden Tuben (Michaud, Lehmacher Fall 2, Reichelt Fall 2) oder nur in einer Tube (Pozzi und Bender [zwei Fälle], Emelijanow, Strong, Lehmacher Fall 2) finden [1].

Eine Bevorzugung der linken oder rechten Tube durch die Ossifikationsprozesse läßt sich in dem kleinen bisher vorliegenden kasuistischen Material nicht nachweisen. In den bisher beschriebenen Fällen war 7 mal die rechte (Michaud, Emelijanow, Pozzi und Bender Fall 1, Strong, Lehmacher Fall 1, Reichelt Fall 1 und 2) und 5 mal die linke Tube (Michaud, Pozzi und Bender Fall 2, Lehmacher Fall 1, Lehmacher Fall 2, Reichelt Fall 2) ergriffen.

Ein Einfluß des Alters der Patientinnen auf das Vorkommen von Ossifikationsprozessen in den Tuben läßt sich nicht nachweisen Die bisher ausschließlich beobachtete Entstehung der Verknöcherungen auf entzündlicher Grundlage läßt daran denken, daß ihr Auftreten an das geschlechtsreife Alter gebunden ist. Da aber der Tubentuberkulose — bei ihrer ausgesprochenen Neigung zur Nekrosenbildung — zum mindesten eine gewisse prädisponierende Rolle in der Genese von Ossifikationsprozessen nicht abgesprochen werden kann, und da sie andererseits schon in frühester Jugend vorkommt, so ist es denkbar, daß Knochenbildungen in den Tuben sich auch schon vor der Geschlechtsreife finden können. In der Tat scheint auch die Beobachtung von Michaud, der in beiden Tuben eines 21 jährigen, noch nicht menstruierenden Mädchens Knochenherde fand, in diesem Sinne zu sprechen, wenngleich es nicht gelang in den exstirpierten Adnexen sichere Zeichen einer Tuberkulose nachzuweisen.

Die Entstehung des Knochengewebes in den Tuben hat man sich nach Poscharissky und Lehmacher so vorzustellen, daß es im Anschluß an die chronisch-entzündlichen Vorgänge zu Nekrosen in der Tubenwand kommt. Bei dem Eintrocknen der nekrotischen Massen fallen Kalksalze aus, es kommt zur Verkalkung. In der Umgebung dieser Kalkherde entwickelt sich aus dem umgebenden Bindegewebe

---

[1] In dem Falle 1 von Reichelt konnte nur eine — die rechte — Tube untersucht werden.

ein zell- und gefäßreiches Granulationsgewebe. Dieses wächst in die verkalkten Massen ein und bringt diese zur Resorption. Ein Teil der jungen Bindegewebszellen (Fibroblasten) des Granulationsgewebes differenziert sich zu Osteoblasten; diese scheiden dann eine homogene (genauer feinfibrilläre) Grundsubstanz (osteoides Gewebe) aus, die durch Kalkaufnahme zu Knochen wird.

Der ganze Prozeß durchläuft also folgende Stadien:

Nekrose (entzündlicher oder traumatischer Natur).

Verkalkung.

Reaktive Bildung eines zell- und gefäßreichen Granulationsgewebes in der Umgebung der Kalkherde.

Differenzierung von Osteoblasten aus den Fibroblasten des Granulationsgewebes.

Bildung von osteoidem Gewebe durch die Osteoblasten.

Knochenbildung (durch Verkalkung des Osteoidgewebes).

Neben dieser Ossifikation von verkalkten Nekroseherden kommt nach Michaud[1] möglicherweise noch eine andere Form der Knochenbildung in Betracht. Da sich in den Fällen von Michaud nur an wenigen Stellen Osteoblasten nachweisen ließen, und da ferner nicht überall neben dem Knochen auch Knochenmark vorhanden war, nimmt Michaud an, daß sich sowohl das lockere, gefäßreiche Granulationsgewebe, als auch das Bindegewebe direkt in Osteoidgewebe umwandeln kann.

Die Knochenbildung würde dann folgende Stadien durchlaufen:

Fibrilläres Bindegewebe.

Homogenisierung der Intercellularsubstanz mit Erhaltung der Bindegewebszellen in Spalträumen (Osteoidbildung).

Verkalkung des osteoiden Gewebes = Knochenbildung.

f) Lymphangiom.

Geschichtliches.

Das erste Lymphangiom der Tube wurde im Jahre 1901 von Hoehne auf dem Kongreß der deutschen Gesellschaft für Gynäkologie in Gießen demonstriert. Erst 3 Jahre später (1904) wurde der zweite Fall veröffentlicht, und zwar von Dienst, der in der gynäkologischen Gesellschaft in Breslau (17. 1. 1904) kurz „über eine seltene Tubengeschwulst" berichtete, die er als „myxofibröses Capillarangiom" bezeichnete. Im Jahre 1907 veröffentlichte Kermauner, der an der Heidelberger Universitäts-Frauenklinik einen eigenen Fall beobachtet hatte (demonstriert in der Sitzung der oberrheinischen Gesellschaft für Geburtshilfe und Gynäkologie in Baden-Baden 10. 3. 1906) die erste ausführliche Arbeit über die bis dahin vorliegenden drei Fälle. Weitere Beobachtungen von Lymphangiomen der Tube wurden dann mitgeteilt von Franz (1910), Mériel und Bassal (1911), Leighton[1] (1912), Küster (1914), Aschheim (1922) Dietrich (1923), Strong (1924) 2 Fälle, Aschheim[2] (1925, 2 Fälle), Silva (1928), Schiffmann (1929).

Pathologische Anatomie.

Die bisher beschriebenen Lymphangiome der Tuben (Hoehne, Dienst, Kermauner, Franz, Frankl-Leighton, Dietrich, Aschheim, Strong, Schiffmann) waren fast alle kleine, linsen- bis höchstens walnußgroße Tumoren. Nur in einem Falle von Aschheim (1925) war die Neubildung kindskopfgroß.

---

[1] Der von Leighton beschriebene Fall wurde von Frankl beobachtet und auf dessen Veranlassung von Leighton veröffentlicht. (Frankl, Pathologische Anatomie und Histologie der weiblichen Genitalorgane in Liepmann, Handbuch der Frauenheilkunde, Band. 2, S. 177. Leipzig 1914.)

[2] Aschheim berichtete 1925 über 3 Lymphangiome der Tube. Von diesen ist aber — wie Herr Aschheim mir freundlichst mitteilte — der erste Fall identisch mit der Beobachtung, die Aschheim 1922 veröffentlichte.

Im einzelnen finden sich folgende Angaben: Linsengroß (Dienst[1], Aschheim 1925), erbsengroß (Silva), bohnengroß (Kermauner), knapp kirschengroß (Schiffmann), kirschgroß (Franz), nicht ganz so groß wie eine Erbse (Leighton[2]), walnußgroß (Küster), haselnußgroß (Dietrich, Aschheim 1923). Von den beiden Tumoren, über die Strong berichtete, besaß jeder einen Durchmesser von etwa 0,5 cm.

Die Konsistenz war teils derb (Kermauner, Dietrich, Strong), so daß der Tumor palpatorisch zunächst den Eindruck eines Myoms machte (Dietrich), teils bis zu einem gewissen Grade elastisch, so daß man an eine Cyste denken konnte (Franz). In einem Falle von Aschheim bestand der Tumor aus einer größeren cystischen und einer kleineren soliden Partie.

Diese verschiedene Konsistenz dürfte wohl von der Entwicklung des Stromas, der Weite der Maschenräume und der in ihnen enthaltenen Flüssigkeitsmenge abhängig sein.

Die Schnittfläche der Tumoren erscheint makroskopisch homogen, markig (Aschheim), speckig glänzend (Kermauner, Franz, Dietrich, Aschheim) und von weißer, grauweißer (Schiffmann) oder weißlichgelber Farbe.

Bei der Betrachtung der Schnittfläche mit der Lupe löst sich die makroskopisch-homogene, solide Schnittfläche in ein regelmäßig gestaltetes feines oder gröberes, poröses, bienenwabenähnliches (Dietrich) Netzwerk auf.

Histologisch bestehen die Lymphangiome aus rundlichen, länglichen oder ganz unregelmäßigen, oft ampullenartig erweiterten Hohlräumen, Kanälen und Spalten, die in ein fibrilläres Grundgewebe eingelagert sind.

In den typischen Fällen (Frankl-Leighton, Dietrich, Strong) sind die Lymphräume ausgekleidet mit einem einschichtigen, schmalen, platten, Endothel, dessen Elemente an einzelnen Stellen allerdings etwas höher — niedrig-kubisch bis zylindrisch — werden können, aber überall einschichtig bleiben. Dieser typische Bau fand sich in den bisher beschriebenen Tubenlymphangiomen jedoch nur einige Male (Beobachtungen von Frankl-Leighton, Dietrich, Strong Fall 2). In allen anderen Fällen traten die Partien mit schmalem, wandständigem Epithelbelag an Ausdehnung zurück gegen eine mehr oder minder ausgedehnte Endothelwucherung. Die Endothelien waren mehrschichtig und sie füllten das Lumen zuweilen ganz aus, so daß solide Stränge und Nester entstanden; kurz, es fanden sich alle Übergangsbilder zu den Lymphangioendotheliomen.

Kermauner (S. 47) fand die Endothelien gequollen, ihre Grenzen waren gegeneinander und gegen das Lumen hin unscharf; im Protoplasma lagen zahlreiche Vakuolen. Auch Franz erwähnt (S. 338) „Lücken im Zellprotoplasma, die durch Vakuolisierung entstanden sein dürften"; ferner sah er Zellen, die den Eindruck einer syncytialen Verschmelzung machten.

Die Lumina der Lymphräume sind teils leer, teils enthalten sie Lymphocyten (Aschheim), teils findet sich in ihnen ein körniger, geronnener Inhalt (Franz), hier und da vermischt mit eigentümlichen runden Schollen von der Größe eines Blutkörperchens (Kermauner S. 416).

Das Grundgewebe (Stroma) der Tubenlymphangiome wird von ganz schmalen oder breiteren Zügen eines fibrillären (Franz, Dietrich) Bindegewebes gebildet, das nicht so selten stellenweise hyalin entartet ist (Kermauner, Franz).

---

[1] Kermauner bezeichnet die Geschwulst von Dienst als über erbsengroß.

[2] Leighton schreibt von seinem Tumor: „It is truly the youngest and earliest stage of lymphangioma."

Franz ist geneigt, die Bindegewebsfasern als „Reste" des Bindegewebes der Tubenwand anzusprechen. Darauf scheint ihm „das Vorkommen der Bindegewebsfasern, hauptsächlich in der Randzone der Geschwulst und in der Nachbarschaft der größeren Gefäße" hinzudeuten.

Dienst spricht von einem „myxofibrösen" Grundgewebe. Da er aber keine Angabe über den positiven Ausfall der Mucinreaktion macht, so ist es nicht ausgeschlossen, daß es sich in seinem Falle nur um eine sog. „schleimige Metamorphose" des Stützgewebes handelte, die bekanntlich in Fibromen, Lipomen usw. außerordentlich häufig durch Ödeme des Stromas vorgetäuscht wird.

Glatte Muskelfasern und elastische Fasern, die in den kavernösen Lymphangiomen keine Seltenheit sind (Borst), wurden in den Lymphangiomen der Tube bisher nicht beschrieben.

Dagegen fand sich in dem Tumor von Franz allem Anschein nach neben den Lymphgefäßen auch Fettgewebe. Franz schreibt wenigstens (S. 239), daß er zwischen den Lymphräumen stellenweise „kleinere, runde und polygonale, trübe Lücken ohne Wandung" fand, und daß er von Schottlaender und befreundeten pathologischen Anatomen darauf aufmerksam gemacht worden sei, daß es sich um Fettzellen handelte „die auch ohne die nicht mehr mögliche Sudanfärbung als solche zu erkennen sind" [1].

Franz bezeichnete den von ihm beobachteten Tumor als „Lymphangiolipom". Da aber der Nachweis fehlt, daß das Fettgewebe geschwulstmäßig wucherte, so spricht man wohl besser von einem Lymphangioma lipomatodes.

Blutgefäße finden sich in dem Stroma der Tubenlymphangiome im allgemeinen nur spärlich (Kermauner, Franz, Dietrich). In der Regel handelt es sich um schmale Capillaren, die an den roten Blutkörperchen kenntlich sind, die sich in ihnen befinden. Daneben kommen auch größere, von einem deutlichen Muskelmantel umgebene Gefäße vor. Diese finden sich vorzugsweise in den Randpartien des Tumors, (Franz, Dietrich), sie können aber auch, wenn auch nur vereinzelt, in den zentralen Teilen der Geschwulst gefunden werden.

Die Frage, inwieweit es sich bei diesen größeren Gefäßlumina um Arterien oder Venen handelte, läßt sich aus den bis heute vorliegenden Veröffentlichungen nicht entscheiden. Franz faßt die größeren Gefäße „als der Tubenwand entstammend" auf.

Wiederholt wurden in der Peripherie der Tubenlymphangiome Lymphocytenanhäufungen gefunden (Kermauner, Franz, Frankl-Leighton, Dietrich, Aschheim, Strong (Fall 1), Schiffmann).

Kermauner erwähnt, daß in seinem Falle „ein unvollständiger Wall von Rundzellenhaufen den Tumor außen" umgab, „in deren Bereich die Neubildung jedoch auch bereits lebhaft vorzudringen" begann.

Franz fand an der äußeren Grenze der Geschwulst, zum Teil ganz im Tumor gelegen, einen mehrfach unterbrochenen Wall von Rundzellen. Diese lagen teils im Stroma zerstreut, teils waren sie in runden Haufen angeordnet, meist in der nächsten oder etwas weiteren Umgebung eines größeren Blutgefäßes. Die Verteilung war derartig, daß die Rundzellenhäufchen in den Abschnitten, an denen die Muskulatur durchbrochen oder die Geschwulst unmittelbar von Muskelfasern umgeben war, im Bereiche der Muskulatur der Tubenwand oder in den Randpartien des Tumors lagen. In den Abschnitten hingegen, an denen die Muskelschicht, ohne durchbrochen zu sein, die Schleimhaut oder den Tumor ringsum umgab, fanden sich keine Häufchen, sondern die Rundzellen waren nur außerhalb der Muskelwand diffus eingestreut. Die umschriebenen Rundzellenherde lagen hauptsächlich in den der Mesosalpinx benachbarten Partien.

In den umschriebenen Lymphocytenansammlungen verliefen kleinste, bisweilen mit Blut gefüllte Capillaren und solide, aus schlanken Zellen zusammengesetzte Fäden. Es handelte sich wohl um Endothelsprossungen. Außerdem waren in den größeren Häufchen kurze, zarte Bälkchen eingelagert, denen einzelne Zellen vorgelagert waren. Im Zentrum der Knötchen lagen mehrfach deutlich epithelioide Zellen.

In dem Falle von Aschheim (1923) lagen an der Peripherie — teils in runden Herden, teils in Streifen — Lymphzellenhaufen, „die hier und da eine Ansammlung hellerer Zellen, ähnlich wie in den Keimzentren der Lymphdrüsen" zeigten.

---

[1] Frankl macht darauf aufmerksam, daß kleine Lipome nach Extraktion des Fettes Lymphangiome vortäuschen können.

Auch Dietrich fand in der Peripherie des Tumors Rundzellenanhäufungen, die in dem ganzen Muskelmantel verstreut waren. Auch in den Septen zwischen den Hohlräumen fanden sich zahlreiche Rundzellen, „Befunde wie man sie bei keinem der übrigen beschriebenen Lymphangiome vermißt, wie sie zum Bilde des Lymphangioms gehören".

Nach Borst (Aschoff I, S. 777) liegen die jungen Lymphgefäßendothelröhren häufig in lymphocytenreichem, weichem Bindegewebe; es kommen manchmal auch förmliche, knotige Herde vor, die ganz aus anastomosierenden neugebildeten Lymphgefäßen bestehen".

Die Bevorzugung einer Tube durch die Lymphangiombildung läßt sich nicht nachweisen. In den bisher veröffentlichten Fällen war dreimal die rechte Tube (Hoehne, Kermauner, Dietrich) und viermal die linke Tube (Franz, Frankl-Leighton, Aschheim, Schiffmann) befallen [1].

Die Lymphangiome können am Isthmus (Hoehne, Kermauner, Dietrich, Aschheim, Silva, Strong Fall 1) in der Mitte (Frankl-Leighton, Schiffmann) und im ampullären Abschnitt der Tube (Dienst, Franz) vorkommen.

Angaben über das Verhalten des Tumorsitzes zur Circumferenz der Tube liegen leider nur vereinzelt vor. In den Fällen von Hoehne und Kermauner lag die Geschwulst direkt dem Ansatz der Mesosalpinx gegenüber, in der Beobachtung von Aschheim (1923) verlief „die Tube im oberen Teile des Tumors", in der Beobachtung von Schiffmann saß der Tumor an dem mesosalpingealen Abschnitt der Tube.

Das Lumen der Tube wird durch die Geschwulstbildung entweder überhaupt nicht beeinflußt (Hoehne), es kann aber auch durch die Neubildung zu einem bogenförmigen (Kermauner, Schiffmann) oder sichelförmigen (Franz) Spalt komprimiert werden. In dem Falle 1 von Strong war es obliteriert. Die in dem Falle von Kermauner kuppelförmig in die Lichtung des Eileiters hineinragende Partie der Neubildung war überall von Schleimhaut überzogen. Diese zeigte teils noch Falten, teils war das Oberflächenepithel verschmälert und oft war es zu einem bandartigen Streifen endothelähnlicher, aber intensiver gefärbter platter Zellen ausgezogen.

Gegen die übrige Tubenwand können sich die Lymphangiome entweder scharf absetzen (Dietrich), oder sie gehen diffus und infiltrierend in die Umgebung über [Kermauner, Franz, Aschheim, Strong (Fall 1)]. Die umgebende Muskulatur der Tube erscheint dann am Rande der Geschwulst besenartig aufgefasert und zersprengt (Kermauner, Aschheim 1925, Schiffmann), oder atrophisch (Franz).

In den meisten Fällen saßen die Lymphangiome in der Muskulatur der Tube. In einzelnen Fällen reichte der Tumor von der Tubenschleimhaut bis zur Serosa.

Kermauner vergleicht die Form der von ihm beobachteten Neubildung mit einem Hemdenknopf. Die runde, größere Platte saß in der Schleimhaut, das Verbindungsstück in der Muskulatur und die kleinere halbkugelige Platte in der Serosa. Kermauner nimmt deshalb an, daß die Neubildung von der Schleimhaut ausging. Auch in dem Falle von Franz war die Neubildung aus der Muskulatur einerseits nach der Schleimhaut, andererseits unter die Serosa der Tube vorgedrungen. Die Schleimhautfalten waren größtenteils verstrichen, von der Schleimhaut war an diesen Stellen nur noch das völlig plattgedrückte Epithel erhalten.

Die Serosa war in dem Falle von Franz von der Neubildung durchwachsen, in dem Falle von Kermauner konnte sie auch mikroskopisch nicht mehr differenziert werden, „so daß man also förmlich von einem beginnenden Durchbruch sprechen" konnte.

---

[1] In den beiden Fällen von Strong fehlen Angaben darüber, ob die Tumoren in der rechten oder linken Tube saßen.

An den geschwulstfreien Eileiterabschnitten wurden, soweit Angaben darüber vorliegen, keine pathologischen Veränderungen festgestellt (Dietrich, Franz, Aschheim, Schiffmann). Nur in der Beobachtung von Kermauner war die Serosa der Tube mit Adhäsionen und zahlreichen, von einschichtigem Zylinderepithel ausgekleideten Serosacystchen bedeckt. Ferner fanden sich in den Schleimhautfalten stellenweise „deutliche chronisch entzündliche Veränderungen, Verbreiterung und Verdichtung des Stromas", so daß Kermauner einen chronisch entzündlichen Zustand annahm.

Das Ostium abdominale der Tube war in allen Fällen, in den Angaben darüber vorliegen (Kermauner, Dietrich, Franz, Schiffmann, Strong 2 Fälle), offen.

Von sonstigen Nebenbefunden ist auffallend, daß in nahezu allen Fällen (Hoehne, Dienst, Kermauner, Franz, Frankl-Leighton, Aschheim) neben dem Lymphangiom in der einen Tube Uterusmyome vorhanden waren.

Nur in den Fällen von Küster, Schiffmann und Aschheim 1925 Fall 3 ist diese Komplikation nicht erwähnt und Dietrich sowie Strong (2 Fälle) berichten ausdrücklich, daß in ihren Fällen Myome fehlten.

Histogenese.

Über die Histogenese der Lymphangiome ist heute noch sehr wenig bekannt. „Da wir.. über die Neubildung von Lymphbahnen überhaupt sehr wenig wissen und obendrein über die spezielle physiologische Ausbildung des lymphatischen Systems in den einzelnen Organen und Organbezirken nur unvollkommene Vorstellungen haben, ist es in den besonderen Fällen des stärkeren Hervortretens der Saftkanäle überaus schwierig zu entscheiden, wieviel bei einem beobachteten Zustand einer wirklich neuen Bildung von Lymphbahnen entspricht, und wieviel auf Rechnung der Metamorphose präexistierender Lymphgefäße zu setzen ist" (Borst)[1].

Diese Schwierigkeit gilt auch für die Lymphangiome der Tuben. Auch bei diesen kann man im Zweifel sein, ob es sich um echte Geschwulstbildungen oder um Hamartome (E. Albrecht), also um hyperplastische Gewebsmißbildungen, oder um einfache postembryonale lymphangiektatische Hyperplasien handelt.

Franz nimmt an, daß seine Geschwulst „wahrscheinlich kongenital" entstanden und als „homoplastische Neoplasie ausgehend von präexistenten Lymphgefäßen" zu deuten ist.

Dietrich denkt in seinem Falle an Zellausschaltung und Aberration bei der embryonalen Entwicklung im Sinne von Cohnheim.

Leighton läßt anscheinend auch eine postembryonale Entstehung der Lymphangiome zu, wenn er schreibt, daß durch das zentrifugale Wachstum von Uterusmyomen die Lymphgefäße der Tube verschlossen werden können, und daß dieser Verschluß als Reiz zu einer Neubildung führen kann.

Der histogenetische Ausgangspunkt wird von den meisten Autoren (Hoehne, Dienst, Franz, Frankl, Dietrich) in die Muskulatur der Tube, von Kermauner in die Schleimhaut verlegt.

Ätiologie.

Die Frage, inwieweit entzündliche Prozesse an der Tube eine Rolle bei der Entstehung von Lymphangiomen spielen, läßt sich heute noch nicht beantworten. Soweit Angaben vorliegen, waren nur in dem Falle von Kermauner entzündliche Erscheinungen vorhanden. In den Schleimhautfalten fanden sich stellenweise „deutliche chronisch-entzündliche Veränderungen, Verbreiterung und Verdichtung des Stromas"; die Serosa der Tube war mit Adhäsionen und zahlreichen Serosacysten bedeckt. — Das Ostium abdominale der Tube war in allen Fällen, in denen Angaben darüber vorliegen (Kermauner, Franz, Dietrich), offen.

Auch die ätiologischen Beziehungen zwischen den Lymphangiomen der Tube und den sie häufig begleitenden Myomen des Uterus sind noch dunkel.

Die Kombination von Tubenlymphangiomen und Uterusmyomen ist schon Frankl aufgefallen, und er hat darauf hingewiesen, daß Lymphangiektasien bei Uterusmyomen nicht selten vorkommen

---

[1] Borst, Geschwulstlehre, Bd. 1, S. 192f.

(Todyo)[1]. Leighton führt die Lymphangiombildung in der Tube beim Vorhandensein von Uterusmyomen auf zwei, einzeln oder kombiniert wirkende Momente zurück, nämlich 1. auf eine biochemische
Wirkung des Myoms („the biochemical activity of the myoma")[2], 2. auf mechanische Momente („the
mechanical agency")[3]. Nach Dietrich läßt die in seinem Falle vorhandene Retroflexio uteri fixata „an eine
Zirkulationserschwerung bzw. Verlegung der Lymphwege denken". „Doch können alle diese Störungen
nicht für eine circumscripte Tumorentwicklung verantwortlich gemacht werden" (Dietrich).

Klinisches.

Alle bisher beschriebenen Lymphangiome der Tuben wurden als Zufallsbefunde
gelegentlich anderer Operationen entdeckt. Eine Ausnahme macht nur eine Beobachtung
(Fall 3) von Aschheim (1925). Hier handelte es sich um eine 40jährige Nullipara, die
mit Schmerzen im Leib erkrankte. Bei der Untersuchung fühlte man eine kindskopfgroße,
von der rechten Uteruskante ausgehende Geschwulst. Diese erwies sich bei der Operation
als teils cystisches, teils solides Lymphangiom. Irgendwelche Beziehungen zwischen der
Lymphangiombildung in der Tube durch die klinischen Daten (Lebensalter, Menstruation,
Konzeption, Symptome usw.) lassen sich aus den spärlichen bis heute vorliegenden
Angaben nicht erkennen.

In dem Falle von Dienst findet sich nur die Angabe, daß der Uterus wegen multipler Myome supravaginal amputiert wurde.

Die Patientin von Franz war eine 53jährige, seit 35 Jahren verheiratete Nullipara, die sich seit
4 Jahren im Klimakterium befand, aber seit einem Jahr an unregelmäßigen Blutungen litt. Die klinische
Diagnose lautete: „Metritis oder Carcinoma corporis uteri". An dem durch vaginale Totalexstirpation
gewonnenen Präparate wurden folgende anatomischen Befunde erhoben: „Adenocarcinoma corporis uteri;
Metroendometritis purulenta, Myoma intraligamentarium corporis et isthmi uteri".

Kermauners Patientin war 50 Jahre alt; sie hatte zwei normale Geburten durchgemacht. Die
Menses traten seit dem 17. Lebensjahr alle 24 Tage auf, sie waren reichlich und sie dauerten 4—7 Tage.
Seit 4 Monaten bemerkte die Kranke eine Geschwulst im Leib, die allmählich größer wurde. Außerdem
bestanden Leib- und Kreuzschmerzen. Der Uterus war gänseeigroß, hart und höckerig. Die rechten Adnexe
waren „etwa pflaumengroß" und druckempfindlich. Der vaginal exstirpierte kleinfaustgroße Uterus war
bis an den inneren Muttermund herab von einer ganzen Anzahl bis kleinhühnereigroßer Kugelmyome
durchsetzt. (Das Lymphangiom bildete eine bohnengroße, spindelförmige Verdickung am Isthmus der
rechten Tube.)

Leighton erwähnt nur kurz, daß es sich in seinem Falle um eine 31jährige Patientin handelte,
die seit längerer Zeit an unregelmäßigen Blutungen litt. Weitere Angaben fehlen. An dem exstirpierten
Uterus fand sich ein großes, anscheinend interstitielles Myom.

Küster entdeckte das von ihm beschriebene Lymphangiom „als Zufallsbefund bei einer abdominalen Totalexstirpation wegen Carcinom".

Die Patientin Dietrichs war 30 Jahre alt. Sie litt an Retroflexio uteri fixata.

In der Beobachtung von Schiffmann handelte es sich um eine 74jährige Frau, bei der die vaginale
Totalexstirpation wegen Blutungen ausgeführt wurde. Beide Ovarien waren carcinomatös verändert.

---

[1] Hier darf vielleicht auch an eine Beobachtung von Trancu-Rainer (Zentralbl. f. Gynäk. 1921,
S. 1861) erinnert werden. Diese fand daumendicke Lymphangiektasien im Netz, das mit einem erweichten
Uterusmyom verwachsen war.

[2] „With the growth of the myoma possibly some biochemical substance is generated which stimulates
the growth or overgrowth of the lymphatic vessels in the tube which may cause a temporary lymphangi-
ectasis followed by the growth of the true lymphangioma, or perhaps there is no such stage and the lymphangioma is formed from the very first by this biochemical action".

[3] „... with the centrifugal growth of the myoma, an actual occlusion of the lymph-vessels may
ensue with a squeezing out of the lymph into the lymph channels of the tube on the same side as the myoma
is located. By this a dilatation of these channels takes place and by this distention, an irritation of the
lymph spaces is caused with a later proliferation of new ones".

In den beiden Fällen von Strong handelte es sich um Frauen von 48 und 52 Jahren. Die Tumoren wurden als Zufallsbefund bei Operationen entdeckt, die aus anderen Gründen vorgenommen wurden.

Der von Silva beschriebene Tumor wurde bei einer 86 jährigen Frau gefunden, die an Herzschwäche gestorben war.

g) Myom.

Geschichte.

Bis zur Mitte des 19. Jahrhunderts wurden alle Geschwülste von faserigem Aufbau und großer Dichte als „Tumores fibrosi", „Corps fibreux", „Desmoide" (Joh. Müller), „Fibroide" (Rokitansky) bezeichnet. Zwar wurde im Jahre 1843 durch J. Vogel der mikroskopische Nachweis erbracht, daß die sog. „Fibroide" des Uterus die gleiche histologische Zusammensetzung haben wie die Uteruswand. Diese wichtige Entdeckung von Vogel wurde zunächst aber wenig beachtet. Erst als Virchow die Bindegewebsgeschwülste scharf von den „Fleischgeschwülsten" trennte und für diese den Namen Myome vorschlug (1854), fand die neue Erkenntnis allmählich Eingang.

Die Unsicherheit in der früheren Nomenklatur bringt es mit sich, daß verschiedene Tubentumoren, die man eine Zeit lang als Myome angesprochen hatte — wie Beobachtungen von Meckel, Baillie, Myrtle — aus der Kasuistik der Tubenmyome ausgeschieden werden müssen. Es ist möglich, daß es sich um Myome gehandelt hat; da die Beschreibungen aber „in einer heute kaum mehr verständlichen anatomischen Sprache abgefaßt sind, so wäre es unnütze Deutelei, näher darauf einzugehen" (Saenger und Barth).

Durch die Aufstellung des Myombegriffes wurde die Lehre von den Neubildungen der Tuben zunächst nicht wesentlich gefördert. Hatte man früher alle faserig gebauten und derben Tumoren als „Fibroide" bezeichnet, so nannte man sie jetzt „Myome", wenn nicht überhaupt, wie z. B. in Frankreich. die Bezeichnung „Fibrome" oder „Fibroide" beibehalten wurde. Der makroskopische Befund erschien so charakteristisch, daß auf die mikroskopische Untersuchung verzichtet wurde. Aus diesem Grunde müssen mehrere Fälle von Tubentumoren, die möglicherweise Myome waren (Sullivan 1870, Simpson, Thomas, Pilliet, Le Dentu, Schwartz, Barette Fall 1), ebenfalls ausgeschieden werden.

Die Beurteilung der früher in der Literatur erwähnten Fälle von „Myomen" der Tube wird aber auch noch durch einen anderen Umstand unmöglich gemacht.

Im Jahre 1887 wies Chiari darauf hin, daß die „eigentümlichen kleinen, kugeligen, mit auffallender Konstanz am uterinen Ende der Pars abdominalis tubae sitzenden, sog. Fibroide oder Fibromyome der Tuben" „durchaus keine eigentlichen Geschwülste — Myome" — sind, „sondern vielmehr die Bedeutung einer umschriebenen Muscularis — Hypertrophie und Hyperplasie" haben, „wahrscheinlich angeregt durch die aus Ausstülpungen der Mucosa des Tubenkanales entstandenen cystischen Cavitäten in der Muscularis tubae".

Durch diese Feststellung ist die Beurteilung der einfach als „Myome" bezeichneten, aber histologisch nicht näher beschriebenen Tubentumoren noch unsicherer geworden. Wenn Virchow (III, 1, S. 222) schreibt: „An der Muskelwand der Tuben sind Myome überaus selten und fast immer so klein, daß sie kaum eine besondere Erwähnung verdienen", so kann man sich des Eindruckes nicht erwehren, daß sich unter seinen Fällen auch die eine oder andere „Salpingitis isthmica nodosa" befunden haben dürfte.

Der erste, histologisch beschriebene Fall von „Fibromyom" der Tube stammt von Späth (1891).

Es handelte sich um einen von Prochownik durch Operation gewonnenen rundlichen, etwa $5\frac{1}{2}$ cm langen, $4\frac{1}{2}$ cm breiten und 4 cm dicken Tubentumor. Dieser saß in dem lateralen, verschlossenen Teil der Tube. Von den Fimbrien war nichts mehr zu sehen. Das uterine Ende der Tube war etwas erweitert und verdickt. Mikroskopisch fand sich eine enorme bindegewebige und muskuläre Verdickung der Tubenwand, so daß das histologische Bild einem Fibromyom des Uterus zum Verwechseln ähnlich war. Spaeth kommt zu dem Schlusse: „Wie aus der Krankengeschichte ersichtlich, war gleichzeitig ein subseröses und ein kleines intraparietales Fibroid der Gebärmutter vorhanden und wir können nicht umhin, nachdem wir alle entzündlichen Prozesse makro- und mikroskopisch auszuschließen in der Lage waren, den Fall als eine echte Fibromatose der aus den Müllerschen Gängen entstandenen Gebilde hinzustellen, insbesondere die Eileitergeschwulst nicht unter die gewöhnlichen Muskelhypertrophien, sondern unter die gutartigen Neubildungen, die Fibromyome, einzureihen."

Sänger und Barth machen zu dem Falle von Spaeth folgende Bemerkung: „Vergleicht man diese Darstellung mit den ja doch nur schematischen Abbildungen, so möchte man bei ganz unbefangener Betrachtung denken, eine rudimentäre Uterushälfte mit Wandverdickung wie bei Haematometra lateralis vor sich zu haben.

Ohne die Schilderung Spaeths weiter zu kritisieren, möchten wir doch auf die noch in anderen Punkten wohl zu stützende Möglichkeit hinweisen, daß es sich vielleicht um etwas derartiges gehandelt habe, statt einer so eigentümlichen „Fibromatosis", welche also kein umschriebenes Fibromyom vorstellt, sondern, allgemein ausgedrückt, eine exzentrische, fibromuskuläre Wandverdickung eines Hohlorgans, dessen innere Auskleidung zudem keineswegs als tubarer Natur festgestellt worden ist".

Pathologische Anatomie.

Makroskopisches Verhalten.

Die bisher beschriebenen reinen Myome der Tuben, — Spaeth (1891), Bland Sutton (1892), Pilliet (1894), Fabricius (1895), Taylor (1896), Berger (1898), Jacobs (1898), Poret (1898 2 Fälle), Schuster (1898), Riddle Goffe (1901), Wettergren (1901), Quénu und Longuet (1901), Carrière und Legrand (1902), Scharlieb (1902), Lwow (1903), Formaggini (1904), Amann (1905), Auvray (1912), Ottow (1918), Dietrich (1920 2 Fälle), Schäfer (1923), Casper (1923), Hochloff (1929), — waren kirschkern- bis etwa mannskopfgroße Tumoren.

Im einzelnen liegen über die Größe der Geschwulst folgende Angaben vor: reiskorngroß (Dietrich Fall 1), von der Größe einer Vogelkirsche (Quénu und Longuet), kirschkerngroß (Fabricius), über-erbsengroß (Schuster), haselnußgroß (Schäfer), taubeneigroß (Dietrich Fall 2, Casper), reichlich kastaniengroß (Ottow, Carrière und Legrand), gänseeigroß (Hochloff), mandarinengroß (Bland-Sutton), orangengroß (Jacobs), zitronengroß (Wettergren), kindskopfgroß (Poret Fall 1), mannskopf-groß (Auvray). In anderen Fällen finden sich nur die Maße oder das Gewicht der Geschwulst angegeben: Berger 3000 g schwer, 22 : 19 : 12 cm; Poret, Fall 2, 12 : 8 cm; Carrière und Legrand 235 g, Came-ron 2 : 1¼ : 1½ inches, Auvray 2800 g. — Das von Hochloff beschriebene Myom der Tube war 285 g schwer; seine Maße waren 7 : 5 : 6 cm.

Nicht ganz klar ist die Angabe über einen von Bugojemski beobachteten Tumor. In dem kurzen Referat findet sich nur die Angabe, daß die linke Tube an ihrem Abgang von der Uteruskante stark ver-dickt war, und daß die Verdickung aus 5 walnußgroßen Höckern bestand.

Die Oberfläche wird entweder als glatt oder als höckerig geschildert.

Die Konsistenz ist meist fest und derb, so daß das Gewebe beim Durchschneiden knirscht (Barette); gelegentlich ist sie aber auch — bei lymphangiektatischen Myomen oder bei Cystenbildung — weich (Quénu und Longuet, Jacobs). In einer Beobachtung von Barette war das Myom stellenweise verkalkt und es fühlte sich infolgedessen außer-ordentlich hart an.

Die Schnittfläche ist weißlich (Quénu und Longuet), weiß (Carrière und Legrand), graurötlich (Wettergren), trocken (Carrière und Legrand), von gleich-mäßiger Struktur (Carrière und Legrand) oder teilweise gefeldert (Quénu und Longuet, Bland Sutton).

Auffallend häufig saß das Myom in den bisher beobachteten Fällen in der linken Tube (Bland Sutton, Berger, Jacobs, Poret (Fall 1), Goffe, Scharlieb, Bugo-jemski, Cameron, Auvray, Ottow, Carrière und Legrand, Dietrich (Fall 2), Casper, Schäfer). Die rechte Tube war bisher nur in drei Fällen (Fabricius, Dietrich (Fall 1), Hochloff) von der Myombildung ergriffen.

Weitere Beobachtungen müssen zeigen, ob es sich hier nur um einen Zufall handelt, oder ob ein tieferer gesetzmäßiger Zusammenhang nachweisbar ist.

---

[1] In einer von Hibbitt (1922) als „Myoma of the Fallopian tube" veröffentlichten Beobachtung handelte es sich um ein Adenomyom (Hibbitt) oder um eine Adenomyosis der Tube.

Myome können an jedem Abschnitt der Tube vorkommen, an der Ampulle (Wetter-gren, Hochloff), in der Mitte der Tube (Jacobs, Poret (Fall 2), Barette (Fall 2), Schäfer), an der Grenze zwischen mittlerem und uterinem (inneren) Drittel (Bland-Sutton Quénu und Longuet) und am isthmischen Teil (Schwartz, Fabricius, Berger, Poret (Fall 1), Goffe, Cameron, Auvray, Spaeth, Barette (Fall 1), Dietrich (Fall 1), Casper).

Eine besondere Bevorzugung irgendeiner Stelle der Tubenzirkumferenz (Vorder-Hinterfläche, mesosalpingeale, antimesosalpingeale Seite) läßt sich aus der vorliegenden Kasuistik nicht entnehmen.

Multiple Myombildung ist bis jetzt nur zweimal — von Dietrich (Fall 2) und Casper — beobachtet worden. Dietrich beobachtete an der linken Tube einer 40jährigen Patientin, die an Retroflexio litt, zwei reiskorngroße Myomknötchen.

In der Beobachtung von Casper fand sich an der linken Tube eine etwa taubeneigroße spindel-förmige Auftreibung, der mehrere halberbsengroße Myomknötchen aufsaßen.

In dem — nicht ganz klaren — Falle von Bugojemsky bestand die Geschwulst aus 5 walnuß-großen Höckern. Möglicherweise handelte es sich hier um multiple Myombildung, da die knolligen Myome durch Angliederung benachbarter Geschwulstkeime entstehen (Borst in Aschoff S. 785).

Über die statistische Beteiligung der einzelnen Muskelschichten der Tube (äußere Längs-, innere Ringmuskelschicht) an der Myombildung ist heute noch nichts bekannt.[1] Die meisten Autoren begnügen sich mit der Feststellung, daß die von ihnen beobachtete Geschwulst von der Tubenmuskulatur ausging. Nur in dem Falle von Fabricius findet sich die Angabe, daß der Ausgangspunkt des Myoms in der Ringmuskulatur zu suchen sei, da diese direkt in den Tumor hineinzog; Poret konnte in seinem Falle 2 fest-stellen, daß die Längsmuskulatur der Tube kontinuierlich in das Myomgewebe über-ging. Schäfer nimmt an, daß das von ihm beobachtete Myom von der Muscularis mucosae ausging.

Ebenso wie bei den Myomen des Uterus kann man auch an der Tube submuköse, intramurale und subseröse Formen unterscheiden.

Weitaus am häufigsten scheint — wohl infolge der anatomischen Verhältnisse — das Wachstum der Tubenmyome zentrifugal, nach der Oberfläche hin, gerichtet zu sein. Intramurale (Quénu und Longuet) und submuköse (Wettergren) Tubenmyome sind bisher nur selten beschrieben worden.

Bei dem Wachstum nach der Oberfläche zu gelangen die Tubenmyome entweder zwischen die beiden Blätter des Ligamentum latum, — sie werden intraligamentär (Fabri-cius, Bland-Sutton) — oder sie wölben sich unter dem serösen Überzug der Tube nach der Bauchhöhle hin vor (Ottow, Dietrich Fall 1 und 2); sie werden im klinischen Sinne subserös [2].

---

[1] Eine genauere Kenntnis dieser Verhältnisse wäre unter anderem deshalb nicht ohne Interesse, da nach Sobotta (S. 195) die Längsmuskelschicht der Tube aus der Muskulatur des Ligamentum latum hervorgeht, während die Ringmuskelschicht die eigentliche Muskulatur des Müllerschen Ganges dar-stellt. So erklärt es sich auch, daß bei der Tube — im Gegensatz zum Darm — die Hauptgefäßstämme zwischen den beiden Muskelschichten liegen.

[2] Als subserös werden — im Anschluß an Schröder, Hofmeier und Winter — von den Klinikern diejenigen Myome bezeichnet, die mit dem größeren Teile ihres Umfanges die Oberfläche des Organs über-ragen. „Histogenetisch dürfen als „subserös" und „submukös" nur solche Myome bezeichnet werden, die „ihren primären Sitz, also ihre Entstehung in der Subserosa und Submucosa selbst erkennen lassen." (R. Meyer S. 431.)

Im weiteren Verlaufe kommt es dann nicht so selten zur Ausbildung eines kürzeren oder längeren Stieles [1]. [Poret (Fall 1), Auvray].

Damit ist natürlich auch die Gefahr einer Stieldrehung [Poret (Fall 1), Auvray, Hochloff[2]], ja der vollständigen Abschnürung der Geschwulst von ihrem Haftboden (Corpus liberum) gegeben.

Mikroskopisches Verhalten.

Eingehende Beschreibungen der feineren Histologie der Tubenmyome liegen heute nur in spärlicher Zahl vor. Die meisten Autoren begnügen sich mit der Feststellung, daß die von ihnen beschriebenen Tumoren aus glatter Muskulatur und Bindegewebe zusammengesetzt waren und so in ihrer Struktur ganz den Uterusmyomen glichen.

Ottow machte in seinem Falle die Beobachtung, daß in den mit Hämatoxylin-Eosin gefärbten Schnitten die Myomzellen deutlich dunkler tingiert waren als die Muskulatur der übrigen Tubenwand. Diese Feststellung steht in guter Übereinstimmung mit der Angabe von R. Meyer, daß sich auch die spezifischen Elemente der Uterusmyome mit den meisten Anilinfarben intensiver färben als die normale Uterusmuskulatur.

Carrière und Legrand berichten, daß sie zwischen den Muskelfasern langgestreckte spindelförmige Zellen mit stark eosingefärbtem Protoplasma und stäbchenförmigem Kern fanden. Stellenweise traten die Muskelfasern gegenüber diesen Zellen, in denen man zuweilen Kernteilungsfiguren wahrnehmen konnte, an Zahl zurück. („Dans les tractus en tourbillons, on trouve, mêlées aux fibrilles, des cellules allongées, fusiformes, à protoplasma fortement éosinophile et à noyau en bâtonnet très énergiquement teinté par l'hématéine. Ces éléments dominent parfois par leur nombre celui des fibrilles et présentent quelquefois des figures nucléaires mitosiques.") Eine Deutung geben Carrière und Legrand ihrem Befunde nicht.

Von sonstigen histologischen Einzelheiten werden erwähnt: „Granulationsähnliche Zellen" zwischen Muskel- und Bindegewebsbündeln (Fabricius), „kräftig gewuchertes junges Muskelgewebe (Berger), zahlreiche Blutgefäße (Poret Fall 1), oder spärliche Blutgefäße (Carrière und Legrand, Hochloff). Carrière und Legrand fanden stellenweise die Muskelbündel konzentrisch und kranzförmig („en forme de couronne") um die Gefäße angeordnet. In dem von Jacobs beschriebenen Myom waren stellenweise jugendliche Zellen („cellules embryonnaires") vorhanden, die aber nicht den Eindruck einer malignen Degeneration der Geschwulst erweckten.

Der Tumor von Quénu und Longuet zeigte gegen das Tubenlumen zu einen gleichmäßigen Aufbau aus wirr durcheinanderlaufenden Muskel- und Bindegewebsfasern. Gegen die Serosa zu fanden sich in zunehmender Zahl und Größe Hohlräume, die von plattem Endothel ausgekleidet waren und in ihrem Innern amorphe Massen und einige Lymphocyten, aber keine roten Blutkörperchen enthielten.

In dem Falle von Auvray waren die Muskel- und Bindegewebsfasern gegen das Zentrum des Tumors zu durch Ödem auseinandergedrängt, ferner zeigten sie die Erscheinungen der Degeneration (mangelhafte Färbbarkeit der Kerne und Fasern). Weiter fanden sich zahlreiche cystische endothelbekleidete Hohlräume, die nach der Ansicht von Auvray höchstwahrscheinlich nichts anderes als erweiterte Lymphgefäße waren. Im Zentrum des Tumors fand sich vollkommene Nekrose und eine bräunliche Flüssigkeit. Inwieweit diese Veränderungen auf die gleichzeitig vorhandene Stieldrehung der Geschwulst zurückzuführen waren, läßt sich schwer entscheiden. In der Diskussion zu dem Vortrage von Auvray wies Pinard darauf hin, daß seiner Ansicht nach die Stieldrehung keine ätiologische Rolle bei der cystischen Degeneration des Myoms gespielt habe, da schon Cruveilhier die gleiche cystische Degeneration auch in nicht stielgedrehten Uterusmyomen gefunden habe. — Schäfer erwähnt kurz, daß er „öfters Vakuolenbildung um den Kern der Zelle herum" sah.

Von sekundären Veränderungen wurden nur Verkalkung [Poret (Fall 2), Barette (Fall 2)] und Verjauchung, (Berger) beschrieben.

---

[1] Auch die submukösen Myome der Tube können, wie dies in der Beobachtung von Wettergren der Fall war, gestielt sein und dadurch zu myomatösen Polypen werden.

[2] In dem Falle von Hochloff war das Myom der rechten Tube 7 mal um seinen Stiel gedreht (entgegengesetzt dem Sinne des Uhrzeigers).

In dem von Hochloff beschriebenen Tumor war hyalines Bindegewebe vorhanden. Die Muskelfasern waren „hydropisch", ihre Konturen waren nicht überall deutlich erkennbar. Bei der Färbung mit Sudan III waren in den Muskelfasern Lipoidtröpfchen nachzuweisen.

Im Gegensatz zu den Myomen des Uterus, die in der Regel expansiv wachsen, also eine deutliche Kapselbildung aufweisen, scheint bei den Tubenmyomen ein mehr diffuses Wachstum — ohne deutliche Kapselbildung — keine Seltenheit zu sein.

So sah Fabricius in seinem Falle die Ringmuskulatur, Poret in seinem Falle 1 die Längsmuskulatur der Tube direkt in den Tumor hineinziehen, auch in dem Falle von Cameron scheint die Geschwulst innig mit der Umgebung verbunden gewesen zu sein, wenigstens erwähnt Cameron, daß es unmöglich gewesen wäre, den Tumor zu entfernen, ohne die Tube zu verletzen.

Natürlich muß man in den Fällen von diffuser Myombildung immer an die Möglichkeit denken, daß es sich gar nicht um echte Myome, sondern nur um hyperplastische Bildungen handelte. Besonders rege wird dieser Verdacht dann, wenn sich die Angabe findet (Taylor, Goffe, Carrière und Legrand), daß die Geschwulst konzentrisch das Tubenlumen umgab.

Immerhin ist aber doch auch bei ganz einwandfreien Tubenmyomen mit Sicherheit ein diffuses Wachstum nachgewiesen worden.

Ottow betonte in seinem Falle ausdrücklich, daß eine Kapsel fehlte, und daß die muskulären Züge der Tubenwand in das Myom eintraten. Eine strukturelle Grenze zwischen dem Myom und der Muscularis tubae war kaum angedeutet, nur teilweise setzte sich die Neubildung deutlich von der Umgebung ab, da das Muskelgewebe des Tumors deutlich dunkler gefärbt war als das der umgebenden Tubenwand. Auch Hochloff konnte in seinem Falle keine scharfe anatomische Grenze zwischen der Muskelwand der Tube und der Geschwulst feststellen. Die einzelnen Muskelfasern der Neubildung gingen kontinuierlich in die Muskelelemente der Tube über.

Zur Erklärung der Tatsache, daß den Tubenmyomen anscheinend nicht so selten eine Kapsel fehlt, darf man wohl folgendes heranziehen:

Es ist eine bekannte, schon von Virchow betonte Tatsache, daß die Cervixmyome meist so scharf abgekapselt sind, daß sie beim Aufschneiden leicht aus der Kapsel herausfallen. R. Meyer 31, S. 427 hat dies darauf zurückgeführt, „daß das elastinreiche Gewebe der Cervix sich besser zu einer scharfen Umkapselung eignet, weil es ein diffuses Vordringen der Myomzellen verhindert". Im Korpus ist dagegen das elastische Gewebe weniger entwickelt, infolgedessen gehen auch von den fast allseitig gut abgegrenzten Myomen häufig einzelne Muskelbündel mehr oder weniger diffus in die Umgebung über, seltener ist die Abgrenzung ringsum scharf. Schon bei den kleinen Myomen läßt sich meist eine solche „Stielverbindung" mit der Uterusmuskulatur nachweisen, häufig sind sogar mehrere Verbindungsarme vorhanden.

Da nun in der Tube das elastische Gewebe noch weniger entwickelt ist als im Corpus uteri, so ist es unseres Erachtens erklärlich, daß die Tubenmyome so häufig keine Kapsel besitzen und unscharf gegen die Umgebung abgesetzt sind.

Allerdings liegen histologische Untersuchungen über das elastische Gewebe der Tubenmyome und ihrer Umgebung noch nicht vor.

Der Einfluß der Tubenmyome auf ihre Umgebung macht sich in erster Linie an der Tube selbst bemerkbar. Diese kann sowohl als Ganzes als auch in ihren einzelnen Teilen alteriert werden.

Die zarte schlanke Gestalt der Tube und die Dünne ihrer Wand bringen es mit sich, daß schon kleine Myome die normalen Konturen des Organes deformieren. Größere Tumoren beeinflussen naturgemäß nicht nur die Gestalt, sondern auch den Verlauf und die Länge der Tube sehr wesentlich.

In dem Falle von Ottow war die Tube durch den kastaniengroßen Tumor an der Grenze zwischen mittlerem und ampullärem Drittel schleifenförmig abgeknickt. Auch Cameron weist auf die Entstehung einer derartigen Schleifenbildung ausdrücklich hin, wenn er schreibt, daß die Geschwulst in seinem Falle die Neigung zur Stielbildung zeigte, daß aber trotzdem der Zusammenhang mit der Tube so innig war, daß sich beim Anheben des Tumors eine Schleife in der Tubenwand bildete. („It... tends to become pedunculated, but a very intimate connection exists between it and the tube for $1/2$ in., so that if the tumour is dragged upon a kinking of tube forms at the point of attachment.")

In der einen (ersten) Beobachtung von Poret bildete die Tube einen Teil des torquierten Myomstieles.

Die Länge der myomatösen Tube betrug in der Beobachtung von Berger 32 cm, also über das Dreifache der Norm (9—10,5 cm nach Lepmann), in dem Falle von Cameron war die erkrankte Tube mit 5$^1/_2$ Inches (= 15 cm) fast doppelt so lang als die gesunde Tube (3$^1/_2$ Inches = 8,7 cm). Ottow bemerkt in seinem Falle nur, daß die Tube lang ausgezogen war. In der Beobachtung von Hochloff war die Tube 13 cm lang.

Auf das Verhalten der Tubenschleimhaut bei der Anwesenheit von Myomen ist bisher wenig geachtet worden.

Aus der Abbildung von Ottow könnte man auf eine gewisse Atrophie der Tubenfalten an der Stelle des Myoms schließen. Ottow bemerkt aber ausdrücklich, daß die Tube „überall normale Verhältnisse zeigte". Auch entzündliche Erscheinungen fehlten.

Carrière und Legrand betonten, daß in ihrem Falle die Tubenschleimhaut, selbst an der Stelle, an der das Lumen konzentrisch von dem Tumor umgeben war, vollkommen normal war. Quénu und Longuet berichten, daß an der Stelle, an der das konzentrisch gelegene Myom an das Tubenlumen grenzte, das Epithel direkt auf dem Myomgewebe ruhte.

Schäfer fand eine leichte entzündliche Infiltration und Plasmazellen in der Tubenschleimhaut.

Die Muskulatur der Tube kann in der Umgebung des Myoms hypertrophisch sein [Jacobs, Poret (Fall 1), Barette (Fall 1)], sie kann keine Veränderungen zeigen [Poret (Fall 2), Ottow], oder sie kann atrophisch (fibrös degeneriert) sein (Bugojemski).

Eine Hypertrophie und Hyperplasie der Muskulatur, die bei den Uterusmyomen so häufig beobachtet wird (R. Meyer S. 456), wurde bei den Tubenmyomen bisher nicht beschrieben. Dies kann daher kommen, daß nicht auf reaktive Veränderungen der umgebenden Muskulatur geachtet wurde. Es ist aber auch möglich, daß diese fehlten, da die Tubenmyome eine gewisse Tendenz zur subserösen Entwicklung und Stielbildung zeigen. Auch bei den Uterusmyomen ist der Einfluß der submukösen und intramuralen Myome auf die Muskulatur viel größer als bei den subserösen (R. Meyer, S. 456).

Die Serosa der myomatösen Tube zeigt in manchen Fällen ausgedehnte Verwachsungen mit der Umgebung [Jacobs, Spaeth, Barette, Dietrich (Fall 1)]. In ganz besonderem Grade werden derartige Veränderungen durch die Stieldrehung begünstigt.

So bestanden in dem Falle von Poret ausgedehnte Verwachsungen des stielgedrehten Myoms mit dem Netz, dem Dünndarm und der Hinterwand der Blase. In dem Falle von Auvray war die, ebenfalls stielgedrehte, Geschwulst breit mit dem Peritoneum der vorderen Bauchwand und des kleinen Beckens, sowie mit dem Netz verwachsen.

Auch in dem Falle von Jacobs (Stieldrehung war — soweit sich aus dem kurzen Referat entnehmen läßt — nicht vorhanden) war der Tumor mit dem Netz und Darm verwachsen; dagegen war das im Innern verjauchte Myom Bergers nicht mit der Umgebung verlötet.

Das Tubenlumen war entweder intakt, oder es war verengt (Poret, Quénu und Longuet) bis zum vollkommenen Verschluß [Bland-Sutton, Barette (Fall 2)].

Das Ostium abdominale war — soweit überhaupt Angaben vorliegen — teils offen [Ottow, Poret (Fall 2), Dietrich (Fall 1 und 2), Schäfer, Casper], teils verschlossen (Taylor, Jacobs). In dem Falle von Wettergren war eine Tuboovarialcyste vorhanden.

Als Nebenbefunde am Uterus, den Ovarien und der Tube finden sich erwähnt: Retroflexio uteri [Dietrich (Fall 1 und 2)], Retroflexio mit gleichzeitiger Torsion des Uterus (Schäfer), Uterusmyome (Fabricius, Schuster, Bugojemski, Cameron, Quénu und Longuet, Auvray, Casper), Oedem [Barette (Fall 1)] oder Atrophie [Barette (Fall 2)] des zugehörigen Ovariums, Ovarialcystome (Thomas, Bland-Sutton, Jacobs), ein Spindelzellensarkom des Ovariums (Schuster), salpingitische Residuen (Pilliet, Auvray), Schleimpolypenbildung in der Cervix (Schuster).

Histogenese.

Untersuchungen über die Histogenese der Tubenmyome liegen heute noch nicht vor. Man muß sich deshalb bis auf weiteres mit dem begnügen, was über die Histogenese der Uterusmyome bekannt ist (vgl. den entsprechenden Abschnitt dieses Handbuches).

Nur auf eine Beobachtung sei hingewiesen, die sich vielleicht als Beweis dafür anführen läßt, daß bei der Entstehung der Tubenmyome kongenitale Entwicklungsanomalien eine gewisse Rolle spielen können. In dem Falle von Auvray war $1/2$ cm vom Uterus entfernt eine partielle kongenitale Defektatresie des Tubenlumens vorhanden. Die in eine Hydrosalpinx verwandelte Tube endigte hier blind und gerade an dieser Stelle saß der Stiel des Myoms.

Klinisches.

Über die Häufigkeit der Tubenmyome liegen zwei Angaben vor (Fabricius, Scharlieb), aus denen eine ungefähre Vorstellung über das prozentuale Verhältnis der Tubenmyome zu den Uterusmyomen gewonnen werden kann.

Fabricius fand unter 84 Tuben von myomatösen Uteri, die er daraufhin untersuchte, ein Tubenmyom, Scharlieb fand unter 100 Fällen von Uterusmyomen ein Tubenmyom.

Das Alter der Kranken mit Tubenmyom schwankte zwischen 18 und 58 Jahren.

Im einzelnen liegen folgende Angaben vor:

18	Jahre,	Dietrich (Fall 1)	39	Jahre,	Spaeth
25	„	Schäfer	40	„	Dietrich (Fall 2)
28	„	Poret	40	„	Fabricius
29	„	Bland-Sutton	41	„	Jacobs
30	„	Carrière und Legrand	42	„	Bugojemski
30	„	Ottow	45	„	Auvray
32	„	Wettergren	46	„	Schuster
33	„	Casper	47	„	Scharlieb
34	„	Lwow	54	„	Berger
34	„	Quénu und Longuet	58	„	Barette (Fall 2)
36	„	Taylor	58	„	Poret

Nach diesen allerdings noch recht spärlichen Zahlen scheinen die Myome an den Tuben — ebenso wie am Uterus — in der Hauptsache zwischen dem 30. und 50. Lebensjahr vorzukommen. Ferner zeigt der Befund eines Tubenmyoms bei einer 58jährigen (Poret) Patientin, daß sich diese Tumoren auch nach dem Klimakterium noch finden können.

Über die Menstruationsverhältnisse der Trägerinnen von Tubenmyomen geht aus den spärlichen bisher vorliegenden Angaben folgendes hervor:

In dem Falle von Riddle Goffe gab die Patientin beim Eintritt in die Behandlung an, daß sie zeit ihres Lebens an Dysmenorrhöe gelitten habe. Da aber gleichzeitig eine Lageveränderung des Uterus bestand, so läßt sich nicht feststellen, ob und wieweit der Tubentumor an der Dysmenorrhöe beteiligt war. Angaben über das weitere Verhalten der Patientin fehlen. — In der Beobachtung von Carrière und Legrand waren die Menses schon von der Menarche an regelmäßig, aber schmerzhaft. Die 45 Jahre alte Patientin von Auvray war regelmäßig menstruiert, doch waren in der letzten Zeit die Menses etwas stärker geworden. Die 36jährige Patientin von Taylor litt seit etwa einem Jahre an Schmerzen und Erbrechen bei der Menstruation, so daß sie während dieser Zeit arbeitsunfähig war. Da das Myom in diesem Falle konzentrisch das Tubenlumen umgab, da ferner das Ostium abdominale verschlossen war, und da sich im Tubenlumen Blut („presumably of menstrual origin") befand, so dürfte vielleicht (ganz klar ergibt sich dies aus den Ausführungen von Taylor nicht, da er schreibt: „the lumen of the tube in the centre of the growth was much dilated containing a collection of dark fluid blood") die Dysmenorrhöe auf Tubenkontraktionen infolge der Blutansammlung beruht haben, wenn sie sich nicht einfacher aus den allerdings nicht näher erwähnten, aber aus dem Verschluß des Tubenendes erschließbaren perisalpingitischen Veränderungen erklärt.

Die 18jährige Patientin von Dietrich (Fall 1) kam wegen dysmenorrhoischer Beschwerden in die Klinik. Die Menses waren früher unregelmäßig, seit 1 Jahr aber regelmäßig. Außer dem Tubentumor fand sich ein kleiner retrovertierter Uterus und eine dystopische Hufeisenniere. Bei einer Nachuntersuchung, $1/_4$ Jahr nach der Operation (Exstirpation der rechten Tube, Anteflexionsfixation des Uterus nach Doléris), waren die Menses regelmäßig und ohne Beschwerden. — Bei der zweiten — 40 Jahre alten — Patientin von Dietrich fand sich eine Retroflexio uteri non mobilis verbunden mit starken Menorrhagien.

Die 25jährige Patientin von Schäfer litt schon seit längerer Zeit an Dysmenorrhoe und Rückenschmerzen. Hier fand sich neben einer Retroflexio auch eine Drehung des Uterus um seine Längsachse nach rechts.

Bei der 54jährigen Patientin von Berger bestanden seit 2 Jahren unregelmäßige Blutungen.

Zusammenfassend läßt sich also sagen, daß eine Beeinflussung der Menstruation — wie man sie heute über dem Umweg über die Ovarien für die Uterusmyome annimmt (ovarielle Blutungen) —, bei den Tubenmyomen bisher noch nicht mit Sicherheit nachgewiesen werden kann.

Über die Konzeptionsverhältnisse liegen bei den Frauen mit Tubenmyomen bisher folgende Angaben vor:

In insgesamt 12 Fällen bestand 3 mal (Bugojemski, Auvray, Lwow) Sterilität, 5 mal [Jacobs, Poret II, Carrière und Legrand, Ottow, Dietrich (Fall 1)] Einkindssterilität, 1 mal (Bland Sutton) waren 2 Schwangerschaften, 1 mal waren (Schuster) eine Schwangerschaft und ein Abort vorausgegangen; nur 2 mal handelte es sich um Mehrgebärende, und zwar hatten die betreffenden Frauen in dem einen Falle (Berger) 5, in dem anderen (Taylor) 9 Schwangerschaften durchgemacht. Die Patientin, über die Casper berichtete, befand sich im 5. Monat ihrer dritten Gravidität.

Die große Zahl von sterilen und einkindsterilen Frauen in den bisher veröffentlichten Fällen von Tubenmyomen ist entschieden auffallend. Weitergehende Schlüsse lassen sich daraus zunächst allerdings nicht ziehen. In der Beurteilung der Konzeptionsverhältnisse darf man sich natürlich nicht ausschließlich nach dem Tubenmyom orientieren, sondern man muß auch den übrigen Genitalbefund berücksichtigen. Dabei zeigt sich nun, daß z. B. die sterile Patientin von Bugojemski an einem submukösen Uterusmyom litt; bei der ebenfalls sterilen Patientin von Auvray fanden sich — neben der partiellen Defektatresie und Hydrosalpinxbildung der myomatösen linken Tube — leichte Salpingitis und Adhäsionen rechts, sowie ein Uterus myomatosus. Aber auch abgesehen von diesen Genitalbefunden wäre ein Urteil über die Bedeutung der Sterilität erst dann erlaubt, wenn Angaben über die Potentia generandi des betreffenden Ehemannes vorliegen würden. Diese fehlen aber in allen Fällen vollkommen.

Über die Trägerinnen von Tubenmyomen mit Einkindsterilität liegen nur spärliche verwendbare Angaben vor, nämlich daß bei der Patientin von Jacobs das Ovarium der erkrankten linken Seite cystisch degeneriert war; Carrière und Legrand erwähnen, daß das Ovarium der gegenüberliegenden Seite cystisch verändert war. In dem Falle (II) von Dietrich fand sich eine Retroflexio uteri non mobilis. (Das Ovarium der erkrankten Seite wird nicht erwähnt.) Auffallend ist die Tatsache, daß bei den einkindsterilen Patientinnen von Ottow und Dietrich, Fall II, die Adnexe der entgegengesetzten Seite keine Veränderungen zeigten. Da aber nicht auszuschließen ist, daß es sich bei den beiden Patientinnen um eine gewollte Sterilität handelte, so läßt sich dieser Befund nicht verwerten.

Symptome.

Verschiedene der bisher veröffentlichten Tubenmyome [Fabricius, Goffe, Schar-lieb, Dietrich (Fall 2)] machten überhaupt keine nachweisbaren Symptome, sondern sie wurden nur als Zufallsbefunde entdeckt. — „Les fibro-Myomes de la trompe sont des surprises d'opération ou des surprises d'autopsie." Carrière et Legrand.

In anderen Fällen erklärten sich die von den Kranken geklagten Symptome zwang-los aus gleichzeitigen anderen pathologischen Genitalbefunden.

Trotzdem bleibt aber eine Reihe von Beobachtungen übrig, in denen man einen direkten Zusammenhang des vorhandenen Tubenmyoms mit den subjektiven Beschwerden, die von den Trägerinnen geklagt wurden, annehmen muß. (Carrière und Legrand, Ottow, Auvray, Poret I und II).

Relativ häufig finden sich Klagen über Schmerzen, die entweder dauernd oder nur anfallsweise („crises espacées" Poret, Jacobs) vorhanden sind. Die Schmerzen werden entweder in die erkrankte Seite (Jacobs, Poret I) oder ganz allgemein ins Becken (Bland-Sutton), ferner ins Kreuz (Berger), in die Nabelgegend (Schuster) lokalisiert. Über Schmerzen im Abdomen und Kreuz, die gleichzeitig nach den Oberschenkeln zu ausstrahlten, klagte die Patientin von Carrière und Legrand.

Die Intensität der Schmerzen kann sehr verschieden sein und sie braucht durchaus in keinem direkten Verhältnis zur Größe der vorhandenen Geschwulst zu stehen. So bestanden in dem Falle von Berger (3000 g schweres Tubenmyom) nur geringe Kreuz-schmerzen.

Nicht so selten wird berichtet, daß die Schmerzen von Erbrechen begleitet waren. (Taylor, Berger, Spaeth).

Die anfallsweise auftretenden Schmerzanfälle sind in vielen Fällen der Ausdruck einer allmählich fortschreitenden Stieldrehung.

So waren bei der einen Kranken von Poret 8 Monate vor dem Eintritt in die Klinik im Anschluß an einen Fall von einer Treppe heftige Schmerzen in der linken Seite aufgetreten. 4 Monate später erfolgte — ohne erkennbare Ursache — eine weitere, ganz analoge Schmerzattacke, der späterhin noch ein dritter und vierter sehr heftiger Schmerzanfall mitten in der Nacht folgten.

Die Patientin von Auvray, bei der sich ebenfalls ein stielgedrehtes Tubenmyom fand, war, ab-gesehen von dem subjektiven Gefühl, daß sich in ihrem Leib etwas bewegte („déplaçait"), vollkommen beschwerdefrei, nur kurze Zeit vor der Operation traten zwei derartig heftige Schmerzanfälle auf, daß man an eine Peritonitis dachte.

In mehreren Fällen wird angegeben, daß Schmerzen nur zur Zeit der Menstruation vorhanden waren. Es ist möglich, daß, wie in dem Falle von Taylor, die Beschwerden in diesen Fällen auf Tubenkontraktionen beruhten. Auch Schäfer nimmt an, daß in seinem Falle die dysmenorrhoischen Beschwerden nicht nur durch die Verlagerung der Gebär-mutter, sondern „in der Hauptsache" durch das Tubenmyom bedingt waren.

Wiederholt fanden sich Urindrang oder Schmerzen bei der Harnentleerung, (Poret I und II), Gefühl von Druck auf die Blase (Poret II), oder Druck auf das Rectum [Barette (Fall 2)].

In dem einen Falle von Poret findet sich die Angabe, daß sich gelegentlich eines Schmerzanfalles (es handelte sich um Stieldrehung) heftige Blasenbeschwerden, sowie häufiger Harndrang einstellten, und daß einige Tropfen Blut im Urin auftraten („et on remarque quelques gouttes de sang dans les urines"). Bei diesem Symptom, auf das Poret nicht näher eingegangen ist, darf man vielleicht an einige analoge

Beobachtungen von Hartmann [1] bei uterinen Myomen erinnern. Hartmann berichtet über zwei Fälle von Hämaturie bei einem runden, harten, in einem Falle schussergroßen, im anderen orangengroßen Tumor. Die Tumoren lagen zwischen Uterus und Blase. In beiden Fällen wurde die Blase suprasymphysär eröffnet, es zeigte sich aber, daß der Tumor extravesical saß und ein Fibromyom war, das von der Vorderwand des Uterus ausging. Die Cystoskopie ergab in dem zweiten Falle eine rundliche, von stark hyperämischer Schleimhaut überzogene Vorwölbung in der Blase.

Auf der Grenze zwischen den subjektiven und objektiven Symptomen stehen die Fälle, in denen die Patientinnen selbst das Vorhandensein einer Geschwulst fühlten, oder durch Zunahme des Leibesumfanges auf ihre Erkrankung aufmerksam wurden (Berger, Bugojemski, Auvray).

Einige Male findet sich in der Anamnese von Kranken mit Tubenmyomen die Angabe, daß Blutungen vorhanden waren [Spaeth, Wettergren, Dietrich (Fall 2)]. Diese standen in den Fällen von Spaeth und Dietrich in keinem nachweisbaren Zusammenhang mit der Tubengeschwulst. In der Beobachtung von Wettergren dagegen, in der das Myom gestielt im Tubenlumen saß, könnte man an eine Blutung aus der Tubenschleimhaut analog den Blutungen bei den submukösen Uterusmyomen denken.

Diagnose der Tubenmyome.

Die klinische Diagnose eines Tubenmyoms ist bisher noch nicht gestellt worden. Spaeth meint, daß man bei dem Vorhandensein von Anschwellungen der Tube mit einiger Bestimmtheit die Diagnose auf ein Myom zu stellen imstande sei, wenn man puerperale und gonorrhoische Erkrankungen auf Grund der Anamnese und maligne Neoplasmen durch das Fehlen von Ascites und Drüseninfiltrationen ausschließen könne.

Man wird wohl bei circumscripten Verdickungen der Tube an die Möglichkeit eines Myomes denken, der gleiche Palpationsbefund kann aber ebensogut durch Adenomyome, Salpingitis isthmica nodosa, Fibrome, tuberkulöse Pseudotumoren und anderes mehr vorgetäuscht werden und selbst am Operationspräparat ist die Diagnose „Myom" nur auf Grund genauer histologischer Untersuchung möglich.

Prognose.

Da die Tubenmyome zu den „histologisch-typischen und homologen Gewächsen" im Sinne von Lubarsch gehören, so sind sie im allgemeinen als gutartig zu bezeichnen. Andererseits liefern gerade sie eine ausgezeichnete Bestätigung für die Wahrheit des Satzes von Lubarsch, daß nicht nur Wachstumsart und Wachstumsgeschwindigkeit, sondern auch der Sitz Einfluß auf die histologische Wertung einer Neubildung haben.

Obwohl nur wenige Fälle von Tubenmyomen bisher beobachtet wurden, so haben doch mehrere von ihnen zu einer Reihe ernster Komplikationen geführt: Vereiterung (Berger), Stieldrehung (Poncet, Auvray).

Nimmt man dazu noch die Möglichkeit einer, bis heute allerdings anscheinend noch nicht beobachteten, malignen Degeneration, dann sieht man, daß man von einer Gutartigkeit doch nur in recht beschränktem Sinne sprechen kann.

Therapie.

Da die Diagnose „Tubenmyom" mit Sicherheit erst im histologischen Schnitt möglich ist, kann man, streng genommen, nur von einer Therapie der myomähnlichen oder myomverdächtigen Tubentumoren sprechen.

---

[1] Hartmann, Hämaturie bei uterinen Myomen. Ann. Gynéc. et Obstétr., Sept. **1901**. Ref. Brit. med. J. 1902 I, 105. — Vgl. auch Hartmann et Bonnet, Les troubles vésicaux dans les fibromes utérins. Bull. Soc. Obstétr. Paris **12**, No 8, 463 (1923).

Sind derartige Bildungen gestielt, dann kann man sich, soweit keine anderen Indikationen (entzündliche Veränderungen u. a.) vorliegen, wohl meist mit der einfachen Abtragung der Geschwulst nach Unterbindung des Stieles begnügen.

Bei den intramural und submukös entwickelten Tumoren ist das einfachste Verfahren die Entfernung der ganzen Tube. Ist man aber — etwa bei Sterilität und gleichzeitigem Funktionsausfall der anderen Tube — genötigt, möglichst konservativ vorzugehen, dann empfiehlt es sich, die Tubenwand über dem Tumor zu spalten, den Versuch einer Enucleation oder — bei den myomatösen Polypen — der Abbindung des Stieles zu machen. Freilich darf man auf das Gelingen dieses Vorgehens keine allzugroßen Hoffnungen setzen, da die Tubenmyome nicht so selten keine Kapsel besitzen, sondern ein diffuses Wachstum zeigen.

Sitzen die Tumoren in dem lateralen Teil der Tube, dann kann man auf dieses immerhin komplizierte Vorgehen verzichten und einfach das betreffende Tubenstück unter gleichzeitiger Salpingostomiebildung exstirpieren.

2. Unreife, heterotypische (bösartige) Bindesubstanzgeschwülste.
Sarkom.
Geschichtliches.

Der erste Fall von primärem Sarkom der Tube wurde im Jahre 1886 von Senger veröffentlicht, im gleichen Jahre, in dem Orthmann über den ersten Fall von primärem Carcinom der Tube berichtete.

Noch im gleichen Jahre veröffentlichte dann auch Gottschalk einen Fall von primärem Tubensarkom.

Weitere Beobachtungen stammen von Janvrin (1889), Sänger (1891), v. Kahlden (1897), Jacobs (1897), Jacobs (1905), Scheffzek (1911), Bello (1917), Grisi (1923), Dodd (1924) (2 Fälle) [1].

Dazu kommen noch zwei Fälle von sog. Peritheliomen der Tube (Gosset, Barbour und Watson).

Pathologische Anatomie.

a) Makroskopisches Verhalten.

In allen bisher beobachteten Fällen von primärem Sarkom der Tuben handelte es sich um fortgeschrittene Stadien der Geschwulstbildung. Infolgedessen waren die Tuben mehr oder weniger stark verdickt und aufgetrieben (Abb. 10 u. 11).

Das kleinste bisher beobachtete Tubensarkom dürfte der von Gottschalk beschriebene „über walnußgroße" Tumor sein. In dem Falle von Scheffzeck war die Tube gänseeigroß. In dem Falle von beiderseitigem primärem Tubensarkom Sengers zeigte die linke Tube drei, durch Einschnürungen getrennte, tauben- bis hühnereigroße, die rechte Tube zwei pflaumengroße Auftreibungen. In der Beobachtung Sängers schwoll die linke Tube bis zur Dicke einer Dünndarmschlinge an, die rechte Tube war daumendick. v. Kahlden berichtet, daß in seinem Falle die rechte Tube in einen Sack verwandelt war, der auf dem Querschnitt einen größten Höhendurchmesser von 16, einen größten Breitendurchmesser von 19 „mm" [2] besaß; von der linken Tube heißt es nur, daß sie „stärker verlängert" war als die rechte. In dem ersten Falle von Dodd waren die beiden Enden der Tube 9,5 cm voneinander entfernt; wurden die Windungen mitgemessen, dann betrug die Länge der Tube 13,5 cm. Die Dicke der Tube nahm von 0,7 cm am proximalen Ende auf 4 cm am abdominalen Ende zu. — In dem zweiten Falle von Dodd war die Tube 11 cm

---

[1] Nicht eingerechnet sind drei von C. D. Jones, Amer. J. Obstetr. 28, 324 (1893) als „Myelome" der Tube veröffentlichte Fälle, da diese bereits von Fearne und Sänger abgelehnt wurden. Auch das von F. J. Mc Cann, Med. Press 87, 189 (1909) beschriebene „Sarkom der Mesosalpinx" wurde nicht berücksichtigt, da die Mesosalpinx nur ein Teil des Ligamentum latum ist.

[2] Allem Anschein nach muß es nicht „mm", sondern „cm" heißen.

lang und 3—5 cm dick. Das größte Tubensarkom wurde bisher von Bello und Castaneda (1917) beschrieben. Hier war (zit. nach Grisi) die sarkomatöse rechte Tube 19,6 cm lang, 6 cm breit und 6,5 cm
dick. In dem Falle von Jacobs war die Tube orangengroß. In den übrigen Fällen der Literatur fehlen
Größenangaben.

Die Konsistenz der Tubensarkome ist im allgemeinen — entsprechend der
Beschaffenheit des sarcomatösen Gewebes — weich bis fluktuierend (Senger, Jacobs),
gelegentlich — bei starker Wandverdickung — kann sich die Tube auch derb anfühlen
(Sänger).

Die Oberfläche der Tube ist entweder glatt (Senger, v. Kahlden) oder sie ist
durch Geschwulstknoten vorgebuckelt (Senger, Jacobs, Scheffzek, Barbour und
Watson) oder es finden sich Verwachsungen (Sänger, Jacobs, Dodd). In dem Falle

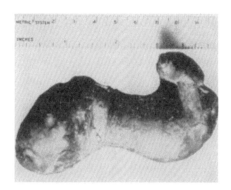

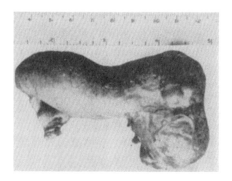

Abb. 10. Sarkom der Tube. (Fall von Dodd.) Ansicht   Abb. 11. Sarkom der Tube. (Fall von Dodd.) Ansicht
    von der Vorderseite. (Aus Surg. etc. 39.)   von der Rückseite. (Aus Surg. etc. 39.)

von Peritheliom[1], über den Barbour und Watson berichteten, waren unter dem serösen
Überzug der Tube zahlreiche erweiterte Venen sichtbar. Ein Durchbruch der Sarkom-
massen durch die Tubenwand ist bisher nur von Barbour und Watson beschrieben
worden.

Das Ostium abdominale kann verschlossen sein (Senger, Jacobs, Sänger),
es kann aber auch offen und vollkommen normal sein (Grisi u. a.). In dem Falle (1) von
Dodd ragte aus dem offenen Ostium abdominale der Tube eine olivengroße, blumenkohl-
artige Partie der Geschwulst hervor.

Im Innern der Tube findet sich das Sarkomgewebe entweder als mehr diffus entwickelte Geschwulstmasse (Senger, Jacobs, Janvrin, Scheffzek, Barbour und
Watson, Dodd) oder in Form von polypösen (Senger rechte Tube), pilzartig gestielten,
papillären (Sänger, Grisi) oder blumenkohlartigen (v. Kahlden), stecknadelkopf-,
erbsen-, bohnen-, taubeneigroßen Wucherungen.

Besondere Erwähnung verdient die Beobachtung von Sänger. Hier war die eine Tube von
weichen papillären Geschwulstmassen erfüllt. Pilzartig gestielt, ähnlich spitzen Condylomen, doch mit
mehr gerundeten, nicht so zerklüfteten Zacken saßen etwa ein Dutzend dieser markigen, erbsen- bis haselnußgroßen Papillome zerstreut in der Pars uterina und media der Tube. In der Pars abdominalis drängten
sie sich ganz dicht zusammen und sie durchsetzten hier auch, in Gestalt von weichen, markigen Infiltraten,
die stark verdickte Tubenwand (Abb. 12).

Die Konsistenz des Sarkomgewebes wird von allen Autoren als bröckelig, weich
und markig angegeben. Über die Farbe liegt nur die Angabe von Senger vor, daß in seinem

---

[1] Über die Zugehörigkeit der „Peritheliome" zu den Sarkomen siehe S. 623 f.

Falle die Tumoren grauweiß bis graubraun waren, und die von Dodd, der in seinem Falle 1 die Farbe der Geschwulst als blaßrötlich („pink") bezeichnete.

Neben den Geschwulstmassen findet sich im Innern der Tube zuweilen auch braune (Senger), schleimige (Barbour und Watson), serös-hämorrhagische [Dodd (Fall 1 und 2)] Flüssigkeit. Auch Jacobs erwähnt, daß reichlich Flüssigkeit
in der Tube vorhanden war.

Vergleicht man den makroskopischen Befund an den Tuben beim Sarkom
mit dem beim Carcinom, dann lassen
sich keine unterscheidenden Kriterien erkennen. Vor allem findet sich auch die
Papillenbildung bei den Sarkomen genau
in der gleichen Weise wie bei den Carcinomen. Es ist also — wie dies übrigens
auch schon Sänger betont hat — vollkommen unmöglich, aus dem äußeren
Anblick einer Geschwulst auf ihren
histologischen Charakter zu schließen.
Einzig und allein die mikroskopische
Untersuchung ist entscheidend.

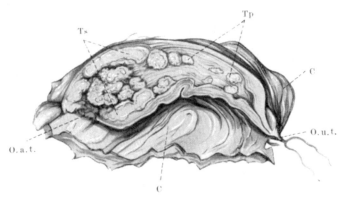

Abb. 12. Sarcoma papillare tubae sin. C Cyste, O. a. t. Ostium abd.
tubae, O. u. t. Ostium uterinum tubae, Tp papilläre Sarkomwuche-
rungen der Tubenschleimhaut, Ts sarkomatöse Wucherungen der
Tubenwand.
(Aus A. Martin, Die Krankheiten der Eileiter.)

b) Mikroskopisches Verhalten.

In mikroskopischer Hinsicht verhielten sich die bisher beobachteten primären Tubensarkome recht verschieden. Im Hinblick auf die geringe Zahl der Fälle ist es deshalb

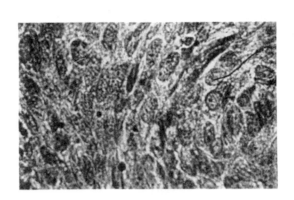

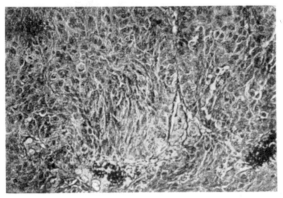

Abb. 13. Spindelzellensarkom der Tube. Fall 1 von Dodd.
(Starke Vergrößerung.) (Aus Surg. etc. 39.)

Abb. 14. Spindelzellensarkom der Tube. Fall 1 von Dodd.
(Schwache Vergrößerung.)

nicht möglich, allgemeine Schlüsse zu ziehen. Selbst eine Einteilung in Unterarten läßt sich heute noch nicht vornehmen, da die histologischen Schilderungen oft ungenügend sind. Es bleibt deshalb nichts anderes übrig, als die mikroskopischen Befunde im einzelnen kurz zu schildern.

Senger kommt auf Grund seines nicht sehr eingehend und nach heutigen Begriffen recht unklar geschilderten mikroskopischen Befundes zu dem Schlusse, daß es sich in seinem Falle um ein Rundzellen-sarkom handelte.

Gottschalk erwähnt nur kurz, daß die Neubildung in der Tube ein „kleinzelliges Spindelzellen-sarkom" war und er begründet diese Auffassung mit dem einzigen Satze: „Kleine Spindelzellen mit Kernen sind dicht aneinander gelagert und in Zügen mit nur wenig Kittsubstanz angeordnet".

In dem Falle von Janvrin fanden sich hauptsächlich „embryonales Bindegewebe", vereinzelte glatte Muskelfasern, Schleimgewebe sowie Zellen verschiedener Form. Demnach wurde die Geschwulst als Myxosarkom bezeichnet. In dem Tumor von Grisi waren neben polymorphzelligen auch spindelförmige Partien vorhanden. Da diese überwogen, so spricht Grisi den Tumor als Spindelzellensarkom an. In

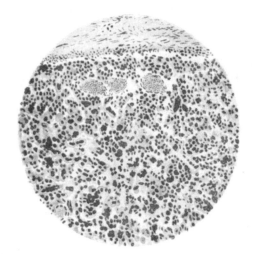

dem Falle 1 von Dodd ergab die mikroskopische Untersuchung, daß die Geschwulst aus kürzeren und längeren Spindelzellen (spindle cells and „oat shaped cells") bestand. Die Kerne waren stark gefärbt und sie ließen zahlreiche Kernteilungsfiguren erkennen. Das Zwischengewebe war nur sehr spärlich entwickelt, die zahlreichen Blutgefäße besaßen kaum mehr als ein Endothelrohr („endothelial lining"). Das ganze histologische Bild läßt nach Dodd keinen Zweifel darüber, daß es sich um ein Spindelzellensarkom handelte (Abb. 13 u. 14).

In dem Falle 2 von Dodd war ebenfalls um ein Spindelzellensarkom vorhanden (Abb. 15). Eine nähere Beschreibung fehlt.

Sänger fand in Schnitten durch einen der größeren papillären Knoten regellose, dichtgedrängte Haufen kleiner Rundzellen. Diese umschlossen kolbige, zapfenförmige Gebilde sowie rundliche, alveolenähnliche Haufen von epithelialen Zellen,

Abb. 15. Spindelzellensarkom der Tube. Fall 2 von Dodd. (Aus Surg. etc. 39.)

die sich teils scharf von den Rundzellen abhoben, teils mit verwaschenen Grenzen in diese übergingen. Das kleinzellige Gewebe überwog weitaus. Die epithelialen Zapfen fanden sich nur ganz vereinzelt.

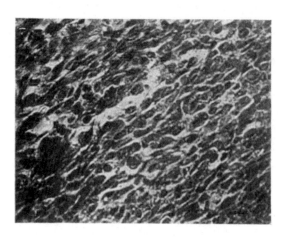

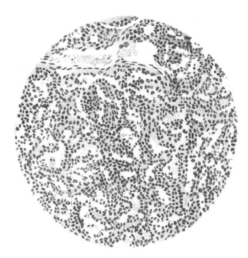

Abb. 16. Primäres Sarkom der Tube. Schnitt aus der rechten Tube; man sieht oben den Rest der Muscularis und diesem aufliegend die Tumormasse, die aus Rund- und Riesenzellen besteht und mehrere dünnwandige Gefäße einschließt. (Aus v. Kahlden, Beitr. path. Anat. 21, Taf. XV, Abb. 1.)

Abb. 17. Partie aus dem gleichen Schnitt wie Abb. 16, mit papillenartigen und schlauchförmigen Bildungen zwischen den Geschwulstzellen. (Aus v. Kahlden, Beitr. path. Anat. 21, Taf. XV, Abb. 2.)

„Die Ränder der Geschwulst verliefen teils in Gestalt plumper, kolbenähnlicher Papillen, teils in Form langer, auch verästelter, schmaler Zotten". Die Papillen waren größtenteils von wohl erhaltenem niedrig-zylindrischem Epithel bedeckt. Streckenweise war dieses von der Unterlage abgehoben; an diesen Stellen waren ganz besonders starke Anhäufungen von Rundzellen vorhanden.

Die Zotten bestanden ausschließlich aus teils dicht zusammengedrängten, teils in helles, fein fibrilläres Bindegewebe eingelagerten spärlicheren Rundzellen. Züge von ähnlichem Bindegewebe durchzogen als verzweigte Septa die Hauptmasse der Geschwulst und zerteilten sie in einzelne Lappen.

Im Innern der Geschwulst bestand, von den spärlichen epithelialen Zapfen und Papillen abgesehen, keine weitere papilläre Anordnung, sondern es fand sich nur eine regellose Anhäufung jener kleinen Rundzellen innerhalb einer hellen, durch Gerinnung fein retikulierten Grundsubstanz.

Die Untersuchung der Tubenschleimhaut in einiger Entfernung von der Geschwulst ergab an Stelle der Tubenfalten nur niedrige, hügelartige Erhebungen, überkleidet von langen, aber flimmerlosen Epithelien. Unter diesen war die Schleimhaut dicht von kleinen Rundzellen durchsetzt. Epitheliale Einsenkungen fehlten hier ganz.

„Die durch (frühere) Salpingitis interstitialis stark verdickte Tubenwand zeigte da, wo sie von der Neubildung ergriffen war, zwischen den teils auseinandergedrängten, teils in Aufzehrung begriffenen Zügen von Muskelfasern und Bindegewebe dreierlei Arten von herdförmigen Zellenanhäufungen: a) Spärliche

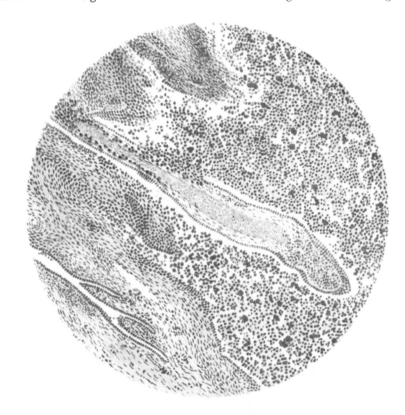

Abb. 18. Links Wand der Tube mit erhaltenem Epithel und einer in die Geschwulstmassen hineinragenden Schleimhautfalte. An ihrer Basis treten Geschwulstzellen auf, die nach oben zu eine Verbindung mit der das Lumen ausfüllenden Geschwulstmasse herstellen. Diese besteht aus Rund- und Riesenzellen. (Aus v. Kahlden, Beitr. path. Anat. 21, Taf. XV, Abb. 3.)

und kleine Haufen epithelialer Zellen ganz augenscheinlich in Lymphspalten gelegen; b) zahlreiche und große Haufen jener kleinen, großkernigen Rundzellen und c) Mischungen beider und so, daß die Rundzellen sowohl die epithelialen rings umgaben wie auch zwischen dieselben eindrangen".

Je näher man an die eigentliche Geschwulst herankam, „um so mehr nahmen die kleinzelligen Herde an Zahl und Ausdehnung zu, um dann in die diffuse Masse der Geschwulst-Rundzellen aufzugehen."

Nach diesem Befund bezeichnet Sänger die Geschwulst als „ein kleinzelliges Rundzellensarkom der Tubenschleimhaut doch mit entschiedener Beteiligung epithelialer Elemente".

Zwar könne man zunächst daran denken, daß die Papillen und Zapfen im Innern der Geschwulst nichts anderes seien als „epitheliale Reste früherer Tubenfalten", da die offenbar im bindegewebigen Stroma der Falten aufgetretene sarkomatöse Rundzellenwucherung tatsächlich die Falten zersprengte und ihre Epithelbekleidung bis auf vereinzelte Endspitzen aufzehrte. Das Verhalten der Neubildung innerhalb der Tubenwandung verlange aber eine andere Deutung. Hier müsse es sich unbedingt „um ein Eindringen, um eine Verschleppung auch von epithelialen Elementen handeln", und es liege „sehr nahe anzunehmen, daß eben die abgeschnürten und zersprengten Epithelien der Tubenschleimhaut durch die Lymphbahnen in die Tubenwand verschleppt wurden und hier krebsalveolärähnliche Herde bildeten".

„Nur in dieser, die aktive Beteiligung der epithelialen Elemente sehr einschränkenden Auffassung" möchte Sänger „von Sarko-Carcinoma sprechen". „Im wesentlichen handelte es sich um ein kleinzelliges Rundzellensarkom".

Die mikroskopische Untersuchung in dem Falle von v. Kahlden ergab in der rechten Tube folgenden Befund: Der seröse Überzug der Tube war überall erhalten. An der inneren Fläche der Muskularis ließen sich an manchen Stellen noch etwas Bindegewebe und eine schmale zusammenhängende Lage von ganz zusammengedrückten niedrigen Epithelzellen nachweisen. An anderen Stellen waren diese verschwunden und es lag den Resten der Muskelschicht eine Tumormasse auf (Abb. 16). Diese bestand aus ungleichmäßigen runden oder ovalen Zellen, deren Kerne so groß wie weiße Blutkörperchen oder etwas größer waren. Die Kerne waren von einem schmalen Saum körnigen Protoplasmas umgeben. Außerdem war die ganze Tumormasse — und zwar an verschiedenen Stellen in verschiedener Stärke — durchsetzt von großen Zellen, die keinen regelmäßigen Kern, sondern an seiner Stelle einen Chromatinklumpen besaßen, von der 4—6fachen Größe eines gewöhnlichen Kernes. Ferner enthielt die Geschwulst auch vielfach Zellen mit 4 bis 6 Kernen. An Übergangsbildern gewann man den Eindruck, daß die großen Chromatinklumpen aus solchen zusammengesinterten Kernen bestanden.

Mitten in der Tumormasse — ohne Zusammenhang mit der Muskularis oder mit dem Epithel, soweit dieses noch erhalten war — lagen eigentümliche Bildungen, die auf den ersten Blick aus kleinen Epithelzellen zusammengesetzt erschienen. Die Zellen waren teils einfach aneinandergereiht, teils bildeten sie schlauchförmige oder papillenartige Formationen (Abb. 17). Bei stärkeren Vergrößerungen zeigte sich, daß sie sich um so schwieriger von den angrenzenden regellos gelagerten Geschwulstzellen unterscheiden ließen, je stärker die Vergrößerung war. Bei sehr starken Vergrößerungen glichen sie fast vollkommen den übrigen Geschwulstzellen in der Größe, in der Eosinfärbung ihres Protoplasmas und in der Kernfärbung. Andererseits unterschieden sie sich durch Form und Färbung des Kernes von den noch erhaltenen Epithelien. Dieser Unterschied wurde besonders deutlich bei der Untersuchung einer Schleimhautfalte,

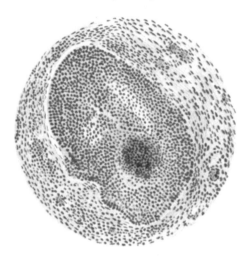

Abb. 19. Kleinerer Lymphgefäßknoten mit einer einfachen Endothelauskleidung und beginnenden Nekrose. (Aus v. Kahlden, Beitr. path. Anat. 21, Taf. XV, Abb. 4.)

die sich noch an einer Stelle fand. Diese bestand (Abb. 18) aus einem bindegewebigen, von einem stark erweiterten Gefäß durchzogenen Grundstock, der von einer einfachen Lage kurz zylindrischen Epithels bekleidet war. Der Epithelüberzug der Falte war an einer Stelle durchbrochen. An dieser Stelle fanden sich auch im Faltenbindegewebe Geschwulstzellen und diese standen in direktem Zusammenhang mit der die Falte umgebenden Geschwulstmasse im Lumen der Tube.

Die Geschwulst besaß in ziemlich reichlicher Menge teils „fast wandungslose", teils mit einer deutlichen Adventitia versehene Gefäße. Ferner fanden sich an vielen Stellen kleinere und größere Nekrosen.

In der linken Tube lagen die Verhältnisse ähnlich, nur waren die Riesenzellen noch zahlreicher und sie traten noch deutlicher hervor, weil die Kerne weniger zu Chromatinklumpen zusammengeflossen waren. Auch die schlauchförmigen Bildungen im Innern des Tumors waren vorhanden und ebenso ragten hier und da einzelne papillenförmige Schleimhauterhebungen in die Tube herein. Schnitte aus dem Teile, an dem die Tumormasse nur noch von der unteren Circumferenz auszugehen schien, ergaben bei der mikroskopischen Untersuchung, daß die Tube hier schon vollkommen intakt war und daß sich die Geschwulst nur noch in den angrenzenden Lymphspalten befand. Dadurch, daß die einzelnen kleinen, mit Geschwulstzellen gefüllten Lymphgefäßdurchschnitte von breiten Bindegewebszügen umgeben waren, kam ein Bild zustande, das sehr einem alveolären Carcinom ähnelte. Die Geschwulstzellen glichen aber auch hier in Form und Größe ganz denen der primären Geschwulst.

Auch die Lymphgefäße des Ligamentum latum waren mit Geschwulstzellen angefüllt. In den ersten Anfängen (Abb. 19) waren die Lymphgefäße nur mit kleinen Rundzellen vollgepfropft. Man konnte die Epithelauskleidung der Lymphgefäße noch deutlich unterscheiden, hatte aber den Eindruck, daß die Endothelzellen etwas vergrößert waren und weiter in das Lumen hineinragten. Riesenzellen waren in diesen kleinsten Tumorbildungen nicht vorhanden. Dagegen konnte man schon beginnende Nekrose finden. In einem etwas weiteren Stadium (Abb. 20) war das Endothel nicht mehr einschichtig, sondern es lag an vielen Stellen in mehreren Lagen übereinander. Hier und da ragte es auch in Form von kleinen zapfenartigen Fortsätzen gegen die Geschwulstmasse, die das Lumen des Lymphgefäßes ausfüllte, vor. Diese enthielt jetzt zwischen den gewöhnlichen Geschwulstzellen auch zahlreiche riesenzellenartige Gebilde. An manchen Stellen sah man auch, daß diese 4—6 kernigen Riesenzellen von gewucherten Endothelien abstammten. In noch weiteren Stadien (Abb. 21) waren die papillären Erhebungen des Endothels noch viel höher und damit auch deutlicher geworden, viele dieser Erhebungen hatten sich auch von der Endothellage, die die Wand des Lymphgefäßes bekleidete, losgelöst. Sie lagen frei im Innern des

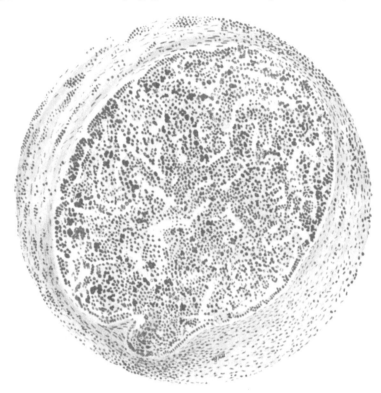

Abb. 20. Größerer Lymphgefäßdurchschnitt mit gewuchertem und geschichtetem Endothel und Riesenzellen. Ihre Abstammung vom Endothel ist rechts deutlich zu erkennen. (Aus v. Kahlden, Beitr. path. Anat. 21, Taf. XV, Abb. 5.)

Geschwulstknötchens und sie zeigten ein ganz ähnliches Aussehen wie die schlauch- und papillenförmigen Bildungen im Innern der Tube selbst.

Ähnliche drüsenartige Gebilde wie v. Kahlden hatten vorher auch Senger und Sänger in ihren Fällen gefunden.

Senger fand an einer Stelle „in das Sarkomgewebe verstreut deutliche tubulöse, mit hohem einfachem Cylinderepithel bekleidete und mit einer Membrana propria versehene Kanäle, also ganz deutliche Drüsenschläuche". Manche von ihnen waren von sehr kernreichem, jungem Bindegewebe umgeben, die meisten aber lagen unmittelbar im Sarkomgewebe. — Senger führte diese drüsigen Gebilde auf gewucherte Epoophoronschläuche zurück.

Auch Sänger sah in seinem Falle epitheliale Gebilde. Er beschreibt diese als „kolbige, zapfenförmige Gebilde sowie rundliche alveolenähnliche Haufen aus epithelialen Zellen", die sich teils scharf von den umgebenden Rundzellen des Sarkoms abhoben, „teils mit verwaschenen Grenzen in diese übergingen" und sowohl in den sarkomatösen Wucherungen der Tubenschleimhaut als auch der Tubenwand vorhanden waren.

Sänger betonte aber, daß sich diese epithelialen Zapfen und Papillen nur ganz vereinzelt fanden. Er bezeichnete deshalb die von ihm beobachtete Geschwulst als „kleinzelliges Rundzellensarkom der Tubenschleimhaut, doch mit entschiedener Beteiligung epithelialer Elemente".

Die Entstehung dieser epithelialen Bildungen stellte sich Sänger so vor, daß Epithelien der Tubenschleimhaut abgeschnürt, auf dem Wege der Lymphbahnen in die Tubenwand verschleppt wurden und hier krebsalveolenähnliche Herde bildeten.

In dieser, die aktive Beteiligung der epithelialen Elemente sehr einschränkenden Auffassung ließ Sänger für die von ihm beobachtete Geschwulst auch die Bezeichnung eines „Sarkocarcinoma“ zu. „Im wesentlichen handelte es sich um ein kleinzelliges Rundzellensarkom“.

Auch die von Senger beschriebenen „tubulösen Kanäle“ waren nach Sänger nichts anderes als „papilläre Gebilde, dentritische Endausläufer“, von normalen oder krankhaft veränderten Tubenfalten.

v. Kahlden zog aus dem Verhalten der Geschwulst in den Lymphgefäßen des Ligamentum latum den Schluß, daß auch in der Tube „bei Entwicklung der primären Neubildung die Lymphgefäße der Tubenwand wesentlich mitbeteiligt gewesen sind“ [1].

v. Kahlden gibt zwar zu, „daß das Tubenepithel bei Neubildungen der Tube, die sich unterhalb des Epithels entwickeln, gelegentlich an einzelnen Stellen abgehoben werden und dann im Innern der Tube schlauch- und rankenförmige Formationen bilden kann, z. B. könne man bei Tuberkulose der Tube

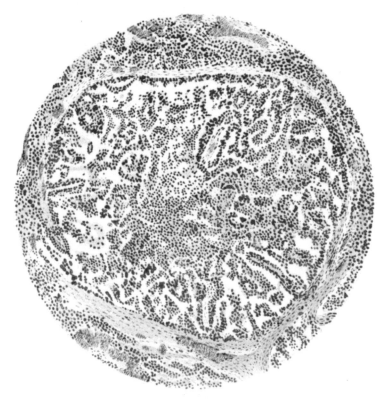

Abb. 21. Lymphgefäßdurchschnitt mit deutlichen papillenartigen Erhebungen des Endothels und mit Einschluß von Riesenzellen und schlauchförmigen Bildungen im Innern der Geschwulstmasse. (Aus v. Kahlden, Beitr. path. Anat. 21, Taf. XV, Abb. 6.)

häufig beobachten, daß sich in den Randpartien der tuberkulösen Neubildung solche Epithelabsprengungen finden. Andererseits sei es aber auffallend, daß auch Sänger schon die wenig scharfe Grenze zwischen den angeblich epithelialen Zellen und den Geschwulstzellen hervorgehoben habe. Jedenfalls dürfe man aber unter keinen Umständen mit Sänger die im Innern der Tubenwand gefundenen drüsenschlauchähnlichen Bildungen auf versprengte und in den Lymphgefäßen weitergewucherte Tubenepithelien zurückführen.

---

[1] Daraus würde nach v. Kahlden weiterhin folgen, „daß man diese ausgedehnten sekundären Neubildungen auch nicht als Metastasen im engeren Sinne auffassen darf, da es sich nicht ausschließlich um eine Vermehrung eingeschleppter Geschwulstzellen, sondern um eine aktive Mitbeteiligung der Wandelemente handelt. Ob diese letztere durch die Einschleppung von Geschwulstzellen angeregt worden ist, oder ob es sich um einen mehr koordinierten Prozeß handelt, derart, daß zunächst in beiden Tuben ein von den Lymphgefäßen ausgehendes Sarkom entstanden ist und daß später in ähnlicher Weise die Lymphgefäße des Ligaments erkrankt sind, muß einstweilen dahingestellt bleiben“....

In gleicher Weise, wie dies seit Virchow für die Uterussarkome geschieht, kann man auch die Tubensarkome in Wandsarkome und Schleimhautsarkome trennen. Diese, bereits von Sänger und Barth auf die Tubensarkome übertragene Einteilung ist „histogenetisch unverbindlich und läßt vor allem aus praktischen Gründen zunächst außer Betracht, daß die Sarkome mit abweichenden Zellstrukturen aus den verschiedensten Zellarten hervorgehen können, und daß Übergangsformen zwischen allen Arten vorkommen" (R. Meyer).

Sieht man die bisher veröffentlichten Tubensarkome unter diesem Gesichtspunkte durch, dann zeigt sich, daß von mehreren Autoren (Senger, Gottschalk, Sänger und Barth, v. Kahlden, Grisi) die Entstehung der Neubildung ausdrücklich in die Schleimhaut verlegt wird; in einem weiteren Fall (Scheffzeck) scheint die Schleimhaut ebenfalls der Ausgangspunkt des Sarkoms gewesen zu sein. Wandsarkome wurden beschrieben von Janvrin und Gosset; ferner ist als Wandsarkom wohl auch das Myxosarkom von Jacobs anzusprechen. Unentschieden bleibt der Ausgangspunkt des „Perithelioms" von Barbour und Watson. Dodd schreibt in seinem Falle 2 nur kurz, daß es sich um ein Spindelzellensarkom in der Wand handelte („a spindle cell sarcoma in the wall"). Alle näheren Angaben fehlen.

Soweit man also auf Grund des spärlichen bisher vorliegenden Materials urteilen kann, scheinen an den Tuben die Schleimhautsarkome wesentlich häufiger zu sein als die Wandsarkome.

Dadurch würde sich das Tubensarkom wesentlich von dem Uterussarkom unterscheiden, das bekanntlich viel seltener von der Schleimhaut ausgeht als man früher annahm, da man den sekundären Einbruch der Wandsarkome in die Schleimhaut zu wenig berücksichtigt hatte (R. Meyer).

Eine Bevorzugung der rechten oder der linken Tube läßt sich aus dem spärlichen bisher vorliegenden Material nicht ableiten.

Verhältnismäßig häufig (Senger, Sänger, v. Kahlden) waren beide Tuben von der Sarkombildung ergriffen; in den übrigen Fällen saß das Sarkom bald links (Jacobs, Scheffzek) bald rechts [Gottschalk, Janvrin, Dodd (Fall 1 und 2)].

Die genaueren Beziehungen des Sitzes der Geschwulst zum Längsschnitt der Tube lassen sich nicht in allen Fällen feststellen.

In den Fällen von Gottschalk und Dodd (Fall 1) saß das Sarkom im ampullären Teil der Tube, in den Fällen von Jacobs und Scheffzek im mittleren Drittel.

Das Tubenlumen ist an der Stelle der Geschwulst in der Regel mehr oder minder vollkommen durch die Tumormassen verlegt, es kann aber auch intakt sein.

So zog in dem Falle von Janvrin das von unverändertem Epithel bekleidete Lumen in vielen Schlängelungen durch die Neubildung hindurch. Diese hatte sich zwischen der Schleimhaut und dem — gleichfalls intakten — Peritoneum entwickelt.

Endotheliome und Peritheliome.

Einer besonderen Besprechung bedürfen noch die sog. Endotheliome und Peritheliome der Tube, da die histogenetische Deutung dieser Tumoren heute noch Gegenstand recht verschiedener Auffassungen ist. Teils wird ihre Existenz überhaupt geleugnet, teils wird ihnen die Stellung einer selbständigen Geschwulstgruppe — neben den Sarkomen und Carcinomen — angewiesen. Borst hat vorgeschlagen, die Endotheliome und Peritheliome, also jene Tumoren, „in welchen genetische [1] Beziehungen zwischen

---

[1] Zum Unterschied von den ungleich häufigeren Fällen, in denen sich die Sarkomzellen nur mantelartig um Gefäße herumgruppieren (Sarcoma perivasculare).

Gefäßen und Tumorzellen bestehen, in dem Sinne, daß die Gefäßwandzellen selbst, nämlich Endothelien und Perithelien (also Angioplasten,) die Mutterzellen der Geschwulst sind", als angioplastische Sarkome oder sarkomartige Angiome (Angioma sarcomatodes) zu bezeichnen. Er hat sie damit als Unterabteilung der „sarkomatösen eigentlichen Bindesubstanzgeschwülste" den fibroplastischen, myxoplastischen, lipoplastischen usw. Sarkomen gleichgestellt.

Diese Neubildungen mit angioplastischem Wachstumstypus können von den Lymphgefäßen oder von den Blutgefäßen ausgehen. Dementsprechend unterscheidet man Lymphangioendotheliome und Hämangioendotheliome.

Diese letzteren zerfallen wieder in Geschwülste, die von den Endothelien der Blutgefäße ausgehen, also Hämangioendotheliome im engeren Sinne (intravasculäre Formen) und solche, die von den Perithelien und ähnlichen Elementen der Blutgefäße ihren Ursprung nehmen (perivasculäre Form, Peritheliom).

Endotheliome.

Ein einwandfreies Endotheliom der Tube ist bis heute noch nicht beschrieben worden.

Kworostansky (1908) hat eine Beobachtung veröffentlicht, die er als „Erste Endotheliombildung in der Tube" bezeichnet hat.

In einer rupturierten graviden Tube fanden sich am Peritoneum der Rupturstelle drei quergetroffene Gefäße mit „zentraler Endothelneubildung, die an einen Geschwulstanfang grenzte". Das Endothel war nach der Beschreibung von Kworostansky zwei- und mehrschichtig, „papillenartig aneinander hängend", in den inneren Reihen viel höher als an der Peripherie. Das Lumen der Gefäße war teils vollkommen erhalten, teils ganz verlegt. Die Zellen werden geschildert als „sehr groß im Zentrum, beinahe so groß wie Plattenepithelien mit großen Kernen". An vielen anderen Gefäßen erreichten „die Endothelzellen mit sehr großen Kernen, noch einreihig, die Größe von hochzylindrischen Zellen". Sie füllten das Lumen der Gefäße aus. Ferner war „an vielen Stellen der Peripherie der Tube das Endothel der Serosa aus einer einschichtigen Lage zu einem mehrschichtigen Saum, 10—15 Reihen geworden". Kworostansky glaubt, „annehmen zu müssen", daß diese geschwulstartige Neubildung an den Endothelien zum Teil mechanischen (Druck und Ruptur), zum Teil chemischen (Nekrose des Gewebes unter dem Druck und Aufnahme der nekrotisch zerfallenen Gewebselemente ins Blut) Ursprungs ist. „Aber wenn die reparatorische Tendenz einmal wachgerufen ist, so kann sie auch zu einer grenzenlosen, geschwulstartigen Neuproduktion Veranlassung geben". Auch die Wucherung der Serosazellen scheint Kworostansky als „eine Art Übergangsform bei Tumoren" ansprechen zu wollen.

Es kann kaum ein Zweifel darüber bestehen, daß diese Beobachtung von Kworostansky zu Unrecht in der Literatur als „Endotheliom der Tube" weitergeführt wird.

Zunächst muß einmal „die exzessive Wucherung" der Serosazellen als „Übergangsform zu Tumoren" abgelehnt werden. Es handelt sich hier um weiter nichts als die bekannten, zuerst von Werth [1] bei Extrauteringravidität und dann besonders von R. Meyer [2] bei allen möglichen entzündlichen Reizzuständen auch an nicht graviden Tuben beschriebenen Veränderungen des Peritonealepithels. Außerdem lassen aber auch die Befunde, die Kworostansky an den Gefäßen erhob, eine andere von Kworostansky überhaupt nicht erwogene Deutung zu. Da die drei Gefäße, an denen er die „Endothelneubildung" feststellte, an der Rupturstelle der graviden Tube lagen, so erscheint es durchaus möglich daß die von Kworostansky beschriebenen zelligen Elemente gar keine Endothelien sondern Langhanssche Zellen waren. Schon Werth hat diese Verstopfung der Gefäße „auch abseits vom Eisitze" eingehend beschrieben und Veit (II S. 356) hat ausdrücklich betont, daß „die einzelnen epithelialen Elemente" „dem Endothel der Capillaren und der Venen so innig anliegen" können, daß man „daran denken könnte, daß sie Abkömmlinge des Endothels der Mutter seien". — Es ist also sehr wohl möglich, daß es sich auch in dem Falle von Kworostansky um derartige Endothelwucherungen gehandelt hat. Jedenfalls ist Kworostansky den Beweis für den geschwulstmäßigen Charakter der Wucherung schuldig geblieben.

---

[1] Werth, v. Winckel Handb. d. Geburtsh. Bd. 3, 2, S. 685.
[2] Meyer, R., Virchows Arch. 171, 443.

Peritheliome.

Peritheliome der Tube wurden beschrieben von Gosset (1909) und Barbour und Watson (1911).

Gosset fand bei einer 44jährigen Frau, die seit 3 Jahren an abundanter Hydrorrhöe ohne Blutungen litt, einen linksseitigen beweglichen Tumor. Die Wahrscheinlichkeitsdiagnose wurde auf „gestieltes Fibrom" gestellt. Die Laparotomie ergab einen wurstförmigen, nur an einer kleinen Stelle adhärenten Tumor der linken Tube und eine rechtsseitige Hydrosalpinx. Die beiden Adnexe wurden exstirpiert, der Uterus wurde supravaginal amputiert. Auch ein kleiner metastatischer Knoten auf dem großen Netz wurde entfernt. Heilung.

Die histologische Untersuchung des Tumors, der die zwei inneren Drittel der Tube bis zum Orificium uterinum einnahm, ergab umfangreiche Nekrose der Hauptmasse[1]. Außerdem lagen rings um hellere nekrotische Felder dunklere Partien. Diese bestanden aus einem zentral gelegenen Gefäß mit intermediär gelegenem Bindegewebe und einem Saum von mehrschichtigem, kubisch-zylindrischem Epithel. Gosset leitete den Tumor aus der Tubenwand ab und er bezeichnete ihn als Perithelioma oder Angiosarcoma plexiforme.

In dem Falle von Barbour und Watson handelte es sich um eine 53jährige ledige Mehrgebärende, die bis dahin gesund war und die sich seit 2 Jahren in der Menopause befand. 7 Monate vor ihrer Aufnahme in die Klinik hatte sie Schmerzen und gleichzeitig eine Geschwulst in der linken Unterbauchseite bemerkt. Bald danach stellte sich auch teils rein blutiger, teils rein gelber, eiterähnlicher, teils gelblicher mit Blutstreifen vermischter Ausfluß ein.

Die Geschwulst im Abdomen nahm an Größe zu und der allgemeine Gesundheitszustand begann zu leiden.

Bei der Aufnahme in die Klinik war die Patientin abgemagert, das Abdomen war durch eine harte, bis zum Nabel reichende Geschwulst in der linken Fossa iliaca deutlich vorgewölbt. Bei der bimanuellen Untersuchung fühlte man im vorderen und linken Scheidengewölbe den unteren Pol der Geschwulst; außerdem war im rechten Scheidengewölbe ein kleiner Knoten zu tasten.

Bei der Eröffnung des Abdomens fand sich eine beträchtliche Menge Ascites. Das Peritoneum und der Darm waren besät mit Knoten von ausgesprochen malignem Charakter. Die linke Tube war stark vergrößert, hart und knollig, sie war mit dem Darm und mit dem Ovarium verwachsen. Dieses war außerdem von sekundären Geschwulstknoten bedeckt. Das rechte Ovarium war in eine kindskopfgroße Cyste verwandelt, es war ebenfalls mit Knoten bedeckt. Die beiden Tuben und Ovarien wurden exstirpiert. Die Entfernung der Metastasen war nicht möglich. Die Kranke starb 11 Tage nach der Operation. Eine Sektion wurde nicht gemacht.

An dem Operationspräparat wurde folgender Befund erhoben: Der ampulläre und infundibulare Teil der linken Tube war aufgetrieben. Das uterine Ende zeigte normale Dimensionen; auf dem Querschnitt war sein Lumen nicht erweitert. Jenseits des isthmischen Abschnittes nahm das Lumen rasch an

---

[1] In der Literatur (Münch. med. Wschr. **1911**, 924) findet sich ferner ein „primäres Peritheliom der Tube" von Weinbrenner.

An der erwähnten Stelle heißt es: „Die an ihrem abdominellen Ende doppelt daumendicke Tube ist von einer weißen Geschwulstmasse ausgefüllt, deren mikroskopische Untersuchung typisches Angiosarkom (Peritheliom) ergibt".

Dann heißt es aber weiter: „Die genauere mikroskopische Durchforschung der Präparate ergibt, daß es sich um Tubencarcinom handelt, und zwar um alveolär-papilläres Karzinom. Die Gruppierung der epithelialen Zellen um die Gefäße tritt dort auf, wo die Einzelherde infolge beginnender Entartung sich vom Gewebe retrahieren, in der Mitte befindet sich dabei oft das hyalin degenerierte Gefäß. An einigen Stellen ist der papilläre Bau des Carcinoms sehr deutlich ausgesprochen."

Es kann danach kein Zweifel bestehen, daß es sich in diesem Falle um ein Carcinom handelte, und daß die Überschrift der Demonstration: „Primäres Peritheliom der Tube" unrichtig ist.

Weiter ist es aber so gut wie sicher, daß dieses Präparat, das Weinbrenner am 26. Januar 1911 in der medizinischen Gesellschaft zu Magdeburg demonstrierte, identisch ist mit dem, das Weinbrenner am 7. Mai 1911 in der Freien Vereinigung mitteldeutscher Gynäkologen (Ref. Zbl. Gynäk. **1911**, 981) als „primäres Tubencarcinom" vorstellte.

Abgesehen davon, daß in dem einen Falle die Patientin als 42 Jahre, in dem anderen als 43 Jahre alt bezeichnet wird, stimmen die beiden Referate nicht nur sachlich, sondern an vielen Stellen auch wörtlich überein.

Ausdehnung zu, es war erweitert und mit Schleim gefüllt, der unter der Wirkung des Formalins geronnen war. Jenseits dieser erweiterten Stelle bildete die Tube einen soliden Geschwulstknäuel, in dem sich das Fimbrienende nicht mehr auffinden ließ. Die ganze Geschwulstmasse war 4 inches [1] lang, der Umfang betrug 7 inches.

Unter dem serösen Überzug waren zahlreiche erweiterte Venen und einige kleine Geschwulstknoten sichtbar. In dem lateralen Teil der Tube war die Wand an einer Stelle von wuchernden Geschwulstmassen durchbrochen. Die Schnittfläche zeigte gelblichweiße Farbe; die Konsistenz und das Aussehen war hirnähnlich. An manchen Stellen fanden sich hämorrhagische Herde, an anderen Erweichungs- und Zerfallsherde. Das Lumen war verschwunden.

Das Ovarium war leicht vergrößert und von kleinen Knoten bedeckt. Auf dem Schnitte glichen sie durchaus der Tubengeschwulst.

Der rechtsseitige Ovarialtumor erwies sich als ein Cystadenom. Auf seiner Oberfläche befanden sich zahlreiche Implantationsmetastasen.

Soweit sich aus dem Operationspräparat ersehen ließ, war die Tube der Sitz der primärer Neubildung. Allerdings läßt sich dies nicht mit absoluter Sicherheit behaupten, da sich — bei dem Fehlen eines Sektionsbefundes — das Vorhandensein einer Geschwulst an irgendeiner anderen Stelle des Abdomens nicht mit Bestimmtheit ausschließen läßt. Bei der Operation konnten aber keine Anhaltspunkte für eine weitere Geschwulstbildung gefunden werden.

Die mikroskopische Untersuchung ergab im isthmischen Teil und in den unmittelbar angrenzenden, schon erweiterten Partien der Tube keinen pathologischen Befund; nur an der serösen Oberfläche fanden sich sekundäre Geschwulstknoten. Die in dem lateralen Teil der Tube befindliche solide Geschwulst bestand aus „malignen Zellen", die größtenteils eine ausgesprochene perivasculäre Anordnung zeigten. Außerdem fanden sich zahlreiche nekrotische und hämorrhagische Herde.

Das Endothel der Gefäße war intakt; nach außen von ihm befand sich eine homogene, hyalinähnliche, schwach gefärbte Zone, und an diese schlossen sich die typisch radiär angeordneten Geschwulstzellen an. Diese waren groß, unregelmäßig konturiert und sie enthielten einen zentral gelegenen dunklen Kern. Stellenweise fanden sich solide Zellhaufen ohne ein zentralgelegenes Gefäß. Nach Ansicht der Verfasser waren diese Bilder aber nur durch die Schnittrichtung bestimmt.

In den sekundären Geschwulstknoten an der Oberfläche der Tube und der beiden Ovarien fehlte die perivasculäre Anordnung der Geschwulstzellen. Diese bildeten hier kompakte Massen, ließen aber manche Charaktere der Tubenneubildung erkennen.

Clara Eglington (1912) hat eine Neubildung der Tube als „Mesotheliom" beschrieben mit der Begründung: „The Müllerian duct is of mesothelial origin. If then the lining of the fully-developed Fallopian tube is a direct derivative of this structure it follows that tumours arising from it are mesotheliomas." Aus der histologischen Beschreibung und aus den beigegebenen Abbildungen geht leider nicht mit Sicherheit hervor, ob es sich in diesem Fall um ein Carcinom mit niederer Gewebsreife, um ein Sarkom oder um ein Carcinosarkom handelte.

Weiterverbreitung der Tubensarkome.

Die außerordentlich große Verbreitungstendenz der Sarkome überhaupt läßt sich auch bei den Tubensarkomen trotz des spärlichen bisher vorliegenden Materials deutlich erkennen.

In der überwiegenden Mehrzahl der Fälle (Senger, Gottschalk, v. Kahlden, Barbour und Watson) wurden schon bei der Operation sekundäre Geschwulstherde entdeckt. In anderen Fällen [Sänger, Jacobs, Dodd (Fall 2)] konnten bei der Operation zwar keine Metastasen nachgewiesen werden, der weitere Verlauf zeigte aber, daß doch schon eine latente Infektion vorhanden war. Daneben liegen auch Beobachtungen vor, in denen bei der Operation anscheinend keine sekundären Herde gefunden wurden (Scheffzek,

---

[1] 1 inch. = 2,5 cm.

Janvrin). Da aber Angaben über den weiteren Verlauf fehlen, so lassen sie sich nicht mit Sicherheit ausschließen.

Die bisher beobachteten Metastasen fanden sich fast durchweg in der Bauchhöhle: auf dem Peritoneum des Douglasschen Raumes (Senger, Gottschalk), am Zwerchfell (v. Kahlden), auf der Oberfläche beider Ovarien (Barbour und Watson) oder im Innern beider Ovarien (v. Kahlden), im Netz (v. Kahlden), in der Leber (Jacobs). Nur in dem Falle 2 von Dodd wurden bei der Autopsie außer einem (nicht näher beschriebenen) Rezidiv im Abdomen auch Metastasen in den beiden Lungen festgestellt.

Makroskopisch erscheinen die Metastasen meist als markige weiße Knoten, gelegentlich auch (Senger) als flache, „aus weichem grauem Gewebe bestehende" höckerige oder flache geschwulstartige Vorwölbungen. v. Kahlden fand in seinem Falle in den Ovarien auch blumenkohlähnliche Massen.

Histologisch waren die Metastasen in der gleichen Weise aufgebaut wie die Muttergeschwulst in der Tube.

In der Beobachtung von Barbour und Watson zeigten die metastatischen Knoten, die sich auf der Oberfläche der Ovarien befanden, nicht die perivasculäre Anordnung wie die Muttergeschwulst, sondern sie bildeten einfach solide Massen.

Über die Entstehung der sekundären Geschwulstherde lassen sich nur Vermutungen äußern, da genauere Untersuchungen noch nicht vorliegen.

Die Geschwulstknoten auf dem Peritoneum der Excavatio recto-uterina, des Zwerchfells, auf der Oberfläche der Ovarien und im Netz dürften mit größter Wahrscheinlichkeit als Implantationsmetastasen anzusprechen sein.

Für die Verbreitung der Tubensarkome auf dem Blutwege lassen sich bisher nur die von Jacobs beobachtete Metastasenbildung in der Leber und die von Dodd in den Lungen heranziehen.

Dagegen erscheint eine Ausbreitung der Tubensarkome auf dem Lymphwege nicht so selten zu sein. In dieser Richtung deutet einmal der Befund von Geschwulstknoten in der Mesosalpinx (v. Kahlden), dann das Vorkommen von Metastasen im Innern der oberflächlich intakten Ovarien.

In dem Falle von Sänger wurden bei der Operation keine Metastasen entdeckt, 5 Monate später — einige Wochen vor dem Tode — trat aber eine Schwellung der Leistendrüsen auf. Leider liegen keine Angaben über eine histologische Untersuchung vor, so daß dieser Befund sich nicht verwerten läßt. Die Möglichkeit einer lymphogenen Metastasierung von malignen Tubentumoren in die Leistendrüsen muß aber zugegeben werden.

Von Nebenbefunden ist zu erwähnen, daß sich in dem Falle von Sänger das beiderseitige Tubensarkom in alten Pyosalpingen entwickelt hatte. Außerdem fand sich eine große retroperitoneale Cyste, die als „Cystoma parovarii sinistri intraligamentosum" angesprochen wurde. — Im Uterus der Patientin, über die von v. Kahlden berichtete, fand sich ein haselnußgroßes Fibromyom. — Die Patientin von Senger litt an Diabetes mellitus.

Histogenese.

Für die Histogenese der Tubensarkome lassen sich aus den vorliegenden Angaben keine Anhaltspunkte gewinnen. Es muß deshalb — für die Genese der Sarkome überhaupt — auf die Lehrbücher der patholog. Anatomie verwiesen werden.

Klinisches.

Alter: Der Satz, daß das Sarkom im allgemeinen „mehr eine Geschwulst des reifen Alters" ist (Virchow II, S. 239), hat allem Anschein nach auch für die Tubensarkome Gültigkeit.

Die meisten Patientinnen, bei denen bisher Tubensarkome beobachtet wurden, befanden sich im Klimakterium, oder in seiner Nähe.

Dem Alter nach geordnet ergeben sich im einzelnen folgende Zahlen:

Alter der Patienten	Autor
37 Jahre	Gottschalk
42　　,,	Sänger
51　　,,	Senger, v. Kahlden, Grisi
53　　,,	Barbour und Watson
55　　,,	Dodd (Fall 1)
60　　,,	Dodd (Fall 2)
61　　,,	Scheffzek

Irgend ein Zusammenhang mit der Fortpflanzungstätigkeit läßt sich aus dem spärlichen bisher vorliegenden Material, in dem man überdies häufig noch nähere Angaben vermißt, nicht erkennen.

In den Fällen von Gottschalk und v. Kahlden waren je 3 normale Geburten vorausgegangen, die Kranke Sängers war seit 18 Jahren steril verheiratet, die Patientin von Barbour und Watson war unverheiratet, hatte aber wiederholt geboren („multiparous"); die Patientin von Jacobs hatte einmal 12 Jahre vorher geboren. Das Wochenbett war durch starke Nachgeburtsblutungen kompliziert. Diese machten die manuelle Placentarlösung nötig. Von den beiden Patientinnen Dodds war die eine ledig, die andere hatte zwei Kinder. Die Patientin von Grisi hatte nie geboren.

Über die hereditären Verhältnisse beim Tubensarkom ist heute noch nichts bekannt.

Symptome.

Spezifische Symptome für die Anwesenheit eines Sarkoms im Körper kennen wir heute noch nicht. Aber auch über die Begleitsymptome des Tubensarkoms wissen wir bis jetzt — entsprechend der spärlichen vorliegenden Kasuistik — nur sehr wenig. Immerhin finden sich in den Krankengeschichten manche Angaben, die in symptomatologischer Hinsicht nicht ohne Interesse sind.

Schon Virchow (II, S. 263) hat darauf aufmerksam gemacht, daß bei den Sarkomen „jene Schmerzhaftigkeit, welche bei vielen Krebsen so auffällig ist, häufig fehlt". Dies findet man auch in mehreren der bisher beobachteten Fälle von primärem Tubensarkom bestätigt.

In der Beobachtung von Senger waren „von dem Genitalapparat" „intra vitam angeblich keine klinischen Symptome ausgegangen".

In dem Falle von Sänger klagte die Patientin nur über profuse Menstruation, intermenstruellen wässerigen Ausfluß und über Stärkerwerden des Leibes (diese Erscheinung war aber nicht durch die sarkomatöse Erkrankung der Tuben, sondern durch eine gleichzeitig vorhandene große retroperitoneale Cyste bedingt). v. Kahlden erwähnt in seinem Falle ausdrücklich, daß nur das Gefühl von Druck und Spannung im Unterleib, aber keine Schmerzen vorhanden waren.

In dem Falle von Gottschalk wird dagegen über sehr heftige Schmerzen berichtet. Allerdings erscheint es fraglich, ob hier der Schmerz von der erkrankten Tube ausgegangen ist, da sich in diesem Falle gleichzeitig eine apfelgroße Blutcyste fand, „deren Wandungen von Adhäsionen gebildet wurden, die von dem Ovarium der rechten Seite nach dem Kreuzbein verliefen". Zum mindesten ist es auffallend, daß in den (schmerzfreien) Fällen von Sänger und v. Kahlden die Tuben ungleich größer und viel ausgedehnter von Geschwulstmassen erfüllt waren als in dem Falle von Gottschalk, in dem nur der abdominale Teil der Tube von einem walnußgroßen Tumor eingenommen war. Andererseits legt die Angabe von Gott-schalk, daß der Tumor das Lumen der „Tube vollständig" ausfüllte, den Gedanken an die Möglichkeit von schmerzhaften Tubenkontraktionen nahe, doch berichtet z. B. auch v. Kahlden, daß in seinem Falle die eine Tube „vollständig" von Geschwulstmassen ausgefüllt war.

Die eine Patientin (Fall 1) von Dodd, deren sarkomatöse rechte Tube stark erweitert und gespannt war, verspürte keine Schmerzen, sondern sie klagte nur über zeitweise Verdauungsstörungen. Die andere Patientin (Fall 2) fühlte sich nur schwach und unpäßlich.

In dem Falle von Jacobs findet sich die Angabe, daß die Erkrankung mit profusen Diarrhöen und raschem Verfall einsetzte. Ferner bestanden Schmerzen in der linken Beckenseite. Da die linke Tube in einen faustgroßen Tumor verwandelt war, so liegt es auch hier nahe, die Schmerzen mehr mit der mecha-nischen Dehnung des Organs als mit dem histologischen Charakter der Geschwulst in Zusammenhang zu bringen.

Jedenfalls sind in der Frage nach der Schmerzhaftigkeit der Tubensarkome neue Beobachtungen sehr erwünscht vor allem auch deshalb, weil sie geeignet sind, auch auf die Frage der Schmerzhaftigkeit anderer Tubenerkrankungen ein Licht zu werfen.

Ein ziemlich konstantes Begleitsymptom des Tubensarkoms scheint „wäßriger" (Sänger, Gosset [1]), oder gelblicher bis rein gelber und eiterähnlicher (Barbour und Watson) zuweilen auch übelriechender (Scheffzek) Ausfluß zu sein. In dem einen (ersten) Falle von Dodd bestand seit 6 Monaten wäßriger Ausfluß, in den letzten 2 Monaten war dieser blutig gefärbt gewesen.

Der Ausfluß findet sich entweder dauernd (Scheffzek) oder nur in der Zwischen-zeit zwischen den Menses (Sänger) oder in ganz unregelmäßiger Weise (Barbour und Watson).

Auch unregelmäßige Blutungen wurden wiederholt bei Tubensarkomen gesehen. [Scheffzek, Barbour und Watson, Dodd (Fall 2)].

Diese Fälle sind deshalb von Interesse, weil es sich um Frauen handelte, die sich seit längerer Zeit in der Menopause befanden. (Die 53 Jahre alte Patientin von Barbour und Watson war seit 2 Jahren im Klimakterium; Scheffzek macht nur die Angabe, daß seine Patientin 61 Jahre alt war. Die 60jährige Patientin von Dodd befand sich seit 8 Jahren in der Menopause.) In dem einen Falle (Barbour und Watson) bestanden die Blutungen seit 7 Monaten, in dem anderen (Scheffzek) seit 4 Monaten, in dem Falle von Dodd seit 8 Tagen. Während sich nun in dem Falle von Barbour und Watson die Möglichkeit einer uterinen Genese der Blutung infolge einer Metastase im Uterus nicht mit Sicherheit ausschließen läßt, wurde in dem Falle von Scheffzek unmittelbar vor der Operation eine Probeabrasio gemacht; diese ergab „normale Verhältnisse im Cavum uteri". Es handelte sich in diesem Falle also um eine Blutung, die mit Sicherheit direkt auf die Neubildung zurückzuführen war. Auch in dem Falle von Dodd dürfte wohl die Quelle der Blutung in der Tube zu suchen sein. Wenigstens war in der Tube blutig-seröse Flüssig-keit vorhanden.

Die Ursache dieser Blutungen hat man wohl in dem Zerfall der Geschwulst zu sehen. Von Interesse ist dabei die Tatsache, daß die Geschwulst in dem Falle von Scheffzek noch relativ klein, nämlich nur gänseeigroß war. Ausschlaggebend für das Auftreten von Blutungen beim Tubensarkom ist also einzig und allein der Zeitpunkt, in dem die Geschwulst anfängt zu zerfallen. Die Größe der Geschwulst ist dabei nur indirekt von Bedeutung insofern, als größere Tumoren im allgemeinen leichter zum Zerfall neigen als kleine.

Neben dem hämorrhagischen Zerfall ist die unumgängliche Voraussetzung für das Auftreten von Genitalblutungen beim Tubensarkom eine freie Kommunikation zwischen Tubenlumen und Cavum uteri.

Ist eine dieser Bedingungen nicht erfüllt, dann können Blutungen beim Tubensarkom natürlich vollkommen fehlen. So erklärt es sich vielleicht, daß in der Beobachtung von v. Kahlden (51jährige Patientin, die sich seit 3 Jahren in der Menopause befand) nichts über Blutungen oder blutigen Ausfluß

---

[1] In dem Falle von Gosset muß allerdings die Frage offen bleiben, wieweit die seit 3 Jahren be-stehende Hydrorrhöe von dem Sarkom abhängig war, da gleichzeitig die Tube der anderen Seite in eine Hydrosalpinx verwandelt war.

berichtet wird, obwohl ein sehr fortgeschrittenes beiderseitiges Tubensarkom vorlag, und obwohl in der rechten Tube reichlich hämorrhagische Flüssigkeit vorhanden war.

In der Beobachtung von Sänger war die Menstruation, die schon seit Jahren stark war, seit einem halben Jahr profuser geworden, doch war sie immer noch regelmäßig.

Die von Virchow [1] betonte Tatsache, daß eine eigentliche Kachexie bei den Sarkomen „selten und dann erst spät hervortritt", findet sich an den bisher vorliegenden Fällen von Tubensarkom nicht bestätigt.

Die Beobachtung von Senger scheidet für die Beurteilung aus, da neben dem Tubensarkom gleichzeitig Diabetes vorhanden war. In den übrigen 9 Fällen wird 5 mal ausdrücklich über starke Abmagerung, Gewichtsabnahme, Verschlechterung des Allgemeinzustandes berichtet (Sänger, v. Kahlden, Scheffzek, Jacobs, Barbour und Watson). Nur in dem Falle 1 von Dodd findet sich die Angabe, daß die Patientin keine Gewichtsabnahme bemerkt hatte. In dem zweiten Falle von Dodd klagte die Kranke darüber, daß sie sich seit einem Jahre schwach und nicht mehr gesund fühlte. Jacobs betont überdies auch noch das erdfahle Aussehen seiner Patientin.

Eine befriedigende Erklärung für diese auffallende und schon frühzeitig (Jacobs, Scheffzek) einsetzende Kachexie läßt sich heute noch nicht geben.

Diagnose.

Die klinische Diagnose eines Tubensarkoms ist heute noch nicht möglich. Im besten Falle gelangt man zu der Feststellung einer malignen Tubengeschwulst.

Geradezu pathognomonisch ist in dieser Hinsicht das Auftreten von wäßrigem oder gar blutigem Ausfluß im Klimakterium beim gleichzeitigen Vorhandensein eines Tubentumors.

In dieser Trias — Fluor, Tumor, Klimax — kann der Ausfluß durch das diagnostisch ebenso wertvolle Äquivalent des Schmerzes ersetzt sein.

In therapeutischer Hinsicht ist der Verdacht auf eine maligne Erkrankung der Tuben vollkommen genügend, da er ein möglichst radikales operatives Vorgehen zur Folge haben muß.

Therapie.

Die Therapie des Tubensarkoms besteht in der möglichst radikalen Entfernung des gesamten Genitale und aller sekundären Geschwulstherde. Auch bei einer anscheinend noch so sicheren Lokalisation der Neubildung auf die Tube sollte man sich stets an die Worte Virchows (II, S. 266) erinnern, daß gerade auch bei den Sarkomen „die Zone der latenten Erkrankung ungleich weiter hinausgreift, als man nach Gefühl und Aussehen erwarten sollte, und daß daher sehr häufig die Operation nicht tief und umfangreich genug geschieht".

Die Frage, ob ein Tubensarkom primär der Röntgenbestrahlung unterzogen werden soll, erübrigt sich dadurch, daß es eben heute noch nicht möglich ist, ein Tubensarkom zu diagnostizieren.

Da man im besten Falle nicht über die Feststellung einer malignen Tubenerkrankung hinauskommt, wird man sich zu einer primären Röntgenbestrahlung im allgemeinen wohl nur dann entschließen, wenn eine Operation aussichtslos erscheint.

Für die Beurteilung der bisher erzielten **Operationsresultate** scheidet die Beobachtung von Senger aus, da das Tubensarkom in diesem Falle nur als Zufallsbefund bei der Autopsie erhoben wurde.

---

[1] Virchow, Geschwulstlehre, Bd. 2, S. 263.

In dem Falle von Gottschalk fehlen die Angaben über die Ausdehnung des operativen Eingriffs, es ist aber bemerkt, daß eine vollkommene Entfernung der metastatischen Geschwulstknoten im Douglas nicht mehr möglich war. Die Patientin starb am 4. Tage nach der Operation, ,,jedoch ohne septische Erscheinungen'' (Gottschalk). Die Sektion wurde verweigert.

Die Patientin von Sänger kam unter den Erscheinungen der Kachexie 8 Monate nach der Operation ad exitum. Vor dem Tode wurden noch höckerige Knollen im Uterus und eine Schwellung der Leistendrüsen festgestellt. Auch in diesem Falle wurde keine Autopsie gemacht.

Die Patientin von Janvrin starb am 3. Tage nach der Operation, ,,wahrscheinlich infolge von chronischem Morphinismus''.

In dem von v. Kahlden beobachteten Falle kam die Kranke — ohne Operation — 7 Monate nach Beginn der ersten Symptome ad exitum.

Jacobs führte in seinem Falle die Totalexstirpation aus; die Kranke ging aber — 1 Jahr nach der Operation — an Lebermetastasen zugrunde.

Die Patientin von Barbour und Watson starb 11 Tage nach der Operation. Eine Autopsie wurde nicht gemacht.

In dem Falle von Scheffzek fehlen Angaben über das weitere Schicksal der Kranken.

In dem Falle 1 von Dodd lebte die Patientin, der nur die rechte sarkomatöse Tube exstirpiert worden war, noch nach einem Jahr und sie hatte an Gewicht zugenommen, dann wurde sie aus den Augen verloren. Die zweite Kranke ging etwa 2 Jahre nach der Operation (Exstirpation beider Adnexe, rechte Tube sarkomatös) an einem Rezidiv im Abdomen und an Lungenmetastasen zugrunde.

Sekundäres Tubensarkom.

Im Gegensatz zu der nicht so seltenen sekundären Karzinose scheinen sekundäre Sarkome der Tube nicht häufig zu sein.

In der Literatur konnten wir nur folgende Beobachtungen auffinden:

In einem von Knierim als ,,polypöses Rundzellensarkom des Uterus'' veröffentlichten Falle fand sich bei der Sektion einer kachektischen Frau von 65 Jahren außer Sarkomatose der inneren Organe und des Peritoneums ein apfelgroßes Sarkom des rechten Ovars, sarkomatöse Geschwulstmassen in der linken Tube und im Cavum uteri ein hühnereigroßer, polypöser Tumor, der sich überall von der Uteruswand abheben ließ und nur am linken Ostium tubae fest fixiert war. Die mikroskopische Untersuchung ergab, daß es sich um ein hochdifferenziertes Rundzellensarkom mit zum Teil alveolärem Bau handelte. Verfasser ist der Ansicht, daß der primäre Herd im Uterustumor zu suchen ist.

Kermauner und Laméris (1901) fanden in einem Falle von ,,typischem Saftspaltenendotheliom'' der Cervix an der linken Tube, 1 cm vom Isthmus entfernt, eine federkieldicke spindelförmige Anschwellung. Histologisch erwies sich dieser Knoten als eine Metastase. Im Stroma der dünnen, wenig faltenbildenden Schleimhaut fanden sich bis an die Spitze der Falten, die gleichen Endothelwucherungen wie in der Cervix. Das die Falten überziehende Epithel war normal. In der zirkulären Muskelschicht fanden sich den Spalten entsprechend nur einreihige Zellsäulen. Dagegen war die Längsmuskulatur ,,förmlich auseinandergesprengt durch ein unregelmäßiges Netz von Tumormassen''.

Diese Beobachtung dürfte wohl identisch sein mit dem von Schilainer veröffentlichten Falle von ,,sekundäre Sarkomatose der Tuba uterina durch Implantation''.

Über die von Orthmann als ,,sekundäres Fibrosarcoma muco-cellulare beider Tuben bei primärem Ovarialsarkom veröffentlichte Beobachtung siehe S. 880.

II. Epitheliale Geschwülste.

1. Reife (gutartige) epitheliale Geschwülste.

a) Papillom.

Vorbemerkungen.

Als „Papillome" bezeichnet man heute gewisse ausgereifte Neubildungen, die aus Bindegewebe und Epithel in der Weise aufgebaut sind, daß der Blutgefäßbindegewebsapparat verschieden gestaltete Auswüchse bildet, deren Oberfläche von Epithel überzogen ist (Borst). Die von Krämer eingeführte, Bezeichnung „Papillom" ist wenig glücklich, da sie nur das rein äußerliche Moment der Form in den Vordergrund rückt, aber keinen Hinweis auf die Entstehung und die Natur dieser Bildungen gibt.

Sehr viele papilläre Neubildungen sind gar keine echten Tumoren, sondern sie sind nur geschwulstähnliche hyperplastische Wucherungen, die ihre Entstehung entzündlichen Vorgängen verdanken.

Andere Papillome dagegen erweisen sich im weiteren Verlaufe klinisch und histologisch als Carcinome [1].

Neben diesen beiden Formen, den hyperplastischen Papillomen auf der einen Seite und den „malignen" Papillomen auf der anderen Seite gibt es aber auch noch echte Papillome im Sinne von ausgereiften fibroepithelialen Tumoren.

Von den hyperplastischen papillären Wucherungen unterscheiden sich diese durch ihr autonomes Wachstum, von den malignen Formen durch ihren gutartigen Charakter und ihren reifen geordneten Aufbau.

Da aber die Grenzen zwischen reiner Hyperplasie, reifer und unreifer echter Geschwulstbildung sehr schwer zu ziehen sind, so ist die Unterscheidung der einzelnen Formen häufig unmöglich.

Diese Schwierigkeit einer sicheren Trennung spiegelt sich auch deutlich in der geschichtlichen Entwicklung wieder, die die Lehre von den Papillomen der Tube genommen hat.

Geschichtliches.

Zum ersten Male finden sich papilläre Wucherungen der Tubenschleimhaut erwähnt bei Rokitansky. Dieser schrieb (1861) [2] in seinem „Lehrbuch der pathologischen Anatomie" (3. Aufl., Bd. 3, S. 440/441), daß die Schleimhaut der Hydrosalpingen „zu einem glatten oder hie und da zu papillären Vegetationen auswachsenden Bindegewebstratum umgestaltet ist".

Auch bei Klob [3] findet sich nur die kurze Angabe, daß „eine Bindegewebswucherung in Form von Papillar-Geschwülsten" „an der Innenfläche hydropisch erweiterter Tuben in seltenen Fällen" vorkommt.

Ebenso macht Bandl [4] nur die kurze Bemerkung „bei chronischem Katarrh werden hie und da an der Innenfläche Warzen und Papillargeschwülste gefunden".

Die papillären Wucherungen wurden bis dahin also allgemein als gelegentlicher Zufallsbefund in chronisch-entzündlich veränderten Tuben betrachtet.

Im Jahre 1880 beschrieb nun A. Doran ein etwa apfelsinengroßes Papillom in einer von Spencer-Wells (1879) exstirpierten beiderseits durchgängigen Tube und im Jahre 1886 und 1888 berichtete er über je einen weiteren ganz ähnlichen Fall.

Alban Doran wies darauf hin, daß man in diesen drei Fällen im Gegensatz zu den bisherigen Beobachtungen direkt von einem bestimmten, durch das Papillom hervorgerufenen Krankheitsbild sprechen

---

[1] Bei diesen sog. „malignen" Papillomen liegt aber keine carcinomatöse Umwandlung in dem Sinne vor, daß ein bis dahin völlig typisches Papillom durch eine plötzliche Änderung im Charakter seiner Epithelzellen anfinge, in die Tiefe zu dringen. Es handelt sich vielmehr von vornherein um atypische Formen des Papilloms, um echte Carcinome, die zunächst nur vorwiegend papillär wachsen, früher oder später aber auch unaufhaltsam in die Tiefe dringen (Borst, Geschwulstlehre, Bd. 2, S. 520f.).

[2] In dem „Handbuch der pathologischen Anatomie" Wien 1842 fehlt bei den Erkrankungen der Tube (3. Band, S. 587) diese Angabe.

[3] Klob, Pathologische Anatomie der weiblichen Sexualorgane. Wien 1864.

[4] Bandl, Die Krankheiten der Tuben usw. in v. Pitha und Billroths Handbuch der allgemeinen und speziellen Chirurgie. Bd. 4, 5. Lief., S. 38. Stuttgart 1879.

könne (. . . „papilloma of the tube, as a distinct disease producing clinical symptoms")[1]. Er betonte aber ausdrücklich in allen drei Fällen die entzündliche Genese[2] und er verglich sie mit den spitzen Kondylomen[3].

Auch Bland Sutton sprach sich in der Diskussion zu dem zweiten Falle von Alban Doran ganz entschieden für die entzündliche Entstehung der Tubenpapillome aus.

Weiterhin wiesen auch A. Martin (1886) und Orthmann (1887) auf die zottigen und papillären Wucherungen bei katarrhalischen Erkrankungen der Tuben hin. Cornil und Térillon stellten sogar (1887) die „Salpingitis catarrhalis vegetans" („Salpingite catarrhale végétante") als eigene Form der eitrigen, hämorrhagischen, blenorrhagischen und tuberkulösen Salpingitis gegenüber.

Im Jahre 1889 veröffentlichten Eberth und Kaltenbach einen Fall von „Papillom der Tuben", den sie allem Anschein nach als selbständige Geschwulstform aufgefaßt wissen wollten. Sie betonten wenigstens ausdrücklich, daß zwar zuweilen „ein Bild wie bei dem Carcinom" entstehe, daß aber „nur eine gewisse Ähnlichkeit mit dieser Neubildung vorhanden sei, die sich lediglich auf die Anordnung der beiden Gewebsmassen des Bindegewebes und des Epithels" beschränke. „Aber nirgends" lasse sich doch „ein Anhaltspunkt für eine wirkliche Carcinombildung finden".

Auch in der Folgezeit wurden mehrfach Papillome der Tuben beschrieben (Doléris 1891, Bland Sutton 1891 (2 Fälle), Monprofit und Pilliet 1893) und wenn die betreffenden Autoren auch die entzündliche Genese betonten (Doléris) oder den Ausdruck „Papillom" überhaupt vermieden (Bland Sutton, Monprofit und Pilliet), so waren sie doch ohne Zweifel der Ansicht, echte Tumoren vor sich zu haben („Tumeur végétante de la muqueuse tubaire" Doléris, „Adenoma" Bland Sutton, „Adénome" Monprofit und Pilliet).

So kamen Sänger und Barth (1895) zu dem Schlusse, daß „das Papilloma tubae heute als eine anatomisch und klinisch wohl charakterisierte, gutartige Geschwulstform gelten" könne, „welche bei gehöriger, nur nicht leichter Beachtung der Unterscheidungsmerkmale sich von den bösartigen Papillargeschwülsten scharf trennen läßt". Gleichwohl betonten auch Sänger und Barth, daß in allen Fällen Residuen „von entzündlich infektiösen Erkrankungen der Adnexe vorhanden" sind, und daß die nicht

[1] Alban Doran, Trans. Obstetr. Soc. 28, 229.

[2] Alban Doran, „In all these cases there was evidence of previous pelvic inflammation." (Transact. path. Soc. 39, 206.) — „The papilloma of the tubes and ovaries represent, I believe, an essentially atrophic condition, ... as the result of chronic inflammation." (Ib. 207/208.)

[3] „It is very reasonable to suspect that papilloma of the tube may be inflammatory; a form of salpingitis, in fact." The papillomata then would be allied, not to the papillomatous masses found in tumours of the hilum of the ovary, but rather to the masses of warts seen around the vulva in unclean subjects affected with chronic gonorrhoea". (Trans. Obst. Soc. 28, 234.)
A. Doran erwähnt auch (Trans. path. Soc. 39, 207), daß Bland Sutton der gleichen Ansicht war: „Mr. Sutton has no doubt, that the growths of the tube are in nature warts, similar in principle to those found in other situations, namely, overgrown papillae, the result of continued irritation." In the case of the tube the papillomata are „no doubt . . . simply enlarged and overgrown rugae characteristic of its mucous membrane".
„ . . . gonorrhoeal and other irritant discharges from the genital passages are potent agents in producing warts about the labia and vagina . . . . . If the inflammation extends to the recesses of the Fallopian tubes warts arise in that situation, ...". Papilläre Wucherungen sind in chronisch entzündeten Tuben nicht so selten („a papillomatous condition of the mucous membrane was not infrequent") und man kann fließende Übergänge von einfachen oder nur wenig verzweigten Zotten bis zu dendritischen, gestielten Massen finden, die das Lumen der Tube vollkommen verlegen (. . . he had found it possible to trace every gradation, from simple, or slightly branched villi, to dendritic masses with narrow peduncles completely occluding the tube."). Freilich erreichen die papillären Wucherungen nur ausnahmsweise eine solche Größe wie in dem Falle von A. Doran, trotzdem handelt es sich aber auch hier nur um eine einfache Hyperplasie der normalen Tubenfalten (. . . the subject of Mr. Dorans observations, which is simply an excessive exaggeration of the normal rugae of the Fallopian tube"). Trans. Obstetr. Soc. 28, 247 f.

Bland Sutton weist (l. c S. 250) darauf hin, daß auch bei den Hennen gelegentlich eine Entzündung des Eileiters vorkommt, und daß man dann in ihm die gleichen papillären Wucherungen finden kann wie in entzündeten menschlichen Tuben. („The common fowl occasionally suffers inflammation of the oviduct, and its existence may be suspected when the egg has a very roughened shell. If sections of an inflamed oviduct be examined under the microscope we shall find, instead of the simple or sparingly branched villi dendritic masses somewhat resembling those found in allied conditions of the Fallopian tubes").

von der Neubildung befallenen Teile der Tube „sich stets im Zustand chronischer Endosalpingitis und Pansalpingitis wie bei Sactosalpinx" zeigen.

Die weiterhin veröffentlichten Beobachtungen von gutartigen papillären Wucherungen in der Tube (Chifoliau und Merklen 1897, Doléris 1898, Doléris und Macrez 1898, Schirchoff 1898) waren freilich nicht geeignet, die Ansicht von der echten Geschwulstnatur dieser Bildungen zu stützen.

Quénu und Longuet lehnten deshalb (1901) das Papillom der Tube nachdrücklich als selbständige Geschwulstform ab („Conserver les papillomes de la trompe à titre d'unité, c'est vouloir confondre en un même chapitre des formations d'essence différente ou séparer des formations identiques sous prétexte qu'elles ont un aspect différent.")

Auch Fromme und Heynemann, die weiterhin die bis zum Jahre 1910 veröffentlichten Fälle berücksichtigten, betonten, „daß oftmals Bedenken entstehen können, ob ein mitgeteilter Fall noch als Papillom oder bereits als ein rein papilläres Carcinom anzusehen ist. Andererseits müssen oftmals bei manchen Fällen auch Zweifel laut werden, ob für sie die Bezeichnung Papillom auch wirklich angebracht ist, und ob es sich nicht vielmehr einfach um eine stärkere Faltung der Tubenschleimhaut handelt".

Nach dem Jahre 1910 erschienen nur noch zwei Veröffentlichungen über Tubenpapillome (Jacobs 1912, Sencert 1912).

Aus der neueren Literatur ist — wie Frankl schon 1914 betonte — die Diagnose „gutartiges Papillom der Tube" gänzlich geschwunden.

Unterzieht man die bisher als Papillome der Tube angesprochenen Fälle (A. Doran 3 Fälle, Doléris 3 Fälle, Eberth und Kaltenbach 1889, Bland-Sutton 1891 2 Fälle, Monprofit und Pilliet 1893, Chifoliau und Merklen 1897, Macrez 1898, Schirchoff 1898, Clark 1898, Walla 1902, Fedoroff 1904, Tédenat 1906, Sencert 1912, Jacobs 1912)

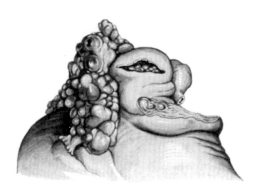

Abb. 22. (Aus Bland-Sutton, Surgical diseases of the Ovaries and Fallopian tubes, p. 283, London 1891.)

einer strengen Kritik, dann läßt sich in keinem einzigen Falle mit Sicherheit ein echtes, autonomes Papillom nachweisen. Teils handelte es sich um sichere (Eberth und Kaltenbach) oder wenigstens wahrscheinliche [Doléris (Fall 1 [1])] papilläre Carcinome, teils [A. Doran, Doléris (Fall 2 und 3), Monprofit und Pilliet, Chifoliau und Merklen, Macrez, Schirchoff, Walla, Fedoroff, Tédenat, Sencert, Jacobs] um entzündlich entstandene hyperplastische Wucherungen.

Gewisse Schwierigkeiten in der Deutung machen nur die Beobachtungen von Bland-Sutton und Clark.

Bland-Sutton fand an einer ihm zur Untersuchung überschickten Tube (mit Ovarialcyste) das Ostium abdominale beträchtlich erweitert, aus ihm quoll — wie Trauben aus einem Füllhorn — eine üppige Menge von Blasen hervor (Abb. 22). Beim Aufschneiden der Tube zeigte sich, daß diese Gebilde, die auf den ersten Anblick den Eindruck einer Blasenmole machten, von der Schleimhaut des äußeren Tubendrittels ausgingen. Die mikroskopische Untersuchung ergab, daß der Tumor aus spärlichem Bindegewebe bestand, in das drüsenähnliche, mit einschichtigem Zylinderepithel ausgekleidete Hohlräume eingelagert waren.

---

[1] Eine 28jährige Patientin litt seit 7 Jahren an zeitweise heftigen Unterleibsschmerzen im Anschluß an eine Metroendometritis und Pelveoperitonitis chronica gonorrhoica. Die Schmerzen steigerten sich nach einem Fall, ließen dann aber plötzlich unter Abgang von reichlicher, blutig-seröser Flüssigkeit nach. Dieser Ausfluß wiederholte sich in der Folgezeit häufiger.

Bei der Operation zeigte sich, daß die rechte Tube melonengroß war, das abdominale Ende war geschlossen, die linken Adnexe waren chronisch-entzündlich verändert. Im Innern der rechten Tube fanden sich sirupdicke Flüssigkeit und papilläre Wucherungen. Die histologische Untersuchung durch Petit und Suchard ergab, daß die Papillen im allgemeinen von einem einschichtigen Epithel überzogen waren, daß dieses aber stellenweise mehrschichtig wurde. Petit und Suchard sprachen deshalb die Vermutung aus, daß es sich um eine maligne Neubildung handle.

In dem zweiten Falle von Bland-Sutton handelte es sich um eine 39jährige Frau, die schon wiederholt wegen heftiger Menorrhagien und starker Leibschmerzen ärztlich behandelt worden war. Die Untersuchung ergab zu beiden Seiten des Uterus je einen schmerzhaften Tumor. Die rechte Tube war zum Teil durch Adhäsionen eingeschnürt, die linke Tube war vergrößert, das Ostium abdominale war offen, die Innenfläche war von „adenomatösen" Massen erfüllt, die vollkommen denen des Falles 1 von Doran glichen. — Histologische Angaben fehlen.

In dem Falle von Clark handelte es sich um eine 60jährige Frau, die nie geboren hatte und stets gesund gewesen war. Seit einem Jahr bemerkte sie eine Geschwulst im Leibe, die angeblich nach einer Badekur vollkommen verschwand, später aber doch wiederkam. Ferner waren im letzten halben Jahr mehrere „peritonitische Anfälle" aufgetreten. Die Untersuchung ergab einen großen, runden, elastischen, fluktuierenden Tumor, der etwa einem Uterus im 6. Schwangerschaftsmonate entsprach, sich aber von dem Uterus abgrenzen ließ. Bei der Laparotomie zeigte sich, daß der Tumor der erweiterten rechten Tube entsprach, die während der Vorbereitungen zur Operation geplatzt war und klare, honiggelbe Flüssigkeit in die Bauchhöhle entleert hatte. Die Innenfläche der Tube war vollkommen von größeren und kleineren papillären Wucherungen bedeckt.

Mikroskopisch ließ sich an allen untersuchten Stellen nur ein einschichtiger Epithelbelag feststellen. Außerdem fanden sich stellenweise Faltenverklebungen, die zur Bildung drüsenähnlicher Hohlräume geführt hatten. Das Stroma der Papillenenden machte an vielen Stellen den Eindruck einer schleimigen Degeneration.

Die Rekonvaleszenz verlief ungestört. Angaben über das weitere Schicksal der Kranken fehlen.

In diesem Falle erscheint einerseits eine entzündliche Entstehung nicht unmöglich, andererseits läßt sich ein Carcinom nicht mit Sicherheit ausschließen, da eine vollständige Untersuchung des ganzen Tumors nicht möglich war. Ebensowenig läßt sich aber bestreiten, daß es sich um wirkliche echte Papillome gehandelt haben kann.

Jedenfalls kann im Hinblick auf andere Schleimhäute (Blase usw.) nicht in Abrede gestellt werden, daß nicht auch in der Tube gelegentlich echte, also autonome Papillome vorkommen können. Die Unterscheidung von den einfachen entzündlichen papillären Hyperplasien dürfte aber auf sehr erhebliche Schwierigkeiten stoßen.

Wenn nun auch diese entzündlichen hyperplastischen Papillome nicht eigentlich zu den Tubengeschwülsten sondern zur Lehre von den Entzündungen der Tube gehören, so mögen sie im folgenden doch kurz besprochen werden. Einmal sind fließende Übergänge zwischen den papillären Hyperplasien und den eigentlichen Papillomen denkbar, außerdem sind aber auch in dem klinischen Bild beider Formen keine wesentlichen Verschiedenheiten zu erwarten, soweit wenigstens nicht entzündliche Momente hereinspielen.

Pathologische Anotomie.

Die entzündlich-hyperplastischen Papillome der Tube sind warzenförmige, zottenförmige, baumartig verästelte oder blumenkohlähnliche Bildungen. Meist sind sie stecknadelkopf- bis etwa kirschengroß, gelegentlich können sie aber auch einen größeren Umfang erreichen (A. Doran[1]). Teils handelt es sich um plumpe, kurze, wenig gegliederte, teils um sehr zierliche, lange, schlanke, reich verzweigte Auswüchse.

Die Zahl und Ausdehnung dieser Gebilde ist sehr verschieden. Neben vereinzelten kleinen Wucherungen in dem einen Fall sind in anderen Fällen oft große Teile der Tubenschleimhaut von einem zarten, samtartigen Rasen bedeckt, oder es haben sich größere umschriebene Tumoren gebildet.

Histologisch bestehen die papillären Wucherungen aus einem zarten, zell- und gefäßreichen bindegewebigen Stroma (Abb. 23). In der Achse jeder Papille verläuft ein

---

[1] A. Doran, Trans. path. Soc. Lond. **31**, 174 (1800).

kleines arterielles Hauptgefäß; dieses ist von zwei oder mehreren Venen begleitet. In den feinsten Verzweigungen findet man oft nur eine einzige Capillarschlinge. Außerdem erkennt man in den Papillen meist auch noch mehr oder weniger zahlreiche Lymphgefäße. Nicht so selten finden sich perivasculäre Zellinfiltrate und Lymphknötchen. Zuweilen ist das Stroma ödematös; es bildet dann ein weites Maschenwerk mit sternförmig verzweigten Zellen (pseudomyxomatöse Umwandlung), makroskopisch erscheinen die betreffenden Papillen dann gallertartig oder glasig durchscheinend, unter Umständen auch blasenmolenähnlich (Abb. 24).

Die Papillen sind von einschichtigem Zylinderepithel überzogen. Mitosen lassen sich, wenn überhaupt, nur in sehr spärlicher Menge nachweisen.

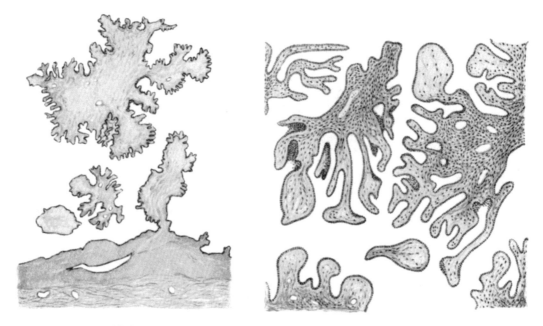

Abb. 23.   Abb. 24.
Abb. 23 und 24. Schnitt durch ein Papillom der Tube. (Fall von Macrez.)

Mehrschichtiger, in der Dicke wechselnder Epithelbelag, zahlreiche Mitosen, solide Einstülpungen des Oberflächenepithels gehören nicht zum Bilde der entzündlich-hyperplastischen Wucherungen und des echten ausgereiften Papilloms. Sie sind vielmehr die Kennzeichen des sogenannten „malignen Papilloms", also eines zunächst vorwiegend papillär wachsenden Carcinoms.

Neben den papillären Wucherungen findet man in den betreffenden Tuben häufig auch adenomatöse Partien. Diese sind entweder durch Ausstülpungen des Schleimhautepithels oder durch Verschmelzung der Papillen und Tubenfalten zustande gekommen. Schirchoff hat deshalb von „Adenopapillomen" gesprochen, Bland Sutton, Monprofit und Pilliet, Chifoliau und Merklen haben ihre Beobachtungen direkt als „Adenome" bezeichnet.

Durch cystische Erweiterung der epithelialen Hohlräume können, wie dies in einer Beobachtung von Bland Sutton der Fall war, gestielte, blasenmolenähnliche Bildungen entstehen (Papilloma tubae cysticum s. vesiculosum, Sänger und Barth).

Regressive Veränderungen sind bisher nur von Fedoroff beschrieben worden. Dieser fand in einer exstirpierten Tube, deren Ostium abdominale verschlossen war, 15 hanfkorn- bis bohnengroße, freie Körper von ovaler oder polygonaler Form. Mikroskopisch erwiesen sich diese als papilläre Excrescenzen, die ihre Verbindung mit der Schleimhaut verloren hatten und als Corpora libera im Innern der Tube lagen.

Nebenbefunde: Ein regelmäßiger Nebenbefund der papillären Hyperplasien sind salpingitische oder perisalpingitische Veränderungen oder Residuen. Das Ostium abdominale der Tube ist meist verschlossen, gelegentlich aber auch offen [A. Doran (Fall 1). Bland Sutton (Fall 1)]. Nicht so selten findet man papilläre Wucherungen in Saktosalpingen.

Neben papillären Wucherungen in der Tube wurden in einigen Fällen (A. Doran, Walla) auch Papillome des Ovariums gefunden. Die Frage, ob hier ein ätiologischer Zusammenhang oder nur ein zufälliges Zusammentreffen vorliegt, muß heute noch offen bleiben.

Histogenese: Die Histogenese der papillären Wucherungen ist noch nicht geklärt. Teils hat man im Bindegewebe (Virchow u. a.), teils im Epithel (Eberth u. a.) das primum movens gesehen. Eberth hat speziell für die Papillome der Tuben darauf hingewiesen, „daß die Epithelwucherung eigentlich das Primäre und die Erhebung des bindegewebigen Bodens zu Papillen das Sekundäre ist."

Ein sicherer Entscheid ist hier aber nicht möglich (Borst). Teils findet man rein epitheliale Sprossen und Papillen, in die dann erst sekundär das Bindegewebe eindringt, teils stehen die Proliferationsprozesse am Bindegewebe und an den Gefäßen so im Vordergrund, daß ein primäres Auswachsen des Blutgefäßbindegewebsapparates wahrscheinlich ist. Nach Borst dürfte dieser letztere Modus ganz besonders bei den entzündlichen Papillomen in Betracht kommen, da sich die entzündlichen Veränderungen in erster Linie am Bindegewebe und den Gefäßen abspielen.

Kausale Genese: Die näheren Zusammenhänge zwischen Entzündung und Papillombildung sind noch vollkommen dunkel. Ebensowenig ist die Frage geklärt, warum man in dem einen Fall papilläre Wucherungen findet und sie in dem anderen vermißt.

Die Art der Tubenentzündung scheint keine nennenswerte Rolle zu spielen. A. Doran und Bland Sutton legten der Gonorrhöe eine große Rolle bei. Spätere Beobachtungen zeigten aber, daß auch bei Tubenentzündungen anderer Ätiologie papilläre Wucherungen gefunden werden. Ganz besonders ist hier die Tuberkulose zu erwähnen (Gaifami, Montanelli). Gaifami spricht direkt von einer „Tuberculosi papillare".

Klinisches.

Entsprechend ihrer entzündlichen Genese sind die hyperplastischen Papillome im allgemeinen an das geschlechtsreife Alter gebunden. Natürlich können sie aus diesem auch mit in das Klimakterium hinübergenommen werden. Vor der Pubertät sind papilläre Wucherungen in den Tuben bisher anscheinend noch nicht beschrieben worden.

Symptome: Häufig machen die papillären Wucherungen im Innern der Tube überhaupt keine nachweisbaren Symptome, sondern sie werden erst als Zufallsbefund beim Aufschneiden des exstirpierten Organes entdeckt. Besonders häufig findet man derartige Gebilde in Hydrosalpinxsäcken, und es kann dann die Frage aufgeworfen werden, ob es sich um papilläre Wucherungen in einer Hydrosalpinx, oder ob es sich um Hydrosalpinxbildung infolge papillärer Wucherungen handelt.

Sind die papillären Wucherungen nur klein und wenig ausgedehnt, dann dürfte ihnen ein nennenswerter Anteil an der Exsudation ins Tubenlumen wohl kaum zukommen. Sind dagegen größere papilläre Tumoren vorhanden oder sind große Teile der Tubeninnenfläche mit papillären Excrescenzen bedeckt, dann können diese natürlich sehr wohl zu einer recht erheblichen Sekretion ins Tubenlumen führen, und — falls beide Tubenenden verlegt sind — sehr wohl die Entstehung einer Hydrosalpinx veranlassen.

Ist dagegen nur ein Ostium geschlossen, dann kann sich die abgesonderte Flüssigkeit durch das andere Ostium entleeren. Die Entleerung erfolgt je nachdem das abdominelle oder uterine Ostium der Tube verschlossen ist, durch Uterus und Scheide nach außen oder nach innen nach der Bauchhöhle zu. Der eine Fall dokumentiert sich klinisch als Fluor, der andere als Ascites.

Nach beiden Richtungen hin kann die Entleerung kontinuierlich oder diskontinuierlich, also periodisch, erfolgen. In dem letzteren Falle entsteht das Symptomenbild des Hydrops tubae profluens.

In sehr ausgesprochener Weise fanden sich die Erscheinungen des äußeren Hydrops tubae profluens in der einen Beobachtung (Fall 1) von Doléris: Bei der 28jährigen Patientin traten wiederholt in 14tägigen oder größeren Zwischenräumen heftige Schmerzanfälle oder die Erscheinungen einer hartnäckigen Verstopfung auf. Im Anschluß daran erfolgte dann plötzlich ein mehrere Tage dauernder schubweiser Abgang von blutigseröser Flüssigkeit aus der Scheide, während gleichzeitig die Schmerzen allmählich vollkommen schwanden.

Umgekehrt kam es in der zweiten Beobachtung von Doléris zur periodischen Entleerung des flüssigen Tubeninhaltes nach der Bauchhöhle zu: Die 37jährige Patientin bemerkte seit 18 Monaten in ihrem Abdomen eine Geschwulst, die etwa alle drei Monate unter heftigen Leibschmerzen verschwand, ohne daß gleichzeitig irgendwelcher Ausfluß aus der Scheide aufgetreten wäre. Bei der Operation fand sich das Ostium abdominale der Tube offen, freie Flüssigkeit war im Abdomen nicht vorhanden, es scheint also, daß die aus der Tube entleerte Flüssigkeit resorbiert wurde (Macrez).

Dagegen fand sich in dem Falle 1 von A. Doran — ebenfalls bei offenem Ostium abdominale — sehr reichlicher Ascites. Die klinischen Erscheinungen des Tubeninhaltes fehlten in diesem Falle.

Prognose.

Die hyperplastischen papillären Wucherungen und die ausgereiften echten Papillome sind gutartige Neubildungen. Dieser Entscheid über die Gutartigkeit läßt sich aber nur durch das Mikroskop erbringen. Zahlreiche Kernteilungsfiguren, Mehrschichtigkeit des Epithelbelages, Einsenkungen des Epithels in die Tiefe, sprechen gegen einfaches Papillom und für papilläres Carcinom.

In diesen Fällen muß die Prognose selbst nach der Totalexstirpation als zweifelhaft gestellt werden. Auch wenn alle Anhaltspunkte für eine Weiterverbreitung fehlen, muß doch immer mit der Möglichkeit einer makroskopisch nicht nachweisbaren Verschleppung gerechnet werden. Bei offenem Ostium abdominale oder bei der Eröffnung des Tubensackes während der Operation kann auch eine Aussaat von Geschwulstzellen in die Bauchhöhle erfolgen.

Andererseits darf aber selbst bei sicherem papillärem Carcinom die Prognose nicht als absolut infaust gestellt werden, da bei lokalisierten Carcinomen schon mehrfach nach der Operation Heilung beobachtet wurde.

Therapie.

Findet man gelegentlich eines operativen Eingriffes in einer Tube papilläre Wucherungen, dann steht man vor der Frage, ob man sich mit der einfachen Exstirpation der Tube begnügen, oder ob man zu der radikalen Entfernung des gesamten Genitale übergehen soll [1]. Einigermaßen sichere Anhaltspunkte über die Natur der Neubildung lassen sich, wie schon erwähnt wurde, nur durch eine eingehende histologische Untersuchung gewinnen. Es empfiehlt sich deshalb, noch während der Operation Gefrierschnitte anzufertigen, um wenigstens eine ungefähre Vorstellung von dem Bau der Neubildung zu bekommen. Ergibt sich dann der geringste Verdacht auf eine maligne Neubildung, dann erscheint die Exstirpation des gesamten Genitale dringend geboten. Es ist nun aber sehr wohl denkbar, daß die histologischen Zeichen der Malignität nicht schon bei der Durchsicht einiger Gefrierschnitte, sondern erst bei der systematischen Durchforschung des gesamten Operationspräparates entdeckt werden. Infolgedessen ist es bis zu gewissem Grade Sache des Operateurs, ob er sich in dem gegebenen Falle mit der einfachen Abtragung der Tube begnügen, oder ob er radikal vorgehen will.

Bestimmte Vorschriften lassen sich hier nicht geben. Wir selbst würden jedenfalls bei größeren papillären Tumoren, bei denen ja eine exakte Untersuchung in Serienschnitten gar nicht möglich ist, möglichst radikal vorgehen.

Der Entscheid, ob man sich mit der einfachen Totalexstirpation begnügen oder die erweiterte Totalexstirpation machen soll, wird in vielen Fällen von dem Zustande der Patientin und den örtlichen Veränderungen (Verwachsungen, entzündliche Residuen im Beckenbindegewebe usw.) abhängen. Im allgemeinen dürfte aber die erweiterte Totalexstirpation als die Operation der Wahl zu bezeichnen sein.

Selbstverständlich wird man, gleichgültig zu welchem Verfahren man sich entschlossen hat, die Patientin auch weiterhin im Auge behalten, um etwaige Rezidive möglichst frühzeitig therapeutisch angehen zu können.

b) Adenom.

Geschichtliches.

Wenn man als „Adenome" Tumoren bezeichnet, die ihren Ausgangspunkt von Drüsen nehmen, dann kann man im Zweifel sein, ob in der Tube überhaupt Adenome vorkommen können, da die Tube kein Drüsenepithel besitzt.

In der Tat haben v. Recklinghausen und Schickele immer wieder den Satz vertreten: „Die Tubenschleimhaut hat keine Drüsen, also können aus ihr auch keine Drüsen entstehen." In diesem Mangel an Drüsen erblickten v. Recklinghausen und Schickele eine wichtige Stütze für ihre Ansicht von der Urnierengenese der Tubenwinkeladenomyome.

---

[1] Hier sind natürlich nicht die Fälle gemeint, in denen sich in einer faustgroßen Hydrosalpinx ein einziges stecknadelkopfgroßes papillomatöses Gebilde findet, obwohl auch dieses ein beginnendes papilläres Carcinom sein kann. Es kommt in diesen Fällen eben viel auf die Erfahrung an; bestimmte Vorschriften lassen sich nicht geben.

Zahlreiche Untersuchungen haben nun aber gezeigt, daß drüsenschlauchähnliche Bildungen in erkrankten Tuben keine Seltenheit sind.

Schon im Jahre 1886 hat A. Martin darauf aufmerksam gemacht, daß bei Salpingitis „drüsenähnliche Ausstülpungen in einer normal drüsenlosen Oberfläche sich entwickeln". Nach A. Martin dringen diese, mit Zylinderepithel bekleideten Ausstülpungen „in die Tiefe, durchwachsen die unter dem Reiz dieser Einwanderung sich vermehrende Wand, schnüren sich ab und können nicht nur eine Drüsenentwicklung, sondern auch eine Cystenbildung vortäuschen."

Im Jahre 1887 fanden Münster und Ortmann in einer tuberkulösen Pyosalpinx drüsenähnliche Gebilde. Sie setzten diese in Parallele zu den „atypischen Epithelwucherungen" (Friedländer) bei den granulierenden Entzündungen der Haut.

Im gleichen Jahre wies Chiari auf die später als „Salpingitis isthmica nodosa" bezeichneten knotenförmigen Verdickungen am Tubenisthmus hin, die durch epitheliale Hohlräume in der Tubenwand und durch entzündliche Muskelhyperplasie charakterisiert sind. Chiari konnte „deutlich wahrnehmen", daß die epithelialen Hohlräume ihre Entstehung „einer Ausstülpung der Mucosa des Tubenkanals" verdankten.

Wolff fand 1897 in einem Falle von tumorartiger papillärer Tuberkulose beider Eileiter drüsige Epithelschläuche. Diese waren so reichlich vorhanden, sie verliefen so unregelmäßig nach den verschiedensten Richtungen hin, sie zeigten so ausgesprochene Sprossen und Papillenbildung und sie erstreckten sich bis in die tiefsten Schichten der Submucosa, daß kein Zweifel darüber bestehen konnte, daß es sich hier nicht um einfache Verklebungen und Abschnürungen handelte, sondern daß ein echter aktiver Wucherungsprozeß vorliegen mußte.

Da die drüsenschlauchartigen Wucherungen „lebhaft an die Adenome der Gebärmutterschleimhaut erinnerten", warf Wolff die Frage auf, ob man hier von einem „Adenom" der Tube sprechen könne. Die Berechtigung zu dieser Bezeichnung war nach seiner Ansicht aber nicht gegeben, „solange die Frage nach dem Vorhandensein von Drüsen in der Tubenschleimhaut nicht entschieden ist". Nach Wolff sollte man deshalb nur sagen, daß hier „atypische, in die Tiefe dringende Epithelwucherungen vorliegen in dem Sinne von Friedländer" und sie als „adenomähnliche Wucherungen" bezeichnen.

Von großer Bedeutung für die Frage der drüsigen Bildungen in der Tube wurden die Untersuchungen von v. Franqué über „Salpingitis nodosa isthmica und Adenomyoma tubae".

v. Franqué konnte zunächst die wichtige Tatsache feststellen, daß sich im Verlauf von 19 Monaten an den bei einer vorhergehenden Operation normal befundenen Tuben einer jungen Frau das typische Bild der „Salpingitis nodosa isthmica" einerseits und des „von Urnierenresten abstammenden Tubenwinkeladenomyoms" andererseits entwickelte. An Serienschnitten konnte v. Franqué zeigen, daß die adenomatösen, in der Tubenwand gelegenen Gebilde aus multiplen Ausstülpungen der Tubenwand hervorgegangen waren.

In einem weiteren Falle fanden sich am Tubenansatz ebenfalls ausgedehnte epitheliale Kanal- und Cystensysteme in der Tubenwand. Auch hier war an mehreren Stellen eine einwandfreie Kommunikation mit dem Tubenlumen nachzuweisen. Eine Neubildung von Muskelgewebe war nicht vorhanden, es handelte sich „nur um ein „Adenom", wie in dem Falle L. Meyers, kein Adenomyom".

Allerdings setzt v. Franqué das Wort Adenom in Anführungszeichen, anscheinend um diese Art der epithelialen Wucherungen von den echten Adenomen abzugrenzen.

Kehrer konnte (1901) in einem Falle von beiderseitiger Salpingitis intramuralis ebenfalls alle morphologischen Kriterien der Urnierenadenome im Sinne von v. Recklinghausen feststellen. Gleichwohl ließ sich nachweisen, daß die epithelialen Hohlräume durch Ausstülpungen des Tubenlumens entstanden waren.

Den Ausdruck „Adenom" oder „Adenomyom" der Tubenschleimhaut vermied Kehrer absichtlich, da die pathologische Nomenklatur den Begriff Adenom nur für eine benigne circumscripte Neubildung aus präexistierenden Drüsen reserviert habe. Das Vorkommen von Drüsen in der Tubenschleimhaut werde aber vollkommen geleugnet, oder es sei jedenfalls überaus selten. Wolle man aber den Vergleich der Knotenbildung bei Salpingitis nodosa mit dem Adenom gewahrt wissen, so wäre die von Wolff vorgeschlagene Bezeichnung „adenomähnliche Wucherung" der Tubenschleimhaut in Erwägung zu ziehen. Kehrer selbst zog es vor, nur von epithelialen Formationen, epithelialen Schläuchen oder Kanälen oder drüsenähnlichen Bildungen zu sprechen.

1902 wies Lubarsch darauf hin, daß er sehr starke adenomatöse Wucherungen der Tubenschleimhaut sowohl bei der Tuberkulose, wie bei chronisch-eitriger gonorrhoischer Salpingitis" beobachten konnte.

Arthur Stein berichtete 1903 aus dem Lubarschschen Institut ausführlich über diese Befunde.

R. Meyer hat dann in sehr ausgedehnten Untersuchungen gezeigt, daß adenomatöse Schleimhautwucherungen in der Tubenwand überaus häufig sind, und daß sie sich bei allen möglichen entzündlichen

Prozessen finden können. Ferner wies er darauf hin, daß diese Schleimhautwucherungen in allen Teilen, der Tube bis zum ampullären Ende hin und in allen Schichten der Tube bis in das Ligamentum latum hinein gefunden werden können.

R. Meyer kam deshalb — entgegen dem Einwand von v. Recklinghausen und Schickele, daß die Tube keine Drüsen besitze — zu dem Schlusse:

Wenn die Tube normalerweise auch keine Drüsen besitzt, so kann sie doch, pathologischerweise solche besitzen oder bilden, und wenn man die schlauchförmigen Ausstülpungen der Tubenschleimhaut nicht Drüsen nennen mag, so mag der Ausdruck „Adenome" vielleicht durch einen neu zu erfindenden Namen ersetzt werden, aber an der Tatsache, daß diese vorläufig „adenomatös" genannten Wucherungen offensichtlich aus der Schleimhaut hervorgehen, ändert das natürlich nicht das Geringste.

Ferner hat R. Meyer darauf hingewiesen, daß „jede Art von Epithel, sogar Plattenepithel und das sog. Endothel Drüsenschlauchformationen produzieren kann".

Neben diesen eingehenden und mühevollen Untersuchungen, die den Beweis erbrachten, daß in pathologisch veränderten Tuben drüsenschlauchähnliche Bildungen vorkommen können, hat es auch nicht an Stimmen gefehlt, die das Relief der normalen Tubeninnenfläche überhaupt nicht auf Faltung sondern auf Drüsenbildung zurückführten.

Schon Bowmann und Hennig haben der Tubenschleimhaut senkrecht zur Oberfläche gestellte Drüsen zugeschrieben. Ganz besonders nachdrücklich ist aber Bland Sutton dafür eingetreten, daß die Tube keine Falten, sondern Drüsen besitzt [1].

Bland Sutton kam zu seiner Ansicht durch vergleichend-anatomische Untersuchungen.

Die Tube vieler Säugetiere ist viel komplizierter gebaut als die des Menschen. So besitzt nach der Ansicht von Bland Sutton die Tube des Macacus rhesus „büschelförmig angeordnete Drüsen". Auch

---

[1] „It is usually stated that the tube is devoid of glands, but how far this statement represents the actual state of affairs is well open to question. The structure of the mucous membrane of this tube has been so carefully and systematically examined by competent experts that the mere facts are beyond dispute, but they will admit of a different interpretation to that usually placed upon them, and arguments and facts will now be advanced in order to show that the folds in the tubal mucous membrane are glands.

A gland in its simplest form is a sac or tube derived from the invagination of epithelium. Larger and more complicated glands may be derived from this as the result of secondary outgrowths from the primary sac.

The glandular nature of the recesses in the human Fallopian tube could not be settled without an appeal to the characters of the mucous membrane in the Fallopian tube of other mammals, and the corresponding section of the oviducts in lower vertebrata. Take, for instance, the elaborate work required of the mucous membrane in a bird's oviduct, not only for producing an albuminous investment for the egg, but the subsequent deposition of a calcareous coat exhibiting a definite structure. Yet the mucous membrane is simply thrown into longitudinal folds resembling the so-called rugae or plicae of the human Fallopian tube.

The simple construction of the mucous membrane in the avian oviduct is well calculated to excite astonishment when compared with the internal lining of the oviducts of frogs, salamanders, lizards, and tortoises. In these animals the mucous membrane of the oviducts is richly beset with complex glands.

In many mammals the mucous membrane of the tubes is far more complex than in the human female. The microscopic appearance of a transverse section of the tube from a Macaque (Macacus rhesus), taken from near the middle of the tube, is represented in Abb. 67.

It shows very well the cluster-like arrangement of the glandular acini, each presenting a single layer of large regular sub-columnar epithelium. An examination of a large number of specimens shows that in the middle of the tube the mucous membrane is most complicated; in the section near the uterus it is simplest, and the number of acini, or recesses, varies with age. The different sketches of the tubal mucous membrane given by various authors are thus explained.

The Fallopian tubes of ruminants are very thin and narrow ducts, but the mucous membrane reaches a high degree of complexity, and is richly beset with glands of a racemose type. A sketch of recess from the tube of the Panolian deer (Cervus eldi) is given in Fig. 68. The recesses are lined with a single layer of regular columnar epithelium. These recesses are so numerous that as many as twelwe may be counted in one section of a tube; the extend around the whole circumference."

„The probable function of the Fallopian glands is to provide an albuminous fluid for the ovum as it traverses the Fallopian tube.

It is well to emphasize the point that the microscopical characters of the mucous membrane do not admit of any difference of opinion. The question is one of interpretation."

die Tube des Elches (Cervus eldi) ist ganz ähnlich gebaut. Ganz besonders eindrucksvoll tritt der Drüsencharakter der Tube beim Huhn zutage. Hier besitzt der Eileiter die gleiche Anordnung in Längsfalten, wie sie sich auch beim Menschen findet. Gleichwohl liefert das Epithel nicht nur die Eiweißhülle, sondern auch die Kalkschale um das Ei. Kurz alles was durch Epitheleinstülpung entsteht, kann man als Drüse bezeichnen und dementsprechend auch die menschliche Tube.

Später (1905) wies R. Meyer (Lubarsch-Ostertag IX, 2, 608f.) darauf hin, daß die adenomatöse Grenzübertretung der Schleimhaut in vielen Fällen dadurch zu erklären ist, daß Wandabscesse nach dem Lumen hin durchbrechen und daß die Absceßhöhlen und -gänge von der Schleimhaut aus mit Epithel ausgekleidet werden.

Unabhängig von R. Meyer erbrachte auch Hoehne (1905) durch sehr eingehende Untersuchungen den Beweis, daß es im Anschluß an Tubenwandeiterungen zu ausgedehnter Kanalisierung und zur Entwicklung labyrinthartiger Gangsysteme in der Tubenwand kommen kann.

Kroemer (1906) konnte zeigen, daß diese blindsackartigen Ausstülpungen an den Tuben erwachsener Frauen ein überaus häufiger Befund sind.

Damit war das Problem der Morphologie und Histogenese dieser Drüsenschläuche zu einem gewissen Abschluß gelangt. Auch die Ätiologie schien in dem Sinne geklärt, daß es sich um eine „postfetale Grenzübertretung" (R. Meyer, Lubarsch-Ostertag IX, 2, 611) des Schleimhautepithels im Anschluß an entzündliche Vorgänge handelt.

Seitdem hat die Frage nach den adenomähnlichen Epithelschläuchen in der Tubenwand jahrelang geruht. Erst in der letzten Zeit ist das Problem durch Lahm (1921), Schoenholz (1924) und Schridde (1929) wieder aufgenommen worden. Nach der Ansicht dieser Autoren können die Epithelausstülpungen nicht nur postfetal, im Anschluß an entzündliche Prozesse sich ausbilden, sondern sie können auch während des Fetallebens durch Entwicklungsstörungen entstehen.

Nomenklatur.

Unter Adenomen versteht man Geschwülste, „in welchen eine epitheliale Wucherung mit Hilfe einer entsprechenden Konkurrenz des Bindegewebsapparates reguläre, mit bindegewebigen Wandungen versehene Epithelverbände erzeugt, welche in Form von einfachen und verzweigten Röhren, von kugeligen, gegenseitig kommunizierenden oder allseitig geschlossenen Bläschen oder in Form von Kombinationen dieser beiden Haupttypen, auftreten" (Borst). Nach Lubarsch sind Adenome „Neubildungen, welche aus mit Epithelien ausgekleideten, eine besondere bindegewebige Wand besitzenden Hohlräumen zusammengesetzt sind", oder „Neubildungen, welche den Typus einer Drüse nachahmen".

Der Begriff der Drüse wird in beiden Definitionen ausdrücklich „rein morphologisch" (Borst) aufgefaßt. Auch Lubarsch begründet (Lubarsch-Ostertag, Ergebnisse der allgemeinen Pathologie und pathologische Anatomie Bd. 2, S. 414. 1895) eingehend diese Auffassung.

Unter diesen Umständen ist man also durchaus berechtigt, epithelführende Hohlräume in der Tubenwand als „adenomähnliche" Wucherungen anzusprechen, selbst wenn man den Drüsencharakter des Tubenepithels in Abrede stellt.

Ein drüsenähnlicher Wachstumsexzeß ist aber erst dann ein Adenom, also eine echte Neubildung, wenn er autonomen Charakter besitzt, also „eigenmächtiges und selbständiges, zweck- und zielloses Wachstum" (Borst), wenn er „ein selbständiges, scheinbar eigenen Gesetzen unterworfenes Leben" führt (Lubarsch).

Prüft man unter diesem Gesichtspunkte die adenomatösen Wucherungen in der Tube, dann muß man ihnen in den meisten Fällen die Autonomie und damit den echten Geschwulstcharakter absprechen. Ihr Wachstum ist weder eigenmächtig, noch selbständig, noch zweck- und ziellos.

Es handelt sich vielmehr um entzündliche, hyperplastische, regenerative Wachstumsexzesse, um Ausgleichungsvorgänge, um Reaktionen, die in gewissem Sinne nach den Bedürfnissen des Organismus reguliert sind und eine nur sekundäre Aktion der Gewebe darstellen. Das Tiefenwachstum des Epithels wird durch die entzündlichen Vorgänge ausgelöst und es ist abhängig von ihnen. Dies kommt auch darin zum Ausdruck, daß beim Abheilen der Entzündung eine Abschnürung der Drüsen durch narbige Schrumpfung des Bindegewebes (v. Franqué) und allem Anschein nach auch ein Stillstand ihres Wachstums eintritt.

Auch den im Fetalleben entstandenen Epithelausstülpungen kommt kein autonomes Wachstum zu. Sie sind die Folge einer Entwicklungsstörung und demnach „als Mißbildungen aufzufassen" (Schoenholz).

Es ist also nicht berechtigt, die Gesamtheit dieser epithelialen Hohlräume in der Tubenwand als „Adenom" anzusprechen, selbst wenn sie eine lokalisierte Anhäufung, etwa am isthmischen Teil der Tube darstellen.

Es ist besser hier von „adenomähnlichen Wucherungen" (B. Wolff, A. Stein) zu sprechen. Wir selbst werden im folgenden in Anlehnung an den Begriff der Adenomyohyperplasie (R. Meyer) von Adeno-hyperplasie sprechen und im Hinblick auf die Entstehungsmöglichkeiten eine entzündliche und eine dysontogenetische Adenohyperplasie unterscheiden.

Der Adenohyperplasie steht das Adenom als echte autonome Geschwulstbildung gegenüber.

Freilich muß man sich darüber klar sein, daß sich die hyperplastischen Drüsenwucherungen nicht immer von den echten Adenomen trennen lassen werden. Man wird daher wohl auch in der Tube gelegentlich Fälle finden, in denen „gerade zwischen entzündlichen Hyperplasien und richtigen Adenomen alle Übergänge vorhanden sind" (Lubarsch, VII, S. 892).

Adenom.

Die bisher als „Adenome" der Tube veröffentlichten Beobachtungen (Bland-Sutton 1891 2 Fälle, R. Meyer 1897, Béla Nádory 1904 2 Fälle, Küster 1914, Zweifel-Wolff 1918) bedürfen einer näheren Besprechung.

Zunächst muß ein Fall (Fall 2) von Béla Nádory ausgeschieden werden. Dieser Fall wurde zwar von dem Verfasser als „Adenoma tubae" betitelt, aber dann als „ein typisches Recklinghausensches Myoadenom" näher charakterisiert.

In dem anderen Falle (Fall 1) von Béla Nádory findet sich nur die kurze Angabe, daß die mikroskopische Untersuchung einer Eitertube neben „einer chronischen Salpingitis ein Adenom" ergab, „welches sonach nicht dem typischen Adenom von Recklinghausen entspricht." [1]

Bei dieser kurzen Beschreibung muß die Frage offen bleiben, ob nicht eine einfache entzündliche Adenohyperplasie vorlag.

Nicht geklärt sind auch die beiden Fälle von Bland Sutton.

Nach der Ansicht von Bland Sutton wird das Innenrelief der Tube nicht durch Falten, sondern durch Drüsen bedingt. Infolgedessen bezeichnete er den von A. Doran als Papillom beschriebenen Tumor als Adenom. Wenn nun Bland Sutton schreibt, daß er in einem Falle (Fall 2) das Innere der Tuben voll von „adenomatösen Geschwulstmassen" fand, aber hinzufügt, daß diese in ihrem Bau denen im Falle von A. Doran glichen [2], so spricht diese Bemerkung doch sehr dafür, daß es sich nicht um ein Adenom in dem gewöhnlichen Sinne, sondern um ein Papillom handelte.

Schwieriger zu deuten ist der erste Fall von Bland Sutton. An einer ihm übersandten Tube fand Bland Sutton aus dem erweiterten Ostium abdominale eine üppige Menge von Blasen wie Weintrauben aus einem Füllhorn hervorquellen [3]. Die nähere Untersuchung ergab, daß diese „Blasen" von der Schleimhaut des äußeren Tubendrittels ausgingen (Abb. 22 S. 634).

Bei der mikroskopischen Untersuchung zeigte sich, daß die Geschwulst aus Drüsenschläuchen bestand, die von einem einschichtigen Zylinderepithel gebildet und in ein zartes Bindegewebe eingelagert waren [4].

Durch diese Beschreibung erscheint die Beobachtung einwandfrei als Adenom charakterisiert. Wenn Bland Sutton aber fortfährt, daß sich an einzelnen Stellen der Geschwulst cystische Hohlräume befanden, und daß in diese Geschwulstmassen hineinsproßten [5], dann wird man doch wieder an der rein adenomatösen Natur der Neubildung irre, und wenn er dann vollends schreibt, daß sich sein Fall von dem A. Dorans nur durch den größeren Bindegewebsgehalt unterschied [6], dann erscheint es — im Hinblick

---

[1] Die klinischen Angaben lauten: „28jährige II para, welche seit 3 Wochen an blutigem Ausfluß und Unterleibsschmerzen leidet. Diagnose: Abort. imperf. mens. II. Tumor adnex. l. sin. Vorsichtige Curretage. Der linksseitige Tumor verkleinert sich nicht trotz langer antiphlogistischer und resorbierender Therapie. Große Schmerzen. Laparotomie. Ovarium nußgroß, Tube bildet einen Eitersack. Exstirpation.

[2] „The right tube was enlarged to the size of a finger; the ostium was open, the walls greatly thickened, and its interior stuffed with adenomatous masses in structure resembling those found in Doran's specimen".

[3] „On examing the tube its abdominal ostium was found largely dilated, and a luxuriant mass of vesicles, like a bunch of grapes, protruded from it, producing an appearance not unlike a cornucopia."

[4] „The solid portion of the tumour was composed of delicate connective tissue, in which were embedded glandulae acini, lined with a single layer of regular columnar epithelium."

[5] „In some parts of the tumour, especially near the surface, cystic spaces containing sprouting masses of intra-cystic growth were found."

[6] „The specimen differed from Dorans' case in that it contained a far larger proportion of stroma."

auf die sichere Papillomnatur des Doranschen Falles — erst recht fraglich, ob Bland Sutton seine Ansicht von der Drüsennatur der Tubenschleimhaut nicht einfach auf eine papilläre Bildung übertragen hat.

Sänger und Barth haben die beiden Beobachtungen von Bland Sutton als Papillome aufgefaßt. Da die Geschwulst im eben erwähnten Falle 1 aber keine eigentlichen Papillen erkennen ließ, so bezeichneten sie Sänger und Barth als eine besondere Form des Papilloms, als cystisches oder vesiculöses Papillom (Papilloma tubae cysticum s. vesiculosum).

Derartige Papillome kommen vor, und es ist möglich, daß es sich auch in dem Falle von Bland Sutton um ein derartiges Gebilde handelte. Wir selbst möchten aber die Frage nach der histologischen Natur dieses Gebildes offen lassen.

Küster berichtete über „einen Tumor der Fimbria ovarica, der nach dem Typus des intrakanalikulären Adenofibroms gebaut war; van Gieson- und Bielschowskyfärbung erwiesen die Fibromnatur des Gerüstes. Die spärlichen Kanälchen waren mit hohem flimmerntragendem Zylinderepithel ausgekleidet, das Schleim produzierte; außerdem fanden sich eine Hydrosalpinx nicht entzündlicher Art und ein erbsengroßer Fibromknoten an der gleichen Tube."

Die Bemerkung Küsters, daß es sich um eine Geschwulst „nach dem Typus des intrakanalikulären Adenofibroms" handelte, erinnert an die Beschreibung, die Bland Sutton von seinem ersten Falle gab. In dem Falle von Bland Sutton ging die Geschwulst allerdings von der Tubenschleimhaut aus. In der Beobachtung von Küster war dagegen das Ostium abdominale verschlossen — es bestand eine Hydrosalpinx, und die Neubildung nahm ihren Ausgangspunkt von der Fimbria ovarica.

Einen ganz ähnlichen Tumor scheint Le Dentu beobachtet zu haben:

Eine 23jährige Patientin, bemerkte seit einigen Monaten eine Geschwulst im Unterleib. Bei der Untersuchung fühlte man über der Symphyse einen harten, feinhöckerigen Tumor, der vorne und rechts vom Uterus lag, sich aber leicht von der einen auf die andere Seite bringen ließ. Die Operation ergab, daß die Geschwulst nicht vom Ovarium, sondern von der linken Fimbria ovarica ausging, und daß sie an dieser Stelle mit einem schmalen, zarten Stiel befestigt war. Der Tumor war 14 cm lang, 8 cm breit und 9 cm dick. Die Oberfläche war sehr unregelmäßig, sie bestand aus zahlreichen kleinen rundlichen Vorwölbungen, die zum Teil aus höchstens kleinhaselnußgroßen Cysten bestanden, zum Teil solide, derb und rosaweiß waren. Auf dem Schnitt erinnerte der Tumor an die Kleinhirnwindungen. In der Hauptsache bestand er aus verzweigten Bindegewebszügen; in diese fand sich ein weniger festes, knorpelähnlich durchscheinendes Gewebe eingelagert, das von zahlreichen, höchstens hirsekorngroßen Cysten durchsetzt war. Die mikroskopische Untersuchung ergab ein wucherndes Fibrocystom, das allerdings nur wenig Cysten, dagegen viel Bindegewebe enthielt. Die Oberfläche des Tumors war von einem mehrschichtigen, wuchernden Epithel überzogen. („Après l'incision des parois abdominales, je trouvai la tumeur enclavée dans le petit bassin, mais il me fut facile de l'amener à l'extérieur. Je constatai de suite qu'elle ne dépendait pas de l'ovaire, mais qu'elle s'était développée sur le bord du ligament large, du côté gauche, au niveau du ligament tubo-ovarien auquel elle était attachée par un pédicule bien étroit et très mince. Comme l'ovaire renfermait un ou deux petits kystes et que l'une des franges du pavillon de la trompe se confondait avec le pédicule, j'extirpai les annexes au ras de la corne de l'utérus.

L'ovaire droit ne me parut pas absolument sain; sa surface était soulevée en un point par une petite bosselure correspondant sans doute à un follicule dilaté. Cette lésion ne me parut pas suffisante pour motiver l'extirpation des annexes. Je les laissai en place. La malade est en voie de guérison.

La tumeur a 14 cent. de long sur 8 cent. de large et 9 cent. d'épaisseur.

Sa surface très irrégulière présente un très grand nombre de petites saillies arrondies dont plusieurs constituées par de petits cystes. Le plus volumineux d'entre eux a les dimensions d'une petite noisette. Les autres bosselures fermes et résistantes sont d'un blanc légèrement rosé.

A la coupe, le tissu de la tumeur rappelle par son aspect les lobes du cervelet. La trame est formée par des arborescences de nature évidemment fibreuse qui supportent un tissu moins ferme, translucide comme du cartilage, parsemé de nombreuses petites cavités kystiques.

Les dimensions de ces dernières n'excèdent pas celles d'un grain de mil.

Le pédicule, formé par une membrane fibreuse, semble se détacher de la partie la plus externe du ligament tubo-ovarien et de la grande frange du pavillon de la trompe. Celui-ci est absolument indépendant de la trompe comme l'ovaire. La trompe elle-même est libre dans toute son étendue.

M. Letulle a bien voulu me faire un examen histologique de cette tumeur. C'est indiscutablement un cysto-fibrome végétant qui contient peu de kyste et beaucoup de tissu fibreux. Sa surface est recouverte d'un épithélium pavimenteux qui parait, lui aussi, quelque peu végétant.")

R. Meyer demonstrierte 1897 in der Gesellschaft für Geburtshilfe und Gynäkologie zu Berlin beiderseitige adenomyomähnliche Tumoren an den Tubenwinkeln. Mikroskopisch fand sich an diesen Stellen in der Tubenwand ein System von ausgedehnten drüsenschlauchähnlichen Röhren und Cysten, es fehlten aber die für die Adenomyome charakteristischen Muskelmäntel. R. Meyer bezeichnete diese Tumoren als „Adenome" der Tubenwinkel („Tubenwinkeladenom ohne Myom") und er leitete sie von Urnierenresten ab.

In dem Falle von Zweifel-Wolff handelte es sich um eine 31jährige ledige Patientin, die seit dem 18. Lebensjahre oft an sehr starken, zuweilen wochenlang dauernden Blutungen litt. Seit dieser Zeit stand die Kranke dauernd in ärztlicher Behandlung. Trotz Abrasio und wiederholter Röntgenbestrahlungen

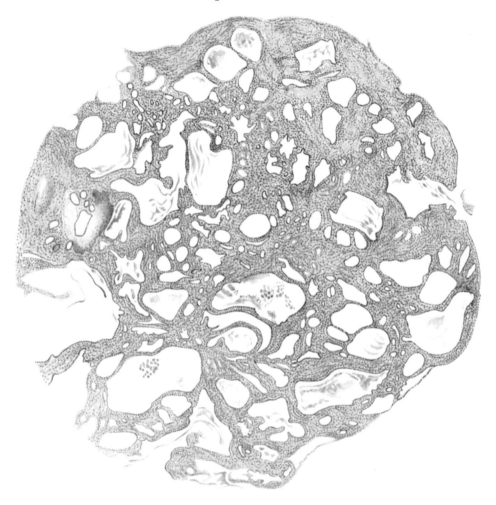

Abb. 25. Polypöses Adenom der Tube. (Aus E. Zweifel, Arch. Gynäk. 109.)

hielten die Blutungen jedoch unverändert an. Seit 3 Jahren hatte die Patientin oft sehr heftige Schmerzen im Leib, besonders in der linken Unterbauchgegend; seit $^{1}/_{2}$ Jahr blutete sie fast dauernd.

Die Untersuchung ergab einen Adnextumor rechts vom Uterus. Bei der Laparotomie fand sich der Uterus auf Mannsfaustgröße vergrößert, an der rechten Tube dicht am Uterus, präsentierte sich ein etwa walnußgroßer Knoten, der als Myom angesprochen wurde. Das rechte Ovarium war hühnereigroß und kleincystisch degeneriert. Adhäsionen waren nicht vorhanden.

Die rechten Adnexe wurden entfernt; dabei wurde die Tube zwischen Uterus und Tumor mit teilweiser Excision des Uterushornes abgetragen. Heilung.

Die makroskopische Untersuchung ergab, daß die Tube mehrfach geschlängelt war, ihr peritonealer Überzug war überall glatt und glänzend, Adhäsionen waren nicht vorhanden. Das Ostium abdominale war offen. Am ampullären Teil der Tube fanden sich je eine stecknadel- und traubengroße gestielte Cyste; auf der ganzen Serosa der Tube war eine Reihe stecknadelkopfgroßer und kleinerer Serosacysten vorhanden.

Am uterinen Ende war die Tube knollenförmig etwa auf Kastaniengröße verdickt. Beim Aufschneiden der Tube fand sich an der Stelle der schon äußerlich sichtbaren knolligen Verdickung ein polypöser Tumor.

Dieser saß mit einem etwa $1/2$ cm langen ziemlich derben Stiel der Hinterwand der Tubeninnenfläche auf. Sein Aussehen glich dem einer Erdbeere, an der Oberfläche zeigten sich kleine buckelige Vorwölbungen und dazwischen grubige Einsenkungen (Abb. 26).

Die Konsistenz des Gebildes war schwammig-weich.

Auf den mikroskopischen Schnitten erkannte man zahlreiche drüsige Hohlräume, die durch eine verschieden starke Lage eines sehr kernreichen Bindegewebes geschieden waren (Abb. 25).

Die drüsigen Hohlräume waren von verschiedener Größe; neben cystisch erweiterten sah man auch kleine und ganz kleine. Die Cysten waren rund, oval, teilweise lang ausgezogen oder platt gedrückt, und sie ließen regellose Ein- und Ausbuchtungen erkennen. Zuweilen fanden sich papilläre oder geweihartige Erhebungen ins Lumen hinein. An den größeren Drüsenräumen sah man spornartig ins Innere vorspringende Leisten. Diese faßte Zweifel als die Reste ehemaliger Septen auf.

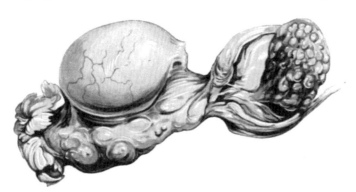

Die Drüsenräume besaßen durchweg einschichtiges oft hohes Zylinderepithel mit länglich geformten, gut gefärbten basisständigen Kernen. In den größeren Hohlräumen war das Epithel niedrig kubisch bis platt. An vielen Stellen sah man zapfenartige Epithelvorsprünge ohne begleitendes fibrilläres Stützgewebe.

Flimmerhaare schienen an manchen Stellen vorhanden und verklebt zu sein, doch waren sie nicht mit Sicherheit zu erkennen.

Abb. 26. Polypöses Adenom der Tube. (Aus E. Zweifel, Arch. Gynäk. 109.)

Die Drüsen zeigten meist alveolären Typus, man sah aber auch langgestreckte Formen, die mehr tubulär erschienen.

In den Hohlräumen der Drüsen fanden sich geronnene amorphe Massen oder kompakte Schollen neben vereinzelten Epithelien und Leukocyten.

Das zwischen den drüsigen Hohlräumen befindliche fibrilläre Bindegewebe war in der Umgebung der größeren, cystisch erweiterten Hohlräume ziemlich zell- und kernarm; im Bereiche der kleineren Drüsen sah man fast nur Bindegewebskerne mit wenig entwickeltem Protoplasma. An vielen Stellen fand sich im Stroma Pigment, das vielleicht auf vorausgegangene Blutungen hindeutete. Die Anzeichen einer entzündlichen Reaktion fehlten. Die im Stroma verlaufenden Gefäße zeigten keine Abweichungen von der Norm.

Der Tumor saß an der Grenze der Pars isthmica und der Pars interstitialis der Tubenmucosa auf. Zweifel-Wolff bezeichnen ihn als polypöses Adenom..

Die Beobachtung von Zweifel-Wolff ist nicht leicht zu deuten. Hätte man das Gebilde im Uterus gefunden, dann hätte man es wohl unbedenklich als polypöse Schleimhauthyperplasie und nicht als echte Geschwulst angesprochen.

Da wir aber heute noch nicht imstande sind eine scharfe Grenze zwischen den Hyperplasien und den echten Geschwülsten zu ziehen, so muß es wohl dahingestellt bleiben, ob es sich in dem Falle von Zweifel-Wolff um ein wirkliches polypöses Adenom oder nur um einen adenomähnlichen Polypen handelte.

Die bisher als „Adenome" der Tuben beschriebenen Neubildungen bieten den subjektiven Deutungsversuchen einen so großen Spielraum, daß es nicht möglich ist, zu einem abschließenden Urteil zu gelangen. Zum Teil ist diese Unsicherheit darauf zurückzuführen, daß die betreffenden Beobachtungen nicht eingehend genug beschrieben sind (Fälle von Bland-Sutton und Küster). In der Hauptsache ist die Schwierigkeit in der onkologischen Wertung darauf zurückzuführen, daß es heute noch nicht möglich ist, eine scharfe Grenze zwischen den hyperplastischen adenomatösen Wucherungen und den echten Adenomen zu ziehen.

Adenosis, Adenohyperplasie.

1. Entzündliche Adenohyperplasie.

Unter dem Einfluß von entzündlichen Reizen der verschiedensten Art, vor allem auch von Gonorrhoe und Tuberkulose, kommt es in der Tube häufig zur Ausbildung von drüsenähnlichen Hohlräumen. Diese können sich in allen Schichten der Tubenwand finden. Sie können in der Hauptsache auf die Schleimhaut beschränkt sein [1], sie können aber auch die ganze Tubenwand durchsetzen und bis zur Serosa und in die Mesosalpinx hineinreichen (v. Franqué, R. Meyer [2]).

Das Vorhandensein von derartigen Hohlräumen kann man in manchen Fällen schon makroskopisch feststellen. Man erkennt dann auf dem Durchschnitt durch die Tubenwand kleine cystische Hohlräume. In anderen Fällen lassen sich diese Gebilde aber erst durch das Mikroskop nachweisen.

Die drüsigen Hohlräume können vom Tubenlumen aus senkrecht oder, genauer ausgedrückt, radiär in die Tubenwand einbrechen. In anderen Fällen sind sie mehr konzentrisch oder zirkulär angeordnet.

Die Schläuche sind selten eng, meistens sind sie erweitert und reich verzweigt. Die Verzweigung ist oft ganz auffallend mächtig. Allerdings ist sie in den einzelnen Schnitten nicht immer leicht zu verfolgen, weil sie nur selten in eine Schnittebene fällt. Ist dies aber der Fall, dann kann man deutlich erkennen, wie die ursprünglichen Drüsengänge rasch in ein Gewirr kleinerer oder größerer Kanälchen übergehen. Von einem einzigen Ausläufer des Tubenlumens können oft Strecken von über 1 cm Länge in allen Schichten der Tubenwand besiedelt werden (R. Meyer).

Zuweilen steht die cystische Dilatation ganz im Vordergrund des mikroskopischen Bildes. Die Cysten können klein, kreisrund, sternförmig oder rosettenförmig sein, oder sie erscheinen ganz unregelmäßig. Manchmal überwiegen einzelne große unregelmäßige Cysten, manchmal Gruppen von kleineren Cysten. In sehr ausgedehnten Fällen von cystischer Degeneration kann auf großen Strecken jeder Tubenquerschnitt „wie ein großlöcheriges Sieb" aussehen (R. Meyer).

Das Lumen der Cysten erscheint entweder leer, oder man findet in ihm abgestoßene und gequollene Epithelien, pigmentbeladene „Herzfehlerzellen", häufig auch rote Blutkörperchen. Hier und da kann man auch in den Hohlräumen — reichlicher meist allerdings in dem umgebenden Bindegewebe — geschichtete Konkretionen, sogenannte Psammomkörner auffinden [3].

---

[1] Zuweilen finden sich — wie in den Fällen von Lubarsch und A. Stein — die Drüsenwucherungen vor allem in der Schleimhaut. Sie bilden hier ein wirres Durcheinander von drüsenartigen Gebilden, die trotz ihrer mannigfachen Gestalt doch immer den Drüsenbau wahren. Sie sind vielfach geschlängelt, zackig ausgebuchtet, dichotomisch geteilt usw.; hier und da sind auch papilläre Vorstülpungen der Wand vorhanden.

Auch Robert Meyer (Virchows Arch. 172, 403f.) hat betont, daß man die verschiedensten Stadien findet, „von der Abschnürung einzelner Cysten in der Schleimhaut, der sog. Salpingitis pseudofollicularis", bis zur enormen adenomatösen Verzweigung der von der Schleimhaut abgehenden Äste durch alle Schichten der Tubenwand.

[2] v. Franqué (Z. Geburtsh. 42, 51f.) hat die Vermutung ausgesprochen, daß die adenomatösen Gebilde in dem lockeren Bindegewebe der Mesosalpinx sich besonders mächtig entwickeln und hier schon makroskopisch sichtbare Tumoren hervorbringen können, die dann den Eindruck von „epoophoralen Adenomyomen (Pick, Virchows Arch. 156) machen können.

[3] v. Franqué, Z. Geburtsh. u. Gynäk. 42, 48.

Das Epithel der Drüsenschläuche und Cysten ist teils platt, teils kubisch, teils niedrig zylindrisch. Es kann der umgebenden Muskulatur der Tubenwand unmittelbar aufsitzen (v. Franqué), — die Cysten und Schläuche liegen dann ganz nackt in der Muskularis oder im subserösen Bindegewebe (R. Meyer). In anderen Fällen sind die Drüsenschläuche eine Strecke weit von meist spärlichem Schleimhautbindegewebe begleitet, das sich dann häufig in der Peripherie verliert [1]. Eigentliches cytogenes Bindegewebe hat R. Meyer nie, v. Franqué „nur an wenigen Stellen" gefunden.

Die Muskulatur der Tubenwand ist — im Gegensatz zu der Adenomyohyperplasie — nicht hyperplastisch und nicht konzentrisch um die Schläuche und Cysten angeordnet. Allerdings ist eine selbständige regellose Hyperplasie der Tubenwand kein seltener Befund. Diese betrifft häufig — etwa in einem Drittel aller Fälle (R. Meyer [2]) — nur das Bindegewebe. Zuweilen findet man aber auch (v. Franqué) unregelmäßig angeordnete Muskelmassen, die bald schräg, bald längs, bald quer getroffen sind und die häufig knotige oder walzenförmige Verdickungen bilden. Auf diese Weise entstehen fließende Übergänge zur Adenomyohyperplasie. Von der Hyperplasie ist hauptsächlich die mittlere Muskelschicht befallen. Gelegentlich kann aber auch die innerste (Längs-) Muskelschicht, die in der Norm kaum angedeutete Muscularis mucosae, hyperplastisch sein. So bildete sie z. B. in einer Beobachtung von v. Franqué eine dicke, schon bei schwächster Vergrößerung scharf hervortretende Lage. Außerdem findet man stets entzündliche Infiltrate, ferner Gefäßverdickung, zuweilen Endarteriitis, öfters Mesarteriitis (R. Meyer) [3].

Das Tubenlumen ist häufig unregelmäßig; neben erweiterten Partien treten plötzlich stark verengte Stellen ohne Schleimhautfalten auf. Zuweilen findet man größere Aussackungen des Tubenlumens, die „wie Herniensäcke oder ganz breitbasig" (R. Meyer) in die inneren Muskelschichten einfallen und die weiterhin engere Verzweigungen in die Muskelinterstitien senden.

In den übrigen Teilen der Tube zeigt die Schleimhaut in manchen Fällen keine besonders starken Veränderungen, das Epithel ist hochzylindrisch, die Falten der Schleimhaut sind gut ausgebildet, die Muskelschicht ist nicht verdickt. In anderen Fällen finden sich die ausgesprochenen Zeichen der chronischen Entzündung, starke Wulstung der Schleimhaut, Verklebung der Schleimhautfalten, größere oder kleinere bis ganz spärliche und kleinste Infiltrationsherde, bindegewebige Narbenbildungen in der Wand, die zuweilen brüsk den Faserverlauf der Muskulatur durchbrechen und auf geheilte Abszesse schließen lassen (R. Meyer [4]). Bei Tuberkulose findet man die entsprechenden Veränderungen.

Histogenese: Für die formale Genese der Adenohyperplasie kommen die gleichen Momente in Betracht, die später (S. 663) schon bei der Adenomyohyperplasie angeführt werden, also in einem Falle Abszeßdurchbruch in das Tubenlumen und epitheliale Aus-

---

[1] Wenn auch das Stroma, das die Drüsenschläuche umgibt, durchaus dem Schleimhautstroma ähnelt, so kann man doch im Zweifel sein, ob es auch wirklich aus der Schleimhaut stammt. Nach der Ansicht von Robert Meyer (Lubarsch-Ostertag, Erg. Path. 9, 2, 610) entsteht das die Drüsenschläuche umgebende Stroma zum größten Teil aus dem intermuskulären Bindegewebe. „Freilich läßt sich nicht bestreiten, daß mit dem Epithel auch Stroma der Schleimhaut eindringen kann, besonders wenn es ebenfalls bereits in hyperplasierendem Zustande sich befindet" (R. Meyer).

[2] R. Meyer, Virchows Arch. 401.

[3] R. Meyer, Virchows Arch. 172, 401.

[4] R. Meyer, Erg. Path. IX, 2, 609.

kleidung der Fistelgänge, im anderen Falle Eröffnung des Grenzdammes durch kleinere Infiltrate und Nachdringen der normalen oder hyperplastischen Schleimhaut, „im dritten Falle schließlich beide Prozesse zugleich" (R. Meyer).

2. Dysontogenetische Adenohyperplasie.

Das Vorkommen von Drüsengängen in der Tube als Folge von Entwicklungsstörungen dürfte recht selten sein. R. Meyer konnte in mehr als 300 daraufhin untersuchten Tuben von Feten und Neugeborenen nie epitheliale Drüsengänge und -schläuche auffinden.

Neuerdings ist es aber Schridde gelungen, bei einem 14 Monate alten Kinde im isthmischen Teil der Tube mit Schleimhaut ausgekleidete Gänge in der Muskulatur nachzuweisen, ohne daß sich entzündliche Prozesse feststellen ließen.

Ferner fand Schoenholz in der Tube eines Neugeborenen an einer umschriebenen Stelle des Isthmus das Tubenlumen von breiten, plumpen Bindegewebsbändern durchzogen. Die dadurch gebildeten Hohlräume waren meist schmal und langgestreckt. Von ihnen ausgehende tiefere Einbuchtungen waren nur andeutungsweise vorhanden oder sie wurden durch schmale Epithelleisten angedeutet, die zum Teil als solide Zapfen in das Bindegewebsgerüst hineinragten. In den Hohlräumen lagen Haufen abgestoßener Epithelien. Eine Epithelauskleidung als solche bestand nicht mehr.

Durch die Beobachtungen von Schridde und Schoenholz ist ziemlich sicher bewiesen, daß drüsenartige Schleimhautausstülpungen der Tube auch angeboren vorkommen können.

Schoenholz hat nun, ebenso wie Lahm, den Versuch gemacht, in einer Reihe von Fällen auch die kongenitale Entstehung drüsiger Bildungen, die an den Tuben erwachsener Frauen gefunden wurden, nachzuweisen.

Dieser Beweis dürfte heute aber nur sehr schwer zu führen sein. Weder das Fehlen von entzündlichen Veränderungen und Narbenbildung in der Tubenwand, noch das Vorhandensein von cytogenem Gewebe in der Tube können als untrügliche Kennzeichen dafür angesehen werden, daß die Drüsenschläuche, die man in der Tubenwand einer erwachsenen Frau findet, während das Fetallebens entstanden sind.

Die entzündlichen Erscheinungen können vollkommen verschwunden sein. Auch von pathologisch-anatomischer Seite wird zugegeben, daß selbst die eitrige Salpingitis keine mikroskopischen Spuren zu hinterlassen braucht. Auch kann die Narbenbildung fehlen. Die Frage, inwieweit das cytogene Gewebe fetal entstanden ist, also auf eine Entwicklungsstörung hindeutet, ist heute noch nicht gelöst. Selbst wenn aber das Vorhandensein von cytogenem Gewebe ein sicherer Beweis für eine Entwicklungsstörung sein sollte, dann brauchen gleichzeitig vorhandene Drüsen durchaus nicht während des Embryonallebens in die Tubenwand eingebrochen zu sein. Auch im Uterus führt das cytogene Gewebe an und für sich noch nicht zum Einwuchern der Drüsen in die Muskulatur, sondern erst unter dem Einfluß heute noch unbekannter Veränderungen überschreiten die Drüsen die Schleimhaut. Ebenso ist es möglich, daß auch in der Tube das cytogene Bindegewebe seine Entstehung einer Entwicklungsstörung verdankt, daß aber die Drüsenwucherung erst später erfolgt. Auch Schoenholz steht auf dem Standpunkte, daß man „dem cytogenen Gewebe nur eine Prädisposition zur Drüsenbildung zugestehen" darf.

Klinisches.

Alle Autoren, die sich mit den adenohyperplastischen Wucherungen in der Tube beschäftigt haben, sind darüber einig, daß es sich hier um durchaus „gutartige" Neubildungen handelt[1].

Eine andere Frage ist die, ob diese adenohyperplastischen Wucherungen in der Tubenwand nicht gelegentlich carcinomatös degenerieren können.

Schon Wolff hat auf diese Möglichkeit hingewiesen. Auch Lubarsch-Stein (S. 1126) geben zu, „daß im weiteren Verlaufe aus derartigen adenomähnlichen Wucherungen echte Adenome oder Carcinome sich entwickeln können, ebenso wie wir gar nicht selten an einem und demselben Magen alle Übergänge zwischen einer Gastritis nodosa polyposa und Adenom und Carcinom finden". Nach R. Meyer[2] sind diese „Adenome" der Tubenschleimhaut

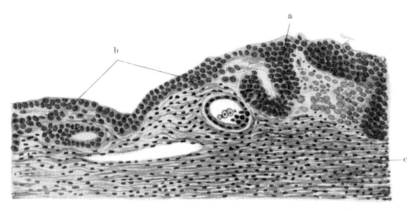

Abb. 27. Übergang des Oberflächenepithels (b) in Carcinom (a). c Muscularis tubae.
(Aus v. Franqué, Z. Geburtsh. 69.)

von Haus aus benigne; die carcinomatöse Entartung ist „in der Tube jedenfalls eine große Ausnahme". Im Myometrium ist dagegen eine carcinomatöse Degeneration „und zwar in der Tiefe, an den peripherischen Teilen der Wandungen beginnend", „wahrscheinlich nicht selten".

---

[1] Ganz besonders nachdrücklich hat R. Meyer (Virchows Arch. 172, 400) auf diese Tatsache hingewiesen: „Die adenomatösen Tiefenwucherungen der Tubenschleimhaut beweisen noch viel schlagender als die im Uterus, daß die physiologische Grenze auch von nicht destruierenden Wucherungen keineswegs respektiert wird".

S. 406. Es gibt also „Schleimhautwucherungen, welche die physiologische Grenze überschreiten", die ganze Tubenwand bis in das Lig. lat. hinein durchsetzen, „ohne eine maligne Neubildung zu sein".

S. 406. „Destruierend sind sie nur insofern sie den Zusammenhang der Gewebe stören und durch Druck auch auf die Ernährung der Umgebung ungünstig einwirken können. Maligne oder destruierend im Sinne eines Carcinoms sind sie von vornherein nicht". „Im Gegenteil, die tiefen Schleimhautwucherungen sind zum großen Teil sicher benigne".

S. 407. „Die Verallgemeinerung des Satzes, „das Überschreiten der physiologischen Gewebsgrenzen sei gleichbedeutend mit maligner oder destruierender Neubildung" besteht nicht zu Recht. Für die Uterus-Tubenschleimhaut und Serosa des Peritoneums ist diese Verallgemeinerung sicher falsch. Es wird hiermit die Ansicht vieler pathologischer Anatomen aufs neue gekräftigt, daß das infiltrative Wachstum allein nicht unbedingt den Charakter der Bösartigkeit ausmacht" (Borst).

S. 409. „Das Überschreiten der physiologischen Grenzen allein beweist nicht Carcinom; infiltrierendes Wachstum ist nicht gleichbedeutend mit destruierendem".

[2] R. Meyer, Virchows Arch. 172, 408/9.

Daß die „adenomatösen" Wucherungen gelegentlich aber tatsächlich carcinomatös degenerieren können, beweisen zwei Beobachtungen von v. Franqué.

Schon in seiner Arbeit über „Salpingitis nodosa isthmica und Adenomyoma tubae erwähnte v. Franqué einen Fall von carcinomatöser Degeneration entzündlicher drüsiger Wucherungen in der Tubenwand. Er konnte dabei sehen, wie die Drüsenschläuche mit morphologisch nachweisbar malignem degeneriertem Epithel frei in den Lymphgefäßen fortwuchsen. v. Franqué brachte diesen Fall von carcinomatöser Degeneration entzündlicher drüsiger Wucherungen in der Tubenwand in Analogie mit den schon von v. Recklinghausen beschriebenen carcinomatös entarteten Adenomyomen des Uterus.

Später hat v. Franqué[1] über eine Beobachtung von Carcinom in einer tuberkulösen Tube berichtet.

Hier fand sich (Abb. 27—29) neben einer carcinomatösen Degeneration des Oberflächenepithels eine deutliche carcinomatöse Umwandlung der drüsigen Gebilde der Tubenschleimhaut und der heterotopen drüsigen Epithelwucherungen in der Tubenwand. Dadurch entstanden ganz unregelmäßige, wirre, vielfach miteinander kommunizierende Drüsengänge, die den Charakter des „malignen Adenoms" aufwiesen. An anderen Stellen verhielt sich das Epithel des cystischen Tubenwandadenoms vollkommen passiv, obwohl das Adenocarcinom in dieses einbrach.

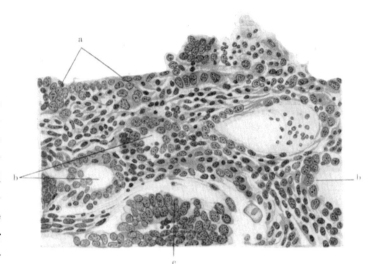

Abb. 28. Carcinomatöse Umwandlung des Epithels der Oberfläche (a) und der drüsigen Bildungen (b). Bei c schon ausgesprochenes Adenocarcinom. (Aus v. Franqué, Z. Geburtsh. 69.)

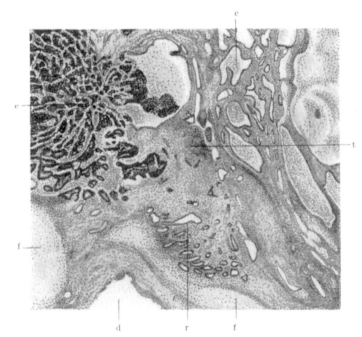

Abb. 29. Carcinom in einer tuberkulösen Tube. d uterinwärts gelegenes Ende des Tubenspaltes, c Tubenwinkeladenom, e Adenocarcinom in das Adenom einbrechend, f tuberkulöse Käsemassen, r Reste der Tubenschleimhaut mit drüsigen Gebilden, t tuberkulöses Granulationsgewebe mit Riesenzellen. (Aus v. Franqué, Z. Geburtsh. 69.)

---

[1] v. Franqué, Z. Geburtsh. **42**, 51.

[2] v. Franqué, Z. Geburtsh. **69**, 409.

c) Adenomyosis (Adenomyohyperplasie). [1]

Geschichte der Adenomyosis der Tuben.

Im Jahre 1887 wies Chiari darauf hin, daß die „eigentümlichen kleinen, kugeligen, mit auffallender Konstanz am uterinen Ende der Pars abdominalis tubae sitzenden, sog. Fibroide oder Fibromyome der Tuben" „durchaus keine eigentlichen Geschwülste — Myome —" sind, „sondern vielmehr die Bedeutung einer umschriebenen Muscularis-Hypertrophie und Hyperplasie" haben, „wahrscheinlich angeregt durch die aus Ausstülpungen der Mucosa des Tubarkanales entstandenen cystischen Kavitäten in der Muscularis tubae."

Im folgenden Jahre (1888) schlug Schauta für die von Chiari beschriebene Erkrankung der Tuben die Bezeichnung „Salpingitis isthmica nodosa" vor. Schauta wies darauf hin, daß man diese Knoten bei bimanueller Untersuchung meist schon ohne Narkose leicht tasten könne, und er berichtete über 18 derartige Fälle. In 5 von diesen konnte die klinische Diagnose durch die Operation bestätigt werden.

Chiari führte die von ihm beschriebenen knotigen Verdickungen in erster Linie auf eine gonorrhoische Infektion zurück. Zwar konnte er in keinem seiner Fälle im Tubeninhalt Gonokokken nachweisen, obwohl er „im Hinblick auf die Wahrscheinlichkeit einer gonorrhoischen Genese der vorliegenden Tubenerkrankung, nach der Krankengeschichte, dem sonstigen anatomischen Befunde und der Beschäftigung der betreffenden Personen stets, und zwar an verschiedenen Stellen darnach suchte." Chiari meinte deshalb, daß in seinen Fällen die Gonorrhoe schon seit langer Zeit bestand, so daß die Gonokokken nicht mehr gefunden werden konnten.

Nach Schauta muß man sich bei der Frage nach der Ätiologie dieser eigentümlichen und charakteristischen Knotenbildung zunächst an die Tatsache erinnern, „daß die Salpingitis am häufigsten durch Fortleitung entzündlicher Prozesse der Uterusschleimhaut entsteht". „Meist ist es die Tripperinfektion, welcher, wie sich anamnestisch leicht nachweisen läßt, diese schwer heilbaren und langdauernden uterinen Katarrhe ihren Ursprung verdanken."

Das Krankheitsbild der „Salpingitis isthmica nodosa" fand rasch allgemeine Anerkennung, vor allem auch hinsichtlich seiner entzündlichen Genese. Wertheim berichtete über eine Beobachtung von eitriger Einschmelzung beiderseitiger walnußgroßer Knoten. A. Martin sprach in seinem großen „Handbuch der Krankheiten der weiblichen Adnexorgane" (Bd. 1, S. 149—155. 1895) die Salpingitis isthmica nodosa mit Schauta als „ein Frühstadium der chronischen Salpingitis" an.

Da erschien im Jahre 1896 die große Monographie von v. Recklinghausen „Die Adenomyome und Cystadenome der Uterus- und Tubenwandung, ihre Abkunft von Resten des Wolffschen Körpers (Berlin 1896).

In diesem umfangreichen Werke suchte v. Recklinghausen den Nachweis zu erbringen, daß die drüsigen Einschlüsse in gewissen Myomen des Uterus und in den isthmischen Knoten der Tube Abkömmlinge des Urnierenkörpers seien. Obwohl v. Recklinghausen an den Tubenknoten oder in ihrer Umgebung stets die von Chiari hervorgehobenen Zeichen der chronischen Salpingitis oder Residuen von ihr fand, stellte er doch die entzündliche Genese der knotigen Verdickungen in Abrede. Er deutete sie vielmehr als kongenital angelegte Geschwülste und er bezeichnete sie demgemäß als „Tubenwinkeladenomyome".

Zur Begründung seiner Ansicht stützte sich v. Recklinghausen vor allem auf 2 Momente, nämlich

1. darauf, daß die in den Tubenknoten vorhandenen drüsigen Gebilde den typischen Bau der Urniere (Glomeruli, Sekretionsröhren, Sammelröhren, Pigmentkörper usw.) aufwiesen,

2. darauf, daß die Tubenschleimhaut keine Drüsen besitze und also auch keine Drüsen bilden könne.

Die Hypothese v. Recklinghausens erfuhr geteilte Aufnahme. L. Pick stellte sich (1897) in einer großen Arbeit ganz auf ihren Boden, auch R. Meyer (1897) stimmte ihr zunächst zu. In dem gleichen Jahre erschien aber auch eine Arbeit von Roßmann, in der dieser darauf hinwies, daß die von v. Recklinghausen angegebenen Kriterien durchaus nicht zwingend für die Urnierengenese der betreffenden Bildungen sprächen.

Auch v. Lockstädt (1898) kam zu dem Schlusse, daß der größte Teil der Adenomyome der Tuben und des Uterus nicht von der Urniere, sondern von der Schleimhaut abstamme, und zwar handle es sich dabei um embryonale Schleimhautversprengungen.

---

[1] Eine ausgezeichnete — erst nach der Abfassung dieses Kapitels erschienene — Arbeit von R. Meyer über die Adenomyosis der Tube findet sich in Bd. VI. 1. S. 367 ff dieses Handbuches.

Auf Grund dieser Arbeit gab dann auch L. Pick, der immer noch ein eifriger Verteidiger des v. Recklinghausenschen Standpunktes blieb, zu, daß im einzelnen Falle die Abstammung der drüsigen Adenomyombestandteile von der Urniere nicht immer nachweisbar sei. Ferner erklärte er, daß es durch v. Lockstädt „immerhin wahrscheinlich" gemacht sei, daß nicht nur vom Uterus- sondern auch vom Tubenepithel Adenomyomschläuche geliefert werden könnten, daß man also schleimhäutige und mesonephrische Adenomyome trennen müsse.

Ferner wurde von der Hegarschen Schule (Bulius, Alterthum) darauf hingewiesen, daß drüsenähnliche Hohlräume mit gleichzeitiger Tubenwandverdickung auch durch Tuberkulose hervorgerufen werden könnten.

Auch in der Folge wurden weitere Fälle (Kleinhans, Sellheim) veröffentlicht, die auf eine entzündliche Entstehung der Tubenknoten hindeuteten. Trotzdem wurde dadurch die Lehre von v. Recklinghausen nicht wesentlich erschüttert, da in allen diesen Fällen der Einwand möglich war, daß sich die Entzündungserscheinungen erst sekundär auf ein schon vorhandenes Adenomyom aufgepfropft hätten.

Da erschien nun im Jahre 1900 eine Arbeit von v. Franqué, die von einschneidender Bedeutung für die Lehre von den sog. Tubenwinkeladenomyomen wurde.

v. Franqué berichtete über eine Patientin, bei der wegen Retroflexio uteri fixata die vordere Kolpotomie und Vaginifixur ausgeführt worden waren. Dabei wurde festgestellt, daß die beiden Tuben in ihrem ganzen Verlaufe keine pathologischen Veränderungen aufwiesen, abgesehen von einigen Adhäsionen an den rechten Adnexen. 19 Monate später wurde wegen Fortdauer der Beschwerden die Laparotomie behufs Ventrofixation gemacht. Dabei fanden sich am uterinen Ende der beiden, bei der ersten Operation normal befundenen Tuben haselnußgroße Knoten. Im mikroskopischen Bilde zeigten diese das typische Bild der „Salpingitis nodosa isthmica" einerseits, des von Urnierenresten abstammenden „Tubenwinkeladenomyoms" andererseits. Außerdem fanden sich die Zeichen einer äußerst chronisch verlaufenden Tuberkulose der Tubenwandung, einer abgelaufenen chronisch-interstitiellen Entzündung der Tubenschleimhaut sowie zahlreiche epitheliale Ausstülpungen der Tubenschleimhaut. Diese gingen in ein reich verzweigtes adenomatöses Kanalsystem über, das in der Tubenwand zwischen neugebildeter Muskulatur lag.

Im gleichen Jahre wies Opitz darauf hin, daß das Tubenepithel schlauchförmige Ausstülpungen treiben kann, daß also die Hypothese v. Recklinghausens von der Urnierengenese der Tubenadenomyome nicht zu halten ist. Ferner betonte Opitz, daß auch das Peritonealepithel bei Entzündungen die Bildung subseröser Adenomyome verursachen könne. Auch R. Meyer (1900) sprach die Vermutung aus, daß die meisten derartigen Gebilde von der Schleimhaut abstammen.

1901 berichtete E. Kehrer eingehend über einen Fall von Salpingitis nodosa, bei dem sich — ebenso wie in dem Falle von v. Franqué — die typischen Befunde der Urnierenadenomyome (Pseudoglomeruli, halbmondförmige Drüsen, cytogenes Gewebe) erheben ließen, bei dem aber gleichwohl einwandfrei die Entstehung der epithelialen Hohlräume vom Tubenlumen aus nachzuweisen war. Kehrer unterschied neben der Salpingitis isthmica nodosa auch eine Salpingitis interstitialis nodosa. Er glaubte ferner, daß bei der isthmischen Form der knotigen Salpingitis vorzugsweise die Gonorrhoe im Spiele ist, während bei der interstitiellen Form vor allem die Tuberkulose eine Rolle spielt. Kehrer ließ aber auch die Möglichkeit offen, daß sowohl die isthmischen als auch die intramuralen Knoten nicht nur erworben, sondern auch kongenital und nicht nur entzündlich, sondern auch nicht entzündlich entstanden sein können. „Genetisch kommen für die epithelialen Bildungen innerhalb der Tubenwand in Betracht die Tube und die Urniere, wahrscheinlich auch die Uterusmucosa der Tubenecke und das Serosaepithel."

In einer zusammenfassenden kritischen Besprechung der Urnierenhypothese von v. Recklinghausen wies dann Robert Meyer (1903) ausführlich nach, daß sich die Morphologie der sog. „Urnierentumoren" nicht als Beweis für ihre mesonephrische Genese verwenden läßt.

Die Formation der drüsigen Bestandteile hängt von Druck- und Zugkräften ab und auch in den Adenomyomen sind die Drüsenformationen abhängig von dem mechanischen Einfluß des umgebenden Myomgewebes; ihre Gestaltung ist rein äußerlich und zufällig und durchaus wechselnd je nach dem Mengen- und Wachstumsverhältnis der beiden Komponenten. Vor allem betonte R. Meyer, daß auch ein Vergleich nebeneinander mündender Kanäle in den Tumoren mit der Kammform der Urniere im Prinzip unmöglich ist, weil die Urniere ihre Kammform nur der Segmentierung des embryonalen Körpers verdankt.

Weiter fand dann Robert Meyer, daß selbst die von sicheren Urnierenresten, nämlich vom Epoophoron und Paroophoron ausgehenden Adenomyome[1] ein sehr verschiedenes Aussehen zeigen, und daß sie unter Umständen gar keine Ähnlichkeit mit dem Adenomyomtypus v. Recklinghausens besitzen (Brunet - R. Meyer). Auch in ihnen hängt vielmehr die Formation der Drüsen „lediglich von der Relation

---

[1] Derartige Tumoren wurden beschrieben von Aschoff, Pick (87), Brunet, Robert Meyer.

im Wachstum zu der Muskulatur und dem Bindegewebe ab" (R. Meyer, L.-O. S. 604/5). Dieser Nachweis macht „jede Hoffnung zunichte" einen feststehenden Typus für Wucherungen aus Urnierenresten zu bestimmen (R. Meyer, L.-O. S. 604).

An dieser Beweisführung vermochte auch eine Verteidigung des v. Recklinghausenschen Standpunktes durch Schickele nichts zu ändern.

Natürlich war damit nur bewiesen, daß es keine sicheren morphologischen Kriterien für Urnierentumoren, nicht aber, daß es keine Urnierentumoren der Tube gibt. Sowohl v. Franqué als auch Kehrer haben das ausdrücklich betont und R. Meyer hat mehrfach die Ansicht zurückgewiesen, daß er Adenomyome vom v. Recklinghausenschen Typus nicht als Urnierenadenomyome zulasse.

Die folgenden Jahre brachten wertvolle Untersuchungen [Hoehne (1904), Kroemer (1906), Maresch (1908), Wallart (1910) u. a.] über die Morphologie und Ätiologie der „benignen heterotopen Epithelwucherungen" (Lubarsch, R. Meyer [1]) mit gleichzeitiger Muskelhyperplasie in den Tuben.

Fast in allen Fällen ließ sich nachweisen, daß diese Bildungen auf entzündlicher Grundlage entstanden waren, daß es sich also um eine „Adenomyosalpingitis" (R. Meyer [2]) handelte.

Im Jahre 1912 wies dann Frankl darauf hin, daß im Uterus myoepitheliale Wucherungen ohne gleichzeitige Zeichen einer Entzündung vorkommen. Frankl schlug vor, diese Fälle nicht als Adenomyositis zu bezeichnen, weil die Endung „-itis" entzündliche Prozesse andeuten soll, sondern als „Adenomyosis", „was bloß das Vorhandensein von Drüsen in der Muskulatur beinhaltet, ohne auf einen entzündlichen Vorgang hinzudeuten."

Bei den entsprechenden Bildungen der Tuben wurde aber auch in den folgenden Jahren fast durchweg die entzündliche Genese betont (Wallart, Rabinovitz, H. Wagner u. a.). Auch R. Meyer (1919) wies darauf hin, daß es bei den „benignen heterotopen Epithelwucherungen" mit Muskel- und Bindegewebshyperplasie in den Tuben oft gelingt die entzündliche Ätiologie zu beweisen.

Später (1923) schlug R. Meyer [3] aber vor, von Adenosalpingitis und Adenometritis nur zu sprechen „wenn und solange entzündliche Erscheinungen bestehen". Für die Fälle ohne entzündliche Erscheinungen empfahl R. Meyer die Bezeichnung „Adenomyohyperplasia" (uteri, tubarum).

Neuerdings ist von verschiedenen Seiten (Lahm - Rosenberger, Schoenholz, Schridde, Babés und Coulluri) der Versuch gemacht worden, die adenohyperplastischen Bildungen in der Tube als Entwicklungsanomalien zu deuten.

Um die gleiche Zeit erschienen die Arbeiten von Sampson über die heterotopen Wucherungen vom Bau der Uterusschleimhaut. Sampson hat darauf hingewiesen, daß manche Ovarialhämatome auf dem Boden einer heterotopen endometrioiden Wucherung entstehen. Gleichzeitig hat er auch eine neue Hypothese über die Entstehung derartiger endometrioider Bildungen aufgestellt. Er führt diese darauf zurück, daß bei der Menstruation abgestoßene Epithelien der Uterusschleimhaut mit dem Menstrualblut retrograd durch die Tuben in die Bauchhöhle verschleppt werden. Hier sollen sie sich hauptsächlich auf den Ovarien implantieren und zu Inseln vom Bau der Uterusschleimhaut auswachsen [4].

---

[1] R. Meyer, Zbl. Gynäk. **1919**, 745.

[2] Die Bezeichnung „Adenomyometritis", nach der die Bezeichnung „Adenomyosalpingitis" gebildet ist, finde ich zum erstenmal bei R. Meyer in einem Vortrag in der Gesellschaft f. Geburtsh. u. Gynäk. zu Berlin vom 9. Dez. 1904. Ref. Z. Geburtsh. **54**, 191.

[3] R. Meyer, Zbl. Gynäk. **1923**, 585f.

[4] Auf das Vorkommen von uterusschleimhautartigem Gewebe in den Ovarien war schon lange vor Sampson hingewiesen worden. Soweit wir sehen stammt die erste derartige Beobachtung von Russel (1899). Dieser fand in einem makroskopisch normalen Ovarium einer in der Menopause stehenden Frau an vielen Stellen Schleimhaut, die vollkommen der Uterusschleimhaut glich. An der Hinterfläche des Ovariums befand sich eine seichte Grube, die teilweise mit uterusschleimhautähnlichem Gewebe gefüllt war. In den Drüsen lagen Blut und Leukocyten, im interglandulären Gewebe waren Bündel glatter Muskulatur vorhanden. Russel führte das schleimhautähnliche Gewebe auf versprengte Teile des Müllerschen Ganges zurück.

Im gleichen Jahre (1899) berichtete Neumann über eine ausgedehnte Adenomyosis des Uterus, der Tuben und der Ovarien. Die Epithelwucherungen in den Tuben und in den Ovarien leitet Neumann von dem epoophoralen Teil der Urniere ab, die ausgedehnten Drüsenwucherungen im Uterus ließen seiner Ansicht nach keinen sicheren Schluß auf ihre Abstammung zu.

v. Babo fand 1900 in den Ovarien einer 64jährigen Frau ein ganzes System von Drüsenschläuchen und Cystenbildungen. Diese drangen umgeben von cytogenem Gewebe vom Hilus aus in die Ovarialsubstanz hinein und bis zur Peripherie vor. v. Babo betrachtete die Drüsenschläuche als Bestand-

Die Arbeiten Sampsons lösten eine große Literatur aus. Auch in der Tube wurde endometrioides Gewebe nachgewiesen (Webster, Schickele, Sampson, Lahm-Rosenberger, Schridde und Schoenholz, Schwarz und Crossen, Culbertson, Hoehne, Schindler, Hinrichsmeyer, Polster, R. Meyer).

Eine ausgezeichnete Übersicht über den gegenwärtigen Stand unseres Wissens von der Adenosis und Adenomyosis der Tube stammt von R. Meyer (Dieses Handbuch VI, 1, S. 367—390.

Nomenklatur.

Schauta bezeichnete die knotigen Verdickungen der Tuben, die Chiari (1887) als erster näher beschrieben hatte, als Salpingitis isthmica nodosa. Im Anschluß an die Arbeit v. Recklinghausens sprach man dann von „Adenomyomen" oder auch von „Adenomen" der Tube. Das Bestreben neben dem morphologischen Bild auch seine genetische Wertigkeit zum Ausdruck zu bringen, führte weiterhin zu den Bezeichnungen „Adenosalpingitis", „Adenomyosalpingitis", „Salpingitis productiva glandularis" u. a.

O. Frankl und R. Meyer haben dann aber auf die Unsicherheit in der genetischen Deutung vieler derartiger Bildungen hingewiesen und sie haben deshalb die nichts vorwegnehmenden Bezeichnungen „Adenomyosis (O. Frankl) oder „Adenomyohyperplasie" (R. Meyer) vorgeschlagen. Die beiden Namen enthalten keine Aussage über die kausale Entstehung der betreffenden Bildungen. Sie können also auf alle Formen von myoepithelialer Hyperplasie angewendet werden.

Lauche hat gegen die Bezeichnung „Adenomyosis" und „Adenohyperplasie" eingewendet, daß die Muskulatur nicht als eigener Bestandteil der Wucherungen aufzufassen sei. Sie wuchere vielmehr an Stellen, an denen sie vorher schon vorhanden sei, auf den Reiz der einwachsenden Schleimhaut mit. Lauche schlägt deshalb die Bezeichnung „Fibroadenomatosis" vor.

Diese Bezeichnung erscheint uns nicht zweckmäßig, da „Fibroadenomatosis" in Analogie zur „Carcinomatosis" eine Erkrankung an Fibroadenomen bedeuten würde [1].

Besser spricht man in diesen Fällen von „Adenohyperplasie" „Adenofibrosis" (Schoenholz) oder von **„Adenosis"** (Halban, H. Albrecht).

---

teile der Urniere. Auch den Fall von Russel erklärte v. Babo in dieser Weise, da eine Verlagerung des Müllerschen Ganges unmöglich sei.

Vaßmer (1901) konnte im Hilus und im Parenchym eines Ovariums (und ebenso an der Vorderwand des Uterus) epitheliale Schläuche feststellen, die zum Teil cystisch erweitert waren. Er führte diese auf die Urniere zurück. Eine Versprengung vom Müllerschen Gange lehnte er ab.

Pick (1905) hielt die von Neumann, v. Babo und Vaßmer beschriebenen Drüsenbildungen ebenfalls für mesonephrische Adenome. Sie entstehen nach seiner Ansicht aus Urnierenresten, die embryonal in das Ovarium verlagert wurden, oder durch Einwachsen von Epoophoronschläuchen in das Ovarium.

Außerdem beschrieb Pick aber 3 Fälle von adenomatösen Wucherungen im Ovarium, die vom Oberflächenepithel ausgingen und genau wie Uterusschleimhaut aussahen. In dem einen Fall war das Ovarium nur wenig vergrößert, in den beiden anderen Fällen waren die Ovarien infolge ein- und mehrfacher Cystenbildung apfel- und gänseeigroß.

Das cytogene Gewebe, das die Drüsenschläuche umgab, schnitt „in einer merkwürdig scharfen Linie gegen das kernärmere und faserreichere Eierstocksstroma ab."

Pick bezeichnete die eigenartige uterusschleimhautähnliche Bildung, die er im Ovarium fand, als „Adenoma endometrioides". Er wies auch darauf hin, daß durch die Beteiligung derartiger Bildungen an der Menstruation Teercysten entstehen können.

„Die Feststellung, daß Teercysten der Ovarien auf diesem Wege entstehen können, scheint aber in der Folge ganz der Vergessenheit anheimgefallen zu sein" (Stübler u. Haeuber).

[1] Aus dem gleichen Grund ist auch die zuweilen gebrauchte Bezeichnung „Adenofibromatose" nicht empfehlenswert.

Will man die entzündliche Entstehung von drüsigen oder drüsig-muskulären Wucherungen zum Ausdruck bringen, dann kann dies durch die Bezeichnung „entzündliche Adenofibrosis", „entzündliche Adenomyosis", „Adenomyositis" geschehen. Bei den Tuben kann man in diesen Fällen von Adenosalpingitis und von Adenomyosalpingitis sprechen.

Die Frage, ob die Bezeichnung „Salpingitis isthmica nodosa" nicht ganz aufgegeben werden soll, möchten wir verneinen.

Wollte man sie etwa durch Adenosis (Adenofibrosis) oder Adenomyosis isthmica nodosa ersetzen, dann wäre dadurch zum mindesten nicht viel gewonnen. Außerdem wäre man bis zur mikroskopischen Richtigstellung immer noch im Zweifel, ob die „Adenofibrosis" wirklich von keiner muskulären Hyperplasie begleitet ist, oder ob vielleicht nicht gar nur eine reine Muskelhyperplasie (ohne drüsige Wucherungen) vorhanden ist. Es erscheint deshalb durchaus berechtigt, den eingebürgerten Namen „Salpingitis isthmica nodosa" zum mindesten für die Klinik beizubehalten, da er auf alle Arten der knotigen Hyperplasien (rein muskulär, muskulärdrüsig, rein drüsig) paßt. Außerdem hieße es den Tatsachen Gewalt antun, wenn man die fast ausschließlich entzündliche Entstehung dieser Bildungen leugnen wollte.

Seit dem Erscheinen der Arbeiten von Sampson und Lauche stehen die Wucherungen vom Bau der Uterusschleimhaut im Vordergrund des wissenschaftlichen Interesses. Die „endometrioiden Heterotopien" werden heute sogar vielfach mit dem Begriff der „Adenomyosis" zusammengeworfen. Dieses Verfahren erscheint zum mindesten im Hinblick auf die Tuben nicht berechtigt. In ihnen findet man doch recht häufig heterotope Drüsenwucherungen, die jede Ähnlichkeit mit dem Bau der Uterusschleimhaut vermissen lassen. Auch das „cytogene" Gewebe kann so gut wie vollkommen fehlen. Es erscheint deshalb empfehlenswert, die Fälle, in denen typische Uterusschleimhaut in der Tube vorhanden ist, besonders hervorzuheben und sie als Adenosis (Adenomyosis) endometrioides zu bezeichnen.

Als „Adenomyome" dürfen nach der Abtrennung der Adenomyosis nur noch Neubildungen angesprochen werden, die durch autonomes geschwulstmäßiges Wachstum von Drüsenschläuchen und Muskulatur entstanden sind.

Zu dem Begriff des Adenomyoms gehört also das Neben- und Durcheinanderwuchern eines Adenoms und eines Myoms.

Von den echten Adenomyomen sind zu unterscheiden:

1. die Geschwülste, in denen sich eine autonome Wucherung der glatten Muskulatur neben nicht autonomen (sondern hyperplastischen) drüsenähnlichen Wucherungen des Epithels findet — Myom mit drüsenähnlichen Einschlüssen" (Borst) — Myoma adenomatodes,

2. Geschwülste, in denen eine autonome Wucherung des Epithels mit nicht autonomer (sondern hyperplastischer) Wucherung der glatten Muskulatur kombiniert ist — Adenoma myomatodes.

Natürlich ist es heute nicht oder nur in seltenen Fällen möglich, diese verschiedenen Formen im histologischen Bilde zu erkennen. Die praktische Bedeutung dieser zunächst rein theoretischen Differenzierung liegt aber darin, daß sie zeigt, wie schwierig die Diagnose eines Adenomyoms ist.

Kurz zusammengefaßt unterscheiden wir demnach folgende Formen von reifen (homoiotypischen), muskulären, adenomatösen und adenomyomatösen Neubildungen:

I. Neubildungen aus glatter Muskulatur:

1. Myohyperplasie = hyperplastischer Wachstumsexzess der glatten Muskulatur,

2. Myom = autonomer Wachstumsexzess der glatten Muskulatur.

II. Neubildungen aus Drüsenschläuchen:

1. Adenosis = Drüsenschläuche in gewöhnlichem kollagenem Bindegewebe,

2. **Adenosis endometrioides** = Drüsenschläuche vom Aussehen der uterinen Drüsen in cytogenem Bindegewebe,

3. **Adenom** = autonomer Wachstumsexzeß von Drüsenschläuchen.

III. **Neubildungen aus glatter Muskulatur und Drüsenschläuchen:**

1. **Adenomyosis** = **Adenomyohyperplasie** = hyperplastischer Wachstumsexzeß von Epithel und glatter Muskulatur.

Ein besonderer Fall ist die **entzündlich** entstandene (Adenomyosis) Adenomyohyperplasie = **Adenomyositis**. Diese wird an der Tube als **Adenomyosalpingitis** bezeichnet.

2. **Adenomyom** = autonomer Wachstumsexzeß von Epithel **und** glatter Muskulatur = Adenom + Myom.

3. **Myoma adenomatodes** = Myom mit drüsigen Einschlüssen = autonomer Wachstumsexzeß der glatten Muskulatur (Myom) + hyperplastischer Wachstumsexzeß des Epithels (**Adenohyperplasie**).

4. **Adenoma myomatodes** = autonomer Wachstumsexzeß des Epithels mit hyperplastischem Wachstumsexzeß der glatten Muskulatur = Adenom + Myohyperplasie.

1. Myohyperplasie der Tuben.

Die einfache muskuläre Hyperplasie der Tuben hat bis jetzt noch wenig Beachtung gefunden. Sie dürfte aber häufiger vorkommen, als es heute noch den Anschein hat.

Man kann sogar im Zweifel sein, ob nicht manche in der Literatur und auch im Vorhergehenden als „Myome" angesprochenen Fälle in Wirklichkeit nicht einfache muskuläre Hyperplasien waren. Ganz besonders verdächtig erscheinen in dieser Hinsicht die „Myome", von denen berichtet wird, daß sie konzentrisch das Tubenlumen umgaben. Da aber auch einwandfreie Fälle von diffuser Myombildung beobachtet wurden, so läßt sich ein sicherer Entscheid, ob es sich in den fraglichen Fällen um echte Myome oder um nur muskuläre Hyperplasien handelte, nicht treffen.

Myohyperplasien finden sich nicht so selten als umschriebene knotenförmige Verdickungen am Isthmus der Tube. Sie bieten dann makroskopisch das Bild der Salpingitis isthmica nodosa. Bei der mikroskopischen Untersuchung findet man aber keine Drüsenschläuche; die ganze Anschwellung besteht nur aus glatter Muskulatur und Bindegewebe.

Zuweilen lassen sich allerdings in der unmittelbaren Umgebung des Tubenlumens vereinzelte Drüsenschläuche nachweisen, diese treten aber an Mächtigkeit weit hinter die enorm gewucherte Muskulatur zurück.

Natürlich kann die Diagnose Myohyperplasie nicht an einem einzigen mikroskopischen Schnitte gestellt werden, da möglicherweise gerade in diesem Schnitte Drüsenschläuche fehlen, während sie an anderen Stellen vorhanden sind. Erst wenn die Untersuchung von Stufenschnitten — besser aber von Serienschnitten — ergibt, daß in dem betreffenden isthmischen Knoten Drüsenschläuche fehlen, ist man berechtigt von **Myohyperplasie** zu sprechen.

Ferner ist in manchen Fällen neben der Hyperplasie der glatten Muskulatur auch eine ausgesprochene Vermehrung des Bindegewebes vorhanden. Man kann dann — allerdings mit hybrider Wortbildung — von einer **Fibromyohyperplasie** oder **Fibromyosis** sprechen.

In manchen isthmischen Knoten steht die Bindegewebsneubildung ganz im Vordergrunde des mikroskopischen Bildes. Die Muskulatur scheint durch breite Bindegewebsbänder auseinandergesprengt, eine muskuläre Hyperplasie läßt sich nicht, oder wenigstens nicht mit Sicherheit nachweisen. Man könnte diesen Befund als Fibrosis (nodosa) bezeichnen, es ist aber, wie gesagt, nicht immer leicht, eine gleichzeitige muskuläre Hyperplasie auszuschließen.

Da die Myohyperplasie meist im Anschluß an vorausgegangene Entzündungen auftritt, so findet man in der Regel, je nach dem Alter des Prozesses, eine mehr oder minder ausgedehnte kleinzellige Infiltration in den Gewebsspalten und um die Gefäße herum. In frischen Fällen kann man in der Tubenwand auch größere oder kleinere Abscesse sehen.

Umschriebene myohyperplastische Verdickungen der Tubenwand können sich nicht nur am Isthmus, sondern auch an anderen Stellen des Tubenrohres finden. Besonders häufig beobachtet man derartige knotige Verdickungen an der Tube bei Tuberkulose (Hegar). Allerdings muß auch hier erst das Mikroskop entscheiden, ob einfache muskuläre Hyperplasien oder adenomyositische Prozesse vorliegen.

Auch mehr diffuse Myohyperplasien kann man nicht so selten an der Tube beobachten.

Fast immer handelt es sich dabei um chronische Entzündungszustände, und man kann dann im Zweifel sein, ob tatsächlich eine Hyperplasie und nicht nur eine Hypertrophie vorliegt.

Ganz besonders schwierig kann der Entscheid, ob eine diffuse Hyperplasie oder eine Hypertrophie vorhanden ist, dann werden, wenn das ganze Tubenrohr in eine massive Muskelmasse verwandelt ist, die konzentrisch das Tubenlumen umgibt.

Über einen derartigen Fall von „konzentrischer diffuser muskulärer Hyperplasie der Tubenwand berichtete Kaltenbach:

Es handelte sich um eine 35 Jahre alte, seit 14 Jahren verheiratete Frau. Der Ehemann hatte zur Zeit der Verheiratung eine noch nicht abgeheilte Gonorrhöe. Gleich nach der Hochzeit traten bei der Patientin Fluor und „Blasenkatarrh" ein; die vorher normale Menstruation wurde schmerzhaft und unregelmäßig. Nach 7jähriger Dauer und nach Gebrauch verschiedener Kuren schwand der Fluor allmählich, dagegen blieb die Dysmenorrhoe bestehen. Sie äußerte sich in heftigen krampfartigen Schmerzen, die 1—2 Tage vor der erwarteten Regel eintraten und intermittierend die ganze Zeit der Menses hindurch dauerten. In den letzten $1^1/_2$ Jahren hatten sich die Schmerzen derartig gesteigert, daß die Patientin sich am Boden wälzte, laut schrie und die Kleider vom Leibe riß. Ferner dauerten jetzt die Schmerzanfälle immer länger und das schmerzfreie Intervall zwischen 2 Menstruationsperioden wurde immer kürzer.

Die Untersuchung ergab, daß vom rechten Funduswinkel des mäßig vergrößerten Uterus ein fingerdicker, etwas gewundener Strang nach hinten gegen die rechte Articulatio sacro-iliaca zu zog. Beide Ovarien waren frei beweglich.

Die operativ gewonnene rechte Tube stellte einen starrwandigen, von Kleinfingerdicke bis Zeigefingerdicke anschwellenden Strang dar, der sich „deutlich abgesetzt in die Uteruswand selbst hineinstreckte." Das Lumen der Tube war im ganzen Verlaufe verengt, das Fimbrienende verschlossen. Im Innern der Tube fand sich eine spärliche Menge Blut.

Die Verdickung der Tube war durch eine enorme Hypertrophie der Muskelwand bedingt. Noch an den mikroskopischen Schnitten betrug die Dicke der Muskelwand 1,5—1,75 cm.

2. Adenomyosis, Adenomyohyperplasie der Tuben [1].

Die Adenomyosis der Tube kann unter verschiedenen pathologisch-anatomischen Bildern auftreten. Zunächst kann man zwei große Gruppen unterscheiden, nämlich:

---

[1] Auch hier sei noch einmal auf die ausgezeichnete Arbeit von R. Meyer über die Adenosis und Adenomyosis der Tube in Bd. VI, 1, S. 367 ff. dieses Handbuches verwiesen.

a) Fälle, in denen entzündliche Erscheinungen nachweisbar sind (Adenomyosalpingitis),

b) Fälle, in denen sie fehlen (Adenomyosis der Tube).

Weiterhin können die Fälle mit entzündlichen Erscheinungen als umschriebene Knoten auftreten (Salpingitis isthmica nodosa), oder sie können einen diffusen Charakter zeigen (Adenomyosalpingitis diffusa).

Als eine besondere Form der Adenomyosis kann man endlich auch das Vorkommen von Endometrium in der Tube bezeichnen (Endometriosis der Tube).

Der Prototyp der umschriebenen Adenomyosalpingitis ist die zuerst von Chiari beschriebene, von Schauta als **„Salpingitis isthmica nodosa"** bezeichnete Erkrankung der Tuben.

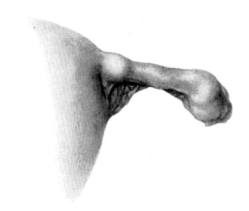

Abb. 30. Salpingitis isthmica nodosa. Am Abgang der Tube vom Uterus erkennt man die charakteristische knotenförmige Verdickung. Das Ostium abdominale der Tube ist verschlossen. (Eigene Beobachtung.)

Diese ist charakterisiert durch erbsen- bis bohnengroße knotige Verdickungen von buckliger Gestalt und harter, derber Konsistenz „genau an der Stelle der Tube, an der der Isthmus in die Pars interstitialis übergeht" (Schauta) (Abb. 30). Diese Knoten sitzen entweder symmetrisch an beiden Tuben, oder sie finden sich nur an einer Tube. Gelegentlich liegen auch an ein und derselben Tube zwei Knoten dicht nebeneinander. Gegen die Umgebung grenzen sich die Knoten scharf ab und zwar sowohl gegen die übrige Tube, als auch gegen das Ligamentum latum hin. Mit dem serösen Überzug der Tube hängen sie wohl etwas fester zusammen, doch kann dieser von ihnen meist noch im Zusammenhang abpräpariert werden.

Auf dem Durchschnitt erscheinen diese knotigen Verdickungen durch ihre blassere Farbe und ihr dichtes, faseriges Gefüge deutlich gegen das umgebende Gewebe abgesetzt. Man bekommt so den Eindruck, als wäre ein Tumor in die Tube eingelagert (Chiari).

Das Lumen der Tube läßt sich stets durch die kugeligen Verdickungen hindurch verfolgen. Unter Umständen zeigt es allerdings eine ausgesprochene Verengerung oder leichte Biegung in seinem Verlaufe. Manchmal liegt das Tubenlumen zentral, zumeist aber exzentrisch, bald mehr nach oben oder unten, bald mehr nach vorn oder hinten.

In vielen Fällen lassen sich auf dem Durchschnitt schon mit freiem Auge kleine cystenartige Hohlräume wahrnehmen.

Die mikroskopische Untersuchung ergibt, daß die knotigen Verdickungen in der Hauptsache auf einer Hyperplasie der Muskulatur, also auf einer Vermehrung der muskulären Elemente beruhen. Stellenweise findet man allerdings auch eine echte, durch Vergrößerung der einzelnen Muskelfasern gekennzeichnete Hypertrophie (Chiari).

Die Hyperplasie erstreckt sich fast ausschließlich auf die innere Ring- und die äußere Längsmuskelschicht der Tube; die Muscularis mucosae verläuft meist kontinuierlich durch die knotige Verdickung hindurch; sie kann gelegentlich aber ebenfalls eine leichte Hyperplasie zeigen (Chiari).

In dieser, teils hyperplastischen, teils hypertrophischen Muskulatur liegen zahlreiche von einem einschichtigen Epithel ausgekleidete Drüsenschläuche.

Diese zeigen wechselnde Form. Bald sind sie langgestreckt und spaltförmig eng, bald cystisch erweitert, bald zeigen sie ein ganz unregelmäßiges Aussehen. Häufig erscheinen sie auf dem Tubenquerschnitt parallel dem zirkulären Verlauf der Muskulatur gebogen.

Das Epithel ist bald zylindrisch, bald kubisch, bald platt; häufig sieht man in ein und demselben Drüsenschlauch alle die verschiedenen Epithelarten in einander übergehen.

Die Epithelien können direkt der hyperplastischen Muskulatur aufsitzen. Diese bildet dann nicht so selten längsverlaufende Scheiden. Diese verästeln sich ganz wie die Drüsengänge, die sie in ihrer Achse einschließen (v. Recklinghausen). Gegen die Umgebung hin zeigen diese muskulären Scheiden keine scharfe Grenze. Die einzelnen Muskelbündel biegen aus der Scheide seitwärts zu den übrigen Muskelbündeln der Tubenwand hin ab, oder sie fließen mit den Faserzügen benachbarter Drüsenschläuche zusammen (v. Recklinghausen).

In anderen Fällen sind die Drüsenschläuche von einem schmalen feinfaserigen Bindegewebsmantel umgeben.

Dieser zeigt, ebenso wie das übrige Bindegewebe der knotigen Verdickungen, ein wechselndes Verhalten. In den frischeren Stadien findet man eine mehr oder weniger ausgedehnte kleinzellige Infiltration. An dieser sind in wechselndem Grade Leukocyten, Lymphocyten, Plasmazellen, gelegentlich auch Eosinophile und Mastzellen beteiligt.

In älteren Fällen tritt die kleinzellige Infiltration zurück und es finden sich nur breitere oder schmälere Züge von derbfaserigem, kernarmem narbigem Bindegewebe.

Recht häufig findet man in dem Bindegewebe auch bräunliches Pigment, das die Eisenreaktion gibt, das also wohl auf vorausgegangene Blutungen zurückzuführen ist.

Cytogenes Gewebe kann zuweilen an einzelnen Drüsenschläuchen vorhanden sein (v. Franqué), meist fehlt es allerdings (v. Recklinghausen, Robert Meyer).

Das Lumen der Drüsenschläuche erscheint häufig leer. In anderen Fällen findet man in ihm geronnene seröse Flüssigkeit oder Leukocyten und Zelldetritus. Gelegentlich findet man auch rote Blutkörperchen, pigmenthaltige Zellelemente und hyaline Körperchen.

Der übrige Teil der Tube läßt makroskopisch häufig „streckenweise eine diffuse, allerdings nicht sehr hochgradige Verdickung und Konsistenzvermehrung erkennen, ohne, daß das Tubenlumen an dieser Stelle erweitert wäre". (Chiari). Auf der Oberfläche finden sich häufig perisalpingitische Adhäsionen, das Ostium abdominale kann verschlossen sein. Häufig findet man dann auch in der Nähe des abdominalen Ostiums eine meist geringe Erweiterung der Tube infolge von Ansammlung von seröser und eitriger Flüssigkeit.

Die mikroskopische Untersuchung der übrigen Tube ergibt in diesen Fällen meist schon ältere katarrhalische Veränderungen (Verwachsung der Tubenfalten, kleinzellige Infiltration usw.).

Ferner kann man auch hier gelegentlich ein Eindringen von Drüsenschläuchen in die Muskulatur der Tube feststellen. Meist, aber nicht immer, läßt sich dann auch eine gewisse Hypertrophie und Hyperplasie der Muskulatur nachweisen.

Von weiteren Nebenbefunden ist zu erwähnen, daß sich bei Salpingitis isthmica nodosa auffallend häufig gleichzeitig Tuboovarialcysten finden (Lederer).

Bei 18 Tuboovarialcysten war 13 mal (= 72%) (bei anderen entzündlichen Erkrankungen nur in 28%) gleichzeitig Salpingitis isthmica nodosa vorhanden. Den makroskopischen Verdichtungen an den Tubenwinkeln entsprach aber durchaus nicht immer histologisch das Bild der Salpingitis isthmica nodosa. Häufig fanden sich nur entzündliche Muskelhyperplasien. In anderen Fällen fehlten an den Tubenwinkeln knotenförmige Verdickungen, gleichwohl ließen sich in der Muskulatur Drüsenschläuche nachweisen.

Den Zusammenhang zwischen Tuboovarialcysten und Salpingitis isthmica nodosa stellt Lederer sich so vor, daß z. B. eine Gonorrhoe eine Salpingitis isthmica hervorruft, daß die Entzündung sich aber nicht auf den Tubenwinkel beschränkt, sondern zu einer Pyo- oder Hydrosalpinx führt, aus der dann weiterhin eine Tuboovarialcyste entsteht. Neben dieser Erklärung wäre nach Ansicht von Lederer vielleicht auch die Möglichkeit denkbar, daß eine nur wenig entzündete, aber durch Hyperämie und Stauung schwerer und unbeweglicher gewordene Tube in den Bereich eines geplatzten Follikels kommt und dort mit dem Ovarium verklebt.

Die adenomyosalpingitischen Knoten sitzen überaus häufig, aber durchaus nicht immer am Isthmus der Tube.

Nachdem schon Hegar (1886), ein Jahr vor Chiari, auf die knotenförmigen Anschwellungen der Uterushörner bei Tuberkulose aufmerksam gemacht hatte, wies E. Kehrer (1901) darauf hin, daß „interstitielle und isthmische Strecke in der Regel jede für sich, nicht selten aber auch beide gleichzeitig oder vielleicht etwas nacheinander, erkrankt sein können." Kehrer trennte deshalb die „Salpingitis interstitialis nodosa" von der „Salpingitis isthmica nodosa" ab. Da aber die Bezeichnung „interstitielle Tubenentzündung" schon für Entzündungsprozesse vergeben war, die im ganzen Verlauf der Tube auftreten und sich vorwiegend im Bindegewebe lokalisieren, schlug Kehrer die Bezeichnung Salpingitis intramuralis nodosa neben der Bezeichnung Salpingitis isthmica nodosa vor.

Im mittleren und lateralen (ampullären) Teil der Tube sind adenomyosalpingitische Knoten selten. Kommt es hier zu benignen heterotopen Epithelwucherungen, dann sind diese entweder von keiner nennenswerten Muskularishyperplasie begleitet, oder diese hat einen mehr diffusen Charakter. Immerhin kann man gelegentlich auch an den lateralen Partien der Tube ziemlich circumscripte adenomyosalpingitische Knoten beobachten (v. Recklinghausen, Fall XXI, XXIII).

3. Endometrium in der Tube.

Über heterotope Wucherungen vom Bau der Uterusschleimhaut in der Tube an Stelle der Tubenschleimhaut wurde zuerst von Webster (1896) berichtet. „Obwohl die Abbildung des Falles (Tafel II, Abb. 1) nicht ganz einwandfrei und auch die Beschreibung (S. 10 und 107), in der nirgends von Stroma die Rede ist, nicht ganz klar ist, darf man doch wohl eine endometrioide Heterotopie annehmen" (Polster).

Einen sicheren Fall fand Schickele[1] (1902). Weitere Beobachtungen stammen von Sampson[2] 8 Fälle, Lahm[3] (1923) 2 Fälle (einschließlich 1 Fall von Rosenberger), Schridde und Schoenholz[4] (1924) 2 Fälle, Schoenholz[5] (1924) 3 Fälle, Schwarz

---

[1] Schickele, Virchows Arch. **169**, 44, Abb. 7 auf Taf. IV.
[2] Sampson, Lit. bei Haeuber, Mschr. Geburtsh. **68** (1925).
[3] Lahm, Z. Geburtsh. **85**, 292.
[4] Schridde u. Schoenholz, Frankf. Z. Path. **30**.
[5] Schoenholz, Z. Geburtsh. **87**, 56.

und Crossen [1] (1924) 1 Fall, Culbertson [2] (1924) 1 Fall, Hoehne [3] 1 Fall, Schindler [4] (1925) 1 Fall, Hinrichsmeyer [5] (1925) 1 Fall, Polster [6], R. Meyer [7].

Das Vorhandensein von Uterusschleimhaut in der Tube kann unter Umständen schon makroskopisch erkennbar sein. Man findet dann auf Querschnitten (durch das uterine Tubendrittel) die meist exzentrisch gelegene spaltförmige Tubenlichtung von weicher dicker Schleimhaut umgeben (R. Meyer [8]).

Meist ist die Uterusschleimhaut auf umschriebene Abschnitte des Tubenlumens beschränkt. Nur Schoenholz [9]) berichtet, daß in einem Falle (Präparat II) das Tubenrohr „in seinem ganzen Verlaufe" mit einer Schleimhaut ausgekleidet war, die dem Endometrium „täuschend ähnlich" war.

Mikroskopisch unterscheidet sich die Uterusschleimhaut in der Tube nicht vom Endometrium. Wie dieses kann auch sie an dem menstruellen Zyklus teilnehmen (R. Meyer [10]). Man findet dann z. B. im Praemenstruum die gleichen Veränderungen wie in der Uterusschleimhaut (Sägezahnform der Drüsen, unscharfe Begrenzung der Drüsenepithelien nach dem Lumen hin, Glykogenreaktion des Drüseninhaltes usw.). Es erscheint deshalb auch sehr wohl möglich, daß eine menstruelle Abstoßung dieser Schleimhaut stattfindet.

Das Endometrium, das man zuweilen an Stelle der Tubenschleimhaut findet, stammt nach R. Meyer [11] von dieser selbst. Diese ortsungewöhnliche Differenzierung des Tubenepithels ist nicht auffallend. Der Mutterboden des ganzen weiblichen Genitalkanals ist das Müllersche Epithel. Dieses differenziert sich normalerweise in Tuben-, Korpus-, Cervix- und Scheidenepithel. Ortsungewöhnliche Differenzierungen des Müllerschen Epithels sind aber durchaus nicht selten. So kann man Plattenepithel in der Cervix, im Korpus und selbst in der Tube finden. Umgekehrt kann in der Scheide und im Corpus uteri Schleimepithel vorkommen. „Es würde geradezu etwas fehlen, wenn nicht auch Endometrium in den Tuben gebildet würde" (R. Meyer [11]).

Es ist also durchaus nicht nötig, ein sekundäres Einwachsen von Uterusepithel in die Tube anzunehmen. Eine derartige Verdrängung zweier Epithelarten kennen wir wohl aus dem Grenzkampf zwischen dem Schleimepithel und dem Plattenepithel an der Portio, zwischen dem Uterus- und Tubenepithel ist eine derartige Verdrängung noch nicht bewiesen worden. „So wenig wie das erste Entstehen von Plattenepithel in der Tube, im Corpus uteri oder Schleimepithel im Fundus uteri irgend etwas mit Verdrängung zu tun hat, ebensowenig ist eine solche nötig zur Erklärung eines Endometriumbefundes an Stelle von Tubenschleimhaut" (R. Meyer [12]).

Unter den Entstehungsbedingungen von Uterusschleimhaut in der Tube scheint die normale Ovarialfunktion eine große Rolle zu spielen. Vor dem Eintritt und nach dem Verschwinden der Menstruation ist bisher noch nie heterotopes Endometrium beobachtet worden. Außerdem nimmt dieses auch an der Menstruation selbst teil. Es zeigt also die gleiche Abhängigkeit von den Ovarien wie die Uterusschleimhaut selbst.

[1] Schwarz u. Crossen, Amer. J. Obstetr. 7, 505.   [2] Culberston, Surg. etc. 1924, 670.
[3] Hoehne, Zbl. Gynäk. 1924, 233.   [4] Schindler, Zbl. Gynäk. 1925, 582.
[5] Hinrichsmeyer, Zbl. Gynäk. 1925, 1113.   [6] Polster, Virchows Arch. 259, 101.
[7] Meyer, R., Zbl. Gynäk. 1927, 1482.   [8] Meyer, R., Zbl. Gynäk. 1927, 1483.
[9] Schoenholz, Z. Geburtsh. 87, 66.   [10] Meyer, R., Zbl. Gynäk. 1927, 1428f.
[11] Meyer, R., Zbl. Gynäk. 1927, 1484.   [12] Meyer, R., Zbl. Gynäk. 1937, 1485.

Eine andere Frage ist die, ob das Einsetzen der Ovarialfunktion allein schon für das Auftreten von Endometrium in der Tube genügt, oder ob noch andere auslösende Momente dazu kommen müssen. Mit anderen Worten: gibt es Tuben mit einer angeborenen Anlage zur Endometriumbildung, die beim Einsetzen der Ovarialfunktion manifest wird, oder kann in jeder Tube Endometrium gebildet werden, wenn neben der Funktion der Ovarien noch gewisse andere Bedingungen erfüllt sind? Eine sichere Antwort kann auf diese Frage heute noch nicht gegeben werden. Es ist aber sehr wohl denkbar, daß es unter dem Einfluß entzündlicher oder anderer, noch unbekannter Reize in jeder Tube zur Entwicklung von Endometrium kommen kann. Auch an den verschiedensten Stellen der Bauchhöhle kann Uterusschleimhaut entstehen, wenn entzündliche Reize die Serosa treffen (R. Meyer).

Ist einmal Endometrium in der Tube entstanden, dann kann sich dieses möglicherweise von einer ursprünglich kleinen Anlage aus auf größere Strecken der Tube ausbreiten.

Die Entstehungszeit der Uterusschleimhaut in der Tube läßt sich in manchen Fällen vielleicht aus dem Auftreten dysmenorrhoischer Beschwerden festlegen. ,,Wenn, wie bei den übrigen ektopischen Endometriumherden, die Beschwerden erst im vorgeschrittenen Alter beginnen, so kann man für die Tube eine späte Entstehung der ,,Uterusschleimhaut", und damit zugleich außer dem hormonalen Reize auch den entzündlichen Reiz in Anspruch nehmen" (R. Meyer[1]).

Über die pathologisch-anatomischen Folgen der Endometriumbildung in der Tube ist heute noch wenig bekannt. Theoretisch kann außer dem heterotopen Endometrium natürlich alles entstehen was auch im Uterus vorkommt: Entzündung, Hyperplasie, heterotope Drüsenwucherungen, Polypen, Carcinome, Sarkome. In Wirklichkeit ist bisher soweit wir sehen, nur einmal ein Polyp beobachtet worden (R. Meyer[2]). Auch bei der Entstehung der Tubargravidität dürfte das Endometrium kaum eine irgendwie nennenswerte Rolle spielen. Es kann heute wohl kein Zweifel mehr bestehen, daß sich das befruchtete Ei nur dann einnistet, wenn es eine ganz bestimmte Stufe seiner Entwicklung, die ,,Nidationsreife" (R. Meyer[3]), erreicht hat. Ist dieses Stadium aber erreicht, dann nistet sich das Ei ein, gleichgültig, ob sich an dieser Stelle Endometrium findet oder nicht.

Formale Genese der Adenomyosis.

Bei der Erörterung der Histogenese adenofibröser und adenomyohyperplastischer Neubildungen in den Tuben ergeben sich zwanglos drei Gruppen, nämlich die Frage nach der Herkunft des Epithels, des Bindegewebes und der Muskulatur.

Epithel.

Für die Herkunft des Epithels in den adenofibrösen und adenohyperplastischen Neubildungen der Tuben kommen 3 Quellen in Betracht:

1. das Tubenepithel selbst,
2. das Uterusepithel,
3. das Endothel der Serosa,
4. kongenitale Epithelanomalien.

---

[1] Meyer, R., Zbl. Gynäk. **1927**, 1486.
[2] Meyer, R., Zbl. Gynäk. **1927**, 1486f. Siehe bei Polypen der Tube.
[3] Meyer, R., Zbl. Gynäk. **1911**, 538.

1. Das Tubenepithel.

Die Möglichkeit, daß adenohyperplastische Wucherungen vom Tubenepithel ausgehen können, wird heute allgemein zugegeben. Die Meinungen gehen aber darüber auseinander, ob diese Wucherungen erst postfetal entstehen, oder ob sie sich schon im
Fetalleben bilden können.

Abgesehen von v. Recklinghausen, der die Adenomyosis der Tube auf fetale
Organreste (Urniere) zurückführte, vertraten seit Chiari alle Autoren (Schauta, v. Franqué, R. Meyer, Hoehne, Maresch u. a.) die Ansicht, daß die heterotopen Epithelwucherungen in der Tubenwand postfetal entstehen (Schauta, v. Franqué, R. Meyer,
Hoehne, Maresch u. a.).

Neuerdings wurde aber doch wieder der Versuch gemacht (Lahm und Rosenberger,
Schridde und Schoenholz), die Adenomyosis der Tube als fetale Entwicklungsstörung anzusprechen (dysontogentische Adenomyosis).

Während sich aber — wie noch zu zeigen sein wird — die Lehre von der embryonalen Herkunft der adenohyperplastischen Wucherungen nicht über den Bereich der
Hypothesen erhebt, läßt sich die postfetale Entstehung von Drüsenschläuchen aus dem
Tubenepithel einwandfrei nachweisen. Eingehende Untersuchungen, vor allem von
R. Meyer, v. Franqué, Hoehne, Maresch, haben gezeigt, daß sich an Entzündungen
der Tuben recht häufig heterotope Epithelwucherungen anschließen. Diese können auf zwei
verschiedene Arten zustande kommen, nämlich:

1. Dadurch, daß die entzündlichen Schleimhautinfiltrate in die Muskulatur vordringen, die Muskelinterstitien eröffnen und so dem Epithel das Nachdringen ermöglichen.

2. Dadurch, daß kleine Abscesse in der Muskulatur nach dem Tubenlumen zu durchbrechen, daß dann das Schleimhautepithel die Abseßhöhle auskleidet und von hier aus
in die infiltrierten Muskelinterstitien eindringt. (Epitheliale Auskleidung von Abseßhöhlen).

Natürlich können diese beiden Prozesse — Epithelwucherungen im Anschluß an
entzündliche Infiltrate und Epithelialisierung von durchgebrochenen Wandabscessen —
im gleichen Falle nebeneinander hergehen.

Eine Meinungsverschiedenheit über die postfetale Entstehung der heterotopen
Epithelwucherungen ist hier gar nicht möglich, da das Epithel sich hier durchweg „entzündlichen Bahnen" (Kitai)[1] anschließt.

Sind dagegen die entzündlichen Erscheinungen abgeklungen, dann können Bilder
entstehen, deren genetische Deutung nicht ohne weiteres klar ist.

Derartige Bilder haben Schridde und Schoenholz zu dem Schlusse verführt, daß
die Faltenverschmelzungen der Tubenschleimhaut und die epithelialen Gänge in der
Tubenwand als Entwicklungsstörungen anzusprechen sind.

Zur Begründung ihrer Ansicht führten Schridde und Schoenholz folgende Momente an:

1. Das Fehlen entzündlicher Veränderungen oder ihrer Residuen (Narbenbildung), die geregelte
Anordnung der Bindegewebsfibrillen parallel dem Verlaufe der Drüsenräume, die Harmonie und Ordnung
in der Architektonik der Schleimhaut. Die lymphocytäre Infiltration, die Schridde und Schoenholz
in einigen Fällen fanden, betrachteten sie als eine „Affektion", die das mißgebildete Organ betroffen hat.
Sie sprachen sogar die Vermutung aus, daß die auffallend häufige Kombination von Schleimhautanomalien
und Entzündungen jeder Art in der Tube — insbesondere Gonorrhoe und Tuberkulose — zum großen
Teil darin begründet liegt, daß die „mißgebildeten" Tuben den Infektionserregern erst die geeigneten
Schlupfwinkel zur Ansiedlung und Ausbreitung bieten.

---

[1] Kitai, Arch. Gynäk. **128**, 426.

2. Die Ausfüllung des Tubenlumens durch ein grob- oder feinmaschiges Netz- und Maschenwerk vielgestaltiger epithelialer Hohlräume oder durch einen „zentralen Gewebsblock" und die Einlagerung von Muskulatur in diesen und die Bindegewebssepten.

Diese Aufteilung des Tubenlumens in einzelne Hohlräume glaubten Schridde und Schoenholz auf eine mangelhafte Kanalisierung des primär solid angelegten Müllerschen Ganges zurückführen zu dürfen.

3. Die Durchsetzung des Schleimhautstromas mit Muskelzügen und die Bildung muskulärer Mäntel um die Epithelgänge herum.

Diese Anordnung der Muskulatur soll nach Schridde und Schoenholz „am untrüglichsten" beweisen, daß es sich um Entwicklungsstörungen der Tube handelt. Wären die Drüsenschläuche die Folge eines entzündlichen Prozesses, dann müßte man „in ihrer Umgebung kernarmes, narbiges Bindegewebe liegen sehen, aber niemals gleichförmig angeordnete Muskulatur." „Bei einem entzündlichen Vorgang geschieht der Ersatz des Stromas durch Granulations- und schließlich durch kernarmes Narbengewebe." Schridde und Schoenholz wiesen nun darauf hin, daß sich in der embryonalen Tube die Oberfläche der Schleimhaut nicht nur durch faltige Erhebungen, sondern auch durch kryptenartige Einsenkungen vergrößert. Diese sind nach Felix im 8. Fetalmonat zu beobachten, nachdem Falten und Nebenfalten bereits entwickelt sind. „Diese Tendenz zum Tieferwachsen des Epithels schießt nun häufig aus noch nicht sicher zu erkennenden Gründen über das Ziel hinaus; sie macht nicht Halt an der Muskularis, setzt sich vielmehr tief in die Tubenwand hinein fort (Schridde und Schoenholz).

4. Das Fehlen freier Schleimhautfalten in der Tube. Die Falten werden durch buckelartige Vorwölbungen dargestellt, die die Muskulatur der Wand in das Lumen hineinsendet. „Die eigentliche Schleimhaut präsentiert sich in Gestalt von Epithelgängen, die innerhalb der inneren Muskelschicht gelegen sind." Die Schleimhautfalten können aber auch vollkommen fehlen, so daß das Tubenlumen eine scharfrandige Begrenzung zeigt.

5. Die Anwesenheit von cytogenem Gewebe neben den übrigen bisher erwähnten Veränderungen. Allerdings geben Schridde und Schoenholz keine Erklärung dafür, warum das cytogene Gewebe „als ein angeborener Zustand des Eileiters aufzufassen" sein soll.

Schridde und Schoenholz glauben, daß die von ihnen als „Entwicklungsstörungen" angesprochenen Veränderungen der Tuben am treffendsten durch die Bezeichnung „Epitheliofibrose" (anormale Bildungen innerhalb des fibrösen Schleimhautgebietes) und „Epitheliomyose" (anormale Bildungen innerhalb der muskulären Tubenwand) gekennzeichnet würden.

Die Beweisführung von Schridde und Schoenholz hat eine eingehende Widerlegung von Kitai (1926), der unter Robert Meyer arbeitete und von R. Meyer selbst (1927) erfahren.

Gegen die Schlußfolgerungen von Schridde und Schoenholz lassen sich folgende Einwände anführen:

1. Wenn die von Schridde und Schoenholz beschriebenen Tubenveränderungen wirklich angeborene Mißbildungen wären, dann müßte man sie auch in den Tuben von Feten und Neugeborenen auffinden können. Dies ist aber nicht der Fall. R. Meyer hat schon bis zum Jahre 1921 mehr als 300 fetale Tuben untersucht [1], er konnte in ihnen aber nie die von Schridde und Schoenholz beschriebenen Bilder nachweisen. Auch für die Aufteilung der Tubenlichtung in Hunderte und Tausende von einzelnen Hohlräumen fehlen alle Vergleichsbefunde bei Feten und Neugeborenen. Außerdem ist auch die Annahme von Schridde und Schoenholz, daß die Tubenlichtung infolge mangelhafter Kanalisierung des Müllerschen Ganges in einzelne Hohlräume zerfalle, entwicklungsgeschichtlich schwer zu verstehen. Das Epithel des Müllerschen Trichters läuft als Müllerscher Faden in denkbar günstiger Lage zwischen dem Urnierengang und dem ihm anliegenden Coelomepithel in der frei in die Bauchhöhle vorragenden Urnierenkante und es begegnet gar keinen Hindernissen. Primäre Epithelschwäche würde zur Folge haben, daß kein Uterus gebildet würde, sekundäre Schwäche oder Störung könnte zur Atresie führen. Für ausschweifende Bildungen ist gar kein Anlaß gegeben. Derartige Bildungen sind in den Tuben von Feten und Neugeborenen auch noch niemals nachgewiesen worden.

2. In einem einzigen Tubenquerschnitt mit heterotopen Epithelwucherungen sind oft mehr Drüsenschläuche vorhanden, als in einer ganzen Tube von älteren Feten Platz finden könnte (Kitai) [2].

3. Entzündlich entstandene Septierung und Atresie des Tubenlumens kann histologische Bilder hervorrufen, die nicht mehr als Entzündungsfolge erkennbar sind. Dies geht zur Genüge daraus hervor, daß man derartige Bilder an den beiden Tuben von Frauen finden kann, die geboren haben (Kitai).

---

[1] Meyer, R., Zit. nach Lahm, Zbl. Gynäk. **1921**, 135 (Fußnote).
[2] Kitai, Arch. Gynäk. **128**, 426.

Auch das Fehlen von Narbengewebe ist kein Beweis gegen die entzündliche Entstehung der heterotopen Epithelwucherungen. Man darf nur nicht mit dem Begriffe des hyalin-sklerotischen Bindegewebes an die Frage der „narbigen" Atresie herantreten. In den Schleimhäuten sind die Narben überhaupt nicht so sklerotisch wie in der äußeren Haut und wie im fibrillären Bindegewebe (Kitai) [1]. Außerdem darf man unseres Erachtens nicht vergessen, daß das Narbengewebe zum Ausfüllen entzündlicher Gewebsdefekte dient. In den Tuben liegen nun die Verhältnisse insoferne besonders, als die Gewebsdefekte durch das wuchernde Epithel ausgekleidet werden. Die Drüsenschläuche sind in diesen Fällen eben die Narben.

4. Der Befund von Muskulatur in den Schleimhautsepten kann sich auch an den beiden Tuben von Frauen finden, die geboren haben, bei denen also die Septierung oder die Atresie ganz sicher sekundär entstanden ist. Außerdem kann man in Tuben mit den Zeichen einer floriden Entzündung gelegentlich auch erkennen „wie durch leichten Narbenzug mit Einbeziehung der Muskelbündel ein strahliger Verschluß entstanden ist, bzw. noch fortschreitend im Entstehen begriffen ist" (Kitai). Das Vorhandensein von Muskelmänteln um die Epithelschläuche ist ebenfalls kein Beweis für eine angeborene Mißbildung. Muskelmantelbildung um Drüsen und Cysten findet man bei jeder Schleimhauteinwanderung (Kitai) [2]. Die konzentrische Lagerung der Muskulatur um die Drüsenschläuche ist nur die Folge einer sekundären Gruppierung.

Es darf hier auch daran erinnert werden, daß v. Franqué in einem sicher postfetal entstandenen Fälle von Salpingitis isthmica nodosa Drüsenschläuche fand, die „eine eigene geschlossene innere Längs- und äußere Ringmuskelschicht" besaßen. v. Franqué hat diesen Befund besonders betont, da Neumann gerade in diesen „intrafasciculären" Drüsenschläuchen den gewichtigsten Beweis gegen die Annahme ihrer Abschnürung vom Müllerschen Epithel gesehen hatte.

5. Auch das Vorhandensein von cytogenem Gewebe um die Drüsenschläuche herum und an der Stelle der Tubenschleimhaut ist kein Beweis für angeborene Mißbildungen. Dies geht zur Genüge schon daraus hervor, daß man cytogenes Gewebe auch an der Oberfläche der gesamten Beckenorgane, einschließlich des Darmes finden kann (Adenomyosis externa). Außerdem kann man die Entstehung des cytogenen Stromas bei der seroepithelialen Adenomyosis auch direkt verfolgen. So fand z. B. Kitai [3] in einem seiner Fälle verzweigte Drüsen, die von der Serosa der Tube ausgingen, und die von cytogenem Stroma umgeben waren.

Schon vor dem Erscheinen der Arbeiten von Schoenholz und Schridde hatten auch Lahm und Rosenberger den Versuch gemacht, die heterotopen Epithelwucherungen in der Tube als Mißbildungen anzusprechen. Zu diesem Schlusse kamen sie durch folgende Beobachtung: In einem Knoten am isthmischen Abschnitt der Tube waren — bei gleichzeitiger intrauteriner Gravidität — die intramuskulären Drüsenschläuche von cytogenem Gewebe umgeben, das eine ausgesprochene deciduale Reaktion zeigte. Die übrige Tube war frei von Deziduabildung. Da nun nach der Ansicht von Lahm und Rosenberger das cytogene Gewebe vom Müllerschen oder vom Wolffschen Gange stammt, so nahmen sie an, daß es sich bei den epithelialen Gängen ihres Falles um Drüsen handelte, die von dem Müllerschen Gang herrührten. Zur Erklärung dieses Befundes in der Tubenwand stellten Lahm und Rosenberger folgende Hypothese auf: von der Mesenchymplatte, die den Muskelmantel des Uterus (und der Scheide) bildet, können gelegentlich Teile abgesprengt und nach oben in die Pars intramuralis und interstitialis der Tube verlagert werden.

---

[1] Kitai, Arch. Gynäk. **128**, 437. Kitai fährt dann fort: „Die Vorgänge der Narbenbildung, wie überhaupt die der heilenden Entzündung werden allgemein viel zu sehr nach dem Typus schwersten Entzündungsgrades beurteilt. Die leichteren Grade werden nicht genügend berücksichtigt, sonst würde man nicht immer dem Einwande begegnen: in Fällen von heterotoper Wucherung des Epithels in der Tube trifft man sehr häufig keine Zeichen von Entzündung, auch keine Narben, also können sie auch nicht entzündlich entstanden sein. Dieselben Einwände hört man auch bei der genetischen Bewertung anderer Dinge. Diese Beurteilung stützt sich auf die eng umschriebenen Beispiele ausgesprochen schwerer entzündlicher Vorgänge und Narbenbildung. Zunächst sei einmal daran erinnert, daß in sehr vielen Fällen von Salpingitis, namentlich bei Gonorrhoe und Tuberkulose, aber auch sonst eine fast unerhört zu nennende Massenwanderung von neugebildeter Schleimhaut in die Muskelwand stattfindet. Man kann ohne große Mühe die Tatsache nachprüfen. Was wird denn nun — fragen wir — aus diesen heterotopen Schleimhautausläufern, wenn die Entzündung abgelaufen ist? — Verschwinden sie wieder? Oder müssen diese heterotopen Epithelgebilde in Narben liegen? Dann wäre es ganz gewiß ein leichtes, sie in vielen Fällen zu zeigen. Aber gerade bei den mit Narbenbildung endigenden schweren Graden der Salpingitis findet man keine Heterotopie des Epithels, und zwar deshalb, weil dann die Schleimhaut ganz oder fast eingeschmolzen wird."

[2] Kitai, Arch Gynäk. **128**, 439. [3] Kitai, Arch. Gynäk. **128**, 436.

Diese abgesprengten und verlagerten Mesenchymkeime stellen einen Reiz dar, der das Epithel der Tube zur Bildung von Drüsenschläuchen anregt.

Irgendeine Begründung dieser Ansicht, daß cytogenes Gewebe nur vom Müllerschen oder vom Wolffschen Gange stammen kann, geben Lahm und Rosenberger nicht. Eine derartige Begründung ist auch unmöglich. L. Pick hat schon im Jahre 1900 darauf hingewiesen, daß die Urniere und der Wolffsche Gang selbst bei Feten und Neugeborenen kein cytogenes Stroma besitzen [1]. R. Meyer (1910) [2] hat dann betont, daß cytogenes Stroma auch kein spezifisches Kennzeichen für die Abkömmlinge des Müllerschen Ganges ist, da auch postfetale Drüsenwucherungen, die von der Serosa ausgehen, sich ein cytogenes Stroma schaffen können. Außerdem ist auch die deciduale Reaktion nicht an das cytogene Stroma gebunden.

Überblickt man zusammenfassend die Lehre von der fetalen Entstehung der Adenomyosis, dann ergibt sich, daß alle Versuche, sie zu beweisen, gescheitert sind. Alle zu ihrer Begründung angeführten Hypothesen sind durch keinen einzigen überzeugenden und unwiderleglichen Beweis gestützt. Umgekehrt sind aber die Gegengründe so zahlreich und schwerwiegend, daß an der postfetalen Entstehung der Adenomyosis heute kein Zweifel mehr sein kann.

2. Uterusepithel.

Uterusepithel kann in die Tube gelangen:

a) Auf kontinuierlichem Wege durch direktes Fortwuchern aus dem Uterus in die Tuben hinein,

b) diskontinuierlich

α) durch Implantation von Epithelien (oder Schleimhautbröckeln) des Uterus oder von endometrioiden Wucherungen des Ovariums oder der parietalen Serosa,

β) durch lymphogene Metastasierung aus dem Uterus.

a) Ein direktes kontinuierliches Einwuchern von Uterusschleimhaut in die Tube hat man vielfach in den Fällen angenommen, in denen man die Pars interstitialis oder isthmica der Tube ganz oder teilweise mit Endometrium ausgekleidet fand. Da aber das Epithel des Müllerschen Ganges sich in der verschiedensten Weise differenzieren kann — in Tuben-, Corpus-, Cervix-, Scheidenepithel — so ist die Annahme eines sekundären Einwucherns von Uterusschleimhaut in die Tube zum mindesten überflüssig. Man braucht also durchaus keine Verdrängung anzunehmen, außerdem müßte ihr Vorkommen überhaupt erst bewiesen werden (R. Meyer [3]). Überdies muß die Verdrängungshypothese in den zahlreichen Fällen ausscheiden, in denen zwischen dem Endometrium der Tube und dem Uterus eine größere oder kleiner Strecke Tubenschleimhaut eingeschaltet ist.

b) α) Bekanntlich hat Sampson (1922) die endometrioiden Bildungen („Endometriome" Blair Bell) des Ovariums auf eine Implantation von Schleimhautbröckeln des Uterus infolge von retrograder Menstruation zurückgeführt. Weiterhin nahm er an, daß die außerhalb des Ovariums vorkommenden endometrioiden Heterotopien entweder ebenfalls durch retrograde Menstruation oder — häufiger — dadurch entstehen, daß aus rupturierten endometrioiden Ovarialhämatomen eine Aussaat von Uterusschleimhaut erfolgt.

[1] Pick, L., Arch. Gynäk. **60**, 188f.

[2] Meyer, R., in Lubarsch-Ostertag, Erg. Path. **9**, 2, 614.

[3] Meyer, R., Zbl. Gynäk. **1927**, 1485.

In der gleichen Weise kann man auch die Adenomyosis (Endometriosis) der Tuben in zweifacher Weise erklären: Einmal durch die Rückstauung von Menstrualblut und abgestoßenen Schleimhautbröckeln, zweitens durch die Einschwemmung von endometrioidem Gewebe aus den Ovarien oder von anderen Stellen des Abdomens her [1].

So klar und bestechend die Sampsonsche Hypothese im Hinblick auf die Möglichkeit einer retrograden Tubenmenstruation auch ist, so darf man doch die Schwierigkeiten einer einwandfreien Beweisführung nicht verkennen. Diese läuft letzten Endes darauf hinaus, „ob der Nachweis durch retrograde Menstruation verschleppter Schleimhautbröckel des Uterus und deren Implantation- und Wachstumsfähigkeit einwandfrei gelingt" (H. Albrecht S. 294).

Eine Reihe von Autoren (R. Meyer, Opitz, Menge, Halban [2], A. Fischel [3]. Peham [4], Albrecht, A. Mayer u. a.) hält es für zweifelhaft oder ausgeschlossen, daß das nekrobiotische Uterusepithel, das bei der Menstruation abgestoßen wird, überhaupt implantationsfähig ist. Demgegenüber hat Lauche auf die Ergebnisse von Sekiba [5] hingewiesen, der die epithelialen Elemente der Uterusschleimhaut bei der Menstruation oft noch leidlich gut erhalten fand, obwohl die Nekrobiose des infarzierten Stromas schon ziemlich weit fortgeschritten war.

Zur Klärung dieser Frage wurden von verschiedenen Autoren (Stilling, Jacobson, Albrecht, Katz und Szenes) Transplantationsversuche mit Endometrium gemacht.

Diese Versuche haben nach Albrecht (S. 295) übereinstimmend die Transplantationsmöglichkeit des gesunden Endometriums erwiesen. Das anatomische und histologische Bild der Transplantate stellt aber ganz etwas anderes dar, als die endometrioiden Heterotopien beim Menschen. Die Implantate sind cystische und papilläre Wucherungen an der Oberfläche, sie können auch typische v. Recklinghausensche Formationen zeigen (Albrecht S. 296), es fehlt ihnen aber jedes infiltrative Tiefenwachstum in das fremde Gewebe. Infolgedessen können diese Pfropfungsversuche, die überdies alle mit frischem, normalem Endometrium vorgenommen wurden, nicht als Beweis für die Sampsonsche Implantationstheorie herangezogen werden (Albrecht S. 297).

Außerdem ist es ganz unmöglich, mit der Sampsonschen Hypothese die Fälle von extraperitonealer Adenomyosis des Nabels, der Bauchnarben und der Leistengegend zu erklären (Halban [6]).

b) β) Ein diskontinuierlicher Transport von Uterusschleimhaut in die Tube könnte endlich auch dadurch zustande kommen, daß die Uterusschleimhaut auf dem Lymphwege in die Tube verschleppt wird. Halban (1925) hat versucht, durch eine derartige lymphogene Metastasierung von Uterusschleimhaut alle endometrioiden Heterotopien zu erklären.

Gegen die Halbansche Hypothese läßt sich eine Reihe gewichtiger Einwände erheben:

a) Zunächst kann man sich schwer vorstellen, daß normale Uterusschleimhaut in die Lymphgefäße

---

[1] Auf diese letztere Möglichkeit hat besonders Emil Novak hingewiesen. Dieser hat in mindestens 5 von seinen 7 Fällen gefunden, daß die freien Schleimhautfetzen in der Tube viel zu groß waren, als daß sie das kaum 1 mm weite Ostium uteri hätten passieren können. Novak nimmt deshalb an, daß in 2 von seinen Fällen das endometrioide Gewebe aus den Ovarien stammte, und daß es durch das Ostium abdominale in die Tube gelangte.

[2] Meyer, R., Opitz, Menge, Halban, Arch. Gynäk. 124, 461.

[3] Fischel, A., Z. Geburtsh. 1925, 661.   [4] Peham, Z. Geburtsh. 1925, 390.

[5] Sekiba, Arch. Gynäk. 121, 36.   [6] Halban, Arch. Geburtsh. 124, 461.

einbrechen und in diesen verschleppt werden sollte (Peham [1], Fischel [2]). Jedenfalls fehlen für einen derartigen Vorgang heute noch alle morphologischen Unterlagen und alle Analogien. Noch niemals sind bisher Uterusepithelien, sei es allein, sei es in Verbindung mit Stroma, in einem Lymphgefäß beobachtet worden. Selbst bei der Adenomyosis interna des Uterus hat man nie einen Einbruch von Epithel oder Stroma in die Lymphgefäße beobachtet. Man konnte wohl feststellen, daß das cytogene Gewebe dem Endothel dicht anlag, und daß es dieses sogar nach dem Lumen zu polypös vorwölbte (R. Meyer und Kitai), stets wuchs die heterotope Uterusschleimhaut aber extravaskulär, niemals kam es zu einer Arrosion des Endothels und zu einem Einbruch in das Lumen.

Selbst Sternberg, der bei der physiologischen Epithelmauserung des Uterus eine Aufnahme einzelner Epithelzellen in die Saftspalten und eine lymphogene Weiterverschleppung zuläßt, lehnt eine Verschleppung von Schleimhautteilchen ab.

b) Wenn die Weiterverbreitung des Endometriums auf dem Lymphwege erfolgt, dann müßte die Adenomyosis etwa die gleichen Lokalisationen zeigen wie die Carcinommetastasen. Dies ist aber nicht der Fall (Adler [3]).

c) Die morphologische Ähnlichkeit der verschiedenen endometrioiden Heterotopien beweist durchaus noch nicht ihre genetische Gleichheit. So stammen z. B. die Nebennierenknötchen im Ligamentum latum nicht von der Nebenniere, sondern sie sind an Ort und Stelle entstanden (Fischel [4]).

3. Das Endothel der Serosa.

Schon im Jahre 1898 konnte Iwanoff [5] zeigen, daß die Drüsen in den „Adenomyomen" durch Wucherung des Serosaepithels entstehen können.

Auch R. Meyer [6], Lubarsch [7], Sames, Heine, Opitz [8], v. Rosthorn [9], Schottlaender [10], Sitzenfrey [11], Amann [12], Renisch, Tobler [13], Lauche [14], Heim u. a. vertreten die Ansicht, daß die Serosa drüsenschlauchähnliche mit Zylinderepithel bekleidete Einsenkungen in die Tiefe bilden kann (seroepitheliale Genese der Adenomyosis).

Auch von der Tubenserosa können adenohyperplastische Wucherungen ausgehen (Adenomyosis externa der Tube).

So fanden Kitai u. R. Meyer [15] in einem Falle neben einer entzündlichen Atresie beider Tuben schlauchförmige, zum Teil verzweigte, von cytogenem Bindegewebe umgebene Wucherungen des Oberflächenepithels. Diese reichten im Anschluß an entzündliche Infiltrate stellenweise bis in die Muskulatur hinein.

Die Adenomyosis externa der Tube scheint allerdings sehr viel seltener zu sein, als die Adenomyosis interna.

4. Kongenitale Epithelanomalien.

Angeborene Epithelheterotopien sind in der Tubenwand verhältnismäßig häufig (R. Meyer). Als Ausgangspunkt adenohyperplastischer Bildungen dürften sie aber wohl nur ganz ausnahmsweise in Betracht kommen. Jedenfalls kann kein Zweifel darüber bestehen, daß die Adenomyosis der Tube in der weitaus überwiegenden Mehrzahl der Fälle erst postfetal aus dem Tubenepithel entsteht.

Da aber R. Meyer ein echtes dysontogenetisches Adenofibromyom des Uterus beschrieben hat, so muß man wohl auch den Epithelheterotopien in der Tube die Möglichkeit einer hyperplastischen oder geschwulstmäßigen Wucherung zubilligen. Es dürfte sich deshalb empfehlen, sie hier kurz anzuführen.

[1] Peham, Zbl. Gynäk. 1925, 390. [2] Fischel, Zbl. Gynäk. 1925, 661.

[3] Adler, Zbl. Gynäk. 1925, 660. [4] Fischel, Zbl. Gynäk. 1925, 688.

[5] Iwanoff, Mschr. Geburtsh. 7, 298f. [6] Meyer, R., Z. Geburtsh. 54, 191 u. 193.

[7] Lubarsch, 9, II, S. 614 u. 620. — Virchows Arch. 174, 270.

[8] Opitz, Z. Geburtsh. 47, 140. Mschr. Geburtsh. 20, 1153.

[9] Rosthorn, v., Mschr. Geburtsh. 20, 1151. [10] Schottlaender, Mschr. Geburtsh. 20, 1151.

[11] Sitzenfrey, Z. Geburtsh. 64, 551. [12] Amann, Zbl. Gynäk. 1912, 1224.

[13] Renisch, Tobler, Frankf. Z 29. [14] Lauche, Virchows Arch. 243, 252.

[15] Kitai, Arch. Gynäk. 128, 436. Hier auch Abbildung.

Epithelheterotopien in der Tube können stammen:

1. vom Müllerschen Gang,
2. vom Urnierenkörper,
3. vom Urnierengang,
4. von der Serosa.

1. Epithelverlagerungen in der Tube, die vom Müllerschen Gang abstammen, scheinen, wenn man von der Divertikelbildung des Tubenlumens absieht, sehr selten zu sein.

In der Literatur fanden wir nur einen kurzen Hinweis von R. Meyer [1], daß sekundäre Abschnürungen des Tubenepithels zu Cysten vorkommen. Außerdem gibt R. Meyer (l. c. S. 101) die Möglichkeit zu, „daß eine einzige Zelle des abwärtswachsenden Müllerschen Ganges, aus ihrer Richtung gebracht, einen Seitensproß hervorrufen kann, welcher später als Schlauch durch das wachsende Bindegewebe von dem Müllerschen Kanal abseits gedrängt wird."

2. Urnierenkörper.

Bekanntlich hat v. Recklinghausen die „Adenomyome" der Tubenwinkel auf verlagerte Teile des Urnierenkörpers zurückgeführt. Die Möglichkeit einer derartigen Verlagerung ist nach v. Recklinghausen dadurch gegeben, daß die Dorsalseite des Müllerschen Ganges an der sog. Kreuzungsstelle mit der Urniere in Berührung tritt. Auch R. Meyer hat mehrfach betont, daß gelegentlich Teile der Urniere (Urnierenkanälchen) in den Bereich der uterinen Tubenenden gelangen können. (Literatur bei R. Meyer, Zbl. Gynäk. **1923**, 584.)

Auch im ampullären Teil der Tubenwand können Urnierenkanälchen vorkommen (R. Meyer [2], Lubarsch-Ostertag IX, 2 S. 590, Schickele). Man muß nach R. Meyer diesen Befund wohl so auffassen, daß Urnierenkanälchen anfangs schon dem Müllerschen Gange ungewöhnlich nahe lagen und dann, als das Muskelbindegewebe der Tube schnell wuchs, mit der Subserosa der benachbarten Ala vespertilionis zur Deckung der Tube herangezogen wurden. Die Kanälchen liegen in den äußersten Schichten der Tubenwand, und zwar hinten nahe der unteren Wand. Sie hängen bei Feten noch mit dem Epoophoron zusammen, können aber auch abgesprengt sein (R. Meyer, l. c. 590).

3. Urnierengang.

Über das Vorkommen von Teilen des Urnierenganges in der Tubenwand konnten wir keine Angaben finden. Da aber im frühen Embryonalleben der Wolffsche und Müllersche Gang nahe beieinander liegen, so erscheint eine Verlagerung von Teilen des Wolffschen Ganges in die Tubenwand zum mindesten nicht unmöglich.

Lahm hat neuerdings den Versuch gemacht, einen myoepithelialen Tumor des Tubenisthmus [3] auf versprengte Reste des Wolffschen Ganges zurückzuführen. Es handelte sich um eine Tuboovarialcyste mit einer fast kirschgroßen, knotigen, sehr scharf abgesetzten Auftreibung im isthmischen Abschnitt der Tube. Der Tumor zeigte das typische Bild der Salpingitis isthmica nodosa. Das Tubenlumen war im allgemeinen eng und spaltförmig, es war leicht zu erkennen an der scharf markierten Ringmuskulatur, auf die „nach innen eine dürftige Längsmuskulatur" folgte. Im uterinen Abschnitt wurden die Drüsengänge spärlicher, schließlich konfluierten sie zu einem einzigen Hohlraum, der sich „nach der dorsalen Seite hin" in das Ligamentum verlor. Nach dem ampullären Ende hin fanden sich nicht nur mehrfache Kommunikationen mit dem Tubenlumen, „sondern zuletzt genau an der Stelle, wo der Tumor beginnt, eine scharfe spiralige Abknickung der bis dahin gestreckt verlaufenden Tube." Diese wandte sich „von der ventralen Seite des Tumorquerschnittes weg" nahm „den Charakter der faltenreichen freien Tube an" und zog „zu-

---

[1] Meyer, R., Über epitheliale Gebilde im Myometrium des fetalen und kindlichen Uterus usw. Berlin 1899, 97.

[2] Meyer, R., (Über epitheliale Gebilde im Myometrium des fetalen und kindlichen Uterus usw. Berlin 1899, S. 117) hat in zwei Fällen bei Neugeborenen den lateralen Teil des Epoophoron bis in die vordere Tubenwand unmittelbar an die Muscularis des ampullären Tubenendes verlaufen gesehen. In dem einen Falle war die Muscularis nur 0,1 mm dünn, so daß Schleimhaut- und Epoophoronepithel sehr nahe benachbart waren. Auch Schickele (Virchows Arch. **169**, 195) hat bei zwei Neugeborenen Epoophoronkanälchen gesehen, die ganz in die Nähe der Tubenschleimhaut traten, aber mit den im Ligamentum latum gelegenen Epoophoronkanälchen noch in direkter Verbindung standen. Auch bei Erwachsenen fand Schickele (l. c. S. 184 f., Fall IV—VII) Drüsenschläuche, die er und auch R. Meyer (Erg. Path. **9**, 2, 590) auf verlagerte Urnierenreste zurückführte.

[3] Lahm, Zbl. Gynäk. **1921**, 138/139.

letzt dorsal gelegen aus dem Knoten heraus". Lahm ist „geneigt in der scharfen spiraligen Drehung der Tube von der dorsalen nach der ventralen Seite einen Hinweis auf das entwicklungs-geschichtlich bekannte gegenseitige Verhalten zwischen Wolffschem und Müllerschem Gang zu erblicken, und möchte unter Betonung des teilweise eigenartigen Bildes der Epithelformationen die Frage erneut zur Diskussion stellen, ob nicht auch der Wolffsche Gang beim Zustandekommen der Salpingitis isthmica nodosa beteiligt sein könnte."

4. Serosa.

Ebenso wie im postfetalen Leben können schon während der Embryonalzeit epitheliale Ein-stülpungen der Tubenserosa entstehen. Die Berechtigung zu dieser Ansicht ergibt sich daraus, daß Robert Meyer nicht nur bei einem siebenmonatlichen Fetus eine Wucherung des Peritonealepithels in das Ligamentum latum hinein feststellen konnte, sondern daß er auch bei einem Neugeborenen eine

Einwucherung des peritonealen Ober-flächenepithels in das subseröse Binde-gewebe des Isthmus tubae gefunden hat (Abb. 31).

Von dem kubischen Oberflächen-epithel der Tube zog an einer Stelle ein mehrschichtiger, solider 0,4 mm langer keulenförmiger Zellstrang in die subseröse Bindegewebsschicht des Isthmus parallel zur Oberfläche hinein. Die nach der Oberfläche zu kubischen Zellen dieses Stranges wurden in der Tiefe mehr poly-gonal und verschieden groß, auch die Kerne nahmen an Umfang zu.

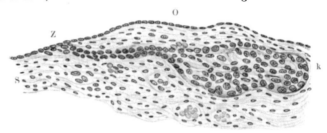

Abb. 31. Peritoneale Oberfläche O der hinteren Tubenwand am Isthmus hart am Uterus, also nahe am Ostium uterinum, von einem neugeborenen Mädchen. Von dem teilweise kubischen Peritoneal-epithel geht bei Z ein Zellstrang in das subseröse Bindegewebe S, parallel zur Oberfläche mit keulenförmigem Ende k. (Aus R. Meyer, Über epitheliale Gebilde im Myometrium usw. Berlin 1899.)

5. Das Stroma.

Bei der Adenomyosis der Tube kann man zwei verschiedene Arten von „Stroma" unterscheiden. Die Drüsenschläuche können von Bindegewebe umgeben sein, das durchaus dem leimgebenden Bindegewebe der Schleimhaut oder Muskulatur gleicht. In anderen Fällen findet man die Drüsenschläuche ganz oder teilweise von sogenanntem „cytogenem" Gewebe umscheidet.

Das „cytogene" Gewebe spielt in der Literatur über die Adenomyosis eine große Rolle. Über seine Definition herrscht aber keine Klarheit.

Der Begriff des „cytogenen" Bindegewebes stammt, soweit wir sehen, von v. Kölliker. Dieser definierte das cytogene Gewebe als feinfaseriges Netzwerk, dessen Knotenpunkte von platten-, stern- oder spindelförmigen Zellen gebildet werden, und in dessen Maschen Rundzellen gelegen sind[1]. Nach v. Kölliker findet sich diese Form des Bindegewebes in der Mucosa des Endometriums, in den Lymphdrüsen und in der Dünndarmschleimhaut. Als Synonyma für das cytogene Gewebe werden gebraucht, lymphadenoides, lymphoides, retikuläres Bindegewebe.

In den modernen Lehr- und Handbüchern der normalen Histologie (Schaffer, v. Möllendorff, Maximow) findet sich die Bezeichnung „cytogenes" Bindegewebe nicht mehr. Hier werden nur noch die Bezeichnungen „retikuläres" oder „adenoides" Bindegewebe gebraucht. Über die Zugehörigkeit des Endometriumstromas zu dieser Form des Bindegewebes sprechen sich die modernen Histologen sehr reserviert aus. Maximow — sicher der beste Kenner des Bindegewebes — rechnet das Stroma der Uterusschleimhaut überhaupt nicht mehr zum retikulären oder adenoiden Gewebe. Er führt es vielmehr unter der Gruppe des Bindegewebes „mit besonderen Eigenschaften" auf. Das „retikuläre" (Kölliker) = adenoide (His) = lymphatische = lymphoide Gewebe gehört nach Maximow dagegen über-haupt nicht zum Bindegewebe im engeren Sinne, sondern zur Gruppe des „blutbildenden" Gewebes.

Bei dieser Unsicherheit über den Begriff des cytogenen Gewebes ist ein Entscheid über seine Herkunft außerordentlich schwierig.

Man könnte nun, wie dies neuerdings auch vielfach geschieht, statt „cytogenes" Gewebe einfach sagen „Bindegewebe, das dem Stroma der Uterusschleimhaut" entspricht. Damit wäre wenigstens das

[1] Vgl. auch Waldeyer, Das Becken S. 469.

charakteristische Aussehen dieses Gewebes gekennzeichnet. Für die Frage der Herkunft dieses Gewebes bei der Adenomyosis ist dabei aber noch nichts gewonnen.

Einwandfrei ist die Abstammung des cytogenen Gewebes bisher nur bei einer einzigen Form der Adenomyosis nachgewiesen, nämlich bei der Adenomyosis interna des Uterus. Hier haben die eingehenden Untersuchungen von R. Meyer und Kitai gezeigt, daß das cytogene Gewebe von dem Stroma der Uterusschleimhaut abstammt.

Von dem Endometrium aus dringen Stromazellen zwischen die einzelnen Muskelfasern ein, sie zerstören diese und sie vermehren sich dann massenhaft auf Kosten der untergegangenen Muskulatur.

Die Herkunft des „cytogenen" Gewebes bei der Adenomyosis der Tuben ist heute noch dunkel.

Bei einer unvoreingenommenen Betrachtung der histologischen Schnitte hat man durchaus den Eindruck, daß das cytogene Gewebe aus dem Stroma der Tubenschleimhaut und aus dem intermuskulären Bindegewebe entsteht. In diesem Sinne spricht auch die Tatsache, daß das cytogene Gewebe nur eine vorübergehende Bildung darstellt, und daß es sich bei der Ausheilung des Prozesses wieder in „gewöhnliches" Bindegewebe verwandelt.

Einwandfreie Übergangsbilder sind bisher aber noch nicht beschrieben worden. Solange dies nicht der Fall ist, fehlt aber der sichere Beweis. Dieser kann auch nicht per exclusionem erbracht werden, solange sich eine Implantation (Sampson) nicht mit Sicherheit ausschließen läßt. Gegen die Annahme einer Implantation spricht allerdings bis zu einem gewissen Grade [1] die Tatsache, daß man die cytogenen Mäntel um die Drüsenschläuche nicht in der Nähe des Tubenlumens sondern nur in der Tiefe der Muskulatur findet. Es erscheint also zum mindesten sehr wahrscheinlich, daß aus dem Bindegewebe der Tubenschleimhaut und der Tubenwand cytogenes Gewebe entstehen kann. Eine andere Frage ist aber die, ob das Bindegewebe der Tubenschleimhaut und Tubenmuskulatur identisch ist mit dem „Bindegewebe" anderer Körpergegenden.

Die gleichen Überlegungen gelten auch für die seroepitheliale Adenomyosis. Auch hier gibt es Fälle (Adenomyosis des Nabels, der Leistengegend), in denen eine Implantation nicht in Betracht kommt. Man muß hier also dem subserösen Bindegewebe die Möglichkeit der cytogenen Umwandlung zuerkennen. Das Bindegewebe der serösen Membranen ist aber, wie Maximow einwandfrei bewies, sehr verschieden von dem „gewöhnlichen" Bindegewebe. Selbst unter den verschiedenen Lokalisationen des subserösen Bindegewebes scheinen Verschiedenheiten vorzukommen. Maximow hatte also sicher recht, wenn er betonte, „daß künftige Untersuchungen neue Abarten von Bindegewebe mit besonderen Eigenschaften der Zellen oder der Intercellularsubstanz zutage fördern werden [2]. Wahrscheinlich wird durch diese Untersuchungen auch das Dunkel über die Entstehung des sog. cytogenen Gewebes gelichtet werden.

6. Die Muskulatur.

Es kann wohl kein Zweifel darüber bestehen, daß die Muskulatur, die man bei der Adenomyositis und Adenomyosis der Tube findet, nichts anderes als Tubenmuskulatur ist. Zum mindesten besteht nicht der geringste Anlaß, hier etwa eine „Versprengung von Muskelkeimen" anzunehmen [3].

Die Frage, warum es gerade am Isthmus (und in der Pars intramuralis) der Tube so häufig zur umschriebenen adenomyosalpingitischen Knotenbildung kommt, läßt sich heute noch nicht mit Sicherheit beantworten.

Chiari sah die epithelialen Ausstülpungen der Schleimhaut als „eine Folge des starken Druckes" an „unter dem die geschwollene Schleimhaut gestanden war", und er glaubte, „daß bei der größten Enge

---

[1] Es wäre denkbar, daß cytogenes Gewebe nur an den Stellen vorhanden ist, an denen die Drüsenschläuche wuchern. An den Stellen dagegen, an denen die Drüsenschläuche an gewöhnliches Bindegewebe grenzen, könnte es schon zur Rückbildung oder zur Ausheilung des cytogenen Gewebes gekommen sein.

[2] Maximow, in v. Möllendorff, Handbuch der mikroskopischen Anatomie des Menschen Bd. 2, 1, S. 332.

[3] Über die Herkunft der Muskulatur in den Adenomyomen s. den Abschnitt von R. Meyer in diesem Handbuch.

des Tubenkanals am uterinen Ende der Pars abdominalis die entzündete, geschwollene Schleimhaut eben-
daselbst die meisten Ausstülpungen erzeugte, so daß die konsekutive Hyperplasie der Muscularis tubae
hier viel stärker werden mußte, als an anderen Stellen". „In dem Maße, als der Tubarkanal weiter wird
i. e. größere Dilatationsfähigkeit erlangt, vermindert sich eben die Tendenz zur Bildung von Ausstülpungen
und Abschnürungen der entzündlich geschwollenen Mucosa." — Auch Schauta führte die Knotenbildung
am Isthmus darauf zurück, „daß an dieser Stelle der Tubarkanal seine größte Enge besitzt und die Entzündung und Schwellung der Tubarschleimhaut bei der Enge des Lumens Ausstülpung nach außen mit
konsekutiver Hyperplasie der Muscularis erzeugen mußte, da der Tubarkanal selbst nicht den genügenden
Raum für die Aufnahme der geschwellten Schleimhautfalten besaß."

Kausale Genese der Adenomyosis der Tube.

Chiari hat bei der von ihm beschriebenen, von Schauta als Salpingitis isthmica
nodosa bezeichneten Erkrankung an die Möglichkeit einer gonorrhoischen Genese gedacht.
Allerdings gelang es ihm in keinem seiner 7 Fälle, im Tubeninhalt, Gonokokken nachzuweisen, obwohl er eingehend danach suchte.

Kehrer, der die bis zum Jahre 1901 vorliegende Literatur über die Salpingitis
isthmica nodosa auch in ätiologischer Hinsicht einer kritischen Sichtung unterzog, kam zu
dem Schluß, daß die Salpingitis intramuralis vorzugsweise durch Tuberkelbacillen
entsteht, während die Salpingitis isthmica in der Mehrzahl der Fälle gonorrhoischer
Ätiologie ist. Weitere Untersuchungen haben aber gezeigt, daß sich diese Scheidung
nicht streng durchführen läßt. So beschrieb z. B. v. Franqué eine typische Salpingitis
isthmica nodosa bei Tubentuberkulose, und bei dem — ebenfalls auf Tuberkulose be-
ruhenden — Falle von E. Kehrer selbst war die Salpingitis intramuralis mit einer isthmica
kombiniert.

Man kann über die Ätiologie der Adenomyosalpingitis also heute nur so
viel sagen, daß chronische Entzündungszustände verschiedener Ätiologie
adenomyosalpingitische Knotenbildungen auslösen können.

Unbeantwortet bleibt dabei allerdings die Frage, warum diese Knotenbildungen
so relativ selten sind im Vergleich zu der Häufigkeit der chronischen Salpingitis.

Der Gedanke, daß eine gewisse lokale Disposition dabei im Spiele ist, ist nicht von
der Hand zu weisen. Über die Art dieser lokalen Disposition lassen sich freilich nur Vermutungen äußern. Auffallend erscheint die Tatsache, daß die chronische Tubentuberkulose so außerordentlich häufig zu adenohyperplastischen Schleimhautwucherungen führt
(v. Franqué). Man könnte dabei fast an eine lokale Gewebsdisposition durch den
tuberkulösen Entzündungsvorgang denken. Allerdings müßte man dabei aber für die
Muskelhyperplasie gerade am isthmischen und intramuralen Teil eine besondere lokale
Disposition an dieser Stelle annehmen. Ob rein mechanische Momente — im Sinne von
Chiari und Schauta — dabei eine Rolle spielen, muß dahingestellt bleiben.

Aller Wahrscheinlichkeit nach werden eben verschiedene Momente zusammentreffen
müssen, um die Adenomyohyperplasie bei Entzündungen auszulösen.

Neben der auf entzündlicher Grundlage von der Schleimhaut — in manchen Fällen
auch von der Serosa aus — entstandenen Adenomyohyperplasie gibt es auch Fälle von
Adenomyohyperplasie, in denen entzündliche Erscheinungen oder ihre Folgezustände fehlen.

Es ist natürlich möglich, daß in vielen dieser Fälle das entzündliche Stadium abgeklungen ist, ohne daß es nachweisbare histologische Spuren hinterlassen hat. Selbstverständlich kann man dann aber nicht von „Adenomyosalpingitis", sondern nur von

„Adenomyosis" oder „Adenomyohyperplasie" sprechen. „So bedauerlich auch die hierdurch begünstigte Auseinanderzerrung aufeinanderfolgender Stadien" und die Unsicherheit der Klassifizierung sein mag, so ist es doch besser, „von dem Augenblicksbild eines Befundes zu ſsprechen" (R. Meyer) und die Mangelhaftigkeit unserer Kenntnisse einzugestehen, als einen Befund ungerechtfertigterweise in ein Schema einzuzwängen und dann darauf noch Hypothesen aufzubauen.

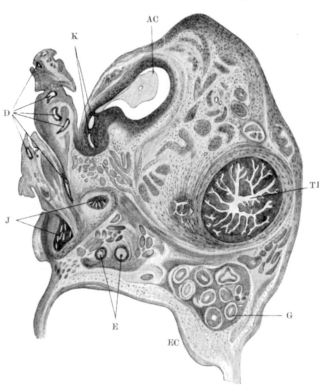

Abb. 32. „Adenomyom" des lateralen Tubenabschnittes. Querschnitt. Rechts das Tubenlumen (TL); EC Epoophoroncyste; G Gefäße; E 2 Epoophoronschläuche mit hypertrophischer Muskelscheide; J 2 „Inseln"; D einzelne Drüsenschläuche im cytogenen Gewebe; K Hauptkanal; AC Ampullencyste.
(Aus Schickele, Virchows Arch. 169.)

Immerhin hat aber das vollkommene Fehlen von entzündlichen Zeichen in manchen Fällen von Adenomyosis neuerdings verschiedene Autoren, (Lahm, Rosenberger, Schoenholz, Schridde) veranlaßt, nach anderen Ursachen für die Entstehung derartiger Bildungen zu suchen.

Vom ätiologischen Standpunkt aus hat man dabei in erster Linie an Entwicklungsstörungen gedacht (dysontogenetische Adenomyosis).

Alle Beweise, die zur Begründung dieser Hypothese angeführt wurden, haben aber einer ernsthaften Kritik nicht Stand gehalten (Siehe S. 649).

Adenomyom der Tuben.

Das Adenomyom ist eine echte (autonome) Neubildung, die durch das Miteinander- und Durcheinanderwuchern eines Adenoms und eines Myoms entsteht.

Zu den Adenomyomen dürfen nicht gerechnet werden

1. die Adenomyosis = hyperplastischer Wachstumsexceß von Epithel und glatter Muskulatur,

2. das Myoma adenomatodes = Myom mit Drüsenwucherungen = autonomer Wachstumsexceß von glatter Muskulatur (Myom) und hyperplastischer Wachstumsexceß von Drüsen (Adenohyperplasie) = Myom und Adenohyperplasie,

3. das Adenoma myomatodes = autonomer Wachstumsexceß von Drüsen (Adenom) und hyperplastischer Wachstumsexceß von glatter Muskulatur (Myohyperplasie) = Adenom und Myohyperplasie.

Wendet man diese strenge Begriffsbestimmung auf die recht umfangreiche Kasuistik der myoepithelialen Neubildungen an, dann zeigt sich, daß echte Adenomyome außerordentlich selten sind.

Ein einwandfreies Adenomyom ist bisher nur von R. Meyer am Uterus beschrieben worden. (Siehe den Abschnitt von R. Meyer in diesem Handbuch.)

Einwandfreie Beobachtungen über echte Adenomyome der Tuben liegen bisher nicht vor.

Scheidet man die zahlreichen Fälle von Adenomyosis aus, dann bleiben nur einige wenige Neubildungen übrig, bei denen man vielleicht im Zweifel sein könnte, ob es sich nicht um Adenomyome der Tube gehandelt hat (Beobachtungen von Santi, Iwanoff, Schickele).

Im Falle von Santi fanden sich von cytogenem Stroma umgebene Drüsen in einem myomatösen Tumor, ohne daß irgendwelche Zeichen von Entzündung nachzuweisen waren. Santi selbst führte die Drüsen auf „extraembryonale Extraflexionen der Tubenschleimhaut" zurück. In dem Falle von Iwanoff handelte es sich um ein Cystadenofibromyoma papilliferum der Tube. Der Tumor bestand aus Bindegewebe und spärlicher glatter Muskulatur, in die Drüsenschläuche und kleine Cysten eingelagert waren. Einzelne von ihnen zeigten papilläre Erhebungen des Epithels. Zeichen einer Entzündung fanden sich nicht.

Schickele[1] fand in zwei Fällen je eine hanfkorngroße, in einem dritten Fall eine stecknadelkopfgroße Auftreibung an der Wand des lateralen Tubenabschnittes. Mikroskopisch fanden sich Drüsenschläuche in kleinen Myomen (Abb. 32).

Es kann wohl kein Zweifel darüber bestehen, daß es sich in den Beobachtungen von Santi und von Schickele nicht um echte Adenomyome, sondern höchstens um Myome mit Drüseneinschlüssen (Myoma adenomatodes) gehandelt hat. In dem Falle von Iwanoff muß es dahingestellt bleiben, ob die papillären Wucherungen des Epithels und die spärlichen glatten Muskelfasern der Ausdruck eines autonomen Wachstums waren. Es könnte sich in diesem Falle eben so gut um ein Adenoma myomatodes als ein Myoma adenomatodes handeln. Ein zwingender Grund, den Tumor als Adenomyom anzusprechen, liegt, soweit wir sehen, nicht vor.

Klinisches.

a) Symptome der Adenomyosis der Tuben.

Symptome, die für das Vorhandensein einer Adenomyosis der Tube charakteristisch sind, kennen wir heute noch nicht.

Es gibt aber eine Reihe von Folgeerscheinungen, die bei der Adenomyosis der Tube recht häufig sind, ohne daß man sie allerdings als konstante Begleitsymptome bezeichnen könnte. Diese sind:

1. Dysmenorrhoe,
2. Sterilität,
3. Extrauteringravidität.

1. Auf das Vorkommen von Dysmenorrhoe bei Adenomyosis der Tube hat Schauta hingewiesen. Dieser beobachtete in seinen Fällen kolikartige Schmerzattacken zur Zeit der Menstruation. Nach Polster finden sich dysmenorrhoische Beschwerden in fast allen Fällen von heterotopen endometrioiden Wucherungen. Es muß daher dahingestellt bleiben, inwieweit diese Beschwerden bei der Adenomyosis der Tuben durch die lokalen Drüsenwucherungen selbst bedingt sind (Druck der Drüsenschläuche und der hyperplastischen Muskulatur auf Nerven, krampfhafte Kontraktionen der Tube u. a. m.). In vielen Fällen

---

[1] Schickele, Virchows Arch. **169**, 188f., Fall V—VII.

dürfte die Dysmenorrhoe auf anderen krankhaften Veränderungen — chronische Salpingitis, Perisalpingitis, pelveoperitonitische Adhäsionen, Tuboovarialcystenbildung u. a. m. — beruhen.

2. Das Vorkommen von Sterilität bei der Adenomyosis der Tube läßt sich zum Teil auf die begleitenden entzündlichen Veränderungen und auf ihre Folgezustände, vor allem auf den Tubenverschluß, zurückführen. Zum Teil dürften aber wohl auch die adenohyperplastischen Veränderungen als solche eine Rolle spielen. So wäre es denkbar, daß durch Knickungen und Verzerrungen des Tubenlumens, durch Schwellungszustände der Schleimhaut, durch Verirren der Spermatozoen oder des Eies in den Drüsenschläuchen, durch ventilartige Schleimhautfalten, durch Obliteration des Lumens u. a. m. eine Befruchtung ausbleibt. In diesem Sinne spricht wenigstens die Tatsache, daß nach Ausschalten der salpingitischen Knoten und Einflanzung der Tube in den Uterus, Gravidität eintreten kann (Siehe S. 678).

3. Auf die Bedeutung von „intramuskulären Abzweigungen des Tubenepithelrohres" für die Entstehung mancher Fälle von Extrauteringravidität hat schon Werth (1904) kurz hingewiesen [1]. Werth kam zu diesem Schlusse, vor allem durch eine Beobachtung von disseminiertem papillärem Carcinom der Tubenampulle beim gleichzeitigen Vorhandensein eines Tubenwinkeladenoms. Hier ließen sich zahlreiche freiliegende Carcinombröckel in den intramuskulären Gängen nachweisen.

Ganz besonders eingehend hat sich dann Hoehne (1917) mit den intramuskulären Abzweigungen des Tubenlumens und mit ihrer Bedeutung für die Ätiologie der Tubengravidität beschäftigt. Schon im Jahre 1907 hatte Hoehne an einem nach dem Bornschen Rekonstruktionsverfahren hergestellten Modell auf die außerordentliche Verschiedenheit in den Größen- und Gestaltsverhältnissen der intramuskulären Epithelgänge hingewiesen. Später hat er dann in eingehenden Untersuchungen gezeigt, daß die Wandgänge eine große Gefahr für den regelrechten Eitransport bilden können. Sobald die Kommunikationsöffnungen des intramuskulären Gangsystems mit dem Tubenlumen größer sind als der Durchmesser einer befruchtungsfähigen Eizelle (0,1—0,3 mm), können sie als „Eifalle" in Betracht kommen. Allerdings muß dann — nach Hoehne — erst noch als weitere Vorbedingung erfüllt sein, „daß die Richtung des Flimmerstromes in die Irrgänge hineinführt" (Hoehne 1917 S. 90).

Auch für die Entstehung einer Extrauteringravidität hat man die Inseln von heterotoper Uterusschleimhaut in der Tube verantwortlich gemacht (Webster 1896, Schridde und Schoenholz, Hoehne, Schwarz und Crossen, Schindler). Man nahm an (Schindler, H. Albrecht), daß eine prägravide Umwandlung dieses tubaren Endometriums eine Einnistung des befruchteten Eies begünstigen könne. Auch Hoehne [2] vermutet, daß die Heterotopie der Uterusschleimhaut gelegentlich eine Tubargravidität veranlassen könne, aber „doch wohl nur auf rein mechanischem Wege, nicht aber in dem biologischen Sinne, als ob nun das befruchtete Ei nach Antreffen der heterotopen Uterusmucosa es nicht mehr nötig hätte, in das Uteruscavum befördert zu werden."

---

[1] v. Winkel, Handbuch der Geburtshilfe 2, 2, 742.
[2] Hoehne, in Halban - Seitz, Biologie und. Pathologie des Weibes 7, 2, 612.

b) Diagnose.

Die Anwesenheit von Drüsenschläuchen in der Tubenwand entzieht sich heute noch dem klinischen Nachweis. Infolgedessen bildet die Adenomyosis der Tube meist nur einen Nebenbefund bei der Laparatomie oder gar erst bei der mikroskopischen Untersuchung. Eine einzige Ausnahme macht die Salpingitis isthmica nodosa. Diese ist leicht daran zu erkennen, daß man dicht neben den Uterushörnern auf einer Seite oder beiderseits eine umschriebene, rundliche, erbsen- bis kirschgroße Verdickung fühlt. Selbstverständlich kann man aber auch hier nur die Wahrscheinlichkeitsdiagnose auf das Vorhandensein von Drüsenschläuchen stellen. Der sichere Nachweis, daß es sich wirklich um eine Adenomyosis oder Adenomyositis und nicht nur um eine umschriebene muskuläre Verdickung, um eine Myohyperplasie handelt, läßt sich nur durch das Mikroskop erbringen.

c) Therapie.

Eine Behandlung der Adenomyosis der Tuben ist nur in verhältnismäßig seltenen Fällen möglich.

Die Möglichkeiten einer Behandlung werden schon dadurch wesentlich eingeschränkt, daß sich die Erkrankung in den meisten Fällen dem klinischen Nachweis entzieht. Eine Ausnahme macht nur die Salpingitis isthmica nodosa. Auch diese bedarf aber nur dann einer Behandlung, wenn sie zu Folgeerscheinungen geführt hat. Andernfalls kann man ruhig das Schwinden der Knoten nach der Menopause abwarten [1].

Unter den Folgeerscheinungen der Salpingitis isthmica nodosa kann in erster Linie die Sterilität eine Behandlung erfordern. Ist das Sperma des Mannes normal und findet man am Uterus und in der Scheide keine Anhaltspunkte für das Ausbleiben einer Befruchtung, dann erscheint es durchaus berechtigt, eine gleichzeitig vorhandene Salpingitis isthmica nodosa zum mindesten mitverantwortlich für die Sterilität zu machen. Entschließt sich in einem derartigen Falle die Patientin zur Laparatomie, dann hängt das weitere Vorgehen von dem individuellen Befunde ab. Bei irreparablen Veränderungen, Tuboovarialcysten, sehr erheblichen Verwachsungen um die Ovarien, Saktosalpingen) ist die Prognose der Sterilität natürlich infaust. Sind die Tuben aber nicht wesentlich verändert, dann ist das gegebene Verfahren die Excision des salpingitischen Knotens und die Implantation der Tube oder beider Tuben in den Uterus.

Diese Methode scheint (zit. nach Unterberger) zuerst in Amerika, und zwar von Watkins (1899) ausgeführt worden zu sein. Watkins sah nach der Tubeneinpflanzung auch eine Schwangerschaft eintreten. Diese endigte aber durch Abort. In einem Falle von Cullen erfolgte nach der Tubeneinpflanzung

---

[1] Die Adenomyosis der Tube gilt allgemein als eine Erkrankung des geschlechtsreifen Alters. Diese Ansicht bedarf aber einer gewissen Einschränkung. Es ist wohl denkbar, daß die entzündliche Infiltration verschwindet, und daß die hyperplastische Muskulatur und das endometrioide Stroma atrophisch werden, so daß sich die knotenförmigen Verdickungen der Tuben zurückbilden. Man kann sich aber schwer vorstellen, daß die Drüsenschläuche, die oft weithin die Tubenwand durchsetzen, vollkommen verschwinden sollen. Jedenfalls ist darüber heute noch nichts bekannt und es wäre sicher nicht ohne Interesse, wenn die Tuben von alten Frauen, die früher eine Salpingitis durchgemacht haben, einer systematischen mikroskopischen Untersuchung unterzogen würden. Solange nicht der Beweis erbracht ist, daß auch die Drüsenschläuche in der Tubenwand vollkommen verschwinden, kann man nur behaupten, daß die Entstehung und der Höhepunkt der Adenomyosis an das geschlechtsreife Alter gebunden ist.

zunächst eine Frühgeburt im 7. Monat. Bei einer folgenden Schwangerschaft soll ein 7¹/₂ Pfund schweres Mädchen zur Welt gekommen sein. In Deutschland wurde die Einpflanzung der durchtrennten Tuben in den Uterus im Jahre 1924 von A. Mayer empfohlen. A. Mayer führte das Verfahren auch in 2 Fällen von konservativen Myomoperationen aus, bei denen die Einmündungsstellen der Tuben in den Uterus nicht erhalten werden konnten. Trotzdem die beiden Fälle zur Zeit der Veröffentlichung (1924) schon mehrere Jahre zurücklagen, war eine Konzeption bis dahin nicht eingetreten. — Über den ersten Fall von erfolgreicher Tubenimplantation in Europa berichtete Unterberger (1926).

Es handelte sich um eine 35jährige Dame, die seit 11 Jahren steril verheiratet war. Zwei Abrasionen mit Ätzungen waren von anderer Seite erfolglos gemacht worden. Das Sperma des Ehemannes war mehrfach untersucht und stets normal gefunden worden.

Die zweimal, an verschiedenen Tagen ausgeführte Tubendurchblasung zeigte, daß die Eileiter undurchgängig waren.

Der Patientin wurde deshalb die Tubenimplantation vorgeschlagen.

Bei der Operation fand sich eine beiderseitige Salpingitis isthmica nodosa mit leichten Adhäsionen. Beide Tubenostien waren offen. Um sicher zu gehen, wurde noch einmal bei eröffneter Bauchhöhle eine Tubendurchblasung versucht. Diese blieb wiederum, also zum dritten Male, erfolglos. Damit war einwandfrei der Nachweis erbracht, daß beide Tuben unwegsam waren. Es wurde nun die rechte Tube in den Uterus implantiert (Sagittalschnitt im Fundus). Heilung per primam.

Nach der Operation hat die Patientin, von einer geringen Blutung (Menses?) am 1. Dezember abgesehen, nicht mehr die Menstruation bekommen, sie ist also gleich nach ihrer Entlassung nach 11¹/₂jähriger steriler Ehe gravid geworden.

Am 29. September begann die Geburt. Nach 14¹/₂stündiger Geburtsdauer wurde wegen Sinkens der kindlichen Herztöne eine Beckenausgangszange gemacht. Das Kind, ein 7¹/₂ Pfund schweres, kräftiges, gesundes Mädchen, kam lebend frisch zur Welt. Mutter und Kind verließen gesund die Klinik.

Die Technik der Tubenimplantation ist nicht schwierig. Unterberger durchtrennt die Tube etwa 2 cm von der Tubenecke entfernt unter Schonung der Gefäße. Die Tube wird dann am uterinen Ende etwa ¹/₂ cm weit gespalten. Nun wird am Fundus uteri ein Längsschnitt angelegt. In diesen werden die beiden Lappen der Tube eingeführt und zunächst an die Uterusschleimhaut angeheftet. Dann folgt eine Fixation der Tube an die Muskelwand des Uterus und schließlich die Naht der Muskularis und Serosa uteri.

Bei Tubargravidität und Salpingitis isthmica nodosa ist das gegebene Verfahren die Exstirpation der ganzen graviden Tube. Die Frage, wie man sich in einem derartigen Falle bei Salpingitis isthmica nodosa der nichtgraviden Tube verhalten soll, ist schwer zu entscheiden. Läßt man die Tube unberührt, dann besteht die Gefahr einer neuen Extrauteringravidität auf dieser Seite. Implantiert man die Tube nach Excision dieses Knotens, dann wird möglicherweise bei der Rückbildung des vergrößerten, deciduaenthaltenden Uterus die Nahtstelle insuffizient. Es dürfte also wohl am zweckmäßigsten sein, wenn man die Tubenimplantation erst einige Zeit nach der Operation der Tubargravidität vornimmt. Man muß allerdings bis zu diesem Zeitpunkt eine Konzeption zu verhüten suchen.

Findet man bei einer hartnäckigen, allen sonstigen Mitteln trotzenden Dysmenorrhoe eine Salpingitis isthmica nodosa, dann ist die Excision der erkrankten Tubenabschnitte ebenfalls zu erwägen.

Nicht so selten wird man dabei auch andere pathologische Veränderungen an den Tuben und in ihrer Umgebung beseitigen können. Unter Umständen wird man auch hier die Implantation der Tuben in den Uterus ausführen.

2. Unreife epitheliale Geschwülste.
Primäres Tubencarcinom.
Geschichte.

Während die erste Mitteilung eines sekundären Tubencarcinoms schon aus dem Jahre 1755 stammt (s. S. 878), war das Vorkommen einer primären carcinomatösen Erkrankung der Tube lange Zeit unbekannt oder es wurde geradezu in Abrede gestellt (Courty [1] 1881, Schröder [2] 1889).

Der erste Fall von primärem Carcinom der Tube wurde von Orthmann am 12. November 1886 in der Gesellschaft für Geburtshilfe und Gynäkologie zu Berlin demonstriert. Das Präparat war am Tage vorher von Aug. Martin durch Laparotomie gewonnen worden. Im Jahre 1888 erschien eine eingehende Arbeit von Orthmann über „Carcinoma tubae" und im gleichen Jahre veröffentlichte A. Doran den zweiten Fall von primärem Carcinom der Tube [3].

Allerdings wies A. Doran im Jahre 1896 darauf hin, daß die erste Beobachtung eines primären Tubencarcinomes höchstwahrscheinlich schon aus dem Jahre 1847 stammt.

A. Doran wurde durch Cullingworth darauf aufmerksam gemacht, daß sich in einem Hefte mit Handzeichnungen, das Dr. Renaud in Manchester der Bibliothek des Royal College of Surgeons vermacht hatte, eine Skizze von einem Tubencarcinom befand. Dem Bilde war nur die kurze Bemerkung beigefügt, daß es sich um einen medullären Krebs beider Tuben und Ovarien handelte, daß aber der Uterus keine Zeichen einer Erkrankung zeigte. Weitere Angaben fehlten [4].

An der Zeichnung (Abb. 33) konnte man erkennen, daß die beiden Tuben beträchtlich verdickt waren. Durch ein Fenster, das in die Wand der rechten Tube geschnitten war, sah man auch, wie das Lumen dieser Tube fast ganz von Geschwulstmassen ausgefüllt wurde. Im Gegensatz zu der beträchtlichen Verdickung

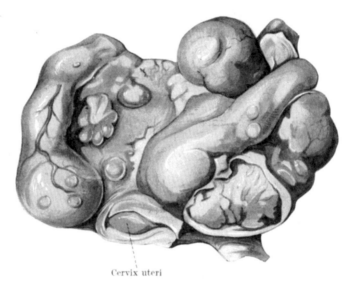

Cervix uteri

Abb. 33. Tubencarcinom.
Beobachtung und Zeichnung von Dr. Renaud aus dem Jahre 1847.
(Aus A. Doran, Trans. of the Obstetr. Soc. London 38, Taf. 12.)

und Erweiterung der beiden Tuben waren die beiden Ovarien ganz klein, obwohl sie ebenfalls carcinomatös erkrankt waren.

---

[1] Courty, Traité pratique des maladies de l'utérus, des ovaires et des trompes. 1881, 1315: „Le cancer s'observe rarement dans les trompes. Il s'y développe de préférence par l'extension du cancer utérin, rarement avec le cancer des ovaires; car on peut trouver, sur ces organes, la trompe de Fallope saine, contrastant, par son faible volume et son intégrité, avec l'énorme tuméfaction et la profonde dégénérescence de l'organe germinateur".

[2] Schröder, Handbuch der Krankheiten der weiblichen Geschlechtsorgane. Leipzig 1889, S. 450: „Carcinom kommt an den Tuben niemals primär vor und auch nur außerordentlich selten als Metastase".

[3] Der Grund dafür, daß bis zum Jahre 1886 keine primären Tubencarcinome beschrieben wurden, ist wohl in der geringen Entwicklung der Bauchchirurgie in der vorhergehenden Zeit zu suchen. Solange man ausschließlich auf Sektionsbefunde angewiesen war, ließ sich die Tube nur schwer als primärer Carcinomherd erkennen, da in den Endstadien der Erkrankung so gut wie immer auch andere Organe ergriffen sind.

[4] „In the course of some investigations on tubal cancer, ... my attention was turned by Dr. Cullingworth to an unrecorded case of singular interest. Dr. Renaud, now consulting physician to the Manchester Royal Infirmary, recently presented to the library of the Royal College of Surgeons of England a fine MS. atlas of pathological drawings in two volumes. The author's painstaking observations extend from 1837 to 1888, or over half a century. Some of the drawings were used for an

A. Doran glaubte wegen dieses Größenunterschiedes den primären Sitz des Carcinoms in den Tuben suchen zu dürfen. („This relative proportion of tube and ovary is precisely what is seen in primary tubal cancer".) Würde es sich um ein primäres Ovarialcarcinom mit sekundärer Beteiligung der Tuben gehandelt haben, dann müßten nach seiner Ansicht die Ovarien größer als die Tuben gewesen sein („On the other hand, in primary cancer of the ovary infecting the tube we see a large ovary with a small tube").

Nachdem durch Orthmann (1886, 1888) und A. Doran (1888) die Aufmerksamkeit auf das Vorkommen von primären Tubencarcinomen gelenkt worden war, wurden in der Folge rasch weitere Fälle veröffentlicht.

Nach dem Jahre der Veröffentlichung geordnet konnten wir folgende Fälle von primärem Tubencarcinom auffinden:

(1886) 1888: Orthmann.

1888: A. Doran.

1889: Eberth und Kaltenbach, Veit.

1891: Landau und Rheinstein, Michnoff, Wynter.

1892: Westermark und Quensel, Zweifel.

1893: Routier, Smyly, Stroganoff.

1894: Cullingworth und Shattock, Kretz, Tuffier, Zweifel.

1895: Fearne, Fischel, Knauer, Sänger und Barth, Warneck.

1896: d'Anna, O. Müller, Osterloh, v. Rosthorn.

1897: Boldt, Eckardt, Falk, Pilliet, Watkins - Ries.

1898: Fabricius, Falk, Hofbauer, Jacobsohn, Pfannenstiel (2 Fälle), Roberts.

1899: Brennecke, Danel, Duret, Fabricius, Friedenheim, Roberts.

1900: Mercelis, Novy, Witthauer.

1901: Boldt, Boursier und Venot, Le Count, v. Franqué (Fall 1) - Arendes, v. Franqué (Fall 2), v. Franqué (Fall 3) - Morinaga, Hannecart, Hurdon, Knauer-Peham (1903, Fall 1), Quénu und Longuet (Fall 1), Quénu und Longuet (Fall 2), Schäfer.

1902: Bland Sutton, Borgna, Dirner und Fonyo (Fall 1), Dirner und Fonyo (Fall 2), Fabozzi, Graefe, Stolz (Fall 1), Stolz (Fall 2), Zangemeister (Fall 1), Zangemeister (Fall 2), Zangemeister (Fall 3).

1903: Amann, Andrews, Danel, Lwow, Peham (Fall 2), Peham (Fall 3), Roche.

1904: Anufrief, Bland Sutton, Briggs, Macnaughton - Jones, Tomson.

1905: Cullen, Cullingworth, v. Franqué, Hare, Keitler, Kroener, Orthmann, Pompe, van Merdevoort, Rollin, Schenk.

1906: Amann, Bertino, Fehling, Hofmeier, Kundrat (Fall 1), Kundrat (Fall 2), Orthmann, Scharlieb, Tédenat, zum Busch.

1907: Dandelski, Danel, Everke, Martin, Orthmann, Saretzky.

1908: Gemmell, Kehrer, Mériel, Orthmann, Schauenstein.

1909 [1]: Baisch - Raabe, Benthin, Boxer (Fall 1), Boxer (Fall 2), Varaven und Lerat, Delaunay, Fabricius, Lecène, Lorrain, Norris, Penkert, Wiesinger.

1910: Amann (2 Fälle), Cullen, Doran, Legg, Rossinsky, Salin, Smyly, Spencer (Fall 1), Spencer (Fall 2), Spencer (Fall 3), Tate (Fall 1), Tate (Fall 2).

---

instructive article in the „Journal of Medical Science" in 1845. The greater part of the atlas, including the original of the sketch now exhibited, remains unpublished. The writing under the original sketch is „Vide Case 21, p. 124: medullary cancer of right and left oviducts, also of right and left ovaries, uterus free from all ordinary evidences of malignant disease. Case Mary Rigby, November 16th, 1847; F(rank) R(enaud)."

In reply to inquiries last summer (1896), Dr. Renaud informed me that the case was possibly recorded in the „London Medical Gazette" about 1847, amongst brief reports of the Manchester Pathological Society. We have both looked through several volumes of the „Gazette", and failed to find the desired information. There are several notes on uterine cancer in 1846—48, one of considerable length. The specimen was probably exhibited at the Society, but not reported in the „Gazette". Dr. Renaud remembers nothing further about the case, nor can he explain the meaning of „case 21, p. 124". It refers to some lost MSS., and not to the newspaper above mentioned".

[1] Die von manchen Autoren, z. B. auch von Wechsler (1926), zu den Carcinomen gerechnete Beobachtung von Gosset (Ann. de gyn. et d'obst. 6, 66 (1909) wird bei den „Peritheliomen" (S. 625) berücksichtigt.

1911: Aichel, v. Franqué, Maiß, Meyer (Leopold), Montgomery, Theilhaber, Tweedy, Vignard, Weinbrenner.

1912: v. Bubnoff, Eglington, Kaarsberg, Karakos, Koenig, v. Kubinyi, Schmidlechner, Schottlaender und Kermauner (2 Fälle), Sencert.

1913: Drutmann, Einsle, Fonyó (2 Fälle), Gurd, Hörrmann, Lewitzky (Fall 1), Lewitzky (Fall 2), Wanner und Teutschlaender, Wiener.

1914: César, Cumston, Lipschitz, Schottlaender, Straßmann, Tehornaia, Vest (3 Fälle).

1915: —

1916: Andrews, Barrett, Fleischmann, Latzko, Mantel, Ruge II (Fall 1), Ruge II (Fall 2), Ruge II (Fall 3), Ruge II (Fall 4), Schweykart, Spencer, Thaler.

1917: Gerstenberg - Heymann, Knoop, L'Esperance.

1918: Moench, Schwartz.

1919: Barris, Philips, Robinson, Rohdenburg, Wolff.

1920: Couland, Fabricius, Fabricius, Ganshorn, Hartmann, Thaler (Fall 1), Thaler (Fall 2).

1921: Albrecht, Bretschneider, Schweitzer (Fall 1), Schweitzer (Fall 2).

1922: Amreich - Hillebrand, Goodrich, Kalmann, Küstner, Leuret und Leroux, Stanca, Thaler.

1923: Buschmakina (Fall 1), Buschmakina (Fall 2), Gammeltoff, Groth, Guillemin und Morlot, Klemp (Fall 1), Klemp (Fall 2), Klemp (Fall 3), Kunkler (Fall 1), Kunkler (Fall 2), Kunkler (Fall 3), Schäfer, Stübler, Ursprung, Zomakion.

1924: Banister, Beck, Floris, Steinweg.

1925: Bower und Clark, Cameron (Fall 1), Cameron (Fall 2), Nürnberger, Schlaak.

1926: Beck, Covarrubias und Albertz, Gitelson, Heil, Kurtz (Fall 1), Kurtz (Fall 2), Liang (2 Fälle), Wechsler[1] (Fall 1), Wechsler (Fall 2), Wechsler (Fall 3), Wechsler (Fall 4).

1927: Barrows (Fall 1), Barrows (Fall 2), Barrows (Fall 3), Bültemann (Fall 1), Bültemann (Fall 2), Büttner, Dimitriu, Engelhorn, Hornung, Kittler, Orzechowski.

1928: Frankl (Fall 1), Frankl (Fall 2), Frankl (Fall 3), Frankl (Fall 4), Frankl (Fall 5), Frankl (Fall 6), Frankl (Fall 7), Frankl (Fall 8), Haselhorst, Krasovitov, Novak, Vest, Wolfe.

1929: Bertini, Callahan - Schultz und Hellwig, Douay (2 Fälle), Klein, Le Balle und Patay, Saitz, Scott und Oliver, Sennewald, Wharton und Krock (8 Fälle).

1930: Leitner, Watkins und Wilson.

1931: Speiser.

In diese Zusammenstellung und in die später folgende tabellarische Übersicht sind alle primären Tubencarcinome aufgenommen worden, die ich in der Literatur finden konnte. Selbstverständlich ist es aber durchaus möglich, daß mir Fälle entgangen sind, die sich nicht in den gangbaren Zeitschriften und den üblichen Referatenblättern finden. So erwähnt z. B. R. Schröder in seinem Lehrbuch der Gynäkologie 2. Aufl. S. 504, daß er 5 Fälle von primärem Tubencarcinom untersuchen konnte. Eine Garantie für Vollständigkeit kann also nicht übernommen werden.

Mit dieser kurzen Übersicht ist die Geschichte des primären Tubencarcinoms natürlich bei weitem nicht erschöpft. Um aber Wiederholungen zu vermeiden, wird die geschichtliche Entwicklung der verschiedenen Teilprobleme, auf denen sich die Lehre vom primären Tubencarcinom aufbaut (pathologische Anatomie, Histogenese, Ätiologie, Klinik, Therapie), erst bei den einzelnen Abschnitten besprochen.

---

[1] Wechsler, Arch. Path. a. Labor. Med. **2**, 161. Wechsler bringt in seiner Tabelle der Tubencarcinome (Nr. 139) auch eine Beobachtung von Beckmann (J. akusch. i shensk. bolesn. Febr. 1912? Zit. nach Jber. Geburtsh. **1912**, 280). Allem Anschein nach handelt es sich hier aber um ein sekundäres Tubencarcinom. In dem uns zur Verfügung stehenden Referat (Jber. Geburtsh. **1912**, 280) heißt es wenigstens: „Fall von doppelseitigem Tubencarcinom bei Gebärmutterkrebs. Der Uterus war vergrößert, 16 cm lang, das Cavum von Krebswucherungen eingenommen". Beide Tuben waren beweglich, in der Mitte durch Krebsmassen spindelförmig aufgetrieben, die abdominalen Tubenöffnungen durchgängig, der Peritonealüberzug unverändert, ebenso wie die uterinen Tubenabschnitte im Bereich von 4 cm „Adenocarcinom". — Es erscheint sehr wohl möglich, daß es sich in diesem Falle um ein sekundäres Tubencarcinom handelte. Jedenfalls läßt sich diese Möglichkeit nicht einwandfrei ausschließen. Wir haben deshalb die Beobachtung von Beckmann nicht zu den primären Tubencarcinomen gerechnet.

Pathologische Anatomie.

Vorbemerkungen.

Unter einem primären Tubencarcinom versteht man heute fast allgemein einen autonomen destruierenden Wachstumsexzeß des Epithels der Tubenschleimhaut. Diese Fassung wird ohne Zweifel der überwiegenden Mehrzahl der Fälle gerecht; trotzdem ist sie aber zu eng, da wir heute wissen, daß sich auch in der Tubenwand nicht so selten versprengte Epithelien finden.

Epitheliale Elemente in der Tubenwand können herstammen

1. von fetal oder postfetal verlagertem Schleimhautepithel,
2. von fetal oder postfetal verlagertem Serosaepithel,
3. von versprengten Epithelien des Urnierenkörpers,
4. von versprengten Epithelien des Urnierenganges (Wolffschen Ganges).

Die fetale Versprengung von **Schleimhautepithel** in die Tubenwand scheint recht selten zu sein; wenigstens konnte R. Meyer bei 300 daraufhin untersuchten Feten [1] nie entsprechende Befunde erheben. Schoenholz hat aber neuerdings berichtet, daß Schridde bei einem 14 Monate alten Kinde in der Muskulatur des isthmischen Teiles der Tube mit Schleimhaut ausgekleidete Gänge gefunden hat, ohne daß sich ein Entzündungsvorgang nachweisen ließ.

Ungleich häufiger als während des Fetallebens kommt es postfetal zum Eindringen des Schleimhautepithels in die Tubenwand. Vor allem unter dem Einfluss entzündlicher Vorgänge kann das Epithel unter recht erheblicher Wucherung und Bildung von epithelialen Schläuchen in die Tubenwand eindringen (Chiari, v. Franqué, Opitz, Stein, R. Meyer, Wallart, Bulius, Maresch, Hoehne, Kroemer u. a. [2]) und nach Ablauf des entzündlichen Stadiums kann es durch Schrumpfung des Bindegewebes vollkommen von der Oberfläche abgeschnürt werden (v. Franqué).[3]

Fetale Tiefenwucherungen und Abschnürungen des **Serosaepithels** der Tube sind zuerst von R. Meyer [4] beschrieben worden. Das flache Oberflächenepithel nimmt dabei epitheliale Gestalt an und es bildet schlauchförmige oder auch kompakte Einsenkungen in die Tubenwand. Später haben auch Aschoff und Ferroni ähnliche Befunde erhoben.

Ungleich häufiger als während der Fetalperiode lassen sich aber im postfetalen Leben adenomatöse und solide Tiefenwucherungen nachweisen (R. Meyer, Schickele, Opitz, v. Franqué u. a.). Näheres s. S. 669.

Versprengte **Urnierenteile** können sich im ampullären Teil der Tube finden (R. Meyer) [5]. Man muß diesen Befund nach R. Meyer wohl so erklären, daß Urnierenkanälchen von Anfang an dem Müllerschen Gang ungewöhnlich nahe lagen und dann, als das Muskelgewebe der Tube schnell wuchs, mit der Subserosa der benachbarten Ala vespertilionis zur Deckung der Tube herangezogen wurden. Infolgedessen findet man diese Kanälchen in den äußersten Schichten der Tubenwand, und zwar hinten und unten. Bei Feten können diese Kanälchen gelegentlich noch mit dem Epoophoron zusammenhängen.

Auch an den Tubenwinkeln können versprengte Urnierenreste vorkommen (v. Recklinghausen[6], R. Meyer [7], Schickele[8]). v. Recklinghausen führte diese darauf zurück, daß der Müllersche Gang bei der halbspiraligen Drehung der ventralen Urnierenkante mit seiner Dorsalseite an die Urniere zu liegen kommt, und R. Meyer konnte zeigen, daß sogar noch bei großen Embryonen (10 cm) die Rückwand des Müllerschen Ganges, also die Tubenwinkel und der Fundus uteri, der Urniere anliegen können, wenn diese weit genug nach abwärts reicht.

In der Tubenwand können sich also epitheliale Gebilde recht verschiedener Herkunft finden. An der Möglichkeit, daß sich aus ihnen gelegentlich ein Carcinom entwickeln kann, ist nicht zu zweifeln. Es sei hier nur kurz an die ganz ähnlichen Fälle von intramuralen Carcinomen und carcinomatösen Adenomyomen

---

[1] Meyer, R., Zit. nach Lahm, Zbl. Gynäk. **1921**, 135.

[2] Literatur s. S. 652.

[3] v. Franqué, Z. Geburtsh. **42**, 49f.

[4] R. Meyer, Über epitheliale Gebilde im Myometrium des fetalen und kindlichen Uterus. Berlin 1899. S. 89f.

[5] Meyer, Robert, in Lubarsch-Ostertag, Erg. Path. **9 II**, 590.

[6] v. Recklinghausen, Die Adenomyome und Cystadenome der Uterus- und Tubenwandung usw. Berlin 1896.

[7] R. Meyer, Über epitheliale Gebilde im Myometrium bei Föten und Kindern. Berlin 1899.

[8] Schickele, Virchows Arch. **169**, 183f.

des Uterus (v. Recklinghausen, Kaufmann [1], Rolly [2], Dillmann [3], Schwab [4], Cullen [5], Polano [6] u. a.) erinnert.

An den Tuben ist bisher allerdings nur ein einziger Fall von Wandcarcinom beschrieben worden, und zwar von Friedenheim. Dieser fand ein alveoläres Carcinom der Tubenwand, während die Schleimhaut vollkommen intakt war [7].

Die Häufigkeit der Tubenwandcarcinome scheint demnach nicht sehr groß zu sein. Man darf aber nicht vergessen, daß in fortgeschrittenen Fällen intramurale Carcinome nach der Schleimhaut hin durchbrechen und dadurch ihren Ausgangspunkt unkenntlich machen können.

Praktische Bedeutung haben die Wandcarcinome der Tube heute noch nicht. Erst auf Grund eines großen Materials von einwandfreien Beobachtungen wird sich feststellen lassen, ob sie sich in ihrem klinischen Verhalten von Schleimhautcarcinomen unterscheiden.

In theoretischer Hinsicht ist aber die Feststellung wichtig, daß primäre Carcinome auch von der Tubenwand ausgehen können, und daß für die Histogenese des Tubencarcinoms auch versprengte Schleimhaut-, Serosa- und Urnierenepithelien in Betracht kommen.

Selbstverständlich darf die Diagnose eines primären Wandcarcinoms nur dann gestellt werden, wenn andere Carcinomherde im Körper, besonders auch im Magendarmkanal, mit Sicherheit ausgeschlossen werden können.

Makroskopischer Befund.

Das primäre Tubencarcinom kann einseitig oder beiderseitig auftreten. In 251 Fällen, in denen wir nähere Angaben über den Sitz fanden, war

89 mal die linke Tube allein,

86 mal die rechte Tube allein,

76 mal waren beide Tuben befallen.

Die linke und die rechte Tube waren in den bisher beobachteten Fällen also etwa gleich häufig erkrankt.

Auffallend ist die hohe Zahl von beiderseitigen Tubencarcinomen. Bei der Beantwortung der Frage, ob es sich um eine multizentrische Geschwulstentstehung oder um eine Metastasierung handelt, kommt man in der Regel nicht über Vermutungen hinaus.

Die erkrankte Tube ist in der Regel mehr oder weniger verdickt: walnußgroß (Wanner und Teutschlaender), pfirsichgroß (Maiss), orangengroß (Rollin), kindsfaustgroß (Ruge II Fall 4., Thaler [1920)], kleinfaustgroß (Hurdon, v. Franqué 1911), etwa „uterusgroß" („nearly as large as the uterus" Cullen 1905), faustgroß (Sänger und Barth, v. Franqué Fall III, Stolz, Graefe, Kundrat Fall II, Kehrer, Wiesinger, Fleischmann, Schweitzer 2), überfaustgroß (Schäfer, Peham Fall 2, Kundrat Fall 1, Orthmann 1906, Orthmann 1908), doppeltfaustgroß (Anufrief, Wiener), überdoppeltfaustgroß (Quénu-Longuet), kindskopfgroß (Falk, Witthauer, Boursier und Venot, Hannecart, Peham Fall 1, Amann, Ruge II Fall 3, Stübler).

---

[1] Kaufmann, Lehrbuch der speziellen pathologischen Anatomie, 7./8. Aufl., Bd. II, S. 1299.

[2] Rolly, Virchows Arch. 150, 1897. [3] Dillmann, Z. Krebsforschg 2 (1904).

[4] Schwab, Beitr. Geburtsh. 12 (1907).

[5] Cullen, Adenomyome des Uterus. Nachtr. Beitrag zur Festschrift f. Orth. Berlin 1903.

[6] Polano, Z. Geburtsh. 67, 422 (1910).

[7] Es ist aber schon von verschiedenen Seiten (A. Doran, Stolz, Dandelski) darauf hingewiesen worden, daß Tubencarcinome aus verlagerten Epithelien hervorgehen können. A. Doran dachte in erster Linie an Versprengungen vom Wolffschen Gang („aberrant relics or diverticula of the Wolffian duct"), auch Stolz äußerte die gleiche Vermutung. Friedenheim führte in seinem Falle das Carcinom auf eine Nebentube zurück, dagegen nahm Dandelski in dem Falle von Friedenheim eine Versprengung von Epithelien des Wolffschen Ganges an. Ein sicherer Entscheid über den Mutterboden des carcinomatösen Epithels der Tubenwand wird nur in einzelnen Fällen möglich sein. Die Tatsache, daß Wandcarcinome der Tube vorkommen können, wird dadurch aber nicht berührt.

Arendes vergleicht die Größe seiner Geschwulst mit der von zwei nebeneinander liegenden Dünndarmschlingen.

Noch größere — bis zu mannskopfgroße (Ruge II Fall 1) — Tumoren werden dann beobachtet, wenn die erkrankte Tube mit dem cystisch degenerierten Ovarium zu einer Tuboovarialcyste verbunden ist oder, wenn die Adnexe der erkrankten Seite zu einem großen „Konglomerattumor" (Benthin) zusammengesintert sind.

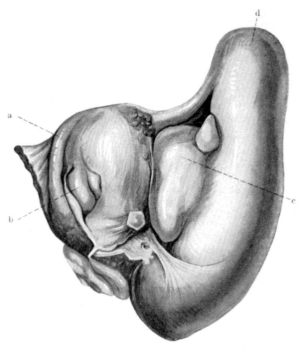

Abb. 34. Wurstform einer carcinomatösen Tube. a rechte Tube, b rechtes Ovarium, c linkes Ovarium, d linke Tube. (Aus v. Franqué, Verh. dtsch. Ges. Gynäk. 11, 440. 1905.)

Die Volumzunahme der Tube ist aber häufig nicht ausschließlich auf die carcinomatösen Massen zurückzuführen, sie kann auch — bei Verschluß des Ostium abdominale — auf der Ansammlung von Flüssigkeit neben dem Carcinom beruhen. Es sind auch Fälle beobachtet worden, in denen sich in „mannsarmdicken" Hydrosalpingen (Moench, Stanca) nur ein relativ geringer carcinomatöser Wandbelag fand.

An der Volumzunahme der Tube ist häufig nicht nur der Umfang, sondern auch die Länge beteiligt. An und für sich hat die Erfüllung der Tube mit carcinomatösen Massen natürlich keine Längsdehnung zur Folge. Dagegen hat man bei verschlossenen und mit Flüssigkeit gefüllten carcinomatösen Tuben Verlängerungen des normalerweise 9—10,5 cm langen Organes (Lepmann) bis zu 40 cm (Karakos) beobachtet.

Die Volumzunahme der Tube ist in der Regel auch von einer **Gestaltsveränderung** des Organes begleitet.

Kommt es zu einer mehr gleichmäßigen, zylindrischen Verdickung und Ausdehnung, dann zeigt die Tube Wurstform (Zweifel, Miknoff, Fearne, v. Rosthorn, Roberts I, Danel (1899), Dirner und Fonyo (Fall II), Schweitzer (Fall 1) oder Walzenform (Peham Fall 3).

Die „Wurstform" wird von Zweifel als geradezu charakteristisch für das Tubencarcinom bezeichnet. Zweifel wurde auf diese eigenartige Form der Tube in dem ersten von ihm beobachteten Falle von Tubencarcinom aufmerksam und er stellte dann in seinem zweiten Falle aus dieser Form der Tube im Voraus die Diagnose.

Unabhängig von Zweifel fiel die ausgesprochene Wurstform der carcinomatösen Tuben auch v. Franqué (1905) auf. Er konnte dann auch — in der Erinnerung an frühere analoge Fälle — bei einer 52jährigen Patientin, bei der man dicht am Uterus eine prallelastische, ausgesprochen walzenförmige, mit der Längsachse des Uterus parallel gestellte Geschwulst fühlte, aus der „eigentümlich schmalen Wurstform des Tumors die Wahrscheinlichkeitsdiagnose auf Tubencarcinom stellen (Abb. 34).

Die Wurstform kann sich aber, wie Zweifel betont, nur dann ausbilden und für die Diagnose Bedeutung gewinnen, wenn die Tube nicht verwachsen ist.

Diese Voraussetzung ist aber durchaus nicht immer gegeben. Recht häufig wird die carcinomatös degenerierte Tube durch schon vorhandene oder erst entstehende Verwachsungen ihrer freien Entfaltungsmöglichkeit beraubt. Da überdies die Tubencarcinome

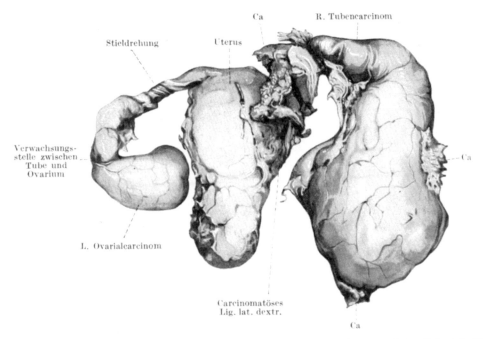

Abb. 35. Keulenform einer carcinomatösen Tube. (Aus E. Kehrer, Mschr. Geburtsh. 27.)

hauptsächlich im lateralen Teil der Tube sitzen, so ist, wie schon Zangemeister betonte, die Tube häufig nur an ihrem abdominellen Ende aufgetrieben, während die uterine Hälfte

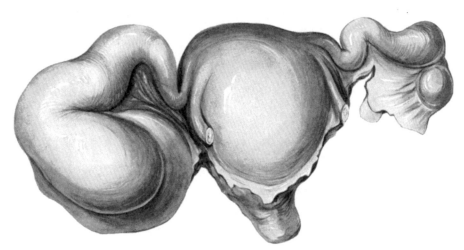

Abb. 36. Birnenform einer carcinomatösen Tube. (Aus Carl Ruge II, Arch. Gynäk. 106, Taf. VIII.)

noch normale Dicke hat, oder wenigstens nicht in dem Maße verdickt ist, wie der laterale Abschnitt [1].

---

[1] Der nicht oder nicht wesentlich verdickte Teil der Tube kann mehr oder minder stark geschlängelt sein (Friedenheim, Zangemeister II, Peham I, II, Weinbrenner, Wanner und Teutschlaender Lipschitz.

Die so entstehenden Gestaltsveränderungen der Tube werden als keulenförmig (Stolz-Börner, O. Müller, Kehrer u. a.) (Abb. 35) birnenförmig (Tuffier, Boursier und Venot, Ruge Fall 3) (Abb. 36) oder kolbenförmig (Novy) bezeichnet.

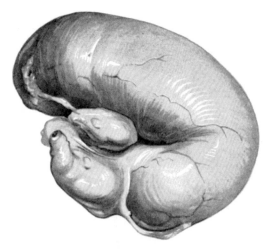

Abb. 37. Retortenform einer carcinomatösen Tube.
(Aus Zangemeister, Beitr. klin. Chir. 34, Taf. X.)

Kommt es an der Übergangsstelle des nicht erweiterten in den erweiterten Tubenabschnitt zu einer Abknickung der Tube, dann entsteht die Retortenform (Fischel, Hofbauer, v. Franqué Fall 2, Zangemeister Fall 3, Peham-Knauer, Orthmann 1908, Boxer, Fleischmann u. a.) (Abb. 37 u. 38) oder Tabakspfeifenform (v. Franqué Fall II, Graefe).

Allerdings sind diese Formveränderungen der Tube nur selten bei der Palpation nachzuweisen, sondern sie treten in der Regel erst an dem durch die Operation gewonnenen Präparat hervor (Peham). Schon aus diesem Grunde wird man der palpatorisch festgestellten Form der erkrankten Tube keine allzugroße Bedeutung beilegen dürfen, ganz abgesehen davon, daß einmal beim Tubencarcinom alle möglichen Gestaltsveränderungen und ferner die gleichen Gestaltsveränderungen bei allen möglichen anderen Tubenerkrankungen vorkommen können.

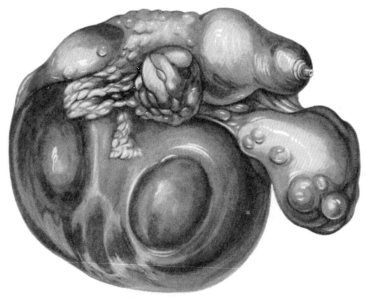

Abb. 38. Retortenform einer carcinomatösen Tube. (Aus Peham, Z. Heilk. 24. 1903. Chirurgie.)

Die **Konsistenz** der erkrankten Tube ist verschieden. Da es sich meist um markige, zellreiche, bindegewebsarme Carcinome handelt, so fühlt sich die Tube in der Regel weich an. Ist gleichzeitig freie Flüssigkeit vorhanden, dann entsteht das Gefühl der Fluktuation oder der prallen Elastizität. Gelegentlich kann aber auch, einfach durch weitgehende nekrotische Erweichung der carcinomatösen Massen, eine Ansammlung von Flüssigkeit vorgetäuscht werden (Fabricius).

Die Dehnung durch Geschwulstmassen und Flüssigkeit, sowie die carcinomatöse
Infiltration, führen häufig zu einer starken Verdünnung der Tubenwand, so daß diese bei
der Operation einreißt (Zangemeister).

Die Konsistenzverminderung ist meist nur auf die lateralen Abschnitte der Tube
beschränkt, der uterine Teil fühlt sich dagegen oft außerordentlich hart und derb an
(Sänger und Barth, Zangemeister, Landau und Rheinstein, Tuffier, O. Müller,
Orthmann, Carl Ruge II u. a.).

Diese auffallende Derbheit des uterinen Tubenabschnittes kann auf entzündlichen Veränderungen
beruhen (Sänger und Barth, Orthmann 1908, v. Bubnoff), sie kann aber auch die Folge einer Binde-
gewebs- (Zangemeister) oder Muskelhyperplasie (Hofbauer) sein. In diesem letzteren Falle braucht
man für die Erklärung der Wandverdickung nicht auf vorausgegangene Entzündungen zurückgreifen,
sondern man kann auch an eine Arbeitshypertrophie der abnorm gedehnten Tube denken (Gebhard [1],
Zangemeister).

Gelegentlich fühlte sich aber auch die ganze carcinomatös erkrankte Tube derb
(Orthmann) oder „muskelhart" (Fonyo) an.

Ein einwandfreies Urteil über die Konsistenz der Tube läßt sich natürlich nur an
Operationspräparaten gewinnen. Bei der rein klinischen Untersuchung kann infolge der
bedeckenden Schichten die Konsistenz der Tube härter erscheinen als sie in Wirklichkeit ist.

So fühlte sich in einem Falle von Orthmann (1908) der Tubentumor bei der Untersuchung so hart
an, daß er für ein Myom gehalten wurde. An dem Operationspräparat machte die Geschwulst dagegen
einen wesentlich weicheren Eindruck.

Das **Ostium abdominale** der carcinomatösen Tube kann offen sein (Duret,
Knauer, Peham Fall 1, Bland Sutton, Stolz Fall 1 und 2, Zangemeister Fall 1,
Peham Fall 3, Keitler, Orthmann, Le Count, Penkert, Schweitzer u. a.), in
der überwiegenden Mehrzahl der Fälle ist es aber verschlossen.

Sänger und Barth sahen in dem Verschluß des Ostium abdominale beim Tubencarcinom eine
Stütze für ihre Ansicht, „daß das primäre Tubencarcinom stets auf dem Boden einer chronischen vielleicht
meist eitrig gewesenen, aber nicht mehr eitrigen Salpingitis, nachdem dieselbe sehr lange Zeit bestanden
hat, erwächst."
In der Tat war in allen bis dahin veröffentlichten Fällen das abdominale Tubenende verschlossen
gewesen, oder es bestand eine Tuboovarialcyste. Noch im Jahre 1901 bezeichnete Schäfer den 2. Fall
von Fabricius als ein Unikum, da hier das Ostium abdominale der carcinomatösen Tube offen war. In
der Folgezeit mehrten sich dann aber doch die Fälle, in denen das Ostium abdominale offen war (Zangemeister, Knauer, Peham I, Peham III, Stolz, Keitler, Orthmann, Le Count, Penkert,
Schweitzer u. a.).
Ferner wurde eine Reihe von Beobachtungen gemacht, die zeigte, daß für den Verschluß des
Fimbrienendes durchaus nicht immer alte entzündliche Veränderungen verantwortlich gemacht werden
dürfen. Eckardt fand in seinem Falle „die Fimbrien zwar verklebt, in ihrer Form jedoch noch annähernd
erhalten." Allem Anschein nach war dieser Verschluß nicht so alt, wie das bestehende ausgedehnte Carcinom.
„Hierfür spricht der Umstand, daß die Fimbrien noch in ihrer ungefähren Form erhalten waren und andererseits ausgedehnte Narbenbildung nicht vorhanden war, und daß sich mikroskopisch nur einige vereinzelte
minimale Infiltrate in der Wand der Fimbrienfalten fanden." Auch Kehrer hat darauf hingewiesen,
daß das Tubencarcinom erst sekundär eine entzündliche Reaktion der Schleimhaut mit nachfolgendem
Verschluß des Ostium abdominale auslösen kann. In dem 1. Falle von Zangemeister war das Ostium
abdominale der linken carcinomatösen Tube zwar verschlossen, es war aber „komprimiert, mehrfach
gefaltet, durch eine taubeneigroße Cyste im Ovarium"; also auch hier fand sich kein entzündlicher, sondern
ein rein mechanischer Verschluß. Sekundäre Verschlüsse des abdominellen Tubenendes lagen auch vor
in den Beobachtungen von Jacobsohn (abdominelles Ende am Ovarium adhärent), Friedenheim
(Fimbrien nicht mehr deutlich, gehen in die wuchernden Tumormassen über, Wanner und Teutschlaender (Fimbrienende im Douglas verwachsen).

---

[1] Gebhard, Pathologische Anatomie der weiblichen Sexualorgane 1899, S. 430.

Nach diesen Erfahrungen kommt also dem Verschluß des Ostium abdominale nicht die große Beweiskraft für die entzündliche Entstehung des Tubencarcinoms zu, die Sänger und Barth ihr beigelegt hatten.

Der Verschluß des Ostium abdominale ist häufig, aber durchaus nicht immer (Sänger und Barth, Eckardt, Hofbauer, Fabricius, Roberts, Novy, Peham u.a.), von Saktosalpinxbildung begleitet.

Ist das Ostium abdominale der Tube offen, dann kann man gelegentlich die Geschwulstmassen aus ihm als „dicken Pfropf" (Peham) herausragen sehen (Duret, Stolz, Peham, Le Count u.a.).

A. Doran hat in einem Falle von Papillom der Tube die Ansicht ausgesprochen, daß das Verhalten des Ostium abdominale auch von klinisch-praktischer Bedeutung sei, insofern als ein offenes abdominelles Tubenende das Auftreten von Ascites begünstige. Die beim Tubencarcinom gemachten Beobachtungen haben diese Ansicht aber nicht bestätigt. Einerseits hat man Fälle gesehen, in denen sich Ascites fand, obwohl das Ostium abdominale verschlossen war (Pompe van Merdervoort, zum Busch), andererseits hat in Fällen mit offenem Ostium abdominale (Duret, Knauer, Peham, Bland Sutton, Stolz, Zangemeister, Orthmann, Penkert, Schweitzer) Ascites vollkommen gefehlt. Besonders charakteristisch ist in dieser letzteren Hinsicht eine Beobachtung von Stolz. Hier ragte ein Geschwulstpfropf aus dem offenen Ostium abdominale heraus, trotzdem war im Abdomen keine freie Flüssigkeit vorhanden.

A. Doran ist dann später (1910) selbst von seiner Ansicht zurückgekommen, da er unter 100 Tubencarcinomen nur einen einzigen Fall (Le Count) von Ascites bei offenem Ostium abdominale der Tube fand und er hat zugegeben, daß die Häufigkeit von Ascites bei offenem Ostium abdominale viel geringer ist, als man eigentlich erwarten sollte („much lower than might be estimated on a priori reasoning").

Die **Oberfläche** der carcinomatösen Tube kann vollkommen glatt sein. (Routier, Zweifel I, O. Müller, Boursier und Venot, Zangemeister III linke Tube, Moench, Schweitzer I u.a.), in weitaus den meisten Fällen ist das erkrankte Organ aber in mehr oder weniger hohem Grade mit der Umgebung verlötet.

Diese bindegewebigen Verwachsungen der carcinomatösen Tuben können nur dünn und zart sein, so daß sie sich bei der Operation leicht lösen lassen (Graefe, Maiss). In anderen Fällen sind sie aber so ausgedehnt und fest, daß sie nur mit äußerster Mühe durchtrennt werden können.

Durch diese Verwachsungen ist die Operation oft ungemein erschwert. Nicht selten kommt es bei der Lösung der Verwachsungen zum Einreißen des Tubentumors und zum Hervorquellen der weichen Geschwulstmassen oder zur Verletzung benachbarter Organe, wie des Kolon (Friedenheim), der Flexura sigmoidea (Hurdon), des Rectums (Smyly).

Auch diese perisalpingitischen Adhäsionen wurden als Beweis für die entzündliche Genese der primären Tubencarcinome herangezogen. Man darf aber auch hier nicht vergessen, daß die Adhäsionen des Tumors mit der Umgebung „auf rein mechanischem Wege entstanden sein können", „besonders wenn dicht unter der Serosa befindliche Carcinomknoten" „eine lokale Entzündung und sekundäre Verklebung mit der Umgebung beförderten" (Eckardt).

Das Vordringen der Tubencarcinome bis unter die Serosa ist kein seltenes Ereignis. Man findet dann den peritonealen Überzug durch grauweiße derbe Knoten in der Form von größeren und kleineren Buckeln[1] vorgewölbt (Eckardt, Falk, Peham Fall 3 u.a.) und unter Umständen auch entzündlich verdickt (Eckardt).

Diese reaktiven Verwachsungen machen in vielen Fällen einen Durchbruch des Carcinoms nach der freien Bauchhöhle hin unmöglich, sie können aber nicht seinen Einbruch

---

[1] Allerdings dürfen Höcker und Knollen auf der Oberfläche einer carcinomatösen Tube nicht ohne weiteres als Carcinomknoten angesprochen werden, da es sich gelegentlich auch um andere Tumoren, so in dem Falle von Schäfer um kleine Myome, handeln kann.

in benachbarte Organe, in das Rectum (Cullingworth), in den Dünndarm (Hörrmann), nach der Bauchwand hin (Osterloh) verhindern.

Im **Innern** der erkrankten Tube findet man in den fortgeschrittenen Fällen ausgedehnte Geschwulstmassen, die häufig einen zottig-papillären, blumenkohlartigen (Warneck, Stolz u. a.), chorionfrondosumähnlichen (Stanca) Bau erkennen lassen, nicht so selten aber auch nur den Eindruck einer zerfallenden, strukturlosen, homogenen (v. Franqué), detritusähnlichen (Friedenheim) oder breiähnlichen (Kundrat) Masse machen [1].

In den jüngeren Stadien sitzen haselnußgroße (Peham, Lipschitz), kleinkirschengroße (Peham), nußgroße (Thaler 1920), walnußgroße (Wanner und Teutschlaender) Geschwülste von zottigem oder papillärem Bau, breit oder gestielt, „pilzhutförmig"(Peham) der Tubenschleimhaut auf.

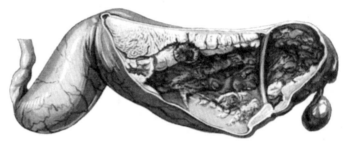

Abb. 39. Papilläres Carcinom der Tube.
(Aus Hofmeier-Schröder, Handbuch der Frauenkrankheiten, 15. Aufl.)

Unter Umständen kann man aber auch bei größeren Tumoren einen schmalen, stielartigen Zusammenhang der Geschwulst mit der Tubenwand nachweisen (Ruge II, Fall 1).

In anderen Fällen vermißt man diese solitäre, lokalisierte Geschwulstbildung. Man findet dann die ganze Tubenschleimhaut diffus bedeckt von warzigen Papillen oder von größeren und kleineren papillären Wucherungen (Abb. 39).

Die Konsistenz der Tumormassen wird in der überwiegenden Mehrzahl der bisher beobachteten Fälle von Tubencarcinomen als weich, markig (Ebert und Kaltenbach, Fearne, Boxer I, Ruge II, Thaler III, Amreich-Hillebrand, Roberts III, Hurdon, Knauer, Fonyo u. a.) oder schwammig (Zweifel, Fall I) angegeben. Sänger und Barth, Eckardt, Quénu und Longuet vergleichen die Konsistenz der von ihnen beobachteten Tumoren mit der des Gehirns. Bei starker Entwicklung des bindegewebigen Gerüstes kann sich das Carcinomgewebe, wie z. B. in einer Beobachtung von Orthmann, sehr hart anfühlen. In anderen Fällen werden die Tumormassen als „weich-bröckelig" (Stroganoff, Tuffier) oder nur als bröckelig (v. Rosthorn, Hofbauer, Stolz I) bezeichnet. Friedenheim spricht in seinem Falle von weichem detritusähnlichem Geschwulstgewebe, Kundrat von einem „fleischigen Brei", Novy von „käsigen" Massen.

---

[1] Selbstverständlich darf man aus dem rein makroskopischen Befund von „Geschwulstmassen" in der Tube nicht die Diagnose auf „Tumor" oder gar malignen Tumor stellen. Es sei hier nur an eine Beobachtung von B. Wolff (Mschr. Geburtsh. **6**, 497) aus der Sängerschen Klinik berichtet. Hier wurden in einem Falle in beiden Tuben dicke markige Tumormassen gefunden, die mit ihrem papillärem Bau und ihrem diffusem Übergang auf das umgebende Gewebe in ausgesprochener Weise das Bild eines doppelseitigen primären Tubencarcinoms darboten. Die mikroskopische Untersuchung ergab, daß es sich um papilläre und adenomatöse Wucherungen der Schleimhaut infolge von Tuberkulose handelte. — Diese tumorartige Form der Tuberkulose (Askanazy, Z. klin. Med. **32**, 1897) kommt bekanntlich auch an der Zervix [E. Kaufmann, Z. Geburtsh. **37** (1897), Eugen Fraenkel, weitere Literatur bei Kaufmann, Lehrbuch S. 1282] und im Corpus uteri (v. Franqué, Sitzgsber. physik.-med. Ges. Würzburg 1894. Zit. nach Wolff S. 505) vor und kann hier ebenfalls — bei nur makroskopischer Betrachtung — zu Täuschungen Veranlassung geben.

Die Farbe ist in der Regel weißlich, sie kann durch Blutungen mit nachfolgendem Abbau des Blutfarbstoffes, ferner durch Nekrosen und durch eitrigen Zerfall, alle möglichen Nuancen annehmen: „schwärzlich" (Tuffier), „eitrig" (v. Rosthorn), „weißlich gelb oder gefleckt", (Cullen 1905), „graurötlich" (Sänger und Barth, Eckardt), „graurot" (Ruge II Fall 2). Stanca berichtete über die Einsprengung von „schwefelgelben" Nekrosen in das Geschwulstgewebe.

Neben den Geschwulstmassen findet sich in der carcinomatösen Tube häufig auch mehr oder weniger reichlich Flüssigkeit.

Diese kann klar und serös sein (O. Müller, Jacobson, Graefe, Moench). Besonders häufig ist dies dann der Fall, wenn sich das Carcinom in einer Hydrosalpinx entwickelt hat, oder wenn sekundäre Veränderungen (Blutungen, Nekrosen) fehlen. Durch die Beimengung von Geschwulstelementen kann die Flüssigkeit „trübserös" werden (Thaler) oder „reiswasserähnlich mit gequollenen Körnern" (Fischel). In der Regel kommt es aber, wenn das Carcinom eine gewisse Größe erreicht hat, zu Blutungen aus den dünnwandigen Gefäßen und dadurch zur Beimischung von Blut zum Tubeninhalt. So entstehen serös-hämorrhagische (Micknoff, Falk 1898, Peham III, Orthmann 1905, Maiss) oder rein blutige Flüssigkeitsansammlungen (Doran, Falk, Bland Sutton, Fonyo I u. a.). Durch sekundären Abbau des Blutfarbstoffes kann die Flüssigkeit alle möglichen anderen Nuancen annehmen: braungrünlich (Landau und Rheinstein), dunkelschwarz (Routier), braunrot (Zweifel II, Witthauer), bräunlich (Knauer), schmutzig-braun (v. Franqué III), schokoladeartig (Rollin), schwarz (Kundrat I), schmutzig-braunrot (Kehrer).

Relativ häufig findet sich die Angabe, daß die aus den carcinomatösen Tubensäcken entleerte Flüssigkeit mehr oder minder tiefe gelbe Farbtöne gezeigt habe: zitronenfarbig (Danel), gelblich (Peham Fall III, Orthmann), weißlich-gelblich (Cullen), gelblichbräunlich (Wanner und Teutschlaender), bernsteingelb (Latzko, Bretschneider).

Über die Ursache dieser eigenartigen Gelbfärbung des Tubeninhaltes beim Tubencarcinom ist heute noch nichts bekannt, da leider chemische und spektroskopische Untersuchungen der Tubenflüssigkeit bei Carcinom noch nicht vorliegen. Es scheint aber, daß der „bernsteingelbe" Ausfluß aus dem Uterus unter Umständen praktische Bedeutung für die Diagnose eines Tubencarcinoms gewinnen kann. So beobachtete Latzko in seinem Falle von Tubencarcinom diesen eigenartigen Ausfluß bei Druck auf den Uterus. Nachträglich erinnerte er sich dann, daß er die gleiche Erscheinung schon in einem früheren analogen Falle beobachtet hatte. Auch in dem Falle von Bretschneider fand sich bernsteingelber Fluor.

Rein eitriger Inhalt fand sich in den Fällen von Eberth und Kaltenbach, Veit, Osterloh, v. Rosthorn, Fabricius, Graefe, Gemmel, Kundrat u. a. Bei diesem Zusammentreffen von Tubencarcinom und Pyosalpinxbildung wird man in erster Linie eine Carcinomentwicklung in einer Pyosalpinx annehmen. Man muß aber auch an die Möglichkeit einer sekundären Vereiterung, also an Pyosalpinxbildung in einer primär carcinomatös erkrankten Tube denken. An dem anatomischen Präparat wird sich ein sicherer Entscheid nicht immer erbringen lassen, dagegen spricht die anamnestische Feststellung einer früheren entzündlichen Adnexerkrankung natürlich sehr dafür, daß das Carcinom in einer Pyosalpinx entstanden ist.

Die Bakterienflora des Tubeninhaltes beim Carcinom hat bisher wenig Beachtung gefunden. César (1914) berichtet, daß er in einer carcinomatösen Eitertube grampositive Stäbchen fand.

Daß eine Infektion der Tubensäcke vorkommen kann, und vielleicht auch gar nicht allzu selten ist, bedarf keiner näheren Begründung. Auch das Symptom des Hydrops tubae profluens zeigt, daß die carcinomatöse Tube gar nicht selten in Communication mit der Außenwelt steht. Überdies begünstigen die oft ausgedehnten Verwachsungen eine Infektion vom Darm her.

Primäre Tubencarcinome in Tuboovarialcysten: Nicht so selten wurden primäre Tubencarcinome in Tuboovarialcysten beobachtet (Orthmann, Routier, Warneck, Knauer (Savor), Zangemeister, Anufrief, Kroemer, Orthmann (1906)[1] u. a.

Der Entscheid, ob in einer carcinomatösen Tuboovarialcyste das Carcinom von der Tube oder von dem Ovarium ausging, ist nicht immer leicht. Schon A. Doran[2] hat sich mit dieser Frage beschäftigt.

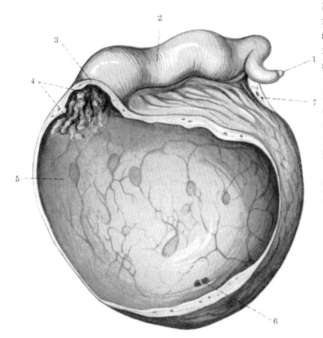

Sänger und Barth (S. 266) meinen, daß meistens wohl das Carcinoma ovarii das Primäre sein wird, „was einzugestehen Selbstverläugnung und — genaue, vergleichende, mikroskopische Untersuchung erfordert". Ohne weiteres ist ein sicherer Entscheid dann möglich, wenn nur die Tube von der Neubildung ergriffen und das Ovarium überhaupt nicht an der carcinomatösen Erkrankung beteiligt ist, wie in den Fällen von Knauer (Savor), Zangemeister, Anufrief, Kroemer.

Aber auch in den Fällen, in denen das Hauptmassiv der Geschwulst in der Tube sitzt, während sich in der vom Ovarium gebildeten

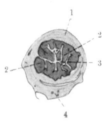

Abb. 40a.   Abb. 40b.

Abb. 40a. Primäres Tubencarcinom bei Tuboovarialcyste. a Ansicht von hinten, natürliche Größe, 1 Ost. ut. tubae, 2 carcinomatöse Tube, 3 Ost. abd. tubae, 4 papilläre Wucherungen auf den Fimbrienenden, 5 Ovarialcyste, 6 papilläre Wucherungen auf der Innenwand der Cyste, 7 Lig. lat. (Aus Orthmann, Z. Geburtsh. 58.)
Abb. 40b. b Querschnitt durch die Tubenmitte. 1 Muskulatur, 2 Schleimhautcarcinom, 3 Tubenlumen, 4 Mesosalpinx.

Cystenwand nur kleinere carcinomatöse Herde befinden, wie in den Beobachtungen von Orthmann (1886), Einsle, Baisch-Raabe, dürfte kein Zweifel daran bestehen, daß sich die Neubildung in der Tube entwickelt und in dem ovariellen Anteil nur Metastasen gesetzt hat (Abb. 40a u. 40b).

In anderen Fällen kommt man freilich trotz eingehendster pathologisch-anatomischer Untersuchung nicht über die mehr oder minder große Wahrscheinlichkeit für die Annahme einer primären carcinomatösen Erkrankung der Tube hinaus.

Mit Ausnahme eines einzigen Falles, (Boxer Fall 2) sind carcinomatöse Tuboovarialcysten bisher nur einseitig beobachtet worden.

Dagegen war mehrfach neben einer carcinomatösen Tuboovarialcyste auf der einen Seite auch die Tube der anderen Seite carcinomatös erkrankt (Warneck, Zangemeister, Anufrief, Latzko, Einsle).

[1] Orthmann (Z. Geburtsh. 58, 376) hat unter die von ihm bis zum Jahre 1906 zusammengestellten Beobachtungen auch zwei Fälle von Pfannenstiel aufgenommen. Da es aber sehr fraglich ist, ob hier wirklich primäre Tubencarcinome vorlagen, so wurden — in Übereinstimmung mit Alban-Doran (1910) — die beiden Fälle hier nicht berücksichtigt.

[2] Doran, A., Trans. of the pathol. Soc. of London, Vol. 39 u. 40.

44*

In den bisher beobachteten Fällen von primärem Tubencarcinom in Tuboovarial-
cysten saß die Erkrankung neunmal rechts (Orthmann, Warneck, Knauer, Kundrat
Fall 1, Boxer Fall 1, Latzko, Thaler, Einsle, Wharton und Krock) und neunmal
links (Routier, Zangemeister, Anufrief, Orthmann 1906, Kundrat Fall 2,
Fabricius, Ruge II Fall 1, Baisch-Raabe, Kunkler). In den Fällen von Kroemer,
Spencer, Schwartz, und Fabricius fehlen die Angaben über die erkrankte Seite.

Die Größe der carcinomatösen Tuboovarialcysten schwankte zwischen Kleinfaust-
und Mannskopfgröße.

Die carcinomatösen Wucherungen nahmen entweder die ganze Innenfläche der Tube
ein (Orthmann, Routier, Anufrief, Orthmann 1096, Fabricius, Boxer Fall 1,
Latzko, Baisch-Raabe), oder sie zeigten eine nur beschränkte flächenhafte Ausdehnung
(Warneck, Zangemeister, Kroemer, Kundrat Fall 1 und 2, Boxer Fall 2, Ruge II
Fall 1, Fabricius [1]) — im ampullären Teil (Warneck, Zangemeister, Kroemer)
oder in der Mitte der Tube (Kundrat Fall 1 und 2, Boxer Fall 2, Ruge II Fall 1) —
oder aber es fanden sich nur umschriebene Geschwulstknoten (Knauer, Thaler 1916 [2]).

Flüssiger Inhalt fand sich, soweit überhaupt Angaben vorliegen, in den Fällen von
Orthmann 1886 (eitrig), Routier (1 l dunkler Flüssigkeit), Knauer (bräunliche Flüssigkeit mit nekrotischen Fetzen und Flocken), Orthmann 1906 (rötlich gefärbte Flüssigkeit),
Kundrat Fall 1 (schwarze Flüssigkeit), Latzko (gelber trüber Inhalt), Thaler (trübseröser Inhalt).

Die Kommunikationsöffnung zwischen Tubenlumen und Ovarialcyste erscheint
entweder als spaltförmige Öffnung (Orthmann 1886 und 1906), oder es besteht ein allmählicher, breiter „trichterförmiger" Übergang (Ruge II, Anufrief, Kundrat, Ruge II).

Zuweilen gelingt es noch an dieser Stelle die Reste der Fimbrien zu erkennen. Diese
erscheinen als leistenartige, streifenförmige Vorsprünge und Falten, die von der Tube her
ein Stück weit in die Ovarialcyste hineinstrahlen (Kroemer, Orthmann 1906, Boxer 1
und 2, Ruge II, Fall 1). In dem einen Falle von Orthmann (1906) waren diese ausstrahlenden Fimbrienenden mit papillären, carcinomatösen Wucherungen besetzt.

Der Nachweis der Fimbrien ist in derartigen Fällen deshalb von Bedeutung, weil er
den einwandfreien Nachweis gestattet, daß das Carcinom in einer schon vorher vorhandenen
Tuboovarialcyste entstanden ist, und daß es sich nicht um den sekundären Durchbruch
einer carcinomatösen Tube in eine benachbarte Ovarialcyste handelt [3].

In den bisher beschriebenen carcinomatösen Tuboovarialcysten scheint stets der
erste Modus, also die Entstehung eines Tubencarcinoms in einer schon vorhandenen Tuboovarialcyste vorgelegen zu haben. Wenigstens betont eine Reihe von Autoren, daß die Tube

---

[1] Fabricius, Zbl. Gynäk. 1906, 996.

[2] In diesen beiden Fällen saß die Geschwulst in der medialen Tubenhälfte.

[3] Allerdings gibt es auch Tuboovarialcysten, die nicht durch Einstülpung des Fimbrienendes in eine
Ovarialcyste zustande kommen, sondern bei denen der Durchbruch irgendwo in der Kontinuität des
Tubenrohres erfolgt. Über einen derartigen Fall berichtete Strüwer. Hier lag das stark verwachsene
und verschlossene Infundibulum der Außenwand der Cyste auf, die Stelle der bevorstehenden Kommunikation lag aber „ein ganzes Stück davon entfernt".

Natürlich darf man mit den echten Tuboovarialcysten nicht die sog. Pseudotuboovarialcysten
verwechseln, bei denen das (nicht cystisch degenerierte) Ovarium durch Druckatrophie in der Wand eines
Hydrosalpinxsackes aufgegangen ist.

an ihrem abdominellen Ende in den Cystensack einmündete (Orthmann 1886, Knauer, Pfannenstiel, Anufrief, Kundrat, Fabricius, Latzko, Baisch-Raabe, Einsle).

Die in der Tube vorhandenen Massen können gelegentlich zu einer mehr oder weniger weitgehenden Verlegung der Übergangsstelle führen.

So hatten in dem Falle von Orthmann die papillären Wucherungen die Kommunikationsstelle vollkommen verstopft. In der Beobachtung von Routier fand sich gerade an der Übergangsstelle ein größerer papillärer Tumor. In dem 2. Falle von Kundrat ragten die papillären Wucherungen „blumenstraußartig", in dem Falle 1 von Boxer als „stumpfer Zapfen" in die Ovarialcyste hinein. Auch in dem Falle von Fabricius ragten die Zotten frei in die Cyste des Ovariums.

Der ovarielle Anteil der carcinomatösen Tuboovarialcysten kann vollkommen frei von Carcinom sein. (Knauer, Zangemeister, Anufrief, Kroemer, Thaler). In anderen Fällen hatte die Neubildung aber auch auf das Ovarium übergegriffen.

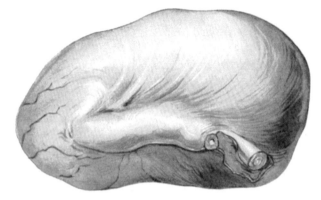

Abb. 41. Primäres Tubencarcinom mit Tuboovarialcyste von außen. (Nach Carl Ruge II, Arch. Gynäk. 106, Taf. V, Abb. 9.)

In dem Falle von Orthmann (1906) (Abb. 40a) waren nur die in die Ovarialcyste ausstrahlenden Fimbrienenden von papillären Wucherungen besetzt, die übrige Cyste war frei von Carcinom bis auf eine kleine umschriebene Stelle senkrecht unter der Mündung des abdominellen Tubenendes. In dem 1. Falle von Kundrat fanden sich papilläre Exkrescenzen von Erbsen- bis Haselnußgröße gerade unterhalb der Kommunikationsstelle mit der Tube; der übrige Teil der Cyste war glattwandig. In dem zweiten Falle von Kundrat war die Innenfläche der Ovarialcyste dicht besät mit kleinen papillären Excrescenzen. In dem 1. Falle von Boxer war die glatte Innenfläche mit großen unregelmäßig begrenzten niedrigen Erhabenheiten von deutlich papillärem Bau ausgekleidet; in dem 2. Falle fand sich an der Innenwand ein diskontinuierlicher zarter, sammetartiger, deutlich papillärer Rasen. In dem Falle von Ruge II saßen nur um den Tubentrichter herum flache, papilläre Wucherungen (Abb. 41 und 42). In dem Falle von Latzko war die Ovarialcyste von den

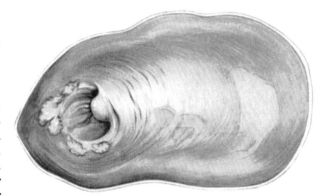

Abb. 42. Dasselbe. Sagittalschnitt durch die Tube.

gleichen papillären Massen ausgekleidet wie die Tube.

In dem Falle von Baisch - Raabe wurden die in der Tube vorhandenen papillären Wucherungen beim Übergang in die Ovarialcyste wesentlich niedriger und sie verschwanden dann allmählich ganz. In der Ovarialcyste selbst fanden sich hier und da zerstreute, gelblich-braun gefärbte, ungefähr 1 mm hohe papilläre Auflagerungen.

In der Beobachtung von Orthmann (1886) bildete das Ovarium eine Abszeßhöhle, deren Innenfläche frei von Carcinom war, dagegen fanden sich in der Wand kleine carcinomatöse Herde, besonders in der Nähe der Tube.

Histologisch zeigt das Carcinomgewebe an der Innenfläche des ovariellen Anteils den gleichen Bau wie in der Tube. Meist wuchern die Geschwulstmassen nach dem Innenraum der Cyste zu. Gelegentlich können sie aber auch in die Tiefe dringen. Unter Umständen kann es dabei, wie in dem Falle 2 von Boxer, zum Durchbruch des Carcinoms durch die Cystenwand kommen. Die nicht vom Carcinom ergriffene Cystenwand trägt niedriges, einschichtiges, kubisches Epithel.

Da alle Tuboovarialcysten höchstwahrscheinlich entzündlichen Ursprunges sind, so bedeutet das Vorkommen von primären Tubencarcinomen in Tuboovarialcysten eine nicht unwesentliche Stütze für die Lehre von der entzündlichen Genese der Tubencarcinome (Orthmann).

Histologie.

Saenger und Barth haben den Satz aufgestellt: ,,Alle Neubildungen der Tubenschleimhaut, so auch die Carcinome, sind ausnahmslos papillärer Natur. Rein alveoläre Carcinome kommen hier nicht vor. Scheinbare Nestercarcinome lassen sich immer wieder auch in papilläre Carcinome auflösen.''

Sie unterschieden dementsprechend

1. Fälle mit rein papillärem Bau,
2. Fälle mit papillär-alveolärem Bau.

Bei den papillären Formen, sei das Epithel stets einschichtig [1]. Bei der regellosen Verknäuelung der gewucherten Papillen sei diese Einschichtigkeit allerdings nicht immer leicht zu erkennen.

Bei den papillär-alveolären Formen komme neben einschichtigem auch mehrschichtiges Epithel vor. Durch Zusammenschluß mehrerer papillärer Ausläufer entstünden pseudo-alveoläre, mit Epithelien ausgefüllte und untereinander kommunizierende Herde. Daneben fänden sich aber auch echte Alveolen innerhalb des Stromas und in der Wand der Tube.

Es müßte jedoch weiteren Untersuchungen vorbehalten bleiben, ob nicht auch bei dieser Form Einschichtigkeit des Epithels und pseudoalveolärer Bau das Vorherrschende sei. Jedenfalls seien alle krebsigen Neubildungen der Tuben papillärer Natur, gleichviel ob ihr Epithel ein- oder mehrschichtig sei. Rein alveoläre Carcinome kämen in der Tube nicht vor.

Die Ansicht von Sänger und Barth blieb nicht unwidersprochen. Schon v. Rosthorn (1896) fand in seinem Falle rein alveoläre Partien, dagegen konnte er ,,nirgends'' ,,einzelne Papillen mit einschichtiger Epithelüberkleidung'' nachweisen. Eckardt betonte auf Grund seiner Beobachtung, ,,daß neben dem Tubencarcinom mit rein papillärem Bau, mit Einschichtigkeit des Epithels, auch ein solches mit Mehrschichtigkeit des Epithels, mit Bildung solider Krebszapfen, reiner Krebsalveolen vorkommt.''

Stolz wies (1902) darauf hin, daß die rein papilläre Form, ,,die nach Sänger und Barth die typische Form der primären Carcinome der Tube ist'', keineswegs so häufig vorkommt, ,,als man nach der Zusammenstellung und Schilderung dieser Autoren annehmen mußte.'' Ferner kommt Stolz zu dem Schlusse, daß die meisten Fälle von primärem Tubencarcinom zu der papillär-alveolären Form gehören.

v. Franqué sprach (1905) gelegentlich der Demonstration eines Tubencarcinoms auf der Deutschen Gesellschaft für Geburtshilfe und Gynäkologie die Vermutung aus, daß in der Tube auch wohl einmal ein gewöhnliches Carcinoma alveolare simplex vorkommen könne.

Diese Vermutung wurde schon 2 Jahre später bestätigt, als Orthmann im Jahre 1907 auf der Tagung der Deutschen Gesellschaft für Gynäkologie ein typisches Plattenepithelcarcinom der Tube ohne jede Andeutung von Papillenbildung demonstrierte.

Kehrer (1908), der in seinem Falle nur an 2 Stellen papilläre Bildungen, sonst nur Alveolen finden konnte, sprach die Ansicht aus, daß die Frühstadien des Tubencarcinoms durch den papillären, die Endstadien durch den alveolären Typus charakterisiert seien.

v. Franqué beschrieb im Jahre 1911 ein Tubencarcinom, das eine ganz außerordentlich große Mannigfaltigkeit des histologischen Bildes aufwies, nur Papillen fehlten.

Im gleichen Jahre betonte Frankl, daß das Epithel durchaus nicht immer in papillären Bildungen wuchern müsse, daß vielmehr von vornherein ganz unregelmäßige Wucherungen auftreten könnten, in Form von soliden Nestern oder von ausgesprochen drüsigem Bau.

---

[1] Von dem gutartigen Papillom, dem Papilloma simplex, unterscheidet sich das papilläre Carcinom, das Papilloma malignum, dadurch, daß bei ihm ,,ein unaufhaltsames, unbegrenztes und rasches Wachstum stattfand, unter primärer, durch gegenseitige Raumbeengung wirrer Sprossung von Epithelzapfen, in welche nachträglich schmächtige Ausläufer von Stromabindegewebe eindringen. Im Gegensatz zum Papilloma simplex greift die Neubildung auch auf die Wand der Tube über und kann sie vollständig durchsetzen'' (Sänger und Barth).

Auch Karl Ruge II hat 1917 darauf aufmerksam gemacht, daß die Ansicht Sängers von dem Fehlen rein alveolärer Tubencarcinome modifiziert werden muß.

Endlich hat neuerdings Schröder in seinem Lehrbuche der Gynäkologie (2. Aufl., S. 506) betont, daß zwischen dem papillären und alveolären Typus alle Übergänge zu beobachten sind.

Die Einteilung von Sänger und Barth muß also dahin ergänzt werden, daß neben den rein papillären und den papillär-alveolären Formen auch rein alveoläre Tubencarcinome vorkommen.

Man kann also drei verschiedene Formen des Tubencarcinoms unterscheiden:

1. Die rein papilläre Form,
2. die papillär-alveoläre Form,
3. die rein alveoläre Form.

Die **rein papilläre** Form ist charakterisiert durch ein dichtgedrängtes, weitverzweigtes Papillom mit polymorphen Epithelien von verschiedener Färbbarkeit, vielgestaltigen Zellkernen und meist zahlreichen, häufig atypischen Kernteilungsfiguren. Epithel-einsenkungen in die Tiefe fehlen.

Der Beweis für das Vorhandensein eines rein papillären Carcinoms läßt sich sehr schwer erbringen, da das sichere Fehlen von Epitheleinsenkungen in die Tiefe nur auf Serienschnitten mit Sicherheit ausgeschlossen werden kann. Diese Voraussetzung ist bei keinem der bisher als papillär veröffentlichten Carcinome erfüllt, und es lassen sich deshalb auch Zweifel an dem rein papillären Charakter der betreffenden Tumoren nicht unterdrücken.

Selbst wenn man aber gelegentlich einmal ein rein papilläres Carcinom finden sollte, darf man mit Borst, Peham, Kehrer u. a. wohl mit Sicherheit annehmen, daß es sich nur um ein Frühstadium, um ein durch die operative Entfernung fixiertes Momentbild eines Carcinoms handelt, dessen destruierender Charakter später doch zutage getreten wäre.

Für diese Annahme spricht auch eine Beobachtung von Mantel. Dieser fand, daß in seinem Falle von papillär-alveolärem Tubencarcinom die Lebermetastasen vorwiegend papillären Bau zeigten. Mantel erblickte darin einen Beweis für „die Richtigkeit der Anschauung, daß die papilläre Form das Anfangsstadium, die alveoläre das spätere Stadium darstellt.“ — Als weiterer Beweis führte Mantel an, daß überall, wo Zerfall und Größe des Tumors auf ein fortgeschrittenes Stadium hinweisen, der alveoläre Charakter vorherrscht.

In der weitaus überwiegenden Mehrzahl der bisher beobachteten Tubencarcinome fanden sich neben papillären Wucherungen des Epithels nach der Oberfläche zu auch solide oder adenomatöse Zellnester in der Tiefe. Es handelte sich also um papillär-alveoläre Carcinome.

Die rein-alveolären Formen, bei denen das Epithel von Anfang an und ausschließlich in der Form von Zellnestern und -schläuchen in die Tiefe wuchert, treten dagegen an Häufigkeit zurück. Sie sind aber durchaus nicht so selten, als man früher annahm.

Über den Grund, warum es in dem einen Falle zur Ausbildung eines vorwiegend papillären, im anderen Falle eines rein alveolären Carcinoms kommt, ist heute noch nichts bekannt. Man kann in den beiden extremen Wachstumsformen den Ausdruck zweier verschiedener Differenzierungsstadien sehen. Die papillären Carcinome sind die höher differenzierten reiferen Formen. Die organoiden Wachstumskorrelationen zwischen dem wuchernden Epithel und dem bindegewebigen Stroma sind hier deutlich ausgesprochen. Bei den alveolären Carcinomen tritt der organoide Bau zurück, das wuchernde Epithel bleibt auf einem ganz unreifen Stadium stehen, es werden nur solide Haufen, Nester und Stränge von polymorphen, indifferenten Zellen gebildet, die korrelative Mitwirkung des Bindegewebes fehlt oder sie ist nur angedeutet (Borst, in Aschoff S. 831f.).

Bei der Schilderung des feineren histologischen Aufbaues der Tubencarcinome geht man zweckmäßig von den Randpartien der Geschwulst, also von der Wachstumszone, aus[1].

---

[1] Natürlich erhält man an diesen Stellen nicht etwa Aufschlüsse über die allerersten Anfänge der Geschwulstbildung, also über die Entstehung des Carcinoms, sondern nur über sein fortschreitendes Wachstum.

Man sieht dann an den Stellen mit rein papillärem Charakter, daß das Epithel zwar noch einschichtig ist, daß es aber doch Abweichungen von der Norm erkennen läßt. Die einzelnen Elemente sind höher (Orthmann) (Abb. 43) oder sie sind rundlich, keulenförmig oder polygonal (v. Franqué). Die Kerne füllen den Zelleib fast vollkommen aus (Stolz) und sie fallen durch ihre intensivere Färbung auf (Orthmann). Der Flimmerepithelbesatz der Zellen geht verloren (Eberth und Kaltenbach, Stolz). Weiterhin bilden sich Haufen oder Gruppen solcher Zellen, die als kleine, solide Erhebungen die Oberfläche überragen. Endlich kommen Strecken mit vielschichtigem polymorphem Epithel. Eine Papillenbildung ist in diesen Fällen noch nicht vorhanden (Eberth und Kaltenbach, v. Franqué, Eckardt), doch sieht man gelegentlich eine stärkere Rundzelleninfiltration des subepithelialen Bindegewebes (Orthmann).

Die Papillenbildung setzt erst an den Stellen ein, an denen die Epithelveränderungen schon deutlich ausgesprochen sind. Man sieht dann kleine Fortsätze des Bindegewebes in die Basis der epithelialen Erhebungen hineinziehen[1] (Abb. 44).

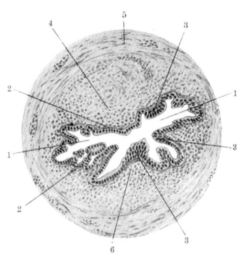

Abb. 43. Carcinoma papillare mucosae tubae. 1 Tubenlumen, 2 normales einschichtiges Zylinderepithel, 3 beginnende Mehrschichtigkeit des Epithels, 4 bindegewebiger Teil der Schleimhaut, 5 Ringmuskulatur der Tubenwand, 6 kleinzellige Infiltration. (Aus Orthmann, Z. Geburtsh. 58.)

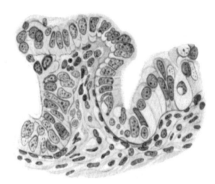

Abb. 44. Mehrschichtungsvorgänge des Tubenepithels. (Aus Boxer, Mschr. Geburtsh. 30, Taf. VI, Abb. 2.)

Die Bildung bindegewebiger Papillen wird dann immer ausgesprochener, reiche Verästelungen und Verzweigungen bilden sich aus (Abb. 45). Schließlich liegt Falte an Falte und Zotte an Zotte, jede von einer bindegewebigen Achse durchzogen, die nach den Spitzen der Zotten zu immer feiner wird. Die feinsten Zottenästchen scheinen nur aus zwei einander mit ihrer Basis zugekehrten und von der Membrana propria getrennten Zellschichten zu bestehen.

Nach Sänger und Barth findet sich die Verzweigung hauptsächlich an der Spitze, also dem am weitesten lumenwärts gelegenen Teil der Papillen, während an den basalen Abschnitten die Verästelung zurücktritt. Man kann infolgedessen eine „äußere gerade Zone" mit parallelen, „pappelförmigen" Sprossen und eine „innere Knäuelzone" unterscheiden. Weitere Beobachtungen (Falk II, E. Hurdon) haben aber gezeigt, daß die Verästelung schon an der Basis der Zotten beginnen kann, so daß es nicht zur Ausbildung einer „geraden Zone" kommt.

---

[1] Schon Eberth und Kaltenbach betonten nachdrücklich, daß die Wucherung des Bindegewebes ein sekundärer Vorgang ist. Auch v. Franqué (Verh. dtsch. Ges. Gynäk. 1905, 442) wies darauf hin, daß „die Papillen sich stets auf Schleimhautpartien erheben, die in der Nachbarschaft schon ohne Papillenbildung die erwähnten polymorphen Epithelwucherungen aufweisen".

Infolge der Raumbeengung in der Tube können die einzelnen Papillen stark aneinander gepreßt werden. Dadurch kommt es zur Berührung, vielleicht auch zur Verschmelzung ihres epithelialen Überzuges. Die Grenze zwischen den einzelnen Papillen schwindet dann mehr und mehr. Im mikroskopischen Bilde gewinnt man den Eindruck eines regellosen Netzwerkes von breiteren und schmäleren Bindegewebszügen, in dessen Maschen unregelmäßige, solide Zellnester und -haufen liegen („Pseudoalveolen" Sänger und Barth). Bei genauerer Untersuchung läßt sich aber das regellose Gewirr in einfache, schräg, quer oder längs getroffene Papillenverzweigungen auflösen.

An den nicht von der Nachbarschaft beeinflußten Papillen besteht der Epithelüberzug zumeist aus mehreren Zellagen, er kann aber auch einschichtig sein (Sänger und Barth).

Die einzelnen Elemente sind niedriger als das normale Tubenepithel, ihre Kerne sind oval, auffallend groß und sehr chromatinreich. Ein Flimmerbesatz scheint nach der Angabe fast aller Autoren zu fehlen.

Das Stroma der Papillen besteht aus fibrillärem Bindegewebe mit schmalen spindelförmigen Kernen. Die Gefäße sind meist reichlich entwickelt. Ferner findet sich in der Regel eine mehr oder minder dichte kleinzellige Infiltration des Bindegewebes (näheres S. 701).

Diese bisher geschilderte rein papilläre Form des Tubencarcinoms ist nun, wie bereits erwähnt wurde, höchstwahrscheinlich nur ein Früh- und Durchgangsstadium. Früher oder später setzt ein Wachstum des Epithels nach der Tiefe zu ein; aus der papillären wird die **papillär-alveoläre** Form (Abb. 46 u. 49).

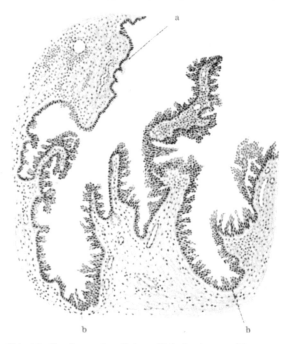

Abb. 45. Carcinom der Tubenschleimhaut. a vollkommen normales Epithel, b carcinomatös degeneriertes Epithel. (Aus Hofmeier-Schröder, Handbuch der Frauenkrankheiten, 15. Aufl.)

Man sieht dann, wie sich das Zottenepithel zapfenartig in das Stroma der Papillen und weiterhin in das Schleimhautstroma einsenkt.

Auch die scharfe Grenze zwischen Schleimhaut und Muskulatur wird undeutlich, zahlreiche Epithelausläufer dringen zwischen die Muskelbündel ein.

An der Wachstumszone der Geschwulst kann man deutlich erkennen, wie die schmalen, zuweilen nur einreihigen, an den Enden oft zugespitzten, carcinomatösen Epithelstränge in den Gewebsspalten des Bindegewebes und der Muskulatur fortkriechen (Abb. 47).

An den vorgeschrittenen Stadien findet man ungeordnete solide Haufen von Epithelzellen, die entsprechend den Räumen des Stromas, in denen sie liegen, und der Schnittrichtung, in der sie getroffen werden, die verschiedensten Formen aufweisen. Bald sind sie gerade gestreckt, bald gewunden, an den Enden spitz ausgezogen, kolbig aufgetrieben oder verzweigt. Liegen die Krebszellen in Lymphräumen, dann zeigen sie oft eingeschweifte Konturen oder sie sind netzförmig miteinander verbunden.

Auch die einzelnen Zellelemente zeigen ein äußerst wechselndes Verhalten. Größere und kleinere rundliche, ovale, eckige, keulenförmige, spindelige, geschwänzte Zellen liegen in den engen und oft sehr komplizierten Räumen des Stromas dicht gedrängt nebeneinander.

Häufig fließen die soliden alveolären Zellaggregate zu größeren Zellkomplexen zusammen, das Verhältnis zwischen Balkenbreite und Maschenweite (Borst S. 633) nimmt ab zugunsten der epithelialen Elemente, das Stroma wird zurückgedrängt; es entsteht das Bild des parenchymreichen und stromaarmen Carcinoma medullare.

Scirrhöse Carcinome der Tube sind bisher noch nicht beschrieben worden. Gelegentlich können aber in alveolären Carcinomen Stellen vorkommen, die den Eindruck eines Scirrhus machen [1].

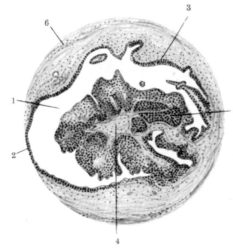

Durch degenerative Vorgänge können in den soliden Zellsträngen sekundär Lumina entstehen, die bei oberflächlicher Betrachtung einen drüsigen Bau vortäuschen können. Von den echten Drüsenräumen sind sie bei aufmerksamer

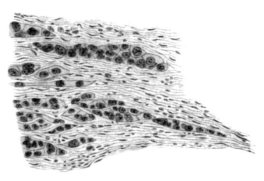

Abb. 46. Carcinoma papillare mucosae tubae. 1 Tubenlumen, 2 Rest von normalem einschichtigem Zylinderepithel, 3 mehrschichtiges Zylinderepithel, 4 papillär gewucherte Schleimhautfalte mit hochgradiger Epithelwucherung an der Oberfläche, 5 abgeschnürte Krebsalveole, 6 Ringmuskulatur der Tubenwand.
(Aus Orthmann, Z. Geburtsh. 58, 384.)

Abb. 47. Schnitt aus der Wachstumszone eines Tubencarcinoms. Die Krebszellen schieben sich zwischen die Muskelfasern hinein und drängen diese auseinander.
(Fall von Eckardt, Arch. Gynäk. 53, Taf. VI.)

Betrachtung dadurch leicht zu unterscheiden, daß sie eine unscharfe Begrenzung gegen das Lumen zu haben.

Außerdem kommen aber neben den soliden Epithelnestern und -strängen überaus häufig auch echte adenomatöse Bildungen vor — Carcinoma tubulare — Orthmann, Landau und Rheinstein, Quénu und Longuet, Eberth und Kaltenbach, Eckardt, Kundrat, Salin, Cullen 1905 u. a.) (Abb. 48).

Man findet dann in dem Stroma rundliche, ovale, längliche, gewundene, verzweigte, oft zusammenfließende Hohlräume, die mit einem meist einschichtigen Epithel ausgekleidet sind. Die Epithelien können zylindrisch sein, meist sind sie aber niedriger als das gewöhnliche Tubenepithel, mehr kubisch. Der Kern ist rundlich, er steht nicht mehr basal, sondern er liegt mehr in der Mitte der Zelle. Flimmerepithelien fehlen (Eckardt). Nicht so selten sieht man wie die Epithelien dieser Drüsenschläuche wieder mehrschichtig werden und klobige, papilläre, epitheliale Sprossen gegen das Lumen zu bilden (Abb. 49).

Erheben sich mehrere solche Sprossen, dann können sie miteinander verschmelzen; dabei bleiben häufig kleine rundliche oder unregelmäßige Lumina zwischen ihnen bestehen.

---

[1] v. Franqué, Z. Geburtsh. 69, 426.

Gelegentlich kann das ganze Lumen von Balken durchspannt sein, die zwischen sich viele kleine Lumina einschließen; diese rein epithelialen Balkennetze zerlegen also das alte Lumen in eine große Reihe von sekundären Räumen.

Den in die Drüsenlumina hineinwuchernden epithelialen Papillen folgt nicht selten der Blutgefäßbindegewebsapparat, indem er in ihre Achse einwächst, so daß dann echte Papillen entstehen. Die wuchernden Papillen sind schlank, dicht gedrängt, verzweigt, von zylindrischem oder unregelmäßig geschichtetem polymorphem Epithel überzogen. Die Papillen können so reichlich

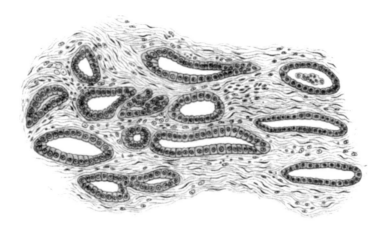

Abb. 48. Adenomatöse Stelle in einem Tubencarcinom.
(Fall von Eckardt, Arch. Gynäk. 53, Taf. V.)

entwickelt sein, daß sie das Lumen vollkommen ausfüllen. Ist dies der Fall, dann treten Verwachsungen ein, und man findet nun ein spärliches netzförmig verzweigtes Stroma und in ihm solide Zellhaufen.

Häufig gehen solide und adenomatöse Drüsenwucherungen nebeneinander her. Man sieht dann an verschiedenen Stellen des gleichen Carcinoms bald die soliden, bald die adenomatösen Partien überwiegen.

Bei der Besprechung der gutartigen „adenomähnlichen" Wucherungen des Tubenepithels wurde darauf hingewiesen, daß manche Autoren die Bezeichnung „adenomatös" ablehnen, da die Tube keine Drüsen besitze. Aus dem gleichen Grund hat Orthmann auch die Bezeichnung „adenomatöser Typus" des Tubencarcinoms zurückgewiesen. Da aber das Vorkommen von drüsenschlauchähnlichen Bildungen in der Tube heute allgemein anerkannt ist, so läßt sich nichts gegen die Bezeichnung Carcinoma adenomatosum einwenden. Die Bezeichnung Adenocarcinom wird dagegen passender für die Kombination eines Adenoms mit einem Carcinom reserviert [1].

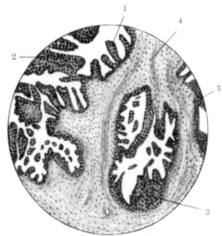

Abb. 49. Carcinoma papillare alveolare tubae.
1 papilläre Schleimhautwucherungen mit mehrschichtigem Zylinderepithel, 2 solide Zylinderepithelzapfen, 3 Krebsalveolus mit zum Teil noch papillärer Epithelanordnung innerhalb der Ringmuskelschicht, 4 Ringmuskulatur mit kleinzelliger Infiltration.
(Aus Orthmann, Z. Geburtsh. 59, 385.)

Nahezu allen Autoren, die sich eingehender mit der Histologie des Tubencarcinoms befaßt haben, ist der große Reichtum an Kernteilungsfiguren aufgefallen.

Quénu und Longuet fanden in ihrem Fall 2 auf zehn Carcinomzellen eine Kernteilungsfigur. Auch Beck (1924) weist in seinem Falle ausdrücklich auf den „Reichtum an Mitosen" hin.

---

[1] Borst, in Aschoff S. 842.

Nähere morphologische Untersuchungen liegen noch nicht vor. Man darf aber wohl annehmen, daß in den Tubencarcinomen die gleichen pathologischen Kernteilungsfiguren vorkommen, wie sie auch sonst in Carcinomen beschrieben werden[1].

Das **rein alveoläre** Carcinom ist histologisch dadurch charakterisiert, daß das Epithel von Anfang an in soliden oder adenomatösen Strängen[2] in die Tiefe wächst, und daß es nicht zur Papillenbildung oder auch nur zu Ansätzen einer solchen kommt.

Rein alveoläre Formen des Tubencarcinoms beobachteten Friedenheim, Macnaughton Jones, Orthmann, v. Franqué, zum Busch, Penkert, Lecène, Lady Barrett, Herbert Spencer (1916), Thaler (1920), Amreich-Hillebrand, Steinweg (1924).

In dem Falle von Friedenheim lagen in dem bindegewebigen, zellarmen Stroma solide Zellnester in rein alveolärer Anordnung. Ein ganz ähnliches histologisches Bild scheint die nur kurz beschriebene Beobachtung von Macnaughton Jones dargeboten zu haben (,,closely-packed spheroidal cells in long columns'').

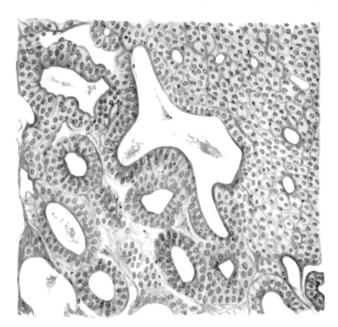

Abb. 50. Primäres Tubencarcinom (Fall Penkert, Frauenklinik Halle.) (Aus Veit, Handbuch der Gynäkologie, 2. Aufl., Bd. 5, Taf. IV.)

Orthmann (1907) bezeichnete seine Beobachtung ausdrücklich als ,,Plattenepithelcarcinom der Tube''. Die mikroskopische Untersuchung ergab ,,eine direkte Umwandlung des Zylinderepithels in typisches Plattenepithel sowohl an dem Oberflächenepithel, wie auch an den in der Tiefe der Falten sitzenden abgeschnürten Epithelresten; daneben größere derbe Knoten aus großen Plattenepithelzellen mit charakteristischen Epithelperlen in der Tubenwand''.

v. Franqué (1911) fand in seinem Falle von Carcinom in einer tuberkulösen Tube ein außerordentlich wechselndes Aussehen. Teils fanden sich breite Stränge und Züge, teils boten die Carcinomzellen das Bild ,,einer ganz diffusen Zellinfiltration; an anderen Stellen trug die Neubildung den Charakter eines Adenocarcinoms in ausgesprochenster Form'', zum Teil auch den eines einfachen malignen Adenoms, indem regellos miteinander in Verbindung stehende, enge, von einfachem Zylinderepithel ausgekleidete Gänge das ganze Gesichtsfeld'' ausfüllten.

Wieder an anderen Stellen gewann man den Eindruck eines ,,Scirrhus, indem einzelne schmale Carcinomzellzüge, von einzelnen Exemplaren in einer Reihe gebildet, zwischen anscheinend narbige Bindegewebsmassen eindringen''. Rein papilläre Partien fehlten.

In dem Falle von zum Busch findet sich nur die kurze Angabe, daß es sich um ein ,,alveoläres Carcinom'' handelte.

Penkert beobachtete ein ,,alveoläres Carcinom mit sarkomatösem Zwischengewebe'' (Abb. 50).

Lady Barrett fand in einer tuberkulösen Tube ein verhornendes Plattenepithelcarcinom (,,. . . . a squamous-celled carcinoma with keratinisation and a few cell nests'').

---

[1] Zu dieser Ansicht berechtigt z. B. der Hinweis von Quénu und Longuet, daß die von ihnen beobachteten Kernteilungsfiguren ungleichmäßig waren und recht verschieden aussahen (,,Ces figures sont inégales et d'aspect différent'').

[2] Die Bezeichnung ,,alveoläres'' Carcinom darf nicht gleich ,,Carcinoma solidum'' gesetzt werden. Da alveolus (Deminutiv von alveus, die bauchartige Vertiefung) ,,die kleine Vertiefung oder Höhlung'' bedeutet, so liegen auch die carcinomatösen Drüsenschläuche in ,,Alveolen'' des Stromas. Will man den drüsigen Bau besonders zum Ausdruck bringen, dann kann man von alveolär-glandulärem Carcinom sprechen; reine adenomatöse Carcinome wurden in der Tube bisher noch nicht beobachtet.

In dem 4. Falle von Herbert Spencer ähnelte das Carcinom an vielen Stellen einem Sarkom, außerdem fand sich ausgedehnte Verhornung (,,The growth was a carcinoma resembling in many places a sarcoma. Extensive keratinisation was present".)

In dem Falle von Gerstenberg - Heymann fanden sich nur alveolär angeordnete Carcinomzapfen in der Tubenwand.

Auch Thaler (1920, Fall 2) beobachtete in einem Falle ,,nicht die häufigere papilläre, sondern die mehr drüsige, alveoläre Form des Tubencarcinoms".

Der von Amreich - Hillebrand beschriebene Tubentumor erwies sich mikroskopisch ,,als ein drüsiges, sekundär solides, kleinzelliges Carcinom". Auch in dem Falle von Steinweg handelte es sich um ,,die seltenere Form des Eileiterkrebses, nämlich um eine alveoläre Struktur".

Im allgemeinen boten also die bisher beobachteten rein alveolären Carcinome der Tube das Bild des Carcinoma solidum mit oder ohne adenomatöse Stellen dar, wie es sich auch bei den papillär-alveolären Formen findet. Echte, verhornende Plattenepithelkrebse wurden beobachtet von Orthmann (1907), Lady Barrett und Herbert Spencer. Leider fehlt in allen Fällen eine genauere Schilderung des histologischen Befundes.

Das Stroma der Tubencarcinome ist bisher noch nicht Gegenstand eingehender Untersuchungen gewesen.

Man darf wohl annehmen, daß in den Papillen der bindegewebige Grundstock durch Wucherung und Aussprossung des Schleimhautbindegewebes unter gleichzeitiger Gefäßneubildung entstanden ist. An den alveolären Partien kann das Stroma von dem praeexistierenden Stützgewebe der Tubenwand gebildet werden. In diesem Falle besteht es zumeist aus lockerem oder derbem fibrillärem Bindegewebe. Das Stroma kann aber auch neugebildet sein. Man findet dann ein an Wanderzellen, großen und kleinen fibroplastischen Zellen, sowie Gefäßen reiches Granulationsgewebe.

Auf die verschiedenen Typen von Kernteilungsfiguren (an Bindegewebszellen, Endothelien, Lymphocyten) im wuchernden Stroma (v. Hansemann) ist bei den Tubencarcinomen bisher noch nicht geachtet worden.

Eine sehr häufige Erscheinung im Stroma, auch der Tubencarcinome, ist eine oft sehr ausgedehnte kleinzellige Infiltration. Der Entscheid, inwieweit es sich hier um reaktive Veränderungen handelt, die von dem Carcinom ausgelöst wurden, oder um schon vorher vorhandene salpingitische Prozesse, stößt auf sehr erhebliche Schwierigkeiten. Finden sich an der Tube, wie beispielsweise in dem Falle von Hofbauer, weitere Zeichen der chronischen Entzündung (Endosalpingitis pseudofollicularis, Adenomyosis), dann hat die Annahme viel Wahrscheinlichkeit für sich, daß sich das Carcinom auf dem Boden einer Salpingitis entwickelte.

Die Morphologie und Histogenese der kleinzelligen Infiltration bedarf noch sehr weiterer Untersuchungen.

Ebenso wie bei anderen Carcinomen finden sich auch bei den Tubencarcinomen sowohl am Parenchym, als auch am Stroma häufig regressive Veränderungen.

Regressive Veränderungen.

Am **Parenchym** — den Krebszellen — ist fettige Degeneration eine überaus häufige Erscheinung. In vorgeschritteneren Fällen kann man meist schon makroskopisch unregelmäßige, gelbe Streifen und Herde in die markige, grauweiße Geschwulstmasse eingesprengt sehen. Im weiteren Verlaufe kommt es dann häufig zu nekrotischem Zerfall.

Auch hydropische Entartung (vacuoläre Degeneration) der Krebszellen ist mehrfach beschrieben worden. (Eckardt, Peham u. a.). Die Zellen erscheinen vergrößert, von größeren und kleineren Flüssigkeitstropfen durchsetzt, so daß das Protoplasma oft einen schaumigen Eindruck macht.

Eckardt beschrieb in seinem Falle auch eine kolloide Degeneration der Carcinomzellen. Die Zellen erschienen groß, blasig, gequollen, der kleine Kern war an die Wand gedrückt, oder vollkommen verschwunden. Das Protoplasma der Zelle war von größeren und kleineren Kolloidtropfen durchsetzt (van Giesonsche Färbung).

Schleimige Entartung der epithelialen Elemente eines Tubencarcinom ist bis jetzt nur von Haselhorst beobachtet und eingehend beschrieben worden.

Verhornung der Krebszellen fand sich in den Fällen von Orthmann. Gelegentlich wurde an epithelialen Elementen der Tubencarcinome auch Riesenzellenbildung beobachtet[1]. Derartige Riesenzellen finden sich auch in anderen Deckepithelcarcinomen, vor allem aber in Drüsenkrebsen (Borst S. 627). v. Franqué[2] hat gezeigt, daß auch bei Tuberkulose derartige Riesenzellen aus dem Tubenepithel hervorgehen können.

Am **Stroma** findet man häufig die fibrillären Fasern gequollen und durch Ödem auseinandergedrängt.

Schleimige Degeneration des Stromas beschrieben Miknoff, Peham u. a.

Es muß allerdings dahingestellt bleiben, wieweit es sich bei den bisher beschriebenen Fällen von „schleimiger Degeneration" des Stromas von Tubencarcinomen um eine echte Schleimbildung und nicht um eine pseudomyxomatöse Degeneration gehandelt hat, da Angaben über den Ausfall der Schleimfärbung fehlen.

Ausbreitung des Tubencarcinoms.

Wie alle anderen Geschwülste, erscheint auch das primäre Tubencarcinom zunächst als eine rein örtliche Erkrankung[3]. Verschiedene Umstände bewirken aber, daß dieser rein örtliche Charakter in der Regel bald verloren geht.

Die Bildung von zarten, feingliedrigen papillären Wucherungen auf der Oberfläche der Schleimhaut führt — begünstigt durch Tubenkontraktionen — leicht zur Ablösung und Verschleppung von Carcinomzellen nach der Bauchhöhle oder nach dem Uterus hin. In der Tubenwand stehen den Carcinomzellen zwei Blut- und drei Lymphstromgebiete zur Verfügung. Die geringe Dicke der Tubenwand begünstigt den Einbruch des Carcinoms in die freie Bauchhöhle oder in benachbarte Organe.

An 117 von uns zusammengestellten verwertbaren Fällen, fanden sich nur 17mal keine Anzeichen dafür, daß das Carcinom die Tube überschritten hatte, in 100 Fällen hatte eine Verbreitung in die nähere oder weitere Umgebung stattgefunden[4].

---

[1] Man kann hier unterscheiden: 1. Echte Riesenzellen. Diese enthalten mehrere Kerne oder Kernteilstücke. 2. Riesenkernzellen mit hypertrophischen, oft riesenhaften, übermäßig chromatinreichen Kernen. 3. Riesenleibzellen: Zellen mit abnorm großen Zelleibern (Carcinoma gigantocellulare). (Borst S. 628.)

[2] v. Franqué, Z. Geburtsh. **69**, 412.

[3] Auf die Frage, wieweit bei der Geschwulstentstehung „Allgemeinveränderungen" des Körpers eine auslösende Rolle spielen, kann hier nicht näher eingegangen werden.

[4] Bei den 100 Frauen sind auch die Todesfälle an Rezidiven mitgerechnet. Theoretisch ist dies nicht ganz richtig, da eine Aussaat von Carcinomkeimen auch erst bei der Operation erfolgt sein kann. In praktischer Hinsicht ist eine Verbreitung durch den operativen Eingriff aber genau so zu werten wie eine spontane Ausbreitung.

Bei der Ausbreitung des Tubencarcinoms kann man folgende Arten und Wege unterscheiden:

I. Die kontinuierliche Verbreitung.

a) Per continuitatem: durch Fortkriechen der Carcinomzellen auf dem Lymph- oder Blutwege.

b) Per contiguitatem: durch direkten destruierenden Einbruch in benachbarte Organe.

II. Diskontinuierliche Verbreitung (Metastasierung).

a) Auf dem Lymphwege (lymphogene Metastasen).

b) Auf dem Blutwege (hämatogene Metastasen).

c) In präformierten Hohlräumen (Implantationsmetastasen).

Die Kenntnis dieser verschiedenen Verbreitungsformen ist für die klinische Wertung des Tubencarcinoms von großer Bedeutung. Sie ist aber auch ganz besonders deshalb von Wichtigkeit, weil sie die mannigfachen Schwierigkeiten und Komplikationsmöglichkeiten zeigt, auf die man beim operativen Vorgehen gefaßt sein muß.

Da sich nun aber die einzelnen Formen der Weiterverbreitung miteinander kombinieren können, ist es im einzelnen Falle nicht immer möglich, die Entstehung der vorhandenen sekundären Geschwulstherde festzustellen. Es erscheint deshalb vom praktischen Standpunkt aus empfehlenswert, bei der Besprechung der Ausbreitung des Tubencarcinoms nicht so sehr die Verbreitungswege, als vielmehr die Endpunkte der Verbreitung, also die befallenen Organe zu berücksichtigen.

Ovarium.

Weitaus am häufigsten war in den bisher beobachteten Fällen von Tubencarcinom das Ovarium sekundär beteiligt [Orthmann (1886), Doran, Cullingworth und Shattock, Pilliet, Duret, Mercelis, Stolz I und II, Peham I, Orthmann (1906), Kehrer, Ruge II Fall 2, Fall 3, Fall 4, Benthin, Penkert, Lecne, Weinbrenner, Thaler 1916, Amreich, Stanca, Briggs, Westermark und Quensel, Amann (1910. Pompe van Meerdervoort, v. Franqué (1905), Cullen (1905), v. Franqué (1911). Stübler, Spencer 1910 Fall 3, Rossinski, Tate 1910 Fall 2, v. Bubnoff, Latzko. Klemp Fall 1, Beck, Gitelson, Wechsler (2 Fälle), Barrows, Bültemann (2 Fälle), Orzechowski, Franke, Wolfe, Donay, Wharton und Krock].

Bei der sekundären Beteiligung der Ovarien an einem primären Tubencarcinom muß man verschiedene Möglichkeiten unterscheiden:

1. Einseitiges Tubencarcinom.

a) Das Ovarium der gleichen Seite ist erkrankt (Doran 1886, Cullingworth und Shattock, Pilliet, Mercelis, Stolz 1 und 2, Danel, Benthin, Rossinsky, v. Franqué 1911, Weinbrenner, v. Bubnoff, Thaler 1916, Latzko, Klemp, Stanca u. a.

b) Das Ovarium der anderen Seite ist erkrankt (Briggs, Lecéne, Spencer 1910 (Fall 3), Ruge (Fall 2), Beck).

c) Beide Ovarien sind erkrankt (v. Franqué 1905, Kehrer, Penkert, Amann, Amreich).

2. Doppelseitiges Tubencarcinom.

a) Ein Ovarium ist erkrankt [v. Franqué (Fall 1), Tate 1910 II., Ruge II (Fall 3), Ruge II (Fall 4)].

b) Beide Ovarien sind erkrankt (Duret, Knauer-Peham I, Cullen 1905, Pompe van Meerdervoort, Orthmann 1906).

Das Ovarium kann von der Oberfläche oder vom Hilus her carcinomatös erkranken.

Die **Oberflächeninfektion** erfolgt entweder dadurch, daß das Ovarium mit der erkrankten Tube verlötet ist, und daß das Carcinom dann direkt durch die Tubenwand hindurch in das Ovarium einbricht (Mercelis, Weinbrenner). Ungleich häufiger scheinen aber die Oberflächenerkrankungen des Ovariums durch Implantation zu sein (Cullingworth und Shattock, Pilliet, v. Franqué Fall 1, Danel 1903, Pompe van Meerdervoort, Benthin, Amann 1910, v. Franqué 1911, Ruge II Fall 4, Beck u. a.).

Die Implantation geht entweder so vor sich, daß aus dem offenen Ostium abdominale der Tube heraus eine Aussaat erfolgt oder so, daß das Carcinom die Tube an irgend einer Stelle durchbricht. Bisweilen kommen auch beide Wege in Betracht.

So fand Ruge II in einem Falle von beiderseitigem Tubencarcinom auf dem linken Ovarium zwei umschriebene graurote Knötchen von etwa 3—4 mm Durchmesser. Eine Kontaktinfektion war auszuschließen, da das Ovarium mit keiner der carcinomatösen Tuben verwachsen war. Eine lymphogene Infektion ließ sich dadurch ausschließen, daß bei der mikroskopischen Untersuchung die Ovarialsubstanz und das Mesovarium frei von Carcinom gefunden wurden. Es blieb also nur noch die Möglichkeit einer Metastasierung durch Implantation übrig. Für diese kamen in dem vorliegenden Falle zwei Wege in Betracht: einmal war die rechte Tube von den papillären Wucherungen durchbrochen worden und außerdem war auch das Ostium abdominale der carcinomatösen Tube offen.

Die an der Oberfläche des Ovariums implantierten Carcinomzellen zeigen die Tendenz, in das Ovarium einzuwuchern. An geeigneten Präparaten kann man dann sehen, wie das Carcinom von der Oberfläche aus in breiten Zügen in die Ovarialsubstanz eindringt (Ruge II).

Vom **Hilus** aus erfolgt die Infektion des Ovariums entweder auf dem Wege der Lymphgefäße oder der Blutgefäße.

Die hämatogene Infektion des Ovariums von einem Tubencarcinom aus ist bisher nur von Rossinsky beobachtet worden. Dieser fand in einem Falle in zwei Venen des zugehörigen Ovariums Carcinomzellnester.

Bei der lymphogenen Besiedelung des Ovariums findet man häufig die Lymphgefäße des Mesovariums und des Hilus erfüllt von Carcinomsträngen (Ruge II, Stanca, Knauer, Peham I, Thaler 1916 u. a.).

Die carcinomatöse Erkrankung des Ovariums läßt sich zuweilen erst durch die mikroskopische Untersuchung nachweisen (v. Franqué 1905, Cullen 1905, Thaler 1916). In anderen Fällen ist sie schon makroskopisch daran erkennbar, daß die Ovarialsubstanz von weißlichen Knoten und Strängen durchsetzt ist, oder das Ovarium ist in einen großen carcinomatösen Tumor verwandelt (v. Franqué 1905).

In manchen Fällen (Duret, v. Franqué 1905, Orthmann 1906, Amreich-Hillebrand) fanden sich carcinomatöse Wucherungen sowohl an der Oberfläche als auch im Innern des Ovariums. Es liegt nahe, in derartigen Fällen eine kombinierte Infektion des Ovariums von der Oberfläche und vom Hilus her anzunehmen. In der Tat konnte v. Franqué (1905) das gleichzeitige Eindringen des Carcinoms von der Oberfläche und von den Lymphbahnen her feststellen.

Mikroskopisch zeigen die Carcinomherde in den Ovarien den gleichen Bau wie das primäre Carcinom in der Tube (Orthmann 1906 u. a.); häufig tritt allerdings die papilläre Komponente des Tubencarcinoms zurück[1] (Kehrer, Ruge Fall 4, Stolz u. a.).

---

[1] Auch die Implantationsmetastasen auf der Oberfläche des Ovariums zeigen meist die Form von Knoten.

Der Entscheid über das gegenseitige Abhängigkeitsverhältnis zwischen einem gleich-zeitigen Tuben- und Ovarialcarcinom kann auf sehr erhebliche Schwierigkeiten stoßen. Jedenfalls darf ein primäres Tubencarcinom nur dann angenommen werden, wenn sich folgende zwei Möglichkeiten aus-schließen lassen: 1. daß ein primäres Ovarialcarcinom mit sekundärem Übergreifen auf die Tube vorliegt, 2. daß das Tuben- und das Ovarialcarcinom nur sekundäre Herde irgend eines anderen primären Carcinoms sind [1].

Für die Frage, ob es sich um ein primäres Tuben- oder Ovarialcarcinom handelt, läßt sich die Mächtigkeit der Carcinomwucherung im Ovarium nur in bedingtem Grade verwerten. Vielfache Er-fahrungen haben gezeigt, daß die sekundären Geschwulstknoten wesentlich größer sein können, als das primäre Carcinom. Immerhin wird man aber der Ausdehnung des Carcinoms in Tube und Ovarium in vielen Fällen eine gewisse Bedeutung beimessen dürfen.

Der Befund von kleinen Geschwulstknoten auf der Oberfläche oder auch im Innern des Ovariums bei einem ausgedehnten Tubencarcinom spricht sehr für eine primäre Erkrankung der Tube. In dem gleichen Sinne läßt sich der Umstand verwerten, daß eine carcinomatöse Infiltration vom Hilus aus gegen die Oberfläche hin allmählich an Mächtigkeit abnimmt. Umgekehrt sind bei einer sekundären carcino-matösen Erkrankung der Tube vom Ovarium her meist die äußeren Wandschichten ergriffen; gegen das Lumen zu wird die Geschwulstinfiltration geringer.

Alle diese Kriterien können aber gelegentlich im Stiche lassen. In vielen Fällen wird man deshalb trotz sorgfältigster Untersuchung und eingehender Berücksichtigung aller verwertbaren pathologisch-anatomischen und klinischen Befunde nicht über eine gewisse Wahrscheinlichkeit für die Annahme eines primären Tuben- oder Eierstockscarcinoms hinauskommen.

Etwas leichter ist meist der Entscheid, ob eine gleichzeitige carcinomatöse Erkrankung von Tube und Ovarium nur die sekundäre Manifestation irgendeines anderen primären Carci-noms ist. Durch die schönen Untersuchungen von Frankl wissen wir, daß sekundäre Tuben- und Ovarial-carcinome eine recht häufige Begleiterscheinung von primären Carcinomen des Magendarmkanales sind. Daraus ergibt sich die selbstverständliche Forderung, daß bei der Operation jedes Tuben- und Eierstock-krebses Magen und Darm sorgfältig abgetastet werden müssen. Nicht so selten gelingt es dann tatsächlich, ein bis dahin verborgenes Carcinom aufzufinden und die sekundäre Natur der Tuben- und Eierstocks-erkrankung zu erweisen. Aber auch am Operationspräparat läßt sich dieser Nachweis mit großer Sicherheit führen, nachdem Frankl darauf aufmerksam gemacht hat, daß sich die Tube in derartigen Fällen knorpelhart anfühlt.

Uterus.

Nach dem Ovarium war in den bisher beobachteten Fällen von primärem Tuben-carcinom am häufigsten der Uterus carcinomatös erkrankt. (Westermark und Quensel, Novy, Hofbauer, v. Franqué Fall 1—3, Schäfer, Fabozzi, Peham Fall 2, Bland Sutton, v. Franqué 1905, Fehling 1906, Kundrat Fall 1, zum Busch, Baisch-Raabe, Boxer Fall 1, Lecène, Amann 1910, Doran 1910, Spencer 1910 Fall 3, v. Franqué 1911, Drutmann, Ruge II Fall 2, Fall 3, Fall 4, Klemp Fall 3, Schweitzer Fall 2, Wechsler Fall 3, Kittler, Frankl 3 Fälle, Wharton und Krock, Wolfe, Orzechowski, Liang, Bower und Clark, Cameron, Floris, Stübler.)

Natürlich müssen in derartigen Fällen bei der Annahme eines primären Tubencarcinoms zwei Mög-lichkeiten ausgeschlossen werden:

1. Es darf keine primäre multiple Geschwulstbildung in Tube und Uterus vorliegen.

2. Es darf das Tubencarcinom keine Metastase eines Uteruscarcinoms sein.

Die Möglichkeit einer multiplen primären Geschwulstbildung ist beim Zusammentreffen von Tuben- und Uteruscarcinom zuerst von Hofbauer erörtert worden.

Dieser fand in einem Falle von papillär-alveolärem Zylinderzellenkrebs beider Tuben ein Platten-epithelcarcinom in der Cervix. Aus dem verschiedenen histologischen Bilde ergab sich nach Hofbauer die Notwendigkeit „die einzelnen Neoplasmen als autochthone, voneinander unabhängige Bildungen aufzufassen" und eine „gegenseitige Metastasierung" auszuschließen.

---

[1] Eine dritte Möglichkeit ist die, daß die Tubenneubildung sowohl, als auch die Ovarialneu-bildung primäre Karzinome sind. Theoretisch ist ein derartiges Zusammentreffen wohl denkbar; in praktischer Hinsicht hat es aber wohl kaum eine Bedeutung.

Diese Ansicht von Hofbauer blieb nicht unwidersprochen. Schon Gebhard betonte ein Jahr nach der Veröffentlichung dieses Falles, daß er von der Richtigkeit dieser Ansicht nicht überzeugt sei, und daß er das Neoplasma im Uterus doch für eine Metastase des Tubentumors halte. Auch Quénu und Longuet sprechen von einer Metastasierung in dem Uterus [1]. Ebenso sprach v. Franqué [2] seine Bedenken über die Deutung des mikroskopischen Befundes aus und er rechnete den Fall zu den Tubencarcinomen mit Metastasenbildung im Uterus. Borst (S. 735) ist der Ansicht, daß die beiden Carcinome „wohl zwei primäre Neubildungen" gewesen sein „dürften". Kundrat [3] schrieb „sicher ist, daß in Hofbauers Arbeit die Beschreibung des Cervixcarcinoms — die Untersuchung wurde nur an ausgeschabten Stücken vorgenommen — zu spärlich und zu wenig überzeugend ist, als daß man der allerdings decidiert ausgesprochenen Schlußfolgerung ohne weiteres beistimmen könnte". Carl Ruge II (S. 236) hat sich dem Urteil Gebhards angeschlossen, „daß das Carcinom in der Cervix doch als sekundäre Neubildung anzusehen ist."

Eine weitere ähnliche Beobachtung stammt von Schäfer. Dieser fand außer einem erheblich vergrößerten Uterus und doppelseitigen Adnextumoren ausgedehnte Metastasenbildung auf dem Blasen- und Douglasperitoneum. Wegen der Unmöglichkeit, radikal zu operieren, wurde zur Abkürzung des Eingriffes nur die Exstirpation der Adnexe vorgenommen, der Uterus wurde zurückgelassen. Es handelte sich um eine rechtsseitige Hydrosalpinx und um ein Carcinosarkom der linken Tube. 11 Monate nach der Operation wurde an der hinteren Muttermundslippe ein carcinomatöses Geschwür festgestellt, ferner fanden sich ausgedehnte peritoneale Metastasen und Ascites.

Schäfer ist der Ansicht, daß das Carcinom der Portio „wohl mit großer Wahrscheinlichkeit als neuer primärer Krebsherd anzusehen ist".

Carl Ruge II bemerkt dazu, daß ihm auch in diesem Falle die Annahme einer Metastasenbildung näher zu liegen scheint. Da aber eine Untersuchung des bedeutend vergrößerten „also wohl auch erkrankten Uterus" nicht vorgenommen werden konnte, und da sich schon im uterinen Tubendrittel Sarkom und Carcinom fand, so ist die Diagnose auf primäres Tubencarcinom nach der Ansicht von Ruge II überhaupt nicht sichergestellt.

Die Beobachtungen von Hofbauer und Schäfer zeigen, daß in manchen Fällen für die Annahme einer gleichzeitigen unabhängigen Geschwulstbildung in der Tube und im Uterus nur ein Wahrscheinlichkeitsbeweis möglich ist.

Auf ebenso große Schwierigkeiten kann der Entscheid stoßen, ob beim Zusammentreffen eines Tuben- und Uteruscarcinoms das Tubencarcinom die primäre Neubildung ist.

Im allgemeinen scheint die sekundäre Beteiligung der Tuben beim Uteruscarcinom keine sehr häufige Erscheinung zu sein.

Kundrat [4] unterzog 160 Tuben von Uteri, die wegen Collumcarcinom exstirpiert wurden, einer eingehenden histologischen Untersuchung; er konnte aber in keiner dieser Tuben Carcinom nachweisen. In 24 Fällen von Corpuscarcinom fanden sich 2mal Krebsherde in der Tube.

Demgegenüber wurde in den insgesamt 301 Fällen von primärem Tubencarcinom, die heute in der Literatur vorliegen, 39mal über eine sekundäre Beteiligung des Uterus berichtet.

Daraus läßt sich — mit der Reserve, die durch das spärliche statistische Material geboten ist — der Schluß ziehen, daß das Tubencarcinom ungleich häufiger den Uterus in Mitleidenschaft zieht als das Uteruscarcinom die Tube.

Für den einzelnen Fall ist mit dieser Feststellung freilich nicht viel gewonnen. Es lassen sich auch keine allgemeingültigen Regeln für eine sichere Erkennung des primären Carcinomherdes geben. Nur eine eingehende Untersuchung und kritische Analyse des einzelnen Falles kann hier weiterbringen.

Die Ausbreitung eines primären Tubencarcinoms auf den Uterus kann auf 3 Wegen erfolgen:

1. Auf dem Lymphweg,
2. auf dem Blutweg,
3. durch Implantation.

---

[1] Peham, S. 324, bemerkt hierzu: „Ob dies seinen Grund darin hat, daß sie die Arbeit Hofbauers nur in einem unvollständigen Referate kennen, oder ob sie nach eigenem Quellenstudium die mikroskopische Deutung, die Hofbauer gegeben hat, doch bezweifeln, darüber fehlen nähere Angaben."

[2] v. Franqué, Dtsch. Ges. Gynäk. 1901.

[3] Kundrat, Arch. Gynäk. **80**, 405.

[4] Kundrat, Arch. Gynäk. **80**, 404.

a) Lymphweg.

Die Lymphgefäße des Corpus uteri und der Tube gehören zum Stromgebiet der Glandulae lumbales. Tube und Uterus sind also in ihrem Lymphgefäßsystem hintereinander geschaltet. Die Metastasierung eines Tubencarcinoms nach dem Uterus hin, kann demnach nur auf retrogradem Wege erfolgen. Dabei können die Geschwulstmassen kontinuierlich oder diskontinuierlich in den Uterus hinein vordringen; kontinuierlich dadurch, daß die Geschwulstmassen aus kleineren Gefäßen in größere einwachsen oder direkt durch lokalen Einbruch in größere Lymphgefäßstämme gelangen und nun von diesen aus kontinuierlich entgegen dem Lymphstrom nach dem Uterus hin vordringen. Die diskontinuierliche retrograde Verschleppung tritt ein, wenn eine vorübergehende — einmalige oder öfter wiederkehrende — oder dauernde Umkehr der Stromrichtung durch irgendwelche im einzelnen nicht immer faßbare Ursachen erfolgt.

Entsprechend den 3 großen Lymphgefäßnetzen des Uterus in der Schleimhaut, in der Muskulatur und im serösen Überzug (Mierzejewski, Recherches sur les lymphatiques

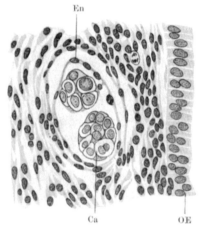

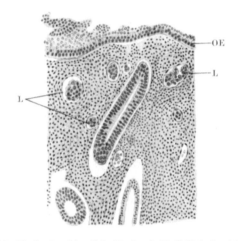

Abb. 51. Subepitheliale Lymphcapillare mit Carcinomzellen. En Endothel, Ca Carcinomzellen, OE Oberflächenepithel.
(Aus v. Franqué, Verh. dtsch. Ges. Gynäk. 11, 444.)

Abb. 52. Senkrechter Schnitt durch die Schleimhaut bei mittlerer Vergrößerung. OE Oberflächenepithel, L injizierte Lymphcapillaren.
(Aus v. Franqué, Verh. dtsch. Ges. Gynäk. 11, 444.)

de la couche sous-séreuse de l' Utérus. Journ. de l' Anat. et de la Physiol. 1879 zit. nach Nagel in v. Bardeleben S. 35), die sich auch in der Tube wiederfinden, können Carcinomzellen von der Tube her 1) in die Schleimhaut, 2) die Wand und 3) unter den serösen Überzug des Uterus gelangen.

Die Erkenntnis, daß ein primäres Tubencarcinom lymphogene Geschwulstherde in der Uterusschleimhaut machen kann, verdanken wir v. Franqué (1905).

Dieser fand bei einer 52jährigen Patientin ein rechtsseitiges Tubencarcinom mit einer großen Metastase im Ovarium und carcinomatösen Knoten an der Oberfläche der linken Adnexe und des Uterus.

Auf dem Querschnitt durch den Uterus zeigte sich, daß die Neubildung auch diffus in die rechte Hälfte des Uterus vorgedrungen war. Außer dieser diffusen carcinomatösen Infiltration des Gewebes auf der rechten Seite bestand auch eine Infiltration besonders der den größeren Blutgefäßen folgenden Lymphbahnen mit Carcinomzellen auf der dem Tubencarcinom entgegengesetzten linken Seite. Die Uterusschleimhaut war nicht wesentlich verdickt.

Histologisch fand sich nicht nur eine diffuse carcinomatöse Durchsetzung der intramuskulären Lymphbahnen, sondern auch eine isolierte Injektion der Lymphcapillaren der sonst nicht maligne erkrankten Uterusschleimhaut mit Carcinommassen. Die carcinomatöse Infiltration der Uterusschleimhaut beschränkte sich nicht nur auf die Seite des Tubencarcinoms, sondern sie fand sich auch an der gegenüberliegenden Seite.

Innerhalb des im ganzen normalen Schleimhautstromas erkannte man rundliche oder längliche, scharf umschriebene Lumina, die zum Teil dicht neben den Drüsen, zum Teil dicht unter dem Oberflächenepithel lagen. Bei starker Vergrößerung ließen sie eine deutliche Endothelauskleidung erkennen. Innerhalb

45*

dieser etwas klaffenden Lumina lagen kleine kompakte Häufchen großer polymorpher Epithelzellen. Einzelne der Schleimhautlymphgefäße, namentlich die dicht unter dem Epithel gelegenen, waren durch etwas größere Carcinomherde stärker dilatiert. Ein Übergang der Carcinomzellen auf das Stroma war nur an ganz vereinzelten Stellen daran zu erkennen, daß man in der Nähe carcinomerfüllter Lymphcapillaren eine Gruppe von Carcinomzellen frei im Stroma liegen sah. Das Oberflächenepithel der Schleimhaut war vollkommen intakt (Abb. 51 u. 52).

Die Entdeckung von v. Franqué zeigt, daß die Schleimhautmetastasen eines Tubencarcinoms im Uterus durchaus nicht immer auf Implantation beruhen müssen, sondern daß sie auch auf dem Wege der Lymphbahnen zustandegekommen sein können. „Klinisch ist dies deshalb von Interesse, weil hiernach die Schleimhaut des Uterus carcinomatös sein kann, ohne daß irgendwelche Symptome darauf hindeuten, so lange ihre Oberfläche intakt ist" (v. Franqué 1905).

In der Regel dürfte die lymphogene Besiedlung der Uterusschleimhaut von einem Tubencarcinom aus dadurch zustande kommen, daß die Neubildung der Tube kontinuierlich die Uterusmuskulatur durchwuchert. In der Tat fand v. Franqué in seinem Falle die intramuskulären Lymphbahnen des Uterus mit Carcinomzellen gefüllt. „Es ist nicht sicher, ob ohne diese Infiltration auch eine isolierte retrograde Embolie in die inneren Schichten der Uteruswandung und der Schleimhaut möglich ist, da ja die abführenden größeren Lymphbahnen mit Klappen versehen sind".

Diese Erwägungen gelten nicht nur für die Uterusschleimhaut und die inneren Schichten der Uteruswandung, sondern für das lymphogene Übergreifen eines Tubencarcinoms auf den Uterus überhaupt. In den bisher vorliegenden Beobachtungen von lymphogener Besiedlung des Uterus von einem Tubencarcinom aus (Bland Sutton 1904, v. Franqué, Ruge II Fall 2, Schweitzer Fall 2 u. a.) fanden sich stets die Zeichen eines direkten kontinuierlichen Zusammenhangs mit dem Primärtumor. Die Möglichkeit einer diskontinuierlichen — also metastatischen — Verschleppung muß zugegeben werden, sie läßt sich aber nur durch eine eingehende mikroskopische Untersuchung beweisen.

Eine rein subseröse lymphogene Carcinose des Uterus beobachtete Ruge II in seinem Fall 2.

Die Ausbreitung des Carcinoms beschränkte sich hier nur auf die Lymphcapillaren der äußeren Wandschichten, der übrige Teil des Myometriums und die Schleimhaut waren frei von Carcinom.

Die Beobachtung von Ruge ist in mehrfacher Hinsicht interessant. Einmal mahnt sie zur Vorsicht bei der Annahme von peritonealen Implantationsmetastasen. Ferner zeigt sie einen Weg, auf dem unter Umständen die Besiedlung der anderen Tube mit Carcinom erfolgen kann.

b) Blutweg.

Auf die Möglichkeit einer hämatogenen Besiedlung des Uterus von einem primären Tubencarcinom aus hat v. Franqué schon im Jahre 1905 hingewiesen.

Sichere Fälle von hämatogenem Übergreifen eines primären Tubencarcinoms auf den Uterus sind bisher aber nicht beobachtet worden.

Es ist allerdings nicht ausgeschlossen, daß eine Beobachtung von Lecène hierher gehört. Dieser fand bei einem Adenocarcinom der rechten Tube Metastasen im linken Ovarium, das rechte Ovarium war frei. Das Corpus uteri enthielt mehrere kleine interstitielle Myome, die Schleimhaut war fungös verdickt. In der Hinterwand des Collum saß ein nußgroßer Tumor, der rings von Muskulatur umgeben war und keine Beziehungen zur Schleimhaut hatte. Mikroskopisch zeigte er den gleichen Bau wie das Tubencarcinom. Nach der Ansicht von Lecène lassen sich die Metastasen in seinem Falle nur durch die Verbreitung des Tubencarcinoms auf dem Blutwege erklären („Il est infiniment vraisemblable que ces envahissements néoplasiques secondaires se sont faits par la voie sanguine [veineuse rétrograde probablement] et non par la voie lymphatique; la disposition normale des lymphatiques de l'utérus et d'anexes ne permettrait pas d'expliquer des metastases aussi irrégulières de plus, il faut ajouter que les ganglions lymphatiques pelviens, autant, du moins, qu' il est possible de s'on rendre un compte exact au cours d'une laparotomie, ne présentaient pas d'envahissement néoplasique apparent.").

Carl Ruge II bemerkt zu diesem Falle: „Im Gegensatz zu dieser Ansicht erscheint nach der Beschreibung des Präparates die Entstehung der Metastasen auf dem Lymphwege viel wahrscheinlicher. Doch da über die Blut- und Lymphgefäße des Uterus nichts näheres gesagt wird, so ist eine sichere Entscheidung nicht möglich".

c) Implantation.

Weitaus am häufigsten hatte in den bisher vorliegenden Fällen das primäre Tubencarcinom den Uterus auf dem Wege der Implantation besiedelt.

Der Grund für diese Erscheinung liegt nach Ruge II (S. 233) „einerseits in der bequemen Verbindung der Tube mit dem Uteruscavum und der Peritonealhöhle und in der Fähigkeit des Eileiters, durch den Wimperstrom, in höherem Grade aber wohl noch durch peristaltische Bewegungen einen in seinem Innern liegenden Körper uterinwärts fortzuschieben, andererseits in der vielfach vorhandenen Neigung des Tubencarcinoms zu Zerfall oder Abbröckelung der peripheren Papillen."

Da Carcinombröckel aus der Tube sowohl durch die freie Bauchhöhle, als auch durch das Tubenlumen zum Uterus gelangen können, so muß man zwei große Gruppen von Implantationsmetastasen unterscheiden, nämlich Implantationsmetastasen

a) auf der Serosa,

b) auf der Schleimhaut des Uterus.

a) Implantationsmetastasen auf der Serosa. Die Verschleppung von Geschwulstzellen eines Tubencarcinoms durch die freie Bauchhöhle auf die Serosa des Uterus ist mehrfach beschrieben worden (Kehrer, Fehling, Danel, zum Busch, Fabricius, Doran, Peham Fall 3, Stübler, Amreich, Ruge II u. a.). Die Verhältnisse liegen hier so klar und einfach und sie unterscheiden sich so wenig von der Implantationsmetastasenbildung auf anderen Stellen der Serosa, daß nicht näher darauf eingegangen zu werden braucht.

Die Implantation von Teilen eines Tubencarcinoms auf das Peritoneum hat zur Voraussetzung, daß das Ostium abdominale zu einer bestimmten Zeit der Carcinomentwicklung offen ist, oder daß das Carcinom durch die Tubenwand hindurch auf die freie Oberfläche gelangte.

Findet sich bei der Operation das Ostium abdominale verschlossen, dann ist dies kein Gegengrund gegen die Annahme einer Implantation, da der Verschluß des Tubenendes möglicherweise erst sekundär erfolgt ist.

Gleichwohl darf man nicht vergessen, daß eine Implantation nur dann mit Sicherheit angenommen werden darf, wenn eine Metastasenbildung auf anderem Wege ausgeschlossen ist (Borst S. 720).

In vielen Fällen ist es nicht möglich, den Metastasierungsmodus festzustellen, da sich primäre lymphogene Verbreitung bis unter das Peritoneum und sekundäre Implantation von den Metastasen aus kombinieren können.

So fand z. B. Stübler bei einem Carcinom in einer rechtsseitigen Hydrosalpinx zahlreiche Metastasen auf der Uterusserosa, dem Darm, dem Netz und an der linken, in eine Pyosalpinx verwandelten Tube.

b) Implantationsmetastasen in der Uterusschleimhaut. Implantationsmetastasen in die Uterusschleimhaut wurden beschrieben von A. Doran, Westermark und Quensel, Novy, v. Franqué, Fabozzi, Kundrat, Baisch-Raabe, Boxer, Ruge II. Wegen des besonderen Interesses, das diese Fälle vor allem auch in praktischer Hinsicht verdienen, mögen sie kurz im Auszug folgen:

A. Doran: Die Patientin starb etwa 11 Monate nach der Entfernung der beiden Adnexe wegen rechtsseitigen primären Tubencarcinoms. Bei der Autopsie fanden sich, außer Metastasen am linken Adnexstumpf, in der Vagina, der Blase und den Beckenlymphdrüsen, auf dem Endometrium und im Cervicalkanal zahlreiche kleine weiße Erhabenheiten. Das Mikroskop zeigte, daß es sich um kleine carcinomatöse Herde handelte, die morphologisch durchaus dem primären Tubencarcinom glichen. Das Oberflächenepithel des Uterus war verschwunden, die carcinomatösen Herde lagen in der Schleimhaut, waren an einigen Stellen aber schon in die Muskulatur eingedrungen [1].

2. Westermark und Quensel (1892): 45 Jahre alte Patientin, die $4^1/_2$ Monate nach der Exstirpation beider carcinomatös degenerierter Tuben ad exitum kam. Außer in den retroperitonealen Lymphdrüsen und in der Leber fanden sich Metastasen auch im Uterus.

Dicht oberhalb des äußeren Muttermundes saß im Cervikalkanal ein etwa nußgroßer Polyp von weicher, morscher Konsistenz. Im Corpus zeigten sich, vornehmlich in der linken Fundusgegend, wenige kleinere gelbliche Erhebungen. Das Carcinom drang an der Basis des Cervikalpolypen in die inneren Lagen der Muskulatur ein.

H. Novy [2]: Wegen blutig gefärbten Ausflusses Abrasio. Die Untersuchung ergab an einigen Stellen Adenocarcinom.

Exstirpation des Uterus und der rechten carcinomatösen Tube.

Die Uterusinnenfläche war 14 Tage nach der Abrasio wieder polypös hypertrophisch, doch fanden sich mikroskopisch nirgends Spuren von Carcinom mehr.

„Daß es sich in diesem Falle um ein primäres Carcinom der Tube handelte, beweist zum Teil der Sitz der Geschwulst (das äußere Drittel der Tube), hauptsächlich aber der Charakter der Geschwulst selbst, die gewiß älteren Datums ist, als jenes polypöse Carcinom im Uterus, das an und für sich selten vorkommt und da noch gewöhnlich sekundär ist (Winter). Schließlich spricht auch die Tatsache, daß die Serosa intakt ist, für ein primäres Tubencarcinom, da bei sekundärem die Serosa afficiert zu sein pflegt.‟

v. Franqué [3] beschrieb zwei Fälle von Implantationsmetastasen im Uterus bei primärem Tubencarcinom.

Fall 1. Die Erkrankung des Uterus wurde erst 4 Monate nach der Entfernung eines großen, bis zum Nabel reichenden, carcinomatösen Tubentumors diagnostiziert. In dem nachträglich vaginal exstirpierten Uterus saß das Carcinom als wenig umfangreiche, gestielte Geschwulst in der Tubenecke, „so daß es sicher als metastatisch zu betrachten ist; die histologische Untersuchung bestätigt dies, insofern sie in Tube und Uterusgeschwulst genau den gleichen, und zwar den für ein papilläres Adenocarcinom typischen Aufbau nachweist.‟

---

[1] Trans. Path. Soc. 40, 224: „On laying open the uterine cavity I found that the endometrium like the vesical mucous membrane, bore a member of small white elevations, caused by secondary malignant deposit, which in places extended into the muscular coat. The canal of the cervix was similarly affected, as was also the vaginal mucous membrane. No solid circumscribed tumour could be found in the uterine walls, nor was there any malignant ulceration of the endometrium". — S. 225: „The epithelium had disappeared, the deposit lying chiefly in the submucous tissue, although it invaded the muscular wall of the uterus in many places.‟

[2] Novy, H., Mschr. Geburtsh. 11, 1043 (1909).

[3] v. Franqué, in Verh. dtsch. Ges. Gynäk. 1901. — Morinaga, l. c.

Fall 3. Hier bedeckte das schon vor der abdominellen Radikaloperation durch Abrasio entdeckte Adenocarcinom oberflächlich die gesamte Innenfläche des Uterus. Beide Tuben waren in faustgroße carcinomatöse Tumoren verwandelt. Der Beweis der Abhängigkeit des Uteruscarcinoms von den Tubencarcinomen wurde „dadurch erbracht, daß das histologische Bild neben den gewöhnlichen Befunden bei Adenocarcinoma corporis uteri gewisse Eigentümlichkeiten im Uterus wie in der Tiefe zeigte, die für gewöhnlich beim Corpuscarcinom nicht zu finden sind, nämlich 1. Systeme von kleineren und größeren, zum Teil schon makroskopisch sichtbaren Cystchen, die einen zähen, schleimigen Inhalt und ein hohes palisadenartiges Epithel mit kleinem basalständigem Kern haben, so daß eine ganz außergewöhnlich weitgehende, auf den ersten Blick frappierende Ähnlichkeit mit einem ovariellen in maligner Degeneration begriffenem Pseudomucincystom besteht (beide Ovarien sind als vollkommen normal zurückgeblieben), und 2. an verschiedenen Stellen eine eigentümliche hydropische Degeneration der Geschwulstzellen, vermöge deren die große Mehrzahl der in sehr breiten soliden Nestern angeordneten Geschwulstzellen eine starke Quellung erfahren hat, so daß das Protoplasma sehr hell, vacuolär, kaum gefärbt erscheint, während die Zellgrenzen scharf hervortreten."

6. Fabozzi (1902), Arch. ital. Gin. **1902**, 124. Zit. nach Ruge II, 235.

Bei rechtsseitigem Tubencarcinom fand sich ein carcinomatöser Polyp 1 cm unterhalb des Orificium uterinum der rechten Tube. Das übrige Endometrium und die Uteruswand waren normal.

7. Kundrat(1906). Fall 2: Tubencarcinom beiderseits.

Die Schleimhaut des Uterus war atrophisch, leicht gelblich gefärbt, rot gesprenkelt und mit zähem Schleim bedeckt.

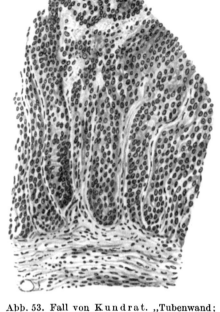

Abb. 53. Fall von Kundrat. „Tubenwand; von ihr aufsprießend Bindegewebssprossen mit Epithel besetzt." (Arch. Gynäk. 80.)

Im linken Tubenwinkel saß ein etwa bohnengroßes, polypöses, weiches, dunkelrot gefärbtes, an der Oberfläche rauhes Gebilde; es hatte den Anschein, als würde diese Masse aus der Tube hervorquellen; Sagittalschnitte durch den Uterus und den uterinen Teil der Tube zeigten aber, daß das Tubenlumen frei war, und daß der Polyp im Tubenwinkel von der Uteruswand entsprang.

Ein zweiter, bohnengroßer Polyp saß im Cervicalkanal. Histologisch zeigte der Polyp im Cavum uteri das gleiche Bild wie das Neoplasma in der Tube (Abb. 53). Er saß auf der Schleimhaut; das Oberflächenepithel fehlte hier, Bindegewebsfasern des Uterus drangen in ihn ein. Das Epithel des Polypen drang in die Schleimhaut vor, und es verdrängte mechanisch die

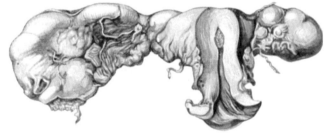

Abb. 54. Uterus vorne eröffnet, im Fundus uteri eine polypöse Verdickung des Endometriums. Fall von Boxer. (Aus Mschr. Geburtsh. 30, Taf. VI Abb. 1.)

Drüsen. An den Stellen, an denen das Epithel in die Schleimhaut eindrang, bestand eine dichte Rundzelleninfiltration.

Auch das der Cervixwand aufsitzende polypöse Gebilde war histologisch vollkommen identisch mit den Polypen im Uteruskörper und mit der Neubildung in den Tuben.

8. In dem von Baisch auf der Versammlung der Deutschen Gesellschaft für Gynäkologie 1900 demonstrierten und dann von Raabe ausführlich beschriebenen Falle von primärem Tubencarcinom fand sich „die sonst normale" Uterusschleimhaut an einer zehnpfennigstückgroßen Stelle von papillären 2 mm hohen Excrescenzen bedeckt.

Die mikroskopische Untersuchung der betreffenden Stelle zeigte, daß Carcinompartikel auf einer Strecke von 1,2 cm, die von beiden Seiten her durch normales Epithel begrenzt wurde, in die Schleimhaut eingedrungen waren. Das Tieferwuchern ließ sich genau verfolgen, die Uterusmuskulatur war noch nicht ergriffen. Der Charakter des Carcinoms entsprach dem in der Tube.

9. Boxer (1909).

Fall 1. An der rückwärtigen Wand des Corpus uteri fand sich im Endometrium eine flache, polypöse Excrescenz, die auf dem Durchschnitt $1/2$ cm dick erschien und von mehreren kleinen, bis hanfkorngroßen, schleimhaltigen Cysten durchsetzt war (Abb. 54).

Mikroskopisch zeigte sich die Schleimhaut hier von zahlreichen, zum großen Teil cystisch dilatierten Uterindrüsen durchsetzt, die, von cytogenem Bindegewebe begleitet, sich verschieden weit in die Interstitien des Myometriums hineinerstreckten. Die Drüsen zeigten sonst ein vollkommen der Norm entsprechendes, einschichtiges zylindrisches Epithel, das nur stellenweise im Zusammenhang mit der Dilatation leicht abgeplattet war. Das Oberflächenepithel zeigte über einem großen Teil dieser Excrescenzen normale Verhältnisse. Nur an einer umschriebenen Stelle war es mehrschichtig; es bestand hier aus langen, schlanken Zylinderzellen. Die Kerne dieser Zellen waren verschieden groß, oval, chromatinarm; im feingekörnten Protoplasma waren „ab und zu Einschlüsse nachweisbar". Die Epithelien glichen in jeder Beziehung den Tumorelementen in der Tube. Die Analogie war um so auffallender, als sich an einer Stelle auch papilläre Excrescenzen fanden. Der Geschwulstcharakter sprach sich auch darin aus, daß die an der Schleimhautoberfläche befindlichen Tumorzellen in die Anfangsteile der hier ausmündenden Uterindrüsen eindrangen und diese auskleideten.

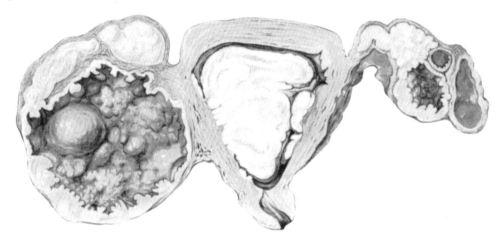

Abb. 55. Frontalschnitt durch das Präparat. Fall 3 von Ruge II. (Arch. Gynäk. **106**, Taf. IX.)

Ruge II (1917).

Fall 3. Doppelseitiges primäres Tubencarcinom.

Auf dem frontalen Durchschnitt zeigte die Uterushöhle die Form eines fast gleichseitigen Dreiecks mit dem Fundus als Basis. Das Cavum war fast vollständig von einer weichen, nekrotisch aussehenden, grauweißen Masse ausgefüllt, die der rechten Uteruswand mit breitem Stiel aufsaß und sich polypös in die Höhle entwickelt hatte. Nach der dorsalen Uterusfläche hin durchsetzten diese Massen in breiter Ausdehnung die Muskulatur; sie hatten diese weit auseinander gedrängt und sie waren bis dicht unter die Serosa vorgedrungen (Abb. 55).

Auch an der linken Innenwand des Uterus waren der Muskulatur markige Tumormassen aufgelagert, nach hinten gingen diese in die zuerst beschriebenen Wucherungen über.

Mikroskopisch zeigte sich, daß die im Cavum uteri sitzenden polypösen Massen zum großen Teil nekrotisch waren; nur die kleineren Auflagerungen und Wucherungen ließen deutlich ihren carcinomatösen Charakter erkennen. Der Bau der Krebsmassen war auch hier vorwiegend alveolär; das Carcinom drang, wie schon aus der makroskopischen Beschreibung hervorgeht, an der Dorsalwand tief in die Wand — Muskulatur — ein, während es im übrigen Bereich des Corpus meist nur oberflächlich die Wand überzog und nur wenig in die Muskulatur vorwucherte. Soweit das Uterusepithel erhalten war, zeigte es, ebenso wie die spärlichen Drüsen, normalen, einschichtigen Bau. Ein Zusammenhang des Carcinoms mit dem Epithel war nirgends vorhanden. Die Blutgefäße und die Lymphcapillaren des Uterus enthielten nirgends nachweisbare Carcinommassen.

Epikrise: „An der sekundären Natur der Uteruserkrankung ist nach dem makroskopischen und histologischen Bilde kein Zweifel. Da sich die Lymph- und Blutwege der Gebärmutter als vollkommen frei von Krebs erwiesen und sich ebenso ein direkter Einbruch des Carcinoms von den Tubentumoren in die Uteruswand nicht fand, ist als Weg der Metastasenbildung wohl ohne Zweifel das Lumen der Tube anzusehen, durch die es zur Implantation von Krebsbröckeln auf der Uterusschleimhaut gekommen ist. Dafür sprechen auch die Bröckel in dem uterinen Teil der linken Tube und die aus dem schnellen Formenwechsel des Lumens hervorgehende, erhöhte Peristaltik der linken Tube."

Weitere Fälle von Implantationsmetastasen im Uterus wurden beschrieben von Wechsler (Fall 3), Kittler, Frankl (3 Fälle), Wharton und Krock.

Einen ausgezeichneten Einblick in die Entstehung der Implantationsmetastasen im Uterus beim Tubencarcinom gibt eine Beobachtung von Thaler:

Hier saß im ampullären Teil der rechten Tube ein papilläres Carcinom. Im Cavum uteri fanden sich — bei histologisch normaler Schleimhaut — einige lose Gewebsbröckel, die als abgestoßene Teile des Tubentumors zu erkennen waren.

Darm.

Der Darm kann beim primären Tubencarcinom in Mitleidenschaft gezogen werden

1. dadurch, daß es infolge von Verwachsungen zu einer direkten, kontinuierlichen Geschwulstinfiltration der Darmwand von der Tube aus kommt.

2. dadurch, daß eine Aussaat von Carcinommassen auf seine Oberfläche erfolgt.

Ein direkter kontinuierlicher Übergang des primären Tubencarcinoms auf anliegende Darmabschnitte fand sich in den Beobachtungen von Watkins, Friedenheim, Hörrmann, Cullen 1905, Cullingworth, Ganshorn.

In dem Falle von Watkins war die Infektion des Darmes wahrscheinlich auf dem Wege zahlreicher fester Adhäsionen entstanden, durch die Darm und carcinomatöse Tube verlötet waren. In ganz ähnlicher Weise war in dem Falle von Friedenheim eine carcinomatöse Infiltration des Dickdarmes und in der Beobachtung von Ganshorn eine Erkrankung des Colon pelvinum zustande gekommen. Hörrmann beobachtete den Einbruch einer carcinomatösen Tube in eine Dünndarmschlinge, Cullingworth ins Rectum. Auch Cullen fand in seinem Falle so ausgedehnte Verwachsungen mit dem Rectum, daß eine Resektion nötig war.

Implantationsmetastasen des Darms wurden beschrieben von Briggs, Ruge II, Kehrer, Spencer 1910 Fall 2, Stübler, Liang (Fall 1).

In anderen Fällen (Brennecke, Danel, Vignard, Zangemeister) ist die Frage, ob der Darm kontinuierlich oder diskontinuierlich — lymphogen oder durch Implantation — befallen wurde, schwer zu entscheiden.

In der Beobachtung von Brennecke fanden sich 3 Jahre nach der Exstirpation der beiden carcinomatösen Tuben (der Uterus war zurückgeblieben) carcinomatöse Knoten in der Wand des Sigmoideums. In dem ersten der von Zangemeister veröffentlichten Fälle riß die Tube bei der Operation ein, und es entleerten sich Carcinommassen in die Bauchhöhle. Bei der Autopsie fand sich ein perforiertes Carcinom des Coecums und ein Rectumcarcinom. In dem Falle von Vignard war die Rectumwand sicher, in der Beobachtung von Danel wahrscheinlich, carcinomatös infiltriert.

Nicht ohne Interesse ist die Tatsache, daß in den bisher beobachteten Fällen von primärem Tubencarcinom wiederholt Carcinomherde im Wurmfortsatz gefunden wurden (Tate 1910 Fall 2, Thaler 1916)[1].

---

[1] Anmerkung bei der Korrektur: Auch Frankl (Z. Geburtsh. **94**, 310/11, Fall 1) fand in einem Falle von primärem Tubencarcinom in der Appendix „zwischen Schleimhaut und Muskulatur zahlreiche, einen Kranz bildende Krebsnester". Die kurzen Daten, die Frankl von seinem Falle 1 gibt, stehen in so auffallender Übereinstimmung mit den Angaben, die Thaler (1916) über eine Beobachtung von primärem Tubencarcinom machte, daß an der Identität der beiden Fälle wohl kaum zu zweifeln ist.

In dem Falle von Tate handelte es sich um ein beiderseitiges Tubencarcinom bei einer 44jährigen Frau. Der Wurmfortsatz war an seiner Spitze verdickt, im übrigen erschien er aber gesund. Mikroskopisch bestand die Verdickung aus einem Zylinderzellencarcinom.

In der Beobachtung von Thaler hatte sich in einer rechtsseitigen Hydrosalpinx ein Carcinom entwickelt. Neben einer lymphogenen Metastase im rechten Ovarium fand sich auch ein Carcinomherd in dem — makroskopisch intakten — Wurmfortsatz. Im histologischen Bild umgaben kleine Carcinomnester in konzentrischer, kranzartiger Anordnung die lymphoide Schicht.

Netz und Mesenterium.

Etwas seltener als der Darm scheint in den bisher vorliegenden Fällen von primärem Tubencarcinom das Netz beteiligt gewesen zu sein (Le Count, Briggs, Cullen, Orthmann, Tate 1910 Fall 2, Kubingi, Vignard, Ganshorn, Stanca, Stübler, Cullen 1905 u. a.). In der Regel handelt es sich um zahlreiche größere bis kleinere Knoten.

Tate konnte in seinem Falle sämtliche Netzmetastasen entfernen; Angaben über das weitere Schicksal der Patientin fehlen.

Metastasen im Mesenterium werden erwähnt von Brennecke und Zangemeister Fall 2, Stanca.

Im allgemeinen dürften die Carcinomknoten wohl durch Implantation zustande gekommen sein; Kontinuitätsinfektionen des Netzes (Fall von Stanca) sind seltener.

Blase.

Karzinomknoten auf dem serösen Überzug der Blase fanden Orthmann 1886 Kehrer, Orzechowsky.

Eine Beteiligung der Blasenwand wurde festgestellt in den Fällen von A. Doran (1886), Falk, Zangemeister (Fall 1), v. Franqué (1905), Tédenat, Kunkler (Fall 2).

A. Doran erwähnt in seiner Beobachtung nur kurz, daß sich bei der Autopsie 11 Monate nach der Operation u. a. auch Metastasen in der Blase fanden. („The walls of the bladder were much thickened, and its cavity capacious. The mucous membrane was deeply injected; on its surface were streaks of dark congested tissue and abundant secondary deposits forming white specks slightly elevated.")

Bei der Patientin von Falk fanden sich 5 Monate nach der Operation neben einem Knoten in der Scheidennarbe Infiltrate im ganzen kleinen Becken. Diese brachen in den folgenden Monaten nach der Blase hin durch. Zangemeister erwähnt kurz, daß sich in seinem 1. Falle bei der Autopsie — 3 Jahre nach der Operation — eine sekundäre Carcinose der Blase fand.

In einer Beobachtung von v. Franqué (1905) riß die Blase, auf der sich carcinomatöse Infiltrationen befanden, bei der Operation ein.

In dem Falle von Tédenat brach das Rezidiv in die Blase ein.

Leber.

Lebermetastasen sahen Westermark und Quensel, Fonyó und Dirner, sowie Mantel.

Die Patientin von Westermark und Quensel (doppelseitiges Tubencarcinom) starb 5 Monate nach der Operation (Entfernung beider Adnexe und Abtragung eines gestielten Myoms am Uterus). Außer im Uterus und in den retroperitonealen Lymphbahnen fanden sich Metastasen auch in der Leber. In der Beobachtung von Fonyó und Dirner ging die Patientin am 3. Tage nach der Exstirpation beider carcinomatöser Tuben an Sepsis zugrunde. Bei der Autopsie fand sich — als einzige Metastase — unter dem Zwerchfell eine kleinfaustgroße Geschwulst, die in die Lebersubstanz hineinwuchs. Mikroskopisch fand sich das gleiche Bild des Zottenkrebses wie in der Tube. — Mantel berichtete über ein linksseitiges Tubencarcinom, das als Zufallsbefund bei der Autopsie einer 73jährigen (an Dementia senilis leidenden) Frau gefunden wurde. Neben einer krebsigen Infiltration der retroperitonealen Lymphdrüsen bis zur Nierenarterie fanden sich zahlreiche erbsen- bis walnußgroße, teilweise hämorrhagisch zerfallene Carcinomknoten in der Leber.

Scheide.

In den meisten bisher bekannt gewordenen Fällen, in denen bei primären Tubencarcinomen die Scheide ergriffen war [A. Doran, v. Rosthorn, Fabricius, Zangemeister (Fall 1), Peham - Knauer, Gerstenberg - Heymann, Schweitzer (Fall 2)]
handelte es sich um Rezidive, die kürzere oder längere Zeit nach der Operation aufgetreten
waren.

Nur in einer Beobachtung von Herbert Spencer (1910, Fall 1) fand sich als einzige
Metastase eine kleine hahnenkammähnliche Geschwulst im hinteren Scheidengewölbe.
Diese zeigte bei der mikroskopischen Untersuchung den gleichen Bau, wie das Tuben-
carcinom.

Peritoneum.

Neben den zahlreichen schon erwähnten Fällen, in denen bei primären Tubencarcinomen das viscerale Peritoneum der anderen Tube, des Uterus, des Darmes, des Netzes,
der Blase usw. ergriffen war, wurden mehrfach auch Carcinomherde auf dem parietalen
Peritoneum gefunden [Orthmann 1886, Zangemeister (Fall 2), Keitler, Orthmann
1904, Pompe van Meerdervoort, Kundrat (Fall 1), Benthin, Kehrer, Fabricius,
v. Franqué 1911, Aichel - Einsle, Levitzky (Fall 1), Ruge (Fall 4), Fabricius,
Amreich[1] u. a.].

Soweit sich aus den nicht so selten ungenauen Angaben entnehmen läßt, war am
häufigsten das Beckenperitoneum carcinomatös erkrankt. In einzelnen Fällen finden
sich noch genauere Angaben über die Lage der Carcinomknoten: in der Excavatio recto-
uterina [Orthmann 1886, Kehrer, v. Franqué 1911, Amreich, Cullen, Lewitzky
(Fall 1)], auf dem Ligamentum latum (Benthin), in der Excavatio vesico-uterina
(Gammeltoff), auf dem Zwerchfell (Kunkler).

Die Gründe für die überaus häufige Beteiligung des Peritoneums beim primären
Tubencarcinom sind einmal darin zu suchen, daß das Carcinom leicht durch die dünne
Tubenwand hindurchwuchert, und zweitens darin, daß in nicht so seltenen Fällen das
Ostium abdominale der Tube offen ist, so daß eine Aussaat von Carcinomzellen in die Peritonealhöhle erfolgen kann. Ist es aber einmal — lymphogen oder durch Implantation —
zur Bildung von Carcinomherden auf dem Peritoneum gekommen, dann können diese
wohl selbst wieder zum Ausgangspunkt neuer Herde werden.

Beckenbindegewebe.

Im Gegensatz zum Uteruscarcinom ist beim Tubencarcinom bisher nur wenig auf
die Beteiligung des Beckenbindegewebes geachtet worden. Zum Teil mag dies daran
liegen, daß die oft so ausgedehnten anderen Carcinomherde den Blick von der Erkrankung
des Beckenbindegewebes ablenkten, zum Teil dürfte dies seinen Grund aber auch darin
haben, daß die meist sehr ausgedehnten Verwachsungen eine genauere Untersuchung
sehr erschweren.

Gleichwohl dürfte aber das Beckenbindegewebe ungleich häufiger beteiligt sein, als
es nach den bisher vorliegenden Angaben aussieht.

---

[1] Auch diese Zusammenstellung gibt noch kein richtiges Bild von der Häufigkeit, mit der das
Peritoneum beim primären Tubencarcinom ergriffen wird. In zahlreichen Fällen traten erst nach der
Operation die Zeichen der Peritonealcarcinose auf.

Sehr lehrreich ist in dieser Hinsicht eine Beobachtung von Eckardt. Dieser fand in seinem Falle das Tubencarcinom bis unter die Serosa vorgedrungen. Er untersuchte deshalb ,,auch weiter von dem Tumor entfernt, anscheinend noch völlig gesunde Gewebspartien der Mesosalpinx und des Ligamentum latum". An vielen Stellen wurden verschleppte Krebszellen zu drei und mehreren, zum Teil von kleinzelliger Infiltration umgeben, gefunden, doch nahmen sie mit der Entfernung von der Geschwulst an Häufigkeit ab.

Vorgeschrittenere Fälle von carcinomatöser Infiltration des Beckenbindegewebes bei primärem Tubencarcinom wurden beschrieben von Kehrer, Boxer, Friedenheim, Wanner und Teutschlaender, Peham, v. Franqué, Arendes, Schweitzer (Fall 2).

In dem Falle von Friedenheim mußten bei der Operation Tumormassen im linken Parametrium zurückgelassen werden. Diese waren schon nach 2 Monaten zu einem großen derben Tumor herangewachsen. In einer Beobachtung von Boxer (Fall 1) war das Carcinom durch die Tubenwand in das rechte Parametrium eingedrungen. Da auch die Umgebung des rechten Ureters carcinomatös infiltriert war, konnte die Operation nicht im Gesunden vorgenommen werden. Kehrer fand bei einem rechtsseitigen Tubencarcinom im rechten Parametrium eine ,,ausgedehnte, grobhöckerige, zerfallende, offenbar carcinomatöse Infiltration." Der Versuch, den rechten Ureter aus den Carcinommassen herauszupräparieren, erwies sich als unmöglich. In dem Falle von Wanner und Teutschlaender war die linke carcinomatöse Tube im Douglas verwachsen. Die Neubildung war durch die Tubenwand hindurch in das Septum rectovaginale eingedrungen, und sie hatte hier zur Bildung eines großen Tumors geführt. v. Franqué-Arendes fanden bei beiderseitigem Tubencarcinom in der linken Mesosalpinx einen taubeneigroßen metastatischen Knoten. In dem zweiten Falle von Schweitzer war das rechtsseitige Tubencarcinom innig mit der Umgebung und mit der Uteruswand verwachsen. 3 Monate nach der Totalexstirpation des Uterus und der Adnexe fand sich ein großes Rezidiv im rechten Parametrium und in der Scheidennarbe.

Mit diesen wenigen Fällen ist die praktische Bedeutung des Beckenbindegewebes für die Lehre vom primären Tubencarcinom nicht erschöpft. Zahlreiche weitere Beobachtungen, in denen anscheinend im Gesunden operiert wurde, und in denen früher oder später wider Erwarten doch ein Rezidiv auftrat, deuten darauf hin, daß das Beckenbindegewebe schon vom Carcinom ergriffen war. Im Hinblick darauf, daß hier die abführenden Lymphgefäße der Tube verlaufen, und daß eine Beteiligung der Lymphdrüsen beim Tubencarcinom keine Seltenheit ist, erscheint dies leicht verständlich.

Ein genaueres Studium des Beckenbindegewebes beim Tubencarcinom ist deshalb von größter praktischer Bedeutung, vor allem auch deshalb, weil dabei wichtige Anhaltspunkte nicht nur für die Prognose, sondern auch für die operative Therapie des Tubencarcinoms zu erwarten sind.

Lymphdrüsen.

Eine carcinomatöse Erkrankung der Lymphdrüsen ist beim primären Tubencarcinom durchaus keine Seltenheit (Orthmann 1886, Doran 1886, Westermark und Quensel, v. Rosthorn, Falk, Duret, Brennecke, Stolz I, Zangemeister, Peham I, Anufrief, Kehrer, Baisch, Raabe, Rossinsky, Ruge II, Mantel, Stanca, Stübler, Frankl, Kunkler, Leuret und Leroux).

Leider findet sich meist nur die mehrdeutige Angabe, daß die ,,Beckenlymphdrüsen", die ,,Beckendrüsen", die ,,retroperitonealen Lymphdrüsen" erkrankt waren.

Nur einzelne Autoren geben eine nähere topographische Beschreibung. v. Rosthorn berichtet, daß in seinem Falle die Iliakal- und Retroperitonealdrüsen ergriffen waren. Kehrer schreibt, daß in seinem Falle die Glandulae hypogastricae und iliacae externae in einer nach vorne zur Bauchwand und nach unten an der Seite des Beckenknochens bis zum Beckenboden sich fortsetzenden Carcinomplatte aufgegangen waren. Ruge II erwähnt, daß sich in seinem 2. Falle bei einem linksseitigen primären Tubencarcinom auf den großen Gefäßen der linken Seite ein pflaumengroßes Paket von carcinomatösen Lymphknoten fand, das mit den Gefäßwandungen fest verwachsen war. Stolz fand in seinem Falle von rechtsseitigem Tubencarcinom auf der rechten Seite die Drüsen an der Teilungsstelle der Iliaca communis in die

Iliaca externa und Hypogastrica in ein haselnußgroßes Paket verwandelt. An der Iliaca externa saßen zwei langgestreckte Drüsen (J_1 und J_2 nach Peiser).

Alle diese verschiedenen Autoren fanden also in ihren Fällen von primärem Tubencarcinom die Glandulae iliacae ergriffen. Diese Tatsache ist auffallend. Allgemein nimmt man heute — vor allem im Anschluß an die Untersuchungen von Poirier — an, daß die Tuben zum Stromgebiet der Glandulae lumbales gehören (Abb. 56).

Nach den bisher vorliegenden Angaben scheinen diese aber beim primären Tubencarcinom durchaus nicht sehr häufig ergriffen zu werden [1].

Stolz erwähnt (in seinem Falle 1), daß neben den erkrankten hypogastrischen und iliakalen Lymphdrüsen auch eine der unteren lumbalen Drüsen an der Lendenwirbelsäule in einen über haselnußgroßen derben Knoten verwandelt gewesen sei, der ungefähr 3 cm über der Kreuzungsstelle des Ureters mit der Iliaca communis saß.

Mantel fand in einem Falle von linksseitigem Tubencarcinom eine krebsige Infiltration der retro-peritonealen Lymphdrüsen des Beckens und der Bauchhöhle bis zur Nierenarterie. Stübler erwähnt in seinem Falle nur kurz, daß sich „neben der Aorta zu beiden Seiten vergrößerte Lymphknoten" fanden. Nähere Angaben fehlen.

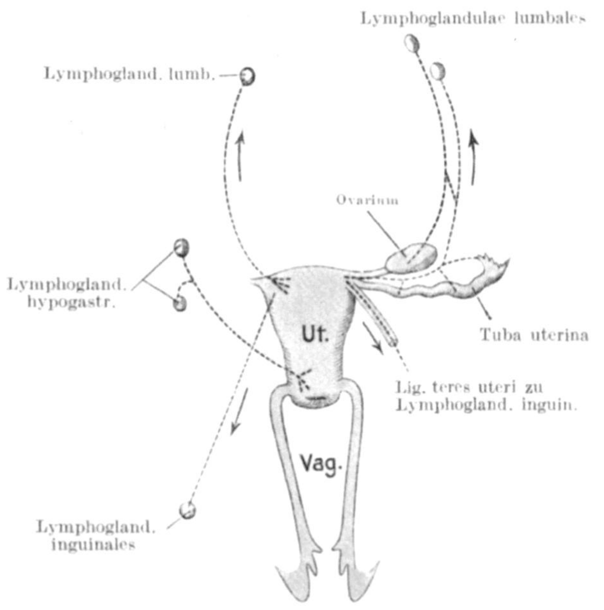

Die auffallend häufige Beteiligung der Glandulae iliacae beim primären Tubencarcinom zeigt, daß die Tuben nicht nur an das Stromgebiet der Lumbaldrüsen angeschlossen sind, sondern daß sie auch Abflußwege nach den Glandulae iliacae zu haben.

Das Tubencarcinom kann also, wie Kehrer zuerst betonte, bald wie das Korpuscarcinom die Glan

Abb. 56. Schema der Lymphgefäße und der regionären Lymphdrüsen des Uterus, der Ovarien und der Tuben. (Aus Corning, Lehrbuch der topographischen Anatomie, 16. u. 17. Aufl. 1931.)

dulae lumbales, bald wie das Cervixcarcinom, die Glandulae iliacae externae, hypogastricae und sacrales ergreifen.

Da nun außerdem auch vom Fundus uteri und dem Tubenwinkel aus einzelne Lymphstämme im Ligamentum rotundum zu den äußeren Leistendrüsen verlaufen, so können die Tubencarcinome also in allen 3 großen Lymphgebieten des Genitale Metastasen setzen.

In der Tat hat man beim primären Tubencarcinom wiederholt auch die Inguinaldrüsen carcinomatös erkrankt gefunden.

Die erste derartige Beobachtung stammt von v. Rosthorn. Die betreffende, 59 Jahre alte Patientin litt seit $2\frac{1}{2}$ Monaten ständig an eitrigem Ausfluß. Bei der Untersuchung fand sich neben einem rechtsseitigen Tumor, der den Eindruck einer Pyosalpinx machte, auch eine leichte Anschwellung der beiderseitigen Leistendrüsen.

---

[1] Diese Seltenheit kann allerdings nur scheinbar sein. Möglicherweise befinden sich unter den Fällen, in denen von einer Erkrankung der „retroperitonealen Lymphdrüsen" gesprochen wurde, solche, in denen die Lumbaldrüsen beteiligt waren. Ferner fehlen überhaupt noch systematische, makroskopische und vor allem mikroskopische Untersuchungen über das Verhalten dieser Lymphdrüsengruppe beim primären Tubencarcinom.

In dem Falle von Duret trat einige Wochen nach der Exstirpation der beiden carcinomatösen Tuben eine Schwellung der Inguinaldrüsen auf. Angaben über den weiteren Verlauf und über eine mikroskopische Untersuchung fehlen.

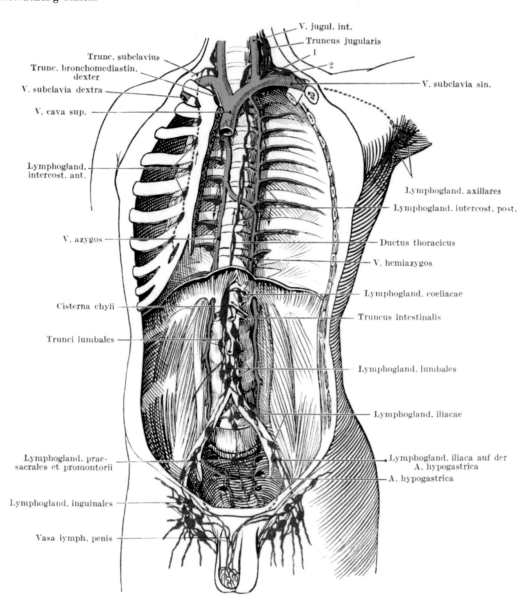

Abb. 57. Topographie der großen Lymphgefäßstämme innerhalb der Brust- und Bauchhöhle. (Schematisch.)
1 Einmündung des Ductus thoracicus in den Angulus venosus sin., 2 Lymphogland. supraclaviculares.
(Aus Corning, Lehrbuch der topographischen Anatomie, 16. u. 17. Aufl. 1931.)

Zangemeister erwähnt in seinem Falle 1 (doppelseitiges Tubencarcinom), daß die „Inguinaldrüsen etwas angeschwollen waren". Leider fehlen auch hier nähere Angaben. Auch in den Fällen von Anufrief und Baisch - Raabe wurde im Laufe der Erkrankung eine Anschwellung der Leistendrüsen festgestellt.

Leider sind alle diese Beobachtungen nicht zu verwerten, da keine mikroskopische Untersuchung vorgenommen wurde. Durch die einwandfreie Beobachtung von v. Rosthorn ist aber mit Sicherheit erwiesen, daß das primäre Tubencarcinom unter Umständen auch die Inguinaldrüsen ergreifen kann.

Auch Franke erwähnt, daß in einem seiner Fälle (Fall 6) eine carzinomatöse Leistendrüse vorhanden war.

Neben den bisher erwähnten Fällen von Metastasierung in die regionären Lymphdrüsen wurde mehrfach (Duret, Zangemeister, Rossinsky) auch eine Erkrankung
entfernter Lymphdrüsengruppen, und zwar bisher stets der Supraclaviculardrüsen
festgestellt.

Duret fand in seinem Falle von doppelseitigem Tubencarcinom bei der Aufnahme seiner Patientin
in die Klinik eine Schwellung der supraclavicularen Drüsen. Einige Wochen nach der Operation war diese
Schwellung verschwunden.

Auch im Falle von Zangemeister (49jährige Patientin mit beiderseitigem papillärem Tubencarcinom) waren beim Eintritt der Patientin in die Klinik die Halslymphdrüsen, und zwar auf beiden
Seiten, geschwollen.

Da in diesen beiden Fällen Angaben über eine mikroskopische Untersuchung fehlen, so muß die
Frage nach der carcinomatösen Natur der Drüsenschwellung offen bleiben.

Durch eine Beobachtung von Rossinsky wird aber der einwandfreie Beweis erbracht, daß primäre
Tubencarcinome wirklich Metastasen in den Supraclaviculardrüsen machen können. Bei einer 44jährigen
Patientin, die seit $^1/_2$ Jahre an Blutungen, Schmerzen und fleischwasserähnlichem Ausfluß litt, fand sich
neben einem kindskopfgroßen Tumor in der linken Beckenseite eine harte Drüse in der linken Fossa supra-
clavicularis. Einige Wochen nach der Exstirpation des Beckentumors, der sich als carcinomatöse Tuben-
epoophoroncyste erwies, war die Drüse in der linken Supraclaviculargrube zu einem apfelgroßen Tumor
geworden. Sie wurde exstirpiert. Die mikroskopische Untersuchung ergab, daß es sich um ein Carcinom
handelte.

Eine carcinomatöse Erkrankung der Supraclaviculardrüsen wird nicht so selten beim Magencarcinom,
gelegentlich aber auch bei Ovarialcarcinom, beobachtet.

Der Weg, den die Carcinomzellen in diesen Fällen nehmen, ergibt sich aus Abb. 57.

Histologische Untersuchungen der metastatisch erkrankten Lymphdrüsen
beim primären Tubencarcinom liegen nur in beschränkter Anzahl vor.

Stolz fand (Fall 1) in seinem Falle von papillär alveolärem Carcinom der rechten Tube die Glandulae
hypogastricae diffus von soliden Krebsnestern durchsetzt. Daneben war noch Lymphdrüsengewebe vorhanden. In den Glandulae lumbales war das Drüsengewebe jedoch vollkommen in der Neubildung unter-
gegangen. Neben Carcinomzellenhaufen und -nestern sah man hier auch papilläre Bildungen mit mehrschichtigem, stellenweise aber auch einschichtigem Epithel. Die Glandulae iliacae dextrae und die auf der
geschwulstfreien Seite des Beckens vorhandenen vergrößerten Lymphdrüsen enthielten aber keine Krebszellen, sondern sie zeigten nur entzündliche Veränderungen.

In dem Falle 2 von Ruge II fanden sich bei einem hauptsächlich alveolär-medullären Carcinom der
linken Tube die Glandulae iliacae sinistrae völlig von alveolär-medullären Carcinommassen durchsetzt.

Sonstige Metastasen.

Neben den bisher erwähnten sekundären Lokalisationen wurden beim primären Tubencarcinom
noch Metastasen gefunden in den Nebennieren und der Milz (Saitz), in der Milzkapsel und
an der kleinen Kurvatur des Magens (Kunkler, Fall 2), an der Urethra (Leuret und
Leroux).

Narbenrezidive.

Wiederholt wurde nach der Exstirpation von Tubencarcinomen die Beobachtung
gemacht, daß in den Operationsnarben oder in ihrer Umgebung Carcinomknoten auftraten.

Osterloh demonstrierte am 11. Juni 1895 in der gynäkologischen Gesellschaft zu Dresden eine
Pyosalpinx, die mit der vorderen Bauchwand verlötet war und einen Bauchdeckenabsceß vorgetäuscht
hatte. Einige Zeit nach der Operation trat in der Umgebung der Operationsnarbe ein Geschwulstknoten
auf. Daraufhin wurde die Tubengeschwulst näher untersucht und es zeigte sich, daß ein Tubencarcinom
vorlag.

Weitere Narbenrezidive werden erwähnt von v. Rosthorn, Gerstenberg-Heymann, Schweitzer
(Fall 2), Falk in der Scheidennarbe, von Danel (1899 und 1907), Herbert Spencer 1910, (Fall 2)
und Wechsler (Fall 1) in der Bauchnarbe.

Eingehendere Beobachtungen wurden veröffentlicht von Baisch und Raabe, und von Schweykart.

Die Patientin von Baisch - Raabe wurde ein halbes Jahr nach der Operation nachuntersucht. Dabei konnte „kein Rezidiv" festgestellt werden. 5 Monate später kam sie wieder in die Klinik. Hier wurde folgender Befund erhoben: 3 Querfinger oberhalb der Symphyse war in den Bauchdecken eine glatte horizontale Operationsnarbe sichtbar. In der Mitte zwischen dieser Narbe und dem Nabel fühlte man links von der Linea alba einen walnußgroßen völlig beweglichen Tumor von derber Konsistenz. Die Haut über dem Tumor war verschieblich, nicht gerötet, nicht exulceriert. Der Knoten ließ sich von der Unterlage abheben; er saß scheinbar nur in der äußeren Fettschicht. Ein Rezidiv in der Bauchhöhle war nicht nachzuweisen. Bei der Operation zeigte sich, daß der Tumor der Faszie aufsaß; in seiner Umgebung fanden sich weitere kleine Knoten; diese wurden ebenfalls entfernt. Makroskopisch zeigte der Tumor auf dem Schnitte ein markiges Aussehen. Mikroskopisch erwies er sich — genau so wie der primäre Tubentumor — als papillär-alveoläres Carcinom.

Schon 3 Monate später teilte die Patientin mit, daß in den Bauchdecken wieder ein Knoten vorhanden war. Wieder 3 Monate später kam die Patientin in die Klinik. Hier wurde folgender Befund erhoben:

Kräftige Frau, kachektische Erscheinungen fehlen vollständig. Gewicht 77 kg. Vaginalstumpf beweglich. Uterus und Adnexe fehlen. Ein Bauchhöhlenrezidiv ist, soweit es die durch die Bauchdeckentumoren erschwerte Untersuchung erlaubt, nicht vorhanden. In den Bauchdecken befindet sich senkrecht über der ersten Operationsnarbe (Pfannenstielscher Querschnitt) etwa 2 cm seitlich der Medianlinie eine 13 cm lange Narbe. Der dem Nabel zunächst liegende Abschnitt dieser Narbe zeigt nichts Abnormes, dagegen lassen sich im mittleren und unteren Teil deutlich beginnende Tumorbildungen palpieren. Diese dehnen sich weiter nach links aus und erreichen hier die Größe einer Walnuß. Nach unten wird diese Geschwulst von der Laparotomienarbe begrenzt, sie ist in den Bauchdecken frei beweglich. Rechts von der Medianlinie ist etwa 4 cm unterhalb des Nabels, ein haselnußgroßer Tumor zu fühlen, der sich nicht umgrenzen läßt. Er liegt anscheinend in der Muskulatur, er folgt den Atembewegungen. Die Inguinaldrüsen sind beiderseits geschwollen, rechts eine kirschgroße, harte, jedoch bewegliche Drüse, links einige kleinere, aber auch bewegliche Knoten.

Wegen der Aussichtslosigkeit einer nochmaligen Operation wurde die Patientin entlassen.

Bei der Patientin von Schweykart wurden wegen eines rechtsseitigen Tubencarcinoms die Adnexe bis auf das linke Ovarium und der Uterus bis auf einen kleinen Portiostumpf entfernt. Die rechte Tube war in einen mannsfaustgroßen, harten Tumor umgewandelt, der vollkommen beweglich und von „normaler intakter Serosa" überzogen war (Angaben darüber, ob das Ostium abdominale der Tube offen oder verschlossen war, fehlen). Mehrere Wochen nach der Operation bemerkte die Patientin in den Bauchdecken eine von der Narbe ausgehende Geschwulst, die schnell größer wurde. Als die Patientin nicht ganz 4 Monate nach der Operation in die Klinik kam, fand sich in den Bauchdecken ein etwa kindskopfgroßer, höckeriger, sehr derber Tumor, der von der Symphyse bis etwa 3 Querfinger unter den Nabel reichte. Die Haut war über dem Tumor nicht verschieblich und blaurot verfärbt, der Tumor selbst war mit den Bauchdecken etwas verschieblich. An der obersten Stelle der Geschwulst waren phlegmonöse Entzündungserscheinungen und Fluktuation vorhanden.

Bei der Operation zeigte sich, daß der Tumor die ganzen Bauchdecken bis zum Peritoneum durchsetzte. Ferner saß er so fest auf der Symphyse auf, daß er nur unter Mitnahme der obersten Knochenlamellen abgetragen werden konnte. Auf dem Durchschnitt erschien der Tumor markig, weißlich, etwas gefeldert. Einige Partien waren dunkler und etwas erweicht, ferner fanden sich einige bis nußgroße, cystische Erweichungsherde.

Die mikroskopische Untersuchung ließ epitheliale Stränge erkennen, die in ein fibröses Bindegewebe eingelagert waren. Außerdem fanden sich regressive Metamorphosen in großer Ausdehnung.

Auch nach der Entfernung anderer Carcinome (Ovarialcarcinome Olshausen, Frank, Brieger, Kleinhans, Schäffer, Bäcker, v. Eiselsberg), Portiocarcinome (Zurhelle), Magencarcinome (v. Eiselsberg) wurde das Auftreten von Carcinomknoten in den Operationsnarben beobachtet. Man hat diese Neubildungen vielfach darauf zurückgeführt, daß bei der Operation Carcinomgewebe in die Wunde gelangte und sich hier ansiedelte. Von anderer Seite wurde die Möglichkeit derartiger „Implantationsmetastasen" (Thiersch, Waldeyer) oder „Impfrezidive" (Winter) lebhaft bestritten (W. A. Freund, Veit). Eine Einigung ist auch heute noch nicht erzielt.

Wie der Name sagt, darf ein Geschwulstknoten, der in einer Operationsnarbe oder in ihrer Umgebung auftritt, nur dann als „Implantationsmetastase" angesprochen werden, wenn bewiesen ist,

1. daß es sich um eine Metastase handelt,

2. daß diese Metastase durch Implantation entstanden ist.

Als Metastasen dürfen nur solche sekundäre Geschwulstknoten bezeichnet werden, die auf diskontinuierlichem Wege entstanden sind (Schottlaender). Es muß sich also zwischen dem Primärtumor und dem sekundären Herd „eine breite Zone unveränderten, normalen Gewebes" befinden (Sellheim). Damit scheiden alle diejenigen Fälle aus, in denen das Carcinom per continuitatem oder per contiguitatem in die Operationsnarben gelangt ist.

Für diese direkte Besiedelung kommen verschiedene Möglichkeiten in Betracht: 1. Der carcinomatöse Primärtumor oder ein sekundärer Geschwulstherd können mit der Bauchwand in der Gegend der Incisionsstelle verwachsen gewesen sein, 2. nachträglich entstandene Geschwulstherde (auf dem Darm, Netz, dem Peritoneum parietale usw.) können sich sekundär an die Laparotomienarbe anlegen und von hier aus einwachsen. 3. Die Operationsnarbe kann durch kontinuierliches Einwuchern des Carcinoms auf dem Lymphwege — vom primären Herd aus — ergriffen werden.

In allen diesen Fällen fehlt die begriffliche Voraussetzung für die „Metastase", — die diskontinuierliche Entstehung.

Läßt sich eine kontinuierliche Besiedlung der Operationsnarbe ausschließen, erweist sich der Geschwulstknoten also sicher als Metastase, dann muß weiter der Beweis erbracht werden, daß diese Metastase durch Implantation entstanden ist.

Dieser Beweis läßt sich heute nur per exclusionem, durch Ausscheiden einer Metastasierung auf dem Blut- oder Lymphwege führen.

Die hämatogene Besiedlung einer Operationsnarbe von einem Tubencarcinom aus dürfte so extrem selten sein, daß sie praktisch nicht in Betracht kommt. Die Möglichkeit eines diskontinuierlichen Transportes auf dem Wege der bereits beschriebenen Lymphbahnen muß dagegen durchaus zugegeben werden.

Da wir kein Mittel haben, um eine derartige Verschleppung nachträglich auszuschließen, so läßt sich die Möglichkeit einer Metastasierung durch Implantation nicht mit Sicherheit behaupten.

Dies gilt auch für die bisher nach der Entfernung von Tubencarcinomen beobachteten Tochtergeschwülste in den Operationsnarben oder in ihrer Umgebung.

Mit Sicherheit läßt sich eine Implantation ausschließen in dem Falle von Osterloh. Hier war der zunächst als Pyosalpinx angesprochene Tubentumor mit der vorderen Bauchwand verlötet. Die später in der Umgebung der Operationsnarbe aufgetretenen Carcinomknoten dürften demnach als Kontiguitätsinfektion aufzufassen sein.

Baisch und Raabe nehmen in ihrem Falle eine Entstehung auf dem Lymphwege an. Schweykart hält in seiner Beobachtung eine Implantation nicht für ausgeschlossen, er gibt aber die Möglichkeit einer lymphogenen Entstehung zu.

Die Möglichkeit einer Metastasierung durch Implantation ist heute also noch nicht einwandfrei bewiesen. Ebensowenig läßt sie sich aber mit Sicherheit ausschließen. Aus diesem Grunde empfiehlt es sich, bei den Operationen peinlichst eine Berührung der Wunden mit Carcinommaterial zu vermeiden.

Entstehung des primären Tubencarcinoms.

a) Formale Genese.

Über die Histogenese des Krebses überhaupt und der Schleimhautkrebse im besonderen ist heute noch so gut wie nichts bekannt. Da noch nie jemand „wirklich einmal einen ganz beginnenden Krebs zu sehen" bekommen hat, so kann „über die erste Entstehung nichts ausgesagt werden" (Borst).

Virchow hatte geglaubt, daß die Untersuchung der Randteile, also der Grenzen des Carcinoms gegen das normale Gewebe, Aufschluß über die Histogenese geben könne. Diese Ansicht findet man auch in der Literatur über das Tubencarcinom vielfach vertreten. Die meisten pathologischen Anatomen stehen aber heute wohl auf dem Standpunkt, daß alle Tumoren nur aus sich heraus, d. h. also durch Zunahme ihrer eigenen Bestandteile wachsen.

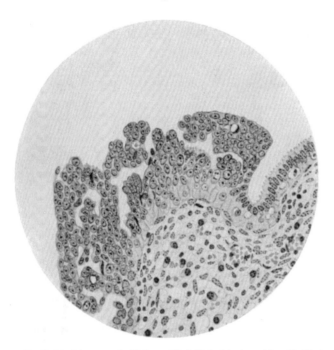

Abb. 58. Rechts normales Tubenepithel, links blastomatöses Epithel. Zeiß, Obj. DD, Ok. 3. (Aus Virchows Arch. 259, 589.)

Die Untersuchung der Randpartien einer Geschwulst kann demnach nur Aufschluß über ihr Wachstum, nicht aber über ihre Histogenese geben. Eingehende Schilderungen über die Randpartien von Tubencarcinomen verdanken wir v. Franqué und Orthmann (s. S. 696).

Liang (1926), der aus dem Institut von Askanazy in Genf über zwei Fälle von Tubencarcinom berichtete, fand in einem seiner Fälle (Fall 2) neben einem primären Carcinom der rechten Tube einen erbsengroßen Herd am Ostium abdominale der linken Tube. Die mikroskopische Untersuchung ergab außerdem eine weitreichende beginnende Epithelwucherung der Tubenschleimhaut.

Die hier beobachteten Wachstumsvorgänge und das Studium der Literatur führten Liang zu folgender Anschauung über die formale Genese des primären Tubencarcinoms.

Zunächst verändert die Epithelzelle ihr Aussehen dadurch, daß sie ihre Flimmern verliert und mehrschichtig wird (1. Wachstumstypus). Weiterhin bilden sich gegen das Lumen hin „Knöpfchen und Arkaden" (2. Wachstumstypus) (Abb. 58).

Dieser Wucherung des Epithels folgt das gefäßhaltige Bindegewebe „auf dem Fuße". Die Bindegewebsachse ist schmal und nicht viel mächtiger als zur Umhüllung der Gefäße

notwendig ist. Mit dem Vorwachsen des Epithels nimmt auch die Entwicklung des Gefäß-
bindegewebsapparates entsprechend zu.

In diesem Stadium weist die Geschwulst „rein papillomatösen Bau" im Sinne von
Sänger und Barth auf. (Sänger und Barth betonten allerdings für diese Phase noch
die Einschichtigkeit des Epithelüberzuges wie beim malignen Adenom des Uterus). Schon
in diesem Stadium lassen die Atypie der Zellform (verändertes Aussehen, Polymorphie
der Zellen), die typischen und atypischen Mitosen, die Mehrschichtung der Zellen kaum
einen Zweifel an der Malignität der Wucherung.

Bei weiterer Entwicklung der Geschwulst entsteht das Bild, das Sänger und Barth
als „alveolär-papillären Bau" bezeichnen. (Der Ausdruck „alveolär" ist nach Liang
nicht glücklich, weil jedes Carcinom im Prinzip „alveolär" gebaut ist. Nach der üblichen
pathologisch-anatomischen Nomenklatur werden die von Sänger und Barth „alveolär"
genannten Formen als Carcinoma solidum bezeichnet. Sänger und Barth haben auch
selbst schon richtig erkannt, daß es sich nur um eine „pseudo-alveoläre" Anordnung handelt,
die durch den engen Zusammenschluß papillärer Ausläufer bedingt ist). Es handelt sich
hier aber nicht um eine andere, neue Form, sondern um eine weitere Phase des atypischen
Wachstums. Diese ist durch den engen Zusammenschluß der papillären Ausläufer bedingt.
Liang schildert diesen Vorgang in folgender Weise: Aus dem schon mehrschichtigen Epithelüberzug der Papillen erheben sich weitere epitheliale Leisten und Vorsprünge. Diese fließen
zu engmaschigen epithelialen Balken und Netzen zusammen. Dieses ganze so entstandene
Epithelmassiv liegt aber im Lumen der Tube. Die so geschaffenen Epithelnester ent-
sprechen also nicht den gewöhnlichen Krebskörpern, den „Alveolen" in der Wand der
Organe, sondern sie sind nichts anderes als flächenhaft verwachsene Papillen.

Die papilläre und papillär-alveoläre Form des Tubencarcinoms ist also charakterisiert durch das Höhenwachstum. Daneben gibt es — wenn auch selten — Tubencarcinome mit vorwiegendem Tiefenwachstum. Diese Tubenwandkrebse finden sich dagegen
häufig beim sekundären Tubencarcinom.

b) Kausale Genese.

Sänger und Barth stellten den Satz auf, daß das primäre Tubencarcinom stets auf
dem Boden einer chronischen, vielleicht meist eitrig gewesenen, aber nicht mehr eitrigen
Salpingitis erwächst, nachdem diese sehr lange Zeit bestanden hat. „Es liegt hier auch
in allgemein pathologischer Hinsicht ein sehr wichtiges Faktum vor, nämlich der sichere,
keine einzige Ausnahme erleidende Beweis des Auftretens von Carcinom auf
chronisch entzündlicher Grundlage" (Sänger und Barth). Die anatomischen
und klinischen Momente, mit denen Sänger und Barth ihre Ansicht begründeten,
lassen sich in folgende Übersicht bringen:

A. **Anatomische Momente.**

1. Zeichen einer noch vorhandenen oder abgelaufenen Entzündung in
der carcinomatös erkrankten Tube.

　　a) Kleinzellige Infiltration.

　　b) Verschluß des Ostium abdominale.

 c) Verdickung der Pars uterina tubae.

 d) Perisalpingitische Adhäsionen.

2. Zeichen noch vorhandener oder abgelaufener Entzündungen in der Umgebung der erkrankten Tube.

 a) An der Tube der anderen Seite.

 b) Pelveoperitonitische Adhäsionen.

B. Klinische Momente.

 a) Vorausgegangene Unterleibserkrankungen.

 b) Sterilität.

Die „Entzündungstheorie" von Sänger und Barth hat in der Folgezeit teils Zustimmung, teils Widerspruch gefunden.

I. Beweise für die entzündliche Entstehung des Tubencarcinoms.

Als Beweise für die entzündliche Entstehung des primären Tubencarcinoms wurden außer den von Sänger und Barth angegebenen anatomischen Kriterien noch folgende Momente angeführt:

1. Der Nachweis von weiteren entzündlichen Residuen in der Tubenwand.

2. Die Entstehung von Tubencarcinomen in Saktosalpingen.

3. Die Entstehung von Tubencarcinomen bei Tubentuberkulose.

1. Entzündliche Residuen in der Tubenwand.

Schon Landau und Rheinstein beschrieben Verlötungen der Tubenfalten und Abschnürungen von cystischen Hohlräumen. v. Rosthorn fand am ampullärer Ende der Tube zahlreiche längliche und rundliche Schläuche, die mit kubischem, einschichtigem Epithel ausgekleidet waren. Auch Hofbauer sah in seinem Falle cystische Hohlräume, die in der Muskulatur lagen und eine einfache Lage bald platter, bald kubischer und zylindrischer Epithelien trugen. Arendes beobachtete an verschiedenen Stellen, besonders aber an der Ampulle, cystische Bildungen. Benthin fand im Isthmus der erkrankten Tube epitheliale Gänge, die bis unter die Serosa reichten.

2. Carcinomentwicklung in Saktosalpingen und Tuboovarialcysten.

Orthmann wies im Jahre 1906 darauf hin, daß primäre Tubencarcinome sich außerordentlich häufig in Saktosalpingen entwickeln. In 85 Fällen von primärem Tubencarcinom war die Neubildung 26mal in einer Saktosalpinx entstanden. Dabei war in der überwiegenden Mehrzahl dieser Fälle die carcinomatöse Neubildung nur in gewissem Grade an der Vergrößerung der Tube beteiligt in Gestalt von umschriebenen papillären Excrescenzen und knotigen Verdickungen. Der größere Teil der meist durch Flüssigkeit stark gedehnten Tubenwandung war glatt und mit normalem oder nur etwas niedrigerem einschichtigem Epithel ausgekleidet, wie dies „in der Regel bei rein entzündlicher Saktosalpinx" der Fall ist.

Ferner betonte Orthmann, daß in 85 Fällen außerdem 10mal das Tubencarcinom in einer Tuboovarialcyste entstanden war. Auch diese Form der Carcinomentwicklung bildet eine Stütze der Entzündungstheorie, da Tuboovarialcysten stets das Produkt entzündlicher Vorgänge sind (Orthmann).

Neben den 26 Saktosalpingen und den 10 carcinomatösen Tuboovarialcysten fand sich in weiteren 7 Fällen eine Atresie des Ostium abdominale der Tube und 1mal (in dem Falle von Hofbauer) wurden ausgedehnte entzündliche Schleimhautveränderungen beobachtet. Unter den 85 Fällen waren also 44mal = in 51,7 % Entzündungsvorgänge nachzuweisen (Orthmann).

3. Tubencarcinom bei Tubentuberkulose.

Schon im Jahre 1897 hatte Wolff seine Arbeit „Über adenomähnliche Wucherungen der Tubenschleimhaut bei Tubentuberkulose" mit dem Satze geschlossen: „Der Umstand, daß in allen sicheren Fällen von Eileiterkrebs sich die Neubildung auf einer durch chronische Entzündung veränderten Tubenschleimhaut entwickelt hat, und die Tatsache, daß atypische Epithelwucherungen der Tubenschleimhaut durch Tuberkulose dieses Organs hervorgerufen werden kann, läßt vermuten, daß künftige Beobachtungen auch Beziehungen zwischen chronischer Tuberkulose und Carcinom des Eileiters aufdecken werden."

In der Tat konnte v. Franqué, nachdem er schon im Jahre 1894 den ersten Fall von Kombination eines Uteruscarcinoms mit Tuberkulose veröffentlicht hatte, im Jahre 1911 den ersten Fall von Tubencarcinom beschreiben, in dem sich die Neubildung auf dem Boden einer Tuberkulose entwickelt hatte.

Damit war zum ersten Male die Tuberkulose als Ätiologie der dem Carcinom vorausgehenden Entzündung der **Tube** festgestellt.

v. Franqué betrachtete aber (S. 430) in seinem Falle die atypischen Epithelwucherungen nicht als Vorstufe des Carcinoms. Er sah in seinem Falle vielmehr eine Bestätigung der Ansicht von Borst und R. Meyer, daß das Carcinom nicht die Folge der atypischen Epithelwucherungen, sondern daß es ebenso wie diese eine Folge der Entzündung ist.

Die Entstehung des Carcinoms führte v. Franqué auf „den immer wiederkehrenden chronischen Reiz" zurück, „den bei diesen „Ausscheidungstuberkulosen" die Ausscheidung der Tuberkelbacillen und ihrer Produkte auf die Epithelien, vielleicht auch auf das Bindegewebe ausübt."

„Für die chemische Reiztheorie spricht nach v. Franqué auch der Umstand, daß sich in seinen beiden Fällen von Carcinom und Tuberkulose (1. Tube, 2. Uterus) eine plurizentrische Entwicklung des Carcinoms nachweisen ließ, gerade so wie in dem früher von v. Franqué 1907 beschriebenen diffusen Scheidencarcinom, das sich auf dem Boden einer alten Leukoplakie entwickelt hatte. „Der Reiz wirkt eben in diesen Fällen auf die gesamte unterhalb des tuberkulösen Hauptherdes gelegene Schleimhautoberfläche und es ist daher verständlich, daß sich an verschiedenen Stellen derselben gleichzeitig oder nacheinander Carcinom entwickeln kann".

Auf den Nachweis der plurizentrischen Entwicklung des Carcinoms im doppelten Sinne nämlich 1. der Entstehung an räumlich getrennten Stellen und 2. von verschiedener Matrix (Oberflächen- und Drüsenepithel) möchte v. Franqué ganz besonderes Gewicht legen. Denn diese Entstehung ist für das **Korpuscarcinom** nachgewiesen worden von

Hofmeier-Kaufmann und Sitzenfrey[1], für das Kollumcarcinom von Büttner[2] und v. Franqué[3].

v. Franqué kommt zu dem Schlusse, daß die Tuberkulose der weiblichen Genitalien eine ausgesprochene Prädisposition zur Carcinomentwicklung setzt, wie dies ja von den meisten Pathologen für andere Körperorgane bereits anerkannt ist, und zwar in dem Sinne, daß die Betroffenen nicht an Carcinom erkrankt wären, wenn sie nicht die Genitaltuberkulose erworben hätten.

Im Gegensatz zu v. Franqué kam P. Klein (1929) auf Grund einer eigenen Beobachtung von Carcinom und Tuberkulose in der gleichen Tube zu der Auffassung, daß die beiden Erkrankungen unabhängig voneinander sind.

II. Einwände gegen die entzündliche Entstehung des Tubencarcinoms.

Die Einwände, die gegen die Entzündungstheorie von Sänger und Barth angeführt wurden, lassen sich in der gleichen Weise einteilen, wie die Argumentationen von Sänger und Barth nämlich in:

1. Einwände gegen die Bedeutung der **anatomischen** Zeichen einer noch vorhandenen oder abgelaufenen Entzündung:

    a) Kleinzellige Infiltrationen,

    b) Verschluß des Ostium abdominale,

    c) Verdickung der Pars uterina tubae,

    d) Perisalpingitische Adhäsionen.

2. Einwände gegen die Bedeutung der **klinischen Zeichen** einer vorangegangenen Entzündung.

    a) vorausgegangene Unterleibserkrankungen,

    b) Sterilität.

1. Einwände gegen die Bedeutung der anatomischen Zeichen einer abgelaufenen Entzündung.

a) Kleinzellige Infiltrationen:

Schon Eckardt wies (1897) darauf hin, daß in seinem Falle alle Zeichen für eine vorausgegangene Salpingitis fehlten. Weder in der Tubenwand, noch im Bereiche der Neubildung waren entzündliche Veränderungen vorhanden, abgesehen „von jenen frischen kleinzelligen Infiltrationen, die im Bereich der Wachstumszone der Neubildung sich vorfanden." Ebensowenig wie Eckardt konnte Friedenheim in seinem Falle die von Sänger und Barth als Vorstufe für die Carcinombildung geforderte Salpingitis nachweisen.

Auch Friedenheim sah nur in der nächsten Umgebung der Neubildung kleinzellige Infiltration. Er führte diese auf entzündliche Reizung durch das Carcinom zurück. Zangemeister fand in dem einen seiner Fälle von Tubencarcinom die Schleimhaut in den nicht von der Neubildung ergriffenen Partien „völlig intakt". Nur in der Peripherie des Carci-

---

[1] Hofmeier-Kaufmann u. Sitzenfrey, Z. Geburtsh. **59**.
[2] Büttner, Arch. Gynäk. **94**.
[3] v. Franqué, Z. Geburtsh. **69**, Fall 2.

noms fand sich eine geringe Rundzelleninfiltration. Ferner betonte Zangemeister, daß es unmöglich ist, eine durch das Carcinom bedingte reaktive Entzündung von einer schon vorher vorhandenen chronischen Salpingitis zu unterscheiden. Nach Stolz erzeugt jede Neubildung in dem Gewebe, in dem sie wächst, mechanische und toxische Reizzustände. Diese führen zu chronisch-entzündlichen Veränderungen. Besonders deutlich beobachtet man dies an der Oberfläche der Schleimhäute. Stolz erinnert an die Stomatitis beim Zungenkrebs und an die Endometritis beim Uteruscarcinom.

b) Verschluß des Ostium abdominale.

Eckardt fand in seinem Falle das Ostium abdominale zwar verschlossen, der Verschluß war aber anscheinend nicht so alt wie das ausgedehnte Carcinom. Hierfür sprach der Umstand, daß die Fimbrien noch in ihrer ungefähren Form erhalten waren, daß ausgedehnte Narbenbildung fehlte, und daß sich mikroskopisch nur einige vereinzelte minimale Infiltrate in den Fimbrien fanden. Von den 6 Tuben der 3 Tubencarcinome Zangemeisters war das Ostium abdominale von 5 Tuben verschlossen. Das eine Ostium abdominale war aber offen und aus ihm ragten papilläre Massen hervor. Das Carcinom reichte jedoch in allen Fällen bis an das abdominale Ende heran, und es lag näher, hier an eine Einwirkung des Carcinomwachstums als an eine vorausgegangene Entzündung zu denken. Auch Peham wies darauf hin, daß der Verschluß des Ostiums nicht immer durch eine vorausgegangene entzündliche Erkrankung bedingt zu sein braucht. Der Verschluß kann auch durch Kompression von außen zustande kommen wie in einem Falle von Zangemeister durch eine Ovarialgeschwulst, oder er kann dadurch herbeigeführt werden, daß die Neubildung durch das offene Ostium abdominale herauswuchert und dieses nach und nach zum Verschluß bringt.

c) Verdickung der Pars uterina tubae.

Die konzentrische Wandverdickung spricht nicht ohne weiteres für eine vorausgegangene Entzündung (Zangemeister). Nach Gebhard kann auch eine ungewöhnliche Menge im Tubenlumen angesammelten Materials eine Verdickung dieses Tubenabschnittes zustande bringen.

d) Perisalpingitische Adhäsionen.

Eckardt führte in seinem Falle die Adhäsionen der Tube mit der Umgebung darauf zurück, daß die zahlreichen unter der Serosa befindlichen Carcinomknötchen eine lokale Entzündung und sekundäre Verklebung mit der Umgebung beförderten. Nach Stolz können perisalpingitische Adhäsionen außerdem auch auf folgende Weise entstehen: Infolge ihrer Schwere sinkt die erkrankte Tube in den Douglasschen Raum hinab. Dadurch treten Stauungserscheinungen und eine erhöhte Transsudation von pathologischem Sekret auf. Dieses fließt aus dem offenen Ostium abdominale aus und es bewirkt perisalpingitische Adhäsionen sowie eine Verlötung der Ampulle.

2. Einwände gegen die Bedeutung der klinischen Zeichen einer vorausgegangenen Entzündung.

a) Vorausgegangene Unterleibserkrankungen.

Peham wies darauf hin, daß wiederholt [Zweifel (Fall 1), Tuffier, Eckardt, Friedenheim, Witthauer, Zangemeister (Fall 1), Peham (Fall 1)] von den Frauen

mit Tubencarcinom angegeben wurde, daß sie nie unterleibskrank waren. „Wenn auch auf
die subjektiven Angaben diesbezüglich kein großes Gewicht gelegt werden darf, so kann
man doch von einer so bedeutenden Adnexerkrankung wie sie von Sänger in der Form
der eitrigen Salpingitis supponiert wird, nicht gut annehmen, daß sie so oft ganz symptomlos verläuft" (Peham S. 322).

b) Sterilität.

Sänger und Barth fanden das Verhältnis der sterilen Tubencarcinomkranken zu
denen die geboren hatten wie 6 : 6. In den von Zangemeister zusammengestellten Fällen
überwogen die Frauen, die nicht oder nur einmal geboren hatten. Zangemeister wagte
aber nicht zu entscheiden, ob und inwieweit daraus ein Rückschluß auf chronische Entzündungsprozesse an den Adnexen, speziell an den Tuben, gestattet sei. Stolz fand in der
zu seiner Zeit vorliegenden Kasuistik eine relative Zunahme der Frauen, die geboren hatten.
(11 : 6 gegenüber 6 : 6 in dem Material von Sänger und Barth.) Nach Stolz ist damit
die Entzündungstheorie einer wesentlichen Stütze beraubt. „Da die Anhänger der Entzündungstheorie sich stets auf die relative Sterilität stützen, die sie auf der Neubildung
vorausgegangene Entzündungen zurückführen, ist das Ergebnis meiner Zusammenstellung nicht uninteressant, denn die Sterilität ist darnach bei den an primärem Tubencarcinom erkrankten Frauen nicht häufiger als bei den an anderen Geschwulstbildungen
leidenden." — Peham bestätigte die Ansicht von Stolz, „daß sich das Verhältnis, wie es
von Sänger aufgestellt wurde, tatsächlich geändert hat." Unter 49 Fällen von Tubencarcinom mit verwertbaren Angaben fand Peham nur 14 sterile Frauen und 17, die einmal
geboren hatten. In allen übrigen Fällen waren bis zu 10 Geburten vorausgegangen.

Weiter wies Peham darauf hin, daß die Lehre, vorausgegangene Salpingitiden, zumal
gonorrhoischer Natur, hätten immer Sterilität zur Folge, nicht ganz richtig ist, wenn auch
der schädigende Einfluß, zumal der gonorrhoischer Erkrankungen, nicht geleugnet werden
kann. Peham und Keitler[1] konnten in nicht weniger als 21 unter 126 daraufhin untersuchten Fällen mit schweren, teilweise eitrigen Adnexerkrankungen nach erfolgreicher
konservativer Behandlung über spätere Geburten berichten. Außerdem haben Peham
und Keitler[2] einen schweren Fall von gonorrhoischer Infektion bei einer Puella publica
mitgeteilt, bei der eine größere Eiteransammlung in den Adnexen eine vaginale Incision notwendig machte. Gleichwohl erfolgte ein Jahr später eine normale Geburt.
Peham fährt dann (S. 380/81) fort: „Konnten wir dort aus den angeführten Tatsachen folgern, daß vorausgegangene Entzündungen, selbst wenn sie mit weitgehenden,
bis zur eitrigen Einschmelzung führenden Prozessen einhergehen, nicht immer Sterilität
bedingen, so wird wohl auch der umgekehrte Schluß berechtigt sein, daß häufig beobachtete
Sterilität nicht unbedingt eine Folge vorausgegangener Entzündungsprozesse in den Adnexen sein müsse, zumal wenn weder anamnestisch noch objektiv irgendein Anhaltspunkt
dafür gefunden werden kann."

Aus den Beobachtungen von Eckardt, Friedenheim, Stolz, Zangemeister,
Peham, ferner von Tuffier, Roberts, Duret, Novy, Witthauer u. a., die ebenfalls

---

[1] Peham u. Keitler, Über Erfolge der konservativen Behandlung bei chronisch-entzündlichen Adnexerkrankungen. Beitr. Geburtsh. (Festschrift für R. Chrobek). 1, 642 (Wien 1913).

[2] Peham u. Keitler, Über die Behandlung von Eiteransammlung in den Adnexen mittels Incision
und Drainage. Beitr. Geburtsh. (Festschrift für R. Chrobek) 1, 690 (Wien 1913).

keine Zeichen einer vorausgegangenen Salpingitis feststellen konnten, geht hervor, daß Entzündungen keine Conditio sine qua non (Peham) für die Entstehung eines Tubencarcinoms bilden.

Gleichwohl sind alle Autoren darüber einig, daß Carcinome sich sehr häufig in Tuben mit den Zeichen einer chronischen oder einer früheren Entzündung finden. Dies erscheint nicht auffallend, wenn man bedenkt, daß entzündliche Veränderungen der Tuben eben an und für sich schon sehr häufig sind. Auffallend ist aber, daß bei der Häufigkeit der Salpingitis das Tubencarcinom so selten ist.

Bei dem gegenwärtigen Stand unserer Kenntnisse erscheint aber eine ätiologische Bindung der Carcinomentwicklung an vorausgegangene Entzündungen durchaus noch nicht gerechtfertigt. „Das wichtigste Argument gegen die Auffassung, daß die Entzündung den Krebs verschuldet, ist nicht allein der Vergleich der hohen Frequenz der Salpingitis mit der geringen Frequenz des Eileiterkrebses, sondern die Erwägung, daß wir ja über die Beziehungen der Entzündung zur Krebsbildung auch in anderen Organen so gut wie gar nichts wissen. Und es geht wohl kaum an, daß wir uns für die Tube Kenntnisse anmaßen, die wir für die allgemeine Pathologie nicht besitzen" (Frankl[1]).

Die Frage, ob bei der Entstehung der Tubencarcinome eine erbliche Disposition zur Krebsentwicklung eine Rolle spielen kann, läßt sich heute noch nicht mit Sicherheit beantworten.

Heil berichtete über eine Kranke mit Tubencarcinom, die aus einer Carcinomfamilie stammte. Die Mutter und eine Tante der Patientin waren an Gebärmutterkrebs gestorben, zwei Töchter dieser Tante starben an Mammacarcinom, eine zweite Schwester der Mutter wurde an Brustkrebs operiert, eine dritte Schwester hatte eine „Lebererkrankung" und ein Bruder der Mutter starb an Schlundkrebs.

Klinik des primären Tubencarcinoms.

Häufigkeit.

Das primäre Tubencarcinom ist durchaus nicht so selten als man früher glaubte. Seitdem Orthmann (1886, 1888) auf diese Erkrankung aufmerksam machte, hat die Zahl der veröffentlichten Fälle von Jahr zu Jahr zugenommen. Bedenkt man, daß viele Frauen mit Tubencarcinom nicht zur Operation oder Autopsie kommen, und daß viele operativ gewonnenen Tuben nicht mit der wünschenswerten Gründlichkeit untersucht werden, dann kann kein Zweifel darüber bestehen, daß das primäre Tubencarcinom noch wesentlich häufiger ist, als es heute den Anschein hat.

Für die Häufigkeit des Tubencarcinoms spricht auch die Tatsache, daß verschiedene Autoren (A. Doran, Orthmann, Zweifel-Zangemeister, v. Franqué, Peham u. a.) mehrere Fälle von Tubencarcinom veröffentlichen konnten.

Zangemeister erwähnt in seiner Arbeit über das Tubencarcinom, daß von 1890—1901 einschließlich in der Leipziger Universitäts-Frauenklinik insgesamt 1609 Laparotomien gemacht wurden, davon 374 wegen Erkrankungen der Tuben. Unter diesen befanden sich 5 Fälle von Tubencarcinom, das sind 0,31% aller Laparotomien und 1,33% der wegen Tubenerkrankungen ausgeführten Laparotomien.

Nach Barrows (1927) wurden dagegen unter 30 000 gynäkologisch Kranken des Bellevue Hospital in New York nur 3 primäre Tubencarcinome beobachtet. Wharton und Krock (1929) fanden unter 35 000 gynäkologischen Patienten des John Hopkins Hospital nur 5 Fälle.

---

[1] Frankl, O., 1928, S. 309 f.

Lebensalter.

Mit Ausnahme der Kindheit sind Tubencarcinome bisher in jedem Lebensalter beobachtet worden.

Die jüngste Patientin (Fall von Bower und Clark) war 25 Jahre, die älteste (Fall von Mantel) 73 Jahre alt.

Im einzelnen läßt sich das Alter der Patientinnen mit primärem Tubencarcinom aus folgender Tabelle entnehmen:

25	26	27	28	29	30	31	32	33	34	35	36	37	38	39	40	41	42	43	44	45	46	47	48	49	50	51
1		3		4	2	1	2		1	6	3	6	4	9	12	6	10	8	12	18	11	22	8	10	18	8

52	53	54	55	56	57	58	59	60	61	62	63	64	65	66	67	68	69	70	71	72	73	74
8	8	4	11	10	6	6	1	5		4	3	3	1				1				1	

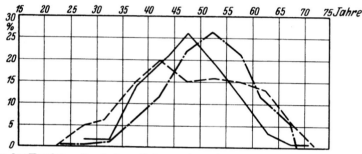

Abb. 59. Alterskurve der Kranken mit primärem Tubencarcinom (————), mit Collumcarcinom (– – – –) und mit Ovarialcarcinom (— · — · —).
(Mit Benützung einer Kurve von Baisch, Leitfaden der geburtshilflichen und gynäkologischen Untersuchung, 4. Aufl., S. 174 Abb. 55.)

Die Zahl der Tubencarcinome läßt also eine deutliche Verdichtung um die Zeit des Klimakteriums herum erkennen.

Vergleicht man die Alterskurve der Kranken mit primärem Tubencarcinom mit der Alterskurve anderer Genitalcarcinome (Abb. 59), dann zeigt sich, daß die Tubencarcinome einen Gipfel zwischen dem 45. und 50. Lebensjahr aufweisen, während der Gipfel der Cervixcarcinome etwas früher und der Gipfel der Ovarialcarcinome etwas später liegt.

Daraus läßt sich zunächst nur der Schluß ziehen, daß die Cervixcarcinome früher Symptome machen als die Tubencarcinome.

Menstruationsverhältnisse.

Da die Tube normalerweise keinen Einfluß auf den Menstruationsvorgang hat, so ist es selbstverständlich, daß in vielen Fällen von primärem Tubencarcinom die Menstruationsverhältnisse der Kranken keine Abweichung von der Norm zeigten [Orthmann 1886, Landau-Rheinstein, Zweifel 1892 und 1894, Falk 1898, Friedenheim, Brennecke, Danel, Knauer-Peham I, Quénu und Longuet (Fall 1), Schäfer, Stolz (Fall 1), Zangemeister (Fall 3), Peham (Fall 2 und 3), Briggs, Hare, zum Busch, Saretzky,

Benthin, Norris, Rossinsky, Legg, v. Franqué (1911), César, Thaler 1916 und 1920 (Fall 1), Ganshorn [1], Amreich-Hillebrand, Stanca, Stübler, Beck u. a.].

In anderen Fällen findet sich die Angabe, daß die Menses unregelmäßig waren [Michnoff, Stroganoff, Warneck, Eckardt, Hofbauer, Jacobson, Roberts 1898, v. Franqué 1901 (Fall 3), Graefe, Zangemeister (Fall 1 und 2), Tomson, Cullingworth 1905, Kundrat (Fall 1), Orthmann 1907, Baisch-Raabe, Lecène, Lorrain, Wiesinger, Spencer 1910 (Fall 2), Tate (Fall 2), Lipschitz, Thaler 1922, Steinweg u. a.].

Bei näherer Betrachtung zeigt sich, daß es sich in dem weitaus größten Teil dieser Fälle um Frauen handelte, die sich in der Nähe des Klimakteriums befanden [Michnoff, Warneck, Eckardt, Hofbauer, Jacobson, Roberts 1898, Zangemeister (Fall 2), Cullingworth 1905, Baisch-Raabe, Wiesinger, Tate (Fall 2), Lipschitz, Thaler 1922, Steinweg u. a.]. In diesen Fällen besteht kein zwingender Grund für die Annahme, daß die Blutungen in einem direkten Zusammenhang mit der carcinomatösen Erkrankung der Tube standen. Es ist vielmehr sehr wahrscheinlich, daß hier einfache „klimakterische Blutungen" vorlagen.

Bei einer Reihe anderer Frauen, die ebenfalls an unregelmäßigen Blutungen litten, fanden sich Uterusmyome [v. Franqué 1901 (Fall 3), Kundrat (Fall 1), Orthmann 1907, Lecène, Spencer 1910 (Fall 2) u. a.] und in einer Beobachtung von Graefe war ein Cervicalpolyp vorhanden. Auch hier dürfte den unregelmäßigen Blutungen nur eine akzidentelle Bedeutung zukommen.

Nur in 2 Fällen (Stroganoff, Tomson) handelte es sich um Frauen unter 40 Jahren (39 Jahre Stroganoff, 37 Jahre Thomson).

Unregelmäßige Blutungen bei primärem Tubencarcinom lassen sich also in vielen Fällen auf akzidentelle Momente zurückführen; sie können unter Umständen aber auch aus der Tube stammen.

Dies geht aus den zahlreichen Fällen hervor, in denen unregelmäßige Blutungen in der Menopause von einem primären Tubencarcinom ausgingen [Eberth und Kaltenbach. Routier, Cullingworth und Shattock, Tuffier, Fearne, Fischel, Knauer, O. Müller, v. Rosthorn, Falk 1897, Roberts 1899, Witthauer, v. Franqué (Fall 1), v. Franqué (Fall 2), Hannecart, Bland Sutton 1902, Dirner und Fonyo (Fall 1 und 2), Andrews, Anufrief, v. Franqué 1905, Keitler, Orthmann 1908, Bertino, Fehling, Orthmann 1906, Scharlieb, Mériel, Kehrer, Boxer (Fall 1), Caraven und Lerat, Delauny, Doran 1910, Spencer (Fall 1 und Fall 3), Tate (Fall 1), Vignard, Maiss, v. Bubnoff, Drutmann, Ruge II (Fall 1—4), Schweykart, Moench, Thaler 1920 (Fall 2), Schweitzer (Fall 1 und 2), Klemp (Fall 1 und 3, Mantel u. a.).

Blutungen im Klimakterium brauchen also durchaus nicht immer auf Uteruscarcinomen zu beruhen, sondern sie können auch von Tubencarcinomen ausgehen.

Die Zeit zwischen dem Eintritt der Menopause und dem Auftreten der Blutungen schwankte in den bisher beobachteten Fällen zwischen 3 Monaten [v. Franqué 1901 (Fall 2) und 19 Jahren, Thaler 1920 (Fall 2)].

---

[1] In diesem Falle war allerdings die letzte Periode 8 Tage zu früh eingetreten.

Fortpflanzungsverhältnisse.

Sänger und Barth haben darauf aufmerksam gemacht, daß auffallend viele Frauen mit primärem Tubencarcinom nie geboren hatten, und sie haben in dieser Tatsache eine Stütze für ihre Ansicht erblickt, daß sich das primäre Tubencarcinom ausschließlich auf dem Boden einer chronischen Salpingitis entwickelt. Auch in der Folgezeit wurde die Sterilität beim primären Tubencarcinom immer wieder als Beweis für die entzündliche Genese der Neubildung herangezogen.

In der Tat findet sich in der Anamnese von Frauen mit primärem Tubencarcinom recht häufig die Angabe, daß die Betreffenden nie gravid gewesen sind.

Aus dem von uns zusammengestellten Material ergeben sich folgende Verhältnisse. In 149 verwertbaren Fällen findet sich 33mal (= 22,8%) die Angabe, daß die betreffenden Frauen nie gravid gewesen waren. In 22 dieser 33 Fälle ist ausdrücklich betont, daß die betreffenden Frauen zum Teil jahrzehntelang steril verheiratet waren.

Trotzdem läßt sich mit dieser anscheinend recht erheblichen Sterilitätsquote nicht viel anfangen. Wir wissen heute, daß in etwa $1/3$ aller Fälle die Sterilität nicht auf Erkrankungen der Frau, sondern auf Azoospermie des Mannes zurückzuführen ist. Da nun bei keiner der erwähnten sterilen Frauen mit Tubencarcinom die Zeugungsfähigkeit des Mannes berücksichtigt wurde, so kommt der anamnestisch festgestellten Sterilität lange nicht die große Bedeutung zu, die ihr von vielen Seiten für die entzündliche Ätiologie des Tubencarcinoms beigelegt wurde.

Eine wesentlich größere Bedeutung muß man dagegen den Fällen mit Einkind-sterilität zuerkennen.

Die Wahrscheinlichkeit eines entzündlich entstandenen Tubenverschlusses ist hier wesentlich größer.

In den von uns zusammengestellten 149 verwertbaren Fällen fand sich 53mal (= 35,5%) die Angabe, daß die betreffenden Frauen an Einkindsterilität litten. Darunter befinden sich 5 Fälle [Fischel, Jacobson, Peham (Fall 3), Orthmann 1908, Thaler 1922] in denen sich die Sterilität im Anschluß an einen Abort eingestellt hatte. In einer Beobachtung von Zangemeister (Fall 1) war der Sterilität die Ausstoßung einer macerierten Frühgeburt vorausgegangen.

Über mehrere Schwangerschaften wird in den 149 Fällen 61mal (= in rund 40%) berichtet. Darunter befanden sich

II.	Gravidae:	14	VII.	Gravidae:	—
III.	,,	11	VIII.	,,	1
IV.	,,	10	IX.	,,	3
V.	,,	5	X.	,,	1
VI.	,,	2			

Irgendwelche näheren Beziehungen zwischen dem primären Tubencarcinom und der Zahl der vorausgegangenen Schwangerschaften lassen sich aus diesem geringen Zellenmaterial nicht ableiten.

Die Frage, ob Tubargraviditäten in der erkrankten Tube oder in der Tube der anderen Seite einen Einfluß auf die Carcinomentwicklung haben, läßt sich heute noch nicht entscheiden.

In der Literatur konnten wir nur eine kurze Bemerkung von Asch finden, daß er eine Kranke erfolgreich an Tubencarcinom operierte, bei der er früher eine gravide Tube exstirpierte.

Symptome.

Symptome, die mit Sicherheit für das Vorhandensein eines Tubencarcinoms sprechen würden, sind heute noch unbekannt.

Das primäre Tubencarcinom kann längere Zeit bestehen, ohne überhaupt klinische Erscheinungen zu machen.

So erklärt es sich, daß Tubencarcinome gar nicht so selten als Zufallsbefunde entdeckt wurden [Zangemeister, Hare, Tate (Fall 1), Mantel].

Zangemeister berichtete über eine 49jährige Frau, die in die Klinik kam, da sie an dem Morgen des betreffenden Tages aus voller Gesundheit heraus plötzlich kein Wasser lassen konnte. Nach dem Katheterisieren fühlte sich die Frau wieder vollkommen wohl. Die gynäkologische Untersuchung ergab links neben dem Uterus einen apfelsinengroßen, rechts einen emueigroßen Tumor. Bei der Operation fand sich ein beiderseitiges papilläres Tubencarcinom.

Die Patientin von Hare (1905) suchte ärztliche Hilfe wegen Sterilität. Bei der Untersuchung wurden eine Retroversio uteri und eine Verdickung der Tuben festgestellt. Bei der Ventrofixation des Uterus wurden beide Tuben exstirpiert. Die nähere Untersuchung ergab in beiden Carcinom.

In der Beobachtung von Tate (Fall 1) begab sich die Patientin in ärztliche Behandlung als am Tage nach einem Autounfall stärkere Schmerzen im Leib auftraten. Bis dahin waren nur geringer Ausfluß und etwas Unbehagen im Becken vorhanden gewesen, die von der Kranken nicht weiter beobachtet wurden. Beiderseits des Uterus fanden sich etwa hühnereigroße Tumoren. Bei der Operation erwies sich die linke Tube als Hydrosalpinx, die rechte war vollkommen von weichen, bröckligen Geschwulstmassen ausgefüllt.

Mantel beschrieb ein primäres Tubencarcinom, das bei der Sektion einer 73jährigen Frau gefunden wurde, die an Dementia senilis litt. Während des Lebens waren keine Symptome beobachtet worden, die auf das Vorhandensein einer Neubildung hingedeutet hätten. Gleichwohl hatte das Carcinom bereits die retroperitonealen Lymphdrüsen bis zur Nierenarterie hinauf ergriffen und auch in der Leber befanden sich zahlreiche Metastasen.

Ähnlich liegen andere Fälle, in denen Beschwerden vorhanden waren, die keinen oder nur einen lockeren Zusammenhang mit dem Tubencarcinom erkennen lassen: Brennen beim Wasserlassen (Fearne), Harndrang (Graefe), Nabelhernie (Orthmann 1906), Harnverhaltung (Karakos, Ruge II, (Fall 1), Stuhlbeschwerden (Wanner und Teutsch-laender), Leibschmerzen infolge von Cystitis crouposa (Knauer-Savor).

Nicht so selten pfropfen sich auf bis dahin latente Tubencarcinome die Erscheinungen einer akuten Erkrankung auf.

In dem Falle von Warneck erkrankte die Patientin plötzlich mit Leibschmerzen, Fieber und Dysurie. Die Patientin von Watkins-Riß litt seit 14 Tagen an Diarrhöen, Leibschmerzen, Fieber und Dysurie; in einer Beobachtung von Thaler (1920, Fall 1) waren — im Anschluß an die letzte Menstruation — Blutungen, Schmerzen und Fieber aufgetreten. Die Patientin Straßmanns erkrankte ganz plötzlich an heftigen Leibschmerzen.

Diese Beobachtungen leiten zu den Fällen über, in denen sich primäre Tubencarcinome hinter den Symptomen [1] einer chronischen Adnexerkrankung verbargen. [Osterloh, Peham, Norris, Smyly, Rossinsky, Klemp (Fall 1)].

Osterloh beschrieb einen Fall von Tubencarcinom, der zunächst als Pyosalpinx mit Durchbruch nach der Bauchwand angesprochen wurde. Erst als einige Zeit nach der Entfernung der Tube Geschwulstknoten in der Umgebung der Bauchnarbe auftraten, wurde die vermeintliche Pyosalpinx näher untersucht. Dabei zeigte sich, daß ein primäres Tubencarcinom vorlag.

Die Patientin von Norris hatte 4 Jahre, bevor das Tubencarcinom festgestellt wurde, an einer puerperalen Beckenentzündung gelitten, und 2 Jahre nach dieser einen weiteren akuten Anfall durchgemacht. Seit dieser Zeit bestanden ständig Schmerzen im Leib und blutiger Ausfluß. In dem Falle von Smyly findet sich nur die Angabe, daß die Symptome der chronischen Adnexentzündung bestanden. Rossinsky berichtet, daß in seinem Falle — 10 Monate vor der Operation durch v. Herff — eine gonorrhoische Pelveoperitonitis festgestellt wurde. Die Patientin Klemps (Fall 1) machte ein Jahr vor der Feststellung des Tubencarcinoms eine entzündliche Adnexerkrankung mit Blasenentzündung durch und auch in der Folgezeit bestanden Harndrang und Schmerzen fort.

---

[1] Von dem objektiven Befund, der noch weit häufiger entzündliche Adnextumoren vortäuscht, ist erst später die Rede.

Die Ähnlichkeit des Krankheitsbildes mit einer entzündlichen Adnexerkrankung kann in derartigen Fällen noch dadurch vergrößert werden, daß bei entsprechender Therapie eine wesentliche Besserung des subjektiven und objektiven Befundes eintritt.

In einer Beobachtung von Peham (Fall 3) kam die Patientin wegen Stechens und Brennens beim Wasserlassen, Schmerzen im Leib und Ausfluß in die Klinik. Bei der Untersuchung fand sich rechts und hinter dem Uterus ein unbeweglicher, stellenweise fluktuierender Tumor, der bis zur Beckenwand reichte; links vom Uterus lag ein länglich-runder, elastischer Tumor. Die Diagnose wurde auf „chronisch entzünd- liche Adnextumoren" gestellt. Nach 5 Wochen war eine so weitgehende Besserung der subjektiven Be- schwerden eingetreten, daß die Patientin entlassen werden konnte. 9 Monate später kam die Kranke wegen Ausfluß und Schmerzen wieder. Bei der nunmehr vorgenommenen Operation fand sich ein weit vorgeschrit- tenes beiderseitiges Tubencarcinom. Die Patientin erlag 6 Monate später einem Rezidiv.

Weinbrenner beobachtete eine 42jährige Patientin, die an heftigen krampfartigen Schmerzen in der linken Unterbauchseite und im Kreuz litt. Die Schmerzen waren von einem sturzartigen Abgang blutig-wäßriger Flüssigkeit begleitet. Der Arzt stellte eine Geschwulst fest; die vorgeschlagene Operation wurde aber von der Patientin um ein volles Jahr hinausgezögert. In der Zwischenzeit ließ die Intensität der krampfartigen Schmerzen und damit auch die Menge des sturzartigen Ausflusses nach. In den letzten 4 Monaten vor der Operation nahm die Patientin 10 Pfund an Gewicht zu. Bei der Operation zeigte sich, daß die linke Tube in eine Saktosalpinx umgewandelt war. Das Lumen wurde von einem markigen Carcinom ausgefüllt. Dieses war bereits an einer Stelle durch die Tubenwand hindurch in das Ovarium eingebrochen. — Die 39jährige Patientin Fleischmanns litt an profusen Menses, heftigen Leibschmerzen und Fieber. Rechts neben dem Uterus lag eine faustgroße, druckempfindliche Geschwulst, die den Eindruck eines entzündlichen Adnextumors machte. Unter entsprechender Behandlung gingen die entzündlichen Erschei- nungen zurück und der Tumor wurde kleiner. 5 Monate später wurde wegen der fortdauernden Blutungen die Laparotomie gemacht. Es fand sich ein papilläres Tubencarcinom.

In derartigen Fällen ist der Entscheid unmöglich, ob sich eine akute Entzündung auf ein schon vorhandenes Tubencarcinom aufpfropfte, oder ob die Neubildung erst im Anschluß an die Entzündung auftrat. Von praktischer Bedeutung ist aber die Tatsache, daß sich ein Tubencarcinom unter den Symptomen einer chronischen Adnexentzündung einschleichen kann.

Aus den bisherigen Ausführungen ergibt sich, daß es nicht möglich ist, von einem scharf umrissenen klinischen Bild des primären Tubencarcinoms zu sprechen.

Trotzdem ist es auffallend, daß man in den Krankengeschichten immer wieder 3 Symptomen begegnet: Schmerzen, Ausfluß, Blutungen. Diese Symptomentrias findet sich bekanntlich auch beim Uteruscarcinom, aber — wie schon E. Kehrer betonte, — in anderer Reihenfolge. Beim Uteruscarcinom besteht häufig, wenn auch durchaus nicht konstant, die Symptomentrias: Ausfluß, Blutungen, Schmerzen. Beim Tubencarcinom treten **die Schmerzen** meist schon sehr früh auf, offenbar infolge der Spannung der Tubenwand durch die Neubildung und infolge peritonitischer Verwachsungen (E. Kehrer). An zweiter Stelle steht — sowohl hinsichtlich der Häufigkeit, als auch des zeitlichen Auftretens — der **Ausfluß**. An dritter Stelle folgen die **Blutungen**. Nicht so selten trifft man aber auch Fälle, in denen ein Glied oder zwei Glieder dieser Symptomentrias fehlen oder in denen die Symptome in veränderter Reihenfolge auftreten[1].

Schmerzen.

In 133 Fällen mit verwertbaren Angaben verlief die Erkrankung 103mal (= 77,5 %) mit Schmerzen, 30mal (= 22,5 %) bis zur Operation überhaupt ohne Schmerzen. 38mal (= 28,5 %) bildeten die Schmerzen

---

[1] Aus den nachfolgenden Ausführungen ergibt sich folgende Häufigkeitsskala der drei Symptome: Schmerzen finden sich beim primären Tubencarcinom in rund $^2/_3$ aller Fälle, Ausfluß ist in etwa der Hälfte aller Fälle vorhanden, an Blutungen leidet etwa $^1/_5$ aller Kranken.

das erste Symptom der Erkrankung [1], 40mal (= 30%) traten sie etwa gleichzeitig mit anderen Symptomen auf, 25mal (= 19%) folgten sie den anderen Symptomen nach.

Die Art der Schmerzen wird verschieden angegeben: heftig und anhaltend (Landau und Rheinstein, Boldt), krampfartig [Eberth und Kaltenbach, Hofbauer, Jacobson, Peham (Fall 3), Boxer (Fall 1), Bretschneider], kolikartig (Michnof, Legg), anfallsweise (v. Rosthorn, Robertson, Roche, Thaler 1916), ziehend (Witthauer), lanzinierend (Hannecart), ziehend [Schweitzer (Fall 1)], ziehend und drängend [Stolz (Fall 1)], ziehend und drückend (Einsle), bohrend (v. Franqué 1905), stechend (Keitler), dauernd (Wiesinger 1909, v. Franqué 1911).

Die Stärke schwankt zwischen „unbestimmten Beschwerden" (Drutmann, Orthmann 1906 u. a.) und äußerst heftigen Schmerzen (Eberth und Kaltenbach, Boldt-Keitler, Orthmann 1907 und 1908, Vignard, Legg, Fleischmann, Stanca u. a.).

Die Patientin von Cullen (1905) erklärte, lieber sterben, als die äußerst heftigen Schmerzen weiter ertragen zu wollen („she would rather die than go through the torture that she had been experiencing for several weeks".)

Häufig ist die Stärke des Schmerzes auch von gewissen äußeren Umständen abhängig, derart, daß sie beim Gehen [Eberth und Kaltenbach, Klemp (Fall 1), Beck] bei schwerer Arbeit (v. Franqué II), bei der Nahrungsaufnahme [Spencer (Fall 3)] heftiger oder im Liegen (Legg) leichter werden.

Als Ort der Schmerzen wurde in der überwiegenden Mehrzahl der Fälle die erkrankte Seite angegeben; in einer Beobachtung von A. Doran (1910) wurden die Schmerzen in die rechte Seite lokalisiert, obwohl die linke Tube carcinomatös erkrankt war. Häufig wurden die Schmerzen auch an anderen Stellen empfunden: im Magen (Eberth und Kaltenbach, Kehrer), im Epigastrium [Spencer (Fall 3)] in der Nabelgegend (Benthin), im Rücken (Eckardt, Tate II, Lipschitz) im Kreuz [Zangemeister (Fall 2 und 3), Orthmann 1905, Boxer (Fall 1), Wiesinger, Einsle, Ruge II (Fall 2), Thaler 1920 (Fall 2), Bretschneider], in der Lendengegend (Danel, Anufrief, Legg, Vignard), in der Nierengegend [Quénu und Longuet (Fall 2)], in der Regio sacro-iliaca (Eberth und Kaltenbach). Nicht so selten findet sich auch die Angabe, daß die Schmerzen nach den Beinen [Eberth und Kaltenbach, Fleischmann, Boxer (Fall 1), Tate (Fall 2)] oder nach der Innenseite des Oberschenkels (Landau und Rheinstein) zu ausstrahlten. In diesem letzteren Falle war die Patientin längere Zeit wegen „Ischias' behandelt worden.

Nicht so selten standen Blasenbeschwerden im Vordergrunde des klinischen Bildes: Brennen beim Wasserlassen [Fearne, Peham (Fall 3)], Cystitis (Knauer-Savor), Schmerzen bei der Urinentleerung (Eckardt), Harndrang [Graefe, Dirner und Fonyó (Fall 2), Klemp (Fall 1)], plötzliche Harnverhaltung [Zangemeister (Fall 1), Ruge II (Fall 2)], unfreiwilliger Urinabgang beim Husten [Zangemeister (Fall 3)], häufige und schmerzhafte Harnentleerung (Andrews), Druckgefühl auf die Blase (Orthmann 1905, v. Bubnoff), „Blasenbeschwerden" [Kundrat (Fall 1), Orthmann 1908], Dysurie (A. Doran 1910, Warneck 1895), Harnverhaltung (Karakos), Erschwerung der Urinentleerung trotz häufigen Harndranges [Ruge II, (Fall 2)], „Harnbeschwerden" (Stübler).

---

[1] In 17 von diesen 38 Fällen war der Schmerz das einzige Symptom, das die Kranken zum Arzt führte.

Auch über Stuhlbeschwerden wurde mehrfach berichtet: leichte [Zangemeister (Fall 3)] oder hartnäckige Verstopfung (Orthmann 1905, v. Franqué 1911), akute Stuhlverstopfung (Stübler), heftige Schmerzen bei der Stuhlentleerung (Cullen 1905), Druckgefühl auf den Mastdarm (Orthmann 1905), Mastdarmbeschwerden [Kundrat (Fall 1)], Schmerzen im Mastdarm und heftiger Stuhldrang [Boxer (Fall 1)], Schleimabgang mit dem Stuhl (v. Franqué 1911), Beschwerden beim Stuhlgang (Eckardt, Wanner und Teutschlaender, Stanca).

Natürlich darf man bei der Wertung der Schmerzen im Symptomenbild des Tubencarcinoms nicht vergessen, daß die Beschwerden durchaus nicht immer in einem direkten Zusammenhang mit der Neubildung stehen müssen, sondern daß sie auf begleitenden, zufälligen Erkrankungen beruhen können. Selbst in dem einzelnen Falle gelingt es häufig nicht die tubare Komponente der Beschwerden rein herauszuschälen. Noch viel weniger ist dies aus den Literaturangaben möglich. Infolgedessen hat die im Vorstehenden gegebene Analyse des Schmerzes nur einen geringen wissenschaftlichen Wert. Die praktische Bedeutung des Schmerzes besteht aber darin, daß er eines der wichtigsten Symptome ist, welches die Kranken frühzeitig zum Arzte führt.

Ausfluß.

Unter 149 verwertbaren Fällen findet sich 70mal (= 46,9%) die Angabe, daß Ausfluß vorhanden war.

Es muß natürlich dahingestellt bleiben, ob in den anderen 79 Fällen der Ausfluß fehlte, oder ob er nur von den Kranken und dem Autor nicht erwähnt wurde. In einer Reihe von Fällen [Cullingworth und Shattock, Watkins, Delaunay, v. Bubnoff, Ruge II (Fall 1)], Thaler 1920 (Fall 1) ist aber ausdrücklich betont, daß Ausfluß vollkommen fehlte [1].

Das Aussehen wird verschieden geschildert: serös [Michnoff, Lewitzky I, Klemp (Fall 3)], wäßrig (Zweifel I, Fabricius, Jacobson, Fabricius, Roberts II, v. Franqué I, Cullingworth, Danel, Saretzky, Gennel, Leopold, Meyer, Thaler 1916), weiß (Hofbauer, Danel, Mériel), eitrig (A. Doran, v. Rosthorn, Hannecart), weißlich (Montgomery, Moench), gelblich (Eberth und Kaltenbach, Fischel, Andrews, Orthmann 1906, Dandelski, Vignard, Ruge II (Fall 4), gelblich wäßrig [Thaler 1920 (Fall 2)], blutig [Wynter, Boursier und Venot, Hannecart, Hurdon, Cullen, Legg, Salin, Spencer 1910 (Fall 1), Lewitzky II], blutig serös (Fearne, Drutmann), zitronengelb (Routier), blutig wäßrig und blutig (Sänger und Barth), blutig wäßrig (Roberts, Graefe, Zangemeister II, Keitler), wäßrig-gelblich (Brennecke), zeitweise blutig (Le Count, Kehrer) teils blutig, teils wäßrig [v. Franqué (Fall 3), Peham (Fall 3)], teefarbig (Rollin), zeitweise gelblich (Scharlieb), bräunlich (Benthin), fleischwasserähnlich [Boxer (Fall 1), Rossinsky], farblos (Caraven und Lérat), wäßrig, gelegentlich bräunlich (Norris), früher weiß, später bräunlich (Wiesinger), gelblich, gelegentlich blutig (Tate I), bernsteingelb (Latzko, Bretschneider).

Bei der großen Häufigkeit und der weiten Verbreitung des Ausflusses überhaupt erscheint es sehr schwierig, seine pathognomonische Wertigkeit für das primäre Tubencarcinom zu beurteilen.

---

[1] Die naheliegende Vermutung, daß in diesen Fällen die Tube gegen den Uterus hin verschlossen war, läßt sich aus den bisher vorliegenden pathologisch-anatomischen Befunden nicht näher begründen.

Ganz besonders gilt dies für die Fälle [Quénu und Longuet (Fall 1), Cullingworth, Beck u. a.], in denen schon jahrelang vor der Feststellung des Tubencarcinoms Ausfluß bestand.

Bei näherem Zusehen zeigt sich aber, daß dem Ausfluß doch eine größere Bedeutung in dem klinischen Bilde des Tubencarcinoms zukommt, als es auf dem ersten Blick aussieht. Zunächst findet sich in vielen Fällen die Angabe, daß der bis dahin wäßrige oder gelbliche Fluor plötzlich Blutbeimengungen zeigte (Hannecart, Wiesinger, Latzko, Thaler 1922).

In anderen Fällen war der Ausfluß von Anfang an blutig [Wynter, Boursier und Venot, Hurdon, Cullen, Legg, Salin, Spencer 1910 (Fall 1), Lewitzky (Fall 2)], blutig-serös (Fearne, Drutmann), blutig-wäßrig [Roberts, Graefe, Zangemeister (Fall 2), Keitler], fleischwasserähnlich [Boxer (Fall 1), Rossinsky], teils blutig, teils wäßrig [v. Franqué III, Peham (Fall 3)], bräunlich (Benthin), wäßrig, gelegentlich bräunlich (Norris), gelblich, gelegentlich blutig [Tate (Fall 1)].

In allen diesen Fällen deutet die Blutbeimengung darauf hin, daß der Ausfluß auf das Tubencarcinom zurückzuführen ist.

Eine Ausnahme macht eine Beobachtung von Spencer (Fall 1). Hier war der blutige Ausfluß durch eine Scheidenmetastase des Tubencarcinoms hervorgerufen.

Aber auch in den Fällen ohne Blutbeimengung lassen sich häufig nähere Beziehungen zwischen dem Ausfluß und dem Tubencarcinom nachweisen. Dies gilt besonders für die Fälle, in denen dem Ausfluß andere Symptome (Blutungen, Schmerzen, Geschwulstbildung) vorhergingen oder gleichzeitig mit ihm einsetzten.

Unter 40 verwertbaren Fällen von Ausfluß bei primärem Tubencarcinom waren dem Ausfluß 11mal andere Symptome vorausgegangen, 29mal stellte sich der Ausfluß etwa gleichzeitig mit anderen Krankheitszeichen ein.

Die Menge des Ausflusses kann gering [Novy, Lewitzky (Fall 1) u. a.] oder reichlich [Jacobson, Roberts, Quénu und Longuet (Fall 1), Orthmann, Thaler u. a.] sein, sie kann sich auch bei der gleichen Patientin im Laufe der Erkrankung ändern. In der Regel erfolgt diese Änderung im Sinne einer Zunahme des Ausflusses, gelegentlich aber auch im Sinne einer Abnahme.

Die Entleerung kann dauernd und gleichmäßig erfolgen, sie kann aber auch einen ausgesprochen periodischen Charakter erkennen lassen.

Die periodische Entleerung größerer Flüssigkeitsmengen wird als **Hydrops tubae profluens** [1] bezeichnet.

Dieses Symptom wurde beim primären Tubencarcinom mehrfach beobachtet (Michnoff, Routier, v. Rosthorn, Fabricius 1899, Roberts 1898 und 1899, Keitler, Scharlieb, Weinbrenner u. a.).

Nach heftigen, immer mehr sich steigernden Schmerzen erfolgt plötzlich „sturzbachartig" ein reichlicher Flüssigkeitserguß aus der Scheide. Daraufhin klingen die Schmerzen rasch ab. Nicht so selten bemerken die Kranken im stadium incrementi des Schmerzes auch eine deutliche Zunahme des Leibesumfanges; nach dem Abgang der Flüssigkeit kehrt dieser rasch zur Norm zurück.

[1] Dieses Symptomenbild wurde zuerst von Blasius (Comment. de hydrope ovariorum profluente Halae 1834) als Hydrops ovarii profluens bezeichnet. Froriep und Joh. Müller haben darauf aufmerksam gemacht, daß es sich in derartigen Fällen meist um einen Hydrops der Tuben handle. (Virchow, Geschwulstlehre 1, 261.) Siehe auch Bd. V, 2, S. 154 f. dieses Handbuches.

Schon Sänger und Barth haben auf das Vorkommen des Hydrops tubae profluens beim Tubencarcinom aufmerksam gemacht, Roberts 1899 hat dieses Symptomenbild ausführlich beschrieben.

Die Entstehung des Hydrops tubae profluens hat man sich so zu denken, daß das Lumen im uterinen Teil der Tube durch Sekret, Tubenfalten u. dgl. verschlossen ist. Hat die angesammelte Flüssigkeit einen gewissen Druck, dann kommt es — vielleicht unter Mitwirkung von Tubenkontraktionen — zur Durchbrechung dieses Verschlusses und zur Entleerung der Flüssigkeit.

Die mechanischen Vorbedingungen für die Ansammlung und periodische Entleerung von Flüssigkeit können sich auch bei entzündlichen Erkrankungen der Tube finden. Infolgedessen ist der Hydrops tubae profluens nicht beweisend für das Vorhandensein eines Tubencarcinoms. Seine praktische Bedeutung ist aber darin zu suchen, daß er die Aufmerksamkeit des Arztes auf eine Erkrankung der Tuben hinlenkt.

Blutungen.

Die hämorrhagischen Formen des Ausflusses leiten über zu den Fällen, in denen sich beim Tubencarcinom ausgesprochene Blutungen fanden. [Westermark und Quensel, Stroganoff, Tuffier, Falk, Hofbauer, v. Franqué I, Quénu und Longuet I und II, Bland Sutton, Dirner und Fonyó II, Fabozzi, Graefe, Zangemeister II, Roche, Bland Sutton, Tomson, Cullingworth, Mériel, Schauenstein, Baisch-Raabe, Lecène, Wiesinger, Rossinsky, Tate II, Maiss, Tweedy, Fleischmann, Schweykart, Gerstenberg, Heymann, Thaler 1920 (Fall 1 und 2), Bretschneider, Beck, Steinweg, Klemp (Fall 3) u. a.].

Gegenüber den Schmerzen und dem Ausfluß treten die Blutungen in den bisher beobachteten Fällen an Häufigkeit etwas zurück. Sie finden sich unter 149 verwertbaren Fällen 35mal (= 23,4%).

Die Frage, inwieweit diese Blutungen als Folge und nicht nur als eine zufällige Begleiterscheinung der Neubildung zu werten sind, läßt sich in den meisten Fällen mit ziemlicher Sicherheit entscheiden. In den meisten Fällen traten die Blutungen etwa gleichzeitig mit anderen Symptomen auf, die mit größter Wahrscheinlichkeit auf das Tubencarcinom zurückzuführen sind (Schmerzen und Ausfluß), oder sie stellten sich gar erst kürzere oder längere Zeit nach dem Auftreten dieser anderen Symptome ein. Aber auch in den Fällen, in denen die Blutungen das erste oder einzige Symptom bildeten, traten sie meist so verhältnismäßig kurze Zeit vor der klinischen Feststellung des Tubencarcinoms auf, daß die Annahme einer direkten Abhängigkeit von der Neubildung zum mindesten sehr nahe gelegt wird.

Soweit in den Krankengeschichten nicht von „Blutungen" schlechthin gesprochen wird, handelte es sich meist um Metrorrhagien [Westermark und Quensel, Quénu und Longuet I, Zangemeister (Fall 2), Bland Sutton, Tomson, Cullingworth, Wiesinger, Schweykart, Thaler 1920 (Fall 1), Steinweg u. a.].

In mehreren Fällen [Hofbauer, Graefe, Montgomery, Bretschneider, Klemp (Fall 3)] hatten die Blutungen aber auch den Charakter von Menorrhagien.

Schmerzen, Ausfluß und Blutungen sind durchaus nicht in jedem Falle von primärem Tubencarcinom vorhanden, sie können, wie schon erwähnt wurde, ganz oder teilweise fehlen, oder sie können in verschiedener Reihenfolge auftreten. Peham hat deshalb mit Recht betont, daß alle statistischen Angaben hier ziemlich wertlos sind: „Wenn man berücksichtigt, wie unzuverlässig oft die Angaben der Frauen sind, wie undeutlich manche Anamnesen wiedergegeben sind, wie spärlich und durcheinandergeworfen die Daten in jenen Fällen sind, die überhaupt nur in einer Statistik uns zugänglich gemacht sind, so darf es nicht wundernehmen, wenn bei einem ähnlichen Materiale von verschiedenen Autoren verschiedene Zahlen gefunden werden, zumal ja dem subjektiven Ermessen des einzelnen Autors hinsichtlich der Priorität der Symptome ein gewisser Spielraum gelassen ist".

Neben der Symptomentrias des Uteruscarcinoms treten in dem klinischen Bild des primären Tubencarcinoms zwei weitere Symptome hervor: Zunahme des Leibesumfanges und Abmagerung.

Zunahme des Leibesumfanges: Auffallend häufig wird in den bisher veröffentlichten Fällen von primärem Tubencarcinom berichtet, daß die Patientinnen durch die Zunahme des Leibesumfanges [O. Müller, Eckardt, Duret, Le Count, v. Franqué II, Knauer-Peham I, Zangemeister III, zum Busch, Delaunay, Spencer 1910 (Fall 3), Ruge II (Fall 2), Ganshorn, Stanca u. a.] oder durch die subjektive Feststellung einer Geschwulst im Abdomen [Michnof, Knauer-Peham I, Schäfer, Dirner und Fonyó I und II, Andrews, Briggs, Kundrat (Fall 1), Martin, Doran, Spencer 1910 (Fall 2), Lewitzky (Fall 1), Amreich-Hillebrand] auf ihre Erkrankung aufmerksam wurden.

Die Zunahme des Leibesumfanges oder die Feststellung einer Geschwulst können das erste Symptom der Erkrankung sein (Michnoff, O. Müller, Eckardt, Duret, v. Franqué II, Knauer-Peham I, Schäfer, Dirner und Fonyó I, Zangemeister, zum Busch, Martin, Delaunay, Amreich-Hillebrand).

In diesem Falle sind sie oft auch das einzige Symptom, das die Kranken zum Arzt führt (zum Busch, Martin, Delaunay, Amreich-Hillebrand).

Ein Stärkerwerden des Leibes oder eine Geschwulst im Abdomen können aber auch gleichzeitig neben anderen Symptomen (Blutungen Schauenstein, Schmerzen A. Doran 1910, Ausfluß Michnoff, Le Count, Krankheitsgefühl Lewitzky I) bemerkt werden. In der Regel dürfte die Sache dann wohl so liegen, daß die Kranken durch die anderen Symptome aufmerksam gemacht wurden und dann erst eine Geschwulst entdeckten.

In dem Falle 2 von Ruge II trat eine Anschwellung des Leibes als Spätsymptom auf, nachdem seit 7 Monaten Unterleibsschmerzen, Kreuzschmerzen und Harndrang bestanden hatten. Auch bei der Patientin von Ganshorn stellte sich eine geringe Zunahme des Leibesumfanges als Spätsymptom nach Ausfluß und Schmerzen ein.

In einigen Fällen [Dirner und Fonyó (Fall 2), Andrews, Kundrat (Fall 1), Delaunay, Spencer 1910 (Fall 2)], hatten die Kranken allerdings schon mehrere Jahre vor der Feststellung des Tubencarcinoms eine Geschwulst im Abdomen oder eine Zunahme des Leibesumfanges bemerkt. (Dirner und Fonyó 3 Jahre, Andrews 2 Jahre, Kundrat 4 Jahre, Delaunay 2 Jahre). Es erscheint nicht wahrscheinlich, daß in diesen Fällen das Tubencarcinom so lange Zeit bestanden hat. Man wird wohl annehmen dürfen, daß ursprünglich ein entzündlicher Tubentumor vorhanden war, und daß es in diesem erst späterhin zur Carcinomentstehung gekommen ist.

Diese Annahme gewinnt noch dadurch an Wahrscheinlichkeit, daß sich mehrmals andere Symptome auf eine schon länger bestehende Geschwulst aufpfropften.

In der Beobachtung von Dirner und Fonyó traten Blutungen auf, nachdem die Geschwulst schon 2 Jahre vorher bemerkt worden war. Der Patientin von Kundrat fiel in den letzten 2 Monaten vor der Operation ein rasches Wachstum ihrer seit 4 Jahren bemerkten Geschwulst auf, in den Fällen von Andrews und Spencer gesellten sich später Schmerzen zu der Geschwulstbildung hinzu.

Als Ursache für die Zunahme des Leibesumfanges müssen vielfach nur die Tumorbildung in der Tube und auf die Verwachsungen mit den Nachbarorganen angesprochen werden. Nur in verhältnismäßig seltenen Fällen ist die Anschwellung des Leibes durch Ascites bedingt.

Ascites. Im Vergleich zu der überaus häufigen Beteiligung des parietalen und visceralen Peritoneums beim Tubencarcinom findet sich Ascites nicht sehr häufig erwähnt [Orthmann 1886, Knauer 1895, Duret 1890, Le Count, Peham (Fall 3), Briggs, Keitler, Pompe van Merdervoort, zum Busch, Spencer 1910 (Fall 2 und 3), Vignard, Lewitzky (Fall 1), Ruge II (Fall 2), Stanca, Kunkler Fall 1].

Das Vorhandensein von Ascites in einem Falle von Papillom der Tube mit offenem Ostium abdominale und das Fehlen von freier Flüssigkeit bei einem Papillom, das sich in einer geschlossenen Tube fand, hatte A. Doran zu der Ansicht geführt, daß ein direkter Zusammenhang zwischen dem Ascites und der Durchgängigkeit des Ostium abdominale bestehen müsse. Da nun A. Doran die Tubenpapillome als entzündliche Bildungen ansah, so führte er den Ascites auf eine leichte katarrhalische Reizung der Tube zurück [1].

Auf Grund dieser Vorstellung mußte man erwarten, daß auch in den Fällen von Tubencarcinom mit offenem Ostium abdominale Ascites eine häufige Erscheinung sein würde.

Diese Ansicht hat sich nicht bestätigt.

Von allen Fällen, in denen sich beim primären Tubencarcinom Ascites fand, entspricht nur die Beobachtung von Le Count der Annahme von A. Doran. Aus dem offenen Ostium abdominale ragte ein Geschwulstpfropf in die freie Bauchhöhle hinein, und in dieser fand sich reichlich Ascites. Auch in dem einen (2.) Falle von Peham bot die Tube ganz analoge Verhältnisse dar. Da sich aber außerdem auch Geschwulstknötchen auf der Uterusserosa fanden, so muß die Frage nach dem Ursprung des gleichzeitig vorhandenen Ascites zum mindesten offen bleiben. Jedenfalls lehrt eine Beobachtung von Beck, daß das Herauswachsen selbst eines hühnereigroßen papillären Tumors aus dem Ostium abdominale der Tube keinen Ascites zu machen braucht.

In der Mehrzahl der bisher beobachteten Fälle war der Ascites darauf zurückzuführen, daß das Tubencarcinom das Peritoneum in Mitleidenschaft gezogen hatte.

Auch Alban Doran ist schon im Jahre 1910 auf Grund des bis dahin vorliegenden Materiales von seiner Ansicht zurückgekommen und er hat zugegeben, daß die Quote des Acites beim primären Tubencarcinom viel niedriger ist, als man eigentlich erwarten sollte („... the percentage ... — much lower than might be estimated on a priori reasoning").

Besonders deutlich kommt die Zunahme des Leibesumfanges den Frauen dann zum Bewußtsein, wenn sie mit Abmagerung des übrigen Körpers einhergeht.

Abmagerung. Recht häufig findet sich die Angabe, daß den Kranken mit Tubencarcinom eine zunehmende Abmagerung auffiel. [A. Doran, Veit, Zweifel I, Knauer, O. Müller, Eckardt, Hofbauer, Friedenheim, Witthauer, Hannecart, Schäfer, Bertino, Danel, Rossinsky, Tate II, Vignard, v. Bubnoff, Ruge II (Fall 4), Schweykart, Thaler 1916, Moench, Thaler 1922, Klemp (Fall 1) [2] u. a. In anderen

---

[1] Trans. opt. Soc. London **28**, 237 (1886): „In one case under my observation the diseased tube was closed, the symptoms were entirely pelvic, and no hydroperitoneum was present. Under these circumstances, then, papilloma of the tube may simulate hydrosalpinx and pyosalpinx, but the symptoms would probably be, as a rule, less acute.

In the other case, the ostium of the tube remained patent and hydroperitoneum persisted till the diseased tube was removed. The evidence that secretion escaped from the ostium was positive.

For reasons given at length in this memoir, this case suggests that hydroperitoneum may frequently, though not invariably be due to mild chronic catarrh of an unobstructed Fallopian tube".

[2] Die Patientin von Rossinsky nahm in 3 Monaten 32 Pfund ab, die Kranke von Thaler in 16 Monaten 16 kg.

Fällen klagten die Frauen über Kräfteverfall (Routier), schlechteres Aussehen (Falk), Krankheitsgefühl (Lewitzky I).

Die Abmagerung kann das erste Symptom sein, das den Kranken auffällt [Veit, Knauer, Friedenheim, Witthauer, v. Bubnoff, Klemp (Fall 1)], in den anderen Fällen fand sie sich kombiniert mit anderen Symptomen (Schmerzen, Ausfluß, Blutungen); in der Beobachtung von Falk fiel der Kranken zuerst auf, daß ihr Aussehen schlechter wurde, und erst später stellten sich Blutungen ein.

Die Abmagerung ist aber durchaus kein ständiges Begleitsymptom des Tubencarcinoms, sie kann fehlen, obwohl die Neubildung schon sehr weit fortgeschritten ist [Dandelski, Ruge II (Fall 1), Amreich-Hillebrand].

Kachexie. Auch die Kachexie zeigt beim primären Tubencarcinom ein recht wechselndes Verhalten. Teils finden sich in dem bisher vorliegenden Material Fälle mit ausgesprochener Kachexie (Landau und Rheinstein, Eckardt: Gesichtsfarbe auffallend blaß, Ernährungszustand sehr schlecht; Falk: 1897 kachektischer Eindruck trotz eines reichen Panniculus adiposus; Duret 1899: starke Abmagerung; Rossinsky: stark abgemagert; Tate II: Anämie; v. Franqué 1911: gut genährt, auffallend blaß; Fleischmann: hochgradig abgemagert; Ruge II, (Fall 2): abgemagerte Frau; Ruge II, (Fall 3): Gesicht und Brust abgemagert, Bauchdecken fettreich; Schweykart: blaß, anämisch, schlechter Ernährungszustand; Thaler 1920 I: schlechter Allgemeinzustand infolge Fieber, Schmerzen, Anämie; Ganshorn: anämisches Aussehen, mäßiger Ernährungszustand; Stanca: starke Abmagerung und Kachexie, Diagnose: maligne (?) Adnextumoren).

Teils wird ausdrücklich betont, daß alle Zeichen einer Kachexie fehlten. (Aussehen frisch und gesund: Fearne; sehr starkes Fettpolster: Novy; sehr dicke Bauchdecken, so daß Uterus nicht abzutasten: Orthmann 1906; gesundes Aussehen, starke Adipositas: Kehrer; keine Kachexie: Benthin, A. Doran; gut genährt, nicht anämisch: Baisch-Raabe; wohl genährte Patientin: Wiesinger; guter Allgemeinzustand: Spencer II; stark entwickelter Panniculus adiposus: Legg; gut genährt, auffallend blaß: v. Franqué 1911; ziemlich elend, aber nicht kachektisch: Lewitzky I und II; keine Abmagerung: Ruge II, (Fall 1); Bauchdecken fettreich, Gesicht und Brust abgemagert: Ruge II, (Fall 3); gut genährt, durchaus kein kranker Eindruck: Ruge II, (Fall 4); blaßgelb, aber nicht kachektisch: Klemp (Fall 3); ziemlich gut genährt, aber etwas anämisch: Beck).

Auffallend ist aber, wie auch Lipschitz betonte, die Schnelligkeit, mit der sich beim primären Tubencarcinom die Zeichen der Kachexie einstellen können.

So war in den Fällen von Boxer, Kundrat und Kehrer bei der ersten Untersuchung nicht einmal Abmagerung vorhanden. Nach ½ Jahr — bei der Beobachtung von Kehrer, sogar schon nach 5 Wochen — fand sich ausgesprochene Kachexie. Dieser folgte dann bald der Tod.

Diagnose.

Die pathologisch-anatomischen und klinischen Verhältnisse bringen es mit sich, daß man bei der Diagnose eines Tubencarcinoms nicht über einen mehr oder weniger großen Grad von Wahrscheinlichkeit hinauskommt. Selbst diese Vermutungsdiagnose ist in vielen Fällen aber nur dadurch möglich, daß man überhaupt an die Möglichkeit eines Tubencarcinoms denkt.

Im Mittelpunkt der Diagnose steht naturgemäß die palpatorische Feststellung einer Vergrößerung und Verdickung der Tube. Gelingt dieser Nachweis nicht, dann ist eine Diagnose unmöglich.

Der Nachweis einer deutlichen Vergrößerung der Tube kann bei beginnendem Tubencarcinom mißlingen, wenn die Verdickung der Tube noch zu gering und die Geschwulst weich ist (Lipschitz). Aber auch bei fortgeschritteneren Carcinomen kann die verdickte Tube dem Tastgefühl entgehen, wenn irgendwelche Schwierigkeiten (z. B. dicke Bauchdecken, Novy, Orthmann 1906, Ascites zum Busch) die Palpation erschweren.

In den meisten bisher beobachteten Fällen von Tubencarcinom war es aber doch möglich, eine Geschwulst im kleinen Becken zu fühlen. Allerdings gelang es durchaus nicht immer, die Tube als den Ausgangspunkt dieser Geschwulst zu erkennen.

Dies ergibt sich am deutlichsten aus folgender Zusammenstellung:

In 86 Fällen von Tubencarcinom wurden auf Grund des klinischen Befundes folgende Diagnosen gestellt:

Ovarialcyste oder chronischer Adnextumor (Orthmann 1886). Ovarialcyste [A. Doran 1888, Westermark und Quensel, Zweifel I (maligne?), Routier, Knauer 1895 (Tuboov.!), Warneck (rechts), O. Müller, Duret 1899 (carcinomatös!), Dandelski (rechte Seite), Delaunay, Lorrain, Wiesinger (linke Seite), Wiener, Ruge II (Fall 1), Beck (oder Extrauteringravidität).

Pyosalpinx. (Eberth und Kaltenbach, Veit, Osterloh, v. Rosthorn, Fabricius 1898, Roberts 1898, Hurdon, Graefe (Hydrosalpinx? Tubencarcinom?, Weinbrenner).

Hydrosalpinx. [Michnof, Schäfer, Anufrief (linke Seite), Tomson, Bretschneider].

Haematocele retrouterina. (Tuffier).

Uterusmyom. (Fearne, Brennecke, Boursier und Venot, v. Franqué I 1901, Quénu und Longuet I und II, Stolz I, Cullen 1905, Mériel, Orthmann 1907, Orthmann 1908, Penkert, Legg, Dirner und Fonyó I, Lewitzky (Fall 2), Thaler 1920 II (sarkomatös degeneriert).

Maligner Adnextumor. (Fischel 1895).

Salpingitis. Warneck (linke Seite), Boldt 1901, Anufrief (rechte Seite), Wiesinger (rechte Seite).

Adnextumor. Eckardt, Pilliet, Peham (Fall 3), Kundrat (Fall 1), Dandelski (linke Seite), Kehrer, Smyly, v. Franqué 1911, Fleischmann, Schweykart, Gerstenberg-Heymann, Schweitzer (Fall 1).

Maligner Adnextumor Tube oder Ovarium. Danel 1899, Lewitzky I, Stanca 1922.

Stieldrehung eines cystischen Tumors. Thaler 1920 (Fall 1), Stübler, Warneck 1895.

Tubencarcinom. Falk 1898, v. Franqué 1905.

Corpuscarcinom. Novy 1900, Drutmann.

Maligner Ovarialtumor. Pompe van Merdervoort, Spencer III, Wanner und Teutschlaender, Ruge II (Fall 3), Moench, Ganshorn, Schweitzer II.

Parovarialcyste. Benthin.

Ovarialcarcinom Baisch-Raabe, Boxer 1, v. Bubnoff, Ruge II (Fall 2).

In diesen 86 Fällen wurde also 50mal die Tube nicht als das erkrankte Organ erkannt.

Da es zu weit führen würde, diese Fehldiagnosen im einzelnen zu begründen, so sei auf die ausführliche tabellarische Übersicht über die bisher veröffentlichten Tubencarcinome verwiesen.

Selbst wenn aber eine Geschwulst des kleinen Beckens als Tubentumor erkannt wird, dann bietet diese weder in der Form noch in der Größe, noch in der Konsistenz sichere Anhaltspunkte für das Vorhandensein eines Carcinoms.

Palpatorisch können die carcinomatösen Tuben die verschiedenste Größe zeigen: walnußgroß (Montgomery), pflaumengroß [Eberth und Kaltenbach], anfangs kleinfingerdick, später pflaumengroß (Fabricius 1898), hühnereigroß [Jacobson, Dandelski (linke Seite)], [Tate I (Fall 3)], gänseeigroß (Hofbauer, Schäfer, Zangemeister 1902 III), emueigroß [Zangemeister I (rechte Seite)], orangengroß [Mercelis,

v. Franqué III, Zangemeister I (linke Seite), Beck], frauenfaustgroß (Salin), faustgroß [Eberth und Kaltenbach (rechte Seite), Landau und Rheinstein, Michnof
(beiderseits)], anfangs apfelgroß [Sänger und Barth, Falk 1897, Danel 1899, Graefe,
Stolz I, Kundrat (Fall 2), (linke Seite), Kehrer, Fabricius 1909, Einsle, Dirner und
Fonyo II, Fleischmann, Schweykart, Latzko, Amreich-Hillebrand], überfaustgroß (Fabricius 1899, Friedenheim, Orthmann 1908), kleinkindskopfgroß
(v. Franqué III, Orthmann 1905), kindskopfgroß [Orthmann 1886 (Tuboovarialcyste)],
Eckardt, Boursier und Venot, Hannecart, Knauer-Peham I (linke Seite), Zange-
meister (Fall 3), Kundrat I, Baisch-Raabe, Rossinsky, Ruge II (Fall 2 und 3),
Ganshorn, Klemp, Stübler, kegelkugelgroß (Bretschneider), mannskopfgroß
(Zweifel 1894).

Auch die Form zeigte die verschiedensten Schwankungen: rund [Kundrat (Fall 1)],
rundlich (Landau und Rheinstein), eiförmig (Stroganoff), länglichrund [Peham
(Fall 3)], länglich (v. Franqué III), walzenförmig (v. Franqué 1905), wurstförmig
(Graefe, Dirner und Fonyo III) unregelmäßig [Fabozzi 1902, Vignard, Ruge II
(Fall 2), Ruge II (Fall 4), (linke Seite), Ganshorn].

Die Konsistenz kann alle möglichen Nuancen zwischen „weich" und „hart" aufweisen: weich [Ruge II (Fall 4), Latzko (rechte Seite) Jacobson, teigig-weich (Beck),
teigig [Ruge II (Fall 2)], weich, fast cystisch (Kundrat I), cystisch (Zangemeister I,
Pompe van Merdervoort, Knauer 1895, Falk 1897 und 1898), fluktuierend (Orthmann 1905, Tuffier, Watkins-Ries), teils cystisch, teils fluktuierend (Schauenstein),
stellenweise fluktuierend [Peham III (rechte Seite)], prallcystisch [Benthin, Fabricius
1909, [Ruge II (Fall 2)], prall (v. Franqué III, Bretschneider, Stübler), prallelastisch
(v. Franqué 1905, Kehrer, Zweifel 1894), elastisch [Graefe, Peham III (linke Seite),
Anufrief, Orthmann 1886, Eberth und Kaltenbach, Landau und Rheinstein,
Michnof (beiderseits), Eckardt, Mercelis], elastisch, fluktierend (Knauer-Peham I),
undeutlich cystisch (v. Franqué I), teils cystisch, teils derb (v. Franqué II, Fabricius
1899), mäßig fest [Ruge II (Fall 3)], derb [Schäfer, Stolz I, Cullen 1905, Boxer I,
v. Franqué 1911, César, Latzko (linke Seite), Schweitzer (Fall 2), Fearne], hart
[Witthauer, Hannecart, Fabozzi 1902, Orthmann 1908, Caraven und Lerat,
Spencer 1910 (Fall 2), Spencer 1910 (Fall 3, „sehr hart"), Tate (Fall 2), Vignard,
Ganshorn, Friedenheim, Dirner und Fonyo I], muskelhart (Dirner und Fonyo II).

Die Oberfläche kann glatt (Wiesinger, Zweifel 1894, Witthauer 1900), uneben
(Orthmann 1886), knollig [Stolz I, Kundrat, Orthmann 1908, Einsle, Ganshorn,
Schweitzer (Fall 2), Dirner und Fonyo I], höckerig [Hannecart, Schäfer, Tate
(Fall 2), Lipschitz, Eberth und Kaltenbach, Cullingworth und Shattock,
Fearne, Sänger und Barth, Eckardt, Danel 1899] sein.

Auch die Schmerzhaftigkeit zeigt ein sehr wechselndes Verhalten. Sie kann
völlig fehlen [Witthauer, Vignard, Lipschitz, Ruge II (Fall 4), Danel 1899, Roberts
1898], gering [Quénu und Longuet (Fall 2), Boxer I], ziemlich groß (Schäfer), sehr
groß [Boursier und Venot, Rollin 1905, Bertino 1906, Dandelski, Wiesinger
(rechte Tube), v. Franqué 1911, Fleischmann, Thaler 1920 (Fall 1)] sein.

Diese wechselnden und sehr verschiedenartigen Befunde lassen sich in gleicher Weise
bei den chronischen Entzündungen der Tube erheben.

Der Eindruck eines entzündlichen Adnextumors wird noch dadurch verstärkt, daß häufig auch die andere Seite erkrankt ist, und daß die Anamnese sowohl, als auch die empirische Wahrscheinlichkeit die Annahme einer entzündlichen Erkrankung aufdrängen.

Diese Maskierung des Tubencarcinoms durch die Erscheinungen eines salpingitischen Prozesses kommt auch in den klinischen Diagnosen zum Ausdruck.

So wurden die carcinomatösen Tuben angesprochen als:

Salpingitis. Warneck (linke Seite), Boldt 1901, Anufrief (rechte Seite), Wiesinger (rechte Seite).

Pyosalpinx. Eberth und Kaltenbach, Veit, Osterloh, v. Rosthorn, Fabricius 1898, Roberts 1878, Hurdon, Graefe [1], Weinbrenner.

Hydrosalpinx. Michnof, Schäfer, Anufrief (linke Seite), Tomson, Bretschneider.

Adnextumor. Eckardt, Pilliet, Peham (Fall 3), Kundrat (Fall 1), Dandelski (linke Seite), Kehrer, Symly, v. Franqué 1911, Fleischmann, Schweykart, Gerstenberg-Heymann, Schweitzer (Fall 1).

Die durchaus verständliche Täuschung durch den klinischen Befund hat dazu geführt, daß mehrfach carcinomatös erkrankte Tuben längere Zeit konservativ behandelt wurden [Graefe, Peham (Fall 3), Dandelski, Fleischmann, Salim].

Der reine Palpationsbefund gestattet also im besten Falle die Feststellung eines Tubentumors. Selbst diese Diagnose ist bisher aber nur in einer verhältnismäßig geringen Zahl von Beobachtungen gestellt worden.

Die Verwechslung einer carcinomatösen Tube mit irgend einem anderen Tumor im kleinen Becken wäre nun nicht so schlimm, wenn es möglich wäre, die maligne Natur der Neubildung zu erkennen. Gerade hier stößt man aber auf fast unüberwindliche Schwierigkeiten.

Das Vorhandensein von Ascites ist zwar ein wertvoller Hinweis für die Diagnose einer malignen Geschwulstbildung im Abdomen, er findet sich aber beim primären Tubencarcinom auch in selbst fortgeschrittenen Fällen verhältnismäßig selten.

Auch kachektische Symptome können bei Tubencarcinomkranken bis kurz vor dem Tode fehlen.

Ebensowenig kommt den sekundären Geschwulstherden beim primären Tubencarcinom eine nennenswerte praktisch-diagnostische Bedeutung zu.

Selbst ausgedehnte Carcinomherde entziehen sich durch ihre anatomische Lage (Ovarien, iliacale und lumbale Lymphdrüsen, Serosa, Leber) häufig dem klinischen Nachweis. Wird man aber — etwa durch Lymphdrüsenschwellung in der Leistenbeuge oder am Halse — auf die maligne Natur eines Adnextumors aufmerksam, dann kommt man mit der Operation in der Regel zu spät.

Nach Peham ist die Beschaffenheit der Oberfläche von einer gewissen Bedeutung, besonders wenn der Tumor die von Eberth und Kaltenbach hervorgehobene höckerige Oberfläche zeigt. „Allerdings kann beim Vorhandensein grober Höcker die Frage, ob es sich um multiple kleine Myome oder um metastatische Knotenbildung auf der Oberfläche eines carcinomatös degenerierten Tubentumors handelt, aufgeworfen werden. Ist aber die Oberfläche feinhöckerig, dann bildet es ein sehr wichtiges Erkennungszeichen, das noch am ehesten mit der Knotenbildung bei der Salpingitis isthmica nodosa in Parallele gestellt werden kann. Die Höckerbildung ist aber eine sehr seltene Erscheinung, die ihrer patholo-

---

[1] Daneben wurde noch die Möglichkeit einer Hydrosalpinx oder eines Tubencarcinoms in Erwägung gezogen.

gisch-anatomischen Bedeutung nach ein bereits weit vorgeschrittenes Stadium der Erkrankung repräsentiert" (Peham).

In den 60 von Peham zusammengestellten Fällen findet es sich sechsmal (Eberth und Kaltenbach, Fischel, Eckardt, Duret 1899, Danel 1899, Hannecart). In dem Falle von Schäfer war die Höckerbildung dagegen durch Myome bedingt.

Weiter wies Peham daraufhin, daß man auch „aus einer auffallend rascheren Wachstumstendenz" auf die maligne Degeneration eines Adnextumors schließen könne.

So wurde in dem ersten von Peham beschriebenen Falle von Tubencarcinom in den letzten fünf Wochen vor der Operation ein besonders rasches Wachstum festgestellt.

Freilich sind die subjektiven Angaben der Kranken sehr unzuverlässig, da die Vergrößerung des Abdomens auch durch andere hinzutretende Genitalerkrankungen (Ovarialcystome, Stieldrehung) bedingt sein kann, während die Neubildung mehr oder weniger stationär bleibt. Als Beispiele führt Peham die Beobachtungen von Graefe und Routier an. In dem Falle von Graefe verweigerte die Kranke die Operation, obwohl die Wahrscheinlichkeitsdiagnose auf Carcinom gestellt worden war. Zwei Jahre später stellte sich plötzlich eine Vergrößerung des Abdomens ein. Diese war durch ein rechtsseitiges Ovarialcystom bedingt; der Tubentumor blieb dabei fast unverändert, so daß die frühere Diagnose fallen gelassen werden mußte. Der Patientin von Routier war trotz der Diagnose „maligner Tumor" wegen des vorgeschrittenen Stadiums der Erkrankung und wegen Schwäche von der Operation abgeraten worden. Ein halbes Jahr später war das Aussehen besser. Die Diagnose „maligner Tumor" wurde deshalb in „Ovarialcystom" umgeändert.

Auch in dem Falle von Kehrer wurde während dreiwöchiger Beobachtung vor der Operation eine auffallend rasche Wachstumstendenz der Geschwulst festgestellt.

Kehrer hat auf ein weiteres Symptom hingewiesen, das ebenfalls den Verdacht auf eine maligne Neubildung der Tube oder des Ovariums erwecken muß, nämlich auf nicht von Temperatursteigerung begleitete zunehmende Verwachsung eines im Douglasschen Raume gelegenen weichen Tumors. Ein rasches „Fester- und Dickerwerden der Adhäsionen" ist wohl auch bei einer Pyosalpinx mit virulentem Eiter denkbar, aber dann ist, zum mindesten im Anschluß an Untersuchungen, Fieber vorhanden. Kehrer sprach deshalb die Ansicht aus, daß man „auf die Erscheinung der zunehmenden Verwachsung ohne Fieber bei vaginaler und rectaler Untersuchung von Tubentumoren wenigstens im klimakterischen Alter achten" sollte.

Quénu und Longuet glaubten aus dem Zustande des Uterus wichtige diagnostische Schlüsse auf das Vorhandensein eines Tubencarcinoms ziehen zu können. (C'est l'utérus qui est en jeu, c'est à lui que va s'adresser le chirurgien.") Fänden sich in oder nach der Menopause beim Vorhandensein eines Adnextumors seröser oder jauchiger Ausfluß, dann sei die Abrasio auszuführen. Ergäbe die mikroskopische Untersuchung der Schleimhaut keinen pathologischen Befund und dauere der Ausfluß an, dann sei seine Quelle höher oben in der Tube zu suchen. Damit sei ein wertvoller Hinweis für die Annahme eines Tubencarcinoms gewonnen. („Donc, aux approches de la ménopause, ou après elle, l'existence d'une tumeur annexielle, jointe à un écoulement non purement sanglant, la démonstration préalable du siège non utérin de cet écoulement, voilà le syndrôme susceptible de caractériser l'épithéliome tubaire.")

Schon Peham hat aber diesen Vorschlag abgelehnt, „weil wir ja doch bei Adnextumoren mit gutem Erfolg die Regel beobachteten, nicht zu kürettieren, sondern durch absolute Ruhe die Blutung aus dem Uterus zum Stehen zu bringen".

Trotz der außerordentlich großen diagnostischen Schwierigkeiten ist die Wahrscheinlichkeitsdiagnose eines Tubencarcinoms schon mehrfach gestellt worden.

Zweifel wurde in dem ersten Falle von Tubencarcinom[1], den er beobachtete, auf die Wurstform der Tube aufmerksam und es gelang ihm, „in einem zweiten Falle im voraus die Diagnose zu stellen und nach der Operation zu bestätigen".

Falk 1898 gewann aus einem faustgroßen cystischen Tumor, der das Scheidengewölbe vorbuchtete, durch Punktion serös-hämorrhagische Flüssigkeit mit verfetteten Zellen. Die Diagnose wurde deshalb auf „Hämatosalpinx nach Carcinom der Tube" gestellt.

Graefe fand bei einer 51jährigen Patientin, die seit 6 Wochen an reichlichem, blutig-wäßrigem Ausfluß litt und leidend aussah, hinter und unter dem retroflektierten Uterus „einen prallelastischen, wurstförmigen Tumor von ungefähr Faustgröße". „Die Diagnose wurde auf Hydro- bzw. Pyosalpinx, und — mit Rücksicht auf den wochenlangen blutig gefärbten, wäßrigen Ausfluß" — „auf Tubenkrebs gestellt und gerade wegen der letzteren Möglichkeit der Patientin die Köliotomie angeraten".

v. Franqué beobachtete eine 52jährige, seit 6 Jahren in der Menopause befindliche Patientin, die seit 3 Wochen vor dem Eintritt in die Klinik über bohrende Schmerzen in der rechten Seite, besonders Nachts, klagte. „Man fühlte dicht am Uterus eine prall elastische, ausgesprochen walzenförmige, mit ihrer Längsachse dem Uterus parallel gestellte Geschwulst, deren oberer, bis 2 Querfinger unterhalb des Nabels reichender Pol ziemlich gut beweglich war, während der untere, im Douglas zu fühlende Pol unbeweglich und von kleinen Rauhigkeiten bedeckt war. Nach der rechten Beckenwand zu schloß sich eine derbe diffuse Infiltration an, und an der vorderen Beckenwand saß noch eine doppeltbohnengroße Geschwulst, einer vergrößerten Lymphdrüse entsprechend". „Nach diesem Befunde war eine maligne, den rechtsseitigen Adnexen angehörige Geschwulst anzunehmen", und da „die eigentümlich schmale Wurstform des Tumors" v. Franqué an früher beobachtete Fälle erinnerte, so stellte er die Vermutungsdiagnose auf Tubencarcinom. Diese wurde durch die Operation bestätigt.

v. Franqué sprach schon damals die Ansicht aus, „daß man überhaupt auf diese Weise die Wahrscheinlichkeitsdiagnose auf Tubencarcinom stellen kann, indem man die eigentümliche, Ovarialtumoren in der Regel nicht zukommende Konfiguration der Geschwulst berücksichtigt, während zugleich eine entzündliche Genese der letzteren durch die Anamnese (Alter, Menopause) seltener wohl direkt durch den Befund ausgeschlossen werden kann".

Neuerdings faßte v. Franqué (Menge-Opitz S. 675) alles, was sich über die Diagnose eines primären Tubencarcinoms sagen läßt, kurz, klar und erschöpfend in folgenden Satz zusammen: „Die Wahrscheinlichkeitsdiagnose eines primären Tubencarcinoms" „dürfte vielleicht möglich sein, wenn man die, Ovarialtumoren in der Regel nicht zukommende, für Tubengeschwülste aber charakteristische längliche Wurst-, Keulen- oder Retortenform findet, während eine entzündliche Genese der Geschwulst durch die Anamnese (Alter,

---

[1] Zweifel, Zbl. Gynäk. 1911, 982.

Menopause), selten wohl durch den Befund ausgeschlossen werden kann und sich Anhaltspunkte für eine maligne Neubildung (rasches Wachstum, Kachexie, Ascites, Metastasen) feststellen lassen".

Die Wahrscheinlichkeitsdiagnose eines primären Tubencarcinoms läßt sich also auf die einfache Formel bringen: **Jede Geschwulst, die den Eindruck eines malignen Ovarialtumors macht, aber längliche Form besitzt, muß den Verdacht eines Tubencarcinoms erwecken.**

Mit der klinischen Annahme einer malignen Tubenerkrankung sind die diagnostischen Möglichkeiten noch nicht erschöpft. Da die einwandfreie Feststellung eines Tubencarcinoms nur durch die pathologisch-anatomische Diagnose der Geschwulst möglich ist, so kann man — mit Variierung eines bekannten Wortes — die Operation als eine Fortsetzung der klinischen Diagnose mit anderen Mitteln bezeichnen.

Aus diesem Grunde sollte in allen unklaren Fällen die Probelaparotomie ausgeführt werden.

Falk und Peham haben mit Recht hervorgehoben, daß die Stellung einer einiger maßen sicheren Diagnose hauptsächlich für diejenigen Gynäkologen von Bedeutung ist, die nicht prinzipiell alle länger bestehenden eitrigen Adnexerkrankungen operativ angehen. Freilich wäre es andernteils verfehlt, wenn man nun in jedem Falle radikal vorgehen wollte, nur, um nicht Gefahr zu laufen, gelegentlich einmal eine maligne Tubenneubildung zu übersehen. Jedenfalls sollte man aber bei Frauen im vorgerückten Alter mit einem operativen Eingriff nicht allzu zurückhaltend sein, wenn der geringste Verdacht auf eine maligne Neubildung besteht.

Von verschiedenen Autoren (Falk, Kehrer u. a.) wurde für die Fälle, in denen die verdächtigen Tumoren dem Scheidengewölbe aufliegen, auch die Probepunktion empfohlen. Falk konnte in seinem Falle die Diagnose dadurch stellen, daß er hämorrhagische Flüssigkeit mit Geschwulstpartikelchen aspirierte. Auch in dem Falle von Kehrer ergab die Punktion „eine braunrote, mit grauweißen Partikelchen gemischte, nicht riechende Flüssigkeit", diese wurde aber nicht näher untersucht. Nach der Ansicht von Kehrer empfiehlt es sich in den Fällen von Adnextumoren im klimakterischen Alter, bei denen einige der Erscheinungen: Unterleibsschmerzen, Blutabgang aus dem Uterus, blutig-eitriger Fluor, rasche Vergrößerung und besonders zunehmende Verwachsung des Tumors bei fehlender Eiterung oder gar Drüsenschwellungen der inguinalen und supraclavicularen Lymphdrüsen festgestellt werden, an Tubencarcinom zu denken und durch die Punktion die hämorrhagische Natur des Inhalts und womöglich Carcinomzellen in ihm festzustellen. Ebenso „wie wir aus der hämorrhagischen Beschaffenheit eines punktierten Pleuraexsudates mit großer Wahrscheinlichkeit auf Carcinom schließen können, ebenso muß die braunrote Flüssigkeit, die wir bei der Punktion eines Tubentumors erhalten, mit Wahrscheinlichkeit auf ein Tubencarcinom bezogen werden".

Eckardt hat die Probepunktion abgelehnt, da sie nicht ohne Gefahren ist (Vereiterung des Tumors, Perforation mit nachfolgender Peritonitis oder Verschleppung von Carcinomzellen). Peham schätzt diese Gefahren nicht so hoch ein, er betont aber, daß es wohl oft vom Zufall abhängig ist, ob es gelingt, durch die Punktion Geschwulstpartikelchen zu erhalten. Peham weist darauf hin, daß auch in einem seiner Fälle eine Probepunktion vorgenommen wurde, ohne daß es aber — ebenso wie in dem Falle von Jacobson — gelang, Anhaltspunkte für die vorhandene Neubildung zu gewinnen.

Prognose.

Die Mangelhaftigkeit der Diagnose bringt es mit sich, daß die Prognose der primären Tubencarcinome außerordentlich trübe ist.

Der Grund hierfür ist in verschiedenen Momenten zu suchen.

An erster Stelle steht die Schwierigkeit der Diagnose. Wie bei jeder anderen malignen Neubildung ist auch beim primären Tubencarcinom die Prognose in der Hauptsache davon abhängig, ob es gelingt, die Primärgeschwulst und alle sekundären Herde radikal zu entfernen. Ist die Radikaloperation möglich, dann ist die Prognose des Tubencarcinoms durchaus nicht schlecht.

In der überwiegenden Mehrzahl der Fälle wird die Diagnose einer malignen Tubenneubildung zu spät gestellt, und es ist dann nicht mehr möglich im Gesunden zu operieren.

Die Neubildung kann aber noch scheinbar auf die Tube beschränkt sein, während sie in Wirklichkeit schon weit darüber hinausgegriffen und mikroskopische Herde in den Ovarien, im Uterus, in der anderen Tube, im Beckenbindegewebe, in den Lymphdrüsen usw. gesetzt hat. Diese Tatsache findet ihren klinischen Ausdruck in der großen Zahl von Rezidiven, die nach scheinbar im Gesunden ausgeführten Operationen beobachtet wurden.

Noch nach 3 Jahren [Brennecke, Zangemeister (Fall 1)], 4 Jahren (Boldt 1901, Vest Fall 1), 5 Jahren (Gerstenberg-Heymann) sind Rezidive beobachtet worden.

Daraus ergibt sich die Forderung, daß man beim Tubencarcinom, ebenso wie beim Uteruscarcinom, nur dann von Dauerheilung sprechen darf, wenn mindestens 5 Jahre seit der Operation verflossen sind.

Dauerheilungen in diesem Sinne sind bisher nur viermal beschrieben worden, und zwar von Veit, Zweifel, Benthin und Zomakion.

In dem Falle von Benthin war die Kranke noch nach 5 Jahren völlig rezidivfrei. Die Patientinnen von Veit und Zweifel waren noch nach 7 Jahren, die von Zomakion noch nach 9 Jahren vollkommen geheilt.

Es muß aber dahingestellt bleiben, ob die Prognose des primären Tubencarcinoms wirklich so trostlos ist, wie es nach diesen spärlichen Dauerheilungen aussieht.

Nicht so selten findet sich die Angabe, daß die betreffenden Kranken noch nach 2 und 3 Jahren geheilt waren. Es ist also möglich, daß eine oder die andere von ihnen dauernd geheilt blieb.

Der Begriff der radikalen Entfernung eines Tubencarcinoms setzt voraus, daß während der Operation keine Aussaat von Geschwulstmaterial in die Bauchhöhle, in die Operationswunde usw. erfolgt.

Dies ist ein zweiter wichtiger Punkt, der für die Prognose der Neubildung von Bedeutung ist.

Die Wand der carcinomatösen Tube ist außerordentlich brüchig. Infolgedessen reißt sie leicht bei der Operation ein, und der Inhalt entleert sich in die Bauchhöhle.

Damit ist die Gefahr einer Aussaat von Carcinomzellen in die Bauchhöhle und der Rezidivierung eines an und für sich vielleicht operablen Carcinoms gegeben. Auch dieses

Moment trägt dazu bei, die Prognose des primären Tubencarcinoms ungünstiger zu gestalten, als die des Uteruscarcinoms und selbst des primären Ovarialcarcinoms.

Die Gefahr einer Implantation von Geschwulstgewebe in die Operationswunden wird heute zwar vielfach bestritten. Die Unmöglichkeit einer Implantation ist aber nicht sicher erwiesen.

So wichtig die völlige und restlose Entfernung eines Tubencarcinoms auch ist, so ist die Prognose doch nicht ausschließlich von der radikalen Exstirpation der Neubildung abhängig. Selbst bei vollkommen gelungener Radikaloperation können Infektionen den gewünschten Erfolg vereiteln.

Dieses dritte für die Prognose wichtige Moment spielt auch bei anderen Carcinomen, z. B. beim Cervixcarcinom, eine große Rolle. Beim Tubencarcinom liegen die Verhältnisse aber besonders ungünstig. Einmal begünstigen die außerordentliche Brüchigkeit und Zerreißlichkeit der Tuben die Entleerung von septischem Tubeninhalt in die Bauchhöhle. Außerdem kommt aber noch hinzu, daß infolge der meist ausgedehnten Verwachsungen mit der Umgebung Nebenverletzungen ungleich häufiger vorkommen als beispielsweise beim Cervixcarcinom.

Die primäre Operationsmortalität des Tubencarcinoms ist recht hoch. Von 200 Patientinnen über deren weiteres Schicksal Angaben vorliegen, starben $16 = 7{,}5^0/_0$ im Anschluß an die Operation.

Therapie.

Die Therapie des primären Tubencarcinoms besteht in seiner radikalen Entfernung.

Rein theoretisch betrachtet muß sich also das operative Vorgehen nach der Ausdehnung der Neubildung richten. Daraus ergibt sich eine ansteigende Reihe der operativen Heilbarkeit des primären Tubencarcinoms, die von der einfachen Exstirpation der erkrankten Tube bis zur erweiterten Totalexstirpation des Uterus und der Adnexe mit Ausräumung der Drüsen reicht.

Da man aber im einzelnen Falle nicht feststellen kann, wieweit das Tubencarcinom schon auf die Umgebung übergegriffen hat, so kann das operative Vorgehen nicht radikal genug sein. Alle konservativen Erwägungen sind abzulehnen.

Dies gilt nicht nur für die Erhaltung der anderen Tube bei anscheinend lokalisiertem Carcinom der anderen Seite. Auch das Bestreben der Kranken, ein Ovarium zu erhalten, ist nicht zu rechtfertigen, nachdem schon mehrfach in dem anscheinend intakten Ovarium der anderen Seite verschleppte Carcinomzellen mikroskopisch nachgewiesen wurden. Ebenso ist im Hinblick auf die Möglichkeit einer Beteiligung der Cervix die supravaginale Amputation des Uterus abzulehnen.

Es bleibt demnach nur die erweiterte abdominale Totalexstirpation des Uterus und der Adnexe nach Wertheim übrig.

An dieser radikalen therapeutischen Forderung kann auch die Tatsache nichts ändern, daß die bisherigen Fälle von Dauerheilung (Veit, Zweifel, Benthin) auf wesentlich einfachere Weise erzielt wurden [einseitige Exstirpation der Adnexe (Veit), supravaginale Amputation des Uterus und Exstirpation beider Adnexe (Zweifel), Totalexstirpation (Benthin)].

Solange es nicht möglich ist, das operative Vorgehen bewußt nach der Ausdehnung des Carcinoms zu orientieren, kommt derartigen Heilungen nur die Bedeutung von Zufallsresultaten zu. Außerdem muß auch die Möglichkeit zugegeben werden, daß noch manche Patientin mit primärem Tubencarcinom durch ein radikaleres Vorgehen hätte gerettet werden können.

Allerdings hat die erweiterte Totalexstirpation beim Tubencarcinom mit wesentlich größeren technischen Schwierigkeiten zu kämpfen, als beim Uteruscarcinom.

Zunächst sind hier die ausgedehnten Verwachsungen zu erwähnen, die sich häufig beim primären Tubencarcinom als Reste einer vorangegangenen oder durch das Carcinom ausgelösten Pelveoperitonitis finden. Diese Verwachsungen können, selbst wenn sie rein bindegewebig und noch nicht carcinomatös sind, unter Umständen die geplante Radikaloperation ganz unmöglich machen.

Außerdem bringen die Verwachsungen der carcinomatösen Tuben in erhöhtem Maße die Gefahr von Nebenverletzungen mit sich. Über derartige Nebenverletzungen des Rectums [Smyly 1893, Kundrat (Fall 2), Smyly 1910], der Blase (v. Franqué), der Flexura sigmoidea (Hurdon), des Colon (Straßmann) wird in der Literatur mehrfach berichtet.

Ein sehr wichtiges Moment, dem bei der Operation Rechnung getragen werden muß, ist endlich die große Brüchigkeit der carcinomatösen Tuben. Da die Tubenwand oft ganz außerordentlich verdünnt ist, so wird sich ein Einreißen nicht immer vermeiden lassen. Infolgedessen muß man wenigstens versuchen, durch sorgfältiges Abdecken die Berührung des Peritoneums mit Geschwulstmaterial und mit septischen Keimen zu vermeiden.

Auch die Operationswunde bedarf eines verschärften Schutzes, solange nicht mit Sicherheit nachgewiesen ist, daß Implantationsmetastasen nicht vorkommen.

Die Strahlenbehandlung des primären Tubencarcinoms ist bis jetzt über einige Ansätze im Sinne einer postoperativen Nachbestrahlung (Wanner und Teutschlaender, Gerstenberg-Heymann, Bretschneider, Thaler 1922) nicht hinausgekommen. Irgendwelche Erfolge sind nicht bekannt geworden.

Zusammenstellung
der primären Tubencarcinome.

Fortl. Nr.	Autor	Literatur	Alter	Erkrankte Seite	Menses	Geburten	Symptome	Befund
1	Orth-mann 1886 1888	Zbl. Gynäk. 1886, 816. Z. Geburtsh. 15, 212 (1888)	46	R.	Regelmäßig, aber profus	1 Abort (frag-lich) 1½ Jahre vor der Ope-ration	Vor 3 Monaten wurden im Anschluß an einen Typhus „Knollen" im Abdomen festgestellt. Seit 2 Monaten Schmerzen im Leib	Rechts ein kinds-kopfgroßer, elastischer, mit dem Uterus ver-wachsener Tumor von unebener Oberfläche. Links ein kleinerer Tumor. Diagnose: Ovarialcyste, chronischer Adnextumor
2	Doran, Alban 1888	Trans. path. Soc. Lond. 39, 208	48	R.	—	1 Geburt (mit 22 Jahren)	Seit 3 Jahren eitriger, übelriechender Ausfluß. Vor 1 Jahr Auskratzung; im Anschluß daran Para-metritis. Abmagerung	Rechts vom Ute-rus eine langsam wachsende Ge-schwulst Diagnose: Ovarialcyste, chronische Peri-metritis
3	Eberth und Kalten-bach 1889	Z. Geburtsh. 16, 357 (1889)	50	L. u. R.	Seit 6 Monaten Menopause	Steril verheiratet	Seit 4 Jahren gelblicher Ausfluß. Seit 1 Jahr heftige Schmerzen in der rechten Regio sacro-iliaca, die in die Magen-gegend und die Beine ausstrahlen. Beim Gehen werden die Schmerzen heftiger	Rechts ein faust-großer, elasti-scher, höckeriger Tumor, links ein pflaumengroßer Tumor. Diagnose: Doppelseitige Pyosalpinx; kleines, sub-seröses Myom
4	Veit 1889	Z. Geburtsh. 16, 212 (1889)	36	L.	—	Nullipara	Seit längerer Zeit Schmerzen im Abdomen, Fieber, Geschwulst links. Abmagerung	Diagnose: Pyosalpinx
5	Landau und Rhein-stein 1891	Arch. Gynäk. 39, 279 (1891)	46	R.	Regelmäßig, schwach	Seit 17 Jahren steril ver-heiratet	Vor 2 Jahren wegen Schmerzen im Unter-leib behandelt. Seit 11 Wochen heftige an-haltende Schmerzen in der linken Seite, die auch nach der Hinter-fläche des Oberschenkels zu ausstrahlen. Leichte Schwellung des linken Beines. Pat. wurde län-gere Zeit wegen Ischias behandelt	Kachexie. Links vom Uterus eine faust-große, rundliche, elastische Geschwulst; rechte Adnexe verdickt

Operation	Pathologisch-anatomischer Befund		Metastasen	Sonstige Befunde	Weiterer Verlauf
	Makroskopisch	Mikroskopisch			
Exstirpation der rechten Adnexe. Etwas Ascites. Punktion des Tumors; Entleerung von 1 l dünnen Eiters. Weiterhin riß der Tumor ein, und es entleerte sich Eiter in die Bauchhöhle	Rechts: Tuboovarialcyste. Tube 15 cm lang, stark verdickt und geschlängelt. Am Ostium abdominale 1 cm große Kommunikationsöffnung mit einer faustgroßen, in einen Absceß verwandelten Ovarialcyste. Das ganze Tubenlumen von papillären Wucherungen erfüllt. Diese setzen sich nicht in die Absceßhöhle fort (siehe auch Orthmann, Zeitschr. Bd. 58, S. 399)	Epithelschläuche, die in die Muscularis eindringen	Kleine Knötchen in der Excavatio vesico-uterina. In der Wand der Ovarialcyste stellenweise kleine carcinomatöse Herde	Linke Tube und linkes Ovarium stark verwachsen	† am 6. Tag nach der Operation
Exstirpation beider Adnexe. Ein Teil des rechten Ovariums wurde zurückgelassen	Rechte Tube — bis auf 3 cm vom Uterus entfernt — von weichen Krebsmassen erfüllt. Im Innern blutige Flüssigkeit. Ostium abdominale verschlossen	Typisches Carcinomgewebe, mit stellenweise scirrhösem Bindegewebe. Alveolen ähnlich einem Drüsencarcinom	Rechtes Ovarium und Ligamentum latum	Linke Adnexe chronisch entzündlich verändert	† 11 Monate nach der Operation an Rezidiv. Metastasen im Uterus, in der Blase, Vagina und den Beckenlymphdrüsen
Exstirpation beider Adnexe; dabei reißt der rechtsseitige Tumor ein	Rechte Tube apfelgroß, linke Tube faustgroß. Beide Tuben erfüllt von weichen, markigen, papillären Tumormassen, die in der rechten Tube die Wand bis zur Serosa durchsetzt haben und hier als Knötchen vorspringen	Mit einschichtigem Epithel überzogene, verzweigte Papillen. Es fanden sich aber auch in der Tubenwand Stränge von papillärem Charakter	—	Walnußgroßes Uterusmyom	† 18 Monate nach der Operation an Rezidiv
Exstirpation der linken Adnexe	Pyosalpinx der linken Tube, im Innern ein zottiges Carcinom	Papilläres Carcinom	—	—	Nach 7 Jahren noch Heilung. Briefliche Mitteilung von Veit an A. Doran. Vgl. A. Doran, J. Obstetr. 6, 285 July-Dec. (1904). (Tabelle Nr. 4)
Linke Tube wurstförmig, bei der Punktion entleert sich wäßrige, rötliche Flüssigkeit. Rechte Tube reißt beim Auslösen aus den Verwachsungen ein, es entleert sich braungrünliche Flüssigkeit. Exstirpation beider Adnexe	Rechte Tube: Das ampulläre Ende in eine Cyste erweitert, enthielt die braungrünliche Flüssigkeit, die sich bei der Operation entleerte. Mittlerer Teil der Tube zu einem rundlichen Sack erweitert, der ganz von einer weichen, markigen Masse ausgefüllt ist. — Uterines Ende der Tube in einen bleistiftdicken, harten Strang verwandelt	Unregelmäßige, scharf begrenzte Epithelhaufen mit drüsenähnlichen Hohlräumen. Die Neubildung ist durch eine Zone kleinzelliger Infiltration von der Umgebung abgegrenzt	Bei der Operation keine Metastasen	Linke Tube cystisch entartet und verwachsen. Rechtes Ovarium atrophisch	10 Monate nach der Operation Rezidiv. (Harte Knoten im Abdomen. Ascites.) „Die Pat. muß bald darnach gestorben sein". Briefliche Mitteilung an Alban Doran. (J. Obstetr. 6, 285 (1904), Nr. 5 der Tabelle

Fortl. Nr.	Autor	Literatur	Alter	Erkrankte Seite	Menses	Geburten	Symptome	Befund
6	Michnof[1] 1891	Medizina **1891**, Nr 3. Zit. nach Peham aus Péan, Diagnostic et traitement des tumeurs de l'abdomen. Tome III, p. 564. 1893	46	L. u. R.	Vor 8 Monaten Amenorrhoe, dann Metrorrhagien	3 Geburten, die letzte vor 24 Jahren	Seit etwa 8 Monaten bemerkte Pat. eine faustgroße Geschwulst im Unterleib, die nach einiger Zeit immer wieder verschwand. In der Zwischenzeit heftige, kolikartige Schmerzen und später seröser Ausfluß	Zu beiden Seiten des Uterus eineinhalb faustgroße elastische Tumoren. Diagnose: Hydrosalpinx profluens
7	Wynter 1891	Trans. path. Soc. **92**, 222. Zit. nach Peham u. Alban Doran(1904)	50	R.	?	Nullipara	Seit wenigen Monaten blutiger Ausfluß, Schmerzen im Leib während der letzten 3 Tage vor dem Tode. Die ganze Krankheit dauerte 4 Monate	Obduktionsbefund
8	Westermark und Quensel[3] 1892	Zbl. Gynäk. **1893**, 272. — Nord. med. Ark. (schwed.) **24**, Nr 2, 1 (1892) N. F.	45	L. u. R.	—	1 Geburt (vor 20 Jahren)	Seit 1 Jahr Schmerzen im Unterleib, Metrorrhagien	Großer Tumor rechts, kleinerer Tumor links und hinter dem Uterus. Diagnose: Cystische Degeneration beider Ovarien
9	Zweifel 1892	Vorlesungen über klin. Gynäkologie, S. 139. Berlin 1892	46	R.	Regelmäßig	1 Geburt	Seit 9 Monaten reichlich wäßriger, gelblicher Ausfluß, Leibschmerzen, Abmagerung	Große Tumoren links und rechts vom Uterus. Diagnose: Ovarialcystom (maligne?)

[1] Peham, Z. Heilk. **24** (N. F. 4) 335 (1903), Abt. f. Chir., Fußnote 2, bemerkt bei der Erwähnung dieses Falles: gemein als Literaturquelle für diesen Autor angegeben wird, wird der Name Mikhnov und nicht Miknoff (Quénu 46 Jahren angegeben, während in der Tabelle von Quénu 58 Jahre als Alter angegeben sind".
Während Peham von Péan den Namen Mikhnov übernommen hat, ist hier — im Anschluß an Anufrief
[2] Alban Doran (J. Obstetr. **6**, 289 (1904) bemerkt hier: „Probably the „cyst" was really the outer part taken for the abdominal ostium".
[3] Der gleiche Fall ist im Zbl. Gynäk. **1893**, 1197 noch einmal referiert.

Operation	Pathologisch-anatomischer Befund		Metastasen	Sonstige Befunde	Weiterer Verlauf
	Makroskopisch	Mikroskopisch			
Laparatomie. Exstirpation beider Adnexe. Einreißen der linken Tube, die mit dem Uterus und im Douglas verwachsen war; Entleerung blutig-serösen Inhalts	Linke Tube über faustgroß, wurstförmig, mit Adhäsionen auf der Oberfläche. Inhalt serös-blutig. Auf der Innenfläche kleine graugelbliche Wucherungen, die stellenweise frei im Lumen liegen. Ostium uterinum durch eine solche Neubildung vollkommen verschlossen. Rechte Tube ebenfalls erweitert, die Wand verdickt; uterines Ende normal. Ostium abdominale verschlossen. Inhalt serös-hämorrhagisch. Im ampullären Teil eine erbsengroße, papilläre Neubildung	Epithel mehrschichtig, bindegewebiges Stroma vermindert und von Epithelzapfen durchsetzt. Stellenweise reichliche Gefäße u. Blutextravasate. Bindegewebe teilweise myxomatös mit deutlichen karyokinetischen Figuren seiner Kerne	Bei der Operation keine Metastasen	Verknorpelung eines Teiles der linken Tubenwand	Nach 7 Monaten Rezidiv. Faustgroßer Tumor im Abdomen
—	Weiche, wuchernde Carcinommassen im Ostium abdominale der rechten Tube, das mit einer Cyste außerhalb des Ovariums und der Tube in Verbindung stand[2]. In der Tube Blut	—	Keine Metastasen in der Umgebung	—	Obduktionsbefund
Exstirpation beider Adnexe und Abtragung eines gestielten Uterusmyoms	Rechte Tube cystisch erweitert; knollige, grauweiße Carcinommassen auch in der Tubenwand. Linke Tube mit zahlreichen kleineren papillären Excrescenzen erfüllt	—	—	Gestieltes Uterusmyom. Beide Ovarien cystisch degeneriert	† 5 Monate nach der Operation. Autopsie: Metastasen im Uterus, den retroperitonealen Lymphdrüsen und der Leber
Supravaginale Amputation des Uterus mit Exstirpation der Adnexe	Rechte Tube wurstförmig, erfüllt von einem zottigschwammigen Gewebe	Chorionzottenähnliche Wucherungen. Im Stroma, zahlreiche Rundzellen, so daß an Rundzellensarkom gedacht wurde, doch ließ sich der Ausgang vom Tubenepithel einwandfrei nachweisen. In der Tubenwand spärliche Krebsnester	—	Linke Tube wurstförmig, cystisch. Uterus und Ovarien gesund	† an Rezidiv 1½ Jahre nach der Operation

„Nach Péan" — Diagnostic et traitement des tumeurs de l'abdomen et du bassin. Tome III, p. 570 —, „der allet Longet, Stolz) oder Mischnoff (Sänger und Barth) geschrieben. Außerdem ist dort das Alter mit

(Mschr. Geburtsh. 20, 753) die Schreibweise Michnof gewählt.
of the dilated tube, as the narrower part of a hydrosalpinx opening into the wider outer position is not rarely

Fortl. Nr.	Autor	Literatur	Alter	Erkrankte Seite	Menses	Geburten	Symptome	Befund
10	Routier 1893	Ann. Gynéc. et Obstétr. 1, 39 (1893)	60	L. ?	Seit 10 Jahren Menopause	Steril verheiratet	Seit 2 Jahren Vergrößerung des Abdomens und Kräfteverfall. Vor 1 Jahr heftige Schmerzen mit nachfolgendem plötzlichem Erguß von zitronengelber Flüssigkeit und Verkleinerung des Abdomens. Später Anschwellung des Beines (Phlebitis). Vor 6 Monaten neuerliche Verkleinerung des vergrößerten Abdomens. Dabei war ein harter Tumor zu fühlen. Deshalb Diagnose: Maligner Tumor. Wegen Schwäche von einer Operation abgeraten. Jetzt Aussehen wieder besser	Diagnose: Ovarialcystom
11	Smyly 1893	Dublin. J. med. Sci. 1893. Zit. nach Peham	—	—	—	—	—	—
12	Stroganoff 1893	Ann. Gynéc. et Obstétr. 41, 332	39	R.	Unregelmäßig	—	Seit einem Jahr abwechselnd Amenorrhoe und Menorrhagien. Starke Schmerzen rechts	Ovoider Tumor vor dem vergrößerten, unbeweglichen und retroflektierten Uterus. Diagnose: Cystische Degeneration der Adnexe und Metritis
13	Cullingworth und Shattock 1894	Trans. obstetr. Soc. Lond. 36, 307 (1894) u. A. Doran, 1904, Tab. Nr. 11	60	R.	Seit 8 Jahren Menopause	Steril	Anfallsweise Schmerzen in der rechten Fossa iliaca. Kein Ausfluß. Seit 4 Monaten	Knotige Geschwulst im Hypogastrium
14	Tuffier 1894	Ann. Gynéc. et Obstétr. 42, 203 (1894)	55	R.	Seit 4 Jahren Menopause	2 Geburten, die letzte vor 30 Jahren	Seit 2 Monaten Schmerzen im Abdomen und Blutungen	Im Douglas ein fluktuierender Tumor, der den Uterus gegen die Symphyse drängt. Diagnose: Haematocele retrouterina

Operation	Pathologisch-anatomischer Befund		Metastasen	Sonstige Befunde	Weiterer Verlauf
	Makroskopisch	Mikroskopisch			
Laparotomie. Punktion des Tumors. Entleerung von 1½ l dunkelschwarzer Flüssigkeit. Exstirpation der linken Tube	Tube — im mittleren Teil von der Dicke einer Dünndarmschlinge — geht am ampullären Ende in eine kindskopfgroße Cyste über (Tuboovarialcyste?). Im Innern der Tube Geschwulstmassen; in der Kommunikationsöffnung mit der Cyste ein Propf von Geschwulstgewebe	Alveoläres Carcinom. Epithelzellen in der Tiefe cylindrisch mit zahlreichen Kernteilungsfiguren	. .		Über das weitere Schicksal der Patientin konnte nichts in Erfahrung gebracht werden (A. Doran 1904. Tabelle Nr. 52)
Sehr schwierige Operation eines anscheinend entzündlichen Adnextumors. Rectum an zwei Stellen verletzt. Tod im Kollaps	—	Laut mikroskopischer Untersuchung Tubencarcinom	. .		† im Kollaps
Exstirpation beider Adnexe	Rechte Tube hühnereigroß, stielgedreht. In der äußeren Hälfte eine kirschgroße, weiche, bröckelige, blumenkohlartige Neubildung	Adenocarcinom in der Muscularis	Keine. Auch in den durch Abrasio entfernten Schleimhautstücken des Uterus konnte nichts Verdächtiges gefunden werden		Angabe fehlt
Exstirpation der der rechten Adnexe	Weiche carcinomatöse Massen im Innern der Tube. Ostium abdominale verschlossen. Tube mit einer Ovarialcyste verwachsen	Papilläre Wucherungen und carcinomatöse Stränge	In der Umgebung der Tube Metastasen, die bei der Operation nicht entfernt werden konnten. Metastase auf der Oberfläche der Ovarialcyste	Ovarialcyste rechts	† 1 Jahr nach der Operation. (Rezidiv nach 6 Monaten)
Lösung von Verwachsungen. Exstirpation der rechten Adnexe	Tube birnförmig; Wand hypertrophisch. Uteriner Teil kleinfingerdick. In der Tube eine weiche, bröckelige, zottige Geschwulst, die der Innenfläche aufsitzende Basis hat einen Durchmesser von 1 cm. Der übrige Teil der Tube ist glatt	Zahlreiche anastomosierende Epithelschläuche. Viele karyokinetische Figuren. Stroma sehr zellreich, einem Sarkom ähnelnd	Nicht nachweisbar		Nach einem Jahr noch rezidivfrei, dann aus den Augen verloren

Fortl. Nr.	Autor	Literatur	Alter	Erkrankte Seite	Menses	Geburten	Symptome	Befund
15	Kretz, R. 1894	Wien. klin. Wschr. 1894, 572	47	L. u. R.	Regelmäßig bis vor ³/₄ Jahren	1 Kind vor 25 Jahren	Seit etwa ³/₄ Jahren unregelmäßige Blutungen, Abmagerung, leichte Ermüdbarkeit	Etwas abgemagerte, blasse Frau. Zu beiden Seiten und hinter dem nach rechts und vorne verlagerten Uterus zwei etwa apfelgroße deutlich fluktuierende wenig verschiebliche Tumoren
16	Zweifel 1894	Zbl. Gynäk. 1894, 661f. und Zangemeister, Bruns' Beitr. 34, 96	47	R.	Regelmäßig	5 Geburten	Seit 1 Jahr krampfartige Unterleibsschmerzen, besonders rechts	In der rechten Beckenhälfte und im Douglas ein mannskopfgroßer, prallelastischer Tumor von glatter Oberfläche. Linke Adnexe normal
17	Fearne 1895	Arb. Frauenklin. Dresden 2, 337 (1895)	56	L.	Seit 6 Jahren Menopause	Steril verheiratet	Seit 1¹/₂ Jahren blutigseröser Ausfluß, Brennen beim Wasserlassen	Aussehen frisch und gesund. Links hinten und neben dem Uterus ein fester, höckeriger Tumor Diagnose: Subseröses Uterusmyom
18	Fischel 1895	Z. Heilk. 1895, 143	40	R.	Seit 3 Monaten Amenorrhöe	1 Abort	Seit 7 Monaten gelblicher Ausfluß mit Leibschmerzen	Bis über den Nabel reichender Tumorknoten nachweisbar Diagnose: Maligner Adnextumor (Carcinom oder Tuberkulose)

Operation	Pathologisch-anatomischer Befund		Metastasen	Sonstige Befunde	Weiterer Verlauf
	Makroskopisch	Mikroskopisch			
Beide Tuben stark erweitert und vielfach mit der Serosa des Beckens und dem Darme verwachsen. Beim Auslösen reißen beide Tuben ein und es entleert sich trübe schleimige, mit Gewebsfetzen vermischte Flüssigkeit. Exstirpation beider Tuben und supravaginale Amputation des Uterus	Linke Tube 17 cm lang und 6—8 cm dick, S-förmig gekrümmt, Ostium abdominale verschlossen. In der Serosa hirsekorngroße und kleinere flache Knötchen. Im Innern der Tube etwa 25 ccm gelbe fadenziehende Flüssigkeit. Die ganze Innenfläche der Tube ist dicht bedeckt mit feinen, bis 1 cm langen, vielfach verzweigten Zotten. Rechte Tube: „Ähnlich beschaffen, nur ist hier die Schlängelung stärker ausgebildet". In der Serosa gleichfalls kleine, flache Knötchen. Ostium abdominale verschlossen. Im Innern ähnliche Flüssigkeit wie in der linken Tube. Die Innenfläche ist gleichfalls mit zahllosen feinen Schleimhautzotten bewachsen	Die Zotten sind mit einem „meist einschichtigen" Zylinderepithel überkleidet, Karyokinesen bezeugen lebhaftes Wachstum. Auch im Stroma der Schleimhaut und in der Muskulatur finden sich kleine, mit Zylinderepithel ausgekleidete Hohlräume. Auch hier finden sich teilweise feine, verzweigte Zotten. An einzelnen Stellen finden sich die epithelialen Gebilde in Lymphgefäßen	In der Serosa des Uterus kleine, weiße Knötchen	—	—
Supravaginale Amputation des Uterus und Entfernung beider Adnexe. Dabei Einreißen des Tumors und Erguß von braunroter Flüssigkeit. Etwas Ascites	Der mediale Teil der rechten Tube ist dreifingerdick; er enthält weiche Tumormassen; der laterale Teil der Tube ist in einen dünnwandigen Sack verwandelt	Carcinoma papillare	Keine	Rechtes Ovarium und linke Adnexe normal	Nach 7 Jahren noch Heilung
Exstirpation der linken Adnexe. Bei der Operation platzt der Tumor am distalen Ende	Linke Tube in einen wurstförmigen, soliden Tumor mit glatter, etwas unregelmäßiger Oberfläche verwandelt (18 cm lang, 5 bis 6 cm dick). Ostium abdominale verschlossen. Uterines Ende zeigt Stieldrehung. Im Innern der Tube kompakte, weiche, markähnliche Geschwulstmasse	Papillär-alveoläres Carcinom	Keine	Rechtes Ovarium atrophisch	1 Jahr und 7 Monate nach der Operation noch frei von Rezidiv
Exstirpation der rechten Adnexe. Die rechte Tube reißt ein; es entleert sich „reiswasserähnliche" Flüssigkeit mit gequollenen Körnern. Die linke Tube kann wegen Verwachsungen mit der Umgebung nicht entfernt werden	Rechte Tube in eine große retortenförmige Cyste umgewandelt; Außenfläche feinhöckerig. Im mittleren Teil das Lumen von einer papillären Neubildung ausgefüllt. In der cystisch erweiterten Ampulle wenig Zotten	Reichliche Papillenbildung mit kubischem Epithel. Nur spärliches Eindringen in die Muscularis, dagegen zahlreiche Herde unter der Serosa	Auf dem Peritoneum	Uterus nicht erkrankt; Angabe über die Ovarien fehlt	† nach 6 Monaten an den Metastasen

Fortl. Nr.	Autor	Literatur	Alter	Erkrankte Seite	Menses	Geburten	Symptome	Befund
19	Knauer[1] 1895	Zbl. Gynäk. 1895, 574	58	R.	Seit 12 Jahren Menopause	1 Geburt vor 31 Jahren	Vor 18 Jahren trat eine, nicht von Schmerzen aber von Spannungsgefühl begleitete Zunahme des Leibesumfanges ein. Seit 1 Jahr heftige, schneidende Leibschmerzen, Abgang von Harn, Abmagerung	Cystischer Tumor, der fast die ganze Bauchhöhle ausfüllt und auch das Scheidengewölbe herabdrängt. Leibesumfang 108 cm. Der Tumor ist über dem Nabel derber als über der Symphyse. Diagnose: Cystovarium
20	Sänger und Barth	A. Martin, Die Krankheiten der Eileiter, S. 253. Leipzig 1895	45	R.	—	1 Geburt vor 20 Jahren	Seit 5 Monaten reichlich blutiger und blutig-wäßriger Ausfluß	Rechts von dem retrovertierten Uterus ein anfangs apfelgroßer, dann faustgroßer, unregelmäßig höckeriger Adnextumor. Linke Adnexe etwas verdickt und verwachsen
21	Warneck 1895	Nouv. Arch. Obstétr. et Gynéc. 1895, 81. Zit. nach A. Doran	43	L. u. R.	Menorrhagien alle 3 Wochen	3 Geburten (die letzte vor 12 Jahren)	Plötzlich erkrankt, nach Anstrengung 19 Tage vor der Operation, mit Leibschmerzen, Fieber, Dysurie	Diagnose: Stielgedrehte Ovarialcyste rechts; Salpingitis links
22	d'Anna 1896	Arch. e Atti Soc. ital. Chir. 1896, 699, 709	—	—	Original leider nicht zugänglich			
23	Müller, O. 1896	Ein Fall von primärem Tubencarcinom. Inaug.-Diss. (Würzburg) München 1896 u. Orthmann, Z. Geburtsh. 58, 377, Fußnote 1	49	L.	Seit 7 Monaten Amenorrhoe	1 Geburt (vor 24 Jahren)	Schmerzen im Leib, Abmagerung, Zunahme des Leibesumfanges	Diagnose: Multiloculäres, intraligamentäres Cystom des rechten Ovariums

[1] Nach Peham, Z. Heilk. 24, Chir. 335 (1903, Fußnote 1) ist dieser Fall „laut Krankenprotokoll" der Klinik Beobachtung.

    A. Doran bringt in seiner Tabelle I, J. Obstetr. 6 (1904) diesen Fall zweimal unter Nr. 14 (Knauer) und

Operation	Pathologisch-anatomischer Befund		Metastasen	Sonstige Befunde	Weiterer Verlauf
	Makroskopisch	Mikroskopisch			
Ascites. Darm- und Netzadhäsionen. Einreißen der Cyste. Entleerung von 10 l bräunlicher, mit nekrotischen Fetzen gemengter Flüssigkeit. Supravaginale Amputation des Uterus und Exstirpation beider Adnexe. Ein Teil des Cystensackes wurde zurückgelassen	Tuboovarialcyste rechts. Tube erweitert, Wandungen verdickt; in der Mitte der Tube eine taubeneigroße, geschwulstartige Verdickung. In der Tube eine papilläre, markige Geschwulstmasse	Papilläres Carcinom	—	Uterusmyom	Nach 3 Monaten noch Heilung
Exstirpation beider Adnexe	In der rechten, faustgroßen, retortenförmigen, am abdominalen Ende geschlossenen Tube eine weiche, markige, hirnähnliche Neubildung	Papilläres Carcinom	Keine	Links chronische Salpingitis und Perisalpingitis. Atrophie beider Ovarien	Nach 7 Monaten noch Heilung
Exstirpation beider Adnexe	Rechts Tuboovarialcyste. Beide Tuben verdickt. Im ampullären Teil der rechten Tube blumenkohlartige Massen; in der linken Tube die gleichen Bildungen aber mehr gestielt	Papilläres Carcinom	Keine	Ovarien und Uterus frei	† 3 Wochen nach der Operation trotz neuerlicher Laparotomie unter den Erscheinungen des Darmverschlusses. (Verwachsungen von Dünndarmschlingen mit dem rechten Stiel)
—	—	—	—	—	—
Exstirpation eines großen intraligamentären Ovarialcystoms und der linken, in einen gänseeigroßen Tumor verwandelten Tube	Linke Tube 15 cm lang posthornförmig gewunden. Uterine Hälfte in ein starres Rohr verwandelt, abdominale Hälfte hydrosalpinxartig erweitert. Ostium abdominale geschlossen. Im abdominalen Teil rein seröse, klare Flüssigkeit, Innenfläche glatt; im uterinen Teil ist das Tubenlumen vollkommen von feinen papillären Massen ausgefüllt bis zum Ostium uterinum	Verzweigte Papillen, deren Epithel zahlreiche Mitosen zeigt. Die papillären Wucherungen dringen in die Tubenmuskulatur ein und bilden hier stellenweise epitheliale Nester	—	—	—

identisch mit der von Savor (Cystitis crouposa bei saurem Harn. Wien. klin. Wschr. 1895. 775) beschriebenen

Nr. 53 (Savor).

Fortl. Nr.	Autor	Literatur	Alter	Erkrankte Seite	Menses	Geburten	Symptome	Befund
24	Oster- loh 1896	Zbl. Gynäk. 1896, 809; 1895, 924	–	R.	–	–	Eine rechtsseitige Pyo- salpinx war mit der vor- deren Bauchwand ver- wachsen und hatte einen Bauchdeckenabsceß vor- getäuscht	–
25	v. Rost- horn 1896	Z. Heilk. 17, 177 (1896)	59	R.	Seit 6 Jahren Menopause	1 Geburt (vor mehr als 20 Jahren)	Seit 2½ Monaten stän- dig ätzender, eitriger Ausfluß. Hydrops tubae profluens. Zeitweise plötzlich Ausstoßung größerer Mengen serösen Eiters aus dem Uterus, darnach regelmäßig Er- leichterung von den oft heftigen Schmerzen	Rechts ein Tumor, der den Eindruck einer Pyosalpinx macht. Diagnose: Pyosalpinx. Leichte An- schwellung der Leistendrüsen beiderseits
26	Boldt	Med. Rec., Juli 1897, 66	–	–	–	–	–	–
27	Eckardt 1897	Arch. Gynäk. 53, 183 (1897)	45	L.	Menses un- regelmäßig, mit Schmer- zen, die letzte vor 14 Tagen	Steril ver- heiratet (seit 20 Jahren)	Seit 4 Wochen Schmer- zen im Rücken und Unterleib, die nach dem linken Bein zu aus- strahlten. Stuhl- und Urinbe- schwerden. Abmagerung, während der Unterleib an Um- fang zunahm.	Elastischer, kindskopfgroßer, höckeriger Tumor links und hinter dem Uterus. Der Tumor hängt mit dem Uterus zusammen. Diagnose: Adnextumor (?) Gesichtsfarbe auffallend blaß, Ernährungszu- stand sehr schlecht

Operation	Pathologisch-anatomischer Befund		Metastasen	Sonstige Befunde	Weiterer Verlauf
	Makroskopisch	Mikroskopisch			
Exstirpation der in eine Pyosalpinx verwandelten rechten Tube	Die Tubengeschwulst war mit der Bauchwand verwachsen und hatte diese durchbrochen. Ein Rezidiv in der Umgebung der Bauchnarbe veranlaßte die Untersuchung der bei der Operation nicht geöffneten Tubengeschwulst und nun wurde die Diagnose Carcinom leicht gestellt	Carcinom	–	–	Nach 1 Jahr lebte die Kranke noch. Rezidiv in der Umgebung der Bauchnarbe
Vaginale Exstirpation des Uterus und der rechten Adnexe. Die linken Adnexe konnten wegen starker Verwachsungen nicht entfernt werden	Rechte Tube wurstförmig, uterines Ende fingerdick. Ostium abdominale verschlossen. In der Tube bröcklig-eitrige Massen und zerklüftete papilläre Wucherungen	Vorwiegend alveoläres, stellenweise papilläres Carcinom. Papillen mit einschichtigem Epithel vorhanden. Kleinzellige Infiltration in der Umgebung des Neoplasmas. Im uterinen Teil Salpingitis interstitialis und follicularis	Bei der Autopsie: linsengroßer Knoten in der zurückgelassenen linken Tube. Carcinomatose der Iliacal-, Inguinal- und retroperitonealen Drüsen. Metastase in der Scheidennarbe	Rechtes Ovarium cystisch (hühnereigroß). Uterus senil-atrophisch; im Innern ein kleiner Schleimhautpolyp. Die linken Adnexe zeigten starke Verwachsungen, Ostium abdominale der Tube offen	† 6 Monate nach der Operation an Rezidiv
Demonstration einer auf vaginalem Wege entfernten Tube, die bei der Operation geplatzt war. Im Abdomen befand sich nur Blut	Die Tube machte den Eindruck einer geplatzten Extrauteringravidität, von pathologischer Seite wurde aber Carcinom festgestellt		–	–	–
Lösung von Verwachsungen mit dem Dünndarm, Einreißen des linken „kindskopfgroßen" Adnextumors und Austritt von weichen, graurötlichen „einem Kinderhirn ähnlichen" Geschwulstmassen. Exstirpation der linken Adnexe	Linke Tube in einen kindskopfgroßen Sack verwandelt, mit haselnußgroßen grauweißen Höckern auf der Oberfläche. Uterines Ende normal, Ostium abdominale geschlossen. Im Innern blumenkohlartige Neubildung, teils diffus, teils umschriebene bis haselnußgroße Knoten	Adenocarcinom	–	Im Ovarium keine pathologischen Veränderungen	Nach 5 Monaten noch Heilung

Fortl. Nr.	Autor	Literatur	Alter	Erkrankte Seite	Menses	Geburten	Symptome	Befund
28	Falk 1897	Ther. Mh. 11, 313 (1897)	53	L.	Seit 6 Jahren Klimakterium	Steril verheiratet	Seit 3 Monaten Schmerzen in der linken Unterbauchseite, die in das linke Bein ausstrahlten. In der letzten Zeit wurde das Aussehen schlechter. Seit 8 Tagen Frösteln, seit 3 Tagen Blutungen	Kachektischer Eindruck trotz eines reichen Panniculus adiposus. Links neben dem Uterus ein faustgroßer, cystischer, nicht beweglicher Tumor. Die Probepunktion des Tumors ergab zusammenhängende Gewebsfetzen von polymorphen, stark verfetteten Zellen. Diagnose: Carcinom der linken Anhänge
29	Pilliet 1897	Bull. Soc. anat., 24. Dez. 1897. Zit. nach Quénu et Longuet	55	R.	—	—	—	Rechtsseitiger Adnextumor
30	Watkins-Ries[1] 1897	Watkins, Amer. J. Obstetr. 11 272 (1897); Ries, J. amer. med. Assoc. 28, 962 (1897)	45	L. u. R.	—	1 Geburt (vor 23 Jahren)	Seit 14 Tagen Diarrhöen, Schmerzen, Fieber und Dysurie. Kein Ausfluß	Zu beiden Seiten des myomatösen Uterus fluktuierende Tumormassen

[1] Die von Quénu und Longuet, sowie von Peham und Dandelski getrennt aufgeführten Fälle von

Operation	Pathologisch-anatomischer Befund		Metastasen	Sonstige Befunde	Weiterer Verlauf
	Makroskopisch	Mikroskopisch			
Vaginale Exstirpation des Uterus und der Adnexe	Die linke Tube ist in ihrem lateralen Teil sackartig erweitert, das Ostium abdominale ist geschlossen. Im Innern finden sich hämorrhagische Flüssigkeit, graurote zottige Massen und an der Wand große, grauweiße derbe Knoten, sowie kleinere und größere papilläre Wucherungen	Teils papilläres, teils alveoläres Carcinom	S. weiterer Verlauf. Bei der Operation ist nichts erwähnt	–	5 Monate nach der Operation starke Blutung aus der Scheide infolge eines Narbenrezidivs (walnußgroß). Außerdem Infiltrate im ganzen kleinen Becken, die in den folgenden Monaten zum Durchbruch in die Blase führten und auch den Darm fast vollständig verlegten. † 7 Monate nach der Operation. Die mikroskopische Untersuchung „der bei der Sektion gewonnenen Geschwulst zeigt, daß diese ein Sarkom ist, in sehr spärlicher Intercellularsubstanz finden sich dichtgedrängte kleine runde Zellen"
–	In der Mitte der Tube ein zottiger Tumor, der Fortsätze in die Muskulatur hineinsandte. Auf der Oberfläche der Tube carcinomatöse Massen	Zottige Wucherungen, bedeckt mit zylindrischem und kubischem Epithel. Die Zellen stellenweise kolloid degeneriert und zu Kugeln, ähnlich den Epidermiszellen geballt. Die Tubenwand ist bis zur Serosa von der Neubildung durchsetzt	Auf der Oberfläche des rechten Ovariums carcinomatöse Wucherungen	–	–
Totalexstirpation des Uterus und der Adnexe. Zahlreiche Adhäsionen	Beide Tuben in große Tumoren verwandelt, die von papillären Massen erfüllt sind	–	Darm ?	Uterus myomatosus	† 7 Monate nach der Operation an Rezidiv

Watkins und Ries sind nach A. Doran (1904) identisch.

Fortl. Nr.	Autor	Literatur	Alter	Erkrankte Seite	Menses	Geburten	Symptome	Befund
31	Fabri-cius 1898	Zbl. Gynäk. 1898, 720 u. Wien. klin. Wschr. 1898	41	R.	Früher regel-mäßig, seit 1 Jahr wäß-riger Ausfluß	Mehrere Geburten	Seit 1 Jahr wäßriger Ausfluß; seit 4 Monaten Periode stark, zugleich Schmerzen links, die auch ins linke Bein aus-strahlen. Stuhl-beschwerden	Links ein anfangs kleinfingerdicker, später pflaumen-großer Adnex-tumor. Diagnose: Pyosalpinx sin.
32	Falk 1898	Berl. klin. Wschr. 1898, 554	45	R.	Regelmäßig	1 Geburt (vor 24 Jahren)	Seit 3 Monaten anhalten-der übelriechender Fluor	Faustgroßer, cystischer Tumor, der das rechte Scheidengewölbe vorbuchtet. Punktion: Ent-leerung serös-hämorrhagischer Flüssigkeit mit verfetteten Zellen Diagnose: Hämatosalpinx nach Carcinom der Tube
33	Hof-bauer 1898	Arch. Gynäk. 55, 316 (1898)	46	L. u. R.	Seit 3 Jahren Menorrhagien	3 Geburten (die letzte vor 23 Jahren)	Seit 3 Jahren Menor-rhagien, seit 1 Jahr „weißer Fluß" und krampfartige Schmerzen in der linken Unter-bauchgegend. Starke Abmagerung	Links von dem vergrößerten Uterus ein gänse-eigroßer, im Dou-glas adhärenter Tumor, ein ähn-licher Tumor rechts. Bei der Sondierung des Uterus kommt man in eine Höhle in der hin-teren Cervix-wand. Die aus-geschabten Mas-sen erweisen sich mikroskopisch als Plattenepithel-carcinom
34	Jacob-son 1898	Petersburg. geburtsh.-gynäk. Z. 1898. Zit. nach From-mels Jber. 1898, 214 u. nach Quénu et Longuet	45	L.	Seit 1 Jahr Metrorrhagien	1 Fehlgeburt (vor 22 Jahren)	Reichlich wäßriger Aus-fluß und krampfartige Schmerzen im Unterleib	Links hinter dem Uterus ein hühnereigroßer, weicher, un-beweglicher Tumor

Operation	Pathologisch-anatomischer Befund		Metastasen	Sonstige Befunde	Weiterer Verlauf
	Makroskopisch	Mikroskopisch			
Vaginale Exstirpation	In der linken Tube Geschwulstmassen, die von Paltauf histologisch als Tubenpapillom bezeichnet wurden. In der rechten Tube wurde 11 Monate später eine papilläre Neubildung festgestellt	Geschwulstmassen aus der rechten Tube: Papilläre Zotten mit teils einschichtigem, teils mehrschichtigem Epithel, Grenze gegen das Stroma verwischt, atypische Wucherung der Zellen. Carcinom	—	—	Rezidiv
Punktion, dann vaginale Totalexstirpation	Rechte Tube kindskopfgroß; an der hinteren lateralen Fläche ein walnußgroßer Knoten der verdünnten Tubenwand aufsitzend	Papilläre Wucherungen mit mehrschichtigem Epithel. In der Umgebung kleinzellige Infiltration	—	Rechtes Ovarium cystisch degeneriert. Linke Tube faustgroße Hämatosalpinx	Primäre Heilung
Vaginale Totalexstirpation des Uterus und der beiden Adnexe	Linke Tube retortenförmig, Ostium abdominale verschlossen. Auf der Oberfläche der Tube zahlreiche Adhäsionen. Im Lumen bröckelige Carcinommassen, teils frei, teils breitbasig oder pilzhutartig der Wand aufsitzend. In der rechten Tube fast die gleichen Veränderungen	Papillär-alveoläres Carcinom. Der übrige Teil der Tube zeigt das Bild der Endosalpingitis pseudofollicularis	—	In der Cervix typisches Plattenepithelcarcinom. Rechtes Ovarium kleincystisch degeneriert	Primäre Heilung
Vaginale Entfernung der linken Tube. Verwachsungen. Einreißen des Tumors und Entleerung seröser Flüssigkeit. Das abdominale Ende der Tube wird samt dem Ovarium zurückgelassen	Aus der Rißstelle der Tube quellen weiche, graurötliche Carcinommassen hervor	Papillen mit mehrschichtigem Zylinderepithel; in der Tiefe alveoläre Krebszapfen	Peritoneum gesund	Uterusschleimhaut atrophisch	—

Fortl. Nr.	Autor	Literatur	Alter	Erkrankte Seite	Menses	Geburten	Symptome	Befund
35	Pfannen-stiel 1899 Fall 1	Veit, Hand-buch der Gy-näkologie 1. Aufl., Bd. 3 a, S. 406	–	–	–	–	–	–
36	Pfannen-stiel 1899 Fall 2	Veit, Hand-buch der Gynäkologie, 1. Aufl., Bd. 3 a, S. 406 u. Arch. Gynäk. 48, 524, Nr 31 der Tabelle	44	L. u. R.	–	Nullipara	Seit 4 Monaten Stechen in der rechten Seite	–
37	Roberts 1898	Trans. ob-stetr. Soc. Lond. 40, 189 (1898)	43	R.	Seit einem Jahr Metror-rhagien	Steril ver-heiratet	Anfälle von Schmerzen im Leib, die nach plötz-lichem, reichlichem, wäß-rigem Ausfluß wieder verschwanden	Rechts ein mit dem Uterus zu-sammenhängen-der, nicht beweg-licher, nicht schmerzhafter Tumor. Diagnose: Pyosalpinx (?)
38	Bren-necke 1899	Mschr. Ge-burtsh. 10, 104 u. Zange-meister, Brun's Beitr. 34, 99, Fuß-note 1	49	L. u. R.	Regelmäßig	1 Geburt (vor 25 Jahren)	Seit einigen Monaten wäßriger, gelblicher Aus-fluß; seit 5 Wochen dauernde Leibschmerzen	Diagnose: Fibromata uteri
39	Danel 1899 [1]	Essai sur les tumeurs ma-lignes primi-tives de la trompe uté-rine. Thèse de Paris 1899, 107	45	L.	Regelmäßig	1 Geburt (vor 25 Jahren)	Seit 8 Monaten Gefühl von Schwere in den Beinen. Keine Leib-schmerzen	Links und hinter dem Uterus ein faustgroßer, hök-keriger, nicht schmerzhafter Tumor. Diagnose: Maligner Tumor der Tube oder des Ovariums

[1] Stolz und Peham (S. 340 Nr. 34) erwähnen noch eigens einen Fall von Augier und Delassus, doch Aus der Originalarbeit von Danel (S. 107f.) geht aber hervor, daß in dem betreffenden Falle Delassus die Ope-

Operation	Pathologisch-anatomischer Befund		Metastasen	Sonstige Befunde	Weiterer Verlauf
	Makroskopisch	Mikroskopisch			
—	Einseitiges kindskopfgroßes papilläres Cystadenocarcinom des Eierstockes mit breiter Einmündung des erweiterten Tubenendes in die Cyste	—	—	—	† nach einem Jahr
—	Tuboovarialcyste; beiderseits an der Einmündungsstelle der Tuben in die Ovarialcysten, carcinomatöse Knoten	—	—	—	† nach 8 Wochen im Anschluß an die Operation eines Magencarcinoms
Exstirpation der rechten im Douglas verwachsenen Tube	Rechte Tube von der Größe einer Wurst („Bologna sausage"), im mittleren und lateralen Drittel von Wucherungen erfüllt. Ostium abdominale verschlossen. Uterines Drittel nicht verändert	Papilläre Wucherungen, die auch in die Tubenwand eindringen. In den oberflächlichen Schichten Degeneration	Keine	Rechtes Ovarium cystisch degeneriert	14 Monate nach der Operation noch Heilung
Beide Tuben in „dickdarmstarke" Säcke verwandelt und fest mit der Umgebung verwachsen; rissen bei der Lösung ein. Exstirpation beider Tuben (oder Adnexe?)	Beide Tuben in Säcke von der Stärke des Dickdarmes verwandelt	—	Siehe: Weiterer Verlauf	Im Uterus anscheinend keine Myome, da es heißt: „Uterus nicht vergrößert"	Nach 3 Jahren Rezidiv. Links neben dem Uterus einige nußgroße Knoten. Diese erweisen sich bei der Probeexcision als Carcinomknoten im Mesenterium und in der Wand des S-romanum. Beckendrüsen ergriffen
Exstirpation der linken Adnexe. Geringe Verwachsungen	Linke Tube wurstförmig, halbfaustgroß, enthält gelbliche Flüssigkeit und ist erfüllt von grauroten, weichen, gestielten Wucherungen. Uterines Ende kleinfingerdick, an der Oberfläche kleine Knoten und Streifen der Neubildung	Papilläres Carcinom; stellenweise Drüsenschläuche mit mehrfacher Epithellage	Mehrere metastatische Knoten in der Nähe des linken Uterushornes	—	Rezidiv zuerst in der rechten zurückgelassenen Tube. † nach Metastasierung im ganzen Becken und in der Bauchnarbe

läßt Peham (S. 340, Fußnote) die Frage offen, „ob dieser Fall identisch ist mit dem von Danel 1899 beschriebenen ration und Augier die mikroskopische Untersuchung ausführte.

Fortl. Nr.	Autor	Literatur	Alter	Erkrankte Seite	Menses	Geburten	Symptome	Befund
40	Duret 1899	Rev. Gynéc. et Chir. abd. 1899, 213 u. Danel, Essai sur les tumeurs malignes primitives de la trompe utérine Thèse de Paris 1899, 47	40	R. u. L.	—	2 Geburten	Seit 4 Monaten Zunahme des Leibesumfanges	Ascites. Punktion. Kleine harte Knollen zwischen Nabel und Symphyse; mehrere Knoten im linken Scheidengewölbe. Schwellung der supraclavicularen Lymphdrüsen links. Starke Abmagerung. Diagnose: Carcinomatöser Ovarialtumor mit Ascites
41	Fabricius 1899	Wien. klin. Wschr. 1899, 1230	41	R.	—	2 Geburten, 2 Aborte	Seit 1½ Jahren Schmerzen in der rechten Beckenhälfte; seit 6 Monaten wäßriger Ausfluß nach der Periode. Der Ausfluß hielt gewöhnlich 14 Tage an und er hörte dann für 10—12 Tage auf. Die Entleerung des Ausflusses erfolgte in gewissen Intervallen und war von einer Verkleinerung der Geschwulst und Abnahme der Schmerzen gefolgt	Rechts vom Uterus ein übermannsfaustgroßer, teils harter, teils fluktuierender Tumor
42	Friedenheim 1899	Berl. klin. Wschr. 1899, 542	35	L.	Regelmäßig	3 Geburten (die letzte vor 4 Jahren)	Seit 9 Monaten Schmerzen in der linken Seite. Rasche Abmagerung. Obstipation	Links ein überfaustgroßer, harter, beweglicher Tumor, dem die geschlängelte Tube innig anliegt. Rechte Adnexe normal
43	Roberts 1899	Trans. obstetr. Soc. Lond. 41, 129 (1899)	60	R.	Seit 10 Jahren Menopause	Steril verheiratet	Seit 11 Monaten blutigwäßriger Ausfluß, einige Monate später Schmerzen im Leib	Links und hinter dem Uterus eine Geschwulst
44	Mercelis 1900	N. Y. med. J. 72, 45 (1900) Zit. nach A. Doran 1904, Tab. Nr 23	Üb. 35 J. alt	R.	Dysmenorrhoe	Nullipara (15 Monate vor der Operation Abort ?)	Seit über 18 Monaten Schmerzen in der linken Beckenseite. Früher Bleikolik	Im rechten Scheidengewölbe und im Douglas fühlt man einen orangengroßen, elastischen Tumor. Links eine kleine weiche Geschwulst

Operation	Pathologisch-anatomischer Befund		Metastasen	Sonstige Befunde	Weiterer Verlauf
	Makroskopisch	Mikroskopisch			
Exstirpation beider Adnexe. Möglichste Entfernung der überfaustgroßen Wucherungen im Becken. Abtragen eines Teiles des adhärenten Netzes. 6 bis 8 Liter Ascites	Linke Tube im äußeren Drittel stark ausgedehnt, durch einen apfelgroßen papillären Tumor ausgefüllt, der zum Teil aus der erweiterten Ampulle herausragt. In der lateralen Hälfte und am Ostium abdominale der rechten Tube finden sich die gleichen papillären Massen, nur in geringerer Größe	Papillär-alveoläres (?) Carcinom	Auf der Oberfläche beider Ovarien und stellenweise auch an der Innenwand der Cysten. Ferner fanden sich Metastasen auf dem Blasenperitoneum, im Douglas und im Netz	Beide Ovarien in multilokuläre Cystome verwandelt	Nach einigen Wochen hinter dem Uterus ein taubeneigroßer Tumor. Inguinaldrüsen geschwollen. Ascites. Die Schwellung der Supraclaviculardrüsen ist zurückgegangen
Punktion. Vaginale Exstirpation der rechten Adnexe	Rechte Tube erweitert und durch eine Geschwulst ausgefüllt, die durch das offene Ostium abdominale herauswuchert. Fimbrien deutlich erhalten Tuboovarialcyste?	—	—	—	Nach einigen Monaten Vergrößerung des Uterus
Laparotomie. Entfernung der linken Adnexe. Verwachsungen mit dem Dickdarm, der vom Carcinom ergriffen ist. Im linken Parametrium werden Tumormassen zurückgelassen	Linke Tube ein überfaustgroßer Tumor; uterines Ende normal, Ampulle cystisch erweitert. Die Fimbrien sind nicht mehr deutlich nachzuweisen, sie gehen in die wuchernden Tumormassen über. Beim Einschneiden quellen aus der Tube weiche detritusähnliche Massen hervor	Rein alveoläres Carcinom mit Riesenzellenbildung. Beginnender Zerfall	Dickdarm. Linkes Parametrium	Linkes Ovarium kleincystisch degeneriert; frisches Corpus luteum	Nach 2 Monaten Rezidiv. Im linken Parametrium derbe Tumormassen
Exstirpation der linken Adnexe. Zahlreiche Verwachsungen, Einreißen der linken Tube	Rechte Tube vergrößert und von weichen papillären Geschwulstmassen ausgefüllt	—	Keine	Linkes Ovarium cystisch degeneriert	† 13 Monate nach der Operation
Entfernung der rechten Adnexe und der linken Tube. Die rechten Adnexe mit dem Uterus und dem Darm verwachsen	Rechte Tube erweitert und verschlossen; in ihr papilläre Geschwulstmassen	—	Das Carcinom hat auf das Ovarium an dessen Berührungsstelle mit der Tube übergegriffen	In der rechten Tube „Salpingitis follicularis". Im rechten Ovarium — neben dem Carcinom — chronisch-interstitielle Veränderungen	20 Monate nach der Operation inoperables Rezidiv im Becken

49*

Fortl. Nr.	Autor	Literatur	Alter	Erkrankte Seite	Menses	Geburten	Symptome	Befund
45	Novy 1900	Mschr. Geburtsh. 11, 1043 (1900)	70	R.	—	10 Geburten	Geringer blutiger Ausfluß	Sehr starkes Fettpolster. Cervicalpolyp. Dieser wird entfernt; er erweist sich als Neoplasma. Diagnose: Korpuscarcinom
46	Witthauer 1900	Mschr. Geburtsh. 12, 615 (1900)	55	L. u. R.	Seit 2 Jahren Menopause	1 Geburt	Seit 4½ Monaten ziehende Schmerzen im Abdomen und „Verhärtung". Abmagerung	Rechts und links vom Uterus harte, glatte, nicht empfindliche Tumoren. Diagnose: Tubentumoren mit flüssigem Inhalt
47	Boldt 1901	Med. Rec. 13. April 1901, 593	37	--	—	—	Heftige Schmerzen im Leib	Diagnose: Salpingitis
48	Boursier und Venot 1901	Rev. Gynéc. et Chir. abd. 5 (1901)	45	R.	—	4 Geburten	Schmerzen in der rechten Unterbauchgegend, blutiger Ausfluß, Abmagerung	In der rechten Fossa iliaca ein kindskopfgroßer, schmerzhafter Tumor. Diagnose: Fibrom
49	Le Count 1901	Bull. Hopkins Hosp. 12, 55 (1901, März)	47	L.	—	2 Aborte, dann 1 Geburt, dann noch mehrere Aborte	Seit 2 Jahren Menses schmerzhaft. Seit 1 Jahr auch eine nicht schmerzhafte Vorwölbung der Vagina und eine beträchtliche Zunahme des Leibesumfanges. Ferner dauernder, zeitweiser blutiger Ausfluß	Leibesumfang wie am Ende der Schwangerschaft. Weiterer Befund fehlt

Operation	Pathologisch-anatomischer Befund		Metastasen	Sonstige Befunde	Weiterer Verlauf
	Makroskopisch	Mikroskopisch			
Vaginal begonnen, dann abdominale Exstirpation des Uterus und der rechten Adnexe	Rechte Tube im mittleren und äußeren Drittel kolbig erweitert und von käsigen Geschwulstmassen erfüllt. Ostium abdominale verschlossen. Inneres Drittel der Tube normal	Papilläres Carcinom. Muscularis und Serosa nicht ergriffen	Im Uterus ein metastatischer Knoten	Uterus vergrößert, Endometritis polyposa. Ovarium atrophisch	† 2 Jahre 5 Monate nach der Operation an Rezidiv (höckeriger Tumor in der Bauchhöble)
Laparatomie. Exstirpation beider Adnexe. Dabei reißt der rechte kindskopfgroße Sack ein und es entleert sich braunrötlicher Inhalt	Rechte Tube kindskopfgroß, in 3 Teile geteilt, die vollständig getrennt erscheinen. Der mediale Teil enthält Blut, der mittlere (apfelgroß) einen walnußgroßen markigen Geschwulstknoten und braunrote Flüssigkeit, der laterale faustgroße Sack gleicht einer Hämatosalpinx. Linke Tube kleiner, in zwei Abschnitte geteilt, in der Hinterwand der medialen Hälfte ein über walnußgroßer Tumor	Beiderseits papilläres Carcinom, aber auch solide Epithelzapfen	—	—	Nach 3 Monaten noch kein Rezidiv
Exstirpation der Adnexe (Seite ist nicht angegeben)	—	Die mikroskopische Untersuchung der operativ gewonnenen Tube ergab wider Erwarten ein Carcinom	—	—	4 Jahre nach der Operation kam die Kranke wieder mit Klagen über Schmerzen im Leib und blutigen Ausfluß. Die Untersuchung ergab ein inoperables Rezidiv im kleinen Becken
Salpingo-Ovariektomie	Doppelfaustgroßer, weicher, birnförmiger Tumor; im Innern reichliche Wucherungen	Papilläres Carcinom. Keine Zeichen einer Salpingitis	—	—	10 Monate nach der Operation noch Heilung
Laparatomie. Über 2 Gallonen Ascites. Exstirpation der stark vergrößerten linken Tube. Excision des durch den Ascites bis in die Vulva herabgedrängten hinteren Scheidengewölbes	Die linke Tube stark vergrößert und leicht U-förmig gebogen. Die Oberfläche ist glatt. Aus dem Ostium abdominale wuchern Geschwulstmassen heraus. Das ganze Lumen der Tube ist erfüllt von einer papillären, teilweise nekrotischen Neubildung	Papillär-alveoläres Carcinom	Bei der Operation anscheinend keine Metastasen; später im Peritoneum, Netz, im kleinen Becken	—	† 20 Monate nach der Operation an Rezidiv

Fortl. Nr.	Autor	Literatur	Alter	Erkrankte Seite	Menses	Geburten	Symptome	Befund
50	v. Fran- qué 1901 Fall 1	v. Franqué, Verh. dtsch. Ges. Gynäk. 9, 606 (1901). Arendes, Über primäres Carcinom der Tuben. Inaug.-Diss. Würzburg 1900	54	L. u. R.	Seit 3 Jahren Menopause	2 Geburten	Vor 1 Jahre Blutung, dann wäßriger Ausfluß; jetzt Unterleibsschmer- zen, geringe Blutung, Schwellung des linken Beines	Links vom Ute- rus eine bis zum Nabel reichende, undeutlich cysti- sche Geschwulst. Diagnose: Intraligamen- täres Myom
51	v. Fran- qué 1901 Fall 2	Z. Geburtsh. 47, 211	51	L. u. R.	Seit ½ Jahr Menopause	1 Geburt vor 29 Jahren	Seit ¼ Jahr Zunahme des Leibesumfanges. Seit 3 Wochen — im Anschluß an schwere Arbeit — Schmerzen und Fieber	Links ein bis zum Nabel rei- chender teils cystischer, teils derber Tumor, rechts ein klein- kindskopfgroßer Tumor
52	v. Fran- qué 1901 Fall 3	Verh. dtsch. Ges. Gynäk. 9, 606 (1901); Morinaga, Über maligne Erkrankung der Tube und Metastasen- bildung im Uterus. Inaug.-Diss. Würzburg	53	L. u. R.	Seit 3 Jahren unregelmäßig	1 Geburt, 2 Aborte	Seit 9 Monaten Schmer- zen im Unterleib. Seit 10 Wochen sind diese wesentlich stärker ge- worden. Seit 1½ Jahren dauernd teils blutiger, teils wäßriger Ausfluß	Uterus vergrö- ßert; neben dem Uterus (Seite nicht angegeben) ein länglicher, praller, wenig beweglicher Tu- mor. Auf dem Kreuzbein und mit diesem un- verschieblich ver- bunden ein etwa

Operation	Pathologisch-anatomischer Befund		Metastasen	Sonstige Befunde	Weiterer Verlauf
	Makroskopisch	Mikroskopisch			
Exstirpation beider Adnexe. Netzadhäsionen. Einreißen der linken Tube und Entleerung von markigen Massen	Rechte Tube von der Form und Größe zweier aneinanderliegender Dünndarmschlingen. Ostium abdominale verschlossen. Tube fast vollkommen ausgefüllt von einer homogenen Tumormasse, nur im ampullären Teil zwei größere Hohlräume, in deren Umgebung die Geschwulst blumenkohlartig aussieht. Uterines Tubenende normal, rechtes Ovarium nicht aufzufinden. Linke Tube 3 cm vom Ostium uterinum entfernt von papillären, blumenkohlartigen Krebsmassen erfüllt, die durch die Tubenwand hindurch in die freie Bauchhöhle hineingewuchert sind. Ostium abdominale verschlossen. Auf der Oberfläche der Tube zahlreiche Adhäsionen	Teils papilläres, teils alveoläres Carcinom	In der linken Mesosalpinx ein taubeneigroßer metastatischer Knoten. Auf der Oberfläche des linken Ovariums vereinzelte papilläre Excrescenzen. Uterus: Siehe weiterer Verlauf	Linkes Ovarium in eine kindskopfgroße Cyste verwandelt	4 Monate nach der Operation Metastase im Uterus, der dann vaginal entfernt wurde. In der Tubenecke eine gestielte Geschwulst, die sich histologisch als papilläres Adenocarcinom erweist. † etwa 1³/₄ Jahre nach der Operation (nach Morinaga l. c.)
Laparatomie. Exstirpation der linken Adnexe u. rechten Tube. Feste Verwachsungen mit der Bauchwand und dem Darm. Geschwulst sehr weich u. brüchig	Linke Tube retortenförmig, abdominales Ende verschlossen, uterines Ende nicht wesentlich verdickt, der mittlere Teil der Tube vielfach von pilzförmigen Geschwulstmassen durchbrochen, im äußeren Tubenabschnitt eine weiche, brökkelige Geschwulst. Rechte Tube 30 cm lang, „tabakpfeifenähnlich", mit schmutzigbraunem, blutigem Inhalt, in dem bohnengroße Geschwulstteile suspendiert sind. Innenwand mit zerstreuten, bohnengroßen papillären Wucherungen besetzt. Uteriner Teil vollkommen abgeschlossen durch einen walnußgroßen dünngestielten Knoten, in dessen Innerem sich eine Anzahl kleiner Cysten befindet	Linke Tube: Carcino-Sarko-Endotheliom. Rechte Tube: Sarkom und Adenocarcinom	Am uterinen Ende der linken Tube ein subseröser metastatischer Knoten. Im Uteruscavum eine polypöse Sarkommetastase	Siehe Original	† am 2. Tage post operationem an Herzinsuffizienz
Zunächst Abrasio; diese ergibt Adenocarcinom. Linke Tube in eine kindskopfgroße Geschwulst verwandelt. Diese reißt beim Lösen der Verwachsungen ein und es entleert sich eine trübe, etwas	Linke Tube in einen faustgroßen, retortenförmigen, weißlichen, fluktuierenden Tumor verwandelt, Ostium abdominale geschlossen. Im Innern markweiche, fast reinweiße, stellenweise dunkelrot gesprengelte Geschwulstmasse. Rechte Tube ebenfalls retortenförmig, aber nur halb so groß wie die linke	Teils papilläre, teils adenomatöse, teils solide carcinomatöse Partien in beiden Tuben	Im Uterus Adenocarcinom	Uterus myomatosus. In beiden Tuben alte entzündliche Residuen und stellenweise vollständige bindegewebige Obliteration des Lumens	Angaben fehlen

Fortl. Nr.	Autor	Literatur	Alter	Erkrankte Seite	Menses	Geburten	Symptome	Befund
52	Fortsetzung von Fall 3. 1903							orangengroßer Tumor
53	Hannecart 1901	J. Méd. Brux. 1901, No 34. Ref. Z. Gynäk. 1902, 56	57	L.	Seit 2 Jahren Menopause	9 Geburten	Seit 1 Jahr eitriger Ausfluß, der später blutig wurde. Lanzinierende Schmerzen im Unterleib. Abmagerung	Links vom Uterus ein kindskopfgroßer, harter, höckeriger Tumor, der ins Ligamentum latum überging
54	Hurdon, Elizabeth 1901	Hopkins Hosp. Bull., Okt. 1901, 315	63	L.	—	4 Geburten	Vor etwa 9 Monaten „typhoid fever". Im Anschluß daran trat dauernder blutig gefärbter Ausfluß auf. Ferner stellten sich häufige Temperatursteigerungen ein	Links eine Geschwulst, die für eine Pyosalpinx gehalten wurde
55	Knauer (1901), Peham (1903)[1] Fall 1	Knauer, Zbl. Gynäk. 1901, 1211; Peham, Z. Heilk. 24, 350 (1903) Chir.	47	L. u. R.	Regelmäßig	5 Geburten, 1 Abort	Seit 5 Monaten Gefühl von Größerwerden des Leibes. Seit 2 Monaten bemerkte Pat. in der linken Unterbauchgegend eine Geschwulst. Diese zeigte in der letzten Zeit rascheres Wachstum. Seitdem leichte Schmerzen im Leib und Kreuz	Median gelegener elastischer, fluktuierender Tumor, der handbreit die Symphyse überragte. In der linken Bauchseite eine kindskopfgroße Geschwulst

[1] Über die Identität beider Fälle vgl. Peham, l. c. S. 353.

Operation	Pathologisch-anatomischer Befund		Metastasen	Sonstige Befunde	Weiterer Verlauf
	Makroskopisch	Mikroskopisch			
flockige Flüssigkeit. Rechte Tube ebenfalls in eine größere Geschwulst verwandelt, die allseitig verwachsen ist. Totalexstirpation des Uterus und der Adnexe mit Ausnahme des linken Ovariums	Tube. Im Innern teils vereinzelte erbsengroße papilläre Erhabenheiten, teils umfangreichere Tumormassen				
Exstirpation des Tumors. Netz- und Peritonealadhäsionen	Papillärer Tumor	Papilläres Carcinom	—	—	Primäre Heilung
Exstirpation des Uterus und der Adnexe mit Ausnahme des rechten Ovariums. Beim Lösen der Verwachsungen wird die Flexura sigmoidea verletzt	Die abdominale Hälfte der linken Tube ist in einen kleinfaustgroßen, mit dem Ovarium verwachsenen Tumor verwandelt, der von weichen Massen erfüllt ist	Papillär-alveoläres Carcinom	—	—	Nach 1 Jahre Rezidiv. Laparatomie. Entfernung zweier metastatischer Knoten. Mehrere kleine Infiltrate des Peritoneums mußten zurückgelassen werden. Nach einem weiteren Jahre noch relatives Wohlbefinden
Exstirpation beider Adnexe	Linker Tumor ist die etwa kindskopfgroße Tube, die in einen retortenförmigen, dünnwandigen, fluktuierenden Sack verwandelt ist. An einer Stelle der teilweise von Adhäsionen bedeckten Oberfläche findet sich ein walnußgroßer, höckeriger Geschwulstknoten, der die Tubenwand durchsetzt hat. Ostium abdominale verschlossen. Auf dem Durchschnitt ist der mittlere und ampulläre Teil der Tube vollkommen von weißen Geschwulstmassen ausgefüllt. Rechte Tube im mittleren und peripheren Teil bis Daumendicke angeschwollen. Ostium abdominale offen. Im Innern findet sich 5 cm vom uterinen Ende entfernt eine pilzhutförmige graurötliche, etwa haselnußgroße, weiche, papilläre Geschwulst und 1 cm davon entfernt ein zweiter walnußgroßer, ganz ähnlicher Geschwulstknoten	Papillär-alveoläres Carcinom. („Adenocarcinom mit vorwiegend alveolärem Bau")	Metastasen in beiden Ovarien und auf dem Peritoneum	Im linken Ovarium eine taubeneigroße, im rechten Ovarium eine kindskopfgroße Cyste	† nicht ganz 11 Monate nach der Operation. Rezidiv im kleinen Becken, Scheidenmetastase mit Durchbruch ins Rectum, Carcinom der retroperitonealen Lymphdrüsen und des Peritoneums

Fortl. Nr.	Autor	Literatur	Alter	Erkrankte Seite	Menses	Geburten	Symptome	Befund
56	Quénu et Longuet 1901 Fall 1	Rev. de Chir. 24, 764 (1901)	42	L.	Regelmäßig	—	Seit langer Zeit reichlicher Ausfluß und Menorrhagien, die trotz Abtragung eines Polypen und Abrasio fortbestehen. Seit mehreren Monaten profuse Metrorrhagien	Tumor, der bis zum Nabel reicht und mit dem Uterus in Zusammenhang steht. Diagnose: Fibrom des Uterus
57	Quénu et Longuet 1901 Fall 2	Rev. de Chir. 24, 766 (1901)	51	R.	—	1 Geburt vor 31 Jahren	Seit 3 Monaten Schmerzen im Unterleib, bes. links und in der Nierengegend. Seit 1 Monat Ausfluß. Seit 4 Tagen heftige Blutungen. Seit 3 Monaten auch chronische Verstopfung	Im rechten Scheidengewölbe ein wenig schmerzhafter Tumor. Ferner eine große vom Uterus ausgehende Geschwulst, die bis einige Querfinger über den Nabel reicht. Diagnose: Uterusfibrom
58	Schäfer 1901	Ein Beitrag zur Kasuistik des primären Tubencarcinoms. Inaug.-Diss. Leipzig 1901	43	L.	Regelmäßig	2 Geburten, (zuletzt vor 23 Jahren)	Seit 2½ Monaten schmerzlose Geschwulst im Leib. In der letzten Zeit häufig Urindrang. Abmagerung	Median ein derber, höckeriger Tumor, rechts davon ein gänseeigroßer Tumor, über den sich ein fingerdicker Strang hinzieht; links ein faustgroßer, derber, ziemlich schmerzhafter Tumor. Diagnose: Cystoma ovarii dextr. cysticum, Myomatosis uteri (sarcomatosa?), Hydrosalpinx sin. (?)
59	Bland-Sutton 1902	Trans. Obstetr. Soc. Lond. 44, 311 (1902) u. Clin. J. 20. April, 1904, 4[1]	57	L.	Seit 8 Jahren Menopause	Keine Geburt	Seit 6 Monaten Blutungen	Uterusmyome (seit mehreren Jahren)
60	Borgna	Giorn. Ginec. e Pediatr. Torino, 1902, 394			Nähere Angaben waren leider nicht zu erhalten.			

[1] Zit. nach A. Doran, 1904, Tab. Nr. 45.

Operation	Pathologisch-anatomischer Befund		Metastasen	Sonstige Befunde	Weiterer Verlauf
	Makroskopisch	Mikroskopisch			
Supravaginale Amputation des Uterus und Exstirpation der beiden Adnexe	Linke Tube über doppeltfaustgroß, höckerig, weich und fluktuierend, stellenweise schwärzlich. Auf dem Durchschnitt hirnähnliche, weiche, graurötliche Massen, die von teils durchbluteten, teils gelben, fettähnlichen Stellen durchsetzt sind	Adenomatösalveoläres Carcinom	–	Uterus myomatosus, Uteruspolyp. Alte Salpingitis und Salpingitis isthmica nodosa rechts	2 Jahre und 2 Monate nach der Operation noch Heilung
Supravaginale Amputation des Uterus und Exstirpation der Adnexe. Entfernung eines 3 kg schweren Fibroms	Die rechte Tube zeigt 3 cm vom ampullären Ende entfernt eine über bohnengroße, etwa 3 cm lange und 2 cm breite, harte Auftreibung. Auf dem Durchschnitt findet sich ein graues, speckähnliches Geschwulstgewebe; in dieses sind gelbe, käsige Stellen eingelagert	Meist in Alveolen, stellenweise in Schläuchen angeordnetes Carcinom. Zahlreiche unregelmäßige karyokinetische Figuren. Stellenweise Blutungen. Tubenwand bis zur Serosa infiltriert	–	Rechtes Ovarium kleincystisch degeneriert. Uterusmyom (3 kg schwer; stellenweise intraligamentär entwickelt). Die Ostia abdominalia beider Tuben sind geschlossen	† 2 Jahre und 1 Monat nach der Operation an Rezidiv
Exstirpation beider Adnexe; der sehr vergrößerte Uterus muß wegen Schwäche der Pat. zurückgelassen werden	Linke Tube über faustgroß, mit eiterähnlicher Flüssigkeit gefüllt. Uterines Ende normal dick. Ostium abdominale geschlossen. Innenfläche mit feinhöckerigen blumenkohlartigen Wucherungen besetzt, die, besonders lateral, die Wand durchbrochen haben	Im uterinen Teil der linken Tube Sarkomgewebe neben papillären carcinomatösen Wucherungen. Im mittleren Teil der Tube reines papilläres Carcinom, daneben auch echte solide Krebsalveolen; im abdominalen Ende reines Sarkomgewebe, daneben auch papillär-alveoläres Carcinom	–	Uterus myomatosus. Rechte Tube in eine gänseeigroße Hydrosalpinx verwandelt. Rechtes Ovarium bedeutend vergrößert	11 Monate nach der Operation zahlreiche derbe Knoten im Abdomen, Ascites, carcinomatöses Ulcus an der hinteren Muttermundslippe (neuer primärer Carcinomherd ?). Befinden besser als vor der Operation. 18 Monate nach der Operation Befinden schlecht, doch war Pat. nicht bettlägerig
Exstirpation des Uterus und der Adnexe	Die linke Tube war erweitert; in ihr fand sich neben Blut auch eine weiße Geschwulstmasse, die zum Teil aus dem Ostium abdominale herausragte	„a pure spheroidealcelled carcinoma"	Metastasen auf dem Peritoneum in der Umgebung des Ostium abdominale der Tube und auf dem Rectum	Uterusmyom	† 12 Monate nach der Operation an Rezidiv
–	–	–	–	–	–

Fortl. Nr.	Autor	Literatur	Alter	Erkrankte Seite	Menses	Geburten	Symptome	Befund
61	Dirner und Fonyó 1902 Fall 1	Ref. Zbl. Gynäk. 1904, 229; Wiesinger, Gynäk. Rdsch. 6, 473, Fall II (1912)	50	R. u. L.	Seit 2 Jahren Menopause	8 Geburten	Seit Eintritt der Menopause (= seit 2 Jahren) subjektives Gefühl einer Geschwulst im Abdomen	Beiderseits Tumor
62	Dirner und Fonyó 1902 Fall 2	Ref. Zbl. Gynäk. 1904, 229 u. Wiesinger, Gynäk. Rdsch. 6, 473, Fall I (1912)	56	R.	Seit 5 Jahren Menopause	3 Geburten	—	—
63	Fabozzi 1902	Arch. Gynäk. April 1902, 124	47	R.	—	—	Seit 7 Monaten Blutungen und Schmerzen im Leib	Im rechten Scheidengewölbe ein harter, unregelmäßiger, wenig beweglicher Tumor zu fühlen
64	Graefe 1902	Zbl. Gynäk. 1902, 1389	51	L.	Früher regelmäßig, seit ¹/₄ Jahren profus	Steril verheiratet	Seit ¹/₄ Jahren Menses profus, seit 6 Wochen blutig-wäßriger Ausfluß. Harndrang Durch Hydrastisgebrauch schwanden die Blutungen und es trat Wohlbefinden ein. Erst nach 2¹/₂ Jahren traten plötzlich Unterleibsschmerzen auf, nachdem ¹/₄ Jahr früher Fluor albus eingesetzt hatte	Hinter dem retroflektierten, vergrößerten Uterus ein faustgroßer, wurstförmiger, elastischer Tumor. Diagnose: Pyo-(Hydro-)salpinx; vielleicht Tubencarcinom 2¹/₂ Jahr später: Tubentumor unverändert. Uterus kleiner, rechts von ihm ein überkindskopfgroßer kugeliger Tumor
65	Stolz 1902 Fall 1	Arch. Gynäk. 66, 365 (1902)	45	R.	Regelmäßig	5 Geburten	Seit 9 Monaten Ziehen und Drängen im Leib (nach plötzlichem Schreck). Keine Blutungen, kein Ausfluß	Uterus vergrößert, hinter ihm eine faustgroße, derbe, knollige Geschwulst, die sich nicht von ihm abgrenzen läßt. Diagnose: Myoma uteri subserosum

Operation	Pathologisch-anatomischer Befund		Metastasen	Sonstige Befunde	Weiterer Verlauf
	Makroskopisch	Mikroskopisch			
Exstirpation der beiden Adnexe	—	Carcinoma papillare pseudoalveolare	Metastase auf dem Diaphragma	—	† am 3. Tage post operat. an Sepsis
Laparatomie. Rechtsseitige Ovarialcyste und Tubengeschwulst. „Ovariosalpingotomia"	Rechte Tube beträchtlich vergrößert, 15 cm lang und 5 cm dick, erfüllt von papillären Geschwulstmassen	Aus einem Papillom entstandenes Carcinom	—	Ovarialcystom	3 Jahre nach der Operation noch Heilung
Supravaginale Amputation des Uterus und Exstirpation beider Tuben. Ovarien zurückgelassen	Im mittleren und äußeren Teil der Tube eine kartoffelgroße, papilläre Geschwulst	Papillär-alveoläres Carcinom	Im Cavum uteri, 1 cm unterhalb der rechten Tubenmündung, ein gestielter Carcinomknoten	Linke Tube normal	† an Peritonitis am 4. Tage post operationem
Laparatomie. Entfernung eines rechtsseitigen Ovarialcystoms und des linksseitigen Tubentumors, der den Eindruck einer Hydrosalpinx machte	Linke Tube faustgroß, tabakspfeifenkopfähnlich; Inhalt rein serös. Der verdünnten Wand der Ampulle saß ein kastaniengroßer, papillärer Tumor auf	Papillen mit mehrschichtigem Epithel. Das Carcinom wucherte stellenweise in die Tubenwand ein, war aber nicht bis zur Serosa vorgedrungen	—	An der Cervix ein Schleimhautpolyp. Ovarialcystom rechts	8 Monate nach der Operation noch vollkommenes Wohlbefinden
Totalexstirpation des Uterus und der Adnexe. Der im Douglas adhärente Tumor reißt beim Lösen ein und es entleert sich eine markähnliche, gelbweiße, bröckelige Masse. Exstirpation vergrößerter Beckenlymphdrüsen und eines kronenstückgroßen Knotens am Peritoneum des Promontoriums	Rechte Tube im uterinen Teil vierfingerdick, im ampullären Teil faustgroß, gewunden, uneben höckerig. Das Tubenlumen im medialen und lateralen Drittel vollkommen ausgefüllt von einer blumenkohlähnlichen, bröckeligen Neubildung, die Knoten unter der Serosa bildet und aus dem Ostium abdominale herauswuchert	Papilläres und papillär-alveoläres Carcinom. Nekrosen und hyaline Degeneration	Im rechten Ovarium ein alveoläres Carcinom mit stellenweise papillär-alveolärem Bau. Erweichungscyste. — Die rechten Beckenlymphdrüsen carcinomatös. — Kronenstückgroße Peritonealmetastase am Promontorium	Linke Tube normal, Ostium abdominale offen	5 Monate nach der Operation noch Wohlbefinden

Fortl. Nr.	Autor	Literatur	Alter	Erkrankte Seite	Menses	Geburten	Symptome	Befund
66	Stolz 1902 Fall 2	Mitt. Ver. Ärzte Steiermark 1902, No 6. Zit. nach Peham	–	–	–	–	–	–
67	Zangemeister 1902 Fall 1[1]	Bruns' Beitr. 34 96 (1902)	49	L. u. R.	Seit 1 Jahr aussetzend	Vor 16 Jahren 1 Frühgeburt. Kind maceriert	Pat., die sich bis dahin vollkommen wohl gefühlt hatte, kommt in die Klinik, da sie an diesem Tage ganz plötzlich den Urin nicht mehr entleeren konnte. Nach dem Katheterisieren wieder vollkommenes Wohlbefinden	Hinter dem Uterus links ein apfelsinengroßer, rechts ein emueigroßer, cystischer Tumor. Halslymphdrüsen geschwollen
68	Zangemeister 1902 Fall 2	Bruns' Beitr. 34, (1902)	47	L. u. R.	In der letzten Zeit unregelmäßig	Steril verheiratet	Zuweilen Kreuzschmerzen; seit 1 Jahr unregelmäßige Blutungen. In den letzten Wochen dauernd blutig-wäßriger bis blutiger Ausfluß	Links vor dem etwas vergrößerten Uterus ein gänseeigroßer, ziemlich fester, mit dem Korpus verwachsener Tumor

[1] Nach Zangemeister, l. c., S. 100, Fußnote 1, ist dieser Fall von Teubner in einer Dissertation Leipzig

Operation	Pathologisch-anatomischer Befund		Metastasen	Sonstige Befunde	Weiterer Verlauf
	Makroskopisch	Mikroskopisch			
—	Tube keulenförmig, 19 cm lang, 3 cm breit. Wandung buckelig vorgetrieben. Fimbrien in der aus dem Tubentrichter hervorwuchernden Geschwulstmasse untergegangen. Uterines Ende nicht verändert, mittleres und abdominales Drittel der Tube vollkommen ausgefüllt von einem breit von der Tubenwand entspringendem Neoplasma	Typisches papilläres Zylinderzellencarcinom	Das Tubencarcinom hatte auf das Ovarialcystom übergegriffen	Cystischer Ovarialtumor	—
Vaginale Exstirpation des Uterus und der Adnexe. Aus der rechten Tube, die bei der Entwicklung einreißt, quellen Carcinommassen hervor. Die linke Tube in einen langen, wurstförmigen Tumor verwandelt, aus dem bei der Entwicklung Carcinommassen hervorquellen	In der linken Tube eine stecknadelkopfgroße, pilzförmige Vorwölbung. Ostium abdominale durch eine taubeneigroße Ovarialcyste komprimiert. Rechte Tube: Ostium abdominale offen, aus ihm ragen papilläre Massen hervor	Papilläres Carcinom	Bei der Operation fehlt eine Angabe. Autopsie: Sekundäre Carcinose, die auf Vagina, Blase, retroperitoneale Drüsen, Rectum und Coecum übergegriffen hat. Perforation des Rectums. Peritonitis	Uterus myomatosus. — Linkes Ovarium cystisch vergrößert	† Nov. 1901. Die Zeitdauer zwischen Operation und Tod läßt sich nicht feststellen, da wohl Tag und Monat (9. Febr.), nicht aber das Jahr der Operation angegeben ist. Da aber — nach Zangemeister (l. c. S. 100, Fußnote 1) — der Fall schon 1898 von Teubner kurz beschrieben wurde, so ist anzunehmen, daß die Kranke (nach der Operation) noch mindestens 3 Jahre lebte
Supravaginale Amputation des Uterus und Exstirpation der Adnexe. Ein kleiner Rest des linken Ovariums zurückgelassen. Linke Tube mit dem Dünndarm verwachsen	Links Tuboovarialcyste. Tubenwand im mittleren Teil konzentrisch verdickt, lateral ein dünnwandiger Sack. Im Innern reichlich papilläre Wucherungen. Die Ovarialcyste frei von Carcinom. Rechte Tube bleistift-, dann fingerdick. Wand hypertrophisch. Lumen von papillären Carcinommassen erfüllt	Papilläres Carcinom	—	—	Später im Abdomen ein derber, fast unbeweglicher, über kindskopfgroßer, rundlicher Tumor, der unmittelbar in die Cervix überging. In der Vagina ein hühnereigroßer, bröckeliger, leicht blutender Tumor, der aus dem Cervicalkanal herausragte. Der Tumor erwies sich histologisch als Myxosarkom. Später †

1898 kurz bearbeitet worden.

Fortl. Nr.	Autor	Literatur	Alter	Erkrankte Seite	Menses	Geburten	Symptome	Befund
69	Zange- meister 1902 Fall 3	Bruns' Beitr. 34 (1902)	49	L. u. R.	Regelmäßig	1 Geburt (vor 20 Jahren)	Vor ½ Jahr unfreiwil- liger Urinabgang beson- ders beim Husten. Seit ¼ Jahr ist der Leib etwas größer geworden. Kreuzschmerzen. Stuhl etwas angehalten	Links vom Uterus ein kindskopf- großer, wenig beweglicher Tumor
70	Amann 1903	Zit. von Orthmann, Z. Geburtsh. 58, 378			Nähere Angaben fehlen und waren auch nicht zu erhalten.			
71	Andrews 1903	Trans. ob- stetr. Soc. Lond. 45, 54 (1903) u. A. Doran (1904) Tabelle Nr. 46	48	L.	Bis zum 46. Jahr regel- mäßig; seit 6 Monaten Amenorrhoe	1 Geburt (vor 2 Jahren)	Seit 2 Jahren Schmerzen und Geschwulst im Leib; seit 6 Monaten Amenor- rhoe; gelblicher Ausfluß; häufige und schmerz- hafte Harnentleerung	Mit dem Uterus zusammen- hängende Geschwulst
72	Danel 1903	J. Sci. méd. Lille, 14. März 1903, 241	47	R.	Regelmäßig	2 Geburten	Vor 2 Jahren Entzün- dung im Becken mit Durchbruch eines Tu- mors ins Rectum; vor 5 Monaten plötzlich Schmerzen in der Len- dengegend, dann Fluor albus. Kein blutiger Ausfluß, keine Menorrhagien	Uterus myoma- tosus; unbeweg- licher Tumor im Douglas
73	Lwow 1903	Ref. From- mels Jber. 1903, 249	50	L.	—	—	Verdacht auf Uterus- carcinom	—

Operation	Pathologisch-anatomischer Befund		Metastasen	Sonstige Befunde	Weiterer Verlauf
	Makroskopisch	Mikroskopisch			
Laparatomie. Kein Ascites. Linke Tube in einen kindskopfgroßen wurstförmigen Tumor verwandelt, der mit Colon descendens, Flexur und Netz verwachsen ist. Rechte Tube gleichfalls verdickt und verwachsen. Beim Lösen der rechten Tube reißt diese ein und es entleeren sich weiche Carcinommassen	Linke Tube retortenförmig gewunden, das ganze Lumen ausgefüllt mit festen Tumormassen, papillärer Bau verwischt, zahlreiche Nekrosen. Rechte Tube ebenfalls verdickt, im Lumen medial feste, lateral mehr weiche, papilläre Geschwulstmassen	Papillär-alveoläres Carcinom. Zahlreiche Nekrosen und Kalkeinlagerungen	Metastasen auf dem Peritoneum. Retroperitoneale Lymphdrüsen geschwollen	–	† 7 Monate nach der Operation. Einige Wochen nach der Operation bereits Ascites und ausgedehnte Metastasen im Abdomen
–	–	–	–	–	–
Exstirpation einer Cyste des linken Ovariums und der vergrößerten linken Tube	Linke Tube vergrößert, an der Innenwand der Ampulle saß eine papilläre Geschwulst von der Größe eines Golfballes	Malignes Papillom	–	Rechte Tube und rechtes Ovarium anscheinend gesund. Links Ovarialcyste	2 Jahre und 2 Monate nach der Operation noch kein Zeichen eines Rezidivs
Supravaginale Amputation des Uterus und Exstirpation der Adnexe	Rechte Tube wurstförmig, Ostium abdominale geschlossen. Im Innern papilläre Neubildung	–	Eine Metastase auf der Oberfläche des rechten Ovariums. Wahrscheinlich war auch die Rectumwand schon zur Zeit der Operation carcinomatös infiltriert	Uterus myomatosus	† 3 Monate nach der Operation. Carcinomatöse Infiltration des Rectums
–	–	Papilläres Carcinom	–	–	–

Fortl. Nr.	Autor	Literatur	Alter	Erkrankte Seite	Menses	Geburten	Symptome	Befund
74	Peham 1903 Fall 2 [1]	Z. Heilk. 24, Chir., 358 (1903)	44	L. u. R.	Regelmäßig	2 Geburten, 3 Aborte	Seit 2 Monaten Schmerzen im Abdomen bes. links. Gefühl der Völle, Krämpfe, Fieber	Abdomen stark ausgedehnt, in ihm freie Flüssigkeit nachzuweisen. Uterus anteflektiert. Adnexe nicht deutlich abzugrenzen. Während des Klinikaufenthaltes Schüttelfrost, Fieber, Singultus, Brechreiz. Rechts undeutlicher Tumor
75	Peham 1903 Fall 3	Z. Heilk. 24, Chir., 358 (1903)	45	L. u. R.	Regelmäßig	1 Abort (vor 10 Jahren)	Seit 3 Monaten reichlich wäßriger, mit Blut gemischter Ausfluß. Seit 14 Tagen krampfartige Schmerzen, Zunahme des Ausflusses, stechende Schmerzen u. Brennen beim Wasserlassen — 9 Monate später neuerdings Ausfluß und Schmerzen	Rechts und hinter dem Uterus ein unbeweglicher Tumor, der bis zur seitlichen Beckenwand reicht und stellenweise fluktuiert. Im linken Scheidengewölbe ein länglich-runder elastischer Tumor, der sich vom Uterus nicht deutlich abgrenzen läßt. Diagnose: Chronisch-entzündliche Adnextumoren. Nach 5 Wochen Besserung der subjektiven Beschwerden. Entlassung. Diagnose: Doppelseitige Hydrosalpinx
76	Roche 1903	J. Méd. Bordeaux, 1. März 1903. Ref. Frommels Jber. 1903, 251	44	L.	—	—	Seit längerer Zeit Schmerzanfälle in der linken Unterbauchgegend und starke Blutungen	—

[1] Fall 1 s. Nr. 55 Knauer (1901).

Operation	Pathologisch-anatomischer Befund		Metastasen	Sonstige Befunde	Weiterer Verlauf
	Makroskopisch	Mikroskopisch			
Reichlich dunkelgefärbter Ascites. Exstirpation beider Adnexe. Aus der linken Tube quellen beim Entwickeln Tumormassen hervor	Rechte Tube mannsfaustgroß, mehrfach gewunden, Ostium abdominale geschlossen. An der Innenfläche mehrere walnuß- bis pflaumengroße papilläre Tumoren. An der Oberfläche der Tube stellenweise Adhäsionen. Linke Tube: Aus dem Ostium abdominale ragt ein nußgroßer Pfropf von papillären Wucherungen hervor. Das Lumen der Tube von papillären Wucherungen erfüllt. Die Tubenwand ist an mehreren Stellen von Geschwulstgewebe durchbrochen	Beiderseits papillär-alveoläres Carcinom. Im Stroma teils schleimige, teils hyaline Degeneration	Auf der Serosa des Uterus Knötchen palpabel	Im rechten Ovarium Follikelcysten	Etwa 1 Jahr nach der Operation Rezidiv mit Ascites
Exstirpation der beiden Adnexe mit Ausnahme des linken Ovariums	Rechte Tube verdickt, Ostium abdominale offen. Auf der Oberfläche der Tube zahlreiche Adhäsionen. Im Innern der Tube — etwa 2 cm vom uterinen Ende entfernt — ein kleinkirschengroßer, gestielter, papillärer Tumor. In seiner Umgebung mehrere papilläre Excrescenzen. Linke Tube in einen großen walzenförmigen Tumor verwandelt. Ostium abdominale verschlossen. Auf der Oberfläche der Tube zahlreiche Adhäsionen. Die ganze Innenfläche der Tube eingenommen von zerfallenden papillären Tumormassen	Beiderseits papillär-alveoläres Carcinom. Im Stroma schleimige Umwandlung	—	Auf dem Netz und Peritoneum parietale zahlreiche cystische Lymphangiektasien	6 Monate nach der Operation Rezidiv
—	Linke Tube stark vergrößert, carcinomatös entartet	—	—	Rechte Tube vergrößert, nicht carcinomatös. Uterus myomatosus	—

50*

Fortl. Nr.	Autor	Literatur	Alter	Erkrankte Seite	Menses	Geburten	Symptome	Befund
77	Anufrief 1904	Mschr. Geburtsh. 20, 753 (1904)	51	R. u. L.	Seit 2 Jahren Menopause	1 Spontangeburt (vor 33 Jahren)	Seit 4 Monaten Schmerzen im Unterleib, in der Lendengegend und im linken Bein	Am linken Uterushorn ein großer Tumor, der die Symphyse überragt. Unter ihm, vor dem Uterus, ein zweiter apfelgroßer Tumor. Ferner links im Douglas eine kindskopfgroße elastische Geschwulst. Rechte Tube verdickt. Diagnose: Multiple Myome des Uterus, Sactosalpinx serosa sinistra (Cystis tuboovarialis?). Salpingitis dextra
78	Bland-Sutton 1904	Clin. J., 20. April 1904, 4. Zit. nach A. Doran, 1904, Tabelle Nr. 50	49	L.	—	—	Profuse Blutungen	Uterusmyom und Tumor im Becken
79	Briggs 1904	Trans. obstetr. Soc. Lond. 46, 60. Zit. nach A. Doran 1904, Tab. Nr. 49	50	R.	Menses regelmäßig, zuweilen Menorrhagien	Steril verheiratet	Seit 2 Monaten Schmerzen und eine Geschwulst im Unterleib. Kein Ausfluß. Seit 12 Jahren „Phthise"	Große Geschwulst im rechten, eine kleinere im linken Scheidengewölbe
80	Macnaughton Jones 1904	Nach A. Doran, 1910, Nr 97, 22, 23	—	—	„Clinical history lost"	—	—	—
81[1]	Tomson 1904	Ref. Gynécologie, Febr. 1905. 70. Zit. nach A. Doran, 1910. S. 14/15, Tab. Nr. 65	37	L.	In der letzten Zeit unregelmäßig	—	Vor 8 Jahren Stomatoplastik wegen rechtsseitiger Hydrosalpinx; Schmerzen im Leib, unregelmäßige Blutungen. Narbenhernie	Linksseitige Hydrosalpinx

[1] Der bei manchen Autoren [z. B. Orthmann (Z. Geburtsh. 58, 378)] erwähnte Fall von Violet (Tumeur 1231) wurde nicht in diese Liste aufgenommen. Es handelte sich um eine 59jährige IV para (letzte Geburt vor lich und gußweise eintretenden Blutungen litt. Links vom Uterus fand sich ein orangengroßer Tumor, außerdem entsprach. Im Innern dieses Tubenabschnittes fand sich eine Neubildung, die aus johannisbeer-, bis nußgroßen mikroskopische Untersuchung bekannt. (... the promised microscopie report has never, it appears, been published" S. 12) nimmt an, daß es sich möglicherweise um ein Sarkom handelte.

Operation	Pathologisch-anatomischer Befund		Metastasen	Sonstige Befunde	Weiterer Verlauf
	Makroskopisch	Mikroskopisch			
Totalexstirpation des Uterus und der Adnexe mit Ausnahme des rechten Ovariums	Links: Tuboovarialcyste. Die Tube ist wurstförmig erweitert; auf der Innenfläche der Pars ampullaris und media papilläre Wucherungen. Die Innenfläche der Ovarialcyste ist frei von papillären Wucherungen. Die rechte Tube ist verdickt und rosenkranzartig aufgetrieben. Die Innenfläche ist ebenfalls mit papillären Wucherungen bedeckt	Carcinoma papillare	Metastatischer Knoten „am äußeren Ende" der rechten Tube. Metastasen in den Inguinaldrüsen. Mikr. Untersuchung fehlt	In der Uteruswand ein kleinapfelgroßes verkalktes Myom. Im Cavum uteri 2 kleine Schleimhautpolypen	Nach 4 Monaten ein großes Rezidiv im linken Parametrium. Angaben über den weiteren Verlauf fehlen
Exstirpation des Uterus und Entfernung der Adnexe (beider?)	Linke Tube erweitert und verschlossen, erfüllt von weichen Geschwulstmassen, die sich längs des Verlaufes der Tube in die Uteruswand hinein verfolgen ließen	—	Keine, doch ließen sich die Krebsmassen längs des Verlaufes der Tube bis in die Uteruswand hinein verfolgen	Uterusmyom	Primäre Heilung
Ascites. Entfernung der Adnexe	Rechte Tube vergrößert, zylindrisch; in ihr eine papilläre Geschwulst. Keine Zeichen von frischer oder älterer tuberkulöser Peritonitis	—	Metastasen in der linken Tube, dem linken Ovarium, dem Netz, auf dem Darm und dem Peritoneum parietale	—	2 Monate nach der Operation Rezidiv mit Ascites
„Removed by operation"	„A greatly enlarged tube	Dense solid cancerous growth, composed of closely-packed spheroidal cells in long columns	—	No disease of the uterus or the other adnexa"	—
Teilweise Entfernung der linken Tube	In der linken Tube eine Neubildung	Atypische Zellwucherungen	—	Rechte Adnexe anscheinend normal	† etwa 6 Monate post operat. Schon nach 2 Monaten bis zum Nabel reichendes Rezidiv

maligne de la Trompe. Lyon méd., 22. Mai 1904, 1028. Ref. bei A. Doran, 1910. S. 11 u. Zbl. Gynäk. 1905,
30 Jahren), die erst vor 2 Jahren in die Menopause eingetreten war und seit 7 Monaten an abundanten, plötz-
bestand Ascites. Die Laparatomie ergab, daß der Tumor dem stark erweiterten lateralen Teile der linken Tube
Cysten mit rotem, pecharti gem Inhalt bestand. Leider wurde nie etwas über die von Violet in Aussicht gestellte
A. Doran, 1910, p. 12.) Violet dachte an einen myxomatös degenerierten malignen Tumor; A. Doran (1910,

Fortl. Nr.	Autor	Literatur	Alter	Erkrankte Seite	Menses	Geburten	Symptome	Befund
82	Cullen 1905	Hopkins Hosp. Bull., Dez. 1905, 397	55	R.	—	—	Seit Monaten etwas blutiger Ausfluß und später heftige Schmerzen bei der Stuhlentleerung	An der rechten Seite des leicht vergrößerten Uterus fand sich eine derbe Geschwulst Diagnose: Myoma uteri
83	Cullingworth 1905	Cullingworth and Lockyer, Trans. obstetr. Soc. Lond. 47, 263	41	L. u. R.	Menorrhagien	Steril verheiratet	Seit 3 Jahren heftige Menorrhagien, intermenstruelle Schmerzen; wäßriger Ausfluß	Rechtsseitiger Tumor, Uterus nach links verlagert
84	v. Franqué 1905	Verh. dtsch. Ges. Gynäk. 1905, 438	52	R.	Seit 6 Jahren Menopause	—	Seit 3 Wochen bohrende Schmerzen in der rechten Seite, besonders nachts	Rechts neben dem Uterus eine prallelastische, ausgesprochen walzenförmige, parallel dem Uterus verlaufende Geschwulst, deren oberer, bis 2 Querfinger unterhalb des Nabels reichender Pol ziemlich gut beweglich war, während der untere, im Douglas zu fühlende Pol unbeweglich und von kleinen Rauhigkeiten bedeckt war. Nach der rechten Beckenwand zu derbe diffuse Infiltration; an der vorderen Beckenwand doppeltbohnengroße Geschwulst, einer vergrößerten Lymphdrüse entsprechend. Wahrscheinlichkeitsdiagnose: Tubencarcinom

| Operation | Pathologisch-anatomischer Befund | | Metastasen | Sonstige Befunde | Weiterer Verlauf |
	Makroskopisch	Mikroskopisch			
Totalexstirpation des Uterus und der Adnexe nach Wertheim. Resektion des Rectums	Rechte Tube stark vergrößert und anscheinend in eine maligne Geschwulst verwandelt. Im Lumen eine bröcklige, poröse, gelbweiße, stellenweise durchblutete Neubildung	Papillär-alveoläres Carcinom mit Nekrosen	Im Netz überall bis zu 1 cm große Knoten. Beckenperitoneum an der Verwachsungsstelle mit der Tube. Rectumwand per continuitatem. Beide Ovarien	Ostium abdominale der linken Tube verschlossen. Adenomyomatöse Einstülpungen der Uterusschleimhaut	† 7 Monate nach der Operation
Bei einem Einlauf, der vor der Operation gegeben wurde, erfolgte eine Blutung aus dem Rectum. Exstirpation der Adnexe. Uterus verwachsen und von der erweiterten linken Tube bedeckt, rechte Tube stark verwachsen	In der linken Tube eine gelappte, medulläre Geschwulst; durch das Ostium abdominale der rechten Tube war eine kleinere Neubildung sichtbar	Maligne Papillome beiderseits	Die rechte Tube war 4 Inches oberhalb des Anus ins Rectum durchgebrochen	–	† 84 Stunden nach der Operation. Keine Autopsie
Totalexstirpation des Uterus und der Adnexe. Die Blase riß ein und wurde vernäht	Rechte Tube in einen großen carcinomatösen Tumor verwandelt	Teils papilläres, teils alveoläres Carcinom	Carcinomatöse Infiltrationen an der rechten Beckenwand und auf der Blase. Lymphogene Metastasen im Uterus. Beide Ovarien	Alte chronische Salpingitis der linken Tube	Primäre Heilung („temporär")

Fortl. Nr.	Autor	Literatur	Alter	Erkrankte Seite	Menses	Geburten	Symptome	Befund
85	Hare 1905	Boston med. J., 25. Mai 1905, Zit. nach A. Doran, 1910	29	R. u. L.	Regelmäßig, Dysmenorrhoe	Steril	Bei der Untersuchung wegen Sterilität wurde eine Retroversio uteri und eine Erweiterung der Tuben („dilated tubes") festgestellt. Keine Schmerzen, kein Ausfluß	
86	Keitler 1905	Zbl. Gynäk. 1905, 630	50	R.	Seit 8 Jahren Menopause	2 normale Geburten	Vor 8 Wochen heftige stechende Schmerzen im Abdomen, die 2 Tage dauerten und nach Abgang einer wäßrigen, etwas blutig gefärbten Flüssigkeit per vaginam langsam aufhörten. Zugleich fiel auch das ziemlich angeschwollene Abdomen wieder ab. Vor 4 Wochen ähnliche Schmerzen, auch das Abdomen schwoll wieder an. Pat. kam deswegen in die Klinik	—
87	Kroemer 1905	Mschr. Geburtsh. 22, 577 (1905) Fall 2	—	—	—	—	—	—
88	Pompe van Merdervoort	Niederl. gynäk. Ges. 15. Jan. 1905. Ref. Zbl. Gynäk. 1905, 595	45	L. u. R.	—	1 Geburt	Seit 1 Monat Schmerzen im Unterleib	Starker Ascites. Doppelseitiger cystischer Adnextumor. Diagnose: Maligner Ovarial tumor

Operation	Pathologisch-anatomischer Befund		Metastasen	Sonstige Befunde	Weiterer Verlauf
	Makroskopisch	Mikroskopisch			
Exstirpation des Wurmfortsatzes, Ventrofixation des Uterus, Entfernung beider Tuben, Exstirpation einiger kleiner Cysten des rechten Ovariums. 14 Tage später Entfernung des Uterus, des linken Ovariums und des Restes vom rechten Ovarium, sowie etwas Netz	In beiden Tuben primäres Carcinom		Keine	Kleincystische Degeneration des rechten Ovariums. Ausgedehnte Adhäsionen	1 Jahr nach der Operation noch gesund
Beträchtlicher Ascites. Exstirpation der rechten Tube	Am abdominalen Ende der stark verlängerten rechten Tube fand sich eine etwa 3 cm lange, fingerdicke Anschwellung	„Carcinom"	Die Serosa der linken Beckenhälfte mit zahlreichen weichen, bis erbsengroßen Knötchen bedeckt. Mikr. Carcinom. Magen, Darm und Leber ohne Befund	—	11 Tage nach der Operation schon wieder Spuren von Ascites
—	„Tuboovarialcyste, bei welcher die bösartige Neubildung mit Sicherheit von der Tube ausging. Man erblickt von der eröffneten dünnwandigen Ovarialcyste aus hinter einer halbmondförmigen Öffnungsfalte die Fimbria tubae, und jenseits derselben, tubenwärts, die markige Geschwulst. Im mikroskopischen Bilde gleicht die Geschwulst einem von v. Franqué als Sarcocarcino - endothelioma tubae veröffentlichten Befunde"	—	—	—	—
Beiderseits Ovarialtumoren. Tuben und Beckenperitoneum verdickt	Tuben verdickt	Primäres Tubencarcinom	Beide Ovarialtumoren mit papillären Wucherungen bedeckt. Außerdem Metastasen auf dem Beckenperitoneum	Ovarialtumoren	—

Fortl. Nr.	Autor	Literatur	Alter	Erkrankte Seite	Menses	Geburten	Symptome	Befund
89	Orthmann[1] 1905	Zbl. Gynäk. 1905, 272; Z. Geburtsh. 54, 194. Ausführlich Z. Geburtsh. 58, 379	49	L.	Seit einem Jahr Menopause	—	Seit ¼ Jahr starker Druck auf Blase und Mastdarm, hartnäckige Verstopfung und Kreuzschmerzen	Links vom Uterus ein kleinkindskopfgroßer, rundlicher, fluktuierender Tumor, der sich nicht deutlich von dem vergrößerten Uterus abgrenzen läßt
90	Rollin 1905	Ann. Gynéc. et Obstétr. Juli 1905, 436. Zbl. Gynäk. 1905, 1339	46	L. u. R.	—	1 Geburt	Seit 1 Jahr Schmerzen im Unterleib und wäßriger, geruchloser, teefarbiger Ausfluß	Gut abgegrenzter druckschmerzhafter Tumor rechts, kleinerer Tumor links
91	Schenck 1905	Detroit Med. J. 5, 51 (1905—06). Zit. nach Vest, Hopkins Bull. 25, 312 (1914)	53	L.	Seit 3 Jahren Menopause	4 Geburten	Seit 2 Jahren Schmerzen im Unterleib, verbunden mit dünnem, blutig gefärbtem Ausfluß	—
92	Amann 1906	Zbl. Gynäk. 1907, 490			Angabe fehlt	Es findet sich nur die Angabe: „Maligne papilläre tumoren und Metastasen im Netz und in den Därmen	
93	Bertino 1906	La Ginecologia, 31. Juli 1906, 423	48	R.	Seit 2 Jahren Menopause	1 Geburt (vor 25 Jahren)	Seit 4 Monaten Ausfluß zuerst spärlich, dann immer reichlicher, seit 1 Monat ununterbrochen. Appetitlosigkeit, Verstopfung, Abmagerung	Rechts ein schmerzhafter Tumor
94	Fehling 1906	Lehrbuch der Frauenkrankheiten, 3. Auflage, S. 306 u. A. Doran, 1910, Nr. 73, S. 16/17. Private Mitteilung	60	L. u. R.	Seit 8 Jahren Menopause	Steril verheiratet	Seit einigen Wochen Schmerzen im Leib, besonders rechts. Kein Ausfluß	—
95	Hofmeier 1906	Münch med. Wschr. 1906, 2554	—	L. u. R.		Alle weiteren Angaben fehlen		

[1] v. Bubnoff bezeichnet diesen Fall in Nr. 96 seiner Liste nach dem Operateur Everke.

Operation	Pathologisch-anatomischer Befund		Metastasen	Sonstige Befunde	Weiterer Verlauf
	Makroskopisch	Mikroskopisch			
Exstirpation der linken Adnexe	Tuboovarialcyste links. Tube von dichten, papillären Massen ausgefüllt; in der Ovarialcyste nur an einer Stelle eine kleine papilläre Wucherung	Papillär-alveoläres Carcinom	Bei der Operation keine. 1 Jahr später wieder Laparatomie: im kleinen Bekken kindskopfgroßer, harter Tumor, der mit dem rechten Ovarium in Zusammenhang stand. Linsen- bis haselnußgroße Knoten auf dem Peritoneum und Netz	—	† 1½ Jahre nach der Operation an allgemeiner Bauchcarcinose (vgl. auch Everke, Mschr. Geburtsh. 28, 462)
Exstirpation des Uterus und der Adnexe	Rechte Tube orangengroß, linke etwas kleiner. In beiden schokoladefarbige Flüssigkeit und blumenkohlartige Neubildung	Carcinom	—	Ovarien und Uterus gesund	Primäre Heilung
Exstirpation der linken Adnexe	Das laterale Ende der linken Tube erweitert; im Innern Geschwulstmassen	Adenocarcinom	—	—	3 Jahre später noch Wohlbefinden

Tubentumoren zusammen mit dem Uterus abdominal exstirpiert, mit sekundären Ovarial- und einem Tumor im Magen"   Angabe fehlt

Exstirpation des cystischen rechtsseitigen Tumors. Verwachsungen	Rechte Tube cystisch erweitert, im Innern Wucherungen	Papillär-alveoläres Carcinom	—	—	† 9 Monate nach der Operation an allgemeiner Carcinose
Exstirpation beider Adnexe	Beiderseits carcinomatös degenerierte Hydrosalpingen	—	Uterus ergriffen	—	11 Monate nach der Operation noch Heilung
—	—	—	—	—	—

Fortl. Nr.	Autor	Literatur	Alter	Erkrankte Seite	Menses	Geburten	Symptome	Befund
96	Kundrat 1906 Fall 1	Arch. Gynäk. 80, 384 (1906)	47	R.	Seit 2 Jahren stärker, alle 3 Wochen 5—6 Tage	Keine Geburt, 1 Abort im 21. Lebensjahr	Seit 4 Jahren bemerkt Pat. eine Geschwulst im Unterleib, die keine Beschwerden machte und nur unmerklich wuchs. In den letzten 2 Monaten nahm die Geschwulst erheblich an Größe zu und es traten Blasen- und Mastdarmbeschwerden auf	Im Abdomen ein kindskopfgroßer, sehr beweglicher runder, harter Tumor. Im kleinen Becken rechts eine knollige, weiche, fast cystische Geschwulst. Diagnose: Myomata uteri. Adnextumor rechts
97	Kundrat 1906 Fall 2	Arch. Gynäk. 80, 384 (1906)	—	L. u. R.				Links vom Uterus ein faustgroßer, unbeweglicher, cystischer (?) Tumor. Rechts vom Uterus undeutliche Resistenzen
98	Orthmann 1906	Z. Geburtsh. 58, 376 (1906). Fall II (Fall I = Orthmann 1905)	53	L. u. R.	Seit 10 Jahren Menopause	1 Geburt vor 31 Jahren; 1 Jahr darnach Abort. mens. III	Seit 3—4 Wochen stark riechender, gelblicher Ausfluß, sowie unbestimmte Schmerzen im Leib. Die Hauptbeschwerden rührten jedoch von einer großen Nabelhernie her. Sehr korpulente, blühend aussehende Patientin	Faustgroße inkarzerierte Nabelhernie. Scheide senil verändert, reichlich blutig-eitriges überriechendes Sekret. Uterus wegen der dicken Bauchdecken nicht genau abzutasten. Rechts und hinter ihm eine nicht genau zu begrenzende Resistenzvermehrung

Operation	Pathologisch-anatomischer Befund		Metastasen	Sonstige Befunde	Weiterer Verlauf
	Makroskopisch	Mikroskopisch			
Der bewegliche Tumor erweist sich als ein vom Fundus uteri ausgehendes Myom. — Rechts Tuboovarialcyste mit festverwachsener mannsfaustgroßer Ovarialcyste. Diese reißt beim Lösen ein und es entleeren sich schwarze Flüssigkeit und Geschwulstmassen. Supravaginale Amputation des Uterus mit Entfernung beider Adnexe	Rechts: Tuboovarialcyste. In der Mitte der Tube weißlichgraue Geschwulstmasse, die an einer Stelle die Tubenwand durchbrochen hat. Die Innenfläche der Ovarialcyste ist größtenteils glattwandig; nur in der Umgebung der Tubenöffnung finden sich erbsen- bis haselnußgroße papilläre Excrescenzen	Papillär-alveoläres Carcinom	Auf der ganzen Beckenwand weiße, derbe Knötchen	Uterus myomatosus. Linke Tube in eine Hämatosalpinx umgewandelt und fest mit der Umgebung verwachsen. Ostium abdominale geschlossen. Mikroskop.: Endosalpingitis pseudofollicularis. Linkes Ovarium cystisch degeneriert	† 18 Monate nach der Operation an „Rezidiv"
Links Tuboovarialcyste; Tube daumendick, Ovarialcyste faustgroß. Rechte Tube etwas weniger dick, sehr stark verwachsen. Bei der Ablösung des Rectums wird dieses an einer Stelle eröffnet. Totalexstirpation des Uterus und der Adnexe	Links: Tuboovarialcyste. In der Tube weiche schwammige, papilläre Geschwulstmassen. An der Innenwand der Ovarialcyste zahlreiche, bis erbsengroße Excrescenzen. Rechte Tube enthält zahllose papilläre Wucherungen	Papillär-alveoläres Carcinom	Uterus: 1. im linken Tubenwinkel ein etwa bohnengroßer carcinomatöser Polyp. 2. in der Cervix ein carcinomatöser Polyp	Im rechten Ovarium 2 haselnußgroße Cysten	—
Rechts u. hinter dem Uterus ein überfaustgroßer, fest mit der Umgebung verwachsener Tumor, der „vorwiegend" von der Tube ausgeht. In seiner Umgebung, namentlich zwischen Uterus u. Blase, zahlreiche kleinere u. größere Knötchen; Fimbrienende geschlossen. Saktosalpinx. Linke Tube u. linkes Ovarium ebenfalls allseitig verwachsen. Tube makroskopisch nicht besonders verändert, Fimbrienende offen. Exstirpation beider Adnexe	Rechte Tube in eine etwa faustgroße Saktosalpinx umgewandelt; die Innenfläche mit teils isolierten, teils zusammenhängenden papillären, blumenkohlartigen Wucherungen besetzt. Linke Tube ungefähr in der Mitte etwas verdickt; auf dem Querschnitt bemerkt man hier eine weißlich gelbliche Verfärbung um das Tubenlumen herum. Ostium abdominale offen	Rechts fortgeschritteneres, links beginnendes papillär-alveoläres Carcinom	1. Auf und im rechten Ovarium, 2. auf dem linken Ovarium, 3. auf dem Peritoneum, 4. im Netz	—	7 Monate nach der Operation starke Schwellung der Leistendrüsen beiderseits und Infiltration im rechten Parametrium

Fortl. Nr.	Autor	Literatur	Alter	Erkrankte Seite	Menses	Geburten	Symptome	Befund
99	Schar-lieb 1906	Doran in Allbutt and Edens System of Gynaecology, 2. Aufl., S. 507, Fußnote. Zit. nach A. Doran, 1910, Nr. 75, 16/17. Wechsler (1926) führt als Literatur-stelle auch an: Med. Mag. 9, 240 (1900)	55	L.	Seit 5 Jahren Menopause	—	Seit 4 Monaten Schmer-zen im Unterleib, die nach zeitweise auftreten-dem gelbem Ausfluß stets weniger wurden	Linksseitiger Tumor
100	Tédenat 1906	Arch. prov. de Chir. 1906, No 3, 129. Zit. nach A. Doran, 1910. Nr. 74, S. 16/17	36	R. u. L.	—	Steril verheiratet	Früher (vor 14 Jahren) Gonorrhöe. Seit 9 Mo-naten wieder Ausfluß; vor 2 Monaten heftiger Anfall von Leibschmer-zen	Beiderseits Tu-moren; die rechtsseitige Geschwulst reicht bis in die Fossa iliaca
101	Dan-delski 1907	Primäres Tu-bencarcinom. Inaug.-Diss. Würzburg 1907 [1]	62[2]	L. u. R.	—	1 Abort, 1 Geburt	10. 5. 1905. Seit 2 Mo-naten heftige Schmerzen in der rechten Seite und im Kreuz. 21. 6. 1906. Seit 1 Jahr ständig dünnflüssiger, gelblicher Ausfluß. Seit etwa 14 Tagen bis 3 Wo-chen Schmerzen im Un-terleib besonders rechts, hauptsächlich während der Arbeit. Keine Ab-magerung	10.5.1905. Rechts vom Uterus ein gut faustgroßer, schmerzhafter, ziemlich beweg-licher Tumor, links ein hühner-eigroßer Tumor. Diagnose: Ova-rialcyste rechts, Adnextumor links. 29. 6. 1905. Rechts vom Ute-rus eine diffuse Resistenz, links ein kleinfaust-großer, unregel-mäßig gestalteter, unempfindlicher Tumor. 21. 6. 1906. In der rechten Un-terbauchseite eine faustgroße, bewegliche Ge-schwulst. Diese sitzt einem im Becken gelegenen großen prall-ela-stischen, runden Tumor auf

[1] In der Fränkischen Gesellschaft für Geburtshilfe und Frauenheilkunde vom 13. Mai 1906 (Ref. Zbl. Gynäk. nicht unwahrscheinlich, daß der von Hofmeier demonstrierte und der von Dandelski eingehend beschriebene

[2] Dandelski gibt als Alter der Patientin 62 Jahre an, erwähnt dann aber, daß während des Klinikaufent-die Angabe, daß 20 Tage vor der Operation die Menstruation „rechtzeitig eingetreten" sei. Es läßt sich nicht

| Operation | Pathologisch-anatomischer Befund | | Metastasen | Sonstige Befunde | Weiterer Verlauf |
	Makroskopisch	Mikroskopisch			
Exstirpation der linken Adnexe	Linke Tube kleinhühnerei-groß, verschlossen. Im Innern papillomatöse Wuche-rungen	–	Keine bei der Operation bemerkt	Im linken Ovarium kleine Cysten	† 2 Jahre und 1 Monat nach der Operation an Rezidiv
Exstirpation des Uterus und der Adnexe, sowie eines Teiles des Douglas-peritoneums	In beiden Tuben reichlich papillomatöse Massen und dunkle Flüssigkeit	–	Bei der Ope-ration auf dem Becken-peritoneum. Nach der Operation Durchbruch des Rezidivs in die Blase	–	† 13 Monate später an Rezi-div
Rechte Tube in einen großen Tumor verwan-delt. Dieser reißt beim Lösen der Verwachsungen ein und es ent-leert sich trüb-seröser Inhalt. Supravaginale Amputation des Uterus, Exstir-pation beider Adnexe mit Ausnahme des linken Ovariums	Rechte Tube in einen gro-ßen Tumor verwandelt. Im Innern papillär-grauweiß-liche, an einer Stelle bräun-lich-schwarze bröckelige Geschwulstmassen. Linke Tube ebenfalls ver-dickt. Im Innern neben gallertig geronnener seröser Flüssigkeit weißlich-graue papilläre Geschwulstmassen	Teils papilläres, teils adenoma-töses, teils solides alveoläres Carci-nom. In den alveo-lären Partien fanden sich große mehrkernige Riesenzellen	–	–	Nach $3^1/_2$ Mo-naten noch voll-kommene Hei-lung

1907, 296) demonstrierte H o f m e i e r „ein doppelseitiges primäres Tubencarcinom. Nähere Angaben fehlen. Es ist Fall identisch sind.

haltes der Kranken — etwa 1 Jahr vor der Operation — die Periode auftrat und 3 Tage dauerte. Ferner findet sich entscheiden, ob das Alter nicht richtig angegeben wurde, oder ob die „Menstruationen" atypische Blutungen waren.

Fortl. Nr.	Autor	Literatur	Alter	Erkrankte Seite	Menses	Geburten	Symptome	Befund
102	Zum Busch 1906	Privatmitteilung an A. Doran. Zit. nach A. Doran, 1910. Nr. 76, S. 16 bis 17	43	R. u. L.	Regelmäßig	Steril verheiratet	Seit 5 Monaten langsame, schmerzlose Zunahme des Leibesumfanges	Ausgesprochener Ascites. Verdacht auf Lebercirrhose (infolge von Alkoholismus)
103	Danel[1] 1907	J. Sciences méd. Lille, 10. Aug. 1907, 121. Zit. nach A. Doran, 1910. Nr. 79, S. 18/19	49	R. u. L.	Die Menses wurden in der letzten Zeit schwächer	1 Geburt	Seit 1 Jahr Schmerzen in der linken Bauchseite, seit 6 Monaten wäßriger Ausfluß. Abmagerung	Tumor, der fast bis zum Nabel reichte
104	Everke 1907	Verh. dtsch. Ges. Gynäk. 1907, 771 u. Mschr. 28, 461	—	—	—	—	—	—
105	Martin, A. 1907	Pathologie und Therapie der Frauenkrankheiten, 4. Aufl., 1907, S. 387	50	—	—	3 Geburten	Seit etwa 9 Monaten Geschwulst im Leib, gelegentlich Schwellung	—
106	Orthmann 1907	Verh. dtsch. Ges. Gynäk. 1907, 735	51	R.	In der letzten Zeit unregelmäßig, sehr stark und schmerzhaft	2 Schwangerschaften; eine im 5. und eine im 7. Monat beendigt	Seit 6 Wochen starke Schmerzen im Unterleib	Diagnose: Multiple Uterusmyome
107	Saretzky 1907	Z. Akus. (russ.), Sept. u. Okt. 1907. Ref. Frommels Jber. 1907 und A. Doran, 1910. Nr. 80, S. 18/19	40	L.	Regelmäßig	—	Seit vielen Jahren anfangs eitriger, später wäßriger Ausfluß; in der letzten Zeit periodisch profuser wäßriger Ausfluß. Schmerzen im Unterleib	—

[1] v. Bubnoff bezeichnet diesen Fall in Nr. 97 seiner Liste nach dem Operateur Duret.

Operation	Pathologisch-anatomischer Befund		Metastasen	Sonstige Befunde	Weiterer Verlauf
	Makroskopisch	Mikroskopisch			
Exstirpation der beiden Adnexe. Die rechte Tube riß bei der Operation ein, aus ihr entleerte sich reichlich bröckeliges Gewebe. Die linke Tube kleiner und verwachsen	Beide Tuben stark erweitert und von sehr blutreichen Geschwulstmassen erfüllt	Alveoläres Carcinom	Metastasen auf dem Uterus und dem Peritoneum parietale	–	3 Monate später wieder Ascites, dann wurde die Pat. aus den Augen verloren
Entfernung beider Tuben mit dem linken und einem Teile des rechten Ovariums. Die linke Tube riß bei der Operation ein	Beide Tuben cystisch erweitert und innig mit der Umgebung verwachsen. Beide Tuben erfüllt von papillären Massen	Mikroskopisch keine Zeichen einer malignen Degeneration. A. Doran verweist auf den Fall von Eberth und Kaltenbach	Bei der Operation keine	–	Nach der Operation trat Ascites auf; 9 Monate später neue Explorativlaparatomie. Ausgedehnte Metastasen, auf dem Peritoneum parietale, dem Darm und in der Bauchnarbe
„Exstirpation"	„Primäres Tubencarcinom"		–	–	† an Magencarcinom nach 2 Jahren
–	–	–	–	–	–
Der Versuch einer vaginalen Uterusexstirpation scheiterte an den ausgedehnten Verwachsungen namentlich im Douglas. Deshalb „abdominale Uterusexstirpation	„Rechte Tube stark verdickt, in ganzer Länge in einen soliden Tumor umgewandelt, Lumen klein, spaltförmig; die Tube war mit Fundus uteri fest verwachsen"	Plattenepithelcarcinom	–	Am Uterus multiple subseröse Myome; im Uterus cavum ein Schleimhautpolyp. Linke Tube: Sactosalpinx serosa	Angabe fehlt
Totalexstirpation des Uterus und der Adnexe	Linke Tube stark erweitert und von papillären Massen erfüllt	Papilläres Adenocarcinom	Metastatischer Knoten im Lig. lat.	Subseröses Myom des Uterus	2–3 Jahre später (1909. – Operation 1906) Tumor im Douglas und Metastase an („on") der Blase

Fortl. Nr.	Autor	Literatur	Alter	Erkrankte Seite	Menses	Geburten	Symptome	Befund
108	Gemmel 1908	J. Obstetr. 14, 31 (1908, Juli)	45	L.	Früher regelmäßig, in der letzten Zeit nur gering	Steril verheiratet	Seit 12 Monaten reichlicher, anfangs weißer, später gelber, wäßriger Ausfluß, so daß Pat. Tag und Nacht „naß" war. — Seit 6 Monaten ziemlich heftige Schmerzen anfangs in der rechten, später in der linken Unterbauchseite. Abmagerung. Zunahme des Leibesumfanges	Von den Bauchdecken aus fühlte man einen harten, schmerzhaften Tumor, der die Symphyse überragte. — Vaginal fand sich links und hinter der Cervix eine harte, knollige Geschwulst, die anscheinend mit der Cervix im Zusammenhang stand. Die rechten Adnexe waren hühnereigroß. Diagnose: Multiple Myome, submuköses Myom (wegen des Ausflusses); Entzündung der rechten Adnexe
109	Kehrer 1908	Mschr. Geburtsh. 27, 327 (1908)	57	R.	Seit 9 Jahren im Klimakterium	1 normale Geburt vor 33 Jahren	Seit 3 Monaten Unterleibsschmerzen und Magenbeschwerden. Seit 8 Tagen starker, zuweilen blutig gefärbter Fluor	Rechts vom Uterus und im Douglas ein faustgroßer, weicher, prallelastischcystischer Tumor, links ein pflaumengroßer Tumor. Diagnose: Beiderseits entzündliche Adnextumoren. Probepunktion: Schmutzig-braunrote, nicht riechende Flüssigkeit, in der sich reichlich kleine weiße Gewebspartikel befinden. Gesundes Aussehen. Starke Adipositas
110	Mériel[1] 1908	Rev. mens. Gynéc. et Obstétr. de Pédiatr., Sept. 1908. Zit. A. Doran, 1910, Nr. 86, S. 20/21	41	R.	Menopause mit 25 Jahren	Keine Geburt	Seit 10 Monaten mehrere akute Anfälle von Schmerzen im Becken. Gleichzeitig Blutungen und Abgang von Koagula, abwechselnd mit Leukorrhöe	Rechts vom Uterus ein Tumor. Diagnose: Uterusmyom

[1] v. Bubnoff bezeichnet in Nr. 4 seiner Liste diesen Fall nach dem Operateur Chalot.

Operation	Pathologisch-anatomischer Befund		Metastasen	Sonstige Befunde	Weiterer Verlauf
	Makroskopisch	Mikroskopisch			
Exstirpation der beiden Adnexe mit Ausnahme eines Teiles des linken Ovariums. Ausgedehnte Verwachsungen, kein Ascites	Die linke Tube war wurstförmig erweitert, Ostium abdominale geschlossen. Im Innern der Tube reichlich Eiter, die Schleimhaut war stark verdickt, geschwollen und von papillären Massen bedeckt. Rechte Tube verdickt, geschlossen, im Innern klare Flüssigkeit (Hydrosalpinx)	Adenocarcinom	–	Rechte Tube Hydrosalpinx	8 Monate später Wohlbefinden
Beiderseits stark verwachsene Adnextumoren. Im rechten Parametrium eine ausgedehnte, grobhöckerige, offenbar carcinomatöse Infiltration. Totalexstirpation des Uterus mit den Adnexen	Rechte Tube in einen faustgroßen, keulenförmigen Tumor verwandelt, der ampulläre Teil vollkommen ausgefüllt durch zerfallende Tumormassen. Ostium abdominale geschlossen. Tubenwand an einer Stelle von den Geschwulstmassen durchbrochen	Papillär-alveoläres Carcinom	Peritoneum des Blasenscheitels, Colon transversum. Rechts: Parametrium. Links Ovarium. (Rechtes Ovarium nicht aufzufinden)	Linke Tube im isthmischen Abschnitt stielgedreht. Ostium abdominale verschlossen. innig verwachsen mit dem carcinomatösen linken Ovarium	† nicht ganz 4 Monate nach der Operation an Kachexie (das ganze Becken ausgefüllt von Tumoren, Ascites, pleuritisches Exsudat)
Exstirpation des Uterus und der Adnexe	Die rechte Tube in einen großen, cystischen Tumor verwandelt. Im Innern eine große, papilläre Geschwulst	Carcinom	Keine gefunden	Vereiterte Ovarialcyste rechts	6 Monate später noch kein Rezidiv. 8 Monate nach der Operation ging die Pat. an einem Unfall zugrunde

Fortl. Nr.	Autor	Literatur	Alter	Erkrankte Seite	Menses	Geburten	Symptome	Befund
111	Orthmann 1908 [1]	Z. Geburtsh. 63, 128 (1908); Zbl. Gynäk. 1908, 1478	37	L.	—	Vor 18 Jahren 1 Abortus	Seit ½ Jahr starke Schmerzen in der linken Seite des Abdomens, starker Ausfluß und Blasenbeschwerden	Am Uterus ein überfaustgroßer, harter, knolliger Tumor. An der Blase kein pathologischer Befund. Diagnose: Myoma uteri
112	Schauenstein 1908	Mitt. Ver. Ärzte Steiermark 1908, Nr 2, 29	42	R.	Regelmäßig?	Steril verheiratet	Die Pat. war vollkommen gesund, bis vor 3 Monaten plötzlich eine unregelmäßige Blutung auftrat. Rasch wachsende Geschwulst im Abdomen. Kein Schmerz, kein Ausfluß	Rechts ein Tumor, der sich von oben (über dem Schambein) hart anfühlte, von der Scheide aus aber fluktuierte
113	Baisch-Raabe 1909/1910	Baisch, Verh. dtsch. Ges. Gynäk. 1909, 491 Raabe, Beitr. Geburtsh. 15, 242 (1910)	47	L.	Seit 2 Jahren Blutungen in wechselnder Stärke, argeblich ohne Unterbrechung. Seit dem 44. Lebensjahre Menstruation stärker und unregelmäßig; sie dauerte 8 Tage. Vorher war die Menstruation regelmäßig, sie dauerte 2 bis 3 Tage und war von mittlerer Stärke	1 Spontangeburt im Jahre 1882. (= 25 Jahre vor Eintritt in die Klinik)	Seit 2 Jahren Blutungen in wechselnder Stärke angeblich ohne Unterbrechung	Gut genährte, nicht anämische Frau. Dem nicht vergrößerten Uterus sitzt links ein kindskopfgroßer Tumor auf. An der Stelle der rechten Adnexe fühlt man eine faustgroße, prallelastische Geschwulst. Diagnose: Carcinoma ovarii et corporis uteri
114	Benthin 1909	Arch. Gynäk. 87, 220 (1909)	40	R.	Regelmäßig	1 normale Geburt vor 18 Jahren	Seit 1 Jahr vor und nach der Regel ziemlich starker bräunlicher Ausfluß; seit ½ Jahr Schmerzen in und rechts unterhalb der Nabelgegend	Mittlerer Ernährungszustand, keine Kachexie. Rechts ein prallcystischer, etwas beweglicher Tumor. Am unteren Pole der Geschwulst fühlte man deutlich das etwas vergrößerte, derbe Ovarium. Diagnose: Cystoma parovarii dextri

---

[1] Am 25. April 1907 hielt J. Ewing [Zit. Mschr. Geburtsh. 27, 173 (1908)] in der Sektion für Geb. u. Gyn. das primäre Carcinom der Tube. Leider war es nicht möglich ein Referat zu erhalten und festzustellen, ob Ewing

Operation	Pathologisch-anatomischer Befund		Metastasen	Sonstige Befunde	Weiterer Verlauf
	Makroskopisch	Mikroskopisch			
Faustgroßer linksseitiger Adnextumor, der fest mit dem Uterus und dem Netz verwachsen war. Rechte Adnexe verdickt und ebenfalls allseitig verwachsen. Exstirpation bei der Adnexe	Linke Tube überfaustgroß, retortenförmig, außerordentlich hart, das uterine Ende verdickt, das Fimbrienende geschlossen. Auf dem Durchschnitt wird fast das ganze Tubenlumen von einer großen, harten, gelblich-weißen Geschwulst eingenommen	Papillär-alveoläres Carcinom mit stellenweise sehr stark entwickeltem Bindegewebsgerüst	Angabe fehlt	Rechte Tube in eine Sactosalpinx purulenta verwandelt und fest mit der Umgebung verwachsen. Linkes Ovarium „vollkommen normal"	Nach einem Vierteljahr noch vollkommenes Wohlbefinden
Exstirpation des Uterus und der Adnexe. Der cystische Teil des Tumors war tief unten im Becken verwachsen	Die rechte Tube war in einen großen cystischen Tumor verwandelt. Dieser war von bröckeligen Geschwulstmassen erfüllt, die vom mittleren Drittel der Tube ausgingen	Adenocarcinom	Trotz sorgfältigen Suchens konnten keine Metastasen gefunden werden	Linke Tube in eine Hydrosalpinx verwandelt	Primäre Heilung. Die Pat. wurde später aus den Augen verloren
Links eine „Cyste", die im kleinen Becken verwachsen ist. Beim Auslösen reißt sie ein und es entleeren sich weiche carcinomatöse Massen. Rechts eine überfaustgroße, wurstförmige Hydrosalpinx. Kein Ascites. Totalexstirpation des Uterus und der Adnexe	Links Tuboovarialcyste. Die Innenfläche der Tube diffus mit papillären Excrescenzen bedeckt. An der Innenfläche der Ovarialcyste hie und da zerstreut kleine papilläre Auflagerungen	Papillär-alveoläres Carcinom mit Überwiegen des papillären Charakters	An einer zehnpfennigstückgroßen Stelle ist die Uterusschleimhaut mit 2 mm hohen papillären Excrescenzen bedeckt. Später Metastasen in den Bauchdecken	Linke Tube in eine überfaustgroße Hydrosalpinx verwandelt	Später Metastasen in den Bauchdecken. 1½ Jahre nach der Operation weitere Bauchdeckenmetastasen, Inguinaldrüsen beiderseits geschwollen. „Wegen der Aussichtslosigkeit einer nochmaligen Operation wird Pat. entlassen"
Ziemlich fest verwachsener „Konglomerattumor" rechts. Entfernung der rechten Adnexe. 14 Tage später supravaginale Amputation des Uterus und Entfernung der linken Adnexe	Rechte Tube überfaustgroß, retortenförmig; die Innenfläche bis auf eine Reihe freier und glatter Felder von blumenkohlartigen, rötlichbraunen Geschwulstmassen besetzt	Papillär-alveoläres Carcinom	Eine warzenartige Metastase auf dem rechten Ovarium. Einzelne knotenförmige Excrescenzen auf dem hinteren Blatt des rechten Lig. latum	Die linke Tube nicht verdickt, Ostium abdominale offen. Linkes Ovarium kleincystisch degeneriert und mit der Tube durch Adhäsionen verbacken	5 Jahre nach der Operation noch rezidivfrei

der Academy of Medicine in New-York einen Vortrag über „Chorionepitheliom". Im Anschluß daran sprach er über über eine eigene Beobachtung berichtete.

Fortl. Nr.	Autor	Literatur	Alter	Erkrankte Seite	Menses	Geburten	Symptome	Befund
115	Boxer 1909 Fall 1	Mschr. Geburtsh. 30, 549 (1909)	62	R.	Seit 11 Jahren Menopause. Früher Menses regelmäßig	1 Geburt vor 36 Jahren	Seit 6 Monaten fleischwasserähnlicher, übelriechender Ausfluß, der in der letzten Zeit mehr eitrig wurde. Seit 3 Wochen krampfartige Schmerzen in der rechten Unterbauchgegend. Diese strahlten bisweilen in den rechten Oberschenkel häufig auch in das Kreuz und in den Mastdarm aus und waren dann von heftigem Stuhldrang begleitet	Rechts und hinter dem Uterus eine derbe, wenig druckempfindliche Resistenz. Diagnose: Carcinoma ovarii dextri
116	Boxer 1909 Fall 2	Mschr. Geburtsh. 30, 559 (1909)	—	L. u. R.	Fehlt	Fehlt	Fehlt	Fehlt
117	Caraven und Lerat[1] 1909	Bull. Soc. Anat. Paris, Mai 1909, 301	54	L.	Seit 2 Jahren Menopause	1 Abort vor 30 Jahren	Seit etwa 1½ Jahren anfangs rötlicher, dann farbloser Ausfluß. Schmerzen in der linken Seite. 14 Tage vor dem Eintritt in die Klinik heftiger Schmerzanfall	Uterus vergrößert, links von ihm ein harter Tumor
118	Delaunay 1909	„Paris chirurgical", Tome 1 p. 15. Zit. nach A. Doran, 1910. Nr. 87, S. 20, 21	52	L.	Seit 4 Jahren Menopause	—	Seit 2 Jahren Zunahme des Leibesumfanges. Feststellung eines Ovarialtumors. Keine Blutung, kein Ausfluß.	Ovarialtumor
119	Fabricius 1909	Zbl. Gynäk. 1909, 996	36	L.	—	—	Schmerzen im Unterleib	Rechts vom Uterus ein prallelastischer, faustgroßer Tumor, links ein etwas kleinerer, härterer Tumor

[1] v. Bubnoff bezeichnet in Nr. 109 seiner Liste diesen Fall nach dem Operateur Pozzi.

Operation	Pathologisch-anatomischer Befund		Metastasen	Sonstige Befunde	Weiterer Verlauf
	Makroskopisch	Mikroskopisch			
Zahlreiche Verwachsungen. Es findet sich ein von den rechten Adnexen ausgehender markweicher, zerreißlicher Tumor, der auch in das Parametrium eingedrungen ist. Exstirpation des Uterus und der Adnexe. Die Abtragung des rechten Parametriums kann nicht im Gesunden vorgenommen werden	Rechts: Retortenähnliche Tuboovarialcyste. Das Lumen der Tube ist erfüllt mit grauweißen, markigen, zottigen Geschwulstmassen. Die Innenwand der Ovarialcyste zeigt stellenweise flache, warzige Excrescenzen mit samtartiger, feinpapillärer Oberfläche	Papillär-alveoläres Carcinom	1. Rechtes Parametrium. 2. An der Hinterwand des Cavum uteri eine kleine polypöse Metastase	Linke Tube: Alte entzündliche Erscheinungen. Uterus: Ein kirschgroßes Myom	Schon bei der Entlassung aus der Klinik war in der Gegend des rechten Parametriums eine druckempfindliche Resistenz tastbar. † einige Monate nach der Operation
Fehlt	Beiderseits carcinomatöse Tuboovarialcysten von Retortenform. Das Lumen beider Tuben erfüllt von grauweißen, bröckeligen Tumormassen. An der Innenfläche der Ovarialcysten finden sich papilläre Wucherungen. Am unteren Pol der linken Cyste hat das Carcinom die Tubenwand durchwuchert	Papillär-alveoläres Carcinom	Angabe fehlt	Angabe fehlt	Angabe fehlt
Exstirpation eines stark mit dem Darm verwachsenen Tumors des kleinen Beckens	Speckartig aussehender Tumor der linken Tube	Teils papilläres, teils alveoläres Zylinderepithelcarcinom	Nach der Operation „freie Aussaat"	—	† nicht ganz 1 Jahr nach der Operation an Rezidiv
Ovariotomie. Linke Tube daumendick, fest mit der Ovarialcyste verwachsen	Linke Tube daumendick.	Beginnendes Carcinom der Tube	Nach der Operation „general extension"	Ovarialcyste links. Rechte Adnexe normal	4 Monate nach der Operation Rezidiv † 6 Monate nach der Operation.
Exstirpation der beiden Adnexe	Links Tuboovarialcyste. Die Tube kleinfingerdick, hart. Die Schleimhaut in Zotten umgewandelt, die am Ostium abdominale frei in die Ovarialcyste hineinragen	Papilläres Carcinom	Nirgends Metastasen nachzuweisen	Rechte Tube in eine Hydrosalpinx verwandelt	Nach ½ Jahre links neben dem Uterus ein walnußgroßer Knoten. Blutungen. Laparatomie. Das ganze Peritoneum besetzt mit Metastasen

Fortl. Nr.	Autor	Literatur	Alter	Erkrankte Seite	Menses	Geburten	Symptome	Befund
120	Lecène[1] 1909	Ann. Gynéc. et Obstétr., Juli 1909, 418	48	R.	Menstruationstypus durch Blutungen verwischt	3 Geburten, 1 Abort	Seit 2 Jahren Blutungen, anfangs in Zwischenräumen von mehreren Monaten, später fast ununterbrochen	Uterusmyom, das bis zum Nabel reichte; getrennter Knoten in rechter Unterbauchgegend. Tumor im Douglas
121	Lorrain[2] 1909	Bull. Soc. Anat. Paris, April 1909, 235. Zit. nach A. Doran, 1910, Nr. 89, S. 20, 21	39	L.	Menstruation spärlich	2 Geburten, 2 Aborte	Seit 10 Monaten Menses spärlich, bei der letzten Periode übelriechend	„Tender left ovary"
122	Norris 1909	Surg. etc. 8 272 (1904, März	27	R.	Normal	2 Kinder	Vor 4 Jahren puerperale Beckenentzündung, vor 2 Jahren ein weiterer akuter Anfall; seitdem Schmerzen im Leib; wäßriger und gelegentlich bräunlicher Ausfluß, der in der letzten Zeit profus wurde	Tumor im lateralen Scheidengewölbe und im Douglas
123	Penkert	Zbl. Gynäk. 1909, 852	—	R.	Fehlt	Fehlt	Fehlt	Es wurde ein Myom diagnostiziert
124	Wiesinger 1909	Zbl. Gynäk. 1910, 991; Gynäk. Rdsch. 6, 473 (1912), Fall 3	40	L. u. R.	Unregelmäßig, Blutungen	Keine Geburt	Seit 10 Monaten im Anschluß an ein Trauma Schmerzen im Leib. Der Arzt konstatierte einen Tumor. Vor 5 Monaten nach 2monatiger Amenorrhoe starke Blutungen, die nach Abrasio standen. Seit 3 Wochen neuerdings Blutungen und ständige Kreuzschmerzen. Früher weißer, in den letzten Monaten bräunlicher Ausfluß	Wohlgenährte Patientin. Links ein glatter, wenig beweglicher Tumor, der 4 Querfinger über die Symphyse reicht. Rechte Tube verdickt und empfindlich. Diagnose: Cystoma ovarii lat. sin.; salpingitis lat. dextr.
125	Amann 1910	Zbl. Gynäk. 1910, 1597	—	—	—	—	—	—
126	Amann 1910	Zbl. Gynäk. 1911, 536	50	—	—	—	—	—

[1] v. Bubnoff bezeichnet in Nr. 110 seiner Liste diesen Fall nach dem Operateur Hartmann.

Operation	Pathologisch-anatomischer Befund		Metastasen	Sonstige Befunde	Weiterer Verlauf
	Makroskopisch	Mikroskopisch			
Exstirpation des Uterus, der Adnexe und des Wurmfortsatzes	Rechte Tube erweitert, knollig, erfüllt von medullären Massen	Atypisches, infiltrierendes Epitheliom	Metastasen im linken Ovarium und der Uteruswand	Uterusmyom ?	10 Monate nach der Operation noch kein Rezidiv
Ovariotomie. Rechte Adnexe nicht entfernt	„Growth as big as a lentil; upper border mid portion left tube; typical epithelioma, involution of mucosa which was not otherwise involved; ovary sclero-cystic"	—	Keine Metastasen festgestellt	—	Angaben fehlen
Exstirpation des Uterus, der Adnexe und des Wurmfortsatzes	Die äußeren Zweidrittel der rechten Tube erweitert; im Innern wäßrige, blutig gefärbte Flüssigkeit und gehirnähnliche Geschwulstmassen	Malignes Papillom	Bei der Operation wurden keine Metastasen gefunden	Links Hydrosalpinx	Primäre Heilung
Abdominale Totalexstirpation des Uterus und der beiden Adnexe	Eine Beschreibung fehlt, dagegen findet sich eine Abbildung des Präparates bei Fromme und Heynemann in Veits Handbuch der Gynäkologie, II. Aufl., Bd. V, S. 197	„Alveoläres Carcinom mit sarkomatösem Zwischengewebe"	Linkes und rechtes Ovarium	—	—
Exstirpation der linken Adnexe und der rechten Tube	Linke Tube etwas verdickt, mit einer mannsfaustgroßen „Cyste" verwachsen. Rechte Tube retortenförmig, das äußere Drittel daumendick. In beiden Tuben eine „gekochtem Knochenmark ähnliche Masse", die das Lumen fast vollkommen ausfüllt. In der unilokulären, glattwandigen Cyste 300 ccm wasserklarer Flüssigkeit. Das Ostium abdominale beider Tuben geschlossen	Carcinoma papillare-alveolare	Keine gefunden	Linkes Ovarium, Cyste. Rechtes Ovarium klein, atrophisch	1 Monat nach der Operation immer noch unregelmäßige Blutungen. Abrasio. Kein Carcinom. Weitere Angaben fehlen
—	Primäres Tubencarcinom	—	Metastasen auf Ovarien und Uterusserosa	· —	—
—	Kindskopfgroßes, primäres Carcinom der Tube	—	—	—	—

<hr>

² v. Bubnoff bezeichnet in Nr. 107 seiner Liste diesen Fall nach dem Operateur Leuret.

Fortl. Nr.	Autor	Literatur	Alter	Erkrankte Seite	Menses	Geburten	Symptome	Befund
127	Cullen 1910	Surg. etc. 11, 75 (1910) u. (zit. nach Wechsler) Bull. Hopkins Hosp. 22, 20 (1911)	46	R. u. L.	Seit 2–3 Monaten waren die bis dahin regelmäßigen Menses unregelmäßig, aber profus geworden	1 Abort im Alter von 18 Jahren	Vor 2 Jahren traten sehr heftige krampfartige Schmerzen in der rechten Unterbauchseite auf, so daß Pat. glaubte, eine Appendicitis zu haben. Seit dieser Zeit Schmerzen in der rechten Unterbauchseite; später auch links. Die Schmerzen strahlten ins Bein aus. Seit den letzten 4 oder 5 Wochen waren beide Beine geschwollen. Ferner bestand eitriger, zeitweise blutiger Ausfluß. Die Pat. bemerkte eine Geschwulst im Abdomen	Von den Bauchdecken aus fühlte man eine Geschwulst. Weiterer Befund fehlt
128	Doran, A. 1910	J. Obstetr. 17, 1 (1910)	60	L.	Etwa im Alter von 47 Jahren Menopause. Im Alter von 57 Jahren setzten wieder regelmäßige Blutungen ein („a regular show of blood began"). Die letzte Blutung war etwa 6 Monate, bevor A. Doran die Pat. sah, dagewesen	1 Geburt	Seit 5 Monaten bemerkte die Kranke eine Geschwulst im Leib, die besonders in den letzten 3 Wochen sehr rasch gewachsen war. Ferner verspürte die Kranke Schmerzen, besonders auf der rechten Seite und es bestand Dysurie. Einige Wochen vorher hatte der behandelnde Arzt eine Eiterhöhle im hinteren Scheidengewölbe eröffnet, die einer „sebaceous cyst" glich	Keine Kachexie. Im Abdomen ein großer Tumor, der fast bis zum Schwertfortsatz reichte und das hintere und linke Scheidengewölbe vorwölbte; der Uterus war nach vorne, oben und etwas nach rechts verdrängt
130	Rossinsky 1910	Über einen Fall von primärem Tubencarcinom usw. Inaug.-Diss. Basel 1910	44	L.	Regelmäßig	3 Geburten, 1 Abort	Vor 10 Monaten eine besonders starke Menstruationsblutung. Durch v. Herff wurde eine gonorrhoische Pelveoperitonitis festgestellt. Vor ½ Jahr starke Schmerzen und Blutung. Fleischwasserähnlicher Ausfluß. In 3 Monaten Gewichtsabnahme von 32 Pfund	Stark abgemagerte Patientin. In der linken Fossa supraclavicularis eine harte Drüse. In der linken Fossa iliaca eine kindskopfgroße bis 2 Querfinger unterhalb des Nabels reichende cystische Geschwulst. Diese läßt sich nicht

Operation	Pathologisch-anatomischer Befund		Metastasen	Sonstige Befunde	Weiterer Verlauf
	Makroskopisch	Mikroskopisch			
Exstirpation des Uterus und beider Tuben	Die rechte Tube war in einen großen 14 cm langen, 12 cm breiten und etwa 10 cm dicken wurstförmigen Tumor verwandelt. Die Vorderfläche war von Adhäsionen bedeckt, die Hinterfläche war glatt. Das Innere der Tube war zum großen Teile durch körnige („granular-looking) stellenweise auch papilläre („arborescent") Geschwulstmassen ausgefüllt. Außerdem befand sich im Lumen Flüssigkeit, die durch die Fixierung des Präparates geronnen war. Die linke Tube war auf 4—5 cm verdickt; sie war von Adhäsionen bedeckt. In ihrem Inneren befand sich eine ähnliche Geschwulst („It likewise on section is found to be the seat of a similar growth")	Adenocarcinom mit papillären und alveolären soliden Partien	—	—	—
Exstirpation der linken Adnexe	Tuboovarialcyste. In der Tube papillomatöse Massen; in der Ovarialcyste nur einige papilläre Stellen („a few patches of papilloma"). An der tiefsten Stelle war die Cyste von papillären Massen durchbrochen	Papillär-alveoläres Carcinom	Metastasen an der Hinterfläche des Uterus und im Douglas	Angabe fehlt	† nach nicht ganz 2 Jahren an Rezidiv
Linke Adnexe in einen faustgroßen, cystischen stark verwachsenen Tumor verwandelt. Dieser platzt beim Lösen der Verwachsungen und es entleert sich bräunlich-rote Flüssigkeit. Exstirpation der linken Adnexe	Links: Carcinomatöse Tuben-Epoophoroncyste. Die linke Tube ist in ihrem uterinen Abschnitt zu einer 8 cm langen und 6 cm breiten birnförmigen Cyste erweitert. An ihrer Innenfläche Tumorknoten und papilläre Geschwulstmassen. An ihrer Hinterwand kommunizierte diese Tubencyste durch eine 1 cm große Öffnung mit einer zweiten kleineren Cyste von	Carcinoma cylindro-cellulare	In der linken Fossa supraclavicularis eine harte Drüse (siehe weiterer Verlauf). Im linken Ovarium fanden sich in 2 Venen kleine Haufen von Carcinomzellen sonst war im Ovarium	In der linken carcinomatösen Tube frische Entzündung und alte salpingitische bindegewebige Verdickung der Wand. Der ampulläre Teil der linken Tube vollkommen	† „bald" nach der Operation. Einige Wochen nach der Operation war die Drüse in der linken Supraclaviculargrube zu einem apfelgroßen Tumor geworden. Sie wurde exstirpiert. Bei der mikroskopischen Untersuchung erwies

Fortl. Nr.	Autor	Literatur	Alter	Erkrankte Seite	Menses	Geburten	Symptome	Befund
130	Fortsetzung von Nr. 130.							deutlich vom Uterus abgrenzen
131	Salin 1910	Hygiea (Stockh.) 1910, Nr 4. Ref. Gynäk. Rdsch. 5, 743 (1911)	47	L. Einseitig	—	Virgo	Seit März 1909 spärlicher, blutig gefärbter Ausfluß. Während der ganzen Zeit blutiger Ausfluß	Am 11. 12. 1909 war in der linken Unterbauchseite eine Resistenz fühlbar, die vor dem Uterus lag und die Größe einer Frauenfaust hatte. Rechts vom Uterus ein walnußgroßer, rundlicher Tumor. Probeabrasio o. B. Der rechtsseitige Tumor wurde unter Fieber allmählich größer und am 31. 12. füllte er die ganze rechte Beckenhälfte aus. Am 1. 1. 1910 sank die Temperatur und die Resistenz wurde kleiner. Ende Januar Schmerzen in der linken Seite; ferner wurde festgestellt, daß die linke Geschwulst rasch an Größe zunahm
132	Smyly 1910	Privatmitteilung an A. Doran. Zit. nach A. Doran, 1910. Nr. 99, S. 22, 23	—	? Einseitig	—	—	Symptome der chronischen Adnexentzündung	—

Operation	Pathologisch-anatomischer Befund		Metastasen	Sonstige Befunde	Weiterer Verlauf
	Makroskopisch	Mikroskopisch			
	2 cm Breite. Die Cyste war mit dem Ovarium und der Tube verwachsen. Mikroskopisch zeigte sich, daß die Cystenwand deutlich von der Tube abgegrenzt war, ferner enthielt sie Epoophoronschläuche und glatte Muskulatur. Es handelte sich also um eine (Tuben-)Epoophoroncyste. Die Innenfläche der Cyste war rauh. Mikr. Carcinomstränge		nirgends Carcinom zu finden	atretisch. Rechte Adnexe normal	sie sich als carcinomatös
27. 1. 1910. Laparatomie. Auf der rechten Seite eine Hydrosalpinx, die durch zahlreiche Adhäsionen mit der Umgebung verwachsen war. Beim Lösen gelangte man in eine käsige Masse, die teils die Serosa der hinteren Beckenwand, teils die Wand des Coecums infiltrierte. Supravaginale Amputation des Uterus, Exstirpation des verdickten Wurmfortsatzes. „Der linke Tumor bestand aus einem Tubatumor. Der äußere Teil aus einer Hydrosalpinx und innerhalb derselben eine andere Ausbuchtung von der Größe eines Eies, von der Tubenwand ausgehend, bei mikroskopischer Untersuchung als Adenocarcinoma erwiesen"	Siehe Operation	„Adenocarcinoma"	—	Hydrosalpinx rechts	—
Entfernung einer Tube. Verletzung des Rectums	In der Tube eine solide Geschwulst	Carcinom	—	—	† nach der Operation, Verletzung des Rectums

Fortl. Nr.	Autor	Literatur	Alter	Erkrankte Seite	Menses	Geburten	Symptome	Befund
133	Spencer, H. 1910 Fall 1	J. Obstetr. 17, 30 (1910)	64	L.	Menopause seit dem 48. Lebensjahr	Multipara	5 Monate vor dem Eintritt in die Klinik blutiger Ausfluß. In der Vagina wurde eine kleine Geschwulst festgestellt, und entfernt	Im hinteren Scheidengewölbe eine kleine, rote, hahnenkammähnliche (cockscomb-like growth"), bohnengroße ("haricot bean") Geschwulst. Die linken Adnexe verdickt
134	Spencer, H. 1910 Fall 2	J. Obstetr. 17, 30 (1910)	35	L.	Unregelmäßig alle 3—4 Wochen und etwas stärker als normal	Virgo	Seit 1½ Jahren bemerkte die Pat. im Abdomen eine Geschwulst, die aber erst seit kurzem an Größe zugenommen hatte. Seit 3—4 Monaten Schmerzen, die in den letzten 3—4 Wochen sehr stark und hauptsächlich in der linken Seite lokalisiert waren. Kein Ausfluß, keine Störungen bei der Urinentleerung	Guter Allgemeinzustand. In der linken Unterbauchgegend und im Becken ein großer, harter, unbeweglicher Tumor. Die Hautvenen am Abdomen erweitert; Beine nicht geschwollen
135	Spencer, H. 1910 Fall 3	J. Obstetr. 17, 30 (1910)	58	L.	Mit 48 Jahren Menopause	4 Graviditäten, die ersten 3 durch Aborte beendigt	Seit 6 Wochen bemerkte Pat., daß ihr Leib an Umfang zunahm. ("She thought ... that her abdomen was enlarging as her corsets felt tight.") In den letzten 14 Tagen nahm der Leibesumfang rasch zu. Gleichzeitig mußte Pat. häufig Wasser lassen. Seit 10 Tagen Schmerzen im Epigastrium, die nach der Nahrungsaufnahme viel schlimmer werden. Seit 2 Tagen Knöchelödeme	Die oberflächlichen Venen des Abdomens erweitert. Im Abdomen freie Flüssigkeit. Per vaginam fühlte man in der linken Beckenhälfte einen faustgroßen, sehr harten Tumor. Diagnose: Papillärer oder maligner Ovarialtumor
136	Tate, W. 1910	J. Obstetr. 17, 35 (1910)	52	R.	Mit 48 Jahren Menopause	3 Geburten, die letzte vor 17 Jahren	In den letzten beiden Jahren gelblicher, gelegentlich blutig gefärbter Ausfluß. Ferner waren seit der gleichen Zeit etwas Schmerzen im Becken vorhanden. Pat. fühlte sich im übrigen aber wohl und begab sich erst in ärzt-	Abdomen gespannt. Uterus retrovertiert und wenig beweglich. Links von ihm eine hühnereigroße, rechts eine ähnliche Geschwulst

Operation	Pathologisch-anatomischer Befund		Metastasen	Sonstige Befunde	Weiterer Verlauf
	Makroskopisch	Mikroskopisch			
Exstirpation des Uterus und der Adnexe, nachdem vorher die Geschwulst in der Scheide excidiert worden war	An der äußeren Hälfte der linken Tube eine taubeneigroße, papilläre Geschwulst	Zylinderepithelcarcinom, das die Wand infiltriert hatte	Vagina. Eine kleine, rote hahnenkammähnliche Geschwulst im hinteren Scheidengewölbe. Histologisch der gleiche Bau wie das Tubencarcinom. Sonst nirgends Metastasen	Uterus altersatrophisch	† am 3. Tage nach der Operation
Im Abdomen eine große Menge blutig gefärbter Flüssigkeit. Ausgedehnte Darmverwachsungen. Links eine zitronengroße Ovarialcyste, die bei der Entwicklung platzte. Die linke Tube voll von bröckeligen Massen. Exstirpation der linken Adnexe	Die linke Tube war erfüllt von weißen bis gelblichopaken, bröckeligen Geschwulstmassen. In der Ovarialcyste keine Geschwulstmassen. Zahlreiche Adhäsionen um Tube und Ovarium. Die Tube war 9 cm lang und am distalen Ende 2,5 cm dick	Zylinderepithelcarcinom. An einigen Stellen centraler Zerfall der Zellhaufen. Geringe kleinzellige Infiltration des Stromas	Zahlreiche weiße Knoten auf den benachbarten Darmschlingen. Sonst keine Metastasen. Später, auch „growths ... also in the abdominal incision". Nähere Angaben fehlen	Der kokusnußgroße Uterus enthielt Myome. Ovarialcyste links	Nach der Entlassung nur kurze Zeit Wohlbefinden, dann traten wieder Schmerzen und Verfall auf. † gerade 1 Jahr nach der Operation. Metastasen im Abdomen und in der Operationsnarbe
Exstirpation der linken Adnexe	Die linke Tube war vollkommen ausgefüllt von gelblich-weißen Geschwulstmassen, die stellenweise bis zum Peritoneum vorgedrungen waren, an 2 Stellen die Tubenwandung durchbrochen hatten und ins Lig. lat. eingebrochen waren	Zylinderzellencarcinom mit spärlichem Stroma, so daß stellenweise der Eindruck eines Sarkoms entsteht	Bei der 1. Operation nur im Lig. lat. 2. Operation: Siehe weiterer Verlauf	Uterus normal, an den rechten Adnexen einige Verwachsungen, sonst kein pathologischer Befund	3 Monate nach der ersten Operation ein orangengroßes Rezidiv im Douglas. Laparatomie. Im Abdomen hämorrhagische Flüssigkeit. Im Becken eine große Geschwulstmasse, außerdem Knoten auf dem rechten Ovarium, dem Uterus und dem Peritoneum parietale
Darmschlingen gebläht und miteinander verwachsen. Im kleinen Becken in der Umgebung der linken Adnexe einige Unzen trüber Flüssigkeit.	Rechte Tube 5 in. lang, 1 in. dick und etwas gewunden. An der Oberfläche einige Adhäsionen. Die Tubenwand verdickt, das Innere der Tube vollkommen erfüllt von einer weichen bröckeligen Geschwulstmasse	„Glandular carcinoma of the columnar type"	Keine	Die linke Tube enthielt 1½ Unzen schleimeitriger Flüssigkeit. Die Schleimhaut war fast vollkommen zerstört und	2½ Jahre nach der Operation noch vollkommenes Wohlbefinden und Gewichtszunahme

Fortl. Nr.	Autor	Literatur	Alter	Erkrankte Seite	Menses	Geburten	Symptome	Befund
136							Fortsetzung von Nr. 136. liche Behandlung, als am Tage nach einem Autounfall stärkere Schmerzen im Leib auftraten. Am folgenden Tage stellten sich heftige Schmerzen in der linken Unterbauchgegend, Erbrechen und Kollaps ein	
137	Tate 1910 Fall 2	J. Obstetr. 17, 37 (1910)	44	R. u. L.	Seit 1¹/₂ Jahren Menses sehr spärlich	Seit 24 Jahren steril verheiratet	Vor 3 Monaten war plötzlich — ohne Schmerzen — ein Blutklumpen aus der Scheide abgegangen. Seitdem bestand ständiger Abgang von etwas Blut, der nur einmal, vor 14 Tagen, etwas stärker geworden war. Während dieser 3 Monate hatte Pat. an Gewicht verloren, es bestanden Schmerzen im Rücken und der linken Hüfte. Ferner waren in dieser Zeit drei Fieberanfälle aufgetreten. Diese wurden auf Influenza zurückgeführt	Anämie. Per vaginam fühlte man in der rechten Beckenhälfte eine harte, höckerige Geschwulst
138	Legg 1910	J. Obstetr. 17, 38 (1910)	42	R. u. L.	Regelmäßig	Angabe fehlt	Seit 2 Jahren und 4 Monaten kolikartige Schmerzen in der linken Unterbauch- und Lendengegend. Die Schmerzen waren von blutig gefärbtem Ausfluß begleitet. In den letzten 2 Monaten war die Kranke wegen Zunahme der Schmerzen und des Ausflusses arbeitsunfähig. Die Schmerzen wurden im Liegen besser, doch machte eine Zunahme des Leibesum-	Stark entwikkelter Panniculus adiposus („a large amount of subcutaneous fat"). Reichlich blutig gefärbter Ausfluß. Uterus vergrößert. Rechts von ihm ein großer, runder Tumor, der fast bis zum Nabel reichte; links ein kleinerer Tumor. Beide

Operation	Pathologisch-anatomischer Befund		Metastasen	Sonstige Befunde	Weiterer Verlauf
	Makroskopisch	Mikroskopisch			
Die linke Tube war erweitert, sie schien Eiter zu enthalten. Rechte Adnexe ebenfalls verwachsen. Exstirpation der linken Tube, eines Teiles des linken Ovariums und der rechten Adnexe				durch Granulationsgewebe ersetzt; alle Wandschichten waren entzündlich infiltriert. Keine Zeichen maligner Degeneration	
Beide Adnexe in Adhäsionen eingebettet. Die rechte Tube verdickt, die linke erweitert. Exstirpation beider Adnexe und des mit den rechten Adnexen verwachsenen Wurmfortsatzes	Die rechte Tube war kleinfingerdick, sie enthielt caseous material", ihre Wand war verdickt und enthielt „plaques of growth". Die linke Tube war auf Hühnereigröße erweitert. In der Wand befanden sich „plaques of growth". Ihr Inhalt ähnelte dem einer Dermoidcyste	Zylinderepithelcarcinom. Nähere Angaben fehlen	Im Netz zahlreiche kleine Tumoren, die alle entfernt wurden. Rechtes Ovarium taubeneigroß, derb; mikroskopisch fand sich in ihm Zylinderepithelcarcinom. Der Wurmfortsatz war an seiner Spitze verdickt „to about the size of a marble", der übrige Teil erschien gesund. Mikroskopisch bestand die Verdickung aus einem Zylinderepithelcarcinom	Angabe fehlt	Geheilt entlassen. Weitere Angaben fehlen
AusgedehnteVerwachsungen zwischen Tumor, Netz und Därmen. Bei der Durchtrennung wurde eine große Cyste eröffnet, die grünlichbraune Flüssigkeit enthielt und von den linken Adnexen ausging. Die rechte Tube lag tief im kleinen Becken, sie	Links: Tuboovarialcyste. Die Tube ist stark vergrößert, auf der Oberfläche finden sich neben Adhäsionen zahlreiche kleine Knötchen. Auf dem Durchschnitt zeigt sich die Tube gefüllt mit einer soliden, nicht papillomatösen, gelblich-weißen Geschwulstmasse. „The tube communicates with a large unilocular cyst by an opening at its upper pole: the aperture is about ½ inch in diameter, and shows a soft	Malignes Papillom in beiden Tuben	Angaben fehlen	Angaben fehlen	3 Jahre nach der Operation noch vollkommenes Wohlbefinden

Fortl. Nr.	Autor	Literatur	Alter	Erkrankte Seite	Menses	Geburten	Symptome	Befund
138	Fortsetzung von Nr. 138.						fanges der Pat. viele Beschwerden	Tumoren lagen dem Uterus dicht an. Diagnose: Sub-seröse Myome
139	Aichel 1911	Zbl. Gynäk. 1912, 58	—	L. u. R.	—	—	—	—
140	v. Fran-qué 1911	Z. Geburtsh. 69, 409	38	L.	Regelmäßig	Seit 10 Jah-ren steril ver-heiratet	Vor etwa 2 Jahren traten intermenstruelle Schmerzen im Leib auf, die 2—4 Tage andauer-ten; in letzter Zeit an-dauernde Schmerzen in der linken Seite des Unterleibs; starke Stuhl-verstopfung, Abgang von Schleim mit dem Stuhl. Seit einigen Tagen Er-brechen	Gut genährte, auffallend blasse Patientin. Rechts vom Uterus ein gänseeigroßer, links ein etwas kleinerer, unbe-weglicher, derber, schmerzempfind-licher Adnex-tumor
141	Montgo-mery, E. E. 1911	J. amer. med. Assoc. 57, 1417 (1911)	34	R.	Regelmäßig, ohne Be-schwerden. Erst seit 5 Monaten Schmerzen im Becken 4 bis 5 Tage vor der Periode; diese trat alle 3 Wochen ein, dauerte 3 bis 4 Tage und war sehr stark	Keine Gravi-dität, obwohl zweimal ver-heiratet	Seit 5 Monaten 4 bis 5 Tage vor der Periode Schmerzen im Becken. Die Menses kamen alle 3 Wochen, dauerten 3 bis 4 Tage und waren sehr stark. Ferner bemerkte Pat. während dieser Zeit weiß-lichen Ausfluß	Uterus in Retro-versio. Rechts hinter ihm ein walnußgroßer, beweglicher Tumor
142	Maiß 1911	Zbl. Gynäk. 1911, 1187	56	L.	Seit 2 Jahren Menopause	IV para; letzte Geburt vor 24 Jahren	Vor ¹/₂ Jahr 3 Tage dau-erndes chwache Blutung. Seit 14 Tagen erneuter Blutabgang; deswegen Aufnahme	Die Probeabrasio ergab keinen positiven Be-fund und sie war auch ohne Ein-fluß auf die Blutung. Sonsti-ger Befund fehlt

Operation	Pathologisch-anatomischer Befund		Metastasen	Sonstige Befunde	Weiterer Verlauf
	Makroskopisch	Mikroskopisch			
war mit dem Uterus, Rectum Coecum und Dünndarm verwachsen. Exstirpation beider Adnexe	yellowish growth projecting into the cavity of the cyst". Die Innenfläche der Cyste ist glatt. Die rechte Tube ist retortenförmig. Im Innern — 2 cm vom Ost. abd. entfernt — eine polypöse, papillomatöse Geschwulst, die das Lumen vollkommen ausfüllt. Ostium abdominale nicht sicher zu erkennen. Ovarium nicht aufzufinden				
—	Beide Tuben verschlossen	—	Peritoneum	—	—
Totalexstirpation des Uterus und der Adnexe. Beide Tuben in derbe Adhäsionen eingebettet	Linke Tube kleinfaustgroß, das Lumen erfüllt von weichen grauweißen Massen	Neben tuberkulösen Veränderungen ein teils alveoläres, teils adenomatöses Carcinom	Auf dem Uterus, den Därmen und dem Douglasperitoneum knötchenförmige, zum Teil feinpapilläre Metastasen. Ferner dringen von der Oberfläche des linken Ovariums metastatische Krebszellen in die Tiefe	In der Wand des Uterus mehrere Myome. Rechte und linke Tube tuberkulös	3 Monate nach der Operation walnußgroßer Knoten an der hinteren Beckenwand. Später Ascites und †
Das Ende der rechten Tube in eine Geschwulst verwandelt. Die Tube war nirgends verwachsen. Nach Feststellung, daß es sich um ein Carcinom handelte, wurden der Uterus, die linke Tube u. beide Ovarien exstirpiert	Auf dem Durchschnitt glich die Geschwulst einem fettig degenerierten Myom	Zylinderzellencarcinom	Keine?	In der linken Tube Tuberkulose	8 Monate später: 50 (engl.) Pfund Gewichtszunahme und beste Gesundheit
Vaginale Radikaloperation	Linke Tube in eine pfirsichgroße, nur wenig adhärente Saktosalpinx verwandelt, die mit blutig-seröser Flüssigkeit und Detritus gefüllt ist. Innenfläche von papillären Excrescenzen bedeckt	Papillär-alveoläres Carcinom	Angabe fehlt	Keine	Primäre Heilung Weitere Angaben fehlen

Fortl. Nr.	Autor	Literatur	Alter	Erkrankte Seite	Menses	Geburten	Symptome	Befund
143	Meyer, Leopold 1911	Ugeskr. Laeg. (dän.) 1911, 1526. Ref. Frommels Jber. 1911, 172	ca. 40	—	—	—	Periodenweise wasser-ähnlicher Ausfluß, der so stark war, daß die Kranke ihn für Urin hielt	—
144	Theil-haber, A. u. Theil-haber, F. 1911	Frankf. Z. Path. 7, 475 (1911)	51	R.	—	Seit 20 Jahren steril verheiratet	Seit 25 Jahren unter-leibsleidend. Klagen über Ausfluß, der ab und zu blutig ist	—
145	Theil-haber, A. u. Theil-haber, F. 1911	Frankf. Z. Path. 7, 477 (1911)	43	L. u. R.	—	Seit 18 Jahren steril ver-heiratet	—	—
146	Theil-haber, A. u. Theil-haber, F. 1911	Frankf. Z. Path. 7, 477 (1911.)	43	R.	—	Vor 24 Jahren 1 Geburt	—	Faustgroße Ge-schwulst rechts vom Uterus
147	Tweedy, Hastings 1911	Dublin J. med. Sci., 2. Jan. 1911. Zit. nach Anduze-Acher	30	L.	Regelmäßig	1 Geburt vor 8 Jahren	Blutungen	Rechts und hin-ter dem Uterus ein Tumor

Operation	Pathologisch-anatomischer Befund		Metastasen	Sonstige Befunde	Weiterer Verlauf
	Makroskopisch	Mikroskopisch			
—			—	—	—
Laparatomie. Zahlreiche Verwachsungen. Totalexstirpation des Uterus und der Adnexe	Beiderseits Hydrosalpinx, „in der rechten Tube ein taubeneigroßes Carcinom"	—	—	Beiderseits Hydrosalpinx	2½ Jahre nach der Operation wieder Schmerzen. Man fühlt eine Infiltration im Scheidengewölbe. Pat. entzieht sich der weiteren Behandlung
—	Beiderseitiges, primäres, faustgroßes Tubencarcinom	—	—	—	—
Exstirpation einer rechtsseitigen Tuboovarialcyste	Tuboovarialcyste rechts. Im Innern „einige linsengroße, papilläre Wärzchen"	—	—	—	2 Jahre nach der Operation kam die Kranke wieder. In der rechten Ecke der Bauchnarbe (Pfannenstielscher Querschnitt) hatte sich eine pflaumengroße Anschwellung gebildet. Diese wurde samt den vergrößerten Leisterdrüsen exstirpiert. Die mikroskopische Untersuchung ergab ein Adenocarcinom
Abtragung eines Teiles der rechten Adnexe „contenant une masse fongueuse adhérente aux deux ovaires et à l'intestin grêle. 2ᵉ Opération ablation de l'ovaire droit et de la trompe et d'une partie de la trompe gauche"	⚤ Carcinom	Teils papilläres, teils adenomatöses Carcinom. Stellenweise gewann man den Eindruck eines Sarkoms, doch zeigte die genauere Untersuchung, daß es sich doch um ein Carcinom handelte	—	—	—

Fortl. Nr.	Autor	Literatur	Alter	Erkrankte Seite	Menses	Geburten	Symptome	Befund
148	Vignard 1911	Gaz. méd. Nantes, Juli 1911, 526. Zit. nach Anduze-Acher, Contribution l'étude du cancer primitif de la trompe. Thèse de Toulouse 1911	42	L.	Seit mehreren Monaten Menopause	1 Geburt mit 18 Jahren	Seit 3 Jahren heftige Schmerzen in der linken Unterbauchseite, die nach der linken Lendengegend und nach der Innenseite des linken Oberschenkels zu ausstrahlen. Gelblicher Ausfluß, hauptsächlich nachts. Abmagerung	Links vom Uterus und deutlich getrennt von ihm ein harter, etwas unregelmäßiger nicht schmerzhafter Tumor. Vom Rectum aus fühlt man an dessen Vorderwand einige Knoten
149	Weinbrenner	Zbl. Gynäk. 1911, 981	42	L.	Regelmäßig	4 Geburten und 1 Fehlgeburt	Seit 1 Jahr heftige krampfartige Schmerzen links im Leib und im Kreuz. Die Schmerzen waren von einem sturzartigen Abgang blutig-wäßriger Flüssigkeit begleitet. Diese Schmerzen mit schubartigem Abgang von Blutwasser wiederholten sich fast täglich. In der Zwischenzeit bestand ständig mäßiger, zitronengelber, wäßriger Ausfluß. Ein Arzt stellte eine Geschwulst fest. Die angeratene Operation wurde von der Pat. um ein volles Jahr hinausgeschoben. Die Intensität der krampfartigen Schmerzen ließ allmählich nach, damit zugleich auch die Menge des sturzartigen Ausflusses, so daß nach 6 Monaten nur noch eine beständige blutig-eitrige Absonderung übrig blieb. In den letzten 4 Monaten vor der Operation nahm Pat. 10 Pfund an Körpergewicht zu	Uterus myomatosus. Links und hinter ihm eine im Douglas verwachsene Tubengeschwulst von der Form und Konsistenz einer Pyosalpinx. Rechts leicht verdickte und ebenfalls verwachsene Adnexe
150	Eglington 1912	J. of Obstetr. 21, 169 (1912)	47	L.	Seit 3 Jahren Menopause	2 Geburten	Seit 13 Jahren blutig gefärbter wäßriger Ausfluß. Seit 1 Jahr schlimmer	—
151	Kaarsberg 1912	Ugeskr. Laeg. (dän.) 74, 1229 (1912). Zit. nach Wechsler	40	L.	—	—	Blutungen	—
152	Karakos 1912	Russki Wratsch 1912, Nr 14. Zit. nach Frommels Jber. 1912, 282	55	L.	—	2 Geburten	Nur Harnverhaltung	—

Operation	Pathologisch-anatomischer Befund		Metastasen	Sonstige Befunde	Weiterer Verlauf
	Makroskopisch	Mikroskopisch			
Laparatomie. Leicht getrübter Ascites. Exstirpation der Adnexe	Linke Tube beträchtlich vergrößert, im Innern trübe Flüssigkeit und papilläre Wucherungen, welche über die ganze Oberfläche der Schleimhaut verbreitet waren	Zylinderepithelcarcinom	Metastasen in der Rectumwand und im Netz, ferner auf der Oberfläche der rechten Tube Wucherungen	Ovarium atrophisch	† 3 Monate nach der Operation an Kachexie
Exstirpation des Uterus und der Adnexe	Linke Tube in eine Saktosalpinx verwandelt. Das Lumen ausgefüllt von einem markigen Tumor. Ovarium mit der Tube verwachsen. An einer Stelle ist das Tubencarcinom durch die Tubenwand hindurch in das Ovarium eingebrochen	Teils papilläres, teils alveoläres, teils Adenocarcinom	Im linken Ovarium ein kirschgroßer Carcinomherd. Das Carcinom ist hier durch die Tubenwand in das Ovarium eingebrochen	Uterus myomatosus. Rechte Adnexe verwachsen; sie zeigten Residien früherer Entzündung	Primäre Heilung. Weitere Angaben fehlen
Exstirpation der linken Adnexe	Tube gefüllt mit bröckeligen Carcinommassen, erweitert, retortenförmig	Carcinom; einzelne Zellen sarkomähnlich	—	—	—
—	Carcinoma polyposum		—	Uterusmyom, chronische Salpingitis beiderseits	—
—	Tubentumor. Tube 40 cm lang, größter Umfang 23,5 cm	Carcinom	—	Uterus, rechte Adnexe und linkes Ovarium vollkommen gesund	—

Fortl. Nr.	Autor	Literatur	Alter	Erkrankte Seite	Menses	Geburten	Symptome	Befund
153	Koenig 1912	Gynaec. Helvet. 12, 1 (1912)	–	L.	–	–	–	–
154	Kubinyi 1912	Ref. Orv. Hetil. (ung.) 1912, Nr 3. Zit. nach Frommels Jber. 1912, 282	–	–	–	–	–	–
155	Schmidlechner 1912	Orv. Hetil. (ung.) 1912, Nr 2. Zit. nach Frommels Jber. 1912, 283	–	–	Nähere Angaben fehlen in dem Referat			–
156	Schottlaender u. Kermaunner 1912	Zur Kenntnis des Uteruscarcinoms. Berlin 1912, Fall 17, S. 69f.	62	L.	Klimakterium	2 Geburten	Unregelmäßige Blutungen, starker weißer Ausfluß	Die Probeabrasio ergibt ein Adenocarcinom des Corpus uteri
157	Schottlaender u. Kermaunner 1912	Zur Kenntnis des Uteruscarcinoms. Berlin 1912, Fall 50, S. 155f. und S. 618	48	R. u. L.	Seit 2 Jahren unregelmäßig; stärker	1 Geburt	Schmerzen im Kreuz und beiden Oberschenkeln	Uterus kindskopfgroß, rechts neben dem Uterus knollige Tumoren, hintere Scheidenwand durch einen cystischen Tumor vorgewölbt
158	Sencert 1912	Bull. Soc. Obstétr. Paris 15, 398 (1912)	38	R.	Regelmäßig	2 Geburten	Schmerzen im Abdomen u. Becken, die nach dem Rücken u. der Lendengegend zu ausstrahlten, in der letzten Zeit in der Form von Anfällen. Intermittierender, profuser, wäßriger, mit Blut vermischter Ausfluß	Rechts vom Uterus und hinter ihm eine orangengroße, harte, unbewegliche Geschwulst
159	v. Bubnoff 1912	v. Bubnoff, Primäres Tubencarcinom. Inaug.-Diss. München 1912	50	L.	Seit 5 Jahren Menopause	3 normale Geburten	Seit einigen Monaten Schmerzen in der linken Bauchseite. Die Schmerzen hatten in der letzten Zeit an Heftigkeit sehr zugenommen. Ferner Gefühl des Druckes im Becken und Druck auf der Blase. Pat. gab an in der letzten Zeit sehr abgemagert zu sein u. an Appetitlosigkeit zu leiden. Keine Beschwerden beim Stuhlgang u. beim Wasserlassen. Kein Ausfluß	Cystischer Tumor links und hinter dem nicht vergrößerten Uterus. „Aus der unregelmäßigen Konsistenz und der Derbheit des Tumors wurde auf ein Cystocarcinom geschlossen"

Operation	Pathologisch-anatomischer Befund		Metastasen	Sonstige Befunde	Weiterer Verlauf
	Makroskopisch	Mikroskopisch			
Exstirpation des Uterus und der Adnexe	—	—	Auf dem Peritoneum und im kleinen Becken	Rechtsseitige Hydrosalpinx	
—	Primärer Eileiterkrebs	—	Im Netz metastatische Knoten	—	Wegen Metastasen im Netz mußte von einer Radikaloperation abgesehen werden
—	—	—	—	—	—
Vaginale Totalexstirpation des Uterus und je eines 2 cm langen Tubenstumpfes	—	Adenocarcinom	—	Adenocarcinom des Corpus uteri. Myom des Uterus Adenomyosalpingitis duplex	Primäre Heilung
Abdominale Radikaloperation	Rechte Tube sehr dick, sie geht in einen 6 : 9 cm großen, soliden, fest mit dem Uterus verwachsenen Tumor über Linke Tube 6 cm lang, bis zu 1 cm dick	Primär drüsiges, sekundär hochgradig solides Carcinom der rechten Tube. „Drüsiges, selbständig entstandenes (?) Carcinom der linken Tube"	Ovarien. Uteruswand (Einwuchern des Tubenkrebses links, rechts und rechts hinten)	Uterusmyome, primär drüsiges, sekundär solides Carcinom des Korpus und der Cervix	† 6 Wochen nach der Operation
Totalexstirpation des Uterus und der Adnexe	In der rechten Tube fadenziehende, mit Blut vermischte Flüssigkeit und blumenkohlähnliche, papilläre Geschwulstmassen	Papilläres Carcinom	—	—	—
Bei der Laparatomie fand sich eine große, von der Tube ausgehende Geschwulst, die leicht mit der Umgebung verwachsen war, aber uneröffnet ausgelöst werden konnte. Entfernung der linken Tube, des linken Ovariums u. eines Teiles des Lig. lat.	Retortenförmiger Tumor 22 cm lang und 13¹/₂ cm breit. Uteriner Teil kleinfingerdick, starrwandig. Der ampulläre Teil der Tube durch eine kleinkindskopfgroße Geschwulst vollkommen ausgefüllt. Auf dem Durchschnitt dunklere und hellere, sowie dunkelbraunrote Partien. Stellenweise kleine gelbe Einlagerungen. Seröser Überzug der Tube intakt. Ostium abdominale geschlossen	Papillär-alveoläres Carcinom, stellenweise adenocarcinomatöse Partien	Im linken Ovarium. Histologisch teils der gleiche Typus wie in der Tube, teils völlige Atypie	Angaben fehlen	Angaben fehlen

Fortl. Nr.	Autor	Literatur	Alter	Erkrankte Seite	Menses	Geburten	Symptome	Befund
160	Drut-mann 1913	Über einen Fall von pri-märem Tu-bencarcinom usw. Inaug.-Diss. Mün-chen 1913	54	R.	Letzte Menses vor 4 Jahren	Angabe fehlt	Seit 2 Jahren leicht blu-tig-seröser Ausfluß. Pat. kam „mit ziemlich unbe-stimmten Unterleibsbe-schwerden"	Untersuchungs-befund fehlt. Die mikrosko-pische Unter-suchung der durch Abrasio gewon-nenen Uterus-schleimhaut ergab an einer Stelle einen soliden carcinomatösen Epithelzapfen. Diagnose: Kor-puscarcinom.
161	Einsle 1913[1]	Ein Fall von vorgeschrit-tenem Tuben-carcinom usw. Inaug.-Diss. München 1913	47	L. u. R.	Regelmäßig	1 Geburt vor 25 Jahren	Seit 5 Wochen ziehende und drückende Schmer-zen im Leib, die auch nach dem Kreuz zu aus-strahlen. Das Allgemein-befinden ist durch die Schmerzen nicht wesent-lich beeinträchtigt. Keine stärkere Abmagerung. Kein Ausfluß. Vor ½ Jahr (?) eine 14tägige Blutung aus der Scheide	Guter Ernäh-rungszustand. Uterus in einen mannsfaustgro-ßen, knolligen Tumor verwan-delt. Im rechten Hypochondrium ein mannsfaust-großer, druck-empfindlicher, sehr beweglicher Tumor
161	Fonyó 1913 Fall 1	Zbl. Gynäk. 1913. 1318.	50	L. u. R.	Seit 2 Jahren Menopause	2 Geburten, 1 Abortus	Pat. verspürte eine wach-sende Geschwulst im Leib, die aber in den letzten 3—4 Monaten nicht größer wurde	In der rechten Unterleibsseite eine harte knol-lige Geschwulst, die man auch vom vorderen Scheidengewölbe aus als harte knol-lige Resistenz fühlte. Diagnose: Sub-seröse Uterus-myome

Der Fall von Einsle ist wahrscheinlich identisch mit einem von Aichel in der Münchner gyn. Gesell-Vermutung spricht einmal die Tatsache, daß die Pat. von Einsle am 9. Mai 1911 operiert wurde. Weiter schreibt klinik veröffentlicht wurde. (Der erste Fall ist der von Baisch-Raabe 1909.) Endlich berichten Aichel und

Operation	Pathologisch-anatomischer Befund		Metastasen	Sonstige Befunde	Weiterer Verla-
	Makroskopisch	Mikroskopisch			
Totalexstirpation des Uterus und der Adnexe	Beide Tuben nicht verdickt, Oberfläche glatt. Erst bei der näheren Untersuchung fand man entsprechend dem intramuralen Teil der rechten Tube im Myometrium eine etwa erbsengroße, weiche, gelbe, fast butterähnliche Stelle	Adenomatöses Carcinom	Uterusschleimhaut	Im Uterus mehrere erbsengroße Myomknoten. In beiden Ovarien einige kleine Cysten	Angabe fehlt
Rechts und hinter d. Uterus ein fast kindskopfgroßer, teils derber, teils cystischer Tumor, der mit dem Uterus u. der Beckenwand verwachsen ist. Beim Lösen d. Verwachsungen platzt eine Cyste u. es entleert sich trübe Flüssigkeit. Linke Tube etwas verdickt und verschlossen. Totalexstirpation des Uterus u. der Adnexe. Kein Ascites	Rechts straußeneigroße Tuboovarialcyste. In dem lateralen Abschnitt der Tube kompakte, medulläre, gelbliche Geschwulstmassen. An der Innenfläche der Ovarialcyste nur spärliche papilläre Massen. Linke Tube am ampullären Ende walnußgroß. Ostium abdominale verschlossen. Im Innern bröckelige papilläre Geschwulstmassen.	Papilläres Adenocarcinom beiderseits	–	Im Uterus Myome	Primäre Heilung
Exstirpation beider Adnexe mit keilförmiger Excision beider Tubenecken	Rechte Tube in einen großen Tumor verwandelt, der durch zahlreiche Adhäsionen mit dem Netz, den Därmen und der Beckenwand verwachsen ist. Die linke Tube „ist der rechtsseitigen ähnlich verbildet". Beide Tuben zu teils solidhöckerigen, teils weichen, teils cystischen Saktosalpingen umgewandelt. Die Oberfläche mit Adhäsionen bedeckt. Ovarien atrophisch, „gesund"	Papillär-alveoläres Carcinom	Am oberen Teil der Leber (Autopsie) ist eine vom Diaphragma herabhängende kleinfaustgroße, weißrötliche Geschwulst in die Lebersubstanz hineingewachsen. Mikroskopisch: Zottenkrebs von solidem Typus mit größeren und kleineren nekrotischen Herden und hochgradiger Polymorphie der Zellen. Sonst nirgends Metastasen	–	† post operationem an Sepsis

schaft (13. Juli 1911. Ref. Zbl. Gynäk. 1912, 58) erwähnten Falle von doppelseitigem Tubencarcinom. Für diese Einsle, daß seine Beobachtung der zweite Fall von Tubencarcinom ist, der aus der Münchner Universitäts-Frauen-Einsle über den gleichen Befund und sie geben ihm auch die gleiche Deutung.

Fortl. Nr.	Autor	Literatur	Alter	Erkrankte Seite	Menses	Geburten	Symptome	Befund
162	Fonyó 1913 Fall 2	Zbl. Gynäk. 1913, 1322.	56	R.	Seit 5 Jahren Menopause	III para; letzte Geburt vor 20 Jahren	Schon vor 3 Jahren wurde eine eigroße rechtsseitige Geschwulst konstatiert. Diese wuchs seitdem unter fortwährenden Schmerzen. Vor 1 Jahr 5 Tage dauernde, leichte, geruchlose Blutung, die mit verstärkten Schmerzen verbunden war. Außerdem Klagen über Urindrang und verstärkte Schmerzen bei der Urinentleerung	Im Abdomen eine große bis zur Magengrube reichende Cyste. Links über ihr eine mannsfaustgroße, wurstartige, muskelharte, bewegliche Geschwulst
163	Gurd 1913	Canad. med. assoc. J. 3, 389 (1913). Zit. nach Vest, Hopkins Hosp. Bull. 25, 311, 316	46	L.	Regelmäßig	5 Geburten	Profuser, wäßriger, leicht eitriger Ausfluß	—
164	Hörrmann 1913	Zbl. Gynäk. 1913, 177	—	L. u. R.	—	—	—	—
165	Wanner und Teutschlaender 1913	Mschr. Geburtsh. 38, 296	55	L.	—	—	Seit längerer Zeit Beschwerden beim Stuhlgang	Großer, cystischer Tumor im Septum rectovaginale, so daß der untersuchende Finger weder in die Vagina noch in das Rectum eingeführt werden konnte. Diagnose: Maligner Ovarialtumor mit Durchbruch ins Septum recto-vaginale
166	Wiener 1913	Mschr. Geburtsh. 39, 545 (1914)	—	L. u. R.	—	—	—	Diagnose: Ovarialtumoren
167	Lewitzky 1914 Fall 1	Russ. Z. Geburtsh. 28, 1805; Zbl. Gynäk. 1914, 679	48	L.	Regelmäßig	8 Geburten, 1 Abort	Seit 1 Jahr fühlte Pat. sich krank und klagte gleichzeitig über einen Tumor im Leib, der in den letzten 3 Monaten stärker wuchs. Geringer seröser Fluor	Ziemlich elende, aber nicht kachektische Patientin. Ascites und ein Tumor, der bis 6 Finger breit die Symphyse überragte und mit dem Uterus verbacken war. Diagnose: Maligner Adnextumor

| Operation | Pathologisch-anatomischer Befund | | Metastasen | Sonstige Befunde | Weiterer Verlauf |
	Makroskopisch	Mikroskopisch			
Entfernung der rechten Adnexe	Rechte Tube 15 cm lang und 5 cm dick, wurstartig, hart. Die Oberfläche ist glatt, sie zeigt aber mehrere haselnußgroße Höcker. Das Lumen der Tube ausgefüllt von dunkelgelben Geschwulstmassen	Papilläres Carcinom	Angabe fehlt	Zweikopfgroße intraligamentäre rechtsseitige Ovarialcyste	Nach 3 Jahren noch vollkommenes Wohlbefinden
Exstirpation der linken Adnexe	12:8:7 cm große Geschwulst in der Mitte der Tube	Carcinom	—	—	7 Monate nach der Operation noch Wohlbefinden
—	Doppelseitiges Tubencarcinom		—	—	Durchbruch des rechten Tubentumors in eine Dünndarmschlinge	—
Zuerst Eröffnung der in der Vulva sichtbaren Cystenwand. Dabei entleeren sich mehrere Eßlöffel gelblich-bräunlicher Flüssigkeit. Dann Laparatomie. Es ergibt sich ein im Douglas verwachsenes Tubencarcinom. Exstirpation der linken Adnexe.	Linke Tube stark geschlängelt, an ihrem äußeren Ende in einen walnußgroßen Tumor mit höckeriger Oberfläche umgewandelt. In der Nähe des Ostium abdominale ein grobhöckeriger Auswuchs, allem Anschein nach ein Durchbruch des Tumors	Primäres Zylinderzellencarcinom von papillärem Bau	Kontinuitätsmetastase im Septum rectovaginale	Ovarium senil atrophisch	Mesothoriumeinlagen. Primäre Heilung
—	Doppelseitige, fast zweifaustgroße Tumoren	Tubencarcinom	—	—	Kurze Zeit nach der Operation gestorben
Totalexstirpation, doch mußten feste Knoten im Douglas zurückgelassen werden	Linke Tube mit papillären carcinomatösen Wucherungen erfüllt, die stellenweise die Tubenwandung durchsetzt hatten		Knoten im Douglas	In der rechten Tube chronische Entzündungserscheinungen	3 Wochen nach der Operation wieder Ascites. Über das weitere Schicksal ist nichts bekannt

Fortl. Nr.	Autor	Literatur	Alter	Erkrankte Seite	Menses	Geburten	Symptome	Befund
168	Lewitz-ky 1914 Fall 2	Russ. Z. Geburtsb. 28, 1805 (1913). Ref. Zbl. Gynäk. 1914, 679	50	R. u. L.	Seit 12 Jahren sehr schmerzbaft. Seit 3 Jahren auch Schmerzen außerhalb der Menses	2 Geburten	In den letzten 4 Monaten blutig gefärbter Ausfluß	Ziemlich elende, aber nicht kachektische Patientin. Palpatorisch hatte man den Eindruck von subserösen multiplen Myomen
169	César 1914	Tumeur épithéliale de la trompe gauche. Bull. Soc. Anat. Paris, April 1914, 169	42	L.	Normal	Angabe fehlt	Seit 3 Monaten Schmerzen im Leib und in der Lendengegend	Im linken Scheidengewölbe ein großer derber Tumor
170	Cumston 1914	Internat. Clin., XXIV. s. 2, 218 (1914). Zit. nach Wechsler	52	L.	Seit 2 Jahren Menopause	2 Kinder	Akute krampfhafte Schmerzen im Leib, besonders in der linken Unterbauchgegend, leicht blutig gefärbter wäßriger Ausfluß	Orangengroßer ovaler Tumor links

Operation	Pathologisch-anatomischer Befund		Metastasen	Sonstige Befunde	Weiterer Verlauf
	Makroskopisch	Mikroskopisch			
Totalexstirpation	Beide Tuben angefüllt mit carcinomatösen papillären Wucherungen	—	Angabe fehlt	Myome ?	Primäre Heilung. Über das weitere Schicksal ist nichts bekannt
Nach Lösung zahlreicher Verwachsungen Totalexstirpation des Uterus und der Adnexe	–	„La trompe gauche incisée contient des globules des but et des bâtonnets gardant le Gram, de nature indéterminée. Un fragment de tissu, de couleur jaunâtre, montre des cellules sphacelées et, au milieu de ces cellules, une infiltration de polynucléaires. Une autre coupe a été faite qui intéresse la paroi de la trompe; on y voit, au milieu d'îlots de cellules sphacelées, une infiltration de cellules végétantes d'origine épithéliale probable. La paroi de la trompe est représentée par du tissu conjonctif." Auf Grund dieses Befundes kommt Verf. zu dem Schlusse: „Nous pensons donc qu' il s'agit d'un cancer épithélial de la trompe, qui a pris son point de départ sur les tissus de la trompe elle-même, et sur lequel sont venus se greffer des phénomènes d'infection secondaire"	–	–	Primäre Heilung. Weitere Angaben fehlen
Exstirpation des Uterus und der linken Tube	Linke Tube birnförmiger Tumor, der mit blutiger Flüssigkeit und papillären Geschwulstmassen gefüllt war. Ostium abdominale verschlossen. Rechte Tube normal. Ovarien atrophisch	Papilläres Carcinom	–	–	7 Monate nach der Operation noch Heilung

Fortl. Nr.	Autor	Literatur	Alter	Erkrankte Seite	Menses	Geburten	Symptome	Befund
171	Lipschitz 1914	Mschr. Geburtsh. 39, 33	44	R.	Unregelmäßig	Keine	Seit 1 Jahr starke Rükkenschmerzen bei der Periode; ferner „Senkungsgefühle". Außerdem gelegentlich auftretende Schmerzen im Unterleib. Keine Urinbeschwerden, dagegen chronische Obstipation	Uterus kleinfaustgroß, höckerig. „Adnexe nicht empfindlich und nicht deutlich abtastbar"
172	Schottlaender 1914	Zbl. Gynäk. 1915, 171	—	—	—	—	—	—
173	Straßmann 1914	Zbl. Gynäk. 1915, 395 und Z. Geburtsh. 77, 213	49	R.	—	—	„Die Kranke war mit einer Geschwulst unter heftigen Schmerzen in der rechten Bauchseite erkrankt"	—
174	Tehornaia 1914	Ann. Ostetr., 31. Okt. 1914	—	—	—	—	—	—
175	Vest, C. W. 1914 Fall 1	Hopkins Hosp. Bull. 25, 313 (1914, Okt.)	58	L.	Seit 4 Jahren Menopause	1 Geburt vor 20 Jahren. Kein Abort	Seit 6 Monaten bemerkte die Pat. eine schmerzlose, allmählich wachsende Geschwulst im Unterleib. Abmagerung, Schwächegefühl, Kurzatmigkeit. Stuhlgang normal	Abdomen stark ausgedehnt (51 inches Umfang). Ödeme an den Füßen und Beinen Gynäkol. Befund fehlt
177	Vest 1914 Fall 3	Hopkins Hosp. Bull. 25, 313 (1914, Okt.)	47	L.	Seit 1 Jahr sind die Menses spärlicher geworden	Steril verheiratet (23 Jahre lang)	Seit 7 Monaten bemerkte die Pat. eine allmählich wachsende Geschwulst im Leib. Seit 3 Monaten Schwächegefühl und Gewichtsabnahme. Seit 4 Wochen heftige Schmerzen im Abdomen und in den Beinen, Erbrechen, leichte Temperatursteigerung. Seit 4 Monaten Verstopfung. Keine Blasensymptome, keine Blutungen	Uterus vergrößert, links von ihm ein gestielter, derber, unregelmäßiger Tumor

Operation	Pathologisch-anatomischer Befund		Metastasen	Sonstige Befunde	Weiterer Verlauf
	Makroskopisch	Mikroskopisch			
—	Die rechte Tube ist geschlängelt, am ampullären Ende geht sie in einen haselnußgroßen Tumor von glatter Oberfläche über. Der Tumor besteht aus weißem, bröckeligem Gewebe	Papilläres Carcinom; daneben tuberkulöse Veränderungen (Riesenzellen) in der Tube	—	Myom ?	Nach Blumreich (Zbl. Gyn. 1917, 592) Anfang 1916 noch rezidivfrei
—	Die Tube war in eine Hämatosalpinx verwandelt. Nach der Entleerung des Blutes zeigten sich papilläre körnige Massen	Teils papilläres, teils solides Carcinom	—	Cystisches Fibroadenom beider Ovarien. Abschnürung der nicht carcinomatösen Tube	—
„Bei der Auslösung der Geschwulst aus den Schwielen am Beckenboden entstand ein Riß am Kolon unterhalb der Flexur"	„Der Isthmus der Tube hühnereigroß erweitert, mit dem Ovarium zusammenhängend." Schwere Veränderungen am Beckenboden	An der Stelle der Tubenfimbrien und aus ihnen in die Tiefe dringend Carcinomzapfen, die sich durch die ganze Tube hindurch erstrecken	—	—	—
—	—	—	—	—	—
Bei der Eröffnung des Abdomens (Längsschnitt) entleerte sich eine reichliche Menge Ascites. Exstirpation der linken Tube und einer großen linksseitigen intraligamentären Ovarialcyste	Linke Tube 15 cm lang, mit dem cystisch-degenerierten Ovarium verwachsen. Es besteht aber keine Tuboovarialcyste. Ostium abdominale der Tube geschlossen. Die Tube ist in ihrer lateralen Hälfte etwas erweitert, sie fühlt sich hier halbelastisch an. Im Innern der ampullären Hälfte finden sich graue („grayish") Geschwulstmassen	Vorwiegend papilläres Carcinom. Karyokinetische Figuren. Beträchtliche kleinzellige Infiltration	—	Das linke Ovarium ist in eine kindskopfgroße, multilokuläre Cyste verwandelt	† nicht ganz 5 Jahre nach der Operation an Rezidiv
Laparatomie. Es entleerten sich ungefähr 1500 ccm klarer, gelblicher Ascites. Exstirpation der linken Tube. Verwachsungen	Die linke Tube ist 15 cm lang und 4,5 cm dick. An ihrer Basis zahlreiche harte, kugelige Knoten. Im Innern der erweiterten Tube befindet sich eine grauweiße, kittähnliche („putty-like") Geschwulstmasse. Das Ostium abdominale war geschlossen, auf leichten Druck entleerten sich aber aus ihm tapiokaähnliche Partikel	Vorwiegend papilläres Carcinom mit Nekrosen. Kleinzellige Infiltration. Karyokinetische Figuren	Metastasen auf dem Beckenperitoneum, im Netz und auf den unteren Dünndarmschlingen	Die rechte Tube war verwachsen, leicht verdickt, das Ostium abdominale war offen	† 9 Monate nach der Operation

Fortl. Nr.	Autor	Literatur	Alter	Erkrankte Seite	Menses	Geburten	Symptome	Befund
176	Vest 1914 Fall 2	Hopkins Hosp. Bull. 25, 313 (1914, Okt.)	44	L.	Menses bis vor 1½ Jahren regelmäßig, bis vor ½ Jahr waren die Menses stärker als früher, sie traten oft zweimal monatlich auf. In der letzten Zeit dauerten die Menses nur 4 Tage; früher dauerten sie 8 Tage	7 Geburten, 1 Abort	Seit 2 Monaten heftige, lanzinierende Schmerzen im Unterleib, besonders links, die in den letzten 4 Wochen stärker wurden. Harnentleerung in den letzten 4 Wochen schmerzhaft und häufiger als früher. Nachts wurde die Pollakisurie schlimmer. Obstipation. 20 Pfund Gewichtsverlust in den letzten 2 Monaten	Negerin. Uterus vergrößert mit ihm in Verbindung steht eine harte, knotige Geschwulst. Die linken Adnexe sind in einen faustgroßen Tumor verwandelt. Außerdem fühlt man im Becken Geschwulstknoten
178	Andrews, H. R. 1916	J. of Obstetr. 27, 200	55	L. u. R.	Seit 6 Jahren Menopause	Kinderlos, obgleich zweimal verheiratet	Seit 15 Monaten Ausfluß, der anfangs blutig, später rein wäßrig war	Wegen des profusen wäßrigen Ausflusses wurde die Vermutungsdiagnose „Tubencarcinom" gestellt
179	Barrett, Lady 1916	J. of Obstetr. 27, 200	46	L.	—	9 Jahre steril verheiratet	Seit 10 Jahren Schmerzen in der rechten Fossa iliaca	In der rechten Unterbauchseite ein harter, umschriebener Tumor
180	Fleischmann 1916	Zbl. Gynäk. 1916, 235	39	R.	—	Mindestens 1 Geburt	Vor 13 Jahren Cystosarkom des linken Ovariums entfernt. Aug. 1915. Seit 3 Monaten profuse, langdauernde Menses, in den letzten 8 Tagen heftige nach den Beinen zu aus-	Aug. 1915. Hochgradig abgemagerte Patientin. Rechts neben dem Uterus ein faustgroßer, druckempfindlicher, etwas ver-

Operation	Pathologisch-anatomischer Befund		Metastasen	Sonstige Befunde	Weiterer Verlauf
	Makroskopisch	Mikroskopisch			
Laparotomie. Ausgedehnte Verwachsungen, besonders an den linken Adnexen. Exstirpation beider Adnexe und supravaginale Amputation des Uterus	Die linke Tube ist 13 cm lang und beträchtlich erweitert. Das Fimbrienende ist geschlossen. Die Dicke der Tube am Fimbrienende beträgt 4 cm. Im Innern ist die Tube erfüllt von schwammigen, grauweißen, papillären Massen. Die Tubenwand ist verdickt (6—9 mm)	Vorwiegend papilläresCarcinom. Nekrosen. Kleinzellige Infiltration	Im Netz zahlreiche weiße 2 mm bis 2 cm großeKnoten. An der konvexen Oberfläche der Leber 4 metastatische Knoten, der größte etwa 3 cm Durchmesser. Auf dem Lig. lat. zwischen rechter Tube und rechtem Ovarium zwei erbsengroße, weiße Geschwulstknoten. Die Metastasen zeigen den gleichen mikroskopischen Bau wie das Tubencarcinom	Im Fundus uteri ein interstitielles Myom. Die Cervikal-Axillar- und Inguinaldrüsen geschwollen. Rechte Adnexe leicht verwachsen	† 6 Monate nach der Operation, nachdem 6 Wochen post operat. die Zeichen eines Rezidivs aufgetreten waren
Laparotomie. Weitere Angaben fehlen	Beide Tuben waren stark erweitert. Die Maße der rechten Tube betrugen 6 inches: 2½ inches, die der linken Tube 4 inches: 2 inches. Die rechte Tube war vollkommen, die linke fast vollkommen von papillären Geschwulstmassen erfüllt	Papilläres Carcinom	—	Der Uterus war atropisch, er zeigte aber keine sonstigen Abnormitäten	—
Exstirpation des Uterus und beider Adnexe	Die rechte Tube zeigte eine sehr ausgedehnte Tuberkulose. Die linke Tube war mit tuberkulösem Granulationsgewebe ausgekleidet, gegen das äußere Ende zu fand sich ein Plattenepithelcarcinom mit Verhornung. („ . . . towards the outer end there was a squamous-celled carcinoma with keratinisation and a few cell nests.")	Verhornendes Plattenepithelcarcinom	—	Im Uterus war kein Carcinom vorhanden. Auf zahlreichen Schnitten durch die Ovarien fand sich kein „Dermoid"-gewebe	—
Entfernung eines rechtsseitigenAdnextumors und des Uterus	Die rechte Tube ist im isthmischen Teil auf 3 bis 5 mm verdickt, nach der Ampulle zu schwillt sie zu einem faustgroßen, retortenförmigen Tumor an. Ampulläres Ende verschlossen. Im Anfangsteil der Tube	Carcinoma tubulare, das an vielen Stellen an carcinomatöse Veränderungen in papillomatös-glandulären Ovarialcystomen	Angabe fehlt	Der Uterus enthielt kleine Myome und im Cavum einen 2 cm langen Schleimhautpolypen	Angabe fehlt

53*

Fortl. Nr.	Autor	Literatur	Alter	Erkrankte Seite	Menses	Geburten	Symptome	Befund
	Fortsetzung von Nr. 180.						strahlende Schmerzen mit Fieber. Dez. 1915. Starke Gebärmutterblutungen	schieblicher Tumor, anscheinend ein entzündlicher Adnextumor. Die entzündlichen Erscheinungen gingen zurück, der Tumor wurde kleiner. Dezember 1915. Gebärmutterblutungen. Laparatomie
181	Latzko 1916	Zbl. Gynäk. **1916**, 599	39	L. u. R.	Angabe fehlt	Angabe fehlt	Seit 1 Jahr Ausfluß, seit 5 Monaten blutiger Ausfluß und Schmerzen in der rechten Bauchseite	Rechts vom Uterus ein faustgroßer, weicher, links ein kleinerer, derber Tumor. Aus dem Uterus quoll seröses, bernsteingelbes Sekret
182	Mantel, W. 1916	Ein Fall von primärem Tubencarcinom usw. Inaug.-Diss. Erlangen 1916	73	L.	—	Steril verheiratet	Pat. litt an Dementia senilis. Irgendwelche auf das Vorhandensein eines Tubencarcinoms hindeutende Symptome wurden nicht bemerkt	Zufallsbefund bei der Autopsie

Operation	Pathologisch-anatomischer Befund		Metastasen	Sonstige Befunde	Weiterer Verlauf
	Makroskopisch	Mikroskopisch			
	gallertige Massen, im ampullären Teil papilläre Formationen und mehr homogene, stellenweise weißgrau verfärbte Knoten	erinnert			
Totalexstirpation des Uterus und der Adnexe	Rechts faustgroße Tuboovarialcyste, die bei der Operation einriß. Dabei entleerten sich neben gelber trüber Flüssigkeit papilläre Massen. Die linke Tube ist wie die rechte dünnwandig, über daumendick und fast 20 cm lang; Ostium abdominale verschlossen. Beide Tuben von morschen papillären Massen erfüllt. Auch die ovarielle Cyste rechts ist mit papillären Massen ausgekleidet	Papillär-adenomatös	Im rechten Ovarium, das als 1 cm dikker Rest in der Wand der Tuboovarialcyste rechts vorhanden war, fanden sich mikroskopisch mehrere adenomatöse Einlagerungen	—	Angabe fehlt
Zufallsbefund bei der Autopsie	Die linke Tube schwillt ¹/₂ cm vom Uterus entfernt allmählich zu einem daumendicken Strang an, wird gegen das abdominale Ende zu aber wieder schmäler und zeigt hier strangartige Verwachsungen mit der Umgebung. Die größte Ausdehnung des Tumors beträgt 4:8 cm. Er fühlt sich sehr derb, jedoch etwas prallelastisch an. Die Oberfläche ist glatt und spiegelnd. Auf dem Durchschnitt zeigt sich der erweiterte Tubenabschnitt vollständig von einer brüchigen, gelbgrauen etwas weichen Masse ausgefüllt. Diese sitzt hauptsächlich in der Mitte der Tube, sendet aber gegen den Uterus zu einen 1 cm langen spitzen, frei endigenden Zapfen	Papillär-alveoläre Form mit Überwiegen des alveolären Charakters	Krebsige Infiltration der retroperitonealen Lymphdrüsen des Beckens und der Bauchhöhle bis zur Nierenarterie. Zahlreiche erbsen- bis walnußgroße Lebermetastasen mit hämorrhagisch-serösem Zerfall	Rechte Tube bleistiftdick, Ostium abdominale verschlossen. Beide Ovarien atrophisch	Zufallsbefund bei der Autopsie

Fortl. Nr.	Autor	Literatur	Alter	Erkrankte Seite	Menses	Geburten	Symptome	Befund
183	Ruge II 1916 Fall 1	Arch. Gynäk. **106**, 210 (1916)	53	L.	Seit 2 Jahren Menopause	Vor 35 Jahren 1 normale Geburt, dann 2 Fehlgeburten	Seit 2 Monaten fühlt sich Pat. leidend. Seit 6 Wochen ist das Wasserlassen erschwert und es wird nur wenig Urin tropfenweise entleert, dabei häufiger Harndrang, auch nachts. Vor 1 Woche suchte Pat. wegen völliger Unmöglichkeit zu urinieren den Arzt auf. Kein Ausfluß, keine Abmagerung	Keine Abmagerung. Praller, cystischer Tumor, der bis zur Mitte zwischen Nabel und Symphyse reicht, im kleinen Becken verwachsen ist und den Uterus nach vorne verdrängt hat. Diagnose: Ovarialcystom mit Verwachsungen
184	Ruge II 1916 Fall 2	Arch. Gynäk. **106**, 216 (1916)	52	L.	Regelmäßig. Letzte Regel vor 10 Monaten	9 normale Geburten, die letzte vor 18 Jahren	Seit 9 Monaten Unterleibsschmerzen, besonders links, ferner Kreuzschmerzen und häufiger Harndrang. Seit 2 Monaten eine Anschwellung des Leibes	Abgemagerte Frau. Im Abdomen unregelmäßige Tumormassen. Im Douglas ein kindskopfgroßer, teigiger Tumor. Diagnose: Carcinoma ovarii
185	Ruge II 1916 Fall 3	Arch. Gynäk. **106**, 222 (1916)	64	L. u. R.	Seit 10 Jahren Menopause	3 normale Geburten, dann (vor 36 Jahren) eine Fehlgeburt. Im Anschluß daran Bauch-	Seit einigen Monaten Leibschmerzen; vor einigen Wochen Venenentzündung. In der letzten Zeit fühlte Pat. sich elend und sie litt an Appetitlosigkeit und Verstopfung	Gesicht und Brust abgemagert, Bauchdecken fettreich. Rechts vom Uterus ein mit ihm zusammenhängender, gut kinds-

| Operation | Pathologisch-anatomischer Befund | | Metastasen | Sonstige Befunde | Weiterer Verlauf |
	Makroskopisch	Mikroskopisch			
Exstirpation der linken Adnexe	Kopfgroße linksseitige, fest-verwachsene Tuboovarial-cyste. In der Tube ein polypöses Carcinom von papillärem Bau. Um den Tuben-trichter auf der Innenfläche der Ovarialcyste flach er-habene papilläre Wuche-rungen	Ursprünglich pa-pilläresCarcinom, das vielfach einen alveolären und medullären Cha-rakter annimmt. Riesenzellen!	–	–	13 Monate nach der Operation noch kein Rezidiv
ReichlichAscites. Im Douglas ein übermannsfaust-großer, teils cystischer, teils solider Tumor. Bei der Punktion entleert sich dun-kelbraune Flüssigkeit. Totalexstirpation des Uterus und der Adnexe, so-wie Exstirpation eines pflaumen-großen Lymph-drüsenpaketes an den linken großen Gefäßen. Ein weiter oben lie-gender Knoten muß zurück-gelassen werden	Linke Tube enorm ver-größert und spiralig ge-wunden. Ostium abdomi-nale geschlossen. Tuben-lumen erfüllt von grauroten markigen Massen. An der Hinterwand der Tube eine Ovarialcyste. Dieser und dem ampullären Tubenende liegt ein etwa pflaumen-großer, solider, gelber Tu-mor an	Medulläres pa-pillär-alveoläres Carcinom	1. dem abdo-minalen Tu-benende be-nachbart ein solider Krebs-knoten, 2. iliacale Lymph-drüsen, 3. in den sub-serösen Schichten des Fundus uteri mit Krebs-bröckeln ge-füllte Lymph-spalten, 4. im Hilus des rechten Ovariums (also der ge-sunden Seite) mit Carcinom-bröckeln ge-füllte Lymph-gefäße. Die Metasta-sen lassen den ursprünglich papillären Charakter deutlicher hervortreten als der gros-senteils alveo-lär-medulläre primäre Tumor	Ovarialcyste links. Im Cavum uteri mehrere kleine Poly-pen. Ascites	6 Wochen nach der Operation schon wieder As-cites und in der Scheidennarbe eine ,,Verhär-tung"
Totalexstirpation	Rechte Tube stark ver-größert, posthornartig. Im Lumen markige, rötlich-graue Geschwulstmassen, teils solid-kompakt, teils zottig-papillär. Dazwischen nekrotische Bezirke und Blutungsherde	Rechte Tube: Papillär-alveo-läres-medulläres Carcinom mit Riesenzellen und Nekrosen. Linke Tube: Ebenfalls papil-	Cavum uteri. Rechtes Ovarium	In der Uterus-wand ein kirschgroßes Myom	Schon 5 Monate nach der Opera-tion ein Rezidiv

Fortl. Nr.	Autor	Literatur	Alter	Erkrankte Seite	Menses	Geburten	Symptome	Befund
	Fortsetzung von Nr. 185.					fellentzün-dung		kopfgroßerTumor, der bis handbreit unter den Nabel reicht, mäßigfeste Konsistenz besitzt und im Douglas verwachsen ist. Linke Adnexe verdickt u. druck-empfindlich. Diagnose: Dop-pelseitiger ma-ligner (?) Ovarial-tumor
186	Ruge II 1916 Fall 4	Arch. Gynäk. 106, 227 (1916)	54	L. u. R.	Seit 7 Jahren Menopause	Nie gravid gewesen	Seit 4—5 Monaten gelb-licher, übelriechender Ausfluß, Schmerzen im Unterleib und heftiger Harndrang. Ferner angeblich starke Abmagerung	Mäßig kräftige, „noch immer gut genährte" Pat., die durchaus kei-nen kranken Ein-druck macht. Uterus nicht deutlich abzu-grenzen von ei-nem rechtsseiti-gen, kindskopf-großen, schwer beweglichen, weichen, nicht druckempfind-lichen Tumor, der den Douglas ausfüllt. Links: Kleinerer, unregelmäßiger Tumor
187	Schwey-kart 1916	Ein Fall von primärem Tubencarci-nom usw. Inaug.-Diss. München 1916	56	R.	Seit 4 Jahren Menopause	2 Geburten	Seit ³/₄ Jahren leichte unregelmäßige Blutun-gen. Seit einigen Mona-ten Schmerzen in der rechten Seite; seit dieser Zeit auch wesentlich ab gemagert	Blaß, anämisch, schlechter Ernäh-rungszustand. Rechte Tube in einen manns-faustgroßen Tu-mor umgewandelt. Diagnose: Ad-nextumor rechts
188	Spencer, H. 1916	J. of Obstetr. 27, 200	—	—	—	—	—	—

Operation	Pathologisch-anatomischer Befund		Metastasen	Sonstige Befunde	Weiterer Verlauf
	Makroskopisch	Mikroskopisch			
	Linke Tube daumendick; in ihr solide, markige Massen	lär-alveolär-medulläres Carcinom			
Totalexstirpation	Rechte Tube in einen kindskopfgroßen, teils soliden, teils cystischen Tumor verwandelt, der mit dem Netz und Darm verwachsen ist. Die Serosa der Tube ist an mehreren Stellen von kleinen papillären Wucherungen durchbrochen; ausserdem befindet sich an der Oberfläche der Tube ein gut feigengroßer, fester, höckeriger, grauer Knoten. Das Lumen der Tube ist fast vollständig von markigen Massen mit Blutungs- und Zerfallsherden ausgefüllt. Linke Tube in einen kindsfaustgroßen Tumor verwandelt. Im Lumen graue markige Massen, das Ostium abdominale offen.	Papillär-älveoläres Carcinom	Implantationsmetastasen auf der Serosa des Uterus und des Darms, sowie auf dem linken Ovarium	—	Primäre Heilung. Weiterer Verlauf nicht erwähnt
Exstirpation des Uterus — bis auf einen kleinen Portiostumpf — und der Adnexe, mit Ausnahme des linken Ovariums	Rechte Tube in einen mannsfaustgroßen harten Tumor umgewandelt, der scharf abgegrenzt und vollkommen beweglich war. Oberfläche der Tube glatt, vollkommen intakt. Das uterine Ende der Tube war in Ausdehnung von 1 cm vollkommen normal. Der Tubentumor erwies sich auf dem Schnitte völlig solid, mit ganz dünner Wandung. Angabe über das Ostium abdominale fehlt	Adenocarcinom	Bei der Operation keine Metastasen. Siehe weiterer Verlauf	—	Nach mehreren Wochen in der Laparatomienarbe eine Metastase, die nicht ganz 4 Monate nach der Operation bereits kindskopfgroß war. Auf der rechten Seite des Uterusstumpfes ein etwa pflaumengroßes Rezidiv
Exstirpation des Uterus und der Tuboovarialcyste	Tuboovarialcyste. Das Carcinom war auf den ampullären Teil der Tube beschränkt	Das Carcinom ähnelte an vielen Stellen einem Sarkom. Es fand sich ausgedehnte Verhornung. (,,The growth was a carcinoma resembling in many places a sarcoma. Extensive keratinisation was present")	Das Carcinom war in das Colon pelvinum eingedrungen; dieses wurde zum Teil exstirpiert. End-zu-End-Anastomose	Im Uterus ein Adenomyom und ein kleines Myom	Es trat ein Rezidiv auf. Dieses konnte durch Röntgenbestrahlungen nicht beeinflußt werden

Fortl. Nr.	Autor	Literatur	Alter	Erkrankte Seite	Menses	Geburten	Symptome	Befund
189	Thaler 1916	Zbl. Gynäk. 1916, 494	37	R.	Regelmäßig	Vor mehreren Jahren 1 Geburt und 1 Abortus. Vor 4 Monaten Ausräumung einer jungen Gravidität; angeblich Placentarreste entfernt	Seit 4 Monaten (im Anschluß an einen angeblichen Abort) profuser wäßriger Fluor, anfallsweise auftretende Schmerzen in der rechten Unterbauchgegend und zunehmende Abnahme des Körpergewichtes	Uterus myomatosus bis in die Mitte zwischen Nabel und Symphyse reichend. Adnexe beiderseits verdickt, rechts mehr als links
190	Gerstenberg-Heymann 1917	Zbl. Gynäk. 1917, 591	50	R.	Angabe fehlt	Multipara	Leichte langdauernde Blutungen	Kleiner Adnextumor rechts
191	Knoop 1917	Nederl. Tijdschr. Verlosk. 26, 257 (1917/18)	—	R. u. L.	—	—	—	—
192	L'Esperance 1917	Proc. N. Y. path. Soc. 17, 148 (1917). Zit. nach Wechsler	35	R.	Unregelmäßig (Metrorrhagien)	—	Metrorrhagien, Ausfluß, Gewichtsverlust	Uterus unregelmäßig vergrößert, fixiert. Adnexe nicht zu fühlen. Die Abrasio ergab ein Korpuscarcinom

Operation	Pathologisch-anatomischer Befund		Metastasen	Sonstige Befunde	Weiterer Verlauf
	Makroskopisch	Mikroskopisch			
Totalexstirpation des myomatösen Uterus samt den Adnexen	In der rechten, zu einer Hydrosalpinx umgewandelten Tube (und zwar im ampullären Teil) ein kindsfaustgroßer, papillärer Tumor	Papilläres Carcinom von deutlich exophytischem Wachstum	1. Rechtes Ovarium (lymphatischer Propagationsmodus). 2. Appendix. Die Carcinommetastasen umgeben in Form kleiner Nester kranzartig konzentrisch die lymphoide Schicht der Appendix. 3. Im Cavum uteri einige lose Carcinombröckel. Schleimhaut normal	Uterus myomatosus. Beide Tuben in Hydrosalpingen verwandelt. Ovarien in Adhäsionen eingeschlossen	Nicht angegeben
Vaginale Exstirpation der rechten Tube	Aus der rechten Tube entleerte sich bei der Operation reichlich Blut. Die Tube war 6:3 cm groß; sie wurde bis zur mikroskopischen Untersuchung für gravid gehalten	Alveolär angeordnete Carcinomzapfen	Siehe weiterer Verlauf	Angabe fehlt	Trotz zweifacher kleiner Lokalrezidive an der rechten Beckenwand rechts in der Scheidennarbe ging es der Pat. 5 Jahre lang gut. Erst dann im Douglas 3:3 cm großer Knoten. 6 Jahre nach der Operation war Pat. noch am Leben, doch bestanden 2 apfelgroße Tumoren im Douglas und oben links. Ferner leichte Blutungen, leichte Gewichtsabnahme und teilweise Diarrhöen (,,Röntgenbehandlung"). Keine Schmerzen. Arbeitsfähig.
—	—	—	Uterusschleimhaut	—	—
Totalexstirpation des Uterus und der Adnexe	Rechte Tube stark verdickt und erweitert. Ostium abdominale verschlossen. Das Lumen voll von unregelmäßigen papillären Geschwulstmassen	Verhornendes plexiformes Carcinom mit Tuberkulose	Uterusschleimhaut	Kleines Uterusmyom. Pyosalpinx links. Tuberkulöse Salpingitis beiderseits	—

Fortl. Nr.	Autor	Literatur	Alter	Erkrankte Seite	Menses	Geburten	Symptome	Befund
193	Moench 1918	Z. Geburtsh. 80, 62 (1918)	51	L.	Seit ¹/₂ Jahr Menopause	1 Geburt vor 20 Jahren	Seit 1 Jahr weißlicher Ausfluß, ferner hier und da etwas Schmerz im Unterleib. In den letzten Monaten starke Gewichtsabnahme. Keine Blasen-, keine Darmbeschwerden	Derbes höckeriges, unregelmäßiges Myom des Uterus, das bis zum Nabel reicht. Der hintere Teil des Beckens durch einen wenig beweglichen Tumor ausgefüllt. Diagnose: Myoma uteri. — Maligne Ovarialtumoren (?)
194	Schwartz 1917/1919	Proc. N. Y. path. Soc. 19, 72 (1919); Bull. Womens Hosp. N. Y. 1917, 59. Zit. nach Wechsler	—	—	—	—	—	—
195	Barris 1919	Proc. roy. Soc. Med. III, 13, 209 (1919/20). Zit. nach Wechsler	55	R.	Menopause seit 2¹/₂ Jahren	3 Geburten	Fast dauernde Blutungen. Gewichtsverlust	Cystischer Tumor, der fast das ganze kleine Bekken ausfüllte und den Uterus nach links verdrängte
196	Philips 1919	Nederl. Tijdschr. Geneesk. 1919 II, 988. Zit. nach Frommels Jber. 1919, 109, 111	44	R. u. L.	—	Unverheiratet	Nur etwas Fluor albus	Bei näherer Untersuchung einer Scheidenatresie wurden zufällig Adnextumoren beiderseits entdeckt
197	Robinson 1919	Amer. J. Obstetr. 80, 551 (1919). Zit. nach Wechsler	56	R. u. L.	—	—	Uterusprolaps	Uterusprolaps. Keine abnorme Resistenz und kein Tumor zu fühlen
198	Rohdenburg 1919	Proc. N. Y. path. Soc. 19, 4 (1919). Zit. nach Wechsler	45	R.	—	—	Die gewöhnlichen Symptome einer Adnexerkrankung	—
199	Wolff, L. 1919	Über primäres Tubencarcinom. Inaug.-Diss. Heidelberg 1919	50	R.	Vor 1 Jahr Menopause	1 Geburt vor 24 Jahren	Seit 1¹/₄ Jahren Schmerzen im Unterleib, seit ³/₄ Jahren Blutungen	Linke Adnexe orangengroß, rechte gänseeigroß. Uterus altersatrophisch. Diagnose: Ovarialcysten beiderseits

Operation	Pathologisch-anatomischer Befund		Metastasen	Sonstige Befunde	Weiterer Verlauf
	Makroskopisch	Mikroskopisch			
Totalexstirpation des Uterus und der Adnexe	Die linke Tube ist in eine fast mannsarmdicke, retortenförmige Hydrosalpinx verwandelt. Sie enthält klare seröse Flüssigkeit und reichliche Gewebsbröckel. Die Innenwand ist besetzt mit warzigen, stecknadel- bis haselnußgroßen Papillen. Dazwischen glatte, glänzende, dünne atrophische Partien der Tubenwand	Papillär-alveoläres Carcinom	Keine	Uterus myomatosus. Rechte Tube Hydrosalpinx. Beide Ovarien klein-cystisch degeneriert	6 Monate später noch völlige Heilung
–	Tuboovarialcyste mit drei kleinen papillären Carcinomen	–	–	–	–
Totalexstirpation	Rechte Tube erweitert und gefüllt mit blutiger Flüssigkeit und papillären Geschwulstmassen. Ostium abdominale verschlossen	Zylinderepithel-carcinom	Einige kleine Knoten an der Vorderfläche des Uterus; rechtes Ovarium	–	–
Laparatomie	Beide Tuben machten den Eindruck von Hydrosalpingen. Erst beim Aufschneiden entdeckte man in ihnen die carcinomatösen Wucherungen	–	–	–	–
Vaginale Totalexstirpation	Beide Tuben verdickt, chronisch entzündet und mit der Umgebung verwachsen. Ostium abdominale geschlossen	Adenocarcinom	–	Uterusmyom, intraligamentäre Ovarialcyste	–
–	Die rechte Tube glich einer Pyosalpinx, sie enthielt aber blutige Flüssigkeit; die Innenfläche war von papillären Wucherungen bedeckt	Papilläres Carcinom	Rechtes Ovarium	–	–
Exstirpation der beiden Adnexe	Rechte Tube in eine zwei-faustgroße Hydrosalpinx verwandelt. An der Innenwand zahlreiche bis kirschgroße, papilläre Wucherungen	Papillär-alveoläres Carcinom	Keine	Linke Tube: Kleinfinger-dicke Pyosalpinx	Primäre Heilung. Weitere Angaben fehlen

Fortl. Nr.	Autor	Literatur	Alter	Erkrankte Seite	Menses	Geburten	Symptome	Befund
200	Couland 1920	Bull. Soc. Anat. Paris, Febr. 1920. Ref. Zbl. Gynäk. 1920, 1424	—	—	—	—	—	—
201	Fabricius 1920	Zbl. Gynäk. 1920, 578	—	—	Fehlt	Fehlt	Fehlt	Fehlt
202	Fabricius 1920	Zbl. Gynäk. 1920, 578	—	—	—	—	—	—
203	Ganshorn, Franz [1] 1920	Über Tubencarcinom. Inaug.-Diss. München 1920	37	R. (u. L. ?)	Regelmäßig, nur die letzte Periode kam 8 Tage zu früh	1 Geburt	Seit 5 Wochen heftige Schmerzen im Leib, Ausfluß, geringe Zunahme des Leibesumfanges. Stuhlgang etwas angehalten. Beginn der Erkrankung vor 5 Wochen mit Fieber bis 38,5°	Anämisches Aussehen, mäßiger Ernährungszustand. Blutigwäßriger Ausfluß. Rechts im Zusammenhang mit der Portio ein kindskopfgroßer, unregelmäßiger, knolliger, harter Tumor, der etwas beweglich erscheint. Links unterhalb des Nabels ein ebenfalls unregelmäßiger, knolliger, etwas weicherer Tumor. Im Douglas rechts ein mandarinengroßer, harter Tumor. Diagnose: Doppelseitige maligne Ovarialtumoren
204	Hartmann 1920	—	—	—	—	—	—	—
205	Thaler 1920 Fall 1	Zbl. Gynäk. 1920, 576	47	R. [2]	Regelmäßig	1 Geburt vor 20 Jahren. Fieberhaftes Wochenbett und entzündlicher Beckenprozeß	Seit 4 Wochen — im Anschluß an die letzte Menstruation — dauernde Blutung. Gleichzeitig Schmerzen und Temperatursteigerung. Kein Fluor	Schlechter Allgemeinzustand (infolge des Fiebers, der Schmerzen u. hochgradiger Anämie). Rechts ein bis fast in Nabelhöhe reichender, sehr druckempfindlicher Tumor. Diagnose: Stieldrehung eines cystischen Tumors oder Exacerbation eines entzündlichen Prozesses

[1] Verfasser spricht nur von einem Carcinom „der Tube". Angaben über das Verhalten der Ovarien (Tubodäres Tubencarcinom handelte, wird vom Verfasser nicht erörtert. [2] Siehe Frankl, Zschr. Geburtsh. 94, 311.

Operation	Pathologisch-anatomischer Befund		Metastasen	Sonstige Befunde	Weiterer Verlauf
	Makroskopisch	Mikroskopisch			
—	—	—	—	—	—
Fehlt	Das Carcinom beschränkte sich nur auf die Tube, die etwa daumendick war	—	—	—	Es trat „bald" ein Rezidiv ein
—	Kopfgroße, allseitig verwachsene Tuboovarialcyste. Bei der Besichtigung des Präparates fand sich zufällig in der Tube ein relativ kleines Carcinom	—	—	—	Nach 1 Jahr Ascites und Metastasen im Peritoneum
Laparotomie. Das kleine Becken ausgefüllt von den beiden, in knotige Tumoren verwandelten Adnexen. Exstirpation beider Adnexe	Rechte Tube stark verwachsen; gegen das ampulläre Ende zu schwillt die Tube zu einem zweifingerdicken, harten Tumor an; an diesen schließt sich ein faustgroßer, teils derber, teils cystischer Ovarialtumor an. Linke Tube kleinfingerdick; daneben ein ziemlich solider „Paratumor"	Teils medulläres, teils papilläres Carcinom der Tube	Rechte Tube durch Geschwulstmassen mit dem Colon pelvinum verwachsen. Zwetschengroße Metastase im Netz	—	Primäre Heilung
—	—	—	—	—	—
Supravaginale Amputation des Uterus mit Exstirpation beider Adnexe. Die rechtsseitige Tuboovarialcyste platzte bei der Operation; es entleerte sich trübseröser Inhalt. Starke Verwachsungen mit dem Darm	Rechts Tuboovarialcyste. Im isthmischen Teil der daumendicken Tube ein kleinnußgroßer, medullärer Tumor mit Nekrosen. Deutlich endophytisches Wachstum. Die papillären Wucherungen sind bis unmittelbar an das Tubenlumen zu verfolgen	Papilläres Carcinom	—	Linke Adnexe chronisch-entzündlich verändert	3½ Jahre nach der Operation noch rezidivfrei

ovarialcystenbildung?, carcinomatöse Erkrankung?) fehlen. Auch die Möglichkeit, daß es sich nur um ein sekun-

Fortl. Nr.	Autor	Literatur	Alter	Erkrankte Seite	Menses	Geburten	Symptome	Befund
206	Thaler 1920 Fall 2	Zbl. Gynäk. 1920, 576	63	—	Seit 19 Jahren Menopause	Keine Geburt	Seit mehreren Wochen gelblicher, wäßriger Ausfluß. Während der letzten Tage leichte Blutung und Kreuzschmerzen	Uterus von kleinen Myomen durchsetzt, in fixierter Retroflexio. Diagnose: Sarkomatöse Degeneration eines Myoms (?)
207	Albrecht 1921	Mschr. Geburtsh. 58 88	—	R. u. L.	—	—	—	Seit 1 Jahr profuser, im letzten Monat sanguinolenter Hydrops tubae profluens
208	Bretschneider 1921	Zbl. Gynäk. 1921, 972	44	L.	—	1 Geburt (vor 19 Jahren). Im Anschluß daran wahrscheinlich ascendierende Gonorrhoe, die Pat. lange Zeit elend machte	Im Sommer 1920 bernsteingelber Fluor im Anschluß an die Periode. Diese wurde profuser und später von krampfartigen Schmerzen und Kreuzschmerzen begleitet	Links hinter dem Uterus ein kegelkugelgroßer Tumor von praller Konsistenz und geringer Beweglichkeit. Diagnose: Hydrosalpinx oder verwachsenes Cystom
209	Schweitzer 1921 Fall 1	Zbl. Gynäk. 1921, 972	53	L.	Seit 5 Monaten Menopause	1 Geburt (vor 30 Jahren)	Ziehende Schmerzen im Leib und Kreuz, sonst keine Beschwerden. Vor ³/₄ Jahren soll von einem Arzt ein „Gewächs" im Leib festgestellt worden sein	Diagnose: Adnextumor links
210	Schweitzer 1921 Fall 2	Zbl. Gynäk. 1921, 972	57	R.	Seit 9 Jahren Menopause	5 Geburten und 1 Abort (letzte Geburt vor 20 Jahren)	Leibschmerzen, die seit 6 Wochen stärker geworden waren	Gutes Allgemeinbefinden. Rechts neben dem Uterus ein derber, knolliger, kaum beweglicher Tumor. Diagnose: Maligner Ovarialtumor
211	Amreich 1922	Amreich, Zbl. Gynäk. 1922, 209. Hillebrand, Mschr. Geburtsh. 57, 72	48	R.	Regelmäßig	Steril	Seit etwa 1 Jahr allmählich wachsende Geschwulst in der linken Unterbauchseite. Keine Schmerzen. Vollkommene Arbeitsfähigkeit. Keine Gewichtsabnahme	Links vom Uterus eine faustgroße Resistenz; im Douglas mehrere erbsen- bis nußgroße, harte, offenbar metastatische Knoten

Operation	Pathologisch-anatomischer Befund		Metastasen	Sonstige Befunde	Weiterer Verlauf
	Makroskopisch	Mikroskopisch			
Vaginal. Bei Eröffnung des Douglas fanden sich medulläre Tumormassen, die mit den rechten Adnexen in Zusammenhang standen. Vaginale Totalexstirpation	Beschreibung fehlt	,,... nicht die häufigere papilläre, sondern die mehr drüsige, alveoläre Form des Tubencarcinoms. Wachstum infiltrierend, exophytisch	Angabe fehlt	Uterus von Myomen durchsetzt. Ovarien atrophisch	Nach fast 2 Jahren noch vollständige Heilung
—	—	—	—	—	—
Totalexstirpation	Linke Tube in eine Hydrosalpinx verwandelt, die im Douglas fest verwachsen ist. Auf dem Durchschnitt erwies sich die Hydrosalpinx am abdominalen Ende als ,,maligne degeneriert''	Papillär-alveoläres Carcinom	Keine	—	Röntgenbestrahlung. $5^1/_2$ Monate nach der Operation noch kein Rezidiv
Supravaginale Amputation des Uterus mit Entfernung der linken Tube	Die linke Tube zeigte in der Mitte eine daumendicke, wurstförmige Anschwellung. Konsistenz hart, Oberfläche glatt, nirgends verwachsen. Ostium abdominale offen	Papillär-alveoläres Carcinom. Tubenwand weitgehend infiltriert	—	Am Fundus uteri ein kastaniengroßer Myomknollen. Linkes Ovarium unverändert. Rechte Adnexe vollkommen normal	Primäre Heilung. Pat. entzog sich weiterer Behandlung
Totalexstirpation. Bei der Lösung des rechts vom Uterus befindlichen faustgrossen Tumors fielen reichlich Tumorbröckel in die Bauchhöhle	Rechte Tube in einen faustgroßen Tumor verwandelt, der carcinomverdächtig aussah	Vorwiegend solides Carcinom, an einzelnen Stellen war der papilläre und alveoläre Grundcharakter deutlich zu erkennen	Auf dem abdominellen Ende der linken (!) Tube saßen mehrere hirsekorngroße papilläre Knötchen. Ferner war der Tumor in den Uterus eingewachsen	—	Nach 3 Monaten großes Rezidiv in der Scheidennarbe und im rechten Parametrium. Kachexie. Fieber
Erweiterte Totalexstirpation	Der ampulläre Teil der rechten Tube in einen etwa 4 cm dicken, wurstförmigen soliden Tumor umgewandelt. Das Lumen erfüllt von einem soliden, markigen, gelblichen Tumor. Mediale Hälfte der Tube normal. Ostium abdominale verschlossen	Drüsiges, sekundär-solides kleinzelliges Carcinom	Ovarien, Tuben und Douglasperitoneum mit hanfkorn- bis bohnengroßen Knoten bedeckt. Das linke Ovarium in einen taubeneigroßen soliden Tumor verwandelt	—	

Fortl. Nr.	Autor	Literatur	Alter	Erkrankte Seite	Menses	Geburten	Symptome	Befund
212	Good-rich 1922	Long Island med. J. 16, 1 (1922). Ref. Jber. Gynäk. 1922, 406	44	L.	Seit 5 Jahren unregelmäßig	Angabe fehlt	1 Jahr vor der Operation wurde eine linksseitige Adnexentzündung fest-gestellt. Krampfartige Unterleibsbeschwerden. Vergrößerung des Adnex-tumors	Adnextumor links
214	Kal-mann 1922	Wien. med. Wschr. 1922, 1294	40	L. u. R.	Seit 4 Wochen dauernd Blu-tungen	1 Abort	Seit 4 Wochen dauernd Blutungen, vorher an-fangs seröser, später fleischwasserähnlicher Ausfluß. Seit 1¹/₂ Jahren 16¹/₂ kg Gewichtsverlust	Rechte Adnexe verdickt, druck-empfindlich, linke Adnexe nicht gut abzu-tasten, scheinen ebenfalls verdickt
214	Küstner, Heinz 1922	Mschr. Geburtsh. 59, 297 (1922)	42	L. u. R.	Regelmäßig	Seit 17 Jah-ren steril ver-heiratet	Schmerzen in der linken Unterbauchgegend (etwa 2 Jahre vorher war eine Abrasio gemacht worden; im Anschluß daran hatte sich eine entzündliche Er-krankung der Adnexe entwickelt)	Rechts neben dem Uterus eine über hühnereigroße, anscheinend cy-stische Ge-schwulst, die in engerVerbindung mit dem Uterus steht. Links und hinter dem Ute-rus im Douglas ein beweglicher, teilweise cysti-scher, etwas läng-licher faustgroßer Tumor
215	Leuret und Leroux	Bull. Assoc. franc. Etude Canc. 11, 20 (1922)	32	R. u. L.	Regelmäßig	Steril	„Anamnese einer Salpingitis". Fluor. Schmerzen im Leib	—
216	Stanca 1922	Zbl. Gynäk. 1922, 508; Gaz. Hop. 1927, No 70, 1155	40	L.	Regelmäßig	Steril	Seit 2 Monaten allmäh-liche Auftreibung des Leibes. Hartnäckige Ob-stipation. Defäkation äußerst schmerzhaft. Seit 2 Wochen heftige Schmerzen im Unter-bauch; zunehmende Abmagerung und Entkräftung	Starke Abmage-rung und Kach-exie. Im Ab-domen einTumor, der bis 2 Quer-finger breit unter den Nabel reicht. Ascites. Diagnose: Ma-ligne (?) Adnex-tumoren

Operation	Pathologisch-anatomischer Befund		Metastasen	Sonstige Befunde	Weiterer Verlauf
	Makroskopisch	Mikroskopisch			
Exstirpation der linken Tube	In der linken Tube schwammige Massen	Carcinom	Angabe fehlt	—	Angabe fehlt
Vaginale Total-exstirpation	Beide Tuben in Saktosalpingen verwandelt, in ihnen papilläre zottige Wucherungen	Papillär-alveoläres Carcinom	—	Uterusmyom	Primäre Heilung
Laparotomie. Massenhafte sehr feste Adhäsionen. Beide Tuben stark erweitert und vielfach gewunden. Exstirpation beider Adnexe mit Ausnahme eines Teiles des linken Ovariums	Linke Tube ist S-förmig gewunden. Der Durchmesser des Lumens beträgt an der breitesten Stelle 3,5 cm. Wand derb, 1,5—3 mm dick. Im Innern etwas seröse Flüssigkeit und reichlich bröckelige, markige, teils gelbliche, teils fein rötlich marmorierte Tumormassen. Rechte Tube ebenfalls stark gewunden, Lumen 3 cm Durchmesser. Wand pergamentartig dünn. Im Innern der gehärteten Tube grünlicher, geleeartiger Inhalt. Innenfläche mit feinen Papillen besetzt, diese erreichen an einigen Stellen Kirschengröße	Linke Tube: Papillär-alveoläres Carcinom der Tubenschleimhaut. Rechte Tube: Papilläre Wucherungen mit einschichtigem Zylinderepithel. An einer Stelle aber Übergang in maligne Degeneration (vielschichtiges, außerordentlich wechselndes Epithel im Zentrum beginnende Nekrose). Also papilläres Carcinom	—	—	Nach ¹/₂ Jahr noch vollkommene Heilung. Nachbestrahlung
—	Beide Tuben verdickt und mit papillären Wucherungen gefüllt. Ostium abdominale offen	Papillär-alveoläres Carcinom	Peritoneum, mandelgroßer Tumor in der Urethra	—	—
Im Abdomen reichlich blutigseröser Ascites. Die linke Tube platzt bei der Operation. Exstirpation beider Adnexe und einer handtellergroßen infiltrierten Netzpartie. Harte Lymphdrüsen im Mesenterium zurückgelassen	Linke Tube erweitert sich nach der Ampulle zu auf Armdicke. Der Inhalt besteht aus Chorion frondosum-ähnlichem Gewebe mit Nekrosen und eitrigem Zerfall. An anderen Stellen weißliches Gewebe von Hirnkonsistenz. Tubenwand an einer mit dem Netz verwachsenen Stelle zerklüftet	Papillär-alveoläres Carcinom	1. Linkes Ovarium. 2. Netz. 3. Vereinzelte bis hühnereigroße harte Lymphdrüsen im Mesenterium	Rechte Tube: Hydrosalpinx	† einige Tage post operat. an Peritonitis

54*

Fortl. Nr.	Autor	Literatur	Alter	Erkrankte Seite	Menses	Geburten	Symptome	Befund
217	Thaler 1922	Zbl. Gynäk. 1922, 1354	40	L. u. R.	Bis vor einigen Monaten regelmäßig	Vor 21 Jahren Abort. mens. IV. Im Anschluß daran fieberhafte Beckenerkrankung	Seit 1 Jahr anfangs seröser, später blutigwäßriger Ausfluß. Vor 8 Monaten Probeabrasio negativ. Seit 1½ Jahren 16 kg Gewichtsabnahme	Uterus klein, fixiert. Adnexe beiderseits leicht verdickt und verwachsen
218 219	Buschmakina 1923 2 Fälle	Festschrift z. 25jähr. Amtsjubiläum des Prof.d.Gynäk. V.S.Grusdew 1923. Ref. Ber. Gynäk. 7, 476	—	—	—	2 Para da russisch, nicht zugänglich 3 Para	—	—
220	Gammeltoff 1923	Hosp.tid. (dän.) 66, Nr 44, 7 (1923). Ref. Ber. Gynäk. 3, 486	41	L. u. R.	Regelmäßig	Seit 16 Jahren steril verheiratet	Vor ½ Jahr Druckschmerz über der Symphyse, Harndrang und Schmerzen beim Wasserlassen. Behandlung wegen Blasenkatarrhs, darauf wieder normale Harnentleerungen bei bestehendem Druckschmerz. Wegen neu hinzutretender Unterleibsbeschwerden Aufnahme in die Klinik	Uterus klein, durch 2 Tumoren anteponiert. Links und hinter dem Uterus eine längliche, knapp faustgroße cystische Geschwulst. Rechts davon ein mandarinengroßer, ebenfalls cystischer, aber etwas festerer und leicht höckeriger Tumor
221	Groth 1923	Inaug.-Diss. Heidelberg 1923	55	R.	Menopause seit 7 Jahren	Nullipara	Seit etwa 2 Jahren weißer Ausfluß. Seit ¼ Jahr ist dieser rötlich. Schmerzen im Leib beim Wasserlassen, Obstipation	Vor dem kleinen retrovertierten Uterus ein großer, cystischer Tumor, der das ganze Becken ausfüllt und die Symphyse um 4 Querfinger überragt
222	Guillemin et Morlot· 1923	Gynéc. et Obstétr. 7, No 4, 326 (1923)	50	—	—	—	—	—
223	Klemp 1923 Fall 1	Auszug aus Inaug.-Diss. Breslau 1923	47	R.	Seit 1 Jahr Menopause	1 Geburt vor 30 Jahren	Vor 1 Jahr „Parametritis" und Blasenentzündung. Vor 2 Wochen eine 14tägige Blutung. Jetzt Harndrang u. Schmerzen, die in ruhiger Bettlage u. stehender Haltung selten, beim Gehen auf unebenem Pflaster häufig und stark sind. In letzter Zeit starke Gewichtsabnahme; seit 4 Wochen abwechselnd Durchfall u. Verstopfung	Im linken Hypogastrium eine kindskopfgroße Geschwulst. Rechte Ovarialgegend druckempfindlich

Operation	Pathologisch-anatomischer Befund		Metastasen	Sonstige Befunde	Weiterer Verlauf
	Makroskopisch	Mikroskopisch			
Vaginale Totalexstirpation. Rechte Tube eröffnet, dabei fließt blutiger Inhalt ab und es werden papilläre Tumormassen sichtbar	Beide Tuben in Hämatosalpingen umgewandelt und stark mit den Ovarien verwachsen. In beiden Tuben typisches papilläres Carcinom, besonders ampullenwärts	Papillär-alveoläres Carcinom	–	–	Angabe fehlt. Nachbestrahlung
–	–	–	–	–	–
Laparatomie. Bananengroßer Tumor der linken Tube, der im Douglas mit dem rechtsseitigen Tumor verwachsen war. Wegen Verdacht auf Malignität supravaginale Amputation des Uterus und Exstirpation beider Adnexe	–	Aveoläres Zylinderzellencarcinom beider Tuben	Auf dem Peritoneum der Fossa vesicouterina eine erbsengroße Metastase	–	14 Tage nach der Operation war rechts vom Cervixstumpf eine walnußgroße Infiltration zu fühlen. Es wurden deshalb 96 mg Radiumelement auf 24 Stunden eingelegt
Exstirpation der rechten Tube. 10 Monate später Exstirpation des in eine Hydrometra verwandelten und ein Korpuscarcinom enthaltenden Uterus	Rechte Tube in eine wurstförmige Hydrosalpinx verwandelt, 22 cm lang, 5 cm dick. An der Innenwand reichlich papilläre Wucherungen	Papilläres Carcinom	–	Uterus in eine Hydrometra verwandelt. Er wird 10 Monate nach Exstirpation der Tube entfernt. In ihm findet sich ein Korpuscarcinom	3 Monate nach der Operation vollkommenes Wohlbefinden
Abdominale Totalexstirpation	–	Papilläres Adenocarcinom mit zum Teil soliden Partien	–	–	Rezidiv 7 Monate nach der Operation
Uterus vaginal, dann beide Adnexe abdominal exstirpiert. Ein Teil des linken Ovariums muß wegen starker Verwachsungen mit dem Darm zurückgelassen werden	„Die rechte Tube ist ein überfaustgroßer, auf der Oberfläche stark zerklüfteter Tumor; auf der Schnittfläche grauweiß, wie bei einem Fibrom, stellenweise vereitert. Der Übergang von Tube in das cystisch degenerierte Ovar ist kaum herauszudifferenzieren". Tuboovarialcyste ?	Carcinoma papillo-alveolare	An einigen Stellen dringen Epithelmassen in die Wand der Ovarialcyste ein	Linke Tube o. B. Linkes Ovarium klein und fibrös degeneriert. Rechtes Ovarium in eine Cyste verwandelt	† 3 Monate nach der Operation an Rezidiv, nachdem vorher noch eine Mastdarmfistel aufgetreten war

Fortl. Nr.	Autor	Literatur	Alter	Erkrankte Seite	Menses	Geburten	Symptome	Befund
224	Klemp 1923 Fall 2	Auszug aus Inaug.-Diss. Breslau 1923	49	L. u. R.	Angabe fehlt	Angabe fehlt	In den letzten 4 Monaten „klimakterische" Unregelmäßigkeit der Regel. Keine weiteren Beschwerden	Douglas und linkes Scheidengewölbe durch einen kindskopfgroßen Tumor ausgefüllt. Im rechten Scheidengewölbe hinten oben ein zweiter kleinerer Tumor
225	Klemp 1923 Fall 3	l. c.	55	L.	Seit 8 Jahren Menopause	3 Geburten (die letzte vor 18 Jahren), 1 Fehlgeburt (vor 17 Jahren)	Seit 1 Jahr Menorrhagien und seröser Ausfluß. Durch eine auswärts ausgeführte Auskratzung wurde ein Korpuscarcinom festgestellt	Pat. ist blaßgelb, aber nicht kachektisch. Uterus vergrößert, links neben ihm ein hühnereigroßer Tumor
226	Kunkler 1923 (?) Fall 1	Inaug.-Diss. Heidelberg 1923 (?)	56	L.	Menopause seit 5 Jahren	2 Geburten, 2 Aborte	Seit einiger Zeit Zunahme des Leibesumfanges, Abmagerung, Schmerzen im Mastdarm und im Leib	Ascites, links eine nicht ganz apfelsinengroße Resistenz. Durch das hintere Scheidengewölbe fühlt man kleine Geschwulstknoten hindurch
227	Kunkler 1923 (?) Fall 2	Inaug.-Diss. Heidelberg 1923 (?)	47	L. u. R.	Menses seit 1 Jahr unregelmäßig. L. R. vor 3 Wochen	0 gravida (verheiratet)	Zuerst 1½ Jahre wegen Adnextumor beiderseits konservativ behandelt	Das kleine Becken ausgefüllt von einem harten, derben, unbeweglichen Tumor, der bis 2 Querfingerbreit unterhalb des Nabels reicht

Operation	Pathologisch-anatomischer Befund		Metastasen	Sonstige Befunde	Weiterer Verlauf
	Makroskopisch	Mikroskopisch			
Exstirpation beider Adnexe. Der Uterus wird „als unverändert" zurückgelassen. Beide Adnexe stark verwachsen	Rechte Tube faustgroß, linke Tube kindskopfgroß. Beide Tuben zeigen „auf dem Durchschnitt den Charakter einer encephaloiden Geschwulst". Die Tuben enthalten eine dunkelbraune Flüssigkeit (bei der Operation durch Punktion entleert)	„Carcinoma papillo-alveolare, teilweise gyriforme"	Angabe fehlt	Beide Ovarien groß, cystisch degeneriert	„Pat. ist später an Metastasen gestorben"
Vaginale Exstirpation des Uterus und der linken Adnexe. Die rechten Adnexe werden zurückgelassen, „da gesund". Der linksseitige Tubentumor platzt bei der Operation, es entleert sich breiiger Inhalt	Linke Tube am abdominellen Ende erweitert. In ihr markige, höckerige gelbe Excrescenzen, die zum Teil abgebröckelt sind und das Lumen als gelber Brei ausfüllen	Papillär-alveoläres Carcinom	Im Uterus (und zwar in der linken Hälfte des Cavum) ein zweimarkstückgroßes „Geschwür" mit harten Rändern. Mikroskopisch teils papilläres, teils papillär-alveoläres Carcinom wie in der Tube. Die Krebspartikel sind in die Schleimhaut eingebrochen (Implantationsmetastase). Weitere Angaben fehlen	Im Uterus haselnußgroße Myome. Linkes Ovarium klein, atrophisch	Schon bei der Entlassung in der Scheidennarbe eine erbsengroße verhärtete Stelle. 3 Monate später großes Rezidiv in Parametrien und Scheide
—	Linke Tube in einen daumendicken, wurstförmigen Tumor verwandelt. Aus dem Ostium abdominale quellen Geschwulstmassen heraus	Mittelreifes, papilläres Adenocarcinom	Peritoneum, Serosa des Wurmfortsatzes	—	† bald nach der Operation
Totalexstirpation des Uterus und der Adnexe	Beide Tuben in große Säcke verwandelt, in denen sich Geschwulstmassen befinden	Papilläres Adenocarcinom	Bei der Autopsie: in der Blase, den retroperitonealen Drüsen, dem Netz, Unterfläche des Zwerchfells, kleine Curvatur des Magens, Milzkapsel	—	† 11 Monate nach der Operation an Rezidiv

Fortl. Nr.	Autor	Literatur	Alter	Erkrankte Seite	Menses	Geburten	Symptome	Befund
228	Kunkler 1923 (?) Fall 3	Inaug.-Diss. Heidelberg 1923 (?)	27	L. u. R.	Menses regelmäßig	Nullipara	Seit 1 Jahr Schmerzen beim Stuhl. Dieser zeitweise mit Blut untermischt. Schmerzen im Leib	Links und hinter dem Uterus ein billardkugelgroßer, derber, wenig verschieblicher Tumor
229	Schäfer 1923	Zbl. Gynäk. 1923, 358	56	L. u. R.	—	—	Schon vor mehreren Jahren (1916) war ein großes Myom festgestellt worden. 1919 wurde eine Bestrahlungsbehandlung eingeleitet. Daraufhin ließen die Beschwerden nach, die Blutungen hörten auf, sie kamen aber nach 1½ Jahren in verstärktem Maße wieder. Gleichzeitig bestanden dauernde Schmerzen und Druckgefühl im Unterleib, hartnäckige Verstopfung und Appetitlosigkeit. Hin und wieder Blutungen	Etwas anämische und abgemagerte Patientin. „Die äußere und innere Untersuchung ergab einen unbeweglich derben, zum Teil im Douglas liegenden, ballonartigen Tumor. Vom Rectum aus fühlte man außerdem noch nach beiden Beckenseiten hin ziehende, dem Tumor anliegende Vortreibungen"
230	Stübler 1923	Mschr. Geburtsh. 62, 173 (1923)	38	R.	Alle 3—3½ Wochen, ziemlich schwach, mit Krämpfen verbunden	Seit 8 Jahren steril verheiratet	Vor 1 Jahr starker Ausfluß. Der Arzt nahm damals einen rechtsseitigen Ovarialtumor an. Jetzt ziemlich akut erkrankt an Leibschmerzen, Stuhlverhaltung und Harnbeschwerden	Rechts neben dem Uterus ein kindskopfgroßer, praller Tumor. — Lungenspitzentuberkulose rechts. Diagnose: Stielgedrehter Ovarialtumor
231	Ursprung 1923	Hahnemann, Mh. 58, 294 (1923). Zit. nach Wechsler	53	R.	—	—	Gewichtsverlust. Pleuritis, im Anschluß daran zeitweise Fluor	Tumor vom rechten Scheidengewölbe aus zu fühlen
232	Zomakion 1923	Jekaterinoslawski med. J. 2, No 9/10, 33; No 11/12, 61. Ref. Ber. Gynäk. 3, 43	32	—	Niemals menstruiert	Steril verheiratet (gonorrhoisch infiziert)	—	—
233	Banister, J. B. 1924	Proc. roy. Soc. Med. 17, Nr. 4, sect. obstetr. 31 (1924)	47	R.	Regelmäßig alle 3 Wochen	Steril verheiratet	Seit etwa 2 Jahren bemerkte die Kranke eine Geschwulst im Unterleib. In der letzten Zeit war die Geschwulst schmerzhaft geworden,	Vom Abdomen aus fühlte man einen harten, rundlichen, leicht beweglichen Tumor, der die Sym-

Operation	Pathologisch-anatomischer Befund		Metastasen	Sonstige Befunde	Weiterer Verlauf
	Makroskopisch	Mikroskopisch			
Exstirpation der linken Adnexe und der rechten Tube	Links: Tuboovarialcyste. Rechts: Hydrosalpinx. In beiden Tuben papilläre Geschwulstmassen	Papilliformes Adenocarcinom niederer Reife	–	–	† etwa ¹/₂ Jahr nach der Operation an Rezidiv
Laparatomie. Mannskopfgroßes subseröses Myom des Uterus. Beide Tuben in solide wurstförmige, derbe Gebilde verwandelt. Exstirpation beider Tuben, supravaginale Amputation des Uterus	Rechte Tube: Zweidaumendick, S-förmig gewunden, 14 cm lang, endet keulenförmig, Ostium abdominale verschlossen. Linke Tube: 15 cm langer wurstförmiger Tumor, der lateral in einem keulenförmigen Blindsack endet. Auf dem Durchschnitt kann man in beiden Tuben mikroskopisch kein Lumen mehr erkennen, man sieht nur eine marmorierte, solide, markähnliche Tumormasse	Papillär-alveoläres Carcinom. Vereinzelte Mitosen, hier und da auch Riesenzellen	Im rechten Ovarium solide Zellzapfen, die vereinzelt auch papillären Aufbau zeigen. Im Zentrum der Zellzapfen nekrotische Erweichung	Mannskopfgroßes subseröses, im Zentrum cystisch degeneriertes Myom des Uterus	Nach ¹/₂ Jahr noch völlig gesund. Gewichtszunahme
Exstirpation beider Adnexe. Rechte Tube platzt; es entleert sich klare Flüssigkeit und weißlicher Gewebsbrei	Rechte Tube: Hydrosalpinx mit papillärem Carcinom und Tuberkulose. Linke Tube wurstförmig, verschlossen, mit Käsemassen erfüllt	Rechte Tube: Papillär-alveoläres Carcinom. Tuberkulose	Metastasen auf der Uterusserosa, dem Darm, dem Netz und an der linken Pyosalpinx	Linke Tube: Tuberkulöse Pyosalpinx	Angabe fehlt
Totalexstirpation	Rechte Tube stark erweitert und mit der Umgebung verwachsen. In der Tube Blut und breitbasig aufsitzendes Papillom	–	–	–	1 Jahr nach der Operation noch Heilung
–	–	Die Diagnose wurde postoperativ aus dem mikroskopischen Befunde gestellt: Zottenkrebs mit bedeutenden Wucherungen ins Lumen hinein, jedoch nur an einer Stelle mit Durchbruch in die Muscularis	–	–	9 Jahre nach der Operation noch Heilung
Der Uterus war so groß wie bei einer Schwangerschaft von 4¹/₂ Monaten, auch die rechte Tube	Die rechte Tube gewunden und stark erweitert. In ihr findet sich neben blutig gefärbter Flüssigkeit eine große, blumenkohlähnliche, weiße körnige Geschwulst-	Papilläres Zylinderzellencarcinom In der Diskussion bemerkte C. Lokkyer, daß die Geschwulst „die	Rechtes Ovarium	Im Uterus zahlreiche submuköse und interstitielle Myome	14 Monate nach der Operation noch kein Rezidiv nachzuweisen

Fortl. Nr.	Autor	Literatur	Alter	Erkrankte Seite	Menses	Geburten	Symptome	Befund
	Fortsetzung von Nr. 233.						besonders während der Dauer der Periode. Ferner bestand Stuhlverstopfung und die Harnentleerung war seit einigen Monaten wesentlich häufiger geworden. Keine Gewichtsabnahme	physe um 2 inches überragte. Die innere Untersuchung ergab, daß der Uteruskörper sich in den Tumor fortsetzte. An der rechten Seite des Uterus fühlte man einen weiteren, etwa apfelgroßen, ebenfalls sehr harten Tumor
234	Beck 1924	Zbl. Gynäk. 1924, 562	35	R.	Regelmäßig	2 Geburten, 3 Aborte	Vor 2 Jahren mehrere Tage lang Schmerzen in der rechten Unterbauchgegend. Seit etwa $^1/_2$ Jahr trat die Menstruation 3wöchentlich auf, dauerte aber nur 2 Tage. Der seit Jahren vorhandene leichte Fluor wurde in den letzten 2 Monaten etwas stärker. Es stellten sich auch plötzlich auftretende Schmerzen in der rechten Unterbauchgegend ein, welche die Frau auf der Straße zum Stillstehen zwangen. 10 Tage nach der letzten Menstruation neue Blutung. Seit mehreren Wochen Mattigkeit	Ziemlich gut genährte, aber etwas anämische Patientin. Die rechte Tube war gegen das ampulläre Ende hin verdickt und ging hier in einen teigig weichen, orangegroßen runden Tumor über. Diagnose: Ovarialcyste oder Extrauteringravidität
235	Floris 1924	Zbl. Gynäk. 1924, 2364	56	L.	Menopause seit 6 Jahren	1 Frühgeburt, 1 normale Geburt	Seit 3 Monaten unregelmäßige Blutungen, Schmerzen im Unterleib	Nicht ganz 4 Jahre vorher waren eine Tuboovarialcyste rechts und eine Hydrosalpinx links exstirpiert worden. Jetzt im kleinen Becken orangengroße, derbe, rundliche wenig bewegliche Geschwulst
236	Steinweg 1924	Zbl. Gynäk. 1924, 549	45	R.	Metrorrhagien	2 Geburten	Seit 2 Monaten fast ununterbrochene Blutungen, sonst keine Beschwerden	Tumor rechts vom Uterus

Operation	Pathologisch-anatomischer Befund		Metastasen	Sonstige Befunde	Weiterer Verlauf
	Makroskopisch	Mikroskopisch			
war stark vergrößert. Ausgedehnte Adhäsionen. Supravaginale Amputation des Uterus mit Exstirpation beider Adnexe	masse. Die Geschwulst hat die Tubenwand in der Gegend des Ostium abdominale durchbrochen und sie ist in das innig mit der Tube verwachsene rechte Ovarium eingedrungen	Züge eines Adenocarcinoms" zeigte			
Totalexstirpation des Uterus und der Adnexe	Aus dem Fimbrienende der rechten Tube ragte ein über hühnereigroßer papillärer Tumor hervor, der bis an die seitliche Beckenwand reichte. Kein Ascites	Nähere Angaben fehlen. Nur eine „mächtige Wucherung des Epithels" und „Reichtum an Mitosen" sind erwähnt	Am linken Ovarium beginnende Implantation auf der Oberfläche	Im Uterus ein kirschkerngroßes Myom	Geheilt entlassen
Exstirpation des Uterus und des Tumors	Entsprechend der früher entfernten linken Tube ein daumendicker, wurstförmiger Stumpf. Es handelt sich „um ein primäres Tubencarcinom, dessen Ausgangspunkt der Stumpf jener Tube ist, die bei der Operation im Jahre 1919 zurückgelassen worden war"	Alveolär-papilläres Carcinom	Linkes Ovarium und Uteruswand	—	Geheilt entlassen
Totalexstirpation des Uterus und der Adnexe	Im ampullären Teil der rechten Tube ein gänseeigroßer Tumor. Der mediale Teil des Eileiters ist kleinfingerdick und um 360° nach links torquiert. Im Innern Geschwulstbröckel	Rein alveoläres Carcinom	—	—	7 Monate nach der Operation noch kein Rezidiv

Fortl. Nr.	Autor	Literatur	Alter	Erkrankte Seite	Menses	Geburten	Symptome	Befund
237	Bower und Clark 1925	Arch. Surg. 11, 586 (1925)	25	—	Unregelmäßig, alle 2—8 Wochen 2—5 Tage lang	2 Geburten	Schmerzen im Abdomen, Fieber, Dysurie, Verstopfung, Übelkeit, Ausfluß	Beide Tuben verdickt. Diagnose: Akute Salpingitis. Zunächst konservative Behandlung. Wegen Fortdauer der Schmerzen einige Wochen später Operation
238	Cameron 1925 Fall 1	Brit. med. J. 1925 II, 287	62	R.	—	Nullipara	Reichlich wäßriger Ausfluß	Der Versuch einer diagnostischen Probeabrasio des Uterus mißlang wegen teilweiser Obliteration der Vagina
239	Cameron 1925 Fall 2	ib,	—	R.	—	Nullipara	Blutungen bei Uterus myomatosus (Tubencarcinom Zufallsbefund)	Uterus myomatosus
240	Nürnberger 1925	Noch nicht veröffentlichte Beobachtung in der Univ.-Frauenklinik Hamburg (1924/25, Nr 22032)	41	L.	Regelmäßig	I para	Starker Ausfluß und zeitweise Schmerzen im Unterleib	Sehr starkes Fettpolster. Links hinter dem Uterus ein prallelastischer, druckempfindlicher Tumor
241	Schlaak 1925	Mschr. Geburtsh. 71, 294	39	R.	Normal	Nullipara, Virgo	Seit $^1/_2$ Jahr wechselnde, zunächst ganz leichte, später häufigere und zunehmende, aber nie heftige ziehende Beschwerden in der rechten Unterbauchseite. Seit einigen Wochen geringer Fluor albus	Rechts neben und hinter dem Uterus mehrere bis pflaumengroße, derbe Tumoren. Diagnose: Subseröse und intraligamentäre Myome
242	Beck, W. 1926	Zbl. Gynäk. 1926, 1503	52	L.	Seit 14 Jahren Menopause	I para (Einkindsterilität)	Plötzlich eintretende Blutung. Da die Abrasio nichts Verdächtiges ergab, wurde die Diagnose „Endometritis climacterica" gestellt. Seitdem beständige Zunahme des Leibesumfanges. Etwa 2 Jahre nach der Abrasio Aufnahme in die Klinik wegen Harnträufelns und hartnäckiger Obstipation	Nicht deutlich abgrenzbarer, anscheinend cystischer Tumor in der linken Unterbauchseite oder Ascites (?)

Operation	Pathologisch-anatomischer Befund		Metastasen	Sonstige Befunde	Weiterer Verlauf
	Makroskopisch	Mikroskopisch			
Exstirpation beider Tuben und der Appendix. 6 Monate später Exstirpation des Uterus	Beide Tuben verdickt — bis zu 5 cm — aber nicht mit der Umgebung ververwachsen. Ostium abdominale verschlossen	Papilläres Carcinom	Übergreifen auf die Uterushörner	—	2 Jahre nach Operation noch Heilung
Laparatomie wegen Verdacht auf Korpuscarcinom. Totalexstirpation?	Angabe fehlt	Angabe fehlt	Das Carcinom hatte auf die Außenfläche des Corpus uteri übergegriffen	—	Angabe fehlt
Laparatomie. wegen Uterus myomatosus	Die rechte Tube war in eine truthenneneigroße, retortenförmige Hydrosalpinx verwandelt, in ihr Geschwulstmassen	Papilläres Carcinom	—	Uterusmyome	Angabe fehlt
Laparatomie Exstirpation der linken Adnexe und der rechten Tube	Linke Tube kleinapfelgroß, an der Oberfläche zahlreiche Verwachsungen. Auf dem Durchschnitt markige Geschwulstmassen	Teils papilläres, teils aveoläres Carcinom	Keine	Rechte Tube: Chronische Salpingitis	Nach Haselhorst Zbl.Gynäk. 1931 war die Pat. noch 3$^{1}/_{2}$ Jahre nach der Operation gesund.
Laparatomie. Exstirpation der rechten Tube. Kein Ascites. Postoperative Röntgentiefenbestrahlung	Rechte Tube in einen überdaumendicken soliden Tumor verwandelt. Uterines Ende frei von Neubildung. Ostium abdominale verschlossen	Alveoläres Carcinom	—	—	Nach 6 Monaten gutes Allgemeinbefinden. Kein Rezidiv
Laparatomie. Reichlich bräunlicher Ascites. Exstirpation beider Adnexe	Tube im isthmischen Teil bleistiftdick. Sie erweitert sich dann auf Daumendicke und sie ist weiterhin unlösbar mit einer großen Ovarialcyste verlötet. Das Lumen des uterinen Tubenabschnittes ist ausgefüllt von einem gelben, markigen Geschwulstpfropf	Teils papilläres, teils alveoläres Carcinom	—	Ovarialcyste links. Kleincystische Degeneration des rechten Ovariums	5 Monate nach der Operation noch subjektives und objektives Wohlbefinden

Fortl. Nr.	Autor	Literatur	Alter	Erkrankte Seite	Menses	Geburten	Symptome	Befund
247	Covar-rubias u. Albertz 1926	Bol. Soc. Cir. Chile 4, 188 (1926). Zit. nach Whar-ton und Krock, Arch. Surg. 19, 849						Nähere Angaben und
248	Gitelson 1926	Moskov. med. Z. 1926, 17. Ref. Ber. Gynäk. 11, 310	35	R.	Normal, aber etwas stark	I para	Wehenartige Schmerzen im Unterleib und Schmerzen in der rechten Leistengegend. Patient. fühlte sich seit etwa 2 Jahren krank	Retroflexio und bedeutende Ver-größerung der rechten Adnexe
249	Heil 1926	Zbl. Gynäk. 1926, 2952	58	L.	Seit etwa 5 Jahren Menopause	V para	Teils blutiger, teils wäß-riger Ausfluß	Links undeutlich abgrenzbarer Adnextumor
250	Kurtz 1926	Z. Geburtsh. 90, 133 (1926) Fall 1	38	L.	Angabe fehlt	Angabe fehlt	Angabe fehlt	Angabe fehlt
251	Kurtz 1926	ib. Fall 2	—	—	Angabe fehlt	Angabe fehlt	Angabe fehlt	Angabe fehlt
252	Liang (-Aska-nazy) 1926 Fall 1	Virchows Arch. 259, 580	46	L. u. R.	Amenorrhoe seit 2 Mo-naten	1 Fehlgeburt	Zunahme des Leibesum-fanges, Ausfluß seit zwei Jahren, Amenorrhoe seit 2 Monaten	Große, höckerige teils feste, teils fluktuierende, wenig schmerz-hafte Geschwulst im Abdomen
253	Liang (-Aska-nazy) 1926 Fall 2	Virchows Arch. 259, 583	39	R. u. L.	Angabe fehlt	1 normale Geburt	Angabe fehlt	Retrouteriner Tumor

Operation	Pathologisch-anatomischer Befund		Metastasen	Sonstige Befunde	Weiterer Verlauf
	Makroskopisch	Mikroskopisch			
das Original waren leider nicht zu erhalten					
Laparotomie, Entfernung der rechten Adnexe	Tube 10—12 cm lang. Im isthmischen Teil der Tube mäßige Wandverdickung. Mittlerer Teil der Tube sattelartig und unregelmäßig aufgetrieben. Die Auftreibung nimmt nach dem ampullären Ende hin zu. Ostium abdominale offen. Im Lumen der Tube homogene gelbgefärbte Masse	Teils drüsiges, teils solides Carcinom	Rechtes Ovarium und Mesovarium	Retroflexio uteri	Angabe fehlt
Zuerst vaginale Exstirpation des Uterus wegen Carcinomverdacht. Daran anschließend abdominale Exstirpation beider Adnexe	—	Polymorphzelliges Basalzellencarcinom	—	Pyosalpinx rechts, Epoophoroncyste links	Postoperative Bestrahlung. 1 Jahr nach der Operation derber Rezidivtumor links. Darmblutungen. † etwa 1½ Jahre nach der Operation
Exstirpation des Uterus und der linken Adnexe	In der Pars isthmica Tube kleinfingerdick, der ampulläre Teil mandarinengroß. In der Tube weiße, markige Massen und serös-hämorrhagische Flüssigkeit	Alveoläres Carcinom mit zahlreichen Riesenzellen	—	In der Pars interstitialis der Tube ein kleiner Myomknoten	Heilung noch 5 Monate nach der Operation
Angabe fehlt	Angabe fehlt	Adenocarcinom	Angabe fehlt	Angabe fehlt	Heilung noch nach 7 Jahren
Totalexstirpation des Uterus und der Adnexe	In beiden Tuben markige Geschwulstmassen	Teils papilläres, teils solides Carcinom	Auf der Serosa des Uterus und des Darmes papilläre Wucherungen	—	† 2 Jahre nach der Operation. Ausgedehnte Geschwulstmetastasen auf dem Peritoneum, Ascites. Stenosierung der Ureteren
Supravaginale Amputation des Uterus und Exstirpation der Adnexe	Rechte Tube: Im ampullären Teil an der Innen- und Außenfläche der Tube papilläre Excrescenzen. Linke Tube: Erbsengroßer makroskopischer Herd im Ostium abdominale. Die Ostia abdominalia waren offen (S. 596)	Teils papilläres, teils adenomatöses Carcinom	—	—	Primäre Heilung

Fortl. Nr.	Autor	Literatur	Alter	Erkrankte Seite	Menses	Geburten	Symptome	Befund
254	Wechsler 1926 Fall 1	J. Path. a. Labor. Med. 2, 171 (1926)	39	R. u. L.	Regelmäßig, aber profus. Dauer 7 Tage	Nie gravid	Seit 1¹/₂ Jahren dauernd Blutungen zwischen den Menses. Keine Schmerzen, kein Ausfluß	Vom rechten Scheidengewölbe aus fühlte man einen faustgroßen, cystischen, derben Tumor
255	Wechsler 1926 Fall 2	J. Path. a. Labor. Med. 2, 195 (1926)	52	—	Angabe fehlt	Angabe fehlt	Angabe fehlt	Pat. wurde mit der Diagnose „Dermoidcystoma beiderseits" in die Klinik aufgenommen
256	Wechsler 1926 Fall 3	J. Path. a. Labor. Med. 2, 197 (1926)	43	L.	Normal	1 Abort und 1 normale Geburt	Gefühl von Schwere und Völle im Abdomen (seit 3 Monaten). Rückenschmerzen und Fluor	Uterus vergrößert; er reichte bis zum Nabel. Adnexe nicht zu tasten. Diagnose: Myoma uteri
257	Wechsler 1926 Fall 4	J. Path. a. Labor. Med. 2, 199 (1926)	39	L.	Regelmäßig	2 normale Geburten, 2 Aborte	Schmerzen im Leib. Vom hinteren Scheidengewölbe aus fühlte man einen weichen Tumor. Diagnose: Beckenabsceß. Konservative Behandlung. 3 Monate später kam die Kranke wieder mit Schmerzen im Unterleib, besonders links. Kreuzschmerzen, Dysmenorrhoe, Kopfschmerzen und Jucken am ganzen Körper	Vom hinteren Scheidengewölbe aus fühlte man eine unregelmäßige, derbe Geschwulstmasse und hoch oben in der linken Seite einen kleinen, elastischen, beweglichen Tumor
258	Barrows 1927 Fall 1	Amer. J. Obstetr. 13, 710f.	31	R. u. L.	Seit 4 Monaten Menses unregelmäßig	1 Geburt, 1 Abort	Seit 4 Monaten Ausfluß, Schmerzen im Kreuz und in der rechten Bauchseite	Links harter Adnextumor
259	Barrows 1927 Fall 2	Amer. J. Obstetr. 13, 710f.	42	—	Unregelmäßig (alle 14 Tage)	1 Fehlgeburt, seitdem steril	Seit 3 Monaten dauernde Schmerzen in der rechten Unterbauchseite, Schmerzen beim Wasserlassen und beim Stuhlgang	Uterus myomatosus

Operation	Pathologisch-anatomischer Befund		Metastasen	Sonstige Befunde	Weiterer Verlauf
	Makroskopisch	Mikroskopisch			
Exstirpation beider Adnexe	Angabe fehlt	Papillär-alveoläres Carcinom	Rechtes Ovarium, Netz. Implantationsmetastase in der Bauchnarbe	Keine	9 Monate nach der Operation mandarinengroße Metastase in der Bauchnarbe. Excision. 4 Monate später Rezidiv in der rechten Beckenhälfte und im Netz. Exstirpation der Rezidive. Weitere Angaben fehlen
Angabe fehlt	In der Tube fanden sich teils papilläre, teils nekrotische Geschwulstmassen	Papillär-alveoläres Carcinom mit Tuberkulose	Ligamentum latum (hier ebenfalls Kombination von Carcinom und Tuberkulose)	Angabe fehlt	Angabe fehlt
Supravaginale Amputation des Uterus und Exstirpation beider Adnexe	Linke Tube birnförmig. Die Auftreibung betrug 15:10:7 cm. Im Innern fanden sich zahlreiche teils gestielte, teils fest aufsitzende papilläre Wucherungen	Papillär-alveoläres Carcinom	Beide Ovarien und Uterus. (Die Geschwulstmassen setzten sich aus der Tube in den Uterus hinein fort)	Hydrosalpinx rechts. Uterus myomatosus und Adenomyosis uteri	—
Exstirpation der beiden Adnexe und des Wurmfortsatzes	Die Tube war sackförmig verdickt, das Fimbrienende war verschlossen. Die Tube war „mit dem Ovarium in einen Absceß verwandelt, dessen Wand teils von der Tubenwand, teils von Ovarialgewebe gebildet wurde". Die Tube war mit Eiter gefüllt. In der medialen Hälfte der Tube fand sich ein kleiner Tumor	Adenocarcinom	—	Tuboovarialabsceß rechts. Periappendicitis	† kurz nach der Operation an akuter Herzerweiterung
Laparatomie. Exstirpation der linken Adnexe und eines Teiles der rechten Tube	—	Carcinom	Linkes Ovarium	—	Nach 4 Monaten Rezidiv. — 13 Monate nach Beginn der Symptome in hoffnungslosem Zustand
Laparatomie. Exstirpation der beiden Tuben	—	—	—	Uterusmyom. Tuboovarialcyste rechts	4 Monate nach der Operation Rezidiv. † 6 Monate nach der Operation

Fortl. Nr.	Autor	Literatur	Alter	Erkrankte Seite	Menses	Geburten	Symptome	Befund
260	Barrows 1927 Fall 3	Amer. J. Obstetr. 13, 710 f.	29	—	Seit 2 Monaten Amenorrhoe, seit drei Tagen Blutungen	1 Geburt, 1 Abort	Schmerzen in der linken Unterbauchgegend und unregelmäßige Blutungen seit 3 Tagen	Angabe fehlt
261	Bültemann 1927 Fall 1	Zbl. Gynäk. 1927, 1037	50	R.	Seit 8 Jahren Menopause	II para	Blutungen und blutigwäßriger Ausfluß	Diffuse, undeutliche Verdickung der rechten Adnexe
262	Bültemann Fall 2	Zbl. Gynäk. 1927, 2499	45	L.	Regelmäßig	—	Schmerzen im Abdomen	Ovarialtumor rechts
263	Büttner 1927	Zbl. Gynäk. 1927, 2361	44	L. u. R.	Regelmäßig	3	Seit ½ Jahr Unterleibsbeschwerden und Mattigkeit	Beide Tuben gut fingerdick, Retroversio uteri fixata
264	Dimitriu 1927	Gynéc. et Obstétr. 26, 205 (1927)	46	L.	Menopause	I gravida. Die Gravidität endigte mit Abort	Seit 5 Jahren bemerkte die Pat. einen Tumor in der rechten Unterbauchgegend. Seit 1 Jahr Tumor größer geworden, Obstipation, Erbrechen, Ödeme der unteren Extremitäten. Zeitweise Abgang klarer gelblicher Flüssigkeit aus der Scheide mit Verkleinerung des Tumors und Rückgang der Beschwerden	Im Abdomen ein großer, unregelmäßig-höckeriger Tumor, der bis über den Nabel reicht. Links von diesem Tumor fühlt man eine weiche, fluktuierende Geschwulst
265	Engelhorn 1927	Zbl. Gynäk. 1927, 2499	40	?	—	Nullipara	—	Diagnose: Entzündlicher Adnextumor oder Tubargravidität
266	Hornung 1927	Zbl. Gynäk. 1927, 2688	39	L.	Siehe Symptome	2	Seit 3 Jahren Intervalle von 3—4 Monaten im Menstruationszyklus	Etwa apfelgroßer, unregelmäßig geformter retrouteriner Tumor

Operation	Pathologisch-anatomischer Befund		Metastasen	Sonstige Befunde	Weiterer Verlauf
	Makroskopisch	Mikroskopisch			
Laparatomie. Exstirpation der beiden entzündlich veränderten, aber nicht wesentlich verdickten Tuben und der Ovarien	Angabe fehlt	Angabe fehlt	Angabe fehlt	Angabe fehlt	Angabe fehlt
Totalexstirpation des Uterus und der Adnexe	Rechte Tube wurstförmig, 2 cm dick, hart, Ostium abdominale offen; in ihm ein Geschwulstpfropf. Linke Tube entzündlich verdickt	Teils papilläres, teils alveoläres Carcinom	Beide Ovarien, Netz	Entzündliche Verdickung der linken Tube	—
Totalexstirpation	Linke Tube verdickt	Papillär-alveoläres Carcinom	Linkes Ovarium	—	—
Supravaginale Amputation des Uterus mit Exstirpation beider Tuben und des linken Ovariums	Makroskopische Diagnose: „Tubentuberkulose"	In beiden Tuben solides, nicht verhornendes Carcinom mit zahlreichen, zum Teil atypischen Mitosen. Außerdem an verschiedenen Stellen einzelne und Konglomerattuberkel	—	Tubentuberkulose beiderseits	—
Supravaginale Amputation des Uterus und Exstirpation der linken Adnexe	Linke Tube 20 cm lang. An ihrem lateralen Ende ist sie so dick, daß sie fast das ganze kleine Becken ausfüllt. Im Innern blumenkohlähnliche Geschwulstmassen	Adenocarcinom	Keine	Uterus myomatosus. Ovarialcystom links	Primäre Heilung
Totalexstirpation	—	Zylinderepithelcarcinom	—	—	4 Monate nach der Operation noch Heilung
Totalexstirpation des Uterus und der Adnexe	Die laterale Hälfte der linken Tube ist unregelmäßig knollig aufgetrieben durch einen markigen gelblichen Tumor, der von der stark verdünnten Tubenwand überzogen ist. Das Ostium abdominale ist weit offen, so daß der Tumor hervorschaut	Alveoläres Carcinom	—	—	Primäre Heilung

Fortl. Nr.	Autor	Literatur	Alter	Erkrankte Seite	Menses	Geburten	Symptome	Befund
267	Kittler 1927	Zbl. Gynäk. 1927, 971	45	R.	Regelmäßig	I para Einkindsterilität	Heftige Schmerzen im Rücken und in beiden Unterbauchgegenden	Hinter dem Uterus ein gut apfelsinengroßer, prallcystischer, fixierter, nicht druckschmerzhafter Tumor. Diagnose: Cystoma ovarii dextri
268	Orzechowski[1]	Inaug.-Diss. Breslau 1927	57	L.	Menopause (seit 9 Jahren)	2 Aborte, keine Geburt	Seit 6 Monaten Schmerzen im Leib, Druck auf den Magen, Abmagerung	An Stelle des Uterus ein derber, knolliger, höckeriger bis zum Nabel reichender Tumor
269	Frankl	Z. Geburtsh. 94, 306	58	L.	Seit 7 Jahren Menopause	5 Geburten	Hartnäckige Obstipation und Schmerzen beim Stuhlgang, Gewichtsabnahme, Appetitlosigkeit, Mattigkeit, gelber, übelriechender Ausfluß, einmal auch eine 14 Tage dauernde Blutung	Adnexe nicht deutlich zu tasten
270	Frankl	Z. Geburtsh. 94, 310 Fall 1	37	R.	Angabe fehlt	Angabe fehlt	Seit 3 Monaten Fluor	Mannsfaustgroßer myomatöser Uterus
271	Frankl	Z. Geburtsh. 94, 312 Fall 6	57	L.	Angabe fehlt	Angabe fehlt	Seit 5 Monaten weißer bis gelblicher Ausfluß, manchmal Blutungen	In der Excavatio recto-uterina mäßig derbe, strangartige Resistenz
272	Frankl	Z. Geburtsh. 94, 313 Fall 7	42	L. u. R.	—	Angabe fehlt	Schmerzen im Leib, starker, zuweilen blutiger Ausfluß	Links neben dem Uterus taubeneigroßer, druckempfindlicher Tumor. Rechte Adnexe verdickt und druckempfindlich

[1] Auf S. 12 seiner Arbeit bemerkt Orzechowski, daß in der Breslauer Univ.-Frauenklinik „unterdessen Carcinom) ein primäres Tubencarcinom diagnostiziert werden konnte".

| Operation | Pathologisch-anatomischer Befund | | Metastasen | Sonstige Befunde | Weiterer Verlauf |
	Makroskopisch	Mikroskopisch			
Supravaginale Amputation des Uterus und Exstirpation beider Adnexe	Tube unregelmäßig verdickt und eingeschnürt. Im Innern „encephaloide" Geschwulstmassen	Teils alveoläres, teils papilläres Carcinom	Uterus: An der Hinterwand eine bohnengroße Metastase in der Schleimhaut (Implantationsmetastase)	Im rechten Ovarium eine Dermoidcyste. Im linken Ovarium eine Cyste. Linke Tube: Hydrosalpinx. Uterus myomatosus	† 14 Tage post operationem an postoperativem Ileus
Totalexstirpation des Uterus und der Adnexe	Linke Tube faustgroß, keulenförmig, fluktuierend. In der Tube derbe Knoten und markige Massen und schokoladefarbige Flüssigkeit	Papillär-alveoläres Carcinom	Netz, Serosa des Uterus, der Blase, der rechten Adnexe, rechtes und linkes Ovarium	Kleiner Cervixpolyp im senil-atrophischen Uterus und kleinkirschgroßes Myom	Primäre Heilung
Totalexstirpation des Uterus und der Adnexe	Die laterale Hälfte der linken Tube daumendick. Im Innern graurote bröckelige Geschwulstmassen	Primär drüsiges, sekundär solides Carcinom	Die Tube war mit der Rückfläche des Uterus verwachsen. An dieser Stelle durchsetzte das Carcinom die Tuben- und Uteruswand und es war bis fast zum Endometrium vorgedrungen	—	† an Rezidiv, nicht ganz 3 Monate nach der Operation
Totalexstirpation	Rechte Tube posthornförmig, verschlossen, in ihr weiche, zottige, kinderfaustgroße Geschwulstmasse	Papilliformes Carcinom	Linkes Ovarium, Uterusmuskulatur, Appendix	Uterus myomatosus. Beide Ovarien vergrößert, kleincystisch. Linke Tube: Hydrosalpinx	Verschollen
Totalexstirpation	Im Innern der verlängerten und bis zu 3 cm dicken Tube weiche Geschwulstmassen	Papilliformes Carcinom	Uterus: In d. linken Tubenecke halbhaselnußgroßer, weicher, zottiger Tumor. Rechtsseitige Leistendrüse. Flexura sigmoidea, Peritoneum	Rechte Tube: Hydrosalpinx	† 3½ Jahre nach der Operation an Rezidiv
Totalexstirpation	Beide Tuben in Hydrosalpingen verwandelt. In der linken Tube solide und papilläre Tumormassen, in der rechten Tube vereinzelte hirsekorngroße Knötchen	Solides, plexiformes Carcinom, nur an wenigen Stellen papilliform	—	Uterusmyom	† etwa 2½ Jahre nach der Operation an Rezidiv

ein weiterer Fall von Tubentumor beobachtet" wurde, „bei welchem aus dem mikroskopischen Bilde (papilläres

Fortl. Nr.	Autor	Literatur	Alter	Erkrankte Seite	Menses	Geburten	Symptome	Befund
273	Frankl	Z. Geburtsh. 94, 313 Fall 8	51	L.	Regelmäßig	Angabe fehlt	Schon vor 10 Jahren wurde eine Cyste neben dem Uterus festgestellt. Seit 1 Jahr Schmerzen im Unterleib; in den letzten Monaten alle 10 bis 14 Tage Entleerung einer bräunlichen Flüssigkeit, darnach ließen die Schmerzen stets nach	Angabe fehlt. Temperatur 39,2°
274	Frankl 1928	Z. Geburtsh. 94, 314 Fall 9	63	L. u. R.	Angabe fehlt	Angabe fehlt	Seit 6 Monaten Schmerzen im Unterleib, seit 2 Monaten Ausfluß, zuerst gelb, dann blutig	—
275	Frankl 1928	Z. Geburtsh. 94, 314 Fall 10	65	R.	Angabe fehlt	Angabe fehlt	Seit 8 Monaten Fluor	—
276	Frankl 1928	Z. Geburtsh. 94, 315, Fall 11	45	L.	Angabe fehlt	Angabe fehlt	Schmerzen im Unterbauch und Gewichtsververlust	—
277	Haselhorst 1928	Arch. Gynäk. 134, 489	27	R.	Regelmäßig	1 Geburt	Unterleibsschmerzen und Fieber	Beide Adnexe druckschmerzhaft, rechte Tube deutlich verdickt. Diagnose: Salpingitis mit Bekkenperitonitis, Adnextumor rechts. Wegen Verdacht auf Beteiligung des Wurmfortsatzes Operation
278	Krasovitov 1928	Žurnal. Akuš. (russ.) 38, 103 (1928). Ref. Ber. Gynäk. 15, 38	30	—	—	—	In der Anamnese entzündliche Adnexerkrankung	—
279	Novak 1928	Zbl. Gynäk. 1929, Nr 3, 185	40	L.	Amenorrhoe seit 2 Jahren	2 Geburten, 2 Aborte	Schmerzen im Unterleib und im Kreuz, wäßriger Ausfluß. 18 Jahre vorher Entfernung der linken Niere wegen Tuberkulose	In der Excavatio recto-uterina ein breiter, unbeweglicher Tumor, der den Uterus nach rechts und vorn verdrängte

Operation	Pathologisch-anatomischer Befund		Metastasen	Sonstige Befunde	Weiterer Verlauf
	Makroskopisch	Mikroskopisch			
Totalexstirpation	Linke Tube in einen mannskopfgroßen, zerreißlichen Sack verwandelt, der außen von papillären Wucherungen bedeckt ist. Im Innern nekrotische Tumormassen. In der Tiefe des Beckens 2 l streptokokkenhaltiger Eiter	Papilliformes Carcinom	Lymphdrüse vor dem Kreuzbein	Rechte Tube: Hydrosalpinx Uterusmyome	† 4 Monate nach der Operation an Rezidiv
Totalexstirpation	Linke Tube retortenförmig, daumendick, enthält stinkenden Eiter und jauchige Krebsmassen	In beiden Tuben solides, kleinalveoläres Carcinom	Angabe fehlt	Uterusmyome Linkes Ovarium: Doppeltfaustgroßer Eitersack. Rechtes Ovarium: Faustgroße, dickwandige Cyste	† 9 Tage post operationem an eitriger Peritonitis
Vaginale Totalexstirpation	In der Ampulle der rechten Tube bröckelige, weiche Geschwulstmassen	Drüsiges Carcinom	Angabe fehlt	—	† nach 1¹/₂ Jahren an Rezidiv
Totalexstirpation	An der linken Tube eine nußgroße Auftreibung; im Lumen zottige Geschwulstmassen	Solides papilliformes Carcinom	Angabe fehlt	An der rechten Tube entzündliche Veränderungen	Nach 2 Jahren noch vollkommen gesund
Exstirpation beider Tuben	Beide Tuben boten das Bild der chronischen Salpingitis, abdominelle Enden verschlossen. Laterale Hälfte der rechten Tube fingerdick, Inhalt klar, fadenziehend. Die Innenfläche zeigt nur Reste der Tubenfalten. Am abdominalen Ende mehrere warzenartige bis erbsengroße gestielte Erhebungen	Carcinoma adenomatosum papillomatosum mucinosum	—	Salpingitis chronica beiderseitis	Heilung
—	—	—	—	—	—
Abdominale Totalexstirpation des Uterus und der Adnexe	Linke Tube „mächtig vergrößert", mit der Umgebung verwachsen. Im Innern schokoladefarbenes Blut und zahlreiche papilläre Excrescenzen	„Typisches Carcinom"	—	—	Primäre Heilung. Der weitere Verlauf konnte nicht verfolgt werden

Fortl. Nr.	Autor	Literatur	Alter	Erkrankte Seite	Menses	Geburten	Symptome	Befund
287	Vest 1928	Malignant growths in the Fallopia. Tube in Lewis, Dean: Practise of Surgery, Hagerstown, Md. Prior Publishing Co., Vol. 11, chapter 25. 1928. Zit. nach Wharton and Krock, Arch. Surg. 19. 848, 869	43	?	?	3 Geburten, 12 Aborte	Blutiger Ausfluß, Tumor im Abdomen	Chronische Salpingitis. Carcinom?
280	Wolfe 1928	Amer. J. Obstetr. 16, 374. (1928)	56	L. u. R.	Menopause seit 10 Jahren	1 Geburt	Ausfluß, Schmerzen im Leib, Zunahme des Leibesumfanges, Gewichtsabnahme	Vom rechten Scheidengewölbe aus fühlte man eine unregelmäßige Geschwulstmasse. Der Uterus war wegen der erheblichen Ausdehnung des Leibes nicht zu tasten. Wassermann + + + +
281	Bortini 1929	Ann. Ostetr. 51, 294 (1929)	50	R.	Unregelmäßige Blutungen	2 Geburten	Unregelmäßige Blutungen bei Uterus myomatosus	Uterus myomatosus
282	Callahan, Schultz und Hellwig 1929	Surg. etc. 48, 14 (1929)	42	L. u. R.	Bis vor 1 Jahr regelmäßig, im letzten Jahr war die Menstruation nur 2mal dagewesen	Steril verheiratet	Schmerzen im Kreuz. Seit 4 Wochen bemerkte die Pat. eine Geschwulst in der rechten Seite	Guter Allgemeinzustand. Rechts vom Uterus ein großer, wurstförmiger, links ein kleinerer runder Tumor. Diagnose: Hydrosalpinx beiderseits und Uterus myomatosus
283	Douay 1929 Fall 1	Bull. Soc. Obstétr. Paris 18, 44	45	L.	Regelmäßig	Steril verheiratet	Intermittierende Hydrorrhoe einer rosafarbigen Flüssigkeit („hydrorrhée rosée)	Hydrosalpinx links

Operation	Pathologisch-anatomischer Befund		Metastasen	Sonstige Befunde	Weiterer Verlauf
	Makroskopisch	Mikroskopisch			
Totalexstirpation des Uterus und der Adnexe	—	—	—	—	Nach 1 Jahr noch Wohlbefinden
Pat. wurde immer schwächer und kam schließlich ad exitum	Rechte Tube: Retortenförmig, die Innenfläche ist bedeckt von papillären Carcinommassen; auch in der Muskulatur und subserös Geschwulstknoten. Linke Tube: Auf der Serosa papilläre Geschwulstmassen, ebenso im Innern	Papilläres Carcinom	Netz, Serosa des Uterus, rechtes Ovarium	—	† Nicht operiert
Totalexstirpation des Uterus und der Adnexe	Die rechte Tube ist an ihrem ampullärem Ende pilzhutförmig aufgetrieben. Aussehen markig, Konsistenz derb	Teils drüsiges, teils solides Carcinom	—	Uterus myomatosus	Primäre Heilung
Totalexstirpation des Uterus und der Adnexe	In beiden Tuben weiche, papilläre Massen. In der rechten Tube 380 ccm seröseitrige, grünlich-gelbe Flüssigkeit	Papillär-alveoläres Carcinom	—	Tuberkulose beider Tuben und des Endometriums	2 Jahre und 3 Monate nach der Operation noch Heilung. Es bestand nur noch eine tuberkulöse Fistel der Bauchnarbe
Supravaginale Amputation des Uterus. Entfernung der linken (und rechten?) Adnexe	Die linke Tube voll von gestielten und abgeplatteten Geschwulstmassen	Zylinderepithelcarcinom „mit Metaplasie"	Linke Ovarialcyste mit papillären Wucherungen	—	2 Jahre nach der Operation faustgroßes Rezidiv links. Exstirpation. Radium. 1½ Jahre später wieder Rezidiv in der Narbe, am Wurmfortsatz und Dünndarm. Operation. Radiumtherapie. — 5 Jahre nach der ersten Operation lebte die Kranke noch, sie befand sich aber in desolatem Zustand

Fortl. Nr.	Autor	Literatur	Alter	Erkrankte Seite	Menses	Geburten	Symptome	Befund
284	Douay 1929 Fall 2	Bull. Soc. Obstétr. Paris 18, 44	58	L.	Menopause seit 12 Jahren	Steril verheiratet	Seit 2 Jahren rötlich-gelblicher Ausfluß, seit 1 Jahr auch zeitweise geringer Blutabgang	Links vom Uterus eine wenig schmerzhafte Geschwulst. In dem offenen Cervicalkanal rote, leicht blutende Geschwulst-knoten. Die Abrasio ergibt ein Carcinom
285	Klein, P. 1929	Zbl. Gynäk. 1929, 1810	47	R.	Unregel-mäßig	0 gravida	Druckgefühl im Unter-leib. Über beiden Lun-gen Giemen und mittel-blasiges Rasseln. Aus-gesprochene Dyspnoe	Rechts hinter dem Uterus ein derber, doppelt-walnußgroßer, beweglicher Adnextumor
286	Le Balle und Patay 1929	Bull. Soc. Obstétr. Paris 18, 42	44	R.	Unregel-mäßig	Steril verheiratet	Ausfluß. Verdacht auf Korpus-carcinom. Abrasio ergab kein Carcinom	Geringe, nicht schmerzhafte Verdickung der rechten Tube
287	Saitz 1929	Rozhl. Chir. a Gynaek. (tschech.)8,204 (1929). Ref. Zbl. Gynäk. 1930, 2429	—	L. u. R.	—	—	—	—
288	Scott, E. und Oliver, M. 1929	J. Labor. a clin. Med. 14, 429 (1929). Zit. nach Wharton and Krock, Arch. Surg. 19, 849			Leider waren weder das Original, noch nähere Angaben zu erhalten			
289	Senne-wald 1929	Zbl. Gynäk. 1930, Nr 13, 820	47	L.	?	?	Seit etwas über 1 Jahr Blutungen und Rücken-schmerzen	Hinter dem Ute-rus ein wurstför-miger verbacke-ner Tumor
290	Wharton und Krock 1929	Arch. Surg. 19.	29	L.	Regelmäßig	—	Anfallsweise heftige Schmerzen in der linken Unterbauchgegend. Zwi-schen den Anfällen dumpfes Schmerzgefühl im Becken. Starker, übelriechender, aber nie-mals blutiger Ausfluß	Gesundes Aus-sehen u. guter Er-nährungszustand. Die linken Adnexe verdickt, verwach-sen u. schmerzhaft. Vom linken Schei-dengewölbe aus fühlte man eine Geschwulst von 6—8 cm Durch-messer. Diagno-se: Chronische Salpingitis beider-seits. Im Cervix-ausstrich gram-negative Kokken

Operation	Pathologisch-anatomischer Befund		Metastasen	Sonstige Befunde	Weiterer Verlauf
	Makroskopisch	Mikroskopisch			
Totalexstirpation des Uterus und der Adnexe	In der linken Tube weiße, bröckelige Geschwulstmassen	Zylinderzellencarcinom	Zylinderepithelcarcinom der Cervix. (Der einwandfreie Nachweis, daß es sich um eine Metastase handelte, ließ sich nicht erbringen)	—	8 Monate nach der Operation befand sich die Pat. noch bei gutem Wohlbefinden. In der linken Bekkenhälfte ein kleines Infiltrat. Weitere Beobachtung war nicht möglich
Vaginale Exstirpation der rechten Tube	Rechte Tube im uterinen Teil normal dick, im ampullären Teil cystisch aufgetrieben. In ihr gelbe, klare Flüssigkeit und bröckelige Massen	Teils papilläres, teils solides, teils drüsenähnliches Carcinom	Nicht nachzuweisen	Schleimhauttuberkulose der carcinomatösen (rechten) Tube. Erbsengroßes Uterusmyom	Primäre Heilung
Supravaginale Amputation des Uterus u. Exstirpation der Adnexe	In der rechten Tube papilläre Geschwulstmassen. Ostium abdominale geschlossen	Teils papilläres, teils alveoläres Carcinom	—	Linke Tube: Hydrosalpinx	16 Monate nach der Operation noch kein Rezidiv
Totalexstirpation des Uterus und der Adnexe	—	—	Nebenniere, Milz	—	† am 5. Tag nach der Operation
—	—	—	—	—	—
Totalexstirpation des Uterus und der Adnexe	Die linke Tube ging an ihrem ampullären Ende in einen höckerigen, grauweißen, etwa hühnereigroßen Tumor über, der in der Excavatio recto-uterina verwachsen war		—	—	Primäre Heilung
Supravaginale Amputation des Uterus und Exstirpation beider Adnexe	Die linke Tube war in eine ziemlich große Hydrosalpinx verwandelt. In ihr bröckelige, papilläre Geschwulstmassen und serösblutige Flüssigkeit	Teils papilläres, teils alveoläres Carcinom	Nicht nachzuweisen	Im Uterus ein marmelgroßes Myom. Ostium abdominale der rechten Tube verschlossen, im Lumen eine umschriebene „adenomatöse Hyperplasie"	Mehr als 2 Jahre nach der Operation bestes subjektives und objektives Wohlbefinden

Fortl. Nr.	Autor	Literatur	Alter	Erkrankte Seite	Menses	Geburten	Symptome	Befund
291	Wharton und Krock 1929	Arch. Surg. 19, Liste S. 869 Fall 1009	48	—	Menorrhagien	I para	Menorrhagien, Tumor im Abdomen	Myoma uteri
292	Wharton und Krock 1929	Arch. Surg. 19, Liste S. 869 Fall 5919	53	L.	Angabe fehlt	IV para	Schmerzen in der linken Seite, blutig-wäßriger Ausfluß	Retroflexio uteri, Salpingitis
293	Wharton und Krock 1929	Arch. Surg. 19, Liste S. 869 Fall 18155	47	R.	Angabe fehlt	0 gravida	Gewichtsverlust, Schwäche	—
294	Wharton und Krock 1929	Arch. Surg. 19, Liste S. 869 Fall 19557	47	R.	Angabe fehlt	4 Geburten, 1 Abort	Schmerzen im Leib	Chronische Salpingitis
295	Wharton und Krock 1929	Arch. Surg. 19, Liste S. 869 Fall 29690	46	—	Angabe fehlt	0 gravida	Leibschmerzen, Zunahme des Leibesumfanges	Tumor im kleinen Becken?
296	Wharton und Krock 1929	Arch. Surg. 19, Liste S. 869, Fall 31798	29	—	Angabe fehlt	0 gravida	Schmerzen im Becken, Ausfluß	Chronische Salpingitis
297	Wharton und Krock 1929	Arch. Surg. 19, Liste S. 869, Fall 34144	52	L.	—	0 gravida	Blutiger Ausfluß bei Korpuscarcinom	—
299	Leitner 1930	Zbl. Gynäk. 1930, Nr 23, 1445	50	R.	Seit 1 Jahr Menopause	Steril verheiratet	Seit 8 Wochen in Schüben auftretender bernsteingelber Ausfluß	—
300	Watkins und Wilson 1930	Surg. etc. 51, 125 (1930)	50	R.	Seit 4 Jahren Menopause	10 normale Geburten	Wäßriger Ausfluß, Schmerzen rechts im Abdomen	Kleiner Tumor rechts
301	Speiser 1931	Zbl. Gynäk. 1931, 981. Festschrift für Stoeckel	49	L. u. R.	Seit 7 Monaten klimakterische Amenorrhoe	Steril verheiratet	Dunkelgelber bis grünlicher Ausfluß. Schmerzen in der linken Bauchseite, Kreuzschmerzen	Hinter dem Uterus und links von ihm ein faustgroßer, rundlicher, druckempfindlicher Tumor. Rechtes Tubenende kolbenförmig verdickt. Bräunlicher Ausfluß aus dem Uterus

Operation	Pathologisch-anatomischer Befund		Metastasen	Sonstige Befunde	Weiterer Verlauf
	Makroskopisch	Mikroskopisch			
Totalexstirpation des Uterus und der Adnexe	Angaben fehlen	Angaben fehlen	Angaben fehlen	Uterus myomatosus	† 5 Monate nach der Operation an Peritonealmetastasen
Exstirpation der linken Adnexe	Tube frei beweglich, gefäßreich	Angabe fehlt	Angaben fehlen	—	† an Rezidiv nach 4 Jahren
Exstirpation der rechten Adnexe und des Wurmfortsatzes	Rechts Tuboovarialcyste	Angabe fehlt	Ovarium (Angaben darüber, ob der primäre Tumor in der Tube oder im Ovarium saß, fehlen)	—	13 Monate nach der Operation † an Rezidiv
Totalexstirpation des Uterus und der Adnexe	Rechte Tube stark verwachsen; in ihr Geschwulstmassen	—	Links Hydrosalpinx	—	† 7 Tage nach der Operation an einer Blutung
Carcinommassen im Becken. Teilweise entfernt	Angaben fehlen	Angaben fehlen	Im Becken	Angaben fehlen	† 2 Monate nach der Operation
Totalexstirpation des Uterus und der Adnexe	Angaben fehlen	Angaben fehlen	Angaben fehlen	Angaben fehlen	Nach 3 Jahren noch Heilung
Exstirpation des Uterus und der linken Tube	In der rechten Tube eine kleine Geschwulstmasse	Angaben fehlen	Corpus uteri	—	Nach 1 Jahr noch Wohlbefinden
Totalexstirpation des Uterus und der Adnexe	Im mittleren und ampullären Abschnitt der rechten Tube Carcinom	Papilläres Drüsencarcinom	—	Uterus myomatosus. Hydrosalpinx der linken Tube, Schleimhautpolyp der Cervix	—
Totalexstirpation des Uterus und der Adnexe	In der distalen Hälfte der rechten Tube eine bröcklige papillomatöse Geschwulst	—	—	—	—
Totalexstirpation des Uterus und der Adnexe	Linke Tube retortenförmig, Wand papierdünn, im Innern bröckelig-papilläre Tumormassen. Rechte Tube keulenförmig aufgetrieben. Wandung verdünnt. Im Innern eine olivengrüne gallertig geronnene Masse	Teils papilläres, teils alveoläres Carcinom	—	—	Primäre Heilung

Sekundäres Tubencarcinom.

Geschichte.

Im Vergleich zum primären Tubencarcinom sind die sekundären carcinomatösen Erkrankungen der Tube schon lange bekannt.

Nach Orthmann[1], dem wir eine eingehende Darstellung dieser Frage verdanken, scheint der älteste bisher bekannte Fall in der Dissertation von Roederer und Hirschfeld aus dem Jahre 1755 erwähnt zu sein. Es handelte sich um ein 20jähriges Mädchen, das fiebernd langsam an Kachexie zugrunde ging. Bei der Autopsie fanden sich größere und kleinere Knoten auf dem ganzen Peritoneum und ausgedehnte Verwachsungen der Därme untereinander sowie mit Blase und Uterus. An der Cervix befand sich ein weißlicher, länglicher, in Läppchen geteilter Tumor. Die Innenfläche des Uterus war uneben, höckerig und mit einer Substanz bedeckt, die geronnenem Eiereiweiß ähnlich war („quae cum pulpa ex ovis congelatis facta comparari potest"). Diese Substanz erstreckte sich auch in den Anfang der Tuben, die nicht genau zu differenzieren waren. Auch die Ovarien waren in die Tumormasse eingebettet („obscura forsan rudera in cruento et spongioso deformis massae spatio latent").

Über einen ähnlichen Fall berichtete Prochaska (1781): Bei einer 50jährigen Frau fand sich die ganze Beckenhöhle von Tumoren ausgefüllt. Am Fundus des sehr harten und großen Uterus war das Ileum verwachsen. Die Hinterfläche des Uterus war mit vielen scirrhösen Knötchen besetzt. Zu beiden Seiten des Uterus befanden sich höckerige Tumoren. Der rechte Tumor bestand aus der verdickten, harten, höckerigen, knolligen, bis zum Ostium abdominale total scirrhösen Tube und dem betreffenden Ovarium. Die linke Tube war ganz gesund und vollkommen durchgängig bis auf das Ostium uterinum. Das linke Ovarium war dagegen ebenfalls ganz scirrhös degeneriert. Auch sämtliche Becken- und Lendendrüsen waren ergriffen. Auf einem Längsschnitt waren der Körper und das Collum uteri ebenfalls scirrhös. Die Uterusinnenfläche war uneben und ulceriert; an der vorderen Wand saß ein hühnereigroßer, scirrhöser Tumor. Zwischen diesem und dem Fundus fand sich eine eitrige grünweiße Masse. Das Collum war ganz exulceriert und gangränös.

Im Jahre 1817 schrieb Capuron in seinem Traité des maladies des femmes (2e édit. Paris 1817, p. 164), daß der „squirrhe de la trompe et des ovaires" stets sehr langsam verlaufe, gleichgültig welches seine Ursache sei.

R. Lee erwähnte in seiner Abhandlung über die Pathologie des Uterus und der Adnexe, daß die Tuben zuweilen von einer carcinomatösen Erkrankung ergriffen würden. Diese könne innerhalb der Tuben selbst entstehen oder von den Ovarien und anderen Teilen des Sexualapparates auf sie übergreifen.

Hourmann berichtete 1837 über einen Fall von metastatischem Carcinom der Tuben und Ovarien bei Uteruscarcinom. Es handelte sich um eine 75jährige Frau mit Carcinoma colli uteri, das auf das Becken übergegriffen hatte. Die Autopsie ergab, daß Uterus und Adnexe in eine kleinkindskopfgroße höckerige Masse verwandelt waren. Auf dem Durchschnitt sah die Geschwulst gehirnähnlich aus („cancer encéphaloide"). Die weitere Untersuchung ergab, daß die Lymphgefäße der Tuben und Ovarien von den gleichen gehirnähnlichen Massen erfüllt waren wie der Uterus.

Rokitansky schreibt in einem Handbuch der pathologischen Anatomie Bd. 3, S. 587. Wien 1842: „Der Krebs kommt, abgesehen vom Krebse des Peritoneums, in der Tube nicht vor und selbst eine vom Uterus, oder von anderen Organen her mittels anomaler Kontiguität der Gewebe (mittels pseudomembranöser Anlötung) fortgesetzte Entartung ist äußerst selten. Dessen ungeachtet finde ich in einem Falle neben Krebs der Ovarien beide Tuben ohne stattfindende Adhäsion mit jenen selbständig erkrankt; sie sind in ihren Wandungen ungemein dick, callös, ihrer Länge nach dabei geschrumpft, in ihrem Verlaufe wellenförmig gekräuselt".

Dittrich (1844, 1845, 1846) fand bei 94 an Carcinom verstorbenen Frauen (darunter 40 Uteruscarcinome), die in der pathologisch-anatomischen Lehranstalt in Prag seziert wurden, 4 Fälle von Tubencarcinom, und zwar 1 Fall bei gleichzeitigem Magen-, Ovarium- und Peritonealkrebs und 3 Fälle bei gleichzeitigem Uteruscarcinom.

In dem ersten Falle handelte es sich um ein Carcinoma colli uteri ohne Beteiligung des Fundus aber mit gleichzeitiger ausgedehnter Zerstörung der Vagina. Bei der Autopsie fand sich „septische Peritonitis", bedingt durch krebsige Zerstörung der rechten Fallopischen Röhre, welche enorm erweitert war, und an zwei Stellen in die Bauchhöhle perforiert hatte. Der ziemlich feste Uteruskrebs hatte sich nicht unmittelbar bis zur Fallopischen Röhre erstreckt, obwohl er durch pseudomembranöse Anlötung in der Beckenhöhle fixiert war".

---

[1] Orthmann, Z. Geburtsh. 15, 212.

In dem zweiten Falle reichte die krebsige Infiltration in die inneren Schichten des Uteruskörpers hinauf, sie ließ jedoch den Gebärmuttergrund frei. Gleichzeitig fand sich „Medullarkrebs beider Fallopischen Röhren" und an zwei Stellen eine krebsige Perforation des Mastdarmes. In die Harnblase wucherte das Carcinom in Knotenform hinein. Septische Peritonitis.

Im dritten Falle fand sich eine Infiltration des ganzen Uterus mit einer derben, festen, speckigen Krebsmasse, die nach der Portio zu weicher und hier exulceriert war. Außerdem fand sich ein Medullarkrebs beider Ovarien, Fallopischen Röhren und des submucösen Gewebes der Blase. Beiderseitige hämorrhagische Pleuritis und Perikarditis.

Im vierten Falle wurden bei einer stark abgemagerten 19 Jahre alten Patientin außer einem Pyloruscarcinom noch folgende Befunde bei der Autopsie erhoben: scirrhöse Infiltrationen an der Valvula Bauhini (mit Verengerung des Lumens), am Mastdarm, am Bauchfell, Netz, in den Gekrösdrüsen, an den Fallopischen Röhren (vom Bauchfell aus), am Brustfell in den Bronchialdrüsen, sowie in beiden Ovarien.

Walshe betonte (1846) in seinem Buche „The nature and treatment of cancer", daß die krebsige Entartung der Tuben sich hauptsächlich an Uteruscarcinome anschließe. In der etwa gleichzeitig erschienenen preisgekrönten Monographie von Th. S. Lee „Von den Geschwülsten der Gebärmutter und der übrigen weiblichen Geschlechtsteile" (aus dem Englischen übersetzt, Berlin 1847) wird das Vorkommen von Carcinomen in den Tuben überhaupt nicht erwähnt.

Kiwisch (1851) fand unter 73 Fällen von Uteruscarcinom 18mal die Tuben beteiligt. Dabei hatte in einem Falle das medulläre Carcinom die Tubenwand durchbrochen und eine tödliche Peritonitis hervorgerufen [1].

Strobel berichtete in seiner Dissertation (1857) über einen Fall von medullärem Carcinom des Corpus uteri, krebsige Entartung des cystischen linken Ovariums, krebsige Zerstörung des Zellgewebes in der Umgebung des Kreuzbeins und der retroperitonealen Drüsen, Carcinomknoten in Leber und Lungen. Vom Uterus aus wucherte die Krebsmasse gegen die rechte Tube hin; diese war nahe dem Uterus bedeutend verdickt und auf ungefähr 1 Zoll Länge in einen harten Strang verwandelt.

Wagner (1858) erwähnt in seiner Monographie „Der Gebärmutterkrebs" (Leipzig 1858, S. 69, 101, 123) einen Fall von carcinomatöser Infiltration beider Tuben im Anschluß an ein verjauchtes Uteruscarcinom, das den Uterus bis auf ein kleines Stück seines medullarkrebsig infiltrierten Grundes zerstört hatte. Außerdem fand sich Krebs einiger Mesenterialdrüsen, der Lumbal- und Mesenterialdrüsen, sowie der Leber und des Zwerchfells.

Nicht ganz sicher entschieden ist die Frage ob ein primäres oder ein sekundäres Tubencarcinom in einem Falle von Scanzoni (1867) vorlag. Es handelte sich um eine Kranke,

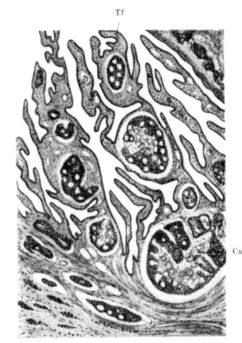

Abb. 60. Carcinoma tubae metastaticum nach metastatischem Ovarialkrebs. Der Primärtumor war im Magen. Solide Krebsnester (Ca) in Lymphgefäßen innerhalb der Tubenfalten und der Tubenmuskulatur. Epithel der Tubenfalten (Tf) normal.
(Aus Frankl, Liepmanns Handbuch der Frauenheilkunde. Leipzig: Vogel 1914.)

bei der ein faustgroßer erweichter Markschwamm des rechten Eierstockes nach der freien Bauchhöhle zu durchgebrochen war und eine tödliche Peritonitis hervorgerufen hatte. Die linke Tube war daumendick und mit einer breiigen, milchweißen Markschwammasse gefüllt. Scanzoni sah in dieser Beobachtung einen Beweis dafür, „daß die krebsigen Erkrankungen des Eileiters nicht immer nur durch die Kontiguität dieser Organe mit anderen, analog erkrankten Nachbargebilden bedingt werden".

Kershaw fand (1874) bei der Sektion einer 53jährigen Frau einen carcinomatösen Tumor in der rechten Beckenhälfte. Dieser umgab den oberen Teil des Uterus, drang in eine der sehr stark erweiterten Tuben ein und hier breiteten sich die carcinomatösen Wucherungen entlang der inneren Oberfläche aus.

---

[1] Orthmann und Peham haben allerdings Zweifel ausgesprochen, ob es sich in allen diesen Fällen um wirkliches Carcinom der Tuben gehandelt hat, da beim Uteruscarcinom häufig gleichzeitig katarrhalische Affektionen der Tuben vorkommen, die bei oberflächlicher Betrachtung leicht eine carcinomatöse Degeneration vortäuschen können.

Außerdem fanden sich große Carcinomknoten auf der Außenseite des cystisch degenerierten linken Ovariums, ferner im Netz und in den retroperitonealen Drüsen.

v. Winckel (1886) fand in einem Falle von Carcinom des rechten Ovariums „die Tuben mit einzelnen Krebsknoten besetzt". Auch „der Fundus uteri" war „an Medullarkrebs erkrankt".

Olshausen erwähnt dagegen in seinem gleichfalls 1886 erschienenen Buche „Die Krankheiten der Ovarien" unter den sekundär erkrankten Organen bei Ovarialcarcinom die Tuben überhaupt nicht.

Im Jahre 1887 demonstrierte Winter in der Gesellschaft für Geburtshilfe und Gynäkologie zu Berlin einen sehr interessanten Fall von sekundärem Tubencarcinom bei primärem Ovarialcarcinom. Die Tube machte den Eindruck einer Hydrosalpinx, die über den kleinfaustgroßen Ovarialtumor hinweg verlief. Das abdominelle Ende war geschlossen. Es zeigte sich „angefüllt und ausgedehnt durch ein fast walnußgroßes, gelapptes Carcinom, welches vom Ovarium her die Tubenwand durchwachsen" hatte, sich „polypenförmig, auf einem dünnen Stiel sitzend", in der Ampulle ausbreitete und ihre Wand fast schon zum Schwund gebracht hatte.

Im Jahre 1888 berichtete Orthmann in der Gesellschaft für Geburtshilfe und Gynäkologie in Berlin über 2 Fälle von sekundärer carcinomatöser Erkrankung der Tube bei primärem Ovarialcarcinom.

In der Diskussion zu dem Vortrage von Orthmann wies Winter auf eine kurz vorher von ihm veröffentlichte weitere Beobachtung hin, in der ein primäres Ovarialcarcinom in die Tube eingebrochen und hier weitergewuchert war.

Weitere Beobachtungen wurden dann berichtet von Edebohls (1891), Westermark, Sänger und Barth (1895), Pfannenstiel (1895), Landerer (1895), Clarke (1896), Fabricius (1896), Pfannenstiel (1898), Freeborn (1898), Opitz (1899), Römer (1902), Rose (1905), Kroemer (1905), Orthmann (3 Fälle, 1906 [1]), Ihl (1906), Taussig (1906), Boxer (1907), Chiari (1909), Cullen (1909), Wakasugi (1909), Glendining (1910), Neugebauer (1911), Maiss (1911), Beckmann (1912), Tehormaia (1914), Werner (1914), Kehrer (1918), Schiller (1922), Kaufmann [2] u. a.

Ohne Zweifel ist die Zahl der sekundären Tubencarcinome weit größer als es nach diesen noch immerhin recht spärlichen Veröffentlichungen aussieht. Zum Teil dürfte dies wohl darauf beruhen, daß eine sicher nicht geringe Anzahl von Fällen überhaupt nicht veröffentlicht wurde, da die metastatische Erkrankung der Tuben nebensächlich erschien. Eine vielleicht ebenso große Zahl von Fällen wurde aber wahrscheinlich überhaupt nicht entdeckt, da die sekundäre carcinomatöse Erkrankung der Tuben sich leicht dem makroskopischen Nachweis entziehen kann.

Pathologische Anatomie.

Makroskopisch können die sekundären Tubencarcinome ein recht verschiedenes Aussehen darbieten.

Sie können als mehr oder minder mächtige weißliche, markige Geschwulstmassen das Tubenlumen ausfüllen, oder sie sitzen als multiple knotige Verdickungen, „die an die Salpingitis isthmica nodosa erinnern" (Kehrer), in der Tubenwand oder sie bilden breitbasige, polypöse, warzige Tumoren auf der Tubenserosa. Endlich — und dies ist von besonderem Interesse — können die Tuben makroskopisch vollkommen gesund erscheinen und doch diffus von Carcinomgewebe durchsetzt sein.

---

[1] Ein Fall (Fall 3) von sekundärem Carcinom der Tubenserosa bei primärem Ovarialcarcinom, ein Fall (Fall 4) von sekundärem Carcinom der Tubenwand und -schleimhaut bei Ovarial- und Peritonealcarcinom und ein (Fall 5) als „Sekundäres Fibrosarcoma mucocellulare tubae bei primärem Fibrosarcoma ovarii" bezeichneter Fall. In dieser letzteren Beobachtung handelte es sich „um eine Neubildung, welche zuerst von Krukenberg beschrieben und als Fibrosarcoma mucocellulare (carcinomatodes) bezeichnet worden ist" (Orthmann). Da nun diese „Krukenbergtumoren" heute allgemein (vgl. z. B. Aschoff in Aschoff, Path. Anat. 4. Aufl. 11, 700 1919) als Gallertkrebse angesprochen werden, so dürfte es sich empfehlen, die Beobachtung von Orthmann unter die sekundären Tubencarcinome einzureihen.

[2] Die Beobachtung von Kaufmann ist aus der 7./8. Aufl. seines Lehrbuches der speziellen pathologischen Anatomie 1922 zitiert. Es war uns leider nicht möglich festzustellen, in welcher Auflage sich die erste Erwähnung des Falles findet.

Frankl verdanken wir die wichtige Entdeckung, daß auch in diesem letzteren Falle die carcinomatöse Erkrankung überaus leicht und einfach an der Konsistenz der Tube nachgewiesen werden kann.

Während die Tube normalerweise weich ist, fühlt sie sich in derartigen Fällen knorpelhart an. Dadurch gelingt es, wie wir uns selbst in einem Falle überzeugen konnten, spielend leicht eine sekundäre carcinomatöse Erkrankung der Tube zu erkennen, selbst wenn man bei der Betrachtung nicht die geringste Veränderung des Organes bemerkt.

In unserem eben erwähnten Falle handelte es sich um ein Operationspräparat. Das Ovarium war in einen faustgroßen carcinomatösen Tumor verwandelt. Die Tube und der Uterus boten nicht die geringsten Zeichen einer krankhaften Veränderung. Die Tube war schlank, die Oberfläche war glatt, das Ostium abdominale war offen. Die Konsistenz der Tube (und des Fundus uteri) war aber knorpelhart. Die histologische Untersuchung bestätigte die Diagnose, daß Tube und Uterus ausgedehnt carcinomatös erkrankt waren.

Die Ursache dieser knorpelharten Konsistenz sucht Frankl darin, daß die Carcinomstränge die Lymphwege verstopfen. Dadurch führen sie „zu chronischer Lymphstauung, zu Bindegewebsverdichtung und zu Induration des ganzen Organs".

Mikroskopisch zeigen die sekundären Tubencarcinome im allgemeinen den gleichen Aufbau wie der Primärtumor.

Je nach der Art und Weise in der die carcinomatöse Infektion erfolgt, sitzt das sekundäre Tubencarcinom, wie schon erwähnt, in der Serosa, Muscularis oder Schleimhaut (Abb. 60). Allerdings lassen sich diese drei Formen nicht immer scharf voneinander trennen. Ursprünglich serös entwickelte Carcinomknoten können die Tubenwand bis zur Mucosa durchsetzen und umgekehrt kann eine anfängliche Metastase in der Schleimhaut durch die Tubenwand hindurch bis zur Serosa vordringen.

Entstehung.

Das sekundäre Tubencarcinom kann auf verschiedene Weise zustande kommen. Einmal können Geschwulstteile von irgendeinem primären Carcinom in der näheren oder weiteren Umgebung **diskontinuierlich** auf dem Blut- oder Lymphwege in die Tube verschleppt werden (hämatogene oder lymphogene Metastasierung). Weiter können von einem Carcinom (z. B. des Magens, Darmes), das nach der freien Bauchhöhle zu gewuchert ist, Tumorbröckel abgelöst werden, durch den freien Bauchraum zur Tube gelangen und sich hier festsetzen (Implantationsmetastasen). Dabei können sich die Geschwulstpartikel entweder auf der serösen Oberfläche der Tube festsetzen, oder sie gelangen — analog dem Ei — in das Tubenlumen und implantieren sich hier auf der Schleimhaut.

In der gleichen Weise wie von der freien Bauchhöhle her können auch vom Uteruslumen aus Implantationsmetastasen der Tube entstehen.

Endlich können die Tuben dadurch carcinomatös erkranken, daß ein primäres Carcinom in ihrer Umgebung **kontinuierlich** auf sie übergreift, sei es nun dadurch, daß die Tube mit dem betreffenden Organ verlötet ist (Kontiguitätsinfektion), sei es daß das Carcinom auf dem Blut- oder Lymphwege her in die Tuben eindringt (Kontinuitätsinfektion).

Das sekundäre Tubencarcinom kann demnach auf folgende Weise zustande kommen:

I. Durch diskontinuierliche Verbreitung eines Primärcarcinoms (Metastasierung)

a) auf dem Blutwege (hämatogene Metastasierung),

b) auf dem Lymphwege (lymphogene Metastasierung),

c) durch Implantation (Implantationsmetastasenbildung),

    1. auf die Serosa (seröse Implantation).

    2. auf die Schleimhaut (mucöse Implantation).

II. Durch kontinuierliche Verbreitung,

    a) per continuitatem

        1. lymphogen,

        2. hämatogen.

    b) per contiguitatem.

Primärherd.

Nach den bisher vorliegenden Erfahrungen kommen für das sekundäre Tubencarcinom 3 Hauptquellen in Betracht, nämlich

    1. das Ovarium,

    2. der Uterus,

    3. der Magen-Darmkanal.

Carcinome anderer Organe scheinen nur ausnahmsweise zur Bildung von Tochtergeschwülsten in den Tuben zu führen. So erwähnt Kehrer[1], daß Kantorowicz ein sekundäres Tubencarcinom bei Mammacarcinom beobachtete. Leider konnten wir die betreffende Arbeit in der Literatur nicht finden. Kehrer selbst demonstrierte einen Fall von sekundärem Tubencarcinom bei primärem Nierencarcinom. Wakasugi berichtete über einen Fall von Tubencarcinom bei primärem Gallenblasenkrebs.

Die Frage, welche von den erwähnten drei Hauptquellen der häufigste Ausgangspunkt für sekundäre Tubencarcinome ist, läßt sich heute noch nicht mit Sicherheit beantworten. Nach der bisher vorliegenden Kasuistik gewinnt man den Eindruck, daß das sekundäre Tubencarcinom sich in erster Linie an **Ovarialcarcinome** anschließt [Scanzoni, Kershaw, Winckel, Winter, Orthmann (1888, 2 Fälle), Pfannenstiel (2 Fälle), Boxer, Neugebauer, Tehornoia, Werner (4 Fälle), Sänger und Barth, Westermark, Edebohls u. a.]. Zu einer Beobachtung von Fabricius, Perforation eines malignen Ovarialtumor in die Tube[2], hatte schon A. Doran[3] bemerkt: „Iudging from the drawings and report in the original paper, there seemed to be no evidence of cancer of the tube itself". An zweiter Stelle steht das **Uteruscarcinom** [Roederer und Hirschfeld, Prochaska, Hourmann, Dittrich (3 Fälle), Kiwisch, Strobel, Wagner, Clarke, Ihl, Taussig. Maiss, Beckmann, Werner (4 Fälle), Schiller]. Die Infektion der Tuben von Carcinomen des **Magen-Darmkanales** aus scheint in der bisher vorliegenden Kasuistik keine sehr große Rolle zu spielen. [Dittrich (Fall 4), Römer, Glendining (2 Fälle), Kaufmann (2 Fälle).

Frankl hat nun gefunden, daß beim gastroenterogenem Ovarialcarcinon[4] fast regelmäßig auch der Uterus und die Tuben erkrankt sind, ohne daß man dies allerdings bei makroskopischer Betrachtung

---

[1] Kehrer, Zbl. Gynäk. **1919**, 340.   [2] Fabricius, Wien. klin. Wschr. **1896**, 59 u. 74.

[3] Doran, A., Trans. of the Obstetr. Soc. of London **38**, 325.

[4] Es ist seit langer Zeit, besonders durch die Untersuchungen von Schlagenhaufer und Wagner, bekannt, daß beim Magencarcinom überaus häufig carcinomatöse Tumoren der Ovarien vorkommen. Dabei steht nicht selten die Größe des Primärtumors in einem krassen Gegensatz zu der Größe der Metastase (Frankl).

erkennen kann, während beim autochthonen Ovarialcarcinom eine carcinomatöse Erkrankung des Uterus und der Tuben zu den Seltenheiten gehört [1].

Es ist nun durchaus nicht ausgeschlossen, daß in verschiedenen Fällen, die heute in der Literatur als sekundäres Tubencarcinom bei Ovarialcarcinom gehen, das Ovarialcarcinom gar nicht der primäre Tumor war, sondern daß Tuben- und Ovarialcarcinom gleichzeitig Tochtergeschwülste eines primären Magen- oder Darmcarcinoms waren. Ganz besonders nahe liegt diese Vermutung in den Fällen, in denen die Diagnose auf primäres Ovarialcarcinom an Operationspräparaten gestellt wurde. Ein einwandfreier Entscheid kann eben nur durch den weiteren Verlauf oder durch eine vollständige Autopsie gewonnen werden.

Aus diesen Überlegungen heraus muß unseres Erachtens die Frage, in welcher statistischen Häufigkeiten Ovarien, Uterus und Magendarmkanal als Ausgangspunkt für sekundäre Tubencarcinome in Betracht kommen, heute noch unentschieden bleiben.

a) Ovarium.

Von einem Ovarialcarcinom aus können die Tuben auf verschiedene Weise carcinomatös erkranken. Ist die Tube mit dem Ovarium verlötet, dann kann das Carcinom von diesem aus direkt in die Tubenwand einbrechen (Winter, Fabricius u. a.). In anderen Fällen wuchert das Carcinom auf dem Blutwege oder auf dem Lymphwege in die Tube ein.

Eine carcinomatöse Kontinuitätsinfektion der Tube auf dem Blutwege dürfte wohl sehr selten sein, schon aus dem Grunde, weil das Carcinom an und für sich die Verbreitung durch die Lymphgefäße bevorzugt.

Immerhin kann eine Beobachtung von Orthmann (1888, Fall 3) als hämatogene Kontinuitätsinfektion der Tube gedeutet werden. Hier fanden sich bei doppelseitigem primärem Ovarialcarcinom am Fimbrienende der linken Tube zwei kleine Carcinomknötchen. In der Nähe dieser beiden Knötchen lagen noch zahlreiche kleinere Epithelherde zwischen den Muskelbündeln zerstreut. An einigen Stellen sah man „die Lumina einiger Venen mit Epithelzellen vollkommen vollgepfropft, so daß hier offenbar eine Verbreitung des Carcinoms auf dem Wege des Gefäßsystems vorliegt" (Orthmann).

Eine Kontinuitätsinfektion auf dem Lymphwege beschrieb Landerer. Dieser fand in einem Falle von Ovarialcarcinom die zugehörige Tube derb und etwas verdickt. Mikroskopisch fand sich eine carcinomatöse Infiltration der Lymphgefäße, die bis in die Tubenschleimhaut reichte.

Allerdings dürfte nach den Untersuchungen von Frankl die lymphogene (und wohl noch mehr die hämatogene) Infektion der Tube von einem primären Ovarialcarcinom aus zu den großen Seltenheiten gehören. Die weitaus häufigste Form der Metastasierung von primären Ovarialcarcinomen in die Tube scheint die Implantation zu sein. Diese kann auf die Serosa oder auf die Schleimhaut der Tube erfolgen.

Derartige Fälle von Implantationsmetastasen primärer Ovarialcarcinome auf die Serosa der Tube wurden veröffentlicht von Wakasugi (Fall 2, Fall 3), Werner (S. 736).

Auch in carcinomatösen Tuboovarialcysten (Pfannenstiel, Boxer) erkrankt die Tube entweder durch Implantation (auf die Schleimhaut) oder per continuitatem.

b) Uterus.

Vom Uterus aus können Carcinommassen durch das Lumen, durch die Wand und durch die Parametrien in die Tuben gelangen.

An der Möglichkeit einer retrograden intrakanalikulären Verschleppung von Carzinombröckeln aus dem Uterus in die Tube kann nicht mehr gezweifelt werden. Sitzenfrey und Schiller II haben bei Korpuscarcinomen in der Tube freiliegende Krebspartikel

---

[1] Bei 36 autochthon entstandenen, teils primär kompakten, teils aus Adenocystomen hervorgegangenen Ovarialcarcinomen fand Frankl keine Metastasen oder Implantate an irgendeiner Stelle. Auch der Uterus und die Tuben waren in sämtlichen 36 Fällen mikroskopisch frei von Metastasen. Diesen Fällen standen 23 andere Fälle von autochthon entstandenen Ovarialcarcinomen gegenüber, bei denen Tochtergeschwülste beobachtet wurden.

gefunden, Jägeroos u. a. konnten bei exstirpierten menstruierenden Uteri auch frei-liegende Endometriumbröckel im Tubenlumen nachweisen.

Beim Zustandekommen dieser Verschleppung von Gewebspartikeln entgegen der Stromrichtung spielt nach Sitzenfrey die Antiperistaltik eine gewisse Rolle. Jägeroos macht mechanische Einwirkungen, Operationen, forcierte Untersuchungen u. dgl. verantwortlich.

Die in die Tube verschleppten Geschwulstpartikel können zu Implantationsmeta-stasen der Schleimhaut führen.

Eine derartige retrograd entstandene Schleimhautimplantationsmetastase in der Tube bei einem primären Korpuscarcinom beobachtete Werner [1].

Außerdem können Korpuscarcinome natürlich auch per continuitatem — sei es längs der Schleimhaut oder in der Wand — in die Tube einwuchern.

Aber auch Collumcarcinome können — durch die Parametrien hindurch — direkt auf die Tube übergreifen.

So beobachtete Werner (S. 740) eine carcinomatöse Infiltration der linken Tube bei einem Platten-epithelcarcinom der Portio. Die histologische Untersuchung ergab im linken Parametrium zahlreiche, mit Plattenepithelzellen erfüllte Lymphgefäße. Cullen fand ebenfalls bei einem Plattenepithelcarcinom des Collum in der lateralen Hälfte der rechten Tube die Schleimhaut krebsig erkrankt. Auch das rechte Parametrium war befallen.

Die hämatogene Kontinuitätsinfektion oder Metastasierung eines Uteruscarcinoms in die Tube ist unseres Wissens bisher noch nicht beschrieben worden.

Die Angaben über die Häufigkeit des sekundären Tubencarcinoms bei primärem Uteruscarcinom schwanken.

Dittrich fand unter 40 Fällen von Gebärmutterkrebs 4mal, Kiwisch unter 78 Fällen 18mal die Tuben ergriffen. Orthmann [2] fand unter 97 genau durchuntersuchten Fällen von operablem Uterus-carcinom (80 zum Teil weit fortgeschrittene Portio- und Cervixcarcinome und 17 meist ebenfalls sehr aus-gedehnte Korpuscarcinome) in keinem einzigen Falle die Tuben ergriffen. Kundrat konnte in 104 Fällen von Uteruscarcinom nur 2mal eine Beteiligung der Tuben nachweisen. Werner fand unter 326 Gebär-mutterkrebsen 4mal Carcinom in den Tuben.

Von einer gewissen Bedeutung für die Entstehung sekundärer Tubencarcinome beim primären Uteruscarcinom ist der Sitz der Carcinome im Uterus. Beim Korpus-carcinom kommt es wesentlich häufiger zu einer Erkrankung der Tuben als beim Collum-carcinom.

Kundrat konnte unter 80 Fällen von Collumcarcinom niemals, unter 24 Fällen von Korpuscarcinom 2mal Metastasen in den Tuben feststellen. In den Fällen von Werner handelte es sich 3mal um Carci-nome des Uteruskörpers und 1mal um ein Plattenepithelcarcinom der Portio.

Beim Collumcarcinom hat man gewöhnlich erst dann mit der Möglichkeit einer sekundären Tubenerkrankung zu rechnen, wenn das Carcinom über die Grenze des Collums hinaus in das Korpus oder in die Parametrien hinein vorgedrungen ist (Werner).

c) Magen-Darm-Kanal.

Eine carcinomatöse Erkrankung der Tube bei primärem Magencarcinom wurde an-scheinend zuerst von Dittrich (Fall 4) beschrieben. Weitere Fälle wurden von Römer, Glendining, Kaufmann, Wakasugi (Fall 4) veröffentlicht. Nach den Untersuchungen von Frankl ist eine sekundäre Erkrankung der Tuben, des Uterus und der Ovarien bei Carcinomen des Gastrointestinaltractus aber sicher viel häufiger als allgemein angenommen

---

[1] Werner, Arch. Gynäk. 101, 744.   [2] Orthmann, Z. Geburtsh. 58, 421.

wird. Der Grund weshalb die carcinomatöse Erkrankung der Tuben (und des Uterus) bisher meist der Aufmerksamkeit entging, ist darin zu suchen, daß diese Organe in der Regel nicht vergrößert und in ihrem Aussehen nicht verändert sind. Nur die Konsistenz ist anders geworden. Sie ist, wie schon erwähnt wurde, knorpelhart.

Die Metastasierung von Magen- und Darmcarcinomen in die Genitalien erfolgt nach Frankl vorwiegend auf dem Lymphwege durch retrograden Transport.

Auf den speziellen Fall der Ovarialmetastasen übertragen würde dies heißen, daß von den Lymphwegen des Magens aus Geschwulstpartikel retrograd in die Glandulae lumbales und von hier weiter in die Ovarien gelangen.

Wenn nun gleichzeitig neben dem zu einem sichtbaren Tumor ausgewachsenen Ovarialcarcinom mikroskopische Metastasen im Uterus und in den Tuben vorkommen, dann kann dies — nach Frankl — verschiedene Ursachen haben. ,,Entweder hat der bereits entwickelte sekundäre Ovarialtumor Metastasen in die übrigen Teile des inneren Genitale abgegeben oder aber es hat der primäre Magendarmtumor gleichzeitig lymphatische Metastasen in das gesamte innere Genitale geschickt, wovon nur die im Ovarium liegenden vermöge der speziellen Organbedingungen zu mächtigen Tumoren herangewachsen sind, während im Uterus und in der Tube durch ungünstige Wachstumsbedingungen nur mikroskopisch kleine, innerhalb der Lymphgefäße liegenbleibende Herde sind." Will man diese Frage lösen, so muß man nachforschen, wie denn sonst das Ovarialcarcinom sich dem Uterus und der Tube gegenüber verhält. ,,Wir müssen nachsehen, ob auch sonst das Ovarialcarcinom die Neigung hat, endolymphatische mikroskopische Herde in den Uterus und in die Tuben zu schicken oder ob das nicht der Fall ist. Ist dem nicht so, dann ist es unwahrscheinlich, daß auch die sekundären Ovarialkrebse endolymphatische Metastasen in den Uterus und in die Tuben schicken, und es ist klar, daß das im Magen oder Darm gelegene primäre Carcinom massenhaft lymphatische Krebskeime zu gleicher Zeit ins gesamte innere Genitale geschickt hat, von welchen die ins Ovarium eingelagerten besonders günstige Wachstumsbedingungen vorgefunden haben, was ohne weiteres begreiflich wäre, angesichts der von zwei Gefäßgebieten her erfolgenden Vascularisation einerseits, angesichts der linienförmigen Anheftung des Ovariums und seiner freien Entwicklungsmöglichkeit in die Bauchhöhle andererseits.

Beginnen wir mit den gastroenterogenen metastatischen Ovarialkrebsen. Mit voller Regelmäßigkeit finden wir da im Uterus oder in den Tuben oder in beiden Organen mikroskopisch klein gebliebene endolymphatische Herde.

36 autochthon entstandene, teils primär kompakte, teils aus Adenocystomen hervorgegangene Ovarialcarcinome zeigten überhaupt keine Metastasen oder Implantate an irgendeiner anderen Stelle. Auch der Uterus und die Tuben waren in sämtlichen 36 Fällen frei von mikroskopischen Metastasen. Diesen Fällen stehen 23 Fälle von autochthon entstandenen Ovarialcarcinomen zur Seite, bei welchen Tochtergeschwülste beobachtet wurden. Aber schon das makroskopische, mehr noch das mikroskopische Bild ließ es klar werden, daß es sich hier niemals um echte Metastasierung, d. h. um Passage von Gewebe seitens der Tumorpartikel, sondern stets um Implantation von losgelösten Tumorpartikeln gehandelt hat, welche die freie Bauchhöhle passiert haben. Solche Implantate finden sich am Uterus, am Douglasperitoneum, am Ovarium der anderen Seite, am Blasenperitoneum, insbesondere aber am großen Netz, an der parietalen Serosa. Die Lymphgefäße der Muscularis und der Mucosa uteri waren stets frei von Krebszellen. Wir sehen da schon den großen Unterschied zwischen gastroenterogenen metastatischen Eierstockskrebsen, wobei stets endolymphatische Metastasen im Uterus zu finden waren, während diejenigen autochthon entstandenen Eierstocksgeschwülste, welche überhaupt Tochtergeschwülste erzeugen, solche nur durch Implantation, nie aber durch Propagation in Lymphgefäßen des Uterus zustande bringen.

Schließlich sind noch 11 Fälle von gleichzeitigem Carcinoma ovarii bei Carcinoma uteri zu erwähnen. Dabei ergibt sich, daß nur in 2 Fällen das Ovarium das primär, der Uterus das sekundär erkrankte Organ darstellt. Aber auch in diesen 2 Fällen handelt es sich nicht um endolymphatischen Transport, sondern in dem einen Falle erfolgte die Propagation direkt in der Weise, daß sich das kranke Ovarium dem Uterus anlegte und der Tumor direkt einwucherte, während im zweiten Falle der Tumor auf dem Wege der Tubenschleimhaut ins Uteruscavum einwucherte.

So sehen wir denn, daß nur bei den gastroenterogenen metastatischen Ovarialcarcinomen mikroskopische, endolymphatische Metastasen im Uterus und in der Tube gefunden werden, was bei allen übrigen Eierstockskrebsen nicht wahrnehmbar ist. Man kann somit dem Ovarialkrebs nicht die allgemeine Eigenschaft zusprechen, daß er endolymphatische Metastasen in den Uterus und in die Tuben setzt. Die bei gastroenterogenen Ovarialkrebsen im Uterus und in der Tube gefundenen endolymphatischen Herde können also nicht als Enkelgeneration des Magendarmtumors aufgefaßt werden. Man kann nicht sagen, der Magenkrebs sendet Keime in das Ovarium, der Ovarialkrebs sendet Keime in den Uterus und in die Tube. Vielmehr spricht alles dafür, daß die Herde im Uterus und in der Tube gleichzeitig mit dem ovarialen Krebsherd entstanden sind, aber daß nur im Ovarium die Entwicklung eines makroskopisch sichtbaren Tumors erfolgt ist, während im Uterus und in der Tube die Wachstumsbedingungen nicht so günstig waren und die Herde mikroskopisch klein geblieben sind."

Das eingehende Studium seines gesamten Materials hat Frankl „zu der Auffassung gebracht, daß eine Oberflächenimplantation gastroenterogener Krebskeime am Ovarium wohl möglich ist. Der weitaus häufigere Weg der Propagation in den Eierstock ist aber der endolymphatische".

Über eine derartige Beobachtung von retrogradem Transport von Krebsmassen eines Magencarcinoms in die Tube berichtet auch Kaufmann[1]. Bei einer 54jährigen Frau mit Magencarcinom und Peritonealcarcinose waren die Carcinommassen mantelförmig längs der Venen in die linke Niere fortgewuchert und auch in die Tuben gelangt.

Neben der retrograden lymphatischen Verbreitung können — wie auch Frankl betont — bei Magendarmcarcinomen Metastasen in den Tuben (und Ovarien) natürlich auch auf dem Wege der Implantation entstehen. Allerdings dürfte diese Art der Metastasierung wesentlich seltener sein als die Verbreitung auf dem Lymphwege (Frankl).

Die Implantate können sich entweder auf der Tubenserosa oder auf der Tubenschleimhaut finden.

Seröse Implantationsmetastasen auf den Tuben bei primärem Magendarmcarcinom wurden von Römer und Wakasugi beschrieben. Allerdings läßt sich in diesen Fällen eine lymphogene Entstehung der Carcinomherde nicht mit Sicherheit ausschließen. An dem Vorkommen von Implantationsmetastasen auf den Tuben bei primärem Magendarmcarcinom kann aber kein Zweifel bestehen (Frankl).

Implantationsmetastasen der Tubenschleimhaut bei primärem Magendarmcarcinom wurden beschrieben von Kaufmann und Glendining.

Kaufmann (S. 1252) sah bei einer 59jährigen Frau mit Pyloruskrebs, der auf das Duodenum übergriff, eine ausgebreitete Infiltration des Netzes, ferner knotige und diffuse Peritonealmetastasen und — allerdings nur wenige — gallertige Knötchen auf den Ovarien. Beide Tuben waren „in von Gallertkrebsmassen überquellende, förmliche Füllhörner verwandelt; aus den Ampullen ragten über hühnereigroße, blutiggallertige Krebsmassen hervor".

Glendining beschrieb eingehend zwei Fälle von sekundärem Tubencarcinom bei primärem Magencarcinom. In dem ersten Falle waren beide Ovarien und die eine Tube metastatisch erkrankt. In dem zweiten Falle waren zwar beide Ovarien vergrößert gewesen, bei der Operation waren aber nur die eine Tube und das eine Ovarium entfernt worden.

In beiden Fällen wurde die carcinomatöse Erkrankung der Tuben erst mikroskopisch festgestellt; makroskopisch ließen die Tuben keine pathologischen Veränderungen erkennen. (Fall 1: „The Fallopian tube . . . presented to the naked eye no abnormality." — Fall 2: „. . . . . . the Fallopian tube again suggested to the naked eye no pathological lesion.")

Im Falle 1 fanden sich im Lumen der Tube freie Krebspartikel.

Ferner fand sich einer dieser Krebszellenhaufen direkt an das Epithel einer vollkommen normalen Tubenfalte angelagert.

Weiter uterinwärts sah man die Krebsnester dicht unter dem Oberflächenepithel im Stroma der Tubenfalten liegen.

Endlich fanden sie sich auch in den tiefen Lymphgefäßen und Gewebsspalten der Schleimhaut. Die Muskelwand der Tube war dagegen verhältnismäßig wenig vom Carcinom ergriffen.

Im zweiten Falle bot sich ganz das gleiche Bild dar, nur war die carcinomatöse Infiltration der Tube in diesem Falle etwas weiter fortgeschritten.

Glendining nimmt an, daß in beiden Fällen die Tuben durch Implantation von der Schleimhaut her erkrankten. Zur Begründung seiner Ansicht verweist er auf die freiliegenden Krebspartikel, die er im

---

[1] Kaufmann, Lehrbuch 7./8. Aufl. S. 1091 u. 1252.

Lumen der Tube fand, weiter betont er, daß die carcinomatöse Infiltration in der Schleimhaut viel mächtiger ist als in den Wandschichten der Tube; endlich führt er auch an, daß in seinem einen Falle beide Ovarien, aber nur eine Tube carcinomatös erkrankt waren.

Die Ansicht von Glendining hat ohne Zweifel viel für sich. Als zwingend kann seine Beweisführung aber nicht angesehen werden.

Einmal können die verschiedenen Übergangsbilder, die Glendining als verschiedene Phasen einer Implantation vom Lumen aus deutete, genau so gut als Durchbruch eines Carcinoms nach dem Lumen hin aufgefaßt werden. Weiter war in beiden Fällen das zu der Tube gehörige Ovarium ebenfalls carcinomatös erkrankt und in den Vasa efferentia fanden sich Carcinomzellen. Endlich findet sich (in Fall 1) die Angabe, daß auch in der Mesosalpinx und im Ligamentum latum eine carcinomatöse Infiltration der Lymphgefäße vorhanden war. Auch hier läßt sich an den histologischen Bildern nicht mit Sicherheit entscheiden, ob es sich um ein Auswachsen aus der Tube oder um ein Eindringen in die Tube handelte.

Die Möglichkeit einer lymphogenen Entstehung des Tubencarcinoms läßt sich in diesen beiden Fällen also nicht mit Sicherheit ausschließen. Glendining betonte zwar ausdrücklich, daß kein Zusammenhang zwischen den carcinomatösen Lymphgefäßen des Ovariums und der Tube nachgewiesen werden konnte. Dies schließt aber nicht aus, daß Ovarium und Tube unabhängig voneinander durch retrograden Transport vom Magen aus auf dem Lymphwege erkrankten.

Klinisches.

Die meisten bisher beobachteten sekundären Tubencarcinome sind als Zufallsbefunde bei Autopsien oder an Operationspräparaten festgestellt worden. Zum Teil ist dies wohl darauf zurückzuführen, daß klinische Symptome wirklich fehlten, zum Teil wohl aber auch darauf, daß sie von den Erscheinungen der primären Erkrankung überlagert wurden.

Trotzdem lassen sich Fälle denken, in denen Symptome vorhanden sind, die auf eine sekundäre carcinomatöse Erkrankung der Tube hindeuten: Leidet z. B. eine klimakterische Patientin an einem carcinomverdächtigen Adnextumor mit blutigem oder blutigserösem Ausfluß, dann wird man natürlich in erster Linie an eine Mitbeteiligung des Uterus denken. Ergibt aber die Abrasio keine Anhaltspunkte für eine carcinomatöse oder sonstige Erkrankung des Uterus, dann kommen als Quelle für den Ausfluß oder die Blutungen nur die Tuben oder Tuboovarialcysten in Betracht.

Selbst wenn man also in derartigen Fällen im kleinen Becken große Tumoren findet, die keine palpatorische Differenzierung gestatten, kann man die Diagnose auf eine maligne Erkrankung der Tube stellen. Allerdings dürfte der Entscheid, ob es sich um eine primäre oder sekundäre Beteiligung der Tube handelt, häufig erst durch die Operation zu stellen sein. Die unumgängliche Voraussetzung ist in beiden Fällen freilich die, daß die Tubenschleimhaut erkrankt ist.

Frankl hat nun vor kurzem gezeigt, daß es möglich ist, auch die sekundären Carcinome der Tubenwand palpatorisch festzustellen. Diese Feststellung wird in überaus einfacher und leichter Weise dadurch ermöglicht, daß sich die Tuben in derartigen Fällen knorpelhart anfühlen.

Diese knorpelharte Konsistenz ist ein diagnostisch äußerst wichtiges Symptom.

Frankl hat nämlich weiter darauf hingewiesen, daß in derartigen Fällen fast immer auch carcinomatöse Ovarialtumoren vorhanden sind und daß es sich dann in den Tuben sowohl als auch in den Ovarien nur um die sekundäre Lokalisation eines primären Carcinoms des Magens oder Darmes handelt. Während also bei diesen gastroenterogenen Ovarialcarcinomen so gut wie immer die Tuben ergriffen sind, ist dies bei den primären (autochthonen) Ovarialcarcinomen fast nie oder wenigstens sehr selten der Fall (Frankl).

Der Nachweis einer knorpelhart verdickten Tube gestattet also nicht nur die carcinomatöse Natur eines gleichzeitig vorhandenen Ovarialtumors zu erkennen, sondern er erlaubt weiterhin den Schluß, daß außerdem auch noch ein Carcinom des Magendarmkanals vorhanden ist.

Die außerordentliche Wichtigkeit dieser Erkenntnis in diagnostischer, prognostischer und therapeutischer Beziehung liegt auf der Hand.

In therapeutischer Hinsicht ist Frankl sogar soweit gegangen, daß er vorschlug, beim autochthonen Ovarialcarcinom — bei dem die Tuben „vom Ovarium her nie" lymphogen erkranken — das übrige Genitale nur dann zu entfernen, „wenn sonst irgendwo makroskopische Implantate wahrnehmbar sind, wenn die Kapsel des Ovarialtumors von Proliferationen durchbrochen ist, oder wenn intra operationem aus dem Innern der Geschwulst Krebskeime ins Bauchfell gebracht werden."

Wir selbst möchten diesen Standpunkt freilich nur für die Fälle empfehlen, in denen der Zustand der Patientin keine eingreifende Operation mehr gestattet.

Anhang zu den epithelialen Geschwülsten.
Chorionepitheliom.
Geschichtliches.

Der erste Fall von Chorionepitheliom der Tube wurde von Marchand (1895) beschrieben. Weitere Beobachtungen wurden veröffentlicht von Snegirew (1895), Nikiforoff (1896), Thorn (1896), Rosner (1896), Gebhard (1897), O. Rumpel (1900), Albert (1901), de Sénarclens (1902), Vassmer (1903), Hinz (1904). Risel stellte 1905 die bis dahin veröffentlichten Fälle zusammen [1], und er fügte ihnen eine eigene, sehr genau beschriebene Beobachtung hinzu.

In der Folgezeit wurden weitere Fälle berichtet von Niosi (1905) [2], Uschakoff (1907), Löfquist (1909), Davidsohn (1910, 2 Fälle), Vieting (1910), Phillips [3] (1911), Jeanneret-Rossier [4] (1912), Huguier und Lorrain (1912), Hartmann (1913), Cope und Kettle (1913), Bazy [5] (1913), Hartz [6] (1916), Thaler (1919), Weibel (1919), Zuntz

---

[1] Nur der Fall von O. Rumpel war Risel entgangen.

[2] Niosi, zit. nach R. Meyer in Stoeckel, Handbuch der Gynäkologie 4, 1, 1060.

[3] Bei vielen Autoren findet sich die Angabe, daß auch Miles (J. Obstetr. 20, 299) ein Chorionepitheliom der Tube beschrieben habe. Es handelt sich hier aber um die Arbeit von Phillips, dessen einer Vorname Miles ist.

[4] Die Fälle von Jeanneret (Rév. méd. Suisse rom. 32, 20. Mai 1912) und Rossier (Arch. Gynäk. 97, 367 (1912)] sind identisch. Rossier schreibt (Arch. Gynäk. 97, 372), daß die mikroskopische Untersuchung seines Falles „von Herrn Lucien Jeanneret, Assistent am pathologischen Institut" vorgenommen wurde. „Seine Arbeit wird in „Rev. méd. Suisse rom." erscheinen".

[5] Die Beobachtung von Bazy ist der erste Fall von Chorionepitheliom der Tube, der in Frankreich veröffentlicht wurde. (Die Fälle von de Sénarclens und Jeanneret-Rossier stammen aus der Schweiz.) Bazy bemerkt zu seinem Fall: „En effet Brindeau, dans un article sur les Tumeurs malignes du placenta qu'il publia en collaboration avec Mattan-Larrier dans l'Obstétrique, décembre 1909, fait allusion (p. 888) à un cas de Macé. Mais ce cas n'a jamais été publié, ainsi que me l'a écrit M. Macé lui-même, parce que soumis à l'examen de M. Durante il fut considéré comme sujet à caution." — In der Literatur über das Chorionepitheliom der Tube werden vielfach auch Proust und Bender erwähnt. Diese berichteten aber (Ann. de Gynéc. 1913, 242) über keine eigene Beobachtung.

[6] In dem Falle von Hartz handelte es sich um eine geplatzte rechtsseitige Tubargravidität bei einer 34jährigen Frau. Die Tube war 5 cm lang und an ihrer dicksten Stelle — nahe dem Fimbrienende — 4 cm

(1923), Solomons und Smith (1923), Klein (1927), de Snoo (1928), Chatunzew (1930), Georgii (1930).

Nicht ganz sicher erscheint nach dem mir zugängigen Referat eine Beobachtung von F. Schou[1]. In dem Referat in Frommels Jahresbericht 1909, 124 heißt es: „30jährige Frau. Intraabdominale Blutung. Laparotomie. Die Blutung stammt von den Adnexen. Uterus stark vergrößert. Kurze Zeit nach der Operation begann eine Blutung per vaginam und reichliche Molenmassen ($^3/_4$ Liter) wurden entfernt. 22 Monate später ist die Frau an universellen Deciduommetastasen gestorben. Die Diagnose wurde durch Mikroskopie bestätigt. Im Uterus fand man nichts Abnormes. In der Diskussion teilt Paulli zwei Deciduomfälle mit. Leopold Meyer meint, daß eine ektopische Schwangerschaft durch Molabildung die Deciduommetastasen vielleicht gegeben hat."

Von Zuntz[2] wird angegeben, daß „Kisch"[3] im Jahre 1905 elf Fälle von Chorionepitheliom der Tube nach Tubargravidität zusammengestellt habe. Diese Zusammenstellung stammt aber von Risel. Hinselmann[4] erwähnt einen Fall von „Kirch"[5]. Diese Beobachtung ließ sich weder an der angegebenen Stelle noch sonst in der Literatur finden. Auch Thélin soll nach Hinselmann[4] 2 Chorionepitheliome der Tube beschrieben haben. In der zitierten Arbeit[6] berichtet Thélin, soweit wir sehen, nur über 2 Fälle von Blasenmolenbildung bei missed abortion.

Nach O. Frankl[7] sollen auch Hofmeier, Fromme, Fischer Chorionepitheliome aus der Tube beschrieben haben. Auch diese Beobachtungen ließen sich weder an den im Literaturverzeichnis angegebenen Stellen [Hofmeier[8], Fromme und Heynemann[9], Fischer[10]] noch sonst in der Literatur auffinden.

Pathologische Anatomie.

Makroskopisches Verhalten. Makroskopisch zeigen die Chorionepitheliome der Tube ein recht wechselndes Bild.

In unkomplizierten und frühen Stadien kann die Tube einer Hämatosalpinx gleichen (Snegireff) oder den Eindruck einer Tubargravidität machen (Thorn, Vassmer). In anderen Fällen ist die Tube in einen großen, dunkelblauroten, innig mit der Umgebung verwachsenen Tumor verwandelt. In dem Falle von Bazy erinnerte der Tumor an einen mit Blut getränkten Schwamm („l'impression d'une éponge gorgée de sang").

Die Größe des Tubentumors wird in den bisher beobachteten Fällen angegeben als kleinwallnußgroß (Hinz), gut gänseeigroß (Risel, Chatunzew), kleinapfelgroß (Thorn, Thaler), apfelgroß (Gebhard, Klein), apfelsinengroß (Snegirew), faustgroß (Marchand) kindskopfgroß (Nikiforoff, Vassmer, O. Rumpel), mannskopfgroß (Albert, de Sénarclens).

---

dick. Das Lumen der Tube war mit geronnenem Blut gefüllt. Über den mikroskopischen Befund findet sich nur folgende kurze Angabe: „Under the microscope sections of the tubal wall show an attached placenta. At points the chorionic epithelium extends into the thin wall of the tube for some distance, and there are masses of these cells in the lumina of some of the veins. This involvement of the wall of the tube is more extensive than usual and justifies the term chorioepithelioma". — Aus dieser kurzen Beschreibung läßt sich nicht mit Sicherheit entnehmen, ob es sich in diesem Falle tatsächlich um ein Chorionepitheliom und nicht vielmehr um eine choriale Invasion handelte, die bei Extrauteringraviditäten durchaus kein seltener Befund ist.

[1] Schou, F., Fall von Deciduoma malignum. Ges. Geburtsh. u. Gynäk. Kopenhagen, 3. Febr. 1909. Diskussion. Ref. Ugeskr. Laeg. (dän.) 1909, 868.

[2] Zuntz, Z. Geburtsh. 88, 218. [3] Kisch, Z. Geburtsh. 56.

[4] Hinselmann, in Stoeckel, Handbuch der Gynäkologie Bd. VI, 1, S. 1110.

[5] Kirch, Z. Geburtsh. 56. [6] Thélin, Schweiz. med. Wschr. 1925, 1020.

[7] Frankl, O., in Zweifel-Payr, Die Klinik der bösartigen Geschwülste, Bd. 3, S. 406.

[8] Hofmeier, Dtsch. med. Wschr. 1901.

[9] Fromme u. Heynemann, Veits Handbuch 5.

[10] Fischer, Berl. klin. Wschr. 1914; Gynäk. Rundschau 1910 u. Arch. Gynäk. 1919.

Fast stets zeigte die erkrankte Tube ausgedehnte Verwachsungen mit der Umgebung: mit Netz, Uterus, Blase, Flexura sigmoidea und Mesocolon (Marchand), mit Netz und Dünndarm (Snegirew), mit dem Wurmfortsatz (O. Rumpel, Nikiforoff), mit der Serosa der umliegenden Organe (Albert, Vassmer, Risel). Verwachsungen fehlten in dem Falle von Hinz. Hier war der am Tubenstumpf sitzende Knoten von spiegelnder Serosa bedeckt.

Zuweilen zeigte die Oberfläche der Tube unregelmäßige, höckerige Vorwölbungen (de Sénarclens, Risel).

Die Konsistenz der erkrankten Tube ist in der Regel weich, gelegentlich aber auch derb (Marchand).

Die Weichheit der Geschwulst, die Zerstörung der Tubenwand und die ausgedehnten Adhäsionen bringen es mit sich, daß die Tube bei der Operation leicht einreißt (Marchand, Nikiforoff, de Sénarclens, Risel, O. Rumpel). Infolgedessen kann die Neubildung unter Umständen nur stückweise entfernt werden (Albert).

Im Innern der Tube finden sich: trübe, bräunliche Flüssigkeit und bröcklig-weiche, zottige Massen, die teils wie Blutkoagula aussehen, teils an zerfallenes Placentargewebe erinnern (Marchand), blutig seröse Flüssigkeit mit schwammigem, halbweichem, dunkelrotem Gewebe, das teils an das Aussehen einer Fleischmole, teils an Placentargewebe erinnert (Snegirew), leicht zerreißliche, fibrinartige Massen (Nikiforoff), weiche, gelblichrote Massen (Gebhard), blutige Massen, die in Aussehen und Farbe sehr an Placentargewebe erinnern (de Sénarclens), das Bild einer Blutmole (Vassmer), bräunlichrote, bröckelige Massen, die zum Teil das Aussehen von blutig-fibrinösen Gerinnungsmassen zum Teil aber auch von mehr gelblichem, weichem Geschwulstgewebe haben (Risel). In den Fällen von O. Rumpel und Chatunzew fand sich noch frisches, von einer vorausgegangenen Extrauteringravidität herrührendes Placentargewebe.

Die Geschwulstmassen sind lose oder auch fester mit der Tubenwand verbunden (Marchand), zum Teil liegen sie aber auch frei im Tubenlumen. Häufig findet man auch Knoten von dunkelroter bis gelblichroter, unregelmäßiger, fleckiger Zeichnung (Snegirew, Risel).

Die Wand der Tube ist meist weich und zerreißlich, gelegentlich aber auch an einzelnen Stellen fibrös-schwielig (Marchand).

Eine Bevorzugung der linken oder rechten Tube läßt sich aus den spärlichen bis heute veröffentlichten Fällen nicht nachweisen.

Mikroskopisches Verhalten. Histologisch kann man beim Chorionepitheliom der Tube, ebenso wie beim Chorionepitheliom des Uterus (Marchand), typische und atypische Formen unterscheiden. Häufig finden sich aber beide nebeneinander in der gleichen Geschwulst.

An den typischen Stellen erkennt man deutlich zwei verschiedene Bestandteile, nämlich 1. das Syncytium, 2. die Langhanssche Zellschicht.

Das Syncytium besteht aus einem verzweigten, äußerst vielgestaltigen Netzwerk einer körnigen, dunkel gefärbten, von Vakuolen durchsetzten protoplasmatischen Masse, in die zahlreiche, größere und kleinere, vielgestaltige, vielfach in Teilung begriffene chromatinreiche Kerne ganz unregelmäßig eingelagert sind.

Die protoplasmatischen Balken und Bänder bilden ein unregelmäßiges Fachwerk von rundlichen, ovalen, länglichen, spaltförmigen oder ganz unregelmäßigen Lücken, die häufig durch fadenartige Fortsätze der größeren Balken in kleinere Unterabteilungen zerlegt werden. In diese Zwischenräume sind Haufen von scharf konturierten, polygonalen, kleinen einkernigen Zellen eingelagert, mit hellem, blasigem, vakuolärem Protoplasma und rundlichen, chromatinarmen, vielfach in indirekter Teilung begriffenen Zellen (Langhanssche Zellen).

Die syncytialen Balken und Bänder enthalten Fett (v. Franqué[1]), in den Langhansschen Zellen findet sich Glykogen.

Zwischen den zelligen Elementen liegt bald mehr, bald weniger Blut. In den zentralen Partien der Geschwulst lassen sich in der Regel ausgedehnte Blutungsherde oder umfangreiche fibrinös-hämorrhagische Massen nachweisen.

Neben den beiden typischen Komponenten des Chorionepithels begegnet man zuweilen auch Übergangsformen, „einmal in Gestalt großer heller Zellen mit großem, blaßgefärbtem Kern und relativ breitem, häufig vakuolisiertem Protoplasmasaum, in dem auch Glykogen enthalten ist, und andererseits großen, dunklen Zellen mit einem oder mehreren großen, intensiv gefärbten Kernen. Diese beiden Zellformen, die sich namentlich an der Grenze des Geschwulstgewebes gegen die Gerinnungsmassen einerseits und gegen das normale Gewebe andererseits finden, gehen ohne scharfe Grenze in Syncytium und Zellschichthaufen über" (Risel[2]).

Bei den atypischen Fällen ist das charakteristische Aussehen der beiden Geschwulstkomponenten verwischt. Man findet keine zusammenhängenden Syncytiummassen sondern nur größere und kleinere vielgestaltige Zellhaufen mit stark gefärbten, unregelmäßigen, oft abnorm großen Kernen, die häufig in größerer Anzahl in einer Zelle liegen.

Vielfach nimmt das Geschwulstgewebe den Charakter eines großzelligen, polymorphzelligen, von Riesenzellen durchsetzten Sarkoms an (Borst[3]).

Syncytium und Langhanssche Zellen sind dann nicht zu unterscheiden. Nur in seltenen Fällen findet man ein Überwiegen der zarten, durchscheinenden, mit einer deutlichen Zellmembran und mit rundlichen, bläschenförmigen Kernen versehenen Elemente der Langhansschen Zellschicht (Marchand).

Ausbreitung. Ebenso wie das Chorionepitheliom des Uterus zeigt auch das der Tuben eine ganz außerordentlich große Neigung zur Weiterverbreitung.

Da die Tubenwand sehr dünn ist, so kommt es ungleich häufiger als beim Uterus zu einem Übergreifen der Geschwulst auf die Umgebung.

In dem Falle von Nikiforoff war auch der Wurmfortsatz, der mit der Tube verwachsen war, von Geschwulstmassen infiltriert. In der Beobachtung von de Snoo war die Spitze des Wurmfortsatzes von Tumorgewebe umwachsen.

Metastasen wurden beobachtet in der Scheide (Marchand, Thorn, Rosner. Vassmer, Solomons und Smith, Klein), in der Bauchnarbe (de Snoo), am Harnröhrenwulst (Rosner), in der Vulva (Rosner), im Uterus (Rosner, Rumpel, Weibel), im Parametrium (Hinz), auf dem Peritoneum des Darmes und in der Excavatio recto-uterina (Hinz), in der Cöcalgegend (de Snoo), auf der Beckenschaufel (Zuntz), in der Darmwand (Snegirew), im Netz (Nikiforoff, Gebhard, Hinz), auf dem Peritoneum (Rumpel), in der Leber (Nikiforoff, Hinz, Risel, Rumpel, de Snoo, Thaler, Zuntz, Cope und Kettle), der Milz (Gebhard), den Nieren (de Sénarclens, de Snoo), den Nebennieren (de Sénarclens), den Lungen (Nikiforoff, Thorn, Gebhard, de Sénar-

---

[1] v. Franqué, Z. Geburtsh. **34**.   [2] Risel, Z. Geburtsh. **56**, 164.
[3] Borst, Geschwulstlehre S. 808.

clens, Hinz, Risel, Rumpel, de Snoo, Thaler, Zuntz, Cope und Kettle), im Herzen (de Sénarclens), im Mediastinum (de Sénarclens), in der Schilddrüse (de Sénarclens), im Gehirn (Gebhard, Rumpel, de Snoo).

Von großer praktisch-diagnostischer Bedeutung sind die Scheidenmetastasen. Die von ihnen ausgehenden Blutungen sind oft das erste Symptom der Erkrankung (Marchand, Gebhard, Rosner, Solomons und Smith, Klein). In anderen Fällen zeigen sie nach der Entfernung des Primärtumors das weitere Fortschreiten der Erkrankung an (Thorn, Rosner). Leider werden aber die Scheidenmetastasen des Chorionepithelioms nicht immer richtig erkannt, sondern mit Varizen u. dgl. verwechselt (Hoehne).

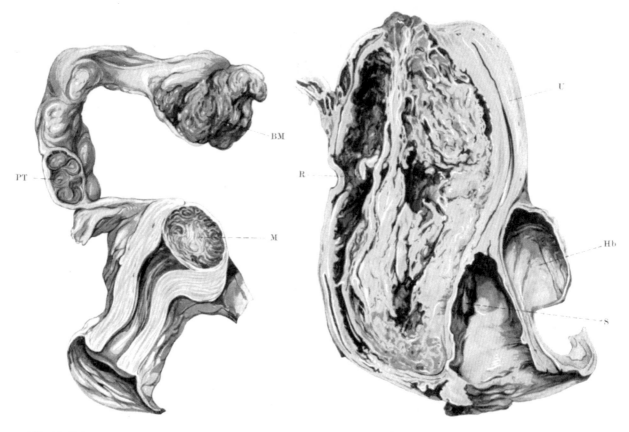

Abb. 61. Primäres Chorionepitheliom der Tube mit Metastase im Uterus. BM Blutmasse, PT Primärtumor, M Metastase. Beobachtung von Herrn Professor Weibel, der auch gütigst die Zeichnung zur Verfügung stellte.

Abb. 62. Großes Chorionepitheliomrezidiv zwischen Uterus (U) und Rectum und an der linken Seite des Uterus nach primärem Chorionepitheliom der linken Tube. Durchbruch durch die Vorderwand des Rectum (R) und die Hinterwand der Scheide (S). Hb Harnblase. (Aus Risel, Z. Geburtsh. 56, 161.)

Mikroskopisch zeigen die Metastasen im großen und ganzen den gleichen Bau wie die Muttergeschwulst.

Ebenso groß wie die Neigung des Tubenchorionepithelioms zur Weiterverbreitung ist auch seine Rezidivierungsfähigkeit.

Eine gute Vorstellung von der Größe und Ausdehnung derartiger Rezidive gibt nachfolgende, der Arbeit von Risel entnommene Abbildung:

Das Präparat stammt von einer 35jährigen Patientin, bei der Zweifel ein gut faustgroßes Chorionepitheliom der linken Tube exstirpiert hatte. Die Patientin schien nach der Operation geheilt, sie ging aber nach nicht ganz 4 Monaten an einem Rezidiv zugrunde. Bei der Autopsie wurden die Organe des kleinen Beckens im Zusammenhang herausgenommen; nach vorheriger Härtung wurden sie durch einen Längsschnitt zerlegt.

Dabei ergab sich folgender Befund: Der Uterus war beträchtlich in die Länge gezogen und von vorne nach hinten abgeplattet. Seine Länge vom Fundus bis zum Orificium externum betrug etwa 14 cm, seine ganze Dicke in der Mitte etwa 2,3 cm, die größte Breite zwischen den Tubenwinkeln etwa $6^1/_2$ cm. Der Hinterfläche des Uterus lag ein großer Tumor an. Dieser saß zwischen der Hinterwand von Uterus und Scheide einerseits, Vorderwand des Rectums andererseits und er wölbte den Peritonealüberzug des Douglasschen Raumes weit nach oben vor. Die Höhe des Tumors, der nach unten fast bis zur Analöffnung reichte, betrug 22 cm, die Dicke von vorn nach hinten in der Mitte 9 cm. Die Geschwulst bestand in der Hauptsache aus bräunlichen, vielfach zerklüfteten Gerinnungsmassen, die oft eine deutliche Schichtung von dunkleren, mehr rötlichen und helleren, mehr bräunlichen Stellen erkennen ließen. An den Randteilen der Geschwulst fanden sich noch frischere, dunkelrötliche Massen, die den Eindruck von Blutgerinnseln machten. Diese lagen namentlich an der Hinterwand der Scheide und der Cervix, sie wölbten außerdem aber auch das Peritoneum des Douglasschen Raumes kuppenförmig vor. An einzelnen Stellen waren dazwischen kleine, umschriebene Herde von gelbbräunlichem Geschwulstgewebe eingelagert. Solche gut erhaltene Geschwulstpartien standen mit der Hinterwand des Uterus in fester Verbindung. Dagegen war die Verbindung mit der Vorderwand des Rectums nur sehr locker. Etwa 12 cm oberhalb des Anus fand sich in der Vorderwand des Rectums eine rundliche Durchbruchstelle von reichlich 2 cm Durchmesser. Die Ränder waren etwas fetzig. Etwa $2^1/_2$ cm weiter aufwärts war die vordere Rectumwand noch an zwei weiteren kleineren Stellen von Geschwulstmassen infiltriert, aber noch nicht durchbrochen. Am linken seitlichen Umfange der Scheide fand sich etwas nach vorne und oben eine länglichrunde, etwa $2^1/_2$ cm lange und 2 cm breite Stelle, die in der Mitte geschwürig zerfallen war. An der höckerigen Geschwürsfläche ragten bröckelige, bräunlichrote, hier und da auch etwas mißfarbige Massen hervor, die durchaus mit denen des retrouterinen Tumors übereinstimmten. Am Rande des Durchbruches war die Scheidenschleimhaut etwas vorgewölbt und bläulich rot verfärbt.

Nebenbefunde. Neben der eigentlichen Geschwulstbildung läßt sich beim Chorionepitheliom der Tube noch eine Reihe interessanter Nebenbefunde erheben.

Am Uterus kommt es gelegentlich, aber durchaus nicht häufig, zu einer dezidualen Umwandlung der Schleimhaut.

In dem Falle von Risel war die Uterushöhle im Bereiche des Corpus vom Fundus an etwa auf eine Länge von $5^1/_2$ cm nach abwärts mit einer $1-1^1/_2$ mm dicken, weichen Schleimhaut ausgekleidet. Im mikroskopischen Bild zeigte sich, daß die Schleimhaut an dieser Stelle dezidual umgewandelt war. Sie bestand aus großen, hellen, locker nebeneinander liegenden Deziduazellen und spärlichen Drüsenschläuchen. Diese waren häufig cystisch erweitert und mit Sekret gefüllt. Das Epithel war oft abgeflacht, aber gut erhalten. An der Oberfläche dieser Decidua fanden sich verschiedentlich kleine, nekrotische, eitrig zerfallende, manchmal auch anscheinend verkäste Herde. In diesen waren aber weder Bakterien, „noch sonst irgendwie charakteristische Elemente nachzuweisen". Gegen die Tiefe zu ging die Deciduaschicht in eine schmale, scharf abgesetzte Schicht unveränderter Schleimhaut über. Diese besaß ein zellreiches Stroma und kurze Drüsenschläuche mit hohem, zylindrischem Epithel. — Die Uterusmuskulatur zeigte keine Besonderheiten, chorioepitheliale Elemente waren nicht nachzuweisen.

Auch in dem Falle von de Snoo zeigte die Uterusschleimhaut Veränderungen „wie bei einer extrauterinen Schwangerschaft". Die Teilung in Compacta und Spongiosa war aber weniger ausgesprochen.

Diese Deciduabildung im Uterus ist nach Risel höchstwahrscheinlich in der gleichen Weise zu deuten wie bei den „ektopischen Chorionepitheliomen". Auch bei diesen hat man wiederholt die Bildung einer deutlichen Decidua uterina beobachtet [Schmorl-Fiedler, Holzapfel, Risel, Busse (2 Fälle), Schmorl-Dunger, Glaserfeld, Garkisch].

Schmorl hat zuerst darauf hingewiesen, daß die Entstehung dieser Decidua offenbar ganz ebenso zu deuten ist wie die uterine Deciduabildung bei Extrauteringravidität. Es handelt sich um eine Reflexwirkung der chorioepithelialen Elemente des Tumors auf die Uterusschleimhaut. Dieser Ansicht Schmorls haben sich die meisten späteren Autoren angeschlossen (Holzapfel, Risel, Dunger, Garkisch).

Im Gegensatz dazu hat Thaler [1] darauf hingewiesen, daß es beim Chorionepitheliom nur dann zur Bildung einer uterinen Decidua kommt, wenn ein Corpus luteum vorhanden ist.

Die deciduale Umwandlung der Uterusschleimhaut beim Chorionepitheliom der Tube ist bisher nur von Risel und de Snoo beschrieben worden. Ob sie in den anderen

---

[1] Thaler, Zbl. Gynäk. **1919**, 578.

Fällen fehlte, läßt sich nicht entscheiden, da meist nicht auf das Verhalten der Uterus-schleimhaut geachtet wurde.

Nur in dem Falle von Phillips findet sich ausdrücklich die Angabe, daß in der ausgeschabten Uterusschleimhaut Deciduazellen fehlten.

Dagegen wurde ein anderer sehr interessanter Befund von Gebhard erhoben. Dieser fand in seinem Falle das Epithel der Uterusdrüsen stellenweise in syncytialer Umwand-lung begriffen.

Statt der normalerweise vorhandenen dicht aneinander gedrängten Zylinderzellen fanden sich an den betreffenden Stellen längliche Elemente, die mit ihrer Breitseite der Basalmembran auflagen. Infolge-dessen lagen auch die Kerne weiter auseinander als normal. Das Protoplasma dieser Zellen war stark getrübt, die Zellgrenzen waren zwar nicht überall, „aber doch an vielen Stellen" nicht mehr deutlich zu erkennen, oder sie fehlten vollständig. Dadurch entstand ein Bild „als sei die Innenfläche der Drüse mit einem dem syncytialen Zottenbezug ähnelnden Belag versehen."

Diese Elemente zeigten nicht überall die gleiche Größe. Ab und zu wurde die gleichmäßige Kette der Zellen unterbrochen durch eine die übrigen an Größe ums Dreifache übertreffende Zelle mit großem, starkgefärbtem Kern.

Diese eigenartige syncytiale Umwandlung des Uterusepithels ist bisher in keinem anderen Falle von Chorionepitheliom der Tube beschrieben worden. Dagegen wurde sie von Gebhard auch bei einem Chorionepitheliom des Uterus nachgewiesen, Dunger und Risel [1] fanden sie auch bei ektopischen Chorion-epitheliomen, M. D. Schmidt [2] sah sie bei Extrauteringravidität.

In den Ovarien können sich Luteincysten finden.

Nachdem zuerst Stoeckel (1901) in einem Falle von Blasenmole auf das Vorkommen großer, mit Luteingewebe ausgekleideter Cystenräume (Luteincysten) hingewiesen hatte, konnte E. Runge die gleichen Veränderungen in den Ovarien auch beim Chorionepitheliom feststellen.

Bei den Chorionepitheliomen der Tube ist bisher nur wenig auf diese Luteincystenbildung geachtet worden. Es liegen aber doch einige positive Angaben vor.

Schon Marchand beschrieb 1895 die Ovarien seines Falles in folgender Weise: Das linke Ovarium, das der erkrankten Tube entsprach, war stark vergrößert, ödematös geschwollen, es enthielt einige cystische Hohlräume und an seinem oberen Ende ein Corpus luteum. Ein zweiter, ähnlicher Körper, ebenfalls mit gelber Randschicht und teilweise blutigem Inhalt fand sich in der Nachbarschaft. Marchand bemerkt dazu in einer Fußnote: „Dieser erwies sich später als eine mit fibrinösen Massen gefüllte Cyste." — Das rechte Ovarium war außerordentlich stark vergrößert, hauptsächlich durch eine gallertige Quellung des Parenchyms und einige größere, cystische, innen glattwandige Hohlräume mit stark vascularisierter Innenfläche, die mit gelben Auflagerungen bedeckt war. Risel hatte später Gelegenheit, die Ovarien dieses Marchandschen Falles nachzuuntersuchen und er konnte in ihnen tatsächlich Luteincysten auffinden.

Nikiforoff erwähnt in seinem Falle nur kurz, daß das linke Ovarium (rechte Tube erkrankt) cystisch degeneriert war [3]. Angaben über den mikroskopischen Befund fehlen. Gebhard fand im linken Ovarium — dem Ovarium der erkrankten Seite — ein kirschkerngroßes, „ziemlich frisches" Corpus luteum, am rechten Ovarium waren keine deutlichen Follikel zu erkennen, es schien fibrös degeneriert zu sein. Auch hier fehlt ein mikroskopischer Befund. In dem Falle von Risel waren beide Ovarien nicht wesentlich vergrößert; in dem linken, gleichzeitig mit dem Primärtumor entfernten Ovarium waren mehrere Corpora lutea vorhanden, zum Teil von der gewöhnlichen Form, zum Teil aber sehr langgestreckt oder auch durch Bindegewebsstränge in einzelne Zellgruppen zersprengt. Außerdem fanden sich aber auch Cysten vom Bau der Luteincysten und ferner — im Anschluß an das Bindegewebe älterer Corpora fibrosa — einzelne kleine Zellgruppen vom Charakter der Luteinzellen.

In dem Falle von Rossier - Jeanneret scheint das rechte Ovarium, das der erkrankten Tube entspricht, faustgroß, das linke nicht vergrößert gewesen zu sein [4]. Der mikroskopische Befund wird folgender-maßen geschildert: „Die multiplen Cysten, die die Ovarien ersetzt haben, bestehen meist aus einer dünnen

---

[1] Risel, Z. Geburtsh. **56**, 175.   [2] Schmidt, M. D., Mschr. Geburtsh. **7**.

[3] Nikiforoff, Zit. nach Risel, Z. Geburtsh. **56**, 175f.

[4] Rossier schreibt (Arch. Gynäk. **97**, 370): „Auf der hinteren unteren Fläche des Tumors, ganz nahe dem Uterus, befindet sich eine weiche Geschwulst in der Größe einer Frauenfaust, welche aus Cysten besteht, von der Größe einer Haselnuß bis zu der einer Nuß, die mit einer gelblichen oder rötlichen Flüssig-

Bindegewebswand, welche auf ihrer Innenfläche von einem zylindrischen Epithel bedeckt ist. Zwischen den Cysten findet man ein interstitielles, gefäß- und nervenreiches Bindegewebe.

Auf der rechten Seite, an vom Uterus entferntesten Stellen, begegnet man einigen kleinen, von den eben beschriebenen verschiedenen Cysten. Sie sind gebildet durch eine äußere kernreiche Bindegewebsschicht und durch eine innere Schicht von mehreren regelmäßigen Reihen von großen kubischen oder runden Zellen, die ein helles Protoplasma mit zentralen, gut gefärbten Kernen besitzen. Bei starker Vergrößerung nimmt man in diesem Protoplasma feine Granulationen wahr. Diese Cysten entsprechen ganz den bekannten Luteincysten.

An einer Stelle begegnet man noch einem großen Herde, dessen Stroma aus lockeremBindegewebe besteht, umringt von mehreren Reihen von Zellen, die denjenigen der kleinen Cysten ähnlich sind. Es handelt sich um ein in Regression begriffenes Corpus luteum; ringsherum ist typisches Ovarialgewebe".

In dem Falle von de Snoo waren die Ovarien „etwas geschwollen". Mikroskopisch fanden sich in ihnen „zahlreiche reifende Follikel", bis zu Erbsengröße. Die größeren Follikel waren degeneriert, die Granulosaschicht war an zahlreichen Stellen durchblutet. Corpus luteum-Gewebe fehlte [1].

Histogenese. In histogenetischer Beziehung sind hauptsächlich drei Punkte von Interesse:

1. Die Beziehungen zu einer vorausgegangenen extrauterinen (tubaren) Gravidität.

2. Die Beziehungen zu einer vorausgegangenen intrauterinen Gravidität.

3. Die Frage, ob auch ohne vorausgegangene Gravidität Chorionepitheliome der Tube entstehen können.

1. Nach Risel kann der anatomische Befund bei den Chorionepitheliomen der Tube „nicht gut anders erklärt werden" „als durch die Annahme, daß der chorioepitheliale Tumor, in dem die Tube ganz oder doch zum größten Teil aufgegangen ist, sich aus einer unterbrochenen Tubenschwangerschaft entwickelt hat."

Sieht man daraufhin die bisher veröffentlichten Fälle durch, dann läßt sich nur in den Beobachtungen von Hinz, Davidsohn (Fall 2), Löfquist, Rumpel, Chatunzew, ein sicherer Zusammenhang mit einer vorausgegangenen Extrauteringravidität nachweisen [2]. In dem Falle von Hinz war 2 Monate vor dem Auftreten des Chorionepithelioms

---

keit gefüllt sind". Rossier erwähnt zwar nicht ausdrücklich, daß es sich hier um das rechte Ovarium handelte, seinen ganzen Ausführungen nach erscheint dies aber als höchstwahrscheinlich.

Vom linken Ovarium heißt es: „Das linke Ovarium ist nirgends zu finden; an seiner Stelle sieht man im breiten Mutterband, die Tube in ihrer ganzen Länge begleitend, eine Reihe von nußgroßen Cysten, welche mit einer gelblichen oder rötlichen Flüssigkeit gefüllt sind."

[1] Wie schon erwähnt wurde (S. 893) ist nach Thaler die Anwesenheit eines Corpus luteum unumgängliche Voraussetzung für die Bildung einer Decidua im Uterus. Da nun de Snoo in seinem Falle kein Corpus luteum, aber eine uterine Decidua fand, bedürfen die Beziehungen zwischen uteriner Decidua und Corpus luteum bei Chorionepitheliom noch weiterer Untersuchungen.

[2] Auch in der Beobachtung von Hartz lag eine Extrauteringravidität vor. Die betreffenden Angaben lauten: „A. S., 34 years of age, white, married . . . . The last pregnancy terminated in abortion four months prior to the onset of symptoms. For two weeks the patient complained of vaginal bleeding, accompanied by severe cramp-like pains in the lower abdomen. A diagnosis of ectopic gestation was made and operation advised. The abdomen was opened. The right tube showed a pregnancy with rupture". Wie schon erwähnt wurde (S. 888) ist es aber durchaus nicht sicher ob in diesem Falle ein wirkliches Chorionepitheliom und nicht vielmehr nur eine choriale Invasion vorlag.

Wiederholt wurde der Vorschlag gemacht bei der Operation von Tubaraborten nur das Ei zu entfernen und die Tube zurückzulassen (Muret, Caratozzolo, Dossena u. a.). Dieser „chirurgische Konservatismus" ist abzulehnen. Abgesehen von der Entstehung eines Chorionepithelioms wie in dem Falle von Löfquist können auch Spätblutungen (Aschoff, Pankow) und Spätrupturen (Werth, Mandl und Schmit, Sänger, Bozemann, Frankl, Zimmermann; Lit. bei Nürnberger) das Leben der Kranken gefähreen.

Auch Essen-Möller (ref. Zbl. Gynäk. **1909**, 1534) hat in der Diskussion zu dem Vortrage von Löfquist von der einfachen Entfernung des Eies unter Zurücklassung der Tube abgeraten.

ein tubarer Fruchtsack entfernt worden. Bei der Patientin von Davidsohn (Fall 2) trat einige Wochen nach der Operation einer linksseitigen geplatzten Tubargravidität eine starke Blutung aus der Scheide auf. Das rechte Labium maius war in einen prallen, blauschwarzen Tumor verwandelt, je ein weiterer ähnlicher Knoten fand sich am Harnröhrenwulst und im unteren Drittel der Scheide. Die Operation ergab an der Stelle der linken Tube, dicht am Uterus, ein kleinapfelgroßes Chorionepitheliom.

In dem Falle von Löfquist war bei der Operation eines Tubarabortes die erkrankte Tube zurückgelassen worden. Zwei Jahre später trat eine neue Extrauteringravidität in der gleichen Tube ein, die nun exstirpiert wurde. Die mikroskopische Untersuchung ergab ein beginnendes Chorionepitheliom, das die Tubenwand schon an einer Stelle durchbrochen hatte. In der Beobachtung von Chatunzew war die letzte normale Regel 9$\frac{1}{2}$ Wochen vor der Operation aufgetreten. Bei der Operation fanden sich neben den chorionepitheliomatösen Geschwulstmassen auch Chorionzotten.

In den Fällen von Nikiforoff, Rossier, Bazy und Weibel, ist auf Grund der Anamnese die Möglichkeit einer vorausgegangenen Tubargravidität zuzugeben, aber nicht sicher zu beweisen:

Bei der Patientin von Nikiforoff wurde 6 Jahre vor der Feststellung des Chorionepithelioms ärztlicherseits eine Extrauteringravidität diagnostiziert, und zwar auf Grund einer geschwulstartigen Bildung im kleinen Becken, die mit 2 Monate dauernden Uterusblutungen einherging. Eine Operation wurde damals von der Patientin abgelehnt. — In dem Falle von Rossier zeigte die Patientin 4 Monate vor ihrem Tode nach 21tägigem Ausbleiben der Regel alle Zeichen einer geplatzten Extrauteringravidität (ganz plötzlich äußerst heftiger Schmerz in der rechten Unterleibseite, Schwindel, Ohnmacht).

Bazy berichtete über eine 25jährige Patientin, bei der die Regel seit 7 Monaten ausgeblieben war. Wegen unstillbaren Erbrechens und rapider Verschlechterung des Allgemeinzustandes kam die Kranke zu Ribemont - Dessaignes. Dieser fand den Uterus etwas vergrößert und rechts von ihm einen mannskopfgroßen Tumor. Ribemont - Dessaignes stellte die Diagnose auf Extrauteringravidität. Da die Größe des Tumors aber nicht der Schwangerschaftszeit entsprach und da Herztöne nicht zu hören waren, veranlaßte Ribemont - Dessaignes die Operation der Kranken.

Bei der Patientin Weibels war die Periode einmal ausgeblieben, auch das klinische Bild sprach für eine Extrauteringravidität.

Weniger eindeutig ist die Beobachtung von de Sénarclens. Bei der betreffenden Patientin hatte sich 4 Jahre vor dem Auftreten des Chorionepithelioms während der Menses plötzlich eine profuse Blutung eingestellt. Die Quelle dieser Blutung konnte nicht gefunden werden; auch über die Beschaffenheit der abgegangenen Massen war nichts in Erfahrung zu bringen.

In den anderen Fällen lassen auch die anamnestischen Angaben im Stich.

Natürlich läßt sich auch in diesen Fällen eine Extrauteringravidität nicht mit Sicherheit ausschließen, da tubar inserierte Eier schon in sehr frühen Stadien klinisch symptomlos zugrunde gehen können (Schiffmann, Borell, Nürnberger).

Man kann aber nicht behaupten, daß heute schon der zwingende Beweis erbracht ist, daß sich das Chorionepitheliom der Tube immer an eine Tubargravidität anschließen muß.

2. Es erscheint nicht ausgeschlossen, daß Chorionepitheliome der Tube sich gelegentlich auch an intrauterine Graviditäten anschließen können.

Für diese Möglichkeit sprechen die zahlreichen Fälle „ektopischer Chorionepitheliome" (Dunger [1]), d. h. von Chorionepitheliombildung in den verschiedensten Organen (Vagina, Lungen, Nieren, Leber, Gehirn usw.) ohne jede Spur einer Geschwulstentwicklung an der Stelle der Eiansiedlung (Schmorl, Schlagenhaufer, H. Schmit, Lindfors und

---

[1] Dunger, Beitr. path. Anat. 37 (1905) u. Z. Gynäk. 1905, 399.

Vestberg, Marchand und Risel, Davis und Harris, Wehle, Peters, Hübl, Busse, Zagorjanski-Kissel, Moltrecht, Schmauch, Burdzinski, Schmorl-Dunger, Tuffier-Mauté-Duplay, Hammerschlag, Schickele-Bauer, Bürger, Kermauner, Marie, Risel, Walthard, Glaserfeld, Garkisch, Kaufmann, Fischer, Gustafsson u. a.

Sichere ektopische Chorionepitheliome der Tube sind bisher noch nicht beschrieben worden· Risel hat aber die Ansicht ausgesprochen, daß es sich in dem Falle von Rosner möglicherweise um eine derartige Form handelt.

Die 20jährige Patientin Rosners hatte vor einem Jahre eine normale Geburt durchgemacht. Nach der Geburt war die Menstruation wieder regelmäßig eingetreten. 4 Monate vor der Aufnahme setzten Blutungen ein, die von einem nußgroßen chorioepithelialen Tumor am Harnröhrenwulst ausgingen. Rechts neben dem vergrößerten Uterus fand sich eine weiche, teigige Anschwellung. Gelegentlich der, kurze Zeit später vorgenommenen, Exstirpation des Geschwulstknotens in der Scheide wurde auch eine Ausschabung der Uterushöhle ausgeführt. Diese förderte spärliche Gewebspartikel zutage. Histologisch fand sich neben erhaltener Uterusschleimhaut das typische Bild der sog. decidualen Geschwülste. Weiterhin kam es zur Entwicklung von zwei neuen Geschwulstknoten in der Scheide und in der Vulva. Die Kranke starb nach einigen Wochen; die Sektion wurde nicht gestattet.

Rosner nimmt an, daß die Geschwulstbildung im Anschluß an eine Extrauteringravidität in der Tube entstanden ist. Die Geschwulstbildung im Uterus ist nach seiner Ansicht erst sekundärer Natur.

Nach Risel muß es dahingestellt bleiben, ob diese Anschauung richtig ist. Da anamnestische Angaben, die auf eine Tubenschwangerschaft bezogen werden könnten, fehlen, so läßt sich nach Risel „der Befund auch ebensogut so deuten, daß die in der Gegend der rechten Tube fühlbare Geschwulst als ein außerhalb des Uterus, also in diesem Falle in der Tube entstandenes, aber ätiologisch mit jener normalen Geburt in Beziehung stehendes Chorionepitheliom anzusehen ist, das vielleicht mit den ektopischen Chorionepitheliomen außerhalb des Bereiches der Eiimplantation auf eine Stufe zu stellen ist".

3. Endlich wird man auch an die Möglichkeit denken müssen, daß in der Tube auch Chorionepitheliome vorkommen können, die unabhängig von einer Schwangerschaft aus Teratomen hervorgegangen sind, in denen der chorionepitheliomatöse Bestandteil die Abkömmlinge der übrigen Keimblätter überwucherte (Chorioepithelioma teratomatosum).

Die Berechtigung zu diesem Schluße ergibt sich einmal daraus, daß in sicheren Teratomen nicht nur des Hodens (Lit. bei Risel und Kaufmann), sondern auch des Ovariums (L. Pick [1]) und selbst in extragenitalen Teratomen (Ritchie) Chorionepitheliomgewebe gefunden wurde. Weiter spricht in diesem Sinne die Tatsache, daß auch bei jungen Mädchen und Virgines Chorionepitheliome vorkommen, die sicher keine Beziehungen zu einer Schwangerschaft haben (Lubarsch, Glinski).

Klinisches.

Häufigkeit. Die Chorionepitheliome der Tube sind seltene Tumoren.

Jeanneret fand unter 350 bis zum Jahre 1912 veröffentlichten Fällen von Chorionepitheliomen überhaupt 11 (= 3,14%) Chorionepitheliome der Tube. Verglichen mit der Häufigkeit der Extrauteringraviditäten sind die Chorionepitheliome der Tube aber nicht seltener als die Chorionepitheliome des Uterus im Verhältnis zu den normalen Schwangerschaften (Jeanneret).

Alter der Kranken. Die jüngste Patientin, bei der bisher ein Chorionepitheliom der Tube beobachtet wurde, war 17 Jahre alt (Marchand-Ahlfeld), die älteste Patientin war 40 Jahre alt (Solomons und Smith).

---

[1] Pick, L., Berl. klin. Wschr. **1904**, 158 u. 195; weitere Arbeiten von Pick-Risel S. 1015.

Im einzelnen ergeben sich folgende Zahlen:

Alter der Kranken in Jahren	Autor	Alter der Kranken in Jahren	Autor
17	Marchand - Ahlfeld	31	Vassmer
20	Rosner	33	Davidsohn (Fall 1)
21	Albert	34	Nikiforoff, Hartz, de Snoo, Thaler
23	Jeanneret - Rossier	35	Risel, Hinz, Chatunzew
24	Klein	38	de Sénarclens, Phillips
25	Snegirew, Bazy	29	O. Rumpel
26	Gebhard, Davidsohn (Fall 2)	40	Solomons und Smith
29	Thorn	43	Georgii

Klinischer Verlauf. Unter der Voraussetzung, daß sich die Chorionepitheliome der Tube immer an eine Tubargravidität anschließen, lassen sich drei Phasen des klinischen Verlaufes unterscheiden (Jeanneret):

1. Das Stadium der Extrauteringravidität.
2. Das Stadium der Ruhe.
3. Das Stadium der Geschwulstbildung.

Das **Stadium der Extrauteringravidität** ist in einigen Fällen durch die Operation festgestellt worden (Hinz, Davidsohn, (Fall 2), Hartz, Rumpel, Chatunzew).

In den anderen Fällen ist man nur auf anamnestische Angaben angewiesen.

Das für Extrauteringravidität bis zu einem gewissen Grade charakteristische Symptom Blutungen nach Amenorrhöe fand sich nur bei den Patientinnen von Thorn, Rossier-Jeanneret und Klein.

In anderen Beobachtungen (Ahlfeld-Marchand, de Sénarclens, Risel, Phillips, Davidsohn (Fall 1), Snegirew, Rumpel) fehlte im Symptomenbild die amenorrhoische Komponente und es waren nur unregelmäßige Blutungen vorhanden. Diese machten teils den Eindruck einer pathologisch entarteten Menstruation (Marchand-Ahlfeld, de Sénarclens, Risel, Philips, Davidsohn (Fall 1), Rumpel), teils ließen sie keinen Zusammenhang mit den Menses erkennen (Snegirew).

Schmerzen können in diesem Stadium vorhanden sein und sie können, wenn sie plötzlich einsetzen (Snegirew), vielleicht das Zeichen für den akuten Untergang einer Tubargravidität sein. Sie können aber auch einen mehr dauernden Charakter mit gelegentlichen Exacerbationen zeigen (Phillips, Nikiforoff) und sie können endlich ganz fehlen (Ahlfeld-Marchand, Gebhard).

Das **Ruhestadium** kann Jahre dauern (6 Jahre Nikiforoff, 4 Jahre de Sénarclens), es kann aber auch nur Monate (2 Monate Hinz, etwas über 3 Monate Weibel) oder gar nur Wochen [6 Wochen Ahlfeld-Marchand, einige Wochen Davidsohn (Fall 2)] betragen und es kann endlich so eingeengt sein, daß es sich überhaupt nicht sicher nachweisen läßt.

So soll in dem Falle von Risel ein Vierteljahr vor der Aufnahme in die Klinik ein etwa kirschgroßer Klumpen abgegangen sein; seitdem bestanden Blutungen. Es läßt sich also nicht entscheiden, wieweit diese Blutungen noch zur Extrauteringravidität oder schon zum Chorionepitheliom gehörten. In dem Falle von Thaler wurde die Patientin wegen Verdachtes auf rechtsseitige Tubargravidität aufgenommen. Bei der Operation fand sich ein Chorionepitheliom der rechten Tube.

Natürlich darf man nicht vergessen, daß das Auftreten der ersten, von der Geschwulst ausgehenden klinischen Symptome von gewissen Zufälligkeiten abhängig ist. Mehrfach [Ahlfeld-Marchand, Rosner, Gebhard, Davidsohn (Fall 2)] wurde die Erkrankung erst dadurch entdeckt, daß Blutungen aus chorionepitheliomatösen Knoten in der Scheide auftraten. Die maligne Geschwulstbildung kann also schon längere Zeit in der Tube bestanden haben, sie trat nur nicht klinisch in Erscheinung.

Es ist deshalb nicht unwahrscheinlich, daß sich die Chorionepitheliomentwicklung häufig direkt an die Extrauteringravidität anschließt.

An diese Möglichkeit muß man besonders dann denken, wenn zwischen der Operation einer Tubargravidität und der Entwicklung eines Chorionepithelioms in dem Tubenstumpf nur wenige Wochen vergangen sind [Hinz, Davidsohn (Fall 2)]. Selbst das gleichzeitige Vorkommen eines Chorionepithelioms und einer Gravidität in derselben Tube erscheint nicht ausgeschlossen, nachdem Gustaffson, während einer uterinen Gravidität ein Chorionepitheliom des Uterus entstehen sah.

Die Erfahrungen beim Chorionepitheliom des Uterus haben aber auch gelehrt, daß zwischen der Gravidität und dem Auftreten der Geschwulst oft lange Zeit (bis zu 22 Jahren) vergehen kann (Krösing, Polano, Koritschoner u. a.). Diese Möglichkeit wird man auch beim Chorionepitheliom der Tube zugeben und zur Erklärung heranziehen dürfen, daß in einigen Fällen (Nikiforoff, de Sénarclens) mehrere Jahre zwischen der vermuteten Extrauteringravidität und dem Auftreten der Geschwulstbildung lagen.

Man kann neben dem klinischen also auch ein biologisches Ruhestadium unterscheiden. Freilich fehlt uns heute noch jeder Einblick in die näheren Zusammenhänge.

Das dritte Stadium, das **Stadium der klinischen Geschwulstsymptome,** ist gekennzeichnet durch Blutungen und Kachexie.

Die Blutungen haben keine einheitliche Ursache. Sie können entweder aus den höheren Genitalabschnitten stammen[1] [Snegirew, Nikiforoff, Thorn, de Sénarclens, Hinz, Risel, Rossier-Jeanneret, Davidsohn (Fall 1)] oder von der Scheide [Ahlfeld-Marchand, Rosner, Gebhard, Vassmer, Davidsohn (Fall 2)], gelegentlich wohl auch von beiden ausgehen (Klein).

Die Kachexie setzt in der Regel bald nach dem Auftreten der Blutungen ein. Über ihre Ursachen ist heute noch nichts näheres bekannt.

Das dritte Stadium endigt in der Regel mit dem Tode. Dieser erfolgte in den bisher beobachteten Fällen zwischen 4 Wochen (Ahlfeld-Marchand) und 11 Monaten (Hinz) nach dem Auftreten der ersten von der Neubildung ausgehenden Symptome.

Von größtem Interesse ist aber die Tatsache, daß beim Chorionepitheliom der Tube, ebenso wie beim Chorionepitheliom des Uterus, Spontanheilungen vorkommen können (Philips, Albert, Klein).

In dem Falle von Phillips handelte es sich um eine 28jährige Patientin, die 17 Monate vorher ihr drittes Kind geboren und dieses 10 Monate gestillt hatte. Zwei Monate nach dem Abstillen trat die Menstruation wieder auf. Sie erfolgte alle 3 Wochen, war ziemlich profus und sie dauerte 8—10 Tage. Seit 5 Monaten klagte die Patientin über ständige Schmerzen im Rücken und im Unterleib. Während dieser Zeit traten auch drei heftige Anfälle von Leibschmerzen auf, so daß die Kranke gezwungen war jedesmal sich für zwei bis drei Wochen zu Bette zu legen.

---

[1] Neben der Tube muß auch der Uterus als Blutungsquelle berücksichtigt werden, vor allem auch deshalb, weil sich in ihm beim Chorionepitheliom der Tube ebenso wie bei Tubargravidität eine Decidua bilden kann.

57*

Die Patientin glaubte sich nicht gravid, auch für einen Abort waren keine Anzeichen vorhanden. Bei der Aufnahme am 22. August 1908 fand sich der Uterus leicht vergrößert, weich und wenig beweglich. Links und rechts von ihm fühlte man je eine unregelmäßig-eiförmige, weiche, unbewegliche Geschwulst.

Die Diagnose lautete: subakute Endometritis mit beiderseitiger Salpingoophoritis.

Nach längerer konservativer Behandlung war am 12. September die Geschwulst auf der rechten Seite wesentlich kleiner geworden, der Uterus war beweglicher.

Eine Woche später setzten in der Nacht plötzlich heftige Leibschmerzen und Erbrechen ein. Am nächsten Tage war die linksseitige Geschwulst größer geworden und man hatte das Gefühl einer Resistenz im Douglas. Die Diagnose wurde nun auf geplatzte Extrauteringravidität gestellt.

Bei der Operation (21. September 1908) fand sich im kleinen Becken etwa eine Teetasse voll Blut, die mediale Hälfte der linken Tube war in einen ($3^1/_2$ Inches langen und $1^1/_2$ Inches dicken) zylindrischen Tumor verwandelt. Aus einer kleinen Öffnung an seiner Hinterfläche — nahe dem Uterus — sickerte Blut aus. Die laterale Hälfte der Tube war gesund, das Ostium abdominale war offen.

In der Annahme, daß es sich um eine Extrauteringravidität handele, wurde die linke Tube exzidiert. Von dem Blasenperitoneum wurde ein kleiner festhaftender Knoten entfernt, der den Eindruck eines Blutgerinnsels machte. Die dadurch entstandene blutende Stelle wurde durch Peritoneum gedeckt.

Die mikroskopische Untersuchung der Tube ergab, daß es sich um ein typisches Chorionepitheliom handelte. Chorionzotten wurden nirgends gefunden.

Nach der Operation erfolgte zwar rasch Heilung, doch erlangte die Patientin nicht ihre frühere Frische und ihr gesundes Aussehen. Nach einiger Zeit trat Husten mit blutig gefärbtem Auswurf auf, doch konnten über den Lungen keine physikalischen Zeichen einer Geschwulstbildung festgestellt werden.

Die Kranke wurde von Zeit zu Zeit nachuntersucht und am 2. November, also mehr als 6 Wochen nach der Operation, fand sich ein deutliches Rezidiv im linken Ligamentum latum. Gleichzeitig wurde in der vorderen Scheidenwand ein eiförmiger, dunkelblauroter, elastischer Geschwulstknoten bemerkt.

Nur schwer ließ sich die Patientin zu einer neuen Operation überreden.

Bei der Eröffnung des Abdomens fand sich an der Radix mesenterii ein etwa halbfaustgroßer, knolliger Tumor, der als vergrößertes Lymphdrüsenpaket angesprochen wurde. Es war aber nicht möglich ihn zu entfernen oder auch nur ein Stück zur mikroskopischen Untersuchung zu exzidieren. Dagegen wurde der Uterus samt den rechten Adnexen und dem linken Ovarium exstirpiert. Ebenso gelang es den ($1^1/_2 : 1^1/_2 : 1^1/_4$ Inches großen) Rezidivknoten im linken Ligamentum latum ohne Schwierigkeiten zu entfernen. Weiter fand sich ein Geschwulstknoten auf der Blase, und zwar an der Stelle, an der bei der ersten Operation das derbe Blutgerinnsel gesessen hatte. Auch dieser Knoten, der tief in die Muskulatur der Blase, wenn auch nicht bis zur Schleimhaut reichte, wurde entfernt. Endlich wurde dann auch noch von der Scheide aus die ($1 : 1 : 1/_2$ Inches große) Metastase am Harnröhrenwulst exzidiert. Alle die entfernten Geschwulstmassen erwiesen sich mikroskopisch als einwandfreies Chorionepitheliomgewebe. Der Uterus war frei von Geschwulstbildung.

Auch nach diesem Eingriff erfolgte rasch Heilung. Im Gegensatz zu der schlechten Prognose, die Phillips dem Mann der Patientin gegenüber ausgesprochen hatte, nahm die Patientin ständig an Körpergewicht und Kräften zu. Der Tumor im Mesenterium, der nach der Operation noch deutlich zu palpieren war, nahm allmählich an Größe ab und 10 Monate nach der Operation war er vollkommen verschwunden.

Bei einer Nachuntersuchung am 9. März 1911, also 2 Jahre 4 Monate nach der Radikaloperation, fand sich nirgends im Becken oder sonstwo ein Anhaltspunkt für ein Rezidiv; das subjektive Befinden war besser als seit Jahren. Auch im Dezember 1911 konnte sich Phillips von der Fortdauer der Heilung überzeugen.

Auch Albert scheint in seinem Falle eine Spontanheilung beobachtet zu haben. In dem kurzen Auszug aus dem Sitzungsprotokoll der Gynäkologischen Gesellschaft zu Dresden (Sitzung vom 21. Februar 1901) im Zentralblatt für Gynäkologie 1901 S. 1430 heißt es: „Herr Albert erinnert an einen Fall, über den er etwa vor Jahresfrist in dieser Gesellschaft vortrug: es handelte sich damals um eine 21jährige, körperlich außerordentlich heruntergekommene Patientin, bei welcher sich ein Syncytiom in einer Tube bzw. einem Ovarium entwickelt hatte. Der Tumor war mannskopfgroß, sehr fest und in großer Ausdehnung mit der Serosa der umliegenden Organe adhärent; nur mit großer Mühe konnte er stückweise entfernt werden. Die schwere Flächenblutung wurde durch Tamponade gestillt, die Patientin kam pulslos vom Operationstisch, erholte sich und ist heute noch andauernd gesund".

In dem Falle von Klein handelte es sich um eine 24jährige Nullipara, bei der die letzten regelmäßigen Menses am 20. Januar 1924 eingetreten waren. Seit Anfang Februar 1924 blutete die Patientin schwach bis Anfang Mai. Mitte Mai suchte die Patientin, die sich sehr schwach und elend fühlte, einen Arzt auf. Bei der Untersuchung trat eine starke Blutung ein. Diese wiederholte sich zwei Tage später.

Bei der Aufnahme in die Klinik fand sich in der Scheide ein olivengroßer, schwärzlicher Tumor, der mit einem runden kurzen Stiel der vorderen Scheidenwand aufsaß. Die schon makroskopisch gestellte Diagnose „Chorionepitheliom" wurde durch die histologische Untersuchung bestätigt. Durch die Laparotomie wurde (am 24. Mai 1924) ein kleinorangengroßer Tumor der rechten Adnexe entfernt. Dieser erwies sich als ein Chorionepitheliom der rechten Tube. 6 Tage nach der Operation trat plötzlich eine starke Blutung aus der Scheide auf. An der Stelle der vorderen Scheidenwand, an der der früher erwähnte Chorionepitheliomknoten gesessen hatte, war wieder ein etwa haselnußgroßer, brüchiger Knoten entstanden. Der Tumor wurde excidiert. Zehn Tage später (am 9. Juni 1924) trat wieder eine starke Blutung aus einem walnußgroßen Tumor auf, der sich neuerdings an der gleichen Stelle in der Scheide gebildet hatte. Die Geschwulst wurde nun weit im Gesunden umschnitten und excidiert. Einige Tage später trat bei der Patientin Hüsteln auf und im Auswurf fanden sich vereinzelte Blutfäden. Das Röntgenbild ergab multiple Metastasen in der linken Lunge. Nach wiederholten Lungenbestrahlungen wurde die Patientin geheilt entlassen. 10 Monate nach der Entlassung befand sich die Patientin in bestem subjektivem und objektivem Wohlbefinden. Die Röntgenaufnahme ergab, daß beide Lungen frei waren.

Diagnose.

Mit großer Wahrscheinlichkeit läßt sich ein Chorionepitheliom der Tube dann vermuten, wenn sich neben einem Chorionepitheliomknoten in der Scheide ein Tubentumor findet. Noch sicherer wird diese Vermutung, wenn sich in der Anamnese der Patientin eine sichere oder wahrscheinliche Tubargravidität nachweisen läßt.

Die vorangegangene Exstirpation einer graviden Tube darf nicht als Gegengrund gegen das Auftreten eines tubaren Chorionepithelioms angesehen werden. Dieses kann sich auch in dem zurückgebliebenen Tubenstumpf entwickeln [Hinz, Davidsohn (Fall 2)]. Findet sich also an der Stelle einer exstirpierten graviden Tube späterhin eine Geschwulstbildung, dann muß, neben der Möglichkeit eines Stumpfexsudates und einer Stumpfgravidität, stets auch die eines Chorionepithelioms in Erwägung gezogen werden.

Endlich muß auch das Auftreten eines Tubentumors nach einer Blasenmole den Verdacht auf ein tubares Chorionepitheliom wachrufen.

In vielen Fällen wird freilich eine Vermutungsdiagnose erst bei der Operation möglich sein, wenn sich in der Tube durchblutete, bröckelige Geschwulstmassen finden.

Den endgültigen Entscheid kann auch dann nur das Mikroskop bringen, da, abgesehen von der Tubargravidität, auch Carcinome und Sarkome der Tube ganz das gleiche makroskopische Bild darbieten können.

Ist so das Mikroskop zur Diagnose eines Chorionepithelioms unbedingt nötig, so muß andererseits dringend vor der Verwechslung einer ausgedehnten chorialen Invasion bei Tubargravidität mit einem beginnenden Chorionepitheliom gewarnt werden.

Man erlebt immer und immer wieder, daß in wissenschaftlichen Gesellschaften und Zeitschriften über beginnende Chorionepitheliome des Uterus berichtet wird, die nichts anderes als eine choriale Invasion sind. Der Entscheid ist ohne Zweifel nicht leicht und er sollte deshalb nur solchen Histologen überlassen werden, die wirklich etwas von der Sache verstehen.

Prognose.

Die Prognose des tubaren Chorionepithelioms ist nicht gut, sie darf aber — im Hinblick auf die geheilten Fälle von Phillips, Albert und Klein — durchaus nicht als absolut infaust bezeichnet werden.

Allerdings gibt es heute noch kein Mittel, um rein morphologisch die Gutartigkeit oder Bösartigkeit eines Chorionepithelioms zu erkennen. Entscheidend ist einzig und allein der weitere klinische Verlauf.

Selbst Metastasen können sich, wie die Beobachtungen von Phillips und Klein lehren, zurückbilden; andererseits bietet aber auch die Radikaloperation bei einem anscheinend beginnenden und noch ganz umschriebenen Chorionepitheliom keine sichere Gewähr für eine Heilung.

Die Tatsache, daß auch nicht vollkommen entfernte (Albert) oder metastasierende (Phillips) Chorionepitheliome ausheilen können, legt die Frage nahe, inwieweit die Operation überhaupt einen Einfluß auf die Prognose hat. Wir wissen heute noch nicht, ob Chorionepitheliome der Tube auch ohne Operation ausheilen können. Infolgedessen erscheint es empfehlenswert alle Geschwulstherde soweit als möglich zu entfernen, um die Möglichkeit einer noch weiteren Verbreitung zu verhindern.

Umgekehrt darf aber auch selbst die anscheinende Aussichtslosigkeit eines Falles nicht zu einem therapeutischen Nihilismus verleiten. Dies ergibt sich auch aus der Beobachtung von Phillips, bei der erst im Anschluß an die zweite Operation Heilung eintrat.

Therapie.

Die Therapie des Chorionepithelioms der Tube muß von der Tatsache ausgehen, daß die Geschwulst häufig schon frühzeitig auf die Nachbarschaft — den Uterus (Rosner), die Parametrien (Hinz, Philipps) usw. — übergreift und daß die sekundären Geschwulstherde bei der Operation noch nicht nachweisbar sein können.

Unter diesen Umständen erscheint die vollständige Entfernung des gesamten Genitale und natürlich auch die möglichst weitgehende Beseitigung aller erreichbaren Metastasen dringend geboten.

Freilich kann im einzelnen Falle schon die Exstirpation der erkrankten Tube auf recht erhebliche Schwierigkeiten stoßen, da in der Regel ausgedehnte Verwachsungen mit der Umgebung, vor allem auch mit dem Darme, vorhanden sind.

Auch die große Brüchigkeit und Zerreißlichkeit der chorioepitheliomatösen Tuben kann sich bei der Operation sehr unangenehm bemerkbar machen. Durch sorgfältiges Abdecken der Bauchhöhle wird man versuchen, eine Weiterverbreitung der Geschwulstmassen möglichst zu verhindern.

Die Frage, ob man Chorionepitheliome der Tube primär mit Röntgenstrahlen behandeln soll, ist hinfällig, da der Charakter der Erkrankung erst bei der Operation mit Sicherheit erkannt werden kann. Selbst die Kombination eines chorioepitheliomatösen Scheidenknotens mit einem Adnextumor ist kein sicherer Beweis für das Vorhandensein eines Chorionepithelioms der Tube. Der Adnextumor kann entzündlich und der Scheidenknoten ein primäres ektopisches Chorionepitheliom sein. Auch hier ist eine Operation zur Diagnose unentbehrlich.

Die Röntgentherapie kann beim Chorionepitheliom der Tube also nur sekundär, als Nachbestrahlung, in Betracht kommen. Hier ist sie im Hinblick auf unsere sonstige therapeutische Ohnmacht durchaus zu empfehlen. Ein Urteil über ihre Wirksamkeit wird sich freilich erst auf Grund großer Statistiken gewinnen lassen, da man im einzelnen Falle eine Spontanheilung des Chorionepithelioms und seiner Metastasen nie mit Sicherheit ausschließen kann.

Sekundäre Chorionepitheliome.

Die sekundäre Beteiligung der Tube beim Chorionepitheliom des Uterus scheint recht selten zu sein.

Kleinhans berichtete über einen Tumor des linken Ovariums, der unter der Diagnose Tubargravidität exstirpiert worden war. Die histologische Untersuchung ergab ein Chorionepitheliom. Dieses war zum Teil von einer Kapsel umgeben, die Eierstocksgewebe enthielt. Die Tubenschleimhaut war intakt, in der Tubenwand saßen aber zahlreiche kleine Geschwulstknoten. Bei der Autopsie fanden sich Metastasen in der Scheide und in den Lungen, dagegen waren der Uterus und die Adnexe der anderen Seite intakt.

Kleinhans nahm an, daß sich das Chorionepitheliom an eine Ovarialgravidität anschloß, er gab aber auch die Möglichkeit zu, daß ein Teratom des Ovariums mit chorionepitheliomartigen Wucherungen vorlag.

III. Mischgeschwülste.

Nomenklatur.

Als „Mischgeschwülste" bezeichnet man „solche autonome Tumoren, in welchen mehrere Gewebsarten geschwulstmäßig proliferieren" (Borst[1]).

Gehören die verschiedenen nebeneinander wuchernden Gewebe der Bindesubstanzgruppe an, dann spricht man von einer Bindesubstanzmischgeschwulst (mesenchymale Mischgeschwulst); ist neben Bindesubstanz auch Epithel an der Geschwulstbildung beteiligt, dann handelt es sich um eine Epithel-Bindesubstanzmischgeschwulst (Bidermom Wilms).

Je nachdem die Epithelkomponente dem Ektoderm, Mesoderm oder Entoderm entstammt, spricht man von ektodermaler, mesodermaler oder entodermaler Mischgeschwulst.

Endlich gibt es Mischgeschwülste, in denen Abkömmlinge aller drei Keimblätter vertreten sind: Teratome (Tridermome Wilms).

Die Teratome zerfallen in cystische Teratome („Dermoidcysten", „Dermoide") und solide Teratome[2]. Sie sind beide Produkte eines indifferenten, dreikeimblättrigen Keimes. Das cystische Teratom ist aber das einfache, „normale", höchstens durch Hyperplasie komplizierte Entwicklungsprodukt dieses Keimes. Es ist keine Geschwulst, sondern „eine Organanlage, ein Torso oder richtiger, ein Teilindividuum" (R. Meyer)[3]. Das solide

---

[1] In der Regel haben die verschiedenen, in einer Mischgeschwulst wuchernden Gewebe enge genetische Beziehungen zueinander, „sie stellen verschiedenartige Differenzierungsprodukte eines gemeinsamen indifferenten Keimgewebes dar" (Borst). Wuchern sie dagegen — dies ist der seltenere Fall — unabhängig voneinander jedes für sich, dann bezeichnet man diese Bildung als Kombinationsgeschwulst.

[2] Mit Kaufmann (Lehrbuch der speziellen pathologischen Anatomie) u. a. bezeichnen wir die zusammengesetzten Dermoidcysten der Ovarien, Tuben usw. als **cystische Teratome** (= Dermoidcysten = Teratome (R. Meyer) = Embryome (Wilms) im Gegensatz zu den **soliden Teratomen,** den echten teratomatösen Geschwülsten (= Teratoide R. Meyer = Teratoblastome R. Meyer = Embryoide Wilms).

[3] Robert Meyer in Lubarsch-Ostertag, Erg. Path. **9**, 2, 667—669.

Teratom ist dagegen eine Geschwulst, die aus einem indifferenten Anlagematerial hervorgeht, bevor sich dieses organmäßig entwickelt hat. Das solide Teratom ist also eine Tumorbildung aus Organanlagen, d. h. aus dem mehr oder weniger differenzierten Anlagematerial zu Organen, nicht aus fertigen Organen (R. Meyer)[4].

1. Bindesubstanzmischgeschwülste.

Auch die einfachen Bindesubstanzgeschwülste sind aus mehreren Geweben aufgebaut, z. B. Fettgewebe und Bindegewebe, glatter Muskulatur und Bindegewebe usw. Diese verschiedenen Gewebe sind aber insofern nicht gleichwertig, als die eine Komponente z. B. das Fettgewebe oder die glatte Muskulatur das eigentliche Parenchym, d. h. also, „den echt geschwulstmäßig wuchernden Teil" (Borst) darstellt, während die anderen Komponente als Stroma lediglich zur Stütze und Ernährung dient, „also eine zwar wichtige, aber doch untergeordnete Rolle" spielt (Borst).

Bei den Bindesubstanzmischgeschwülsten sind dagegen mehrere — der Bindesubstanzgruppe angehörende — Geschwulstparenchyme vorhanden, also z. B. Bindegewebe, Fettgewebe und Muskelgewebe, die nebeneinander geschwulstmäßig wuchern. „Dabei kann wohl das eine Parenchym zum anderen gelegentlich in ungefähr solche Beziehungen treten, wie wir sie sonst zwischen Parenchym und Stroma eingehalten sehen; aber es ist im Gegensatz zu den bisher betrachteten Geschwülsten ein solches stromaartig angeordnetes Gewebe dann eben nicht in dem Sinne Stroma, daß es bloß Stütze und Halt gebendes und die Ernährungsgefäße führendes, untergeordnetes (nicht spezifisches) Gewebe wäre, sondern es ist selbst geschwulstmäßig wucherndes Gewebe — also trotz seiner eventuellen stromaartigen Anordnung spezifisches Parenchym" (Borst). Das Stroma der Mischgeschwulst wird „von dem Gewebe ihrer Standortes" (Borst) gebildet.

Der Unterschied zwischen den zusammengesetzten gemischten Bindesubstanzgeschwülsten und den Bindesubstanzmischgeschwülsten kommt auch in der Nomenklatur zum Ausdruck.

So bezeichnet man ein Myom, in dem das stützende und ernährende Bindegewebe an Mächtigkeit die glatte Muskulatur überwiegt, als Myoma fibrosum, während ein Fibromyom eine Geschwulst ist, in der glatte Muskulatur und Bindegewebe geschwulstartig nebeneinander wuchern. In der gleichen Weise wird ein Lipom mit mächtigerer Ausbildung des Stromas als Lipoma fibrosum bezeichnet, während ein Fibrolipom ein Lipom ist, in dem neben dem Fettgewebe auch Bindegewebe in geschwulstmäßiger Weise auftritt.

Ebenso ist ein Myosarkom eine Mischgeschwulst aus Myom- und Sarkomgewebe, also ein Myom, dessen Stroma sarkomatös degenerierte, während ein sarkomatös degeneriertes Myom als Myoma sarcomatodes bezeichnet wird.

Die Mischgeschwülste werden also durch zwei Substantiva, die gemischten Geschwülste durch Substantiv und Adjektiv bezeichnet, und zwar in der Weise, daß der spezifische

---

[4] Auch die Gewebe und Organe der cystischen Teratome können geschwulstmäßig entarten. Dabei braucht die Geschwulstbildung durchaus nicht immer erst das fertige Teratom zu befallen, sondern sie kann auch schon auf seinen Entwicklungsstadien einsetzen. Ferner kann nur ein Teil des Anlagemateriales geschwulstmäßig entarten, während sich die übrigen Teile im Sinne eines cystischen Teratoms weiterdifferenzieren. So entstehen „Bastarde", welche halb Teratom, halb Teratoid sind (R. Meyer, l. c. S. 668).

Geschwulstanteil durch ein Substantiv (z. B. Myoma), die nicht geschwulstmäßigen Komponenten durch Adjektive bezeichnet werden (fibro-lipo-, myxo- usw. matodes).

Bei den Bindesubstanzgeschwülsten der Tube sind mehrfach Fälle von zusammengesetzten Tumoren erwähnt worden, bei den Fibromen (Fibromyxoma fimbriarum tubae cystosum Sänger und Barth), bei den Lipomen (Fibrolipom Pape), bei den Lymphangiomen (Dienst).

In keinem dieser Fälle ließ sich aber mit Sicherheit entscheiden, ob die einzelnen in der betreffenden Geschwulst vereinigten Gewebe selbständig und unabhängig nebeneinander und durcheinander wucherten, ob es sich also um wirkliche Mischgeschwülste handelte.

Das von Orthmann 1906 beschriebene Fibrosarcoma mucocellulare tubae bei primärem Fibrosarcoma ovarii ist nicht als Mischgeschwulst, sondern als sekundäres Tubencarcinom aufzufassen.

2. Epithel-Bindesubstanzmischgeschwülste.

Schon die einfachen fibroepithelialen Tumoren „nehmen für die Frage der Mischgeschwülste eine eigenartige Stellung ein" (Borst). Es handelt sich bei ihnen um Geschwülste, in denen sich die zwei zusammensetzenden Gewebe — Bindegewebe und Epithel — zwar genau so verhalten wie normalerweise Stroma und Parenchym, das Stroma erreicht bei ihnen aber qualitativ und quantitativ eine derartige Ausbildung, daß es enger zum Parenchym hinzuzugehören scheint. In vielen solchen Fällen gewinnt man den Eindruck, daß das Bindegewebe als geschwulstmäßig mitwuchernde Komponente anzusprechen ist. Solche Geschwülste müssen demnach als echte Mischgeschwülste bezeichnet werden (Borst).

Hierher gehören gewisse Papillome, manche Adenome, die dann als Fibro-adenome bezeichnet werden, im Gegensatz zu dem einfachen fibrösen Adenom (Adenoma fibrosum), bei dem das Bindegewebe nur quantitativ überwiegt, aber nicht geschwulstmäßig wuchert. Ferner gehören hierher die Adenomyome, also Myome, in denen selbständig geschwulstmäßig wuchernde Drüseneinschlüsse vorhanden sind.

Reife (gutartige) Epithel-Bindesubstanzmischgeschwülste der Tube sind bis jetzt noch nicht beschrieben worden.

Die Frage, ob echte autonome Papillome in der Tube vorkommen, ist heute noch nicht entschieden.

Die bisher veröffentlichten adenomähnlichen Bildungen machen durchweg den Eindruck von drüsigen Hyperplasien (Adenohyperplasie), sie sind also überhaupt keine echten Geschwülste. Auch diejenigen geschwulstmäßigen Bildungen der Tube, in denen sich neben Drüsenschläuchen auch glatte Muskulatur findet, müssen wohl durchweg als einfache Hyperplasien (Adenohyperplasie, Adenomyosis), bestenfalls als „Myome mit drüsigen Einschlüssen" (Borst) angesprochen werden.

Mehrfach wurden dagegen unreife (bösartige) Epithel-Bindesubstanzmischgeschwülste der Tube beobachtet (Schäfer, v. Franqué, Amann).

Um eine verhältnismäßig einfache Mischgeschwulst handelte es sich bei einer Beobachtung, die Schäfer aus der Krönigschen Klinik in Leipzig veröffentlichte.

In diesem Falle fand sich ein Carcinom beider Tuben. Außerdem zeigte der uterine Teil der linken Tube Sarkomgewebe mit Rundzellen und Riesenzellen neben carcinomatösem Gewebe mit papillären, von einschichtigem Zylinderepithel begleiteten Wucherungen. In der Mitte der Tube fand sich ein reines Schleimhautcarcinom mit Papillen, die von einschichtigem, stellenweise auch mehrschichtigem Epithel bedeckt waren.

Man kann in diesem Falle also von einem Carcinosarkom[1] der Tube reden.

Das gleichzeitige Vorkommen von Carcinom und Sarkom gibt vielleicht Anhaltspunkte für einige Beobachtungen (Falk, Zangemeister), die sonst einer Erklärung schwer zugänglich sind.

Falk operierte eine 53 Jahre alte Frau wegen einer faustgroßen linksseitigen Tubengeschwulst. Im Innern der Tube fanden sich stellenweise papilläre Wucherungen und bohnengroße, grauweiße, derbe Knoten. Die mikroskopische Untersuchung ergab „typische Carcinomalveolen" mit teilweisem Zerfall der Zellen im Zentrum und kleinzelliger Infiltration des umgebenden Bindegewebes. 7 Monate nach der Operation ging die Kranke zugrunde. Bei der Autopsie fand sich ein ausgedehntes Beckensarkom.

Zangemeister beschrieb einen Fall (Nr. 2) von doppelseitigem Tubencarcinom bei einer 47jährigen verheirateten Nullipara. Die mikroskopische Untersuchung ergab in beiden Tuben papilläres Carcinom. 14 Monate nach der Operation (supravaginale Amputation des Uterus und Exstirpation beider Adnexe) fand sich in dem zurückgelassenen Cervixstumpf ein hühnereigroßer, bröckeliger, leicht blutender Tumor, der sich histologisch als Myxosarkom erwies.

Es ist möglich, daß es sich in diesen beiden Fällen um Carcinosarkome handelte und daß die Rezidivbildung nur von der sarkomatösen Komponente ausging. Andererseits muß natürlich auch mit der Möglichkeit gerechnet werden, daß neben dem Tubencarcinom ein Sarkom vorhanden war oder daß dieses später auftrat.

Wesentlich komplizierter gebaut war eine von v. Franqué als „Carcino-Sarko-Endotheliom" beschriebene Mischgeschwulst der Tube.

Diese stammte von einer 51jährigen Frau, die 29 Jahre vor der Operation eine Geburt durchgemacht hatte. Die Menses waren zuletzt unregelmäßig gewesen und seit 3 Monaten ganz ausgeblieben. Seit dieser Zeit bemerkte die Kranke eine Zunahme des Leibesumfanges. 3 Wochen vor der Aufnahme in die Klinik waren im Anschluß an schwere Feldarbeit plötzlich heftige Schmerzen im Leib und darnach Fieber aufgetreten.

Bei der Aufnahme in die Klinik fand sich in der linken Seite des Abdomens eine fast bis zum Nabel reichende, teils cystische, teils mehr solide Geschwulst. Rechts hinter dem retrovertierten Uterus fühlte man einen zweiten, mäßig derben, kindskopfgroßen Tumor, der mit der größeren Geschwulst nicht in direkter Verbindung zu stehen schien.

Die Operation war durch allseitige, zum Teil sehr feste Verwachsungen mit der vorderen Bauchwand und mit den benachbarten Eingeweiden sowie durch die Brüchigkeit der Geschwulst selbst sehr erschwert. Diese war so weich und brüchig, daß es sehr schwer war, die Grenzen der Gewebe gegeneinander zu erkennen. Das rechte vollständig atrophische Ovarium und der Uterus blieben zurück. Am 2. Tage nach der Operation

---

[1] Unter Carcinosarkom werden (zit. nach Borst in Aschoff, Path. Anat. 4. Aufl., 1, 863) verschiedene Geschwulstformen verstanden.

1. Es kann ein Carcinom und ein Sarkom jedes für sich selbständig an einer Stelle entstehen und die beiden Geschwülste wuchern ineinander (Kombinationstumor).

2. Es handelt sich um ein Carcinom mit sarkomatösem Stroma (echtes Carcinosarkom). Dabei sind 3 Möglichkeiten denkbar:

a) Die krebsige Wucherung des Epithel und die sarkomatöse Wucherung des Bindegewebes gehen von Anfang an in der gleichen Geschwulst nebeneinander her.

b) Es ist zuerst ein Carcinom vorhanden, dessen Stroma dann sarkomatös entartet.

c) Es ist zuerst ein Sarkom vorhanden, dessen epitheliale Bestandteile später carcinomatös degenerieren.

3. Es handelt sich um Carcinome, die nicht nur krebsartig, also in geschlossenen Nestern und Strängen (alveolär), sondern auch diffus, also sarkomartig wuchern (Carcinoma sarcomatodes) oder um Sarkome, die alveolären Bau zeigen (Sarcoma carcinomatodes): falsches Carcinosarkom.

starb die Kranke an Herzinsuffizienz. Bei der Obduktion erwies sich der Uterus als etwas vergrößert, die Uterushöhle enthielt eine von der Hinterwand ausgehende, etwa mandelgroße, ziemlich weiche, polypöse Geschwulst, in der schon makroskopisch eine Metastase vermutet wurde.

Das uterine Ende der linken Tube war nicht wesentlich verdickt, es ließ sich etwa 4 cm weit verfolgen, dann ging es in eine umfangreiche unregelmäßige bröckelige Geschwulstmasse über. Diese war auf der Schnittfläche fast rein weiß, hie und da gelb gefleckt, an anderen Stellen durchblutet und vollständig nekrotisch. Das Ostium abdominale der Tube war geschlossen. Das Ovarium war in ein plattes, rundliches, in die Länge gezogenes Gebilde verwandelt. An die distalen Partien des Ovariums schloß sich unmittelbar ein, wie ein stark aufgetriebener Darm aussehender, Abschnitt der Geschwulst an, der sich alsbald in Retortenform medianwärts umbog. Dieser Abschnitt der Geschwulst war das verschlossene und durch Geschwulstmassen aufgetriebene abdominale Endstück der Tube. Medianwärts hörte die wurstartige, bestimmte Umgrenzung der Geschwulst etwa da auf, wo sich das uterine Tubenende mit ihr verband. Von da ab hatte die Geschwulst eine ganz unregelmäßige Form und sie war auch bei der Operation stark zersetzt worden. Es ließ sich noch erkennen, daß die Geschwulst vom Peritoneum überzogen, daß dieses aber an verschiedenen Stellen durchbrochen und von pilzförmig emporwuchernden Geschwulstmassen überragt war.

Die rechte Tube war in einen 30 cm langen Sack verwandelt. Dieser hatte die Form einer Tabakspfeife war dünnwandig und ließ eine dunkle Flüssigkeit, sowie einzelne weiße Partien durchscheinen. Er enthielt schmutzigbraune, mit Blut und Geschwulstpartikeln vermischte Flüssigkeit.

Auf der Innenfläche der dünnen, wie eine Hydrosalpinx aussehenden, Wandung zerstreut fand sich eine Anzahl papillärer Auflagerungen bis zu Bohnengröße und eine etwas weiter ausgedehnte beetartige Erhabenheit. — Im uterinen Anfangsteil saß ein walnußgroßer Geschwulstknoten an einem dünnen Stiele. In seinem Innern war eine Anzahl kleiner Cysten vorhanden.

Die histologische Untersuchung ergab zunächst, daß in beiden Tuben Sarkom- und Carcinomgewebe vorhanden war. Die beiden Gewebe waren teils eng benachbart, teils völlig gemischt, teils aber auch vollständig getrennt und jedes für sich in seiner Entstehung verfolgbar.

So zeigte ein Schnitt durch ein kleines, erbsengroßes Geschwulstknötchen auf dem peripheren Teil der rechten Tube, daß das Knötchen in der Hauptsache aus Sarkomgewebe bestand (Abb. 63).

Die rundlichen, großkernigen Sarkomzellen lagen in der einen Hälfte des Knötchens sehr dicht, in der anderen Hälfte fand sich myxomatöse Entartung. An der Oberfläche und an der Basis war das Knötchen von einem mehrschichtigen, unregelmäßigen Epithel überzogen. Dieses bildete gleichzeitig solide Papillen nach der Oberfläche und Einstülpungen nach der Tiefe, es befand sich also in beginnender carcinomatöser Degeneration (Abb. 63 u. 64).

An anderen Stellen der Tubeninnenfläche sandte das Epithel hohle, drüsenähnliche, sich verzweigende Fortsätze in die Tiefe, so daß das Bild eines Adenocarcinoms entstand. Das Sarkomgewebe bestand teils aus rundlichen, großkernigen Elementen, teils aus großen Spindelzellen, mit sehr verschieden großen und oft übermäßig stark gefärbten Kernen. Daneben fanden sich im Sarkomgewebe auch myxomatöse Partien mit charakteristischen, sternförmig verästelten, und anastomosierenden Zellen und einzelne sehr große spindelförmige oder unregelmäßige Zellen mit hyperchromatischen Riesenkernen.

Das Sarkomgewebe bildete teils größere oder kleinere polypenartige Gebilde an der Tubeninnenfläche, teils durchsetzte es diffus die Tubenwand. Stellenweise machte es den Eindruck, als ob sich die Muskelfasern an der Bildung des sarkomatösen Gewebes beteiligten. Muskulatur und Sarkom waren hier innig durchmischt und die Kerne der Muskelfasern waren hier stärker tingiert, so daß es aussah, als ob sie in die großen Kerne der Spindelzellen übergingen. Volle Sicherheit ließ sich aus den Präparaten allerdings nicht gewinnen.

Auch das Tumorgewebe der linken Tube zeigte Sarkomcharakter: verschieden große, teils rundliche, teils spindelförmige Zellen füllten, abgesehen von den Gefäßlücken, gleichmäßig das Gesichtsfeld aus. Stellenweise zeigten die Geschwulstzellen eine ausgesprochen radiäre Anordnung um das Lumen der Gefäße herum. Zwischen den Zellen fand sich reichlich fibrilläre Intercellularsubstanz. Die Kerne wiesen nach Form, Größe und Färbbarkeit große Unregelmäßigkeiten auf.

Soweit sich feststellen ließ war das Sarkomgewebe aus dem intramuskulären Gewebe der Tubenwand, vielleicht auch aus dem Schleimhautstroma, hervorgegangen.

An einigen Stellen der Wand fanden sich, eingesprengt in das Sarkomgewebe, überall kanalartig verzweigte, miteinander kommunizierende Hohlräume, deren Lumen bald rund oder länglich, bald unregelmäßig erweitert war (Abb. 65).

Diese Hohlräume enthielten größtenteils wohlerhaltenes Blut. Außerdem besaßen sie eine regelmäßige Endothelauskleidung und einige von ihnen ließen überdies noch eine zarte Bindegewebshülle (Adventitia) erkennen. Diese Hohlräume, die als Gefäße angesprochen werden mußten, standen im Zusammenhang mit ebenfalls noch blutgefüllten und im ganzen regelmäßigen Kanälen, deren Endothelauskleidung ein anderes Bild bot (Abb. 66).

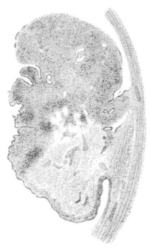

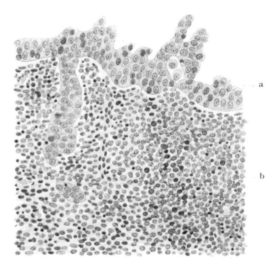

Abb. 63. Geschwulstknötchen aus der rechten Tube, bestehend aus Sarkomgewebe, überzogen von Epithel in beginnender carcinomatöser Entartung.
(Aus v. Franqué, Z. Geburtsh. 47.)

Abb. 64. Oberfläche des Knötchens bei starker Vergrößerung. a carcinomatöses Epithel, b sarkomatöses Stroma.
(Aus v. Franqué, Z. Geburtsh. 47.)

Man konnte deutlich verfolgen, wie die langgestreckten platten Endothelzellen allmählich kubische Gestalt annahmen, der Kern wurde größer, bläschenförmig, unregelmäßig und hyperchromatisch. Schließlich schichteten sich die Zellen, sie bildeten unregelmäßige, ins Lumen vorspringende Wülste und Erhebungen; dabei wurden sie vielfach sehr groß und plattenepithelähnlich. An vielen Stellen sah man

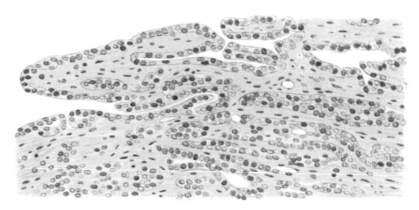

Abb. 65. Endotheliomgewebe; das in den Hohlräumen enthaltene Blut ist nicht gezeichnet.
(Aus v. Franqué, Z. Geburtsh. 47.)

endlich das Lumen vollkommen ausgefüllt von den geschichteten, aus den Endothelien hervorgegangenen Geschwulstzellen. Die so entstandenen soliden Nester und Stränge hoben sich gut von dem umgebenden Sarkomgewebe ab. „Von Geschwulstkomplexen epithelialer Herkunft wären sie nicht mehr unterscheidbar" gewesen, „wenn eben nicht der direkte Zusammenhang mit den Blutgefäßendothelien an vielen Stellen ohne weiteres ersichtlich" gewesen wäre.

An der Grenze dieses Endothelgewebes fiel schon bei ganz schwacher Vergrößerung ein im ganzen etwa biskuitförmiges Gewebe auf, das, weitgehend hyalin, dem Knorpel ähnlich sah, in seiner Form etwa dem Längsschnitt der Phalange eines Fetus entsprach. Nach außen war dieser „Knorpel" ziemlich scharf durch fibrilläres Bindegewebe begrenzt, nach innen ging er allmählich in das Tumorgewebe über.

Der Übergang des knorpelähnlichen Gewebes in das typische Endotheliomgewebe fand in folgender Weise statt: Zwischen den Zellzügen der soliden Partien trat an Stelle der Bindegewebsfibrillen eine hyaline Grundsubstanz auf. Diese verbreitete sich allmählich, so daß schließlich je eine oder zwei der ursprünglichen Tumorzellen in einer scharf umschriebenen Knochenhülle lagen. Durch die Anordnung der Zellen in, allerdings nicht ganz regelmäßigen Reihen entstand eine ziemlich weitgehende Ähnlichkeit mit der Wachstumszone des normalen Knorpels am Perichondrium (Abb. 67).

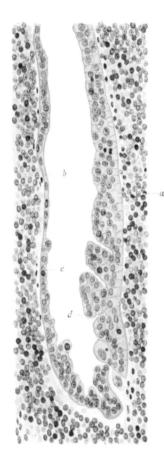

Trotz der weitgehenden histologischen Ähnlichkeit darf dieses Gewebe nach v. Franqué aber nicht schlechtweg als Knorpel bezeichnet werden, da eine chemische Untersuchung der Grundsubstanz nicht stattfinden konnte. v. Franqué erinnert daran, daß ähnliche Bildungen von Endotheliom der verschiedensten Körperteile, besonders der Parotis bekannt sind, „als Produkte eigentümlicher Veränderungen der Intercellularsubstanz des Stromas". Andererseits ist aber gerade im Hinblick hierauf dieser Befund eine weitere Stütze für die Einreihung dieses Geschwulstbezirkes in die Endotheliome.

Die polypöse Metastase im Uterus zeigte den typischen Bau eines Sarkoms: große Zellen, mit großen, an Form, Größe und Färbung sehr wechselnden Kernen lagen

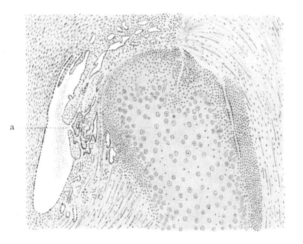

Abb. 66. Blutgefäß mit malign wuchernden Endothelien aus der linken Tube; a sarkomatöses Stroma, b normales, c und d malign degeneriertes Endothel.
(Aus v. Franqué, Z. Geburtsh. 47.)

Abb. 67. Endotheliomgewebe mit knorpelartiger Einlagerung aus der linken Tube.
(Aus v. Franqué, Z. Geburtsh. 47.)

ohne gesetzliche Anordnung in einer überall deutlich hervortretenden fibrillären Intercellularsubstanz; in der Tiefe überwogen die Spindelzellen, mehr nach der Oberfläche zu traten rundliche und unregelmäßig geformte Elemente in den Vordergrund.

Der Tumor war nur von einer schmalen Stelle der Schleimhaut ausgegangen, er hatte aber bei seinem weiteren Wachstum die umgebenden Drüsen ausgezogen und mitgenommen. Man fand solche zusammengedrückte, sehr lang ausgezerrte, aber sonst unveränderte Drüsen innerhalb des Tumors bis nahe an dessen Oberfläche. Diese war glatt, trug aber kein Epithel mehr; nur an der Basis sah man, wie sich das Epithel der im übrigen unveränderten Uterusschleimhaut auf den Stiel der Geschwulst fortsetzte, hier aber bald aufhörte.

v. Franqué faßte die Eigentümlichkeiten folgendermaßen zusammen: „In beiden Tuben kann man die Entstehung von Carcinom aus dem Oberflächenepithel, von Sarkom in der Wandung verfolgen; das letztere scheint dem ersteren in der Entwicklung vorauszugehen, auch überwiegt es im ganzen als Masse;

in der linken Tube sind innerhalb des Sarkomgewebes auch typische endotheliomatöse Partien aus den Blutgefäßendothelien in ihrer Entstehung verfolgbar. Unter dem Peritoneum hat sich die Geschwulst als reines Sarkom ausgebreitet und als ebensolches hat sie im Uterus metastasiert."

Einen ebenfalls sehr kompliziert gebauten Mischtumor der Tuben, nämlich ein Adenocarcinosarkom mit Knorpel- und Knochenbildung, demonstrierte Amann auf der Naturforscherversammlung in Salzburg 1909. Leider fehlen alle näheren Angaben[1].

3. Teratome.

Geschichtliches.

Nach Orthmann, dem wir eine eingehende Zusammenstellung der bis zum Jahre 1904 veröffentlichten teratomatösen Tumoren der Tube verdanken, ist der erste Fall von „Dermoidcyste" der Tube von Ritchie im Jahre 1865 in der Geburtshilflichen Gesellschaft in London demonstriert worden. Es handelte sich um eine pflaumengroße Cyste, die vier, ursprünglich mit einer rahmartigen Flüssigkeit gefüllte Abteilungen enthielt. Jede dieser Abteilungen war mit einer serosaähnlichen Membran ausgekleidet, die an einzelnen Stellen mit papillären Wucherungen bedeckt war, wie man sie häufig in Ovarialkystomen findet. Außerdem enthielt der Tumor eine Knochenplatte von 3,5—4 cm Länge und etwa 2 cm Breite. Sondierte man das Tubenlumen vom uterinen oder vom Fimbrienende aus, so drang die Sonde nicht in die Cystenhöhle ein, sondern sie stieß nur gegen die äußere Wand der Cyste an. Die Verbindung zwischen der Cyste und der erweiterten Tube war so innig, daß eine Trennung unmöglich war. In den beiden Ovarien, die schon früher von Spencer Wells entfernt worden waren und von Ritchie genau untersucht wurden, ließen sich keine Anhaltspunkte für irgendeine Beziehung zu dem Tubentumor nachweisen.

Nach Ritchie ist diese Beobachtung geeignet auch einiges Licht auf die Pathologie des Ovariums zu werfen. Ritchie glaubt nämlich, daß gewisse Ovarialtumoren durch intraovarielle Entwicklung eines Eies entstehen. Infolgedessen verhielten sich diese Ovarialtumoren ähnlich wie gewisse Molen des Uterus[2].

Über einen weiteren Fall von Dermoidcyste der Tube berichtete, leider ebenfalls in sehr kurzer Weise, Schouwman (1890). Es handelte sich um eine 43jährige 15 para, die 11 Geburten und 4 Aborte durchgemacht hatte. Durch Laparotomie wurde eine hühnereigroße Geschwulst entfernt, die rechts und hinter dem Uterus lag und keinen Zusammenhang mit dem normalen rechten Ovarium erkennen ließ, während die rechte Tube in den Tumor überging. Der Tumor, dessen Inhalt aus Fett und Haaren bestand, machte den Eindruck einer Dermoidcyste, die von der Tube ausgegangen war. Nähere Angaben, namentlich auch über den mikroskopischen Befund, fehlen.

Ausführlichere Angaben liegen über einen von Pozzi (1897) beobachteten Fall vor.

Es handelte sich um eine 33jährige Patientin, die zwei normale Entbindungen (1887 und 1892) durchgemacht und nie abortiert hatte. Die seit dem 12. Lebensjahr vorhandene Menstruation war stets regelmäßig und nur etwas schmerzhaft gewesen. Im Anschluß an die zweite Entbindung machte die Patientin eine puerperale Infektion durch mit Fieber und lebhaften Schmerzen im Unterleib. Die Schmerzen nahmen zu, wenn auch weniger akut, und erstreckten sich namentlich auf den Leib und die Nierengegend; sie waren besonders heftig in der linken Seite. Die Kranke nahm auch an Gewicht ab. — Bei der Untersuchung fühlte man die linken Adnexe verdickt, das rechte Ovarium war härter als normal und durch einen harten Strang, der die Tube zu sein schien, mit dem Uterus verbunden. — Bei der Operation (26. Dez. 1892) zeigte sich das linke Ovarium vergrößert und kleincystisch degeneriert, die linke Tube enthielt eine

---

[1] Am 15. Juli 1909 demonstrierte Amann in der Gynäkologischen Gesellschaft in München (ref. Zbl. Gynäk. 1909) eine „teratoide Geschwulst der Tube (Chondrosarkocarcinom)". Anscheinend handelte es sich um den gleichen Fall.

[2] Orthmann (Z. Geburtsh. 53, 126) bemerkt zu dem Falle von Ritchie: „Ob es sich nun in dem vorliegenden Fall um eine wirkliche Dermoidcyste gehandelt hat, erscheint mindestens zweifelhaft; jedenfalls ist die obige Schilderung zu wenig genau und überzeugend; vor allem fehlen auch jegliche Angaben über den mikroskopischen Befund. — Die Bezeichnung des Cysteninhaltes als eine „rahmartige Flüssigkeit" stimmt nicht mit dem gewöhnlichen Dermoidinhalt überein; ebensowenig die Angabe, daß die Innenfläche der Cyste mit einer serosaähnlichen Membran mit vereinzelten papillären Wucherungen ausgekleidet war. Rätselhaft bleibt dann allerdings der Knochenbefund; derselbe ließe sich am ersten wohl auf Überreste einer Tubenschwangerschaft zurückführen, wenn nicht ausdrücklich hervorgehoben wäre, daß beide Ovarien bereits früher exstirpiert worden waren. Hierbei fehlt allerdings auch die Angabe des Zeitpunktes, an welchem diese Operation früher stattgefunden hatte."

käsige, mit Haaren vermischte Masse. Das rechte Ovarium war ebenfalls kleincystisch degeneriert, die rechte Tube war in ihrem uterinen Drittel in eine taubeneigroße Geschwulst umgewandelt, die ein Blutkoagulum enthielt. — Die Patientin genas.

Die Untersuchung der linken Tube ergab, daß diese eine kleine Geschwulst enthielt, die einem weißlichen Wattebausch ähnlich sah und mit Haaren bedeckt war. Die obere Tubenwand war von dem Tumor perforiert. — Ein mikroskopischer Schnitt durch die ganze Dicke des Tumors zeigte, daß dieser histologisch aus den einzelnen Bestandteilen der Haut zusammengesetzt war: Hornschicht, Rete Malpighi, Talgdrüsen, Schweißdrüsen und acinöse Drüsen, sowie Fettgewebe. Außerdem waren an einzelnen Stellen isolierte Schleimdrüsen vorhanden. Pozzi bringt in seinem Lehrbuch 3 mikroskopische Abbildungen.

Weniger klar ist eine von Jacobs (1899) in der belgischen Gesellschaft für Geburtshilfe und Gynäkologie demonstrierte Beobachtung. Es handelte sich um eine 48jährige O-para, welche seit etwa 20 Jahren an Unterleibsschmerzen litt. Die Menstruation war seit 2 bis 3 Jahren unregelmäßig, sehr stark und schmerzhaft. Die Patientin gab an, daß ihr Unterleib sehr an Umfang zugenommen habe, und daß sie seit einigen Monaten dauernd heftige Schmerzen in der linken Beckenseite verspüre. In den letzten Wochen habe Patientin wegen einer Unterleibsentzündung 14 Tage zu Bett gelegen.

Die Untersuchung ergab im Uterus zahlreiche Myome. Die linken Adnexe waren in einen rundlichen, unbeweglichen, sehr schmerzhaften Tumor verwandelt, der von der Tube auszugehen schien, das rechte Ovarium war vergrößert und cystisch degeneriert.

Der Uterus und die Adnexe wurden auf vaginalem Wege exstirpiert. Die linke Tube war kleinfingerdick und stark verlängert; an ihrem äußeren Ende befand sich in der Gegend der Ampulle ein rundlicher fester, etwa mandarinengroßer Tumor. Auf einem Schnitt sah man, daß der Tumor eine dünne Hülle von Muskeln und Peritoneum hatte; der Inhalt bestand aus Talg und Kalk. Das Ovarium war normal, nur stellenweise kleincystisch degeneriert.

Im Jahre 1900 beschrieb Noto sehr eingehend einen Fall von Dermoidcyste der Tube, der an der Klinik von Chiarleoni in Palermo beobachtet wurde.

Es handelte sich um eine 25jährige Nullipara, die seit ihrem 19. Lebensjahr steril verheiratet war. Seit 4 Jahren bemerkte die Patientin eine Geschwulst in der rechten Unterbauchseite. Der Tumor machte anfangs keine Beschwerden, er nahm aber allmählich an Größe zu. Seit 3 Jahren bestanden Schmerzen im Kreuz, ferner lanzinierende Schmerzen in der Regio hypogastrica und im Epigastrium; außerdem war Fluor albus vorhanden.

Bei der Untersuchung fühlte man rechts vom Uterus einen glatten, elastischen, undeutlich fixierten, sehr wenig beweglichen Tumor von dem Umfang einer großen Pomeranze. Die Diagnose wurde auf eine rechtsseitige Ovarialcyste gestellt. Bei der Laparotomie fand sich rechts vom Uterus ein gestielter, glatter, elastischer Tumor. Dieser platzte bei der Lösung und es entleerte sich eine dicke Flüssigkeit von weißer Farbe und talgiger Beschaffenheit. Die rechten Adnexe und das cystisch degenerierte Ovarium wurden entfernt. — Heilung.

1904 stellte Orthmann die bis dahin beobachteten Fälle zusammen und er fügte ihnen einen eigenen hinzu, den er sehr eingehend beschrieb.

Es handelte sich um eine 33jährige Patientin, die 2 normale Geburten durchgemacht hatte. Die Kranke war seit 7 Jahren fast dauernd in ärztlicher Behandlung, unter anderem war 6 Jahre vorher eine Colpotomia anterior ausgeführt worden. Es bestand eine allgemeine Pelveperitonitis chronica adhaesiva; der Uterus ließ sich nur schwer aus seinen Verwachsungen lösen und nach vorn drängen, auch Tuben und Ovarien wurden aus Verwachsungen gelöst. Abgesehen von den ausgedehnten Verwachsungen waren an beiden Tuben und Ovarien keine besonderen Veränderungen wahrzunehmen.

Im Dezember 1901 wurde eine deutliche Vergrößerung der rechten Tube festgestellt; da die Verdickung der rechten Tube und die Schmerzhaftigkeit zunahmen, wurde im Juni 1902 neuerdings eine vordere Colpotomie ausgeführt.

Bei dem Versuch, die stark verwachsenen Adnexe zu lösen, platzte außer einer Cyste des rechten Ovariums eine zweite, anscheinend peritoneale Cyste, die dem abdominellen Ende der Tube aufsaß. Schließlich gelang es die stark daumendicke Tube hervorzuholen, das Fimbrienende schien verschlossen zu sein, während der Lösung entleerte sich aus irgendeiner Stelle eine gelbliche, dicke, eiterähnliche Flüssigkeit, Exstirpation der rechten Adnexe, Heilung.

In den folgenden Jahren wurden weitere Fälle von Dermoiden der Tube veröffentlicht von Sneguireff (1905), R. Meyer (1905),[1] Potherat (1907), Müglich (1911), I. N. Stark (1912), Ostrcil (1913), Orthmann (1914).

---

[1] Auch Prochownik (Münch. Med. Wschr. 1905) berichtete 1905 über ein Dermoid der Tuben. Es fehlen aber alle Angaben über den mikroskopischen Befund.

In dem Falle von Sneguireff fehlen nähere Angaben.

R. Meyer berichtete am 10. Februar 1905 in der Gesellschaft für Geburtshilfe und Gynäkologie zu Berlin über ein „tubo-ovarielles Dermoidcystom". Es handelt sich um ein „doppelseitiges Dermoidcystom mit ölig-breiigem Inhalt und Haaren, Eiter; Wand durch Eiterung stark verändert, zum größten Teil Absceßmembran. Links gehört das Dermoidcystom nur dem Ovarium an; das rechte Dermoidcystom ist dagegen wahrscheinlich vom Ovarium in die Tube durchgebrochen nach Verlötung des Fimbrienendes mit dem Cystom". Da die histologische Untersuchung noch ausstand, ließ sich nicht entscheiden, ob es sich um ein Tubendermoid oder um ein durchgebrochenes Ovarialdermoid handelte. —

Auch im Jahre 1907 konnte R. Meyer (zit. nach Neumann, Arch. Gynäk. 130, 767) ein Tubendermoid untersuchen.

In dem Falle von Potherat (1907) handelte es sich nach Delannoy um eine 37 Jahre alte Frau, die seit mehreren Jahren steril verheiratet war. Bei der Operation, die sehr durch Verwachsungen erschwert wurde, fand sich links eine mandarinengroße, rechts eine apfelsinengroße Dermoidcyste. Die Tuben gingen in die Cysten über. Die Ovarien standen in keinem Zusammenhang mit den Cysten.

Über die Beobachtung von Müglich findet sich nur die Angabe: es handelte sich um „einen Fall von rechtsseitigem Tubendermoid", das bei der supravaginalen Amputation eines myomatösen Uterus gewonnen wurde, dessen Trägerin die Klinik wegen starker Ischuria paradoxa aufsuchte. Das Tubenlumen war angefüllt mit einer fettigen Schmiere, innerhalb welcher sich der eigentliche Embryomkörper befand, der mit der Tubenwand in dünner Stielverbindung stand.

Stark (1912) berichtete über eine 38 Jahre alte Frau, die seit 10 Jahren steril verheiratet war. Die Patientin litt etwas an dysmenorrhoischen Beschwerden; sie kam aber hauptsächlich wegen ihrer Sterilität in die Sprechstunde. Bei der Untersuchung fand sich links hinter dem Uterus eine teigige, nicht bewegliche Geschwulst. Ein ähnlicher Tumor befand sich in der Gegend der rechten Adnexe. Die Laparatomie ergab, daß die beiden Ovarien normal waren. Die beiden Tumoren gingen von den Tuben aus. Stark schreibt dann [1]: „Die rechte Tube wurde entfernt; auf der linken Seite wurde nur der erkrankte Teil der Tube exzidiert. Die Schnittenden wurden sorgfältig miteinander vereinigt, so daß eine kurze durchgängige Tube mit intakten Fimbrien übrig blieb. Die Untersuchung nach der Operation ergab, daß der Inhalt der Cysten [2] in der kälteren Luft halbfest geworden war und daß er aus einer talgähnlichen Masse mit Haaren und Knochenplatten bestand; diese waren so hart, daß sie auch mit einem scharfen Skalpell nicht durchtrennt werden konnten". „Beide Tumoren besaßen etwa die Größe von Tangerorangen und sie standen nicht im geringsten Zusammenhang mit den Ovarien oder den Ligamenta lata. Der rechte Tumor war größer und er nahm den größeren Teil der Tube ein, der linke saß im äußeren Winkel der Tube, $^{1}/_{2}$ Inch von dem Fimbrien und 2 Inches vom Ansatz der Tube am Uterus entfernt".

Alle näheren Angaben fehlen.

Ostrcil (1913) fand bei einer 24jährigen Frau einen Tumor in der Excavatio rectouterina, der den Eindruck einer Ovarialcyste machte, bei der Operation sich aber als Tumor der Tube erwies. Die genaue histologische Untersuchung ergab eine Dermoidcyste, die, nach Art der Dermoidcysten des Ovariums, alle drei Keimblätter enthielt. Das Bindegewebe der Cyste ging ohne bestimmte Grenze in das Bindegewebe einer Fimbrie über.

In dem Falle von Orthmann (1914) finden sich folgende Angaben:

„Ein Tubenembryom der linken Tube. — Die Geschwulst rührt von einer 45jährigen II-para her, die wegen starker Vorfallsbeschwerden in Behandlung kam. Bei der Untersuchung fand sich außer einem starken Vorfall der Scheide und des Darmes,

---

[1] Ins Deutsche übersetzt.   [2] Von „Cysten" war bis dahin nicht die Rede.

der eine Länge von 11 cm hatte, eine Verdickung der linken Adnexe. Letztere wurden bei der Operation (vordere und hintere Kolporrhaphie, supravaginale Amputation des stark verlängerten Collum und Vaginifixur des Uterus) mit entfernt. Die linke Tube war anscheinend in eine gewöhnliche Saktosalpinx serosa umgewandelt, beim Aufschneiden ergab sich jedoch, daß der Inhalt aus typischem Dermoidbrei, Fett und Haaren bestand. — Die Patientin machte eine glatte Rekonvaleszens durch und konnte am 18. Tage geheilt entlassen werden."

Bei der weiteren Untersuchung fand sich in dem abdominalen Tubenende ebenfalls ein mit der Tubenwand verwachsener, kleinhaselnußgroßer Embryomkörper.

Im Jahre 1923 erschien ein eingehender Beitrag über die „Embryome" der Tube von Delannoy. Dieser veröffentlichte dabei ausführlich die Krankengeschichte einer eigenen Beobachtung. Es handelte sich um eine 32jährige Frau, die seit längerer Zeit an heftigen Schmerzanfällen im Abdomen mit Fieber, Erbrechen, Obstipation, Urinbeschwerden, dem Gefühl von Schwere im Abdomen und einer Geschwulst in der linken Unterbauchseite litt. Bei der Untersuchung fand sich in der Excavatio recto-uterina ein glatter, auf Druck schmerzhafter Tumor. Dieser ging nach oben ohne scharfe Grenze in eine weiche, unbewegliche, nicht schmerzhafte Anschwellung der linken Unterbauchgegend über. Bei der Laparotomie wurden die beiden Tuben und das rechte Ovarium entfernt. Das laterale Drittel der rechten Tube war in einen 470 g schweren, 15,5 cm langen, 13 cm breiten und 12 cm dicken Tumor verwandelt. Das Ostium abdominale war geschlossen. Auf dem Schnitt erwies sich die Geschwulst in der Hauptsache als solide. Ihre Konsistenz und ihr Aussehen erinnerten teils an ein weiches, rotes, teils an ein gewöhnliches Myom des Uterus. Außerdem zeigten sich auf der Schnittfläche zahlreiche Ekchymosen und thrombosierte Gefäße und stellenweise auch Knochenbälkchen. Endlich fand sich auch eine etwa erbsengroße Höhle mit bräunlichem, dickem, eiterähnlichem Inhalt. Histologisch bestand die Neubildung aus einem dichten „Filz" von fibrösem Bindegewebe und glatter Muskulatur. Dazwischen fanden sich auch einige Knorpelherde und Knochenbälkchen. In der Umgebung der erwähnten kleinen Höhle lagen Talgdrüsen. Die linke Tube [1] war 275 g schwer, 15 cm lang, ihr größter Querdurchmesser betrug 5,5 cm. In ihrem Innern fand sich eine dicke, breiige, talgähnliche Masse. Die Innenfläche der Tube war von Plattenepithel ausgekleidet. Unter dem Epithel fanden sich Gebilde, die ganz Talgdrüsen glichen. — Beide Ovarien waren normal.

Ulesko-Stroganova (1925) berichtete über eine seit 17 Jahren steril verheiratete Patientin (die Angabe des Alters fehlt), die über Menorrhagien und Dysmenorrhoe klagte. Die Untersuchung ergab einen normalen anteflektierten Uterus. Die rechten Adnexe waren deutlich, die linken nur ungenau abzutasten. Rechts vorn war ein harter, beweglicher, hühnereigroßer Tumor zu fühlen. Dieser hing mittels eines Stieles mit dem rechten Uterushorn zusammen. Bei der Kolpotomie konnten — mit Leuchtspekula — die hochgelegenen und in feste Verwachsungen eingebetteten linken Adnexe deutlich erkannt werden. Auch an den rechten Adnexen fanden sich Entzündungserscheinungen. Vom rechten Uterushorn zog ein sich verbreiternder Stiel zu dem oben erwähnten, in Verwachsungen eingebetteten

---

[1] Delannoy (S. 306, die beiden letzten Zeilen) schreibt: „Tumeur do la trompe droite". Da er dabei aber auf die Abbildung der linken Tube verweist, und dem ganzen Sinne nach, dürfte „droite" ein Schreibfehler sein.

Tumor. Beim Unterbinden des Stieles brach die Geschwulst ein, aus ihr quoll Fett und ein festes, kugelförmiges, einem kleinen Hühnerei entsprechendes Gebilde hervor. Die Untersuchung dieses Gebildes ergab, daß es „von außen zum größten Teil mit Haut und Haaren bedeckt war", „während sich in seinem Innern Knochen durchfühlen ließen. Die Untersuchung des Tumors ergab, daß die rechte Tube teilweise seinen Stiel bildete und daß sie an der Stelle ihres Abganges vom Uterus zusammen mit der Geschwulst entfernt worden war. Die Cystenwand war vollkommen zerrissen, so daß sie nur noch aus Fetzen bestand. An einer Stelle war aber noch eine mit Haut und Haaren bedeckte Falte zuerkennen."

Alejeff und Manenkoff (1925) beschrieben einen Tumor von der Größe eines Neugeborenenkopfes. Der Tumor saß mit einem breiten Stiel der verdickten linken Tube auf. An den Ovarien konnte kein krankhafter Befund erhoben werden. Die Geschwulst enthielt 1 Liter gelblicher trüber Flüssigkeit und Fettkugeln, in deren Zentrum ein Büschel schwarzer Haare gefunden wurde. Außerdem lag zwischen den Kugeln noch ein schwarzes Haarbüschel und der Parenchymwulst. In diesem fanden sich Talg- und Schweißdrüsen, Haarwurzeln, Darmdrüsen und Lymphfollikel, Pankreasderivate, hyaliner Knorpel, Knochengewebe, Schilddrüsengewebe und eine Höhle, die an die Luftröhre erinnerte (die Schleimhaut war von zweireihigem, stellenweise flimmerndem Epithel ausgekleidet, in der Wand fanden sich hyaliner Knorpel und Knocheninseln). In dem Stiele des Tumors waren zahlreiche Muskelfasern und accessorische Tuben enthalten. Die beiden Autoren nehmen an, daß sich die Geschwulst in der Muskelwand der Tube entwickelt und sich beim Größerwerden in die freie Bauchhöhle vorgewölbt hatte.

H. O. Neumann (1927) berichtete über eine 36jährige Frau, die wegen rechtsseitiger Tubargravidität und Hämatozele retrouterina operiert wurde. Die linke Tube war leicht gerötet und daumendick, das Ostium abdominale verschlossen. Da die Patientin den dringenden Wunsch nach Kindern hatte, wurde die Salpingostomatoplastik versucht. Beim Einschneiden des Fimbrienendes stülpten sich aus der Öffnung einige Härchen heraus. Die linke Tube wurde deshalb exstirpiert. Bei der mikroskopischen Untersuchung fand sich im Tubenlumen neben „Teratombrei" und vielen Haaren ein 3,4 cm langer und 1 cm dicker Tumor, der mit einem gefäßreichen breiten Stiel von der Tubenwand ausging. Der Stiel war von flimmerndem Zylinderepithel der Tubenschleimhaut überzogen. Dieses ging dann unvermittelt in geschichtetes Plattenepithel über, das den Tumor bedeckte. Als weitere Abkömmlinge der äußeren Haut fanden sich in dem Tumor Haarbälge, Schweiß- und Talgdrüsen. Das mittlere Keimblatt war durch Fett- und Bindegewebe vertreten. Vom inneren Keimblatt fanden sich einige Drüsenschläuche, die mit Zylinderepithel ausgekleidet waren. — Der Dermoidbrei und die Haare hatten in der Tube eine kleinzellige Infiltration und die Bildung von Fremdkörperriesenzellen ausgelöst.

In der Beobachtung von Ronsisvalle (1929) handelte es sich um eine 46 Jahre alte Virgo intacta, die wegen eines großen Uterus myomatosus mit Blutungen in die Klinik kam. Bei der Laparatomie zeigte sich, daß die beiden Tuben in Saktosalpingen verwandelt waren. Die rechte Tube war nicht ganz zitronengroß, die linke nicht ganz hühnereigroß. Die Ovarien waren normal. Der myomatöse Uterus wurde supravaginal amputiert und mit den beiden Tuben und dem rechten Ovarium exstirpiert. Beim Aufschneiden der beiden Tuben zeigte sich, daß beide eine atherombreiähnliche Masse enthielten. Diese war in der rechten Tube vermischt mit mehrere Zentimeter langen Haaren. Die histologische

Untersuchung der Cystenwände ergab, daß sie Abkömmlinge aller drei Keimblätter enthielten. Außerdem fanden sich tubulöse Drüsenschläuche, die Ähnlichkeit mit Uterusdrüsen hatten.

Pathologische Anatomie.

Makroskopisch machten die bisher beschriebenen teratomhaltigen Tuben den Eindruck von Saktosalpingen.

In der Größe glich die Tube einem Hühnerei (Schouwman, Ronsisvalle) oder einer Mandarine (Jacobs).

In dem Falle von Noto war die rechte Tube in einen länglichen großen Cystensack verwandelt, der an einem 4 cm langen, zeigefingerdicken, stark spitzwinklig abgeknickten Stiel saß. Bei der näheren Betrachtung zeigte sich, daß dieser Stiel von dem medialem Tubenabschnitt gebildet wurde (Abb. 68).

Der Cystensack hatte einen Durchmesser von 12 cm, eine Länge von 8 cm und einen Umfang von 24 cm. Die Oberfläche war glatt bis auf eine kleine Stelle, an der Verwachsungen gelöst worden waren.

In dem Falle von Orthmann glich die Tube vollkommen einer gewöhnlichen Sactosalpinx, sie war 9 cm lang, 3 cm breit und 4 cm dick. Abgesehen von vereinzelten Resten los gelöster Adhäsionsstränge war die Oberfläche der Tube glatt. Das Fimbrienende war fast vollkommen geschlossen; nur mit einer ganz feinen Sonde gelang es, gegen das Tuben lumen vorzudringen (Abb. 69).

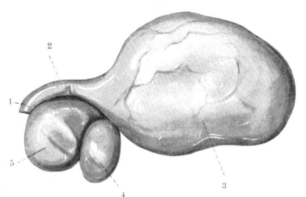

Abb. 68. Dermoidcyste der rechten Tube. 1 Ostium ut. tubae, 2 Knickungsstelle der Tube, 3 Dermoidcyste der Tube, 4 kleincystisch degeneriertes Ovarium, 5 Hydatidencyste. (Aus Orthmann, Z. Geburtsh. 53.)

Im Innern der Tube fand sich in den bisher beobachteten Fällen Fett mit Haaren vermischt (Schouwmann), eine käsige mit Haaren vermischte Masse (Pozzi), Talg und Kalk (Jacobs), eine dicke, talgige Vernix-caseosaähnliche Masse (Noto), dicke, gelbliche, eiterähnliche, mit Haaren vermischte Flüssigkeit (Orthmann 1904), fettige Schmiere (Müglich), eine talgige von Haaren und Knoten durchsetzte Masse (Stark), „typischer Dermoidbrei" mit Fett und Haaren (Orthmann 1914) „Teratombrei" mit vielen Haaren (H. O. Neumann).

Ein Geschwulstzapfen wird nur in einigen Fällen erwähnt.

In dem Falle von Pozzi erschien er als kleiner, weißlicher, einem Wattebausch ähnlicher Körper; dieser

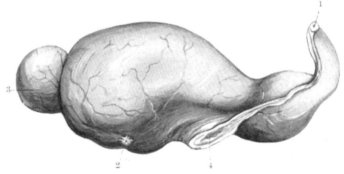

Abb. 69. Embryoma tubae dextrae. 1 Ostium ut. tubae, 2 Ostium abd. tubae, fast atretisch, 3 paratubara seröse Cyste, 4 Schnittfläche des Lig. lat. (Fall Noto aus Orthmann, Z. Geburtsh. 53, 130.)

ging von der unteren Tubenwand aus und er hatte die obere Tubenwand perforiert. Noto beschreibt den Geschwulstzapfen als isolierte Blase von der Größe eines Backenzahnes.

In dem Falle von Orthmann (1904) fand sich fast genau in der Mitte der Tube ein 4,5—5 cm langes Gebilde, das eine außerordentlich große Ähnlichkeit mit dem „zotten- oder zapfenartigen Vorsprung" der Ovarialdermoide besaß. Im Gegensatz zu diesem lag es aber fast vollkommen frei im Lumen, nur an seinem uterinen Ende war es durch eine sehr dünne Gewebsbrücke mit der Tubenschleimhaut verwachsen (Abb. 70).

Das Gebilde war von länglicher, unregelmäßig zylindrischer Gestalt, der Durchmesser schwankte zwischen 0,5—1,5 cm. An dem Gebilde konnte man einen dünneren, uterinwärts gelegenen und einen dickeren, nach der Ampulle zu gelegenen Abschnitt unterscheiden.

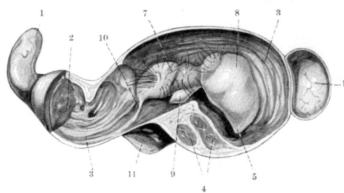

Abb. 70. Embryoma tubae dextrae. (Längsschnitt; vordere Hälfte nach Entfernung des Embryombreies). 1 Ostium ut. tubae, 2 Embryombrei im uterinen Teil, 3 Tubenschleimhautfalten, 4 Tubenlumen des abd. Tubenendes, 5 Gegend des Ost. abd. tubae, 7 uteriner, mit Haaren bedeckter Teil des Embryoms 8 abdominaler glatter Teil, 9 Eckzahn, vom Zahnhäutchen bedeckt, 10 dünne Verbindungsbrücke mit der Tubenschleimhaut, 11 Lig. lat., 12 paratubare Cyste mit glatter Innenwand.
(Aus Orthmann, Z. Geburtsh. 53.)

Die Oberfläche des dünneren uterinen Abschnittes erschien rauh, stellenweise körnig und sie war mit zahlreichen blonden Haaren besetzt. An seiner unteren Seite fand sich ein zahnähnlicher harter Vorsprung. Nach Spaltung des ihn umgebenden dünnen Häutchens zeigte sich, daß es sich um einen Eckzahn handelte; dieser ließ sich leicht aus seiner Umgebung herausschälen.

Die Oberfläche des dickeren, ampullenwärts gelegenen Gebildes war vollkommen glatt, weißlich und ganz frei von Haaren. Gegen das Fimbrienende zu lief das Gebilde spitz aus und es war hier ganz oberflächlich mit der Tubenwand verklebt.

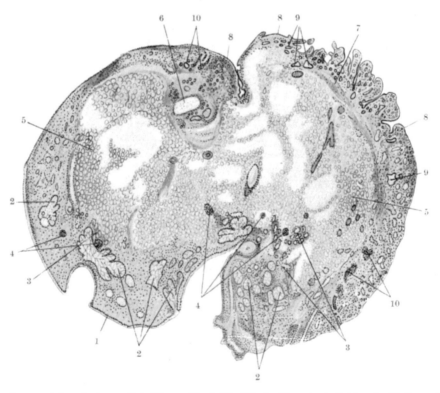

Abb. 71. Embryoma tubae dextrae. (Schnitt aus Block II; 10fache Vergr.). 1 Epidermis, Plattenepithelschicht. 2 Talgdrüsen, 3 Schweiß- oder Knäueldrüsen; 4 Haare, teils quer, teils längs durchschnitten, 5 subcutanes Fettgewebe, 6 hyaliner Knorpel mit Perichondrium, 7 glatte Muskulatur, 8 Zylinderepithelschicht, 9 Drüsenlumina, 10 Schleimdrüsen. (Aus Orthmann, Z. Geburtsh. 53.)

Die mikroskopische Untersuchung ergab folgendes:

Die dünne Verbindungsbrücke des Embryomkörpers mit der Tubenwand bestand in der Hauptsache aus lockerem Bindegewebe. Fast genau in der Mitte des Stiels verlief ein stärkeres arterielles Gefäß. außerdem fand sich noch eine kleine Anzahl kleiner venöser Gefäße. Die Oberfläche des Verbindungs-

stieles war mit Zylinderepithel bedeckt. Dieses
schloß sich ohne Unterbrechung an das Epithel der Tubenschleimhaut an.

Die Verbindungsbrücke ging direkt in
den uterinwärts gelegenen Abschnitt des
Embryoms über. Auf dem Querschnitte
ließ dieser zwei Hauptschichten erkennen,
eine innere lockere Schicht und eine äußere
kompakte Schicht.

Die innere lockere Schicht bestand aus
Fettgewebe, das von einzelnen schmalen
Bindegewebszügen und zahlreichen Gefäßen
durchzogen war (Abb. 71).

Die äußere kompakte Schicht trug
den Charakter einer Schleimhaut, sie war
bekleidet von einem verschieden hohen Zylinderepithel, das sich auch schlauchförmig in
die Tiefe senkte, so daß Spaltenbildungen
oder papillenähnliche Vorbuchtungen entstanden. Dicht unter der Oberfläche befanden sich zahlreiche mit Zylinderepithel
ausgekleidete Hohlräume und ein dichtes
Netz von Blutcapillaren. Gegen die zentrale
Fettschicht war diese oberflächliche Schleim-
hautschicht durch eine dünne Lage glatter
Muskulatur abgegrenzt. Weiter ampullenwärts wurde an der dorsalen Seite des
Embryoms (in Abb. 71 ist dies die linke
Hälfte) das Zylinderepithel immer niedriger
und es ging allmählich in deutliches Plattenepithel über. Dieses zerfiel in eine
oberflächliche Hornschicht und in eine tiefe
Schleimschicht. Meist lag das Plattenepithel
dem Corium ganz flach und geradlinig auf;
eine Papillenbildung war nur ganz vereinzelt
angedeutet. Gleichzeitig fanden sich Talgdrüsen, sowie markhaltige Haare. An manchen
Stellen waren auch Schweißdrüsen vorhanden.
Das Chorionepitheliom bestand aus straffem,
fibrillärem Bindegewebe. Nach innen zu
schloß sich auch hier das zentral gelegene
Unterhautfettgewebe an.

Weiterhin fand sich eine Insel von
hyalinem Knorpel, der von einer dichteren Bindegewebsschicht (Perichondrium)
umgeben war. Zwischen dem Knorpel und
der von Zylinderepithel überzogenen Oberfläche fanden sich kleine drüsige Gebilde von
teils acinösem, teils tubulösem Bau. Sie
waren mit einem teils kubischen, teils zylindrischen Epithel ausgekleidet und sie mün-
deten nach der freien Oberfläche hin aus.
Der ganze histologische Aufbau dieser Partie
erinnerte lebhaft „an den Bau des Respirationsapparates" (Abb. 72).

Außerdem fand sich an einigen Stellen
in unmittelbarer Nähe des Knorpels ein

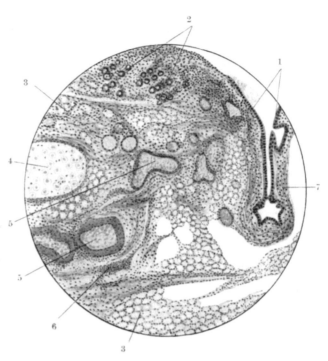

Abb. 72. Embryoma tubae dextrae. 1 Zylinderepithelschicht,
2 acinöse Drüsen (Schleimdrüsen) in stark kleinzellig infiltriertem Gewebe; 3 Fettgewebe, 4 hyaliner Knorpel mit Perichondrium, 5 arterielle und venöse Gefäße, 6 fibrilläres Bindegewebe mit kleinzelliger Infiltration, 7 glatte Muskelfasern.
(Aus Orthmann, Z. Geburtsh. 53.)

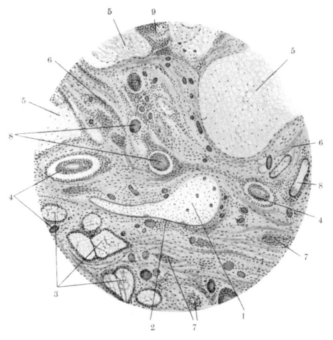

Abb. 73. Embryoma tubae dextrae. 1 graue Zentralnerven-
substanz; 2 scharfe Abgrenzung dieser Substanz durch einen
homogenen Streifen; 3 Talgdrüsen; 4 Haare, längs und quer
getroffen; 5 Fettgewebe; 6 fibrilläres Bindegewebe; 7 quer
getroffene Bindegewebsbündel; 8 Blutgefäße; 9 kleinzelliger
Infiltrationsherd. (Aus Orthmann, Z. Geburtsh. 53.)

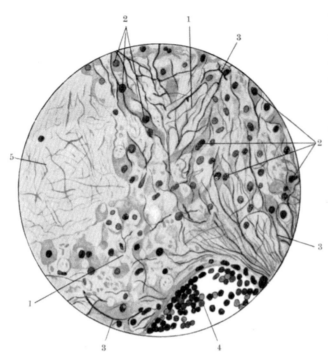

Abb. 74. Embryoma tubae dextrae. 1 Gliagewebe mit Ausläufern, 3 Nervenfasern, 4 Blutgefäß, 5 ödematöses Gewebe
mit Fibrinfasern.

(Aus Orthmann, Z. Geburtsh. 53, Taf. VIII, Abb. 2.)

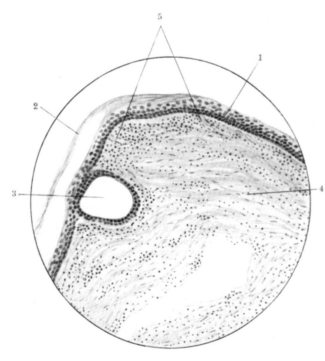

Abb. 75. Embryoma tubae dextrae. 1 Plattenepithelschicht,
2 abgehobenes Stratum corneum, 3 erweiterte, mit Zylinderepithel ausgekleidete Hautdrüse, 4 lockeres fibrilläres
Bindegewebe, 5 Blutgefäße mit kleinzelliger Infiltration.

(Aus Orthmann, Z. Geburtsh. 53.)

besonderes, drüsiges Organ, daß aus einer
größeren Gruppe acinöser, mit kubischem
Epithel ausgekleideter Drüsenräume bestand
und „die größte" Ähnlichkeit mit dem Bau
der Schilddrüse hatte.

Weiter ampullenwärts nahm der Plat-
tenepithelüberzug des Embryoms allmählich
die ganze Peripherie ein. Das Corium wurde
breiter, das zentrale Fettgewebslager immer
geringer. An seiner Stelle trat ein neues
Gewebe auf, das große Ähnlichkeit mit
grauer Hirnsubstanz hatte (Abb. 73).

Außerdem fand sich auch Gliagewebe
mit schönen Gliazellen und Nervenfasern
(Abb. 74).

In der hinteren, ampullenwärts gelegenen Hälfte des Embryomkörpers nahmen die
Haare und die Hautdrüsen an Zahl bedeutend
ab, schließlich verschwanden sie ganz(Abb.75).

Am ampullären Ende lief der Embryomkörper in einen längeren, nur aus Plattenepithel bestehenden Sporn aus.

Die Tubenwand zeigte fast genau die
gleichen Veränderungen wie man sie bei
einer entzündlich entstandenen Sactosalpinx
findet. Die Tubenfalten waren atrophisch,
das Epithel war abgeflacht, das Stroma war
kleinzellig infiltriert (Abb. 76).

Auffallend war die Anhäufung von Fettzellen in den atrophischen Falten. Ferner
waren in einigen Falten Haare vorhanden.
Diese waren offenbar von dem Geschwulsthöcker aus hineingewachsen, wenigstens
fanden sich an einigen Stellen in ihrer
unmittelbaren Umgebung Riesenzellen, die
wohl als Fremdkörperriesenzellen aufzufassen
waren (Orthmann).

Müglich erwähnt nur, daß „der eigent-
liche Embryonalkörper" durch einen dünnen
Stiel mit der Tubenwand verbunden war.
Weitere Angaben fehlen.

In dem zweiten von Orthmann (1914)
veröffentlichten Falle findet sich nur die Angabe, daß der Embryomkörper kleinhaselnuß-
groß und mit der Tubenwand verwachsen war.

Alejeff und Manenkoff fanden in dem
Geschwulsthöcker Talg- und Schweißdrüsen,
Haarwurzeln, Darmdrüsen und Lymphfollikel,
Pankreasderivate, hyalinen Knorpel, Kno-
chengewebe, Schilddrüsengewebe und eine
Höhle, die an die Luftröhre erinnerte (die
Schleimhaut war von zweireihigem, stellen-
weise flimmerndem Epithel ausgekleidet, in
der Wand fanden sich hyaliner Knorpel
und Knocheninseln).

In dem Falle von Neumann war der Geschwulsthöcker 3,4 cm lang und 1 cm dick. In ihm fanden sich Haarbälge, Talg- und Schweißdrüsen, Fett- und Bindegewebe und Epithelschläuche, die Zylinderepithel trugen.

Ulesko-Stroganowa fand in der Tubenwand zahlreiche größere und kleinere Hohlräume zwischen den auseinandergedrängten Muskel- und Bindegewebsfasern. Die Untersuchung von sudangefärbten Gefrierschnitten ergab, daß die Hohlräume Fett enthielten. Die Wände der Höhlen waren stellenweise mit endothelähnlichen Zellen oder angeschwollenem Endothel ausgelegt. In den Zwischenräumen der Hohlräume fanden sich größere Ansammlungen von Leukocyten, Plasmazellen, epithelioiden und mehrkernigen Zellen. Die Entstehung dieses eigenartigen Wabengewebes führt Ulesko-Stroganowa — in Analogie zu ähnlichen Befunden bei Dermoidcysten des Eierstocks (Gentili, Schottlaender u. a.) — auf das Eindringen und die Resorption des Cysteninhaltes zurück.

Auch Ronsisvalle sah in seinem Falle ähnliche Veränderungen.

Als Nebenbefunde fanden sich in den bisher beobachteten Fällen von Dermoiden der Tube: eine Tubargravidität der anderen Seite (Pozzi), kleincystische Degeneration beider Ovarien (Noto), eine walnußgroße Corpusluteumcyste neben kleincystischer Degeneration des Ovariums der gleichen Seite.

Klinisches.

Alle bisher beschriebenen Tubenteratome wurden bei Frauen im geschlechtsreifen Alter gefunden.

Im einzelnen ergeben sich folgende Verhältnisse:

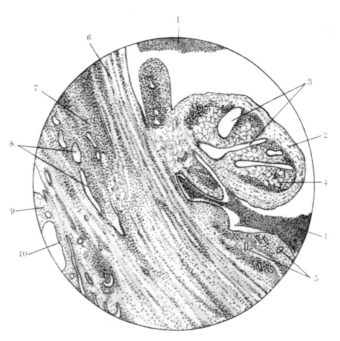

Abb. 76. Embryoma tubae dextrae. 1 Embryombrei im Tubenlumen, 2 Tubenschleimhautfalte, kolbig verdickt, 3 abgeschnürte Schleimhautbuchten, 4 Fett innerhalb der Falten, 5 Haare in der Schleimhaut mit Riesenzellen, 6 Ringmuskulatur, 7 kleinzellige Infiltration der Tubenwand, 8 abgeschnürte epitheliale Hohlräume, 9 Wand der paratubaren Cyste, 10 kubisches Epithel der paratubaren Cyste. (Aus Orthmann, Z. Geburtsh. 53.)

Von den Frauen mit Tubenteratomen hatten 3 (Jacobs, Noto, Stark) nie geboren: die eine von diesen Kranken war 10 Jahre steril verheiratet. 3 weitere Kranke (Pozzi, Orthmann 1904, Orthmann 1914) hatten je zweimal geboren.

Sneguireff betonte, daß die Mutter seiner Kranken 14 Kinder hatte, daß sich darunter 3 Zwillingsschwangerschaften befanden und daß die Kranke selbst eines dieser Zwillingskinder war. Da zwischen den Embryomen und den echten fetalen Inklusionen kein prinzipieller Unterschied besteht, so mißt Sneguireff dieser gesteigerten Fruchtbarkeit eine besondere Bedeutung bei. Nach seiner Ansicht ist die Kranke vielleicht nicht als ein Zwillingskind, sondern als ein Drillingskind anzusehen, das 3. Kind ist nur in Form einer Reminiszenz vorhanden, in Gestalt des Dermoids.

In der Tat fand Sneguireff bei Durchsicht der Bücher der gynäkologischen Klinik in Moskau eine gewisse Bestätigung für die Annahme eines ursächlichen Zusammenhangs zwischen dem Vorkommen von Embryomen und hochgradiger Fruchtbarkeit der Mütter. Unter 53 Fällen von Dermoidcystomen war überall da, wo dieser Punkt in der Anamnese berücksichtigt wurde, eine gesteigerte Fruchtbarkeit der Mütter nachzuweisen.

Die mittlere Zahl der stattgehabten Geburten betrug 9. Jedenfalls ist nach Ansicht von Sneguireff auch auf die Fruchtbarkeit der nächst älteren Generation in der Anamnese eines jeden Falles von Dermoidcystom besonderes Gewicht zu legen.

Von Interesse ist auch, daß Sneguireff bei den Trägerinnen von Dermoiden auffallend häufig eine erbliche Belastung mit Tuberkulose fand.

Die Bevorzugung einer Tube läßt sich in den bisher veröffentlichten spärlichen Fällen von sicheren Teratomen nicht nachweisen. Teils saßen die Geschwülste in der linken Tube (Pozzi, Jacobs, Roberts, Orthmann), teils in der rechten Tube (Schouwman, Noto, Orthmann 1904, Müglich). Auch beide Tuben können befallen sein (Stark).

Robert Meyer hat darauf aufmerksam gemacht, daß bei beiden Geschlechtern die rechte Keimdrüse sowohl von den cystischen, als auch von den soliden Teratomen auffallend bevorzugt wird. Aus Ohkubos Zusammenstellung ergibt sich, daß beim männlichen Geschlecht etwa doppelt so viel Teratome auf der rechten Seite vorkommen als auf der linken (solide Teratome 14 : 7, cystische Teratome 29 : 16); „man wird unwillkürlich an die Tatsache denken, daß die Hodenteilung (Polyorchidie) allein die rechte Seite betrifft". Wenn auch vorläufig nicht viel damit anzufangen ist, so genügt dieser Fingerzeig doch wenigstens, besondere Entwicklungsstörungen der rechten Körperseite zu beachten. Man könnte vielleicht mit einigem Recht annehmen, daß es nicht Störungen in den Zellen selbst sind, welche ihre Ausschaltungen aus dem Verbande veranlaßten, sondern daß lokale Schwierigkeiten zu Anschlußstörungen führten.

Die Symptome und der objektive Befund unterscheiden sich in nichts von den Symptomen und dem Befund bei entzündlichen Adnexerkrankungen.

Histogenese.

Die Frage nach der Entstehung der Tubenteratome läßt sich in die Unterfragen zerlegen:

1. Wie entstehen die Teratome überhaupt?
2. Wie erklärt sich ihre Lokalisation in den Tuben?

1. Histogenese der Teratome überhaupt.

Da die überwiegende Mehrzahl der Teratome Abkömmlinge aller 3 Keimblätter enthält (Wilms), muß man annehmen, daß diese Bildungen aus Keimen mit sehr großer prospektiver Bedeutung hervorgehen. Am nächsten lag es, die Teratome direkt aus einer Eizelle herzuleiten (Wilms). Da aber noch nie in einem Teratom Geschlechtszellen gefunden wurden, so nimmt man an, daß die Keime, aus denen die Teratome hervorgehen, nicht den vollen Wert besitzen, sondern daß es sich nur um „fast eiwertige" Keime handelt (Askanazy).

Derartige Elemente sind die Polzellen (Richtungskörperchen), die Zellen der ersten Furchungsstadien des befruchteten Eies, die sogenannten Blastomeren, und das Zellmaterial des Urmundes.

Alle diese Elemente hat man schon für die Genese der Teratome verantwortlich gemacht und man kann demnach unterscheiden:

a) die Polzellenhypothese,

b) Blastomerenhypothese,

c) Urmundhypothese.

a) Polzellenhypothese.

Die Polzellen (Richtungskörperchen) entstehen bei den Reifungsteilungen des Eies. Als Rudimentovocyten (Graf v. Spee) oder abortive Eier (Bonnet) besitzen sie trotz ihrer relativen Kleinheit gegenüber dem reifen Ei (Hauptovocyte Graf v. Spee) doch alle zur Befruchtung und Entwicklung nötigen Eigenschaften: Kern, Protoplasma, bisweilen sogar wechselnde Dottermengen (Bonnet).

Über das Schicksal der Polzellen beim Menschen ist heute noch nichts bekannt. Beobachtungen an Säugetieren haben aber gezeigt, daß sich die Polzellen relativ lange erhalten können und vielfach noch in späteren Furchungsstadien zwischen den Blastomeren und der Zona pellucida oder selbst in der Tiefe zwischen den Blastomeren zu finden sind (Asheton, Bonnet).

Weiter ist bekannt, daß bei gewissen Wirbellosen (Ascaris megalocephala, Arion, Physa, Bonnet) die Polzellen befruchtet werden können. Es ist also nicht ausgeschlossen, daß auch bei Säugetieren die Spermatozoen gelegentlich in Polzellen eindringen können.

Die befruchtete Polzelle kann sich dann zwischen den Blastomeren weiter entwickeln und damit zur Entstehung eines embryoiden Gebildes Veranlassung geben.

Bonnet hat die Polzellenhypothese mit der Begründung zurückgewiesen, daß aus einer befruchteten Polzelle ein abortives Ei, also auch Eihüllen entstehen müßten. Diese kämen in Teratomen aber nicht vor. Neuerdings fand man aber (Staffel) in einem Dermoidcystom einer 14jährigen Virgo einen fast völlig ausgebildeten Fetus mit Placenta und Nabelschnur. Dadurch ist der Einwand von Bonnet gegen die Polzellenhypothese hinfällig geworden.

Es kann heute wohl nicht mehr geleugnet werden, daß Teratome aus Polzellen hervorgehen können. Das Vorkommen dieser Möglichkeit ist bis jetzt aber noch nicht bewiesen und es läßt sich die Entstehung Teratome auch ohne die Polzellenhypothese erklären.

b) Blastomerenhypothese.

Aus der Entwicklungsmechanik ist bekannt, daß sich aus künstlich isolierten Furchungskugeln kleine Embryonen oder mehr oder weniger vollkommene Embryonalanlagen entwickeln können (Driesch, Herbst u. a.).

Ferner weiß man, daß eine Verlagerung oder verzögerte Entwicklung von Blastomeren durchaus kein seltenes Ereignis ist. Roux fand bei jungen Froschlarven in allen 3 Keimblättern vereinzelte wenige differenzierte Zellen, die durchaus den Charakter von Blastomeren beibehalten hatten. Schon Roux sprach diese Elemente als verirrte Keime an, die später unter Umständen Geschwülste bilden könnten.

Klaussner führte als erster die Dermoide auf derartige verirrte oder in der Differenzierung zurückgebliebene Blastomeren zurück.

Marchand hat dann die Blastomerenverlagerung ganz allgemein für die Entstehung der cystischen soliden Teratome herangezogen. Durch die Untersuchungen von Nussbaum, Boveri, Weisman u. a. (Literatur bei Waldeyer) weiß man nun aber, daß die einzelnen Blastomeren des sich furchenden Eies nicht gleichwertig sind, sondern daß sich schon sehr bald die generativen Zellen (sexuellen Blastomeren, Urgeschlechtszellen) von den somatischen Zellen (somatische Blastomeren) trennen lassen.

Fischel, Novak u. a. stellten nun die Hypothese auf, daß nur die sexuellen Blastomeren und ihre Abkömmlinge als Ausgangsmaterial für die Teratome herangezogen werden dürfen. Diese sollen imstande sein, parthenogenetisch Einschlüsse zu schaffen, die rudimentären Feten ähnlich sind.

Gegen diese Hypothese hat man eingewendet, daß es bei den Eiern von Wirbeltieren keine Parthenogenesis gibt und daß sie bei den Geschlechtszellen des Mannes, bei dem ja auch Teratome vorkommen, unmöglich ist (R. Meyer).

Weiter hat man hingewiesen, daß sich von den sexuellen Blastomeren nur gleichwertige Zellen ableiten (Oogonien und Spermatoogonien), während die somatischen Zellen durch die stetige Teilung sich allmählich immer weiter differenzieren (Ingier). Als Keimmaterial für die Teratome können demnach nur somatische Blastomeren in Betracht kommen (R. Meyer).

Da sich nun durch die einfache Annahme einer Entstehung der Teratome aus somatischen Blastomeren nicht die vorwiegende Lokalisation dieser Gebilde in den Keimdrüsen erklären läßt, hat A. Ingier folgende Hypothese aufgestellt.

Ingier geht von der Tatsache aus, daß die Keimbahn, also die Generationsreihe der sexuellen Blastomeren, sich in vielen Fällen (z. B. bei Ascaris lumbricoides und den Insekten) nicht schon bei der ersten Furchung, sondern daß sie sich erst in den nachfolgenden Generationen von den somatischen Zellen trennt. Die ersten aus der Teilung des befruchteten Eies hervorgegangenen Zellen enthalten also noch somatisches Plasma und Keimplasma gemischt. Erst im Verlaufe einiger Zellgenerationen spalten die Furchungszellen, welche die Keimbahn enthalten, die somatischen Anteile ab und sie werden dadurch zu den reinen Geschlechtszellen, den Urgeschlechtszellen.

Tritt nun aus irgend einem Grunde in einer dieser frühen Furchungsgenerationen eine Verzögerung in der Teilung der Zelle ein, die außer der somatischen Zelle auch die die Keimbahn enthaltende Furchungszelle durch eine nachträgliche Fortsetzung des Teilungsprozesses abzuspalten hat, ehe sie eine reine Geschlechtszelle wird, so kann diese Zelle zwischen die übrigen aus der Generationszelle stammenden Elemente zu liegen kommen, falls das dem Embryom innewohnende regulatorische Prinzip sie nicht in das übrige Soma einzuordnen vermag und sie kann so den Ausgangspunkt einer selbständigen ontogenetischen Entwicklung bilden.

Eine vermittelnde Stellung zwischen der sexualen und der somatischen Blastomerenhypothese nimmt R. Meyer ein.

Dieser nimmt an, daß nach der Differenzierung der somatischen Blastomeren noch indifferente Blastomeren übrig bleiben, die sogenannten „Restblastomeren“. Diese wandern normalerweise in die Keimdrüsen und differenzieren sich dort zu Geschlechtszellen.

Sie sind also zur Keimzellenbildung bestimmt. Da sie aber zunächst noch mehr oder weniger lang indifferente Elemente sind, so können sie sich unter Umständen auch zu Somazellen differenzieren. Damit gehen sie dann aber ihrer Fähigkeit Geschlechtszellen zu werden, verlustig, während umgekehrt die sexuelle Differenzierung die Restblastomeren an somatischer Entwicklung verhindert und ihnen die Fähigkeit bewahrt, Geschlechtszellen auf die Nachkommenschaft zu übertragen.

Die Ursache für die Differenzierungshemmung der Restblastomeren in sexualer Richtung kann nach R. Meyer darin liegen, daß diese bei ihrer Wanderung in die Keimdrüsen „abirren", und daß sie infolgedessen nicht zu ihren normalen Korrelationen mit dem Coelomepithel der Urnierenleiste gelangen. Aber auch in der Keimdrüse selbst könnte ihre Differenzierung unter Umständen noch irgendwelchen Schaden erleiden, wenn die Verbindung mit dem Urnierenepithel abnorm ist oder wenn die Zellen selbst abnorm sind.

Freilich gibt R. Meyer zu, daß wir heute noch nicht wissen, ob die somatisch unverwendeten Furchungszellen von vorn herein qualitativ differenzierte Sexualkeime sind, oder ob sie es erst später werden. Solange diese Frage nicht beantwortet ist, läßt sich auch nicht entscheiden, ob die Restblastomeren infolge von Differenzierungshemmung als Teratomkeime in Betracht kommen.

c) Urmundhypothese.

Da der Urmund Zellmaterial für alle 3 Keimblätter enthält, so müssen Zellkomplexe, die aus ihm ausgeschaltet werden, ebenfalls zu Bildungen Veranlassung geben, die Abkömmlinge aller 3 Keimblätter enthalten (Budde). Da weiter der Urmund — entsprechend der Concrescenztheorie — die ganze Rumpflänge vom Basioccipitale bis zur Steißbeinspitze durchmißt, so lassen sich alle in den verschiedensten Körpergegenden vorkommenden Teratome einheitlich erklären.

Ferner erklärt diese Hypothese die Tatsache, daß sich die Teratome hauptsächlich vor der Wirbelsäule befinden. Würde sich der ausgestaltete Keim in dorsaler Richtung bewegen, so könnte er sich höchstens in die primitive Rückenfurche hineinentwickeln (Teratom der Epiphyse und des Rückenmarks); findet er hier keinen Haltepunkt, so gerät er in die Amnionhöhle und geht dort zugrunde.

Gegen die Urmundtheorie Buddes läßt sich einwenden, daß sie nicht die so überaus häufige Lokalisation der Teratome in den Ovarien erklärt.

Überblickt man die verschiedenen Hypothesen, die über die Entstehung der Teratome aufgestellt wurden, dann zeigt sich, daß wir von einer befriedigenden Erklärung noch weit entfernt sind.

Vor allem haben die verschiedenen Erklärungsversuche gezeigt, daß auf einer verhältnismäßig langen Strecke der fetalen Entwicklung, nämlich von der Befruchtung bis zum völligen Schlusse des Urmundes, die Ausschaltung von totipotentem Zellmaterial möglich ist.

Es erscheint deshalb auch fraglich, ob sich überhaupt eine gemeinsame morphogenetische Formel für die Teratomgenese finden läßt. So könnte man sich gut vorstellen, daß die Teratome der Ovarien etwa auf Restblastomeren im Sinne R. Meyers zurückzuführen sind, während die Sacralteratome durch Ausschaltung von multipotentem Zellmaterial beim Urmundschluß entstehen. Aber selbst bei den Teratomen gleicher Lokalisation z. B. bei den Ovarialteratomen, lassen der verschiedene morphologische Bau und die fließenden Übergänge zu den monopotenten Bildungen den Gedanken zu, daß auch das multipotente Anlagematerial aus verschiedenen teratogenetischen Terminationsperioden stammt, d. h. also, daß in dem einen Falle eine Restblastomere, im anderen Falle ein ausgeschalteter Urmundkeim für die Entstehung der betreffenden Geschwulst verantwortlich zu machen ist.

Bei der Unklarheit, die heute noch über die Entstehung der Teratome überhaupt herrscht, sind wir natürlich von einer befriedigenden Erklärung über die Entstehung von Teratomen in den Tuben noch weit entfernt.

2. Wie läßt sich die Entstehung der Teratome in den Tuben erklären?

Bonnet hat die Häufigkeit der Keimdrüsenteratome auf die ursprüngliche Größe der embryonalen Urogenitalanlage zurückgeführt.

Bei der engen Nachbarschaft von Tube und Ovarium erscheint es leicht verständlich, daß gelegentlich einmal Teratomkeime in die Tube verlagert werden können.

Gegen diese Ansicht von Bonnet hat R. Meyer[1] eingewendet, daß die definitive Größe der Urniere keine Rolle in der vorwiegenden Lokalisation der Teratome in die Keimdrüsen spielen kann, da die für die Genese der Teratome angenommene Versprengung der Blastomeren zu einer Zeit erfolgen muß, in der die Urnierenanlage noch gar nicht differenziert ist. Es kommt also nur das noch nicht differenzierte Material der Urnierenanlage bei der Einverleibung versprengter Blastomeren in Betracht, also ein Embryonalstadium, in dem das Urnierenblastem einen verschwindend geringen Platz einnimmt.

Da sich ferner das Urnierengebiet ursprünglich vom Ligamentum infundibulopelvicum bis zum Ligamentum rotundum erstreckt, also auch Tube und Ligamentum latum in sich schließt, und da die Keimdrüsen anfangs nur einen geringen räumlichen Anteil an der Urniere haben, so müßten die Teratome in den Tuben und im Ligamentum latum etwa ebenso häufig, wenn nicht häufiger, als an den Keimdrüsen, vorkommen. Dies ist aber nicht der Fall: Die Zahl der Teratome in den Tuben ist „verschwindend gering gegenüber denen des Ovariums" „und von den Teratomen des Ligamentum latum ist es in den meisten Fällen fraglos, daß sie aus dem Beckenbindegewebe (Sänger) sekundär zwischen die Blätter des Ligamentes eingewachsen sind, oder gar vom Ovarium stammen, wie z. B. Bolzanos Fall" (R. Meyer).

Orthmann[2] hat die Hypothese aufgestellt, daß die Tubenteratome nicht nur aus einer angeborenen Anlage, sondern auch aus Polzellen oder Blastomeren der Trägerin hervorgehen können.

Darnach sind die Keime für die Tubenteratome nicht angeboren, sondern sie entstehen erst im späteren Leben dadurch, daß sich ein befruchtetes Polkörperchen[2] oder

---

[1] Meyer, R.: Erg. Path. **9**, 2, 677.   [2] Orthmann, Z. Gynäk. **53**, 158 u. 164.

[2] Bei der Ansiedlung eines befruchteten Polkörperchens sind 2 Fälle denkbar:

a) das Polkörperchen stammt von einem Ei, das zugleich mit dem Polkörperchen befruchtet wurde, dann findet man in der Anamnese der Teratomträgerin eine Schwangerschaft,

b) es wurde nur das Polkörperchen, aber nicht das Ei befruchtet. Dann braucht man in der Anamnese keine Schwangerschaft zu finden.

eine Blastomere, die sich von einem befruchteten Ei getrennt hat, in den Schleimhautfalten der Tube niederläßt.

Die Trägerin des Tubenteratoms steht dann also zu ihrer Geschwulst nicht in geschwisterlichem, sondern in elterlichem Verhältnis.

Zur Begründung seiner Hypothese führte Orthmann folgendes an:

1. Alter der Teratomträgerinnen: in allen Fällen handelte es sich um Frauen im geschlechtsreifen Alter.

2. Sitz des Embryoms: in allen verwendbaren Fällen saß das Teratom stets im mittleren oder abdominellen Teile der Tube, also in demjenigen Teil, „in welchem sowohl die Abstoßung der Polkörperchen oder Abortiveier, als auch die Bildung der Blastomeren in der Regel vor sich zu gehen pflegt".

3. Verhältnis der Geschwulst zur Tubenwand:

a) die Geschwulst stand stets nur in sehr lockerer Verbindung zur Tubenwand, sie war stets mit der Tubenwand nur durch eine schmale Gewebsbrücke verbunden, die offenbar nur dazu diente, die Ernährung des Embryomkörpers zu sichern. Ferner ging die Tubenschleimhaut nicht auf die Oberfläche des Teratoms über, sondern es setzte sich nur das Epithel fort,

b) die Geschwulst war stets mit der unteren Tubenwand verbunden. Dies führt Orthmann (S. 164) darauf zurück, daß sich das befruchtete Polkörperchen oder die isolierte Blastomere „dem Gesetze der Schwere folgend", in den Schleimhautfalten der unteren Tubenwand einbetteten.

Gegen die Hypothese von Orthmann hat R. Meyer[1] geltend gemacht, daß die anatomischen Momente auch anders gedeutet werden können.

Die kongenitale Blastomerenverlagerung im Sinne von Marchand und Bonnet läßt sich zwanglos mit der Lagerung des Tubenteratoms vereinbaren. Man muß nur bedenken, daß der Müllersche Gang später entsteht als die verlagerte Blastomere. Diese muß zwischen Urnierengang und Coelomepithel liegen, sonst gelangt sie nicht in die Tubenwand, sondern in das Ligamentum latum. Da der Müllersche Gang unmittelbar zwischen Urnierengang und Coelomepithel hindurchzieht, so muß er an der Blastomere unmittelbar vorbeistreichen. Infolgedessen muß auch das Epithel der Tube von vornherein unmittelbar mit der Teratomanlage zusammenhängen. Würde man also das Teratom tiefer in der Tubenwand finden, so wäre eine sekundäre Trennung des Müllerschen Epithels von der Blastomere durch zwischentretendes Bindegewebe erfolgt, — in der gleichen Weise in der ja auch normalerweise die Trennung des Müllerschen Epithels vom Urnierengang und Wolffschen Gang veranlaßt wird.

Die subepitheliale Lage der Tubenteratome wäre also primär und sie spricht gerade deshalb nicht gegen die Blastomerenhypothese Marchands. — Übrigens würde zur Einnistung der isolierten Blastomeren Orthmanns auch noch die Anbahnung einer Vascularisation und Eihautbildung erforderlich sein. Der Aufbau der Tubenteratome gibt aber keinerlei Anlaß, sie von den Teratomen der Ligamente oder von denen der Keimdrüsen abzusondern.

---

[1] Meyer, R., Erg. Path. **9**, 2, 688 f.

Anhang zu den Neubildungen der Tube.
1. Polypen.
Vorbemerkungen.

„Polyp" ist eine rein morphologische, keine histologische Bezeichnung für gewisse lokale umschriebene Hyperplasien oder Geschwulstbildungen (Kaufmann) [1].

Auch in der Tube können die verschiedensten Geschwülste (Myome, Carcinome, Sarkome usw.) gelegentlich die Form von Polypen annehmen.

Neben diesen echten, unter polypöser Form auftretenden Tumoren, wurden in den Tuben mehrfach auch circumscripte polypöse Schleimhautwucherungen beschrieben. Leider sind aber die betreffenden Schilderungen meist so mangelhaft, daß in vielen Fällen ein sicherer Entscheid nicht möglich ist, ob es sich um echte Schleimhauthyperplasien, oder um verdickte (evtl. auch decidual veränderte) Schleimhautfalten handelte.

Geschichte und Kasuistik.

Im Jahre 1852 beschrieb Beck folgende Beobachtung:

Eine 35jährige, seit 7 Jahren steril verheiratete Frau starb an innerer Verblutung infolge von Zerreißung eines im uterinen Teil der rechten Tube befindlichen Eisackes. Bei der Autopsie fand sich die rechte Tube bis zum Eisack gesund. Im Uterus war die Einmündungsstelle beider Tuben nicht erkennbar. In die linke Tube konnte vom Uterus aus eine Sonde eingeführt werden. „Bei der Untersuchung der rechten aber, die bis zur Placenta nur zwei Linien lang verfolgt werden konnte, fand sich in derselben ein von der Schleimhaut ausgehender Polyp (unter dem Mikroskop aus zarten Zellgewebsfäden, Elementar- und Schleimzellen bestehend), welcher diese Röhre beinahe vollständig verstopfte."

Über die Stelle an der sich der Stiel des Polypen befand, ist im Berichte nichts Genaueres mitgeteilt. Auch in der Abbildung läßt sie sich nicht erkennen (Ahlfeld).

Im Jahre 1876 erwähnte Hennig in seiner Monographie über die „Krankheiten der Eileiter usw." (Stuttgart 1876), daß er bei der Untersuchung von 200 Leichen 2mal kleine Polypen fand.

Zwei Jahre später (1878) berichtete Leopold, daß er in einem Falle von interstitieller Gravidität den uterinen Teil der rechten graviden Tube erweitert und „auf ungefähr 1 cm Länge mit 4—5 länglichen Schleimhautpolypen ausgestopft" sah. Eine mikroskopische Beschreibung fehlt.

Ahlfeld, der das Präparat gesehen hatte, betont, daß das Ei sich uterinwärts von den Polypen befand, daß es also „die Polypen bereits passiert" hatte.

Wyder fand 1886 in einem Falle von linksseitiger Tubargravidität die Schleimhaut des intrauterinen Anteiles der linken Tube glatt, „bis auf zwei gestielte polypöse Excrescenzen, von denen die eine, linsengroß, gerade am oberen Rande des Ostium uterinum, noch innerhalb der Tube lag, während die andere, 8 mm lang, 3 mm breit, ebenfalls an der oberen Tubenwand saß, unmittelbar vor der sackartigen Erweiterung der Tube.

---

[1] „Polypus tumor est praeter naturam in naribus oboriens, ex marini polypodis similitudine nomen sortitus, tum quod illius carnem repraesentet, tum quod suo complexu quemadmodum ille captantes ulciscitur nares ipsorum comprehendens". Aeg. lib. 6. cap. 25. Zit. nach Virchow, Geschwulstlehre 1, 10, Fußnote.

Ein mikroskopischer Schnitt durch die obere interstitielle Tubenwand, der den kleinen, den großen Polypen und die dazwischen liegende Tubenmucosa traf, ergab folgendes:

Der kleinere Polyp zeigte kavernösen Bau. Er bestand aus zahlreichen, unregelmäßigen Hohlräumen, die sich als Lymphräume erwiesen. In dem Zwischengewebe zwischen diesen Hohlräumen bemerkte man zahlreiche, ebenfalls stellenweise erweiterte Capillaren. Das Zwischengewebe, dem die drüsigen Elemente vollkommen abgingen, trug den Charakter einer echten Decidua.

Der größere Polyp zeigte ebenfalls kavernösen Bau, doch betraf die Erweiterung vorwiegend die Blutgefäße, während die vorhandenen Lymphräume zwar ebenfalls erweitert waren, aber nicht so bedeutend wie die Blutgefäße. An einzelnen Stellen war es zu Blutextravasaten in die Umgebung gekommen. Das Zwischengewebe bestand teils aus Deciduazellen, teils aus fibrillärem Bindegewebe. Die Deciduazellen waren besonders gut an der Basis des Polypen entwickelt. Die Tubenschleimhaut zwischen den beiden Polypen zeigte keine deciduale Reaktion.

Epikritisch kam Wyder zu der Ansicht, daß man über die Genese des dem Uteruscavum benachbarten kleineren Polypen streiten könne und zwei Möglichkeiten zugeben müsse, nämlich 1. daß ein schon vorhandener Polyp während der Schwangerschaft eine deciduale Umwandlung erfahren hat und 2. daß er als Ausdruck einer polypösen Wucherung der Decidua erst während der Schwangerschaft entstanden ist. Über die Natur des zweiten Polypen könne dagegen kein Zweifel bestehen. „Seine histologische Beschaffenheit (fibrillärer Charakter, namentlich in den oberen Partien) weist klar und deutlich darauf hin, daß derselbe schon vor der Schwangerschaft vorhanden war."

Wyder sieht in seinem Falle in dem (großen, lateralen) Polypen die Ursache der Tubargravidität.

Über polypenähnliche Gebilde, die nicht im Zusammenhang mit einer Tubenschwangerschaft standen, berichtete Lewers (1887). Dieser fand bei einer 50jährigen Frau auf der Innenseite der beiden stark erweiterten Tuben zahlreiche, dunkelrote, feste Gebilde von Erbsen- bis Stecknadelkopfgröße. Einzelne von diesen Gebilden waren polypenähnlich. Eine mikroskopische Untersuchung fehlt.

Auch Olshausen führte [1] in einem Falle von Extrauteringravidität die Ansiedlung des Eies in der Tube auf 3 linsengroße Polypen zurück, die er im Bereiche des ausgedehnten Tubenabschnittes feststellte.

Sänger und Barth schrieben im Jahre 1895: „Bei der Bauart der Tubenschleimhaut sollte man denken, daß polypöse Bildungen derselben häufig vorkommen müßten. Doch ist dies nicht der Fall.

Im Gegenteil, ihr Vorkommen als echte Neubildung analog den Schleimhautpolypen der Cervix, des Corpus uteri ist sogar überhaupt fraglich, sofern es sich in den berichteten Fällen um Pseudo-Polypen, d. h. kolbige, durch chronische Endosalpingitis bedingte Verdickungen, um Decidual-Polypen, d. h. erst in der Schwangerschaft ausgebildete polypoide Auswüchse oder um Papillome gehandelt haben kann."

---

[1] Olshausen, Dtsch. med. Wschr. 1890, Nr 8—10.

Sänger und Barth gaben aber zu, daß der eingehend von Wyder beschriebene Fall doch keinen Zweifel läßt, „erstens, daß in der Tat Polypen der Pars isthmica tubae durch Wegesperrung Ursache von Tubarschwangerschaften werden, zweitens, daß diese Polypen auch nicht decidualer Natur sein können."

Amann fand (1897) „in den über fingerstarken verdickten Tuben, die einem myomatösen Uterus mit Portiocarcinom angehörten, polypöse Schleimhautwucherungen, die nur aus verdicktem Bindegewebe bestanden und mit einschichtigem, enorm „gefaltetem Cylinderepithel" überzogen waren.

Im gleichen Jahre fand Dührssen in einem Falle von linksseitiger Tubargravidität in der linken Tube an der Übergangsstelle des nicht erweiterten in den erweiterten Tubenabschnitt einen erbsengroßen Polypen, der in den erweiterten Tubenabschnitt hineinragte. (Abb. 77).

Der Polyp saß durch einen kurzen, 3 mm breiten Stiel der Tubenwand auf. An seinem oberen Pol fanden sich 3 stecknadelkopfgroße cystische Vorwölbungen. Der Polyp hob

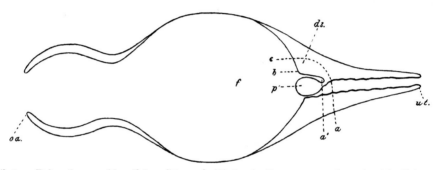

Abb. 77. Fibröser Polyp der graviden Tube. Längsschnitt durch die ganze gerade gestreckte Tube. ut Uterines Tubenende, oa Ostium abdominale, f Fruchthalter, p' Spitze des Polypen, aa' Stiel des Polypen an der vorderen Wand, bc Stück des Fruchthalters mit dz Deciduazellen. Die punktierte Linie ac bezeichnet die Grenze des zur mikroskopischen Untersuchung ausgeschnittenen Stückes. (Aus Dührssen, Arch. Gynäk. 54, Taf. VI.)

sich durch seine rein weiße Farbe scharf von der Umgebung ab und er fühlte sich „so hart wie ein Fibrom" an.

Histologisch bestand der Polyp aus fibrillärem Bindegewebe, das stellenweise eine stärkere Rundzelleninfiltration aufwies. Die Oberfläche des Polypen wurde von stellenweise stark abgeflachtem komprimiertem einschichtigem Zylinderepithel überzogen. Von der Spitze des Polypen senkte sich eine tiefe Epitheleinstülpung in den Bindegewebsstock hinein. Ein anderer, ebenfalls mit Epithel ausgekleideter Spaltraum lag mehr zentral.

Der Stiel bestand aus drüsenähnlichem Gewebe. Von decidualer Reaktion war nichts zu sehen (Abb. 78).

Der Polyp war aus der Tubenschleimhaut hervorgegangen. Dies ergab sich mit Sicherheit daraus, daß zwischen dem Stiel des Polypen und der Tubenmuskulatur „die bis auf die Follikelbildung normale Tubenschleimhaut" lag.

Koblanck begann (1900) in seiner zusammenfassenden Übersicht über die bis dahin veröffentlichten Fälle von epithelialen Neubildungen der Eileiter den Abschnitt „muköse Polypen" mit den Worten: „Polypen der Tubenmucosa sind nur sehr selten beobachtet und meist nur ungenau beschrieben worden."

1901 beschrieb Wettergren bei einem Falle von Tubargravidität einen taubeneigroßen Polypen, der mit einem kleinfingerdicken Stiel von der Tube nahe der Ampulle ausging und mikroskopisch den Bau eines gefäßreichen „Fibromyoms" mit decidualer Zellanhäufung aufwies.

Auch Vignard (1901) und Andrews (1903) fanden bei Tubargraviditäten Polypenbildungen in den Tuben.

Fromme und Heynemann schrieben 1910: „Polypen der Tubenschleimhaut sind jedenfalls sehr selten."

Frankl wies 1914 darauf hin, daß sich gegenüber der Häufigkeit früherer Veröffentlichungen „in der Literatur der letzten Jahre Berichte über Schleimhautpolypen der Tube so gut wie gar nicht mehr" vorfinden.

1915 berichtete L. H. Hoffmann über einen Tubenpolypen von 2 cm Durchmesser, den er in einem Falle von rupturierter linksseitiger Eileiterschwangerschaft gefunden hatte.

Lahm (1920) fand in einem Falle von Salpingitis isthmica nodosa einen Polypen, der von dem subepithelialen Bindegewebe eines Divertikels ausging, das Tubenlumen fast vollkommen verlegte und in einen anderen Seitengang hineinragte. Der Polyp bestand aus typischen Deciduazellen (es war gleichzeitig eine intrauterine Gravidität vorhanden) und er enthielt nur an seiner Basis einige epitheliale drüsige Hohlräume.

R. Meyer (1927)[1] erwähnt, daß er dreimal Tubenpolypen fand. In zwei Fällen handelte es sich um einfache kleine Fibrome, die von

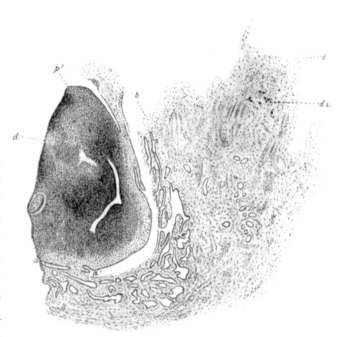

Abb. 78. Längsschnitt durch einen Polypen der Tube und die vordere Tubenwand in der Umgebung des Polypen. p' Spitze des Polypen, aa' Stiel des Polypen, a'p' erhaltener Epithelüberzug des Polypen, adp' degenerierter Epithelüberzug des Polypen, ab' Tubenschleimhaut mit verwachsenen Schleimhautfalten, bc Innenfläche des Fruchthalters, dz Deciduazellen.
(Aus Dührssen, Arch. Gynäk. 54, Taf. VI.)

den Falten der normal gebauten Tubenschleimhaut ausgingen. Im dritten Falle lagen die Verhältnisse so besonders, daß eine nähere Beschreibung notwendig ist.

Bei einer 34jährigen, nie graviden Frau war wegen Blutungen und Schmerzen der Uterus mit den Adnexen exstirpiert worden.

Im Corpus uteri fand sich eine Adenomyosis interna. Beide Tuben waren offen. Die linke Tube setzte mäßig verdickt an dem ebenfalls verdickten Uterushorn an. Das uterine Tubenende war aufgetrieben, seine Wand selbst war aber, wie sich auf Querschnitten herausstellte, nicht auffallend verdickt. In der Tubenlichtung fand sich ein walzenförmiges, 8 mm langes, 5×6 mm im Querschnitt messendes polypöses Gebilde. Das konisch abgestumpfte Ende des Polypen war lateralwärts gerichtet, die Basis wurzelte medianwärts im Uterushorn am interstitiellen Tubenteil.

[1] Meyer, R., Zbl. Gynäk. **1927**, 1486f.

Mikroskopisch zeigte sich, daß die Wurzel des Polypen bis in die Muskulatur des isthmischen Tubenteiles reichte. Es handelte sich also nicht um einen Schleimhautpolypen.

Schon in der Wurzel lag adenofibromatöses Gewebe ringsum eingehüllt in einen breiten Mantel fibroangiomatösen Gewebes. Zwischen der angiofibromatösen Außenzone und dem adenofibromatösen Kern bestand keine scharfe Grenze. Beide Gewebe durchsetzten sich mit unregelmäßigen Ausläufern. Die Oberfläche des Polypen war von Tubenepithel überzogen.

Klinisches.

Die meisten bisher beobachteten Tubenpolypen fanden sich bei Extrauteringraviditäten.

Nur in einigen Fällen (Henning, Lewers, Amann, Lahm, R. Meyer) wurde über Polypenbildung in nichtgraviden Tuben berichtet. In keinem dieser Fälle werden klinische Symptome erwähnt, die sich auf die Polypen hätten zurückführen lassen.

Der Befund von polypösen Gebilden in graviden Tuben legte natürlich den Gedanken nahe, daß die Polypen durch mechanische Behinderung der Eiwanderung die heterotope Nidation des Eies bewirkt hätten.

Die Ansicht wurde zuerst von Breslau (1863) ausgesprochen, der bei linksseitiger interstitieller Gravidität im Cavum uteri unterhalb des linken Tubenostiums einen gestielten orangenkerngroßen Schleimhautpolypen gefunden hatte. Auch Leopold hat auf Grund zweier eigener Beobachtungen, sowie der Fälle von Beck und Breslau, nachdrücklich die Ansicht vertreten, daß hier die Polypen die Ursache der Tubenschwangerschaft waren. Ahlfeld hat (1879) diese 4 Fälle (Beck, Breslau, Leopold 2 Fälle) einer kritischen Sichtung unterzogen. Er gelangte zu dem Ergebnis, daß in keinem dieser Fälle ein ätiologischer Zusammenhang zwischen der Polypenbildung und der Tubargravidität vorhanden war.

Wyder wies dann darauf hin, daß man einen Tubenpolypen nur dann als Ursache einer Tubargravidität ansprechen dürfe, wenn folgende 2 Bedingungen erfüllt sind:

1. Der Tubenpolyp muß unmittelbar an dem Fruchtsack zwischen diesem und dem Uterus liegen,

2. er muß älter sein als die Tubenschwangerschaft, d. h. aus der histologischen Beschaffenheit des Polypen muß hervorgehen, daß der Polyp schon vor der Schwangerschaft vorhanden war.

Dührssen kommt in einer eingehenden kritischen Sichtung der bis dahin beobachteten Fälle [Beck, Breslau, Leopold (2 Fälle)] Olshausen, Wyder, Dührssen) zu dem Schlusse, daß nur der Fall von Wyder und seine eigene Beobachtung diesen strengen Anforderungen genügten.

Entsprechend dieser geringen Zahl von Fällen, in denen Tubenpolypen zu einem Hindernis für den Eitransport wurden, wird diesen Gebilden heute keine große Rolle in der Ätiologie der Tubargravidität zuerkannt.

So schreibt Werth in v. Winckel, Bd. 2, S. 859: „Es braucht bei der Würdigung der Tubenpolypen als mögliche Ursache der ektopischen Eieinpflanzung gar nicht einmal die verschiedentlich aufgeworfene, für die meisten der beschriebenen Fälle wohl zu verneinende Frage in Betracht gezogen zu werden, ob nicht die polypösen Wucherungen erst nachträglich unter dem Reize der bereits begonnenen Schwangerschaft entstanden seien. Dagegen weist das Vorhandensein solcher umschriebenen Wucherung der Schleimhaut auf die Möglichkeit gleichzeitigen Bestehens einer diffusen entzündlichen Erkrankung der Tubenschleimhaut hin. Es würde demnach mit dem grob mechanischen Einflusse des Polypen noch ein anderer, vielleicht wichtigerer, ursächlicher Faktor konkurrieren." Die Möglichkeit des schon längeren Bestehens einer Erkrankung scheint Werth besonders in dem Falle von Olshausen gegeben zu sein, weil hier auch noch andere polypöse Bildungen sowohl auf der uterinen Decidua, wie auf der Zervixschleimhaut gefunden wurden.

Auch Veit nimmt in dem Döderleinschen Handbuch eine reservierte Stellung in der Frage nach der ätiologischen Bedeutung allenfallsiger Tubenpolypen für die Frage einer tubaren Nidation des Eies ein. Er schreibt S. 334, daß er an sich gewiß geneigt sei, diese Veränderung nicht als völlig gleichgültig hinzustellen, doch würde er vielmehr geneigt sein, ihre Bedeutung darin zu erblicken, „daß sie das Bestehen oder besser Überstandensein eines chronischen Katarrhes erweisen oder nur durch den Katarrh bedeutungsvoll werden."

Frankl hat sogar 1914 bei der Erörterung des Zusammenhanges zwischen Tubenpolypen und Extrauteringravidität die Frage aufgeworfen, „ob in den beschriebenen Fällen tatsächlich Polypen vorlagen und nicht bloß höhere und dickere Falten."

Anhang.
Polypöses Ektropium der Tubenschleimhaut in Scheidennarben.

Schönheimer hat im Jahre 1893 darauf aufmerksam gemacht, daß nach vaginaler Exstirpation des Uterus die Schleimhaut der zurückgelassenen Tuben in die Scheide prolabieren und polypöse Wucherungen in der Scheidennarbe bilden kann.

Seine erste Beobachtung machte Schönheimer bei einer Patientin, der der Uterus wegen Plattenepithelcarcinoms der Portio unter Zurücklassung der Tuben exstirpiert worden war. $3\frac{1}{2}$ Monate später stellte sich die Frau wieder vor. Bei dieser Gelegenheit wurden im Scheidengrunde weiche, walnußgroße rote Wucherungen festgestellt, die pilzartig aus der Narbe hervorquollen.

Der erste Gedanke war, daß es sich um ein Carcinomrezidiv handle. Auffallend war allerdings, daß jede Infiltration in der Umgebung der Geschwulst fehlte.

Die mikroskopische Untersuchung der entfernten Stückchen ergab, daß diese aus jungem Granulationsgewebe, älterem Bindegewebe und glatter Muskulatur bestanden. Die Oberfläche war mit einem einschichtigen Cylinderepithel bedeckt. Dieses bildete „drüsenartige Duplikaturen", „die bald in dichten Haufen beieinander standen, bald durch größere Zwischenräume voneinander getrennt waren."

Dieses Bild ließ sich nicht für die Annahme eines Carcinomrezidives verwerten. Ganz abgesehen von der Regelmäßigkeit der Drüsenbildungen und dem Fehlen aller Anzeichen einer gesteigerten Epithelproliferation sprach der Umstand gegen die Annahme eines Rezidives, daß sich in den Wucherungen nur Cylinderepithel fand, während der ursprüngliche Tumor ein Plattenepithelcarcinom gewesen war.

Die Deutung des Präparates machte zunächst um so größere Schwierigkeiten, als kurze Zeit darauf wieder eine Patientin — ebenfalls nach Uterusexstirpation wegen Plattenepithelcarcinoms der Portio — mit ganz dem gleichen Befund kam.

Erst als sich eine dritte Patientin einstellte, bei der ganz ähnliche Granulations-
wucherungen im Anschluß an die Exstirpation eines myomatösen Uterus aufgetreten
waren, wurde der Gedanke an eine Rezidiv endgültig aufgegeben.

Bei der näheren Betrachtung der anatomischen Verhältnisse unmittelbar nach der
Operation fiel dann Schönheimer auf, daß die beiden Tubenenden in die Wunde hineinragten, daß die Tubenschleimhaut aus dem Querschnitte hervorquoll und genau die Farbe
und das Aussehen der Wucherungen hatte.

Die Entstehung dieser Wucherungen erklärte sich Schönheimer dann so,
daß der uterine Teil der Tube bei offener Scheidenwunde in diese einheilt. In der,
per secundam sich schließenden, Wunde kommt es dabei zu einer umfangreichen Bildung von
Narbengewebe. Wenn dieses später schrumpft, erleidet das offene Tubenlumen einen allseitig einwirkenden peripheren Zug und dadurch ziehen sich die äußeren Teile der Tube
zurück, während die Tubenschleimhaut mehr und mehr nach außen vorgestülpt wird. „Die
granulationsähnlichen Wucherungen stellen also ein Ektropium der Tube dar, welches dann zustande kommt, wenn ihr Querschnittslumen in die Scheidenwunde einheilt"(Schönheimer).

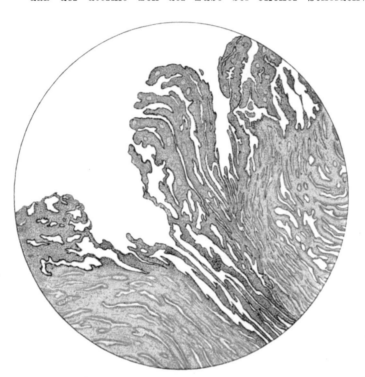

Abb. 79. Längsschnitt durch das Fimbrienende einer in die Vagina ver-
lagerten Tube. Die Tubenschleimhaut ist um die freie Kante des
Fimbrientrichters herum auf die Serosaseite hinausgewachsen.
(Aus A. Mayer, Mschr. Geburtsh. 42.)

Bald nach der Veröffent-
lichung von Schönheimer berichtete auch Pasteau (1894)
über die Bildung von Tuben-
schleimhautpolypen („Polype
muqueux de la trompe utérine") in der Scheidennarbe nach vaginaler Uterusexstirpation.

Eine weitere Beobachtung wurde von J. H. Ferguson und J. Young veröffentlicht.

Bei einer 47jährigen Patientin fanden sich 4 Wochen nach der vaginalen Exstirpation
des Uterus wegen Cervixcarcinoms im Scheidengewölbe zwei weiche blutende Gebilde.

Bei der mikroskopischen Untersuchung boten diese das Bild eines zottigen Papilloms:
sie bestanden aus einem ödematösen, stellenweise blutig imbibierten Bindegewebe mit
erweiterten Gefäßen, das von einer einschichtigen Lage platter oder kubischer Zellen
überzogen wurde.

Ferguson und Young, die anscheinend die Veröffentlichungen von Schönheimer
und Pasteau nicht kannten, stellten in ihrem Falle folgende Erwägungen an: „Auf den ersten
Blick gewann man den Eindruck, daß es sich um Tubenschleimhaut handelte, die in das

Scheidengewölbe prolabiert war. Die Beziehungen der Wucherungen zu der Scheidennarbe schienen für diese Annahme zu sprechen. Andererseits fand sich in den Gebilden aber kein Lumen und auch die Anordnung des Epithels widersprach einer so einfachen Erklärung (,,There is no evidence, however, of a lumen in the outgrowths and the arrangement of the epithelium is such as to negative such a simple explanation"). Das Epithel ist unregelmäßiger als in der Tube und auch die Faltenbildungen zeigen nicht die ,,einfache Anordnung", wie sie sich im uterinen Teil der Tube findet. Ferguson und Young erörterten dann die Frage, ob es sich nicht vielleicht um eine papilläre Neubildung handeln könnte, die erst aus der Tubenschleimhaut entstanden ist. Diese Möglichkeit lehnten sie aber ab,

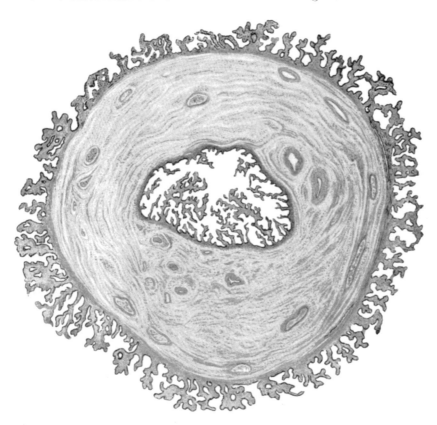

Abb. 80. Querschnitt durch die Tube. In der Mitte das Tubenlumen, auf der Serosaseite ein Kranz von Wucherungen mit dem Aussehen der Tubenschleimhaut. (Aus A. Mayer, Mschr. Geburtsh. 42.)

da das Epithel, das die Wucherungen überzog, nicht zylindrisch und flimmernd, sondern abgeplattet bis kubisch war. Andererseits sprach aber die Einschichtung des Epithels gegen eine Abstammung der Gebilde von der Scheidenschleimhaut.

Schließlich kamen Ferguson und Young aber doch zu dem Schlusse, daß es sich in ihrem Falle um papilläre Wucherungen des medialen Tubenabschnittes handle, da wo dieser bei der Exstirpation des Uterus durchschnitten wurde. (,,On the whole, it would seem, that we are dealing with papillomata, simple in nature, derived from a local overgrowth of the mucosa of the inner ends of the tubes, where they have been cut across in the process of detachment of the uterus").

Ganz besonders beweisend für die Entstehung derartiger Wucherungen aus der Tubenschleimhaut ist eine Beobachtung, die August Mayer in einem Falle machen konnte, in dem Sellheim zum Zwecke der Sterilisierung das abdominale Drittel der Tuben durch eine schlitzförmige Öffnung im hinteren Scheidengewölbe in die Vagina verlagert hatte. 3 Jahre nach der Operation fand man bei der Nachuntersuchung die Tuben verdickt und vergrößert. An einem mikroskopischen Längsschnitt sah man die Tubenschleimhaut um die freie Kante des Fimbrientrichters herum auf die Serosaseite hinausgewachsen (Abb. 79).

Auf dem Querschnitt fand sich dementsprechend die Tubenoberfläche von einem Kranz tubenschleimhautähnlicher, epitheltragender Papillen besetzt (Abb. 80).

2. Xanthomatöse Granulome.

Alle xanthomatösen Bildungen ($\xi\alpha\nu\vartheta\delta\varsigma$ gelb) sind makroskopisch durch ihre gelbe Farbe, mikroskopisch dadurch charakterisiert, daß sie aus sogenannten Schaumzellen (Xanthomzellen) bestehen. Die Schaumzellen sind große, helle Zellen, deren Protoplasma infolge der Einlagerung von doppelbrechenden Fetten — hauptsächlich Cholesterinfettsäureestern — einen wabigen Bau zeigt.

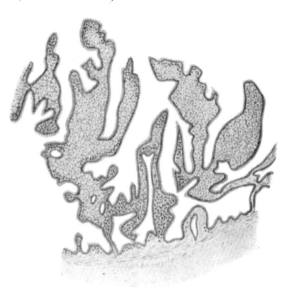

Bis vor kurzem nahm man an, daß es echte „blastomatöse" Xanthome gebe und daß diese eine ganz bestimmte, scharf umrissene Geschwulstart der Bindegewebsreihe darstellten. Kirch hat aber gezeigt, daß das sogenannte „Xanthom" „keine bestimmte einheitliche Blastomart" ist, sondern daß „echte Blastome der allerverschiedensten Art und Lokalisation xanthomatös sein können". Jede beliebige Geschwulst kann dadurch, „daß irgendwelche bindegeweblichen, endothelialen, adventitiellen, retikulären oder epithelialen Zellen sich durch Fetteinlagerung zu Schaumzellen umwandeln", zu einem Xanthom werden.

Abb. 81. Stark verdickte Tubenfalten mit Xanthomzellen. (Aus Daniel u. Babès, Presse méd. 1923, 1073.)

Man kann demnach heute nicht mehr von „blastomatösen Xanthomen", sondern nur noch von „xanthomatösen Blastomen" sprechen (Lubarsch, Kirch).

Neben den xanthomatösen Blastomen gibt es aber noch andere xanthomatöse Bildungen, die ebenfalls als solitäre Geschwülste auftreten, die aber nicht zu den echten Geschwülsten, sondern nur zu den entzündlichen Granulationsbildungen zu rechnen sind. Man bezeichnet diese Gebilde als xanthomatöse (xanthomatische) Granulome (Seyler, Kirch).

Außerdem werden tumorartige xanthomatöse Bildungen beobachtet bei gewissen Erkrankungen, wie Diabetes mellitus, Ikterus, Nierenleiden usw. (symptomatische Xanthome, Xanthelasmen).

Endlich gibt es mehr diffuse Ansammlungen von xanthomatösem Gewebe (Xanthomatose). Derartige Bildungen finden sich bekanntlich nicht so selten in alten Pyosalpingen (Pick, Schmincke, Arndt).

Blastomatöse Xanthome der Tuben sind bis jetzt noch nicht beschrieben worden.

Daniel und Babès berichteten zwar über 3 Fälle von „Xanthom" der Tuben und sie wollten allem Anschein nach die von ihnen beschriebenen Bildungen als echte Geschwülste angesprochen wissen. Da es aber den Begriff des blastomatösen Xanthoms heute überhaupt nicht mehr gibt und da sich auch, wie aus der nachfolgenden Beschreibung hervorgeht, eine xanthomatöse Umwandlung irgendwelcher anderer Tumoren ausschließen läßt, so werden die von Daniel und Babès beschriebenen Gebilde wohl am besten als xanthomatöse Granulome bezeichnet.

Daniel und Babès fanden bei der Untersuchung zahlreicher Tuben mit salpingitischen und perisalpingitischen Veränderungen in 3 Fällen xanthomatöse Bildungen.

In dem einen Falle handelte es sich um einen gut bohnengroßen Tumor, der auf der Oberfläche der Tubenampulle saß, in einem zweiten Falle fand sich am freien Rande der Tube vom uterinen bis zum abdominalen Ende eine Reihe von kleinen gelblichen Knoten.

Mikroskopisch bestanden die Tumoren aus (30—60) großen polyedrischen oder rundlichen Zellen, die ohne Zwischensubstanz dicht aneinander lagen und so einen durchaus plattenepithelähnlichen Eindruck machten. Das Protoplasma war nur schwach gefärbt und es erschien fein granuliert; bei der Färbung mit Scharlachrot nahm es den für Lipoide charakteristischen gelbroten Ton an und ferner fanden sich in ihm fast immer Cholesterinkrystalle. Der große, meist zentral gelegene, rundliche bis ovale Kern erschien gleichmäßig gefärbt, ohne Andeutung eines Chromatingerüstes. Ein Kernkörperchen war nicht nachzuweisen (Abb. 82).

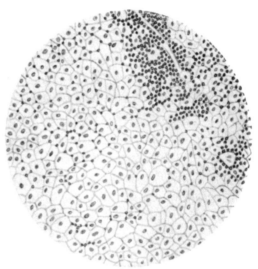

Abb. 82. Schnitt durch einen kleinen xanthomatösen Tumor an der Oberfläche des Tubenpavillons. (Aus Daniel u. Babès, Presse méd. 1923, 1073.)

In einem dritten von Daniel und Babès beobachteten Falle fiel makroskopisch nur die hellgelbe Verfärbung der Schleimhaut und die ganz außerordentliche Schwellung der Tubenfalten auf.

Im mikroskopischen Bilde zeigte sich, daß die Verdickung der Tubenfalten durch Xanthomzellen bedingt war. Das bindegewebige Stroma der Falten war vollkommen durch Xanthomzellen ersetzt. Das die Falten überziehende Cylinderepithel war erhalten. Die nicht xanthomatös veränderten Falten waren mit Lymphocyten und Plasmazellen infiltriert (Abb. 81).

Das in den Tubenfalten gelegene Xanthomgewebe zeigte histologisch den gleichen Aufbau wie die xanthomatösen Bildungen an der Oberfläche der Tube.

In allen Fällen fanden sich neben den Xanthomzellen auch Gefäße in wechselnder Menge. Diese waren meist von Lymphocyten umgeben, doch lagen auch sonst im Xanthomgewebe regellos zerstreut lymphocytäre Infiltrate.

Von den xanthomatösen Bildungen[1], wie sie zuerst von Pick in Pyosalpingen

---

[1] Daniel und Babès sprechen von „pseudoxanthomatösen" Bildungen.

beschrieben wurden, unterschieden sich diese Gebilde — nach Daniel und Babès — dadurch, daß sie circumscripte Tumoren bildeten, während das pseudo-xanthomatöse Gewebe nur in der Form einer diffusen Infiltration der Gewebe auftritt. Ferner finden sich die pseudo-xanthomatösen Bildungen nur in der Wand von Pyosalpingen oder in Wandabscessen, nicht aber auf der Oberfläche der Tube.

Die Marchandschen Nebennieren unterscheiden sich von den Xanthomen einmal dadurch, daß sie hauptsächlich im Ligamentum latum sitzen, ferner zeigen in ihnen die Zellen die charakteristische Anordnung in eine Zona glomerulosa, fasciculata und reticularis. Dieser charakteristische Aufbau fehlt den Xanthomen vollkommen; die Zellen liegen ohne besondere Anordnung (,,sans aucune disposition particulière) nebeneinander.

Auch eine Verkäsung der Schleimhaut bei Tuberkulose kann makroskopisch unter Umständen xanthomatöse Bildungen vortäuschen.

Mikroskopisch findet man Tuberkelknötchen und nekrotische Massen, die in den Xanthomen vollkommen fehlen.

Ebenso können Xanthome der Tuben makroskopisch mit Lipomen verwechselt werden. Die Differentialdiagnose gründet sich darauf, daß die Zellen in Lipomen rund sind, Fett enthalten, daß ihr Kern abgeplattet ist und sich stets an der Peripherie befindet.

Die Xanthome der Tubenschleimhaut können unter Umständen auch mit Carcinomgewebe [1] verwechselt werden. Diese Verwechslung ist umso leichter möglich, als ja auch die Xanthome einen rein epithelialen Aufbau zeigen.

Nach Daniel und Babès wird die xanthomatöse Natur der Zellen aber dadurch erwiesen, daß sie mit Scharlachrot eine diffuse gelbrote Färbung annehmen und in ihrem Protoplasma Cholesterinkrystalle enthalten.

Die Entstehung der Xanthome in der Tube führen Daniel und Babès darauf zurück, daß gerade bei Salpingitis die 2 Hauptbedingungen für die Entstehung von Xanthomen, nämlich Lymphstauung (la stase lymphatique) und lokale Hypercholesterinämie häufig vorhanden sind. ,,La première est due au processus inflammatoire et la deuxième est liée a la pérsence frequente dans l'ovarie de formations lutéiniques qui, comme on le sait, contiennent de grandes quantités de choléstérine".

3. Cysten.

Zu den Cysten der Tube muß, streng genommen, auch die cystische Erweiterung des Tubenlumens, die Saktosalpinxbildung, gerechnet werden. In der Tat zählte noch Virchow den Hydrops tubae zu den Geschwülsten im weiteren Sinne. Seitdem man aber die ausschließlich entzündliche Genese dieser Bildungen erkannt hat, werden sie allgemein bei den Entzündungen der Tube besprochen.

Das Gleiche ist der Fall bei gewissen Cystenbildungen, die sich, ebenfalls im Anschluß an Entzündungen, in der Tubenschleimhaut bilden, die sog. Salpingitis pseudofollicularis (A. Martin und Orthmann). Auch hier kommt es, durch Sekretstauung in abgeschnürten Hohlräumen zwischen den Tubenfalten, gelegentlich zur Bildung meist kleinerer, gelegentlich aber auch bohnengroßer (v. Winkel) Cysten, die von kubischem Epithel ausgekleidet sind.

---

[1] Daniel und Babés sprechen von ,,papillomes de la trompe", meinen damit aber, allem Anschein nach, das Carcinom.

Scheidet man diese beiden Formen — die Saktosalpingen und die Cystenbildung bei Salpingitis pseudofollicularis — aus, dann bleibt noch eine Reihe von cystischen Bildungen an den Tuben und in ihrer unmittelbaren Umgebung übrig.

Es handelt sich hier um Bildungen, die nach Häufigkeit, Sitz, Bau und Entstehung große Verschiedenheiten aufweisen. Dementsprechend herrscht auch über die Nomenklatur und über die Einteilung dieser Gebilde heute noch keine Einigkeit.

Sie mögen deshalb zunächst rein äußerlich eingeteilt werden in

1. Serosacysten,
2. die übrigen Cysten der Tuben.

Serosacysten.

Die Serosacysten sind kleine, hanfkorn- bis erbsengroße, mit einem klaren, durch scheinenden Inhalt gefüllte Gebilde. Am häufigsten findet man sie jenseits des Klimakteriums, doch sind sie auch bei Frauen im mittleren Alter nicht selten, dagegen finden sie sich nie bei jungen Mädchen und Neugeborenen.

Ihre Zahl ist sehr verschieden; teils finden sie sich nur vereinzelt, teils kommen sie gehäuft vor. Schickele konnte bei einer 63jährigen Frau an den Adnexen der einen Seite etwa 30 kleine Cysten zählen, A. Mayer[1] fand eine gravide Tube und die angrenzenden Teile des Ligamentum latum besät mit Zellknötchen.

In der Regel sitzen die Cysten und Knötchen auf der Serosa an der Hinterseite der Tuben und des Ligamentum latum (R. Meyer, eigene Beobachtung). Ferner liegen sie meist in den lateralen Partien der Ala vespertilionis, „selten in der Nähe des Uterus" (Schickele). Auf der Oberfläche des Uterus selbst sah Schickele nie Serosacysten. Wir selbst konnten aber in einem Falle von klimakterischen Blutungen bei einer beginnenden Adenomyosis der Uterusinnenfläche an der Hinterwand der Cervix uteri zahlreiche Serosacysten feststellen.

Geschichtliches.

Die Serosacysten an den Tuben „haben das Schicksal, häufig entdeckt und sehr verschiedenfach gedeutet zu werden" (R. Meyer 33, 444).

Virchow (1, 262) wies darauf hin, daß schon Joh. Friedr. Meckel[2] die Serosacysten erwähnte.

Im Jahre 1854 beschrieb Wedl[3] bei den Eierstockscysten papillöse Zellgewebsneubildungen auf dem Peritoneum und ihren Übergang zu epithelialen Cysten. Es ist aber nicht klar, wie seine Befunde heute zu deuten sind (R. Meyer).

Rokitansky[4] schrieb in seinem Lehrbuch der pathologischen Anatomie (Bd. 3, S. 442. Wien 1861):

„Zu den an der Tuba und ihrer Nachbarschaft, d. i. an und im Ligamentum latum vorkommenden Cysten gehören:

---

[1] Virchows Arch. 171, 447. [2] Meckel, Joh. Friedr., Path. Anat. 2, 2, 145.

[3] Wedl, Grundriß zur pathologischen Histologie. Wien 1854.

[4] In Rokitansky, Handbuch der allgemeinen pathologischen Anatomie, Wien 1846, findet sich noch keine Angabe über die Serosacysten der Tube!

a) die Hydatis Morgagni . . . . . .

b) Cysten — hervorgegangen aus abgeschnürten Anteilen der Schläuche des Parovariums . . . . . .

c) Cysten, die sehr oft in sehr großer Anzahl auf dem Ligamentum latum, und zwar besonders an den Tuben und in ihrer Nähe und auch an den Ovarien sitzen, meist nur klein — mohnkorn- bis hanfkorn- und erbsengroß — sind, und gewöhnlich eine colloide Feuchtigkeit enthalten. Die kleinsten erscheinen als zarte Bläschen, die aus einer faserigen Bindegewebskapsel bestehen und mit nucleusartigen Körperchen angefüllt sind. — Sie kommen nur in der reiferen und vorgerückten Lebensperiode vor, und stehen durchaus in keiner Beziehung zu dem Parovarium."

Auch Virchow[1] erwähnt, daß sich außer der Morgagnischen Hydatide und den Cysten „in der Gegend des früheren Wolffschen Körpers, des sog. Nebeneierstockes" „häufig ganz in der Nähe noch eine Art meist sehr kleiner, hanfkorn- bis erbsengroßer Blasen" findet. „Sie sind wahrscheinlich als Neugebilde zu betrachten, zumal da sie oft Flimmerepithel enthalten, von dem man nicht weiß, daß irgendeiner dieser Teile normal damit ausgestattet ist" (S. 264).

Im Jahre 1870 sprach Waldeyer (Eierstock und Ei, S. 128) die Vermutung aus, daß „die zahlreichen Cystchen des Ligamentum latum, die sich ebenso häufig in der Gegend des Parovarium als weit von demselben entfernt finden, vielleicht zurückzuführen sind auf versprengte und abgekapselte Reste des Keimepithels, das ja, wie auch das Epithel der wahren und accessorischen Müllerschen Gänge, in letzter Linie umgewandeltes Peritonealepithel ist."

Werth machte 1887 auf epitheliale, mit der Serosa zusammenhängende Stränge und Nester aufmerksam, die er an graviden Tuben fand. Er sprach diese epithelialen Bildungen als gewuchertes Peritonealepithel an.

Im gleichen Jahre sah Walker[2] — ebenfalls bei Tubargravidität — subseröse Spalten, die mit kubischem und zylindrischem Epithel ausgekleidet waren[3]. Walker glaubte eine direkte Einmündung von Blutgefäßen in diese Spalträume feststellen zu können. Unter dem Eindruck der Untersuchungen von Walker sprach Dobbert (1891)[4] die kleinen, mit zylindrischen oder kubischen Zellen bekleideten Hohlräume, die auch er unter der Serosa gravider Tuben fand, als Lymphgefäßendothelien an. Auch die Übergangsbilder von diesen Cysten zu soliden Zellgruppen führte er auf eine Wucherung der Lymphgefäßendothelien zurück.

Im Jahre 1896 erwähnte Fabricius[5] in seiner Arbeit über „Cysten an der Tuba, am Uterus und dessen Umgebung", daß Paltauf, dem Fabricius seine Präparate vorgelegt hatte, die Vermutung ausgesprochen hatte, „daß es sich hier möglicherweise um eine Wucherung des Keimepithels handelt, das vom Ovarium ausgehend, die Tubenserosa in Form von Streifen und Inseln überzog."

---

[1] Virchow, Die krankhaften Geschwülste I. Berlin: August Hirschwald 1863. S. 262.

[2] Walker, Virchows Arch. 107, 72.

[3] Die folgenden Ausführungen zum Teil aus R. Meyer, Virchows Arch. 171, 443 (1903) entnommen. Hier auch Literatur.

[4] Dobbert, Virchows Arch. 123, 103 (1891).   [5] Fabricus, Arch. Gynäk. 50, 383.

Ries [1] hat 1897 subseröse, mit einfachen und mehrfachen Epithelreihen bekleidete Cysten beschrieben und sie auf das Peritonealepithel zurückgeführt. Von diesen Bildungen trennte er aber epithelbekleidete Spalten ab, die er zwischen der Tubenserosa und aufgelagerten Pseudomembranen fand und von denen er zuweilen solide Epithelausläufer zungenartig in die Tubenwand eindringen sah.

Fittig [2] führte die subserösen Cysten am Ligamentum latum und an den Tuben, ebenso wie die ganz ähnlichen Bildungen am Hoden und Nebenhoden, auf embryonal verlagertes Keimepithel zurück. Er glaubte aber auch die Möglichkeit einer Versprengung von Nebennierengewebe zulassen zu müssen.

Für eine ausschließliche Genese der Knötchen aus versprengtem Nebennierengewebe sprach sich Rossa (18) (1898) aus, nur nahm er an, daß sich dieses im Zustande der regressiven Metamorphose befinde.

v. Franqué (11) (1898) fand auf der Mesosalpinx isolierte Inseln von Zylinderepithel und geschichtetem Plattenepithel und von diesem ausgehend subseröse Plattenepithelcysten.

Kleinhans führte die soliden Epithelknötchen und Cysten auf das Serosaendothel zurück. Kleinhans zitiert ohne Quellangabe Sappey, der die kleinen Cysten auf der Tube für transplantierte Ovula hielt und Pilliet, der wiederholt Plattenepithel fand und dieses als „Reste des Rosenmüllerschen Organes" auffaßte.

1901 beschrieb v. Franqué wieder subseröse Plattenepithelcysten auf der Tube und der Mesosalpinx und er hielt — wegen des von ihm nachgewiesenen Zusammenhanges — ihre Entstehung aus dem Peritonealendothel für sicher.

Im gleichen Jahre (1901) sprach sich Pick [3] dahin aus, daß es sich um neu entstandenes jugendliches Nebennierengewebe handle infolge „gestörter Funktion des Hauptorgans."

Schickele hat (1902) die Cysten und soliden Knötchen vom Keimepithel abgeleitet. Im Gegensatz zu Fittig suchte er aber den Ausgangspunkt nicht in embryonalen Resten des Keimepithels, sondern er nahm an, daß — unter Einfluß einer Entzündung — das Keimepithel vom Ovarium auf das Ligamentum latum hinübergewuchert sei.

R. Meyer hat dann (1903) alle die verschiedenen Hypothesen einer kritischen Sichtung unterzogen und auf Grund eingehender eigener Untersuchungen den Nachweis erbracht. daß diese Cysten aus anfangs soliden Wucherungen des Peritonealepithels hervorgehen.

Entstehung und Bau der Serosacysten.

Die histogenetische Deutung der Serosacysten hat also im Laufe der Zeit sehr gewechselt. Die verschiedenen Ansichten, die über die Entstehung dieser Gebilde aufgestellt wurden, lassen sich kurz dahin zusammenfassen:

Die Serosacysten wurden zurückgeführt:

1. auf verlagertes Keimepithel, und zwar

    a) auf embryonal versprengtes Keimepithel (Fittig),

    b) auf postembryonal gewuchertes Keimepithel (Schickele).

---

[1] Ries: J. of exper. Med. **2**, Nr 4 (1897).

[2] Fittig: Die Cysten des Hodens. Inaug.-Diss. Straßburg 1897.

[3] Pick: Arch. Gynäk. **64**, 678.

2. auf versprengtes Nebennierengewebe, und zwar
   a) auf Nebennierengewebe im Zustand der regressiven Metamorphose (Rossa),
   b) auf jugendliches Nebennierengewebe, das infolge gestörter Funktion des Hauptorgans neu entstanden ist (Pick).
3. auf Lymphgefäßendothelien (Dobbert 1891).
4. auf das Peritonealepithel (Werth 1887, Ries •1897, v. Franqué 1898, 1901, R. Meyer).

Die **Keimepithelhypothese** ist für die subserösen Cysten — nicht für die soliden Epithelknötchen — von Waldeyer (Eierstock und Ei. Leipzig 1870) aufgestellt und von Fabricius[1] aufgenommen worden.

Fittig und Schickele haben auf diese Hypothese zurückgegriffen. Fittig hat nur das embryonale Keimepithel zur Deutung der Knötchen, die er hauptsächlich auf der Tube fand, herabgezogen.

Die Hypothese von Fittig erledigt sich dadurch, daß ihr Autor den Begriff des Keimepithels falsch aufgefaßt hat. Fittig nimmt nämlich an, daß auch das Epithel an der lateralen Seite der Urniere, aus dem der Müllersche Gang entsteht, zum Keimepithel gerechnet würde. Das ist aber nicht richtig (R. Meyer).

Schickele dagegen dachte an eine postembryonale Keimepithelverlagerung vom Ovarium her. Er begründete seine Ansicht damit, daß „man die Knötchen vorwiegend auf der Hinterfläche des Ligamentum latum und der Tuba findet."

Dagegen hat R. Meyer eingewendet, daß die Knötchen auch vorne an der Tube vorkommen, und daß sie in einem seiner Fälle sogar gleichmäßig alle Seiten der Tube besetzt hielten.

Die Vorliebe der Knötchen für die Dorsalseite der Tube erklärt sich nach der Ansicht von R. Meyer am einfachsten aus dem Überwiegen der Adhäsionen an der hinteren Seite der Tuben und Ligamente. Wollte man das Keimepithel beschuldigen, dann müßte man entweder annehmen, daß nur an den Berührungsstellen zwischen Ovarium und Tube oder Ligament Zellen implantiert würden, oder daß die vom Ovarium losgestoßenen Keimepithelien sich anderweitig ansiedelten. Im ersten Falle dürften die Zellknötchen nur an den genannten Berührungsstellen, im anderen könnten sie ebensogut am Darm, am Uterus und überhaupt überall vorkommen.

Die von Schickele an einem Ovarium gesehenen kleinen Haufen polygonaler Zellen und der Übergang von kubischem in mehrschichtiges Epithel ist nach R. Meyer möglicherweise darauf zurückzuführen, daß ein teilweiser Flachschnitt kubischen Epithels eine Mehrschichtung vorgetäuscht hat. Selbst wenn es sich aber auch um eine tatsächliche Mehrschichtung des Epithels gehandelt haben sollte, dann würde dies immer noch nicht die Fähigkeit des Keimepithels „Zellknötchen in der Tiefe zu bilden" beweisen.

Weiter hat Schickele darauf hingewiesen, daß er Knötchen in den Adhäsionen zwischen Ovarium und Ligamentum latum gefunden hat. Dagegen hat R. Meyer eingewendet, daß derartige Knötchen auch in Adhäsionen gefunden werden, an denen das Ovarium nicht beteiligt ist. Ferner ist es bisher noch nie gelungen, in Adhäsionen zwischen dem Ovarium einerseits, dem Darm oder parietalen Beckenperitoneum andererseits der-

---

[1] Fabricius: Arch. Gynäk. 50.

artige Zellknötchen nachzuweisen. Dies müßte aber der Fall sein, wenn dem Keimepithel überhaupt die Fähigkeit zuständc, Epithelknötchen zu produzieren.

Ein weiterer Grund, der sich nach R. Meyer gegen die Keimzellenhypothese anführen läßt, ist der, daß sich ganz analoge Epithelknötchen und Cysten auch beim Manne zwischen Hoden und Nebenhoden finden. Eine derartige Mehrschichtung und Plattenepithelbildung des Serosaendothels läßt sich gelegentlich schon beim Neugeborenen nachweisen, aber stets nur unter den Zeichen eines pathologischen oder wenigstens abnormen Zustandes. Die Tatsache, daß bei neugeborenen Knaben derartige Epithelknötchen vorkommen, bei Mädchen dagegen nicht, ist auffallend. R. Meyer [1] führt diese Erscheinung darauf zurück, „daß im Scrotalsack der Knaben oftmals abnorme Zustände, welche die Verklebung der serösen Hoden- und Nebenhodenoberfläche bedingen, das Endothel derselben zur Wucherung prädisponieren". Da nun auch schon beim Neugeborenen diese Knötchen eine große Neigung zum cystischen Verfall haben, so ist nicht anzunehmen, daß die im späteren Alter gefundenen soliden Epithelknötchen schon bei der Geburt vorhanden gewesen sind. „Beim männlichen Geschlecht wird nun niemand daran denken, daß etwa nachträglich Keimzellen des Hodens noch die Tunica albuginea durchwandern könnten, um an die Serosa zu gelangen, und Fittig selbst erörtert auch gar nicht diese Möglichkeit, und deshalb kommen für das männliche Geschlecht die Keimzellen überhaupt nicht in Betracht. Wenn wir also beim Manne unbedingt genötigt sind, das Serosaepithel selbst als den Mutterboden der subserösen Zellknötchen anzusehen und diese mit den beim weiblichen Geschlecht an homologer Stelle gefundenen und morphologisch identifizieren, so ist das ein letzter, aber jedenfalls nicht unwichtiger Grund, die Knötchen aus der Tube und im Ligamentum latum ebenfalls auf das Serosaendothel zurückzuführen" (R. Meyer).

Nebennierenhypothese: Rossa hatte die Epithelknötchen als versprengtes Nebennierengewebe erklärt, das sich in regressiver Metamorphose befindet. Da nun die Epithelknötchen gefäßlos sind, so machte Rossa die durchaus unbewiesene Annahme, daß das Gefäßnetz obliteriere.

Pick [2] hatte die Epithelknötchen als neu entstandenes, jugendliches Nebennierengewebe angesprochen, entstanden als Ersatz bei gestörter Funktion des Hauptorgans.

Gegen diese Hypothese läßt sich mit Robert Meyer einmal einwenden, daß die Epithelknötchen keine Gefäße besitzen. Robert Meyer hat darauf hingewiesen, daß die von Pick als Gefäßquerschnitte angesprochenen Hohlräume zum Teil Zellvakuolen mit wandständigem plattgedrücktem Kern gewesen sein mögen. Auch die von Pick als Gefäßendothelien bezeichneten spindeligen Zellen sind nicht beweisend. Solche einzeln stehende spindelige Zellen finden sich nach R. Meyer (S. 454) sehr oft zwischen Epithelien aller Art. Auch in allen Stadien der Epithelknötchenbildung hat R. Meyer sie wiederholt einzeln und in Mengen gesehen. Ihre Entstehung führt R. Meyer (S. 455) darauf zurück, daß die epithelialen Elemente der Epithelknötchen „außerordentlich plastisch" sind; „es genügt, daß einzelne Zellen nicht von der Degeneration betroffen und dann zwischen den degenerierten aufgetriebenen Zellen beengt werden, um sie spindelig zu gestalten." Ferner (R. Meyer S. 455) erwähnt Pick nirgends, daß er innerhalb der Hohlräume, die er als Gefäßquerschnitte ansprach, rote Blutkörperchen gefunden hat.

[1] Meyer, R., Virchows Arch. **171**, 463.   [2] Pick, Arch. Gynäk. **64**, 678.

Weiter unterscheiden sich die subserösen Epithelknötchen von den Marchandschen Nebennieren im Ligamentum latum und von dem Nebennierengewebe, das Aichel am Epoophoron neugeborener Mädchen fand, dadurch, daß sie kein Bindegewebe besitzen.

Endlich „und nicht am wenigsten spricht die Cystenbildung mit epithelialem Besatz in den Knötchen gegen die Annahme der Nebennierenbildung, und vor allen Dingen spricht es sehr gegen Picks Hypothese, daß zum Ersatz bei einer Funktionsstörung der Nebenniere an den Tuben Knötchen neu angelegt werden, welche schon während ihres Entstehens wieder degenerieren" (R. Meyer, S. 457).

Lymphgefäßhypothese: Im Jahre 1887 beschrieb Walker an graviden Tuben mit kubischem oder zylindrischem Epithel ausgekleidete Spalten, die nach seiner Ansicht subserös lagen. Döbbert (1891), der die gleichen Hohlräume bei Tubargravidität beobachtete, glaubte Lymphgefäße vor sich zu haben und da er alle Übergänge von kleinen Zysten zu soliden Zellhaufen fand, so hielt er diese Zellen für Lymphgefäßendothelien.

Diese Deutung ist aber deshalb nicht richtig, weil sowohl Walker als auch Döbbert, die organisierten Auflagerungen, unter denen sich diese epithelbekleideten Spalten fanden, zur Tube rechneten. Dadurch entstand dann die Vorstellung, daß es sich um subseröse Spalten und Hohlräume handelte. „Dieser Irrtum ist sehr leicht möglich, da die Verwachsung des Organisationsgewebes mit der Unterlage oft vollkommen ist. Nur an einzelnen Stellen bleibt das seröse Oberflächenendothel erhalten, überzieht auch die Adhäsionen, so daß ein seröser Spalt entsteht, welcher zuweilen dilatiert wird" (R. Meyer, S. 444).

Peritonealhypothese: v. Franqué, Kleinhans und R. Meyer haben durch ihre eingehenden Untersuchungen den Nachweis erbracht, daß die Serosacysten der Tuben (und der Ligamenta lata) vom Peritonealepithel ausgehen. Dieses wird mehrschichtig und es bildet zunächst solide subseröse Zellknoten. Weiterhin entstehen dann aus diesen soliden Zellanhäufungen — durch Untergang der zentralen Zellen — Hohlräume und schließlich die bekannten kleinen Cysten. Es lassen sich also im histologischen Bild fließende Übergänge von den soliden subserösen Epithelknötchen bis zu den typischen Serosacysten nachweisen. Darnach erscheint es also durchaus berechtigt, von aufeinanderfolgenden Entwicklungsstadien zu sprechen und die Serosacysten vom Peritonealepithel abzuleiten.

Nach Untersuchungen von R. Meyer, die wir auf Grund eigener Beobachtungen bestätigen können, wird das platte Oberflächenepithel der Tubenserosa (oder der angrenzenden Partien des Ligamentum latum) ziemlich unvermittelt an einer Stelle mehrschichtig und es senkt sich als solider Zapfen (Zellknoten) in die Tiefe. Am Rande des Knotens geht das Oberflächenendothel in das mehrschichtige Epithel des Zapfens über. In anderen Fällen überzieht das flache Peritonealendothel ohne Unterbrechung den Zapfen. Dieses Bild stellt den ersten Schritt zur Ablösung der Knötchen von der Oberfläche dar (R. Meyer [1]).

Weiterhin findet man Bilder, in denen zwischen dem Oberflächenendothel der Serosa und dem Epithelknötchen eine dünne Lage von faserigem, kernarmem Bindegewebe als trennende Schicht liegt. „Die trennende Schicht wird selten breiter als wenige Zellreihen, so daß die Knötchen stets in der Subserosa liegen bleiben. Niemals werden sie tiefer in das Gewebe der Tube oder des Ligaments gedrängt, sondern im Gegenteil, stets macht sich ein zentrifugales Streben bemerkbar. Häufig kommt dieses Streben schon frühzeitig zur Geltung; man sieht dann die Knötchen halbkugelig, „seltener nahezu polypös" die Oberfläche vorwölben.

Die Gestalt der Knötchen wechselt; bald ist sie kugelig (Schickele), bald eiförmig, abgeplattet, zuweilen mehr birnförmig, seltener strangförmig mit kolbigem Ende (R. Meyer[1]). Dicht benachbarte Knötchen können sich gegenseitig deformieren.

Der Bau der Knötchen ist stets rein epithelial. Die einzelnen Zellen liegen dicht, ohne nachweisbare Bindesubstanz, aneinander. Blutgefäße, Lymphgefäße fehlen vollkommen.

Die einzelnen epithelialen Elemente sind meist polygonal, nicht so selten auch länglich eiförmig, mit mehr oder weniger zugespitzten Enden. Häufig findet man zwischen den polygonalen Elementen einzelne oder zahlreichere spindelige oder endothelähnliche Zellen. Pick hat diese Zellen als Gefäßendothelien angesprochen. Näheres s. S. 941 (Nebennierenhypothese).

Die Kerne sind plump oval.

In den größeren Knötchen ordnen sich die Zellen an der Peripherie konzentrisch an (Abb. 83), während die inneren Lagen polygonal oder zuweilen auch mehr radiär

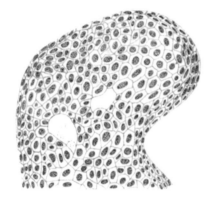 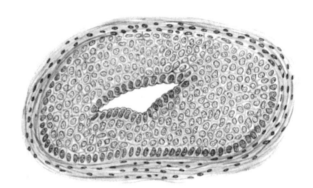

Abb. 83. „Teil eines subserösen Zellknötchens unter spärlichen Resten organischer Membranen, bei chronischer Adnexerkrankung gefunden. Typische Form". (Aus R. Meyer, Virchows Arch. 171.)

Abb. 84. Ungewöhnlich gut ausgeprägte basale Zellreihe im Innern. In einem subserösen Zellknötchen (chronische Oophoritis und Perisalping.) (Aus R. Meyer, Virchows Arch. 171.)

gestellt sind. Die äußeren konzentrisch angeordneten Zellen sind meist wenig epithelähnlich, sondern in der Regel spindelig klein.

Nur ausnahmsweise findet man an der Peripherie eine basale Reihe kubischer oder niedrig zylindrischer Zellen (Abb. 84).

Diese verschiedenen Formen der Anordnung findet man häufig in einem und demselben Knötchen.

In älteren Fällen ist das Protoplasma der zentral gelegenen Zellen durchscheinend hell, die Zellkonturen sind scharf, die Kerne sind relativ klein, oval oder unregelmäßig geformt. Die konzentrisch angeordneten Zellen der Peripherie besitzen ein dunkleres Protoplasma und sie sind kleiner.

Schon in relativ kleinen Knötchen findet man im Innern Lücken. Diese entstehen allem Anschein nach durch Zellzerfall, wenigstens findet man an den Zellen in der Umgebung dieser Lücken häufig auch kreisförmige Vakuolen und wandständige halbmondförmige Kerne. R. Meyer[2] meint, daß dem Zellzerfall stets fettige Degeneration vorausgeht; außerdem sind im Innern der Hohlräume Zelltrümmer vorhanden.

---

[1] Meyer, R.: Virchows Arch. 171, 450. [2] Meyer, R.: Virchows Arch. 171, 452.

Das noch vorhandene Epithel der Knötchen gruppiert sich in der inneren Schicht meist konzentrisch um den cystischen Hohlraum; die Zellen werden dabei meist flach und sogar endothelähnlich. Nur ausnahmsweise wird die unmittelbar an den Hohlraum angrenzende Zellschicht von kubischen bis niedrig zylindrischen Elementen nach Art einer basalen Zellreihe gebildet (R. Meyer, S. 452).

Die cystischen Hohlräume entstehen meist exzentrisch im Innern der Knötchen, und zwar ist die gegen die Oberfläche zu gekehrte Wand der Cyste meist dünner, d. h. sie besteht aus weniger Zellreihen als die basale, der Unterlage zugekehrten Seite.

Zuweilen erscheinen die Cysten ganz auf die Oberfläche verlagert. Sie haben dann meist nur noch eine Reihe von Zellen oder — basal — zwei bis drei Reihen. Schließlich können sie das Epithel auch vollständig verlieren, eine Delle bekommen und kollabieren.

Das subseröse Bindegewebe ist konzentrisch um die Knötchen angeordnet und es bildet, aber durchaus nicht immer, eine richtige Kapsel. Diese enthält zuweilen reichlich schmale, spindelige Zellen mit dunklen Kernen, doch können diese auch unabhängig von den Knötchen in der Subserosa vorkommen. „Eine Täuschung ist nicht immer ganz auszuschließen, wenn nämlich die Zellen des Knötchens selber an der Peripherie konzentrisch verlaufen und, was häufig der Fall ist, nach außen hin kleiner werden, so daß die äußersten Zellagen ebensowohl für Bindegewebszellen angesehen werden können.

Bei Untersuchung mehrerer Schnitte klärt sich diese Täuschung jedoch auf und ist durchaus nicht charakteristisch für diese Knötchen allein."

Nicht selten finden sich in der Umgebung der Knötchen reichlich mit Blut gefüllte Gefäße mit weitem Lumen (Rossa, Pick, R. Meyer[1]).

Kausale Genese der Serosacysten.

Die kausale Genese der Epithelknötchen und der aus ihnen hervorgehenden Serosacysten ist heute noch nicht geklärt.

R. Meyer ist nachdrücklich für die entzündliche Entstehung der soliden Epithelknötchen und der Cysten eingetreten. Er hat wiederholt betont, daß er die Knötchen niemals ohne darüberliegende Adhäsionsmembranen gefunden habe; „da wo sie fehlten, war entweder die seröse Oberfläche verletzt, die epitheliale Bekleidung fehlte, oder aber es befanden sich in unmittelbarer Nähe der Knötchen deutliche Reste von Adhäsionen, bestehend aus papillären, oft kolbigen Auswüchsen mit zartem, bindegewebigem Grundstock und einem epithelialen Überzug, welcher sich auf die Serosabekleidung der Tubenoberfläche fortsetzte." In keinem einzigen Falle konnte R. Meyer „die Zellknötchen unabhängig von frischeren in Organisation begriffenen Auflagerungen oder Resten älterer Adhäsionsmembranen auffinden."

Die Beobachtung lehrt aber doch, daß man gar nicht so selten Zysten und Knötchen auf den Tuben findet, ohne daß auch nur eine Spur von entzündlichen Residuen nachweisbar ist.

Robert Meyer hat dann später auch selbst die Ansicht ausgesprochen, daß eine Entzündung durchaus nicht immer die „stetige Ursache der fraglichen Epithelwucherung sein muß, wenigstens nicht, wenn man den typischen Schulbegriff der Entzündung in

---

[1] Rossa, Pick, R. Meyer: Virchows Arch. 171, 455.

ihren gröberen Äußerungen als Maßstab anlegt"; „eine typische Entzündung braucht
es nicht immer zu sein, leise Andeutungen einer solchen mögen — auch — genügen".

Mag man sich nun den hypothetischen Reiz vorstellen wie man will, auffallend bleibt
die eigentümliche Lokalisation der Epithelknötchen und -cysten an der Tube und den
angrenzenden Partien der Ligamenta lata.

„Diese besondere Fähigkeit setzt eine Besonderheit der Zellen voraus, welche kaum
anders als in der Entwicklungsgeschichte ihre Erklärung finden dürfte. Tatsächlich ist
das Cölomepithel, welches die oberen Partien der Urniere bekleidet, längst nach ihrer
Ausbildung noch besonders hoch, und besonders die Außenkante am oberen Teil der Urniere,
die den Müllerschen Gang, die spätere Tube beherbergt, zeichnet sich bei Feten im zweiten
Monat durch einen höheren Epithelbesatz aus, der allmählich in niedrigeres Epithel auf
beiden Seiten der Urniere übergeht. Es ist durchaus nicht nötig diesem Epithel spezifische
Eigenschaften zuzuschreiben, vor allem ist man nicht berechtigt, an diesen Stellen von
Keimepithel oder Urnierenepithel zu sprechen, sondern es ist das einfach der Bauchfellüberzug (Cölomepithel) der Urniere" (R. Meyer). Diese Zellen sind „Übergangsstufen
zwischen dem parietalen Serosaendothel einerseits und dem Keimepithel, Urnierenepithel
und dem Bildungsmaterial des Müllerschen Ganges andererseits". Ob sie als solche eine
entfernte Verwandtschaft zu dem einen oder anderen dieser Organe besitzen, läßt sich
aus den pathologischen Produkten der Serosazellen ebensowenig entscheiden wie aus
der Entwicklungsgeschichte.

Eine bestimmte Verwandtschaft des Serosaendothels zu irgend einem Organ ist nicht
nachweisbar. R. Meyer[1] hält es jedoch für möglich, „daß das in der Nähe der genannten
Organe als Deckschicht verbleibende Cölomepithel gegenüber dem übrigen, völlig indifferenten parietalen Cölomüberzug kleine qualitative Unterschiede als eine Art Übergangsepithel haben mag". Es wäre demnach also „eine angeborene Eigenart des serösen Endothels
gerade auf der Tube und den angrenzenden Partien des Ligamentum latum (beim
Manne auf der serösen Oberfläche des Nebenhodens), möglicherweise physiologisch".

Das Serosaendothel dieser Partien besitzt also „eine in der embryonalen Entwicklung begründete Eigenart". Durch diese wird es befähigt, auf bestimmte Reize
hin besonders charakterisierte Zellbildungen, eben die Epithelknötchen zu liefern[2]. „Es
liegt jedoch weder in der Entwicklung noch in der Morphologie der subserösen Epithelknötchen ein berechtigter Grund vor, sie in genetische Beziehungen zu irgend einem Organ

---

[1] Meyer, R.: Virchows Arch. **171**, 465.

[2] Damit ist nach R. Meyer (Virchows Arch. **171**, 465) aber nicht gesagt, daß das Serosaepithel
auf jeden Reiz hin mit diesen Bildungen antworten muß. „So gut wie wir andere Epithelien auf verschiedene
Krankheitsursachen mit verschiedenen Bildern reagieren sehen, ebenso müssen wir den Serosaendothelien
die Möglichkeit zugestehen, verschiedene Krankheitsbilder zu liefern." So sieht man denn auch gelegentlich
die gleichen schlauchartigen oder von Anfang an cystischen Epitheleinstülpungen von der Serosa der
Tuben und der Ligg. lata ausgehen, wie sie auch am Uterus (R. Meyer, Z. Geburtsh. **43**) und überhaupt
an allen serosabekleideten Stellen vorkommen können.
Der Grund, warum es in dem einen Fall zur Entwicklung von soliden Epithelknötchen, in dem anderen
Falle zur Ausbildung von schlauchartigen Einstülpungen kommt, kann in einer Verschiedenheit der Krank-
heitsursachen liegen. Daneben ist aber auch „noch eine ungleiche physiologische Disposition
zu berücksichtigen, welche sich in der Tat schon bei Embryonen dadurch äußert, daß der
Cölomepithelüberzug der Urniere individuell verschieden ist, sowohl in der Höhe der
Epithelien, als auch hinsichtlich der Ausdehnung des höheren Epithelbelags" (R. Meyer,
Virchows Arch. **171**, 466).

zu bringen." „Das Organ, aus welchem sie entstehen, ist die Serosa selbst, welche zwar überall auf gewisse Reize mit Epithelwucherung antwortet, an den Tuben aber und den benachbarten Teilen des Ligamentum latum, ebenso am Nebenhoden und der ihm anliegenden Hodenfläche unter pathologischen Bedingungen beweist, daß sie hier von der übrigen Serosa verschieden geartet ist" (R. Meyer).

Sonstige Cysten der Tube.

Neben den erwähnten subserösen Cysten findet man an den Tuben gelegentlich noch andere cystische Gebilde, die nähere Beziehungen zur Tubenwand erkennen lassen.

Auf diese Cysten ist bis jetzt anscheinend nur wenig geachtet worden. Schickele (S. 107) konnte bis zum Jahre 1902 nur 2 derartige Beobachtungen aus der Literatur zusammenstellen, nämlich je eine Beobachtung von A. Doran und von v. Recklinghausen.

A. Doran beschrieb eine mit einschichtigem Epithel ausgekleidete Cyste in der antimesosalpingealen Wand der Tube. Eine zweite, ähnliche, etwa gleichgroße Cyste lag unterhalb der Tube im Ligamentum latum. A. Doran leitete diese Cyste aus dem Bindegewebe des Ligamentum latum ab.

In dem Falle von v. Recklinghausen (Fall XXV, S. 81) lag die etwa kirschkerngroße Cyste 18 mm vom Uterus entfernt in der Tubenwand; an ihrer Innenwand fanden sich zahlreiche „Schleimhautfalten" (Schickele), die von einem niedrigen Cylinderepithel überzogen waren. Der Inhalt der Cyste war blutig gefärbt. Die Wand bestand aus konzentrisch geschichtetem Bindegewebe, in dem aber auch Muskelfasern nachzuweisen waren. Die Cystenhöhle stand in keinem Zusammenhang mit dem Tubenlumen, doch sah v. Recklinghausen in der regelmäßigen konzentrischen Schichtung und muskulären Natur der Tubenwandung, sowie in der „Anwesenheit einer mit zahlreichen kolbigen kräftigen Zotten besetzten Schleimhaut" den Beweis, „daß die Cyste durch eine partielle Abschnürung mitten im Verlaufe der Tube entstanden ist".

Diesen 2 in der Literatur niedergelegten Fällen konnte Schickele selbst 11 eigene Beobachtungen anfügen. Nach seiner Schilderung finden sich diese Cysten so gut wie immer in der Einzahl [1]. Meist sitzen sie in der Gegend der Ampulle, und zwar am oberen Rand der Tube, seltener finden sie sich in der uterinen Tubenhälfte.

Die Innenfläche dieser — stecknadelkopf- bis erbsengroßen — Cysten ist mit einem einschichtigen Epithel ausgekleidet, das zum Teil Flimmerhaare trägt. Unter dieser Epithellage befindet sich eine lockere, mäßig zellreiche Bindegewebsschicht. Vielfach findet man an der Innenfläche der Cysten wohl ausgebildete Schleimhautfalten, „wie im Tubenlumen". Wenn diese Falten vorhanden sind, dann sind sie stets am besten an der Basis der Cyste erhalten, nach der Kuppe der Cyste zu nehmen sie ab.

Die Wand der Cysten wird von — häufig konzentrisch angeordnetem — fibrillärem Bindegewebe mit glatten Muskelfasern gebildet. Die Muskelzüge stammen aus der Wand der Tube; dementsprechend sind sie an der Basis der Cyste am mächtigsten, in der Seitenwand der Cyste verlieren sie sich allmählich und der obere Pol der Cyste ist in der Regel

---

[1] Zwei oder mehrere solcher Cysten sind bisher anscheinend noch nicht beobachtet worden, doch fand Schickele in einem Falle an beiden Tuben je eine solche Cyste in gleicher Größe und gleicher Lage.

rein bindegewebig. „Je größer die Cysten werden, umso mehr verschwindet die glatte Muskulatur in ihrer Wand, um dem Bindegewebe Platz zu machen" (Schickele).

Schickele führte alle diese Cysten auf Tubendivertikel zurück. Er bezeichnete sie deshalb als Tubendivertikelcysten.

Die Berechtigung zu seiner Ansicht entnahm Schickele daraus, daß er alle Übergangsstadien zwischen Tubendivertikeln und den Cysten nachweisen konnte: kleine Divertikel, die die Muskularis noch nicht überschritten hatten; große Divertikel, die außerhalb der Muskularis lagen, aber mit dem Tubenlumen noch im Zusammenhang standen, bei denen nur noch eine schmale Kommunikation mit dem Tubenlumen bestand, die sich auch an der äußeren Oberfläche der Tube durch eine zirkuläre Einschnürung dokumentierte; Cysten, die ringsum geschlossen waren, bei denen aber eine deutliche Ausbuchtung des Tubenlumens auf einen früheren Zusammenhang hindeutete; endlich Cysten, bei denen auch diese letzte Andeutung eines Zusammenhangs verloren gegangen war, bei denen aber die aus der Tube in die Wand einstrahlenden Muskelzüge auf die Entstehung innerhalb der Tubenwand hinwiesen.

Nach den Untersuchungen von Schickele dürfte kein Zweifel darüber bestehen, daß manche Cysten der Tubenwand auf Divertikelbildungen zurückzuführen sind.

Es erscheint uns aber fraglich, ob man die Genese aller Cysten der Tubenwand auf diese gemeinsame Formel bringen kann.

Zunächst muß unseres Erachtens die Möglichkeit zugegeben werden, daß auch aus Tiefenwucherungen des Serosaepithels gelegentlich Tubenwandcysten hervorgehen können, nachdem R. Meyer[1] schon an den Tuben von Neugeborenen nicht nur oberflächliche, sondern auch tiefe, schlauchförmige und kompakte Einstülpungen des Serosaepithels in die subseröse Bindegewebs- und Muskelschicht beobachtet hat.

Auch versprengte Cölomepithelien dürften wohl gelegentlich zu Cystenbildungen in der Tubenwand Veranlassung geben. So hat R. Meyer[2] in zwei Fällen bei Erwachsenen am uterinen Tubenteil, in dem einen Fall fast am uterinen Tubenende, und zwar dem oberen freien Rande aufsitzend, eine derbwandige Hydatide gefunden, „welche eine schleimgefüllte, mit kubischem Epithel bekleidete Höhle und außer der Serosa noch eine Muskelwand hatte. Irgend eine Beziehung zum Tubenlumen war nicht nachweisbar". „Äußerlich betrachtet, entsprechen diese Bildungen also den Nebentuben", nach der Auffassung von Robert Meyer sind sie aber „aus Epithelien entstanden, welche bei der Loslösung des Müllerschen Epithels vom Cölomepithel versprengt wurden".

In einer gewissen genetischen Beziehung zu der von Robert Meyer beobachteten fetalen Tiefenwucherung des Serosaepithels stehen die ebenfalls fetalen sekundären Einsenkungen des „Trichterfeldes" (Felix) in der Umgebung des Ostium abdominale der Tube. Es scheint, daß aus diesen Ansätzen zur Bildung von accessorischen Ostien und Tuben[3] gelegentlich epitheliale Hohlräume in der Tubenwand entstehen können. Wenigstens fand Wendeler bei einem 13 mm langen Embryo einen 70 μ langen, mit feinstem Lumen versehenen Nebengang, („accessorischer Müllerscher Gang"), der in der äußeren hinteren Wand der Tube verlief und nirgends mit dem Hauptgang in Verbindung stand.

---

[1] Meyer, R.: Erg. Path. **9**, 2, 592.   [2] Meyer, R.: Erg. Path. **9**, 2, 593.
[3] Meyer, R.: Erg. Path. **9**, 2, 590.

Auch Schickele [1] erwähnt, daß er in der Tubenwand von Neugeborenen wiederholt ein kleines, längliches Lumen sah, dessen Epithel genau dem des Tubenlumens entsprach. In einem Falle fanden sich auch Schleimhautfalten. Schickele meint, daß die feinen mit der Bauchhöhle kommunizierenden Spalträume, die Amann in der Wand der Müllerschen Gänge beschrieb, sich abschließen und derartige Lumina in der Tubenwand bilden können.

Diese Cysten müßen durchaus nicht immer auf der freien Oberfläche der Tube sitzen, sie können gelegentlich auch zwischen den Blättern der Mesosalpinx liegen. Schickele fand „unterhalb“ der Tube „im obersten Teil der Mesosalpinx“ eine Cyste, deren Lumen zahlreiche, mit zylindrischem Epithel bekleidete, Schleimhautfalten aufwies. An die Schleimhaut schloß sich eine mäßig entwickelte Ringmuskulatur an.

Schickele gibt zu, daß „aus solchen Gebilden“ „allerdings auch Cysten werden“ könnten, „welche den als Tuben-Divertikelcysten diagnostizierten völlig gleichen“. „In diesem Falle wäre eine Unterscheidung nicht möglich“.

Weiter hat R. Meyer [2] bei Feten in den äußeren Wandschichten der Ampulle Urnierenkanälchen nachweisen können. Diese hängen bei Feten noch mit dem Epoophoron zusammen, sie können aber auch abgesprengt werden. Schickele (S. 186) hat auch bei Erwachsenen „in der lateralen Hälfte der Tuba und speziell in der Gegend der Ampulle auffallend zahlreiche versprengte Drüsen-Lumina“ gefunden und er hat diese als „versprengte Urnierenreste“ gedeutet.

Da nun diese versprengten Urnierenreste häufig Neigung zur Cystenbildung zeigen, so muß die Möglichkeit zugegeben werden, daß in der Tubenwand auch Cysten vorkommen, die auf Reste des Urnierenkörpers zurückzuführen sind (Urnierenkörpercysten).

Auch eine Versprengung von Epithelien des Urnierenganges in die Tubenwand mit nachfolgender Cystenbildung erscheint nicht ausgeschlossen.

Zwischen dem Müllerschen und dem Wolffschen Gang bestehen bekanntlich sehr enge räumliche Beziehungen. Nach Nagel (v. Bardeleben 70) legt sich das kaudalwärts vordringende spitz zulaufende Ende des Müllerschen Ganges so dicht an den Wolffschen Gang an, daß eine „innige Verbindung des Epithels der beiden Gebilde“ eintritt, (ohne daß es allerdings zu einer Verschmelzung kommt).

Unter diesen Umständen erscheint eine Versprengung von Epithelien des Wolffschen Ganges in die Tube nicht ausgeschlossen. Schon Amann hat auf diese Möglichkeit hingewiesen, wenn er schreibt, daß ihm „eine Verschmelzung, bzw. Überwandung einiger Epithelien des Wolffschen Ganges zum Müllerschen durch Mitosen wahrscheinlich gemacht werde, deren Teilungsachsen senkrecht auf der Längsachse des anliegenden Müllerschen Ganges stehen“.

---

[1] Schickele: Virchows Arch. **169**, 112.

[2] Nach R. Meyer (Erg. Path. **9**, 2, 592f.) ist der Ausdruck „Nebentube“ oder „Parasalpinx“ zu meiden, „da er nach bekannten Analogien aus der normalen Anatomie eine Norm den akzessorischen Tuben zuschreibt, während sie doch als pathologische Produkte anzusehen sind“.
  Robert Meyer (Erg. Path. **9**, 2, 592f.) führt auch die gestielten und ungestielten Hydatiden und die trichterförmigen Anhänge an der Ala vespertilionis nahe dem Fimbrienende auf abgeschnürte Epoophoronteilchen zurück. Er weist ferner darauf hin (l. c. S. 593), daß man „solche Hydatiden mit durchaus tubenähnlicher Schleimhaut“ findet, „welche im Stiele Epoophoronkanälchen enthalten; die Kanälchen reichen bis zu der Cyste, so daß diese der Endabschnitt der ersteren zu sein scheint.“

Sänger und Barth haben darauf hingewiesen, daß auch aus Lymphangiektasien cystische Bildungen an den Tuben hervorgehen können. Sänger und Barth beschreiben diese als „größere, sehr zartwandige, isolierte Cysten bis Apfelsinengröße, mit Sitz im tubaren Subserosium oder im Mesosalpingium". Sie finden sich „öfter bei Myomen". Von den übrigen Cysten des Mesosalpingiums unterscheiden sich diese „cystischen Lymphangiektasien" oder „lymphangiektatischen Cysten" dadurch, „daß sie mit Endothel ausgekleidet sind und sich nicht ausschälen lassen".

Endlich muß man daran denken, daß gelegentlich auch aus Geschwülsten (Myomen, Adenomyomen, Lymphangiomen usw.) oder geschwulstartigen Hyperplasien (Adenohyperplasie, Adenomyohyperplasie usw.) der Tube Cysten entstehen können.

Zusammenfassend kann man demnach folgende Arten von Cysten an den Tuben erwarten:

1. Cysten, deren Entstehung auf das Cölomepithel zurückzuführen ist (**Cölomepithelcysten**).

Diese können entstehen:

a) aus versprengten Cölomepithelien (choristogene Cölomepithelcysten),

b) aus accessorischen Cölomepitheleinstülpungen (hamartogene Cölomepithelcysten),

c) aus Serosaeinstülpungen oder unter Adhäsionen (**Serosacysten**).

Diese zerfallen in:

α) oberflächliche Serosacysten (subseröse Serosacysten),

β) tiefe Serosacysten (intramurale Serosacysten).

2. Cysten, die durch Ausstülpungen des Tubenlumens entstehen (**Tubendivertikelcysten**).

a) durch Ausbuchtung der ganzen Wand (echte Divertikelcysten, Wanddivertikelcysten),

b) durch Ausstülpungen der Schleimhaut (falsche Divertikelcysten, Schleimhautdivertikelcysten).

3. Cysten, die aus Urnierenresten entstehen:

a) aus dem Urnierenkörper (Urnierenkörpercysten, mesonephrogene Cysten, epoophorale Cysten),

b) aus dem Urniereneingang (Urnierengangcysten).

4. Cysten, die aus erweiterten Lymphgefäßen entstehen (lymphangiektatische Cysten),

5. Cysten, die aus (echten oder hyperplastischen) Neubildungen der Tube entstehen.

4. Konkrementbildungen.

Konkrementbildungen sind in der Tube keine Seltenheit. Da sie aber keine große praktische Bedeutung besitzen, so haben sie bisher meist nur wenig Beachtung gefunden.

Weitaus am häufigsten sind bisher Kalkablagerungen in der Tube beschrieben worden.

Diese können sich entweder in der Tubenwand oder im Tubenlumen finden.

Kleinere Kalkablagerungen kann man nicht so selten in der **Wand** chronisch ent
zündeter Tuben finden, wenn man diese sorgfältig daraufhin untersucht. Wir konnten
wenigstens mehrfach in chronisch entzündeten Tuben mikroskopisch kleine, unregelmäßige, zackige, mit Hämatoxylin tief schwarzblau gefärbte Schollen auffinden.

Lehmacher u. a. stellten in partiellen Nekrosen der Tubenwand auch größere
Kalkherde fest.

Eine anatomisch besonders lokalisierte Form der Kalkbildung in der Tubenwand
sind Kalkablagerungen in den Fimbrien.

Schon Morgagni scheint derartige Kalkablagerungen gesehen zu haben. Wenigstens
finden sich bei ihm zwei Stellen, die sich in diesem Sinne deuten lassen.

An der einen Stelle (Epistula XLVI. 20) schreibt Morgagni, daß er in einem Falle
in den Fimbrien ganz kleine, weißliche, rundliche knöcherne oder wenigstens sehr harte
Körperchen fand, so daß die Fimbrien außen ganz rauh waren („...... alterius fimbrias
mininis, albidis, subrotundis corpusculis osseis, aut certe praeduris, exterius asperas
deprehendi").

Die andere Stelle findet sich in Epistula XLVI. 24.

Später hat Rokitansky, anscheinend ohne diese Befunde von Morgagni zu
kennen, darauf hingewiesen, daß man nicht so selten „in den Tubenfransen und in den
Fransen der Tubaranhänge am Ligamentum latum" „verknöcherte geschichtete Körperchen (Blasen)" findet, daß diese häufig in großer Menge vorhanden sind und bis zu Hirsekorngröße und darüber erreichen können.

Lawson Tait berichtete über folgende Beobachtung: Bei einer 36jährigen, mageren,
elend aussehenden Frau, die seit langer Zeit über starke Schmerzen im Unterleib klagte,
fand man bei der Probelaparotomie die Fimbrien von hirsekorngroßen, harten Knötchen
bedeckt. Die mikroskopische Untersuchung ergab, daß die Knötchen verkalkte, struktur-
lose, teilweise an den Rändern zackige Massen enthielten. In dem umgebenden Gewebe
fanden sich zahlreiche große Rundzellen. Weitere Angaben fehlen.

„Wohl die gleichen, an kleine Bröckchen gelben crystallinischen Zuckers (Candis-
zucker) erinnernden Konkremente" haben Sänger und Barth (1895, S. 243) „in einem
Fall von Dermoidcyste des Ovarium an den Enden besonders dünner Ausläufer einzelner
Fimbrien gesehen". Nähere Angaben machen Sänger und Barth nicht, sie betonen nur,
daß von einer „inkrustierten" Neubildung keine Rede sein könne.

Alban Doran beschrieb weißliche „kreideähnliche Excrescenzen" an den Fimbrien.
Er faßte diese als Niederschlagsbildungen aus der Ascitesflüssigkeit auf, die in dem
betreffenden Falle vorhanden war. Möglicherweise handelte es sich seiner Ansicht nach
aber auch „um ein Stadium" der von Tait beschriebenen Erkrankung.

Schmitt (1896) und Wagner, die bei Lebercirrhose mit Ascites (Schmitt) und
unkompensiertem Herzfehler mit Ascites (Wagner) Kalkablagerungen in den Fimbrien
fanden, führten die Konkrementbildung auf die Stauung zurück. Wagner insbesondere
stellte sich vor, daß die Kalkschollen aus eingedickter geronnener Ödemflüssigkeit hervorgegangen seien.

Einen sehr wertvollen Beitrag für die Kenntnis dieser Niederschlagsbildungen bedeutet
eine Arbeit von Kermauner (1906). Dieser konnte zeigen, daß es sich in einem Falle von

Kalkablagerungen in den Fimbrien um Kalkkonkremente in Venen, also um Phlebolithen handelte.

Bei einer 23jährigen Patientin, die an einem rechtsseitigen Ovarialcystom litt, im übrigen aber vollkommen gesund war, wurden die rechten Adnexe exstirpiert. Die Innenfläche der kindskopfgroßen, einkammerigen, mit dünnflüssigem, kolloidem Inhalt gefüllten Ovarialcyste war mit zahlreichen Kalkplättchen austapeziert. Diese lagen, wie die mikroskopische Untersuchung der entkalkten Partien zeigte, in einem hyalin veränderten

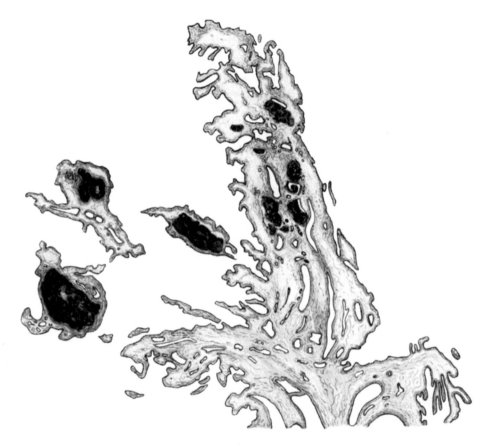

Abb. 85. Längsschnitt durch eine Fimbrie mit Kalkkörnchen. (Aus Kermauner, Mschr. Geburtsh. 24.)

Bindegewebe. Kermauner führte sie „auf primäre nekrobiotische Prozesse" in der Cystenwand zurück.

An der verlängerten, im übrigen aber normalen Tube, fühlten sich die Fimbrien körnig, „wie mit Sand erfüllt" an, bei genauer Besichtigung zeigten sie „gelbweiße Sprenkelung".

Die mikroskopische Untersuchung der entkalkten Stückchen zeigte reichliche Faltenbildung der Schleimhaut, das Stroma war stark aufgelockert und von Lücken durchsetzt. Die Blutgefäße waren ziemlich weit und mit Blut gefüllt, stellenweise fand sich eine deutliche Verdickung der Intima. Verkalkungen in den Gefäßwandungen waren nicht nachzuweisen. An den Enden der Falten fanden sich, ins Gewebe eingestreut, Kalkkörner verschiedener Größe ,die sich mit Hämatoxylin in verschiedener Intensität färbten und andeutungsweise konzentrische Schichtung zeigten (Abb. 85).

Diese unregelmäßig höckerigen Kalkkonkremente waren von einem deutlichen, zum Teil recht dichten und breiten Bindegewebsmantel umgeben. Auf Serienschnitten ließ sich feststellen, daß benachbarte Schollen direkt ineinander übergingen, daß sie also „lange, etwas gewundene, wurstförmige, in der Längsachse der Fimbrie liegende Gebilde" darstellten.

Kermauner konnte in der Kapsel größere Körner, die allerdings durch Bindegewebswucherung verdichtet war, mit der van Giesonschen Färbung Muskelzellen wahrscheinlich

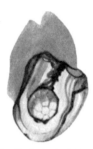

Abb. 86. Cholesterinstein in der Tube. Thies, in Arbeiten aus dem Gebiete der pathologischen Anatomie usw. (Aus dem pathologisch-anatomischen Institut zu Tübingen. Herausgegeben von P. v. Baumgarten, Bd. 6.)

machen. An kleineren Gebilden konnte er auch elastische Fasern in der Bindegewebshülle nachweisen. Dieser Befund, sowie die eigenartige Gestalt der Gebilde sprechen dafür, daß es sich um Phlebolithen handelte (Abb. 87).

Die Entstehung dieser Gebilde führte Kermauner darauf zurück, „daß es in dem Tumor und ebenso in der Tube während der kurz vorausgegangenen Schwangerschaft und Geburt zu hochgradiger Stauung kam. Die Folge war Ödem und hyaline Degeneration des Bindegewebes in der Cyste und Thrombosenbildung in den endständigen Venen der Tubenfimbrien mit nachfolgender Verkalkung".

Auf die Bildung von Kalkkonkrementen im Tubenlumen wurde ebenfalls schon von Rokitansky hingewiesen.

Dieser schrieb in seinem Handbuche der pathologischen Anatomie, daß es bei der Tubentuberkulose „in höchst seltenen Fällen" „zur Verkreidung der zerfallenen Tuberkelmasse in den Tuben" kommen kann.

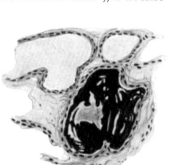

Abb. 87. Phlebolith mit Kapsel neben 2 Blutgefäßen.
(Aus Kermauner, Mschr. Geburtsh. 24.)

Auch Kiwisch wies[1] auf das Vorkommen von verkalkten „Tuberkelmassen" in der Tube hin.

Klob meinte dagegen, daß „solche Fälle sehr leicht mit der Schrumpfung" verwechselt werden könnten, „welche eine Tube nach abgelaufener katarrhalischer Entzündung manchmal erfährt, wobei der verkalkte oder eingedickte Eiter die Reste des ehemaligen Kanales ausgedehnt hatte".

Sänger und Barth sahen in einem Falle von Pansalpingitis mit Erweiterung des Tubenrohres nahe dem Infundibulum mehrere wie ein Gerstenkorn geformte und ebenso große kreidige Gebilde, die auf Zusatz von Säuren lebhafte Kohlensäureentwicklung zeigten. Sänger und Barth nahmen an, daß es sich hier und in ähnlichen Fällen „wohl stets um nachträgliche Verkreidung eingedickter Sekretmassen" handelt.

Wesentlich seltener als Kalkablagerungen sind in der Tube Cholesterinsteine beobachtet worden. In der Literatur konnten wir nur zwei derartige Beobachtungen finden, eine von Virchow und eine von Thies.

Virchow[2] erwähnt in seiner Arbeit über Perlgeschwülste einen Fall von beträchtlicher Ausdehnung einer Tube durch eine fast reine Cholesterinanhäufung, ohne daß sich an der Tubenwand irgend eine besondere Alteration erkennen ließ.

---

[1] Kiwisch, Klinische Vorträge über spezielle Pathologie, Bd. 2, S. 216. Prag 1849.
[2] Virchow, Virch. Arch. 8, 379.

In dem Falle von Thies handelte es sich um eine 28jährige Patientin, die einen Abort im 3. Monat durchgemacht, dann 3 Kinder spontan geboren hatte. Im 3. Monat der 5. Gravidität traten Schmerzen in der rechten Seite auf, im 4. Monat erfolgte ein ähnlicher Anfall. Im 6. Monat kam es zum Abort. Einige Tage später wurde wegen peritonitischer Erscheinungen die Laparotomie ausgeführt. Diese ergab eine abgekapselte eitrige Peritonitis. Die in dicke Schwarten eingebettete rechte Tube wurde exstirpiert.

Diese Tube bildete einen 10 cm langen Blindsack, in dessen Inhalt mikroskopisch Gonokokken nachgewiesen wurden. Das Lumen erweiterte sich distalwärts zu einer gut kirschkerngroßen Höhle. In dieser lag ein kugeliger Stein von etwa $^3/_4$ cm Durchmesser. Der Stein war von den Schleimhautfalten fest umschlossen, so daß er auf seiner Oberfläche den Abdruck der Falten der Schleimhaut zeigte und dadurch eine maulbeerförmige Gestalt hatte (Abb. 86).

Auf der Oberfläche war der Stein grauweiß, auf dem Durchschnitt im Zentrum gelbbraun.

Mikroskopisch bestand der Stein „überwiegend aus typischen Cholesterinplättchen, in der Mitte des Steines findet sich amorphes, gelbbraunes eisenfreies Pigment."

Die Wandungen der Tube zeigten sich in allen Schichten stark verdickt. Der Hauptteil an der Dickenzunahme fiel aber auf die Muskulatur. Diese war über 2 mm dick und an einzelnen Stellen sprang sie wulstartig nach dem Lumen zu vor. Fast in dem gleichen Grade hat auch das Bindegewebe an Masse zugenommen. Außerdem waren die Tuben auch stark vascularisiert und an einzelnen Stellen fanden sich ältere Blutungen. Im Tubenlumen war kein freies Blut vorhanden, dagegen fand sich eine homogene, hyaline, von Zelltrümmern und Leukocyten durchsetzte Masse. Der Cholestearinstein lag in einer Höhle, die mit dem Tubenlumen, dessen direkte Fortsetzung sie bildete, durch einen engen Kanal zusammenhing. In der Wand dieser Höhle war das Bindegewebe stellenweise hyalin degeneriert. Die übrige Tubenwand war frei von degenerativen Veränderungen.

Die Entstehung der Salpingitis und des Steines stellt Thies sich folgendermaßen vor: „Es hat bei der Konzeption eine Salpingitis gonorrhoica bestanden, die möglichst noch nicht zum Tubenverschluß geführt hatte, aber nach der Ansiedelung des Eies im Uterus zu derselben Veranlassung gab. Darauf deuten in der Anamnese auch die kolikartigen Schmerzen, die im 3. Schwangerschaftsmonat auftraten, eine Zeit, zu der durch die Entwicklung einer eitrigen Salpingitis auf der rechten Seite Austritt von Eiter durch das Ostium tubae abdominale und damit kolikartige Schmerzen und Tubenverschluß eingetreten sein müßte. Oder es hat zur Zeit der Konzeption eine rechtsseitige, also einseitige Pyosalpinx bestanden, die durch die starke Vascularisation und Auflockerung in der Schwangerschaft neu aufgeflackert ist, und in dieser zu neuen Erscheinungen geführt hat.

Doch sind vor der Schwangerschaft keine Beschwerden seitens der Patientin beobachtet worden. Die Pyosalpinx, die aber in den ersten Monaten der Schwangerschaft bestanden haben muß, hat sich zurückgebildet; es ist nicht zu der meist eintretenden Sactosalpinx mit den Veränderungen der Tubenwand gekommen. Die serösen Teile des Tubenexsudates wurden resorbiert, wobei Muskelkontraktionen der verschlossenen Tube und die bestehende Auflockerung in der Schwangerschaft begünstigend gewirkt haben mögen. Ein stärkerer Druck muß in der Tube bestanden haben, da die drüsenartigen Ausbuchtungen des Lumens durch die Muscularis hindurch darauf hindeuten. Die festeren Bestandteile wurden immer mehr eingedickt, es bildete sich ein fettiger Detritus, in dem viele Cholestearinkrystalle sich befunden haben müssen. Diese sind durch die Kontraktionen der Tube zu einem Stein in dem abdominalen Ende zusammengeballt worden und haben dort einen reinen Cholestearinstein, der mit Blutpigment untermischt ist, gebildet".

Mehrere Fälle von Konkrementen in der Tube lassen sich nicht unter die bisher beschriebenen Formen einreihen, da die betreffenden Autoren keine Angaben über eine chemische Analyse des Steines machten.

So erwähnt Orth, daß sich in der Göttinger Sammlung ein kirschkerngroßer, weißer Stein befindet, der als freies Konkrement in der Tube einer alten Frau gefunden wurde.

Strassmann demonstrierte (1906) in der Gesellschaft für Geburtshilfe und Gynäkologie zu Berlin „ein Konkrement der Tube", das er zufällig gelegentlich der Entfernung einer Tuboovarialcyste bei chronischer Peritonitis gefunden hatte. Die Patientin hatte einige Monate vorher eine Blinddarmentzündung durchgemacht. An der Appendix fehlten die Zeichen früherer Perforation, die hätten vermuten lassen können, daß etwa ein Kotstein in die Tube gelangt sei. Strassmann hält es für möglich, daß es sich um eine alte ausgeheilte Tuberkulose handelte und daß der Stein ein verkalktes tuberkulöses Produkt war.

Obwohl die Feststellung eines Konkrementes in der Tube im allgemeinen keine Schwierigkeiten bereiten dürfte, lehrt die Durchsicht der Literatur doch, daß zuweilen Täuschungen möglich und auch vorgekommen sind.

Polaillon hat durch Laparotomie aus dem Pavillon der rechten Tube einen 5 g schweren, unregelmäßig gestalteten, buckeligen Stein extrahiert. Da das Ovarium auf dieser Seite nicht gefunden werden konnte, nahm Polaillon an, daß der Stein nichts anderes als das verkalkte Ovarium war. Sänger und Barth halten diese Erklärung für vollkommen plausibel, da auch sie „in einem Falle von Pansalpingitis dicht eingebettet in massenhafte alte Adhäsionen, doch bei einer 28jährigen Person, nahe der Tubenmündung ein völlig ossifiziertes Ovarium von 3,5 cm Länge, 2 cm Breite, 1 cm Dicke" fanden.

Littauer (1898) demonstrierte in der Gesellschaft für Geburtshilfe zu Leipzig 3 Konkremente, die er bei einer Salpingo-Oophorektomie auf dem Boden des Douglasschen Raumes gefunden hatte. Das größte dieser 3 Gebilde entsprach seiner Form nach ungefähr einem Apfelsinenkern, das zweite, etwas kleinere, hatte fast die gleiche Form, das dritte war beträchtlich flacher. Die Farbe war graugelb, die Oberfläche fühlte sich etwas fettig an, die Konsistenz war, bis auf eine Stelle in dem größten Gebilde, hart. Da die 3 Konkremente in das zu einer Höhle erweiterte Tubenlumen hineinzupassen schienen, wurde angenommen, daß es sich um Tubensteine handelte, die bei der Lösung der Tube in die Bauchhöhle gelangt waren. Die mikroskopische Untersuchung durch Kockel ließ aber nach erfolgter Entkalkung erkennen, daß die Gebilde von einer Gewebshülle umschlossen waren und Fettgewebe enthielten, „es dürften also wohl verkalkte, abgelöste Appendices epiploicae" gewesen sein.

Orthmann betonte (1904), daß man bei Konkrementbildungen in der Tube immer auch an die Möglichkeit eines versteinerten tubaren Eies denken müsse.

Einen sehr lehrreichen derartigen Fall veröffentlichte Kratzeisen [1].

Dieser fand in der linken Tube einer 72jährigen Frau, die einer schweren Ruhr erlegen war, ein etwa 12 cm langes, steinhartes Gebilde, das sich bei näherer Betrachtung als eine vollkommen verkalkte extrauterine Frucht erwies.

---

[1] Kratzeisen, Zbl. Path. **1921**.

Literaturverzeichnis.

Fibrom.

Auvray, Les fibromes de la trompe. Soc. Obstétr. et Gynéc. Paris, 8. Jan. 1912. Ref. Presse méd., 24. Jan. **1912**, 73. — Arch. Obstétr. et Gynéc., Jan. **1912**, Frommels Jber. **1912**, Nr. 10, 279. — *Le Bec*, Fibrome de la trompe. Soc. Chir. Paris, 10. Mai 1912; Presse méd. **1912**, No 45. — *Casper, J.*, Die Fibrome und Fibromyome der Eileiter und Mitteilung eines weiteren Falles. Inaug.-Diss. München 1923. — *Godart*, Fibromes multiples du ligament large et fibrome de la trompe. Réunions semi-mensuelles de la Polyclinique de Bruxelles, 24. Juni 1910. Ref. Presse méd., Aug. **1910**, No 65. — *Goffe*, Fibröser Tumor der Tuba Falloppii. N. Y. med. Assoc., 21. Okt. **1901**; Med. Rev., 9. Nov. **1901**; Frommels Jber. **1901**, 319. — *Herde*, Ein seltener Fall von Tubenfibrom mit Stieldrehung. Korresp.bl. Schweiz. Ärzte **1918**, 706. — *Jacob*, Fibrom der Tuba Fallopii. Progrès méd., Juni **1909**; Frommels Jber. **1909**, 226, Nr 25. — *Lubarsch*, Fibrome. Erg. Path. II **1895**, 305. — *Lwow*, Tubentumoren. Wratsch (russ.) **1903**, Nr 35. Ref. Frommels Jber. **1903**, 249. — *Poret*, Des fibromes de la trompe utérine. Thèse de Paris 1898. — *Rudolph*, Beitrag zu den Fibromen der Tube. Arch. Gynäk. **56**, 83 (1898); Zbl. Gynäk. **1898**, 1294. — *Roberts*, Fibroma of the right Fallopian tube. North England obstetr. gynec. Soc., 20. März **1903**. Ref. Lancet, 28.März **1903**, 894. — *Stolz*, Tubenfibrom. Verslg. dtsch. Naturforsch. Karlsbad **1902**. Ref. Zbl. Gynäk. **1902**, 1145. — Die Fibromyome der Tube und Mitteilung eines Falles. Mschr. Geburtsh. **17**, 1126 (1903).

Myxom.

Franqué, Carcino-Sarko-Endothelioma tubae. Z. Geburtsh. **47**, 211 (1902). — *Jacobs*, Progr. méd. belge 7, 27, 1905 — *Peham*, Das primäre Tubencarcinom. Z. Heilk. **24** (N. F. 4), Abt. Chir., 355. — *Sänger* u. *Barth*, in A. Martin, Die Krankheiten der Eileiter, S. 295f. Leipzig 1895. — *Zangemeister*, Über primäres Tubencarcinom. Bruns' Beitr. **34**, 112 (1902).

Lipom.

Brünnings, Über Lipomyom des Uterus. Verh. dtsch. Ges. Gynäk. **1901**, 348. — *Chiari*, Lipomyofibrom des Uterus. Ref. Münch. med. Wschr. **1902**, 946. — *Doran, Allbutt* and *Playfair*, System of Gynaecology, p. 803. London: Macmillan & Co. 1896. — *Franqué*, v., Lipofibromyom des Uterus. Verh. dtsch. Ges. Gynäk. **1901**, 491. — *Jacobson*, v., Zur Kenntnis der sekundären Veränderungen in den Fibromyomen des Uterus. Z. Heilk. **23** (1902); N. F. **3**, 159. — *Kauffmann*, Lipom des Uterus. Ges. Geburtsh. u. Gynäk. Berlin, 8. März 1907. Ref. Zbl. Gynäk. **1907**, 914. — *Knox*, Lipo-Myoma of the uterus. Hopkins Hosp. Bull. **12**, 318 (1901). — *Lefort* et *Durand*, Lipome d'une trompe. Bull. Soc. Anat. Paris, April **1921**, No 4. Ref. Zbl. Gynäk. **1922**, 871. — *Lubarsch*, Lipome und Xanthome. Erg. Path. **2**, 310 (1895). — *Merkel*, Über Lipombildung im Uterus. Beitr. path. Anat. **29**, 507 (1901). — *Meyer, R.*, Drei Fälle von kleinen Lipomen. Ges. Geburtsh. Berlin, 26. Jan. 1906. Zbl. Gynäk. **1906**, 528. — *Parona*, Un caso di lipoma dell' ovaia e ovidotto di destra. Ann. Ostetr. 1891, No 2. Ref. Zbl. Gynäk. **1891**, 1046. — *Pape*, Ein Fibrolipom der Tube. Oberrhein. Ges. Geburtsh. u. Gynäk., 16. Okt. 1921. Ref. Zbl. Gynäk. **1922**, 189; Mschr. Geburtsh. **59**, 303 (1922). — *Sampoerno*, Ein Lipom des Eileiters. Zbl. Gynäk. **1929**, 1123. — *Seydel*, Lipomyofibroma myomatosum uteri. Ein Beitrag zur Kenntnis der fetthaltigen Uterusgeschwülste mit einem Zusatz von R. Meyer. Z. Geburtsh. **50**, 274 (1903). — *Shaw, W.*, A case of adenomyolipoma of the Fallopian tube. J. Obstetr. **35**, 725 (1928). — *Springer, A.*, Lipofibromyosarcoma uteri. Zbl. Gynäk. **1928**, 806. — *Wassermann*, Die Fettorgane des Menschen. Z. Zellforschg **3**, 235 (1926).

Myom.

Amann, Kleinapfelgroßes Myom am lateralen Tubenabschnitt. Dtsch. Ges. Gynäk. **1905**. Ref. Zbl. Gynäk. **1905**, 857. — *Auvray*, Un cas de fibro-myome de la trompe utérine associé à une malformation tubaire. Bull. Soc. Obstétr. Paris **15**, 18 (1912). — Fibröse und myomatöse Tumoren der Tuben. Arch. Obstétr. et Gynéc., Jan. **1912**. Ref. Frommels Jber. **1912**, 279. — *Baillie* and *Hooper*, Morbid anatomy of some of the most important parts of the human body, 1818. — *Ballantyne* and *Williams*, The histology and pathology of the Fallopian tubes. Brit. med. J. 1 (1891). — *Barette*, in Poret, Des fibromes de la trompe. Thèse de Paris 1898. — *Berger*, Ein Fall von Fibromyom des Eileiters. Inaug.-Diss. Halle 1898. — *Bukojemsky*, Zur Pathologie der Tubae Fallopii. Russk. Wratsch 1906, Nr 20. Ref. Zbl. Gynäk. **1908**, 1231; Frommels Jber. **1906**, 159. — *Chiari*, Zur pathologischen Anatomie des Eileiter-Katarrhs. Z. Heilk. **8**, 458 (1887). — *Cameron, S. J.*, Fibroids and fibro-myomatous tumours in unusual sites. Ref. Brit.

med. J., 24. Aug. **1907**, 449. — *Carrière* et *Legrand*, Sur un cas de fibro-myome de la trompe. Rev. franç. Gynéc. **6**, 437 (1902). — *Casper, J.*, Die Fibrome und Fibromyome der Eileiter und Mitteilung eines weiteren Falles. Inaug.-Diss. München 1923. — *Dentu, Le*, Bulletin de l'Académie de Médecine, 1900. Zit. nach Quénu et Longuet, Rev. de Chir. **24**, 411 (1901, Juli-Dez.). — *Dietrich*, Beitrag zum Fibromyom der Tube. Mschr. Geburtsh. **59**, 294 (1922). — Myom der Tube. Verslg. dtsch. Naturforsch. Bad Nauheim **1920**. Ref. Zbl. Gynäk. **1920**, 1242. — *Fabricius*, Über Myome und Fibrome des Uterus und deren Einfluß auf die Umgebung usw. Beitr. klin. Med. u. Chir. herausgegeben vom Red.-Comité der Wien. klin. Wschr. **1895**, H. 11. — *Formiggini*, Un caso di fibromioma della tuba uterina. Il nuove Raccoglitore medico. Imola. Anno III, Fasc. 9, p. 407. Zit. nach Frommels Jber. **1904**, 132. — *Fromme* u. *Heynemann*, Die Neubildungen der Tuben. Veits Handbuch der Gynäkologie, 2. Aufl., Bd. 5, S. 188. 1910. — *Goffe, Riddle*, Fibroid tumor of the Fallopian tube. New York County Medical Association. Ref. Med. Rec., 9. Nov. **1901**, 756. — *Hochloff*, Fibromyom der Tube. Zbl. Gynäk. **1929**, 1125. — *Jacobs*, Fibromyoma de la trompe. Ann. des Inst. St. Anne **2**, No. 1 (1898). Ref. Zbl. Gynäk. **1898**, 776; Rev. internat. Méd. et Chir. **1898**, No 8. Ref. Zbl. Gynäk. **1898**, 1273. — *Kaltenbach*, Über Stenose der Tuben mit konsekutiver Muskelhypertrophie der Wand. Zbl. Gynäk. **1885**, 677. — *Kelly, H.* and *T. Cullen*, Myomata of the uterus. Philadelphia: W. B. Saunders Company 1909. — *Kibbitt*, Myoma of the Fallopian tube. A case report. Amer. J. Surg. **36**, 117 (1922). — *Lepmann*, Über die Verlängerung der Tuben bei Ovarial- und Parovarialcysten. Z. Heilk. **22** (1901). — *Lwow, J.*, Tubentumoren. Wratsch (russ.) **1903**, Nr 35. Ref. nach Gynéc. et Sem. gynéc. **1903**, No 1; Frommels Jber. **1903**, 249. — *Mallory*, A contribution to the classification of tumors. J. Med. Res. **13**, Nr 2 (1905). Zit. nach Robert Meyer, Veits Handbuch der Gynäkologie, 2. Aufl., Bd. 1, S. 420. — *Meyer, R.*, Die Myome und Fibrome des Uterus. Veits Handbuch der Gynäkologie, 2. Aufl., Bd. 1, S. 415. Wiesbaden 1907. — *Myrtle*, Fibro-cartilagineous tumour in the left Fallopian tube. Monthly J. med. Sci. Edinburgh 1849. Zit. nach Sänger und Barth, S. 290. — *Ottow*, Ein Beitrag zur Kenntnis der Fibromyome der Tube. Zbl. Gynäk. **1918**, 901. — *Pilliet*, Fibromyome de la trompe utérine. Bull. Soc. Anat. Paris **1894**, 554. Zit. nach Sänger und Barth, S. 290. — *Poret*, Des fibromes de la trompe utérine. Thèse de Paris 1898. — *Quénu* et *Longuet*, Des tumeurs de la trompe. Rev. de Chir. **24**, 408, 768 (1901). — *Sänger* u. *Barth*, Die Neubildungen der Eileiter. A. Martin, Die Krankheiten der Eileiter. Leipzig 1895, S. 290. — *Schäfer, Paul*, Zwei seltene Tubentumoren: Myom und Carcinom. Zbl. Gynäk. **1923**, 357. — *Scharlieb, Mary*, An analysis of one hundred cases of fibromyomata uteri. J. Obstetr. **2**, 323 (1902, Juli—Dez.). — *Schauta*, Über die Diagnose der Frühstadien chronischer Salpingitis. Arch. Gynäk. **33**, 27 (1888). — *Schuster, H.*, Ein Fall von multiplen Fibromyomen des Uterus und der linken Tube neben gleichzeitigem Spindelzellensarkom des rechten Ovariums. Inaug.-Diss. Tübingen 1898. — *Schwartz*, Fibro-myome de la trompe utérine droite à son origine. Bull. Soc. Obstétr. Gynéc. Paris **1890**. Zit. nach Poncet. Ann. Gynéc. et Obstétr. **33**, 380 (1890). — *Simpson, Sir J.*, Clinical lectures on diseases of women, p. 540. Edinburgh 1878. Zit. nach Bland Sutton, 1891. — *Sobotta*, Atlas und Lehrbuch der Histologie usw. 2. Aufl., S. 195. München: J. F. Bergmann 1911. — *Spaeth*, Ein Fall von Fibroid des Eileiters. Z. Geburtsh. **21**, 363. — *Stolz*, Die Fibromyome der Tube und Mitteilung eines Falles. Mschr. Geburtsh. **17**, Erg.-H., 1126 (1903). — *Sullivan*, Large fibroid Fallopian tumor. J. Gynaec. Soc. Boston **1870** III. Zit. nach Stolz, Mschr. Geburtsh. **17**, 1129. *Sutton*, A case of myoma of the Fallopian tube. Med. Presse a. Circ. London **1892**, 189. Zit. nach Stolz, Mschr. Geburtsh. **17**, 1132. — *Sutton, Bland*, Surgical diseases of the ovaries and Fallopian tubes. Cassell and Comp. London usw., 1891. — *Taylor*, Myoma of the Fallopian tube. Brit. gynec. J. Lond. **47**, 305. Ref. Frommels Jber. **1896**, 215. — *Thomas*, Fibrocyst of the Fallopian tube. N. Y. med. J. **49** (1881). Zit. nach Stolz, Mschr. Geburtsh. **17**, 1129. — *Virchow*, Die krankhaften Geschwülste. Berlin 1863. — *Wettergren*, Großes Myofibroma (deciduale) polyposum tubae usw. Nord. med. Ark. (schwed.) **34** I, Nr 6 (1901). — *Wiener*, Supravaginal amputierter Uterus mit haselnußgroßen Fibromyomen an beiden Tubenecken usw. Münch. gynäk. Ges., 17. Mai **1905**. Ref. Z. Gynäk. **1906**, 399.

Chondrom.

Kaufmann, Lehrbuch der speziellen pathologischen Anatomie, 7./8. Aufl., Bd. 2, S. 1302. 1922. — *Meyer, Robert*, Über embryonale Gewebseinschlüsse in den weiblichen Genitalien und ihre Bedeutung für die Pathologie dieser Organe. Erg. Path. **9** II, 636 (1905). — *Meyer-Rüegg*, Kurzes Lehrbuch der Frauenkrankheiten, 5. Aufl., 1923, S. 310. — *Myrtle*, Fibro-cartilagineous tumour in the Fallopian tube. Monthly J. med. Sci. Edinburgh 1849. Zit. nach Sänger und Barth, S. 290. — *Outerbridge*, Polypoid chondrofibroma of the Fallopian tube, associated with subst. pregnancy. Amer. J. Obstetr. **70**, 173. Zbl. Gynäk. **1914**, 1510. — *Quénu* et *Longuet*, Des tumeurs des trompes. Rev. de Chir. **24**, 408, 742 (1901, Juli—Dez.).

Osteom.

Auvray, A., A propos des ossifications des trompes et de l'ovaire. Bull. Soc. Obstétr. Paris, April **1912**, No 4. — *Emelijanow*, Ein Fall von Osteoma tubae (Fallopiae). Wratsch (russ.) **1911**, Nr 13. Ref. Zbl. Gynäk. **1911**, 1753. — *Lee, Th. S.*, Von den Geschwülsten der Gebärmutter und der übrigen weiblichen Geschlechtsteile. Gekrönte Preisschrift, aus dem Englischen übersetzt, S. 278. Berlin 1847. — *Lehmacher*, Zur Kenntnis der Knochenbildung in den Tubae uterinae. Arch. Gynäk. **105**, 280 (1916). — *Michaud*, Ein Fall von Knochenbildung in den Tuben. Beitr. Geburtsh. **12**, 293 (1908). — *Orthmann*, Über Embryoma tubae. Z. Geburtsh. **53**, 121 (1904). — *Poscharißky*, Über heteroplastische Knochenbildung. Beitr. path. Anat. **38**, 135 (1905). — *Pozzi* et *Bender*, Untersuchungen über einige Fälle von Ossifikationen des Ovariums und der Tube. Rev. franç. Gynéc. **18**, No 2 (1912). — *Reichelt*, Über Knochenbildung in den Eileitern. Arch. Gynäk. **134**, 666 (1928). — *Rokitansky*, Lehrbuch der pathologischen Anatomie, 3. Aufl., Bd. 3, S. 441. Wien: Wilhelm Braumüller 1861. — *Strong*, Über Knochenbildung im Eileiter. Arch. Gynäk. **101**, 389 (1914).

Lymphangiom.

Aschheim, Tubenlymphangiom. Ges. Geburtsh. u. Gynäk. Berlin, 27. Okt. 1922. Ref. Z. Geburtsh. **86**, 416. — Tubenlymphangiome. Arch. Gynäk. **125**, 676 (1925). — *Borst*, Echte Geschwülste; Aschoffs. Lehrbuch der pathologischen Anatomie, 4. Aufl., Bd. 1, S. 779. 1919. — *Dienst*, Gynäk. Ges. Breslau. Ref. Zbl. Gynäk. **1905**, 792. — *Dietrich*, Lymphangiom der Tube. Arch. Gynäk. **118**, 224. — *Frankl*, Pathologische Anatomie und Histologie der weiblichen Genitalorgane. Liepmanns kurzgefaßtes Handbuch der gesamten Frauenheilkunde, Bd. 2. Leipzig 1914. — *Franz, R.*, Lymphangiom der Tube. Arch. Gynäk. **90**, 335 (1910). — *Freund, H.*, Z. Gynäk. **74**, 79. — *Herxheimer*, Gewebsmißbildungen. Schwalbes Morphologie der Mißbildungen, III. Teil, 10. Lief., Anhang, 2. Kap. 1913. — *Hoehne*, Verh. dtsch. Ges. Gynäk. **1901**, 532. — *Kermauner*, Lymphangiom der Tube. Arch. Gynäk. **83**, 411 (1907). — *Küster*, Lymphangiom der Tube. Berl. klin. Wschr. **1914**, 1486. — *Leighton, A. P.*, Lymphangioma of the Fallopian tube. Amer. J. Obstetr. **65**, 573 (1912, Jan.—Juni). — Amer. J. Obstetr. **1912**. Zit. nach Frankl, l. c. — *Mériel* et *Bassal*, Néoformations lymphoides dans un cas de salpingite chronique. Ann. Gynéc. et Obstétr., Aug. **1911**, 465. — *Scalone*, Ann. Ostetr., Juli **1910**. Zit. nach Kaufmann. Path. Anat. **2**, 1288. — *Schiffmann*, Ein Lymphangiom der Tube. Zbl. Gynäk. **1929**, 857. Nachtrag zu meiner Arbeit: Ein Lymphangiom der Tube im Heft 14 des Jahrganges 1929 dieser Zeitschrift. Zbl. Gynäk. **1929**, 1410. — *Silva*, Sul linfangioma della salpinge. Ann. Ostetr. **50**, 335 (1928). — *Strong*, Lymphangioma of the Fallopian tube. Surg etc., **39**, 318 (1924). — *Todyo*, Über Lymphangiektasien bei Myoma uteri. Arch. Gynäk. **91**, 641 (1910).

Sarkom.

Barbour and *Watson*, Perithelioma of the Fallopian tube. J. Obstetr. **20**, 116 (1911, Juli—Dez.). — *Bello, E.*, Un caso de sarcoma de la trompa de falopio. Crón. méd. Lima **34**, 189 (1917). Zit. nach Dodd. (Leider war die Originalarbeit nicht zu erhalten.) — *Chiari*, Sekundäre Sarkomatose beider Tuben durch peritoneale Implantation. Unterelsäss. Ärztever. Straßburg, 31. Mai 1913. Ref. Dtsch. med. Wschr. **1913**, 1662. — *Dodd, W. E.*, Sarcoma of the Fallopian tube. Surg. etc. **39**, Nr 3, 302 (1924). — *Eglington, Clara*, Primary mesothelioma of the Fallopian tube. J. Obstetr. **21**, 169 (1912). — *Gosset*, Ein Fall von primärem Tumor der Tube. Soc. Obstétr,, Gynéc. et Pédiatr. Paris, 19. April 1909. Ref. Zbl. Gynäk. **1910**, 245. — *Grisi*, Sopra un caso di sarcoma primitivo tubarico. Ann. Ostetr. **35**, 121 (1923). — *Jacobs, C.*, Sarcoma primitif de la trompe. Bull. Soc. Gynéc. Brux. **8**, 56 (1897). — Myxo-sarcome etc. Progrès méd. belge **7**, 27 (1905). — Bull. Soc. Gynéc. Brux. **15**, 92 (1904/05). — *Janvrin*, A case of myxo-sarcoma of the tube. Ann. Gynaec. Boston **2**, 357 (1888/89). Zit. nach Dodd. — Myxo-sarcoma of the Fallopian tube. N. Y. med. J., Juni **1889**, 609. — *Jones*, Three cases of myeloma (sarcoma) of the Fallopian tube. Amer. J. Obstr. **2**, 324 (1893). — *Kahlden, v.*, Über das primäre Sarkom der Tuben. Beitr. path. Anat. **21**, 275 (1897). — *Kermauner* u. *Laméris*, Zur Frage der erweiterten Radikaloperation des Gebärmutterkrebses. Beitr. Geburtsh. **5**, 87 (1901). — *Knierim, H.*, Über einen Fall von polypösem Rundzellensarkom des Uterus. Inaug.-Diss. München 1905. — *Kworostansky*, Endotheliom des Ovariums und der Tube. Arch. Gynäk. **85**, 355 (1908). — *Meyer, R.*, Das Endotheliom des Uterus. Veits Handbuch der Gynäkologie. 2. Aufl., Bd. 3, 1. Hälfte, S. 503. 1908. — *Orthmann*, Zur Kasuistik einiger seltener Ovarial- und Tubentumoren. Mschr. Geburtsh. **9**, 771 (1899). — Zur Kenntnis der malignen Tubenneubildungen. Z. Geburtsh. **58**, 376 (1906). — *Sänger*, in A. Martin, Die Krankheiten der Eileiter, S. 286. Leipzig 1895. — *Scheffzek*, Primäres Tubensarkom. Gynäk. Ges. Breslau, 21. März 1911. Ref. Zbl. Gynäk. **1911**, 935. — *Schilainer*, Sekundäre Sarkomatose der Tubae uterinae durch Implantation. Straßburg.

med. Ztg 10, H. 7, 173 (1913). — *Senger, E.*, Über ein primäres Sarkom der Tuben. Zbl. Gynäk. 1886, 601. — *Weinbrenner*, Primäres Peritheliom der Tube. Med. Ges. Magdeburg. Ref. Münch. med. Wschr. 1911, 924.—*Zweifel, E.*, Die bösartigen Geschwülste der Farben in Erg. d. Chir. 20, 1927.—*Zweifel, E.*, Die bösartigen Geschwülste der Tuben in P. Zweifel-Payr, Die Klinik der bösartigen Geschwülste. Leipzig 1927.

Papillom.

Chiarabba, Contributo allo studio degli esiti dell'inflammazione tubarica. Stenosi dell'ostio addominale con salpingite proliferante. Giorn. Ginec. Torino 4, No 3, 37. — *Chifoliau et Merklen*, Bull. Soc. Anat. 1897, 617. Zit. nach Quénu et Longuet. — *Clark, J. G.*, Papilloma of the Fallopian tube. Hopkins Hosp. Bull. 9, 163 (1898, Juli). — *Cornil*, Anatomie pathologique des salpingites. Journal des Connaissances méd. prat.; salpingite végétante, 1888. p. 388. Zit. nach Quénu et Longuet.—*Cornil et Térillon*, Arch. Physiol. norm. et Path. 1887, No 8. Zit. nach Sawinoff. Arch. Gynäk. 34, 250. — *Le Count*, The genesis of carcinoma of the Fallopian tube in hyperplastic salpingitis etc. Hopkins Hosp. Bull. 13, 55 (1901, März).— *Doléris*, Tumeur végétante de la mu queuse tubaire. Bull. Soc. Obstétr. Paris 1890, 12. —Papillome endosalpingien. Soc. Obstétr., Gynéc. et Pédiatr. Paris, 7. April 1902. Ann. Gynéc. et Obstétr., Dez. 1902, 467. — *Doléris et Macrez*, Du papilloma endo-salpingitique. Gynéc. 3, 289 (1898). — *Doran, Alban*, Trans. path. Soc. Lond. 31, 174 (Fall 1). — Papilloma of the Fallopian tube and the relation of hydroperitoneum to tubal diseases. Trans. Obstetr. Soc. Lond. 38, 229 (2. Fall). — Papil- loma of both Fallopian tubes and ovaries. Trans. path. Soc. Lond. 39, 200 (3. Fall). — Primary cancer of the Fallopian tube. J. Obstetr. 2, 381 (1902, Juli—Dez.). — A table of over fifty complete cases of primary cancer of the Fallopian tube. J. Obstetr. 6, 285 (1904, Juli—Dez.). — *Eberth u. Kaltenbach*, Zur Patho- logie der Tuben. Über Papillom der Tuben. Z. Geburtsh. 16, 357 (1889). — *Fabricius*, Beiträge zur Kasuistik der Tubencarcinome. Wien. klin. Wschr. 1899, 1230. — *Fedoroff*, Corpora libera in tuba Fallopii. Ž. Akuš (russ.), Jan. 1904. Zit. nach Frommels Jber. 1904, 132. —*Gaifami*, La tuberculosi papil- lare delle trombe di Fallopio. Pathologica (Genova) 1912, No 19. — *Hurdon, E.*, A case of primary adeno- carcinoma of the Fallopian tube. Hopkins Hosp. Bull. 12, 315 (1901, Okt.). — *Jacobs*, Papillome primitif de la trompe. Bull. Soc. belge Gynéc. 23, 247/248.—*Lorin*, Cystöse Entartung der linken Tube mit papillo- matösen Excrescenzen an der Oberfläche und in der Höhle. (Russ.) Wochen-Med. J., Okt. 1897. Ref. Frommels Jber. 1898, 216. In Frommels Jber. 1897, 176 steht Larin.—*Macrez*, Des tumeurs papillaires de la trompe de Fallope. Thèse de Paris 1899. — *Martin, A.*, Zur Pathologie der Eileiter. Dtsch. med. Wschr. 1886, Nr 17. — *Martinotti*, Un caso di salpingite bilaterale vegetante emorragica. Giorn. di Ginec. 3, No 20, 317. Torino 1903. — *Monprofit et Pilliet*, Bull. Soc. Anat., Juli 1893, No 19, 505. Zit. nach Quénu und Longuet. — *Montanelli*, Su gli ascessi freddi della tuba sulla tuberculosi papil- lare della mucosa tubarica. Ginec. Firenze 9, 14 (1912). —*Orthmann*, Beiträge zur normalen Histologie und zur Pathologie der Tuben. Virchows Arch. 108, 165 (1887). — *Quénu et Longuet*, Des tumeurs des trompes. Rev. de Chir. 24 (1901). — *Saretzki*, Die papillären Geschwülste der Fallopischen Tuben. J. Geburtsh. (russ.) 1907, H. 1—9. Zit. Zbl. Gynäk. 1908, 414. — *Schirchoff*, Du papillome des trompes. Boln. Gaz. Botk. 1898. Ref. Presse méd., 24. Mai 1899. —*Sencert*, A propos d'un cas de papillome de la trompe. Bull. Soc. Obstétr. Paris, April 1912, No 4, 398; Frommels Jber. 1912, 283. — *Tédenat, J.*, Tumeurs végétantes des trompes utérines. Arch. prov. de Chir. 15, No 3. Ref. J. Obstetr. 10, Nr 1; Brit. med. J. 21. April (1906). Formmels Jber. 1906, Nr 6, 162. — *Walla*, Kystoma multiloculare papilliferum intraligamentosum ov. sin. und Papilloma tubae et haematosalpinx lat. dextr. Gynäk. Sekt. ung. Ärztever. Budapest, 6. März 1900. Ref. Zbl. Gynäk. 1902, 289. — *Watkins*, Double tubo-ovarian abscess with papillomata. Amer. Gynec. a. Obstetr. J. N. Y. 8, 389. Zit. Frommels Jber. 1896, 215.

Adenom.

Chiari, Z. Heilk. 8, 457 (1887). — *Friedländer*, Über Epithelwucherung und Krebs. Straßburg 1877. — *Frist*, Über Tubentuberkulose mit adenomähnlicher Wucherung der Tubenschleimhaut. Arch. Gynäk. 114, 393. — *Hoehne*, Zur Frage der Entstehung intramuskulärer Abzweigungen des Tubenlumens Arch. Gynäk. 74, 1 (1904). — *Kraus*, Über carcinomähnliche Epithelwucherungen in der Tube. Gynäk. Rdsch. 7, 885 (1913).—*Küster*, Tumor der Fimbria ovarica. Med. Sekt. schles. Ges. vaterländ. Kultur Breslau, 19. Juni 1914. Ref. Berl. klin. Wschr. 1914, 1486. — *Macrez*, Des tumeurs papillaires de la trompe de Fallope. Thèse de Paris 1899. — *Mahle, A. E.*, Adenom der Tuba Fallopii. Surg. etc., Juli 1921. Ref. Zbl. Gynäk. 1922, 871. — *Martin, A.*, Zur Pathologie der Eileiter. Dtsch. med. Wschr. 1886, Nr 17; Z. Geburtsh. 13 (1886). — *Martin, A. u. E. G. Orthmann*, Infektiöse Granulome. A. Martin, Die Krankheiten der Eileiter, S. 194. Leipzig 1895. — *Meyer, R.*, Über die Genese der Cystadenome und Adenomyome des Uterus. Verh. Ges. Geburtsh. u. Gynäk. Berlin, 13. Mai **1897**; Z. Geburtsh. **37**, 323 (1897). — Über adenomatöse Schleimhautwucherungen in der Uterus- und Tubenwand und ihre pathologisch-anatomische Bedeutung. Virchows Arch. **172**, 394. — *Münster* u. *Orthmann*, Ein Fall von Pyosalpinx auf tuberkulöser Grundlage. Arch. Gynäk. **29**, 67. — *Nádory*, Zwei Fälle von Adenoma tubae. Gynäk. Sekt. ung. Ärztever. Budapest, 20. Jan. 1903. Ref. Zbl. Gynäk. **1904**, 755. — *Neu, M.*, Über entzündliche Schleimhautwucherungen mit epithelialer Mehrschichtung in der Tube. (Adenom-ähnliche Wucherungen bei einer nach vaginaler Totalexstirpation prolabierten Tube.) Z. Geburtsh. **62**. — *Orthmann*, Zur Kasuistik einiger seltener Ovarial- und Tubentumoren. Mschr. Geburtsh. **9**, 771. — *Stein*, Über adenomatöse Wucherungen der Tubenschleimhaut bei chronischer Tuberkulose und Gonorrhöe der Tuben. Mschr. Geburtsh. **17**, Erg.-H. — *Sutton, Bland*, Surgical diseases of the ovaries and Fallopian tubes, p. 229. London, Paris and Melbourne Cassell and comp. Ltd. 1891. — *Wolff, B.*, Über adenom-ähnliche Wucherungen in der Tubenschleimhaut bei Tubentuberkulose. Mschr. Geburtsh. **6**, 497. — *Wolff, P.*, Über einen Fall von polypösem Adenom der Tube. Inaug.-Diss. München 1918. — *Zweifel, E.*, Ein Fall von polypösem Adenom der Tube. Arch. Gynäk. **109**, 774.

Adenomyosis.

Albrecht, H., Pathologische Anatomie und Klinik des Adenomyoms und der Adenomyosis. Halban-Seitz, Biologie und Pathologie des Weibes, Bd. 4, S. 269f. — *Alfieri, E.*, Contributo allo studio delle nodositá intramurali e isthmiche della trompa uterina. Fol. gynaec. Pavia **7**, H. 2, 147. — *Alterthum*, Tuberkulose der Tuben und des Beckenbauchfells. Beitr. Geburtsh. **1**, 42 (1898). — *Amann*, Über Fibro-adenoma fornicale. Mschr. Geburtsh. **42**, 492 (1915). (Der Fall von adenofibröser Tumorbildung in einer Laparotomienarbe findet sich auf S. 495 erwähnt.) — *Amos*, Adenomatöse Wucherungen des Serosa-epithels in einer Bauchnarbe nach Ventrofixation. Ges. Geburtsh. u. Gynäk. Berlin, 11. Nov. 1904. Ref. Zbl. Gynäk. **1905**, 145. — *Aschoff*, Cystisches Adenofibrom der Leistengegend. Mschr. Geburtsh. **9**, 25 (1899). — *Babés, A.* et *L. Coulluri*, Etude sur la nature de la salpingite modulaire. Gynéc. **22**, No 6, 340 (1923). — *Babo, v.*, Über intraovarielle Bildung mesonephrischer Adenomyome und Cyst-adenome. Arch. Gynäk. **51**, 595 (1900). — *Barker*, Lancet, 19. Juli **1913**, 128. — *Bell, Blair*, Endo-metrioma and endometriomyoma of the ovary. J. Obstetr. **29**, 443 (1922). — *Boxer*, Beiderseitige inter-stitielle Gravidität. Zbl. Gynäk. **1908**, 468. — *Bondy*, Tumor der Fimbria ovarica. Berl. klin. Wschr. **1914**, 1486. — *Brunet*, Ein Fall von Adenomyom des Epoophoron. Z. Geburtsh. **53**, 507 (1904). — *Bulius*, Zur Diagnose der Tuben- und Peritonealtuberkulose. Verh. dtsch. Ges. Gynäk. **1897**, 419. — *Chiari, H.*, Zur pathologischen Anatomie des Eileiter-Katarrhs. Z. Heilk. **8**, 459 (1887). — *Chryso-pathes*, Doppelseitige reine Hämatosalpinx infolge von harten weißen Adenomyomen. Z. Geburtsh. **44**. — *Cullen*, Surg. etc. **14**, Nr 5 (1912). — Embryology, anatomy and diseases of the umbilicus. Philadelphia: Sounders Comp. 1916. — Arch. Surg. **1**, 270 (1920). Ref. bei Lauche, Virchows Arch. **243**, 311. — *Ehr-lich*, Arch. klin. Chir. **89**, 742 (1909). — *Fraas, E.*, Über Adenombildung in der Bauchnarbe und Elongatio uteri nach Ventrifixur. Zbl. Gynäk. **1919**, 750. — *Frankl*, Diskussion zu dem Vortrage von Maresch. Geburtsh.-gynäk. Ges. Wien, 17. März 1908. Zbl. Gynäk. **1909**, 219. — *Frankl, O.*, Zur Kenntnis der Adenomyosis uteri. Geburtsh.-gynäk. Ges. Wien, 10. Dez. 1912. Ref. Zbl. Gynäk. **1913**, 907. — Patho-logische Anatomie und Histologie der weiblichen Genitalorgane. Liepmanns Handbuch der gesamten Frauenheilkunde, Bd. 2. Leipzig 1914. — Zur Kenntnis der Salpingitis nodosa. Wien. med. Wschr. **1917**, 942; Zbl. Gynäk. **1917**, 48; Mschr. Geburtsh. **44**, 526. — Zur Klinik und Pathologie der Adenomyosis. Zbl. Gynäk. **1922**, 241. — *Franqué, v.*, Zur Tuberkulose der weiblichen Genitalien, insbesondere der Ovarien. Z. Geburtsh. **37** (1897). — Salpingitis nodosa isthmica und Adenomyoma tubae. Z. Geburtsh. **42**, 41 (1900). — Über das gleichzeitige Vorkommen von Carcinom und Tuberkulose an den weiblichen Genitalien, insbesondere Tube und Uterus. Z. Geburtsh. **69**, 409 (1911). — Erkrankungen der Eileiter. Menge-Opitz' Handbuch der Frauenheilkunde. Wiesbaden 1913. — Adenom in einer Laparotomienarbe. Zbl. Gynäk. **1916**, 953. — *Fromme* u. *Heynemann*, Veits Handbuch der Gynäkologie, 2. Aufl., Bd. 5, S. 154. — *Funke*, Beitrag zur klinischen Diagnostik der Tubenwinkeladenomyome, nebst Bemerkungen über die voluminösen Adenomyome. Dtsch. med. Wschr. **1903**, Nr 49. — *Giannettasio*, Arch. gén. Méd. **3**, 52 (1900). Zit. nach Lauche aus Cullen. — *Goddard*, Surg. etc. Aug., **1909**, 249. Zit. nach Lauche, 1923. S. 327, aus Cullen, 1916. — *Gottschalk*, Demonstration zur Entstehung der Adenome des Tuben-isthmus. Ges. Geburtsh. u. Gynäk. Berlin, 23. Febr. **1900**. Ref. Zbl. Gynäk. **1900**, 411. — *Green*, Trans. path. Soc. Lond. **1**, 243 (1899). Zit. nach Lauche, Virchows Arch. **243**, 325, aus Cullen, Surg. etc. **14**, Nr 5 (1912). — *Haeuber*, Die heterotope endometroide Epithelwucherung am weiblichen Genitale in dem anglo-amerikanischen Schrifttum. Mschr. Geburtsh. **68**, 123 (1925). — *Hennig*, Besprechung des Befundes von drüsigen Einlagerungen in die Tuba uterina nach v. Recklinghausen. Ges. Geburtsh. Leipzig. Ref.

Zbl. Gynäk. 1896, 1153. — *Henrotin* et *Herzog*, Über Anomalien des Müllerschen Kanals als Ursache der Extrauterinschwangerschaft. Rev. Gynéc. et Chir. abd. 1898, No 4. Ref. Zbl. Gynäk. 1899, 237. — *Herzenberg*, Dtsch. med. Wschr. 1909, 889. — *Hibbitt*, Myoma of the Fallopian tube: a case report. Amer. J. Surg. 36, 117 (1922). — *Hoehne*, Zur Frage der Entstehung intramuskulärer Abzweigungen des Tubenlumens. Arch. Gynäk. 74, 1 (1904). — Zur Morphologie der intramuskulären Abzweigungen des Tubenlumens. Verh. dtsch. Ges. Gynäk. 1907. Ref. Zbl. Gynäk. 1907, 800. — Die ektopische Schwangerschaft. Halban-Seitz' Biologie und Pathologie des Weibes, Bd. 7, 2, S. 597f. — *Hueter*, Frankf. Z. Path. 21, 283 (1918). — *Ivens*, Localized necrosis of an adenomyomatous right tube with a left tubal mole and fibroid uterus. Brit. med. J., Okt. 1910. — Adenomyom in a tuberculous Fallopian tube. J. Obstetr., Febr. 1911, 266. — *Iwanow*, Cystadenofibromyoma papilliferum tubae Fallopiae. J. Geburtsh. (russ.) 1908, H. 1/6. Ref. Zbl. Gynäk. 1909, 745. — *Jacobs*, Über einige adenomatöse Tumoren an den weiblichen inneren Genitalorganen. Beitr. Geburtsh. 19, 143 (1914). — *De Joesselin de Jong*, Virchows Arch. 211, 141 (1913). — Frankf. Z. Path. 22, 400 (1919/20). — *Jung*, Tubenwinkeladenomyom. Greifswald. med. Ver. Mschr. Geburtsh. 16. — *Klages*, Z. Geburtsh. 70, 859 (1912). — *Kehrer*, *E.*, Pathologisch-anatomischer Beitrag zur sog. Salpingitis isthmica nodosa. Beitr. Geburtsh. 5 (57). — *Kitai*, Beitrag zur Anatomie und Genese der endometranen Adenomyosis (Adenomyosis uteri interna). Arch. Gynäk. 124, 178 (1925). — Über den entzündlichen Ursprung der Atresie und der heterotopen Epithelwucherung in den Tuben. Arch. Gynäk. 128, 413 (1926). — *Kleinhans*, Veits Handbuch der Gynäkologie, Bd. 3, 2, S. 722. 1899. — *Koßmann*, Die Abstammung der Drüseneinschlüsse in den Adenomyomen des Uterus und der Tuben. Arch. Gynäk. 54, 359 (1897). — Circumscripte Hypertrophie der Muskulatur am interstitiellen Tubenteil. Z. Geburtsh. 37, 163. — *Kroemer*, Untersuchungen über den Bau der menschlichen Tube zur Klärung der Divertikelfrage mittels Modellrekonstruktion nach Born. Leipzig: S. Hirzel 1906. — *Kundrat*, Zur Tuberkulose der Tuben und der Uterusmucosa. Arch. Gynäk. 65. — *Lahm*, Tubenwinkeladenom. Dresden. gynäk. Ges., 23. April 1914. Ref. Zbl. Gynäk. 1914, 1140. — Die kongenitale Ätiologie der Salpingitis isthmica nodosa. Zbl. Gynäk. 1921, 133. — Zur Adenomyosis des weiblichen Genitalapparates. Z. Geburtsh. 85, 292 (1923). — *Lauche*, Die extragenitalen heterotopen Epithelwucherungen vom Bau der Uterusschleimhaut. Virchows Arch. 243, 298 (1923). — Die Bedeutung der heterotopen Epithelwucherungen vom Bau der Uterusschleimhaut für die Gynäkologie und ihre neuen Erklärungen durch Autoimplantation von Endometrium bei Menstruation in die Bauchhöhle (Sampson). Dtsch. med. Wschr. 1924, 595. — Virchows Arch. 252, (1924). — Zbl. Path. 1924/25. — Bemerkungen zu der Arbeit von Ulesko-Stroganowa über Deciduabildung in der Scheide, zugleich ein Beitrag zur Diagnostik der Fibroadenomatose des Septum recto-vaginale. Zbl. Gynäk. 1924, 2460. — Diskussion zu dem Vortrag von Katz und Szenes, Naturforscherversammlung Innsbruck, 1924. Ref. Zbl. Gynäk. 1924, 2404. — Die heterotopen Wucherungen vom Bau der Uterusschleimhaut. (Ein kritischer Sammelbericht.) Mschr. Geburtsh. 68, 113 (1925). — *Lederer*, *L.*, Über die Beziehungen der Tuboovarialcysten zur Salpingitis isthmica nodosa. Mschr. Geburtsh. 64, 45 (1923). — *Lindau*, Studien zur Pathologie der Entwicklung, S. 375. Jena: Gustav Fischer 1914. Inaug.-Diss. Jena 1916. — *Lockstädt*, *v.*, Über Vorkommen und Bedeutung von Drüseneinschlüssen in den Myomen des Uterus. Mschr. Geburtsh. 7 (1898). — *Macnaughton-Jones*, Nodular salpingitis. Brit. gynec. J. 16, Nr 61, 49. Zit. nach Frommels Jber. 1900, 231. — *Mackenrodt*, 1. Adenomyom in der linken Tube mit gleichzeitigen Adenomyomen des Uterus. 2. Adenomyoma in beiden Tuben. 3. Doppelseitige Pyosalpinx, Adenomyom im rechten Uterushorn. Ges. Geburtsh. u. Gynäk. Berlin. Ref. Zbl. Gynäk. 1899. — *Mahle*, *A. E.*, Adenomyom a of the Fallopian tube. Surg. etc. 33, 57 (1921, Juli). — *Mahle* and *MacCarty*, Ectopic adenomyoma of uterine type. J. Labor. a. clin. Med. 5 (1920). Zit. nach Lauche, 1923. S. 320, aus Cullen, 1920. — *Mansfeld*, Beiträge zur Ätiologie der Extrauterinschwangerschaft. Gynäk. Sekt. ung. Ärztever. Budapest, 29. Mai 1906. Ref. Zbl. Gynäk. 1907, 1344. — *Maresch*, Über Salpingitis nodosa. Berlin: S. Karger 1908. — *Mathias*, Berl. klin. Wschr. 1920, 398. — *Mayer*, *A.*, Die Beziehungen der septischen Erkrankungen des weiblichen Genitalapparates zur inneren Medizin. Frankl-Hochwart, Die Erkrankungen des weiblichen Genitales in Beziehung zur inneren Medizin, Bd. 2, S. 211. Wien und Leipzig 1913. — Über Parametritis und Paravaginitis posterior mit heterotopen Epithelwucherung (Adenomyositis uteri et recti. Mschr. Geburtsh. 42, 403 (1915). — Über Versuche zur Wiederherstellung der Konzeptionsmöglichkeit nach Verlust der Eileiter oder Eierstöcke. Zbl. Gynäk. 1924, 1621. — *Mekerttischiantz*, Zur Behandlung der Salpingitis isthmica nodosa gonorrhoica. Mschr. Geburtsh. 8, 509. — *Meyer*, *Robert*, Über die Genese der Cystadenomyome und Adenomyome. Verh. Ges. Geburtsh. Berlin, 13. Mai 1897; Z. Geburtsh. 37, 333 (1897); Zbl. Gynäk. 1897, 759, 907f. — Über die fetale Uterusschleimhaut. Z. Geburtsh. 38, H. 2. — Über epitheliale Gebilde im Myometrium des fetalen und kindlichen Uterus. Berlin 1899. — Diskussion zu Opitz, Zbl. Gynäk. 1900, 413. — Adenomyome, Enzyklopädie f. Geburtshilfe und Gynäkologie von Sänger und v. Herff. Leipzig 1900. — Über Drüsen, Cysten, Adenome im Myometrium bei Erwachsenen. Z. Geburtsh. 42, 526; 43, 130, 329; 44, 39 (1900, 1901). — Über Drüsen der Vagina und Vulva bei Feten und Neugeborenen. Z. Geburtsh. 46, H. 1. — Diskussion zu einem Vortrag von Emanuel: Über die Tumoren des Lig. rotundum uteri. Z. Geburtsh. 47, 141. — Einmündung des linken Ureters in eine Utero-vaginalcyste des Wollfschen Ganges. Z. Geburtsh. 47, 401 (1902). — Adenofibrom des Lig. ovarii proprium. Z. Geburtsh. 48, H. 3. — Über einen Fall von teilweiser Verdoppelung des Wollfschens Ganges. Z. Geburtsh. 49, H. 1. — Adenomyometritis am graviden Uterus, von der Schleimhaut und von der Serosa ausgehend. Z. Geburtsh. 54, H. 1. — Adenomyom vom Serosaepithel ausgehend. Z. Geburtsh. 54, H. 1. — Über eine adenomatöse Wucherung der Serosa in einer Bauchnarbe. Z. Geburtsh. 49, 32 (1903). — Eine unbekannte Art von Adenomyom des Uterus mit einer kritischen Besprechung der Urnierenhypothese v. Recklinghausens. Z. Geburtsh. 49, 464 (1903). — Epitheliale Hohlräume in Lymphdrüsen. Z. Geburtsh. 49, 554. — Beitrag zur Kenntnis des Gartnerschen Ganges beim Menschen. Z. Geburtsh. 59, 234. — Über Ektodermcysten im Lig. latum, am Samenstrang und Nebenhoden beim Fetus und Neugeborenen. Virchows Arch. 168, 250. — Die tuberösen Epithelknötchen an Tuben, Lig. latum, Hoden und Nebenhoden. Virchows Arch. 171, 443. — Über adenomatöse Schleimhautwucherungen in der Uterus- und Tubenwand usw. Virchows Arch. 172, 394. — Über Adenom- und Carcinombildung an der Ampulle des Gartnerschen Ganges. Virchows Arch. 174, 270. — Über entzündliche heterotope Epithelwucherungen im weiblichen Genitalgebiete und über eine bis in die Wurzel des Mesocolon ausgedehnte benigne Wucherung des Darmepithels. Virchows Arch. 195, 487. — Nachnierenkanälchen und Glomerulusanlage in der Leistengegend beim menschlichen Embryo. Virchows Arch. 204, 94. — Über die Beziehung der Urnierenkanälchen zum Coelomepithel usw. Anat. Anz. 25, Nr 1. — Über embryonale Gewebseinschlüsse in den weiblichen Genitalien und ihre Bedeutung für die Pathologie dieser Organe. Erg. Path. 2. — Über heterotope Epithelwucherungen und Carcinom. Verh. dtsch. path. Ges. 1906. — Adenomyome des Uterus. Veits Handbuch der Gynäkologie, 2. Aufl., Bd. 1. Wiesbaden 1907. — Über eine bis in die Wurzel des Mesocolons ausgedehnte benigne Wucherung des Darmepithels. Virchows Arch. 195, (1909). — Über Parametritis und Paravaginitis posterior mit heterotoper Epithelwucherung. Zbl. Gynäk. 1909, Nr 26. — Über sog. Urnierenreste und das nephrogene Zwischenblastem bei menschlichen Embryonen usw. Charité-Ann. 33. — Zur Kenntnis der embryonalen Gewebseinschlüsse. Z. Geburtsh. 71. — Erfolge und Aufgaben im Untersuchungsgebiet der „embryonalen Gewebsanomalien". Studien zur Pathologie der Entwicklung, Bd. 1, H. 2. 1914. — Zur Kenntnis des Gartnerschen (Wolffschen) Ganges, besonders in Vagina und Hymen des Menschen. Arch. mikrosk. Anat. u. Entw.gesch. 73, 751. — Über den Stand der Frage der Adenomyositis und Adenomyome im allgemeinen und insbesondere über Adenomyositis seroepithelialis und Adenomyometritis sarcomatosa. Zbl. Gynäk. 1919, 744. — Über den Stand der Frage der Adenomyositis usw. Zbl. Gynäk. 1919, 745. (Der Fall von Serosaepithelwucherung in einer Bauchnarbe ist auf S. 748 erwähnt.) — Über die Bildung des Urnierenleistenbandes („Plica inguinalis") des Menschen. Arch. Gynäk. 113, H. 2. — Zur Bildung des Urnierenleistenbandes und zur Adenomyomlehre. Arch. Gynäk. 115, H. 1. — Zur Frage der Urnierengenese von Adenomyomen. Zbl. Gynäk. 1923, 577. — Die Bedeutung der heterotopen Epithelwucherungen im Ovarium und am Peritoneum. Zbl. Gynäk. 1924, 722. — Über Endometrium in der Tube, sowie über die hieraus entstehenden wirklichen und vermeintlichen Folgen. Zbl. Gynäk. 1927, 1482. — *Meyer, R.* u. *J. Kitai*, Bemerkungen über endometrane Adenomyosis uteri in anatomischer Beziehung und insbesondere über die histologische Wirkung der heterotopen Zellwucherung, mit kurzer Bemerkung zur Theorie von Sampson. Zbl. Gynäk. 1924, 2449. — *Mintz*, Dtsch. Z. Chir. 51, (1899). — Arch. klin. Chir. 89, 392 (1909). — *Muskat*, Ein Beitrag zur Kasuistik der Tubenmyome. Arch. Gynäk. 61, 121 (1900). — *Neumann*, Über einen Fall von Adenomyom des Uterus und der Tuben mit gleichzeitiger Anwesenheit von Urnierenresten im Ovarium. Arch. Gynäk. 58, 593 (1899). — *Neumann, H. O.*, Salpingitis isthmica nodosa und Adenomyosis tubae (mit einer embryologischen Studie über die Entwicklung der Eileiter). Arch. Gynäk. 139, 358 (1929). — *Neumann, S.*, Über einen Fall von Adenomyom des Uterus und der Tuben mit gleichzeitiger Anwesenheit von Urnierenkeimen im Eierstock. Arch. Gynäk. 58, 593 (1899). — *Noorden, von*, Dtsch. Z. Chir. 59, 215 (1901). — *Oettingen, v.*, Zur Ätiologie der Luteincysten. Zbl. Gynäk. 1922, 548. — Zur Frage der Luteincysten. Zbl. Gynäk. 1924, 910. — Die Entstehung von Schokoladecysten aus heterotopen Epithelwucherungen des Ovars. Zbl. Gynäk. 1924, 1129. — *Opitz*, Über Adenomyome und Myome der Tuben, des Uterus usw. Ges. Geburtsh. u. Gynäk. Berlin, 23. Febr. 1900. Ref. Zbl. Geburtsh. 1900, 411. — Verh. dtsch. Ges. Gynäk. 1911. — *Parsons* and *Glendinning*, Adenomyoma of the Fallopian tube with tuberculous salpingitis. Proc. roy. Soc. Med., Juli 1910, 238. — *Pick, L.*, Ein neuer Typus des voluminösen paroophoralen Adenomyoms usw. Arch. Gynäk. 54, 117 (1897). — Die Adenomyome der Leistengegend und des hinteren Scheidengewölbes Arch. Gynäk. 57, 461 (1898). — Über Adenomyome des Epoophoron und Paroophoron (mesonephrische

Adenomyome). Virchows Arch. **156**, 507 (1899). — Über Adenome der weiblichen und männlichen Keimdrüsen bei Hermaphroditismus verus und spurius. Berl. klin. Wschr. 1905, 502. — *Pincsohn*, Über Adenomyohyperplasia rectovaginalis und ihre Beziehung zum Myom. Zbl. Gynäk. 1923, 231. — *Polster, K. O.*, Beiträge zur Kenntnis der heterotopen Wucherungen vom Bau der Uterusschleimhaut. Virchows Arch. **259**, 96 (1926). — *Rabinovitz*, The pathogenesis of adenomyosalpingitis (Salpingitis nodosa). Report of ten cases. Amer. J. Obstetr. Dis. Childr. 68, Nr 4, 711 (1913). — *Renisch*, Ein Beitrag zur Adenomyositis uteri et recti. Z. Geburtsh. 70, 585 (1912). — *Reymond*, Remarques sur les caractères macroscopiques de la salpingo-ovarite. Ann. Gynéc. et Obstétr. **43**, 57 (1895). — Modifications histologiques de chacun des tissus normaux dans la salpingo-ovarite. Ann. Gynéc. et Obstétr. **44**, 31. — *Ribbert*, Geschwulstlehre, 2. Aufl., 1914. S. 512. — *Ries*, Nodular forms of tubal disease. J. of exper. Med. 2, Nr 4 (1897). — *Rosenberger*, Die pathologisch-anatomische Diagnose des Salpingitis isthmica nodosa unter Zuhilfenahme der decidualen Reaktion. Arch. Gynäk. 114, 601 (1921). — *Russel, Wm. W.*, Aberrant portions of Muellerian duct in the ovary. Bull. Hopkins Hosp. 10, 8 (1899). — *Santi*, Betrachtungen über die Adenomyome der Tuben. Z. Geburtsh. 71, 641. — Adenomiomi della tuba. La Ginecologia (Firenze) 8, H. 21, 708. — *Sellheim*, Topographischer Atlas zur normalen und pathologischen Anatomie des weiblichen Beckens, S. 114 u. 118. Leipzig 1900. — *Semmelink-Josselin de Jong*, Beitrag zur Kenntnis der Adenomyome des weiblichen Genitalapparates. Mschr. Geburtsh. 22, 234 (1905). — *Sampson, J. A.*, Perforating hemorrhagic (chocolate) cysts of the ovary, their importance and especially their relation to pelvic adenomas of endometrical type („adenomyoma") of the uterus, recto-vaginal septum, sigmoid etc. Arch. Surg. 3, 245 (1921). — Ovarian hematomas of endometrical type etc. Boston med. J. 186, 445 (1922). — Intestinal adenomas of endometrical type etc. Arch. Surg. 5, 217 (1922). — The life history of ovarian hematomas (hemorrhagic cysts) of endometrial (Muellerian) type. Amer. J. Obstetr. 4 (1922). — Benign and malignant endometrical implants in the peritoneal cavity and their relation to certain ovarian tumors. Surg. etc. 38, 287 (1924). — *Schickele*, Weitere Beiträge zur Lehre der mesonephrischen Tumoren. Beitr. Geburtsh. 6, 449 (1902). — Über die Herkunft der Cysten der weiblichen Adnexe, ihre Anhangsgebilde und die Adenomyome des lateralen Tubenabschnittes. Virchows Arch. 169, 44 (1902). — Die Lehre von den mesonephrischen Geschwülsten. Zusammenfassendes Referat. Zbl. Path. 15, 261 (1904). — *Schindler*, Uterusschleimhaut in der Tube. Zbl. Gynäk. 1925, 582. — *Schmitt*, Über die Histologie der Salpingitis chronica. Inaug.-Diss. Würzburg 1913. — *Schneider*, Inaug.-Diss. Bonn 1916. Zit. nach Lauche, 1923. — *Schoenholz*, Über angeborene Tubenanomalien. Zbl. Geburtsh. 87, 56 (1924). — *Schridde* u. *Schoenholz*, Epitheliofibrose und Epitheliomyose der Eileiter. Frankf. Z. Path. 30, 338 (1924). — *Schroeder, E.*, Ein Fall von Tubenwinkeladenomyomen und Tubenadenomyom. Ref. Mschr. Geburtsh. 21, H. 5. — *Schwarz* and *Crossen*, Amer. J. Obstetr. 7 (1924). — *Seyberth*, Hämatosalpinx bilateralis mit beiderseitigen Tubenwinkelmyomen. Med. Klin. 1911, Nr 26. — *Simon*, Ein Fall von Salpingitis nodosa isthmica. Ärztl. Ver. Nürnberg. Ref. Münch. med. Wschr. 1901, 517. — *Sklarz, M.*, Über einen Fall von bilateralsymmetrischem Tubeneckenadenom des Uterus zusammen mit einem retrocervicalen Kugelmyom. (Zugleich ein Beitrag zur Lehre von der Geschwulstdisposition.) Inaug.-Diss. Breslau 1921. Ref. Zbl. Gynäk. 1922, 1293. — *Stein*, Über adenomatöse Wucherungen der Tubenschleimhaut bei chronischer Tuberkulose und Gonorrhöe der Tuben. Mschr. Geburtsh. 17, Erg.-H. — *Stübler, E.* u. *A. Haeuber*, Die heterotope endometroide Epithelwucherung im weiblichen Genitallapparat, insbesondere im Ovarium. Arch. Gynäk. 124, 305 (1925). — *Tobler*, Über tumorartige Wucherungen in Laparotomienarben und über ebensolche Spontanwucherungen im Nabel. Frankf. Z. Path. 29, 558 (1913). — *Ulesko-Stroganowa*, Zur Frage der gutartigen Epithelwucherungen im weiblichen Geschlechtsapparat. J. Geburtsh. (russ.) **1909**, Nr 7/12. Ref. Zbl. Gynäk. 1910, 1544. — *Unterberger, F.*, Normaler Partus nach Tubenimplantation. Mschr. Geburtsh. 73, 1 (1926). — *Vassmer*, Über Adenom- und Cystadenombildung mesonephrischer Herkunft in Ovarien und Uterus. Arch. Gynäk. 64, 78 (1901). — *Waegeler*, Frankf. Z. Path. 14, 367 (1913). — *Wagner, H.*, Ein Fall von Salpingitis isthmica nodosa, kombiniert mit multiplen Myomen, Entwicklungshemmung, Adenomyositis und einem metastasierenden, intramuralen, teleangiektatischen Alveolärsarkom. Inaug.-Diss. Breslau 1915. Ref. Zbl. Gynäk. 1916, 709. — *Wagner A.*, Ovarialcyste, in deren Wand uterusschleimhautähnliche Inseln liegen. Wissenschaftl. Ges. Ärzte Böhmens, 7. Juni 1918. Ref. Wien. klin. Wschr. 1918, 1024. — *Wallart*, Beitrag zur sog. Salpingitis isthmica nodosa. Z. Geburtsh. 66, 1 (1910). — Weiterer Beitrag zur sog. Salpingitis isthmica nodosa. Z. Geburtsh. 73, 1 (1913). — *Webster*, Die ektopische Schwangerschaft. Berlin 1896. — *Wertheim*, Über eine eigentümliche Form von Salpingitis nodosa. Zbl. Gynäk. 1894, 433. — *Wullstein*, Arb. path. Inst. Göttingen 1893, 245. Zit. nach Lauche, Virchows Arch. 243, 323. — *Zitronblatt*, Dtsch. med. Wschr. 1913, Nr 8.

Primäres Tubencarcinom.

Aichel, Doppelseitiges Tubencarcinom. Ref. Z. Gynäk. **1912**, 58. — *Albrecht, H.*, Tubencarcinom. Bayer. Ges. Geburtsh., 18. Dez. 1921. Ref. Mschr. Geburtsh. **58**, 88 (1922). — *Amann*, Zit. nach Orthmann, Z. Geburtsh. **58**, 378. — Primäres Tubencarcinom. Gynäk. Ges. München, 10. März 1910. Ref. Zbl. Gynäk. **1910**, 1597. — Kindskopfgroßes primäres Carcinom der Tube. Münch. Gynäk. Ges., 24. Nov. 1910. Ref. Zbl. Gynäk. **1911**, 526. — Demonstration von drei Präparaten von primärem Tubencarcinom. Z. Gynäk. **1912**, 1223. — *Amreich*, Ein Fall von primärem Tubencarcinom. Zbl. Gynäk. **1922**, 209. — *Andrews, H. R.*, Bilateral carcinoma of Fallopian tube. J. Obstetr. **27**, 200. — *Andrews, R.*, Trans. obstetr. Soc. **45**, 54. Zit. nach A. Doran. — *Anduze-Acher*, Le cancer primitif de la trompe de Fallope. Thèse de Toulouse **1911**. (Anduze-Acher bringt nur eine zusammenfassende Übersicht, keine eigene Beobachtung.) — *d'Anna*, Epithelioma primitivo della tromba. Arch. e Atti Soc. ital. Chir. **1896**, 699, 707. — *Anufrief*, Zur Kasuistik des primären Tubencarcinoms. Mschr. Geburtsh. **20**, 753 (1904). — *Arendes*, Über primäres Carcinom der Tuben. Inaug.-Diss. Würzburg 1900. — *Aschoff*, Cystisches Adenofibrom der Leistengegend. Mschr. Geburtsh. **9**, 25 (1899). — *Baisch*, Tubencarcinom mit späterer sog. Impfmetastase in den Bauchdecken. Verh. dtsch. Ges. Gynäk. **1900**, 491. — *Banister*, Proc. roy. Soc. Med. **17**, Nr 4, sect. obstetr., 31 (1924). — *Barrett*, Primary squamous — celled carcinoma arising in a tuberculous Fallopian tube. J. Obstetr. **27**, 200. — *Barrris*, Proc. roy. Soc. Med. III **13**, 209 (1919/21). Zit. nach Wechsler. — *Barrows, D. N.*, Primary carcinoma of Fallopian tube, with report of three cases. Amer. J. Obstetr. **13**, 710 (1927). — *Beck*, Primäres Tubencarcinom. Zbl. Gynäk. **1924**, 562. — *Beck, W.*, Primäres Tubencarcinom. Zbl. Gynäk. **1926**, 1503. — *Benthin*, Beitrag zur Kenntnis des primären Tubencarcinoms. Arch. Gynäk. **87**, 220 (1909). — *Bertino, A.*, Carcinoma primitivo della tuba. La Ginecologia **3**, 423 (1906). — *Borgna*, Un caso di epithelioma primitivo della tuba. Giorn. Ginec. Torino **1902**, No 24, 394. — *Boldt, H. J.*, Primary cancer of the Fallopian tube. N. Y. Acad. Med., sect. obstetr., 22. April **1897**. Med. Rec., 10. Juli **1897**, 66. — *Boldt, J. H.*, Primary carcinoma of the Fallopian tube. Med. Rec., 13. April **1901**, 593. — *Borgna*, Un caso di epitelioma primitivo della tuba. Giorn. Ginec. e Pediatr. Torino **1902**, No 24, 394. Zit. nach Frommels Jber. **1902**, 284. — *Bortini*, Carcinoma primitivo della tromba associato a fibroma dell'utero. Ann. Ostetr. **51**, 294 (1929). — *Boursier* et *Venot*, Revue de gynécologic et chirurgia abdominale, Bd. 5, März—April 1901. Zit. nach Quénu und Longuet. *Boxer*, Beitrag zur Kenntnis des Tubencarcinoms. Mschr. Geburtsh. **30**, 549. — *Brennecke*, Über einen Fall von primärem doppelseitigem Uteruscarcinom. Med. Ges. Magdeburg, 6. April 1899. Ref. Mschr. Geburtsh. **10**, 104. Einzelheiten bei Zangemeister, Bruns' Beitr. **34**, 99, Fußnote 1. — *Bretschneider*, Ein Fall von Tubencarcinom. Ges. Geburtsh. u. Gynäk. Leipzig, 21. Febr. 1921. Zbl. Gynäk. **1921**, 972. — *Briggs*, Primary cancer of the right Fallopian tube; right ovary normal. Trans. obstetr. Soc. **46**, 60 (1904). Zit. nach A. Doran. — *Bubnoff, P.*, Primäres Tubencarcinom. Kasuistischer Beitrag mit Tafeln. Inaug.-Diss. München 1912. — *Bültemann*, Primäres Tubencarcinom. Zbl. Gynäk. **1927**, 1037 (Fall 1), 2499 (Fall 2). — *Büttner*, Doppelseitiges primäres Tubencarcinom mit gleichzeitiger Tuberkulose der Tuben. Zbl. Gynäk. **1927**, 2361. — *Busch, Zum*, Zit. nach A. Doran. J. Obstetr. **17**, 16/17 (1910). — *Callahan, W. P., F. H. Schultz* and *C. A. Hellwig*, Primary carcinoma of the Fallopian tubes associated with tuberculosis. Surg. etc. **48**, 14 (1929). — *Cameron, S. J.*, Malignant disease of the ovaries and Fallopian tubes. Brit. med. J. **1925** II, 285. — *Caraven* u. *Lerat*, Primäres Carcinom der Tube. Bull. Soc. Anat. Paris, Mai **1909**. Ref. J. Obstetr., Aug. **1909**; Frommels Jber. **1909**, Nr 8, 226. — *César*, Tumeur épithéliale de la trompe gauche. Bull. Soc. Anat. Paris, April **1914**, 169. — *Chiari*, Zur Kenntnis der hämatogenen Geschwulstmetastasen im weiblichen Genitalapparate. Prag. med. Wschr. **1905**, Nr 17/18. — *Couland*, Fibromyom, Epitheliom der Tuben und gutartiger Tumor der Niere bei einer 66jährigen Frau. Bull. Soc. Anat. Paris, Febr. **1920**. Ref. Zbl. Gynäk. **1920**, 1424. — *Cullen*, Primary carcinoma of the right Fallopian tube etc. Hopkins Hosp. Bull. **16**, 397 (1905, Dez.). — *Cullen, Th. S.*, Carcinoma of the right Fallopian tube so large that it was readily palpable through the abdomen. Surg. etc. **11**, 75 (1910, Juli—Dez.). — *Cullingworth, C. J.*, Carcinoma of the Fallopian tubes. Trans. Obstetr. Soc. Lond. **47**, 263. — *Cullingworth* and *Shattock*, Primary carcinoma of the Fallopian tube. Trans. Obstetr. Soc. Lond. **36**, 307 (1894). Zit. nach A. Doran. — *Cumston*, Internat. Clin., XXIV. 2, 218 (1914). Zit. nach Wechsler. — *Dandelski, Z.*, Primäres Tubencarcinom. Inaug.-Diss. Würzburg 1907. — *Danel*, Essai sur les tumeurs malignes primitives de la trompe utérine. Thèse de Paris **1899**. — J. Sci. méd. Lille, 14. März **1903**, 241. — Double tumeur papillaire primitive des trompes de Fallope. J. Sci. méd. Lille, 10. Aug. **1907**, 121. Zit. nach A. Doran, J. Obstetr. **17**, 18—19 (1910). — *Delaunay*, Cancer de la trompe et kyste de l'ovaire. Ref. Presse méd. **1909**, No 19, 166 u. A. Doran, **1910**, 20—21. — *Dimitriu*, Tumeur salpingienne s'évacuant par les voies naturelles. Gynéc. et Obstétr. **26**, 205 (1927). — *Doran, Alban*, Primary cancer of the Fallopian tube. Trans. path. Soc. Lond. **39**, 208. — Sequel to the case of primary cancer of the

Fallopian tube. Trans. path. Soc. Lond. 40, 221. Zit. nach Peham. — Trans. obstetr. Soc. 38 (1896). Primary cancer of the Fallopian tube. J. Obstetr. 2, 281 (1902, Juli—Dez.). — A table of over fifty complete cases of primary cancer of the Fallopian tube. J. Obstetr. 6, 285 (1904, Juli—Dez.). — Primary cancer of the Fallopian tube. J. Obstetr. 17, 1 (1910). — Douay, Diskussion zu La Balle und Patay. Bull. Soc. Obstétr. Paris 18, 42f. (1929). — Drutmann, Über einen Fall von primärem Tubencarcinom mit Übergreifen auf die Uterusschleimhaut. Inaug.-Diss. München 1913. — Duret, Rev. Gynéc. et Chir. abdom., April 1899. Zit. nach Danel, 1899. S. 47. (Hier findet sich auch eine ausführliche Beschreibung des Falles.) — Eberth u. Kaltenbach, Zur Pathologie der Tuben. Über Papillom der Tuben. Z. Geburtsh. 16, 357 (1889). — Eckardt, Ein Fall von primärem Tubencarcinom. Arch. Gynäk. 53, 183 (1897). — Eglington, J., Obstetr. 31, 169 (1912). — Einsle, Ein Fall von vorgeschrittenem Tubencarcinom mit besonderer Berücksichtigung der Frage der primären Doppelseitigkeit. Inaug.-Diss. München 1913. — Everke, Primäres Tubencarcinom. Niederrhein.-westfäl. Ges. Gynäk., 3. Febr. 1907. Ref. Mschr. Geburtsh. 28, 461 (1908). — Verh. dtsch. Ges. Gynäk. 1907, 771. — Fabozzi, Arch. ital. Ginec., April 1902, 124. — Fabricius, Geburtsh.-gynäk. Ges. Wien, 19. April 1898. Ref. Zbl. Gynäk. 1898, 720. — Beiträge zur Kasuistik der Tubencarcinome. Wien. klin. Wschr. 1899, 1230. — Primäres Carcinom der Tube. Geburtsh.-gynäk. Ges. Wien, 12. Jan. 1909. Ref. Zbl. Gynäk. 1909, 996. — Diskussion zu Thaler. Zbl. Gynäk. 1920, 578. — Falk, Vaginale Operationstechnik. Ther. Mh. 11, 313 (1897). — Über primäre epitheliale Neubildungen der Eileiter (Eileiterkrebs). Berl. klin. Wschr. 1898, 554. — Fearne, Über primäres Tubencarcinom. Arb. Frauenklin. Dresden 2, 337 (1895). — Fehling, Lehrbuch der Frauenkrankheiten, 3. Aufl., S. 306. — Ferroni, Note embriologiche ed anatomiche sull'utero fetale. Ann. Ostetr. 24, No 6, 8, 10, 11 (1902). — Fischel, Über einen Fall von primärem papillärem Krebs der Muttertrompeten. Z. Heilk. 1895, 143. — Fleischmann, Carcinoma tubae. Geburtsh.-gynäk. Ges. Wien, 8. Febr. 1916. Ref. Zbl. Gynäk. 1916, 235. — Floris, Über einen Fall von primärem Eileitercarcinom. Zbl. Gynäk. 1924, 2364. — Fonyó, Über das primäre Tubencarcinom. Zbl. Gynäk. 1913, 1317. — Frankl, O., Zur Pathologie und Klinik des Tubencarcinoms. Z. Geburtsh. 94, 306 (1928). — v. Franqué, Zur Histogenese der Uterustuberkulose. Sitzgsber. physik.-med. Ges. Würzburg, 3. März 1894. — Zur Tuberkulose der weiblichen Genitalien, insbesondere der Ovarien. Z. Geburtsh. 37 (1897). — Salpingitis nodosa isthmica und Adenomyoma tubae. Z. Geburtsh. 42 (1899). — Über maligne Erkrankungen der Tube und Metastasenbildung im Uterus. Verh. dtsch. Ges. Gynäk. 1901, 606. — Carcino-Sarco-Endothelioma tubae. Z. Geburtsh. 47, 211 (1902). — Zur Kenntnis der Lymphgefäße der Uterusschleimhaut und des Tubencarcinoms. Verh. dtsch. Ges. Gynäk. 1905, 438. — Leukoplakia und Carcinoma vaginae et uteri. Z. Geburtsh. 60 (1907). — Über das gleichzeitige Vorkommen von Carcinom und Tuberkulose an den weiblichen Genitalien, insbesondere Tube und Uterus. Z. Geburtsh. 69, 409 (1911). — Friedenheim, Beitrag zur Lehre vom Tubencarcinom. Über ein primäres rein alveoläres Carcinom der Tubenwand. Berl. klin. Wschr. 1899, 542. — Gammeltoft, Doppelseitiges Tubencarcinom. Hosp.tid. (dän.) 66, Nr 44, 7. Ref. Ber. Gynäk. 3, 486. — Ganshorn, Über Tubencarcinom. Inaug.-Diss. München 1920. — Gebhard, Pathologische Anatomie der weiblichen Sexualorgane. Leipzig 1899. — Gemmel, Primary cancer of the Fallopian tube. J. Obstetr. 14, Nr 1 (1908, Juli). — Gerstenberg-Heymann, Ges. Geburtsh. Berlin, 26. Mai 1916. Ref. Zbl. Gynäk. 1917, 591. — Gitelson, J., Zur Histogenese des primären Krebses der Eileiter. Moskov. med. Ž. 1926, 17. Ref. Ber. Gynäk. 11, 310. — Glendining, A note on the spread of carcinoma by the Fallopian tube. J. Obstetr., Jan. 1910, 24. — Glockner, Sekundäres Ovarialcarcinom. Arch. Gynäk. 72, 410 (1904). — Gosset, Sur un cas de tumeur primitive de la trompe. Ann. Gynéc., Mai 1909, 271. — Graefe, Ein Fall von primärem Tubencarcinom. Zbl. Gynäk. 1902, 1389. — Groth, M., Über einen Fall von einem primären papillären Tubencarcinom und einem Adenocarcinom des Corpus uteri. Inaug.-Diss. Heidelberg 1923. — Grothe, Das primäre Tubencarcinom. Inaug.-Diss. München 1923. Grothe bringt nur eine Zusammenfassung der Kasuistik, aber keinen eigenen Fall. — Guillemin, A. et R. Morlot, Epithélioma primitif de la trompe de Fallope. Gynéc. et Obstétr. 7, 326 (1923). — Gurd, Primary malignant neoplasm of the Fallopian tube. Canad. med. Assoc. J. 3, 389 (1913). Zit. nach Frommels Jber. 1913, 179. Vest, Hopkins Hosp. Bull. 25, 311, 316 (1914). — Hannecart, Note sur un cas de cancer primitif unilatéral de la trompe de Fallope. J. Méd. Brux. 1901, No 34. Ref. Zbl. Gynäk. 1902, 56. — Hare, C., Primary carcinoma of the Fallopian tubes in a woman under thirty. Boston med. J. Ref. 15. März 1905. J. Obstetr., Sept. 1905. Ref. Frommels Jber. 1905, 207. — Hartmann, Multiple Rezidivierung bei einem Fall von primärem Carcinom der Tube und Heilung durch Operation. Inaug.-Diss. Halle 1920. — Haselhorst, Ein primäres, schleimbildendes Adenocarcinom der Tube. Arch. Gynäk. 134, 489 (1928). — Heil, Primäres Tubencarcinom. Zbl. Gynäk. 1926, 2952. — Henle, Handbuch der systematischen Anatomie des Menschen, 2. Aufl., Bd. 2, S. 493. Fußnote. Braunschweig 1873. — Hennig, Die Krankheiten der Eileiter und die Tubenschwangerschaft, Stuttgart 1876. — Hillebrand, L., Ein Fall von primärem Tubencarcinom. Mschr. Geburtsh. **57**, 72 (1922). — *Hoerrmann*, Doppelseitiges Tubencarcinom. Münch. gynäk. Ges., 19. Juni 1913. Ref. Zbl. Gynäk. **1914**, 177. — *Hofbauer*, Über primäres Tubencarcinom. Arch. Gynäk. **55**, 316 (1898). — *Hofmeier*, Doppelseitiges primäres Tubencarcinom. Fränk. Ges. Geburtsh. u. Frauenheilk.; Münch. med. Wschr. **1906**, Zbl. Gynäk. **1907**, 296. — *Hurdon, Elizabeth*, A case of primary adeno-carcinoma of the Fallopian tube. Bull. Hopkins Hosp. **12**, 315 (1901, Okt.). — *Jacobson*, Primäres Tubencarcinom. Petersburg. geburtsh.-gynäk. Z. 1898. Zit. nach Frommels Jber. **1898**, 214. — *Kaarsberg*, Ugeskr. Laeg. (dän.) **74**, 1229 (1912). Zit. nach Wechsler, 1926. — *Kalmann, W.*, Ein Fall von doppelseitigem primärem Tubencarcinom. Wien. med. Wschr. **1922**, 1294. — *Karakos*, Über primären Tubenkrebs. Russk. Wratsch **1912**, Nr 14. Ref. Frommels Jber. **1912**, 282. — *Kehrer, E.*, Zur Kenntnis des primären Tubencarcinoms. Mschr. Geburtsh. **27**, 327. — *Keitler*, Ein Fall von primärem Tubencarcinom. Geburtsh.-gynäk. Ges. Wien, 13. Dez. 1904. Ref. Zbl. Gynäk. **1905**, 630. — *Kittler*, Primäres Tubencarcinom mit Impfmetastase auf dem Endometrium. Zbl. Gynäk. **1927**, 971. — *Klein, P.*, Über einen Fall von Carcinom und Tuberkulose der Tube. Zbl. Gynäk. **1929**, 1810. — *Klemp, Julius*, Der primäre Krebs der Eileiter. Auszug aus einer Schrift zur Erlangung der medizinischen Doktorwürde bei der medizinischen Fakultät der Universität Breslau. 1923. — *Knauer*, Ein Fall von primärem Carcinom der Tube bei einer Tubo-Ovarialcyste. Zbl. Gynäk. **1895**, 574. — Doppelseitiges Tuboovarialcarcinom. Zbl. Gynäk. **1901**, 1211. — *Knoop*, Tubecarcinom. Nederl. Gynäk. Ver., 20. Mai 1917. Ref. Nederl. Tijdschr. Verloskde **26**, 257. — *Koenig*, Gynec. helvet. **12**, 1 (1912). — *Krasovitov, K.*, Fall von primärer carcinomatöser Neubildung der Tuba Fallopii. Ber. Gynäk. **15**, 38 (1929). — *Kretz, R.*, Zur Kasuistik der Papillome der Eileiter. Wien. klin. Wschr. **1894**, 572. — *Kroemer*, Mschr. Geburtsh. **22**, 577, Fall 2 (1905). — *Kubinyi*, Fall von primärem Eileiterkrebs. Ref. Frommels Jber. **1912**, 282. — *Küstner, Heinz*, Primäres Tubencarcinom. Mschr. Geburtsh. **59**, 297 (1922). — *Kundrat*, Zwei Fälle von primärem Tubencarcinom usw. Arch. Gynäk. **80**, 384 (1906). — *Kurtz, H.*, Fall von einem einseitigen primären Tubencarcinom, ausgezeichnet durch das Vorhandensein zahlreicher riesenzellähnlicher Gebilde. Z. Geburtsh. **90**, 133 (1926). — *Lahm*, Die kongenitale Ätiologie der Salpingitis isthmica nodosa. Zbl. Gynäk. **1921**, 133. — *Landau* u. *Rheinstein*, Beiträge zur pathologischen Anatomie der Tube. Arch. Gynäk. **39**, 273 (1895). — *Latzko*, Linksseitiges Tubencarcinom, rechtsseitige carcinomatöse Tuboovarialcyste. Geburtsh.-gynäk. Ges. Wien, 20. Juni 1916. Ref. Zbl. Gynäk. **1916**, 599. — *Le Balle* et *Patay*, Epithélioma primitif de la trompe de Fallope. Bull. Soc. Obstétr. Paris **18**, 42 (1926). — *Lecène*, Epithélioma primitif de la trompe. Ann. Gynéc. et Obstétr., Juli **1909**, 418. — *Le Count*, The genesis of carcinoma of the Fallopian tube in hyperplastic salpingitis, with report of a case and a table of twenty-one reported cases. Hopkins Hosp. Bull. **12**, 55. — *Legg, T. P.*, A case of malignant papilloma of the Fallopian tube. J. Obstetr. **17**, 38 (1910, Jan.). — *Leitner*, Tubencarcinom nach Röntgenbestrahlung wegen Uterus myomatosus. Zbl. Gynäk. **1930**, Nr 23, 1445. — *L'Esperance*, Proc. N. Y. path. Soc. **17**, 148 (1917). Zit. nach Wechsler. — *Lewitzky*, Zur Frage des primären Tubencarcinoms. Russ. Z. Geburtsh. **28**, 1805 (1913). Ref. Zbl. Gynäk. **1914**, 679. — *Liang, Zué*, Was lehrt das primäre Tubencarcinom in pathologischer Hinsicht? Virchows Arch. **259**, 577 (1926). — *Lipschitz, K.*, Ein Fall von primärem Tubencarcinom auf dem Boden alter Tuberkulose. Mschr. Geburtsh. **39**, 33. — *Lorrain*, Epithélioma de la trompe utérine. Bull. Soc. Anat. Paris, April **1909**, 235. Zit. nach A. Doran. J. Obstetr. **17**, 20—21 (1910). *Luck*, Über einen Fall von primären Tubencarcinom. Inaug.-Diss. Berlin 1915. — *Lwow*, Ref. Frommels Jber. **1903**, 249. — *Macnaughton-Jones, B.*, Alveolar carcinoma of the Fallopian tube. Brit. gynec. Soc., 8. Dez. **1904? 1905?** J. Obstetr. B.E. Nr 1. Ref. Frommels Jber. **1905**, 208, Nr 38. — *Maiss*, Fall von primärem Tubencarcinom. Gynäk. Ges. Breslau, 23. Mai **1911**. Ref. Zbl. Gynäk. **1911**, 1187. — *Mantel, W.*, Ein Fall von primärem Tubencarcinom mit Metastasenbildung in der Leber. Inaug.-Diss. Erlangen 1916. — *Martin, A.*, Pathologie und Therapie der Frauenkrankheiten, 4. Aufl., S. 387 (Abb. 155) und Fußnote. 1907. — *Mercelis*, N. Y. med. J. **72**, 45 (1900). — *Mériel*, Epithéliome papillaire on déciduome de la trompe. Rev. mens. Gynéc. et Obstétr. et Pédiatr., Sept. **1908**. Zit. nach A. Doran. J. Obstetr. **17**, 20—21 (1910). — *Meyer, Leopold*, Demonstration eines Falles von Carcinoma tubae. Ges. Geburtsh. u. Gynäk. Kopenhagen. Ref. Frommels Jber. **1911**, 172. — *Michnof*, Medicina **1891**, Nr 3. Zit. nach Peham aus Péan, Diagnostic et traitement des tumeurs de l'abdomen et du bassin, Tome 3, p. 564. 1893. — *Moench*, Zur Pathologie des Carcinoms. Z. Geburtsh. **80**, 1. — *Montgomery*, Primary carcinoma of the Fallopian tube. J. amer. med. Assoc., Okt. **1911**, 1417. — *Müller, O.*, Ein Fall von primärem Tubencarcinom. Inaug.-Diss. (Würzburg) München 1896. Siehe auch Orthmann, Z. Geburtsh. **58**, 377. — *Norris*, Primary carcinoma of the Fallopian tube. Surg. etc. **8**, 272 (1909, März). — *Novy*, Ein Fall von primärem Tubencarcinom. Mschr. Geburtsh. **11**, 1043 (1900). — *Orthmann*, Beiträge zur normalen Histologie und zur Pathologie der Tuben. Virchows Arch. **108**, 165 (1887). — Ein primäres Carcinoma papillare tubae dextrae, verbunden mit Ovarialabsceß. Zbl. Gynäk. **1886**, 816. — Über

Carcinoma tubae. Z. Geburtsh. **15**, 212 (1888). — Primäres Tubencarcinom in Verbindung mit einer Tuboovarialcyste der linken Seite. Ges. Geburtsh. u. Gynäk. Berlin, 9. Dez. 1904. Ref. Zbl. Gynäk. **1905**, 272. Ausführlich in Z. Geburtsh. **58**, 379 f. — Zur Kenntnis der malignen Tubenneubildungen. Z. Geburtsh. **58**, 376 (1906). — Plattenepithelcarcinom der Tube. Verh. dtsch. Ges. Gynäk. **1907**, 755 f. — Primäres linksseitiges Tubencarcinom. Ges. Geburtsh. u. Gynäk. Berlin, 10. April 1908. Ref. Zbl. Gynäk. **1908**, 1478; Z. Geburtsh. **63**, 128. —*Orzechowski*, Ein Fall von primärem Tubencarcinom. Inaug.-Diss. Breslau 1927. — *Osterloh*, Demonstration eines primären Tubencarcinoms. Zbl. Gynäk. **1896**, 809; Zbl. Gynäk. **1895**, 924. — *Péan*, Diagnostic et traitement des tumeurs de l'abdomen et du bassin, Tome 3, p. 570. — *Peham*, Das primäre Tubencarcinom. Z. Heilk. **24**, chir. Abt., 317 (1903). — *Penkert*, Primäres Carcinom der rechten Tube. Ref. Zbl. Gynäk. **1909**, 852. — *Philips, Th. B.*, Ein Fall von doppelseitigem Tubencarcinom. Nederl. Tijdschr. Geneesk. **1919** II, Nr 14, 988. Zit. nach Frommels Jber. **1919**, 109, 111. — *Pilliet*, Bull. Soc. Anat., 24. Dez. 1897. Zit. nach Quénu et Longuet. — *Pompe van Merdervoort*, Niederl. gynäk. Ges., 15. Jan. 1905. Ref. Zbl. Gynäk. **1905**, 597. — *Quénu et Longuet*, Des tumeurs des trompes. Rev. de Chir. **24**, 408 (1901). — *Raabe, H.*, Zur Frage der Implantationsmetastasen in der Laparotomienarbe nach Exstirpation carcinomatöser Genitalorgane, zugleich ein Fall von Tubencarcinom mit Metastasen in den Bauchdecken. Beitr. Geburtsh. **15**, 242 (1910). — *Reichel*, Z. Geburtsh. **31**. — *Ries*, Primary papilloma and primary carcinoma of the Fallopian tube. J. amer. med. Assoc. **28**, 962 (1897). *Roberts*, Trans. obstetr. Soc. Lond. **40**, 189; **41**, 129. Zit. nach A. Doran. — *Robinson*, Amer. J. Obstetr. **80**, 551 (1919). — *Roche*, Carcinome primitif de la trompe, utérus fibromateux. Soc. Anat. et Physiol. Bordeaux, 26. Jan. 1903. J. Méd. Bordeaux, 1. März 1903. Ref. Frommels Jber. **1903**, 251. — *Rohdenburg*, Proc. N. Y. path. Soc. **19**, 4 (1919). Zit. nach Wechsler. — *Römer, C.*, Metastatische Carcinomerkrankung der inneren Geschlechtsorgane. Arch. Gynäk. **66**, 144 (1901). — *Rollin, M.*, Epithélioma primitif des deux trompes de Fallope. Ann. Gynéc. et Obstétr., Juli **1905**, 436. Ref. Zbl. Gynäk. **1905**, 1339. — *Rossinsky*, Primärkrebs der Tube. Inaug.-Diss. Basel 1910. — *Rosthorn, v.*, Primäres medulläres Carcinoma tubae. Z. Heilk. **17**, 177 (1896). — *Routier*, Epithélioma primitif de la trompe. Ann. Gynéc. et Obstétr. **1893** I, 39. — *Ruge, C.*, Über primäres Tubencarcinom. Arch. Gynäk. **106**, 207 (1916). — *Sänger* u. *Barth*, Die Neubildungen der Eileiter in A. Martin, Die Krankheiten der Eileiter, S. 240. Leipzig 1895. — *Saitz*, Primäres beiderseitiges Tubencarcinom. Rozhl. Chir. a. Gynaek. (tschech.) **8**, 204 (1929). Ref. Zbl. Chir. **1930**, Nr 38, 2429. —*Salin*, Fall von Tubencarcinom, kompliziert durch Abszeß um die Adnexe der anderen Seite herum. Hygiea (Stockh.) **1910**, Nr 4. Ref. Gynäk. Rdsch. **5**, 743 (1911). — *Saretzky*, Die papillären Geschwülste der Fallopischen Tuben. Ž. Akuš. (russ.). Ref. Frommels Jber. **1907**, 175. — *Savor*, Cystitis crouposa bei saurem Harn. Wien. klin. Wschr. **1895**, Nr 775. — *Schäfer*, Ein Beitrag zur Kasuistik des primären Tubencarcinoms. Inaug.-Diss. Leipzig 1901. — *Schäfer, P.*, Zwei seltene Tubentumoren. Myom und Carcinom. Zbl. Gynäk. **1923**, 357. — *Scharlieb*, Zit. nach A. Doran, J. Obstetr. **17**, 16—17 (1910) aus A. Doran in Allbutt and Eden, System of Gynaecology, 2. Aufl., p. 507. Fußnote. — *Schauenstein*, Ein Fall eines primären Tubencarcinoms. Mitt. Ver. Ärzte Steiermark **1908**, Nr 2, 29. —*Schenck*, Detroit Med. J. **5**, 51 (1905—06). Zit. nach Vest, Hopkins Hosp. Bull. **25**, 310, 317 (1914). — *Schlaak, A.*, Über primäres Tubencarcinom. Mschr. Geburtsh. **71**, 294 (1925). — *Schmidlechner, Karoly*, Adatok a primaer tubacarcinoma ismeretehez. Orv. Hetil. (ung.) **1912**, Nr 2. Bericht über einen Fall von primärem Eileiterkrebs. Frommels Jber. **1912**, 283. — *Schoenholz*, Über angeborene Tubenanomalien. Z. Geburtsh. **87**, 56 (1924). —*Schottlaender*, Cystisches Fibroadenom beider Eierstöcke. Abschnürung des einen, primäres Carcinom des anderen Eileiters. Geburtsh.-gynäk. Ges. Wien, 10. März 1914. Ref. Zbl. Gynäk. **1915**, 171. — *Schottlaender* u. *Kermauner*, Zur Kenntnis des Uteruscarcinoms. Berlin: S. Karger 1912. —*Schwartz*, Proc. N. Y. path. Soc. **19**, 72 (1919); Bull. Womans Hosp. N. Y. **1917**, 59. Zit. nach Wechsler. — *Schweitzer*, Ges. Geburtsh. u. Gynäk. Leipzig, 21. Febr. 1921. Zbl. Gynäk. **1921**, 972 f. —*Schweykart, C.*, Ein Fall von primärem Tubencarcinom mit Metastasenbildung in den Bauchdecken. Inaug.-Diss. München 1916. — *Sellheim*, Über die Verbreitungsweise des Carcinoms in den weiblichen Sexualorganen durch Einimpfung und auf dem Lymphoder Blutwege. Inaug.-Diss. Freiburg i. B. 1895. — *Sencert*, Bull. Soc. Obstétr. Paris **15**, 398 (1912). — *Smyly*, Report of 112 abdominal sect. perfor. in the Rotunda Hospital. Dublin J. med. Sci. **1893**. Zit. nach Peham. — Privatmitteilung an A. Doran. Zit. nach A. Doran, J. of Obstetr. **17**, 22—23 (1910). — *Spencer*, Three cases of primary cancer of the Fallopian tube. J. Obstetr., Jan. **1910**, 30. — *Spencer, H.*, Primary cancer of the Fallopian tube. J. Obstetr. **27**, 200. — *Stanca*, Zur Kasuistik des primären Tubencarcinoms. Zbl. Gynäk. **1922**, 508. — Le cancer tubaire primitif. Gaz. Hôp. **1927**, No 70, 1155. — *Steinweg*, Zur Kasuistik des primären Tubencarcinoms mit vielfachen Torsionen der Tube. Zbl. Gynäk. **1924**, 549. — *Stolz*, Zur Kenntnis des primären Tubencarcinoms. Arch. Gynäk. **66**, 365 (1902). — Die primären Geschwülste der Eileiter. Vortrag, gehalten im Verein der Ärzte in Steiermark am 10. März 1902. Mitt.

Ver. Ärzte Steiermark **1902**, Nr 6. Zit. nach Peham. — *Straßmann*, Tubencarcinom, Coloninvagination. Ges. Geburtsh. u. Gynäk. Berlin, 22. Mai 1914. Ref. Zbl. Gynäk. **1915**, 395. — *Stroganoff*, Cancer primitif de la trompe de Fallopa droite. Ann. Gynéc. et Obstétr. **41**, 332. — *Strüver*, Die Mechanik des Tubenverschlusses und ihre Bedeutung für die Pathogenese der Tuboovarialcysten. Z. Geburtsh. **85**, 58. — *Stübler, E.*, Primäres Tubencarcinom und Tubentuberkulose. Mschr. Geburtsh. **62**, 173. — *Sutton, Bland*, Trans. obstetr. Soc. Lond. **44**, 311; Clin. J., 20. April **1904**, 4. Zit. nach A. Doran. — *Tate, W.*, Primary carcinoma of the Fallopian tube associated with acute inflammatory mischief. J. Obstetr., Jan. **1910**, 35. — Carcinoma of the Fallopian tubes, right ovary and appendix. J. Obstetr., Jan. **1910**, 37. — *Tédenat*, Tumeurs végétantes des trompes utérines. Arch. prov. de Chir. **15**, No 3, 129 (1906). Zit. nach A. Doran, 1910. — *Tehornaia*, Ann. Ostetr., 31. Okt. **1914**. — *Thaler*, Primäres Tubencarcinom bei Uterus myomatosus. Geburtsh.-gynäk. Ges. Wien, 16. Mai 1916. Ref. Zbl. Gynäk. **1916**, 494. — Tubencarcinome. Geburtsh.-gynäk. Ges. Wien, 9. März 1920. Ref. Zbl. Gynäk. **1920**, 576. — Beiderseitiges primäres Tubencarcinom. Geburtsh.-gynäk. Ges. Wien, 28. März 1922. Ref. Zbl. Gynäk. **1922**, 1354. — Das primäre Tubencarcinom in „Die Krebskrankheit". Ein Zyklus von Vorträgen. Herausgeg. von der österreichischen Gesellschaft zur Erforschung und Bekämpfung der Krebskrankheiten. Wien VI: Julius Springer 1925. — *Theilhaber, A. u. F. Theilhaber*, Zur Lehre vom Zusammenhang von Entzündung und Krebs. Frankf. Z. Path. **7**, 465 (1911). — *Tomson*, Der primäre Krebs der Fallopischen Tuben. Ž. Akuš. (russ.), Nov. **1904**. Ref. Frommels Jber. **1904**, 135 und Alban Doran. — *Tuffier*, Epithélioma primitif de la trompe de Fallope simulant une hématocèle retroutérine etc. Ann. Gynéc. et Obstétr. **42**, 203 (1894). — *Tweedy, Hastings*, Dublin J. med. Sci., 2. Jan. **1911**, 51. Zit. nach Anduze-Acher l. c. — *Veit*, Z. Geburtsh. **16**, 212 (1889). — Diskussion zu Weinbrenner. Zbl. Gynäk. **1911**, 982. — *Vest, C. W.*, A clinical study of primary carcinoma of the Fallopian tube. Bull. Hopkins. Hosp. **25**, 305 (1914). — *Vignard*, Gaz. méd. Nantes, Juli **1911**, 526. Zit. nach Anduze-Acher l. c. — *Violet*, Maligner Tumor der Tube. Lyon méd., Mai **1904**, 1922. Ref. Zbl. Gynäk. **1905**, 1231. — *Voigt*, Carcinomähnliche Wucherung der Tubenschleimhaut bei Salpingitis tuberculosa. Beitr. Klin. Tbk. **11** (1908). — *Wanner u. Teutschlaender*, Das Mesothorium und seine Wirkung auf bösartige Neubildungen. Mschr. Geburtsh. **38**, 296. — *Warneck*, Nouvelles Arch. d'Obstétr. et Gynéc. **1895**, 81. Zit. nach A. Doran. — *Watkins*, Amer. Gynec. a. Obstetr. **11**, 272 (1897). Zit. nach A. Doran, 1904. — *Watkins, R. E. and W. M. Wilson*, Primary carcinoma of the Fallopian tube. Surg. etc. **51**, 125 (1930). — *Wechsler, H. F.*, Primary carcinoma of the Fallopian tubes. Arch. Path. a. Labor. Med. **2**, 161 (1926). — *Weinbrenner*, Primäres Tubencarcinom. Freie Ver. mitteldtsch. Gynäk., 7. Mai 1911. Ref. Zbl. Gynäk. **1911**, 981. — *Westermark u. Quensel*, Ett fall af dubbelsidig kancer i tubae Fallopii. Nord. med. Ark. (schwed.), Årg **1892**, Nr 2, 1; Zbl. Gynäk. **1893**, 272. — *Wharton, L. R. and F. H. Krock*, Primary carcinoma of the Fallopian tube. Arch. Surg. **19**, 848 (1929). — *Wiener*, Diskussion zu Hörrmann. Mschr. Geburtsh. **39**, 545. — *Wiesinger*, Ein Fall von primärem Tubencarcinom. Gyn. Sekt. ung. Ärztever. Budapest, 20. Nov. 1909. Ref. Zbl. Gynäk. **1910**, 991. — Drei Fälle von primärem Carcinom der Tube. Gynäk. Rdsch. **1912**, H. 13, 473. — *Witthauer*, Primäres Tubencarcinom. Mschr. Geburtsh. **12**, 615 (1900). — *Wolfe, S. A.*, Primary bilateral carcinoma of the tube. Amer. J. Obstetr. **16**, 374 (1928). — *Wolff*, Über adenomähnliche Wucherungen der Tubenschleimhaut bei Tubentuberkulose. Mschr. Geburtsh. **56** (1897). — *Wynter*, Primary cancer of the right Fallopian tube with large cyst in connection with the new growth. Trans. path. Soc. **42**, 222. Zit. nach Peham. — *Zangemeister*, Über primäres Tubencarcinom. Bruns' Beitr. **34**, 96 (1902). — *Zomakion*, Primäres Carcinom der Tube und Tuboovarialcyste. Jekaterinoslawski med. J. **2**, Nr 9/10, 33; Nr 11/12, 61. Ref. Ber. Gynäk. **3**, 43. — *Zweifel, E.*, Die bösartigen Geschwülste der Tuben in Payr und Küttner, Erg. Chir. **20**, 507 (1927). — *Zweifel, E.*, Die bösartigen Geschwülste der Tuben in P. Zweifel-Payr, Die Klinik der bösartigen Geschwülste. Hirzel-Leipzig 1927. — *Zweifel, P.*, Vorlesungen über klinische Gynäkologie, S. 139. Berlin 1892. — Ges. Geburtsh. u. Gynäk. Leipzig, 12. März 1894. Ref. Zbl. Gynäk. **1894**, 661f. — Diskussion zu Weinbrenner. Zbl. Gynäk. **1911**, 982.

Sekundäres Tubencarcinom.

Amann, Maligne papilläre Tubentumoren usw. Münch. gynäk. Ges., 21. Dez. 1906. Ref. Zbl. Gynäk. **1907**, 490. — *Capuron*, Traité des maladies des femmes. 2. Edition, p. 164. Paris 1817. Zit. nach Peham. — *Clarke*, The relation of malignant disease of the adnexa to the primary invasion of the uterus. Amer. J. Obstetr. N. Y. **34**, 520 (1896). — *Cohn*, Mschr. Geburtsh. März, **1910**. — *Cullen*, Cancer of the uterus. Philadelphia u. London: W. B. Saunders Comp. 1909. — *Dittrich*, Leistungen der pathologisch-anatomischen Lehranstalt zu Prag im Monat Oktober, November und Dezember 1844. Prag. Vjschr. prakt. Heilk. **3**, 114 (1845). — Leistungen der pathologisch-anatomischen Lehranstalt zu Prag binnen des Halbjahres Oktober, November, Dezember 1845 und Januar, Februar, März 1846. Prag. Vjschr. prakt.

Heilk. 4, 166 (1846). Zit. nach Peham. — *Edebohls*, Adenoepitheliom beider Ovarien und Tuben. Ref. Frommels Jber. 1891, 749, und Sänger und Barth, l. c., S. 280. — *Frankl*, Arch. Gynäk. 113. — *Frankl, O.*, Über die Beziehungen des Magendarmkrebses zum weiblichen Genitale. Med. Klin. 1922, 885. — *Franqué, v.*, Das beginnende Portiocancroid und die Ausbreitungswege des Gebärmutterhalskrebses. Z. Geburtsh. 44, 173 (1901). — *Freeborn*, Calcified fibroid, carcinoma of ovary and tube, chronic pyosalpinx. Trans. Woman's Hosp. Soc. Amer. J. Obstetr. N. R. 12, 379. Zit. nach Frommels Jber. 1898, 214. — *Glendining*, A note on the spread of carcinoma by the Fallopian tube. J. of Obstetr. 1910, Nr 1. — *Glockner*, Über sekundäres Ovarialcarcinom. Arch. Gynäk. 72 (1904). — *Hartmann, P.* et *Metzger*, Paris méd. 18, 409 (1911). Zit. nach Kaufmann, S. 1235. — *Ihl*, Demonstration eines Falles von Adenocarcinom des Uterus, der Tuben und des rechten Ovariums. Z. Geburtsh. 57, 456 (1906). — *Kaufmann*, Lehrbuch, S. 1252 u. 1091. — *Kehrer*, Sekundäres Tubencarcinom. Zbl. Gynäk. 1919, 340. — *Kiwisch*, Klinische Vorträge über spezielle Pathologie und Therapie der Krankheiten des weiblichen Geschlechtes, 3. Aufl. S. 479. Prag 1851. Zit. nach Peham. — *Krukenberg*, Über das Fibrosarcoma ovarii mucocellulare (Carcinomatodes). Arch. Gynäk. 50, 287 (1896). — *Landerer*, Über Metastasenbildung bei carcinomatösen Ovarialcysten. Z. Geburtsh. 31 (1895). — *Lee, Th. S.*, Von den Geschwülsten der Gebärmutter und der übrigen weiblichen Geschlechtsteile. Gekrönte Preisschrift, aus dem Englischen übersetzt, S. 274. Berlin 1847. Zit. nach Orthmann. — *Maiß*, Sekundäres Tubencarcinom. Gynäk. Ges. Breslau, 10. Mai 1911. Ref. Zbl. Gynäk. 1911, 1186. — *Münster*, Doppelseitiges Carcinom der Tube. Ver. wiss. Heilk. Königsberg. Ref. Dtsch. med. Wschr. 1901, Nr 14. — *Opitz*, Adnextumor linksseitig, mannskopfgroß, anscheinend carcinomatöse Degeneration der erweiterten und mit Ektropium der Fimbrienenden behafteten Tube, deren Mündung durch ein sekundär von Carcinommassen durchwuchertes Ovarium verschlossen ist. Ges. Geburtsh. Berlin. Ref. Zbl. Geburtsh. 1899, 82. — *Orthmann*, Ein primäres Carcinoma papillare tubae dextrae, verbunden mit Ovarialabsceß. Zbl. Gynäk. 1886, 816. — Über Carcinoma tubae. Z. Geburtsh. 15, 212 (1888). — Zur Kenntnis der malignen Tubenneubildungen. Z. Geburtsh. 58, 376 (1906). — Z. Geburtsh. 58, 421. — *Patel*, Tumeur maligne tubo-ovarienne droite. Soc. Sci. méd. Lyon, 15. Okt. 1901. Echo méd. Lyon, 15. Nov. 1901. — *Peham*, Das primäre Tubencarcinom. Z. Heilk. 34, Abt. Chir., 317 (1903). — *Perk, van der*, Nederl. Tijdschr. Geneesk. 1921, 1. Zit. nach Kaufmann, S. 1235. — *Polano*, Der Magenkrebs in seinen Beziehungen zur Geburtshilfe und Gynäkologie. Würzburg. Abh. 6, H. 11. — Über Pseudoendotheliome des Eierstocks. Z. Geburtsh. 51 (1904). — *Recklinghausen, v.*, Über die venöse Embolie und den retrograden Transport in denen Venen und den Lymphgefäßen. Virchows Arch. 100, 503; Wien. klin. Wschr. 1897, 350. — *Römer*, Über scheinbar primäre, in Wirklichkeit metastatische Krebserkrankung der inneren Geschlechtsorgane bei Tumorbildung in Abdominalorganen. Arch. Gynäk. 66, 144 (1902). — *Sänger* u. *Barth*, Die Neubildungen der Eileiter. A. Martin, Die Krankheiten der Eileiter. Leipzig 1895. — *Schiller II, W.*, Ein Fall von freiliegenden Krebspartikeln in der Tube bei primärem Carcinom des Corpus uteri. Mschr. Geburtsh. 59, 307 (1922). — *Schlagenhaufer*, Über das metastatische Ovarialcarcinom nach Krebs des Magens, Darmes und anderer Bauchorgane. Mschr. Geburtsh. 15 (1902). — *Sitzenfrey*, Gynäk. Rdsch. 1908, Nr 303. — *Stauder*, Über Sarkome des Ovariums. Z. Geburtsh. 47 (1902). — *Stickel*, Arch. Gynäk. 79 (1906). — *Tehornaia*, Schwierigkeiten in der Erkenntnis des primären Tubencarcinoms. Ann. Ostetr., 31. Okt. 1914. — *Ulesko-Stroganoff*, Zur Histogenese der sog. Krukenbergschen Eierstockgeschwülste. Zbl. Gynäk. 1910, 1049. — *Wagner*, Zur Histogenese der sog. Krukenbergschen Ovarialtumoren. Wien. klin. Wschr. 1902. — *Wakasugi*, Zur Kenntnis der sekundären Neubildungen der Tuben. Beitr. path. Anat. 47, 483 (1910). — *Walshe*, The nature and treatment of cancer, p. 446. London 1846. Zit. nach Orthmann. — *Werner*, Über gleichzeitiges Vorkommen von Carcinom im Uterus und in den Adnexen. Arch. Gynäk. 101, 725 (1914). — *Westermark*, Zit. nach Sänger u. Barth, l. c. S. 280. — *Winter*, Primäres Ovarialcarcinom. Verh. Ges. Geburtsh. u. Gynäk. Berlin, 24. Juni 1887. Ref. Zbl. Gynäk. 1887, 497.

Chorionepitheliom.

Ahlfeld, Ein Fall von Sarcoma uteri deciduocellulare bei Tubenschwangerschaft. Mschr. Geburtsh. 1, 209 (1895). — *Albert*, Diskussion zu dem Vortrage von Buschbeck, Ein Fall von Syncytiom. Gynäk. Ges. Dresden, 21. Febr. 1901. Ref. Zbl. Gynäk. 1901, 1430. — *Askanazy*, Die Dermoidcysten des Eierstocks. Bibl. med. 1905, H. 19. — *Bazy, H.*, Carcinome placentaire on chorio-épithéliome malin de la trompe. Ann. Gynéc. et Obstétr. 40; II. s. 10, 208 (1913, April). — *Busse*, Über Deciduoma malignum. Greifswald. med. Ver., 2. Aug. 1902. Ref. Münch. med. Wschr. 1902, 1588. Dtsch. med. Wschr. 1902, Ver.beil. Nr 38, 289. — Über Chorionepitheliome, die außerhalb der Plazentarstelle entstanden sind. Virchows Arch. 174, 207 (1903). — *Chapuis*, Arch. Méd. 1913, 233. Zit. nach Kaufmann, l. c. S. 1238. — *Chatunzew*, Ein Fall von primärem Chorionepitheliom der Tube. Mschr. Geburtsh. 86, 60 (1930). —

Cope and *Kettle*, A case of chorionepithelioma of the Fallopian tube following extrauterine gestation. Proc. roy. Soc. Med., Mai **1913**, Nr 7, 247. Zit. nach Frommels Jber. **1913**, 374. — *Davidsohn*, Über die bösartigen Chorionepitheliome des Eileiters. Berl. klin. Wschr. **1910**, 1013. — *Dunger, R.*, Chorionepitheliom und Blasenmole. Beitr. path. Anat. **37**, 296 (1905). Fall 2. — *Falkner*, Seltenere Formen der Ovarialdermoide. Z. Geburtsh. **57**, 208. — *Fiedler, O.*, Beitrag zur Kenntnis der syncytialen Tumoren. Inaug.-Diss. Kiel 1900. — *Fischer, A. W.*, Ektopisches Chorionepitheliom der Vagina mit multiplen Luteincysten beider Ovarien. Arch. Gynäk. **110**, 496 (1919). — *Frankl, O.*, Chorionepitheliom. Zweifel-Payr, Die Klinik der bösartigen Geschwülste, Bd. 3, S. 404. Leipzig: S. Hirzel 1927. — Tube. Henke-Lubarsch, Handbuch der speziellen pathologischen Anatomie und Histologie, Bd. 7, 1, S. 802. — *Franqué, v.*, Zur decidualen Reaktion des mütterlichen Bindegewebes und der Gefäße bei Tubargravidität. Zbl. Gynäk. **1907**, 233. — *Garkisch*, Über ein intraligamentär entwickeltes Chorionepitheliom. Z. Geburtsh. **60**, 115 (1907). — *Gebhard*, Über das sog. „Syncytioma malignum". Z. Geburtsh. **37**, 504 (1897). Fall 3. — *Georgii*, Über das Chorionepitheliom der Tube. Zbl. Gynäk. **1930**, Nr 32, 2003. — *Glaserfeld*, Über das sog. ektopische maligne Chorionepitheliom. Z. Krebsforschg **5**, 471 (1907). — *Glinski*, Das Chorionepithelioma malignum im Lichte neuerer Forschung. Przegl. lek. (poln.) **1905**, Nr 43/45. Ref. Virchow-Hirschs Jber. **1**, 408 (1905). Zit. nach Risel. — *Glockner*, Über ein fast ausschließlich aus Schilddrüsengewebe bestehendes Ovarialteratom. Zbl. Gynäk. **1903**, 790. — *Gustafsson*, Ein Fall von Chorionepitheliom entstanden während der Gravidität. Mschr. Geburtsh. **49**, 75 (1919). — *Halban*, Diskussionsbemerkung. Zbl. Gynäk. **1903**, 771. — *Hartmann*, Carcinome placentaire on chorionépithéliome malin de la trompe. Presse méd., 12. Febr. **1913**, 127. — *Hartmann* et *Peyron*, Placentomes et choriomes du testicule. Bull. Acad. Méd. Paris **1919**, 22. Ref. Zbl. Path. **1921**, 251. — *Hartz, H. J.*, Primary chorio-epithelioma of Fallopian tube. Following ruptured ectopic gestation. Surg. etc. **23**, Nr 5, 602 (1916). — *Hansemann, v.*, Verh. dtsch. path. Ges. **1904**, 85. — *Hinz*. Ein Fall von Chorionepitheliom nach Tubargravidität. Z. Geburtsh. **52**, 97 (1904). — *Holzapfel*, Verslg dtsch. Naturforsch. Hamburg 1901. Ref. Zbl. Gynäk. **1901**, 1193. — Ein Fall von Chorionepithelioma malignum. Physiol. Ver. Kiel, 10. Juni 1901. Ref. Münch. med. Wschr. **1901**, 1550. — *Huguier* et *Lorrain*, Chorio-épithéliomes de la trompe et de l'utérus. Soc. Anat., 4. Juli 1913. Presse méd., 9. Juli **1913**. — *Jeanneret*, Contribution à l'étude du chorion-épithéliome de la trompe. Rev. méd. Suisse rom. **32**, No 5, 20. Mai 1912. — *Kaufmann*, Lehrbuch der speziellen pathologischen Anatomie, 7./8. Aufl., 1922. — *Kermauner*, Mschr. Geburtsh. **16**, H. 2, (1902). — *Klein*, Über das Chorionepithelioma malignum der Tube nach Extrauteringravidität. Arch. Gynäk. **129**, 662 (1927). — *Kleinhans*, Demonstration der Präparate zweier Fälle von Chorionepitheliom. Verh. Ges. dtsch. Naturforsch. Karlsbad **1902** II, 2. Hälfte, 260. — *Koritschoner*, Beitr. path. Anat. **66** (1920). — *Krösing*, Chorionepitheliom mit langer Latenzzeit. Arch. Gynäk. **88**, 469. — *Löfquist*, Chorionepitheliom in der Tube Fallopii nach wiederholter Schwangerschaft in dieser. 8. Verslg nord. chir. Ver. Helsingfors, 19.—21. Aug. 1909. Ref. Zbl. Gynäk. **1909**, 1534. — *Lubarsch*, Die Metaplasiefrage und ihre Bedeutung für die Geschwulstlehre. Arb. hyg. Inst. Posen 230. Wiesbaden 1901. Zit. nach Risel. — *Marchand*, Über die sog. „decidualen" Geschwülste im Anschluß an normale Geburt, Abort, Blasenmole und Extrauterinschwangerschaft. Mschr. Geburtsh. **1**, 419 (1895). — Über das maligne Chorionepitheliom nebst Mitteilung von zwei neuen Fällen. Z. Geburtsh. **39**, 173 (1898). — *Matjewew* u. *Sykow*, Blasenmole in der Tuba Fallopii und cystische Degeneration des Ovariums. Sitzgsber. Moskau. gynäk. Ges. **1901**; Wratsch (russ.) **1901**, Nr 24. Ref. Frommels Jber. **1901**, 321. — *Meyer, R.*, Über benigne chorioepitheliale Zellinvasion in die Wand des Uterus und der Tuben. Ges. Geburtsh. u. Gynäk. Berlin. Ref. Zbl. Gynäk. **1906**, Nr 24. — Zur Kenntnis der benignen chorialen Zellinvasion in die Wand des Uterus und der Tuben. Z. Geburtsh. **58**. — Die Pathologie der Mola hydatiformis (Blasenmole) und des Chorionepithelioma malignum uteri. Stoeckels Handbuch der Gynäkologie, Bd. 6, 1, S. 954. 1930. — Mola hydatiformis (Blasenmole) und Chorionepitheliomamalignum uteri. Henke-Lubarsch' Handbuch der speziellen pathologischen Anatomie und Histologie, Bd. 7, 1, S. 625. 1930. — *Nikiforoff*, O tak nasiwaemich „slokatschestwemich deciduomach". (Über die sog. „bosartigen Deciduome".) Russ. Arch. Path., klin. Med. u. Bakter. **1**, 257 (1896). Zit. nach Risel. — *Niosi*, Corioepithelioma maligno primitivo bilaterale dell'ovaio non embriomatoso independente di gravidanza e con incipiente formazione di vesicole molari. Comm. al Congr. Soc. ital. Ostetr. Roma, Okt. **1905**. Zit. nach R. Meyer in Stoeckel, Handbuch der Gynäkologie, Bd. 6, 1, S. 1102. — *Otto, H.*, Über Tubenschwangerschaft mit besonderer Berücksichtigung eines Falles von Graviditas tubaria molaris hydatidosa. Inaug.-Diss. Greifswald 1871. — *Phillips, M. H.*, A case of chorion-epithelioma of the Fallopian tube. J. Obstetr. **20**, 299 (1911, Dez.). — *Pick*, Beitrag zur Lehre von den Geschwülsten. Über Struma thyreoidea ovarii aberrata. Verh. Berl. med. Ges. **1**, 135 (1902). — *Piltz*, Z. Geburtsh. **67** (1910). — *Polano*, Malignes Chorionepitheliom langer Latenzzeit. Z. Geburtsh. **75**; Mschr. **35**. — *Pollosson, A.* et *H. Violet*, Le chorio-épithéliome malin. Ann. Gynéc. et Obstétr. **40**; II. s. **10**, 257 (1913, Mai). — *Ribbert*, Geschwulstlehre.

Bonn 1904. — *Risel,* Ein Fall von primärem Chorionepitheliom der Tube. Ges. Geburtsh. Leipzig, 17. April 1905. Ref. Zbl. Gynäk. 1905, 1327. — Zur Kenntnis des imären Chorionepithelioms der Tube. Z. Geburtsh. **56**, 154 (1905). — Ein Fall von sog. primären (ektopischen) Chorionepitheliomen der Scheide, Leber und Lungen nach Blasenmole. Ges. Geburtsh. Leipzig, 18. Febr. 1907. Ref. Zbl. Gynäk. 1907, 671. — Chorionepitheliome, chorionepitheliomartige Wucherungen in Teratomen und chorionepitheliomähnliche Geschwülste. Erg. Path. 11, II 928 (1907). — *Rosner,* Ein Fall von sog. Deciduom. Gynäk. Ges. Krakau, 21. Okt. 1896. Ref. Mschr. Geburtsh. **6**, 542 (1897). — *Rossier,* Ein Fall von Chorionepithelioma malignum der Tube nach Extrauterinschwangerschaft. Arch. Gynäk. **97**, 367 (1912). — *Rumpel, O.,* Über Extrauterinschwangerschaft. Jb. Hamburg. Staatskrk.anst. **7**, 565 (1899/1900). Fall 22, S. 578. — *Runge, E.,* Über die Veränderungen des Ovariums bei syncytialen Tumoren und Blasenmole, zugleich ein Beitrag zur Histogenese der Luteincysten. Arch. Gynäk. **69**, 33 (1903). — *Sänger,* Zwei außergewöhnliche Fälle von Abortus. Ges. Geburtsh. Leipzig, 16. Juli 1888. Ref. Zbl. Gynäk. 1889, 132. — *Saxer,* Verh. dtsch. path. Ges. 1901. — *Schmorl,* Chorionepitheliom, das außerhalb der Genitalien zur Entwicklung gekommen war. Gynäk. Ges. Dresden, 21. Jan. 1904. Ref. Zbl. Gynäk. 1905, 399. — *Sénarclens, de,* Contribution a l'étude de l'épithéliome malin du chorion et de ses rapports avec la môle hydatique. Thèse de Lausanne 1902. — *Snegirew, W.,* Matotschnja krowotetschenijy (Uterusblutungen). Moskau, 2. Aufl., 1895. S. 197; 3. Aufl., 1900. S. 269. Zit. aus T. A. Burdzinskij, Slokat. shestwennaja epitelioma worsistoj obolotschki (Chorionepithelioma malignum). Diss. militärmed. Akad. Petersburg 1904, 132. Nach Risel. — *Snoo, K. de,* Chorionepitheliom der Tube. Hormonbildung vom isolierten Trophoblasten (Menformon). Zbl. Gynäk. 1928, 2703. — *Solomons* and *Smith,* Primary chorionepithelioma of the Fallopian tube. J. Obstetr. **30**, 162 (1923). — *Stoeckel,* Über die cystische Degeneration der Ovarien bei Blasenmole, zugleich ein Beitrag zur Histogenese der Luteinzellen. Festschrift für Fritsch, S. 136. Leipzig 1902. — *Teacher, J. H.,* On chorionepithelioma and the occurence of chorionepitheliomatous and hydatiform mole-like structures in teratomata. J. Obstetr. **4**, 1, 145 (1901). — *Thaler,* Primäres Chorionepitheliom des rechten Eileiters. Geburtsh.-gynäk. Ges. Wien, 13. Mai 1919. Ref. Zbl. Gynäk. 1919, 576. — Röntgenbestrahlte Struma ovarii. Zbl. Gynäk. 1923, 1787. — *Thorn,* Diskussionsbemerkung zu dem Vortrage von Biermer, Über Deciduoma malignum. Med. Ges. Magdeburg, 21. Okt. 1897. Ref. Münch. med. Wschr. 1897, 1400. — *Uschakoff,* Fall von primärem Chorionepitheliom der Fallopischen Tube. Med. Obozr. Nižn. Povolzja (russ.) Zit. nach Frommels Jber. 1907, Nr 67a, 176. — *Vaßmer,* Beitrag zur Anatomie und Ätiologie der tubaren Eiinsertion nebst Mitteilung eines Falles von veginaler Chorionepitheliommetastase bei Tubenschwangerschaft. Festschrift für Orth, S. 237. Berlin 1903. — *Vieting,* Über das Chorionepitheliom nebst Mitteilung eines neuen Falles bei Tubargravidität. Inaug.-Diss. Würzburg 1910. — *Walthard,* Über Struma colloides cystica im Ovarium. Z. Geburtsh. **50**, H. 3 (1903). — *Weibel,* Diskussionsbemerkung zu Thaler. Geburtsh.-gynäk. Ges. Wien, 13. Mai 1919. Ref. Zbl. Gynäk. 1919, 577. — *Zuntz,* Chorionepitheliom nach Tubargravidität. Ges. Geburtsh. u. Gynäk. Berlin, 14. Dez. 1923. Ref. Z. Geburtsh. **88**, 217.

Mischgeschwülste.

Alejeff u. *Manenkoff,* Zur Frage der Dermoide der Tubae Fallopii. Kazan. med. Z. **21**, 835 (1925). Ref. Ber. Gynäk. **9**, 122. — *Assheton,* Reinvestigation in the early stages of the development of the rabbit. Quart. J. microsc. Sci. 1895, 113. Zit. nach R. Meyer. Erg. Path. 9 II, 520, 671. — *Beard,* Die Embryologie der Geschwülste. Zbl. Path. **14**, 513 (1903). — *Bonnet,* Zur Ätiologie der Embryome. Mschr. Geburtsh. **13**, 149 (1901). — *Budde,* Beitrag zum Teratomproblem. Beitr. path. Anat. **68**, 512 (1921). — *Delannoy,* Contribution à l'étude des embryomes et des tumeurs mixtes des trompes utérines. Gynéc. et Obstétr. **7**, 301 (1923). — *Franqué, v.,* Carcino-Sarco-Endothelioma tubae. Z. Geburtsh. **47**. — *Geller,* Zur Ätiologie der Embryome. Mschr. Geburtsh. **54**, 352 (1921). — *Gentili,* Über das Verhalten des Eierstocksrestes bei Dermoidcysten, insbesondere über ovarielle Fettresorption. Arch. Gynäk. **77**, 616 (1906). — *Häfner,* Tubendermoid (?). Gynäk. Ges. Breslau, 22. Juni 1920. Ref. Zbl. Gynäk. 1921, 85. — *Ingier, Alexandra,* Beiträge zur Kasuistik und Genese der Ovarialdermoide. Beitr. path. Anat. **43**, 356 (1908). — *Jacobs,* Un cas de kyste dermoide de l'oviducte. Soc. belge Gynéc. et Obstétr. 10, No 2, 20. Frommels Jber. 1899, H. 147. — *Kaufmann,* Spezielle pathologische Anatomie, 7./8. Auflage. Berlin u. Leipzig 1922. — *Klaußner,* Ein Fall von Dermoidcyste des Ovariums. Dtsch. Z. klin. Chir. **30**, 177 (1890). — *Meyer, R.,* Tubo-ovarielles Dermoidcystom. Ges. Geburtsh. Berlin. Ref. Zbl. Gynäk. 1905, 461. — Hornhaltige Epithelcysten am Ligamentum latum. Erg. Path. 9 II, 631. — *Müglich,* Ein Fall von Tubendermoid. Nordostdtsch. Ges. Gynäk., 25. Nov. 1911. Mschr. Geburtsh. **35**, 105. — *Neumann, H. O.,* Teratom der Tube. Arch. Gynäk. **130**, 766 (1927). — *Noto,* Un caso di ciste dermoide della trompa. Arch. ital. Ginec., 30. Aug. 1900, No 4, 289. — *Ohkubo,* Zur Kenntnis der Embryome des Hodens. Arch. Entw.mechan.

26, 509 (1908). —*Orthmann*, Adeno-Fibroma colloides ovarii utriusque et tubae dextrae. Mschr. Geburtsh. **9**, 778 (1899). — Ein Embryom der rechten Tube. Ges. Geburtsh. u. Gynäk. Berlin, 11. Juli 1902. Ref. Zbl. Gynäk. **1902**, 1346. — Sekundäres Fibrosarcoma mucocellulare tubae bei primärem Fibrosarcoma ovarii. Z. Geburtsh. **58**, 415 (1906). — Ein Tubenembryom der linken Tube. Ges. Geburtsh. u. Gynäk. Berlin, 27. März 1914. Ref. Zbl. Gynäk. **1915**, 10. — Über Embryoma tubae. Z. Geburtsh. u. Gynäk. **53**, 119 (1904). —*Ostrcil*, Zur Histogenese der tubaren Embryome. Sbornik lék. (tschech.) **1913**, Nr 1/2. Ref. Zbl. Gynäk. **1913**, 1770. — *Potherat*, Double kyste dermoide des trompes utérines. Presse méd., 19. Juni **1907**, 392; Bull. Soc. Chir. Paris **33** (1907). Zit. nach Delannoy. — *Pozzi, S.*, Traité de gyn. chir. et opératoire, 3. Aufl., p. 886. Paris 1897. Zit. nach Orthmann. Siehe auch Orthmann, Z. Geburtsh. **53**, 126. — *Ritchie*, Dermoid cyst developped in the Fallopian tube. Trans. Obstetr. Soc. Lond. **7**, 254 (1865). London 1866. Zit. nach Orthmann. — *Roberts*, A case of ectopic gestation removed by abdominal section with a dermoid tumor of the extremity of the left tube. Lancet, Okt. **1903** II, 1164. — *Ronsisvalle, A.*, Contributo alla conoscenza dei tumori rari della sfera genitale. Tridermoma adulte bilaterale primitivo della tube. Riv. ital. Ginec. **9**, 422 (1928). — *Roux*, Beiträge zur Entwicklungsmechanik des Embryo. Virchows Arch. **114**, 113 (1888). — *Schottlaender*, Beitrag zur Lehre von den Dermoidcysten des Eierstocks. Arch. Gynäk. **78**, 137 (1906). — *Schouwman*, Bijdrage tot de casuistiek der salpingotomie. Nederl. Tijdschr. Verloskde **2**, Nr 3 (1890). Zit. nach Orthmann. — *Sneguireff*, Beitrag zum Studium der Dermoidcystome. Ann. Gynéc. et Obstétr., Mai **1905**, 265. Ref. Zbl. Gynäk. **1906**, 472. — *Stark, J. N.*, Dermoid tumor of both Fallopian tubes. J. Obstetr. **22**, 217 (1912). — *Ulesko-Stroganowa*, Ein Fall von Entwicklung einer Dermoidcyste in der Wand der Tuba Fallopia. Arch. Gynäk. **123**, 175 (1925). — *Waldeyer*, Die Geschlechtszellen in O. Hertwig, Handbuch der vergleichenden und experimentellen Entwicklungsgeschichte der Wirbeltiere. Jena 1903.

Polypen.

Ahlfeld, Über die Bedeutung der kleinen Schleimhautpolypen am Tubenostium in bezug auf die Ätiologie der interstitiellen Schwangerschaften. Zbl. Gynäk. **1879**, 25. — *Amann, J. A.*, Mikropisch-gynäkologische Diagnostik. Wiesbaden 1897. — *Beck*, Illustr. med. Ztg **2**, 291 (1852). Zit. nach Ahlfeld. *Breslau*, Mschr. Geburtsk. **21**, Suppl., 119 (1863). Zit. nach Ahlfeld. — *Dührssen*, Über operative Behandlung, insbesondere die vaginale Cöliotomie bei Tubarschwangerschaft, nebst Bemerkungen zur Ätiologie der Tubarschwangerschaft und Beschreibung eines Tubenpolypen. Arch. Gynäk. **54**, 207 (1897). — *Ferguson, J. H.* and *I. Young*, Simple papillomata removed from vaginal vault after vaginal hysterectomy for cervical cancer. J. Obstetr. **20**, 124 (1911, Juli—Dez.). — *Hoffmann, L.*, Ein Fall von Tubenpolyp. J. amer. med. Assoc. **65**, Nr 16, 16. Okt. (1916). Ref. Zbl. Gynäk. **1916**, 708. — *Koblanck*, Epitheliale Neubildungen der Eileiter. Erg. Path. **7**, 23 (1900/01). — *Lahm*, Das mechanische Hindernis als Ursache der Tubargravidität, ein Beitrag zur Frage der Tubenpolypen. Zbl. Gynäk. **1920**, 1280. — *Leopold*, Tubenschwangerschaft mit äußerer Überranderung des Eies und konsekutiver Haematocele retrouterina. Arch. Gynäk. **10**, 248 (1876). — Zur Lehre von der Graviditas interstitialis. Arch. Gynäk. **13**, 355 (1878). — *Lewers*, The frequency of path. conditions of the Fallop. tube. Trans. obstetr. Soc. Lond. **29**. Zit. nach Sänger und Barth, S. 245. — *Mayer, August*, Über Parametritis und Paravaginitis posterior mit heterotoper Epithelwucherung (Adenomyositis uteri et recti). Mschr. Geburtsh. **42**, 403 (1915). — *Neu, M.*, Über entzündliche Schleimhautwucherung mit epithelialer Mehrschichtung in der Tube. Z. Geburtsh. **67**, 489. — *Pasteau*, Complication post-opératoire de l'hystérectomie vaginale totale. Polype muqueux de la trompe utérine. Ann. Gynéc. et Obstétr. **42**, 261 (1894). — *Schönheimer*, Über Scheinrezidive nach der vaginalen Totalexstirpation des Uterus. Zbl. Gynäk. **1893**, 858. — *Vignard, E.*, Contribution à l'étiologic de la grossesse extra-utérine basée sur treize observations. Ann. Gynéc. et Obstétr., Nov. **1901**, 354. — *Wettergren*, Einige Fälle von Tubargravidität. Eira **1901**, 399. Ref. Zbl. Gynäk. **1902**, 347. — *Wolff, P.*, Über einen Fall von polypösem Adenom der Tube. Inaug.-Diss. München 1918. — *Wyder*, Beiträge zur Lehre von der Extrauterinschwangerschaft und dem Orte des Zusammentreffens von Ovulum und Spermatozoen. Arch. Gynäk. **28**, 325 (1886). — *Zweifel, E.*, Ein Fall von polypösem Adenom der Tube. Arch. f. Gynäk. **109**, 775.

Xanthome.

Arndt, Mschr. Geburtsh. **49**, 315 (1919). — *Butomo*, Arch. Gynäk. **131**, 306. *Daniel, C.* et *A. Babès*, Etude sur le Xanthome de la trompe utérine. (Salpingite xanthomateuse). Presse méd., 22. Dez. **1923**, 1073. — *Dietrich*, Über ein Fibroxanthosarkom mit eigenartiger Ausbreitung usw. Virchows Arch. **212**, 199 (1913). — *Geipel*, Demonstration von doppelbrechendem Fett (Cholesterinesterverfettung) in alten Eitertuben. Gynäk. Ges. Dresden, 17. März 1921. Ref. Zbl. Gynäk. **1921**, 1378. — *Kirch*, Über cystische xanthomatöse Geschwülste und die Genese der xanthomatösen Geschwülste im allgemeinen. Beitr. path. Anat. 70, 75 (1922). — Über Wesen und Entstehung der xanthomatösen Geschwülste. Klin. Wschr. 1924, 1425. Hier auch weitere Literatur. — *Lubarsch*, Lipome und Xanthome. Erg. Path. 2, 310 (1895). — Berl. klin. Wschr. 1918, 8. — Dtsch. med. Wschr. 1918, 18. — *Pick*, Berl. klin. Wschr. 1908, 37. — *Schmidt, E.*, Arch. f. Dermat. 140, (1922). — *Scheyer*, Lipoide. Virchows Arch. 262, 712. — *Schmincke*, Mschr. Geburtsh. 39, 840 (1914).

Cysten.

Amann, J. A., jun., Beiträge zur Morphogenese der Müllerschen Gänge und über akzessorische Tubenostien. Arch. Gynäk. 42, 133. — *Andrews*, A case in which torsion of a hydatid of Morgagni during pregnancy without torsion of tube or ovary, caused urgent symptoms. J. Obstetr. 22, 220 (1912, Juli—Dez.). — *Bandl*, Die Krankheiten der Tuben. Dtsch. Chir. Lief. 59. — *Bell, R. H.*, Trans. obstetr. Soc. Lond. 45, 46 (1904). Ref. Zbl. Gynäk. 1906, 312. — *Blount*, Ciliated cysts and glands of the uterine, tubal and pelvic serosa. Amer. J. Obstetr., Aug. 1905. — *Boldt*, An unusual large hydatid of morgagni. Trans. N. Y. Obstetr. Soc. amer. J. Obstetr., Okt. 1906. — *Dickinson*, Concerning the nature of small cysts frequently found in the peritoneum covering the Fallopian tubes. Amer. J. Obstetr., Juli 1903. — *Fabricius*, Über Cysten an der Tuba, am Uterus und dessen Umgebung. Arch. Gynäk. 50, 383 (1896). — *Franqué, v.*, Über Urnierenreste im Ovarium, zugleich Beitrag zur Genese der cystoiden Gebilde in der Umgebung der Tube. Z. Geburtsh. 39, 499 (1898). — Deciduabildung im Ovarium und multiple peritubare Cystenbildung von dem in geschichtetes Plattenepithel verwandelten Epithel des Peritoneum aus. Verh. dtsch. Ges. Gynäk. 1901, 492. — *Geipel*, Cystenbildung des Bauchfells bei Tuberkulose. Zbl. Path. 24, 10. — *Gibelli*, Beitrag zum Studium der Cysten an den beiden Mutterbändern. Arch. Gynäk. 73. — *Haendly*, On the origin from accessory fallopian tubes of cysts of the broad ligament situated above the fallopian tube. J. Obstetr., Nov. 1903. — *Hennig*, Die Cysten des menschlichen Eileiters. Arch. Heilk. 1863. — Die Krankheiten der Eileiter und Tuben. Stuttgart 1876. — *Holzbach*, Die Hemmungsbildungen der Müllerschen Gänge im Lichte der vergleichenden Anatomie und Entwicklungsgeschichte. Beitr. Geburtsh. 14, 167 (1909). — *Kleinhans*, Die Erkrankungen der Tuben in Veits Handbuch, 1. Aufl. — *Koßmann*, Über akzessorische Tuben und Tubenostien. Z. Geburtsh. 29. — Zur Pathologie der Urnierenreste des Weibes. Mschr. Geburtsh. 1, 97 (1895). — Mißbildungen und Lageanomalien der Eileiter in A. Martin, Die Krankheiten der Eileiter, S. 63. Leipzig 1895. — *Lubosch*, Normale Entwicklungsgeschichte der weiblichen Geschlechtsorgane des Menschen. Halban-Seitz, Biologie und Pathologie des Weibes. — *Macnaughton-Jones*, Accessory Fallopian tubes and their relation to broad ligament cysts and hydrosalpinx. J. Obstetr. 20, 253 (1904, Sept.). — *Marro*, Sopra una cisti impiantata sulla salpinge contenente uova di Oxyuris vermicularis. Giorn. R. Accad. med. Torino 1901, No 1, 251. — *Meyer, Robert*, Über epitheliale Gebilde im Myometrium bei Feten und Kindern. Berlin 1899. — Über Drüsen, Cysten und Adenome im Myometrium bei Erwachsenen. Z. Geburtsh. 42, 526 (1900). — Über Ektoderm- (Dermoid-) Cysten im Ligamentum latum, am Samenstrang und Nebenhoden bei Fetus und Neugeborenen. Virchows Arch. 168, 250 (1902). — Über die Beziehung der Urnierenkanälchen zum Cölomepithel nach Untersuchungen an Meerschweinchenembryonen. Anat. Anz. 25, (1904). — Über embryonale Gewebseinschlüsse in den weiblichen Genitalien und ihre Bedeutung für die Pathologie dieser Organe in Lubarsch-Ostertag, Erg. Path. 9 II, 518 (1905). — Die subserösen Epithelknötchen an Tuben, Ligamentum latum, Hoden und Nebenhoden (sog. Keimepithel- und Nebennierenknötchen). Virchows Arch. 171, 443. — Über adenomatöse Schleimhautwucherungen in der Uterus- und Tubenwand und ihre pathologisch-anatomische Bedeutung. Virchows Arch. 172. — Drei Fälle von epithelialen Cysten am freien Rande der Tube. Ges. Geburtsh. u. Gynäk. Berlin, 26. Jan. 1906. Ref. Zbl. Gynäk. 1906, 528. — Akzessorische Nebennieren im Ligamentum latum. Z. Geburtsh. 38, 316. — *Meyer, Robert*, Zur Kenntnis der kranialen und caudalen Reste des Wolffschen Ganges mit Bemerkungen über Rete ovarii, Hydetiden, Nebenhoden usw. Zbl. Gynäk. 1907, 203. — *Opitz*, Zahlreiche Nebentuben an den Adnexen eines myomatösen Uterus und eine aus einer Nebentube hervorgegangene kleine Cyste im Ligamentum latum. Verh. Ges. Geburtsh. u. Gynäk. Berlin. Ref. Zbl. Gynäk. 1899, 82. — *Peters*, Über pathologische Coelom-Epithel-Einstülpungen menschlicher Embryonen. Verh. dtsch. Ges. Gynäk. 1897. — *Rokitansky*, Über akzessorische Tubarostien und -anhänge. Allg. Wien. med. Ztg 1859, Nr 32. — Lehrbuch der pathologischen Anatomie, 3. Aufl., Bd. 3, S. 442. Wien 1861. — *Rossa*, Über akzessorisches Nebennierengewebe im Ligamentum latum und seine Beziehungen zu den Cysten und Tumoren des Ligamentum latum. Arch. Gynäk. 56, 296 (1898). — Die gestielten Anhänge des Ligamentum latum. Berlin 1899. — *Schickele*, Über die Herkunft der Cysten der weiblichen Adnexe, ihrer Anhangsgebilde usw. Virchows Arch. 169, 44 (1902). — *Schiller*, Cyste am freien Rand der Tube. Gynäk. Ges. Breslau, 24. Juni 1913. Mschr. Geburtsh. 38, 369. — *Stolz*, Beitrag zu den cystischen

Bildungen an der Tube. Mschr. Geburtsh. **10**, 175. — *Thaler*, Zur Morphologie der akzessorischen Tuben. Zbl. Gynäk. **1920**, 583. — *Virchow*, Die krankhaften Geschwülste, Bd. 1, S. 262. Berlin 1863. — *Waldeyer*, Die epithelialen Eierstocksgeschwülste. Arch. Gynäk. **1**. — *Wendeler*, Die fetale Entwicklung der menschlichen Tuben. Arch. mikrosk. Anat. **45**, 167 (1895). — *Wichmann*, Le développement des appendices du ligament large et leurs rapports avec l'évolution phylogénétiques des canaux de Müller. Archives de Biol. **29**. — Über die Entstehung der Urogenitalverbindung und die Bedeutung der Müllerschen Genitalgänge bei den Säugetieren. Anat. Hefte **45** (1912). — Über die Bedeutung des Müllerschen Epithels nach Studien am Menschen. Verh. anat. Ges. Greifswald. Anat. Anz. **44**, Erg.-H (1913). — Über das Epithel der Anhangsgebilde des Ligamentum latum. Arch. Gynäk. **102**, 70 (1914). — *Zedel,* Über Cystenbildung am Ostium abdominale der Tube. Z. Geburtsh. **28**.

Konkremente.

Ballantyne, A large concretion from the inside of a Fallopian tube, removed from a woman aet. 73. Edinburgh obstetr. Soc., 11. März **1903**. — *Doran, A.,* Malformation of the Fallopian tube. Trans. obstetr. Soc. Lond. **39**. — *Fedoroff,* Corpora libera in der Tuba Fallopii. Ref. Frommels Jber. **1904**, 132; Ann. Gynéc. et Obstétr., Sept. **1904**, 565. — *Ferguson, Haig,* Calcareous deposits on tubal wall. Obstetr. trans. Edinburgh **38** (1912—13). — *Hennig,* Die Krankheiten der Eileiter, S. 76. Stuttgart 1876. — *Kermauner,* Phlebolithen in den Tubenfimbrien. Mschr. Geburtsh. **24**, 209 (1906). — *Klob,* Pathologische Anatomie der weiblichen Sexualorgane, S. 290. Wien 1864. — *Kratzeisen,* Zbl. Path. **31**, 502 (1920—21). — *Lincoln,* Concretions of lime salts in both tubes from a case of double salpingitis. Clevel. med. Gaz. **12**, 5, 268. Zit. nach Frommels Jber. **1897**, 176. — *Littauer,* Demonstration von Tubensteinen. Ges. Geburtsh. Leipzig, 20. Juni 1988. Ref. Zbl. Gynäk. **1898**, 1435. — *Martin,* Concrétion fécale dans la trompe de Fallope. Presse méd. **1913**, No 12, 120. — *Orth,* Lehrbuch der speziellen pathologischen Anatomie, Bd. 2, Abt. I, S. 540. Berlin 1893. — *Orthmann,* Über Embryoma tubae. Z. Geburtsh. **53**, 119 (1904). — *Penrose,* Plates of calcification in an old tubercular pyosalpinx. Amer. J. Obstetr. N. Y. **32**, 954 (1895). — *Pestalozza,* Eine seltene Affektion der Tuben mit verkalktem Inhalt. Settimana med. **1899**. Ref. Frommels Jber. **1900**, 233. — *Polaillon,* Ein Stein in der Tube. Abeille méd. **1893**, No 33. Ref. Zbl. Gynäk. **1894**, 1248. — *Rokitansky,* Lehrbuch der pathologischen Anatomie, Bd. 3, S. 442f. Wien 1861. — *Sänger* u. *Barth,* Die Neubildungen der Eileiter in A. Martin, Die Krankheiten der Eileiter, S. 243. Leipzig 1895. — *Savaré,* Sulla natura dei cosi detti calcoli delle frangie tubariche. Ann. Ostetr. **27**, No 9, 247. — *Schmitt, E.,* Ein Fall von Verkalkung der Fimbrien bei Lebercirrhose und Ascites. Inaug.-Diss. München 1896. — *Straßmann,* Konkrement aus der Tube. Ges. Geburtsh., 15. Juni 1906. Ref. Zbl. Gynäk. **1906**, 1099. — *Tait, Lawson,* Trans. obstetr. Soc. Lond. **25** (1883). Zit. nach Sänger-Barth, S. 243. — *Thies,* Steinbildung bei chronischer Salpingitis. Arb. path. Inst. Tübingen **6**, 422 (1908). Herausgeg. von G. v. Baumgarten. — *Wagner,* Über Verkalkung in den Fimbrien der Tuben. Arch. Gynäk. **74**, 645.

Namenverzeichnis.

(Die schrägen Zahlen beziehen sich auf die Literaturverzeichnisse.)

Sachverzeichnis.

Pathologische Anatomie und Histologie der weiblichen Geschlechtsorgane. („Handbuch der speziellen pathologischen Anatomie und Histologie", Band VII.)

Erster Teil: **Uterus und Tuben.** Mit 447 zum großen Teil farbigen Abbildungen. X, 931 Seiten. 1930. RM 195.—; gebunden RM 199.—*

1. Die pathologische Anatomie der Gebärmutter. Von Professor Dr. R. Meyer-Berlin. A. Einleitung. Kurzer Überblick über die normale Anatomie und Histologie. Die Gefäße des Uterus. Rückbildung im Alter. B. Pathologische Anatomie. I. Gröbere Mißbildungen und Entwicklungsfehler. II. Gewebliche Entwicklungsanomalien. III. Anomalie der Haltung und der Lage des Uterus. IV. Anomalien der Uteruslichtungen. V. Verletzungen und Zerreißungen des Uterus. VI. Fremdkörper im Uterus und Echinokokkus. VII. Der mensuelle Zyklus und die Menstruation. VIII. Kreislaufstörungen. IX. Hypertrophie, glanduläre Hyperplasie des Endometrium. X. Hypertrophia uteri. Myohyperplasie corporis, Myosis. (Metropathia chronica.) XI. Regressive Prozesse. Atrophie. XII. Entzündung der Gebärmutter. XIII. Erosion und Ulzeration der Portio vaginalis uteri. XIV. „Psoriasis", „Ichthyosis" (Zeller), „Leukoplakia uteri", „Epidermisierung", „Cholesteatom" der Schleimhaut, „Epithelmetaplasien", „Plattenepithelknötchen" in der hyperplastischen Korpusschleimhaut. XV. Tuberkulöse Metritis (Endometritis und Myometritis). XVI. Syphilis uteri. XVII. Aktinomykose des Uterus. XVIII. Schleimhautpolypen. XIX. Myom. Leiomyoma uteri. XX. Adenomyosis, Adenofibrosis. XXI. Uteruszysten, epithelhaltige Myome, Adenomyome und Zystomyome. XXII. Fibrome der Uteruswand. XXIII. Sarkome. XXIV. Malignes Endotheliom und Angiosarkom. XXV. Mischgeschwülste des Uterus. XXVI. Epitheliale Tumoren. XXVII. Carcinoma uteri. XXVIII. Teratome des Uterus. — 2. Mola hydatiformis (Blasenmole) und Chorionepithelioma malignum uteri. Von Professor Dr. R. Meyer-Berlin. Einleitung und normale Plazentation. Schwangerschaftsveränderungen der Gebärmutter. Plazentation, Plazenta. Veränderungen der Gebärmutter im Puerperium. Funktion der Plazenta. Blasenmole, Mola hydatiformis. Chorionepithelioma malignum uteri. — 3. Tube. Von Professor Dr. O. Frankl-Wien. I. Entwicklungsanomalien. II. Zirkulationsstörungen, Form- und Lageanomalien. III. Entzündung. IV. Tuberkulose. V. Syphilis. VI. Aktinomykose. VII. Tubargravidität. VIII. Zysten und gutartige Tumoren. IX. Maligne Tumoren. X. Parasiten. Schrifttum. Namenverzeichnis. Sachverzeichnis.

Zweiter Teil: *In Vorbereitung.*

Plazenta. Von Dr. K. Kaufmann-Berlin. — Brustdrüse. Von Professor Dr. A. Schultz-Kiel und Privatdozent Dr. O. Schultz-Brauns-Bonn. — Die Krankheiten der Uterusbänder einschl. Beckenbindegewebe. Von Privatdozent Dr. H. O. Neumann-Marburg. — Vagina und Vulva. Von Professor Dr. R. Meyer-Berlin. — Ovarien. Von Professor Dr. J. Miller-Barmen.

Der Band ist nur geschlossen käuflich.

Mikroskopische Anatomie des Harn- und Geschlechtsapparates.

(„Handbuch der mikroskopischen Anatomie des Menschen", Band VII.)

Erster Teil: **Exkretionsapparat und weibliche Genitalorgane.** Mit 422 zum großen Teil farbigen Abbildungen. VII, 574 Seiten. 1930. RM 138.—; gebunden RM 146.—*

Der Exkretionsapparat. Von Professor Dr. W. v. Möllendorff-Freiburg i. Br. I. Einleitung. II. Die Niere. III. Das Nierenbecken. IV. Der Harnleiter. V. Die Harnblase. Literatur. — Weibliche Genitalorgane. Von Professor Dr. R. Schröder, Universitäts-Frauenklinik, Kiel. Einleitung. I. Die mikroskopische Anatomie der Keimdrüse: Das fetale Ovarium. Das Ovarium der Neugeborenen. Das Ovarium im Kindesalter bis zur Geschlechtsreife. Der Eierstock der geschlechtsreifen Frau. Das Ovarium während Schwangerschaft und Wochenbett. Das senile Ovarium. II. Die mikroskopische Anatomie des Genitalschlauches, des Eileiters, des Uterus, der Scheide, der äußeren Geschlechtsorgane, des Ligamentapparates und des Beckenbindegewebes. Literatur. Namenverzeichnis. Sachverzeichnis.

Die Hormone des Ovariums und des Hypophysenvorderlappens.

Untersuchungen zur Biologie und Klinik der weiblichen Genitalfunktion. Von Dr. **Bernhard Zondek**, a. o. Professor für Geburtshilfe und Gynäkologie an der Universität Berlin. Mit einem Anhang: Die hormonale Schwangerschaftsreaktion aus dem Harn bei Mensch und Tier. Mit 121 zum Teil farbigen Abbildungen. X, 343 Seiten. 1931. RM 38.—*

Die Konstitution der Frau und ihre Beziehungen zur Geburtshilfe und Gynäkologie.

Von Dr. **Bernhard Aschner,** Privatdozent an der Universität Wien. („Deutsche Frauenheilkunde", Band IV.) Erster Teil: Allgemeine Konstitutionslehre. Zweiter Teil: Spezielle Konstitutionslehre. XIX, 887 Seiten. 1924. RM 45.—; gebunden RM 48.—*

Die konstitutionelle Disposition zu inneren Krankheiten. Von Dr. **Julius Bauer,** Privatdozent für Innere Medizin an der Universität Wien. Dritte, vermehrte und verbesserte Auflage. Mit 69 Abbildungen. XII, 794 Seiten. 1924. RM 40.—; gebunden RM 42.—*

Die Unfruchtbarkeit der Frau. Bedeutung der Eileiterdurchblasung für die Erkennung der Ursachen, die Voraussage und die Behandlung. Von Dr. **Erwin Graff,** a. o. Professor für Geburtshilfe und Gynäkologie an der Universität Wien. („Abhandlungen aus dem Gesamtgebiet der Medizin.") Mit 2 Abbildungen im Text. V, 100 Seiten. 1926. RM 6.90

Für Bezieher der „Wiener Klinischen Wochenschrift" ermäßigt sich der Bezugspreis um 10%.

Die entzündlichen Erkrankungen der weiblichen Geschlechtsorgane, ihr Wesen, ihre Erkennung und Behandlung. Von Professor Dr. **C. Bucura,** Vorstand der Frauenabteilung der Wiener Allgemeinen Poliklinik. Mit 22 Abbildungen. VI, 206 Seiten. 1930. RM 12.60; gebunden RM 14.20

---

* Auf alle vor dem 1. Juli 1931 erschienenen Bücher des Verlages Julius Springer-Berlin wird ein Notnachlaß von 10% gewährt.

Fortpflanzung, Entwicklung und Wachstum. („Handbuch der normalen und pathologischen Physiologie", Band XIV.)

Erster Teil: **Fortpflanzung. Wachstum. Entwicklung. Regeneration und Wundheilung.** Bearbeitet von A. Adler, A. Biedl, I. Broman, Rh. Erdmann, L. Fraenkel, W. v. Gaza, U. Gerhardt, E. Godlewski, J. W. Harms, G. Hertwig, R. Th. v. Jaschke, E. Korschelt, A. Kronfeld, S. Loewe, J. Meisenheimer, O. Pankow, M. v. Pfaundler, L. Portheim, H Przibram, M. Reis, B. Romeis, R. Rössle, K. Sand, L. Seitz, H. Steudel, J. Tillmans, A. Weil, J. Zappert. Mit 440 zum Teil farbigen Abbildungen. XVI, 1194 Seiten. 1926.   RM 96.—; gebunden RM 103.50*

Zweiter Teil: **Metaplasie und Geschwulstbildung.** Mit 44 zum Teil farbigen Abbildungen. VIII, 617 Seiten. 1927.   RM 51.—; gebunden RM 56.40*

Inhaltsübersicht: Neubildungen am Pflanzenkörper. Von Professor Dr. E. Küster-Gießen. — Metaplasie und Gewebsmißbildung. Von Professor Dr. B. Fischer-Wasels-Frankfurt a. M. — Allgemeine Geschwulstlehre. Von Professor Dr. B. Fischer-Wasels-Frankfurt a. M. — Sachverzeichnis.

Der Band ist nur geschlossen käuflich.

Über den Stoffwechsel der Tumoren. Arbeiten aus dem Kaiser Wilhelm-Institut für Biologie, Berlin-Dahlem. Herausgegeben von **Otto Warburg.** Mit 42 Abbildungen. IV, 264 Seiten. 1926.   RM 16.50*

Über die katalytischen Wirkungen der lebendigen Substanz. Arbeiten aus dem Kaiser Wilhelm-Institut für Biologie, Berlin-Dahlem. Herausgegeben von **Otto Warburg.** Mit 83 Abbildungen. VI, 528 Seiten. 1928.   RM 36.—*

Die Ätiologie der bösartigen Geschwülste. Nach dem gegenwärtigen Stande der klinischen Erfahrung und der experimentellen Forschung. Von Professor Dr. **Carl Lewin**-Berlin. VIII, 231 Seiten. 1928.   RM 18.—*

Über das Problem der bösartigen Geschwülste. Eine experimentelle und theoretische Untersuchung. Von Professor Dr. **Lothar Heidenhain** in Worms. Mit 141 Abbildungen. VI, 153 Seiten. 1928.   RM 28.—; gebunden RM 32.—*

Zweiter, abschließender Band.
Mit 229 Abbildungen. VI, 207 Seiten. 1930.   RM 42.—; gebunden RM 47.60*

Die Gasbehandlung bösartiger Geschwülste. Von Dr. **Bernhard Fischer-Wasels,** o. ö. Professor der Allgemeinen Pathologie und Pathologischen Anatomie an der Universität, Direktor des Senckenbergischen Pathologischen Instituts zu Frankfurt am Main. Unter Mitwirkung von Priv.-Doz. Dr. **W. Büngeler,** Dr. **J. Heeren,** Dr. **S. Heinsheimer,** Dr. **G. Joos.** (Sonderausgabe der „Frankfurter Zeitschrift für Pathologie", herausgegeben von Bernhard Fischer-Wasels, 39. Bd.) Mit 82 zum Teil farbigen Abbildungen im Text und zahlreichen Tabellen. VIII, 472 Seiten. 1930.   RM 66.—*

Der heutige Stand der Lehre von den Geschwülsten. Von Professor Dr. **Carl Sternberg,** Wien. („Abhandlungen aus dem Gesamtgebiet der Medizin.") Zweite, völlig umgearbeitete und erweiterte Auflage. Mit 21 Textabbildungen. VI, 136 Seiten. 1926.   RM 7.50

Für Bezieher der „Wiener Klinischen Wochenschrift" ermäßigt sich der Bezugspreis um 10%.

Die Krebskrankheit. Ein Zyklus von Vorträgen. Herausgegeben von der Österreichischen Gesellschaft zur Erforschung und Bekämpfung der Krebskrankheiten. Mit 84, darunter 11 farbigen Abbildungen im Text. IV, 356 Seiten. 1925.   RM 18.—

---

* Auf alle vor dem 1. Juli 1931 erschienenen Bücher des Verlages Julius Springer-Berlin wird ein Notnachlaß von 10% gewährt.

Printed in the United States
By Bookmasters